序　言

预防、保健、治疗、康复是现代医学体系中四大重要组成部分。随着我国国民经济的快速发展，人民生活水平的不断提高，人口逐步老龄化，康复医学显得越来越重要，康复医学的发展面临一个前所未有的大好时机。2008 年 5 月，四川汶川大地震的发生，给四川人民造成大量的人员伤亡和财产损失，同时也对我国康复医学的发展提出了更高的要求和期望。卫生部对地震伤员的康复医疗给予了高度重视，强调指出：地震伤员康复工作进入关键阶段，要求有关各方充分整合现有资源，团结协作，形成合力，本着立足国情、实事求是、科学决策、分类指导的原则，立即构建省、市、县三级康复医疗网络，发挥省级医疗机构的龙头作用，并尽快完成部分不同层次的医疗机构向康复专业机构转型，采取集中和分散收治相结合的方式，制定不同康复技术标准和规范，以任务带动学科，以任务促进专业，全力做好地震伤员的康复工作。随着医改的深入，社区康复，双向转诊，家庭病床等，都需要康复技术知识的普及。

与此同时，卫生部还委托中国康复医学会组织全国一大批有影响的专家召开康复学科发展规划专家论坛，汇报各地康复医疗工作的情况，研讨存在的问题及对策，并讨论制定康复医学发展的中长期规划和方向。

在此背景下，由文体端、段晓明院长及蔡华安主任主编的《实用康复疗法技术学》为我们提供了一本简明实用、全面系统论述康复疗法技术的工具书。该书特点：一是简明实用性，重点突出在临床实践中行之有效的康复疗法技术，理论联系实际，并附有大量插图，便于读者参考学习；二是全面系统性，本书收录了现代康复医学和传统康复疗法中常用的治疗技术，内容翔实，材料丰富，是对康复疗法技术一次全面系统而深入的总结和完善；三是科学性和新颖性，该书收录了最近 20 余年来国内外康复治疗中的最新成果、新技术、新观点和新理念，集中反映了近几年来我国在康复医学领域特别是在康复疗法技术方面所取得的成就和进步。

相信《实用康复疗法技术学》一书的出版，将对临床合理选择康复治疗方法，规范康复疗法流程，重视临床康复疗效判定，提高广大医护人员康复治疗水平提供较大帮助；同时，该书内容将在实践中不断得到进一步的完善和发展，为推动我国康复疗法技术水平发展做出新的贡献。

湖南省卫生厅厅长　张　健

前　　言

随着我国社会经济的快速发展和人民生活水平的不断提高，康复医学发展面临着前所未有的大好时机。在此新的形势下，与之相适应的医疗社会保障体系不断完善，新的医疗体制改革政策不断出台，为康复医学的发展奠定了一个非常好的基础。通过近20余年的发展，康复医学领域的新技术、新项目、新观点、新理念层出不穷，有必要对这段时期的康复医学的发展，特别是在康复疗法技术方面的新成果做出总结，以反映近几年来我国在康复医学领域所取得的成就。鉴于此，我们组织20余位长期从事康复医学临床一线工作和教学的专家教授一起编写了这本《实用康复疗法技术学》。

本书编写的指导思想是，遵循科学性、思想性、先进性、启发性、适用性，书中详细介绍了临床康复医疗工作中各种常用技术的原理、操作方法及实际应用等内容。适当介绍国内外最新进展，重点在于理论与实践相结合，提高动手能力。本书还加入了技术操作插图，便于读者理解、掌握和操作。

本书在编写过程中得到了多方面的支持和帮助：湖南省卫生厅张健厅长给予了大力支持并欣然作序。湖南省医学会原副会长张宪安教授为本书选题策划、编审做了大量工作。湖南省及长沙市康复医学专业委员会多位同志积极收集资料、整理稿件、录入文字和精心绘制插图，在此一并致以衷心的感谢。

本书在编写过程中，因时间仓促，再加编者水平有限，错误在所难免，敬请专家、同道及读者不吝赐教。

湖南省长沙市第四医院院长　段晓明

目　　录

第一章　康复疗法技术学概论

第一节　概　述

一、基本概念

康复疗法学是以各种康复治疗技术为研究核心，在康复医学理论指导下，研究临床康复中所使用的各种康复治疗方法的基础理论、作用原理、操作方法和规程、适应范围及注意事项的一门学科，是一门特别强调实践操作能力的运用学科。康复疗法学源于临床康复大量的实践，是对临床康复实践当中行之有效的康复治疗技术的概括和总结。它既是康复医学的重要组成部分，又是康复医学的基本工作内容之一，也是促进伤残患者康复的重要手段。根据其理论依据和产生的历史背景的差异，一般将康复疗法分为传统康复治疗技术和现代康复治疗技术两大类。

现代康复治疗技术是在现代康复医学理论指导下产生的一些方法，主要包括运动疗法、作业疗法、物理因子疗法、心理疗法、言语疗法、康复工程等。这些方法基本代表了现代康复治疗技术主流。从形式内容上看，这些方法既互相独立、自成体系，又互相补充、相互为用，整体上体现了康复医学的学术内涵和价值。实践证明，现代康复治疗技术是临床医疗当中不可或缺的治疗方法，是对传统药物和手术治疗方法之外的补充和完善，它既是现代医学治疗技术的重要组成部分，也是康复医学独到的核心技术手段。

传统康复治疗技术则是在中医理论指导下产生的，在中医临床上已经广泛应用的一些方法，主要包括针灸疗法、推拿疗法、传统体育疗法等，而介于两种方法之间的在中西医领域均具有较悠久历史的一些方法如药物疗法、必要的手术疗法、文体疗法、饮食疗法、康复护理等，目前在临床康复上也得到了广泛应用。康复疗法技术与康复医学基础、康复评定学、临床康复学、社区康复学等共同组成了康复医学的整个体系。

随着人类科技革命和医学科学的不断进步，新疗法、新技术、新观念层出不穷，也给康复医学的发展带来前所未有的挑战和历史机遇，组织工程、基因组学高端诊疗设备运用，信息学、人工智能机器的不断普及，都为康复治疗技术的传播与发展创造了更大、更广的发展空间。站在新的历史时期，敏锐把握时代发展的特征，追踪前沿领域的发展动态，对康复治疗技术不断挖掘、整理、完善、发展和提高，不仅是现代医学发展的必然结果，也是时代赋予我们的光荣使命。

二、康复疗法技术研究的主要内容

康复治疗研究的内容很多（包括医学的、职业的、社会的等多种治疗、训练服务），本书重点介绍康复医学传统范畴的物理疗法、作业疗法、言语疗法、心理疗法、康复工程和中国传统医学疗法等技术（社会和职业教育康复内容除外）。

物理疗法（physical therapy），是应用物理因子治疗病、伤、残者的方法。广义的物理治疗，包括所有的力学、声、光、电、热、磁等物理因子治疗方法，但通常所称的物理疗法是指利用人工物理能的疗法（电、光、声、磁、冷、热等）常简称为理疗学；而利用力能（身体运动、按摩、牵引、机械设备训练等）的物理疗法，常称为运动疗法或医疗体育（简称体疗）。根据治疗中患者的主、被动状态，物理疗法又可分类为以体疗为主的主动性物理治疗和以理疗为主的被动性物理治疗。

1. 运动疗法

运动疗法又称为治疗性运动(therapeutic exercises),是以预防残疾和提高功能障碍者日常生活活动的能力为目的,根据病残的功能状况,利用力学和人体力学原理,应用各种治疗器械和(或)治疗师的手法操作,以及患者自身的参与,通过主动和(或)被动运动的方式,最大限度地提高或改善患者的局部或整体功能,使之满足日常生活需求,回归家庭和社会的一种治疗方法。运动疗法是康复医学的基本治疗方法之一。其中以徒手和器械进行运动训练来治疗伤病残患者,恢复或改善功能障碍的方法称为运动疗法(movement therapy),是物理疗法的主要部分。运动疗法是患者应用各种运动来治疗肢体功能障碍,随着脑功能研究深入和神经生理学的引入,运动疗法已经获得了极大的发展,形成了针对各种运动功能障碍性疾患(如偏瘫、脑瘫、截瘫等)的独具特色的治疗技术体系。

(1)运动疗法的分类:运动疗法内容丰富,分类方法颇多,如习惯分为传统性运动疗法和神经生理运动疗法;根据治疗时是否使用器械,分为徒手运动疗法和器械运动疗法;针对功能障碍的治疗,分为关节运动疗法、肌肉运动疗法、平衡运动疗法等;根据组织形式,分为个人运动治疗和小组运动治疗。

(2)运动疗法的治疗作用主要有以下几个方面:

1)维持和改善运动器官的形态和功能,运动疗法可以促进血液循环,维持和改善关节活动范围,提高和增强肌肉的力量和耐力。

2)促进代偿功能的形成和发展,以补偿丧失的功能。

3)促进器官的新陈代谢,增强心肺功能。

4)提高神经系统的调节能力,通过运动训练,可保持和改善神经系统的兴奋性、灵活性和协调性。

5)增强内分泌系统的代谢功能,如促进糖代谢,增加骨组织对矿物质的吸收。

(3)易化技术:是依据人体神经正常生理发育过程,即由头到脚、由近端到远端的发育过程,运用诱导和抑制的方法,使患者逐步学会如何以正常方式去完成日常生活动作的一类康复治疗技术,所以又称神经发育疗法。主要用于治疗脑损伤后的肢体运动障碍,其典型代表为 Bobath 技术、Brunnstrom 技术、PNF 技术、Rood 技术和 Vojta 技术等方法。

1)Bobath 疗法:是英国治疗师 Bexta Bobath 创立的主要用于治疗偏瘫患者和脑瘫患儿的一种训练方法。其基本观点是,依据人体正常发育过程,诱导患者逐步学会正常运动的感觉及动作模式,学会如何控制姿势、维持平衡,训练翻正反应、平衡反应及其他保护性反应的出现。

2)Brunnstrom 疗法:是瑞典治疗师 Signe Brunnstrom 提出的主要用于偏瘫患者的治疗方法。其独特之处在于,他认为患者在偏瘫后所出现的基本肢体协同动作、原始姿势反射及共同运动,在运动发育早期是正常存在的。

3)PNF 疗法:是美国 Kabat 首先提出的本体感觉神经肌肉促进疗法(proprioceptive nuromusoular facilitation,PNF),是利用牵张、关节压缩和牵引、施加阻力等本体刺激,应用螺旋形对角线或运动模式来促进运动功能恢复的一种治疗方法。

4)Rood 疗法:是以美国治疗师 Margaret Rood 命名的一种治疗方法。它是通过刺激传入神经末梢所支配的区域,诱导骨骼肌运动,使之能完成对某一动作或姿势的控制过程。

5)Vojta 疗法:由德国学者 Vaclav Vojta 创立,它是让患者取一定出发的姿势,对身体特定部位给予压迫刺激,诱发出反射性俯爬与反射性翻身两个移动运动,促进手法的总称。

(4)运动再学习疗法(motor relearning program,MRP):是由澳大利亚学者 Janet H. Cart 等提出的一种运动疗法。他把中枢神经损伤后运动功能恢复训练视为一种再学习或再训练的过程。主要以神经生理学、运动科学、生物力学、行为科学等为理论依据,以作业或功能活动为导向,在强调患者主观参与和认知重要性的前提下,按照科学的运动学习方法对患者进行再教育,以恢复其运动功能的一种方法。

(5)强制性运动(CIMT):是 20 世纪 60～70 年代美国 Alabama 大学科研人员通过动物实验而发展起来的治疗脑损伤的一种训练方法。其基本概念是在生活环境中限制脑损伤患者使用健侧上肢，强制性反复使用患者上肢。

(6)牵引疗法：是指将外力施加于患者身体的一定部位，通过牵拉作用，以达到治疗目的的一种疗法。

在康复医疗中，牵引包括用于肢体和脊柱的一些牵引方法。其中各种肢体关节功能牵引须按不同关节的需要分别设计或装配，系用于牵伸软组织以治疗关节功能障碍或弯缩畸形。颈椎牵引主要用于治疗颈椎病。腰椎牵引主要用于治疗腰椎间盘突出。此外，特发性脊柱侧凸亦可应用专门的脊柱牵引装置进行治疗，以矫正或减轻侧凸。

2. 物理因子疗法

物理因子疗法是运动疗法等力学因素以外的电、光、声、磁、热、冷、蜡等物理因素作用于人体，并通过人体的神经、体液、内分泌等生理调节机制，以达到治疗和预防疾病的方法。我国将此疗法称为理疗。理疗是康复医学的重要手段之一，其特点是：无痛苦，疗效确实，操作简便，不良反应少。

3. 作业疗法(occupation therapy，OT)

作业疗法是运用有目的的，有选择的生活、工作或生产劳动、休闲游戏、社会交往等活动形式，使用工具和(或)设备来进行作业训练，帮助因躯体、精神疾患或发育障碍造成的暂时性或永久性残疾者，最大限度地改善与提高生活自理能力、恢复工作学习和适应社会等方面的功能独立水平，提高其生活质量的一类康复治疗方法。

4. 言语疗法(speech therapy，ST)

言语疗法是对有言语障碍的患者进行言语训练来改善其言语功能，提高交流能力。若经系统的言语治疗，效果仍不理想者，可用非言语交流方式训练，或借助替代言语交流的方法来达到交流的目的。

5. 心理治疗

心理治疗是康复治疗技术的重要组成部分。病、伤、残者尤其是残疾者，其在康复过程中的心理特点、规律与常人和普通患者不同，因此在康复治疗时，应由心理治疗师等专业人员针对病、伤、残者的心理特点实施心理治疗，以保证病、伤、残者的全面康复。康复医师也应该学习和掌握一定的康复心理治疗的知识与技能，了解病、伤、残者的心理特点，才能综合应用包括心理治疗在内的各种康复治疗技术，使患者的躯体功能和心理行为都得到最大限度的康复。

6. 康复工程(rehabilitation engineering，RE)

康复工程是现代生物医学工程的一个重要分支，是工程学在康复医学领域中的应用。它是利用现代工程技术，对残疾者进行测量和评估，然后按照代偿技术或(和)适应的原则，设计和生产出能减轻他们的残疾和改善他们的独立生活能力的产品的现代工程学分支。康复工程及其产品的主要内容有假肢、矫正器、助行器、轮椅、自助具、环境控制系统、助听器、人造组织器官等。随着科学技术的发展，控制论、系统论、信息论、计算机技术、微电子技术等不断在康复工程中的应用，使这一专业有了很大发展。实际上，凡通过工程技术手段帮助残疾者克服其缺陷和增强其独立生活能力的内容均属于此范畴。

7. 中国传统康复治疗

中医认为人与自然，人的体形与精神，人与社会都是一个整体，反映到中医康复医疗，以“气一元论”和“阴阳五行学说”为哲学基础；以整体观念为主导思想；以脏腑、经络、气血、精神等学说为核心；以辨证论治为康复医疗特点；采用独具风格的康复方法如针灸、气功、按摩、拔罐、刮痧、足疗等传统的治疗方法，构成了一个理论与实践相结合的康复医疗体系。

中医康复医疗理论对医疗实践具有重要的指导作用，其基本内容有：形神俱养，养神为先；调整阴阳，以平为期；扶正固本，养气保精；疏通经络，调养脏腑；天人相应，起居有常；动静结合，中和为度；整体康复，综合调治。

(1)推拿疗法：推拿又称中医按摩，是中医学的组成部分之一。推拿是在中医理论指导下选定部位，通过经络、穴位实行手法而达到防治疾病的目的。而通俗所称按摩，是在西医理论指导下在一定部位上沿血管淋巴循环进行手法操作来治疗病症。因此，两者既有区别，又有共同点。推拿与按摩各有长处，推拿医治某些疾病较按摩为好。所以按照中西医结合的方向，推拿与按摩的理论和有效手法统一起来，既保持我国推拿的民族特色，又吸取外来有效成分,统称推拿手法。

(2)针灸疗法:在经络学说等中医理论的指导下,运用针刺和艾灸等对人体一定的穴位进行刺激,从而达到防治疾病的一种治疗方法,是中医学的重要组成部分。针与灸是两种不同而又相互联系的刺激手法。"针"即针刺,是用特别的金属针具刺入人体的某些穴位,使之发生酸、麻、胀、重等感觉而治疗病症的方法。"灸"即艾灸,是使用艾叶制成的艾炷或艾条,点燃后对人体一定的穴位进行温灼而医治病症的方法。在临床上针和灸常配合应用,合称为针灸,但也可单独使用,应根据病症灵活应用,不可偏废。

(3)拔罐疗法:是利用各种罐子(竹罐、玻璃罐等),使其内部形成负压后,吸附在体表上造成局部血管扩张和充血而达到治疗目的的一种治疗方法。此疗法设备简单,操作方便,效果较好。

8. 传统运动疗法

我国传统运动疗法又名导引(气功)或功夫(内家拳),是肢体运动与呼吸练习、自我按摩相结合的防治疾病的方法。

传统运动疗法源流久远,从春秋战国时代《庄子》中记述的"吹嘘呼吸,吐故纳新,熊筋鸟申(伸)",到西汉的《导引图》、华佗的"五禽戏",唐宋时代的"八段锦",明末清初的"太极拳",以及现代的"祛病延年二十势"、"练功十八法"等,一脉相承,逐步完善,其在康复医疗中的应用日益广泛。

传统运动疗法能活动躯体四肢以练形,锻炼呼吸以练气,并以意导气,气率血行,从而使周身气血得以正常运行,病体得到康复。康复医疗中常用的传统运动疗法有五禽戏、八段锦、太极拳等。根据不同病情,可选用不同的方法。

9. 康复护理

康复护理是指在康复过程中根据总的康复医疗计划,围绕全面康复的目标,紧密配合医师和其他康复专业人员的工作对残疾者和慢性病者进行护理。如体位处理、心理支持、膀胱护理、肠道护理、辅助器械的使用指导等,促进患者康复,预防继发性残疾。

10. 康复医学中的药物注射疗法

药物注射疗法是指采用各种药物或神经阻滞、痛点注射、关节腔内注射或灌注等来达到治疗目的的方法。常用的药物包括传出神经类药物、抗痉挛类药物、消炎镇痛类药物及护脑、营养神经类药物、改善微循环类药物。

11. 康复医学中常用的矫形手术和理疗介入微创技术

矫形手术是利用外科手术技术降低患者残疾程度,使其功能尽可能恢复。常用的矫形手术包括:

(1)截骨矫形术和关节融合术,如胫骨内外翻畸形的截骨矫形术、小儿麻痹症的马蹄内翻足关节融合术等。

(2)肌肉肌腱手术有肌肉和肌腱切断术、肌腱移位术、肌腱延长术,如内收肌腱切断术、腘绳肌移位术、跟腱延长术。

(3)神经手术主要行选择性运动神经分支切断术,常用的有闭神经前支切断术、比目鱼肌神经分支切断术。

理疗介入微创技术:微创操作的概念最早是由英国培恩(Payne)和威克汉姆(Wickham)等医学家于1985年提出的。此后,微创技术开始盛行于欧美发达国家。微创技术包括所有通过采用对患者创伤最小的具体操作以实现和达到最佳治疗结果的技术,如介入超声技术、介入X线/CT技术、纤维内镜技术、腔镜技术及微创化手术等。目前,微创技术已经与介入治疗、移植技术和基因治疗一起被称为"21世纪的医学代表",并成为国际医学领域的最新发展方向之一。

那么,在康复医学当中,通过有创穿刺或显微外科这种微损伤连接一些物理治疗设备来治疗疾病的方法,就称为理疗介入微创技术。如利用射频介入、臭氧介入、激光介入、等离子介入等微创技术治疗各种慢性疼痛或难治性皮肤病。尽管这些方法都还不成熟,概念的提出仍然得不到大多数人的赞同,但这是一种大胆的探索和尝试,同时也对康复医学科提出了新的发展方向和启发性思考。例如,什么是康复医学独到的核心技术?什么是康复医学的真正学术内涵和价值?康复医学能够解决临床哪些问题?

三、康复疗法学研究方法

科学是一种知识体系,它是在实践和研究中不断总结、积累、丰富、修订过程中逐渐建立起来的。科学研究是一种探究未知领域的实践活动，它通过严谨的设计揭示以偶然表象表现出来的各种错综复杂的现象内部隐藏着的科学必然联系或规律，同时探讨运用这些规律的各种可能途径。康复疗法学是以研究各种治疗手段促进功能恢复的医学，是临床医学的重要组成部分。因此，康复疗法学科学研究属于临床医学科学研究范畴。临床医学科学研究是临床医务工作者（包括医师、护师、治疗师、技师）为了提高对疾病的病因、诊断、治疗和预后认识所进行的研究活动。从微观上主要是应用基础医学的理论和方法，借助精密仪器和设备，从生理、生化、病理、免疫、分子生物学和药理等方面阐明疾病的发生、发展和转归的规律。它的研究对象可以是人，但大多数情况下是应用实验动物，在控制良好的标准情况下探索疾病的各种机制及防治办法，并可以深入探讨理论问题。从宏观上则是直接面对患者或健康人群解决临床工作中实际遇到的问题；它研究的对象是人，难以完全控制在理想状态，需要在伦理学、临床实际允许的前提下，科学严谨的设计，但其研究结果对临床康复实践有更直接的指导意义。

（一）康复疗法学科学研究任务

临床康复疗法学科学研究最主要的任务是发现和探索各种治疗疾病的新方法、新技术原理、操作规程、适应证及危险因素；弄清各种临床康复治疗和评价方法的可靠性和准确性，验证和比较各种治疗措施的效果；分析影响疾病功能障碍预后的因素。制定各种临床康复治疗决策方案；分析医疗成本效益，以及探讨临床康复治疗学研究中的伦理学问题。

（二）康复疗法学研究意义

临床康复疗法学科学研究的最终目的是延长患者的预期寿命，提高生存质量。通过临床科学研究，可以明显提高诊断和评价水平，改善防病治病的工作质量，提高医疗技术。临床研究是验证各种临床疾病发病学假说、学说、诊断方法准确性与治疗技术有效性、安全性的必由之路，是临床康复实践的重要一环。

（三）康复疗法学科学研究方法

临床康复疗法学科学研究方法，主要包括临床流行病学、循证医学、卫生统计学、卫生经济学、医学伦理学、临床决策分析等。

1. 临床流行病学

临床流行病学是指在临床医学领域内，运用现代流行病学的手段和方法，进行严格的设计、测量和评价，研究患病群体特性，以探讨疾病的病因学、发病学、临床诊治、预防及预后等临床规律。

2. 循证医学（evidence-based Medicine）

循证医学与临床流行病学/DME 是两门关系密切的学科，是近年来国际上临床医学领域迅速发展起来的新学科，已成为当前国际上医学研究的热点之一。自从其创始人——英国流行病学家 Archie Cochrane 20 多年前首先提出在健康服务中如何才能达到既有疗效又有效益的问题以来，在世界上产生了广泛的影响。循证医学从文字的表述上可以认为指的是“以证据为基础的医学”。它强调从系统研究中获取依据，以使研究结论建立在具有说服力、充足的证据基础上，从而使诊疗手段、方法更具有效性和安全性。系统研究包括基础医学科学研究，但更主要的是指临床上有关诊断、预后、治疗、康复和预防措施等方面的研究。同时，循证医学也重视临床实践中个人经验与从系统研究中获得的科学证据、结论相结合，以提高临床医师的诊疗水平，并认真、确切、合理地应用于临床决策中，改善患者的诊疗结果。其核心思想是在“个人临床经验的基础上，任何医疗决策的确定都应以客观的临床科学研究为依据”。为推动该学科的发展，英国首先于 1992 年成立了 Cochrane 中心，随后于 1993 年成立了国际 Cochrane 协作网，旨在通过制备、持续实施、传播和更新医学各领域的系统评述（systematic reviews），以提高医疗保健干预措施的效率，合理利用卫生资源提高卫生管理部门决策的科学性，最终达到改善患者的诊疗结果，促进疗效—效益的高度统一。其研究成果正作为许多发达国家卫生决策的依据，并影响着这些国家的医疗实践、卫生决策、医疗保险、医学教育、医疗科研和新药开发，在临床医学的发展中发挥着越来越大的作用。

3. 卫生统计学

卫生统计学提供了研究设计、分析的技术方法，不同性质的资料和数据选用相应的统计学方法处理，结合临床实际得出比较客观的结论。

4. 卫生经济学

卫生经济学是指依据经济学原理分析研究在评价临床诊治效果时的成本—效益比问题，以求合理利用医疗卫生资源，使在同等的防治资源前提下效益达到最大化；或在取得相同诊治、预防效益的情况下，尽可能减少卫生资源消耗。

5. 医学伦理学

医学伦理学是研究医学活动中各种道德关系和道德现象的科学，是由伦理道德与医学科技手段两方面构成的。1960 年和 1975 年 WHO 颁布实施的《赫尔辛基宣言》、《赫尔辛基宣言Ⅱ》是全世界遵循的基本指南。临床医学科学研究必须在符合医学伦理学规范的前提下方可进行。

6. 临床决策分析

临床决策分析是运用决策理论的观点和方法对临床上存在多种不确定性诊治方案，进行利弊得失的估量和比较，选择最佳效益和最低风险方案的方法。

应用这些方法，临床科学研究所得出的研究结果对评价临床诊治方法优势、制定国家卫生政策都具有很大价值。

（四）康复医学科学研究方法的基本内容

科研设计（design）、科学测量（measurement）和科学评价（evaluation），是加拿大学者 McMaster 提出的基本临床科学研究方法。

1. 科研设计是科学研究的前提

科研设计包括选题、实验对象选择、标准基线确定、分组方法、干预因素的确定、随访观察、表格和数据分析方法的选定、质量控制等。科学、合理的研究设计，可以保证对科学研究问题的解决及其研究评测方法的信度、效度研究。不同的研究内容有不同的设计方式和特点。目前，临床上常用的有特殊病例报告、临床病例分析、横向调查、病例对照研究、群组研究、临床随机对照试验和纵向研究、序贯试验等。临床研究设计大致需经历相互关联的 5 个环节，并始终在质量控制中进行。

（1）选题，确定研究目的。科学选题通常是在之前的理论学习、文献阅读和实践观察中萌发的，有时需要做进一步预试验以确定自己的研究思路是否正确可行、具有新意。选题应该具体、明确，以便可以实施。

（2）建立研究假说。假说是对所研究问题预先做出的假定和解释。假说是人们借助已有的知识和事实，通过推理论证具有一定的科学性而设想的科学研究预期结果。假说由科学知识作为理论依据，可验证，但同时又带有一定的推测性。科学假说是在前期选题过程中文献复习、临床或实验观察、总结某一专题或内容后提出的需要科学研究验证的假设。建立研究假设直接为进一步研究方案的制定与实施提出了具体要求，是研究者树立的研究目标。

（3）确定研究方法和方案。根据研究目的和实验假说设计研究方案，制定研究方法。这部分内容是最具体、最细致的工作，是能否有效验证假说的依据。在此不仅要考虑到受试者选取的随机性、试验方法选取的合理性、技术指标的有效性、操作方式的可行性，而且还要考虑到研究资料所得数据处理和逻辑处理的合理性与可执行性。通过该工作实现有的放矢的验证假说的目的。在临床科学研究中，受试者随机性、对照组设立。盲法研究是必要和较难实行的问题。但为保障研究结果的可信度，在伦理学允许的范围内尽量采取盲法、随机对照研究，以增加研究结果的客观可信度。研究方案越细致，今后的研究进展越顺利，得出研究结果的可能性越高。

（4）收集、整理和分析研究数据。这部分工作是十分复杂的。数据处理和分析方法的选择和运用，直接关系到科学研究结果是否真实可信，关系到对研究假说做出肯定或否定的答案。在临床科学研究中，不同变量或资料应选用相应的统计检验方法，原则是根据研究目的、资料类型和数据分布、设计方案、样本含量大小等选择统计检验方法。

（5）质量控制。实验设计的重要任务是采取各种有效措施控制研究过程中各种误差和偏倚，使所要研究因素的效果真正体现出来。误差泛指实际测量到的数值与真实的应该得到的数值之差。误差包括随机误差和非随机误差两类。前者是一类不恒定的、随机变化的误差，如随机抽样误差是难以避免的，但可以用医学统计学的方法进行分析和推断；后者是研究者因操作失误造成过失误差和系统误差，是可以通过仔细认真及了解规律而避免的。偏倚是指实验中由于某些非实验因素的干扰所形成的系统误差的一种，偏倚可歪曲研究因素作用的真实性。通过筛选受试者、设置对照组、随机实验分组、操作方法的标准化、操作人员技术控制、设备校正、数据效验等措施能够尽可能地将这些误差和偏倚降低到最低程度，以确保研究结果的可信度和有效度。

2. 测量

临床科学研究中，测量包括可以客观明确计数、计量的指标，如身高、体重、体脂含量等形态指标；心率、血压、肺活量等功能指标；肝功、肾功、血脂、血糖等代谢指标；也有难以精确计量的指标，如各种症状、各种功能活动描述，这些资料有时也是十分重要的，而且在康复医学实践中这样的指标尤为多见。如何将不同的研究者对同一症状或功能活动状态的描述具有可比性，以便对其研究结果对比分析是应用该类指标要解决的问题。目前通常是将该类指标分等级，或计分半定量法来规范之。等级法和计分半定量法的基本要求是定义每一等级或每一分值的量和临床意义，然后在较大样本的研究基础（所谓常模）上确定整个分级或半定量计分的可靠性、有效性和简捷性，总结出标准化分级或分级量表，供临床研究应用。如疼痛等级量表（visual analogue pain rating scale，VAS）、Brunnstrom偏瘫功能评定量表和功能独立性量表（functional independence measurement，FIM）等。相对于能够精确测量的指标而言，这些指标有时也称为模糊指标。在临床科学研究中，通常是精确指标与模糊指标相结合测定，这样才能更真实地符合临床实际，并有针对性地解决临床问题。测量最重要的标准是坚持真实性和可重复性，为研究设计提供最可靠的数据，并通过对各种试验资料、数据的整理、分析，得出研究结果，最后将研究结果归纳、总结，导出概括性的研究发现，形成科研结论，证实或否定研究假设。

3. 评价

评价就是用科学的手段和公正的态度衡量、评判某科学研究设计、测量、结论的可信性、有效性、应用前景和（或）本—效益分析。在临床科学研究中，评价内容主要包括诊疗方法的准确性、灵敏性、可信性和科学性，以便证实科研结果的价值。评价是给予整个研究方案及结果的肯定、改进或否定答案，是临床科研工作中重要的一环，为科研成果是否具有理论和实践意义提供依据。

总之，在方法学上，现代康复医学的科学研究除具备临床医学科学研究的基本属性之外，还要注重与人文科学相融合。我国的康复医学将植根于中国传统医学的深厚积淀，从人与自然和社会环境的协调关系中研究生命、健康和疾病，重视人文因素尤其是情志因素的影响，全面考虑预防、预测和个体化医疗；康复医学还将涉及微创医学、移植医学、危重医学，以及姑息治疗和临终关怀；还要担负起社会责任，关注伦理，加强自律，坚决贯彻“知情同意”和“知情选择”的原则；在保护个人的权益和隐私方面，康复医学尤其应该成为表率。

第二节　康复疗法技术的发展简史、现状与展望

一、康复疗法技术的发展简史

尽管现代康复医学产生于20世纪，但康复治疗技术在人类早期的医疗活动实践中就已开始萌芽。古代东西方很早就有使用简单的康复疗法技术进行维持身心健康和防治疾病的记载。

（一）中国古代康复治疗

早在新石器时代，我国远古先民就使用砭石来破开痈肿，排脓放血，或用以刺激身体的某些部位消除病痛。现代考古发现砭石外形锐利，呈各种形状，作为后世刀针的前身，可谓最早的针刺疗法。

公元前2000多年，我国现存最早的医学经典著作《黄帝内经·素问》中就有记载，对瘫痪、麻木、肌肉挛缩等病症治疗，应用针灸、导引、按摩、熨法来进行功能康复，“病生于筋，治之以熨引”（《血气形志论》），“其病多痿厥寒热，其治宜导引按跷”（《异法方宜论》）。庄子（约公元前369－公元前286年）战国时期的哲学家，其在《庄子·刻意篇》就

有"吹嘘呼吸，吐故纳新，熊经鸟申（伸），为寿而已"的记载。说明早在我国春秋战国时代，有关"吹嘘呼吸，吐故纳新"的呼吸运动与"熊径鸟申（伸）"摹仿禽兽姿态的健身运动，已经成为古人习练健身功法的基本模式。

汉代（公元前206—公元220年）长沙马王堆汉墓出土的帛书《导引图》上绘有多种医疗体操，并注明各种体操的名称及其主治的疾病（图1-1）。从《导引图》中的图形、文字说明和运动姿态来看，其主要特点表现为"吐故纳新，熊径鸟申（伸）"，"摇筋骨，动支节"，等等。由此可以看出，这是最早主动运动疗法的雏形。

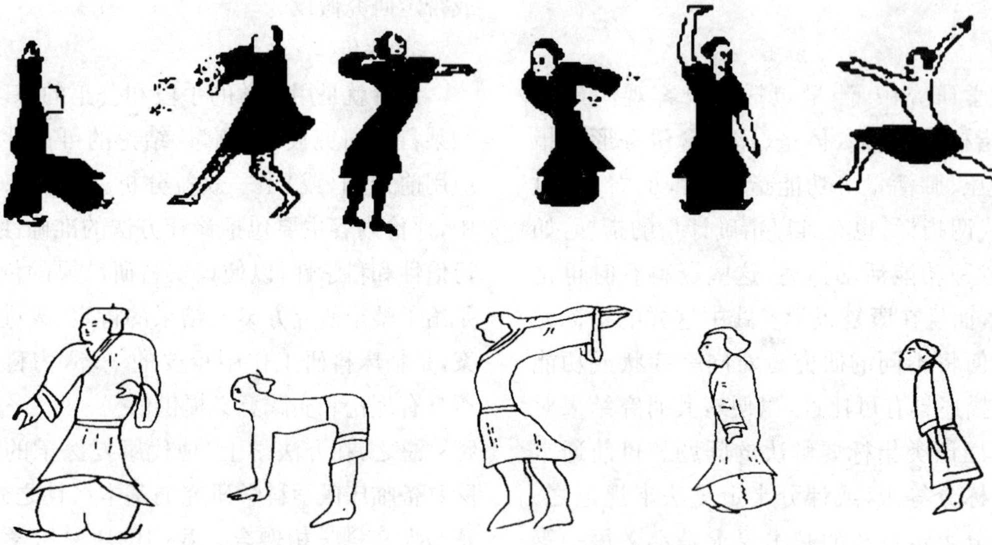

图1-1 西汉长沙马王堆《导引图》记录最早的养生运动

东汉末三国时期（公元220—280年），一代名医华佗创立"五禽戏"，作为传统医疗体操的典范，千百年来深深植根于中华大地，一直沿用至今。

西晋（公元265—317年）著名医家皇甫谧，其著作《针灸甲乙经》是我国第一部针灸学的专著，在针灸学史上占有很高的学术地位。

隋（公元581—618年）、唐（公元618—907年）两代对一些慢性病、老年病的康复治疗颇为重视。《诸病源候论》记述了80多种导引法治疗偏枯（半身不遂）、麻木、风湿痹痛、眩晕、消渴（糖尿病）等疾患。著名医籍《外台秘要》、《备急千金要方》等记述了多种老年病的康复疗法。据《唐书·百官志》记载，唐高祖武德九年（公元626年），在国家医疗和教学机构"太医署"中设有针博士、针助教、针师等职，专门从事针灸教学和医疗工作。

宋、辽、金、元时期（公元907—1368年），宋代王惟一编选了《新铸铜人腧穴针灸图经》，并铸成针灸铜人模型两个，是世界上最早的立体针灸模型，开创经穴模型直观教学之先河。此外，文献上还记载了我国古代名医应用康复疗法对患者进行身心康复和保健的理论与事例，如金元四大医家之一张子和用观看角觝（摔交）、戏剧表演（文娱疗法）等方法治疗身心功能障碍；文学家欧阳修遵从医嘱通过弹琴练习，治疗两手中指拘挛和情绪障碍。

明代（公元1368—1644年）是针灸学发展昌盛时期，针灸著作较多，而《针灸大成》是这些著作中的一颗明珠，它是杨继洲在家传《卫生针灸玄机秘要》的基础上，汇集经典著作、历代医家精华及本人经验而写成的。该书是继《针灸甲乙经》之后又一部总结性的针灸著作，至今仍然是针灸临床参考书之一。

此外，我国古代的医师还根据五行相生相克的原理，提出了"以情治情"调情志的原则，利用情绪相互制约的方法，倡用"悲胜怒"、"怒胜思"、"思胜恐"、"恐胜喜"、"喜胜忧"等心理行为疗法。

不仅如此，我国一些传统康复疗法还对世界康复治疗的发展产生了一定影响。针灸在南北朝时期就开始东传朝鲜、日本等国。13世纪以前，通过"丝绸之路"逐渐西行，对阿拉伯医学等曾有一定的影响。17世纪末，针刺术传入欧洲；18世纪末，导引术以“功夫”的名称传入西方。这些独特的康复疗法在世界上流传至今，仍受到人们的重视。

（二）古代西方的康复治疗

古罗马和古希腊的一些名医，如 Hippocrates，Asclepiades，Galen 等，都曾使用过简单的康复疗法。文献记述了他们曾用体操、按摩、浴疗、散步、旅行、工作疗法、阅读疗法、文娱疗法等治疗躯体疾病和精神疾病，以促进身心功能的恢复。

在中世纪，欧洲学者 Avicenna 提出，“人们通过适当的劳作和活动，如在适当的时间内运动一样，可以强身健体”。

16 世纪时，法国著名外科医师 Ambroise Pare 提倡用动静结合方法治疗骨折，在骨折恢复期用运动疗法来促进功能恢复。

18 世纪时，欧洲的康复疗法有了新的发展，Joseph-Clement Tissot 提倡内科医疗体操（作用于全身，改善体质，增进健康）和外科医疗体操（根据解剖学知识拟订的矫正体操）。他还提倡作业疗法，使用有目的的手工劳动、文娱活动以及适应性体育（对残疾人和慢性病者）进行治疗。

（三）现代康复疗法技术的形成和发展

现代康复医学始于 20 世纪初，战争加速了它的成长。第一次世界大战期间，英国著名骨科专家 Robert Jones 首先开展了对伤员进行职业训练，以便他们在战后能重返工作岗位，但当时康复医学尚未发展成一个完善、独立的专科，尚未引起医学界和社会上的注意。直到第二次世界大战期间及战后，美国医学家 Howard Rusk（1901—1989），对受伤军人的治疗采取一种综合、积极的功能训练方案，尤其是提倡伤病者手术后早期离床功能活动，同时还应用作业疗法、言语矫治、心理疗法、假肢及矫形器装配等方法治疗伤残患者，并且进一步阐明了康复的原则，即不但要使伤者在身体上康复，而且要使他们在精神上康复。治疗的对象应该是整个人，而不仅是疾病。Rusk 最终证实，为了使伤员尽快恢复功能重新回到战斗岗位，最重要的是康复而不是休养。由此，康复的概念才比较完整地形成，一系列现代的康复疗法得以发展。

进入 20 世纪以来，由于科学技术的飞跃发展，理疗技术、理疗在医学中的应用和作用原理研究获得了全面、显著的发展。在 20 世纪上半叶产生了中波、短波、超短波、微波、超声等物理疗法。自 20 世纪 50 年代以来，低频、中频电疗法有了新的发展，水疗、磁疗等进而受到重视，并在应用技术方面有了发展提高。特别是在 60 年代实现的激光技术对全部科学（包括医学在内）的发展正在发挥着日益重大的作用，激光疗法已成为现代光疗学的重要组成部分。在 70 年代获得显著发展的射频治癌和光敏诊治癌症技术受到世界上许多国家的重视。另外，许多药物疗法、生物反馈疗法、注射疗法及理疗介入微创治疗等新技术不断问世，康复疗法不断得到同行的认可和患者的信赖。因此，康复治疗的整体功能恢复和功能重建的独特作用已越来越受到医学界和伤病员与残疾者的重视，康复治疗医学已成为现代医学中越来越重要的组成部分。

二、康复疗法技术的现状与展望

我国的康复治疗最初始于 20 世纪五六十年代，主要是在前苏联物理因子治疗基础上建立发展起来的。早期对康复治疗的理解是肤浅和不系统的，各级医院在对康复医学的机构设置、人员组成、执业范围等方面存在严重误解，往往把康复治疗理解成只针对慢性病后期治疗，就是理疗或针灸、按摩加疗养，把它等同于一个医技科室，是一可有可无的科室。从 20 世纪 80 年代开始，康复医学作为一门独立的学科引入我国后，与传统的中医相结合，积极开展中外学术交流，不断吸取西方现代康复医学先进的理论和方法，取长补短，在全国各地迅速展开，并建立了很多康复科和康复医疗中心。但由于没有重视康复医学自身专业的发展，也没有得到临床医学的有力支撑，因此，康复医学的发展相对于其他学科发展较慢，进入一个相对滞后的阶段。随着市场经济的发展，医院改革，部分康复科也因缺少效益而关门。大概在 20 世纪 90 年代中期，特别是近些年来，我国的康复医学又步入了一个快速发展的轨道。与此同时，国外的康复医学却一直以平稳的速度发展，虽然没有重要的突破，但其发展是健康的。在欧、美、澳发达国家中，这门专业早已由先前的物理治疗发展成为物理医学与康复（即康复医学）相结合的一门新兴的独立学科。“物理医学与康复”和“康复医学”二词为同义语，在美国、加拿大等国用物理医学与康复，其他各国则多采用“康复医学”名称。“物理医学与康复”一词，就已经见证了这一学科发展的历史轨迹。从物理疗法到物理医学，再从物理医学到物理医学与康复，直至康复医学，它不仅在诊疗手段上不断扩展、充实，而且在理论体系、学科基础研究等方面有着极为重要的发展，以适应医学模式的转变，与新的生物、心理、社会医学模式相符，以适应科学技术和经济发展的需要，因而，迅即得到世界各国、医疗卫生界和广大残疾者的重视。1999 年国际上两个最大的康复医学领域学会，即国际康复医学会(Rehabilitation International，RI)和国际物理医学与康复学会(International Society of Physical-Rehabilitation Medicine，ISPRM)合并为一个学会，同时产生了世界物理治疗联盟(WCPT)及世界作业治疗师联盟(WFOT)等。这在当时是轰动学界的一件大事。

2008 年 5 月 12 日，我国四川汶川地区发生里氏 8 级特大地震，造成重大人员伤亡，在这场突如其来的巨大灾难中，康复医学科发展面临难得的机遇和挑战。卫生部对地震伤员的康复医疗给予了高度重视，强调指出：地震伤员康复工作进入关键阶段，要求有关各方充分整合现有资源，团结协作，形成合力，本着立足国情、实事求是、科学决策、分类指导的原则，立即构建省、市、县三级康复医疗网络，发挥省级医疗机构的龙头作用，并尽快完成部分不同层次的医疗机构向康复专业机构转型，采取集中和分散收治相结合的方式，制定不同康复技术标准和规范，以任务带动学科，以任务促进专业，全力做好地震伤员的康复工作。与此同时，卫生部还委托中国康复医学会组织全国一大批有影响的专家召开康复学科发展规划专家论坛，汇报各地康复医疗工作的情况，研讨存在的问题和对策，并讨论制定康复医学科发展的中长期规划和方向。令人欣慰的是，卫生部已将康复医学科定位为二级临床科室，是卫生部最早确立的 13 个专科医师规范化培训的专科之一。但我们仍需清醒地看到，我国现代康复医学的水平跟国际还有很大的差距。那种只把注意力集中在急性病的诊治上，术后则消极地听任患者自行恢复，从而常使病情迁延数年不愈的现象仍然相当普遍。另外，我国康复医学发展存在很大的不均衡性，康复医师和康复治疗师队伍建设存在很大的差异性，人才的匮乏严重制约了我国康复医学的发展，某些与现代医学发展模式极不相称的理念亟待完善与更新。要发展康复医学，一方面要与国际接轨，接轨并不是照搬国外的模式，而是在思路上、策略上和科技上与国际相互交流；另一方面要强调立足自我，与时俱进，大胆开拓，勇于创新，真正使我国的康复医学赶上国际先进水平。

回顾历史，展望未来，21 世纪医学任务，将从“防病治病”为主逐步转向“增进健康，提高生命质量”；整个社会卫生资源配置，将重点分为两极，即社区医学服务与医学研究中心服务。未来康复医学，康复预防将占主导地位，那时人们不只是进行被动康复评估与康复医疗，而是将康复医疗资源用于康复预防。未来康复预防体系，将运用医学最新成就研究人体形态结构与功能调控之间的关系，研究开发人体与生俱来的“潜在功能”，开发人体功能辅助装置和系统服务装置，从而调动人体的主动康复行为。

未来康复医学将与健康医学紧密结合，“人人享有健康”和“残疾者人人享有康复医疗”将成为健康医学与康复医学发展的崇高目标。

(蔡华安)

第三节　康复疗法技术在临床医学、预防医学和康复医学中的地位与作用

一、康复疗法技术在临床医学和预防医学中的地位与作用

要明确康复疗法技术在临床医学、预防医学中的地位和作用，首先要确立康复医学与临床医学、预防医学的关系。预防、保健、治疗、康复是现代医学体系中不可分割的部分，现代医学的这四部分内容在本质上是有所不同的，不能用医学的一个方面

取代其他方面。但是,它们又是密切联系、不可分割的(图1-2)。康复医学与预防医学、保健医学、治

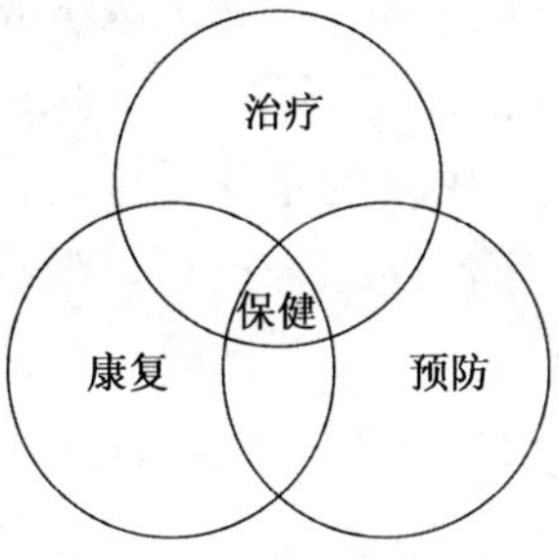

图1-2　现代医学四部分关系示意图

疗医学的任务和方法不同,但同属于医学科学体系,同样需要解剖学、生理学、病因学、病理学等基础科学为基础。在工作实践中,康复医学和其他医学学科是互相交叉、互相重叠和互相渗透的。康复医疗贯穿于临床治疗的整个过程,使临床医学更加完善。在时间上常需临床治疗与康复并进,不能简单地划分治疗期与康复期。一些具体的康复医学措施在实施上除专职人员在专业康复医学机构内进行外,根据具体条件,也可由临床专科医生安排获得康复医学资质的专职人员在所在专科内进行。康复医学在方法学上吸收了各种医学学科中有助于功能恢复的疗法,在统一计划下综合运用。同时在康复医学当中,很多关于人体健康和生存质量的观察量表,以及ICF的数据指标又需要结合临床实践对其可行性、可信度、有效度、反应性作出统计评价,使之迅速成为学术界普遍认同的科学观察依据。

康复医学作为一个新兴的医学专业,与预防医学、保健医学之间同样有着密切关系。康复医学不但重视康复治疗,而且重视康复预防。预防医学当中事关国家医疗卫生战略体系的重要部分如三级预防体系内容同样适用于康复医学;预防医学当中,流行病学调查和循证医学的应用,又将成为康复医学和临床医学综合整体研究的主要技术路线和方法。

康复预防应用的范围主要包括以下几个方面:

(1)预防传染病的播散。例如,紫外线照射可防止流感、流行性腮腺炎、猩红热、痢疾、肺结核等的播散。

(2)预防一些慢性病的发生和发展。例如,动脉粥样硬化、冠心病、高血压、低血压、慢性呼吸系统疾患、某些变态反应性疾患、神经衰弱、精神衰弱等;紫外线全身照射可使心肌及血浆中钾离子浓度升高,胆碱脂酶活性增强,血中胆固醇含量下降,可改善心肌营养,预防动脉硬化;超声净水雾化增湿器可调节房间微小气候,有预防呼吸道疾病的作用。

(3)预防外科手术的并发症和后遗症。例如,感染、切口长久不愈,组织粘连,瘢痕增生,瘢痕挛缩,功能障碍,失用性肌萎缩等。

(4)预防一些职业病的发生和发展。例如,矿井、坑道、地铁、潜艇等工作人员的紫外线缺乏症、矽肺、慢性放射病、对某些化学物质过敏症等。

(5)预防因气候的急剧变化而引起的机体不良反应,或因异地而不适应新的气候条件所引起的不良反应。

(6)预防因脑力劳动或体力劳动所致过度疲劳后发生的不良反应,改善机体的功能状态,增强体质,延缓衰老。

康复疗法技术作为康复医学不可分割的一部分,被认为是慢性病和伤残预防及治疗所必需的手段,目前仍在向急重症医学、介入微创、临终关怀等领域不断延伸。尽管在急性病或疾病急性期预防、护理和治疗方面,临床治疗当中有药物治疗和外科手术,这些都是必不可少的医疗方法,而且其手段和方法都是卓有成效的,但是它在处理残疾方面的效果常常是有限的。而伤残早期应该积极进行康复治疗,帮助患者恢复到最佳的功能状态和自理程度不仅是必要的,而且也是经济的,它较之早期对伤残的忽视所带来的经济负担要小得多。美国公众(包括慢性病患者与伤残者的亲友)现已广泛接受这一准则,并希望将它作为标准医疗保健的一部分来施行。因此,康复治疗技术是现代医疗不可缺少的组成部分,是对预防医学、临床治疗学必要的补充和完善。诚如美国现代康复医学之父Rush所说,慢性疾病和慢性伤残的康复不仅是一系列恢复技术,还是一种医疗职责。玩忽职守将使较轻的残疾患者病情继续恶化而发展为严重残疾,甚至完全残废。康复治疗不仅是康复专科医师的事情,而且也是每位临床医师必要的工作内容之一。如果没有训练患者利用其残余功能更好地生活和学习,那

么就意味着医疗工作没有结束。

二、康复治疗在康复医学中的地位和作用

现代康复医学，在理念上是以提高机体生存质量从而提高生活质量、健康社会行为为宗旨；在方法上以物理治疗为主，以临床治疗学为本，以工程技术、社会、心理、教育等多种措施为辅；在治疗方向上着重于人体功能（包括认知和感觉）的测定、评估、训练、重建、补偿、调整和适应，通过最大限度地恢复功能来改善个人的健康水平与生活状况。虽然康复医学任务很多，涉及面广，但其核心仍然是物理医学。美国医学会直到1951年才承认康复医学是一门医学专业，但必须和物理医学联系起来，成为物理医学与康复医学专业。所以，从历史发展来看，康复医学或物理医学与康复其前身的确是物理治疗。然而，康复医学不完全等于过去的物理治疗。物理医学与康复专业发展到今天，已经增加了许多新内容，除物理治疗内容外，还有作业治疗、语言听力治疗、文娱治疗、康复工程、心理治疗、肌电诊断等，从而形成新而广的物理医学或康复医学。

因此，康复治疗是康复医学的重要内容之一，是使病、伤、残者康复的重要手段，常与药物治疗、手术疗法等临床治疗综合进行。没有康复治疗则不能称为康复医学。一个比较完整的康复治疗体系应包括物理治疗（PT）、作业治疗（OT）、言语治疗（ST）、心理治疗、康复工程等。这也是区别于其他临床治疗科室的地方。那种只偏重于传统的手法治疗，或是偏重于各种理疗仪器，或是只有药物治疗，都不是真正意义上的康复科。康复治疗前应先对病、伤、残者进行康复评定，然后制定一个康复治疗方案，由以康复医师为中心的、康复治疗师和临床医学相关人员共同组成的康复治疗组去实施，并在实施过程中不断总结、评定、调整，直至治疗结束。

（蔡华安）

第四节　康复疗法技术的理论基础

一、人体发育学基础

（一）概论

人体发育学是一门研究人体发生、发育全过程及其变化规律的科学，包括人生各个阶段的生理功能、心理功能、社会功能等方面的研究。人体发育涉及从生命开始到生命结束过程中，人体结构和功能按一定规律分化、发育、统合、多样化、复杂化的过程。人体发育学的研究应包括人体的发生、发育、成熟及衰退的全过程。

（二）人体发育学的研究范围

人体发育学研究的重点是人体发生、发育、成熟直至衰亡过程中从量变到质变的现象、规律、影响因素及发育评定。主要涵盖以下几方面：

（1）正常发育规律是人体发育学研究的重点，包括生理功能发育、心理功能发育及社会功能发育。

（2）异常发育及其影响因素主要研究：①先天因素与后天因素、内在因素与环境因素对生长发育的影响及其特征；②运动功能障碍、心理行为障碍、言语和语言障碍、学习障碍、智力落后等功能障碍和相关疾病，为探讨减少各类发育障碍，制定有效防治措施提供依据。

（3）发育评定。通过不同方法和手段，对生长发育的水平、趋势、速度、过程、规律和特点等进行观察与研究并做出评定，包括对儿童的体格、智力、适应行为、人格、神经心理、运动功能等的评定。

（三）学习和研究人体发育学的意义

通过学习与研究人体发育学，可以促进正常发育，形成人体发育学的新理念，提高康复治疗技术水平，促进发育监测和评定技术的发展。

（四）正常发育规律

1. 生长发育的分期

生长发育是指从受精卵到成人的成熟过程。

在这一过程中，随着人体量和质的变化，形成了不同的发育阶段。成人期后直至老年期出现了人体功能的衰退，虽然难以用人体发育的术语理解，但仍属于人生过程中的一部分。根据各阶段的特点，可将人生全过程分为8个年龄阶段。

(1)胎儿期：从受精卵形成至胎儿娩出前为胎儿期，共40周，胎儿的周龄即胎龄。

(2)新生儿期：自胎儿娩出脐带结扎至生后28天为新生儿期，此期实际包含在婴儿期内。

(3)婴儿期：自胎儿娩出脐带结扎到1周岁之前为婴儿期。

(4)幼儿期：自1周岁至满3周岁之前为幼儿期。

(5)学龄前期：自3周岁至6～7岁入小学前为学龄前期。

(6)学龄期：自入小学前即6～7岁开始至青春期前为学龄期。

(7)青春期：一般为10～20岁。女孩的青春期开始年龄和结束年龄都比男孩早2年左右。青春期的进入和结束年龄存在较大个体差异，可相差2～4岁。

(8)成人：18岁以后为成人期，又分为青年期(18～25岁)、成年期(25～60岁)和老年期(60岁以后)，是人生过程中最为漫长的时期。

2. 生长发育的规律

生长发育是一个连续的过程，是遗传因素和环境因素相互作用的结果，是身体结构和功能沿着一定方向变化，各项功能的获得按照一定顺序进行的过程。儿童的生长发育一般遵循以下规律：

(1)生长发育的连续性和阶段性。生长发育在整个儿童时期是连续不断地进行的，但不同年龄阶段的生长发育有不同的特点。

(2)生长发育的不均衡性。人体各器官系统的发育顺序遵循一定规律，不是以同一度生长和停止生长，即有先有后，快慢不一。

(3)生长发育的一般规律。生长发育遵循由上到下、由近到远、由粗到细、由低级到高级、由简单到复杂的规律。

(4)生长发育的个体差异。生长发育虽然按照一定的规律发展，但在一定范围内因受遗传和环境因素等的影响，存在相当大的个体差异。

(5)青春期生长发育的特点。受性激素等因素影响，青春期体格生长出现第二高峰(peak height velocity，PHV)，有明显的性别差异。男孩身高增长高峰约晚于女孩2年，每年身高增长值大于女孩，因此，男孩较女孩高。体重增长与身高平行，同时内脏器官增长。女孩耻骨与髂骨下部的生长及脂肪堆积，臀围加大。男孩肩部增宽，下肢较长，肌肉强健。

(五)影响生长发育的因素

影响生长发育的因素可归纳为两大方面，即遗传因素和环境因素。生长发育水平是遗传因素与环境因素共同作用的结果。

1. 遗传因素

父母双方的遗传因素决定儿童生长发育的“轨道”，或特征、潜力、走向。种族、家族的遗传信息影响深远，如皮肤、头发的颜色、面型特征、性成熟的迟早、对营养素的需求量、对传染病的易感性等。产前的各类致畸因素、染色体畸形、遗传代谢缺陷病、内分泌障碍等，均与遗传有关，并可导致生长发育的障碍。

2. 环境因素

环境的影响对于儿童的生长发育占有更为重要的地位。在采取有助于生长和协调发育的措施时，必须考虑到环境因素，包括营养因素、疾病因素、母亲因素和社会因素。

(六)神经与心理发育

神经系统的发育和成熟是神经心理发育的物质基础。神经心理发育的异常不仅可以是某些疾病的早期表现，而且会阻碍儿童的健康成长，甚至影响终生。

1. 神经系统的发育

(1)脑的形态结构：胎儿期神经系统的发育领先于其他系统，出生时神经细胞数量已与成人相同，但树突与轴突少而短，出生后神经细胞体积增大，树突增多、加长，神经髓鞘形成和发育。神经髓鞘的形成和发育约在4岁完成。在此之前，各种刺激引起的神经冲动传导缓慢，易泛化，不易形成兴奋灶，因而易疲劳而进入睡眠状态。神经细胞之间的突触数目在出生后迅速增加，6个月时约为出生时的7倍，4岁左右突触的密度约为成人的1倍半，持续到10～11岁以后逐渐减少到成人水平。与突触密度变化相应，神经回路在出生后迅速发育。

(2)脑发育的关键期：脑发育过程中存在着关键期。这一时期，脑在结构和功能上都有很强的适应力和重组能力，易受环境的影响。关键期内适宜的经验和刺激是运动、感觉、语言及其他中枢神经高级功能正常发育的重要前提。

(3)脑的可塑性：脑的可塑性表现为可变更性和代偿性。可变更性是指预先确定的脑细胞的特殊功能是可以改变的，如视觉系统细胞被移植到脑的其他部位，这些细胞和新的细胞在一起可起新的作用，这一可变性应发生在脑发育的关键期内。代偿性是指一些细胞能代替另一些细胞的功能，局部细胞缺失可用邻近细胞代偿，但过了脑发育的关键期，缺陷将成为永久性。未成熟脑的可塑性最强，婴儿早期中枢神经系统受损后，仍可在功能上形成通路，如轴突绕道投射，树突出现不寻常分叉，或产生非常规的神经突触，以达到代偿目的。

(4)反射发育：小儿神经反射的发育伴随神经系统发育的成熟度，分为5大类。

1)出生时即有，终生存在的反射。这些反射是与生俱来的生理反射，由脑干部位的低级中枢控制，同时接受大脑皮质高级中枢的调控，如角膜反射、吞咽反射、瞳孔对光反射。这些反射减弱或消失，表示神经系统病变。

2)出生后即有，暂时存在的反射。原始反射是指小儿出生后即有，随着年龄增长在一定的年龄期消失的反射，由脊髓及脑干部位的低级中枢控制，是婴儿初期各种生命现象的基础，也是后来分节运动和随意运动的基础，如吸吮反射、拥抱反射。当其应该出现时不出现，应该消失时不消失，或持续不对称，都提示神经系统异常。

3)出生后逐渐稳定的反射。浅反射与腱反射是终生存在的生理反射。浅反射：腹壁反射要到1岁后才比较容易引出，最初的反应呈弥散性。提睾反射要到出生后4～6个月才明显。腱反射：新生儿期已可引出肱二头肌、膝和踝反射。这些反射减弱或消失提示神经、肌肉、神经肌肉结合处或小脑病变。反射亢进和踝阵挛提示上运动神经元疾患。恒定的一侧反射缺失或亢进有定位意义。

4)出生后一段时间内可存在的病理反射。2岁以下正常婴儿巴宾斯基(Babinski)征可呈现阳性，无临床意义，但该反射恒定不对称或2岁后继续阳性时提示锥体束损害。

5)出生后逐渐建立，终生存在的反射。随着神经系统发育的成熟，原始反射逐渐消失，取而代之的是立直反射及平衡反应。立直反射的中枢在脑干，多于出生后3～4个月逐渐出现，持续终生。平衡反应的中枢在大脑皮质，多于出生后6个月逐渐出现，持续终生。上述反射出现延迟或不出现为中枢神经系统异常。

2. 感知发育

感觉是指人脑对直接作用于感觉器官的事物的个别属性(颜色、声音、气味等)的反应。知觉是在感觉基础上产生的，是人脑对作用于感觉器官的事物各个部分和属性的整体反应。出生后前几年感知觉发育迅速，婴幼儿期已完成绝大部分。感知觉发育是探索世界、认识自我过程的第一步，是以后各种心理活动产生和发展的基础，是记忆、思维、想像等心理活动产生和发展的直接或间接基础。感知发育包括以下几方面：

(1)视感知发育：包括视觉感应功能的建立，注视及追视物体，区别形状，区别垂直线与横线，视深度发育等。还包括对颜色的区分与反应，将颜色与颜色的名称相联系等的发育。

(2)听感知发育：从出生后具有听觉功能，对声音以惊吓反射、啼哭或呼吸暂停等形式反应，头可转向声源，对悦耳声的微笑反应，确定声源，区别语言的意义，判断和寻找不同响度声音的来源等。还包括从模仿声音到叫其名字有反应，听懂家庭成员的称呼。听感知发育和儿童的语言发育直接相关，听力障碍如果不能在语言发育的关键期内或之前得到确诊和干预，则可因聋致哑。

(3)味觉和嗅觉发育：味觉是个体辨别物体味道的感知觉，4～5个月是味觉发育关键期，此期应适时引入各类食物。嗅觉是辨别物体气味的感觉，7～8个月嗅觉发育已经很灵敏，1岁以后可以区别各种气味。

(4)皮肤感觉的发育：皮肤感觉包括触觉、痛觉、温度觉。触觉是引起某些反射的基础；痛觉出生后存在并逐渐敏感；温度觉出生时就很灵敏。人类辨别各种物体属性及体积相同而重量不同的能力是逐渐形成的。

（5）知觉：如上所述，知觉是对感觉的加工过程，是对事物各种属性的综合反应。其发育的顺序为，对形状的知觉—对物体的整体知觉—会避开危险—能将从不同位置和角度看到的物体统一起来。知觉还包括大小知觉、空间知觉、距离知觉、时间知觉、自我知觉等，随着年龄的增长而逐步发育。丰富环境刺激对婴儿的认知活动有着非常重要的意义。

3. 运动发育

运动发育与体格发育、大脑和神经系统发育密切联系。主要特点是：①运动发育包括粗大运动发育与精细运动发育两部分，是一个连续的过程。粗大运动主要是指抬头、坐、翻身、爬、站、走等运动，精细运动主要指手的运动。粗大运动发育在先，精细运动发育在后，两者相互交融，共同发展；②原始反射的发育、存在与消失是以后自主运动发育的基础；③立直反射与平衡反应的发育是人类建立和保持正常姿势运动的基础；④每个小儿都有运动发育的“关键龄”，关键龄时运动发育会有质的变化；⑤头部运动先发育成熟，上肢运动发育比下肢早，会走之前手的功能已发育较好；⑥头、颈、躯干的运动发育早于上肢及下肢的发育；⑦所有小儿运动发育的顺序相同，但发育速度存在个体差异。儿童运动发育顺序见图 1-3。

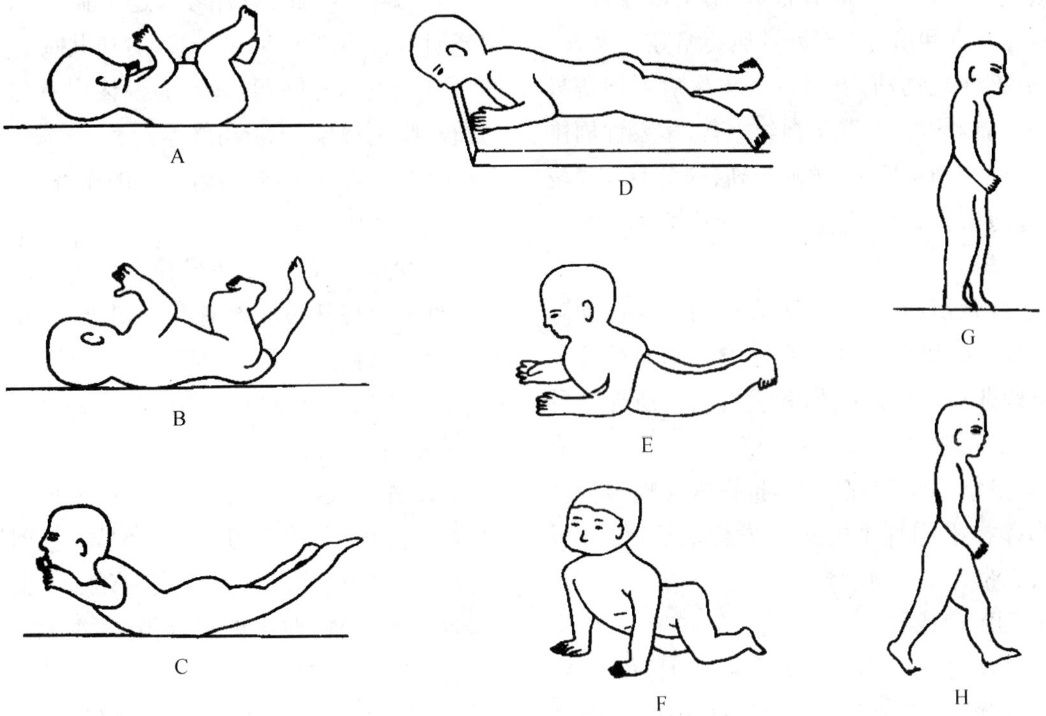

图 1-3　儿童运动发育顺序

A. 1个月；B. 2个月；C. 3个月；D. 4个月；E. 5个月；F. 6～8个月；G. 9～10个月；H. 11～12个月

4. 语言发育

语言发育包括发音、理解、表达与交流。新生儿已会哭叫，以后咿呀发音；6 个月时能听懂自己的名字；1 岁小儿平均能说 2～3 个字；1 岁半时能说出几个有意义的词，指认并说出家庭主要成员的称谓；2 岁时能指出简单的人、物名和图片；3 岁时能指认许多物品名，并能说由 2～3 个字组成的短句；4 岁时能讲述简单的故事情节。语言发育主要由 5 部分组成：①语言理解的发育；②构音能力的发育；③语言表达的发育；④内部语言的发育；⑤儿童语言处理过程的发育。

5. 心理活动发育

心理活动发育具有 3 个过程：①外界事物或体内的变化作用于人的机体或感觉器官，经过中枢神经系统的信息加工和处理，引起人对周围事物的感觉和知觉，并注意环境变化，记忆发生过的事情，思考各类不同问题，想像未来情景。这种感觉、知觉、记忆、思维和想像等心理过程，就是人的认知过程；

②人有喜、怒、哀、乐、爱、恶、惧等对周围环境的体验，这是人的情感过程；③根据既定目的克服困难，做出努力，并通过行为去处理和变革客观的现实，这是意志过程。具体而言，心理活动的发育主要包括7个方面：①早期的社会行为发育；②注意的发育；③记忆的发育；④思维的发育；⑤想像的发育；⑥情绪、情感的发育；⑦个性和性格的发育。

（七）异常发育

临床较为常见的发育障碍和异常如下：

1. 运动功能障碍

（1）先天性运动功能障碍：是指出生前因素所导致的运动功能障碍。如染色体异常、先天性中枢神经系统畸形、肢体缺如、脊柱裂、髋关节脱位、进行性肌营养不良和遗传性脊髓性肌萎缩等。

（2）后天性运动功能障碍：是出生后因素所导致的运动功能障碍。如臂丛神经损伤、多发性周围神经炎、急性脊髓灰质炎、颅脑损伤、脑炎及脑膜炎后遗症、脊髓损伤、骨关节损伤和少年类风湿性关节炎等。

（3）脑性瘫痪：是临床最为多见的小儿运动障碍和肢体残疾。脑性瘫痪是自受孕开始至婴儿期脑发育阶段非进行性脑损伤和发育缺陷所导致的综合征，主要表现为运动障碍及姿势异常。由于病因不同，脑损伤部位和程度不同，临床表现多种多样。但都存在不同程度的运动发育落后，姿势异常，肌力、肌张力及反射发育异常。

2. 行为障碍或异常

（1）生物功能行为问题：包括遗尿、遗便、多梦、睡眠不安、夜惊、食欲不佳及过分挑剔饮食等问题。

（2）运动行为问题：包括儿童擦腿综合征、咬指甲、磨牙、吸吮手指、咬或吸衣物、挖鼻孔、啼哭或吸唇及活动过多等问题。

（3）社会行为问题：包括破坏、偷窃、说谎及攻击性行为等。

（4）性格行为问题：包括惊恐、害羞、忧郁、社交退缩、交往不良、违拗、易激动、烦闹、胆怯、过分依赖、要求注意、过分敏感、嫉妒及发脾气等。

（5）语言障碍：行为性语言障碍主要表现为口吃。

（6）注意缺陷多动障碍：又称多动症。以注意力不集中、活动过度、情绪冲动、任性和学习困难为特征，属于破坏性行为障碍，在儿童行为问题中颇为常见。男孩的行为问题多于女孩，多表现为运动与社会行为问题；女孩多表现为性格行为问题。多数儿童的行为问题可在发育过程中自行消失。

3. 言语和语言障碍

言语和语言障碍是学龄前儿童中常见的一种发育障碍，会影响以后的阅读和书写，因此应早期发现、早期干预和治疗。可由听力障碍、智力落后、家族因素、发音器官的影响、脑性瘫痪及其他神经系统障碍、环境因素等所致。临床主要表现如下：

（1）构音异常：即说话不清晰，有的是个别发音错误，有的则是很多发音错误，以致他人难以听懂。

（2）嗓音问题：嗓音可以是功能性的，也可以是器质性的，表现为音调、响度、音质共鸣的异常。

（3）流利性问题：表现为说话中有停顿、重复、延长、阻塞现象、连带动作等。

（4）语言问题：包括语言迟缓和语言障碍。

4. 学习障碍

学习障碍是指在获得和运用听、说、读、写、计算、推理等特殊技能上有明显困难，并表现有相应的多种障碍综合征。临床上常把由于各种原因引起的学业失败统称为学习困难。最显著的特征是，以学习能力障碍为主，与同龄儿童预期水平相比明显不相称，小学2～3年级为发病高峰，男孩多于女孩。可能出现：①学习能力的偏异；②理解抽象概念困难，理解与语言表达缺乏平衡；③知觉转换障碍，如听到“猫”时不能想到猫；④视觉—空间知觉障碍，如分不清6与9，b与d；⑤记忆学习材料困难，或有不同程度的语言发育缺陷；⑥协调运动障碍；⑦注意力不集中；⑧情绪不稳定，自我控制能力差等。

5. 智力落后（低下）

智力落后也可称为精神发育不全。智力损伤发生在发育时期，智力功能明显低于一般水平，以及对社会环境日常要求的适应能力有明显损害。智力落后主要表现在社会适应能力、学习能力和生活自理能力低下，其言语、注意、记忆、理解、洞察、抽象、思维、想像等心理活动能力都明显落后于同龄人群。集中表现在反映客观事物深刻、正确、完全的程度上，以及应用知识解决实际问题的速度和质量上，往往通过观察、记忆、想像、思考、判断和概括等表现出来。

6. 孤独症

孤独症又称自闭症(autism),是一组终生性、固定性、具有异常行为特征的广泛性发育障碍性疾病,起病于婴幼儿期,具有社会交往、语言沟通和认知功能特定性发育迟缓和偏离为特征的精神障碍。男童多见,未经特殊教育和治疗多数儿童预后不佳。病因复杂,主要表现为:①社会交往障碍;②语言发育障碍;③兴趣范围狭窄及刻板、僵硬的行为方式;④感觉障碍和动作异常;⑤智力障碍和认知偏移。

7. 重症身心发育障碍

重症身心发育障碍是指同时具有运动和智力发育障碍且均呈重度者,难以完成具有功能的动作,智力落后表现为"痴呆"。家庭看护困难,在康复设施中不能接受集体生活指导。由各种原因的脑发育障碍或损伤所致,最为多见的是脑性瘫痪、重度智力落后、脑发育畸形、染色体异常、脑炎及脑膜炎后遗症、重症癫痫等。

(八)发育评定

1. 基本原则及评定方法

基本原则为目的明确、适用,经过标准化,具有较好的可信度和有效度。儿童神经心理测验,依据其用途和作用可分为筛查性测验、诊断性测验及适应性行为评定三类。

2. 体格发育评定

体格发育评定包括标准值(参照值)的建立,发育水平(横断面评定)、生长速度(纵向评定)和身体匀称度(两两指数评定)三个方面的评定。各项指标的测量,必须应用统一准确的工具和方法。

3. 神经心理发育评定

儿童神经心理发育评定是对儿童在感知、运动、语言和心理等过程中的各种能力进行评定,判断儿童神经心理发育的水平。评定需由经专门训练的专业人员根据实际需要选用,不可滥用。

(1)筛查性评定:是用简单的试验项目,在较短时间内把发育可能有问题的儿童从人群中筛查出来,有较高的可靠性;但不能测出智商和发育商,不能做出智力落后的诊断。常用的神经心理发育筛查测验方法有丹佛发育筛查测验、绘人测验、图片词汇测验等。

(2)诊断性评定:是用周密、严谨的方法和测验项目测出发育商或智龄和智商,但费时较多,主试人员须经过训练。常用评定方法有格塞尔发育诊断量表(Gesell development schedules,GDs)、贝利婴儿发育量表(Bayley scales of infant development,BSID)、斯坦福—比奈智力量表(Stanford-Binet intelligence scale,SBIS)、韦氏学前智能量表(Wechsler preschool and primary scale of intelligence,WPP-SI)、韦氏儿童智能量表修订版(Wechsler intelligence scale for children-revised,WISC-R)等。

(3)适应性行为评定:目前用于儿童行为评定的量表种类繁多,可以表示损害的严重程度,也可以表示能力的高低;有的可以用于筛查,有的也可以用于诊断。按使用者来分,包括父母用、教师用、儿童自评及观察者用。常用的方法有Brazeton新生儿行为评定量表(neonatal behavioral assessment scale,NBAS)、奥芬巴赫儿童行为筛查量表(Achenbach's child behavior checklist,CBCL)等。

4. 运动发育评定

运动发育评定要依据小儿运动发育的规律、运动与姿势发育的顺序、肌力、肌张力、关节活动度、反射发育、运动类型等特点,综合判断是否存在运动发育落后、运动障碍及运动异常。临床可采用较为公认,可信度、有效度好的评定量表,如格塞尔发育量表、贝利婴儿发育量表、粗大运动功能评定量表(gross motol function measure,GMFM)、Peabody运动发育评定量表(Peabody developmental motor scales,PDMS)等。对于精细运动的评定,还可选用上肢技能测试量表(the quality of upper extremity skills test,QUEST)等。

二、生物力学基础

(一)生物力学基本概念

生物力学(biomechanics)是应用力学原理和方法对生物体中的力学问题进行定量研究的生物物理学分支,是力学、生物学、医学等学科相互渗透的学科。它的基础是能量守恒、动量定律、质量守恒三定律,并加上描写物性的本构方程。肌肉和骨骼系统虽然较为复杂,但仍然遵循力学的基本规律。下面介绍生物力学的名词和概念。

1. 力

力是作用在身体上使之产生位移或变形的作用。它是一个矢量，有大小和方向。力的单位是牛顿(N)。

力分为外力和内力。外力是指外界环境作用于人体的力，如重力、支撑反作用力、摩擦力、流体作用力和器械的其他阻力等。内力是指人体内部各组织器官间相互作用的力，可包括肌肉收缩力、组织器官间的被动阻力、内脏器官的摩擦力等。

2. 质量、重量、动量和冲量

物体的质量是它包含的物质的量。表示物体被快速移动时的抵抗力(也就是被加速)。质量仅仅有大小，因此是标量。单位是千克(kg)。

重量是地球引力作用于物体上的力。

动量是描述物体在一定运动状态下所具有的“运动量”。定义为物体的质量和运动速度的乘积。

冲量是描述力在一定时间内对物体的连续作用所产生的累积效应。定义为作用于物体的外力与外力作用时间的乘积。

3. 应力和应变

应力(stress)是负荷强度，等于单位面积上的力。单位是牛顿/米^2(N/m^2)。剪切应力也就是作用于单位面积上的剪力压强。

应变(strain)是物体受力后产生变形的量。

应变=变化的长度/原长度。

应变可以用分数或百分比来表示，如果一个物体的长度增加了一半，则应变为0.5%或50%。坚强物体的微小变形可以用微应变来表示，10 000微应变等于1%的应变。

4. 速度和加速度

速度是指在一定时间内物体的位置改变。单位是米/秒(m/s)。由于速度是矢量，速度的改变意味着方向的改变或大小的改变，或二者都有变化。

加速度是速度相对于时间的变化速率。它是矢量，有大小和方向。单位是米/秒(m/s)。如果力所产生的加速度是沿直线方向，则称为线加速度。由扭力所产生的绕轴旋转的加速度称为角加速度。

5. 力矩、弯曲力矩和扭矩

力矩是物体的质量与它的速度的乘积。有许多力矩的物体就需要许多的制动能量。力矩的方向由右手螺旋法则确定，即当右手的手指弯向力所指的转动方向时，拇指所指的方向即是力矩的方向。

弯曲力矩是测试作用在物体上力的弯曲作用的指标。它等于力的大小与力和选定的旋转中心之间的力臂的乘积。单位是牛顿·米(N·m)。

扭矩是使躯体扭曲而不是屈曲。单位是牛顿·米(N·m)。

6. 刚度和强度

刚度是物体抵抗变形的能力。通常用产生变形的力(N)除以该力产生的形变(mm)表示，所以较为方便的刚度单位为牛顿/毫米(N/mm)。刚度可以测定为在任一特定水平的力(或形变)曲线的斜率。强度是指物体损伤所需要的力(或应力)。

7. 位移、平动和转动

位移是指一点相对于另一点的位置变化。它是一个矢量，有大小(两点间的距离)和方向，单位米(m)、毫米(mm)、微米(μm)和纳米(nm)。

当物体上的所有点都沿一个方向运动，则称物体在作平动。

如果物体上两点朝两个不同方向运动，则此物体的运动既包括平动也包括转动。

8. 蠕变

蠕变是物体在持续压力下的时间依从性变形。在许多生物组织，蠕变的发生是因为受压组织水分被挤出所致。然而还存在其他一些机制。

9. 摩擦和磨损

两接触物体之间相对滑动产生的抵抗称为摩擦。摩擦分为两类，第一类为表面摩擦，缘于两接触物体的表面因为粗糙所致的相互吸附作用或缘于两表面之间的润滑膜的黏性剪切作用；第二类称为体积摩擦，或称内摩擦。对于关节软骨来说，内摩擦是由于软骨间隙液流过多孔可渗透性固体基质时的摩擦阻力所产生的。

承载体的磨损可由化学或力学因素导致。腐蚀产生化学性磨损，力学因素引起机械性磨损。人体疲劳磨损是发生于承载体表面与润滑现象无关的机械性磨损。关节的重复性载荷引起关节内周期性应力、应变导致软骨疲劳失效，这种疲劳失效随软骨内微损伤的积累而扩大，致使软骨表面原本排列致密的胶原网变得肿胀、松散，最终这些破坏扩展到关节的表面，使其破裂。

（二）骨与关节的生物力学

1. 骨骼的生物力学

骨骼系统是人体重要的力学支柱，不仅承受着各种载荷，还为肌肉提供可靠的动力联系和附着点。骨组织主要由骨细胞、有机纤维、黏蛋白、无机结晶体和水组成。骨的生物活性来源于骨细胞。胶原纤维借助黏蛋白的胶合形成网状支架，微小的羟磷灰石晶粒充填于网状支架并牢固地附着于纤维表面，这种结构不仅具有较好的弹性和韧性，还具有较大的强度和刚度。胶原平行有序地排列并与基质结成片状形成骨板，是形成密质骨的单元。胶原与基质贴附交错无序则形成棒状骨小梁，是形成疏质骨的单元。骨的力学性质受人的年龄、性别、部位等因素影响。

骨的变形以弯曲和扭转最为常见。弯曲是沿特定方向上连续变化的线应变的分布，扭转是沿特定方向上角应变的连续变化。骨骼的层状结构充分发挥了其力学性能。从受力情况分析，一长骨若中部受到垂直于长轴的力的作用，该长骨的两端由关节固定，中间部的力使其长度伸长并弯曲，与两端关节固定点形成相反的平行力，越靠近骨皮质部应力越大。若受到扭转力的作用，情况亦是如此。骨的一部分类似于一个圆柱体，圆柱的端面受一对大小相等、方向相反的力矩作用发生角应变，轴心的应变及剪应力为零，圆柱体表面的力最大，即骨皮质部受的力最大，而骨皮质是最坚硬的部位，抗压、扭转力最强。

2. 应力对骨生长的作用

应力刺激对骨的强度和功能的维持有积极意义。骨是能再生和修复的生物活性材料，有机体内的骨处于增殖和再吸收两种相反过程中，此过程受很多因素影响，如应力、年龄、性别及某些激素水平，但应力是比较重要的因素。研究表明，骨骼都有其最适宜的应力范围，应力过高或过低都会使其吸收加快。一般认为，机械应力对骨组织是有效的刺激。骨骼的力学特性是由其物质组成、骨量和几何结构决定的，当面临机械性应力刺激时，常常出现适应性的变化，否则，将会发生骨折。负重对维持骨小梁的连续性、提高交叉区面积起重要作用，施加于骨组织上的机械应力可引起骨骼的变形，这种变形导致成骨细胞活性增加，破骨细胞活性抑制。瘫痪的患者，骨骼长期缺乏肌肉运动的应力作用，使骨吸收加快，产生骨质疏松。另外，失重也可造成骨钙丢失。骨在应力作用下，羟磷灰石结晶的溶解增加，使发生应变的骨组织间隙液里的钙离子浓度增大，以有利于无机晶体的沉积。骨的重建是骨对应力的适应，骨在需要应力的部位生长，在不需要的部位吸收。制动或活动减少时，骨缺乏应力刺激而出现骨膜下骨质的吸收，骨的强度降低。骨折钢板内固定，载荷通过钢板传递，骨骼收到的应力刺激减少，骨骼的直径缩小，抗扭转能力下降。相反，反复承受高应力的作用，可引起骨膜下的骨质增生。

3. 骨痂生物力学

骨折愈合后的机械力学特性依赖于愈合骨痂的物理特性和几何特性，骨强度的恢复与连接骨折块的新骨形成的数量密切相关。骨痂的强度与其自身钙的含量有关。在骨折修复的过程中，骨折愈合对骨折块活动的机械力高度敏感。无论以何种方式固定，在负荷的作用下，骨折块都会发生一定的运动，影响到关节修复的形态。不同组织可承受不同的应力，在骨折愈合的早期，骨折处形成的肉芽组织能很好地耐受骨折块间的应力变化。修复过程中，细胞的类型和性质决定了骨折的稳定性，在骨折断端紧密连接机械稳定性的情况下，软骨形成的数量极少，但由于存在哈佛系统直接塑形愈合的作用，所以会在骨端间产生一层薄骨痂。而在骨折断端未获得机械稳定性时，早期的骨痂不能在断端间形成桥接，而是形成丰富的软骨骨痂，这些骨痂随稳定性的加强，通过软骨内骨化转变成骨。在软骨骨痂钙化的过程中，如果骨折间隙较大，并且不具备足够的稳定性，那么由于纤维组织的存在或纤维软骨骨痂不能转变为成骨性骨痂组织，则会发生骨折不愈合。

（三）关节软骨生物力学

1. 关节软骨的结构与组成

关节软骨是组成活动关节面的有弹性的负重组织，可减小关节面反复滑动中的摩擦，具有润滑和耐磨的特性，并有吸收机械震荡，传导负荷至软骨下骨的作用。

关节软骨主要由大量的细胞外基质和散在分布的高度特异细胞（软骨细胞）组成，基质的主要成分是水、蛋白多糖和胶原，并有少量的糖蛋白和其他蛋白。这些成分构成了关节软骨独特而复杂的力学特性。

关节结构的变化会改变关节承载和力的传递方式，改变关节的润滑度，从而改变关节软骨的生理状态。扫描电镜发现，正常关节软骨的表面是紧密的带微孔的表面编织结构，而变性的软骨表面常常出现撕裂和剥脱现象。关节软骨的表面有明显的不规则特性，这种特性有助于润滑，可显著影响关节软骨的摩擦和变性几率。

2. 关节的润滑

关节滑液是由滑膜分泌入关节腔的一种透明的或微黄的高黏滞性液体，它是一种血浆透析液，不含凝血因子、红细胞和血红蛋白，但含有透明质酸盐、葡萄氨聚糖和具有润滑作用的糖蛋白。关节的润滑有两种基本形式：液膜润滑和边界润滑。液膜润滑的润滑剂是关节液。边界润滑模式包含一层吸附在两相向关节面上的润滑剂分子，当两关节面的粗糙部开始接触或当液膜被大载荷挤出时，边界润滑开始起作用。软骨内间隙液增压提供了混合润滑模式，这些间隙液承受了大部分的载荷，同时相互接触的胶原、蛋白多糖基质之间的边界润滑承担了剩余的载荷。混合润滑降低了关节的摩擦和磨损。在病理状态下，关节内的润滑机制将受到病变润滑特性和软骨特性改变的影响。

3. 软骨的生物力学特性

关节软骨是组成活动关节面的有弹性的负重组织，可减小关节面反复滑动中的摩擦，具有润滑和耐磨的特性，并有吸收机械振荡，传导负荷至软骨下骨的作用。活动关节软骨要承受人一生中几十年的静态或动态的高负荷，其结构中的胶原、蛋白多糖与其他成分组成一种强大、耐疲劳、坚韧的固体基质来承担关节活动时产生的压力和张力。关节软骨有独特的生物力学特性。

(1)渗透性：关节软骨中的胶原、蛋白多糖与其他分子组成强大、耐疲劳、坚韧的固体基质来承受负重时产生的压力和张力。水分占正常关节软骨总重量的65%～80%，可由压力梯度或基质的挤压在多孔—渗透性的固体中流动。当存在压力差时，压力使固体基质压缩，组织间压升高，促使水分从基质中流出，流出的速度由液流时产生的黏滞力所决定。液相和固相所分担的压力取决于组织的容积比、负重率、负重形式，每一相的承载能力由组织中每一点的摩擦力与弹力间的平衡所决定。如当水在硬的、渗透性高的固体基质中流动时，产生的摩擦力或液压力较小。相反，液体在渗透性很小、柔软的基质中流动，所产生的摩擦力较大，此时液压成了承担载荷的主要形式，使固体上的压力降至最小。在正常软骨中，这种效应保护了固体基质。

(2)黏弹性：关节软骨具有黏弹性。当持续均衡负重或变形时，表现出时间依赖性，压力不变，随着时间的延长，其形变增加。同样，当组织形变后并保持一定的应变值时，随后发生应力松弛。此乃材料的蠕变特性。

组织间隙中的液体压力产生于软骨承重、持续负重时，随着蠕变持续，承重相逐渐由液相转变为固相。对于正常软骨，典型的平衡过程需要3.5～6小时。当到达平衡点时，液体压力消失，所有的负荷均由被挤压的胶原—蛋白多糖固体基质承担。正常关节软骨固体基质的压缩弹性模量为0.4～1.5MPa。由于达到平衡所需要的时间很长，在生理状态下，关节软骨几乎总是处在动态负荷中，即使在睡眠中，关节也在活动，没有平衡态的出现。所以，液体压力总是存在。

人患骨性关节炎时，软骨早期的变化是水分的增加与蛋白多糖的减少，这种变化增加了组织的渗透性，降低了软骨中液压的承载能力。同时，基质胶原—蛋白多糖载荷增加，降低了软骨的寿命。

(3)剪切特性：关节软骨中层随机分布的胶原结构决定了其具有明显的剪切特性。由于随机分布胶原纤维的牵张与镶嵌其间的蛋白多糖分子的剪切力使得软骨具有剪切应力—应变反应。在关节活动中，关节软骨受力是十分复杂的，如对一软骨条块加压，其不仅在加压方向上受挤压，而且会横向扩展，这就是所谓的Poisson比效应，此时软骨与硬的骨性界面上就会产生剪切应力。压力过大，会导致软骨从骨上剥脱。当受到压缩时，任何Poisson比大于零的材料都会发生横向伸展，说明材料产生了应力—应变。在关节软骨中，若应力—应变足够大时，会导致关节表面胶原纤维与网状结构的损害。

(4)拉伸特性：当一块材料受到拉伸或压缩时，

其容积总在变化。在拉伸实验中，无论是流体依赖性或非流体依赖性的黏弹性机制均在软骨对张力的反应中起作用。在应力—应变曲线中，恒定的线性部分称为拉伸弹性模量，代表了在拉伸过程中胶原网状结构的刚性。关节软骨的拉伸弹性模量为5～50MPa。由于关节软骨的表层胶原纤维含量较高，排列较一致，比中间层和深层的硬度大，所以当关节退变时，其拉伸刚性降低。

4. 负荷对软骨的作用

关节的负重和运动对维持正常关节软骨的组成、结构和机械特性是非常重要的。负荷的类型、强度和频率直接影响关节软骨的功能。当负重的强度和频率超出或低于某一范围时，关节软骨的合成和降解的平衡被打破，软骨的组成与超微结构将发生变化。

软骨细胞对压力形变非常敏感。关节的负重与否、活动方式是软骨生化特性改变的主要刺激因素，影响到软骨的生物力学特性，如关节软骨受到机械刺激时将发生再塑形。但是关节负荷过大、过度使用或撞击都可影响关节软骨的功能。单一的冲击或反复的损伤都可增加软骨的分解代谢，成为进行性退变的始动因素。关节结构的破坏，如半月板和韧带的撕裂，都将改变关节表面应力的大小，与关节不稳和软骨的生化改变密切相关。在实验动物中，前交叉韧带切断或半月板切除后，关节软骨表面出现纤维化、蛋白多糖聚集的数和量下降、水合增加、关节囊增厚、骨赘形成。在组织学与生化成分改变的同时，力学特性也发生改变，如前交叉韧带切除后，拉伸与剪切弹性模量渐进性降低。关节不稳时，压缩弹性模量降低，液压渗透性增加，导致基质变形增加，生理负荷时液体流量增加，负重时液压减小，应力遮挡效应减弱。

（四）肌肉的生物力学

肌肉对电刺激的反应、神经活动的状态可通过在一定频率下单一刺激、重复刺激或其他刺激的模式来控制。单一刺激时，肌肉的张力很快上升，之后在不同的时间内降至基线，通常＜200毫秒，称为肌肉的单收缩，是对单一神经刺激做出的收缩反应。如果第一次神经刺激的反应已回到基线，肌膜处于稳定状态，紧接着出现第二次神经活动，重复刺激的结果不会增加收缩力，只是另一单收缩的开始。但是，如果神经的刺激频率增加，在前一刺激引起的收缩张力未恢复到基线前，下一刺激又发生，此时引起的张力强度比单收缩时要高。随着刺激频率的增加，肌肉张力表现出综合效应，即高频率的刺激可使张力达到最大并保持在此水平，称为强直收缩。强直收缩所产生的张力要比单收缩产生的张力高数倍，这是中枢神经系统通过改变刺激频率来改变肌肉收缩力的有效机制。机体通过有秩序的募集运动单位并调节刺激频率使得肌肉获得最佳的收缩，产生肢体运动。

骨骼肌收缩与负荷的关系肌肉是躯体运动的基本驱动者，当肌肉被来自于支配它的神经冲动刺激时，肌肉产生收缩并且肌肉的长度也缩短。肌肉收缩缩短时的速度与肌肉的负荷有关。低负荷肌肉的收缩速度快于高负荷的肌肉。随着肌肉收缩的速度变小，肌肉的收缩力则增加。与此类似，肌肉等长收缩力趋于最大时，肌肉缩短的速度趋于零。向心收缩的肌肉产生更大的力和做更多的功。肌肉的离心性工作优势在于是肌肉增加力量产生而减小能量消耗的机制的优越之处。对于一给定的递增负荷，肌肉伸长的速度小于其缩短的速度。因此，肌肉在进行抗阻力收缩时，表现得类似硬材料的力学特征。而当收缩力大于最大收缩力的50%时，力量与速度之间的关系发生突然变化。在临床上，力量与速度之间的这种双曲线关系很重要，因为在速度增加时力量迅速下降。

离心性运动的机械效率高而耗氧量低，因此，离心性运动消耗的能量少。离心性运动的另一优点是与向心性运动相比较。在相同的收缩速度下，肌肉作最大自主性收缩和产生最大力矩时，神经肌电活动则只表现为次最大活动。而且反复地进行离心性收缩训练也可以增加肌肉对抗运动性、延迟性肌肉疼痛的能力。

（五）肌腱和韧带的生物力学

1. 肌腱和韧带的拉伸特性

肌腱是机体软组织中具有最高拉伸强度的组织之一。原因是它由胶原组成，而胶原是最强的纤维蛋白，同时这些蛋白纤维沿张力作用方向平行排列。胶原的力学性质主要由胶原纤维的结构、胶原与细胞外间质、蛋白多糖之间的相互作用决定。骨—肌腱—肌肉结构的性质依赖于肌腱本身、肌腱与骨附着处、肌腱肌肉交界处三者的力学性质。

肌腱和韧带与许多组织一样，具有与时间和过程相关的弹性特性，即肌腱和韧带的伸长不仅与受力的大小相关，也与力的作用时间及过程相关。这种黏弹性反映了胶原的固有性质及胶原与基质之间的相互作用。肌腱和韧带与时间的关系可用蠕变—应力松弛曲线来描述。组织持续受到特定载荷随时间延长发生的拉伸过程称为蠕变。另外，组织受到持续拉伸随时间增加组织上的应力减小的过程称为应力松弛。肌腱和韧带随过程发生的变化是指载荷—伸长曲线的形状取决于前载荷的情况而变化。在等张收缩中，肌肉—肌腱单位的长度保持不变，然而由于蠕变的作用，导致肌腱和韧带拉伸，肌肉缩短。从生理学上讲，肌肉的长度缩短降低了肌肉的疲劳程度，所以，肌腱和韧带的蠕变在等张收缩中可增加肌肉的工作能力。另外，肌腱、韧带的黏弹性与其载荷有关。拉张的最初几次循环均比以后的循环滞后面积大，这表明能量损失较大。所以，在预载荷之后，软组织的载荷—伸长曲线才有最大的可重复性。肌腱和韧带的性质还与应变的速率有关，拉长速度越快，肌腱的强度越大。

2. 脊柱韧带的生物力学

脊柱前纵韧带抗张力能力最强，其次是棘上韧带、棘间韧带和后纵韧带。前纵韧带和后纵韧带有较大的刚度，对于在伸屈运动时抵挡椎间盘膨隆和椎体位移有重要意义。棘上韧带变形能力最大，其作用是稳定脊柱活动、加强脊柱的外在稳定性。黄韧带呈节段性，有丰富的弹性纤维。其抗张应力为30～50N，在脊柱韧带中范围最大。当伸屈超过70%的长度时，将导致黄韧带撕裂损伤。有退行性变时，更易发生黄韧带损伤。当腰椎间盘退变后，长期的椎间距缩小使黄韧带松弛，小血管迂曲变形，弹力纤维退行性变，黄韧带肥厚，其预张力消失，侧隐窝狭窄。

3. 影响肌腱和韧带力学的因素

除黏弹性外，解剖部位、运动水平、年龄、温度都是影响肌腱和韧带力学性质的因素。

(1)解剖部位：不同解剖部位的肌腱和韧带所承受的应力及生化环境不同，其生物力学性质也不同。如成年猪趾屈肌腱的极限拉伸强度比趾伸肌腱大2倍，生化分析表明，趾屈肌腱中的胶原含量比趾伸肌腱多。

(2)锻炼和固定：锻炼对肌腱和韧带的结构及力学性质有长期的正面效应。例如经长期训练后，小猪趾屈肌腱的弹性模量、极限载荷都有增加。锻炼对胶原纤维的弯曲角度和弯曲长度有明显的影响。锻炼还能增加胶原的合成，增加肌腱中大直径胶原纤维的百分比。大直径的胶原纤维比小直径的胶原纤维承受更大的张力，因为大直径的胶原纤维中纤维内的共价交联较多。长时间固定会使胶原纤维的直径变小，强度减弱，小于平时的外力可使其断裂。

(3)年龄：年龄是影响肌腱和韧带力学性质的重要因素，随着年龄的增长，肌腱胶原纤维波浪弯曲角度减小。在发育成熟期前，线性区域之后是一个单一的屈服区，出现不可逆转的拉伸及结构破坏，在屈服区内可观察到近于零的弹性模量。发育成熟后，这个屈服平台消失，代替它的是两个不同的屈服区域。随着发育成熟，极限拉伸强度和极限应变也增加。青壮年和老年的肌腱极限拉伸强度显著高于未成年人。青壮年肌腱的模量高于未成年人和老年人。

成年肌腱中蛋白多糖呈丝状结构重叠垂直排列，而在未成年肌腱中，蛋白多糖的丝状结构排列方向不一。与成年肌腱相比，未成年肌腱在低拉伸强度下更容易撕裂。这一特性表明，胶原纤维之间的蛋白多糖桥联在肌腱传递张力时起重要作用，能加强组织的强度。

(六)椎间盘生物力学

椎间盘主要由纤维环和髓核两部分组成，纤维环呈同心圆环形结构，前侧及两侧较薄。各层纤维方向不同，彼此成30°～60°交角。椎间盘由细胞及细胞外基质形成，后者的主要成分为水、胶原和蛋白聚糖，纤维环含水量约78%，髓核含水量约85%。随着年龄增长及椎间盘退变，水分可逐渐降低至70%。椎间盘的含水量经常变化，在承受外负荷时，水从椎间盘排出，而负荷解除后，水又被重新吸取。蛋白聚糖能抵抗压应力，而胶原则抵抗张应力，两者相互配合，以保持椎间盘良好的力学性能。

正常椎间盘由胶冻状的髓核和纤维环组成，形成封闭的、有一定压力的内环境。其功能可以保持脊柱的高度，连结椎间盘的上、下两椎体，并使椎体有一定的活动度，且使椎体表面承受相同的压力，对纵向负荷起缓冲作用，维持后方关节突间一定的距离和高度，保持椎间孔的大小，维持脊柱的生理曲度。

椎间盘的重要作用是把压力应变均匀地分布给椎体及整个脊柱。每个椎间盘起一个关节的作用，并且能减少椎体的应力，使脊柱在低应力下弯曲，若椎间盘退变，椎间隙狭窄，该节段间的活动度减小，其邻近的椎间盘及椎骨在弯曲时要承受更大的形变及更大的屈曲应力。当某一运动节段由于椎间盘退变、融合或内固定强直时，就产生应力集中，增加的应力能加快脊柱的退变或增加相邻椎体的不稳定。强直或融合的节段越多，邻近未融合节段的应力就越大。

（七）小关节的生物力学

脊椎节段的活动类型取决于椎间小关节面的方向，而小关节面的方向在不同的节段有一定的变化。下颈椎的小关节面与冠状面平行，与水平面呈45°，允许颈椎前屈、后伸、侧弯和左右旋转。胸椎的小关节面与冠状面呈20°，与水平面呈60°，允许侧弯、旋转和一定程度的屈伸。腰椎小关节面与冠状面呈45°，与水平面垂直，允许前屈、后伸、侧弯，限制过度的旋转运动。

腰椎小关节能承受不同类型的载荷，其承受压缩载荷的作用因体位和姿势而异。当腰椎处在最大前屈位时，其小关节承受了约90％的张应力但并不承受压应力；当腰椎后伸至最大限度时，小关节承受的压应力占33％。当腰椎承受剪切应力时，由于椎间盘的退变和松弛特性，可有效抵抗载荷，故小关节承受的剪切应力明显加大，承载比例可达45％，与椎间盘大致相等。

（八）周围神经的卡压和牵拉的生物力学

1. 神经卡压损伤分类

神经卡压损伤主要分为两大类，即刻发生的急性损伤和延迟发生或逐渐进展的慢性损伤。损伤应变力可来自外源性或内源性。在急性和慢性卡压损伤中，神经功能减退的主要原因是机械因素和缺血因素。卡压损伤的范围和程度由作用力大小和频率、作用力的持续时间和作用方式所决定。作用力的大小可为轻、中或重。轻度卡压造成Ⅰ度或Ⅱ度损伤，中度卡压造成Ⅲ度损伤，重度卡压造成的破坏引起Ⅳ～Ⅴ度损伤。

神经受卡压的高危区域有：①神经直接与坚硬的表面相接触，如尺神经在肱骨内上髁后面、桡神经在肱骨肌螺旋管内、腓总神经在腓骨头附近；②神经通过或容纳于具有坚硬内壁的腔隙时，如正中神经在腕管部分和骶丛在腰大肌间隙；③与神经密切相邻的某个结构，当其体积过大时，可引起卡压，如与神经接触的血管发生动脉瘤样肿胀。

2. 神经卡压生物学效应

在严重的急性损伤中，神经纤维的机械形变是引起神经病理改变的原因。在慢性卡压中，缺血则成为损伤发生的主要因素。迟发的效应包括水肿、出血、神经纤维变性，以及可减少神经滑动的粘连。卡压引起的缺血将导致对神经内毛细血管内皮细胞的缺氧及机械性损伤，使其对水分、各种离子和蛋白质的通透性升高，当缺血后血供恢复时，可导致神经内水肿。水肿的程度与卡压强度和持续时间有关。

最轻微的卡压性损伤可造成传导阻滞或Ⅰ度损伤。在这类损伤中，一旦卡压因素去除后，阻滞可迅速逆转，提示损伤与神经内血管部分或完全闭塞导致的供氧减少有关。在高强度卡压下，不仅存在血管闭塞，还可有神经纤维和血管的破坏。长期持续的传导阻滞将形成局部神经内水肿和节段性脱髓鞘，引起Ⅲ度和Ⅳ度损伤。

3. 神经牵拉伤分类

牵拉和牵张引起的神经损伤主要分为两大类：突然的具有相当大小的外力导致的急性损伤和对神经长期慢性的牵拉引起的慢性损伤。牵拉引起的神经损伤可以从Ⅰ度至Ⅴ度。损伤的程度和严重性与外力的大小及形变比率有关。形变力可分为轻微、中等和严重三级。通常轻微牵拉产生Ⅰ度和Ⅱ度损伤，中等牵拉产生结构破坏导致Ⅲ度损伤，而严重牵拉导致广泛的创伤和撕脱，结果引起Ⅳ度损伤或连续性丧失的Ⅴ度损伤。若某一神经受慢性牵拉达数月或数年之久，它可被牵拉至超过其正常限度而产生明显的形变，但可无功能损伤的症状。如果同一神经被快速牵拉超过毫秒或秒时，神经传导和结构可在瞬间被破坏。

4. 神经牵拉生物力学

最初牵拉时，由于神经干的松弛，神经迅速且很容易被拉长，神经束被牵拉，振动消失。当牵拉继续时，神经纤维内部张力增加，并和神经束膜一起被牵拉。当神经束被牵拉时，它们的横截面积减少，使神经束内压力升高，导致卡压神经的形变和缺血（Ⅰ度损伤）。当神经拉长接近弹性限度时，神经束内纤维开始断裂（Ⅱ度损伤），牵拉增加时，神经束内的神经内管断裂（Ⅲ度损伤），然后是神经束膜的撕裂（Ⅳ度损伤），更大的牵拉则引起神经外膜撕脱和连续性丧失（Ⅴ度损伤）。神经纤维和神经束的断裂可发生在神经干上相当大的长度。这些损伤和神经束内广泛损伤与纤维变性有关，后者能阻碍神经的传导。脊神经仅能被牵拉15%～23%。组织学上神经内纤维的断裂在神经外膜断裂以前就可明显地观察到。因此，在神经受到不均匀压迫的同时被牵拉如由屈曲位变为伸直位，神经内已发生了纤维断裂，从而导致不可逆的损害，引起相应的临床症状和体征；直腿抬高试验时，脊神经可在神经根管内滑动2～5mm。假如神经受到压迫，这种正常的神经根活动就会受到限制，在被牵拉的过程中，可产生神经的激惹和炎症。此时，神经内的张力升高，在神经内可能发生小范围结构上的破坏，从而造成神经根生物力学特性的改变。

（九）脊髓的生物力学

当脊髓无软脊膜包裹时，其特性犹如半流体性黏聚体，包裹软脊膜的脊髓为一具有特殊力学特性的结构。如除去周围的神经根、韧带等组织，将脊髓悬吊起来，其长度可因自身重量而延长10%，此时若想使其继续延长，可突然出现弹性阻力。脊髓生物力学特性与组织特性有关，初始阶段脊髓有较大的伸缩性，可在很小的外力下折叠或展开；后期阶段脊髓展开或折叠已达极限，脊髓组织直接承受外力是以10为指数而迅速增加的。

椎管长度的改变总是伴有脊髓的相应改变，脊髓的折叠与展开可满足脊柱从完全伸直到完全屈曲所需的70%～75%的长度变化。生理活动的极限部分由脊髓本身的弹性变形来完成。脊髓在长度改变的同时，同样伴有横截面积的变化。

三、神经生物学基础

（一）中枢神经发育机制

1. 神经诱导

神经诱导（neural induction）包括形成神经板的原发诱导和早期脑与脊髓的次发诱导。原发诱导的关键是中胚层向外胚层释放神经化因子（neurolizing factor），使神经组织具有特异性。次发诱导是中胚层向外胚层释放中胚层化因子（mesodermalizing factor），此因子在神经外胚层各部的浓度差，决定着脑的区域分化差别。结果是中胚层的前部与外胚层相互作用诱导出前脑，中胚层中部与外胚层相互作用诱导出中脑和后脑。中胚层的最后部与外胚层相互作用诱导出脊髓。

诱导可产生于细胞间的直接接触，也可由一些弥散的生物活性物质所介导。直接接触诱导，其作用可通过细胞间细胞信息的传递实现。而弥散性诱导，则由组织产生的一些大分子物质释放到细胞外基质，形成一定的浓度梯度，影响组织的定向分化和形态发生。分子生物学技术已成功地应用于非洲蟾蜍和鸡的研究，识别了很有希望成为诱导神经组织或促使其模式形成的内源性诱导因子，如成纤维细胞生长因子（fibroblast growth factor，FGF）、肝细胞生长因子（hepatocyte growth factor，HGF）等，这使人们对神经诱导的机制有了更进一步的认识。

2. 神经细胞的分化

神经元细胞结构示意图见图1-4，由一个前体细胞转变成终末细胞的多步骤过程成为神经细胞的分化。神经细胞的分化与其他过程是重叠的，如在神经上皮不断增殖的过程中细胞也开始进行迁移和分化。虽然依照两栖类胚胎的实验研究，神经谱系早在卵裂球时便已确定，但神经细胞分化过程中环境因素可在发育的不同阶段起作用，这在脊椎动物尤为明显。发育的神经细胞处于一个复杂的环境中，包括机械张力、生化的多样性及电流等。对于每个细胞来说，这些不断变化的时空信息构型，既有神经细胞本身的化学因素，又有驱动分化过程的环境因素。神经生长因子（nerve growth factor，NGF）对神经系统的分化、发育起重要作用。在胚胎发育的早期，NGF有神经营养效应，促进神经的有丝分裂；对神经元的分化也有很强的影响，对交感神经细胞、嗜铬细胞、基底前脑胆碱能神经元等有生化和形态分化效应；对神经纤维的生长方

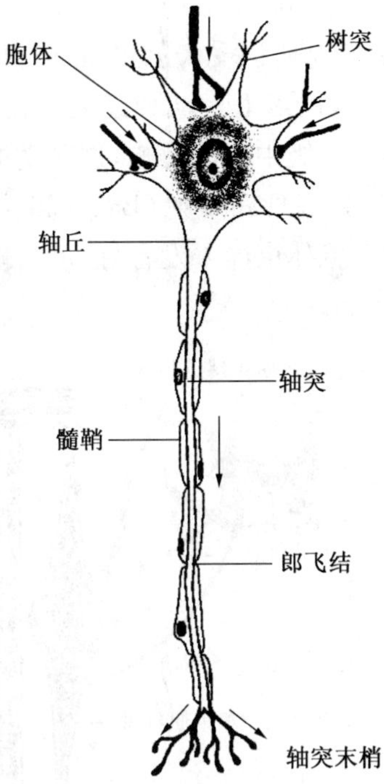

图 1-4 神经元机构示意图

向有引导作用，神经纤维沿着 NGF 浓度梯度逐渐增高的方向生长。

3. 神经细胞的迁移

神经系统发育过程中一个独特的现象是神经细胞的迁移(migration)。其原因可能一是由于神经细胞的发生区与最终的定居区不同；二是神经元的纤维联系均有其特定的靶细胞，为达到靶部位，神经细胞在神经发育过程中需要不断地迁移。发育过程中细胞迁移的因素有细胞及突起的积极移动，沿着胶质细胞的爬行，受多种化学因子局部浓度梯度的影响。细胞的迁移运动多呈阿米巴样运动，迁移的细胞先伸出一个引导突，细胞本身附着于适宜底物上，细胞核注入引导突，最后细胞核后方的尾突撤回。放射状胶质细胞在引导神经细胞迁移过程中起着决定作用。电镜三维重建技术表明，单个迁移细胞能同时与几条胶质纤维接触，并在不同的放射状胶质纤维束之间交换，当大部分神经细胞完成迁移任务后，放射状胶质细胞即转变为星形胶质细胞。随着发育阶段的不同，神经细胞粘连分子(neural cell adhesion molecule，NCAM)也发生化学变化，如由神经嵴细胞产生的透明质酸恰好在细胞迁移期含量最高，大量的透明质酸为细胞迁移开拓了空间。在神经嵴细胞迁移前和迁移后，NCAM 含量高而纤维连接蛋白含量低，增加了细胞的稳定性，此时，若 NCAM 含量低而纤维粘连蛋白含量高，则可增加细胞的自由性。实验证明，层粘连蛋白是促细胞迁移的基质，而一些蛋白聚糖则可限制细胞的迁移。

4. 神经细胞的程序性死亡

神经系统发育中，在细胞生长分化的同时也发生大量的细胞死亡，发育中出现的这种由细胞内特定基因程序表达介导的细胞死亡称为程序性细胞死亡(programmed cell death)或称为凋亡(apoptosis)。程序性细胞死亡是多细胞动物生命活动中必不可少的过程，与细胞增殖同样重要。这种生与死的动态平衡保证了细胞向特定组织、器官的表型分化，构筑成熟的机体，维持正常的生理功能，它使神经系统的发育达到了结构的高度精细和功能完美。程序性细胞死亡还与胚胎发育缺陷、组织分化错乱、肿瘤发生等疾病有密切关系。

机体对细胞凋亡的控制包括促进和抑制两个方面，只有这两个过程相互平衡，神经系统的发育才能正常。机体在行使凋亡抑制作用时，凋亡抑制蛋白发挥着重要调控作用，主要包括 bcl-2 家族的抗凋亡成员、死亡受体阻断分子等。bcl-2 家族中抗凋亡成员的作用机制主要是通过线粒体途径实现的。虽然细胞凋亡的信号各异，但凋亡的生物化学特性和死亡通路却保持高度保守与恒定。凋亡的细胞去路有：由邻近细胞或巨噬细胞的溶酶体经异噬作用消除；由细胞自身的溶酶体经自噬作用消除；不经任何溶酶体作用的退化。

(二)神经反射

1. 脊髓水平的反射

脊髓反射是指脊髓固有的反射，其反射弧并不经过脑，但在正常情况下，其反射活动是在脑的控制下进行的。完成反射的结构是脊髓的固有装置，即脊髓灰质、固有束和前、后根。脊髓反射分为躯体反射和内脏反射(图 1-5)。

(1)躯体反射(somatic reflex)：是指骨骼肌的反射活动，包括牵张反射、屈肌反射和浅反射。

1)牵张反射(stretch reflex)：当骨骼肌被拉长时，可反射性地引起收缩，这种反射称牵张反射。牵张刺激沿粗纤维经脊神经后根直接传至脊髓前角的 α 和 γ 神经元，引起梭内肌和梭外肌的收缩。

膝反射和跟腱反射都是牵张反射。"肌张力"其实也是牵张反射的一种，可使肌肉保持一定的紧张度，抵抗地心的引力作用，从而保持身体直立(图1-6，图1-7)。

2)浅反射(superficial reflex)：是指刺激皮肤引起的相应肌肉反射性的收缩。常见的有腹壁反射、提睾反射、趾反射等(图1-8)。

3)病理反射(pathological reflex)：是一种原始的屈肌反射，正常时因受大脑皮质下行传导束的抑制表现不出来，但当上运动神经元受损后，下运动神经元脱离了高级中枢的影响，这些受抑制的反射就释放出来，如病理跖反射(Babinski sign)。2岁以下儿童由于锥体束尚未发育好，可出现这种反射(图1-9)。

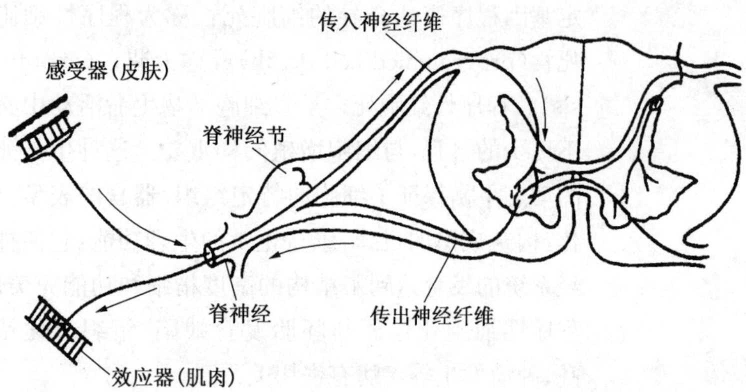

图1-5　躯体反射示意图

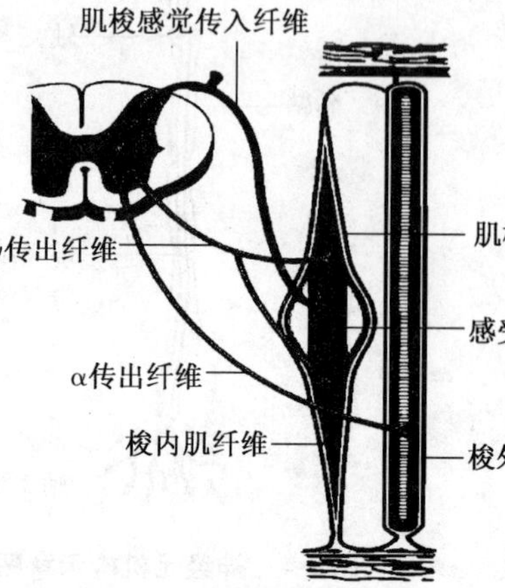

图1-6　牵张反射示意图

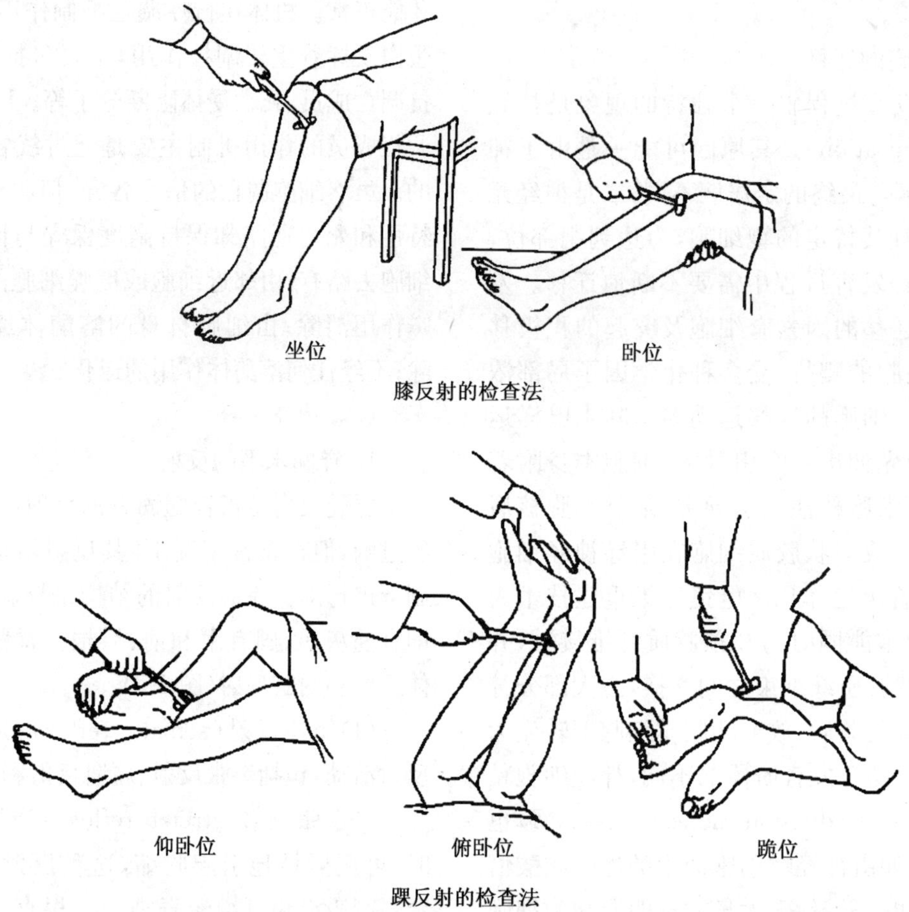

图1-7　深部反射示意图

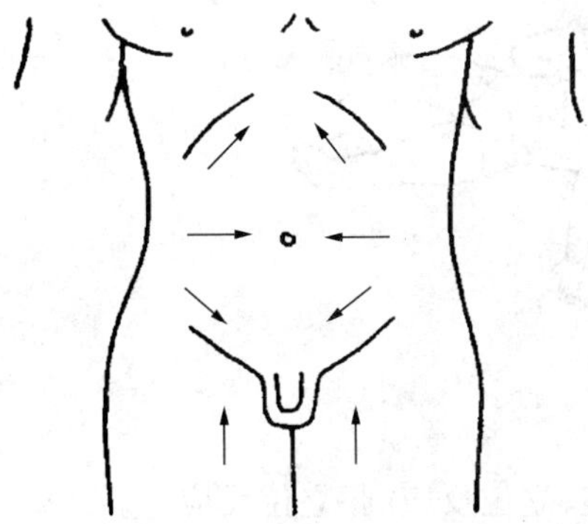

图 1-8 腹壁反射和提睾反射

4)节间反射(intersegmental reflex):是指脊髓一个节段神经元发出的轴突与邻近神经元发生联系,通过上、下节段之间的神经元的协同活动所发生的反射活动,如牵拉近端关节屈肌可引起同侧肢体反射性屈曲,当快走、跑步时该反射较明显。脑性瘫痪患儿、脑卒中偏瘫患者特有的联合反应、协同运动也与节间反射有关。

(2)内脏反射(visceral reflex):包括躯体—内脏反射、内脏—内脏反射和内脏—躯体反射。如立毛肌反射、皮肤血管反射、瞳孔对光反射、直肠排便反射和性反射。

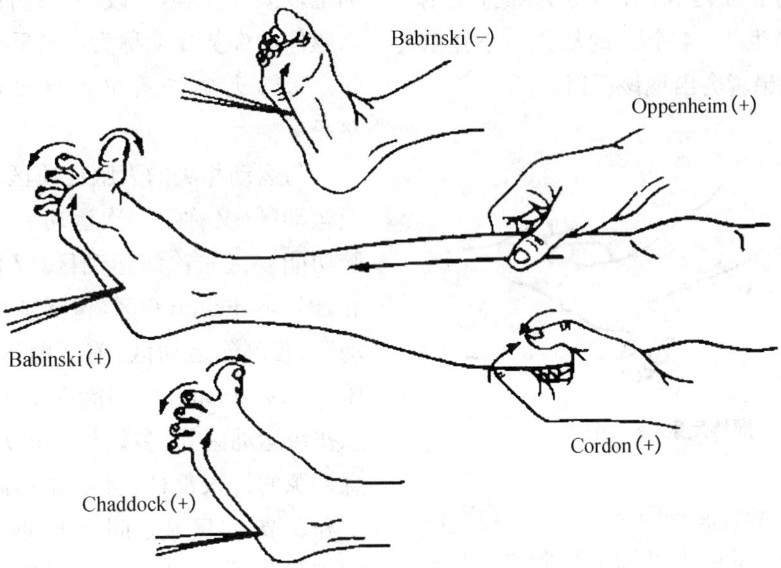

图 1-9 几种病理反射

2. 脑干水平的反射

为了维持姿势,必须对来自四肢、躯干的本体感觉和前庭及视觉系统的信息进行中枢性整合,这种整合主要在脊髓和脑干,并且受到小脑与大脑皮质控制。在人类,一般出生 8 个月后脑干水平的反射消失,脑性瘫痪患儿的这种反射往往持续很长时间不消失。

(1)阳性支持反应(positive supporting reaction):延髓动物的一只足底及跖趾关节接触地面时,刺激了本体感受器而引起下肢呈强直状态,为阳性支持反应。正常人出生以后第 3～8 个月内可有此反应,中枢性神经病损者亦可出现。此时,由于麻痹侧足趾关节最先着地而诱发下肢伸肌紧张性增高,膝关节强直或反张,使体重很难移到该侧下肢上来。

(2)颈紧张反射(tonic neck reflex):是指颈部扭曲时脊椎关节和肌肉、韧带的本体感受器的传入冲动对四肢肌肉紧张性的反射性调节。其反射中枢位于颈部脊髓。当头向一侧转动时,下颌所指一侧的伸肌紧张性增强,表现为上、下肢伸展;而枕骨所指一侧屈肌张力增强,表现为上、下肢屈曲,称为非对称性颈紧张反射(图 1-10)。头后仰时,上肢伸展下肢屈曲;头前屈时,则上肢屈曲下肢伸展,称为对称性颈紧张反射。这类反射在幼儿期可一过性短期出现,成人患脑卒中偏瘫时也可出现。

(3)迷路紧张反射(tonic labyrinthine reflex):是指内耳迷路的椭圆囊和球囊的传入冲动对躯体伸肌紧张性的反射性调节。该反射中枢主要在前庭核。去大脑动物仰卧位时伸肌张力最高,俯卧位时伸肌张力最低。Bobath、Brunnstrom 等人主张

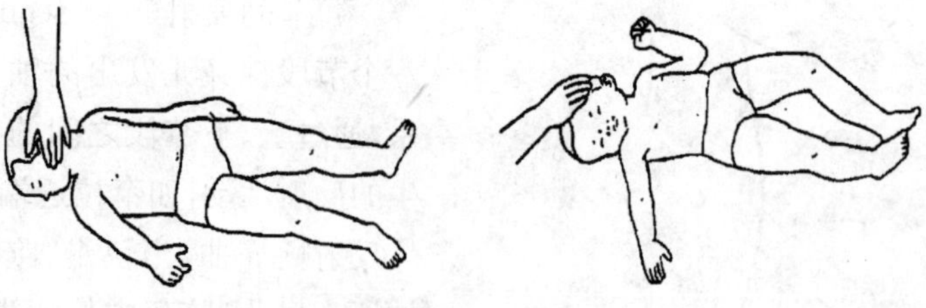

图 1-10　非对称性颈反射

利用姿势反射调整肌张力，改善动作或姿势。

(4)抓握反射(grasp reflex)：压迫刺激手掌或手指腹侧，引起手指屈曲内收活动，称为抓握反射(图 1-11)，可见于出生 1～4 个月的幼儿。小儿脑性瘫痪、脑卒中偏瘫患者会出现该反射。

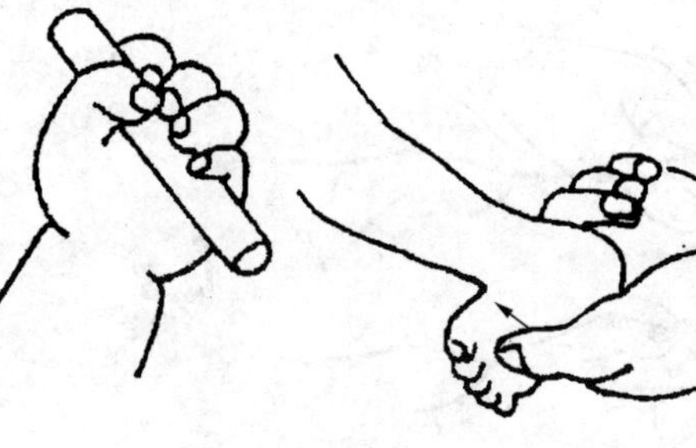

图 1-11　握持反射(手、足)

(5)翻正反射(righting reflex)：正常动物可以保持站立姿势，如将其推倒则可翻正过来的反射称为翻正反射。人的正常站立姿势为头顶朝上，面部与重力方向垂直。翻正反射可分为视觉、迷路、颈和躯干翻正反射 4 种。

3. 脑水平的反射

身体在维持各种姿势和完成各种动作中，需要感知自身姿势，将运动的本体感觉、视觉及触觉的信息在中枢神经系统中整合处理，再对全身肌张力进行不间断的调整，无论是静态姿势，还是随意运动时的姿势，都需要抵抗重力进行相关肌群自动性活动，以保持平衡。大脑水平反射活动自出生后 6～18 个月内出现，并且保持终生。大脑水平的平衡反应有：

(1)降落伞反应(parachute reaction)：人在垂直位置急剧下落时，四肢外展、伸展，足趾展开，呈现与地面扩大接触的准备状态，该反应称为降落伞反应。

(2)互防御反应(protective reaction)：在水平方向急速运动时产生的平衡反应。防御反应包括坐位反应、立位反应、膝立位反应等。

(3)倾斜反应(tilting reaction)：受试者在支持面上取某种姿势，当改变支持面的倾斜角时而诱发出躯体的姿势反应称为倾斜反应。

(三)大脑皮质中主要运动相关区域和传导路径

与运动相关的大脑皮质区域有很多，主要有初级运动区(又称第一次运动区、MI，位于 Brodmann 脑功能 4 区)、次级运动区(又称第二次运动区、MⅡ，即 Brodmann 6 区，包括辅助运动区、背侧前运动区、腹侧前运动区、前辅助运动区)、顶叶后部皮质(即 Brodmann 脑功能 5、7 区)和扣带回运动区。除初级运动区外，多数与运动关联的区域为脑内信息来源的传入部位，其功能不同，在各种状况时发生和调节，各区域之间有不同的联系方法。目前人们较多采用 Brodmann 脑功能分区，将大脑皮质划分为 52 个功能区域。

关于皮质各区域之间的联系非常广泛，尚未完全揭示。额叶前区(PF，即 Brodmann 8 区)发出的纤维投射，一部分到运动前区(PMA)，大部分投射到前辅助运动区(PreSMA)和扣带回运动区的前部位(CMAr)，再从上述部位传出投射到辅助运动区(SMA)。辅助运动区和运动前区两者都发出纤维抵达初级运动区。

运动前区接受来自小脑和基底节纤维的投射。辅助运动区接受来自基底节、顶叶后部、初级躯体感觉皮质(相当于 Brodmann 脑功能 3、1、2 区)及视皮质的纤维投射。

运动区域的功能：

(1)初级运动区：初级运动区与肢体运动密切相关，主要是执行运动，且具有精细的定位，呈肢体倒立位、头面部正立位排序。支配对侧的肢体运动，头面部为双侧支配。手指活动属于精细运动，其皮质代表区较大。该皮质刺激阈值较低，电刺激时可以诱发对侧肢体的简单肌肉运动、无技巧运动。当运动区损伤时，则引起对侧肌肉运动障碍。

(2)次级运动区：次级运动区包括运动前区(PMA)、辅助运动区(SMA)、前辅助运动区(Pre SMA)等，该区主要与运动的准备有关。在随意运动中主要参与肢体定向和瞄准靶位。该区比初级运动区的定位较粗糙，刺激能使对侧部分肢体产生协调动作。另外，该区对于启动自发运动、记忆运动程序、控制复杂运动等方面具有重要意义。

运动前区被认为是连接刺激和反应，实现“联合学习”的中心部位，主要计划对感觉(如视觉)起反应的运动，如摘果子、握木棒、控制操纵杆等日常生活中的特定运动，可使该区细胞活跃起来。它与辅助运动区有些差别，后者主要执行从前学习过的复杂有序的运动和协调肢体运动的姿势反射，该区损害时，表现为执行复杂运动困难或双手同时完成动作的能力下降。

(3)顶叶后部皮质：主要为运动提供重要的空间信息，主要接收视觉、前庭感觉和躯体感觉的传入。如果损伤该区，将导致运动性不能。感觉虽然正常，但是以感觉指导的运动功能异常。例如，不能主动用手指辨认手中的复杂物品(触觉失认)，对一侧空间缺少注意，即半侧空间忽略症。

(4)扣带回运动区：扣带回在额叶内侧面，被认为是大脑边缘系统的一部分，其功能多与情绪活动和本能行动相关。

(5)初级运动区和其他运动关联皮质对行为的综合调控。

综上所述，初级运动区域和关联运动区域两者的作用是不同的。在执行某个运动行为时，非初级运动区涉及运动的策划、修饰、学习和记忆，能够调控初级运动区皮质的运动，使运动的轨迹、力度、速度更加完善。对于初级运动区而言，无论何种运动方式的信号都要传入该区来执行，都会引起该区相关部位的神经细胞活动，然后通过传出的神经纤维控制肌肉的收缩。运动方向由神经元群活动的总效应来决定，运动的速度与初级运动区的少数神经元活动有关。另外，初级运动区还要不断接受来自肌肉关节的运动感觉信息和小脑、基底神经节反馈性的输入信息，不断修正动作的性能。一旦学会后，初级运动区可“独立”地实施运动方案。

(四)感觉感受系统

人体通过感觉感受系统接受内外环境的变化。其中感受器具有换能作用，可以将各种能量刺激信号“翻译”成神经能够识别的电信号“语言”，向中枢神经传递。中枢部位对输入的信息进行分析、处理，形成新的信息，再经传出神经到靶组织，引起肌肉或腺体的活动。在康复治疗中，运动训练刺激主要是通过感觉感受系统的感受器转换成神经电兴奋，经传入纤维进入中枢神经系统整合，才能产生相应的运动行为(图 1-12)。

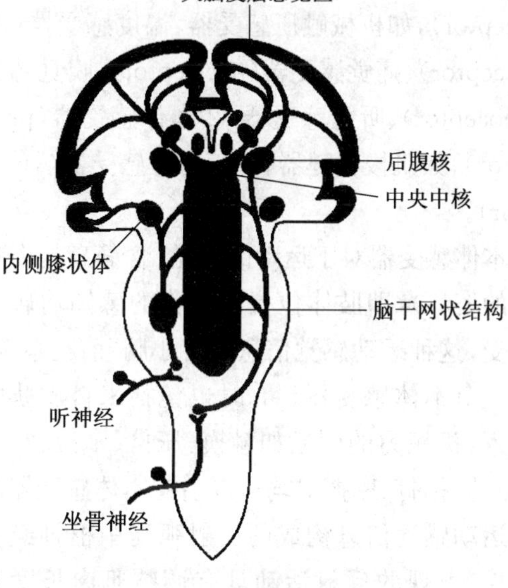

图 1-12　感觉投射系统

1. 感受器适应现象

每种感受器各有自己最敏感、最容易接受的刺激形式。适宜的刺激必须达到一定的刺激强度和刺激时间，才能引起相应的感觉。感受器具有一种重要的感觉适应的生理特征。当某个恒定的刺激加于感受器时，随着时间推移，感受器转换的冲动频率下降，感觉强度减退，此现象称为感受器适应。由于感受器适应的速度差别较大，因此可将其分为慢适应和快适应感受器两类。

(1)慢适应感受器：主要为肌梭、关节囊感受器、痛觉感受器、颈动脉窦压力感受器等。这类感受器在接受一段时间的刺激后，神经冲动的频率出现下降，但是仍能够维持这种水平直到刺激解除。尽管适应很慢且不完全，但是经长时间刺激后，感受器的冲动频率或电位仍可维持较高的水平。例如姿势的保持调整，维持相应的肌张力，其中肌梭、关节囊感受器发挥着重要作用。

(2)快适应感受器：又称为瞬变感受器，主要以皮肤触觉为代表的一类感受器。其对刺激反应最快，在刺激的短时间内便产生神经兴奋，进入中枢系统。以后刺激仍有作用，但是冲动频率逐渐减弱甚至消失，不能传递连续性冲动信号。这类感受器对刺激的变化十分灵敏，刺激变化的速率可直接影响感受器产生的冲动频率。

2. 感受器的功能

感受器依感受信息性质分为：①外感受器(exteroceptor)，如机械触压感受器、温度感受器(thermoreceptor)、痛觉感受器(nociceptor)、嗅觉感受器(osmoceptor)、听觉感受器；②本体感受器(proprioceptor)，如肌梭和腱器官；③内脏感受器(visceroceptor)。

本体感受器对于运动的感觉(含静息的姿势和运动的姿势)，即肢体位置和动作的感知均属于本体感受，这种运动感觉信息来自小脑、前庭系统、肌肉和关节本体感受器。有时也包括来自皮肤感觉的传入，机械力的刺激如触摸、压挤、牵拉、空间放置、振动、拍打、摩擦等均可以引起本体感受器的兴奋。运动感觉信息构成的反射弧受中枢神经系统的调控，出现的反射活动具有调整肌肉长度和力度，感知肢体相对位置和整个身体在空间位置的功能，最终实现维持姿势和调整运动的目的。

骨骼肌内主要有两种本体感受器：肌梭(muscle spindle)(分为初级末梢和次级末梢)和腱器官(tendon organ)。前者位于肌组织内，后者位于肌腱中。关节感受器位于关节韧带、关节囊和关节周围的结缔组织中。肌肉本体感受器在维持肌张力和协调运动方面起主要作用，而关节感受器主要是感知运动觉和位置觉。位于内耳膜性迷路的感受器称为前庭器官，颈感受器位于前三节颈椎关节上，两者主要在调整姿势反射或维持平衡上发挥作用。皮映感受器分布于皮肤和皮下组织中，可以接受触、压、痛觉、温度等刺激，它具有外感受器和本体感受的双重作用，既能向大脑半球的感觉皮质传入信息，又能用体表信息直接参与调节身体的反射活动，如伸肌反射等。躯干和四肢感觉传导通路见图 1-13。

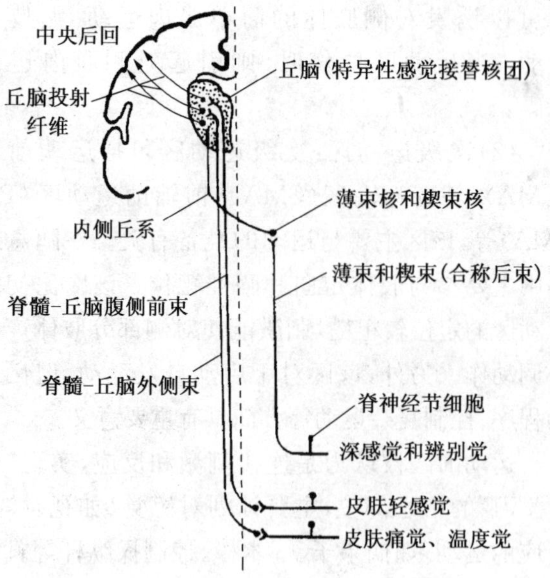

图 1-13 躯干和四肢感觉传导通路

脑组织病损后，左右侧身体感觉输入异常，可能出现双侧半球感觉整合能力的障碍，康复训练中的神经肌肉易化法(proprioceptive neuromuscular facilitation，PNF)是常使用刺激本体感受器的方法，强调利用正确的感知觉输入或反射来调整肌张力，提高肌肉的随意控制能力。如肌张力低下时用拍打皮肤或肌肉的方法，补充传向中枢系统的冲动，促进骨骼肌收缩，也可沿骨骼轴线反复间歇地挤压关节，刺激关节和皮肤感受器，使冲动在脊髓扩散，促进 α 运动神经元兴奋，改善肌张力及对运动的控制。高级中枢对骨骼肌运动系统控制的模式见图 1-14。

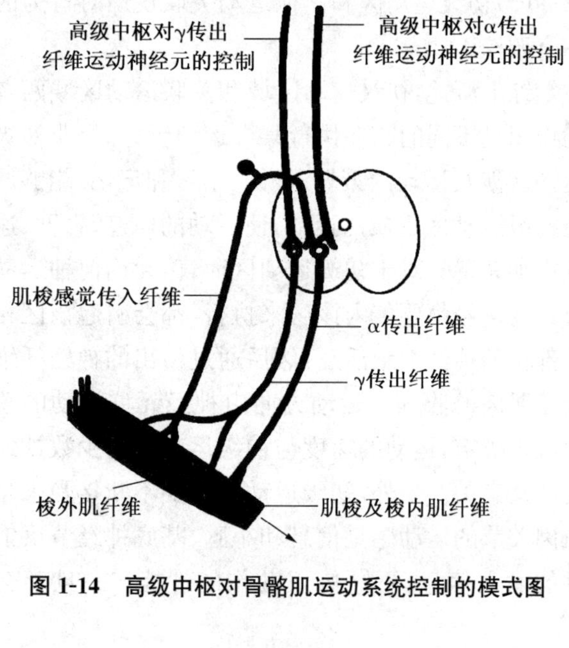

图 1-14 高级中枢对骨骼肌运动系统控制的模式图

3. 痛觉和温度觉感受器

痛觉和温度觉与其他躯体感觉一样，具有独立的感受器。痛觉主要源于伤害性感受器。温度觉源于冷、热和痛感受器。

伤害性感受器是一种能够鉴别有害和无害刺激的神经感受器，由脊根神经节和三叉神经节中的感受及传递冲动的初级感觉神经元的外周部分构成。伤害性感觉纤维包括有髓纤维中较粗大的纤维和较细的无髓纤维等，伤害性感觉纤维终端所发出的游离神经末梢（free nerve ending）广泛分布于皮肤、肌肉、关节和内脏器官。外界或体内的伤害性刺激均可导致组织破坏，释放组胺、缓释肽、5-TH、P物质等致痛因子，激活伤害性感觉纤维终端所发出的游离神经末梢，产生疼痛。此类感受器又称为化学性感受器（chemoceptor）此外，还分为机械性伤害性感受器和多觉伤害性感受器。机械性伤害性感受器对机械性损伤敏感，主要负责识别尖锐的刺痛、定位。多觉伤害性感受器既参与皮肤的强机械刺激，又可接受体内组织释放的致痛因子的作用。另外，对46℃以上的热刺激敏感。

痛觉（pain）是指大脑的高级部位对于发生在躯体某一部位的不愿忍受和厌恶的感觉，可伴有运动反射、心理情绪反应、自主神经活动。痛觉可为机体提供警报信息，但是疼痛也可影响人们的正常工作和生活。疼痛产生的机制比较复杂，尚未形成共识。国际疼痛研究会（IASP）把疼痛定义为，“一种不愉快的感觉和实际的或潜在的组织损伤所引发的情感经历，或是就这一损伤所做的描述（生理感觉、情感反应）”，即疼痛是一群复杂而不愉快的感受，知觉和情感上的体验，伴有自主的、心理的和行为的反应，它易受个体过去经验的影响，具有极大的变异性。

在康复治疗中改善肌张力的温热或冰水疗法，提高痛阈值的适应性训练，常常可以用感受系统的作用机制来指导进行。有些疗法除了前述各类感受器的作用之外，还应考虑视觉的作用及精神心理对感觉输入的影响。这种试图通过加大多种感觉的刺激输入，来换取运动的输出，称为“多种感觉刺激疗法”（multisensative stimulation approach）。疼痛的其他治疗方法也可以采用调节或影响疼痛的机制，如药物疗法、神经阻滞法、神经外科疗法、CT引导下脑立体定向外科毁损术、刺激疗法和慢性疼痛的心理治疗等。

（五）随意运动的机制

运动是在中枢神经系统的支配和调控下进行的，位于脊髓水平发起的运动，多属于本能性活动；位于大脑皮质发起的，最终由下运动神经元执行的运动，属于随意运动。小脑和基底神经核参与运动的策划和调节，使运动的轨迹、力度、速度更加准确、精细和协调。

1. 运动的类型

运动主要有反射性运动、随意运动及节律运动等类型。

（1）反射性运动反射（reflex）：是指在中枢神经系统的参与下，机体对内、外环境变化所做出的规律性应答，如打喷嚏、屈肌反射等。反射运动是一种最基本、最简单的运动形式。它由特意的刺激引起，有着固定的反应模式，运动轨迹固定，短时间内完成动作。如牵张反射运动的中枢在脊髓，可有脑干参与。

（2）随意运动（voluntary movement）：随意运动是为达到一定目的而指向一定目标的运动。它可因刺激，也可因主观愿望而发动，运动方向、时间、力度、速度均可随意控制，整个神经中枢均可参与，大脑皮质为高控制中枢。中枢性神经损伤多表现在随意运动能力下降或丧失，周围神经损伤主要表现在肌力降低或消失，两者有本质区别。

（3）节律运动：节律运动不同于反射活动，它可随意地开始或制止，即在整个节律性活动中，可受到意识的控制。一旦开始，也可以不再需要意识的参与而能自动重复，如呼吸、眨眼、行走、咀嚼等活动。

2. 随意运动的机制

大多随意运动需要学习、练习，才能掌握，一旦学会也能“下意识”地熟练而快速地完成。如运动员的动作姿势、机械工人的程序操作等。它按照人的意志活动而引起，并且有运动感觉和运动调节机制的参与，是学习和记忆的结果。

当初始一个随意动作时，运动者首先需要判断最初的运动目标和自体在空间的相对位置，决定动作方式、时间及速度，随后进入动作临界状态。每次运动时，一边确认动作执行如何，一边完成整个运动。随意动作反复进行时，实际是个熟练动作的过程，对每个动作变得逐渐下意识，无需用早期那种意识状态来控制已形成的运动模式，就能够自动地完成运动过程。近年来大量研究证实，动物和人能够执行有目的的高度复杂的动作，其中运动程序的编制、运动的发动与ME等密切相关。

运动关联区域在随意运动中的作用，一般认为与运动细胞传出的相关诸多神经中枢中，大脑皮质运动区(MI)发出的锥体束纤维通过单突触与脊髓运动细胞连接，而时与协同肌、拮抗肌的多个运动神经核及脊髓中间神经元形成突触连接，运动区作为“直接指挥”向下传达指令。其对每块肌肉的控制作用应该建立在必要的功能程序(模式)基础上，皮质中必然存在着与运动相关联的准备活动。目前研究认为这个前提条件与运动关联区的功能有关。如动物实验发现，在运动开始之前的准备阶段虽然未出现肌电活动，但对运动动机信号的应答在运动关联区上已经出现了神经细胞的活动。据推测，运动关联区与小脑共同对信息进行感觉运动整合，然后以特定的运动指令再传给运动区。

可以通过功能磁共振仪(fMRI)和脑磁图对猴子的皮质辅助运动区、运动前区和运动区的实验记录来说明。首先训练猴子按顺序掌握旋转、拉及推操纵杆的特定动作。在按旋转、推及拉的顺序操作时，辅助运动区的细胞(电位)无任何活动，但按旋转、拉及推的顺序操作开始前细胞发生活动，操作一旦开始细胞活动即刻停止。显然辅助运动区的神经细胞关系到旋转、拉及推一系列操作，而与此时对应的一次运动区的细胞与操作的顺序无关，只在推的动作期间出现活动。实验提示了辅助运动区具有储存、调节已经学习掌握(熟练)的连续动作程序的作用。

运动前区被认为是连接刺激和反应，实现“联合学习”的中心部位。如摘果子、握木棒、控制操纵杆等日常生活中的特定运动，可使该区细胞活跃起来。它与MI不同，而与辅助运动区相类似，在运动开始前就产生细胞活动，运动一开始细胞活动即停止，考虑该区起调整运动程序的作用。

显然，次级运动区的重要功能是计划性运动。这点已经通过fMRI、神经电生理试验等证实，表现在随意运动之前MⅡ已经有一个长时间的激活状态，而后才出现MⅠ的放电；如果做手指简单动作仅有MⅠ血流量增加，而做复杂运动时，MⅠ和MⅡ的血流量均同时增高；只进行设想动作而不执行时，只发现MⅡ激活或血流量增加。次级运动区与初级运动区不同，前者在运动开始前就产生细胞活动，运动一开始细胞活动即停止，实际上该区起着运动计划或调整的运动准备作用，而初级运动区皮质属于直接参与躯体运动的发起和控制。

综上所述，随意运动的产生是个极其复杂的神经系统活动，它至少包括动机、目标、运动规划(程序设计)、驱动和执行、监测系统和细微调节等环节。例如就餐，首先有进餐的意念，然后见到位于一定空间的食物(目标)。进餐前必须对进餐的各肌肉关节动作、方向、距离、速度等进行规划，然后转换启动程序，运动程序信息汇集于运动神经元开始启动，各肌肉按照一定时间顺序收缩和松弛完成就餐。一般认为，动机系统在脑干(延髓、脑桥、中脑)网状结构和边缘系统(如扣带回、海马回及海马回沟连接成穹隆形的脑回)上；运动程序设计在次级运动区、小脑、基底节及丘脑；对运动的启动和监测调节等系统包括大脑运动区、小脑、脑干、脊髓通路、锥体(外)系、感受器及传入通路等部分。

随意运动的产生程序可简述如下：首先在动机系统产生运动的意念，激活皮质连合区，确定运动形式，如属于记忆性诱导运动，会将冲动传给辅助运动区和基底节等，编制或提储运动程序；如属于视觉性诱导运动，将冲动传给运动前区和小脑，把视觉空间信息所形成的坐标转换成运动坐标；也可能两种运动形式兼而有之，使参与的中枢部分增加。上述冲动经过大量神经元联系至初级运动区，形成运动指令，经过锥体系至脊髓运动中枢，兴奋或抑制相应的α和γ运动神经元，使肌肉产生运动。同时，末梢传入的运动感觉信息又传入小脑、基底节，在此监测，并且与大脑皮质传来的指令进行比较、修正或调整，再经丘脑传给皮质，也有部分修正后指令直接进入锥体外系至脊髓中枢。

(六)中枢神经损伤反应

神经受损的因素有物理性创伤、化学物质中毒、感染、遗传性疾病及老化、营养代谢障碍引起的神经退行性变。神经系统对损伤的反应取决于损伤的性质、部位和损伤因素作用时间的长短。然而，无论是中枢神经系统还是外周神经系统，其神经轴突损伤后都发生以下反应：①受损轴突的近、远侧端肿胀；②损伤使兴奋性氨基酸释放增加，N-甲基-D-门冬氨酸（N-methyl-D-aspartase，NMDA）受体激活，Ca^{2+}内流，Ca^{2+}作为细胞内的第二信使，触发一系列级联反应，激活多种蛋白激酶，通过钙调蛋白敏感点，激活一氧化氮合酶（nitric oxide synthase，NOS），大量合成一氧化氮（nitric oxide，NO），这些产物使细胞骨架崩解及生长锥萎缩，从而介导神经毒性反应；③远端神经末梢退变及突轴传递消失；④胞体肿胀，胞核移位，胞核周围的尼氏体分散染色质降解；⑤与受损神经元有突触联系的神经元也将变性，称跨神经元或跨突触变性；⑥血—脑或血—神经屏障不同程度破坏，引起炎症、免疫反应，这些反应有利于损伤细胞残屑的消除和受损神经的再生修复。

中枢神经损伤时，除损伤区域的神经组织直接受损外，由此继发的动力性损伤也很重要，如脑卒中引起的缺血、缺氧继发的神经元胞膜的改变，细胞膜内外的离子交换，Ca^{2+}大量进入细胞内，随后发生的细胞内级联事件，加重了脑损伤，继而引起脑功能的缺失。脊髓损伤早期主要是局部出现水肿和神经元的变性，胶质细胞浸润。由于轴突离断出现的逆行性溃变，灰质神经元的核周体变性，胞体内细胞器减少。白质的上、下行纤维由于与胞体离断，出现典型的Waller变性（Wallerian degeneration）、轴突变形、髓鞘崩解。晚期的变化为瘢痕增生、囊肿、硬膜粘连、溶血性硬脊膜炎、神经胶质化。周围神经损伤后，远侧段轴突脱离了神经元胞体的代谢中心，发生Waller变性。轴突肿胀，外形呈不规则串珠状，随后出现断裂和溶解。损伤后数小时，郎飞结两端的髓鞘收缩，髓鞘的板层裂松开。轴突终末溃变，可见施万细胞（Schwan cell）吞噬轴突终末的现象。损伤近侧段的神经纤维也发生溃变。轴索损伤后，神经元胞体肿胀、核偏位、尼氏体消失，出现明显的变性或坏死。

（七）中枢神经的可塑性

为了主动适应和反映外界环境各种变化，神经系统能发生结构和功能的改变，并维持一定时间，这种变化就是可塑性（plasticity）或可修饰性（modifiability）。神经系统的可塑性决定了机体对内外环境刺激发生行为改变的反应能力，这包括后天的差异、损伤、环境及经验对神经系统的影响。

1. 大脑的可塑性

神经系统结构和功能的可塑性是神经系统的重要特性。各种可塑性变化既可在神经发育期出现，也可在成年期和老年期出现。具体而言，神经系统可塑性突出地表现为：胚胎发育阶段神经网络形成的诸多变化；后天发育过程中功能依赖性神经回路的突触形成；神经损伤与再生（包括脑移植）；脑老化过程中神经元和突触的各种代偿性改变等。

（1）发育期可塑性现象：中枢神经系统在发育阶段如受到外来因素干预，相关部位的神经联系会发生明显的异常改变。中枢神经系统的损伤若发生在发育期或幼年，功能恢复情况比同样的损伤发生在成年时要好。研究表明，中枢神经可塑性有一个关键期，在这一关键时期以前，神经对各种因素更敏感，在这一时期之后，神经组织可变化的程度则大大降低。各种动物神经发育和可塑性的关键期出现的早晚不同，持续的时间长短也有差异。

胚胎发育期脑内神经回路的形成一般是由基因控制的。但这一时期神经回路的联系是相对过量的，胚胎期这种过量的神经连接在形成成熟的神经网络之前，必须经过功能依赖性和刺激依赖性调整及修饰过程。因此，即使是在发育期，环境因素与基因因素同样对发育期神经系统的可塑性起决定性影响。

（2）成年损伤后可塑性：在发育成熟的神经系统内，神经回路和突触结构都能发生适应性变化，如突触更新和突触重排。突触更新和突触重排的许多实验证据来自神经切除或损伤诱发的可塑性变化。在神经损伤反应中，既有现存突触的脱失现象，又有神经发芽（sprouting）形成新的突触连接。神经损伤反应还可以跨突触地出现在远离损伤的部位，例如，外周感觉或运动神经损伤可以引起中枢感觉运动皮质内突触结构的变化和神经回路的改造；一侧神经损伤也可以引起对侧相应部位突触的重排或增减。

脑结构的可塑性：脑结构的可塑性包括轴突和树突发芽，突触数量增多，这些变化可提高大脑对信息的处理能力。实验观察表明，康复训练能使脑病灶周围的星形胶质细胞、血管内皮细胞、巨噬细胞增殖，侧支循环改善，促进病灶修复及正常组织的代偿作用，从而促进其运动功能的恢复。

脑功能的可塑性：脑功能可塑性主要表现为脑功能的重组、潜伏神经通路的启用及神经联系效率增强等，而其中比较重要的是突触传递的可塑性。

部分神经元损伤后，可通过邻近完好神经元的功能重组，或通过较低级的中枢神经部分来代偿；皮质下中枢也存在功能重组，脊神经或背根离断后，其脊髓背角定位域的神经元对外周皮肤感受野刺激完全不发生反应，经几周恢复后，背角定位域即出现功能重组。

2. 突触的可塑性

(1)突触的结构和分类：神经元(neuron)是构成神经系统结构和功能的基本单位，其形态和大小差别很大，但结构相似，由胞体和突起两部分组成。突起由树突和轴突组成。轴突的末端有许多分支，其末端的膨大部分称为突触小体，这些小体与其他神经元相接触形成突触(synapse)。根据信息传递媒介物性质的不同分为化学性突触(chemic synapse)和电突触(electrical synapse)。化学性突触的信息传递媒介物是神经递质，其结构分为突触前膜、突触间歇和突触后膜。电突触的信息传递媒介物是局部电流，其结构有前膜和后膜之分，多在两个神经元紧密接触部位，一般为双向传导，传递速度快，几乎无潜伏期。也可根据神经元相互接触的部位，将典型的突触分为：①轴突—树突式突触　前一神经元的轴突和后一神经元的树突相接触，这类突触最常见；②轴突—胞体式突触　前一神经元的轴突与后一神经元的胞体相接触；③轴突—轴突式突触　前一神经元的轴突与另一神经元的轴突相接触，这类突触式构成突触前抑制和突触前易化的重要结构。

(2)突触的可塑性形式：成年动物的神经系统尽管通常不具备增殖和分裂能力，即不能再产生新的神经元，但神经元却持续拥有修饰其显微形态和形成新的突触连接的能力。这种能力是中枢神经系统可塑性的基础。神经元受损后，突触在形态和功能上的改变称为突触的可塑性(synaptic plasticilty)。中枢神经的可塑性大多情况下是由突触的可塑性完成的。突触可塑性的形式有：

1)强直后增强：突触前末梢在接受一短串强刺激后，突触后电位发生明显增强的现象。

2)习惯化和敏感化：当重复给予较温和的刺激时，突触对刺激的反应逐渐减弱甚至消失，这种现象称为习惯化。重复出现较强的刺激尤其是伤害性刺激，使轴突对刺激的反应性增强，传递效能增强称为敏感化。

3)长时程增强和长时程抑制：长时程增强(long-term potentiation，LTP)在正常生理状况下，与学习、记忆相关。所谓 LTP 是指中枢神经受到一定条件刺激后，可引发突触后电位(EPSP)叠加，幅度增大，保持长时间兴奋状态的现象。它可保持十几个小时，甚至几天。当突触后膜上的 NMDA 通道受刺激时或与神经递质结合，则平素阻挡 Ca^{2+} 内流的 Mg^{2+} 让位，Ca^{2+} 内流的浓度增加，导致了 LTP。动物训练发现，动作技能获得程度与 LTP 呈正相关，影响 LTP 的因素也影响运动的学习和记忆。

长时程压抑(long-term depression，LTD)：LTD 是指突触传递效率(兴奋性)的长时间降低。这种现象存在脑的许多部位里，最早是在小脑内发现的。小脑的普肯耶细胞接受的两种兴奋性突触，分别来自苔藓纤维和攀缘纤维。如果同时重复刺激两者，则可在平行纤维与普肯耶细胞间的突触上观测到普肯耶细胞放电率下降或 EPSP 降低，可长达 1 小时。目前认为 LTD 产生与 Ca^{2+} 内流导致谷氨酸的使君子碱受体失敏有关。低频电刺激可使突触后膜的 NMDA 通道受到压抑，钙离子内流减少，形成 LTD。一般认为，小脑突触的 LTD 效应关系到精细运动的学习和记忆。

神经元受损后，突触在形态和功能上均可发生改变，具有可塑性潜力的突触多数为化学性突触。形态的可塑性是指突触形态的改变及新的突触联系的形成和传递功能的建立，这种可塑性持续时间较长；功能的可塑性指突触的反复活动引起突触传递效率的增加(易化)或降低(抑制)。

4)环境对突触可塑性的影响：遗传和后天环境因素共同决定了中枢神经系统的结构复杂性。人们很早就注意到，生活环境的改变的确可以引起神经系统结构和功能的不同变化。在不断变化的环境下生活的动物，由于接受较多的环境信息的刺激，其神经系统发育程度、突触数量、树突的长度和分支及胶质细胞数量等远远胜过生活在贫乏环境下的动物。从这些微结构的变化,人们可以推测神经元之间的相互联系增强,甚至于建立某些新的联系。这些观察结果表明,后天经验和学习等非病理因素能够影响和改变神经元与突触的组织结构及生理效能。

3. 康复训练对大脑可塑性的影响

迄今为止,无论是生物学还是临床医学的研究,都没有证据表明脑细胞具有再生能力。然而,无论是动物实验还是临床观察,都会发现脑损伤会有某种程度的恢复。这说明在大脑损伤的恢复过程中,存在着不同机制。脑损伤后的可塑性可能与下列因素有关:①兴奋和抑制平衡打破;②神经元的联系远大于大脑的实际功能联系;③原有的功能联系加强或减弱;新的轴突末梢发芽和新突触的形成。但总的来说,是结构的可塑性。

脑损伤后,脑可塑性的发生和功能的重组是一个动态变化的过程,可以分成 4 个阶段:①脑卒中后的即刻改变,整个神经网络都处于一种抑制状态,这与远隔功能抑制的理论相一致;②主要是未受损半球的增量调节和过度活动;③双侧半球运相关区域的激活减低,在这一阶段,残存的神经网络建立新的平衡;④脑卒中后恢复的慢性阶段。脑损伤后功能重组的动态变化提示我们在脑卒中恢复的不同时期,应采用不同的康复措施以促进脑功能的重组和运动功能的恢复。

4. 脊髓的可塑性

(1)脊髓可塑性的形式:脊髓是中枢神经的低级部位,与脑一样也具有可塑性。如切除猫后肢的大部分背根,发现保留完好的背根神经纤维在脊髓的投射密度增大,说明保留的背根与附近被切除的背根之间发生了可塑性变化。经电镜定量技术证实,未受损伤的神经纤维的侧支出芽参与了新突触的形成,使因伤而减少的突触数产生恢复性增加。脊髓可塑性变化的一般表现形式主要为附近未受伤神经元轴突的侧支先出芽,以增加其在去传入靶区的投射密度,随后与靶细胞建立突性联系。在这一过程中,突触性终末除了发生数量变化外,还出现终末增大、突触后致密区扩大的结构变化和一般生理生化改变。脊髓损伤后轴突的出芽主要包括 3 种变化,即再生性出芽(regenerating sprouting)、侧支出芽(lateral sprouting)和代偿性出芽(compensatory sprouting)。再生性出芽是指在受伤轴突的神经元仍存活时,该轴突近侧端以长出新芽的方式进行再生。侧支出芽是指在损伤累及神经元胞体或近端轴突进而造成整个神经元死亡时,附近未受伤神经元从其自身的侧支上生出新芽。当在发育过程中神经元轴突的部分侧支受伤时,其正常的侧支发出新芽以代偿因受伤而丢失的侧支,这种出芽称代偿性出芽。研究表明,脊髓损伤后的可塑性变化与大脑一样,具有发育阶段差异和区域差异特征。

(2)脊髓模式发生器:模式发生器(pattern generator)的概念指的是位于脊髓和脑干中的中间神经元形成节律性神经元放电的基础,从而引起如呼吸、跑步、咀嚼等节律性的动作。脊髓模式发生器(spinal pattern generator)特指位于脊髓内能自动产生稳定振荡、有序激活伸屈肌群进行交替收缩、激发肢体节律运动的模式发生器,具有独立于脊髓上神经中枢和外周感觉输入、自我维持运动样神经活动的特性。

脊髓模式发生器的位置接近于脊髓表面,主要由兴奋、侧抑制、末端交叉抑制 3 种基本中间神经元构成,呈链式和阵列式排列,能在缺乏高层控制信号和外部反馈信息的情况下,产生稳定的振荡行为,输入信号的波幅、频率及多个信号之间的相位关系决定输出的运动模式。运动行为的产生需要运动神经元和模式发生器网络神经元的相互协调。

模式发生器的网络具有多功能性,网络的边界是灵活的,可以实现网络重组。在节律运动过程中,持续的钠电流是神经元节律激发的基础;电压敏感的离子电流对模式发生器内突触的整合起驱动作用;钙离子电流可在运动神经元内产生动作电位。

一般情况下,神经系统的不同结构都存在与其他结构分开也能产生节律性爆发行为的神经元。这种功能可以是自发的,也可能需要一种起始信号,但模拟信号的发出不需要大脑下传信号的刺激。脊髓横断模型的研究表明,某些神经束诱发的重复放电足以产生运动,说明引起节律行为的散在振荡发生器主要位于脊髓的中间神经元内。减重步行训练(body weight support treadmill training,

BWSTT)是治疗脊髓损伤常用的训练方法，其治疗机制就是应用脊髓模式发生器的原理。减重步行训练影响了脊髓内产生模式运动的中间神经元相关的反射通路，脊髓感觉传入的时相激活有助于重塑脊髓网络，产生相应的节律运动。

脊髓模式发生器的放电可受外周系统调控，因为它可被适当部分的传入神经所调节。例如，四肢动物在运动的动态相时，如果对处于悬空状态的脚施加皮肤刺激时，会产生避让障碍物的躲避动作；当腿仍在承重状态时，刺激皮肤则没有这样的反应，说明感觉传入信号存在一种重要的相位依赖性调节。

5. 脑老化

脑老化(aging of the brain)是指脑生长、发育、成熟到衰亡过程中的后一阶段，包括一系列生理、心理、形态结构和功能的变化。其表现以脑功能的降低、减弱和消失为特征。在老年人的脑中，可见到轻中度的脑萎缩和脑沟变宽。与年轻脑相比，脑膜外表上存在脑老化过程中神经元的丧失不是主要的，但大量的细胞似乎要经历胞体、树突和轴突的变化。许多神经元跟外周轴突的分支有进行性的限制和萎缩，还有不规则的树突棘的丢失和沿着残余树突分支出现的串珠肿胀。这些变化可能与进行性蛋白合成能力有关，也可能是由于脂褐素的沉积和神经元纤维缠结增加侵入细胞质空间的结果。然而，也有一些研究发现，脑老化时，神经元生长的能力并不丧失，伴随着某些树突系统的进行性破坏，其他神经元长出进一步的树突延伸部分，从而增加了它们的有效突触面积来代偿。

脑的老化过程，一方面是随着生长—发育—退化的自然规律，向结构和功能减退的方向发展变化；另一方面在一定时期内包括在老年时期，还有脑功能的积累、丰富回忆和加工，即脑所具有的可塑性，有着向脑功能增强、补偿、提高的发展趋势。这种变化在很大程度上补偿了脑老化过程中某些结构功能的退化。

(八)周围神经的损伤和功能的代偿

一般认为，周围神经损伤造成远端神经纤维段的变性可以再生，而中枢神经内的神经元胞体或纤维变性能否再生，一直是争论的热门话题。

机体的一般组织损伤后，可能一部分细胞死亡，残存的细胞通过细胞分裂的方式产生新的细胞替代死亡细胞而恢复组织的功能，称为再生。但是构成神经组织的神经元例外。在胚胎发育过程中，神经管可以分裂大量的神经元，以后却以凋亡(apoptosis)的形式失掉了超过需要的部分，保留了所需要的数量。人出生后，神经元不再分裂繁殖，进入老年期，脑细胞又不断地凋亡。由于神经元在人出生后丧失了用细胞分裂的形式进行补充和恢复组织的机制，迄今尚无有效的方法使其恢复再生的功能。周围神经元损伤的修复包括以下两种：

1. 变性(degeneration)

周围神经元的轴突(神经纤维)损伤后，由损伤部位向远端和近端都发生变性的过程。向终末方向的变性称为顺向性变性；向近侧方向的变性称为逆行性变性。周围神经被切断后，在24小时左右轴突发生变性，呈现肿胀和狭窄交替的链珠状形态，然后这部分轴突断裂，崩溃成为颗粒状。1周后变性的轴突几乎被完全吸收。

(1)顺向性变性：顺向性变性的纤维终末消失后，突触后成分如运动神经末端的运动终板仍保留，如果有再生纤维的神经终末到达于此，则可形成新的突触连接而恢复其功能神经纤维变性后，在变性后的纤维段上出现活跃的吞噬细胞，清除掉全部颗粒状的髓鞘最终分解产物。分布在髓鞘上的Schwan细胞变化与轴突和髓鞘相反，前者在神经纤维被切断4天左右，开始活跃，出现分裂增殖，不断增殖的Schwan细胞沿神经纤维的长轴平行地呈带状排列，形成Bungner带，它可诱导由损伤神经纤维近侧断端再生的新芽向靶结构前进。

(2)逆行性变性：神经元轴突被切断后，胞体发生染质溶解现象，但是最后归宿不同，有的神经元经过一定时间又恢复了原来状态，而有的却发生神经元崩溃、消失。如切断家兔面神经发现脑干的面神经核的神经细胞体肿胀、核偏位和胞质内体等病理改变。一般认为，越幼小动物越易出现逆行性变性；损伤部位距胞体距离越远时，越不易出现胞体崩溃、消失。

2. 再生(regeneration)

周围神经纤维损伤而导致胞体变性后有两种归宿：一种是完全变性，神经完全消失；另一种是趋向恢复。后者在1周后可见到偏位的核周围重新出现 Nissl 体物质 1 个月后胞体肿胀，胞质内的 RNA、蛋白质和脂质恢复到正常状态。与此同时，在轴突近侧也发生再生性变化，其断端开始膨大，从中长出多条细的新芽向远端的原轴突方向延伸。这种新芽是沿着损伤遗留下的神经膜管内面的 Bungner 带生长。一直生长到原来的靶器官位置，重新和失去突触前成分的突触后成分结合成再生的突触，并恢复原有的功能。

临床上由于周围神经损伤程度不同，其功能恢复状态也不同。如中等程度以下的神经干挤压，轴突的连续性并未丧失，仅局部髓鞘变化，运动及感觉障碍在解除压迫后可以在几个月内恢复；神经干受到较重的损伤时，新芽再生达到原来的靶结构时间较长，以每日约为 1mm 的速度生长。如果神经干完全断离性损伤，则需对端缝合实现再生。有时再生新芽过程中因距离远或某种因素影响，不能向远端前进，可形成神经瘤，无法恢复原有功能，应考虑切除神经瘤或瘢痕。应用自体神经移植手术也有一定效果。

（九）神经生长发育的因素

1. 影响神经生长、发育过程相关的体内生物因子作用

目前，围绕着生物体内的促进神经生长和抑制神经生长的类生物因子研究，有许多新的发现。体内的两类物质对神经生长的作用截然不同，对神经系统产生综合性效应。

（1）促进神经生长发育的因子：具有保护、促进神经正常生长发育的称为神经营养因子（neuro trophic factor，NTF）。20 年来对神经营养因子的研究给予极大的重视。但是生长和再生的含义不同，迄今仍未发现确实有效的直接帮助中枢神经再生的因子。目前已经开发出许多生物制剂，在临床治疗中枢神经损伤方面发挥了一定的作用。

如神经生长因子（neuro generation factor，NGF）在神经元靶组织产生，被神经元轴突末梢摄入，逆行运输到胞体，维持神经元的存活，对损伤后的轴突有促进生长作用。又如胶质细胞源性生长因子（GINF）对脊髓损伤的恢复具有重要作用，它从胶质细胞系分离出来，可以在运动神经损伤时保护神经元存活，与此类似的神经营养因子、睫状节神经营养因子（CNTF）、神经营养因子-3（NT-3）也具有一定的保护神经元存活、防止凋亡的作用。如临床应用的神经节苷脂（GMI）在正常神经元发育及分化中起重要作用，促进神经突生长，增加损伤部位轴突存活数目。

（2）抑制神经生长的因子：大量研究发现，成年动物中枢神经的轴突只能够在周围神经移植物中再生，提示中枢神经系统的内环境中可能含有某种抑制再生能力的物质。

2. 影响中枢神经可塑性的主要因素

对于神经可塑性的影响作用，主要表现在脑损伤的功能修复程度、速度和最后的质量上。

（1）损伤（injury）的性质：神经组织受损的数量、部位、起因（创伤和疾病）、进展速度（急性和慢性）等是决定机体预后的一大因素。如脑手术时，脑组织切除区域越大，功能恢复越差，大面积脑梗死的患者也如此。重复的损伤比一次性伤害更难恢复，其可能是一个多次不固定的错误信息难以准确地被中枢神经系统调节，也不利于相应的代偿机制的形成。但也有人认为损伤大不一定引起重度功能障碍，与损伤部位有关。脑肿瘤是一个慢性损伤过程，中枢神经系统很难对其进行有效地调整，功能障碍表现逐渐加重。

（2）可塑性临界期（borderline phase of plasticity）：脑损伤后功能的修复过程中，功能训练和药物治疗存在一个“时间窗”的问题。代偿的“敏感期”是损伤的早期，学习训练的效果明显。另外，长期卧床制动、对高张力肌肉缺乏抑制、采用非正常（不科学）的动作模式训练或缺少正确的对策（如放置不管、单纯依赖药物或期待自然恢复、畏惧运动而静养等）都会延误最佳的脑可塑期，导致异常运动模式。一般认为，脑卒中发病第 3 天后即可出现神经的可塑性变化，发病后 1～3 个月为自然恢复期，该期可塑性变化尤为显著。

（3）再学习及训练（relearnmg and training）的作用：脑损伤后功能的修复是一个中枢神经系统的再学习、再适应的过程。如运动训练作为一种外界刺激，是向损伤的中枢神经系统定向地提供具体的修正方案和相关信息再传入的源泉，各种信息经过相关中枢的重组而形成一个新的行为模式。无论是感觉替代，还是神经网络功能的变通都要经过“做”来学习和建立。例如，将两组猴大脑损伤后，

次日一组开始积极的关节活动和移动训练，猴子很快改善了运动功能，而饲养放置且不训练组的猴子多数死于挛缩和压疮。也有人主张在神经出芽和潜在通路启用的神经网络重组活跃期，给予大量的位置觉和运动觉刺激（称多重感觉刺激），如让患者注视患肢、主动感知运动，体会运动中的差异变化，有助于正确模式的建立。有时可用语言提示或矫正动作，增强记忆。

突触的效率取决于使用的频率，运用得越多，突触效率越高，所以，反复训练、学习才能形成突触记忆，或者使具有某种功能的神经网络结构承担新的功能。如脑血管病的恢复期（发病 3 个月后），中枢神经仍存在可塑性，虽然不如早期敏感，但是反复训练尤为重要。

(4)环境及效果（environment and effect）：良好的康复治疗环境，包括医疗、家庭及社会条件和支持氛围，有助于身心障碍的康复。在小鼠实验性脑梗死后，分成环境复杂组与普通组分笼饲养，前者运动功能恢复最好，甚至将小鼠推迟 15 天再放入环境复杂笼饲养，功能恢复也优于后者。临床手术观察也显示手术后环境能够影响功能恢复的程度或速度。如对坐轮椅者进行复杂环境、社会交往、身体活动等方面比较，社会交往多者恢复较好。如果在复杂环境中允许身体自由的活动，再加上良好的社会交往，效果更好。

(5)心理素质（psychological diathesis）：患者的乐观、勇于面对现实，具有战胜残疾、争取自立的良好心理素质，也可能产生惊人的治疗效果。

(6)年龄（age）：同样部位的损伤，成年人的症状大于年轻的个体，年龄越小可塑性越好。有人认为越是成熟的个体，完成的“投射量”（突触的数量）越多，而其生长能力越是相对的小。如将幼猫和成年猫的胸段脊髓切断，前者在以后的发育中，其后肢仍有较好的运动协调能力；而后者则行走困难。但是也有不利的方面，如幼儿左半球损伤后，不仅出现运动、语言障碍，而且易伴有严重的智力和知觉缺陷，而对于同样损伤的中年人，后述症状相对较轻。

(7)物种（species）：物种进化过程中，越低等的物种结构其重组性越占优势，越容易形成神经的联系。

(8)药物（medicine）：临床中，急性中枢性神经损伤使用的药物，能改善神经的营养状态，减少其变性，具有保护脑细胞的作用。另外，前述各种营养因子的生物制剂的应用，如神经节苷脂能促进神经的生长，有利于损伤的神经纤维修复。

(9)物理因子（physical agent）：某些物理因子可能具有促进轴突生长速度的作用。有报道，30～100mV/mm 梯度的恒定磁场可能促进中枢神经的恢复和经颅体内磁刺激可能促进周围神经再生。

(10)神经移植（neural transplantation）：一个世纪前人们就开始了脑组织的移植研究，但是移植的神经组织是否发挥其原有的功能及长期存活的问题仍未解决。近年来脑组织中神经干细胞移植、神经干细胞定向诱导分化调控的研究备受重视。神经干细胞可以分化，通过分裂产生相同的神经干细胞，并进一步分化成成熟细胞，它有可能影响神经系统的可塑性。Wagner 等将神经干细胞移植到帕金森病模型的鼠脑，神经干细胞在其脑组织中迁移并修复损毁的脑组织，且震颤症状明显减轻，可能是神经干细胞分化成多巴胺能神经元起到治疗作用。Piccini 等从流产胎儿脑中分离的神经组织细胞，移植入患者的脑中治疗帕金森病，使患者症状得到明显改善。另外，前述各种营养因子的生物制剂的应用，如神经节苷脂能促进神经的生长，有利于损伤的神经纤维修复。

四、运动学基础

（一）运动系统的组成

运动系统由骨、骨连结和骨骼肌 3 种器官组成。

1. 骨

骨是以骨组织为主体构成的器官，是在结缔组织或软骨基础上经过较长时间的发育过程（骨化）形成的。依其存在部位可分为颅骨、躯干骨、四肢骨和听小骨。人体骨按其形态特点可分为 5 类：长骨、短骨、扁骨、不规则骨和混合骨。骨的表面由于肌腱、肌肉、韧带的附着和牵拉，血管、神经通过等因素的影响，形成了各种形态的标志，有些标志可以从体表清楚地看到或摸到，成为临床诊断和治疗中判断人体结构位置的重要根据。

2. 骨连结

全身的骨借助于结缔组织、软骨或骨连结起来，构成骨骼。其作用为支持体重、保护内脏、保持人体基本形态，并提供肌肉的附着点。

骨连结根据连结形式可分为直接连结（不动连结）和间接连结（可动连结、关节）两种。直接连结是指骨与骨借致密结缔组织、软骨或骨组织紧密地连结起来，两骨之间没有关节腔。这种关节基本上不活动或活动甚微。根据连结两骨的组织不同又可分为纤维连结（包括韧带连结和缝两种形式）、软骨结合和骨性结合 3 种。间接连结又称滑膜关节或关节，骨与骨之间没有直接的连结，一般由相邻的两骨相对形成。关节的基本结构有关节面、关节囊和关节腔（图 1-15）。

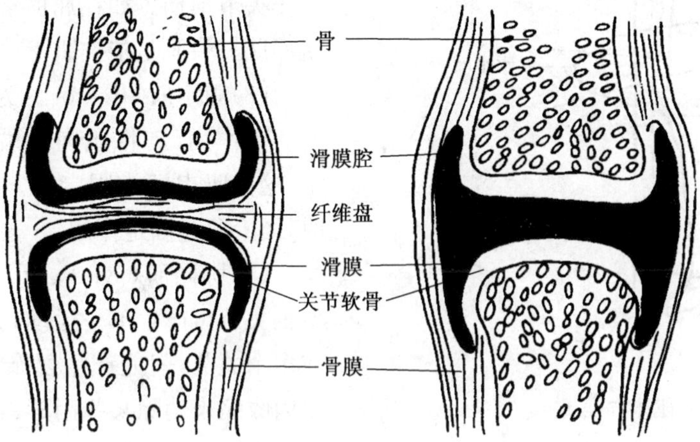

图 1-15　滑膜关节

按运动轴的数目和关节面的形状，可将关节分为 3 大类：①单轴关节即关节只有一个运动轴，关节仅能围绕此轴做与之垂直的运动（即一个平面的运动），如指间关节；②双轴关节即关节有两个互为垂直的运动轴，能对此二轴作相互垂直的两个平面的运动，如拇腕掌关节；③多轴关节即关节面常是球面的一部分，具有 3 个相互垂直的运动轴，故允许各方位的运动（即 3 个平面的运动），如肩关节、髋关节。关节的运动可产生 4 种运动形式：滑动运动、角度运动、旋转运动和环转运动。

3. 骨骼肌

运动系统的肌肉属于横纹肌，由于绝大部分附着于骨，故又名骨骼肌。骨骼肌在躯体神经的支配下收缩或舒张，进行随意运动，故又称为随意肌。

骨骼肌是运动系统的主动动力结构，在神经支配下收缩，牵拉其所附着的骨，以可动的骨连结为枢纽，产生人体运动。骨骼肌具有一定的弹性。当被拉长后，拉力解除时可自动恢复到原来的程度。肌肉的弹性可以减缓外力对人体的冲击。肌肉内还有感受本身体位和状态的感受器，不断将冲动传向中枢，反射性地保持肌肉的紧张度，以维持身体的姿势和保障运动时的协调。

骨骼肌配布规律是以所跨越关节的运动轴为准，形成与该轴线相交叉的两群互相对抗的肌肉。任何一个动作都不是一块肌肉，而是一组肌群共同完成的。这些肌群分别越过关节的不同侧面，使关节具有不同方向的运动，根据它们所发挥的作用不同分别为原动肌、拮抗肌、固定肌和协同肌等。

（二）人体基本运动姿势

记录人体运动通常采用基本姿势位，将人体的运动方向用 3 个相互垂直平面和轴来表示。

1. 基本姿势位

基本姿势位是人体的始发姿势，即身体直立，面向前，双目平视，双足并立，足尖向前，双手自然下垂于身体两侧，掌心贴于体侧。基本解剖位是分析和解释人体各结构部位位置关系时采用的体位，即身体直立，双目平视，双足并立，足尖向前，双手下垂于身体两侧，掌心向前。

2. 基本运动平面

人体可分为 3 个基本运动平面，即水平面、额状面和矢状面。水平面是与地面平行的平面，将人体分为上、下两部分。额状面是与人体前或后平行的平面，将人体分为前、后两部分。矢状面是与人体侧向平行的平面，将人体分为左、右两部分（图 1-16）。

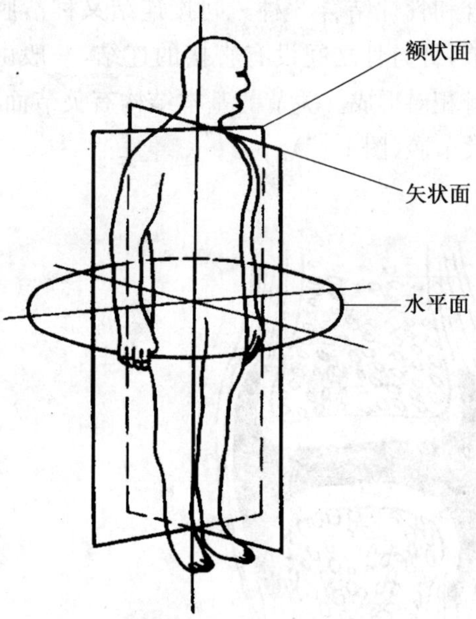

图 1-16 躯体方位

3. 基本运动轴

可分为 3 个基本运动轴，即垂直轴、额状轴和矢状轴。3 个基本运动轴是与 3 个基本运动平面相对应。垂直轴是沿上、下方向垂直通过水平面的轴。额状轴是沿左、右方向垂直通过矢状面的轴。矢状轴沿前、后方向垂直通过额状面的轴。

（三）骨骼肌肉系统的运动学

1. 骨骼肌肉的力学特性

（1）伸展性和弹性：肌肉的伸展性是指肌肉放松，在外力作用下其长度增加的能力；肌肉的弹性是指当外力去除后，肌肉恢复原来长度的能力。

（2）运动单位募集：指进行特定活动动作时，通过大脑皮质的运动程序，调集相应数量的运动神经元及其所支配的肌肉纤维的兴奋和收缩过程。运动单位募集越多，肌力就越大。运动单位募集受中枢神经系统功能状态的影响，当运动神经发出的冲动强度大、运动神经冲动的频率高时，动员的运动单位就多。

（3）杠杆效率：肌肉收缩产生的实际力矩输出受运动节段杠杆效率的影响。如髌骨切除后，股四头肌力臂缩短，伸膝力矩将减小约 30%。

2. 骨骼系肌的类型

骨骼肌按其在运动中的作用不同，又可分为原动肌、拮抗肌、固定肌和协同肌。

（1）原动肌（agonist）：在运动的发动和维持中一直起主动作用的肌肉叫原动肌。

（2）拮抗肌（antagonist）：指那些与运动方向完全相反或发动和维持相反运动的肌肉。原动肌收缩时，拮抗肌协调地放松或作适当的离心收缩，以保持关节活动的稳定性及增加动作的精确性，并能防止关节损伤。如在屈肘运动中，肱二头肌是原动肌而肱三头肌是拮抗肌。

（3）固定肌（fixator）：为了发挥原动肌对肢体的动力作用，需将肌肉近端附着的骨骼作充分固定，这类肌肉即为固定肌。如在肩关节，当臂下垂时，冈上肌起固定作用。

（4）协同肌（synergist）：一块原动肌跨过一个单轴关节可产生单一运动，如多个原动肌跨过多轴或多个关节，就能产生复杂的运动，包括需要其他肌肉收缩来消除某些因素，这些肌肉可辅助完成某些动作，称为协同肌。

在不同的运动中，某块肌肉可担当原动肌、拮抗肌、固定肌或协同肌等不同的角色。即使在同一运动中，由于重力的协助或抵抗力不同，同一块肌肉的作用也会改变。

3. 肌肉的收缩形式

肌纤维在 ATP 和 Ca^{2+} 的激动下，肌球蛋白与肌动蛋白的横桥相结合，产生收缩。骨骼肌的两端附着于骨骼上，随肌纤维的缩短、延长或不变，产生复杂的功能活动，其收缩形式有等张收缩、等长收缩和等速收缩。肌肉收缩时，如果阻力负荷低于肌肉所产生的力时肌肉发生的收缩称为向心性收缩（concentric contraction）。如果阻力负荷大于肌肉收缩所产生的力，肌肉被拉长，称为离心性收缩（eccentric contraction）。

（1）等张收缩（isotonic contraction）：在肌肉收缩时，整个肌纤维的长度发生改变，张力基本不变，可产生关节的运动。此时肌肉承受的负荷小于肌肉收缩力，肌肉的收缩力除克服施加给它的负荷外，还能使物体发生位移，所以它对物体做了功。人体四肢特别是上肢的运动主要是等张收缩，一般情况下，人体骨骼肌的收缩大多是混合式收缩，也就是说既有张力的增加又有长度的缩短，而且总是张力增加在前，当肌张力增加到超过负荷时，肌肉收缩才出现长度的缩短，一旦出现长度的缩短，肌张力就不再增加了。此类肌肉收缩又根据肌肉纤维长度变化的方向不同分为：

1）等张向心性收缩（isotonic concentric contraction）：肌肉收缩时肌纤维向肌腹中央收缩，长度变短，肌肉的起始点相互接近，如肱二头肌收缩引起的肘关节屈曲。

2）等张离心性收缩（isotonic eccentric contraction）：肌肉收缩时肌纤维的长度变长，肌肉起始端远离，此时的肌肉收缩是为了控制肢体的运动速度，如下蹲时，股四头肌收缩但其长度延长，其作用是控制下蹲的速度。

（2）等长收缩（isometric contraction）：肌肉收缩时整个肌纤维的长度基本不变，所做功表现为肌张力增高，不产生关节的运动。此时，肌肉承受的负荷等于或大于肌肉收缩力。等长收缩由于无肌肉缩短可产生很大的张力，但由于肌肉作用的物体未发生位移，所以未对物体做功。它的作用主要是维持人体的位置和姿势。

（3）等速收缩（isokinetic contraction）：肌肉收缩时产生的张力可变，但关节的运动速度是不变的。等速收缩也分为向心性和离心性收缩，等速收缩产生的运动称为等速运动。等速收缩不是人体肌肉的自然收缩形式，而是人为的借助于等速收缩肌力测定器将肌肉收缩的速度限定在一定的范围内，以便测定关节活动度和在任意关节活动角度时的肌力，并进行针对性训练。

4．肌纤维类型

人类骨骼肌存在两种不同功能的肌纤维：Ⅰ型慢缩纤维，又称红肌，即缓慢—氧化型肌纤维；Ⅱ型快缩纤维，又称白肌，即快速—糖原分解型肌纤维，又分为Ⅱa型和Ⅱb型。肌肉的收缩是保持其功能的主要因素，在相对低强度下的反复收缩，可增加线粒体数量，能量释放酶（三羧酸循环酶和长链脂肪酸氧化酶）和电子传送能力提高，肌纤维稍有增粗，以红肌纤维改变为主，肌肉的耐力增加。力量运动（强度较高）时，每一肌横断面积范围内增加力的负荷即募集增多和频率增加，肌纤维横截面积增大，以白肌纤维为主，蛋白合成能力增强，分解降低，线粒体数量相对减少，无氧代谢能力增强，肌肉单位时间内的爆发力增大。

5．肌细胞结构与收缩

（1）结构特点：骨骼肌是体内最多的组织，约占体重的40%，在骨和关节的配合下，通过骨骼肌的收缩和舒张，完成各种躯体运动。每个骨骼肌纤维都是一个独立的功能单位和结构单位，它们至少接受一个运动神经末梢的支配，骨骼肌的活动是在中枢神经的控制下完成的。

（2）收缩产生与机制：每个肌纤维含有大量的肌原纤维，全长均呈规则的明、暗交替，分别称明带和暗带。暗带的长度比较固定，在暗带的中央有一段相对透明的区域称为H带，它的长度随肌肉所处状态的不同而有变化，在H带的中央又有一条横向的M线。明带的长度是可变的，在肌肉安静时较长，收缩时变短。明带的中央也有一条横向的暗线，称为Z线。肌原纤维上每两条Z线之间的结构称为肌小节。肌小节的明带和暗带包含更细的、平行排列的丝状结构，称为肌丝。暗带中含有的肌丝较粗，称为粗肌丝；明带中的较细，称为细肌丝。细肌丝由Z线结构向两侧明带伸出，深入暗带和粗肌丝处于交错和重叠的状态。当肌肉被动拉长时，肌小节长度增大，运动细肌丝由暗带重叠区拉出，使明带长度增大。

解释肌细胞的收缩机制时多用滑行学说。滑行学说认为，肌细胞收缩时肌原纤维的缩短不是细胞内肌丝本身的缩短或卷曲，而是细肌丝在粗肌丝之间滑行的结果。此理论在实践中得到证实，当肌细胞收缩时，见到Z线互相靠拢，肌小节变短，明带和H区变短甚至消失，而暗带的长度则保持不变，这就是细肌丝在粗肌丝之间向M线方向滑动的结果。从该实验可以看出，肌纤维的缩短是有一定限度的，参加收缩的肌原纤维所含的肌小节变成最短时即是肌细胞缩短的最大限度。

6．骨骼肌收缩与负荷的关系

影响骨骼肌收缩的主要因素有前负荷（preload）、后负荷（afterload）和肌肉收缩力（contractility）。

（1）前负荷：是指肌肉收缩前已存在的负荷，与肌肉的初长度关系密切。初长度是指肌肉收缩前在前负荷作用下的长度。在一定范围内，肌肉的初长度与肌张力呈正变关系，但是超过该限度则呈反变关系。也就是说，在初长度增加的开始阶段，增加初长度能使肌张力相应增大，但如果初长度增加超过某一点时，再增加初长度，肌张力不但不会增大，反而减小，该点产生的肌张力最大，称最适初长度。肌肉处于最适初长度时收缩产生的张力最大，收缩速度最快，做功的效率也最高。

(2)后负荷：是指肌肉开始收缩时承受的负荷。肌肉在有后负荷的情况下收缩总是肌张力增加在前，肌长度缩短在后。在一定范围内，肌肉的收缩速度与后负荷呈反变关系，称为张力速度曲线。当后负荷增加到某一数值时，肌肉产生的张力可达最大限度，此时肌肉将不出现缩短，初速度为零，其收缩形式为等长收缩。前后负荷为零时，肌肉收缩不需克服阻力，速度达到最大值。在肌肉初速度为零和速度最大之间，肌肉收缩既产生张力，又出现缩短，而且每次收缩一出现，张力都不再增加，此时的收缩形式为等张收缩。

(3)肌肉收缩力：在临床上简称肌力，其大小受很多因素的影响，如肌肉的生理横断面、肌肉的初长度、运动单位募集、肌纤维走向与肌腱长轴的关系和骨关节的杠杆效率等。肌肉内部功能状态的改变也直接影响肌力，如缺氧、酸中毒可降低肌肉的收缩能力，而钙离子、肾上腺素则可增强肌肉的收缩能力。

7. 人体力学杠杆

(1)基本概念：肌肉、骨骼和关节的运动都存在着杠杆原理，各种复杂的运动均可以分解为一系列的杠杆运动。杠杆主要分为 3 个部分：力点、支点和阻力点。

1)力点：动力作用点称为力点，在骨杠杆上力点是肌肉的附着点。

2)支点：是指杠杆绕着转动的轴心点，在肢体杠杆上支点是关节的运动中心。

3)阻力点：又称重力点，是骨杠杆上的阻力。是指运动节段的重力，运动器械的重力，摩擦力或弹力及拮抗肌的张力，韧带、筋膜的抗牵拉力所造成的阻力。在一个杠杆系统中的阻力作用点只有一个，即全部阻力的合力作用点为惟一的阻力点。

4)力臂：支点到力点的垂直距离为力臂，支点到阻力点的垂直距离为阻力臂。

5)力矩：表示力对物体转动作用的大小，是力和力臂的乘积。力矩方向用“顺时针方向”和“逆时针方向”来表示。习惯上把顺时针方向的力矩规定为正力矩，逆时针方向的力矩为负力矩。规定正负之后，几个力矩的合成就可以用代数和计算。

(2)分类：根据杠杆上力点、支点和阻力点的不同，可以将杠杆分为以下 3 类：

1)第一类杠杆：支点在力点与阻力点中间，主要作用是传递动力和保持平衡，故称之为“平衡杠杆”(图 1-17)。当支点靠近力点时有增大速度和幅度的作用，支点靠近阻力点时有省力的作用。如肱三头肌作用于鹰嘴产生伸肘动作，由于肌肉附着点接近肘关节，故手部有很大的运动弧度；然而手部较小的阻力即可阻止三头肌的运动。

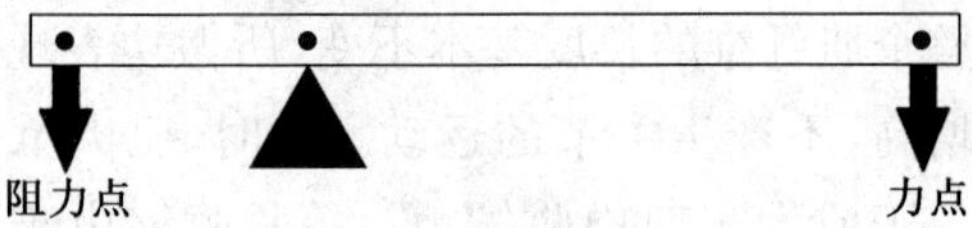

图 1-17　第一类杠杆

2)第二类杠杆：阻力点位于力点和支点之间。如一根一端支在地上，向上撬动重物的棍棒。这类杠杆力臂始终大于阻力臂，可用较小的力来克服较大的阻力，有利于做功，故称为“省力杠杆”(图 1-18)。在人体上，这类杠杆在静态时极为少见，只有在动态时可以观察到。如站立提踵时，以跖趾关节为支点，小腿三头肌以粗大的跟腱附着于跟骨上的支点为力点，人体重力通过距骨形成阻力点，在跟骨与跖骨构成的杠杆位于支点和力点之间。

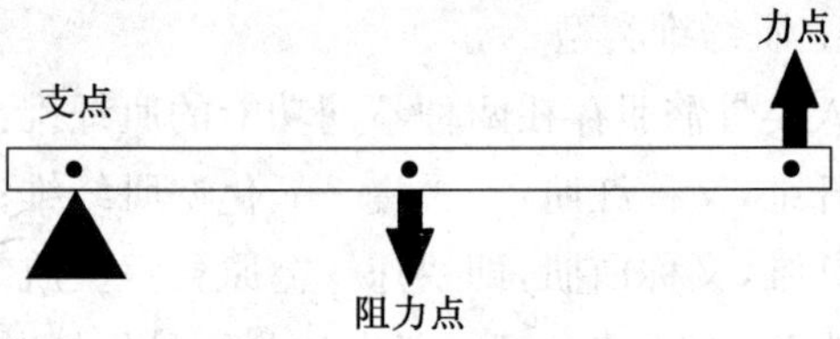

图 1-18　第二类杠杆

3)第三类杠杆：力点位于阻力点和支点之间。此类杠杆因为力臂始终小于阻力臂，力必须大于阻力才能引起运动，不省力，但可以获得较大的运动速度，故称之为“速度杠杆”(图 1-19)。如肱二头肌通过肘关节屈起前臂的动作，此时支点在肘关节中心，力点(肱二头肌在桡骨粗隆上的止点)在支点和阻力点(手及所持重物的重心)的中间，屈肘时，运

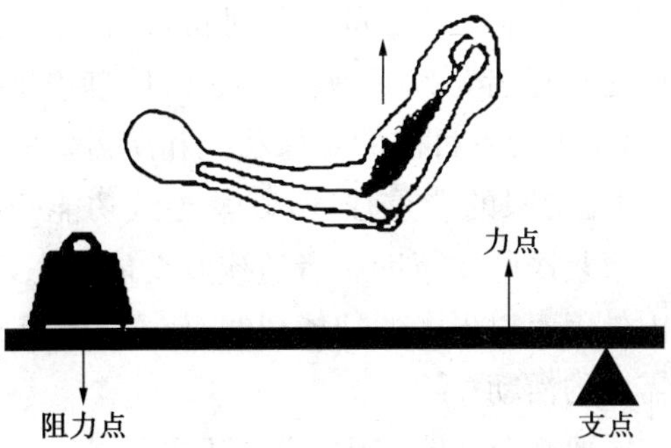

图 1-19 第三类杠杆

动范围大,但作用力较小。

(3)杠杆的力学特性:人体中多数是第一、第三类杠杆,其特点是将肌腱的运动范围在同方向或反方向上放大,比较费力,肌肉附着点越靠近关节越明显。这种排列的生物学优势是肌肉集中排列,能使四肢更轻、更细。若一块肌肉跨过关节分别止于两块骨上,一块固定,另一块可动,那么肌肉收缩可产生两个效应:转动效应和关节的反作用力。

转动效应:用转矩 M 来表示。M=F×L。L 指肌力作用线与瞬时旋转轴之间的垂直距离,F 的转动效应指垂直与运动骨长轴的较小分力产生的,M 受很多因素影响,如肌力大小、肌附着点与关节的位置关系、关节的角度及关节面的形状等。

关节的反作用力:根据牛顿第三定律,作用于骨上的力应由关节面上的一个大小相等、方向相反的力抵消,这个力可分解为关节接触面上的一个正常压力的反作用力和一个切线分力。压力的反作用力来自对关节面的压缩,该力保持关节面相接触,有稳定作用。切线分力有防止关节脱位的作用。

(4)杠杆原理:杠杆原理的作用首先是省力。要用较小的力去克服较大阻力,就要缩短阻力臂或延长力臂。在人体杠杆中肌肉拉力的力臂一般都很短,人体有一些补偿机制可以使之增大。通过籽骨能增长力臂,如髌骨就延长了股四头肌的力臂。此外,通过肌肉在骨上附着点的隆起、突起来延长力臂,如股骨大转子就增大了臀中肌、臀小肌的力臂,小转子则延长了髂腰肌的力臂。一个活动多、肌肉强壮的人,其骨骼上的粗隆、结节也较明显,说明运动锻炼不仅能增强肌力,而且能通过增大力臂来增加力矩。同样,缩短阻力臂也能够省力,如提重物时,重物越靠近身体越省力;举杠铃的技术关键也是让杠铃尽可能贴近身体。假如杠铃离身体 12cm 时(即阻力臂长 12cm),能举起 50kg 的重量;则杠铃离身体 10cm(即阻力臂缩短 2cm)时,就能举起 60kg 的重量。

其次是获得速度。许多动作不要求省力,而要求获得较大的运动速度和幅度,如投掷物体、踢球、挥拍击球等。为使阻力点移动距离和速度增大,就要增长阻力臂和缩短力臂。人体中大多数杠杆虽属第三类杠杆,有利于获得速度,但为了获得更大速度,常需使几个关节组成一个长的杠杆臂,这就要求肢体伸展,如掷铁饼时,就要先伸展手臂。有时甚至需要附加物体延长阻力臂,如利用球棒或球拍来延长阻力臂。

第三是防止损伤。从上述杠杆原理可知,第三类杠杆不利于负重和载荷,而人体肌肉杠杆又大都属于第三类杠杆,因而可以理解阻力过大容易引起运动杠杆各环节的损伤,特别是其力点和支点,即肌腱系统和肌肉止点及关节的损伤。再加上在肢体伤病后,常常要求局部或全身休息,使肌力降低。因此,在康复治疗中特别强调增强肌肉锻炼,同时应适当控制阻力和阻力矩,可保护运动杠杆免受损害。

8. 脊柱运动学

(1)运动节段:由于脊柱的结构和功能较为复杂,在研究脊柱的生物力学时,通常观察脊柱的某一部分,该部分由相邻两椎体及其间的软组织构成,能显示与整个脊柱相似的生物力学特性的最小功能单位,其运动的叠加可构成脊柱的三维运动,称为运动节段(motion segment),又称为脊柱功能单位(functional unit)。

(2)运动特性:神经支配和肌肉的协同作用产生脊柱的运动。脊柱的运动范围较大,但组成脊柱的各个节段的运动范围却较小,节段间的运动是三维的,表现为两椎骨的角度改变和位移。椎骨的三维运动有 6 个自由度,即前屈/后伸、左/右侧弯和左/右旋转运动及上/下、前/后和左/右方向的位移。脊柱的活动通常是多个运动节段的联合运动,包括沿横轴、矢状轴和纵轴的旋转与平移。限制任何部位的活动都可增加其他部位的活动。

(3)运动范围

颈椎：颈椎是脊椎活动度最大的部分，可分为上颈椎（枕-寰-枢复合体）与下颈椎（第2～7颈椎）两部分。枕-寰-枢复合体是人体轴骨中最复杂的关节。枕至第1颈椎和第1～2颈椎的关节均有伸屈运动。轴性旋转只发生在第1～2颈椎关节，相当于整个颈椎旋转度的40%～50%。枕-寰-枢复合体之间的平移度很小，第1～2颈椎之间的前后平移较大。第1～2颈椎的侧向平移一般只有在侧屈和轴性旋转时才会发生。第2～7颈椎的活动范围受年龄的影响很大，年龄越大，活动范围越小。下颈椎的屈伸活动主要在中段，第5～6颈椎活动度最大，侧屈与旋转运动越向下越小。

胸椎：在矢状面上，上胸段平均每节段为4°，中段为6°，下段为12°。在冠状面上，上胸段的侧屈活动范围为6°，最下节段的活动范围为9°。胸椎的轴性旋转范围自上而下逐渐减小，上胸段的活动范围为8°，下胸段的活动范围只有2°左右。

腰椎：从第1到第5腰椎，屈伸范围逐渐增加，从第1腰椎的12°增加到腰骶关节的20°。腰椎各节段的侧屈范围大致相同，但腰骶关节较小，只有2°～4°，第5腰椎至第1骶椎稍大，可到8°。腰椎的轴性旋转各段基本相同，为2°～3°，明显低于颈椎。

（4）椎体承载：椎体主要承受压缩载荷，可承受椎体压力的45%～75%。椎体的抗压强极限为5～7MPa。椎体的最大承载量与椎体的上下位置有很大的关系。以腰椎为例，压缩性载荷主要由腰椎椎体承受，只有18%的载荷由小关节承担。年龄对腰椎压力强度的影响很大，椎体的强度随着年龄的增长而减弱，尤其超过40岁将更明显。椎体的骨组织减少25%，其强度减少50%。

五、残疾学基础

（一）概述

康复医学是涉及功能障碍、残疾的医学。“功能”和“残疾”等概念是康复医学中最重要的概念，也使康复医师有别于其他医师。康复医师不仅要采集患者的临床资料，如收集病史，进行物理检查和实验室检查，总结症状和体征，而且要评定患者的功能状况，了解疾病对患者生活的影响，为进行康复治疗提供依据。

康复医师必须对功能、残损、残疾、残障等概念给出定义，了解它们之间的区别和联系，在临床上能够确定该患者是残损、残疾、残障，明确患者的功能能力，了解患者目前的功能状况和所需要的功能水平，功能受限的严重程度，以及导致功能受限的因素。康复医师要帮助患者适应其功能状态，尽量减少内外因素对患者的功能限制，使之能够正常完成所需要的活动。

在主要涉及功能障碍、残疾预防和减轻残疾影响的康复医学中，康复医师正确理解功能水平概念并使之分类量化，不仅可用于康复数据的收集和记录，也可作为一种研究的工具，评定康复干预因素对生活质量或环境因素的作用结果，有助于选择治疗方法、进行职业评定和评估康复的后果，把康复治疗的效果显现出来，促进康复医疗的质量管理；甚至还可以作为制定社会政策的工具，用于医疗保险、社会保障计划、赔偿系统等方面。

（二）残疾的流行病学

1. 残疾人概况

随着人口的老龄化，各种致残性疾病（如脑血管疾病）发病率的增加，以及意外伤害（如交通、工伤事故等）的增多，社会上残疾人的数量已十分可观。根据WHO在1997年的估计，全世界因残疾而致永久性和长期活动严重受限的人数高达7.1亿人。

我国于1987年进行了首次全国残疾人抽样调查。在29个省、自治区和直辖市中，采用概率比例抽样方法，共调查了369 448户、1 579 316人，占全国人口的1.5‰。结果表明，有残疾人的家庭为66 902户，占总调查户数的18.11%；确诊为残疾人的有77 345人，占总调查人数的4.90%。这就是说，我国居民平均每5户半人家就有1户有残疾人；每20人中就有1人是残疾人。据此推算，当年我国约有各类残疾人共5164万人。从残疾的种类看，听力语言残疾、智力残疾、视力残疾、肢体残疾和精神病残疾的现患率分别为21.81‰、12.68‰、10.08‰、9.16‰、2.47‰，即5类残疾中以听力语言残疾居首。随着人口的增长和老年人口比例的增加，我国残疾问题更为突出。根据我国在1996年的人口数估算，目前全国残疾人总数已达6000万人。

2. 残疾人的分布特征

(1)残疾人的地区分布特征:我国残疾人分布存在明显的地区差异,主要表现在,乡村的残疾总现患率明显高于城镇。但是,不同类型的残疾于城乡分布差异有所不同。听力语言残疾、智力残疾和肢体残疾的现患率是乡村高于城镇,而视力残疾和精神病残疾则为城市高于乡村。这一分布特征为我国进行不同类型残疾的预防和康复工作提供了重点地区。

调查结果还发现,不同经济、文化和卫生水平的地区其残疾现患率不同,即经济、文化和卫生水平较低的地区其残疾人的比例偏高。这提示经济、文化和卫生水平的差异影响着残疾人分布的差异。一般说,经济文化相对落后、信息闭塞、医疗卫生条件较差的地区,残疾的发生率和现患率较高。

(2)残疾人的人群分布特征:调查结果表明,我国残疾人分布存在明显的年龄差异。听力语言残疾和视力残疾的现患率随着年龄的增长而明显升高;智力残疾以儿童人群为高发;而肢体残疾和精神病残疾在青壮年人群中的现患率较高。这一结果为我国开展各类残疾的防治工作提供了重点人群。

(3)残疾人的致残时间分布特征:残疾不像某些传染病那样具有明显的时间(如季节)分布特征,但可以将残疾的致残时间分为先天致残(指出生前由于各种原因所致)、后天致残(指出生后由于各种原因所致)和发现残疾(致残时间和原因不详者)三大类。

(三)残疾的分类

1. 国际残损、残疾和残障分类

在1980年,WHO曾经发布了"国际残损、残疾和残障分类"(International Classification of Impairments, Disabilities, and Handicaps, 简称ICIDH),定义了残疾的概念。

(1)残损(impairment):结构功能缺损,指身体结构和功能有一定程度的缺损,身体和精神与智力活动受到不同程度的限制,独立生活、工作学习有一定影响,但个人生活仍能自理,其影响在组织器官水平上。残损是指任何组织、器官或系统在一定数量上对外界伤害刺激的反应,反应的结果就是残损,有时也叫做疾病的临床表现或临床特点。常见的残损如智力迟滞、运动受限和疼痛等。

(2)残疾(disability):个体能力障碍,指由于身体组织结构和功能缺损较严重,身体和精神与智力活动受到明显障碍,不能以正常方式和范围独立进行日常生活活动,其影响在个体水平上,造成个体活动能力障碍。如自我意识残疾,大小便失禁和步行残疾等。

(3)残障(handicap):社会能力障碍,由于形态功能缺损和个体能力障碍严重,个人生活不能自理,不能正常生活、学习、工作,以致造成社会生活能力障碍。如定向识别残障,身体自主残障和行动残障等。

由于这一模式并不能说明与疾病有关的全部问题,2001年WHO制订了新的定义和分类。1980年的分类从此作废。

2. 国际功能、残疾和健康分类

2001年5月22日,在日内瓦举行的第54届世界卫生大会上,根据近20年来的研究结果,WHO提出并经会员国一致通过了一项WHA54.21决议:在会员国使用《国际功能、残疾和健康分类》(International Classification of Functioning, Disability and Health, 简称ICF)。从而,提出了一个全新的有关"功能"、"残疾"和"健康"概念的新模式。

(1)功能(functioning):是作为一个概括性的词汇指所有的身体功能、活动和参与。"功能"没有问题,则是健康和健康相关的状态。在这里,"身体"的构成成分包括身体的功能(包括心理功能)和身体的结构,活动和参与则涵盖全部个体和社会领域各方面显示的功能。在对健康的描述中,这里的"功能"(functioning)是作为一个概括性的词汇指所有的身体结构及功能、活动能力和参与能力,即是包括所有3个水平上的功能。"功能"没有问题,就是健康。

身体结构是指身体的解剖部位,如器官、肢体及其组成部分。

身体功能是指身体各系统的生理功能(包括心理功能),如精神功能、言语功能、感觉功能、心肺功能、消化功能、排泄功能、神经肌肉骨骼和运动功能等。

活动是指个体执行一项任务和行动,如学习和应用知识的能力、完成一般任务和要求的能力、交流的能力、个体的活动能力、生活自理能力等。

参与指的是投入到一种生活情景中，如家庭生活的能力、人际交往和相处关系的能力、接受教育和工作就业的能力、参与社会和社区生活的能力等。

(2)损伤：是身体功能或结构上的问题，诸如显著的差异或缺失。这里是指身体或作为身体部分的器官和脏器水平的结构与功能(如精神功能、言语功能、感觉功能、心肺功能、消化功能、排泄功能、神经肌肉骨骼和运动功能等)上显著的变异或缺失。

(3)活动限制：是个体在完成活动时可能会有的困难。这里指的是个体整体水平的功能(如学习和应用知识的能力、完成一般任务和要求的能力、交流的能力、个体的活动能力、生活自理能力等)。

(4)参与局限：是个体投入到社会情景中可能经历到的困难。这里指的是患者的社交功能(如恢复家庭生活的能力、人际交往和相处关系的能力、接受教育和工作就业的能力、参与社会和社区生活的能力等)。

身体活动—参与这 3 种成分之间并没有量化值上的平行关系，但又是不可分割的。当我们考虑疾病或损伤的过程和后果，即患者的“功能”或“残疾”的时，必须从“损伤”、“活动”、“参与”3 个不同的水平分别进行评估和处理。

(5)背景因素与健康背景性因素包括“环境因素”和“个人因素”。“环境因素”包括自然环境、家庭和社会的支持、社会上各种人的态度、社会提供的服务、社会体制、政策等。“个人因素”是指性别、年龄、其他健康情况、生活方式、习惯、教养、应对方式、社会背景教育水平、职业、过去和现在的经验、整体的行为方式、个体的心理素质和其他特征等。

身体的损伤(impairment)、活动的限制(activity limitations)和参与的局限性(particiation restriction)概括到一起，就叫“残疾”(disabilities)。即“残疾”是包括所有 3 个水平上的“功能障碍”。

“健康”、“功能”和“残疾”都是用“身体”、个体“活动”和社会“参与”这 3 项相互独立而又彼此关联的结构加以说明的。

“健康”、“功能”和“残疾”彼此独立，说明不同的功能状态之间并没有量化数值上的平行关系，即如果打分的话，不一定是前一个成分分数低后一个成分的分数也低。当我们考虑“健康”、“功能”、“功能障碍”或“残疾”的时候，必须从“损伤”、“活动”、“参与”3 个不同的水平分别进行评定。例如，某位脊髓损伤患者，由于高位截瘫，从身体上(特别是四肢的运动功能)来看，基本上是全瘫了，不能像正常人一样地运动四肢。但是经过康复训练，依靠轮椅和一些特殊的器械设备，他可以到处活动，生活基本可以自理，并且可以参加各种社会活动。反之，一个较低位置的截瘫患者，可能两个上肢活动很好，但不愿坐轮椅努力争取生活的自理，也不积极参与正常的家庭生活和社会生活，整天躺在床上痛苦抑郁、精神委靡，不但自己的生活质量很低，也给家庭和社会造成很大压力。比较起来，前者虽然躯体残疾很重，但其活动能力和社会参与能力很强；后者则相反，其总体健康情况较差、功能障碍(残疾)较重，个体的生活质量较差。

(四)致残的因素

残疾的原因有多种。由疾病、先天缺陷和发育障碍引起的残疾称为病残。由外伤引起的残疾称为伤残。主要表现为肢体缺陷的称为肢残，主要表现为智力方面缺陷的称为智残，或智障。由疾病、先天缺陷发育障碍和外伤直接引起的功能障碍，为原发性残疾。原发性残疾后并发症所导致的功能障碍，为继发性残疾。短暂性，可以逆转的功能活动障碍，称为暂时性残疾。对于那些由疾病或损伤造成的不可逆转的功能活动障碍，称为永久性残疾。

1. 先天性致残因素

在各类残疾(尤其智力残疾)中，均有相当一部分是由先天性致残因素引起的。先天性致残因素包括遗传因素和环境因素。

遗传因素是指由于父母遗传的作用，使得遗传物质发生了改变，导致子代在出生时或发育过程中表现出形态和功能方面的异常，如先天性白内障、先天性耳聋、垂体性侏儒、呆小病、苯丙酮尿症和先天愚型等。

环境因素又可分为两类：一类是胎儿在子宫中发育的内环境，如孕妇患某种疾病、接触致畸物质、服用某些致残性药物和营养不良等对胎儿的影响；另一类是妊娠晚期、胎儿出生前及胎儿娩出时的产科环境，如异常分娩、分娩过程中的各种损伤和缺氧等。新生儿窒息、胎儿窘迫可引起出生后小儿智力低下；难产时易发生胎儿缺氧与产伤，并导致颅内出血、颅骨骨折、斜颈、臂下垂、足内翻等。目前绝大多数先天性残疾的发生是遗传与环境因素共同作用的结果。

2. 后天性致残因素

常见的后天性致残因素包括意外伤害、各种致残性感染和疾病、致残性中毒、营养失调及社会心理行为因素等。感染作为重要的致残因素已得到世界的广泛证实。据近年来的估计，在世界范围内，感染性疾病居各类致残原因的第二位（占 23%）而高于先天性和围产期所致残疾（18%）及创伤和伤害所致残疾（17%）。导致残疾的常见毒性物质包括药物、环境、有毒有害化学物、放射性物质等。

3. 各类残疾的致残因素

（1）听力语言残疾：引起老年人群听力残疾的最主要原因是老年性耳聋，儿童和青壮年人群的主要致残因素则是中耳炎、高热疾患和药物中毒。另外，老年性聋和中耳炎所致听力残疾以"重听"为主，而高热疾患和先天因素所致听力残疾以"聋"为主。

（2）智力残疾：其致残因素比较复杂。1987 年调查结果显示，各种已知的致残因素中，遗传性疾病所占比重最大，为第一主要致残因素。其他重要的致残因素有脑炎、脑膜炎、脑病、脑血管疾病和营养不良等。另外，尚有近 40%的人属于致残原因不详。

（3）视力残疾：导致视力残疾的原因较明确，主要有白内障、角膜炎、沙眼、屈光不正/弱视、视网膜、脉络膜病变和青光眼等。但是，儿童人群的主要致残原因是先天遗传、屈光不正/弱视和角膜病等；而老年人群的最主要致残因素是白内障（占 60%）。

（4）肢体残疾：引起我国居民肢体残疾的主要原因依次为意外伤害、血管性疾病、小儿麻痹、化脓性结核性感染和先天因素等。

（5）精神残疾：精神残疾包括脑器质性、躯体疾病伴发的精神障碍、中毒性精神障碍、精神分裂症，以及各种精神病。

（五）残疾的预防

1. 残疾的性质

从预防的角度看，残疾具有以下三重性质：

（1）发生的广泛性。

（2）后果的严重性。残疾特别是那些导致严重功能障碍的残疾，对个人、家庭、社会都有极其不利的影响，产生严重的后果。

（3）预防的可能性。残疾并不是注定要发生的。1976 年 WHO 已指出，利用现有的技术可以使至少 50%的残疾得以控制或使其延迟发生。例如，全球消灭天花，就为人类社会每年节约了 10 亿美元。随着科技的进步，人们预防意识的加强，以及医疗卫生组织管理工作的改善，会有越来越多的致残因素得到控制，从而使更多的残疾得到预防。

2. 残疾预防的措施

残疾预防从层面上，可分为一级预防、二级预防、三级预防。从责任或操作方面看，可分为由社会组织的预防服务和保障（如减少暴力、改善交通管理、公共场所安全设施及制度）；由卫生部门或机构提供的预防服务（如免疫接种、预防性筛查、预防性卫生咨询及指导、围产期保健、早期干预等）；由个人或家庭执行的个体/家庭预防措施（如个体/家庭安全防护、养成安全习惯、实行合理的生活方式等）。此外，根据《国际功能、残疾和健康分类》，环境因素对残疾的发生和发展有重要的作用。因此，在残疾的预防上，必须充分考虑环境因素。

六、心理学基础

心理学是以心理现象和心理活动规律为研究对象的科学。其任务是揭示人的各类心理现象的本质，阐明其特点和规律，从而使人类对自己的精神世界具有充分的科学认识，为完善、改造和发展人的精神世界提供科学依据。就这层意义上来说，这门科学又是人类自我认识的组成部分。

医学心理学是心理学与医学相结合的一门新学科。医学是研究人体健康和疾病及其相互转化的规律；医学心理学则是研究医学领域中的心理学问题，研究心理因素在人体健康和疾病及其相互转化过程中所起作用的规律。它们都是以人作为研究和服务的对象。就完美的健康状况而言，应当包括生理、心理和社会功能三方面的良好状态，而不仅仅是生理上没有病态。所以，从对健康这一概念中就可以看出，为了实现完美的健康状态不仅要讲究生理卫生，还要讲究心理卫生，即研究健康心理学。

康复心理学是一门研究康复领域中有关心理问题的学科。它是康复医学和心理学的交叉学科，它把心理学的系统知识应用于康复医学的各个方面，主要研究伤、病、残者的心理现象，特别是心理因素对残疾的发生、发展和转归的作用等。康复心理学是康复医学的一个重要组成部分。

康复心理治疗是运用系统的心理学理论与方法，从生物—心理—社会角度出发，对患者的缺陷、弱能和残障问题进行心理干预，提高患者的心理健康水平。

心理学和其他科学一样，都有自身的历史发展过程、研究方法和目的。通过纵向分析近百年的心理学历史，横向观察现代心理学的现状，使我们领悟到心理学的新时代已经开始。促成这一新时代的原因，不单是由于心理学的发展，更确切地说是由于人类认识不断深化的结果，是由于人类的认识已经深刻地触及人自身的本质，人类自身的反思，要求与人有关的各种学科必须在深刻理解人的本质的基础上建立新的模式和提出新的原则，甚至要在这种基础上设计新的研究方法，开辟新的途径。

有关心理学的研究内容和具体方法详见本书“第十五章　心理疗法技术”。

七、临床学基础

临床医学是研究疾病的病因、诊断、治疗和预后，提高临床治疗水平，促进人体健康的科学。它主要包括基础医学、临床医学两大部分，涉及人体解剖学、组织胚胎学、生理学、生物化学、药理学、病理学、预防医学、免疫学、诊断学、内科学、外科学、妇产科学、儿科学、中医学等学科。本章主要介绍正常人体的结构和机能，并在此基础上简要介绍常见的致病因素和机制、疾病的过程和转归。

（一）人体的基本结构与功能

1. 人体的基本结构

外形上，人体可分为头颈、躯干和四肢，其中头颈包括头部和颈部；躯干包括胸部、腹部、会阴部和背部；四肢包括左、右上肢和左、右下肢。一共十大部分。上肢还可进一步分为肩部、臂、前臂和手；下肢分为臀部、股部（大腿）、小腿和足。

结构上，人体由许许多多、各种各样的细胞构成。这些细胞组成了上皮组织、结缔组织、肌组织及神经组织四大基本组织。在遗传基因的调控下，这些组织衍生形成不同的器官。不同的器官形态和功能各异，但都是人体正常结构和功能的一部分。人体的每一项生命活动都有多个器官参与完成，这些器官统称为系统。人体有运动系统、循环系统、神经系统、内分泌系统、感觉器官、呼吸系统、消化系统、泌尿系统和生殖系统等九大系统。

人体是一个整体，各系统器官都是这个整体中不可缺少的一部分。人体的九大系统中，神经系统和内分泌系统起调节其他系统器官活动的功能，前者以传导神经冲动对其他系统器官进行调节，称为神经调节，后者通过分泌激素，经血液循环对其他系统器官进行调节，称为体液调节。此外，各器官本身也可因周围环境变化而发生相应的变化，称为自身调节。正是有了调节系统的调节，人体能在一定程度上对内、外环境的变化进行主动适应，以保证机体的新陈代谢和各种生命活动得以正常进行。而其他系统器官活动的正常与否，反过来也可以影响调节系统。例如，由于呼吸系统或循环系统的疾病，导致机体缺氧时，神经中枢很容易因缺氧而功能失常，甚至发生不可逆的损伤。因此，人体各系统器官既相互独立，又相互联系，以形成一个有机整体，这就是所谓的正常人体。

2. 细胞、组织、器官、系统

细胞是身体的最基本构成单位；形态功能相同的细胞构成组织；两种或两种以上组织构成器官；功能相关的器官构成系统。

细胞：人的身体大约由 100 万亿个细胞组成。细胞的外壳为细胞膜，里面有一个细胞核，细胞膜和细胞核之间是细胞质。细胞膜的主要功能是保护细胞和参与细胞的新陈代谢。细胞质的主要成分是水、蛋白质、酶、线粒体和其他各种细胞器，主要功能是为细胞的新陈代谢提供场所。线粒体是人体所需能量的发电站，人体摄入的营养通过线粒体的作用转化为能量。细胞核的主要成分是染色体，主要功能是携带遗传信息。

组织：100 万亿个细胞根据形态和功能的不同，由细胞间质将其组合成 4 种基本组织——上皮组织、结缔组织、肌肉组织和神经组织。4 种组织根据身体的需要组成器官和系统。

上皮组织具有保护、吸收、分泌和排泄等功能，如消化道上皮、皮肤上皮等。

结缔组织具有连接、支持、营养、修复、保护、防御和物质运输等功能。结缔组织有液态的血液、固体的骨组织和软骨组织，以及纤维性的固有结缔组织。固有结缔组织又分为疏松结缔组织、致密结缔组织、脂肪组织和网状组织。结缔组织在人体内的分布十分广泛。

血液约占体重的7%，普通成人全身血容量约5L。血液由血细胞和血浆组成。血细胞占血液的45%，包括红细胞、白细胞和血小板。血浆占血液的55%。血浆中90%是水，其余为血浆蛋白、脂蛋白等。血细胞形态、数量、比例和血红蛋白含量等总称为血象。患病时血象会有变化，所以，检查血象对了解身体状况和诊断疾病十分重要。

骨由骨质、骨膜和骨髓构成。骨质是骨的主体，含有无机钙盐和有机质两大类化学成分，并随年龄、身体状况等变化而变化，从而使骨的物理性能也随之改变。例如，幼儿时期骨质中有机质的比例较高，此时，骨的弹性较好而硬度不够，不易骨折，但容易因为不正确的姿势、负重等而导致骨的发育畸形；反之，老年人骨质无机钙盐的比例很高，骨的脆性较大，容易发生骨折。骨膜是覆盖在骨表面的结缔组织膜，含有丰富的血管和神经，并有造骨细胞，与骨的感觉、生长、营养、修复等有关。骨髓分布在骨的内部，婴幼儿时全部为红骨髓，5岁后一部分转化为黄骨髓，因此，成人的骨髓有两种。红骨髓能产生新生的血细胞，具有造血功能；黄骨髓由脂肪构成，无造血功能。几乎人体所有的钙(99%以上)和大部分磷(85%以上)都贮存于骨组织中。所以，骨又是人体的钙、磷贮存库。

肌肉组织占成人体重的一半，主要功能是收缩产热和产生力量。肌肉组织又称肌组织。主要由肌细胞组成。肌细胞的形状细长呈纤维状，故肌细胞通常称为肌纤维。肌组织分为骨骼肌、心肌和平滑肌。在组织学上，心肌和骨骼肌都属于横纹肌，所以它们受损时可有些共同的酶指标异常。骨骼肌受躯体神经支配，为随意肌。我们可以随意支配骨骼肌，作用于骨骼完成各种各样的动作。心肌和平滑肌受自主神经支配，为不随意肌。心肌具有自动节律性。

神经组织由神经细胞和神经胶质细胞组成，主要功能是产生与传导电信号和化学信号。人体约有1000亿个神经细胞，也叫神经元，是有突起的细胞，可以接受刺激、传导冲动，是神经系统的形态与功能单位。神经胶质细胞不传导神经冲动，主要功能是对神经元起支持、保护、分隔、营养等作用。分布在体表和骨骼肌的神经叫躯体神经；分布在内脏、心血管和腺体的神经叫内脏神经或自主神经，自主神经又分为交感神经和副交感神经。

器官：是由两种或两种以上组织构成的身体结构。胃、肝、心、肾等都是身体内部的器官。

系统：由执行相关生理功能的器官组成。人体的系统包括神经系统、循环系统、呼吸系统、消化系统、泌尿系统、生殖系统、内分泌系统、免疫系统、运动系统等。其中神经系统、内分泌系统和免疫系统对全身各系统起控制和协调作用，保证人体是一个协调、统一的有机生命体。

3. 基因和遗传

遗传现象的发生是因为身体内带有遗传物质。遗传物质就是细胞核内染色体中的一条染色体，是一条将近2m长的脱氧核糖核酸(简称DNA)链。DNA链上带有遗传信息的片段叫基因，即决定人体所有生命现象的最基本因子。基因携带的遗传信息实质上是化学信息指令，指导细胞制造其需要的各种蛋白质；这些化学信息指令是通过DNA链上碱基排列顺序来表达的。

DNA的分子是双螺旋结构，它由32亿个4种不同的碱基构成，即腺嘌呤(A)、鸟嘌呤(G)、胞嘧啶(C)、胸腺嘧啶(T)；对应碱基按照A与T、G与C严格配对。碱基排列顺序决定了不同的遗传信息。基因和DNA分子上不带遗传信息的调控片段连起来构成DNA分子，DNA分子外包组蛋白后形成染色体。每个细胞有23对染色体，即46个双螺旋DNA分子。

23对染色体中的23条来自父亲的精子，其余23条来自母亲的卵子。其中22对为常染色体，一对为性染色体(X、Y)。性染色体决定后代的性别。如果从父母亲那里获得的都是X性染色体，则为女孩。如果从母亲那里获取X染色体从父亲那里获取Y染色体，则为男孩。

人类基因组就是人的细胞中23条染色体中的DNA总和，包含了人体所有的遗传信息。由六国科学家参与，经历了13年的人类基因组计划，于2003年4月14日完成了30亿碱基对的测序工程，覆盖人类基因的99%，它提供了对生命复杂性和生命的生物学本质深入了解的基础。但要找到制服遗传疾病的办法，还必须具体地了解每一个基因的功能和彼此之间的联系。弄清3万～4万个基因的具体功能和相互之间的联系与作用，是一项远比人类基因组计划艰巨的任务。短期内能够实现的是，通过基因检测和诊断某些可能发生的疾病，以便有针对性地预防。

（二）人体的化学成分与物质代谢

1. 构成身体的成分

细胞内有100多种化学元素，其中氧、碳、氢、氮4种主要元素占人体构成的96%，它们在人体内以无机化合物和有机化合物的形式出现。无机化合物主要是酸、碱和水；有机化合物主要是碳水化合物类、脂类、氨基酸和核酸。生命功能主要是通过有机化合物在细胞内外的转运而完成的。有机化合物中最重要的是氨基酸，氨基酸是蛋白质的基本构成单位。

人体内的各种元素中，铁参与制造血红蛋白，钾和钠参与肌肉系统的工作。钴、钼、锰、硒都是人体新陈代谢不可缺少的微量元素，人体对这些元素的需要量很少，而耐受程度也很低。例如，硒对生命活动至关重要，但多一点就可以让生命停止活动。目前，关于微量元素在正常生命活动中的作用及其对健康的影响，人类还知之甚少。

2. 人体的新陈代谢

新陈代谢是人体生命活动的基本特征，为身体提供生命所需要的能量和细胞组织发育生长及更新换代的原料。据估计，一个人在60年间新陈代谢的物质重量相当于一个成年人体重的1000倍。人体处在清醒、安静、不受外界因素干扰的状态时，维持生命活动的最基本代谢在20～30℃的环境中最稳定。通常男性的基础代谢比女性高；年龄越小，基础代谢率越低。

人在劳动或运动时，能量代谢和氧耗量显著增加，最多可达基础代谢时的10～20倍。外界温度升高或降低时，身体能量代谢也会增加；精神过度紧张时，身体新陈代谢会加快，产热量明显增加。若进食超过身体新陈代谢的需要，过多的热量就会转化成脂肪储存在体内，造成超重和肥胖，威胁健康。

3. 人体内环境

体重的60%是水分和溶解在水中的物质，统称为体液。其中2/3存在于细胞内，称为细胞内液。约1/3分布于细胞外，包括血浆、组织液、淋巴液、脑脊液等，称为细胞外液。组织液、血浆等细胞外液是细胞直接生活的场所，称为人体内环境，以区别于人体生存的外环境。

细胞外液化学成分和理化特性保持相对稳定的状态，称为稳态。稳态是细胞进行正常生命活动的必要条件，稳态一旦遭到破坏，机体某些功能将会出现紊乱，甚至引起疾病。

体液调节保证身体一切运转正常。许多内分泌细胞分泌的各种激素，就是借体液循环的通路到达全身各器官组织，对机体的功能进行调节的。例如，胰岛B细胞分泌的胰岛素能调节组织、细胞的糖与脂肪的新陈代谢，有降低血糖的作用。内环境的血糖浓度之所以能保持相对稳定，主要依靠这种体液调节。

有些内分泌细胞可以直接感受内环境中某种理化因素的变化，直接作出相应的反应。例如，当血钙离子浓度降低时，甲状旁腺细胞能直接感受这种变化，促使甲状旁腺激素分泌增加，转而导致骨中的钙释放入血，使血钙离子的浓度回升，保持内环境的稳态。也有些内分泌腺本身直接或间接地受到神经系统的调节。在这种情况下，体液调节是神经调节的一个传出环节，是反射传出道路的延伸。这种情况又称为神经—体液调节。例如，肾上腺髓质接受交感神经的支配。当交感神经系统兴奋时，肾上腺髓质分泌的肾上腺素和去甲肾上腺素增加，共同参与机体的调节。

体液调节一般比较缓慢，而神经调节的一般特点是迅速而精确，持久而弥散，两者相互配合使生理功能调节更趋于完善。

4. 神经调节

神经调节的基本过程是神经反射。神经反射包括5个基本环节：感受器、传入神经、神经中枢、传出神经和效应器。感受器是接受刺激的器官。

效应器是产生反应的器官。神经中枢在脑和脊髓中。传入和传出神经是将神经中枢与感受器和效应器联系起来。当血液中氧气缺少时,颈动脉化学感受器就会兴奋,通过传入神经将信息传至呼吸中枢导致中枢兴奋,再通过传出神经使呼吸肌运动加强,吸入更多的氧使血液中氧气增加,维持内环境的稳态。神经反射调节是身体重要的调节机制。

巴甫洛夫将反射分为非条件反射与条件反射两类。非条件反射是先天遗传的人类与动物都具有的一种初级的神经活动。上述呼吸反射就是一种简单的非条件反射。条件反射是后天获得的,是个体在生活过程中按照其生活条件而建立起来的,是一种高级的神经活动。例如,工人进入劳动环境中就会发生呼吸加强的条件反射,这时虽然劳动尚未开始,作为呼吸系统已增强活动,为劳动准备提供足够的氧并排出二氧化碳。所以,条件反射是更具有适应性意义的调节。

5. 自身调节

自身调节是指组织、细胞在不依赖于外来的神经或体液调节情况下,自身对刺激发生的适应性反应过程。例如,骨骼肌或心肌的收缩前长度能对收缩力量起调节作用。当收缩前长度在一定限度内增大时,收缩力量会相应增加;收缩前长度缩短时,收缩力量就会减小。一般来说,自身调节的幅度较小,也不十分灵敏,但对于生理功能的调节仍有一定意义。

在不依赖于外来的神经或体液调节情况下,器官自身对刺激发生的适应性反应过程也属于自身调节。

(三)健康、疾病与衰老

1. 健康

机体在生命活动过程中,通过神经—体液调节各器官的机能、代谢和形态结构维持着正常的协调关系,而机体与变化着的外界环境也保持着相对平衡。即内外平衡。

健康,WHO提出的定义是:健康不仅是没有疾病或病痛,而且是一种躯体上、精神上、社会上的完全良好状态。这种良好状态有赖于机体内部结构与功能的协调,有赖于诸多调节系统对内环境稳定的维持。故健康的动物应具备有强壮的身体素质、健全的精神状态和良好的环境适应能力。

稳态(homeostasis)是正常机体在多种调节机制作用下,机体内环境的理化性质、各组织细胞及整体的功能与代谢保持相对稳定,称为稳态(自稳)。

稳态包括机体内部的稳定(内环境的稳定)和机体与外界环境关系的稳定(机体对自然和社会环境的适应)。

调节机制:神经-体液的调节,使各系统、各器官、各组织细胞之间的活动相互协调,得以保持相对的动态平衡。

2. 疾病

机体与外界致病因素互相作用而产生的损伤与抗损伤的复杂的斗争过程。在此过程中,机体对环境的适应能力降低,生产力下降。

疾病概念(concept of disease)是对疾病本质认识的概括。它随人类对疾病认识水平的不断提高及疾病本身的发展变化而有所变化。

疾病可引起各种症状、体征和社会行为的异常。

(1)疾病新概念——分子医学

分子医学的疾病观——疾病是某一层次或各层次形态和功能(包括其物质基础代谢)的异常。归根结蒂是某些特定蛋白质结构或功能的变异,而这些蛋白质又是细胞核中相应基因借助细胞受体和胞中信号转导接收信号后作出应答(表达)的产物。

(2)疾病新概念——基因病

基因及其调控正常与否实质上是决定身体健康或疾病的基础。

基因病——基因在有序调控机制下的表达是人类健康的前提,人体细胞应答异常,以及很多人类疾病的重要分子基础是该机制的失调。

单基因病(mono-gene disease 或 single gene disorder)——由一个致病基因所引起的基因病。

多基因病(polygenic disease 或 multigene disease)——是由多个基因共同控制其表型性状的疾病。各个基因对性状的影响可以相加、协同或抑制。由于这些基因的致病作用也受环境因素的影响,因此,多基因病也叫多因子病(multifactorinal disease)。如高血压、糖尿病等。

获得性基因病——由于病原微生物的感染而

导致宿主细胞原有基因表型性状如功能的改变甚至丧失。如艾滋病。

3. 衰老

衰老(senescence)——是生物体随着年龄的增长而发生的退行性变化的总和,表现为机体机能活动的进行性下降,机体维持内环境恒定的适应能力逐渐降低。衰老是生命的一种表现形式,是生命发展的必然。

机体成熟后,机体各器官系统随着年龄的增长而逐渐退变,如神经元、心肌和骨骼肌细胞在性成熟后逐渐死亡,意味着衰老开始;分裂细胞,如肠上皮细胞、皮肤和肝细胞等以细胞增殖周期延长为老化指标。

老化(aging)——把机体退变可发生在生命早期或晚期的现象称为老化。分为生理性衰老和病理性衰老,单纯性的衰老是生理性衰老,较罕见。

早衰(senilism)——提前的病理性衰老。

(四)病因

病因学(etiology)是研究导致疾病发生的所有因素包括原因和条件的科学分支,是研究疾病发生的原因与条件及其作用规律的科学。即探讨疾病是因何发生的。

1. 病因分类

(1)以环境因素为主的病因和疾病。

(2)以机体因素为主的病因和疾病。

(3)以机体和环境综合作用为主的病因和疾病。

- 病因
  - 外因
    - 机械性
    - 化学性
    - 物理性
    - 生物性
    - 其他
  - 内因
    - 反应性
    - 遗传性
    - 防御性
    - 应激功能
    - 降低
    - 内分泌、神经
    - 状态、屏障功能
    - 器官贮备力
      - 网状内皮系统
      - 解毒器官
      - 血脑屏障
      - 胎盘屏障
  - 诱因

2. 致病因素在动物体内蔓延的途径

(1)组织蔓延　　速度慢　　连续蔓延、管内蔓延、接触蔓延

(2)血管

- 淋巴管蔓延　　速度快　危害性大
- 血管道蔓延　　菌血症、毒血症、败血症
- 淋巴管道蔓延　　淋巴结、淋巴管炎

(3)神经性蔓延

刺激物神经蔓延

刺激神经蔓延

3. 疾病发生的一般机制

发病机制是疾病过程中各种变化之所以发生的一般规律。

疾病时
- 病因作用于机体──→病理性损伤
- 机体的防御、代偿适应性反应──→抗损伤

原始病因引起疾病发病的机制可分为 4 种模式。

(1)细胞机制(cellular mechanism):原始病因直接作用于细胞组织的损伤。但更多的是,病因作为一种胞外信号通过跨膜机制转导到核内引起基因选择性表达,从而改变细胞生长和其他功能活动。

(2)体液机制(humoral mechanism):病因进入机体后通过体液进行蔓延,或作用于神经系统,然后通过神经递质或激素的分泌障碍而造成其他组织细胞代谢、机能或结构的损伤。

(3)神经机制(neural mechanism):病因作用于神经系统而引起器官或组织细胞的功能代谢或结构的损伤。

可通过反射、神经营养的改变、神经-内分泌-免疫网络或下丘脑-垂体肾上腺轴等起作用。

(4)分子机制(molecular mechanism):真核细胞的增殖和分化大部分由细胞外分子刺激所致。这些分子作为配体与细胞表面的受体相互作用而启动胞内相应基因转录的信号级联系统(signalling cascade)。

在基因水平上阐明疾病发生机制均可认为是分子机制。

各种病因无论通过何种途径引起疾病,在疾病过程中都会以各种形式表现出分子水平上大分子多聚体与小分子的异常,分子水平的异常变化又会不同程度地影响正常生命活动。由此对疾病的认识进入了一个新阶段——分子病理学(molecular pathology)和分子医学(molecular medicine)。

分子病(molecular disease)是指由于 DNA 遗传性变异引起的蛋白质异常为特征的疾病。有四大类：

1)酶缺陷所致疾病——是指由于 DNA 遗传变异引起的酶蛋白异常的疾病。如Ⅰ型糖原沉淀病。

2)血浆蛋白和细胞蛋白缺陷所致疾病——如镰刀细菌性贫血，由于血红蛋白分子中 α-肽链氨基端第 6 位的谷氨基酸异常取代。红细胞呈镰刀状。

3)受体病——由于受体基因突变使受体缺失、减少或结构异常而致的疾病。

4)膜转运障碍所致的疾病——是一类由于基因突变引起特异性蛋白缺陷而造成膜转运障碍的疾病。如肾小管上皮细胞的运转障碍，表现为肾小管重吸收功能失调，胱氨酸尿症。

(五)疾病的经过与结果

1. 疾病的经过

(1)潜伏期、前驱期、明显期、转归期。

(2)骤退、缓退、恶化、减轻。

2. 结果

- (1)康复
  - 途径
    - 防御机能加强
    - 消灭病因，疾病停止
    - 代偿性反应
  - 机制
    - 组织机制
    - 神经机制
    - 体液机理
  - 结果
    - 完全康复
    - 不完全康复

康复医学强调康复不仅仅是肉体疾病的痊愈，而应是各种能力的恢复。其中还有心理的和社会协调关系的恢复。

(2)死亡：传统的死亡概念一般分为 3 个阶段。

1)濒死期：临终状态。特征是：脑干以上的中枢神经处于深度抑制状态，各系统的功能和代谢发生严重障碍，患病者意识模糊或消失，反射迟钝、血压下降、呼吸与心跳微弱。

2)临床死亡期：标志是心跳停止、呼吸停止和各种反射消失。此时，延髓处于深度抑制，但各种组织仍进行着微弱的代谢活动。一般可持续 5～6 分钟。此期是复苏的关键阶段。

3)生物学死亡期：是死亡的最后阶段。大脑皮层至各组织器官均相继发生不可逆变化。

近代死亡概念是指人体整体机能的永久性丧失，而整体死亡标志是脑死亡。

1)脑死亡(brain death)是指全脑功能(包括大脑皮层和脑干)的永久性丧失。脑死亡是整体死亡的判定标志，是整体功能的永久性停止。

2)脑死亡的判定标准：①不可逆昏迷和大脑无反应性；②呼吸停止，进行 15 分钟人工呼吸后仍无自主呼吸；③瞳孔散大或固定；④颅神经反射消失，如瞳孔反射、角膜反射等消失；⑤脑电波消失；⑥脑血液循环完全停止。

3)意义：①有利于判定死亡时间，对可能涉及的一些法律问题提供依据；②确定终止复苏抢救的判定标的界限，停止不必要的无效抢救，减少经济和人力的消耗；③为器官移植创造了良好的时机和合法的依据。

八、药物学基础

(一)药物学的基本概念

药物(drug)，是指可以改变或查明机体的生理功能及病理状态，可用以预防、诊断和治疗疾病的物质。药物和毒物之间并无严格界限，毒物是指在较小量即对机体产生毒害作用，损害人体健康的化学物质。任何药物剂量过大都可产生毒性反应。

药理学(pharmacology)，是研究药物与机体(含病原体)相互作用及作用规律的学科，它是以基础医学中的生理学、生物化学、病理学、病理生理学、微生物学、免疫学、分子生物学等为基础，为防治疾病、合理用药提供基本理论、基本知识和科学的思维方法，是基础医学与临床医学及医学与药学的桥梁。它包括药效学和药动学两部分。

药物效应动力学(pharmacodynamics)，又称药效学，是研究药物对机体的作用及作用机制。

药物代谢动力学(pharmacokinetics)，又称药动学，是研究药物在机体的影响下所发生的变化及其规律。

临床药物学离不开对药理学的研究，药理学是药物学的核心部分之一。每年国内外都有大量新药投入临床使用，然而由于疗效、不良反应等种种原因，部分药物经临床检验后又停止使用。因此，只有掌握每类药物的基本理论、基本知识，用科学的思维方法，融会贯通，才能适应将来临床用药的不断变化，确保临床用药安全。

（二）药理学的学科任务

（1）阐明药物的作用及作用机制，为临床合理用药、发挥药物最佳疗效、防治不良反应提供理论依据。

（2）研究开发新药，发现药物新用途。

（3）为其他生命科学的研究探索提供重要的科学依据和研究方法。

药理学的发展要以其他生命科学和化学等知识为基础，以科学实验为手段，因此，药理学既是理论科学，又是实践科学。在严格室间控制的条件下，进行宏观整体和微观分子水平的研究，观察药物的作用及其作用机制。常用的药理学实验方法有整体与离体功能检测法、行为学实验方法、形态学方法、生物检定法、电生理学方法、生物化学和分子生物学方法、免疫学方法及化学分析方法等。

（三）药物不良反应

凡不符合用药目的并为患者带来不适或痛苦的反应统称为药物不良反应（adverse reaction）。多数不良反应是药物固有的效应，在一般情况下是可以预知的，但不一定是能够避免的。少数较严重的不良反应较难恢复，称为药源性疾病（drug-induced disease）。例如，庆大霉素引起的神经性耳聋，肼屈嗪引起的红斑狼疮等。

1. 毒副反应（side reaction）

由于药理效应选择性低，涉及多个器官，当某一效应用做治疗目的时，其他效应就成为毒副反应（通常也称副作用）。例如，阿托品用于解除胃肠痉挛时，可引起口干、心悸、便秘等毒副反应。毒副反应是在治疗剂量下发生的，是药物本身固有的作用，多数较轻微并可以预料。

2. 毒性反应（toxic reaction）

毒性反应是指在剂量过大或药物在体内蓄积过多时发生的危害性反应，一般比较严重，但是可以预知也可以避免发生的不良反应。急性毒性多损害循环、呼吸系统及神经系统功能。慢性毒性多损害肝、肾、骨髓、内分泌等功能。致癌（carcinogenesis）、致畸胎（teratogenesis）和致突变（mutagenesis）反应也属于慢性毒性范畴。企图通过增加剂量或延长疗程以达到治疗目的，其有效性是有限度的，过量用药是十分危险的。

3. 后遗效应（residual effect）

后遗效应是指停药后血药浓度已降至阈浓度以下时残存的药理效应。例如，服用巴比妥类催眠药后，次晨出现的乏力、困倦等现象；长期应用肾上腺皮质激素，停药后肾上腺皮质激素功能低下，数月内难以恢复。

4. 停药反应（withdrawal reaction）

停药反应是指突然停药后原有疾病加剧，又称回跃反应（rebound reaction）。例如，长期服用可乐定降血压，停药次日血压将明显回升。

5. 变态反应（allergic reaction）

变态反应是一类免疫反应。非肽类药物作为半抗原与机体蛋白结合为抗原后，经过接触10天左右的敏感化过程而发生的反应，也称过敏反应（hypersensitive reaction）。常见于过敏体质患者。临床表现各药不同，各人也不同。反应性质与药物原有效应无关，用药理性拮抗药解救无效。反应的严重程度差异很大，与剂量无关，从轻微的皮疹、发热至造血系统抑制、肝肾功能损害、休克等。可能只有一种症状，也可能多种症状同时出现。停药后反应逐渐消失，再用时可能再发。致敏物质可能是药物本身，也可能是其代谢物，亦可能是制剂中的杂质。临床用药前虽常做皮肤过敏试验，但仍有少数假阳性或假阴性反应。可见这是一类非常复杂的药物反应。

6. 特异质反应（idiosyncrasy）

少数特异体质患者对某些药物反应特别敏感，反应性质也可能与常人不同，但与药物固有的药理作用基本一致，反应严重程度与剂量成比例，药理性拮抗药救治可能有效。这种反应不是免疫反应，故不需预先敏化过程。由此可知，特异质反应是一类先天遗传异常所致的反应。例如，对骨骼肌松弛药琥珀胆碱发生的特异质反应是由于先天性血浆胆碱酯酶缺乏所致。

（四）药物剂量与效应关系

药物效应与剂量在一定范围内成比例，这就是剂量—效应关系（dose-effect relationship，简称量—效关系）。

药物在机体内产生的药理作用与效应是药物与机体相互作用的结果，受药物和机体的多种因素影响。药物因素主要有药物剂型、剂量和给药途径、合并用药与药物相互作用。机体因素主要有年龄、性别、种族、遗传变异、心理、生理和病理因素。这些因素往往会引起不同个体或是对药物的吸收、分布和消除发生变异，如相同剂量的药物在不同患者并非都能达到相等的血药浓度，同样的血药浓度也不一定能达到等同的药效。差异可能很大，甚至出现质的差异，即一般患者不会出现的个体差异的原因可以存在于药物产生效应的任何一个环节，包括药物剂型、药动学、药效学及临床病理等许多因素。如果不了解这些因素，不结合病人具体情况，不考虑如何加以调整，就难以达到最大疗效和最少不良反应的治疗目的。因此，在临床用药时，应熟悉各种因素对药物作用的影响，根据个体的情况，选择合适的药物和剂量，做到用药个体化。

(五)联合用药及药物相互作用

临床常联合应用两种或两种以上药物，除达到多种治疗目的外，都是利用药物间的协同作用(synergism)以增加疗效或利用拮抗作用(antagonism)以减少不良反应。不恰当的联合用药往往由于药物间相互作用(interaction)而使疗效降低或出现意外的毒性反应。固定剂量比例的复方制剂虽然应用方便，但针对性不强，较难解决个体差异问题。

配伍禁忌(incompatibility)，药物在体外发生物理性或化学性的相互作用而影响药物疗效或毒性反应称为配伍禁忌。在静脉滴注时尤应注意配伍禁忌。

(六)机体对药物反应的变化

在连续用药一段时间后，机体对药物的反应可能发生改变。

(1)致敏反应(sensitization)：产生变态反应。

(2)快速耐受性(tachyphylaxis)：药效逐渐消失，临床用药两三天后对支气管哮喘就不再有效。这是由于其作用机制之一是促进神经末梢释放儿茶酚胺，当释放耗竭时其作用即减弱或消失。

(3)耐受性(tolernce)：连续用药后机体对药物的反应强度递减，程度较快速耐受轻也较慢，不致反应消失。增加剂量可保持药效不减。这种现象叫做耐受性。药物在产生耐受性后，如果停药病人会产生主观不适感觉，需要再次连续用药。如果只是精神上想再用药，这称为习惯性(habituation)，万一停药也不致对机体产生危害。另一些药物，称为麻醉药品[narcotics，注意与麻醉药(anaesthetics)的区分]，用药时产生欣快感(euphoria)，停药后会出现严重的生理功能紊乱，称为成瘾性(addiction)。由于习惯性及成瘾性都有主观需要连续用药，故统称依赖性(dependence)。药物滥用(drug abuse)，是无病情根据的大量长期的自我应用麻醉药品，是造成依赖性的原因。麻醉药品的滥用不仅对用药者危害极大，对社会危害也大。吗啡、可卡因、印度大麻及其同类药都属于麻醉药品。苯丙胺类、巴比妥类、苯二氮䓬类等亦被列入限制的成瘾性精神药物。

(4)耐药性：病原体及肿瘤细胞等对化学治疗药物敏感性降低称为耐药性(drug resistance)，也称抗药性。有些细菌还可对某些抗生素产生依药性(dependence)。在抗癌化学治疗中也有类似的抗药性问题。

(七)合理用药原则

由于药物的有限性(品种有限及疗效有限)和疾病的无限性(疾病种类无限及重度无限)，因此，不能简单以疾病是否治愈作为判断用药是否合理的标准。从理论上说，合理用药是要求充分发挥药物的疗效而避免或减少可能发生的不良反应。具体原则如下：

(1)明确诊断。选药不仅要针对适应证还要考虑禁忌证。

(2)根据药理学特点选药。尽量少用所谓的“撒网疗法”，即多种药物合用以防漏诊误诊，这样不仅浪费而且容易发生相互作用。

(3)了解并掌握各种影响药效的因素。用药必须个体化，不能单纯公式化。

(4)对因对症治疗并重。在采用对因治疗的同时，要采用对症支持疗法。如在严重中毒和细菌感染及癌症化学治疗时，应重视采用免疫增强剂以增强机体免疫功能。

(5)对病人始终负责。开出处方仅是治疗的开始，必须严密观察病情反应，及时调整剂量或更换治疗药物。

第五节 康复疗法技术的分类

一、分类

康复疗法技术,一般分为传统康复疗法技术和现代康复疗法技术两类(表1-1)。

表1-1 康复疗法技术分类

传统康复疗法技术	现代康复疗法技术
针灸疗法	物理因子疗法
拔罐疗法	运动疗法
推拿	作业疗法
刮痧疗法	言语疗法
中药外治疗法	心理疗法
传统运动疗法	康复工程
导引气功疗法	康复护理
	药物及注射疗法
	理疗微创介入疗法

二、传统康复疗法技术

中国传统康复疗法技术以中医理论为指导,完全不同于现代康复疗法技术,其种类繁多,形式多样。具体分类如表1-2。

表1-2 传统康复疗法技术的分类

针刺疗法			
	毫针		
	皮肤针		
	皮内针		
	三棱针		
	耳针		

续表

温灸疗法			
	艾炷灸	直接灸	瘢痕灸
			无瘢痕灸
		间接灸	隔姜灸
			隔盐灸
			隔蒜灸
			附子灸
	艾条灸		
	温针灸		
手法疗法			
	点穴按摩		
	推拿		
	捏脊		
	指针		
拔罐疗法			
	火罐		
	竹罐		
	药罐		
运动疗法			
	气功		
	太极拳		
	五禽戏		
	八段锦		
中药外治			
	药浴	熏、洗、浸、渍、喷、淋	
	热熨	药熨、盐熨、姜熨等	
	敷贴	药泥、药糊、药膏等	
	填塞	填脐、塞耳、塞鼻	

三、现代康复疗法技术分类

(一)物理因子疗法

在现代物理治疗学中,应用物理因子治疗的种类繁多。概括起来分为天然物理因子和人工物理因子治疗两大类。

（1）天然物理因子治疗：包括日光浴疗法、空气浴疗法、森林浴疗法、洞穴疗法、气候疗法、矿泉疗法。

（2）人工物理因子治疗（表1-3）。

表1-3　人工物理因子治疗

物理因子	疗法名称
低频电疗法 0～1000Hz	静电疗法 直流电疗法 离子导入疗法 感应电疗法 间动电疗法 电兴奋疗法 痉挛肌电刺激疗法 经肌肉电刺激疗法 超刺激电疗法 经皮电刺激神经疗法 直角脉冲脊髓通电疗法 电水浴
中频电疗法 1001Hz～100kHz	等幅正旋中频电疗法 　音频电疗法 调制中频电疗法 脉冲中频电疗法 干扰电疗法 　静态干扰电疗法 　动态干扰电疗法 　立体干扰电疗法 音乐电疗法 波动电疗法
高频或超高频电疗法 100kHz以上	达松伐电疗法 中波透热疗法 短波透热疗法 超短波疗法 微波疗法 　分米波 　厘米波 　毫米波
光疗法	可见光疗法 　红光、蓝光、蓝紫光疗法 可见光疗法 　红外线疗法（760nm～1.5μm及1.5～40μm） 　紫外线疗法（通常又分为短波和长波紫外线） 激光疗法 　常用的有He-Ne激光、CO_2激光、氩离子及氮分子激光

续表

物理因子	疗法名称
超声波疗法	超声雾化吸入疗法
	超声药物透入疗法
磁场疗法	静磁场疗法
	脉动磁场疗法
	低频交变磁场疗法
	高频交变磁场疗法
	磁处理水疗法
热疗法	石蜡疗法　泥疗法
	黏土疗法　沙浴疗法
	温热罨包　热气流疗法
冷疗法	寒冷疗法(0℃以上,但低于体温)
	超低温疗法(＜－100℃)
	冷冻疗法(＞－100℃)
水疗法	擦浴(局部冲洗浴　湿包裹)
	浸浴
	冷水浴
	不感温水浴
	热水浴
	淡水浴
	药物浴
	气体浴
	淋浴
	雨样淋浴
	雾样淋浴
	针状浴
	上行淋浴
	水中运动
	步行浴
	涡流气泡浴
	Hubbard 槽浴
	水中洗肠浴
其他	生物反馈疗法
	肌电生物反馈
	脑电生物反馈
	心率生物反馈
	血压生物反馈
	皮温生物反馈
	空气负离子疗法
	皮肤生物反馈
	高压氧疗法
	常氧疗法

续表

物理因子	疗法名称
运动与机械力	运动疗法
	按运动方式分
	主动运动
	被动运动
	辅助运动
	抗阻运动
	按肌肉收缩方式分
	等长训练
	等张训练
	等速训练
	等动训练
	按治疗作用分
	增强 ROM 训练
	增强肌力训练
	增强耐力训练
	增强平衡训练
	增强协调能力训练
	按神经生理学分类
	本体感觉神经肌肉促进技术
	Bobath 技术
	Rood 技术
	Brunnstrom 技术
	运动再学习技术
	强制性运动
	手法治疗
	牵引疗法
	正负压疗法

（二）其他现代康复疗法技术分类（表 1-4）

表 1-4 其他现代康复疗法技术

作业疗法技术	言语疗法	心理疗法技术	其他
成人躯体功能障碍的作业治疗	失语症的言语疗法	支持性心理治疗	康复工程
成人心理功能障碍的作业治疗	构音障碍的言语疗法	认知疗法	康复护理
发育障碍的作业治疗	儿童语言发音迟缓的言语治疗	行为疗法	
老年人的作业治疗		厌恶疗法	
		放松疗法	

第六节 康复疗法技术与临床治疗技术的区别

预防、医疗、保健、康复是现代医学体系的4个组成部分。一方面医学的这四部分密切联系、不可分割开，不应该把它们按时间段分成先后，而应该基本上叠加在一起。在疾病急性期间应当考虑残疾的预防（特别是二级预防）功能康复的问题，而在功能恢复的康复医疗期间，不但要强调功能的恢复和残疾的预防（特别是二级预防和三级预防），也应当进行必要的临床处理。

另一方面这四部分内容在本质上又有所不同，不能用医学的一个方面取代另一个方面。康复医学作为一个新的医学专业，有其独到的学术内涵、技术方法和学术水平。它与传统的治疗医学又存在着明显的区别。在许多情况下，单纯的临床处理对功能恢复有很大的局限性，需要使用大量专门的康复技术，进行功能的训练、补偿和代替。康复疗法技术已经越来越成为临床治疗方法当中不可或缺的一部分。康复医学与临床医学、预防医学的区别见表1-5。

表1-5 康复医学与临床医学、预防医学的比较

	预防医学	临床医学	康复医学
服务对象	健康人群或疾病亚临床	外伤或疾病患者	功能障碍者
医生的作用	主动参与者	行动者	促进者
患者的作用	主动者	被动者	主动者
治疗目的	预防疾病发生发展	消除病因，逆转疾病	促进功能进步或代偿
诊疗方式	社会化或区域化模式	医师和护士	康复协作工作组
治疗手段	健康管理和干预	药物手术	康复治疗和必要手术
护理模式	自理	替代护理模式为主	介助护理为主

第七节 康复医疗机构、部门与康复诊疗的工作流程

一、康复医疗机构的类型

现代的康复医疗根据患者的康复需要和客观环境条件，可以在不同水平和不同类型的机构中进行。康复医疗机构大致可分为以下几种类型：

（一）医院型

设有病床、护理部及配套的医院设施，但其主体为康复诊断和康复治疗部门。这种类型的机构多被称为康复中心（rehabilitation center），或称康复医院。

康复中心为独立的康复机构。康复中心一般建于自然条件较好的地方，有较完善的康复设施，包括系统的功能测试设备和各种康复疗法科室。由康复医师、有关学科的临床医师、物理治疗、作业治疗、心理治疗、语言治疗、康复工程等专业技术人员组成康复治疗组（rehabilitation team），为患者进行临床诊断、功能测评，制订康复计划，进行综合的康复治疗，同时也进行必要的临床治疗及康复医学的科研工作。

大型的康复中心应当是我国高层次的康复医疗服务机构，除为恢复期的躯体或内脏器官功能障碍患者提供康复医疗服务外，也为其他有关功能障碍患者提供后期康复服务，并为所在地区的残疾人康复工作提供康复医学培训和技术指导。

康复中心按其规模和性质又分为综合性康复中心和专科性康复中心。综合性康复中心收治各类残疾患者，规模较大（100～250床或更多）。专科

性康复中心以收治某一类残疾患者为主。最常见为脊髓损伤康复中心、儿童脑性瘫痪康复中心、老年病康复中心等。

康复中心按其地理环境特点又分为山林康复中心、海滨康复中心、温泉(矿泉)康复中心、湖滨康复中心等。近年来,许多专家认为康复中心一般不宜设在远离城市、远离居民点的偏僻郊野,否则,不利于患者的社会康复,也不利于病情复杂和有急症的患者及时就近得到会诊或转介治疗。康复中心最好附设在城镇综合医院附近;而专业性强、技术设备要求较高的康复中心最好附设于层次较高的省级以上医院内。

(二)康复科(部)

康复科或康复部(rehabilitation department)为综合性或专科性临床医院的一个科室或分部。综合医院康复医学科的任务,是在康复医学理论指导下,应用功能评定和物理治疗、作业治疗、传统康复治疗、语言治疗、心理治疗、康复工程等康复医学的诊断、治疗技术,与相关临床科室密切协作,着重为病伤急性期、恢复早期的有关躯体或内脏器官功能障碍患者,提供临床早期的康复医学专业诊疗服务,同时,也为其他有关疑难的功能障碍患者提供相应的后期康复医学诊疗服务,并为所在社区的残疾人康复工作提供康复医学培训和技术指导。综合医院的康复医学科作为一个临床科室,设有康复门诊及病房,直接接受门诊及临床各种转诊病员。根据病种特点设置必要的康复设备及功能的测试设备,这种机构在我国分布比较广泛,数量较大,在康复治疗中占有重要地位。

(三)门诊型

康复门诊是单独设立的康复诊疗机构,不设病房,只为门诊患者提供康复服务,称为康复门诊或日间医院(day care center)。为能到门诊来进行康复治疗的患者提供康复服务(包括由医院住院部介绍前来的患者)。康复门诊设有康复诊断和康复治疗科室。根据国外经验,康复门诊设置的数目以每30万人口设1所,或以半径30公里的地区范围设1所医疗机构为宜。

(四)疗养院型

利用疗养的自然环境,按照康复的原则把疗养因素与康复手段结合起来,促进慢性病者、老年病者、手术后患者及其他伤残者的康复。疗养院是我国康复医疗机构重要的组织形式,对发展老年病和慢性病的康复尤有巨大的潜力。许多疗养院已逐步改革和建设成为以康复疗养为主的康复医疗机构,其中有些条件较好的甚至已逐步建设为康复中心。

(五)不完全康复型(或准康复型)

如某些助残和养老机构,它们仅向住院患者提供不同程度的护理和少量的物理治疗,有时根据需要请院外的医师会诊(或电话咨询),处理一些医疗情况。属于这一类型的有:

(1)长期留治中心:亦即继续治疗中心,收容一些永久性残疾患者,他们在身体上已无康复潜力,故只给予支持性康复治疗和护理。

(2)病残护理院(skilled nursing kility):收治从康复中心出院,但仍有残疾或慢性病功能障碍不能在家生活的患者,有熟练的护理人员进行医疗护理,并提供少量的康复治疗服务。

(3)老人养护院(nursing home):收治体弱多病、有功能障碍或残疾的老人,提供基本的护理和简单的物理治疗。

(4)中途宿舍(half-way institution):供精神病患者出院后在回归社会前进行过渡性的康复治疗。

(六)群体型

群体型(colony)是把康复机构集中设在一个康复区内,包括有医院、康复中心、职业培训中心、残疾儿童学校等康复机构,相互连结成一个群体,把医疗康复、教育康复、职业康复密切结合起来。

各种康复机构应有合理的布局,分工协作,以满足不同情况患者不同层次的康复医疗的需要。各种康复机构及组织之间保持密切联系,使康复医疗具有系统性及连贯性。

二、康复医疗机构的部门和人员配备

(一)部门设置

按照1994年国务院发布的《医疗机构管理条例》及卫生部的有关规定,规范康复医学科建设。三级综合医院应设置康复科,二级综合医院应设置康复科(门诊),一级综合医院应能提供社区康复服务。

三级或二级综合医院康复科或康复门诊应创

造条件，逐步建立必要的康复诊疗科室。卫生部近年发布《综合医院康复医学科管理规范》中规定，综合医院康复医学科至少应设置物理治疗和作业治疗室，并具有相应的康复测评和治疗功能；根据需求和条件，酌情设置语言治疗、心理治疗、传统康复治疗、假肢与矫形器等康复医学专业诊疗室。规模小或康复需求较少的综合医院，可将性质相近的康复医学专业诊室合并设置。

综合医院院内康复转诊需求大，或康复教学、科研确需设置康复病床者，其康复医学科应设置康复病床。医院可在调查、论证的基础上按医院病床总数2%～5%的额度，通过院内调剂等适宜方式，为康复医学科酌情设置适当数量的康复病床，并切实保证合理、充分、安全地使用。

（二）人员配备

康复医学是一门多学科性的专业，在康复医疗工作中需要有多个专业人员参加，用康复治疗组的方法对患者进行康复诊断、功能评估、治疗、训练和教育，以争取最佳的康复效果。

1. 国外康复医学专业人员的结构

据世界卫生组织专家委员会指出，一个理想的康复治疗组应包括康复医师（或受过康复医学专业训练的其他科医师）、康复护士、物理治疗师、作业治疗师、言语治疗师、社会工作者、临床心理学工作者、职业咨询师、假肢和矫形器师、劳动就业部门工作人员（安排就业）、特殊教育工作者和文体活动治疗师等。

综上所述，在康复医学发达的国家，如美国、加拿大，其康复（即全面康复）专业人员的结构是较完整的。事实上，由于医疗、教育、职业、社会这几个领域的康复互有联系，因此，一个康复专业人员往往直接或间接地对患者在几个领域的康复（全面康复）都起到自己的作用。

2. 我国康复医学专业人员的结构

在我国，康复医疗机构从事康复医学工作的人员，包括康复医师、康复护士、物理治疗师、作业治疗师、语言治疗师、心理治疗师等各种治疗师，以及康复工程技术人员、中医康复人员和社会工作人员等。

与国外康复专业人员相比，我国医疗康复机构专业人员的结构有两个特点：一是配备有传统康复医疗的专业人员，即中医师（或中西医结合医师）、针灸师、推拿按摩师，为患者提供有中国特色的传统康复医疗；二是一般不设分科过细的治疗师，提倡培训和使用一专多能的康复治疗师。

特大型的康复中心，如北京中国康复研究中心，由于其现代化水平高，设置及服务项目比较齐全，故配备的康复专业人员亦比较全面，比大型及中型康复中心的康复专业人员分类更细。

三级医院的康复部和大、中型的康复中心（康复医院），应该配备有康复医师、康复护士、物理治疗师、作业治疗师和语言治疗师。可能的话，还应设假肢及矫形器师等技术人员。

二级医院康复科（或康复门诊）要配备有康复医师（专职或兼职）、物理治疗师。这些治疗师应该兼做一些作业治疗和简单的语言治疗工作。

一级医院要结合院外初级卫生保健工作，提供社区康复服务，起码应配备经过康复医学和社区康复训练的再培训的医师（兼职）和/或康复治疗师，负责康复工作。

应该强调的是，上述各级医院都应配备有懂得传统康复治疗的中医师、针灸师和推拿按摩师。他们是中国康复医疗机构不可缺少的专业人员，他们也应学习和掌握一些现代的康复技术和社区康复知识，做到一专多能。

此外，还要特别提出的是，一般基层医院的康复医疗机构不可能也没必要分科过细，宜配备一专多能的康复治疗师。这类治疗师主要是按物理治疗师的要求培养，兼学作业治疗和语言治疗，毕业后一专多能，既能从事运动治疗、理疗，也能做一些作业治疗和语言治疗工作。

近年来，卫生部发布一系列文件，对综合医院康复医学科的人员配备做了规定：二级综合医院的康复医学科，至少应有1名专职或兼职的康复医师、2名专职的康复治疗技师（亦即康复治疗师，下同）；三级综合医院的康复医学科，至少应有2名专职或兼职的康复医师、4名专职的康复治疗技师。设置康复病床的康复医学科，应根据收治病种，参照有关临床科室，配置与康复病床数量相适应的专职康复医师、康复治疗技师和护士。以躯体运动功能障碍康复为主的三级综合医院，根据需求和条件，可设置专职或兼职的临床假肢与矫形器技师。

三、康复诊疗的工作流程

病伤痊愈，往往不能马上恢复工作，所以痊愈出院不等于康复。

康复工作必须从伤病的早期进行，直至患者回归社会或家庭。急性期的康复一般1～2周。其后需要经过相对长时间的康复治疗，时间可能为数周至数月，使患者能达到生活、行动自理，进一步可以回归家庭或社会，直至恢复工作。而在回归家庭或社会之前，往往还需要一个过渡阶段。

有些病伤者可能只经历某一阶段，即可恢复工作；而有些病伤残者虽经努力，仍不能生活自理，终生需要他人帮助。所以，在整个流程中的各种机构，均应设置良好的康复服务设施，以满足病伤者的需要。从医疗和社会结构方面，也应该有相应的机构来解决他们的问题。

医疗机构需要有急性病医院、慢性病医院、日间医院或护理中心、社区医疗站等系列机构，形成对康复对象的相互联系、层层负责的网络体系，在有些地区已经建立，病、伤、残者的康复由此得到保障，对本人、家庭、社会都十分有利。对于需要终生护理的人，社会应建立相应的机构收护。为了伤残人员的再就业，社会也应建立相应的教育、培训机构。

第八节　康复疗法的实施原则、程序与治疗技术选择

一、康复疗法的实施原则

康复医学的对象是残疾人及其功能障碍，以最大限度地恢复功能水平为主线，为实现重返社会的目标创造基本条件。康复医学工作应按照"早期同步，功能重建，主动参与，整体全面，团队方式，提高生活质量"六项基本原则为指导。

(1)早期同步。早期是指早期预防、早期治疗、早期介入，因为早期是康复的最佳时机，把康复医学工作的重点放在伤病的急性期和恢复早期。同步是指康复医学治疗与临床医学治疗同步进行，只有康复医学早期介入，才能做到同步进行。

(2)主动参与。主动参与指充分发挥两个方面的积极性和主动性，一是指康复对象互相主动参与康复训练和治疗，以充分发挥潜能达到理想的康复效果；二是指康复主动来床参与，实现早期同步，以免耽误良机。

(3)功能重建。当预防无效而发生残疾时，按照复原、代偿、适应的处理原则，运用治疗训练、运用辅助器具等措施实现功能重建。

(4)整体全面。康复工作以人为整体对待，以整体功能恢复或重建为目标，实现整体性的全面康复。

(5)团队方式。康复医学的工作方式和特点是多学科、多专业结合起来的战斗整体，通过联合作战的工作方式，综合协调地发挥各学科和专业的作用，才能圆满完成康复工作。

(6)提高生活质量。生活质量又称生命质量，是指人们在躯体上、精神上及社会生活中处于一种完全良好的状态。提高残疾人的生活质量，不仅在躯体上、心理方面，还包括社会、职业方面及健康意识方面。

二、治疗技术的选择

总的原则是科学、规范、合理、综合及个体化的治疗原则。以临床诊断和康复评定为客观依据，针对患者的不同障碍点采取不同的康复治疗技术，从而达到最佳的治疗效果。同时注意随着疾病的变化，要不断调整治疗方案。

第九节　康复疗法小组的组成原则、人员资格要求、基本任务和工作方式

一、康复疗法小组的组成原则

人数尽量精简，人员一专多能。康复治疗小组基本可以康复医师、物理治疗师、作业治疗师和康复护士为主体，如有中枢神经疾病患者，再加入言语治疗师；如有骨科患者，再加入康复工程师；如有严重心理障碍患者，再加入心理治疗师；如暂时无作业治疗师，可由物理治疗师替代；如暂时无言语治疗师，可由康复医师替代；社会工作可由管理人员暂时负责等；如有特殊情况，可根据实际需要，再邀请康复医学科以外的有关专业人员参加。

小组人员的组成随患者病情需要而动态变换。人员的组成应是动态的，应根据康复治疗不同时期患者的需要而随时调整。

二、康复医学专业人员的资格要求及职责

目前，我国康复医疗专业队伍的建设已经起步，各类康复医院人员的职责(岗位责任)正在逐步明确。现参考我国一些康复中心(医院)和综合医院康复科建立的岗位责任制度，结合国外经验，综合介绍康复医疗人员的职责。

(一)康复医师

康复医师(rehabilitation physician，physiatrist)是医科大学毕业后再以住院医师的方式接受康复医学专业培训并取得国家认可资格的专业医师，是康复治疗小组的组织者和领导者。在没有康复医师的单位，可暂时由受过康复医学培训的其他专业医师代替。其职责包括：

(1)接诊患者，采集病历及作体格检查。经功能评定后，列出患者有待康复的存在问题，制订进一步检查、观察及康复治疗计划。

(2)对住院患者负责查房或会诊，及时开出临床康复医嘱或作康复处理。对门诊患者进行复查及处理。

(3)指导、监督、协调各部门康复治疗工作。

(4)主持病例讨论会、出院前病例分析总结会(决定能否出院及出院后的康复计划)。

(5)高年资医师主持康复治疗组，负责领导本专业分科领域的康复医疗、科研、教学工作。

(二)康复护士

康复护士(rehabilitation nurse)是受过康复医学培训的护士。康复护士在康复病区工作，负责住院患者的临床康复护理。其职责包括：

(1)执行基本护理任务。

(2)执行康复护理任务

1)体位护理。

2)膀胱护理。

3)肠道护理(控制排便训练等)。

4)压疮护理。

5)康复心理护理。

6)配合康复治疗部门，在病区为患者进行床边物理治疗、作业治疗(尤其日常生活活动训练)、语言治疗。

7)指导患者使用轮椅、假肢、矫形器、自助器具。

8)协助患者作体位转移。

(3)对患者及其家属进行康复知识教育。

(4)进行医学社会工作。作为患者与其家庭之间、患者与其工作单位之间、患者与其社区之间的桥梁，反映患者的思想情绪、困难和要求。

(5)保持病区整齐、清洁、安静、有秩序，保证患者有良好的生理、心理康复环境。

(三)物理治疗师

物理治疗师(physical therapist，physiotherapist，PT)是中学毕业后再接受3～4年物理治疗专业教育，并取得国家认可资格的治疗师。在尚无物理治疗师的单位，可暂时由受过物理治疗专业培训的护士代替。主要负责肢体运动功能的评定和训练，特别是对神经肌肉、骨关节和心肺功能的评定与训练。经评定后制订和执行物理治疗计划。其职责包括：

(1)进行运动功能评定。如对肌力、关节运动范围(ROM)、平衡能力(坐位、立位)、体位转移(transfer)能力、步行能力及步态的评定。

(2)指导患者进行增强肌力、耐力的练习。

(3)指导患者进行增加关节运动范围的体操。

(4)指导患者进行步行训练,提高步行能力,纠正错误步态。

(5)指导患者进行各种矫正体操、医疗体操,提高神经肌肉、骨关节等的运动功能,并调整内脏功能和心理精神状态。

(6)为患者进行牵引治疗、手法治疗和按摩推拿治疗。

(7)指导患者进行医疗运动,如健身跑、太极拳、八段锦、医疗气功等,以增强体质,调整内脏功能,促进康复。

(8)为患者进行电疗、光疗、水疗、超声治疗、热疗、冷疗、磁疗等物理因子治疗,以及生物反馈等治疗。

(9)对患者进行有关保持和发展运动功能的康复教育。

(四)作业治疗师

作业治疗师(occupational therapist,OT)是中学毕业后再接受 3～4 年作业治疗专业教育,并取得国家认可资格的治疗师。在尚无作业治疗师的单位,可暂时由物理治疗师兼任或由受过作业治疗专业培训的护士代替。指导患者通过进行有目的的作业活动,恢复或改善生活自理、学习和职业工作能力。对永久性残障患者,则教会其使用各种器具,或调整家居和工作环境的条件,以弥补功能的不足。具体职责如下:

(1)功能检查及评定。包括:①日常生活活动能力;②感觉及知觉;③认知能力;④家务活动能力等。

(2)指导患者进行日常生活活动训练。

(3)指导患者进行感知觉训练。

(4)指导患者进行家务活动能力训练,包括简化操作、减少体力消耗、避免疲劳等。

(5)指导患者使用生活辅助器具、轮椅、假手和手部支具的制作或使用指导。

(6)指导患者进行工艺治疗,如编织、泥塑等。

(7)指导患者在职业治疗车间进行职业劳动训练(如木工、纺织、机械等,也可由技工师傅指导)。

(8)指导患者进行认知功能训练。

(9)单独或配合职业咨询师,对需改变职业的患者进行职业能力、兴趣的评估,并作职前咨询指导。

(10)了解及评价患者家居房屋的建筑设施条件,如有对患者构成障碍之处,提出重新装修的意见。

(五)语言治疗师

语言治疗师(speech therapist,ST;speech pathologist)是中学毕业后再接受 3～4 年语言治疗专业教育,并取得国家认可资格的治疗师。在尚无语言治疗师的单位,可暂时由受过语言治疗专业培训的作业治疗师或护士代替,对有语言障碍的患者进行训练,以改善其语言沟通能力。其职责包括:

(1)对语言能力进行检查评定,如对构音能力、失语情况、听力、吞咽功能等进行评定。

(2)对由神经系统病损、缺陷引起的语言交流障碍(如失语症、讷吃等)进行语言训练。

(3)发音构音训练。

(4)无喉语言训练(食管音、人工喉发音)。

(5)喉切除、舌切除手术前有关语言功能的咨询指导。

(6)对由口腔缺陷(舌切除后、腭切除后)引起的语言交流障碍进行训练,改善构音能力。

(7)指导患者使用非语音性语言沟通器具。

(8)对有吞咽功能障碍者进行治疗和处理。

(9)对患者及其家人进行有关语言交流及吞咽问题的康复教育。

(六)假肢及矫形器师

假肢及矫形器师(prostheitist,orthotist)是受过假肢和矫形器培训的技师。在假肢及矫形器科(室)或专科门诊中工作,接受康复医师或矫形外科医师介绍来诊的患者。其职责包括:

(1)假肢/矫形器制作前,对患者进行肢体测量及功能检查,确定制作处方。

(2)制作假肢或矫形器。

(3)将做好的假肢或矫形器给患者试穿,并做检查,然后进一步修整,直至合适为止。

(4)指导患者如何保养和使用假肢/矫形器。

(5)根据穿戴使用情况复查的结果,如有不合适或破损，对假肢/矫形器进行修整或修补。

（七）心理治疗师（临床心理工作者）

心理治疗师（clinical psychologist）是大学心理系毕业的专业治疗人员。在尚无心理治疗师的单位，可暂时由受过心理治疗专业培训的医生和护士代替。心理治疗师在康复协作组内配合其他人员为患者进行必要的临床心理测验，提供心理咨询及进行必要的心理治疗，帮助治疗组和患者本人恰当地确定治疗目标，以便从心理康复上促进患者全面康复。其职责包括：

（1）进行临床心理测验和评定，如精神状态评定（焦虑症、抑郁症）、人格测验、智力测验、职业适应性测验等。

（2）根据心理测验结果，从心理学角度对患者总的功能评估及治疗计划提供诊断和治疗意见。

（3）对患者提供心理咨询服务，特别是就如何对待残疾，如何处理婚恋家庭问题和职业问题等提供咨询。

（4）对患者进行心理治疗。

（八）社会工作者

社会工作人员（social worker）是大学社会学系毕业并受过康复医学基础培训的人员，一般宜在大型康复中心或康复医院设置。若在大型康复中心尚无上述人员时可暂时由受过康复医学培训的管理人员代替。社会工作者作为促进患者康复的工作人员，其职责如下：

（1）了解患者的生活方式、家庭情况、经济情况及在社会的处境，评估其在回归社会中有待解决的困难问题，并根据法规和政策帮助解决其实际困难。

（2）向患者征询意见，了解其对社会康复的愿望和要求，共同探讨在出院后准备如何适应家庭生活和回归社会，如家居和工作环境的无障碍设施的改造。遇有思想和态度障碍，向患者进行解释、鼓励和说服。同时，也应向患者的家属做同样的征询意见和解释说服工作。

（3）帮助患者与其家庭、工作单位、街道、乡镇、政府福利部门和有关的社会团体联系，争取得到他们的支持，以解决一些困难问题，为患者回归社会创造条件。

（九）职业咨询师

职业咨询师（vocational counselor）作为促进患者职业康复的工作人员，其在康复中心（医院）的职责如下：

（1）了解和评估患者的职业兴趣、基础和能力。

（2）对新就业或须改变职业的患者提供咨询。

（3）组织集体的或个别的求职技能训练，如开设讲座、教患者如何写求职信和参加求职面试，并进行有关工作态度、工作纪律等方面的辅导。

（4）帮助患者与职业培训中心、民政福利及劳动人事部门联系，提供就业信息，沟通就业渠道。

（十）中医师或康复治疗师

1. 中医师（chinese traditional physician or therapist）

中医师是受过康复医学培训并从事康复医学工作的专业人员。中医师参加康复治疗组能使康复医疗贯彻中西医结合的原则，更好地利用传统中医学的优势。其职责为：

（1）参加康复治疗组病例讨论会，从中医观点对制订患者总的康复治疗计划提出建议。

（2）负责院内或协作组内的中医会诊，及时对需使用中医方法以促进康复的患者开出中医中药的医嘱、处方。

2. 针灸师（acupuncturist）

在康复治疗组中或根据医师转诊要求，经诊察后对需要针灸镇痛、治疗瘫痪、麻木或其他症状的患者进行针灸，以促进康复。

3. 推拿按摩师（masseur，manipulation therapist）

在康复治疗组中或根据医师转诊的要求，经诊察后对患者进行手法和推拿按摩治疗，以促进运动和感知觉功能的恢复，缓解疼痛，调整内脏功能，并预防继发性残疾。

（十一）文体治疗师

文体治疗师（recreation therapist）通过组织患者（特别是老人、儿童残疾者）参加适当的文体活动，促进身心康复并重返社会。其职责为：

（1）了解和评定患者的生活方式特点、业余爱好、兴趣、社交能力、情绪行为等特点。

（2）根据诊断及上述评定，制定患者的文体活动治疗计划。

（3）组织患者参加对身心功能有治疗意义的文

娱活动，如游戏、文艺表演、音乐欣赏、电影欣赏、室内球类活动(台球、保龄球等)。

(4)组织患者参加治疗性体育运动、残疾人适应性体育运动，如乒乓球、轮椅篮球、游泳、羽毛球、划船等。

(5)组织患者走向社会到医院外参加有趣的或有意义的社交活动，如到购物中心或百货公司购物，旅行参观，参加夏令营活动、社区俱乐部活动、节日庆祝活动，促进患者与社会结合。

(6)指导患者建立均衡、健康的生活方式，在如何利用业余、闲暇时间，以及如何养成健康的休闲的消遣习惯方面提供咨询。

(十二)康复治疗师

康复治疗师(rehabilitation therapist)在基层单位工作，由于治疗人员少，无法按专科分工，故需配备一专多能的康复治疗师。其职责为：

(1)对患者进行基本的运动治疗、物理因子治疗、作业治疗，在需要时也可进行一些简单的语言治疗和心理治疗。

(2)对患者进行简单的手法按摩、推拿治疗，在需要时也可进行一些针灸治疗。

三、康复疗法小组的基本任务

患者入院后，召开会议对其进行康复评定并制定完整的康复治疗计划；在患者住院过程中，对其进行定期的联合查房；治疗中期对患者再次进行阶段性功能评定和修改其康复治疗计划；出院前，对患者进行最后的功能评定及研究制定其出院后的康复安排。

四、康复疗法小组的工作方式

康复医学需要多种专业服务，采用多专业联合作战的方式，共同组成康复治疗团队(team work)。领导者为物理医学与康复医师(physiatrist)，成员包括物理治疗师、作业治疗师、言语治疗师、心理治疗师、假肢与矫形器师、文体治疗师(recreation therapist，PT)、社会工作者(social worker，SW)等。在组长领导下，各种专业人员对患者进行检查评定，在治疗方案设定中各抒已见，讨论患者的功能障碍的性质、部位、严重程度、发展趋势、预后、转归，提出各自对策(包括近期、中期、远期治疗方法与目标)，然后由物理医学与康复医师归纳总结为一个完整的、分阶段性的治疗计划，由各专业人员分头付诸实施。治疗中期，再召开治疗组会，对计划的执行结果进行评价、修改、补充。治疗结束时，再召开治疗组会对康复效果进行总结，并为下一阶段治疗或出院后的康复提出意见。康复治疗团队各成员围绕共同目标，分工协作，及时沟通，相互理解和支持，防止依赖、脱节或矛盾现象的出现。

第十节　康复疗法中的文化、伦理、政策法律问题

一、康复医学当中的文化、伦理问题

文化有地域差异，不同的地域表现出不同的文化特征。尽管康复医学作为现代医学体系的重要组成部分，是现代社会文明成果不断发展的产物，但仍然受文化地域的影响，在康复医学的产生、形成和发展过程中因文化地域不同而表现出各自的一些特点，这种差异性也给康复医学注入了新的理解和文化内涵。较为突出的是中国传统康复疗法技术和美国的整脊疗法。

中国传统康复疗法是在中华民族传统文化这块沃土上成长起来的，是在长期的医疗康复实践中，吸收了儒、释、道、武等许多领域中的相关理论和方法，并在实践中进行改造和完善，形成了独特的康复疗法体系。由于许多康复疗法本身就是中医疗法，还有一些疗法虽然起源于其他领域，如佛教和道教的一些气功方法，但是其作用对象是患者，是以帮助患者恢复或改善机体的功能为基本目的，从某种程度上来看已不同于其最初的形式。

美国整脊学历史悠久，是美国传统文化的一部分，各州都建立了培训机构和学校，大多数学校教学内容成熟丰富完备，深受民众欢迎。美国医疗保险业(付费)也给予美国整脊术“次物理治疗”的地位(整脊学只有手法部分，没有药物部分)。

但是文化并不等同于科学，医学科学有其严格的界定。临床医疗当中保留有一部分经验方法，如整脊术和针灸方法就属于这一类，这些方法经反复的科学实验证明，是否给患者使用这些经验方法结果不一样。这就是为什么在美国主流医学当中保留了这部分经验方法，并以“补充替代医疗(学)”这个类别收录在《美国物理医学和康复医学》的教科书里的原因。因此，要将中国传统医疗技术在世界上发扬光大仍然有很长的路要走。

二、康复医学中有关伦理问题

医学伦理学是用伦理学理论和原则，来探讨和解决医疗卫生工作中人类行为的是非善恶问题。公元前4世纪的《希波克拉底誓言》和公元7世纪中国孙思邈的《大医精诚》是医学伦理学的最早文献。如“若有疾厄来求救者，不得问其贵贱贫富，长幼妍媸，怨亲善友，华夷愚智，普同一等，皆如至亲之想；亦不得瞻前顾后，自虑吉凶，护惜身命”，等等。

伦理学或称道德哲学，是对道德的哲学研究。道德是关于人类行为是非善恶的信念和价值，体现在关于人类行为的规则或准则中。伦理学是对道德的哲学反思，是对人类行为的规则或准则进行分析，提供论证，以解决在新的境遇中不同价值冲突引起的道德难题。

医学伦理学来源于医疗工作中医患关系的特殊性质。病人求医时一般要依赖医务人员的专业知识和技能，并常常不能判断医疗的质量；病人常常要把自己的一些隐私告诉医务人员，这意味着病人要信任医务人员。这就给医务人员带来一种特殊的道德义务：把病人的利益放在首位，采取相应的行动使自己获得并保持住病人的信任。

所以，刻画医患关系基本性质的是信托模型：信托关系基于病人对医务人员的特殊信任，信任后者出于正义和良心会真诚地把前者利益放在首位。

现代医学伦理学则有两个新的方面：其一，由于医疗卫生事业的发展，医学已经从医生与病人间一对一的私人关系发展为以医患关系为核心的社会性事业。作为一种社会性事业，就要考虑收益和负担的分配，以及分配是否公正的问题，尤其是卫生资源的公正分配和尽可能利用这些资源使最大多数人得到最佳医疗服务等涉及卫生政策、体制和发展战略问题。这构成了医学伦理学一个新的内容，即公益论。

其二，以往医学伦理学提出的医生的道德义务，或道德价值和信念都是绝对的，是一种“至上命令”，因为它们的权威被认为来自神圣的宗教经典，或来自不朽的医圣。因此，不管是以法典还是案例体现的这些规范或价值，都无条件地适用于一切情况。

但由于生物医学技术的广泛应用和迅速发展，医疗费用的飞涨，以及价值的多元化，现代医学伦理学更多地涉及患者、医务人员与社会价值的交叉或冲突，以及由此引起的伦理学难题。如外伤术后的医生没有让患者做康复，引起患者功能障碍，这就牵涉到患者的知情权和选择权，而医生则会面临法律法规方面的难题。因此，正确面对康复医学当中的文化和伦理学问题是当代康复医学工作者必须要充分重视的问题。

三、有关康复的政策法令

自1949年以来，为了实现残疾人“平等、参与、共享”的目标，全球范围内已提出了一系列国际宣言。2000年3月10—12日在北京举行了一次“全球国际社会团体关于残疾问题的峰会”。这次会议的热点就是通过了《北京宣言：关于21世纪残疾人的权益》。此前，已发表过的文件包括：《联合国关于人权的共同宣言》(1949)、《八十年代的宪章》(康复国际，1980)、《有关残疾人士工作的世界行动计划》(联合国，1983)、《联合国关于儿童权益的准则》(1989)、《关于妇女问题的北京峰会》(1991)、《关于实现残疾人享有平等机会的标准规程》(联合国，1993)。1971年联合国第26次大会通过2856号决议：《精神迟滞者权利宣言》。1975年联合国第30次大会通过决议《残疾人权利宣言》。1982年联合国第37次大会通过3758号决议，确定1983—1992年联合国残疾人十年，《关于残疾人的世界行动纲领》。联合国在1993年12月第48/96号决议通过了《残疾人机会均等标准规则》。国际上还规定每年12月3日为“国际残疾人”。世界卫生组织于1980年制定了《国际残疾分类》。2001年卫生组织又修订通过了《国际功能、残疾与健康分类》(ICF)

等。联合国系统文件对推动康复事业的发展起了极为重要的作用。同时一些非政府国际组织(NGO)也对康复事业的发展起着指导、推动作用，如康复国际(Rehabilitation International，RI)、残疾(DPI)、国际物理医学与康复医学学会(International Society of Physical&Rehabilitation Medicine，ISPRM)[1999年由原“国际物理医学与康复医学会”(IFPMR)及“国际康复医学会”(IRMA)合并组成]、世界物理治疗联盟(WCPT)、世界作业治疗师联盟(WFOT)等。

我国现代康复治疗起步较晚。自20世纪80年代初引进以来，受到政府重视。1988年国务院批准颁布实施了《中国残疾人事业五年工作纲要》(1988—1992年)。1990年12月28日全国人大常委会颁布了我国第一部《中华人民共和国残疾人保障法》，于1991年5月15日起生效。该法全面地规定了残疾人权利保障，有利于他们平等参与社会生活，共享改革开放所带来的成果。我国教育部还专门制定了《残疾人教育法》。2000年8月29日又由民政部等14个部、委、会共同发出《关于加强社区残疾人工作的意见》，这个文件也提出了要“推进残疾人社区康复”，“社区卫生服务机构要将残疾人社区康复作为重要工作内容”。2000年11月19日，中共中央办公厅、国务院办公厅转发《民政部关于全国推进社区建设的意见》，我国在每个五年计划期间，都制定有中国残疾人事业计划纲要(八五、九五、十五、十一五)。我国残疾人康复工作的总体目标是：到2005年，在城市和中等以上发达地区的农村，有需求的残疾人70%得到康复服务；在经济欠发达地区的农村达到50%。到2010年，在城市和中等以上发达地区的农村，有需求的残疾人普遍得到康复服务；欠发达地区的农村达到70%以上。到2015年，实现残疾人“人人享有康复服务”。

政府各部委也发布相关文件，推动我国残疾人康复事业。尤其是建设部、民政部和中残联在1988年发布《方便残疾人使用的城市道路和建筑物设计规范》，确定建筑物内、外部的无障碍设计要求。我国已接纳使用国际残疾人相关标识、规定，在大多数公共设施均标有残疾人可以进入、使用的标志；左行时轮椅面向左，右行时轮椅面向右。

近年来，我国还规定每年5月第3个星期天为该年“全国助残日”，每年有特定的目标和主题。开展全国助残日活动，不仅可以为残疾事业做许多具体、切实、有效的工作，也可以不断地教育群众，提高人们对残疾的认识与康复意识。

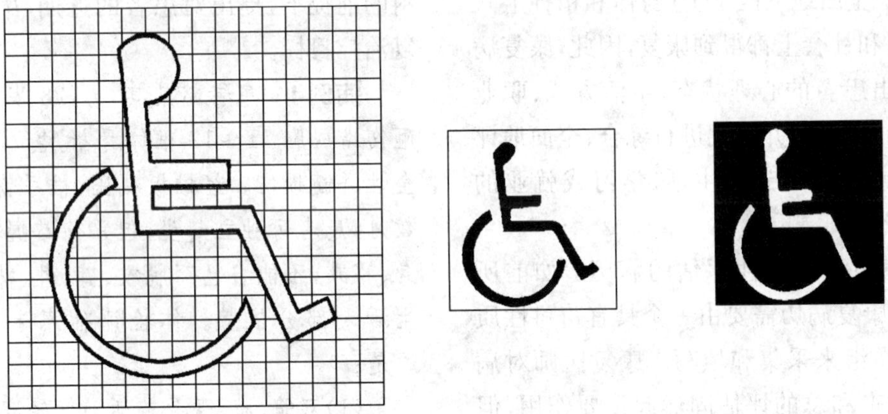

A　B

图1-20　国际通用无障碍图标

A. 比例图　B. 常用图形

第十一节　康复疗法病历与处方书写规范要求

一、康复病历的特点

康复病历主要是为有功能障碍、需要康复的残疾人或慢性病者、老年病者而设的。与其他临床科为急性病患者所设的病历相比，康复病历有以下几项特点。

(1)康复病历是以残疾为中心的病历。其他临床专科病历则以疾病为中心。因此，康复病历在明确了疾病的医学诊断后，更重视疾病所引起的功能丧失。在病历上应反映出功能的水平、障碍的性质和程度、残疾的范围、患者对残疾的适应情况，以及分析康复上要解决的问题，拟订康复的方案。

(2)康复病历是功能评定的病历。普通病历只重视对临床症状和病理体征的描述，而康复病历则要对运动、感觉、言语、心理和生活、学习、工作的活动功能作出详细的评估，尤其重视评估剩余的功能，以估计康复的潜力，并拟订功能康复的战略(采取的途径、重点等)。

(3)康复病历是综合评估的病历。由于康复的目标是要让患者全面地从医学上(身体和精神上)、教育上、职业上和社会上都得到康复，因此，康复病历应全面反映出患者的心理状态、生活方式、职业情况、社会生活等资料，并对此进行综合、全面地评估。注意疾病或残疾对患者生活、学习或就业的影响。

(4)康复病历是跨科性评估的病历。如前所述，一个完整的康复病历需要由一个具有跨科性质的康复专业协作组来采集和填写。康复医师对病历采集、体格检查和总的评估固然起重要作用，但综合、全面的评估则是由多个分科的专业化的评估组成的。例如，进行多种作业能力的评估要靠作业治疗师，言语能力的评估要靠言语治疗师，心理、认知功能和精神状态的评估要靠康复心理学工作者，患者的社会福利、家庭问题等的评估要靠社会工作者。由此可见，分科病历是必要的。康复专业协作组通过分工合作，共同完成对患者的综合评估任务。

二、康复病历与康复协作组

在上述跨科性评估的病历中，康复专业协作组体现出6种功能。

1. 把握患者的整体需求——认识的功能

就是说，作为康复医学工作者，不仅要了解、认识患者躯体功能的障碍，同时还必须了解这种躯体功能障碍可能给患者在生活、职业能力和心理社会能力方面造成的影响程度，以及患者本人对康复疗效的期望值。这样，在对患者的情况有了全面认识的基础上，才能制定出切实可行的康复治疗计划。

2. 对康复治疗的结果进行预测——预测的功能

康复专业协作组各成员在对患者进行病历采集、体检和总体评估的基础上，经协作组做出综合全面的评估，并以此为依据对经过康复医疗、训练之后患者可能达到的康复目标进行预测。

3. 决定康复治疗的基本方针——构思的功能

康复专业协作组在综合研究、分析患者评估材料的前提下，提出对患者的近期、中期和远期的康复治疗目标。

病例1　患者赵某某，男，28岁，工人。因石块砸伤造成胸11～12椎体骨折脱位，相应节段有完全性脊髓损伤。经椎板减压、椎弓钢钉内固定术后数月，患者可独立起坐，但平衡掌握不稳，不能够翻身、移乘，不能自己穿脱衣、裤、鞋、袜，尿自溢，日常生活大部分依赖。体检评估患者存在的主要问题是：

(1)双髋、膝、踝关节活动度轻度受限。

(2)坐位平衡功能丧失，不能移乘。

(3)上肢肌力差。

(4)ADL大部分依赖。

针对患者以上情况，康复专业协作组提出如下康复治疗目标：

(1)近期目标：改善双下肢关节活动度，改善坐位平衡，提高上肢肌力。

(2)中期目标：ADL大部分自理。

(3)远期目标:经综合全面康复治疗后,促进患者回归社会。

病例2　患者吴某某,男,51岁,干部。1997年8月3日突然感觉四肢麻木,右侧肢体活动受限,言语不清,入某医院急诊,临床诊断为"左侧基底节区脑梗死",经临床治疗后病情稳定,同年12月转入系统康复治疗。体检评估患者存在的主要问题是:

(1)患侧上肢及手指肌张力高,无分离运动,肩、肘、腕关节稳定性差。

(2)异常步态(患侧足内翻、立脚期短、骨盆后倾)。

(3)下肢肌张力高。

康复专业协作组提出如下康复治疗目标:

(1)近期目标:矫正异常步态,降低下肢肌张力。

(2)ADL大部分自理。

(3)经全面康复(包括心理、社会等康复)后,回归社会。

4. 决定康复治疗的内容和责任的分工——计划的功能

在明确了对患者的康复治疗基本方针之后,专业协作组即提出详细的康复治疗计划并做出康复治疗的具体分工。

5. 落实康复计划的具体实施——实行的功能

根据康复治疗的总体计划,康复专业协作组的相关成员包括PT、OT、心理工作者等分别去落实具体操作各自的康复治疗项目,使康复治疗计划进入实施阶段。

6. 小结和评定康复治疗的结果——评估的功能

这一操作贯穿于患者康复治疗的全过程。也就是说,在康复治疗的进程中,要不断地根据康复治疗的效果、出现的问题适时地进行评估研讨、小结,提出相应的应对措施。

三、康复病历的三期评定

康复评定,主要是指对患者的全面性功能评定,包括对运动、感觉、知觉、语言、认知、职业、社会生活等方面的功能性评定。完整的康复病历应当包含有三期评定的内容。通常的康复治疗计划,入院患者都由康复专业协作组对其进行"三期"评定,即初期评定、中期评定和末期评定。

(一)初期评定

初期评定就是在对患者进行制定康复计划和开始康复治疗之前进行的首次评定。一般是在患者入院后的7~10天内完成。由协作组组长(一般由康复医师担任)牵头,协作组各专业成员根据各自对患者检查评估的情况,集中研讨以下内容:找出患者的主要功能障碍,确定康复治疗的目标,制定康复治疗计划和注意事项,预测康复治疗效果,以及可能影响康复治疗的因素,尽早对患者实施康复治疗。初期评定在整个康复治疗过程中起着重要作用。

(二)中期评定

中期评定是在康复疗程的中期进行,原则上1个月评定1次。如果患者住院时间较长,可进行多次评定。目的是了解经过一段时期的康复治疗后功能的改变情况,并分析改变的原因,以此作为调整康复治疗计划的依据。

(三)末期评定

末期评定是在康复治疗结束患者回归社会或出院前1周进行。其目的是估计患者总的功能状况,评价康复治疗效果,提出今后重返社会或进一步康复的建议。将评定重点放在与运动能力、生活自理能力、工作社交能力等相应的功能方面。通常评定的项目有:运动能力检查(关节运动、肌力、关节活动度、平衡功能、关节运动协调能力等)、日常生活能力评估、语言功能(听力、说话能力、书写能力等)、医学心理学检查(精神状态、心理及行为表现)、神经肌肉电生理学检查、职业能力评估、社会生活能力评估、小儿智力发育评估检查等。

四、康复病历的计算机管理

随着医院计算机管理网络化,信息存储介质——光卡和Ic卡的应用及Internet的全球化,用计算机管理病历(电子病历)已成为病历管理的必然趋势。

康复病历实现计算机管理化,它是医院信息管理系统的一部分,是以康复科患者信息为中心,围绕患者的康复诊疗活动,实现患者信息的存储、处理和通信,其功能是发展的,随着康复医学、信息技术和医院管理需要的发展,将不断对其提出新的要求。如何使其既能实现与其他电子系统的信息共享和流通，又能适应未来发展的需要，这是一个复杂的问题，解决这一问题的关键是必须有一个能在较长时期内比较稳定的实施策略和系统框架。首先，必须保证康复数据的稳定，科学地反映出康复病历中不同部分之间的逻辑关系。其次，保持其结构及接口的稳定，以电子病历的思想与方法来协调其与各子系统之间的接口，在稳定的基础上实现扩展。

尽管计算机管理病历有很好的发展前景，但真正取代纸张病历还需要很长的发展过程。由于我国目前计算机普及程度不够，医院的网络建设水平差距比较大。需要投入大量资金，同时还有在技术上的障碍，即如何定义电子病历的存储结构、如何保证信息的安全性、如何实施病历信息的备份和转储机制等，只有在实践中坚持对电子病历进行不断的改进，才能使其逐渐完善。

五、病历的重要意义及书写要求

(一)病历的重要意义

病历是临床医生在诊疗工作中的一份全面记录和总结，有丰富的调查研究资料，反映了疾病的全过程，可作为患者再次患病时诊断与治疗的参考，并为临床教学、医学科研和法律提供宝贵的材料与重要依据。此外，完整的病历还深刻体现着一个医疗单位医疗、教学科研水平及医院管理水平。康复科病历的内容和格式虽然与临床科的病历不同，但基本要求还是一致的，因此，康复科医生必须努力学习，以极其负责的精神和实事求是的科学态度采集和书写康复病历。书写康复病历和各项记录也是康复医疗科医务人员的基本训练内容之一。

(二)病历记录书写的基本要求

(1)病历记录必须有严肃认真的态度，要客观地如实反映病情。

(2)病历摘要必须要有概括性与系统性，能确切反映病情特点，可作为初步诊断的依据。

(3)重点围绕需要康复疾病的询问、检查记录。

(4)病历书写要文字通顺、词句精练、标点正确、字迹清晰，不得涂改。

(5)符合实际：①除婴幼儿、危重患者等少数特殊情况外，一般要根据患者本人叙述的病情来记录病史；②有关症状、检查结果、治疗反应、效果等情况的书写均应符合实际情况，不得夸张、缩小、遗漏或伪造；③病史、处方、复诊应由直接负责检查和决定治疗的医务人员进行记录，治疗记录应由直接负责实施治疗操作的医务人员进行记录。

(6)全面完整：①对患者病情的发展经过、时间、合并症、各项检查(包括体格检查、化验、X光检查、超声检查、病理检查等)的主要阳性与阴性结果，以及各种治疗的经过与效果、病历号、X光号、病理号等均应详细记录备查，但应突出重点；②对其他重要性的全身性伴随疾病，如高血压、冠心病等情况应有记载，作为决定治疗方案的参考；③处方和治疗记录的各个项目应完备，如有特殊注意事项应予注明。

(7)科学性：①有关各种症状、体征的记录应详细描述其部位、性质、程度、时间、变化等；②有关长度、围径、面积、体积、角度、体温、血压等情况，宜用仪器进行测定，并用数字表示，不得笼统叙述；③必要时应对病情变化、治疗反应、效果加以讨论分析，并拟定治疗计划。

(三)病历的内容和要求

1. 一般项目

患者姓名、性别、年龄、职业、病历号、地址、日期等。申请康复的病房病床号、康复病号等。

2. 病史摘要

(1)主诉写出进行疾病的主要症状及持续时间。

(2)疾病的发生和诱因，各种症状的部位、性质、程度、持续时间、发展过程及合并症等。

(3)接受过何种检查及治疗(包括康复)，其效果如何，有何不良反应。

(4)有何主要伴随疾病。

(5)有关既往史，主要叙述与现在病症有关的主要的过去疾病史及治疗情况，如无特殊，可以从略。

3. 体格检查

每个康复患者都应做必要的检查。若专科已进行检查，应择要记入康复病历内。有关的重要阳性和阴性体征按全身、局部、从上到下的顺序进行记录。特殊检查包括有关的重要阳性和阴性化验、X光检查、CT检查、超声检查、核医学检查等的结果。

4. 诊断

先写出需进行康复的疾病名称，再写其他主要疾病的名称。

5. 康复评定

包括初期、中期、末期的康复评定。

6. 出院指导

包括出院的健康指导，如还存在障碍的，进行社区康复。

六、康复处方的书写规范

（一）康复治疗处方的种类及内容

1. 物理疗法处方

(1)运动疗法处方。

(2)牵引疗法处方。

(3)徒手疗法及按摩疗法处方。

(4)电、光、声、磁、水等疗法处方。

2. 作业疗法处方

3. 言语疗法处方

4. 心理疗法处方

5. 中医康复疗法处方

6. 康复工程处方

(1)假肢处方。

(2)矫形器处方。

(3)轮椅处方。

(4)其他专用辅助品等处方。

（二）康复处方的内容

康复处方的内容包括：

(1)患者一般情况，包括姓名、性别、出生年月、病案号等。

(2)疾病诊断和康复评定结论。

(3)病历和康复评定摘要。

(4)治疗所针对的功能障碍种类或治疗部位。

(5)治疗方法，包括治疗持续时间、频度（次/日，次/周）、治疗总次数。如为光、电、声、磁、水、蜡等治疗，尚需对照射距离、剂量、电极、声头、磁场强度、温度等作出明确的规定。

(6)治疗注意事项。

(7)处方日期。

(8)医师签名。

（三）康复处方形式

康复处方为治疗师提供明确的治疗目的和基本方法，可保证在康复评定会议上的决定得到贯彻。但康复医师可根据具体情况采取下列两种处方的形式：

1. 规范处方

按上述处方要求的内容规范地由康复医师填写，交由治疗师按处方内容执行。这种形式适合于单位中有受过正规康复医学训练和有较丰富经验的康复医师的情况。

2. 协定处方

康复处方基本上按上述处方内容填写，但在具体治疗细节上，医师与治疗师事先已有商定。医师只提出治疗技术种类和范畴，而不做过细的规定。至于技术细节，由治疗师在训练患者时酌情具体掌握，使其能根据实际病情和治疗反应充分发挥自身的治疗技术，这种方式适合于单位中有受过正规训练和有丰富临床经验的治疗师的情况。

（四）物理治疗单书写要求

1. 治疗单应用钢笔或圆珠笔书写（住院病历必须用钢笔书写），力求通顺、简练、完整准确，字迹清楚，避免涂改、剪贴。每次记录均应有签名。

2. 病人初诊时，接诊医生负责书写诊察日期（年、月、日）、姓名、性别、年龄、职业、病历号、科别（病床号）、简要病情、诊断。并开医嘱（包括治疗种类、部位、剂量、时间、治疗次数或复诊日期），同时画出治疗方法、部位的示意图。

3. 病人复诊时，接诊医生负责书写复诊日期、病情变化、诊断变化和治疗反应。需要更改医嘱时，应在医嘱栏内书写更改日期、更改项目，必要时更改示意图，注明再次治疗的次数或复诊日期。对上级医师有关诊断治疗的意见或特殊的检查应及时记录。

4. 医生、护士（治疗技师）给病人进行治疗操作后，操作者负责书写治疗方法、日期、剂量、时间，并签名，在治疗过程中，患者出现重大病情变化或异常反应时，应由护士（治疗技师）予以记录。

5. 患者疗程结束时，经治医生根据诊察结果和护士（治疗技师）反映的情况，及时在治疗单上作出疗效判定。对重点观察病人还应作出治疗小结。

6. 主任医师、主治医师应经常检查下级医生的病历和治疗单的书写质量。科主任、护士长（科组长)应经常检查各室治疗记录的书写质量。发现问题及时指出并督促补充改正。

(五)物理治疗处方的内容和要求

针对病情选择合适的理疗种类。对病情比较复杂的,如何进行理疗要有个通盘考虑,先解决什么问题,后解决什么问题,用一种理疗或综合治疗等都应考虑到。一般是先解决急性的,痛苦较大的。一个理疗处方,应包括治疗种类、部位、范围、波型、频率、剂量、时间和疗程次数、签名。

1. 理疗种类规格

如50W(或小型)超短波、200W(或大功率)超短波、200W白炽灯、500W白炽灯。

药物离子导入时应写明药物的浓度和导入极性。常用的药物浓度如已有明确规定可以不写。

2. 治疗部位

按解剖学名称书写治疗部位,治疗部位应非常具体明确,如肢体左侧、右侧、近端、远端,甚至应写明距离多少厘米、面积大小等。

3. 治疗方法

项目要明确,为简便起见,可用统一代号,一般康复科常用英文名称代号字母。各种计量单位要采用通用的代号。度量衡单位要采用统一的公制单位。各种数量均用阿拉伯数字表示。如:

Bd	生物剂量	P	功率
D	剂量	Pf	脉冲频率
d	距离	Pw	脉冲、脉冲宽度
E	电极	R	辐射器
f	频率	T	温度
fd	频(率)差	t	时间
G	重力	tr	脉冲上升时间
H	磁场强度	tf	脉冲下降时间
I	强度	V	电压
M	方法	WI	波长
MED	最小红斑量	WS	波形
Mh	磁头		
m	米	min	分
dm	分米	s	秒
cm	厘米	Hz	赫兹
mm	毫米	kHz	千赫
μm	微米	MHz	兆赫
nm	纳米(毫微米)	A	安培
A	埃	mA	毫安培
kg	千克、公斤	V	伏特
g	克	mV	毫伏
mg	毫克	kV	千伏
L	升	mW	毫瓦
ml	毫升	W	瓦特
m^3	立方米	kW	千瓦
cm^3	立方厘米		
h	小时	Gs	高斯

4. 治疗频次

(1)可以用简明代号表示。如:bid,每日2次;sid,每日1次;6/w,每周6次;3/w,每周3次;2/w,每周2次。

(2)同时进行两种治疗,而这两种治疗又必须按一定顺序进行,应予注明。

(3)最后应写明进行多少次治疗,以便按计划进行治疗,定时复诊。

5. 处方图示要求

(1)处方以文字和图案两种方式同时表达则更具体明确,便于操作者理解处方并遵照执行。

(2)处方的图示应尽可能做到既能较准确地表明治疗部位,又能大体表明治疗种类和方法,因此,必须统一图样,但不宜过于繁琐。

(3)文字处方必须与图示一致。更改文字处方时,必须同时更改图示。

6. 处方举例

(1)直流电I导入于双眼

E 眼极×2,150cm^2×1

I 5～8mA

t 15～20s

6/w,10次

(2)感应电于喉部

E 60cm^2×2

I 耐受量

t 15～20s

6/w,10次

(3)间动电于腰部

E 大圆电极×2

I 耐受量

T 疏密、间升各3～5s

6/w,3次

(4)共鸣火花于头皮

E　梳状电极×1

M　接触移动法

I　弱至中

t　5～8s

6/w,5 次

(5)中波于宫颈、腰骶部

E　300cm^2×1,阴道电极×1

I　0.6～1.0A

t　20～30s

6/w,10 次

(6)50W(或小功率)超短波于右耳

E　中号电极×2,并置

D　微热量

t　10～15s

6/w,4 次

(7)200W(或大功率)超短波于右下腹部

E　垫式电极×2

D　温热量

t　15～20s

6/w,10 次

(8)微波于右肩

R　圆形

D　10～8cm

P　60～80W

t　10～15s

6/w,10 次

(9)红外线于腰部

P　300W

t　15～20s

6/w,10 次

(10)紫外线红斑量照射于:①腰骶;②左臀;③左股后侧;④左小腿后侧

D1　6BD

D2　8BD

D3　10BD

D4　12BD

①、②同天或③、④同天,均 3/w 交替进行

每次照射前复诊,4 次

(11)蜡疗于双膝

M　蜡饼法

t　20～30s

6/w,10 次

(12)颈椎牵引

G　5～7kg

t　20～25s

6/w,10 次

(六)物理治疗病历记录的管理

为进一步提高医疗质量,开展科学研究,应注意累积原始资料,搞好登记统计,对病历、记录进行科学管理。

1. 治疗室保存

病人治疗的病历记录,在整个疗程中,均由有关治疗室护士负责按病历号或理疗号顺序编排保存。

2. 疗效判断

疗程结束后,患者的病历记录由治疗室送给医生处,医生对患者的治疗效果(包括患者主观感觉与客观检查变化)给以恰当的判断,如痊愈、显效、有效、无效、恶化等。自停者亦应注明以示区别。

3. 分类登记、保存

对已结束治疗的病历和记录应按病种或治疗方法,分类登记在疗效统计卡片上。

根据工作需要,将已结束治疗的病历记录和疗效统计卡片,按病历号、理疗号、病种或治疗方法予以分类归档保存。

第十二节　康复科门诊、接诊工作规范要求

从接诊至出院,康复医疗的整个流程如下:

康复科门诊及接诊由临床各科转来的患者——临床诊察、影像检查、实验室检查及有关专科的会诊——患者初期功能和能力的康复评定——据此制定康复治疗的计划——门诊或住院的康复治疗——治疗中期再次的康复评定——治

疗计划的修订——进一步的康复治疗——治疗后期的康复评定和结局的评定——出院后的安排(重返工作岗位?转到休养所治疗?继续门诊治疗,还是在当地社区治疗等?)

第十三节 康复科治疗室工作规范要求

一、康复医疗机构的诊疗场所

根据需求与条件,二级综合医院的康复医学科一般应有 150～300m^2 建筑面积的业务用房,三级综合医院康复医学科至少应有 300～500m^2 建筑面积的业务用房。如设康复病床,应配置适当面积的康复病房,病房每床净使用面积 5～7m^2。康复医学科应设在方便功能障碍患者抵离的处所。根据需求和条件,既可采取门诊、住院共用的设置方式,也可分别设置门诊部、住院部。康复医学科的通行区域和患者经常使用的主要公用设施,应体现无障碍设计、地面防滑;如设有康复病房,其走廊的墙壁应有扶手装置。康复医学科的地板、墙壁、天花板及有关管线应方便康复设备、器械的牢固安装、正常使用和经常检修。康复医学科应有良好的室温调节措施,地处夏季酷热天气持续时间过长地区的医院,如有条件,可考虑为运动治疗室、作业治疗室安装空调装置。以少年儿童为诊疗对象的康复诊疗室,色彩设计、装饰应适合少年儿童患者的心理特点。

二、康复医疗机构的设备与器材

(一)二级综合医院

康复医学科应根据需求和医院等级,通过购置、自制等适宜方式,配置物理治疗、作业治疗和功能测评类的基本康复设备与器材。酌情配置其他类康复设备与器材。

1. 物理治疗

(1)运动治疗:训练用垫和床,肋木,姿势矫正镜,常用规格的训练用棍和训练用球,常用规格的沙袋和哑铃,墙拉力器,划船器,手指肌训练器,股四头肌训练器,前臂旋转训练器,滑轮吊环,常用规格的拐杖,常用规格的助行器,助力平行木。

(2)其他物理治疗:中频治疗仪,低频脉冲电疗机,音频电疗机,超短波治疗机,红外线治疗机,磁疗机,颈椎牵引设备,腰椎牵引设备。

2. 作业治疗

磨砂板,插板,螺栓,训练用球类,日常生活训练用具。

3. 功能测评

关节功能评定装置,肌力计,其他常用功能测评设备。

4. 其他

传统康复治疗针灸用具,人体、经络穴位示意图或模型,按摩用品(如本院中医科或邻近中医医疗机构开展此类治疗,康复医学科可不配备)。

(二)三级综合医院

康复医学科应按前条规定的原则,在基本配备二级综合医院康复医学科有关设备、器材的基础上,酌情增加如下设备、器材。

1. 物理治疗

(1)运动治疗:训练用功率自行车,功能牵引网架,肩、肘、腕、指、膝、踝、髋等关节被动训练器,轮椅,训练用扶梯。

(2)其他物理治疗:超声波治疗机,蜡疗设备,电动按摩治疗机,紫外线治疗机,制冰设备。

2. 作业治疗

认知功能训练用具,拼板,积木,橡皮泥,上肢悬吊带,木工、金工用基本工具,编织用具。

3. 语言治疗

录音机或语言治疗机,语言测评和治疗用具(实物、图片、卡片、记录本),非语言交流用字画板。

4. 功能测评

心肺功能及代谢功能测评设备,肌电图及其他常用电诊断设备。

5. 康复工程制作

临床常用矫形器的设备、器材、材料(以躯体运动功能障碍康复为主的综合医院,根据需求和条件酌情配备)。

三、康复医疗机构的服务项目

(一)二级综合医院康复医学科

应具有开展以下康复诊疗服务的能力:

1. 功能测定

运动功能测定、日常生活活动能力检查。

2. 物理治疗

(1)运动治疗:耐力运动训练,肌力训练,关节活动度训练,步行训练,牵引疗法。

(2)其他物理治疗:电疗、透热治疗、光疗。

3. 作业治疗

日常生活活动训练。

4. 传统康复治疗

针灸、按摩。

5. 其他

康复工程家庭康复的环境改造指导,简易运动治疗和作业治疗器具、矫形、助行器、自助具的制作指导及训练指导(地处已经广泛开展社区康复工作地区的县综合医院康复医学科,应视当地群众的需求开展相应的指导,具有此项技术能力,其他二级综合医院的康复医学科酌情提供此类服务)。

(二)三级综合医院康复医学科

应在二级综合医院康复医学科诊疗能力的基础上,根据本院康复需求的特点,增加相应的康复诊疗服务。

1. 功能测定

电诊断,感觉功能测定,作业及语言能力测定,临床心理测定,心肺功能测定,偏瘫患者的运动功能测定。

2. 物理治疗

(1)运动治疗:矫正体操,促通治疗手法,中国传统运动疗法。

(2)其他物理治疗:冷疗。

3. 作业治疗

工艺疗法,认知功能训练,手功能训练,手夹板与自助具制作和应用。

4. 语言治疗

常见语言交流障碍的治疗。

5. 心理治疗。

6. 康复工程(以躯体运动功能障碍康复为主的综合医院,根据需求与条件酌情提供相应的服务)

(1)假肢、矫形器处方及训练。

(2)临床常用矫形器的制作。

第十四节 综合医院康复科管理规范要求

我国在发展康复医学事业的同时,逐步建立起国家对康复医疗机构的宏观管理,并朝着制度化、规范化的方向逐步完善。

对康复医疗机构管理的根本目的,是保证各类康复医疗机构具有相应的设施、技术和服务水平,从而保证康复医疗质量,保证康复医学健康发展。主要通过以下4个环节达到上述目的。

一、制定和实行康复医疗机构登记注册标准

这是规范康复医疗市场的必要措施,只有明确规定康复医疗机构应有的设施、人员、服务项目(反映专业技术水平)的最低标准,对不合标准者不予登记或予以取缔,才能杜绝康复医疗机构中的伪(不是康复医疗机构)、劣(质量极差)现象。事实证明,自1994年卫生部颁发《康复医疗机构登记注册条例》后,康复医疗市场的规范化有明显改进。

二、制定和实行康复医疗机构分级标准及管理规范

在卫生部颁布的《综合医院分级管理标准》中,对三级、二级、一级综合医院康复医学科室的设置、规模、人员、设备、职责相应地提出不同的要求。其后,卫生部又颁发了《综合医院康复医学科管理规范》,进一步健全了行业管理的规章制度。这些举措既可推动康复医疗的普及,又能使康复医学科室的专业建设和管理有章可循,康复医疗质量得到保证。

三、对康复医务人员素质、职责制定规范性要求

康复医疗机构的效率、质量，主要取决于康复医务人员的素质。为了保证康复医疗机构能配备合格的康复医务人员，并促进其业务能力不断提高，1992 年卫生部医政司颁布了康复医师、物理治疗人员、作业治疗人员等的培养方案。方案里分别规定了对这些康复医务人员在政治、业务、健康条件等的素质和能力方面的起码要求，使人员的培养和使用管理有所遵循。国家还通过康复医学临床研究生培养、住院医师培养，以及康复治疗师专科培养等渠道，为各地康复医疗机构提供训练有素的康复医务人员。

四、明确提出康复医疗机构的业务发展方针

这些方针是根据中国的具体社会、经济、技术、文化背景而提出的，符合中国国情。包括：

(1)遵循中西医结合途径发展康复医疗。积极采用中西医结合的康复手段，提高康复医疗质量。

(2)与临床各科室密切配合，努力开展临床康复。在我国综合医院里的康复医学科已定位为临床科室，有条件的均应开设康复病床。康复医学科应与神经内科、骨科、儿科、老年病科、内科等密切联系，开展专科临床康复工作，康复医师应有一定的临床基础训练。

(3)康复诊疗应逐步做到规范化。针对我国康复医学还处于创始阶段，各地发展不平衡，康复医疗手段不规范，质量和效果参差不齐，为了保证起码的质量标准，卫生部医政司主持编写了《中国康复医学诊疗规范》，已于 1999 年出版发行，供各地在实行规范性康复医疗服务中参考，这对提高我国康复医疗机构的服务质量有很大的促进作用。

(4)康复医疗机构应与本地区的社区卫生服务部门建立联系，支持社区康复发展。有条件的康复医疗机构应发挥技术资源中心的作用，协助培训全科医务人员和社区康复人员，指导社区康复工作，接受咨询和转诊。把康复保健、医院和门诊康复、医院外的社区康复密切结合起来。

(5)康复医疗机构要与民政部门和残联部门的康复机构密切配合和协作。

第十五节　社区康复的意义、原则和基本任务

一、社区康复的意义

1. 残疾的预防和残疾人的功能康复是社区通过康复预防的措施，防止或减少残疾的发生；并通过康复治疗措施，改善残疾人的生理和心理功能、个体活动能力和重返社会的能力，使他们尽可能做到生活自理、适当活动、与他人沟通和参与社会活动。

2. 使社区内残疾儿童能进入普通学校受教育。

3. 使青壮年残疾人有劳动机会，自食其力，重返社会。

总之，通过社区康复，使残疾人达到全面康复，重新享有生存权利。

二、社区康复服务的原则

社区康复服务在国际上已开展 20 余年，呈现出多模式发展趋势。不论采取何种模式，都应遵循社区康复服务的基本原则。其最终目标是：使所有的康复对象享受康复服务，使残疾人与健全人机会均等，充分参与社会生活。

(一)社会化的工作原则

康复对象通过社区康复服务不仅要实现功能康复、整体康复，而且还要实现重返社会的最终目标，这就需要多部门、多组织、多种人员和力量的共同参与。社区康复是社区建设的一部分，也是社区发展的一部分。社区康复服务只有坚持社会化的工作原则，才能使这项社会系统工程顺利实施。

所谓社会化是以一家包揽的工作方式而提出的，具体是指在政府的统一领导下，相关职能部门各司其职，密切合作，挖掘和利用社会资源，发动和组织社会力量，共同推进工作的原则。社区康复服务自始至终均应遵循这一原则。

（二）以社区为本的原则

随着经济的发展和社会的进步，人们对社会保障、医疗卫生、大众教育、社会生活等诸方面的需求不断增加。近年来出现了社区化发展的趋势，如社区服务、社区卫生、社区教育、社区文化等，即向社区大众直接提供各种服务。改革开放方针的施行和中华民族邻里互助的美德极大地促进了我国康复服务的社区化发展。

以社区为本，就是社区康复服务的生存与发展必须从社区的实际出发，必须立足于社区内部的力量，使社区康复服务做到社区组织、社区参与、社区支持、社区受益。

（三）低成本、广覆盖的原则

低成本、广覆盖是我国卫生工作改革的一个原则，也是社区康复服务应遵循的原则，是指以较少的人力、物力、财力投入，使大多数服务对象能够享有服务，即获得较大的服务覆盖面。具体地说，在社区康复服务中，以较少的投入，保障康复对象的基本康复需求，使大多数康复对象享有可及的康复服务。

（四）因地制宜的原则

社区康复服务既适合于发达国家，也适合于发展中国家，其目的是使大多数康复对象享有全方位的康复服务。由于发达国家和发展中国家在经济发展水平、文化习俗、康复技术及资源、康复对象的康复需求等方面有很大的差异，即使是在欠发达国家和地区也有很大不同。因此，只有根据实际情况，因地制宜地采取适合本地区的社区康复服务模式，才能解决当地的康复问题。

（五）技术实用的原则

要想使大多数康复对象享有康复服务，必须使大多数康复对象及其亲友掌握康复技术，这就要求康复技术必须易懂、易学、易会。因此，康复技术应注意在以下几方面进行转化：

（1）现代复杂康复技术向简单、实用化方向转化。

（2）康复机构的康复技术向基层社区、家庭方向转化。

（3）城市康复技术向广大农村方向转化。

（4）外来的康复技术向适用于本地的传统康复技术转化。

（六）康复对象主动参与的原则

社区康复服务与传统的机构式康复服务的区别之一是，康复对象角色的改变使其由被动参与、接受服务的角色，成为主动积极参与的一方，参与康复计划的制定，目标的确定，训练的开展，以及回归社会等全部康复活动。康复对象的主动参与主要体现在以下方面：

（1）康复对象要树立自我康复意识。

（2）康复对象要积极配合康复训练。

（3）康复对象要参与社区康复服务工作。

（4）康复对象要努力学习文化知识，掌握劳动技能，自食其力，贡献社会。

三、社区康复的基本任务

（一）社区残疾预防

在本社区开展残疾的预防，如预防接种、环境卫生、保健咨询、营养卫生、精神卫生、安全防护、优生优育和卫生宣传教育等。

（二）社区残疾普查

普查本社区残疾发生的情况，包括残疾人数、残疾种类、致残原因、残疾人分布等，建立康复档案和数据库，为制定预防和康复计划，以及科学地管理康复服务工作打下基础。

（三）社区医疗康复

对本社区的残疾人进行以家庭为基地，或以镇（街道）、乡（区）为基地的康复医疗，改善其生活自理能力和劳动能力，逐渐适应家庭及社会生活。与此同时，将复杂和疑难病例转诊上送到较高层次的机构进行康复医疗。社区的小型康复中心应在社区邻里中发挥承上启下的中间性康复设施的作用。

（四）社区职业康复

对本社区内有劳动能力的残疾人提供就业咨询和辅导，给予必要的职业训练，帮助他们解决就业问题。

（五）社区教育康复

帮助本社区残疾儿童上学，或组织社区内残疾儿童的特殊教育。

（六）社会康复

组织本社区残疾人的文娱体育和社会活动，并为残疾人尽可能全面地参与社会生活创造条件，如对社区的群众、残疾人、家属进行宣传教育，消除歧视残疾人的偏见，帮助他们融入社会。还可以帮助残疾人改建家居环境及社区内生活环境，以有利于生活和工作。

第十六节　社区康复工作人员的选择、培训与职责

一、我国社区康复工作人员的选择

选拔与培训社区康复工作人员的数量，主要取决于需要得到社区康复服务的康复对象的数量。由于残疾人是主要的康复对象，现以残疾人为例进行社区康复服务需求人数的预测。

世界卫生组织对15个发展中国家残疾人的各种康复需求调查显示，在占总人口8%～10%的全部残疾人中，约有占总人口3%的残疾人需要康复，其中约1.5%需要医疗康复，约1.5%需要职业康复。医疗康复是残疾人全面康复的先决条件。在我国目前阶段，对社区康复工作者开展培训，应以医疗康复为主要培训内容。

残疾人抽样调查结果表明，我国约有各类残疾人6000万，约占总人口的4.9%。如依据世界卫生组织对15个发展中国家残疾人的各种康复需求的调查结果推算，我国约有900万残疾人需要医疗康复。国际、国内资料表明，在社区内可为70%以上需要康复的残疾人提供各种康复服务。若按此标准估算，我国约有600万以上的残疾人可由社区提供医疗康复，而其中近80%约480万残疾人生活在农村。因而，社区康复服务工作的重点应放在农村。

若以上述分析为参考依据，我国需要选拔和培训从事医疗康复训练的社区康复工作人员的情况有：

(1)基层康复员。按国际上已从事社区康复工作的国家或地区的经验，基层康复工作人员与所需医疗康复的残疾人比例为1∶15。按此标准推算，我国约需选拔与培训基层康复员60万。

(2)指导人员。按每乡(镇)或街道1名计算，则所需该级指导人员的数量约为全国乡(镇)、街道数量的总和。县(区)级的指导人员的数量，可按每县或区2名计算，全国需该级指导人员的数量与全国县(区)数量相关。

二、社区康复服务工作人员的培训

社区康复服务人员的组成及职责不同，决定了培训课程的内容及时间的不同。

1. 社区康复服务管理人员

对其一般进行短期培训，以7～10天为一期。培训内容重点应为政策制定、组织管理、评估总结及宣传推广。由于我国社区康复服务起步时间不长，故在目前阶段的培训中也应加入社区康复服务的概念及在我国发展的必要性与可行性、残疾的概念、康复的概念，以及简便易行的实用技术等有关内容。

2. 指导人员

对其培训是社区康复工作人员培训计划中最重要的一部分。他们的社区康复技术水平及对基层康复人员的培训能力，是提高社区康复服务质量的关键。培训内容应包括残疾的识别与评定、康复的基本概念、致残原因及预防、社区康复服务的全面知识、常见残疾及其简易康复。有条件的地区，还可设置残疾人简单支具及用具制作课程。在我国可根据学员层次水平，增删培训内容，进行1～3个月的培训。

3. 基层康复员

一般由指导人员对基层康复人员进行培训。培训内容应包括残疾的识别、残疾普查、简易康复训练、记录及评估等，可采取集中1～2周或灵活机动的方式。

我国国土广大，各地区在残疾人的构成、残疾人的康复需要及人力、物力、财力等“资源”方面的情况不同，因而不能采取生硬的一种模式，也不能照搬国外的培训方式。各地区应明确当前开展社区康复服务中最大的需要是什么，针对性地选择恰当的内容进行培训。如有的地区需重点进行开展社区康复服务工作必要性的教育，有的地区则需重点进行社区康复服务的专业技术培训。在技术培

训中，也应根据实际需要而确定内容，如有的地区由于遗传原因导致智力发育迟缓的发病率较高，则在该地区应重点开设智力发育落后的预防、智能评定、早期康复及职业培训等方面的内容，以减少致残率，促进智力发育落后者在社区生活中的自尊、自强、自立。

培训形式多样化，可举办专题培训班、同层次人员培训班、不同层次人员混合班、研讨会等。根据我国山东省的试点经验，培训可分为以下层次进行：第一层次是在省康复中心或有条件的医学院校举办高级康复医学学习班，以培养作为各地康复医学的师资力量和康复工作骨干。第二层次是各市、县以省级培训人员为骨干举办不同层次的短期学习班，培训中级康复工作人员。第三层次是乡、村康复人员及家庭康复人员和残疾人，使其掌握简易康复训练方法。此外，对各层次社区康复的管理人员也可以分别举办培训班，开展自上而下的辐射培训。

三、社区康复服务工作人员的职责

1. 建立社会化的康复服务网络。
2. 开展社区康复服务调查。
3. 确定康复服务人员并开展培训。
4. 提供社区康复服务。
5. 提供全方位的转介服务。
6. 普及健康知识并传授康复技术。
7. 开展残疾预防。

第十七节 社区康复工作的组织机构、管理体制和工作规范要求

一、社区康复工作的组织机构

（一）组织领导机构

第一级为区（县）社区康复领导小组。由该区（县）主管卫生或民政工作的区（县）长担任组长，成员包括区（县）各方面负责人及残疾人代表。负责本区（县）社区康复的领导、组织、建设、管理和协调工作。

第二级为街道（乡）社区康复领导小组。由主管卫生或民政工作的街道办事处主任（乡长）担任组长，成员包括街道（乡）有关负责人及残疾人代表。负责本街道（乡）社区康复的领导、组织、动员、实施、培训和协调工作。

第三级为居民委员会（村）康复工作组。由居委会（村委会）主任担任组长，成员包括乡村医生、红十字卫生员、残疾人家属或残疾人代表，负责制定本居委会（村）社区康复计划并组织实施。

（二）工作网络

1. 充分利用原有的初级卫生保健及基层民政福利和社会保障的网络

利用初级卫生保健网络，在一个区（县）建立区（县）、街道（乡）、居民委员会（村）三级社区康复工作网络。

（1）区（县）级：以区（县）医院或康复中心为依托，设立社区康复办公室，负责技术业务的规划管理和本区（县）社区康复的指导工作。

（2）街道（乡）级：以街道（乡）卫生院为依托，设立基层康复组，负责管理和指导各居委会（村）基层康复员。

（3）居委会（村）级；以居委会红十字站（村卫生站）为依托，设1～2名基层康复员（由乡村医生或红十字会员、志愿者担任），负责组织、指导残疾人的家庭康复。

在残疾人家庭设立家庭训练员（由残疾人的家人担任），负责指导、督促和鼓励残疾人进行康复治疗和训练。

2. 利用民政基层社会保障网络

区（县）、街道（乡）、居委会（村）现有的民政工作网络可与初级卫生保健网络协作，分担部分社区康复任务。

（三）转诊系统和支持系统

1. 转诊系统

在社区需要进行康复的残疾人中约有30%需转送至康复医疗条件较好、层次较高的康复医疗机构或上级医院康复医学科，进行检查诊断和康复功能评定，解决较复杂的治疗和康复问题。

2. 支持系统

支持系统包括残联、职业咨询及培训中心、康复工程服务中心，以及精神卫生、心理卫生和其他与康复有关的研究机构及咨询机构。支持系统在技术咨询、人员培训、经验介绍等方面起到社区康复资源中心的作用。

二、社区康复的工作规范

1. 确定试点社区。
2. 成立领导机构。
3. 选拔培训基层康复组组长和基层康复员。
4. 进行残疾普查。
5. 开展医疗康复训练。
6. 开展残疾预防宣传教育。
7. 复查、小结和评估。
8. 在小结和评估的基础上，进一步发展和完善社区康复工作，提高工作质量和效果，并推广好的经验。

三、社区康复的管理体制

1. 社区康复各级人员的岗位责任制。
2. 医疗康复训练制度。
3. 社区小型康复站工作制度。
4. 病历档案书写记录及保存制度。
5. 基层康复员工作报表制度。
6. 转诊上送及康复咨询制度。
7. 征集社区赞助和支持制度。
8. 会议制度。

第十八节　家庭康复的基本要求、原则和意义

一、家庭康复的基本要求

病伤残者从康复机构或医院出院后，仍需要继续在家中接受康复治疗，如果条件允许，可自康复机构直接建立家庭病床，由康复治疗师定期到家中指导，帮助病伤残者进行康复治疗。康复治疗师也可以与社区中的全科医生联系，主要由全科医生来负责帮助病伤残者在家中进行康复治疗，而康复治疗师仅起指导、咨询的作用。家庭康复治疗计划最好由康复治疗师、全科医生、病伤残者及其家庭一起协商制定，以便于具体实施，也有利于各方协调、配合。

病伤残者的家庭在家庭康复服务中起着关键性的作用。病伤残者在家庭中必须有第三者的帮助才能实施康复计划，这第三者可能是康复治疗师、全科医生，但这样做既涉及时间安排问题，又涉及费用问题。最方便、最直接、也最省钱的办法就是培训家庭成员，让家庭成员来帮助病伤残者进行康复治疗，而康复治疗师、全科医生只是做定期指导、培训和评定，必要时调整康复计划。

家庭康复服务主要通过安排循序渐进的家庭康复训练计划来提供，家庭康复训练必须简便易学、涉及面广、综合性强、效果明显，在使病伤残者达到全面康复的同时，增强病伤残者自强、自立的信心，改善其家庭功能。在设计家庭康复训练计划时，应全面评价病伤残者家庭的可用资源状况。如果家庭资源严重缺乏，要实施家庭康复训练是很困难的。

二、家庭康复的原则

1. 循序渐进

练习动作从少到多，从易到难，从简到繁，旧的练习巩固后再开始新的练习。

2. 注意安全

训练时要注意采取必要的保护措施，防止跌伤，防止过度训练，适可而止。

3. 持之以恒

只有持久有效的训练，才能改善病伤残者的功能，家庭成员必须坚定长期进行训练的决心，残疾人本人更应该树立向残疾做不懈斗争的信心，不要半途而废。

三、家庭康复的意义

1. 通过家庭康复，使患者的康复，训练保持连续性，提高康复的效果，为患者早日回归社会做准备。

2. 家庭康复可以节约康复资源，减轻患者和家庭的经济负担。

3. 家庭康复可以更好地促进患者和家庭的沟通，更自如地融入到日常生活能力的训练中。

4. 家庭康复也有一定的心理治疗作用。

第十九节　家庭康复指导的内容、方法和注意事项

一、家庭康复指导的内容、方法

家庭康复服务是社区康复服务的重要组成部分，是康复医学实践的基本形式和有效途径，其内容应包括综合康复的各个方面，即医疗康复、教育康复、职业康复和社会康复。家庭康复服务应包括以下三大部分：①在家庭中帮助病伤残者康复；②指导家庭来帮助病伤残者康复；③帮助病伤残者的家庭维护其健康。

（一）在家庭中帮助病伤残者康复

1. 制定家庭康复训练计划

制定家庭康复训练计划，要体现出家庭康复训练的特点。家庭康复是以家庭为主要场所，病伤残者本人或在家庭的协助下，应用简便、有效的训练方法或简单经济的训练器材进行的康复训练。它不同于康复医院或综合医院、康复科（室）、疗养院的训练方式。因此，必须使康复训练计划切合实际。

2. 家庭训练的特点

（1）人力上，主要靠个人和家庭在康复治疗师、全科医师的培训与指导下，依靠残疾人本人的主动练习，并由全科医师进行定期或不定期（随时）的现场指导。

（2）方法上，采用最简单的方法和技术，以便在普通家庭条件下能够进行，易学、易做，不受场地和器材条件限制。

（3）一般不用器材，必要时可因陋就简、因地制宜、就地取材，用土法制作一些简易的训练器材。

（4）康复训练效果类似于“机构康复”。

3. 家庭康复训练的项目

要因人而异地确定训练项目，如按摩和被动运动适用于瘫痪和肌肉关节挛缩者，站立及步行训练多用于下肢瘫痪者，生活自理训练可作为恢复生活能力之用，语言能力训练用于失语症患者，作业劳动训练如编织、书法、绘画或改进劳动技能，做游戏用于小孩肢体功能及智力训练。另外，还可以进行假肢、肢具矫具的使用训练，等等。

（1）运动训练：通过运动训练，使残疾者的体位得到变换，姿势得到改善，关节活动肌力增强。常用的运动训练项目有：各种被动运动、关节体操、步行、气功、按摩、太极拳、病伤残者的抬头、翻身、坐、站等训练。必要时还可以借助于康复器械进行运动训练。

（2）生活自理能力训练：这部分训练对残疾人十分重要，日常生活中必要的动作训练如刷牙、洗脸、进食、上厕所、做家务等。

（3）理疗：适合于家庭条件的理疗方法很多，如蜡疗、水疗、热疗、光疗、针灸等。利用理疗仪器进行康复治疗，可以改善周围血液循环，减轻疼痛，增强康复训练效果。

（4）作业劳动训练：根据病伤残者的性别、年龄、兴趣、职业等因素，选择适当的作业劳动，如木工、编织、组装、绘画、缝纫、书法、园艺等，使病伤残者的心理状态得到改善，劳动能力提高，部分产品还可获得经济效益。

（5）语言能力：训练包括有声语言（听说能力）和文字语言（读写能力）的训练，用于发音障碍、失语症及听觉障碍者中确实需要训练的人。

（二）家庭康复训练的评定

1. 康复评定的意义

康复评定是康复训练的基础，没有评定就无法规划和评价训练结果。康复评定类似于临床医学的疾病诊断，但又有其自身的专业特点。康复评定不是确定疾病的性质和类型，而是客观、准确地评定功能障碍的性质、部位、范围、程度，并估计其发展、预后和转归，为下一步制定康复训练计划提供依据。

2. 康复评定的内容

(1)躯体功能评定：一般包括上肢功能评定、下肢功能评定、脊柱功能评定、步态分析、关节功能评定、肌肉功能评定、痉挛与弛缓评定、感觉与知觉评定、协调与平衡评定、姿势反射与原始反射评定、日常生活活动能力评定、心肺功能评定、泌尿和性功能评定、上下肢穿戴假肢或矫形器后功能评定、脊柱矫形器评定等。

(2)精神(心理)功能评定：一般包括情绪评定、残疾后心理状态评定、疼痛评定、失用症和失认症评定、痴呆评定、非痴呆性认知障碍(注意力、记忆力、思维能力)评定、智力测定、性格评定等。

(3)言语功能评定：一般包括失语症评定、构音障碍评定、言语失用评定、言语错乱评定、痴呆性语言评定、言语发育迟缓评定、听力测定和发音功能的仪器评定等。

(4)社会功能评定：一般包括社会生活能力评定、生活质量评定、就业能力的医学评定等。

(三)提供家庭帮助

任何家庭在出现病伤残者后都会受到影响，甚至引发严重的家庭危机或家庭功能障碍。反过来，家庭功能障碍又可以影响病伤残者的康复和生活质量。如此循环制约，可使病伤残者及其家庭的处境不断恶化。帮助病伤残者的家庭就是要打断这种恶性循环，使病伤残者及其家庭都要康复。全科医生在社区中提供连续性的服务，是病伤残者及其家庭的朋友，能最有效地帮助病伤残者及其家庭解决所面临的问题。

二、家庭康复指导的注意事项

1. 在施行家庭康复服务过程中，应该熟悉其家庭结构、相互之间的关系、病伤残者对家庭的影响等。

2. 了解家庭和患者的心理变化，互相沟通情况。

3. 在进行康复训练过程中，注意安全，循序渐进，持之以恒。

4. 完善家庭康复转介服务。

(蔡华安　欧阳文湘)

第二章 康复功能评定与康复疗法方案的制定

第一节 康复评定的时间与形式

康复评定，主要是指对患者的全面性功能评定。功能的问题主要应该进行“评定”（evaluation，assessment）。因此，在康复医学中，一般较少使用“康复诊断”这个词，以便和传统临床治疗医学相区别。量化的评定是掌握现存的功能、估计功能恢复的潜力、制定有效的康复程序或计划、随时检查康复医疗的效果并修订康复计划、最终通过康复评定的结果，确定康复的后果（outcome）所必需的。包括对运动、感觉、知觉、语言、认知、职业、社会生活等方面的功能性评定。有的是可以直接定量进行测量的，如等速肌力、关节活动度、肌电图等，但大多数变量是不能像重量、长度那样直接进行定量测量的。如精神、心理的各项功能、各种感觉的功能、语言功能、随意运动控制功能、不随意运动功能、步态功能、学习功能、生活自理能力、家庭生活能力、人际交往能力、工作和职业能力等。在康复医学中大量使用了评定量表，通过等级或记分的方法，使那些本来不能直接定量测量的变量，变成可以“定量”评定的变量。但是，一个评定量表是否真的有效（validity，效度）、可信（reliability，信度）、敏感（sensibility，敏感性）、实用（practicality，实用性），是需要经过检测的。完整的康复病历应当包含有三期评定的内容。通常，入院患者都由康复专业协作组对其进行“三期”评定，即初期评定、中期评定和末期评定。

初期评定就是在对患者进行制定康复计划和开始康复治疗之前进行的首次评定。一般是在患者入院后 7～10 天内完成。由协作组组长（一般由康复医师担任）牵头，协作组各专业成员根据各自对患者检查评估的情况，集中研讨以下内容：找出患者的主要功能障碍，确定康复治疗的目标，制定康复治疗计划和注意事项，预测康复治疗效果，以及可能影响康复治疗的因素，尽早对患者实施康复治疗。初期评定在整个康复治疗过程中起重要作用。

中期评定是在康复疗程的中期进行，原则上 1 个月评定 1 次。如果患者住院时间较长，可进行多次评定。目的是了解经过一段时期的康复治疗后功能的改变情况，并分析改变的原因，以此作为调整康复治疗计划的依据。

末期评定是在康复治疗结束——患者回归社会或出院前 1 周进行，其目的是估计患者总的功能状况，评价康复治疗效果，提出今后重返社会或进一步康复的建议。将评定重点放在与运动能力、生活自理能力、工作社交能力等相应的功能方面。通常评定的项目有：运动能力检查（关节运动、肌力、关节活动度、平衡功能、关节运动协调能力等）、日常生活能力评估、语言功能（听力、说话能力、书写能力等）、医学心理学检查（精神状态、心理及行为表现）、神经肌肉电生理学检查、职业能力评估、社会生活能力评估、小儿智力发育评估检查等。

第二节　躯体功能评定

一、上肢功能的评定

(一)运动功能

1. 握力

握力计和握力测定是人们所熟悉的,需要指出的是常用握力计测出的是等长收缩的肌力而不是等张收缩的肌力。握力的正常值一般用握力指数来表示。

握力指数=健手握力(kg)/体重(kg)×100

正常握力指数应>50。据 Swanson 的观察,利手握力常比非利手大 5%～10%;女性握力常只有男性的 1/3～1/2;男性在 50 岁以后,女性在 40 岁以后常比年轻时的握力减少 10%～20%。

2. 捏力

(1)捏的种类:捏分为 3 种,即指尖捏(tip pinch or terminoterminal thumb index pinch)、三指捏(tripod pinch or terminoterminal thumb tridigital pinch)、侧捏(lateral pinch or terminolateral pinch)或钥匙捏(key pinch)。

(2)捏力的测量工具:测量捏力可用捏力计,这类仪器有机械的,也有电子数字显示的。如无这种仪器,可在血压计气袖中充以少量气体后将气袖捆住,然后捏血压计气球来测定。捏时拇指在下,得出毫米汞柱数后,按 $1kg/cm^2$=735.56mmHg,换算为每平方厘米上的力。如以牛顿(N)表示,则 1kg=9.81N。

(3)捏力的正常值:捏力与握力有一定的关系,捏力约相当于握力的 30%。三指捏的捏力为握力的 1/6～1/5。

3. 手灵巧度的测定

用测定手指协调的 9 孔插板试验(the nine hole peg test for finger hand coordination)进行。9 孔插板如无市售商品,可自制。

(1)9 孔插板和插棒:9 孔插板为一块 13cm×13cm 的木板,上有 9 个孔,孔深 1.3cm,孔与孔之间间隔 3.2cm,每孔直径 0.71cm,插棒为长 3.2cm、直径 0.64cm 的圆柱形棒,共 9 根。

(2)试验方法:在板旁测试手的一侧放一浅皿,将 9 根插棒放入其中,让患者用测试手一次一根地将木棒插入洞中,插完 9 根后再每次一根地拔出放回浅皿内,计算总共需要的时间,测定时先利手后非利手。

4. 手稳定性测定

手稳定性的测定可采用胡天培研制的手臂稳定度(stability of arm movement)测定仪进行。测试原理是让患者持一根有尖细尖端的试笔依次分别插入 10 个直径由大到小的洞中,笔尖顺利插入洞中而不触及洞的周边为成功,否则为失败。失败时,仪器能发出讯号告知测试人员和患者。

(1)测试设备是微机控制的专用仪器,10 个洞从左到右按从大到小的次序排列。稳定性(stability,S)以下式表达:

$$S=(10-F)\leqslant 1.0$$

S 为稳定度;10 为洞数;F 为未能通过的洞数。稳定度最大为 1,未能通过的洞数越多则 S 越小。

(2)测试方法:患者安静放松地坐在仪器前按规定进行测验,要求整个测试过程手臂必须处于悬空状态,不得依托或搁置;手持测试棒(握笔状,左手或右手视要求而定),端坐仪器桌前,视线与测验孔平面应保持垂直;测试过程必须自左至右依次顺序将测试棒插入(出)测验孔;相邻两个测验孔之间动作完成时间限定在 10 秒内;用于生理和病理检测时,应尽量排除心理因素干扰。

5. 手工作能力障碍的评定

此处介绍 Swanson 提到过的评定方法以供参考。

+ 极轻度:工作时确有一些恼人的感觉,表示有<25%的障碍。

++ 轻度:干扰但不妨碍某些动作,表示有 25%～50%的障碍。

+++ 中度:妨碍了某些动作,表示有 50%～75%的障碍。

++++ 重度:妨碍了绝大部分或全部动作,表示有 75%～100%的障碍。

6. 上肢神经损伤后运动功能恢复的分级

关于这种分级，英国医学研究委员会(British Medical Research Council)曾将之标准化，其内容如下：

M_0:无肌肉收缩。

M_1:在近端肌肉中恢复到有可觉察到的肌肉收缩。

M_2:在近端和远端肌肉中均恢复到有可以觉察到的肌肉收缩。

M_3:无论是在近端还是在远端肌肉中，所有重要的肌肉都恢复到有足够的力量去对抗阻力的程度。

M_4:功能的恢复如 M_3。除此以外，能够进行所有协同的和独立的运动。

M_5:完全恢复。

(二)手感觉功能的评定

除一般临床检查外，手感觉功能的评定有下述几个方面。

1. 轻触—深压觉检查

轻触—深压(light touch-deep pressure)检查是一种精细的触觉检查，可客观地将触觉障碍分为5级，以评定触觉的障碍程度和在康复过程中的变化。检查时采用Semmes-Weinstein单丝(monofilaments)法，简称SW单丝法。单丝为粗细不同的一组笔直的尼龙丝，一端游离，一端装在手持塑料圆棒的一端上，丝与棒成直角，丝的规格有1.65、2.36、2.44、2.83、3.22、3.61、3.84、4.08、4.17、4.31、4.56、4.74、4.93、5.07、5.18、5.46、5.86、5.88、6.45、6.65共20种。其数值既非直径也非长度，与力和压强有关。测量时为免受测手移动，可让患者将手背放在预先置于桌子上的一堆油腻子上。用隔帘或其他物品遮住患者双目，检查者持数值最小的单丝开始试验，使丝垂直作用在患者手指掌面皮肤上，注意不能打滑。预先与患者约定，当患者有触感时即应告知检查者。

用1.65～4.08号丝时，每个规格进行3次，施加在皮肤上1～1.5秒，提起1～1.5秒为一次。当丝已弯而患者仍无感觉时，换较大的一号再试，直到连续两次丝刚弯曲患者即有感觉时为止，记下该号码，然后查表觅结果(表2-1)。当用4.17～6.65号丝时，仅需作一次。

表 2-1 SW单丝法测定的一些数据

记录用颜色	功能意义	单丝号	相当的力(g)	相当的压强(g/cm^2)
绿	正常	1.65～2.83	0.0045～0.068	1.45～4.86
蓝	轻触减弱	3.22～3.61	0.166～0.407	11.1～17.7
紫	保护感减弱	3.84～4.31	0.692～2.04	19.3～33.1
红	丧失保护感	4.56～6.65	3.63～447	47.3～439
红线	无法测试	>6.65	>447	>439

2. Moberg触觉识别评定

触觉识别是指手指球的精细感觉，它可使人类单凭触及物体而无需用眼看就能分辨物体。触觉识别丧失的手可以说是“瞎”的手，因而任何手的评定均应包括触觉识别的评定。

评定时常用Moberg拾物试验(Moberg pick up test)。试验时在桌上放一个约12cm×15cm的纸盒，在纸盒旁放上螺母、回形针、硬币、别针、尖头螺丝、钥匙、铁垫圈、约5cm×2.5cm的双层绒布块、直径2.5cm左右的绒布制棋子或绒布包裹的圆钮等9种物体，让患者尽快地、每次一件地将桌面上的物体拾到纸盒内。先用病手进行，在睁眼睛情况下拾一次，再在闭眼情况下拾一次；然后用健手按以上程序进行。计算每次拾完所需的时间，并观察患者拾物时用哪几个手指？用何种捏法？Omer测定，正常睁眼下拾完9种物品需10秒左右。据测定，在将物品散布在纸盒旁20cm×15cm的范围内时，睁眼情况下，利手需7～10秒，非利手需8～11秒；闭眼情况下，利手需13～17秒，非利手需14～18秒。

Dellon认为，Moberg所选的物体，质地和温度觉不均一，因此改用螺母，螺栓，回形针，大、中、小硬币，别针，尖头螺丝，钥匙，大、小铁垫圈，四角铁垫圈等12种物体。据测定，在睁眼情况下，利手拾完需9～13秒，非利手拾完需10～14秒；在闭眼情况下，利手拾完需26～30秒，非利手拾完需27～31秒。在Dellon的试验中，尚规定要记录下在300秒内闭目拾起并叫出名字的物品的数量和名称。一般对300秒后拾漏的物品亦要记录下来。

在Moberg和Dellon的试验中，常将病手的结果和健手的结果比较即可看出差别。当双手均有疾患时，可参考正常人的数值。在日常生活中，手接触不均质和温度感不一的物品的机会更多，因而认为，Moberg所选的物品更接近实际。

3. 两点分辨觉的评定

Omer曾在787例患者中进行了4000次检查，证明轻触感存在不能表明两点分辨觉（two point discrimination，2PD）也存在，并认为2PD测定更能反映手的功能是否完好。在测2PD过程中，压力会严重地影响结果，因此认为应测轻触下的2PD。为避免压力的影响，Moberg提出用伸直的回形针的两端进行测定，此法已被公认为一种准确的方法。测定时掌心向上，手背停放在预先放在桌子上的油腻子上，以防止移动而影响结果。然后用Moberg的方法在指垫中心沿长轴测试，10次中有7次极准确的数值即为结果。如时间不容许，以测3次有2次报正确为准。根据美国手外科学会的资料，2PD的正常值与手功能的关系如下：

正常：能辨＜6mm的两点。可作上表弦等精细工作。

尚可：两点辨别能力在6～10mm。可持小器械（镊子、小钳子等）或物品。

差：两点辨别觉为11～15mm。可持大的器械（锹、锄等）。

保护性：仅有一点感觉。持物有困难。

感觉缺失：无任何感觉。不能持物。

4. 手痛的评定

可采用Swanson提到过的标准。

＋ 极轻（minimal）：有一些恼人的感觉，表示有0～25％的损伤。

＋＋ 轻（slight）：干扰了某些动作，表示有25％～50％的损伤。

＋＋＋ 中（moderate）：妨碍了某些动作，表示有50％～75％的损伤。

＋＋＋＋ 重（severe）：妨碍了全部或绝大部分工作，表示有75％～100％的损伤。

5. 手感觉恢复程度的评定

可按英国医学研究委员会的级别评定。

S_0：在支配区内仍无感觉，感觉无恢复。

S_1：在支配区内深的皮肤痛觉恢复。

S_2：在支配区内浅的皮肤痛觉和触觉有一定程度的恢复。

S_3：在支配区内浅的皮肤痛觉和触觉完全恢复，以前可能出现的反应过度现象消失。

S_{3+}：情况同S_3，但2PD也有某种程度的恢复。

S_4：完全恢复。

二、步态分析

（一）正常步态

1. 基本概念

（1）步行（walking）：是指通过双脚的交互动作移行机体的人类特征性活动。

（2）步态（gait）：是人类步行的行为特征。

（3）步行控制：正常步行并不需要思考，然而步行的控制十分复杂，包括中枢命令、身体平衡和协调控制，涉及下肢各关节和肌肉的协同运动，也与上肢和躯干的姿态有关。

（4）步态控制：步态的控制涉及人的行为习惯，受到职业、教育、年龄、性别、心理活动等因素的影响，也受到各种疾病的影响。

上述任何环节的失调都可能影响步行和步态，而异常也有可能被代偿或掩盖。

2. 步行周期

步行周期（gait cycle）是指一侧下肢完成从足落地到再次落地的时间过程。根据下肢在步行时的空间位置，分为支撑相和摆动相（图2-1）。

（1）支撑相（stance phase）：指下肢接触地面和承受重力的时间，占步行周期的60％。支撑相大部分时间是单足支撑。步行与跑步的关键差别在于步行有双足支撑的时间，称为双支撑相，相当于支撑足首次触地及承重反应期或对侧足的减重反应和足离地时期。双支撑相的时间与步行速度成反比。步行障碍时往往首先表现为双支撑相时间延长，以增加步行稳定性。而跑步没有双支撑相，却

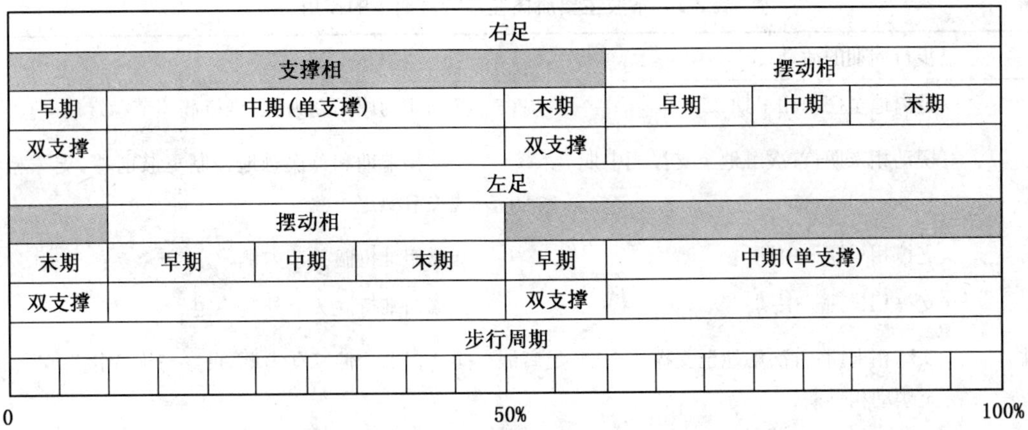

图 2-1 步行周期示意图

有双足腾空的时相。

支撑相早期(early stance):指支撑相开始阶段,包括首次触地和承重反应,占步行周期的10%～12%。

1)首次触地(initial contact):指足跟接触地面的瞬间,下肢前向运动减速,落实足进入支撑相的位置,是支撑相异常最易发生的时期。

2)承重反应(loading response):指首次触地之后重心由足跟向全足转移的过程。

3)地面反作用力(ground reaction force,GRF):GRF 是体重和加速度的综合,正常步速时为体重的 120%～140%。步速越快,GRF 越高。下肢承重能力降低时,可以通过减慢步速,减少 GRF 对活动的影响。一下肢的支撑相早期与另一下肢的支撑相末期一致,即双支撑相。

支撑相中期(mid stance):指支撑相中间阶段。此时支撑足全部着地,对侧足处于摆动相,是惟一单足支撑全部重力的时相,正常步速时大约为步行周期的 38%～40%。主要功能是保持膝关节稳定,控制胫骨前向惯性运动,为下肢向前推进做准备。参与的肌肉主要为腓肠肌和比目鱼肌。下肢承重力小于体重或身体不稳定时此期缩短,以将重心迅速转移到另一足,保持身体平衡。支撑相中期时间缩短可以减轻该下肢的负重,但将大大增加另一下肢的负重。

支撑相末期(terminal stance):指下肢主动加速蹬离的阶段,开始于足跟抬起,结束于足离地,为步行周期的 10%～12%。此阶段身体重心向对侧下肢转移,又称为摆动前期。在缓慢步行时可以没有蹬离,而只是足趾离开地面。踝关节保持足蹠屈,髋关节主动屈曲。

(2)摆动相(swing. phase):指足离开地面向前迈步到再次落地之间的阶段,占步行周期的 40%。

摆动相早期(initial swing):指足刚离开地面的阶段,主要的动作为足廓清地面和屈髋带动屈膝,加速肢体前向摆动,占步行周期的 13%～15%。

摆动相中期(mid swing):指迈步的中间阶段,足廓清仍然是主要任务,占步行周期的 10%。

摆动相末期(terminal swing):指迈步即将结束,足在落地之前的阶段,主要动作是下肢前向运动减速,准备足着地的姿势,占步行周期的 15%。

(3)肌肉活动:肌肉活动是步行动力的基础。参与步行的下肢关键肌有 18 块。这些肌肉按照十分精致的顺序进行恰如其分地收缩运动,从而产生流畅的步行动作(图 2-2)。参与步行控制的这些肌肉有很大的储备力。步态异常与肌肉活动的异常通常有密切的关联(表 2-2)。

(二)步态分析

步态分析(gait analysis,GA)是研究步行规律的检查方法,旨在通过生物力学和运动学手段,揭示步态异常的关键环节和影响因素,从而指导康复评估和治疗,也有助于临床诊断、疗效评估、机制研究等。这是医学生和康复医学专业人员需要了解的重要内容。

步态分析可以从临床角度,采用肉眼观察进行;也可以通过高级摄像、测力、肌电图和气体代谢测定来实现。

表 2-2　下肢主要肌肉在步行周期中的作用

肌肉	步行周期的活动	作　用
髂腰肌	足离地至摆动相早期	摆动相的屈髋动力源，维持髋关节稳定
臀大肌	摆动相末期，首次触地至支撑相中期	摆动相末期和首次触地控制下肢前移，支撑相参与维持髋关节稳定
股内收肌	支撑相早期—中期	支撑相维持髋关节内侧稳定
臀中肌	支撑相早期—中期	支撑相维持髋关节外侧稳定
股四头肌	摆动相末期，首次触地至支撑相中期，足离地至摆动相早期	摆动相末期伸膝动力源，可参与维持膝关节稳定
腘绳肌	摆动相中期，首次触地至承重反应结束	控制下肢前移和维持膝关节稳定
胫前肌	首次触地至承重反应结束足离地至再次首次触地	摆动相足背伸的动力源，稳定踝关节
腓肠肌	首次触地，支撑相中期至蹬离	维持膝/踝关节稳定，足离地时蹬离的动力源
比目鱼肌	首次触地，支撑相中期至蹬离	控制胫骨前移，维持踝关节稳定，足离地时蹬离的动力源

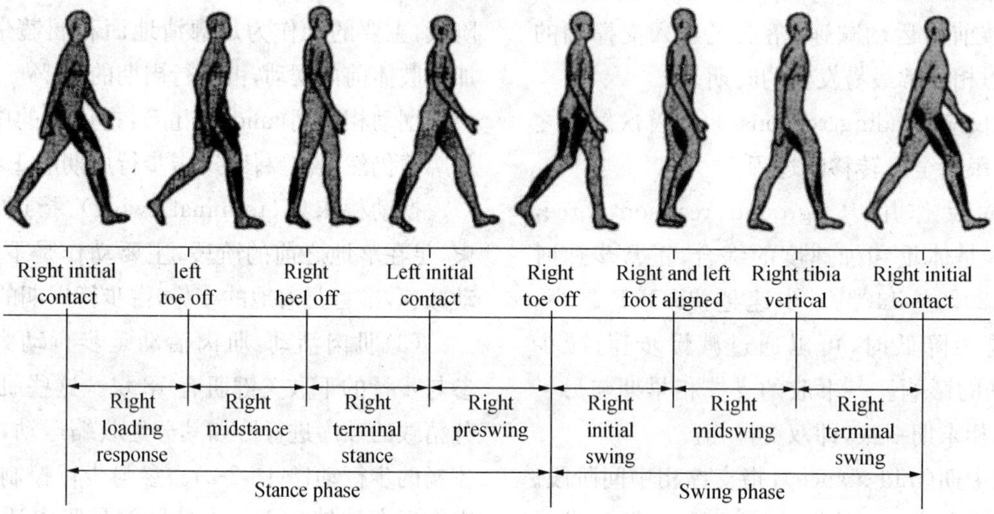

图 2-2　正常步行周期的下肢肌肉活动

1. 临床检查和观察

(1)病史回顾：病史是判断步态障碍的前提。步态分析前必须仔细询问现病史、既往史、手术史、康复治疗措施等基本情况。同时，要明确诱发步态异常和改善步态的相关因素。

(2)体格检查：体检是判断步态障碍的基础，特别是神经系统和骨关节系统的检查。体检的重点在生理反射和病理反射、肌力和肌张力、关节活动度、感觉(触觉/痛觉/本体感觉)、压痛、肿胀、皮肤状况(溃疡/颜色)等。

(3)步态观察：一般采用自然步态。观察包括前面、侧面和后面。需要注意步行节律、稳定性、流畅性、对称性、重心偏移、手臂摆动、关节姿态、患者神态与表情、辅助装置(矫形器、助行器)的作用等(表 2-3)。在此基础上，可以要求患者加快步速，减少足接触面(踮足或足跟步行)或步宽(两足沿中线步行)，以凸现异常；也可以通过增大接触面或给予支撑(足矫形垫或矫形器)，以改善异常，从而协助评估。

表 2-3 临床步态观察要点

步态内容		观察要点	
步行周期	时相是否合理	左右是否对称	行进是否稳定和流畅
步行节律	节奏是否匀称	速率是否合理	步行时相是否流畅
疼痛	是否干扰步行	疼痛的部位、性质和程度与步行障碍是否有关	疼痛发作时间与步行障碍是否有关
肩、臂	是否塌陷或抬高	是否前后退缩	是否肩活动过度或不足
躯干	是否前屈或侧屈	是否过分扭转	是否摆动过度或不足
骨盆	是否有过分的前、后倾斜	是否异常左、右抬高	是否有过分旋转或扭转
膝关节	摆动相是否可屈曲	支撑相是否可伸直	膝关节是否稳定
踝关节	摆动相是否可背屈、跖屈	是否足下垂、内翻、外翻	踝关节是否稳定
足	首次触地是否为足跟	支撑相末期足趾是否最后离地	足踝是否稳定
足接触面	支撑相是否可全部着地	两足间距是否合理	足踝是否稳定

(4)诊断性阻滞:指对靶肌肉诊断性注射局部麻醉剂,以鉴别动态畸形和静态畸形。动态畸形指肌肉痉挛或张力过高导致肌肉控制失平衡,使关节活动受限,诊断性治疗可明显改善功能。静态畸形指骨骼畸形及关节或肌肉挛缩导致的关节活动受限,诊断性治疗无作用。

(5)步行障碍的影响因素

1)骨关节因素:由于运动损伤、骨关节疾病、先天畸形、截肢、手术等造成的躯干、骨盆、髋、膝、踝、足静态畸形和两下肢长度不一。疼痛和关节松弛等也对步态产生明显影响。

2)神经肌肉因素:中枢神经损伤,包括脑卒中、脑外伤、脊髓损伤和疾病、脑瘫、帕金森等造成的痉挛步态、偏瘫步态、剪刀步态、共济失调步态、蹒跚步态等。原发性原因是肌肉张力失衡和肌肉痉挛;继发性因素包括关节和肌腱挛缩畸形、肌肉萎缩、代偿性步态改变等。心理因素也可以与步态异常有关。

2. 运动学分析

运动学分析是研究步行时肢体运动时间和空间变化规律的科学方法。主要包括:人体重心分析、廓清机制、步行时间—空间测定和肢体节段性运动测定。

(1)人体重心:位于第 2 骶骨前缘,两髋关节中央。直线运动时是身体摆动最小的部位。步行时减少重心摆动是降低能耗的关键。人体重心偏移主要包括:

1)骨盆前后倾斜:摆动侧的髋关节前向速度高于支撑侧,造成骨盆前倾。

2)骨盆左右倾斜:摆动侧骨盆平面低于支撑侧。

3)骨盆侧移:支撑相骨盆向支撑腿的方向侧移。

4)纵向摆动:重力中心在单支撑相最高,双支撑相最低。

5)膝关节支撑相早期屈曲:支撑侧膝关节屈曲 15°。

6)体重转移:支撑侧早期在跖屈肌的作用下,体重由足跟转移到全足。

7)膝关节支撑相晚期屈曲:支撑侧膝关节屈曲 30°～40°。

(2)廓清机制:主要包括摆动相早中期髋关节屈曲、摆动相早期膝关节屈曲、摆动相中末期踝关节背屈。骨盆稳定性参与廓清机制。支撑相也有一定影响。

(3)时间—空间参数测定:传统的测定方法为足印法,即在足底涂上墨汁,在步行通道(一般为 4～6m)铺上白纸。受试者走过白纸,用秒表记录步行时间,并通过足迹测量步行空间。目前实验室也可采用数字化三维分析或电子步态分析系统。主要参数为:

1)步长(step length):指一足着地至对侧足着

地的平均距离。国内也有称为步幅。

2)步长时间(step time):指一足着地至对侧足着地的平均时间。

3)步幅(stride length):指一足着地至同一足再次着地的距离,也可称为跨步长。

4)平均步幅时间(stride time):相当于支撑相与摆动相之和。

5)步频(cadence):指平均步数(步/分)。步频=60(秒)÷步长平均时间(秒)。由于步长时间两足不同,所以一般取平均值。要按左、右步长单独计算步频,以表示两侧步长的差异。

6)步速(velocity):指步行的平均速度(m/s),步速=步幅÷步行周期。

7)步宽(walking base):也称为支撑基础(supporting base),指两脚跟中心点或重力点之间的水平距离,也有采用两足内侧缘或外侧缘之间的最短水平距离。左、右足分别计算。

8)足偏角(toe out angle):足中心线与同侧步行直线之间的夹角。左、右足分别计算。

(4)节段性运动(segmental motion):节段性运动是指步行时关节活动角度的动态变化及其与时相之间的关系。常用的分析方式有:

1)摄像分析:在4～8m的步行通道的前面和侧面设置2台摄像机,记录步行过程,并采用同步慢放的方式,将受试者的动作分解观察和分析。

2)三维数字化分析:通过2～6台数字化摄像机获取步行时关节标记的反射信号转化为数字信号,通过电脑进行三维图像重建和分析关节角度变化、速率及时相(图2-3)。

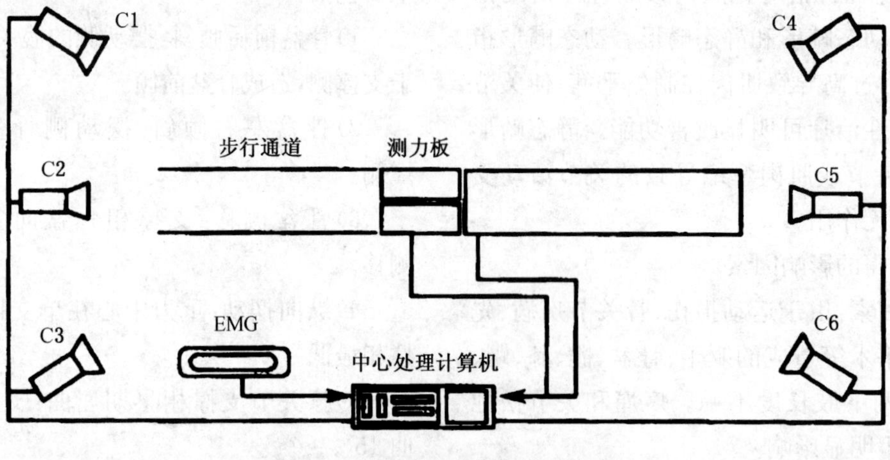

图2-3 三维步态分析系统示意图

C1～C6:数字化摄像机

3. 动力学分析

(1)动力学分析(kinetics):对步行作用力和反作用力的强度、方向及时间的研究方法。

(2)步行动力特征

1)地面反作用力(ground reaction force, GRF):正常步行时,GRF呈双峰型。下肢承重能力降低或步行速度降低时,GRF双峰曲线降低或消失。

2)剪力(shear force):前后剪力表现为反向尖峰图形。左右剪力形态相似,但幅度较小。

3)力矩(torque):是力与关节活动范围的乘积,是动力学与运动学的结合点,受肌肉力量、关节稳定度和运动方向的影响。

(3)测定设备

1)测力平(force plate):用于记录步行时压力变化的规律。

2)足底测力(foot pressure):采用特制超薄的测力垫插入受试者鞋内,测定站立或步行时足底受力的静态或动态变化,协助设计矫形鞋和纠正步态。

4. 动态肌电图(surface EMG)

(1)定义:动态肌电图通常是指采用皮肤表面电极,同步检测步行时肌肉活动的特征,分析步态异常原因的方法。

(2)电极置放位置:放于与相邻肌肉距离最远并且接近肌腹的部位。深部肌肉可以采用植入式线电极，其导线表面有绝缘物质覆盖。导线两端裸露，一端与肌肉接触，另一端与肌电图仪连接。

（三）病理步态

步行障碍是对残疾者日常生活活动影响最大的功能障碍之一，也是残疾者迫切需要恢复的功能障碍。

1. 病理生理基础

（1）支撑相障碍：下肢支撑相的活动属于闭链运动，足、踝、膝、髋、骨盆、躯干、上肢、颈、头均参与步行姿势。闭链系统的任何改变都将引起整个运动链的改变。远端承重轴（踝关节）对整体姿态的影响最大。

1）支撑面异常：足内翻、足外翻、单纯踝内翻和踝内翻伴足内翻、单纯踝外翻和踝外翻伴足外翻、足趾屈曲、踇趾背伸。

2）肢体不稳：由于肌力障碍或关节畸形导致支撑相踝过分背屈、膝关节屈曲或过伸、膝内翻或外翻、髋关节内收或屈曲，致使肢体不稳。

3）躯干不稳：一般为髋、膝、踝关节异常导致的代偿性改变。

（2）摆动相障碍：摆动相属于开链运动，各关节可以有孤立的姿势改变，但是往往引起对侧下肢姿态发生代偿性改变。近端轴（髋关节）的影响最大。

1）肢体廓清障碍：垂足、膝僵硬、髋关节屈曲受限、髋关节内收受限。

2）肢体行进障碍：膝僵硬、髋关节屈曲受限或对侧髋关节后伸受限、髋关节内收。

2. 常见异常步态

（1）足内翻：多见于上运动神经元病变患者，常合并足下垂和足趾卷屈。步行时足触地部位主要是足前外侧缘，特别是第五跖骨基底部，常有承重部位疼痛，导致踝关节不稳，进而影响全身平衡。支撑相早期和中期由于踝背屈障碍，可能造成支撑相中期和末期膝关节过伸。髋关节可发生代偿性屈曲，患肢地面廓清能力降低。相关肌肉包括胫前肌、胫后肌、趾长屈肌、腓肠肌、比目鱼肌、踇长伸肌和腓骨长肌。

（2）足外翻：骨骼发育尚未成熟的儿童或年轻患者多见（如脑瘫），表现为步行时足向外侧倾斜，支撑相足内侧触地，可有足趾屈曲畸形。可以导致舟骨部位胼胝生成和足内侧（第一跖骨）疼痛，明显影响支撑相负重。步行时身体重心主要落在踝前内侧。踝背屈往往受限，同样影响胫骨前向移动，增加外翻。严重畸形者可导致两腿长度不等，跟距关节疼痛和踝关节不稳。支撑相早期可有膝关节过伸，足蹬离力量减弱。摆动相踝关节跖屈导致肢体廓清障碍（膝和髋关节可有代偿性屈曲）。相关肌肉包括腓骨长肌、腓骨短肌、趾长屈肌、腓肠肌、比目鱼肌。

（3）足下垂：足下垂指摆动相踝关节背屈不足，常与足内翻或足外翻同时存在，可导致廓清障碍。代偿机制包括摆动相增加同侧屈髋、屈膝，下肢划圈行进，躯干向对侧倾斜。常见病因是胫前肌无活动或活动时相异常。单纯的足下垂主要见于脊髓损伤、小儿麻痹和外周神经损伤。

（4）足趾卷曲：支撑相足趾保持屈曲，常合并足下垂和足内翻，多见于中枢神经损伤、长期制动和挛缩。穿鞋步行时，足趾尖和足趾关节背面常有疼痛，表现为疼痛步态。相关肌肉包括趾长屈肌、踇长伸肌和屈肌。

（5）足踇趾背伸：多见于中枢神经损伤患者，支撑相和摆动相足踇趾均背屈，常伴有足下垂和足内翻。主诉支撑相足踇趾和足底第一跖趾关节处疼痛，表现为疼痛步态。相关肌肉包括腓肠肌、踇长伸肌、趾长屈肌、胫前肌和胫后肌。

（6）膝塌陷步态（drop off gait）：小腿三头肌（比目鱼肌为主）无力或瘫痪时，胫骨在支撑相中期和末期前向行进过分，支撑相膝关节过早屈曲，同时伴有对侧步长缩短，同侧足推进延迟，如果患者采用增加股四头肌收缩的方式避免膝关节过早屈曲，并稳定膝关节，将导致同侧膝关节在支撑相末期屈曲延迟，最终导致伸膝肌过用综合征。在不能维持膝关节稳定时往往使用上肢支撑膝关节，以进行代偿。相关肌肉包括小腿三头肌和股四头肌。

（7）膝僵直：常见于上运动神经元患者。支撑相晚期和摆动初期的关节屈曲角度＜40°（正常为60°），同时髋屈曲程度及时相均延迟。摆动相膝屈曲是由髋屈曲带动，髋屈曲减少将减少膝屈曲度，从而减少其摆动相力矩，结果导致拖足。患者往往在摆动相采用划圈步态、尽量抬髋或对侧下肢踮足（过早提足跟）来代偿。相关肌肉包括股直肌、股中间肌、股内肌和股外肌、髂腰肌、臀大肌和腘绳肌。

(8)膝过伸：膝过伸很常见，但一般是代偿性改变，多见于支撑相中末期。一侧膝关节无力可导致对侧代偿膝过伸；跖屈肌痉挛或挛缩导致膝过伸；膝塌陷步态时采用膝过伸代偿；支撑相伸膝肌痉挛；躯干前屈时，重力线落在膝关节中心前方，促使膝关节后伸以保持平衡。

(9)膝屈曲：指支撑相和摆动相都保持屈膝姿势，称为蹲伏步态。患者步长缩短，股四头肌过度负荷，以稳定膝关节。相关肌肉包括腘绳肌、股四头肌、腓肠肌、比目鱼肌。

(10)髋过屈：表现为支撑相髋关节屈曲，特别在支撑相中末期。如果发生在单侧下肢，则对侧下肢呈现功能性过长，步长缩短，同时采用抬髋行进或躯干倾斜以代偿摆动相的廓清功能。相关肌肉包括髂腰肌、股直肌、髋内收肌、伸髋肌和棘旁肌。

(11)髋内收过度：髋关节内收过度即剪刀步态，常见于脑瘫。摆动相髋内收，与对侧下肢交叉，步宽或足支撑面缩小，致使平衡困难，同时影响摆动相地面廓清和肢体前向运动。此外，还干扰生活活动，如穿衣、卫生、如厕和性生活。相关肌肉包括髋内收肌群、髋外展肌群、髂腰肌、耻骨肌、缝匠肌、内侧腘绳肌和臀大肌。

(12)髋屈曲不足：屈髋肌无力或伸髋肌痉挛/挛缩可造成髋关节屈曲不足，引起廓清障碍。患者可通过髋关节外旋，采用内收肌收缩来代偿。对侧鞋抬高可以适当代偿。

3. 外周神经损伤

(1)臀大肌步态：臀大肌是主要的伸髋及脊柱稳定肌。在足触地时控制重心向前。肌力下降时其作用由韧带支持及棘旁肌代偿，导致在支撑相早期臀部突然后退，中期腰部前凸，以保持重力线在髋关节之后。腘绳肌可以部分代偿臀大肌，但是外周神经损伤时，腘绳肌与臀大肌的神经支配往往同时损害。臀大肌步态表现出支撑相躯干前后摆动显著增加，类似鹅行姿态，又称为鹅步。

(2)臀中肌步态：患者在支撑相早期和中期骨盆向患侧下移超过5°，髋关节向患侧凸，患者肩和腰出现代偿性侧弯，以增加骨盆稳定度。臀中肌步态表现为支撑相躯干左右摆动显著增加，类似鸭行，又称为鸭步。

(3)屈髋肌无力步态：屈髋肌是摆动相主要的加速肌，肌力降低造成肢体行进缺乏动力，只有通过躯干在支撑相末期向后，摆动相早期突然向前摆动来进行代偿，患侧步长明显缩短。

(4)股四头肌无力步态：股四头肌无力使支撑相早期膝关节处于过伸位，用臀大肌保持股骨近端位置，用比目鱼肌保持股骨远端位置，从而保持膝关节稳定。膝关节过伸导致躯干前屈，产生额外的膝关节后向力矩。长期处于此状态将极大地增加膝关节韧带和关节囊负荷，导致损伤和疼痛。

(5)踝背屈肌无力步态：在足触地后，由于踝关节不能控制跖屈，所以支撑相早期缩短，迅速进入支撑相中期。严重时，患者在摆动相出现足下垂，导致下肢功能性过长，往往以过分屈髋屈膝代偿(上台阶步态)，同时，支撑相早期由全脚掌或前脚掌先接触地面。

(6)腓肠肌/比目鱼肌无力步态：表现为膝塌陷步态。

4. 中枢神经疾病

(1)偏瘫：偏瘫患者常见股四头肌痉挛导致膝关节屈曲困难，小腿三头肌痉挛导致足下垂，胫后肌痉挛导致足内翻。多数患者摆动相时骨盆代偿性抬高、髋关节外展外旋，患侧下肢向外侧划弧迈步的姿态，称为划圈步态。在支撑相，由于足下垂，限制胫骨前向运动，因此往往采用膝过伸的姿态代偿。同时，由于患肢的支撑力降低，患者一般通过缩短患肢的支撑时间来代偿。部分患者还可以采用侧身，健腿在前，患腿在后，患足在地面拖行的步态。

(2)截瘫：截瘫患者如果损伤平面在L_3以下，有可能独立步行，但是由于小腿三头肌和胫前肌瘫痪，摆动相患者有显著的足下垂，只有增加屈髋跨步来克服地面廓清的障碍，称为跨槛步态。足落地时缺乏踝关节控制，所以稳定性降低，患者通常采用膝过伸的姿态以增加膝关节和踝关节的稳定性。L_3以上平面损伤的步态变化很大，与损伤程度有关。

(3)脑瘫：脑瘫患者根据神经损害的特点，分为痉挛型和共济失调型。痉挛型患者常见小腿肌肉痉挛导致足下垂和足外翻或足内翻、股内收肌痉挛导致摆动相足偏向内侧、腘绳肌痉挛导致膝关节屈曲等，表现为踮足剪刀步态。而共济失调型患者由于肌肉张力不稳定，步行时通常通过增加足间距来增加支撑相稳定性，通过增加步频来控制躯干的前后稳定性，通过上身和上肢摆动的协助，来保持步行时的平衡。因此在整体上表现为快速而不稳定的步态，类似于醉汉的行走姿态。

(4)帕金森步态：帕金森以普遍性肌肉张力异常增高为特征，因此表现为步行启动困难、下肢摆动幅度减小、髋膝关节轻度屈曲、重心前移、步频加快以保持平衡，表现为慌张步态。

三、关节活动度

(一)概述

关节活动范围(range of motion，ROM)：是指关节运动时所通过的运动弧，常以度数表示，亦称关节活动度。关节活动度是衡量一个关节运动量的尺度。

主动关节活动度(active range of motion，AROM)：关节运动是通过人体自身的主动随意运动而产生的运动弧。测量某一关节的AROM实际上是评定被检查者肌肉收缩力量对关节活动度的影响。

被动关节活动度(passive range of motion，PROM)：关节运动是通过外力如治疗师的帮助而产生的运动弧。正常情况下，被动运动至终末时产生一种关节囊内的、不受随意运动控制的运动。因此，PROM略大于AROM。

关节活动受限的常见原因：随着年龄增长，人体老化，关节形态也在发生变化(如退行性脊柱炎、退行性关节炎、骨质疏松等)，这些退行性变化可使关节活动范围下降；关节、软组织、骨骼病损所致的疼痛与肌肉痉挛；制动、长期保护性痉挛、肌力不平衡及慢性不良姿势等所致的软组织缩短与挛缩；关节周围软组织瘢痕与粘连；关节内损伤与积液、关节周围水肿；关节内游离体；关节结构异常；各种病损所致肌肉瘫痪或无力；运动控制障碍等。

关节活动范围测定的主要目的：发现ROM范围障碍的程度；根据整体的临床表现，大致分析可能的原因；为选择治疗方法提供参考；作为治疗过程中评定效果的手段。

(二)测量方法

1. 测量工具

测量工具有多种，如通用量角器、电子量角器、皮尺等。必要时可以拍X线片或用摄像机拍摄进行测量分析。皮尺用于特殊部位的测量，如脊柱活动度、手指活动度等。临床上最常采用量角器测量。量角器是通过对关节的近端和远端骨运动弧度的测量而获得量化的结果。

(1)量角器的构成：量角器又称关节角度尺。通用量角器是由一个带有半圆形或圆形角度计的固定臂及一个普通长度尺(称为移动臂)组成，两臂交点用铆钉固定，为量角器的中心。两臂以轴心为轴，可自由转动，随着关节远端肢体的移动，在量角器刻度盘上读出关节活动度。由于量角器使用简单，携带方便，故在临床中广泛应用。量角器可由金属或塑料制成，其规格不等(图2-4)。

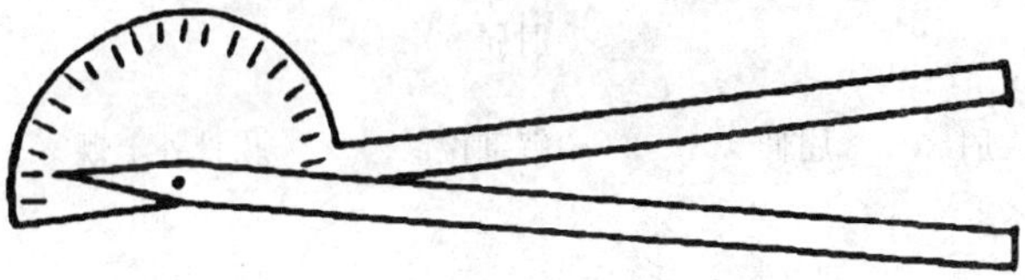

图 2-4 量角器

(2)量角器的选择：量角器的长度从7.5cm至40cm不等。检查者根据所测关节的大小，选择合适的量角器。如测膝关节、髋关节等大关节时应选择40cm长臂的量角器，而测量手或趾关节时，应选用7.5cm短臂的量角器。

(3)量角器的摆放：测量时，量角器的轴心(中心)应对准关节的运动轴中心；固定臂与构成关节的近端骨的长轴平行，移动臂与构成关节的远端骨的长轴平行(当患者有特殊障碍时可以变化)。例如，测量肩关节屈曲时，量角器轴心位于肱骨头中心点的外侧面，固定臂与腋中线平行，移动臂与肱骨长轴平行。

电子量角器的固定臂和移动臂为2个电子压力传感器，刻度判为液晶显示器。显示器可以与固定臂和移动臂固定在一起，也可以通过连接线与两条臂相连。电子量角器重复性好，使用方便，精确度优于通用量角器。

2. 体位

确定关节运动范围的方法为关节运动委员会推荐的中立位法，即解剖学立位时肢位定为“零”起始点。测量旋转度时则选正常旋转范围的中点作为"零"起始点。另外，检查者要保证被检者体位舒适，测量在全关节活动范围不受限的解剖位上进行。

3. 固定

被测量的关节在运动时，如其他关节参与，将会出现代偿动作，其结果是产生一个较大的ROM。为了防止这样的假象发生，应在构成关节的远端骨运动时充分固定近端骨。固定方法可以借助体重、体位及测量者所施加的外力。

（三）主要关节活动度的具体测量

常用的方法总结如表2-4和图2-5，图2-6。

表2-4 关节活动范围检查

关节	运动	测试姿势	量角器放置标志			0点	正常值
			中心	近端	远端		
肩	屈伸	解剖位，背贴立柱站立	肩峰	腋中线（铅垂线）	肱骨外上髁	两尺相重	屈180° 伸60°
	外展	同上	同上	腋中线	同上	同上	180°
	内外旋	仰卧，肩外展肘屈90°	鹰嘴	铅垂线	尺骨茎突	同上	各90°
肘	屈伸	解剖位	肱骨外上髁	肩峰	尺骨茎突	两尺成一直线	屈150° 伸0°
前臂	内外旋	坐，肩内收，肘屈90°	手掌尺侧缘	铅垂线	紧贴掌心	两尺相重	各90°
腕	屈伸	解剖位拇掌屈	桡骨茎突	前臂纵轴	第二掌骨头	两尺成一直线	屈90° 伸70°
	尺桡屈	解剖位	腕关节中点	同上	第三掌骨头	同上	桡屈25° 尺屈65°
髋	屈	仰卧，对侧髋过伸	股骨大粗隆	水平线	股骨外髁	两尺成一直线	125°
	伸	仰卧，对侧髋屈曲	同上	同上	同上	同上	15°
	内收 外展	仰卧，避免大腿旋转	髂前上棘	对侧髂前上棘	髌骨中心	两尺成直角	各45°
	内外旋	仰卧，两小腿桌缘外下垂	髌骨下端	铅垂线	胫骨前缘	两尺相垂直	各45°
膝	屈伸	仰卧	股骨外髁	股骨大粗隆	外踝	两尺成一直线	屈150° 伸0°
踝	屈伸	仰卧	内踝	股骨内髁	第一跖骨头	两尺成直角	屈45° 伸20°
	内外翻	俯卧	踝后方两踝中点	小腿后纵轴	足跟中点	两尺成一直线	内翻35° 外翻25°

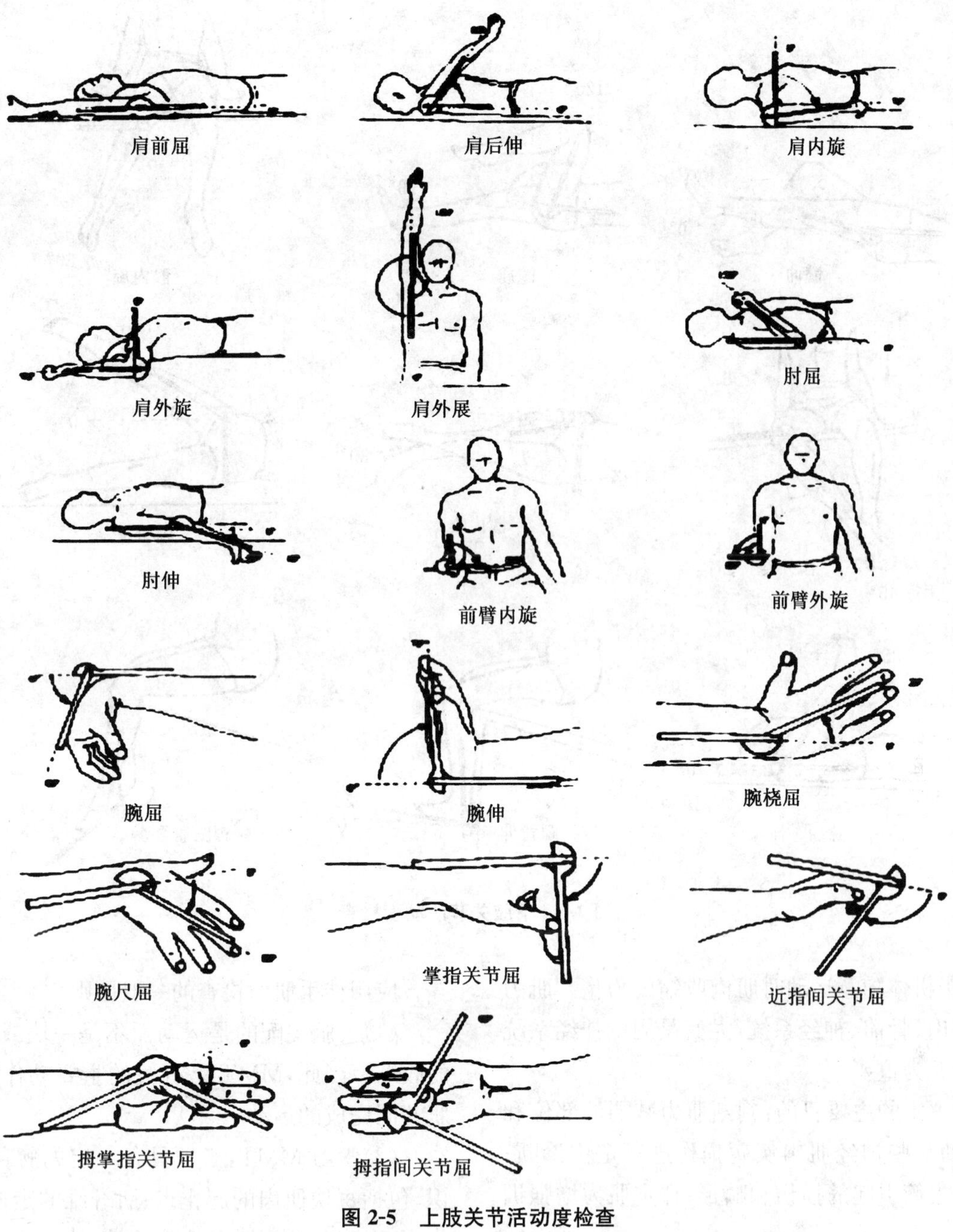

图 2-5　上肢关节活动度检查

常见的不同操作方法如髋的旋转在俯卧位膝屈曲 90°时测定小腿内、外摆动角度，或在仰卧位两腿伸直时，测定足跟中点与第二跖骨头的连线及铅垂线所成的角度。这两种方法由于小腿重力作用的改变，所得读数常较表 2-4 方法为大。又如膝屈曲度测定有的在俯卧位进行，此时由于髋伸直、股直肌紧张、膝屈曲度常受限，也有一些操作方法两尺的放置不用骨性标志，更多地以与肢体的纵轴平行为准。记录方法除前臂旋转以手掌处矢状位时为“0”外，其余场合倾向于一律以解剖位为“0”。也有主张在肘、膝和髋等关节的屈、伸活动度检查时，以充分伸直，两尺连成一直线时为 180°，可以避免关节伸直受限时读数成为负数。有的习惯在屈曲活动度记录时以充分伸直为“0”，在伸直活动度记录时以充分伸直为 180°。这种办法使关节总活动度的计算变得复杂化。

四、肌力的评定

(一)概述

肌力(muscle power，muscle strength，muscle

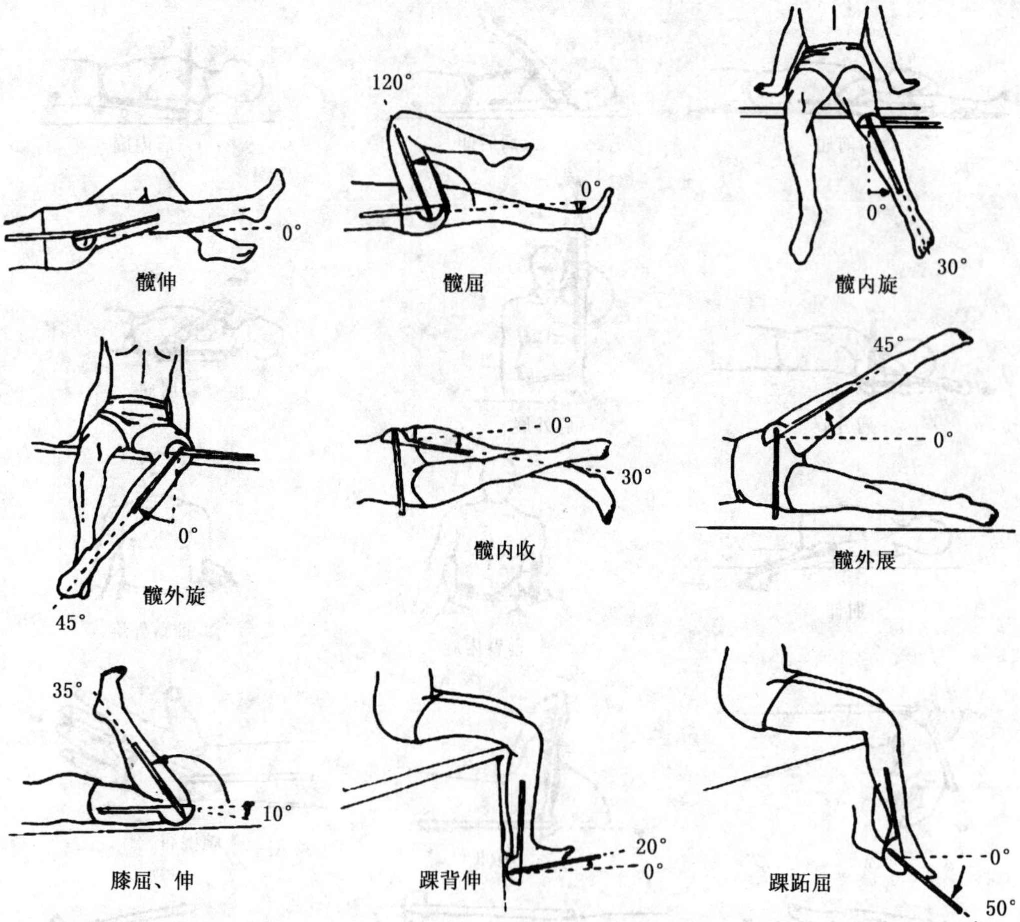

图 2-6 下肢关节活动度检查

force)是指机体随意运动时肌肉收缩的力量。肌力评定在肌肉、骨骼、神经系统，尤其是周围神经系统的病变中尤为重要。

肌力评定的主要目的：判断肌力减弱的部位和程度；协助某些神经肌肉疾病损伤进行定位诊断；预防肌力失衡引起的损伤和畸形；评定肌力增强训练的效果。

常用的肌力评定方法有徒手肌力检查(manual muscle testing，MMT)、应用简单器械的肌力测试、等速肌力测试(isokinetic muscle testing)。

(二)徒手肌力检查

1. 定义

MMT是通过被检查者自身重力和检查者用手施加阻力而产生的主动运动来评定肌肉或肌群力量的方法。此方法简便、易行、科学、实用，在临床中得到广泛应用。其缺点是MMT只能表明肌力的大小，不能表明肌肉收缩耐力；定量分级标准较粗略；较难以排除测试者主观评价的误差。

应用徒手肌力检查的一般原则：

(1)大脑支配的是运动而不是一块或一组肌肉的收缩。因此，MMT是有关的主要动作肌和辅助肌共同完成的运动。

(2)学习MMT，必须具备一定的解剖、生理知识，包括每块肌肉的起止点、肌纤维的走向、肌肉的作用、引起关节运动的方向和角度，以及当一肌肉力量减弱或消失时可能出现的代偿运动等。只有熟练掌握必要的基本理论与基础知识，才能理解和掌握此项检查技术。

(3)MMT一块或一组肌群的随意收缩。中枢神经系统疾病所致的偏瘫及脑性瘫痪，由于受到原始反射的影响而导致痉挛和出现异常的运动模式，不能完成分离运动。

2. 分级标准

通常采用6级分级法，各级肌力的具体标准见表2-5。

表 2-5 MMT 肌力分级标准

级别	名称	标准	相当正常肌力的
0	零(zero,O)	不可测知的肌肉收缩	0
1	微缩(trace,T)	有轻微肌肉收缩,但不能引起关节活动	10
2	差(poor,P)	解除重力的影响,能完成全关节活动范围的运动	25
3	尚可(fair,F)	能抗重力完成关节全范围运动,但不能抗阻力	50
4	良好(good,G)	能抗重力及轻度阻力,完成关节全范围运动	75
5	正常(normal,N)	能抗重力及最大阻力,完成关节全范围运动	100

每一级又可以用"+"和"−"号进一步细分。如测得的肌力比某级稍强时,可在该级的右上角加"+"号,稍差时则在右上角加"−"号,以补充分级的不足。最近由 Daniels 和 Worthingham 主编的《新徒手肌力检查法》(第 6 版)中,取消了各级的"+"、"−",仅保留了"3^+"和"2^-"。"3^+"的标准是在满足 3 级肌力标准的前提下,在关节活动的最后部分能对抗轻度的抵抗。"2^-"的标准是在解除肢体重力的影响下,仅能在关节活动范围内完成部分运动。

3. 主要肌肉的检查

(1)上肢:见表 2-6,图 2-7。

(2)下肢:见表 2-7,图 2-8。

(3)躯干肌:见表 2-8,表 2-9,图 2-7。

表 2-6 上肢肌肉的徒手肌力检查

肌肉	检查与评定		
	1 级	2 级	3、4、5 级
三角肌前部喙肱肌	仰卧,试图屈肩时可触及三角肌前部收缩	向对侧侧卧,上侧上肢放滑板上,肩可主动屈曲	坐位,肩内旋,肘屈,掌心向下:肩屈曲,阻力加于上臂远端
三角肌后部 大圆肌 背阔肌	俯卧,试图伸肩时可触及大圆肌、背阔肌收缩	向对侧侧卧、上侧上肢放滑板上,肩可主动伸展	俯卧:肩伸展 30°～40°,阻力加于上臂远端
三角肌中部 冈上肌	仰卧,试图肩外展时可触及三角肌收缩	同左,上肢放滑板上,肩可主动外展	坐位,肘屈:肩外展至 90°,阻力加于上臂远端
冈下肌 小圆肌	俯卧,上肢在床缘外下垂:试图肩外旋时在肩胛骨外缘可触及肌收缩	同左,肩可主动外旋	俯卧,肩外展,肘屈,前臂在床缘外下垂:肩外旋,阻力加于前臂远端
肩胛下肌 大圆肌 胸大肌 背阔肌	俯卧,上肢在床缘外下垂:试图肩内旋时在腋窝前、后襞可触及相应肌肉收缩	同左,肩可主动内旋	俯卧,肩外展,肘屈,前臂在床缘外下垂:肩内旋,阻力加于前臂远端
肱二头肌 肱肌 肱桡肌	坐位,肩外展,上肢放滑板上:试图肘屈曲时可触及相应肌肉收缩	同左,肘可主动屈曲	坐位,上肢下垂:前臂旋后(测肱二头肌)或旋前(测肱肌)或中立位(测肱桡肌),肘屈曲,阻力加于前臂远端

续表

肌肉	检查与评定		
	1级	2级	3、4、5级
肱三头肌 肘肌	坐位，肩外展，上肢放滑板上：试图肘伸展时可触及肱三头肌收缩	同左，肘可主动伸屈	俯卧，肩外展，肘屈，前臂在床缘外下垂：肘伸展，阻力加于前臂远端
肱二头肌 旋后肌	俯卧，肩外展，前臂在床缘外下垂：试图前臂旋后时可于前臂上端桡侧触及肌收缩	同左，前臂可主动旋前	坐位，肘屈90°，前臂旋前：前臂旋后，握住腕部施加反方向阻力
旋前圆肌 旋前方肌	俯卧，肩外展，前臂在床缘外下垂：试图前臂旋前时可在肘下、腕上触及肌收缩	同左，前臂可主动旋前	坐位，肘屈90°，前臂旋后：前臂旋前，捏住腕部施加反向阻力
尺侧腕屈肌	向同侧侧卧，前臂旋后45°：试图腕掌屈及尺侧偏时可触及其止点活动	同左，前臂旋后45°，可见大幅度腕掌屈及尺侧偏	同左，肘屈，前臂旋后：腕向掌侧屈并向尺侧偏，阻力加于小鱼际
桡侧腕屈肌	坐位，前臂旋前45°：试图腕背伸及桡侧偏时可触及其止点活动	同左，前臂旋前45°，可见大幅度腕掌屈及桡侧偏	同左，前臂旋后45°：腕向掌侧屈并向桡侧偏，阻力加于大鱼际
尺侧腕伸肌	坐位，前臂旋前45°：试图腕背伸及尺侧偏时可触及其止点活动	同左，前臂旋前45°，可见大幅度腕背伸及尺侧偏	同左，前臂旋前：腕背伸并向尺侧偏，阻力加于掌背尺侧
桡侧腕长、短伸肌	坐位，前臂旋后45°：试图腕背伸及桡侧偏时可触及其止点活动	同左，前臂旋后45°，可见大幅度腕背伸及桡侧偏	同左，前臂旋前45°：腕背伸并向桡侧偏，阻力加于掌背桡侧
指总伸肌	试图伸掌指关节时可触及掌背肌腱活动	前臂中立位，手掌垂直时掌指关节可主动伸展	伸掌指关节并维持指间关节屈曲，阻力加于手指近节背面
指浅屈肌	屈近端指间关节时可在手指近节掌侧触及肌腱活动	有一定的近端指间关节屈曲活动	屈曲近端指间关节，阻力加于手指中节掌侧
指深屈肌	屈远端指间关节时可在手指中节掌侧触及肌腱活动	有一定的远端指间关节屈曲活动	固定近端指间关节，屈远端指间关节，阻力加于手指末节指腹
拇收肌	内收拇指时可于第1、第2掌骨间触及肌肉活动	有一定的拇内收动作	拇伸直，从外展位内收，阻力加于拇指尺侧
拇长、短展肌	外展拇指时可于桡骨茎突远端触及肌腱活动	有一定的拇外展动作	拇伸直，从内收位外展，阻力加于第1掌骨桡侧
拇短屈肌	屈拇时于第1掌骨掌侧触及肌肉活动	有一定的拇屈曲动作	手心向上：拇指掌指关节屈曲，阻力加于拇指近节掌侧
拇短伸肌	伸拇时于第1掌骨背侧触及肌腱活动	有一定的拇伸展动作	手心向下：拇指掌指关节伸展，阻力加于拇指近节背侧
拇长屈肌	屈拇时于拇指近节掌侧触及肌腱活动	有一定的拇屈曲动作	手心向上，固定拇指近节：屈指间关节，阻力加于拇指远节指腹
拇长伸肌	伸拇时于拇指近节背侧触及肌腱活动	有一定的拇指指间关节伸展动作	手心向下，固定拇指近节：伸指间关节，阻力加于拇指远节背侧

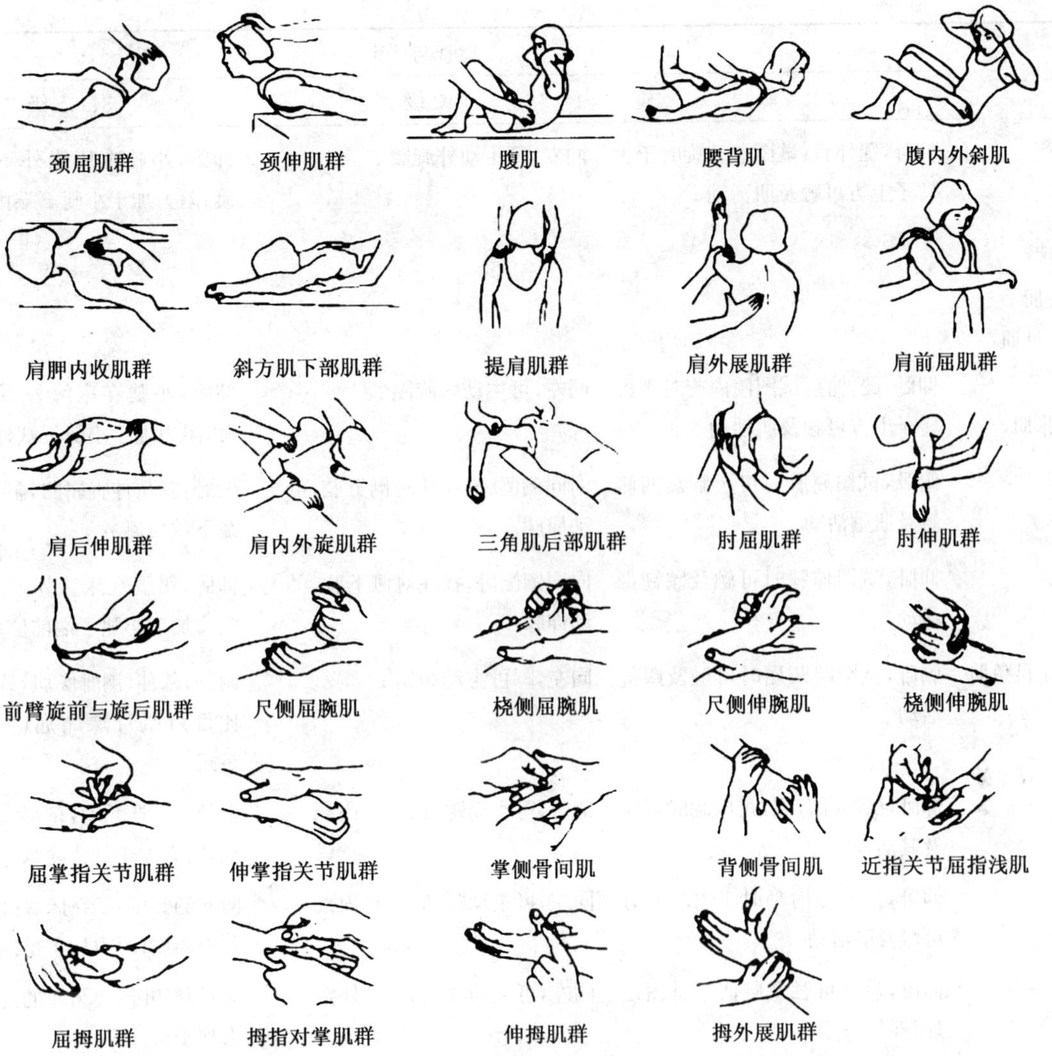

图 2-7 部分躯干、上肢肌肉的手法测试示意图

表 2-7 下肢肌肉的徒手肌力检查

肌肉	检查与评定		
	1 级	2 级	3、4、5 级
髂腰肌	仰卧，试图屈髋时于腹股沟上缘可触及肌活动	向同侧侧卧，托住对侧下肢，可主动屈髋	仰卧，小腿悬于床缘外：屈髋，阻力加于股远端前面
臀大肌 腘绳肌	俯卧，试图伸髋时于臀部及坐骨结节下方可触及肌活动	向同侧侧卧，托住对侧下肢，可主动伸髋	俯卧，屈膝(测臀大肌)或伸膝(测腘绳肌)：髋伸 10°～15°，阻力加于股远端后面
大、长、短收肌 股薄肌 耻骨肌	仰卧，分腿 30°，试图髋内收时于股内侧部可触及肌活动	同左，下肢放滑板上可主动内收髋	向同侧侧卧，两腿伸，托住对侧下肢：髋内收，阻力加于股远端内侧
臀中、小肌 阔筋膜张肌	仰卧，试图髋外展时于大转子上方可触及肌活动	同左，下肢放滑板上可主动外展髋	向对侧侧卧，对侧下肢半屈：髋外展，阻力加于股远端外侧

续表

肌肉	检查与评定		
	1级	2级	3、4、5级
股方肌 梨状肌 臀大肌 上、下孖肌 闭孔内、外肌	仰卧，腿伸直：试图髋外旋时于大转子上方可触及肌活动	同左，可主动外旋髋	仰卧，小腿在床缘外下垂：髋外旋，阻力加于小腿下端内侧
臀小肌 阔筋膜张肌	仰卧，腿伸直：试图髋内旋时于大转子上方可触及肌活动	同左，可主动内旋髋	仰卧，小腿在床缘外下垂：髋内旋，阻力加于小腿下端外侧
腘绳肌	俯卧，试图屈膝时可于腘窝两侧触及肌腱活动	向同侧侧卧，托住对侧下肢，可主动屈膝	俯卧：膝从伸直屈曲，阻力加于小腿下端后侧
股四头肌	仰卧，试图伸膝时可触及髌韧带活动	向同侧侧卧，托住对侧下肢，可主动伸膝	仰卧，小腿在床缘外下垂：伸膝，阻力加于小腿下端前侧
腓肠肌比目鱼肌	侧卧，试图踝跖屈时可触及跟腱活动	同左，踝可主动跖屈	俯卧，膝伸（测腓肠肌）或膝屈（测比目鱼肌）：踝跖屈，阻力加于足跟
胫前肌	仰卧，试图踝背屈，足内翻时可触及其活动	侧卧，可主动踝背屈、足内翻	坐位，小腿下垂：踝背屈并足内翻，阻力加于足背内缘
胫后肌	仰卧，试图足内翻时于内踝后方可触及腱活动	同左，可主动踝跖屈、足内翻	向同侧侧卧，足在床缘外：足内翻并踝跖屈，阻力加于足内缘
腓骨长、短肌	仰卧，后方可触及腱活动试图足外翻时于外踝	同左，可主动踝跖屈，足外翻	向对侧侧卧：使跖屈的足外翻，阻力加于足外缘
趾长、短屈肌	屈趾时于趾近节跖面可触及腱活动	有主动屈趾活动	仰卧：屈趾，阻力加于足趾近节跖面
趾长、短伸肌	仰卧，伸蹈时于足背可触及腱活动	同左，有主动伸趾活动	同左：伸足趾，阻力加于足趾近节跖面
足蹈指长伸肌	坐位，伸足蹈时于足蹈趾近节背侧可触及腱活动	同左，有主动伸足蹈活动	同左，固定足蹈趾近节：伸足时，阻力加于足蹈趾近节背面

表 2-8　躯干主要肌肉的徒手肌力检查(一)

肌肉	检查与评定		
	1级	2级	3、4、5级
斜方肌 菱形肌	坐位，臂外展放桌上，试图使肩胛骨主动内收时可触及肌收缩	同左，使肩胛骨主动内收时可见运动	俯卧，两臂稍抬起：使肩胛骨内收，阻力为将肩胛骨向外推
斜方肌下部	俯卧，一臂前伸，内旋，试图使肩胛骨内收及下移时可触及斜方肌下部收缩	同左，可见有肩胛骨内收及下移运动	同左，肩胛骨内收及下移，阻力为将肩胛骨向上外推
斜方肌上部 肩胛提肌	俯卧，试图耸肩时可触及斜方肌上部收缩	同左，能主动耸肩	坐位，双臂垂于体侧：耸肩向下压的阻力加于肩锁关节上方

续表

肌肉	检查与评定		
	1级	2级	3、4、5级
前锯肌	坐位，一臂向前放桌上，上臂前伸时在肩胛骨内缘可触及肌收缩	同左，上臂前伸时可见肩胛骨活动	坐位，上臂前平举，屈肘：上臂向前移动，肘不伸，向后推的阻力加于肘部

表 2-9　躯干主要肌肉的徒手肌力检查(二)

肌肉	检查与评定				
	1级	2级	3级	4级	5级
斜角肌 颈长肌 头长肌 胸锁乳突肌	仰卧，屈颈时可触及胸锁乳突肌	侧卧，托住头部时可屈颈	仰卧，能抬头，不能抗阻力	同左，能抗中等阻力	同左，抬头屈颈，能抗加于额部的较大阻力
斜方肌 颈部骶棘肌	俯卧，抬头时触及斜方肌活动	侧卧，托住头部时可仰头	俯卧，能抬头不能抗阻力	同左，能抗中等阻力	同左，抬头时能抗加于枕部的较大阻力
腹直肌	仰卧，抬头时触及上腹部腹肌紧张	仰卧、能屈颈抬头	仰卧，髋及膝屈：能抬起头及肩胛部	同左，双手前平举坐起	同左，双手抱头后能坐起
骶棘肌	俯卧，抬头时触及其收缩	俯卧位能抬头	俯卧，胸以上在床缘外下垂30°，固定下肢：能抬起上身，不能抗阻力	同左，能抗中等阻力	同左，能抗较大阻力
腹内斜肌腹外斜肌	坐位，试图转体时触及腹外斜肌收缩	仰卧，能旋转上体至一肩离床		仰卧，屈腿，固定下肢：双手前平举能坐起并转体	同左。双手抱颈后能坐起同时向一侧转体

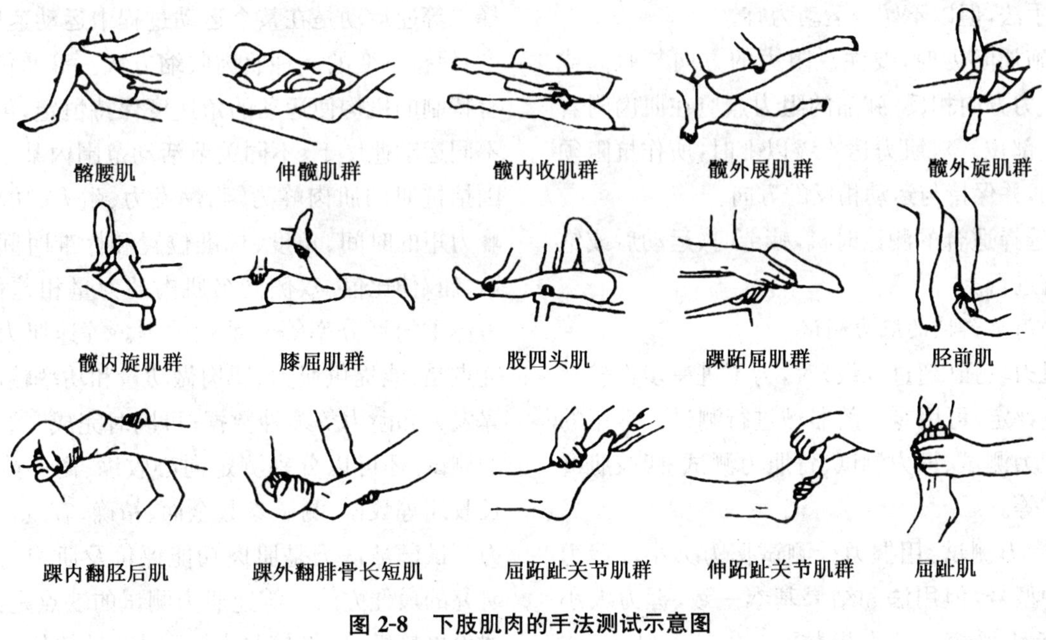

图 2-8　下肢肌肉的手法测试示意图

4. 肌力评定的适用范围和慎用情况

(1)适用范围：下运动神经元病损、原发性肌病、骨关节疾病等。

(2)慎用情况：严重疼痛、关节活动极度受限、严重的关节积液或滑膜炎、软组织损伤后刚刚愈合、骨关节不稳定、关节急性扭伤或拉伤等为绝对慎用；疼痛、关节活动受限、亚急性或慢性扭伤或拉伤、心血管疾病为相对慎用。

5. 检查注意事项

(1)为单侧肢体病变，先检查健侧肢体同名肌的肌力，以便患侧与其比较。

(2)当主动肌肌力减弱时，协同肌可能取代被检的主动肌而引起代偿运动。避免代偿动作的方法是被检肌肉或肌群应摆放在正确的位置，检查者的固定方法要得当。

(3)重复检查同一块肌肉的最大收缩力时，前后检查以间隔2分钟为宜。

(4)正常肌力受年龄、性别、身体形态及职业的影响而存在个体差异。因此，在进行3级以上肌力检查时，给予阻力的大小要根据被检者个体情况来决定。

(5)检查不同肌肉时需采取相应的检查体位。但为了方便患者，检查者应在完成一种体位时的所有肌力检查内容后，再令患者变化体位，即应根据体位来安排检查的顺序。

(6)检查者的位置，以尽量靠近被检者，便于固定、实施手法，但以不妨碍运动为宜。

(7)施加阻力时，要注意阻力的方向与肌肉或肌群牵拉力方向相反；施加的阻力点应在肌肉附着段的远端部位。对肌力达4级以上时，所作抗阻须连续施加，并保持与运动相反的方向。

(8)选择适合的测试时机，疲劳时、运动后或饱餐后不宜进行。

(三)简单器械的肌力测试

在肌力较强(超过3级)时，为了进一步作较准确的定量评定，可用专门的器械进行测试。常用的方法有握力测试、捏力测试、背肌力测试、四肢肌群肌力测试等。

(1)握力测试：用握力计测试握力大小。握力计有多种型号，但用法和结果基本一致，握力大小以握力指数评定。握力指数：一手握力(kg)/体重(kg)×100%。握力指数正常值为>50。测试时将把手调至适当宽度，测试时立位或坐位，上肢在体侧下垂，屈肘90°，前臂和腕中立位，用力握2～3次，取最大值。检查时避免用上肢其他肌群来代偿。

(2)捏力测试：用捏力计测试拇指与其他手指间的捏力大小。检测时调整好捏力计，用拇指分别与其他手指相对捏压捏力计2～3次，取最大值。捏力主要反映拇对掌肌和其他四指屈曲肌的肌力，正常值约为握力的30%。

(3)背肌力测试：用拉力计测定背肌力的大小，以拉力指数评定。拉力指数：一手拉力(kg)/体重(kg)×100%。拉力指数正常值：一般男性为体重的1.5～2倍(150%～200%)，女性为体重的1～1.5倍(100%～150%)。测试时两膝伸直，将拉力计把手调至膝关节高度，两手抓住把手，然后伸腰用力上拉把手。进行背拉力测试时，腰椎应力大幅度增加，易引起腰痛发作，故不适用于腰痛患者及老年人。

(4)四肢肌群的肌力测试：在标准姿势下通过钢丝绳与滑车装置牵拉固定的测力计，可测试四肢各组肌群(如腕、肩、踝的屈伸肌群及肩外展肌群)的肌力。

(四)等速肌力测试

需要借助特定的等速测试仪来测试，如Cybex、Biodex、Kin-Com、Lido、Ariel等多种型号供选择。等速运动是在整个运动过程中运动速度(角速度)保持不变的一种肌肉收缩方式。等速仪器内部有特制的机构使运动的角速度保持恒定，可以记录不同运动速度下、不同关节活动范围内某个关节周围拮抗肌的肌肉峰力矩、爆发力、耐力、功率、达到峰力矩的时间、角度、标准位置和标准时间下的力矩、屈/伸比值、双侧同名肌肉的力量相差值、肌力占体重的百分率等一系列数据。等速肌力测试的优点是：能提供肌力、肌肉做功量和功率输出、肌肉爆发力和耐力等多种数据；可同时完成一组拮抗肌的测试，还可以分别测定向心收缩、离心收缩及等长收缩等数据；测试参数全面、精确、客观。等速肌力测试已被认为是肌肉功能评价及肌肉力学特性研究的最佳方法。等速肌力测试的缺点是：测试仪器价格昂贵，操作较复杂，不同型号的仪器测试的结果有显著差异，无可比性。

五、肌张力的评定

（一）定义

肌张力（muscle tone）是指肌肉组织在静息状态下的一种不随意的、持续的、微小的收缩。正常肌张力有赖于完整的外周神经和中枢神经系统调节机制，以及肌肉本身的特性（如收缩能力、弹性、延伸性等）。肌张力是维持身体各种姿势和正常活动的基础，根据身体所处的不同状态，正常肌张力可分为以下3类。

（1）静止性肌张力：指肌肉处于非活动状态下肌肉具有的张力。

（2）姿势性肌张力：指人体变换各种姿势（如协调翻身、由坐到站等）时肌肉所产生的张力。

（3）运动性肌张力：指肌肉在运动过程中的张力。

（二）异常肌张力

1. 肌张力增高（hypertonia）

肌张力增高是指肌张力高于正常静息水平。肌张力增高的状态有痉挛（spasticity）和强直（rigidity）。痉挛是一种由牵张反射高兴奋性所致的、速度依赖的紧张性牵张反射增强伴腱反射亢进为特征的运动障碍。痉挛的速度依赖即为伴随肌肉牵伸速度的增加，痉挛肌的阻力（痉挛的程度）也增高。痉挛性肌张力增高见于锥体束病变，即上肢的屈肌和下肢的伸肌张力增高明显。检查者在做被动活动时，起始感觉阻力较大，但在运动过程中突然感到阻力减小，此现象称为折刀现象（clasp-knife phenomenon），是痉挛时最常见的现象。强直，也称僵硬，做关节被动活动时各个方向的阻力是均匀一致的，也就是主动肌和拮抗肌张力同时增加，它与弯曲铅管的感觉类似，因此称为铅管样强直（lead-pipe rigidity）。如伴有震颤则出现规律而断续的停顿，称齿轮样现象（cogwheel-phenomenon），常为锥体外系的损害所致。

2. 肌张力低下（hypotonia）

肌张力低下是指肌张力低于正常静息水平，对关节进行被动运动时感觉阻力消失的状态。肌张力低下见于下运动神经元疾病、小脑病变、脑卒中弛缓期、脊髓病损的休克期等。

3. 肌张力障碍（dystonia）

肌张力障碍是一种以张力损害、持续的和扭曲的不自主运动为特征的运动功能亢进性障碍。肌张力障碍可由中枢神经系统缺陷所致，也可由遗传因素（原发性、特发性肌张力障碍）所致。与神经退行性疾患（肝豆状核变性）或代谢性疾患也有一定关系。也可见于张力性肌肉变形或痉挛性斜颈。

（三）肌张力的检查方法

1. 病史

如痉挛发生的频率，受累的肌肉及数目，痉挛的利弊，引发痉挛的原因，痉挛的严重程度等。

2. 视诊

评定者应注意观察患者肢体或躯体异常的姿态，有无刻板样运动模式、自发性运动有无缺失等。

3. 触诊

以触摸肌肉的硬度来判断肌张力。

4. 反射

应特别注意检查患者是否存在腱反射亢进等现象。评分标准为：

一：消失。

±：反射轻度减弱。

＋：反射正常。

＋＋：反射轻度亢进。

＋＋＋：反射中度亢进。

＋＋＋＋：反射高度亢进。

5. 被动运动

被动运动检查可发现肌肉对牵张刺激的反应，通过检查者的手来感觉肌肉的抵抗，是最常见的检查方法，它能从一个方面反映肌张力的情况。体会其活动度和抵抗时的肌张力变化，可发现是否存在肌张力过高、低下，是否有阵挛，并与强直进行比较和鉴别。

6. 摆动检查

以一个关节为中心，主动肌和拮抗肌交互快速收缩，快速摆动，观察其摆动振幅的大小。肌张力低下时，摆动振幅增大，肌张力增高时，摆动幅度减小。

7. 其他检查方法

（1）肌肉僵硬的检查，头的下垂试验。

（2）伸展性检查：指让肌肉缓慢伸展时，能达到的最大伸展度。主要提示肌张力有无下降。

(3)姿势性肌张力检查法:让患者变换各种姿势和体位,记录其抵抗状态。

(4)生物力学评定方法。

(5)电生理评定方法等。

(四)评定注意事项

由于痉挛的神经性因素,所以临床上同一痉挛患者每天的严重程度是高变异的;痉挛又是速度依赖的,所以,涉及牵张反射的痉挛评定方法会因为被动运动的速度问题而影响信度。此外,痉挛量化评定的信度还受患者努力的程度、情感、环境温度、评定同时并存的问题(如尿路结石、感染、膀胱充盈、便秘、压疮、静脉血栓、疼痛及局部肢体受压等可使肌张力增高)、患者的整体健康水平(如发热、代谢和/或电解质紊乱也可影响肌张力)、药物、患者的体位等影响。因此,进行痉挛量化评定时,必须使评定的程度严格标准化;重复评定时,还应注意选择尽可能相同的时间段和其他评定条件。

(五)肌张力的评价标准

1. 正常肌张力评价标准

(1)肌肉外观应具有特定的形态。

(2)肌肉应具有中等硬度和一定的弹性。

(3)近端关节可以进行有效的主动肌与拮抗肌同时收缩使关节固定。

(4)具有完成抗肢体重力及外界阻力的运动能力。

(5)将肢体被动地放在空间某一位置上,突然松手时,肢体有保持肢位不变的能力。

(6)可以维持主动肌与拮抗肌的平衡。

(7)具有随意使肢体由固定到运动和在运动过程中变为固定姿势的能力。

(8)在需要的情况下,具有可以完成某肌群的协同动作,也可以完成某块肌肉独立的运动功能的能力。

(9)被动运动时,具有一定的弹性和轻度的抵抗。

2. 痉挛的评定标准

痉挛的量化评定困难,由此形成了不少量化评定的方法。许多方法正处于不断研究中,现主要介绍较为常用的方法,即修订的 Ashworth 痉挛评定(表 2-10)。

表 2-10　修订的 Ashworth 痉挛评定量表

0 级	无肌张力的增加
1 级	肌张力轻微增加:受累部分被动屈伸时,ROM 之末突然出现卡住,然后释放或出现最小的阻力
1^+ 级	肌张力轻度增加:被动屈伸时,在 ROM 后 50% 范围内突然出现卡住;当继续把 ROM 检查进行到底时,始终有小的阻力
2 级	肌张力较明显增加:通过 ROM 的大部分时,阻力均较明显增加;但受累部分仍能较容易地移动
3 级	肌张力严重增高:进行 ROM 检查有困难
4 级	僵直:受累部分被动屈伸时呈现僵直状态,不能活动

3. 肌张力弛缓的评定标准(表 2-11)。

表 2-11　弛缓性肌张力的分级

级别	评定标准
轻度	肌张力降低,肌力下降,肢体放在可下垂的位置并放下,肢体仅有短暂抗重力能力,随即落下。能完成功能性动作
中到重度	肌张力显著降低或消失,肌力 0 级或 1 级(徒手肌力检查),把肢体放在抗重力肢位,肢体迅速落下,不能维持规定肢位。不能完成功能性动作

六、协调与平衡的评定

(一)平衡功能评定

1. 定义

平衡(balance,equilibrium)是指身体所处的一种姿势状态,以及在运动或受到外力作用时自动调整并维持姿势的一种能力。姿势(posture)是指躯体的一种非强制性、无意识状态下的自然状态。为了保持平衡,人体重心(center of gravity,COG)必须垂直落在支撑面(base of support)的范围内。支撑面是指人体在各种体位下(卧、坐、站立、行走)所依靠的接触面。站立时的支撑面为包括两足底在内的两足之间的面积。支撑面的大小影响身体平衡。当身体的重心落在支撑面内,人体就保持平衡;反之,重心落在支撑面之外时就失去平衡。

2. 分类

人体平衡可以分为以下两类。

(1)静态平衡:人体处于某种特定的姿势,如坐或站时保持稳定的状态。

(2)动态平衡:包括两个方面 ①自动动态平衡:指人体在进行各种自主运动时能重新获得稳定状态的能力,如由坐到站或由站到坐的姿势转换;②他动动态平衡:指人体对外界干扰,如推、拉等产生反应、恢复稳定状态的能力。

3. 人体平衡的维持机制

保持平衡需要 3 个环节的参与:感觉输入,中枢整合,运动控制。而前庭系统、视觉调节系统、身体本体感觉系统、大脑平衡反射调节、小脑共济协调系统,以及肌群的力量在人体平衡功能的维持上都起到了重要作用。

(1)感觉输入:适当的感觉输入,特别是躯体、前庭和视觉信息对平衡的维持及调节具有前馈(feed forward)和反馈(feed back)的作用。

视觉系统:由视网膜收集经视通路传入视中枢,提供周围环境及身体运动和方向的信息。在视环境静止不动的情况下,视觉系统能准确感受环境中物体的运动,以及眼睛和头部的视空间定位。当身体的平衡因躯体感觉受到干扰或破坏时,视觉系统通过颈部肌肉收缩使头保持向上直立位和保持水平视线来使身体保持或恢复到原来的直立位,从而获得新的平衡。如果去除或阻断视觉输入如闭眼或戴眼罩,姿势的稳定性将较睁眼站立时显著下降。这也是视觉障碍者或老年人平衡能力降低的原因之一。

躯体感觉:平衡的躯体感觉包括皮肤感觉(触、压觉)和本体感觉。在维持身体平衡和姿势的过程中,与支撑面相接触的皮肤触觉、压觉感受器向大脑皮质传递有关体重的分布情况和身体重心的位置;分布于肌肉、关节及肌腱等处的本体感受器(螺旋状感觉神经末梢)收集随支持面而变化的信息(如面积、硬度、稳定性及表面平整度等而出现的有关身体各部位的空间定位和运动方向),经深感觉传导通路向上传递。正常人站立在固定的支撑面上时,足底皮肤的触觉、压觉和踝关节的本体感觉输入起主导作用。当足底皮肤和下肢本体感觉输入完全消失时,人体失去感受支持面情况的能力,姿势的稳定性立刻受到严重影响,此时,闭目站立时身体倾斜、摇晃,并容易跌倒。

前庭系统:感知与角加速度运动和瞬时直线加速运动及与直线重力加速有关的头部位置改变的信息。在躯体感觉和视觉系统正常的情况下,前庭冲动在控制人体重心位置上的作用很小。只有当躯体感觉和视觉信息输入均不存在(被阻断)或输入不准确而发生冲突时,前庭系统的感觉输入在维持平衡的过程中才变得至关重要。

(2)中枢整合:3 种感觉信息在包括脊髓、前庭核、内侧纵束、脑干网状结构、小脑及大脑皮质等多级平衡觉神经中枢中进行整合加工,并形成产生运动的方案。当体位或姿势变化时,为了判断人体重心的准确位置和支持面情况,中枢神经系统将 3 种感觉信息进行整合,迅速判断何种感觉所提供的信息是有用的,何种感觉所提供的信息是相互冲突的,从中选择出那些提供准确定位信息的感觉输入,放弃错误的感觉输入。

(3)运动控制:中枢神经系统在对多种感觉信息进行分析整合后下达运动指令,运动系统以不同的协同运动模式控制姿势变化,将身体重心调整回到原来的范围内或重新建立新的平衡。

当平衡发生变化时,人体通过 3 种调节机制或姿势性协同运动模式来应变,包括踝调节机制、髋调节机制及跨步动作机制。

1)踝调节机制(ankle strategies):指人体站在一个比较坚固和较大的支持面上,受到一个较小的外界干扰(如较小的推力)时,身体重心以踝关节为轴进行前后转动或摆动(类似钟摆运动),以调整重心,保持身体的稳定性。

2)髋调节机制(hip strategies):正常人站立在较小的支持面上(小于双足面积),受到一个较大的外界干扰时,稳定性明显降低,身体前后摆动幅度增大。为了减少身体摆动使重心重新回到双足的范围内,人体通过髋关节的屈伸活动来调整身体重心和保持平衡。

3)跨步调节机制(stepping strategies):当外力干扰过大,使身体的摇动进一步增加,重心超出其稳定极限,髋调节机制不能应答平衡的变化时,人体启动跨步调节机制,自动地向用力方向快速跨出或跳跃一步，来重新建立身体重心支撑点，为身体重新确定稳定站立的支持面，避免摔倒。

此外，前庭神经系统，内侧纵束向头部投射影响眼肌运动，经前庭脊髓通路向尾端投射维持躯干和下肢肌肉兴奋性，经γ运动纤维传出的冲动调整梭内肌纤维的紧张性；而经运动纤维发放的冲动调整骨骼肌的收缩，使骨骼肌保持适当的肌张力，能支撑身体并能抗重力运动，但又不会阻碍运动。交互神经支配或抑制可以使人体保持身体某些部位的稳定，同时有选择性地运动身体的其他部位，产生适宜的运动，完成大脑所制定的运动方案，其中静态平衡需要肌肉的等长运动，动态平衡需要肌肉的等张运动。上述几方面的共同作用结果，使得人体保持平衡或使自己处于一种稳定的状态。

4. 平衡评定目的及对象

评定平衡主要是了解是否存在平衡功能障碍，找出引起平衡障碍的环节，确定是否需要进行治疗（如药物治疗或康复治疗），重复评定以了解治疗手段是否有效，预测患者可能发生跌倒的危险性。

任何引起平衡功能障碍的疾患都有必要评定平衡功能，主要包括：①中枢神经系统损害，如脑外伤、脑卒中、帕金森、多发性硬化、小脑疾患、脑肿瘤、脑性瘫痪、脊髓损伤等；②耳鼻喉科疾病，如各种眩晕症；③骨科疾病或损伤，如骨折及骨关节疾患、截肢、关节置换、影响姿势与姿势控制的颈部及背部损伤，以及各种运动损伤、肌肉疾患和外周神经损伤等；④其他人群，如老年人、运动员、飞行员及宇航员。

5. 评定方法

评定方法包括主观评定和客观评定两个方面。主观评定以观察和量表为主。客观评定多用平衡测试仪进行评定。

(1)观察法：观察被评定对象能否保持坐位和站立位平衡，以及在活动状态下能否保持平衡。观察法虽然过于粗略和主观，缺乏量化，但由于其应用简便，可以对具有平衡功能障碍的患者进行粗略筛选。至今在临床上仍广为应用。

(2)量表法：虽然属于主观评定，但由于不需要专门的设备，评分简单，应用方便，故临床仍普遍使用。信度和效度较好的量表主要有 Berg 平衡量表、Tinnetti 量表，以及“站起-走”计时测试。Berg 平衡量表和 Tinnetti 量表既可以评定被测试对象在静态和动态状态下的平衡功能，也可以用来预测正常情况下摔倒的可能性。Berg 量表有 14 个项目，需要 20 分钟完成，满分 56 分，低于 40 分表明有摔倒的危险性。Tinnetti 量表分为平衡（10 项）和步态（8 项）两个部分，不到 15 分钟即可完成，满分 44 分，低于 24 分提示有摔倒的危险性。“站起-走”计时测试主要评定被测试者从坐椅站起，向前走 3m，折返回来的时间，以及在行走中的动态平衡。

(3)平衡测试仪：这一类仪器采用高精度的压力传感器和电子计算机技术，整个系统由受力平台（force plate），即压力传感器、显示器、电子计算机和专用软件构成。受力平台可以记录到身体的摇摆情况并将记录到的信号转化成数据输入计算机，计算机在应用软件的支持下，对接收到的数据进行分析，实时描计压力中心在平板上的投影与时间的关系曲线，其结果以数据及图的形式显示，故也有人称平衡测试仪为计算机动态姿势图（computerized dynamic posturography，CDP）。平衡测试仪的评定项目主要包括以下两个方面：

1）静态平衡测试：在睁眼、闭眼、外界视动光的刺激下，测定人体重心平衡状态。主要参数包括重心位置，重心移动路径总长度和平均移动速度，左右向（x 轴向）和前后向（y 轴向）重心位移平均速度，重心摆动功率谱，睁眼、闭眼重心参数比值，等等。

2）动态平衡测试：被测试者以躯体运动反应跟踪计算机荧光屏上的视觉目标，保持重心平衡；或者，在被测试者无意识的状态下，支撑面突然发生移动（如前后水平方向，前上、后上倾斜），了解机体感觉和运动器官对外界环境变化的反应，以及大脑感知觉的综合能力。

（二）协调功能评定

1. 定义

协调（coordination）是指人体产生平滑、准确、有控制的运动能力，以及运动质量。应包括按照一定的方向和节奏，采用适当的力量和速度达到准确的目标等几个方面。协调与平衡密切相关。中枢神经系统中参与协调控制的部位主要有小脑、基底节、脊髓后索。协调功能障碍又称为共济失调。根据中枢神经系统中不同的病变部位分为小脑性共济失调、基底节共济失调和脊髓后索共济失调。

2. 临床评定

评定协调主要是判断有无协调障碍，为制定治疗方案提供客观依据。评定方法主要是观察被测试对象在完成指定的动作中有无异常。

(1)指鼻试验：被测试对象用自己的示指，先接触自己的鼻尖。再去接触检查者的示指。检查者通过改变自己示指的位置，来评定被测试对象在不同平面内完成该试验的能力。

(2)指-指试验：检查者与被测试对象相对而坐，将示指放在被测试对象面前，让其用示指去接触检查者的示指。检查者通过改变示指的位置，来评定被测试对象对方向、距离改变的应变能力。

(3)轮替试验：被测试对象双手张开，一手向上，一手向下，交替转动；也可以一侧手在对侧手背上交替转动。

(4)示指对指试验：被测试对象双肩外展 90°，伸肘，再向中线运动，双手示指相对。

(5)拇指对指试验：被测试对象拇指依次与其他四指相对，速度可以由慢渐快。

(6)握拳试验：被测试对象双手握拳、伸开，可以同时进行或交替进行(一手握拳，一手伸开)，速度可以逐渐增加。

(7)拍膝试验：被测试对象一侧用手掌，对侧握拳拍膝；或一侧手掌在同侧膝盖上作前后移动，对侧握拳在膝盖上作上下运动。

(8)跟-膝-胫试验：被测试对象仰卧，抬起一侧下肢，先将足跟放在对侧下肢的膝盖上，再沿着胫骨前缘向下推移。

(9)旋转试验：被测试对象上肢在身体一侧屈肘 90°，前臂交替旋前、旋后。

(10)拍地试验：被测试对象足跟触地，足尖抬起作拍地动作，双足可以同时做或分开做。

上述检查主要观察动作的完成是否直接、精确，时间是否正常，在动作的完成过程中有无辨距不良、震颤或僵硬，增加速度或闭眼时有无异常。评定时还需要注意共济失调是一侧性或双侧性，哪个部位最明显(头、躯干、上肢、下肢)，睁眼、闭眼有无差别。

七、感觉功能评定

感觉(sensation)是人脑对直接作用于感受器的客观事物的个别属性的反映。个别属性有大小、形状、颜色、坚实度、湿度、味道、气味、声音等。感觉功能评定可分为浅感觉检查、深感觉检查、复合感觉检查。

(一)浅感觉检查

痛觉：用大头针的针尖轻刺被检者皮肤，询问患者有无疼痛感觉，两侧对比并记录感觉障碍类型(过敏、减退或消失)与范围。

触觉：用棉签或软纸片轻触被检者的皮肤或黏膜，询问有无感觉。

温度觉：用 2 支玻璃试管或金属管分别装入冷水(5～10℃)和热水(40～50℃)，交替接触患者皮肤，让其辨出冷、热。

(二)深感觉检查

运动觉：被检者闭目，检查者轻轻夹住被检者的手指或足趾两侧，上、下移动 5°左右，令被检者说出“向上”或“向下”。

位置觉：被检者闭目，检查者将其肢体摆成某一姿势，请患者描述该姿势或用对侧肢体模仿。

震动觉：用震动着的音叉柄置于骨突起处(如内、外踝，手指、桡尺骨茎突、胫骨等)，询问有无震动感觉和持续时间，判断两侧有无差别。

(三)复合感觉检查

复合感觉包括皮肤定位觉、两点辨别觉、实体觉和体表图形觉等。这些感觉是大脑综合分析的结果，也称皮质感觉。

(1)皮肤定位觉：被检者闭目，检查者以手指或棉签轻触被检者皮肤某处，让被检者用手指指出被触部位。正常误差手部＜3.5mm，躯干部＜1cm。

(2)两点辨别觉(two point discrimination，2PD)：①以钝脚分规刺激皮肤上的两点，检测被检者有无能力辨别，再逐渐缩小双脚间距，直到被检者感觉为一点为止，测其实际间距，与健侧对比。正常时指尖掌侧为 2～8mm，手背为 2～3cm，躯干为 6～7cm。②用 Moberg 提出的方法，将回形针掰开，两端形成一定距离，然后放在患者皮肤上让其分辨。

(3)实体觉：①被检者闭目，令其用单手触摸熟悉的物体，如钢笔、钥匙、硬币等，嘱其说出物体的大小、形状、硬度、轻重及名称。先测功能差的手，再测另一手。②被检者睁眼，用一小布袋装入上述熟悉的物体，令其用单手伸入袋中触摸，然后说出1～2种物体的属性和名称。

(4)体表图形觉：被检者闭目，用笔或竹签在其皮肤上画图形（方形、圆形、三角形等）或写简单的数字（1、2、3等），让患者分辨。亦应双侧对照进行。

(四)注意事项

首先，让被检者了解检查的目的与方法，以取得充分合作。

其次，检查时采取左右、近远端对比的原则，从感觉缺失区向正常部位逐步移行检查。

第三，检查时被检者一般宜闭目，以避免主观或暗示作用。

第四，检查者需耐心细致，必要时可多次重复检查。

八、日常生活活动能力的评定

由于日常生活活动能力反映了人们在家庭内（或医疗机构内）和在社区中活动的最基本的能力，因而在康复医学中是很基本和很重要的研究对象。现仅介绍一些通用的，与个别疾病密切相关的评定方法。

(一)日常生活活动的定义

日常生活活动（activities of daily living，ADL）是指人们在每日生活中，为了照料自己的衣、食、住、行，保持个人卫生整洁和独立地在社区中生活所必需的一系列的基本活动。ADL能力是指人们在ADL方面的能力。

(二)ADL的分类

1. 基本的或躯体的ADL

基本的或躯体的ADL（basic or physical ADL，BADL or PADL）是在每日生活中与穿衣、进食、保持个人卫生等自理活动和与坐、站、行走等身体活动有关的基本活动。

2. 工具性ADL

工具性ADL（instrumental ADL，IADL）是指人们在社区中独立生活所需要的关键性的较高级的技能，诸如家务杂事、炊事、采购、骑车或驾车、处理个人事务等，由于大多需要借助或大或小的工具，因此称之为工具性ADL。

在分类方面，需要指出的有：①PADL反映较粗大的运动功能，适用于较重的残疾；而IADL反映较精细的功能，适用于较轻的残疾，而且在发现残疾方面较PADL敏感，故常用于调查。②由于上述原因，PADL常在医疗机构内应用；而IADL多在社区老年人和残疾人中应用。③目前大多IADL量表的内容不是纯属于IADL的，多半是在PADL的基础上加上IADL的内容而成；相反，PADL表则多数较纯而不含IADL的内容。④一些较新的ADL量表，除含有躯体功能（不论是粗大还是精细的运动）外，还有记忆、注意、思维、言语等认知功能在内，后者实际上已属于精神功能，这种包含躯体和精神功能的评定量表，实际上已超出粗大和精细躯体功能的范围，将来很可能单列一类。

(三)ADL常用评定方法

1. Barthel指数评定

Barthel指数评定由美国Mahoney和Barthel于1965年设计并应用于临床，有10个评定项目，是国际康复医疗机构常用的方法，被称为“评估神经肌肉或肌肉骨骼异常患者自我照顾能力的简单的独立指数”。Barthel指数评定简单、可信度高、灵敏度也高、使用广泛，而且可用于预测治疗效果、住院时间和预后（表2-12）。详细的评分标准见表2-13。

表2-12 Barthel指数评定内容及记分法

ADL项目	自理	稍依赖	较大依赖	完全依赖
进食	10	5	0	0
洗澡	5	0	0	0
修饰（洗脸、梳头、刷牙、刮脸）	5	0	0	0
穿衣	10	5	0	0
控制大便	10	5	0	0

续表

ADL 项目	自理	稍依赖	较大依赖	完全依赖
控制小便	10	5	0	0
上厕所	10	5	0	0
床椅转移	15	10	5	0
行走(平地 45m)	15	10	5	0
上下楼梯	10	5	0	0

表 2-13 Barthel 指数详细评分标准

各类中凡完全不能完成者评为 0 分,余按:

1. 进餐

10 分:食物放在盘子里或桌上,在正常时间内能独立完成进餐

5 分:需要帮助或较长时间才能完成

2. 床—轮椅转移

15 分:独立完成床—轮椅转移的全过程

10 分:需要提醒、监督或给予一定的帮助才能安全完成整个过程

5 分:能在床上坐起,但转移到轮椅或在使用轮椅时需要较多的帮助

3. 修饰

5 分:独立完成各项

4. 进出厕所

10 分:独立进出厕所,脱、穿裤子;使用卫生纸;如用便盆,用后能自己倒掉并清洗

5 分:在下列情况需要帮助:脱、穿裤子,保持平衡,便后清洁

5. 洗澡(在浴池、盆池或用淋浴)

5 分:独立完成所有步骤

6. 平地行走

15 分:独立走至少 50m;可以穿戴假肢或用矫形器、腋杖、手杖,但不能用带轮的助行器;如用矫形器,在站立或坐下时能锁住或打开

10 分:在较少帮助下走至少 50m,或在监督或帮助下完成上述活动

5 分:只能使用轮椅,但必须能向各个方向移动及进出厕所

7. 上、下楼梯

10 分:独立上、下一层楼,可握扶手或用手杖、腋杖

5 分:在帮助或监督下,上、下一层楼

8. 穿、脱衣服

10 分:独自穿、脱所有衣服、系鞋带;当戴矫形器或围腰时,能独自穿、脱

5 分:需要帮助,但能在正常时间内独自完成至少一半的过程

9. 大便控制

10 分:能控制,没有失禁

5 分:需要在帮助下用栓剂或灌肠,偶有大便失禁

10. 小便控制

10 分:能控制,脊髓损伤患者用尿袋或其他用具时应能使用并清洗

5 分:偶有尿失禁

Barthel 指数评分结果：最高分是 100 分，60 分以上者为良，生活基本自理；60～40 分者为中等残疾，有功能障碍，生活需要帮助；40～20 分者为重度残疾，生活依赖明显；20 分以下者为完全残疾，生活完全依赖。Barthel 指数 40 分以上者康复治疗效益最大。

2. PULSES 评定

该方法由 Moskowitz 和 Mclann 于 1957 年发表，是一种总体功能评定方法。评定内容共分 6 项：身体状况（physical condition，P）；上肢功能（upper limb function，U）；下肢功能（lower limb function，L）；感觉功能（sensory component，S），包括视、听、言语；排泄功能（excretory function，E）；精神和情感状况（mental and emotional status，S）。简称 PULSES。评定时按各项评出分数后相加，其和为总评分。6 分为功能最佳；＞12 分表示独立自理生活严重受限；＞16 分表示有严重残疾。其后经过修订，其内容和评分标准如表 2-14。

表 2-14　改良 PULSES 评定表

P：身体情况，指内脏器官如心血管、胃肠道、泌尿、内分泌、神经系统疾患情况	
1 分	内科情况稳定，只需每隔 3 个月复查一次
2 分	内科情况尚属稳定，每隔 2～10 个星期复查一次
3 分	内科情况不大稳定，最低限度每星期复查一次
4 分	内科情况不稳定，每日要严密进行医疗监护
U：上肢功能及日常生活自理情况，指进食、穿衣、穿戴假肢或矫形器、梳洗等	
1 分	生活自理，上肢无残损
2 分	生活自理，但上肢有一定残损
3 分	生活不能自理，需别人扶助或指导，上肢有残损或无残损
4 分	生活完全不能自理，上肢有明显残损
L：下肢功能及行动，指步行，上楼梯使用轮椅，身体从床移至椅，或从椅移至床，用厕的情况	
1 分	独自步行移动，下肢无残损
2 分	基本上能独自行动，下肢有一定残损，需使用步行辅助器械、矫形器或假肢，或利用轮椅能在无梯级的地方充分行动
3 分	在扶助或指导下才能行动，下肢有残损或无残损，利用轮椅能作部分活动
4 分	完全不能独自行动，下肢有严重残损
S：感官与语言交流功能	
1 分	能独自作语言交流，视力无残损
2 分	基本上能进行语言交流，视力基本无碍，但感官及语言交流功能有一定缺陷，如轻度构音障碍，轻度失语，要戴眼镜或助听器，或经常要用药物治疗
3 分	在别人帮助或指导下能进行语言交流，视力严重障碍
4 分	聋、盲、哑，不能进行语言交流，无有用的视力
E：排泄功能，指大小便自理和控制程度	
1 分	大小便完全能自控
2 分	基本上能控制膀胱括约肌及肛门括约肌，虽然有尿急或急于解便，但尚能控制，因此可参加社交活动或工作；或虽需插导尿管，但能自理
3 分	在别人帮助下，能处理好大小便排泄问题，偶尔有尿床或溢粪
4 分	大小便失禁，常有尿床或溢粪
S：智能与情绪情况	
1 分	能完成日常任务，并能尽家庭及社会职责
2 分	基本上适应，但需在环境、工作性质和要求上稍作调整和改变
3 分	适应程度差，需在别人指导、帮助和鼓励下，才稍能适应家庭和社会环境，进行极小量力所能及的家务或工作
4 分	完全不适应家庭和社会环境，需长期住院治疗或休养

3. ADL 指数

ADL 指数(the index of ADL)又称 ADL 独立指数(the index of independence in ADL)或 Katz 指数(Katz index),由 Katz 提出,后经过修订。Katz 评定方法将 ADL 由难到易分为 6 项:洗澡、穿着、如厕、转移、大小便控制和进食,并将功能状态分为 A、B、C、D、E、F、G 7 个等级。A 级完全自理,G 级完全依赖,B 级至 F 级自理能力逐级下降,依赖程度不断增加。此方法是根据人体功能发育学的规律制定的,分级简单有效。临床观察发现,患者 ADL 能力下降或丧失,以及能力的恢复也是按照一定顺序发生的。

4. 修订的 Kenny 自理评定

Kenny 自理评定(the Kenny self-care evaluation)是由 Schoening 和 Kenny 护理研究所人员提出,后经过修订。Kenny 自理评定是经过标准化的躯体功能评定方法,它将 ADL 分为床上活动、体位转移、运动穿衣、个人卫生、二便、进食几个方面内容。每个方面又分若干项:床上活动分为在床上转移、起床和坐着;转移分为坐位转移、站立位转移、向厕所转移、向浴盆转移;运动分为步行、上下楼、驱动轮椅;穿衣分为上躯干和上肢、下躯干和下肢、足;个人卫生分为面头和上臂、躯干和会阴、下肢;二便分为大便、小便;进食。每个方面内容分为 5 个功能级,记分标准为 0～4 分。6 项总分为 0～24 分,0 分表示完全依赖,24 分表示完全独立。

5. 功能活动问卷(FAQ)

FAQ 原用于研究社区老年人独立性和轻症老年性痴呆。后经修订,内容见表 2-15。

表 2-15　功能活动问卷(FAQ)

项目	正常或从未做过,但能做(0 分)	困难,但可单独完成或从未做(1 分)	需帮助(2 分)	完全依赖他人(3 分)
1. 每月平衡收出的能力,算账的能力				
2. 患者的工作能力				
3. 能否到商店买衣服、杂货或家庭用品				
4. 有无爱好,会不会下棋和打扑克				
5. 能否做简单的事,如点炉子、泡茶等				
6. 能否准备饭菜				
7. 能否了解近期发生的事件(时事)				
8. 能否参加讨论和了解电视、书和杂志的内容				
9. 能否记住约会时间、家庭节日和吃药				
10. 能否拜访邻居,自己乘公共汽车				

FAQ 评定分值越高,表明障碍程度越重,正常标准为<5 分,≥5 分为异常。FAQ 项目较全面,在 IADL 评定时提倡使用。

6. 快速残疾评定量表(RDRS)

RDRS 由 Linn 于 1967 年提出,后经过修订。此表可用于住院和在社区中生活的患者,对老年患者尤为合适。RDRS 项目包括日常生活需要帮助程度、残疾程度、特殊问题程度三大项。日常生活需要帮助程度内容有进食、行走、活动、洗澡、穿衣、如厕、整洁修饰、适应性项目(财产处理、用电话等);残疾程度内容有言语交流、听力、视力、饮食不正常、大小便失禁、白天卧床、用药;特殊问题程度内容有精神错乱、不合作(对医疗持敌视态度)、抑郁。总共有细项目 18 项,每项最高分 3 分。RDRS 最高分值为 54 分,分值越高,表示残疾程度越重,完全正常应为 0 分。

7. 功能独立性测定

功能独立性测定(functional independence measure,FIM)详见第三章第二节相关内容。

(四)ADL 评定的实施及注意事项

1. 直接观察

ADL 的评定可让患者在实际生活环境中进

行，评定人员观察患者完成实际生活中的动作情况，以评定其能力。也可以在ADL评定中进行，评定活动地点在ADL功能评定训练室，在此环境中指令患者完成动作，较其他环境更易取得准确结果。且评定后也可根据患者的功能障碍在此环境中进行训练。

2. 间接评定

有些不便完成或不易完成的动作，可以通过询问患者或其家属的方式取得结果。如患者的大小便控制、个人卫生管理等。

3. 注意事项

评定前应与患者交谈，让患者明确评定的目的，以取得患者的理解与合作。评定前还必须对患者的基本情况有所了解，如肌力、关节活动范围、平衡能力等；还应考虑到患者生活的社会环境、反应性、依赖性等。重复进行评定时应尽量在同一条件或环境下进行。在分析评定结果时应考虑有关的影响因素，如患者的生活习惯、文化素养、职业、社会环境、评定时的心理状态和合作程度等。

九、心肺运动试验

心肺功能是人体吐故纳新、新陈代谢的基础，是人体运动耐力的基础。心血管和呼吸系统虽然分属于两个生理系统，但功能上密切相关，其功能障碍的临床表现接近，康复治疗互相关联。因此，在功能评估时可以归纳为心肺运动试验（cardiopulmonary stress testing）。

（一）概述

1. 氧运输功能

氧运输功能是心血管系统的核心功能。

（1）血管功能：血管的主要功能是运输，将气体（氧气和二氧化碳）、能量物质（糖、脂肪、蛋白质）、激素、电解质等运输到全身组织进行新陈代谢，同时也流经肺、肾、皮肤等脏器和组织，将代谢的最终产物排泄出去。血管功能取决于循环驱动力、心血管结构的完整性和柔顺性/弹性等。血管功能障碍可导致物质运输困难，产生缺氧缺血症状。

（2）心脏功能：心脏的主要功能是产生循环系统内的血液驱动力，即心脏射血能力。影响射血能力的主要因素包括心脏收缩功能、心脏舒张功能和外周血管阻力。心脏功能减退将导致循环功能障碍。

2. 交换功能

气体交换能力是呼吸功能的核心，不仅包括通气功能，还包括换气功能。在形式上，呼吸可以分为内呼吸和外呼吸两个基本过程。

（1）内呼吸：指体内细胞的气体交换过程，即氧气进入细胞，参加有氧代谢，产生能量、二氧化碳和水，再将二氧化碳排出细胞的过程。内呼吸取决于细胞能量需求和代谢状态、全身循环状态、组织微循环状态和血液气体状态。

（2）外呼吸：指气体在肺泡内进行交换，并通过气道与外界空气进行交换的过程，取决于气道功能、肺泡功能、呼吸肌功能和肺循环功能。通气功能，即通过呼吸使空气进入肺泡，然后再排出体外；换气功能，即通过肺泡壁的毛细血管二氧化碳弥散进入肺泡，然后随呼气排出，同时将氧气吸收进入血管，与血红蛋白结合，运输到组织进行代谢。

3. 心肺功能与运动耐力

运动耐力是指机体持续活动的能力，取决于心肺功能和骨骼肌代谢。长期制动或缺乏运动导致骨骼肌代谢能力降低，同时也可以导致心肺功能减退，影响运动能力。因此，不仅心血管和呼吸系统疾病患者表现为运动耐力减退，任何原因的运动耐力衰退也与心肺疾病的表现相似。

4. 代谢当量代谢当量（metabolic equivalents，METs）

MET音译为梅脱，是以安静、坐位时的能量消耗为基础，表达各种活动时相对能量代谢水平的常用指标，是评估心肺功能的重要指标。1MET相当于耗氧量3.5ml/(kg·min)。代谢当量与热卡有对应关系，其换算公式是：热卡＝METs×3.5×体重(kg)÷200。

5. 应激试验和运动试验

（1）应激（stress）：指人体对外界环境刺激所产生的反应过程。

（2）应激试验（stress testing）：泛指施加各种因素引起人体生理反应加剧的实验方式。运动反应就是身体对运动刺激所产生的调节过程。

（3）运动试验（exercise testing）：心肺评定所采用的应激试验主要指运动试验。

（4）运动试验的基本原理：人体心肺功能具有

强大的储备力，因此，轻度和中度功能障碍往往在安静时没有异常表现。运动应激时机体功能随运动负荷的增加逐步进入最大或失代偿状态，诱发相应的生理和病理生理表现，从而有助于临床诊断和功能评估、确定机体的最大功能储备，帮助制定运动训练方案时留出足够的安全空间、保证训练安全性等。各种运动试验中的心电运动试验最具有代表性。

(二)心电运动试验

心电运动试验(ECG exercise testing)是指通过逐步增加运动负荷，以心电图为主要测试手段，并通过试验前、中、后心电和症状及体征的反应来判断心肺功能的试验方式。

1. 应用范畴

(1)辅助临床诊断

1)辅助诊断冠心病。试验的灵敏性为60%～80%，特异性为71%～97%。试验中发生心肌缺血的运动负荷越低，肌耗氧水平越低，ST段下移程度越大，患冠心病的危险性就越高，诊断冠心病的可靠程度也越大。

2)鉴定心律失常。运动中诱发或加剧的心律失常提示器质性心脏病，应该注意休息，避免运动，康复治疗时应暂时停止运动或调整运动量；而心律失常在运动中减轻甚至消失多属于"良性"，平时不一定要限制或停止运动。

3)鉴定呼吸困难或胸闷的性质。器质性疾病应在运动试验中诱发呼吸困难，并与相应的心血管异常一致。

(2)确定功能状态

1)判定冠状动脉病变严重程度及预后。运动中发生心肌缺血的运动负荷越低，心肌耗氧水平越低，ST段下移的程度越大，冠状动脉病变就越严重，预后也越差。运动试验阳性的无症状患者发生冠心病的危险性增大。

2)判定心功能、体力活动能力和残疾程度。运动能力过低可作为残疾评判依据。世界卫生组织专家组制定的标准是：最大METs＜5可以作为残疾的指标。

3)评定康复治疗效果。运动试验时的心率、血压、运动时间、运动量、吸氧量、心肌耗氧量、心肌缺血的心电和症状及患者的主观感受均可作为康复治疗效果定量评判的依据。

(3)指导康复治疗

1)确定患者运动的安全性。运动试验中诱发的各种异常均提示患者运动危险性增大，例如低水平运动时出现心肌缺血、运动诱发严重心律失常、运动诱发循环不良症状或心衰症状、运动能力过低等。

2)为制定运动处方提供定量依据。运动试验可以确定患者心肌缺血阈或最大运动能力、运动安全系数或靶运动强度，也有助于揭示运动中可能诱发的心律失常，有助于提高运动训练效果和安全性。

3)协助患者选择必要的临床治疗，如手术。

4)使患者感受实际活动能力，去除顾虑，增强参加日常活动的信心。

2. 适应证和禁忌证

(1)适应证：凡是有上述应用需求，同时病情稳定，无明显步态和骨关节异常，无感染及活动性疾病，患者精神正常，以及主观上愿意接受检查，并能主动配合者均为适应证。如果有下肢关节或肌肉异常，可以采用上肢运动来进行试验。

(2)禁忌证：病情不稳定者均属于禁忌证。临床上稳定与不稳定是相对的，取决于医师和技师的经验与水平，以及实验室的设备和设施条件。一般认为可以把禁忌证分为绝对禁忌证和相对禁忌证。

1)绝对禁忌证：未控制的心力衰竭或急性心衰、严重的左心功能障碍、血流动力学不稳的严重心律失常(室性或室上性心动过速、多源性室早、快速型房颤、三度房室传导阻滞等)、不稳定型心绞痛、增剧型心绞痛、近期心肌梗死后非稳定期、急性心包炎、心肌炎、心内膜炎、严重的未控制的高血压、急性肺动脉栓塞或梗死、全身急性炎症、传染病和下肢功能障碍、确诊或怀疑主动脉瘤、严重主动脉瓣狭窄、血栓性脉管炎或心脏血栓、精神疾病发作期间或严重神经症。

2)相对禁忌证：严重高血压(高于200/120mmHg)和肺动脉高压，中度瓣膜病变和心肌病，明显心动过速或过缓，中至重度主动脉瓣狭窄或严重阻塞型心肌病，心脏明显扩大，高度房室传导阻滞及高度窦房阻滞，严重冠状动脉左主干狭窄或类似病变，严重肝肾疾病，严重贫血及未能控制的糖尿病、甲亢、骨关节病等，血电解质紊乱，慢性感染性疾病，运动会导致恶化的神经肌肉疾病，骨骼肌肉疾病或风湿性疾病，晚期妊娠或妊娠有并发症者，病情稳定的心衰患者，重症贫血、明显骨关节功能障碍者，运动受限或可能由于运动而使病变恶化。

(3)安全性：心电运动试验诱发的死亡率平均为1/万次试验，诱发心肌梗死率为4/万次试验，必须住院治疗者（包括心肌梗死）的发生率为5/万次试验，一般心血管异常者为1/万次试验。心血管意外主要与病例选择不当有关，与运动试验本身一般无明显关联。因此，严格掌握病例选择的适应证和禁忌证极其重要。

3. 检查方法

(1)运动方式

1)活动平板（treadmill）：是装有电动传送带的运动装置，患者可进行步行或跑步，速度和坡度可调节。优点为接近日常活动生理，可以逐步增加负荷量。各种坡度、速度时的心血管反应可以直接用于指导患者的步行锻炼。

2)踏车运动（bicycle ergometry）：采用固定式功率自行车。运动时无噪声，运动中心电图记录较好，血压测量比较容易，受检者心理负担较轻，可以在卧位进行。但对于体力较好者，往往不能达到最大心脏负荷。此外，运动时受试者易因意志而中止运动，一些老年人或不会骑车者比较难以完成。

3)手摇车运动（arm ergometer）：将下肢踏车改为上肢摇车。

4)等长收缩运动（isometric exercise）：常用的方法有握力运动（handgrip）和自由重量（free weight）运动。诊断敏感性和特异性不够理想，但可以用于运动生理或功能评估研究。

(2)试验分类：根据试验终点可以分为3类：

1)极量运动试验（maximal exercise testing）：指运动到筋疲力尽或主观最大运动强度的试验。一般用于正常人和运动员最大运动能力的研究。

2)症状限制性运动试验（symptom limited exercise testing）：是主观和客观指标结合的最大运动试验，以运动诱发呼吸或循环不良的症状和体征、心电图异常及心血管运动反应异常作为运动终点。用于诊断冠心病，评估心功能和体力活动能力，制定运动处方等。

3)低水平运动试验（low level exercise testing）：以预定较低水平的运动负荷、心率、血压和症状为终止指标的试验方法，适用于急性心肌梗死后或病情较重者出院前评定。通常以患者可耐受的速度连续步行200m作为试验方法。

(3)常用试验方案

1)活动平板试验：Bruce方案（表2-16）应用最广泛，同时通过增加速度和坡度来增加运动强度。Naughton方案：运动起始负荷低，每级负荷增量均为安静代谢量的1倍。Balke方案：增加坡度，速度固定。STEEP方案：不同时增加速度和坡度。

表2-16 活动平板改良Bruce方案

分级	速度(km/h)	坡度(%)	时间(min)	METs
0	2.7	0	3	2.0
1/2	2.7	5	3	3.5
1	2.7	10	3	5.0
2	4.0	12	3	7
3	5.5	14	3	10
4	6.8	16	3	13
5	8.0	18	3	16
6	8.9	20	3	19
7	9.7	22	3	22

2)踏车试验：运动负荷男性从 300kg/(m·min)起始，每 3 分钟增加 300kg/(m·min)，女性从 200kg/(m·min)起始，每 3 分钟增加 200kg/(m·min)。

3)手摇车试验：用于下肢功能障碍者。运动起始负荷 150～200kg/(m·min)，每级负荷增量 100～150kg/(m·min)，时间 3～6 分钟。

4)等长收缩试验：①握力试验　最大收缩力的 30%～50%作为运动强度，持续收缩 2～3 分钟。②定滑车重量试验　通过滑轮将重力(重锤)引向受试者的手或腿，受试者进行抗阻屈肘或伸膝，并始终保持关节角度不变。受试的重力可以从 2.5kg 开始，每级持续 2～3 分钟，负荷增加 2.5kg，直至受试者不能继续保持关节角度为止。

5)简易运动试验：①定时运动法　行走时间固定，计算步行距离。通常采用 6 分钟步行，可延长到 12 分钟步行或者 12 分钟跑，也可降低为 2 分钟步行。②定距离运动法　步行距离固定，计算完成该距离步行的时间。例如，心肌梗死患者出院前常用 200m 步行试验。

(4)检查程序

1)电极安放：常规十二导联，电极全部移至躯干：两上肢电极分别移至锁骨下胸大肌与三角肌交界处或锁骨上，两下肢电极移至两季肋部或两髂前上棘内侧。胸导联的位置不变。监护导联：CM_5 正极位于 V_5，负极为胸骨柄；CC_5 正极位于 V_5，负极为 V_5R，即右胸相当于 V_5 的位置。

2)皮肤处理：贴电极前用酒精或细砂纸擦皮肤到微红，以尽可能降低电阻，减少干扰。

3)测定安静血压。

4)过度通气试验：大口喘气 1 分钟后立即描记监护导联心电图，如果出现 ST 段下移为阳性。阳性结果提示，运动中诱发的 ST 段改变不一定是心肌缺血的结果。

5)按运动方案运动：运动中连续以心电图监护，每级运动末 30 秒记录心电图，同时测量血压。

6)运动后记录：达到运动终点或出现中止试验的指征而中止运动后，于坐位或立位描记即刻和 2 分钟、4 分钟、6 分钟的心电图，同时测量血压。如有特殊情况可将观察的时间延长到 8～10 分钟，直到受试者的症状或异常表现消失为止。

(5)注意事项：①试验者在试验前必须用最通俗和扼要的方式向患者介绍心电运动试验的方法，取得患者的合作；②试验前 2 小时禁止吸烟、饮酒，适当休息(0.5 小时)，不可饱餐或空腹；③试验前 1 天内不参加重体力活动，停用影响试验结果的药物包括洋地黄制剂、硝酸甘油、双嘧达莫(潘生丁)、咖啡因、麻黄碱、普鲁卡因胺、奎尼丁、钙拮抗剂、血管紧张素转换酶抑制剂、普萘洛尔(心得安)、酚噻嗪类等；④感冒或其他病毒、细菌性感染者 1 周内不宜参加试验。

(6)主观用力计分(rate of perceived exertion，RPE)：是根据运动者自我感觉用力程度衡量相对运动水平的半定量指标。轻微用力 7 分，稍用力 9 分，轻度用力 11 分，重度用力 13 分，明显用力 15 分，非常用力 17 分，极度用力 19 分。一般症状限制性运动试验要求达到 15～17 分。分值乘以 10 约相当于运动时的正常心率反应。

(7)运动试验终点：症状限制性运动试验的运动终点是出现心肌缺血或循环不良的症状、心电图异常、血压异常、运动诱发严重心律失常等。此外，出现仪器故障应该作为试验的终止指标。试验室内应备有急救药品和设备，并对出现的严重并发症进行及时的处理。

4. 结果解释

(1)心率：正常人运动负荷每增加 1MET，心率应该增加 8～12 次/分。心率的异常运动反应有过快和过慢两类。心率过慢见于窦房结功能减退、严重左心室功能不全和严重多支血管病变的冠心病患者。心率过快分为窦性心动过速和异位心动过速。运动中窦性心率增加过快，提示体力活动能力较差。异位心动过速主要为室上性或房性心动过速，少数为室性心动过速。出现异位心动过速时应该立即停止运动，提示患者应该限制体力活动。

(2)血压：正常运动时的收缩压应该随运动负荷的增加而逐步升高，舒张压一般没有显著变化，甚至可以明显下降，说明血管舒张功能良好。运动负荷每增加 1MET，收缩压相应增高 5～12mmHg。收缩压一般可以达到 180～220mmHg，运动时收缩压达到 250mmHg、舒张压 120mmHg 为高限。异常反应：运动中收缩期血压不升高或升高不超过 130mmHg，或血压下降，甚至低于安静水平，提示心脏收缩功能储备力很小。运动中收缩压越高,发生心源性猝死的几率反而越低。运动中最高收缩压＜140mmHg,年死亡率为97.0‰;140～199mmHg,年死亡率为25.3‰;＞200mmHg者,年死亡率为6.6‰。运动中舒张期血压明显升高,比安静水平高15mmHg以上,甚至会超过120mmHg,说明总外周阻力明显升高,提示冠状血管储备力接近或达到极限。机体只有通过提高舒张压来增加心脏舒张期的冠脉灌注压,从而部分补偿冠状动脉供血,常见于严重冠心病。

(3)每搏量和心排出量:运动时每搏量逐步增加,心排出量也逐渐增大,最高可达安静时的2倍左右。但到40%～50%最大吸氧量时,每搏量不再增加,此后心排出量增加主要依靠心率加快。心排出量最大值可达安静时的4～5倍。但是运动肌的血流需求量高于心排出量增加,因此需要进行血流再分配,以确保运动组织和重要脏器的血液供应。

(4)两项乘积(rate pressure product,RPP):指心率和收缩压的乘积,代表心肌耗氧相对水平,其数值一般用10^{-2}表达。发生心肌缺血时的RPP可作为心肌缺血阈。运动中RPP越高,说明冠状血管储备越好,而较低的RPP提示病情严重。康复训练后RPP提高,提示冠状血管侧支循环生成增加,导致冠状血管的储备力提高。训练后额定RPP条件下运动时间或强度增高,说明心血管及运动系统的工作效率提高,相对减轻心血管负担。因此,患者可以耐受更大的运动负荷。

(5)ST段:正常ST段应该始终保持在基线。运动中ST段出现明显偏移为异常反应,包括ST段下移和ST段上抬。ST段下移包括上斜型、水平型、下垂型和盆型,提示心肌缺血。其中以水平型与下垂型诊断价值较大。如果ST段在运动中和运动后2分钟均无偏移,而在2分钟之后才出现下移,称之为孤立性ST段改变,病理意义不大。ST段上抬:有Q波的ST上抬提示室壁瘤/室壁运动障碍,可见于50%的前壁和15%的下壁心肌梗死患者;无Q波的ST上抬提示严重近端冠脉的病变或痉挛和严重的穿壁性心肌缺血。病理性ST段上抬要和过早复极综合征鉴别。ST段"正常化"是指安静时有ST段下移,在运动中反而下移程度减轻,甚至消失,见于严重冠心病或正常人。

(6)心脏传导障碍

1)预激综合征:如果运动中消失,预后较好(约占50%)。

2)束支传导阻滞:运动可诱发频率依赖性左、右束支传导阻滞及双支传导阻滞,如在心率低于125次/分时发生可与冠心病有关,而在心率高于125次/分发生的病理意义不大。安静时右束支传导阻滞可掩盖ST段下移,而左束支传导阻滞本身可以造成运动时ST段下移,往往难以与缺血性改变鉴别。心室内传导阻滞可见于运动前,运动中可加重亦可能消失。

(7)运动性心律失常:运动性心律失常的原因与交感神经兴奋性增高和心肌需氧量增加有关。心肌缺血也可诱发心律失常。室性期前收缩最常见,其次是室上性心律失常和并行心律。

(8)症状:正常人在亚极量运动试验中应无症状。极量运动试验时可有疲劳、下肢无力、气急并可伴有轻度眩晕、恶心和皮肤湿冷。胸痛、发绀、极度呼吸困难发生在任何时期,均属于异常。运动中胸痛如果符合典型心绞痛,可以作为诊断冠心病的重要指征。心绞痛时不一定伴有ST段下移。ST段的改变可以在心绞痛前、后或同时发生。对于运动诱发非典型心绞痛的患者,可以重复运动试验,观察患者是否在同等RPP的情况下诱发症状。由于冠心病患者的心肌缺血阈一般比较恒定,所以如果症状确实是心肌缺血所致,就应该在同等RPP时出现症状。但是要注意心绞痛不一定是心肌缺血的结果。

(9)药物影响:许多药物影响心电运动试验的结果,应充分考虑。

(10)阳性评定标准:符合下列条件之一可以评为阳性 ①运动诱发典型心绞痛;②运动中及运动后(2分钟内出现)以R波为主的导联出现下垂型、水平型、缓慢上斜型(J点后0.08秒),ST段下移≥0.1mV,并持续2分钟以上。如果运动前有ST段下移,则在此基础上再增加上述数值;③运动中收缩期血压下降(低于安静水平)。以上标准不能简单地套用,可以作为临床诊断的参考,而不等于临床诊断。

(三)气体代谢测定

1. 主要指标

(1)最大吸氧量(maximal oxygen uptake, VO_{2max}):VO_{2max}指机体在运动时所能摄取的最大氧量,是综合反映心肺功能状态和体力活动能力的最好生理指标,主要取决于心排血量、动静脉氧差、氧弥散能力和肺通气量。用于评估患者运动耐力、制定运动处方和评估疗效。VO_{2max}可以通过极量运动试验直接测定,也可用亚极量负荷时获得的心率、负荷量等参数间接推测。后者可有20%～30%的误差。

(2)峰值吸氧量(VO_{2peak}):严重心肺疾病的患者如果不能进行极量运动,则可以测定其运动终点时的吸氧量,称为VO_{2peak}。可以作为疗效评定和运动处方制定的指标。

(3)无氧阈(anaerobic threshold,AT):指体内无氧代谢率突然增高(拐点),或血乳酸和乳酸/丙酮酸比值出现拐点时的VO_2。此时,血乳酸含量、通气量、二氧化碳排出量和通气当量急剧升高。在测定时可依据指标分为通气无氧阈和乳酸无氧阈。一般认为心血管患者的运动训练可以控制在AT水平或AT水平以下,以避免心血管意外。而AT的高低对判断受试者的耐力运动能力有重要价值。AT较高者具有较强的耐力运动能力。

(4)代谢当量(METs):以安静、坐位时的能量消耗为基础,表达各种活动时相对能量代谢水平的常用指标。气体代谢测定是METs实测的基本方法。由于大量日常活动的METs已经测得,所以临床上多采用人群平均METs值作为参考。

(5)代谢当量的应用

1)判断体力活动能力和预后。最高METs的临床意义是:

<5METs　65岁以下的患者预后不良。

5METs　日常生活受限,相当于急性心肌梗死恢复期的功能储备。

10METs　正常健康水平,药物治疗预后与其他手术或介入治疗效果相当。

13METs　即使运动试验异常,预后仍然良好。

18METs　有氧运动员水平。

22METs　高水平运动员。

判断心功能及相应的活动水平见图2-9。

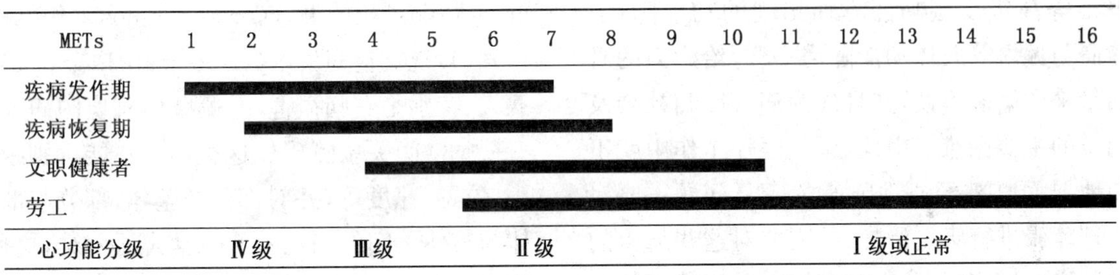

图2-9　代谢当量与心功能分级的关系

2)制定运动处方。运动强度过去较多采用靶心率的方法,但运动时测定心率有困难。另外,心血管活性药物广泛使用,心率已经难以直接反映运动的情况,因此,常用METs表示运动强度。此外,METs与能量消耗直接相关,所以在需要控制能量摄取与消耗比例的情况下(例如糖尿病和肥胖症的康复),采用METs是最佳选择。热卡是指能量消耗的绝对值,METs是能量消耗水平的相对值,两者之间有明确的线性关系。在计算上可以先确定每周的能耗总量(运动总量)及运动训练次数或天数,将每周总量分解为每天总量,然后确定运动强度,查表选择适当的活动方式,并将全天的METs总量分解到各项活动中去,形成运动处方。

3)区分残疾程度。一般将最大METs<5作为残疾标准。

4)指导日常生活活动与职业活动。心血管患者需要在确定安全运动强度之后,根据METs表选择合适的活动。要注意职业活动(每天8小时)的平均能量消耗水平不应该超过患者峰值METs的40%,峰值强度不可超过峰值METs的70%～80%。

2. 适应证和禁忌证

与心电运动试验相似。

3. 检查方法

(1)血气分析(blood gas analysis):基本方法是抽取动脉血,测定气体分压和含量,并以此推算全身的气体代谢和酸碱平衡状况。

(2)呼吸气分析(breathing gas analysis):方法是测定通气量及呼出气中氧和二氧化碳的含量,并以此推算吸氧量、二氧化碳排出量等。这一方法无创伤,可以反复或长时间动态观察,在康复评定中有较大的实用价值。

(3)运动方案:运动方式多采用平板运动,也有采用功率车。不同的运动方式所测得的最大吸氧量有所不同。参与运动的肌群越多,所测得的VO_{2max}越高。

第三节　神经心理功能评定

一、康复医疗中常见的神经心理障碍

康复医疗过程中发现的神经心理障碍主要涉及临床神经心理学的概念。临床神经心理学研究脑损害病人的高级神经系统功能障碍,了解不同性质、不同部位、不同病程时心理过程的不同变化,脑病损情况下哪些功能仍有何种程度的保存,可为脑损害的诊断、鉴定和预后提供客观依据,并为治疗开辟新的途径。

神经心理障碍是指脑的器质性病变,如卒中、肿瘤、外伤等所造成的病人在知觉、注意、言语、记忆及思维等高级皮层功能方面出现的功能障碍。这些障碍与偏瘫等肢体功能障碍一样,给病人的日常生活带来了诸多不便,并且成为病人回归社会及工作岗位的主要困难。因此,康复医疗工作中就不可避免地要面临神经心理障碍的康复问题。要对神经心理障碍进行康复治疗,首先要对这些障碍的类型进行详细地鉴别,并在此基础上分析障碍的环节,这样才能有的放矢地制定康复方案。

(一)神经心理障碍的类型和诊断

1. 知觉认识功能障碍或失认症

失认症(agnosia)是指患者丧失了通过某一感觉通路辨识某些事物的能力,但仍旧可以通过其他感觉通路实现对该事物的辨别。因此,在诊断时首先必须排除感觉障碍。例如,在视觉失认中以“能看见”作为前提,同样听觉失认中听力是完好的,触觉失认中以深、浅感觉正常为前提。此外,还必须排除语言障碍和智力下降的因素。失认症有各种亚型,按其所涉及的感觉通道,可以分为视觉性、听觉性及触觉性等数种。视觉性失认症是目前研究最多的知觉障碍。康复医疗中常见的知觉功能障碍包括:

(1)身体失认(asomatognosia)/身体姿势障碍:这类病人不能正确辨认自身身体部位(autotopagnosia),只局限在手指这一范围的称为手指失认(finger agnosia),有时对自己的偏瘫侧身体不能感知或不能判断自己的姿势等。

(2)实体觉失认(astereognosia):这类病人虽然其触、压、温、痛觉正常或轻度障碍,但不能通过手触摸的方法辨认物体。

(3)视觉失认(visualagnosia):这类病人对所见的物体、颜色、图形等不能辨别其名称和作用。包括物体失认(visual object agnosia)、颜色失认(color agnosia)、相貌失认(prosopag nosia)等。

(4)视觉空间失认(visuo spatial agnosia):中风病人,特别是右脑损害(左侧肢体瘫痪的病人)常伴有视觉空间关系障碍。这类病人不能辨别距离、大小、位置、速度等,并对部分与整体、部分与部分、整体与整体之间的相互关系也常辨认困难,这种障碍使病人的日常生活、工作和其他活动几乎无法正常进行。由于距离知觉的障碍,病人常碰撞物体,造成伤害;伸手取东西时,或偏左或偏右;上床睡觉时,因不知身体和床的位置而跌倒;由于速度及形状知觉异常,常在公共场合发生意外,甚至迷失方向。因此,必须对患者进行及时的治疗和训练。

2. 半侧空间忽略

半侧空间忽略(unilateral spatial neglect, USN)是一种常见的临床症状,多被划归为视-空间功能障碍的一种表现,也常有人将其划归于注意障碍的一种类型。表现为患者对大脑病损对侧的刺激无反应,常发生于右大脑半球受损时,主要以视觉形式表现。病灶部位多涉及大脑的顶枕或颞枕区。患者在临摹图形时常常将一侧的内容(多为左侧)忽略,阅读时也仅读一边的内容,在平分线段时中点往往取于中心的右侧。对于出现在左侧的物体和刺激，病人不予注意，眼睛和躯体的活动多投向右侧。患者还可能在计算中由于忽略了位数的一部分或运算符号，而出现计算错误。许多病人在日常生活动作中出现诸多有关的问题，妨碍他们获得生活自理的能力。

半侧空间忽略与同向偏盲的区别在于，半侧空间忽略在视线随意活动时，对脑损害对侧的刺激忽略，视野检查可以正常或有缺损；而同向偏盲在视线固定时，不可能看到单侧视野。

3. 运用功能障碍或失用症

失用症(apraxia)是指在肌力健全的前提下，肢体不能顺利完成意图的动作，丧失习得的、惯常的、技能活动的运用功能障碍。近年论述的范围已不仅限于意图的和习得的动作，本能的和机械的动作同样可以表现运用障碍。患者不能完成以往曾是很熟练的技能，比如，打电话、刷牙、梳头，等等。这种技能的丧失不是由于肢体运动功能瘫痪、感觉障碍、意识障碍或失语症，也与共济失调或痴呆无关。失用症的产生与大脑半球顶叶的损伤密切相关，一般认为是皮层损伤造成的运用功能的组织和执行方面的障碍。多见于左侧大脑半球的病变。失用症有几种不同的类型，包括观念运动性失用(ideomotor apraxia)、观念性失用(ideational apraxia)、运动性失用(motor apraxia)、结构性失用(constructional apraxia)、着衣失用(dressing apraxia)、肢体关节运动性失用(limb-kinetic apraxia)、口舌面失用(bucco-lin-guo-facial apraxia)和步态失用(apraxia of gait)等。

4. 失语症

失语症(aphasia)是脑部病损患者常见的言语障碍。这种言语障碍是因优势半球语言区域损伤引起，即大多源于大脑左侧半球的病变。偶尔也见有右半球病变出现失语的情况，且左利者中的这种情况较右利者为多。和利手同侧的半球损伤后出现失语，则称为交叉性失语(crossed aphasia)。

失语症的研究有较长的历史，由于研究者们所持的观点不一，其临床上的分类亦有较大的不同，且对于同一种失语症状，文献中也多有不同的名称。不过，一般而言，可以将这种言语障碍分作下述几大类型：

(1)运动性失语(motor aphasia)或Broca失语。

(2)感觉性失语(sensory aphasia)或Wemicke失语。

(3)完全性失语(total aphasia，global aphasia)。

(4)传导性失语(conduction aphasia)。

(5)经皮层感受性失语(transcortical sensorv aphasia)。

(6)经皮层运动性失语(transcortical motor aphasia)。

(7)命名性失语(anomic aphasia)。

(8)皮层下失语(subcortical aphasia)。

失语症患者常常伴有阅读和书写功能的障碍。失读(alexia)和失写(agraphia)的神经心理学分类是目前研究较多的一个领域。

失语症在临床诊断上特别需要与构音障碍(dysarthria)相鉴别。构音障碍是运动神经系统的损伤导致的发音障碍，也有各种类型。失语症常常同时伴有构音障碍，但在治疗方法上很不一样。所以，鉴别两者有十分重要的康复治疗意义。

此外，言语失用症(apraxia of speech)也常与失语伴发。言语失用并非口语失用，而是一种特殊的言语输出障碍。目前对言语失用的研究并不充分，对各种症状的鉴定也比较困难。

5. 记忆障碍或遗忘症

大脑半球的颞叶和边缘系统，特别是包含在其中的Papez环路，是记忆形成的主要结构。这些结构的损伤常常导致患者出现记忆障碍，即遗忘症(amnesia)。遗忘症有几种类型，可以按损伤的部位或症状表现对其进行划分。颞叶损伤可造成海马体系的破坏，从而导致海马性遗忘症。间脑性遗忘症多由乳头体或丘脑的病变造成。最典型的间脑性遗忘症，即是Wemicke-Korsakoff综合征。其病理是两侧乳头体及丘脑前部核团的变性。此外，额叶和网状上行激活系统与记忆障碍亦有密切关系，额叶与人类学习行为的动机和驱力相联；网状上行激活系统掌管警觉和意识状态，从而构成学习的背景。这两部分的损伤也都会造成遗忘症。按照记忆症状的表现，临床上常分为短时记忆障碍和长时记忆障碍，以及逆行性记忆障碍和顺行性记忆障碍。

6. 思维障碍

大脑皮层的损伤，特别是额叶的病灶，常常会导致病人在思维活动中出现障碍。此时，病人的思维过程十分僵化，往往持续性地重复同一内容，缺乏灵活性。尽管是很简单的问题，如果以前没有接触过，病人也难以选择合适的策略去解决。行为无规律，对事物的判断能力也明显降低。虽然现在已有大量的研究投入到对人的大脑额叶的探讨，但是目前为止，对这一部分的正常功能及其相关联的在病理情况下出现的思维障碍的机制，人们尚不清楚。

（二）神经心理障碍恢复的时间历程

不同的神经心理障碍有不同的恢复特点，其时间历程也有差异。不过，从总体上来看，仍有一些共性。一般来说，恢复过程在初期发展得较快，以后则进行得迟缓。言语障碍的恢复过程是人们研究比较多的一个方面，其结果也较有代表性。

（三）影响神经心理障碍康复的主要因素

1. 年龄

一般而言，年龄越小，其康复的效果越好。在这方面常被引用的例子是小儿左半球切除术后言语功能的近乎完全性的恢复。但是年龄与康复之间的关系并不这么简单，只有在排除了其他因素之后才可得出结论。

2. 利手

临床多发现左脑受损而出现失语的左利者比右利者康复效果好。原因一般被归结为，左右利者大脑半球偏侧化程度不同，且左利者多有右脑代偿的优势。

3. 性别

女性患者的失语程度常常比男性患者为轻，且康复的效果也好。原因多与大脑两半球的性别差异有关。

4. 病变部位

高级功能（特别是与言语有关的方面）的障碍，多见于大脑左半球的损伤，且康复起来也较右半球损伤为慢。

5. 病变性质

一般来说，脑外伤患者高级功能的康复比脑血管病、脑肿瘤，以及退化性脑病要好。康复效果最不好的是退化性脑病。很少见到阿尔茨海默病（Alzheimer's disease）或皮克病（Pick's disease）患者有实质性的康复。

6. Ribot 律和 Pitres 律

Ribot 律（1883）指的是新近习得的技能较早期习得的技能更易受到损害，且恢复得也较慢。Pitres 律（1895）指的是熟练的技能，尽管不是早先获得的，亦较不熟练的技能更易保持，且发生障碍后的康复也较快。Ribot 律和 Pitres 律是两个十分经典的康复规律，在神经心理康复临床中仍具有重要的应用价值。需要注意的是，不论 Ribot 律还是 Pitres 律，都是在大量临床观察的基础上得出的综合性的印象，而不是在严格的实验前提下获得的解析性的规律。此外，尽管技能获得的时间与其熟练程度在逻辑上是完全不同的变量，但在临床实践中却难以将其清楚地分开。因而，具体地应用这两个原则受到一定的条件制约。所以，在康复实践中尚需要具体情况具体分析。

二、记忆障碍的测量和评估

（一）记忆障碍的临床表现及其类型

1. Wernicke-Korsakoff 综合征（WKS）

Wernicke 在 1881 年报道了一类由于一些化学物质对中枢神经系统的毒理作用，主要是酒精中毒，从而导致的脑病。这类患者在中毒后出现意识混乱、视觉运动障碍，以及行走失用等神经系统局灶症状。Korsakoff 在 1889 年研究了这类病人的临床症状，注意到除去其他临床表现以外，这类脑病患者的突出特征是明显的记忆障碍。现在人们统一将这类脑病患者称作 WKS 病人。维生素 B_1 缺乏是引发 WKS 的主要病因。酒精中毒破坏了维生素 B_1 在胃肠道的正常运转，同时由于酒精对肝脏的慢性损伤，减低了肝脏储存维生素 B_1 的能力。

WKS 患者记忆障碍的一个突出特点是，明显的顺行性遗忘。许多研究表明，WKS 患者往往需要超过正常人多少倍的学习次数才能学会某些简单的游戏规则。一些严重的 WKS 患者则表现出几乎难以学习新事物。WKS 患者在记忆障碍方面的另一个主要特点是不仅有顺行性遗忘，同时也存在逆行性遗忘，而这种逆行性遗忘与时间因素有明显的相关性。经研究，并没有发现 WKS 患者在瞬时记忆有明显的障碍。另外，值得注意的是，尽管 WKS 病人一般都患有明显的记忆功能障碍，但他们在实际生活中仍表现出不同程度的学习能力。与明显的记忆障碍成明显对照的是，WKS 患者的推理功能及其相关的一般智能多是正常的。WES 患者在认知功能障碍方面还有一个主要特点，那就是存在一些与额叶功能相关的症状，这些症状包括持续行为、规则转换困难。

2. 丘脑性遗忘症

丘脑可由各种不同的病因而导致损害，包括梗死、出血、外伤、手术及退行性病变等。丘脑病变往往会造成记忆障碍，并且有其共同特点，构成一类记忆障碍或是遗忘的类型。丘脑性记忆障碍有如下几个主要特点：

(1)数字空间变化不一。有的病人数字空间缩短，有的病人变化不大。这个变量可以作为丘脑遗忘症亚型划分的一项参考指标。

(2)尽管有一些变化，但多数病人表现有短时记忆方面的障碍。实验研究还进一步揭示，这类病人的短时记忆障碍在干扰实验中表现得更为明显。

(3)顺行性遗忘在相当一部分病人身上表现明显。一些研究表明，丘脑损伤的病人在对复杂图形的回忆、韦氏记忆量表中的逻辑记忆，以及联想学习的测验方面均出现明显的障碍。研究还发现，左侧丘脑损伤的病人在语词和图形记忆方面均出现障碍，右侧损伤的病人则主要表现在图形记忆方面有困难。

(4)大部分丘脑病人表现出逆行性遗忘。这种逆行性遗忘在多数情况下与时间因素没有明显的相关性。

3. 颞叶性遗忘症

颞叶的中部易受各种病变的侵害，包括缺血、缺氧、代谢紊乱、癫痫发作、病毒感染，以及退行性神经病理性改变。长期以来，人们从临床观察中发现，这一部分损伤的主要后果是记忆障碍。其特点为：单纯的记忆障碍；智力测定正常；言语活动没有障碍；言语表达和言语理解能力均在正常范围之内。但是患者不能吸收新的信息，不能学习新的技能和知识，比如不能学会在医院里识路，不能回忆起他刚刚从事过的各种社会活动，等等。因其不能将从感官接受到的大部分信息保存到长时记忆系统中。

4. 痴呆

记忆障碍是各种类型痴呆的一个主要症状，往往早期出现。其特点为：

(1)长时记忆和短时记忆两个系统均出现障碍。短时记忆系统出现问题，提示可能同时存在注意活动的过程也有障碍。

(2)逆行性遗忘，与时间因素无明显相关性。

(3)情景记忆障碍往往较语义记忆障碍更为严重和突出。

5. 短暂性记忆障碍

短暂性记忆障碍是一种可逆性的记忆障碍。所谓可逆性指的是患者在一段时间内记忆功能出现障碍，过了这段时间，记忆能力又恢复过来。因此，这类记忆障碍也被称作一过性记忆障碍。短暂性记忆障碍一般不伴有脑的永久性病变。这种记忆障碍可以由多种原因引起，包括脑血管病变、脑外伤、药物的神经毒性等。此外，精神障碍性的记忆障碍也具有可逆性的一过性特点。

短暂性记忆障碍的几种主要表现形式：

(1)短暂性完全性记忆障碍(TGA)：短暂性完全性记忆障碍是短暂性记忆障碍的一种典型表现形式。它的临床特点是：发作突然，主要障碍是顺行性遗忘，同时可有一部分生活中的近事遗忘，自我意识正常，对病症有自知力，不伴有其他认知功能障碍，发作的时间历程从数分钟到数日不等。短暂性完全性遗忘症是一种很少见的记忆障碍，发病率在两性中基本相等，在一般的神经系统疾患人群中所占比例不到 2%。患者年龄多在 50 岁以上。造成短暂性完全性遗忘症的病理生理原因一般被认为是人脑与记忆活动有关的结构的短暂性缺血。

(2)外伤后遗忘症(PrA)：闭合性脑外伤可以使受伤者的记忆过程出现障碍。在多数情况下，这种记忆障碍是暂时的；有一部分人会出现严重的甚或是永久性的记忆丧失。这里讨论的外伤后遗忘症，指的是在多数情况下出现的一过性记忆障碍，比如脑震荡后出现的遗忘症。外伤后遗忘症的主要临床表现是：遗忘在脑外伤后立即发生，患者出现明显的顺行性遗忘和逆行性遗忘。记忆障碍持续的时间从几秒钟到几个月不等。对于这种遗忘症的发生机制，研究发现，脑震荡可以阻碍信息在脑内从短时记忆系统向长时记忆系统的转化；换言之就是干扰了记忆信息的巩固过程。

(3)药源性遗忘症：药源性遗忘症指的是由于药物的神经毒理作用而导致服药者出现的一过性记忆障碍。

(二)记忆障碍的测量和评估

单纯的记忆障碍在临床上比较少见，多数患有记忆障碍的病人同时伴有其他认知功能障碍，而这些其他认知功能障碍在相当程度上影响到患者的记忆功能。因此，若要对病人的记忆功能做出一个准确的和客观的测评，就不仅需要专门的记忆功能的测定，而且需要对患者的多方面认知功能有一个较为清楚的了解。所以，在进行记忆功能的详细评估之前，应先对病人的几个主要的神经心理功能进行测定，包括患者的意识状态、学习热情、言语功能、视听知觉、注意力及基本的思维能力，等等。有了这些基本的神经心理功能作为评估记忆障碍的重要参考，然后可以根据需要选择合适的记忆量表进行记忆能力的评估。

1. 韦氏记忆量表

韦氏记忆量表(WMS：Wechsler，1945)是目前应用最为普遍的一种记忆测查量表。这个量表由7项测验组成，基本内容如下：

(1)个人资料：包括个人年龄、生日等。

(2)定向：测查内容包括测查当日的日期和测查地点。

(3)自控智力：测查内容包括按照倒过来的顺序，每次减1地从20往下数数，背诵英文字母表，以及按照从小到大的顺序，每次加3地从1往上数数。

(4)逻辑记忆：让受试者读用文字写的约有60个字的故事，在读的时候尽量记住故事的内容，然后测查受试者能够记住多少内容。这项测验共有两篇故事。

(5)数字空间：这项测试包含两种测查，一种是顺数空间测查；另一种是倒数空间测验。顺数空间测查的程序是先让受试者听测查人员读一个数字系列，听完后将该数字系列按照听到的顺序重复出来，数字系列的长度不断增大，直到受试者无法重复出来，或是重复的数字个数达到了8位。倒数空间测查的程序与顺数基本相同，只是让受试者重复的数字的顺序不再是刚刚听到的数的次序，而是与听到的次序相反的顺序。

(6)视觉图形复制：测试者先让受试者看一幅图，然后让受试者根据记忆将刚刚看过的图重新画出来。需要测查的图共有4幅。

(7)成对联想学习：测试者给受试者依次呈现10对词，其中有6对是比较容易记忆的，如“铁—钢”，另外4对则是比较难记忆的，如“撞击—黑暗”。然后给受试者呈现每对词中的第一个词，让受试者将相联的另一个词写出来。受试者共有3次学习的机会，即这10对词一共给受试者呈现3遍。

将这7项测验的分数汇总之后，进一步得出一个根据年龄矫正的记忆分数，即记忆商(MQ)。MQ与智商(IQ)相似，其正常人的平均分数亦在100左右。

韦氏记忆量表中的测验多数与语词记忆的内容有关，因而此量表对这方面的记忆障碍比较敏感，而对非语词方面的记忆障碍则难以给出有效的评定。

由韦氏记忆量表得来的MQ分值与韦氏智力量表测得的IQ有较高的相关性。这也是此量表的不足之处，因为它提示该量表测定的内容中有相当的成分是那些与智商相关的功能，而不是记忆活动本身。

2. 修订版韦氏记忆量表

修订版韦氏记忆量表(WMS-R：Wechsler，1987)将定向测验、个人和现状信息测验做了扩充，在保留原有的其他几项分测验的基础上，对具体的内容做了修改，有的地方增加了新的内容。为了减低MQ与IQ的相关性，修订版韦氏记忆量表增加了有关项目延迟回忆的一套测验。另外，修订版韦氏记忆量表还增加了非语词记忆空间，视觉性成对联想学习，以及包含几何图案的视觉再认等分项测验的内容。这些修订内容增强了该量表对非语词记忆功能的评估能力。

修订版韦氏记忆量表较原量表复杂，根据测查结果计算出几个不同的指数：一般记忆指数、语词记忆指数、视觉记忆指数、延迟回忆指数，以及注意/集中指数。虽然修订版韦氏记忆量表较原量表全面和敏感，但由于其操作难度较大，耗时较长，所以从临床实际应用的角度出发，不少人仍倾向采用原版的韦氏记忆量表。

3. 再认量表

再认量表(RMT：Warrington，1984)是英国神经心理学家沃瑞顿研制的记忆量表。这个量表由两部分组成，一部分是关于语词的记忆测验；另一部分是关于人面的记忆测验。每部分有 50 个测查题目，每个题目呈现给受试者 3 秒，受试者要在测卷中做出再认选择。作为再认功能的测定，RMT 是韦氏记忆量表的有效补充。RMT 比较容易实施，与年龄和性别相关的常模均已做出。RMT 的制定主要是为了检测病人在语词和非语词的保持方面的障碍。这个量表在区别左侧半球和右侧半球损伤方面比较敏感。

再认量表有一些不足，主要是难易度方面的问题。对于那些年轻的记忆障碍不重的患者，该量表不能有效地检测出问题；而对于一些严重的记忆障碍患者，测验结果又提示有因难度大而随机选择的情况。

4. 非语词性记忆测验

非语词性记忆是人类记忆活动的一项重要内容。针对这方面的记忆活动，研究者制定了一些测验。比较流行的有以下几种：

(1)复杂图形记忆测验：Rey 复杂图形(Rey，1964)是在临床上应用比较广泛的一种神经心理测验。这种测验简便易行，可以用来检测病人的非语词性记忆能力。Rey 图形是一个无意义的由线条组成的复杂图案。测试时受试者按要求临摹这个图案，其临摹方式是受试者视—空间功能的一种表现。对受试者记忆功能的测量一般在临摹后 10～30 分钟以内进行。要求很简单，让受试者根据记忆自由地将图案重画出来。这种测验可以提供关于受试者记忆过程中保持功能的信息。由于 Rey 图形很难用语言描述，加上临摹时的学习是一种自然伴发的过程，这种测验可以成为比较理想的测查视—空记忆的方法。

(2)本顿视觉保持测验(Benton visual retention test，BVRT)：本顿视觉保持测验在临床上应用广泛。这个测验是为评定视知觉、视觉记忆和视觉结构能力而设计的。BVRT 有 3 种形式，每种形式包括 10 张图形卡片。BVRT 共有 4 种不同的施测方式。

方式 A：每张图片呈现 10 秒，然后让受试者默画出图形。

方式 B：每张图片呈现 5 秒，然后让受试者默画出看过的图形。

方式 C：临摹。这种方式主要是为了评定视知觉结构能力而设定的。

方式 D：每张图片呈现 10 秒后，不是立即要求受试者复制出图形，而是延迟 15 秒之后，再让受试者根据记忆将图形默画出来。BVRT 评分有两个指标，一个是正确再现分数；另一个是错误分数。

(3)木块叩击测验：这是一种操作性的记忆功能测定，由心理学家柯尔西(Corsi)设计。测验材料主要由一些木块组成。施测时，主试者按预先定好的次序叩击这些木块，受试者需要努力重复主试者的叩击模式。在一种叩击模式复制出来之后，再增加一次叩击模式，以此来确定受试者的记忆广度。

5. 记忆问卷

考虑到认知检测式的记忆量表往往不能真实地反映患者在实际生活中的具体状况，一些研究者把注意力转到了是否可以采用问卷方式对记忆障碍进行更为接近具体生活的测量。由此产生了比较有效的记忆问卷量表。所有这些问卷量表都有一个共同的核心目的，即评估患者的记忆障碍对其日常生活的影响。

比较典型的一个量表是桑德兰等人研制的记忆问卷(Sunderland，et al，1978)。这个问卷量表从 5 个方面探查患者在日常生活中出现的记忆障碍问题，内容如下：

(1)言语忘记朋友和亲戚的名字，或是叫错他们的名字；感到有名字就在嘴边上的现象。

(2)阅读和书写忘记一些不常用的字词的意义；不能跟上故事情节。

(3)人物和地点忘记把物品放到了哪里；在自己家里找不到东西；认不出朋友。

(4)活动发现自己总在重复地做一些日常的事情；感觉自己心不在焉，脑子不活动。

(5)新事物学习：无法学习新事物或是新的游戏规则；对于日常生活中的变化无法适从。

此量表让病人和家属分别填写，根据情况回答上述 5 个方面的问题的严重程度，并按等级标示出来。让病人和家属分别填写的目的，是为了将患者对自己的主观评价与其家属的观察结合起来进行对比分析，从而增强测定结果的可靠性。临床研究表明，这一问卷量表测得的患者的记忆障碍严重程度与通过韦氏记忆量表测得的联想学习和逻辑记忆分数有较高的相关性，提示问卷测量的内容与实验室测查的内容具有一致性。此外，通过检查患者本人对自己记忆障碍的评估和亲属对其障碍的观察，可以了解患者对自己病症的认知程度。这种自知力是制定相应的康复策略的重要参考因素。此外，问卷量表可以为康复医师提供哪些生活方面是最受患者记忆障碍影响的，同时可以提示病人记忆障碍可能会产生的社会、家庭问题。

6. 临床记忆量表

这是中国科学院心理研究所许淑莲教授等人组织全国 30 多家单位协作，于 1984 年完成的记忆量表。该量表建立了 7～89 岁各年龄段的常模，并分为有文化和无文化两部分。临床记忆量表由 5 个分测验组成，具体内容如下：

(1)指向记忆：包括两组内容，每组 24 个词，其中 12 个词是目标词，要求病人记忆；另外 12 个词是混入刺激，不要求病人记忆。两组词混合在一起通过录音机以听觉形式呈现给病人，然后让病人回忆要求识记的词。指向记忆成绩以正确识记词的数量表示。

(2)联想学习：包括 12 对词，其中 6 对词每对之间有明显的逻辑关系，容易记忆；另外 6 对词每对之间没有明显的联系，不容易记忆。12 对词随机排列，通过录音机以听觉形式呈现给病人，测试时主试者说出每对词的第一个词，要求病人说出相联的词。联想学习的成绩，以正确回答的词的数量表示。

(3)图像自由回忆：包括两组图片，每组 15 张，内容是一些日常用品、交通工具等。将一组图片呈现给病人后，要求病人立即回忆图片的内容，然后进行另一组图片的测试。图像自由回忆的成绩，以正确回忆的图片的数量表示。

(4)无意义图形自由回忆：包括一组刺激图片 20 张，内容是一些无意义图形，一组再认图片 40 张(再认图片中有 20 张与刺激图片相同，另有 20 张是混入刺激)。先将刺激图片呈现给病人，然后出示再认图片，要求病人分辨出是否看过。无意义图形自由回忆的成绩根据公式计算：再认分＝(正确再认数－错误再认数)×2。

(5)人像特点联系回忆：包括黑白人面像 6 张。主试者在呈现的同时说出人像的姓氏、职业和爱好。要求病人记住人像及其 3 个特点。测试时，要求病人在再现每张人像时说出人像的姓氏、职业和爱好。人像特点联系回忆的成绩，以正确回答的数量表示。

根据以上 5 项分测验得出病人记忆的原始分，然后按等值量表分换算表分别得出量表分，其和为总量表分；再按不同年龄组总量表分的等值记忆商换算表分别求得记忆商，以此来评定病人的记忆障碍等级。

第四节　言语功能评定

此处所指言语，包括言语和语言，有些心理学家将言语功能列为精神功能之一，但因在康复医学中，有专门的言语疗法科，对言语障碍的评定和治疗已有相当丰富的内容，因此宜单独列出。在言语功能的评定中，与言语治疗部分难免有交叉重复，这里仍采用互相参照的写法。

一、语言及语言功能评估

(一)语言及言语沟通能力的概念

语言是人类独有的复杂认知心理活动，是人类最重要的认知功能之一。人类大脑每天加工处理大量信息，其中最重要的是语言符号(听觉和视觉符号)信息。语言符号信息在脑内的加工过程，从对最初的语言符号感知辨识、理解接受至言语的表达，都和大脑的其他功能如思维、学习、记忆、认知、运用、视—空间功能等有着不可分割的联系。

语言的沟通是通过应用符号达到交流的能力，包括对符号的运用(表达)和接受(理解)的能力。符号包括口头的和书面的符号(文字)，还包括姿势语言(手语或哑语、手势)。语言是人与人之间进行交流的工具，它有理解和表达两个方面。人们常用的交流形式是口语和文字，即听、说、读、写 4 种功能成为基本交流方式。言语(speech)偏重指口语，而语言(language)除了指说话之外，还包括用书面、手势和表情表达意思的交流形式。健康人的基本能力之一是可以进行人与人之间的社交活动，而进行社交活动的基本条件是人具有正常的语言功能。

失语症是由于大脑病变引起的语言障碍，使患者对交流符号的运用和认识发生障碍，即语言的表达和理解能力丧失或受损。语言交流障碍(communicative disorders)是指通过口语或书面语言或手势语而传达个人的思想、感情、意思和需要的这种交流能力(听、说、读、写方面)的缺陷。失语症所产生的语言交流障碍影响患者与他人的人际间思想交流，故影响患者的社会生活能力和职业能力，甚至影响身心健康。言语障碍既危害大又常见，是老年人，尤其是脑血管病患者的重要致残原因之一。

(二)言语障碍的种类及性质

为了使语言康复计划的制订更有针对性，必须正确诊断语言障碍的性质。

1. 言语的形成

言语是在具有正常听力和模仿能力的基础上，经过喉与声带振动发出韵母(元音)，与气流经过鼻、咽、口腔、舌、齿、唇等摩擦后而形成的声母(辅音)一起构成语音的基础上形成的。

言语形成的 3 个环节：输入(input)、综合(integration)和输出(output)。输出又包括概念的形成、概念转化为输出的信息，通过发音器官、舌肌、面肌的活动而形成言语。以上言语形成的 3 个环节中任何一环受损均可发生病态言语，即言语障碍。

2. 言语障碍的种类

按言语组成的四大要素可分为：发(声)音异常(音质、音量、音调)，构音异常，语言异常(词汇、语法、逻辑组织)，流畅度异常(口吃、重语症)。

3. 言语障碍的性质

根据言语行为的解剖生理学基础，以及心理学结构来判定言语障碍的性质。在进行语言康复时，首先要将言语障碍的性质弄清楚，尤其是要将失语症与构音障碍区别开来。

失语症(aphasia)是指神经系统的高级部位——大脑半球发生了器质性损伤，从而引起言语交流过程中，语言的感知辨识、理解接收和组织运用进行语言表达等功能的某一方面或几个方面的失调现象。

构音障碍(dysarthria)是指由于脑干及其附近支配言语肌肉系统的神经纤维束或核受损或病变所引起的言语障碍。大脑损伤后的构音障碍是因发音器官的肌力减弱或协调不良及肌张力改变所产生的语音形成的障碍。表现为发音不准，吐字不清，语调及速率、节奏等异常，鼻音过重等言语听觉特性的改变。

此外，某些心理过程(意识、记忆、思维等)的失调和心理异常及精神病，也可造成语障碍。

非大脑半球的中枢和外周神经，听、视器官，发音器官，手部肌肉等言语功能单元受损伤可引起言语障碍。声带、共鸣器官、口部言语运动肌肉、外周和脑干中枢支配言语运动肌肉的运动神经的损伤，都会引起语音失常而影响口语交流。尤其是听觉有障碍对口语交流影响极大，手部运动肌肉和神经的病变则因影响书写而造成书面言语的表达障碍。

上述言语障碍中，大脑损伤引起的失语症和言语障碍是性质最复杂的言语障碍，它是语言康复的主要对象。

(三)语言功能评估

1. 脑功能全面测定

在进行语言康复之前，首先要认真地对患者全面的脑功能进行测定，包括大脑语言功能的测定及非语言功能的测定两个方面。

在对语言功能本身进行评估之前，应对患者的精神状态、意识水平、注意力、定向力、记忆力、计算力、运用能力、结构能力、认知能力、心理及行为表现、左右及手指的辨认，以及额叶功能等有个总的初步印象；并应注意患者的文化水平、利手、语言背景(母语抑或外语、出生地及成长地、有无方言影响等)、有无感官疾患(眼、耳、鼻、咽、舌等)、有无影响语言肌肉的肌力和共济运动的中枢性和/或周围性神经疾患(如真性和假性球麻痹、锥体外系疾病、小脑疾病等)及一般躯体运动、感觉、知觉、视-空间技能、智能、心理功能等有无障碍。

为使语言康复计划更有针对性，必须强调使用正规定量的失语症检查法，对患者的语言功能各方面进行详细的测查，做出正确评估，并尽可能做出定量的评估：轻、中、重度及与正常人相比，听、说、读、写等各亚项检查功能损失的百分数(%)。根据检查结果，有针对性地做出每个失语症患者的失语症类型、严重程度的诊断及综合诊断。

失语症要有明确的分类诊断，只笼统地按表达性失语、感受性失语、混合性失语来分类是不够的。如传导性失语就有大量的语音错语，口语理解相对好，易误诊为Broca失语，但实际上它与Broca失语不同。根据失语症的不同类型可以制订不同的语言康复计划和目标。

根据患者的文化水平、社会背景、语言障碍类型、严重程度及各亚项测验的功能损害程度不同，可因人而异地制订不同的语言康复计划。

如上所述，在对失语症患者进行脑功能测定时，除对语言功能本身进行评估外，还应对与语言功能有关的大脑某些非语言功能(如智能、结构与视-空间技能、记忆、运用、计算、额叶功能等)进行评估，即对各种脑高级神经心理学障碍进行评估。失语症的语言功能评估和非语言功能评估相结合的方法，是目前较系统、较全面地观测病态语言行为的正确方法。总之，必须全面分析病人的大脑功能为基础，除搞清楚所丧失的究竟是哪些大脑功能外，还要搞清楚未被损伤的、还保留着的是哪些大脑功能。要考虑如何设法重建赖以执行该丧失功能的新的有效的功能系统。

2. 对失语症患者语言功能的评估

一般至少进行3次。初次评估在患者发病1周后至3个月内进行，目的在于了解语言功能状况及失语症严重程度、失语症类型、病因、康复潜力，并估计康复的预后，以此作为拟订语言康复目标和制订语言康复训练计划的依据。

中期评估在患者经过一段时间的集中治疗和训练后，语言功能障碍有无改善及改善程度如何，了解失语症患者语言障碍的改变情况，作为调整下一步语言康复训练治疗计划的依据。

结局评估在患者经过集中的语言康复训练治疗后达到“最高”水平时(即已发挥出最大潜力后)进行，评价语言治疗的效果，提出回到社区或家庭后继续语言康复的建议。

(四)最佳语言康复方案的制订

根据脑功能测定结果揭示出的“患者大脑哪些功能破坏了，哪些功能尚保留”，而有的放矢地采取康复措施，合理地制订出最佳的康复程序——能获效最大而给患者的负担最小的内容和项目；并能最大限度地调动患者本人及其家属的积极性。

目的：对患者语言障碍的心理和感情的调整，提高患者语言的理解和表达能力，恢复患者与他人的直接言语交际能力，提高患者独立应用言语交流技巧的能力，并能巩固所获得的疗效。

原则：详细的言语测评，在大脑损伤后患者听、说、读、写的障碍程度，哪些方面、哪个语言层次受累(字词、语句、篇章)、受累程度如何，有的放矢地选用医疗技术，以便使治疗有针对性，并制订难度不同的治疗内容和项目。

二、常用国内外失语检查法

病态语言行为的测试是开展神经语言学研究的重要手段。标准的失语检查法不仅可为研究探索语言在脑内加工过程的神经机制提供重要资料，也可为制订语言康复计划提供可靠的依据。下面介绍几种常用的失语检查法。

(一)Henry Head测验(1926)

此检查法包括6种常用物品(铅笔、钥匙、小刀、硬币、剪刀、火柴盒)及8种颜色(红、橙、黄、绿、黑、蓝、紫、白)的命名和认知；人、猫、狗试验则是最基本的读和写测验；钟表测验(包括普通时间和铁路时间各10张卡)，按时间在钟盘面上显示和读出；钱碗试验为执行口头指令及朗读卡片上指令后执行；手、眼、耳定位试验(此项测试同时检查了左右定向、身体部位的识别和肢体的运用)。

此项检查法着重检查患者的听理解和文字理解，对患者的口语表达及文字表达能力则测试内容较少。20世纪40年代，我国著名神经病学家许英魁教授将此方法翻译引用。北京大学附属第一医院沿用此检查法至70年代。

(二) Weisenburg and McBride Battery 测验(1933)

这是一个改良的失语症测验，也是一个可适用于正常人的心理学测验。内容包括自发言语或反应性言语、系列语言、物品和颜色命名、复述单词和句子、书面理解、阅读、书写、计算和推理。检查需2～3小时。

(三)Token 测验(1962)

Token 测验又称标记测验,1962年由De Renzi和Vignolo LA设计发表。这项测验是为那些在正常交谈中言语障碍轻微或完全没有失语症的患者设计的。它适合于检查轻微的或潜在的失语症患者。这是一个检查理解能力的敏感试验,可检查出轻度的理解障碍,所以被失语症研究者广泛使用。测验使用5种不同颜色(红、黄、蓝、白、黑),2种形状(圆形、正方形)和2种大小(半径分别为25mm和15mm)的20个标志物,让患者指出、触摸或挑出相应的标志物。测验由61个逐渐加长和逐渐增加难度的指令组成。以颜色、形状和大小3种属性为基础,测验由最简单的(包括1个属性)指导语开始,过渡到包括2个和3个属性的复合指导语,再后是表示更复杂关系的指导语,如测验的第6部分使用介词、连词或副词来增加指令的语言复杂性。

测验的主要特点是检查患者的口语理解和抽象能力。其难度,一种是识别由3个属性标志的一个特殊标记物的困难;另一种是对语义复杂性的理解困难。此测验对许多失语症患者来说难以完成,但对有轻度或潜在的理解障碍的患者(潜在的Wemicke失语症)来说是一个敏感的测验。失语症患者比非失语症患者完成得差,左半球病变的患者比右半球病变患者完成得差。缺点是:假阳性率高;不同类型的失语症间无区别。以后有了改良的简化法,由6部分,39个指令组成,也有由16个指令组成的测验。

(四)临床汉语言语评测方法

中国科学院心理研究所胡超群于1980年编制。测验包括两个部分:其一,基本性分测验;其二,延伸性分测验。前者可满足一般临床诊断的需要,后者则满足进一步探讨汉语言语大脑机制的研究。测评方法包括口头语言——口语理解和表达、书面语言——阅读理解和书写表达,还包括与言语相关的其他心理能力测评。

(五)The Western Aphasia Battery 测验

西方失语症成套测验(The Western Aphasia Battery,WAB)是Kertesz参考波士顿诊断性失语症检查法于1982年制定的。此检查法可看作是BDAE修改后的短缩版,它克服了BDAE冗长的缺点,在1小时内检查可以完成,比较实用;而且可单独检查口语部分。根据检查结果可做出失语症的分类,此检查法的内容除了检查失语症之外,还包含运用、视-空间功能、非言语性智能、结构能力、计算能力等内容的检查。因此,与BDAE一样,尚可做出失语症以外的神经心理学方面的评价。这是一个定量的失语症检查法。除可测试大脑的语言功能外,还可测试大脑的非语言功能。

此检查法有4个显著的优点:

(1)可以从失语检查结果计算出失语指数(aphasia quotient,AQ)、操作指数(performance quotient,PQ)和大脑皮质指数(cortical quotient,CQ),以最高100%来表示。

失语指数(AQ)计算方法为:由自发言语分数、口语理解分数除以20,复述分数除以10与命名分数除以10的各项之和乘以2得出。它为口语障碍程度的可信赖尺度,可反映出失语症的严重度,而且可以作为失语症的好转与恶化的评价指标。最高分100分,正常值为98.4～99.6,AQ<93.8可评为失语。

操作指数(PQ)为此失语检查法中非口语性检查的分数之总和。计算方法为:阅读和书写分数除以10,运用分数除以6,结构分数(画、积木、计算、彩色系列图案)除以10的各项之和得出。可反映大脑的非口语性功能,即阅读、书写、运用、结构、计算、推理等多方面的功能状况。最高分40分。

大脑皮质指数(CQ)计算方法为:大脑口语功能与非口语功能之和,即自发言语分数、口语理解分数除以10,复述分数除以10,命名分数除以10,阅读书写分数除以10,运用分数除以6与结构分数除以10的各项之总和。大脑皮质指数表示大脑认知功能的全貌。最高分100分。在失语症的诊断和研究时均可利用上述指标。

(2)根据此检查方法的言语功能部分(口语检查)的亚项(如自发谈话、听理解、复述和命名)的分数可以做出失语症的分类,此分类结果经多因素分析统计学处理证明是有效的。此检查法评分标准、项目构成、内部一致性、复查的可信度、检查不同患者之间的可信度、不同检查者之间的可信度等标准化检查的条件全部满足，是一个好的失语症检查法。

(3)此检查法也适用于非失语症脑损伤者，尤其对智能测验(IQ Test)不适宜的重症患者是适用的。

(4)左、右大脑皮质指数(CQ)——失语症患者左、右大脑半球的全认知功能可分别计算。

(六)波士顿诊断性失语检查法

由 Good 和 Kaplan 编制，1972 年发表，1983 年修订。此检查法(The Boston Diagnostic Aphasia Examination，BDAE，1983)设计全面，使用广泛。它既包括语言功能本身的检查，又包括非语言功能的检查；既可对患者语言交流水平进行定量分析，又可对语言特征进行定性分析——质的分析；既可确定患者失语症严重程度，又可做出失语症分类。故不失为一个好的检查法。

各分测验是按难易程度设计的，语言本身的检查包括听理解、言语表达、阅读理解和书写。此外，还设计了补充语言测验(心理语言学的听理解和表达的测定、胼胝体综合征的测验、补充命名测验)和补充非语言功能的评测(结构、手指失认、失算、失用等)。

此检查法的特征是：

(1)突出了对患者对话与自由叙述时言语交流信息量及流利程度的检查，并可确定患者言语表达和理解的水平与特征。

(2)制定了失语症严重程度、发音和言语特征的分级标准，并可用评分的百分数表示，以直观地进行比较，评价患者口头言语的交流能力。

(3)除对失语症进行上述半定量的分析外，还对每个患者语言障碍进行质的分析——每个患者言语特征的分析，包括节奏、短语长度、构音能力、语法形式、错语、复述和找词能力等多个方面。

(4)此检查法与临床联系密切，除可确定失语症严重程度外，还可与临床常见的失语综合征相对应，有利于判断病变部位，对失语症做出诊断和分类，确定治疗方案。此检查法有检查时间长(2～3小时)和评分困难的缺点。

(七)双语失语检查中汉语检查部分

这是一种针对双语(汉语和英语)的患者设计的失语症测验。双语患者是指在日常生活中使用两种或两种以上语言的患者(只学过一门或一门以上的外语，而平日不使用者不在其内)。因此，本测验具有如下独到之处：

(1)对患者的双语历史和汉语背景进行充分的调查，充分注意到多种因素对语言的影响。诸如，患者所用汉语是其母语抑或外语；出生地或成长地在哪里(包括方言对语言的影响)；家庭或周围环境如何(父母、保姆、老师、儿时朋友是否讲汉语)；开始学习汉语的年龄；是否在讲汉语的地区居住过及居住时间长短；从事何种职业；患病前汉语口语、阅读和书写水平如何；是否经常使用汉语；患病以前能说几种语言等。

(2)强调语法在正常语言及失语症测验中的作用，并充分注意到汉语语法及语言的特点。例如，对主宾结构句、“被”字句及否定句的理解；语义的分类(词的范畴、同义词、反义词)，对语法正确性及语义的可接受性的判断，对有意义词和无意义词的判断；用所给词造出的句子语法正确与否；汉语词的重叠形式正确与否(如“高大”的重叠形式是“高高大大”，而非“高大高大”；“考虑”的重叠形式是“考虑考虑”，而非“考考虑虑”)等。此检查法着重语言本身缺陷，不能做出失语症分类，不适于临床应用。

(八)北京医院汉语失语检查法

中华神经精神病学委员会神经心理学组王新德、高素荣、胡超群、汤慈美于 1988 年制订，用于临床的汉语失语检查法(草案)(刊登于《中华神经精神杂志》，1988 年第 21 卷第 4 期第 252 页)。经临床试用，认为作为临床检查失语症时使用较简捷方便。1994 年进行了修订。

(九)汉语失语成套测验

由于各学者的研究目的不同，观点各异，各检查法间有许多不同之处，各具特点。其中在世界范围内应用较普遍者为 BDKE 和 WAB，北京大学附属第一医院神经心理研究室的汉语失语检查法(Aphasia Battery of Chinese，ABC)主要参考 BDAE、WAB 及结合我国国情编制的。

语言是人类独有的复杂认知心理活动，失语症是因大脑损伤所致的语言障碍。脑卒中是我国常见病之一，至少 1/3 以上脑卒中患者可产生各种言语障碍。研究大脑不同部位病变后所造成的各种病态语言行为，是研究大脑结构和语言行为关系的重要途径之一。病态语言行为的测试是开展神经语言学研究的重要手段。标准的失语检查法不仅可为研究探索语言在脑内加工过程的神经机制提供重要资料，也可为制定语言康复计划提供可靠的依据。

汉语失语成套测验是严格按照失语检查的基本原则编制的，主要参考西方失语成套测验(WAB)，结合我国国情和临床经验，经探索、修改而拟定的。本检查法按规范化要求制定统一指导语、统一评分标准、统一图片和文字卡片及统一失语症分类标准，已通过标准化研究，客观有效，便于交流。自1988年初开始应用于临床，并逐步推广至全国多个省市。

1. 检查内容

(1)口语表达：包括谈话、复述和命名。

(2)听理解：包括是非题，听辨认和执行口头指令。

(3)阅读：包括视读、听字辨认、朗读词并配画、朗读指令并执行、选词填空。

(4)书写：包括写姓名地址、抄写、系列写数、听写、看图写、写病史。

(5)其他神经心理学检查：包括意识、注意力、定向力、记忆力、视-空间功能、运用、计算、额叶运动功能及利手测定等。

2. 检查总结

根据患者语言功能和非语言功能的测查结果，将患者听、说、读、写各分测验的得分除以各分测验的最高分，得出患者各种功能占正常人的百分数(%)。将百分数在总结表座标上的点连线即可绘制该患者语言功能测查结果的曲线，参考《失语症》一书中绘出的各型失语症的直方图，根据各型失语症鉴别流程图，并结合患者头颅CT病灶所在部位，即可做出失语症类型的诊断。根据功能损失百分数还可估计失语症严重程度。失语指数(AQ，计算方法同WAB)也可作为失语症严重程度的指标。

第五节 社会功能评定

在康复医学中，人的社会功能是指人能否在社会上发挥一个公民应有的功能及其在社会上发挥作用的大小。为评定患者的社会功能，常需评定其社会生活能力、就业能力和生活质量。

一、社会生活能力评定

为了解患者的社会生活能力概况，可进行如下评定。

1. 上学、上班情况与伤病前大致相同

是20分；否0分

2. 参加社交活动(访亲探友等)

从不参加 0分；极少参加 5分；正常参加10分

3. 参加社团活动(工会、联谊会、学会等)

从不参加 0分；极少参加 5分；正常参加10分

4. 与别人进行打扑克、下象棋、参观旅行、打球、看球赛等文体活动

从不参加 0分；极少参加 5分；正常参加10分

5. 与别人进行看电视、谈话、听音乐、游公园、散步、购物等业余消遣活动

从不参加 0分；极少参加 5分；正常参加10分

评定标准：最高60分；最低0分。0分，重度障碍；≤20分，中度障碍；25～40分，轻度障碍；60分，正常。

如需了解患者近1～2个月的现状，可用功能状态问卷(functional status questionnaire，FSQ)中有关社会的部分，如下。

在过去一个月中，

1. 工作行为

(1)在相同的工作中你和其他人干得一样多吗？

(2)你由于健康状态而缩短工作时间或增加中途的休息次数吗？

(3)每日工作的小时数和常规的一样多吗?

(4)在相同的工作中,你干活的细心和准确性与其他人一样吗?

(5)你由于健康的缘故虽然仍可从事通常的工作,但已做出了某些改变了吗?

(6)由于你的健康缘故害怕不能工作吗?

评分:所有时间均如此　1分;大多数时间如此　2分;有些时间如此　3分;任何时间均不如此　4分

2. 社会活动

(1)访亲探友有困难吗?

(2)在街道中参加社会活动或义务工作有困难吗?

(3)照料其他家庭成员有困难吗?

评分:通常无困难　4分;有些困难　2分;由于健康原因通常不这样做　1分;通常由于其他原因而不这样做　0分

3. 和其他人的相互作用

(1)你将自己从周围的人群中孤立出来吗?

(2)你对他人有深厚感情吗?

(3)你对周围的人易发怒吗?

(4)你对你的家人和朋友提出无理的要求吗?

(5)你和其他人相处很好吗?

评分:所有时间均如此　1分;大多数时间如此　2分;较多时间如此　3分;有时如此　4分;极少时间如此　5分;任何时候也不如此　6分

由于目前尚查不到准确的严重程度评分等级,建议利用评分的等级按下述评定标准进行评定:极重度缺陷,25～11分;重度缺陷,38～25分;中度缺陷,51～39分;轻度缺陷,62～52分;正常,63～66分。

二、就业能力的评定

可试用Crewe NW和Athelstan GT拟定的功能评估调查(functional assessment inventory, FAI),该调查实际上是一个较全面的功能状态评定,在其他方面也可以选用。

Ⅰ. 视

0. 无显著损伤

1. 在需要敏锐视力的操作中有困难

2. 损伤的程度足以干扰阅读、驾车等主要活动

3. 视力全部或几乎全部丧失

Ⅱ. 听

0. 无显著损伤

1. 会话和用电话时有些困难

2. 能借助唇读进行面对面的会话,但不能用电话,不能听见某些环境中有关的声音(如铃声、高音调声等)

3. 极度难听或聋,不能理解任何言语

Ⅲ. 言语

0. 无显著损伤

1. 言语易被人理解,但音质或言语方式不悦耳;或说话时特别费力才能使他人听懂

2. 言语难于理解,往往必须重复

3. 言语不能被他人理解

Ⅳ. 行走或活动

0. 无显著损伤

1. 速度或距离不如常人,若用轮椅,可独自驱动和转移而无需他人帮助

2. 只能在平地上步行短的距离,若在轮椅上,也不能独立转移,但用电动轮椅至少能不用帮助驱动100m左右

3. 无行走的可能,若在轮椅中,在他人帮助下能走100m左右

Ⅴ. 上肢功能

0. 无显著损伤

1. 一侧上肢完全或部分丧失功能,另一侧上肢完好

2. 双侧上肢至少在某种范围内丧失功能或利手侧上肢有严重的功能丧失

3. 任一上肢没有有用的功能

Ⅵ. 手功能

0. 无显著损伤

1. 不能进行大多数需要精细灵巧性、速度和协调性的作业

2. 严重损伤,但用或不用辅助物或假肢仍能进行书写和进食等ADL活动

3. 几乎没有或没有手功能

Ⅶ. 协调

0. 无明显损伤

1. 眼、手协调和粗大运动协调均有一些损伤,

但主要功能仍完好

2. 眼、手和粗大运动协调显著损伤

3. 几乎没有能力去控制和协调地运动

Ⅷ. 头的控制

0. 无明显损伤

1. 保持和确立头的位置有困难，在定向、平衡或外观上可有小的问题

2. 控制或旋转头部有困难，由于不能控制可轻度妨碍注视

3. 由于缺乏控制，严重地干扰或妨碍了阅读时的注视和谈话时与对方保持眼的接触

Ⅸ. 用力能力

0. 无明显损伤

1. 在需要极度用力的职业中（如需用力上举或需要大量步行、弯腰等职业中）有某些困难，但在中度用力时可以接受

2. 在任何类型的职业中，甚至只需中等的体力也不能进行

3. 即使是坐和轻度用手工作的职业都可能是对患者体力方面的苛求

Ⅹ. 耐力

0. 无明显损伤

1. 安排休息阶段可以全天工作

2. 能半天工作

3. 每日工作不能超过1～2小时

Ⅺ. 运动速度

0. 无明显损伤

1. 移动比平均速度慢

2. 移动极慢，需要速度的竞争性职业完全不能进行

3. 运动极度迟滞

Ⅻ. 学习能力

0. 无明显损伤

1. 能学习复杂的就业技能，但速度不正常

2. 通过特殊的训练，能掌握相当复杂的概念和操作

3. 只能学习极简单的作业并且只有通过充分的时间和重复才能完成

ⅩⅢ. 判断

0. 无明显损伤

1. 有时作出不恰当的判断，不费时间去考虑替代方案或行为的后果

2. 经常作出仓促和不明智的决定，往往显示出不合适的行为或选择

3. 由于愚蠢或冲动性行为的结果，可能危及自己或他人

ⅩⅣ. 坚持性

0. 无明显损伤

1. 注意广度或集中于作业或概念上的能力变化大，有时不能坚持到完成所负责的作业

2. 注意广度有限，缺乏集中，为使之坚持一种活动需要大量的监督

3. 注意广度极有限，没有持续的监督不能坚持进行作业

ⅩⅤ. 知觉组织（perceptual organization）

0. 无明显损伤

1. 其知觉组织使之不能进行任何需要精细分辨的作业，但无明显行为损伤的证据

2. 偶尔表现出空间失定向（迷路或在粗大知觉问题上有困难）

3. 行为上证实有极度的知觉畸变（如粗大的空间失定向，撞到墙上，不能鉴别物体等）

ⅩⅥ. 记忆

0. 无明显损伤

1. 偶因记忆缺陷造成一些困难

2. 记忆缺陷显著地干扰了新的学习，指示和通知必须频繁地重复才能让受试者记住

3. 错乱、失定向，记忆几乎丧失

ⅩⅦ. 言语功能

0. 无明显损伤

1. 言语能力轻到中度损伤，若听觉受损，能用唇读和言语交流

2. 交流有严重困难，限于说单个词或短语，或用非发音交流形式表达简单的概念。若听觉受损，用符号语言有效，但不能用唇读或说

3. 表达性交流近乎不可能

ⅩⅧ. 阅读、写作能力

0. 无明显损伤

1. 由于文化背景或缺乏教育，阅读、写作有困难

2. 阅读、写作有严重困难

3. 功能上类似文盲

XIX. 行为和康复目标的一致性

0. 无明显损伤

1. 行为和康复目标表现出不一致

2. 口头上同意康复目标，但往往并不遵循合适的动作

3. 行为往往与康复的目标相抵触

XX. 对能力和受限制的准确感知

0. 无明显损伤

1. 对由于残疾的结果而引起的职业能力的变化有不正确的理解（如排除太多的就业可能性，或否认一些限制的意义）

2. 不现实地理解其就业能力（如排除所有的就业可能，或否认重要的限制）

3. 拒绝接受或显著歪曲地理解其受限，关于其残疾，经常提供其他虚假的、引人入歧途的或极为不合适的讯息

XXI. 人们相互作用的有效性

0. 无明显损伤

1. 在社会交往中有些笨拙或口齿不清

2. 缺乏在社会中有效交往所必需的技巧

3. 明显的攻击性、退缩性、防御性、怪异或不合适的行为，常伤害个人交往

XXII. 个人的吸引力

0. 无明显损伤

1. 个人外表或卫生在某些方面是不吸引人的，但能为家人所忍受

2. 在个人外表或卫生方面，有较严重的问题，难以为他人甚至家人所接受

3. 在个人外表或卫生方面，有极严重的问题，很可能为他人所拒绝

XXIII由于治疗或医疗问题的缺勤

0. 无明显问题

1. 由于医学监督、治疗或复发。每月有1～2天请假

2. 平均每周需要有1天请假以接受医学监督或治疗

3. 由于需要几个阶段的住院，必须经常缺勤

XXIV. 状态的稳定性

0. 无显著损伤

1. 若由饮食、治疗或训练控制则稳定

2. 状态可能缓慢地进展，或其过程难以预料，并且可导致功能的进一步丧失

3. 状态在可以预见的将来很可能显著地恶化

XXV. 技能

0. 无明显损伤

1. 没有可以利用的为工作特需的技能，但具有一般的技能，使之能转换到其他一些工作岗位上去

2. 可以转换工作岗位的技能没有多少，由于残疾或其他一些因素，工作特需的技能大部分无用

3. 一般的技能也没有多少

XXVI. 工作习惯

0. 无明显损伤

1. 工作习惯有缺陷（如不守时，仪表不恰当，没有合适的会读方法等），但愿意和能够学习这些技能，而且十分容易

2. 工作习惯有缺陷，在受雇之前可能需要进行工作调整训练

3. 工作习惯上有严重的缺陷，似乎没有可能通过工作调整训练来改善

XXVII. 工作历史

0. 无明显异常

1. 由于年轻或其他理由，没有或几乎没有大多数雇主可以接受的工作经验

2. 工作历史中有诸如经常拖拉或经常由于失业而变换工作

3. 可有5年的失业期，可用的工作资料贫乏

XXVIII. 雇主的可接受性

0. 无明显影响

1. 身体上或历史上的一些特征可能干扰某些雇主对雇员的接受

2. 尽管对行为没有干扰（如已控制住的癫痫，有严重复发性的精神病史等），但历史上有极少为雇主和公众接受的特征

3. 目前和新近的特征不能避免使该患者不为大多数可能的雇主所接受（如新近犯罪史，不能控制的癫痫，显著的行为异常）

XXIX. 工作机会

0. 无明显影响

1. 受雇机会有些受限制（如由于交通问题、地理位置问题、环境状态为雇员不能耐受等）

2. 受雇机会显著受限，几乎没有合适的工作

条件

3. 受雇机会极度受限，可能只能居留在乡下或生活在工作机会很少的农村

XXX. 经济上的妨碍

0. 无显著影响

1. 受雇的可能性受到经济上的妨碍(雇员可能要求异常高的薪金或难以找到的特殊情况)

2. 由于可能丧失受益，工作选择十分受限(可能会考虑非全天或低收入的工作，以便继续从他处得益)

3. 由于会导致目前得到的好处(财政上医疗保险的，或侍候人员等)的丧失，所有可能性都不能提供比这更好的工作

XXXI. 社会支持系统

0. 无显著影响

1. 无或几乎没有支持系统可以利用

2. 当时的支持系统与康复目标相违背

3. 支持系统的工作明显地对抗康复的行为

上述分级相当详细，但在职业康复中应用还有许多细节。对于康复医师，可以根据表中的0、1、2、3四级，分别制定下述的级别进行简单的评定(能力完全缺损的项目应标明)。

0～5分：职业能力无明显损伤；

6～31分：职业能力轻度受损；

32～62分：职业能力中度受损；

63～93分：职业能力严重受损。

三、生活质量的评定

为评定患者的生活质量(quality of life, QL)，对于已经有明显伤病的患者可采用Spitzer的生活质量指数(the quality of life index, QLI)评定。在此评定中，主要依据患者过去一星期内的情况进行评分，最高为10分，最低为0分；分数越高，表示QLI越佳。

Ⅰ. 活动

1. 不论退休与否，全天或接近全天地在通常的职业中工作或学习；或处理家务；或参加无报酬的志愿活动　2分

2. 在通常的职业中工作或学习；或处理自己的家务；或参加无报酬的志愿活动，但需要较多的帮助；或显著地缩短工作的时间或请病假　1分

3. 不能在任何岗位上工作或学习，并且不能处理自己的家务　0分

Ⅱ. 日常生活

1. 自己能独立地进食、淋浴、如厕和穿衣，利用公共交通工具或驾驶自己的车子　2分

2. 在日常生活中和交通转移中需要帮助(另一人或特殊的仪器)，但可进行轻的作业　1分

3. 既不能照料自己也不能进行轻的作业，或根本不能离开自己的家或医疗机构　0分

Ⅲ. 健康

1. 感觉良好或大多数时间都感觉很好　2分

2. 缺乏力量，或除偶然以外，并不感到能完全达到一般人的水平　1分

3. 感到十分不适或糟糕，大多数时间感到软弱和失去精力，或者意识丧失　0分

Ⅳ. 支持

1. 患者与他人有良好的相互关系，并且至少从一个家庭成员或朋友中得到有力的支持　2分

2. 从家人和朋友中得到的支持有限　1分

3. 从家人和朋友中得到的支持是不经常的，或只在绝对需要时或患者昏迷时才能得到　0分

Ⅴ. 前景

1. 表现出宁静和自信的前景，能够接受和控制个人的环境及周围的事物　2分

2. 由于不能充分控制个人的环境而有时变得烦恼，或一些时期有明显的焦虑或抑郁　1分

3. 严重地错乱或非常害怕或持续地焦虑和抑郁，或意识不清　0分

正常人的QLI评分在9分左右，病况越重者，分数越低。

对于一般患者或QLI评分较高的患者，尚可采用Neugarten等的生活满意指数(the life satisfaction index A, LSIA)(表2-17)作进一步的评定。

表 2-17 生活满意指数(LSIA)

	同意	不同意	其他
1. 当我年纪变大时,事情似乎会比我想像的要好些	2	0	1
2. 在生活中,和大多数熟悉的人相比,我已得到较多的休息时间	2	0	1
3. 这是我生活中最使人意气消沉的时间	0	2	1
4. 我和我年轻的时候一样快活	2	0	1
5. 我的生活将比现在更快活	2	0	1
6. 这是我生活中最佳的几年	2	0	1
7. 我做的大多数事情都是烦人和单调的	0	2	1
8. 我希望将来发生一件使我感兴趣和愉快的事情	2	0	1
9. 我所做的事情和以往的一样使我感兴趣	2	0	1
10. 我觉得衰老和有些疲倦	0	2	1
11. 我感到我年纪已大,但它不会使我麻烦	2	0	1
12. 当我回首往事时,我相当满意	2	0	1
13. 即使我能够,我也不会改变我过去的生活	2	0	1
14. 和与我年龄相当的人相比,在我生活中我已做了许多愚蠢的决定	0	2	1
15. 和其他与我同年龄的人相比,我的外表很好	2	0	1
16. 我已做出从现在起 1 个月或 1 年以后将要做的事情的计划	2	0	1
17. 当我回首往事时,我没有获得大多数我想要的重要东西	0	2	1
18. 和他人相比,我常常沮丧	0	2	1
19. 我已得到很多从生活中我所希望的愉快事情	2	0	1
20. 不管人们怎么说,大多数普通人都变得越来越坏而不是好些	0	2	1

评定时让患者仔细阅读 20 个项目,然后在每项右方的"同意"、"不同意"和"其他"栏下做出符合自己意见的标志。如对第 1 题表示同意,则在其右方"同意"栏下的 2 分处作一记号,余类同。在 20 题均评完后,检查者将患者标出的分数相加,即得出 LSIA 分。据统计,一般人 LSIA 分在 12.4±4.4 左右,分数越高,表示生活越满意。根据以上 QLI 和 LSIA 的评定,基本上能了解患者的生活质量和对生活的满意程度。

第六节　康复评定中应做出的判断

康复评定中应做出的判断有如下方面:

1. 了解残疾的状态

康复评定可通过客观的方法了解功能障碍的性质、部位、范围、严重程度、发展趋势、预后和结局。

2. 为制定治疗计划提供客观依据

通过评定了解了残疾的部位、性质、范围、严重程度以后,康复的目标即可明确,治疗计划即可依此作出。

3. 动态地观察残疾的发展变化

康复评定可作为动态地观察残疾发展变化的客观依据。

4. 评定治疗效果

在康复治疗前、中、后各作一次康复评定,可依此对治疗效果作出评估。

5. 开发新的、更有效的治疗手段

依康复评定的现实设计,开发有针对性的、更有效的治疗方法。

第七节 治疗目标的确定

康复干预的目的是使患者保持持久的、实用的功能改善。一般的要求是减轻活动受限，改善日常生活能力，或减少残障。康复结果评价的基本标准，是某一康复治疗项目（或称计划、程序）引起患者个体的日常生活活动能力持久性改善的程度。功能改善在出院后仍能维持和保留下来这是很重要的，如果住院时通过康复训练而改善的功能在出院后不能用于其生活，那就没有价值可言。康复获得的功能改善必须具有实用性，有助于患者出院后的日常生活减少依赖程度，增加独立性，并可参加有意义的社会活动。在拟定康复目标时，应当尊重患者个体的实际需要，而不要只考虑康复专业评定上一些比较笼统的指标。

一个临床康复治疗过程包括：测评（assessing）即查找事实和诊断、计划（plan）、治疗（treating）、复查（checking）和出院（discharge）。复查（包括再次测评）是为了弄清楚康复治疗计划是否要继续执行，或是需要改变，或是终止治疗，可以出院。

临床实践涉及了所有过程，包括在某种程度上检查以前的诊断—计划—治疗的有效性。从这个意义上说，临床效果测量是与临床康复过程有内在联系性的，因而是必要的。有关的临床测量可能是治疗效果的短期指标（indicator），如血清学生化指标水平、患者的主诉、轻度肌力增加或步态的正常化等。要努力提高康复质量和效果，就必须理解和提高这个基本循环过程的各个组成部分。这是以医疗过程为中心的质量控制的主要内容，即通过控制医疗过程的每一个环节，来达到整体的医疗质量控制。它强调是否达到出院的标准，是否达到短期住院治疗的预期目标。例如，对一个脑出血偏瘫患者，通过几周的住院治疗，病情稳定，出血基本吸收了，康复医疗也很早介入其中，通过严格地执行PT、OT的康复治疗程序，患者已经可以站立，甚至可以在扶持下走几步，表明肢体运动功能开始恢复，于是医生就认为达到出院标准可以出院了。然而，现在认为监测出院后的或随访有关的长期后果，对于理解康复结果是最为重要的。如果患者回家后生活一直不能自理，那么怎么可以说对患者的康复医疗是有效的或是满意的呢？出院时的短期目标和患者生活的长期目标之间是有差别的，但也是相互联系的，短期目标是通向更广泛的和更有意义的长期目标途径中的具体点。

但是，必须区别康复治疗目标和康复结果目标。康复治疗目标和所给予的治疗措施高度相关。治疗目标，是指出院时或治疗结束后患者的功能改善和在社区生活中的反应。治疗目标，是通过描述患者出院时的功能来体现的。如短期目标包括日常生活自理的独立程度或不会发生意外的运动功能、言语不连贯的频率降低或没有膀胱的感染（如尿菌落计数少于10^5且没有症状）等。出院是康复治疗计划关键性的、实用的终点，从此以后，患者按计划要独立生活，可能是在有限的帮助或不明确的继续支持下，继续自己的生活。

康复结果的目标范围更广泛，更有意义。它被定义为在残疾和残障水平意义上的生活改善或角色恢复。测评康复结果目标是在康复治疗结束后进行的，即患者的功能稳定在某种程度上，并在其实际生活中得到充分的应用。现有的用于测评康复结果的方法，是根据参与有意义的活动（如有偿的工作、上学、家务，或者其他对于患者来说被认为是正常的活动）和生活自理的程度（如可以不依靠他人而独立生活，或需要完全的依赖）来进行评估的。

第八节 治疗方案的确定和治疗方法选择

康复治疗方案的确定和治疗方法的选择需从以下几个方面综合考虑：

（1）把握患者的整体需求——不仅要了解、认识患者躯体功能的障碍，同时还必须了解这种躯体功能障碍可能给患者在生活、职业能力和心理社会能力方面造成的影响程度，以及患者本人对康复疗效的期望值。这样，在对患者的情况有了全面认识的基础上，才能制订出切实可行的康复治疗计划。

(2)对康复治疗的结果进行预测——在对患者进行病历采集、体检和总体评估的基础上，经综合全面的评估，并以此为依据对经过康复医疗、训练之后患者可能达到的康复目标进行预测。

(3)决定康复治疗的基本方针——综合研究、分析患者评估材料的前提下，提出对患者的近期、中期和远期的康复治疗目标。

(4)决定康复治疗的内容和责任的分工——明确了对患者的康复治疗基本方针之后，即提出详细的康复治疗计划并做出康复治疗的具体分工。

(5)落实康复计划的具体实施——根据康复治疗的总体计划，康复相关成员，PT、OT、心理工作者等分别去落实具体操作各自的康复治疗项目，使康复治疗计划进入实施阶段。

(6)小结和评定康复治疗的结果——这一操作贯穿于对患者康复治疗的全过程。也就是说，在康复治疗的进程中，要不断地根据康复治疗的效果、出现的问题适时地进行评估研讨、小结，提出相应的应对措施。

（袁雯静）

第三章　康复疗效评定

第一节　康复疗效的评定标准

由于康复医学面对的多为遗留下来的功能障碍，很难用治愈的标准来衡量。因此，常采用的疗效等级为：无症状；有症状，但完全独立；部分独立（独立部分＞50%）；部分不能独立（独立部分＜50%）；完全不能独立；死亡。这是与治疗医学不同的，应当注意。另外，尚可用功能独立测定法（functional independence measure，FIM）评定，康复后评分增加越多，表示效果越好。

功能独立性测定是1987年由美国纽约州功能评估研究中心的研究人员提出的，并列入美国医学康复统一资料系统（uniform data system for medical rehabilitation，UDSMR）之中。此量表已有认知功能和社会功能部分，其内容如表3-1。

表3-1　FIM记录表

项　目		评　分	
		入院	出院
Ⅰ. 自理活动			
1. 进食			
2. 梳洗修饰			
3. 沐浴			
4. 穿上身衣物			
5. 穿下身衣物			
6. 上厕所			
Ⅱ. 括约肌控制			
7. 膀胱管理			
8. 排便管理			
Ⅲ. 转移			
9. 床、椅、轮椅			
10. 坐厕			
11. 浴盆、沐浴室			
Ⅳ. 行进			
12. 步行/轮椅	步行*		
	轮椅		
	两者		
13. 上下楼梯			
运动类评分合计：			
Ⅴ. 交流			
14. 理解	听*		
	视		
	两者		
15. 表达	言语*		
	非言语		
	两者		
Ⅵ. 社会认知			
16. 社会交往			
17. 解决问题			
18. 记忆			
认知类评分合计：			
总分：			

注：* 此处不评分，仅在所用方式项上打√，如步行可在步行上打√。

FIM评分最少为18分，最高为126分。根据评分情况，可做下面的分级。

126分：完全独立。

108～125分：基本上独立。

90～107分：极轻度依赖和有条件的独立。

72～89分：轻度依赖。

54～71分：中度依赖。

36～53分：重度依赖。

19～35分：极重度依赖。

18分：完全依赖。

前两级可列为独立；最后3级可列为完全依赖，中间3级可列为有条件的依赖。

第二节 康复疗效评定时所依据的功能独立水平

康复疗效评定的功能独立性测定(functional independence measure，FIM)所依据的功能独立水平及评分标准如表3-2。

表3-2 FIM中的功能水平和评分标准

功能水平	评分
1. 独立：活动中不需另一人给予帮助(无帮助者)	
A. 完全独立：构成活动的所有作业均能规范的、安全的完成、不需修改、辅助设备或用品，并在合理的时间内完成	7分
B. 有条件的独立：具有一个或多个下述的情况：活动中需要辅助设备；活动需要比正常长的时间；或有安全方面的顾虑	6分
2. 依赖：为了进行活动，患者需由另一个人给予监护或身体上的帮助，或者是不能进行活动	
A. 有条件的依赖：患者付出50%或更多的努力，所需的辅助水平如下：	
a. 监护或准备：患者所需的帮助不多于备用(紧急时用)、提示或哄劝，帮助者与患者没有身体接触；或者帮助者仅帮患者准备必需的用品，或帮患者带上矫形器	5分
b. 最小量的接触身体的辅助：患者所需的帮助不多于轻触，他自己能付出75%或更多的努力	4分
c. 中度的辅助：患者所需的帮助超出轻触，或他付出的努力为50%～75%	3分
B. 完全依赖：患者付出的努力＜25%，需要最大量和完全的辅助，或者活动根本不能进行，其需辅助的水平又分为：	
a. 最大量的帮助：患者付出的努力＜50%，但至少有25%	2分
b. 完全辅助：患者付出的努力＜25%	1分

第三节 康复疗效评定的指标

康复疗效的评定可采用以下指标：

(1)重返社区的人数：此数量越多，表示效果越好。

(2)康复有效患者数/无效患者数之比：此数值越大，表示效果越好。

(3)用于康复疗效评定的功能独立测定法(functional independence measure，FIM)评分，尚可确定住院或康复效率和重残者康复效果两个参数：

住院效率＝出院时的FIM评分－入院时的FIM评分/住院天数

重残康复效果(功能改善指数，functional improvement index，FII)

FII＝[入院FIM分＜71的患者(%)＋出院FIM分＞70的患者(%)－入院FIM分＞70的患者(%)－出院FIM分＜71的患者(%)]×2。FII的绝对值越大，表示效果越好。

(4)住院天数：在保证达到一定疗效的情况下，住院天数越短越好。

第四节 社区康复工作的评价

一、概述

社区康复是社区建设的重要组成部分，是指在政府领导下相关部门密切配合，社会力量广泛支持，残疾人及其亲友积极参与，采取社会化方式，使广大残疾人得到全面康复服务，以实现机会均等、充分参与社会生活的目标。由于长期没有康复的介入大部分患者已经失去了康复治疗的最佳时期，其运动功能和社会功能没有得到最大限度的发挥。因此迫切需要通过社区康复提高功能，改善日常生活活动能力，提高生活质量，绝不能轻于放弃。

世界卫生组织认为，与健康有关的生存质量(health related quality of life，HQOL)，是指生活于不同文化和价值体系中的个人对与其目标、期望、标准及关注问题有关联的生存状况的体验。生存质量的概念有着丰富的内涵，包括以下几种因素：个体的生理健康、心理状况、独立能力、社会关系、个人信仰及与周围环境的关系。用于康复医学领域，生存质量是指个人的一种生存水平和体验，这种水平和体验反映了患有致残性疾患的患者或残疾人，在不同程度的伤病情况和功能障碍的影响下，在生存上维持身体活动、精神活动和社会生活处于良好状态的能力与素质。

二、评定方法及测定量表

(一)基本项目和指标

用在康复医疗的评估中，生存质量(quality of life，QOL)的测评项目内容是有争论的。日本学者上田敏主张兼顾客观指标和主观指标(1994)，但也有许多学者只重视患者主观感受，认为生存质量的水平主要由患者在生活中的个人体验来决定。

主观的生存质量(subjective quality of living，SQOL)、生活满意度(life satisfaction)或主观康乐感受程度(subjective well-being)，是指患者对本人健康状况、社会—家庭生活状况的自我感觉的满意程度。虽然QOL取决于个人的感受和判断，受到个人心理性格、价值观、世界观等的影响，不易取得客观的、量化的指标，但也正由于它是以患者为中心的(patient-centered)有关生活满意程度的指标，因此，在QOL测评中，一般认为主要是对QOL的测评。

QOL常用的测评项目范围下所示，该表项目的顺序是按其重要性和应用频度从多到少依次排列，是集中了10个常用的QOL量表的项目而综合出来的，可供参考。测评项目范围：

(1)躯体方面的功能活动和表现情况。

(2)躯体社会方面活动的能力。

(3)执行角色的能力。

(4)心理上的困扰。

(5)健康问题的感受(一般的)。

(6)躯体疼痛。

(7)精力/疲劳情况。

(8)心理上愉悦情况。

(9)睡眠。

(10)认知能力。

(二)测定方法

应用标准化量表进行QOL测定，常用以下几种方法：

(1)访谈法(interview)：通过当面访谈或电话访谈，根据患者主观评价而在量表上做记录(评分)。

(2)自我报告(self-report)：由患者自行在量表上评分，然后交给评估者。

(3)观察(observation)：由评估者按量表项目通过观察患者表现而予以评分。此法多用于不能作答或不可能提供可靠回答的患者，如精神病者、老年性痴呆或植物人。

(三)常用量表

1. 世界卫生组织(世界卫生组织生存质量测定量表)

世界卫生组织于1993年研制成一套用于测量个体与健康有关的生存质量(HQOL)的国际性量表，即WHO QOL，包括HOQOL-100和WHO QOL-BREF，后者即简化版，简化版包含4个领域24个题目，见表3-3。

表 3-3 WHO QOL-BREF 量表

Ⅰ. 生理领域	Ⅲ. 社会关系领域
1. 疼痛与不适	14. 个人关系
2. 精力与疲倦	15. 所需社会支持的满足程度
3. 睡眠与休息	16. 性生活
4. 走动能力	Ⅳ. 环境领域
5. 日常生活能力	17. 社会安全保障
6. 对药物及医疗手段的依赖性	18. 住房环境
7. 工作能力	19. 经济来源
Ⅱ. 心理领域	20. 医疗服务与社会保障:获取途径与质量
8. 积极感受	21. 获取新信息、知识、技能的机会
9. 思想、学习、记忆和注意力	22. 休闲娱乐活动的参与机会与参与程度
10. 自尊	23. 环境条件(污染/噪声/交通/气候)
11. 身材、相貌和感受	24. 交通条件
12. 消极感受	总的健康状况与生存质量
13. 精神支柱	

由于 WHO QOL 的制定考虑了全球各地不同文化和经济发展水平的差异,具有较好国际可比性,也有较好的信度、效度。现经过中国专家学者的努力,WHO QOL 的中国版(由英文版翻译改写而成)已经于 1998 年成功地制订出来。这对中国的 QOL 研究有很大的推动作用。

2. QWB(安康生活质量表)

QWB 由 Kaplan 等(1976)设计而成,原来用于衡量健康状况及质量生存年(quality life years),由于其指标定义清晰明确,权重较合理,项目覆盖日常生活活动(ADL)、走动或行动(mobility)、躯体性功能活动、社会性功能活动等方面,比较全面,故亦较广泛用于康复治疗中的 QOL 测评。此量表目前使用的有两个版本,一个用于访谈测定,另一个用于自报。测评结果分析可概述如表 3-4。

表 3-4 QWB 量表结果分析

	低权重含义	高权重含义
症状表现	只有轻微症状,如视力差需配戴眼镜,听力差,需配戴助听器,或需对症治疗服用药物	症状较严重,如疼痛(在重要关节或内脏器官)、烧伤、思维不清甚至不省人事
行动量表	使用或驾驶交通工具方面无问题	由于健康原因不能驾驶或使用交通工具
躯体性活动量表	在独立步行(不需使用助行工具或别人扶助)方面不受限制或仅轻微受限	由于健康原因,步行或用轮椅需使用助行工具或需扶助
社会性活动量表	在社会生活角色活动方面,不会由于健康原因而受到限制,或仅会受到轻度限制	不能履行主要社会角色的活动和/或生活不能自理

3. MOS-SF36(医学结局研究——简明调查 36 条)

MOS-SF36,简称 SF36,为一由 36 个条目组成的健康调查问卷,内容包括躯体性功能活动、由于躯体障碍所致角色活动受限情况、身体疼痛、一般健康情况、社会性功能活动、活力(vitality)、由于情绪障碍所致角色活动受限情况、精神卫生情况、躯体分、精神分等。在康复医学的 QOL 测评中也十分常用。测评结果分析可概述如表 3-5。

表 3-5 SF36 量表结果分析

	低分的含义	高分的含义
躯体性功能	由于健康问题,所有的躯体活动均明显受限,包括步行、穿衣、洗浴等	能进行所有各项躯体活动(包括最剧烈的活动)而不会因健康问题受到限制
角色受限(由躯体问题所致)	由于躯体健康原因,工作或其他日常活动有困难	工作或其他日常活动能进行,不会由于躯体健康问题而受限
身体疼痛	十分剧烈,疼痛使活动受限	无痛或不会因疼痛使活动受限
一般健康状况	个人健康状况差,并有进一步变坏的可能	健康状况优良
社会性功能	由于躯体或情绪方面的问题,社会活动经常受到极大的干扰	能进行正常社会活动,无躯体或情绪方面的问题造成干扰
活力/精力	经常感到精疲力竭	经常都保持精力充沛
角色受限(由情绪问题所致)	因情绪问题、工作或其他日常活动有困难	工作或其他日常活动能进行,无情绪方面的问题造成干扰
精神健康	整天有精神紧张和抑郁	整天都保持安祥、镇静和愉快
躯体因素综合概要分析	在以下各方面均有重大的限制:生活自理、躯体的、社会的及角色的活动,严重身体疼痛,常疲倦,健康评级“差”	没有躯体活动受限,没有残疾,日常活动也没减少,精力充沛,健康评级为“优”
精神因素综合概要分析	常有心理不适,并有重大社会的及角色的弱能(因情绪问题所致),健康情况一般为“差”	常表现心理健全,无心理困扰,日常社会功能或角色功能不会因情绪问题受到限制,健康情况评为“优”

4. SIP(疾病影响程度量表)

该表共分 12 个方面 136 个问题,用以判断伤病对躯体、心理、社会健康造成的影响。12 大方面覆盖活动能力、独立能力、社会交往、情绪行为、警觉行为、饮食、工作、睡眠、休息、家务、文娱活动等,应用也较广泛。与 MOS-SF36 比较,操作和应用上各有优点,如表 3-6。

表 3-6 SF36 与 SIP 的比较

量表	性质及内涵	信度、效度及敏感度	操作所需时间适用范围	评语
MOS-SF36	测评八个健康领域问题,包括躯体性和社会性活动功能、精神健康状况、对健康的总体感受、活力、不适感	信度及效度已有文献记载	当面或电话访谈测定需时不超过 30 分钟,适宜于评估居住在社区环境者	①项目标准化良好;②广用于社区;③对随访残疾情况不明者有用
SIP	包含有多个分表测评以下领域:走动能力、生活自理、情绪、沟通、警觉意识、习惯行为、家居及文娱情况、职业情况、社会交往	有相当的信度和效度	当面或电话访谈测定需时不超过 30 分钟,适宜于评估居住在社区环境者	①测定项目全面;②从行为表现测定健康状况而不是凭主观感受;③重点放在社区生活;④对随访残疾情况不明者有用

5. SWLS(生活满意度量表)

SWLS(satisfaction with life scale),属于主观生存质量 subjective QOL 的一种测评指标。SWLS 由 5 个项目组成,患者对 1 个项目(陈述)的回答从 7 个判断中选取 1 个。这 7 个判断实际上把有关对生活满意程度分为 7 级,从对表述的完全不同意到完全同意，中间有各个程度轻重不一的判断。SWLS简单易行，具有心理测验表所具备的特质，而且能较敏感地反映生存状况的改变。在实际工作中，该量表也较多地被采用。

6. Rosser Index Matrix(罗氏指数矩阵)

1972年，Rosser和Watts提出了与残疾有关个体痛苦不适和功能受限的分级指标（表3-7）。1988年，Gudex和Kind把上述disability/distress指标综合而成Rosser Index Matrix，即罗氏指数矩阵（表3-8）。该指标是一种测评残疾人（或致残性伤病的患者）生存质量的简易方法。

表3-7 罗氏指数(Rosser Index)

残疾	
Ⅰ	无残疾
Ⅱ	轻度社会残疾
Ⅲ	重度社会残疾和/或轻度的工作表现缺陷
Ⅳ	由于残疾，在工作选择或工作表现上受到严重限制
	家庭主妇及老人只能干轻的家务，但可外出购物
Ⅴ	不能从事任何有报酬的职业
	不能继续上学和接受任何形式的教育
	老人限于留在家中，如外出或作短距离散步，要有人陪同，不能外出购物
Ⅵ	只限于坐在椅子上或轮椅上，只是在有人扶助的情况下，才能在屋子里走动
Ⅶ	只能卧在床上
Ⅷ	意识不清
痛苦不适	
A	没有痛苦不适
B	轻度
C	中度
D	重度

表3-8 罗氏指数矩阵(Rosser Index Matrix)

（表内数字为QOL分数，可按残疾等级与痛苦不适等级配对查找）

残疾	痛苦不适			
	A	B	C	D
Ⅰ	1.000	0.995	0.990	0.967
Ⅱ	0.990	0.986	0.973	0.932
Ⅲ	0.980	0.972	0.956	0.912
Ⅳ	0.964	0.956	0.942	0.870
Ⅴ	0.946	0.935	0.900	0.700
Ⅵ	0.875	0.845	0.680	0.000
Ⅶ	0.677	0.564	0.000	−1.486
Ⅷ	−1.208			

注：矩阵分数排列从−1.486至1.000。如分数为1.000，表示完全正常；分数为0.000，则表示死亡。如分数为负数，则表示其情况比死亡更差。

（袁雯静）

第四章　运动疗法技术

第一节　运动疗法作用、目的和分类

一、概念

以徒手和应用器械进行运动训练来治疗伤、病、残患者，恢复或改善功能障碍的方法（主要利用物理学中的力学因素）称为运动疗法。运动疗法是物理疗法的主要部分。

二、目的

康复医学是功能医学，运动疗法是康复医学重要的治疗技术之一。运动疗法主要是通过运动的方法，治疗患者的功能障碍，提高个人的活动能力，增强社会参与的适应性，改善患者的生活质量。从这个总目标出发，运动疗法的主要目的包括以下诸方面：

（1）牵张短缩的肌肉、肌腱、关节囊及其他软组织，扩大关节活动度。

（2）增强肌肉的肌力和肌肉活动的耐力。

（3）抑制肌肉的异常张力，使肌肉松弛，缓解其紧张度。

（4）针对患者的功能障碍，如脑卒中后的肢体偏瘫，对瘫痪肢体施行运动功能的再学训练，改善神经肌肉功能。

（5）训练患者改善异常的运动模式。

（6）克服患者运动功能障碍，提高患者身体移动和站立行走功能。

（7）对平衡功能和运动协调性有障碍的患者，施行提高平衡和协调性功能的训练。

（8）提高患者日常生活活动能力的运动动作训练。

（9）针对不同伤病或为健身需要进行各种体操训练。

（10）通过运动治疗，增进患者的体力，改善全身功能状态。

（11）通过运动疗法的活动刺激，改善心脏、肺等内脏器官的功能。

（12）通过运动训练预防或治疗各种临床并发症，如压疮、肌肉痉挛、关节挛缩、骨质疏松等。

为了达到治疗目的，治疗师在工作过程中与患者建立良好的交流、信赖关系十分重要，应注意在训练中鼓励患者，提高其训练欲望和主动训练的积极性，这常常更能提高治疗效果。为使患者能积极配合，在训练前应对患者有充分的交代，尽量让患者了解治疗的目的、方法和预期的结果。治疗过程中应适时地让患者感受到治疗的效果和自己的进步，增加成功感，提高其治疗的信心和主动性；也可在成组训练时，把功能水平相近的患者组成一个组，尝试在治疗过程中发挥竞争意识，互帮互学，提高训练成绩。

三、技术分类

从临床使用出发，运动疗法技术主要分为以下几大类：

（1）常规运动疗法技术：主要包括　①维持关节活动度的运动疗法；②增强肌力的运动疗法；③增强肌肉耐力的运动疗法；④增强肌肉协调能力的运动疗法；⑤恢复平衡功能的运动疗法；⑥恢复步行功能的运动疗法；⑦增强心肺功能的运动疗法。

（2）神经生理学疗法（nerophysiological therapy，NPT）。NPT 是主要针对治疗中枢神经损伤引起的运动功能障碍的治疗方法。包括 Bobath 疗法、Brunnstrom 疗法、本体感神经肌肉促进疗法(PNF)、Rood 疗法等。

(3)运动再学习法(MRP)。

(4)其他:另有一些运动疗法技术也较常用,如水中运动、医疗体操、牵引疗法、按摩疗法、麦肯基疗法等,可根据单位具体条件选择应用。

[运动疗法的运动学基础和生理学基础见第一章第二节、第四节相关内容]

第二节　运动疗法的适应证与禁忌证

一、适应证

作为运动疗法技术服务对象,适用疾病的范围大致可包括中枢神经系统疾病、骨科疾病、内脏器官疾病(如呼吸器官、循环器官、代谢疾病等)、肌肉系统疾病、体育外伤后功能障碍、其他疾病等。具体分述如下:

1. 神经系统疾病

(1)脑卒中。

(2)颅脑外伤。

(3)脑肿瘤术后。

(4)小儿脑瘫。

(5)脊髓损伤。

(6)周围神经疾患。

(7)帕金森病。

(8)急性感染性多发性神经根炎。

(9)脊髓灰质炎。

(10)多发性硬化症。

2. 骨科疾病

(1)骨折和脱位。

(2)截肢与假肢。

(3)关节炎。

(4)肩周炎。

(5)颈椎病。

(6)腰椎间盘突出症。

(7)全髋、膝人工关节置换。

3. 内脏器官疾病

(1)急性心肌梗死。

(2)慢性阻塞性肺疾病。

(3)糖尿病。

(4)高血压。

(5)胸腔疾病术后。

4. 肌肉系统疾病。

5. 体育外伤后功能障碍及其他障碍

(1)体育外伤后功能障碍。

(2)烧伤。

二、禁忌证

对需要选用运动疗法的患者要注意行身体检查,有如下禁忌证存在时,不宜施行运动疗法技术操作:

(1)处于疾病的急性期或亚急性期,病情不稳定者。

(2)有明确的急性炎症存在,如体温超过 38℃,白细胞计数明显升高等。

(3)全身情况不佳、脏器功能失代偿期,如:①脉搏加快,安静时脉搏>100 次/分;②血压明显升高,临床症状明显,舒张压高于 120mmHg(16kPa),或出现低血压休克者;③有明显心力衰竭表现,如呼吸困难、全身浮肿、胸水、腹水等;④严重心律失常;⑤安静时有心绞痛发作。

(4)休克、神志不清或有明显精神症状、不合作者。

(5)运动治疗过程中有可能发生严重并发症,如动脉瘤破裂者。

(6)有大出血倾向者。

(7)运动器官损伤未作妥善处理者。

(8)身体衰弱,难以承受训练者。

(9)患有静脉血栓,运动有可能脱落者。

(10)癌症有明显转移倾向者。

(11)剧烈疼痛,运动后加重者。

第三节 运动疗法实施的基本原则

1. 运动治疗的方案目的要明确，重点要突出。

2. 制订治疗方案时，应根据患者情况个别对待，明确运动强度。实施治疗时应循序渐进。循序渐进的内容包括运动强度由小渐大、运动时间由短渐长、动作内容由简渐繁，使患者逐步适应，并在不断适应的过程中得到提高。任何突然加大运动量，都有造成功能损害的可能。

3. 在编制整个治疗动作时，要防止运动过分集中在某一部位，以免产生疲劳。因此，运动训练既要重点突出，又要与全身运动相结合。

4. 治疗活动内容要有新鲜感，能调动患者主动训练积极性，提高训练效果。

5. 要求运动训练按疗程需要坚持长期训练，不可随意间断，以免影响治疗效果。有些运动疗法治疗要坚持数周、数月，甚至数年，才能使治疗效果逐步积累，显现出来。

6. 治疗中应密切观察病情，看是否有不良反应，是否已达到治疗要求，对不能达到要求的要查明原因。对患者要定期复查，以观察有无改善，对功能改善不明显者，也应查找原因，调整治疗措施，提高疗效。运动治疗中注意观察的内容可包括以下方面：

(1)训练运动量不应过量，训练次日应无疲劳感。

(2)训练过程中应密切观察患者反应，如有头晕、眼花、心悸、气短等应暂停训练。

(3)训练时动作应轻柔，防止产生剧烈疼痛。

(4)防止损伤皮肤，预防压疮发生。

(5)肢体活动训练应手法准确、轻柔，注意病理骨折等并发症的发生。

(6)站立行走训练时应有保护，防止跌倒。

(7)训练中应结合心理交流，取得患者良好合作。

7. 工作中做好各种记录，定期总结。

8. 治疗前应把治疗内容向患者讲解清楚，争取患者主动配合。对需要应用的器械要说明操作要点和注意事项，以免训练不得法，甚至造成损伤。在需要以体操形式进行训练时，既要讲清要点，还需做出正确的示范动作，示范要面对面地进行。

9. 治疗中医务人员应态度和蔼，声音亲切清晰，语调坚信肯定，这样有利于增进患者治疗信心，提高治疗效果。对患者应多用关心、鼓励的语言，给予具体的帮助，切勿滥用指责、批评。

10. 在具体治疗中，要重点注意新患者和病情较重患者，但也不轻视老患者，训练时可新老患者成组搭配，互相帮助。

11. 训练场所要光线充足、整洁，各种器械要安放有序，用后要归还原位，并随时检查维修。

第四节 体位转换训练技术

训练的原则：患者不能活动时，采取全辅助的方法；随着患者活动能力的提高，逐渐减少辅助量，最终达到患者完全自理的目标。

一、体位摆放、翻身及坐位功能训练

(一)瘫痪肢体位置的摆放

1. 脊髓损伤患者的肢体位置摆放(图 4-1)

(1)仰卧位，头下放置薄枕，将头两侧固定(需要保持颈部过伸展位时，在颈部垫上圆枕)。肩胛、上肢、膝、踝下垫枕，用毛巾卷将腕关节保持在 40°背伸位。

(2)侧卧位，上肢保持伸展位、下肢屈曲位，肢体下均垫长枕。背后用长枕等靠住，以保持侧卧位(行颅骨牵引时，保持 40°～60°侧卧)。

2. 偏瘫患者的肢体位置摆放(图 4-2)

(1)仰卧位，患侧肩胛和上肢下垫一长枕，手指伸展位，平放于枕上。长浴巾卷起垫在大腿外侧，防止下肢外展、外旋。膝下垫上毛巾卷，保持伸展微屈位。

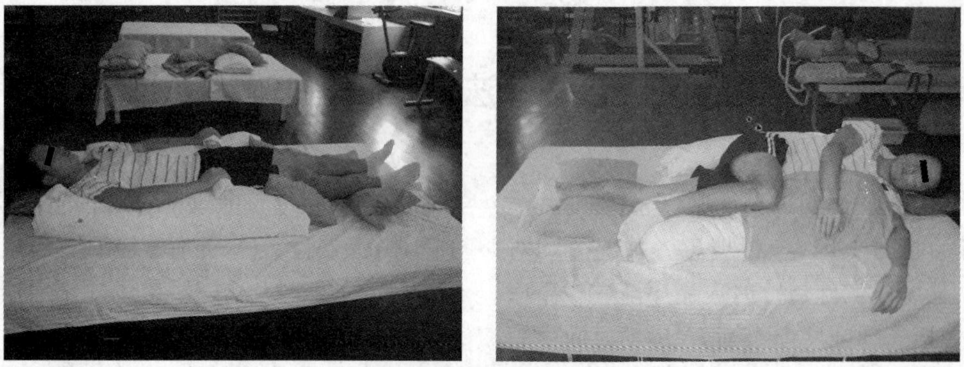

图 4-1 脊髓损伤患者的肢体位置摆放

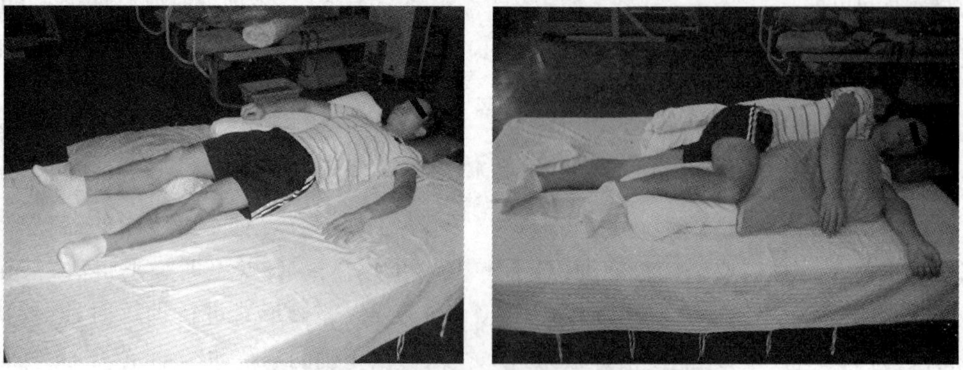

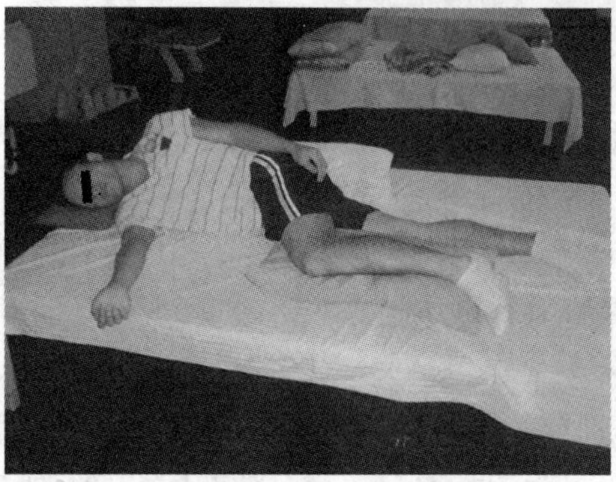

图 4-2 偏瘫患者的肢体位置摆放

(2)健侧卧位，患侧上肢伸展位，下肢取轻度屈曲位，放于长枕上。

(3)患侧卧位，患侧上肢外展、伸展位，患侧下肢轻度曲屈位放在床上；健侧下肢向前跨过患侧放于长枕上，健侧上肢放松，放在躯干上。

(二)翻身训练

作为自理生活的第一步，患者利用残存肢体能力带动瘫痪肢体，在辅助下或独立地进行翻身。

1. 脊髓损伤患者的翻身动作

颈髓损伤患者独立翻身困难，需帮助翻身。

2. 偏瘫患者的翻身训练

(1)辅助下向健侧翻身(图 4-3)：将患侧下肢放于健侧下肢上，翻身时健肢带动患肢一起翻转。由

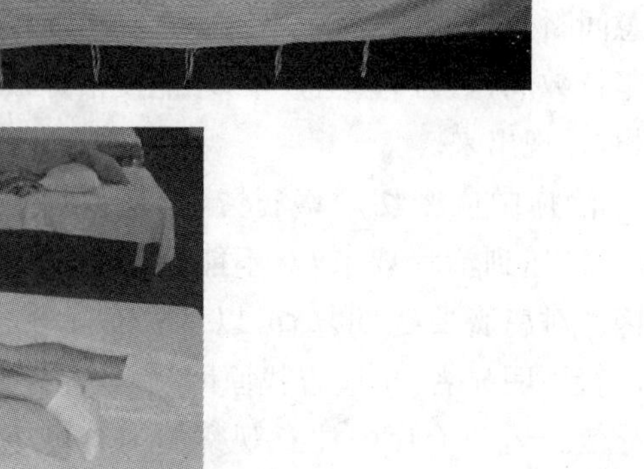

图 4-3 偏瘫患者辅助下向健侧翻身

健手将患手拉向健侧。治疗师于患侧帮助抬起患者肩胛、骨盆，翻身至健侧。

(2)向患侧翻身(图 4-4)

1)将患侧上肢外展防止受压，屈起健侧下肢。

2)头转向患侧，健侧肩上抬，上肢向患侧转，健侧下肢用力蹬床，将身体转向患侧。

(3)向健侧翻身(图 4-5)

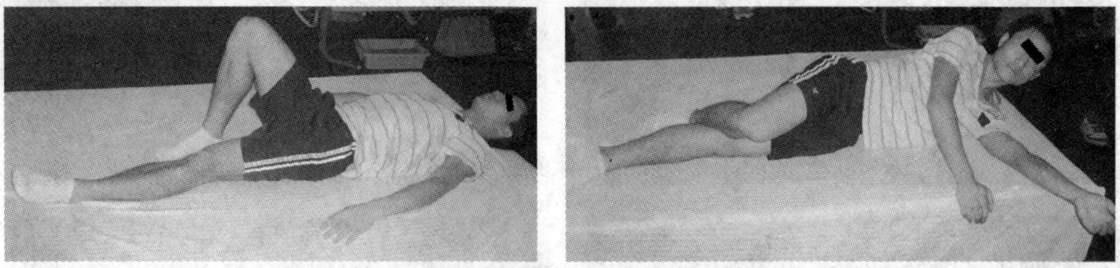

图 4-4　偏瘫患者向患侧翻身

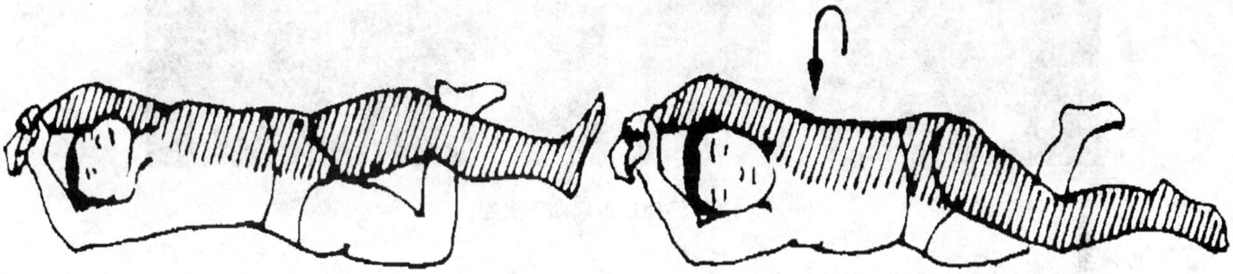

图 4-5　偏瘫患者向健侧翻身

1)健侧手握住患侧手上举，健侧下肢插到患侧腿下面。

2)健侧腿蹬床，同时转头、转肩，完成翻身动作。

(三)坐起训练

1. 脊髓损伤患者坐起时，需要躯干的柔软性和至少一侧上肢的伸展功能。所以，C_7 损伤的患者可以从仰卧位直接坐起，而 C_6 损伤的患者则需翻身至侧卧或俯卧位后再坐起。

2. 偏瘫患者的坐起训练

(1)辅助下坐起(图 4-6)

1)患者的健侧脚插到患侧腿下，将患侧手放到辅助者肩上，辅助者扶住患者的双肩。

2)辅助者扶起患侧肩，同时患者用健侧肘撑起上身。

3)患者将双下肢放到床下，伸展肘关节。

4)坐起，并保持坐位。

(2)偏瘫患者的独自坐起动作(图 4-7)

1)健手握住患手，双腿交叉，用健侧腿将患侧下肢放至床边，同时颈部前屈，身体转向健侧。

2)双腿放至床下，健手松开患手。

3)健侧肘于体侧撑起身体，抬头。

4)肘伸直，坐起至床边坐位。

(四)坐位平衡训练

1. 靠物辅助坐起

高龄偏瘫、四肢瘫、损伤较重的患者因长期卧床，在坐起或站起时容易出现直立性低血压。因此，早期应使用靠架或摇床坐起。一般 2 周左右可以完全坐位。

(1)第一天坐起 30°，上、下午各 5 分钟。

(2)每隔一两天增加 10°、5 分钟。为防止腘绳肌疼痛，膝下放毛巾卷。

(3)能坐起 20 分钟后，可在坐位进食。

2. 长坐位平衡训练

(1)治疗师在患者身后，用身体和双手扶助患者保持平衡。

(2)治疗师在患者身后，用双手扶助患者保持平衡。

(3)治疗师在患者身前，双手扶助患者保持平衡。

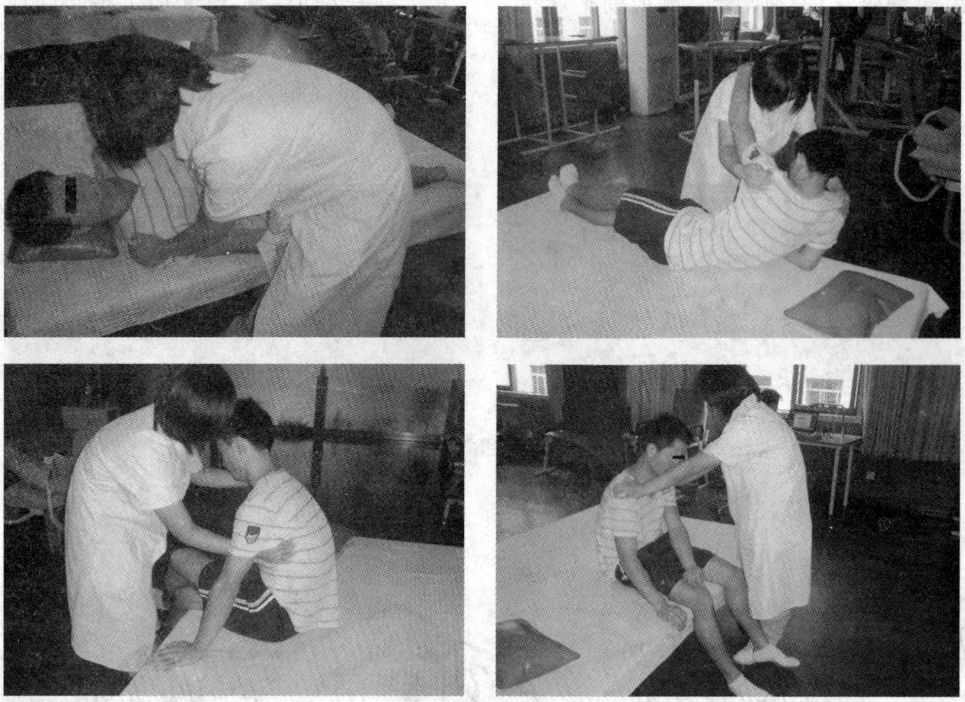

图 4-6　偏瘫患者辅助下坐起

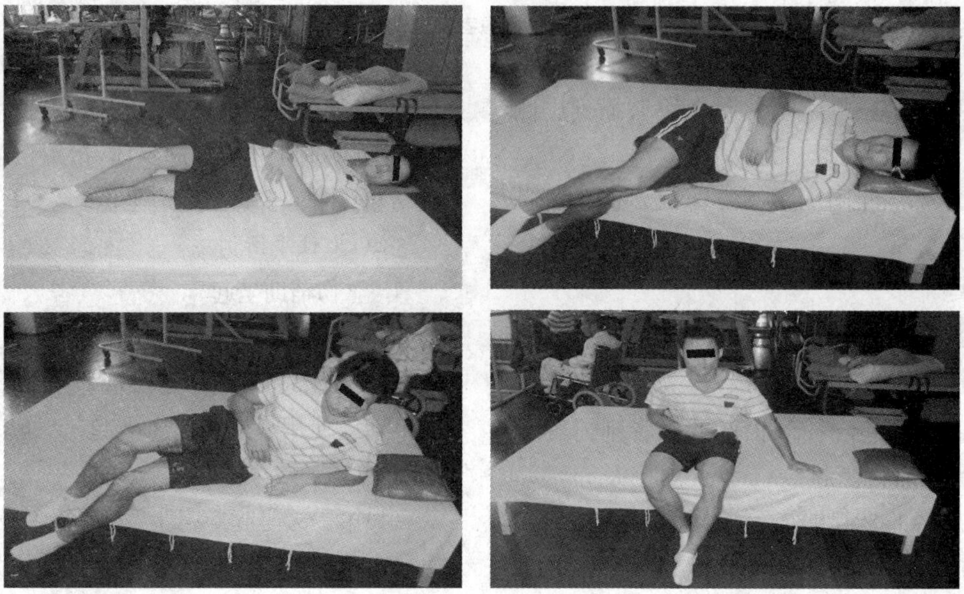

图 4-7　偏瘫患者独自坐起

(4)患者双手扶腿保持平衡。

(5)患者单手扶腿保持平衡。

(6)双上肢外展位保持平衡。

(7)双上肢前屈位保持平衡。

(8)双上肢上举位保持平衡。

以上是长坐位的常规训练方法。其中,(1)～(5)的训练方法同时适用于偏瘫、四肢瘫、截瘫患者。其他还有外力破坏下保持长坐位平衡的训练,如治疗师前、后、左、右变换位置并且力度不定地推动患者,让其保持平衡,以及抛、接球等。

3. 脊髓损伤患者椅坐位平衡训练

(1)肩外旋、伸展,前臂旋后,肘伸展位支撑身体。

(2)一侧上肢支撑下的坐位平衡。

(3)沿身体长轴施加压迫。

(4)轮椅坐位投球、接球训练。

(5)使用姿势矫正镜进行训练。

4. 偏瘫患者椅坐位平衡训练

(1)健手扶床栏杆保持坐位。

(2)双上肢抱于胸前，进行躯干旋转。

(3)躯干前倾，双手够脚。

(4)诱发翻正反应的训练。

(五)坐位移动训练

1. 脊髓损伤患者的坐位移动

(1)坐位前方移动(图 4-8)

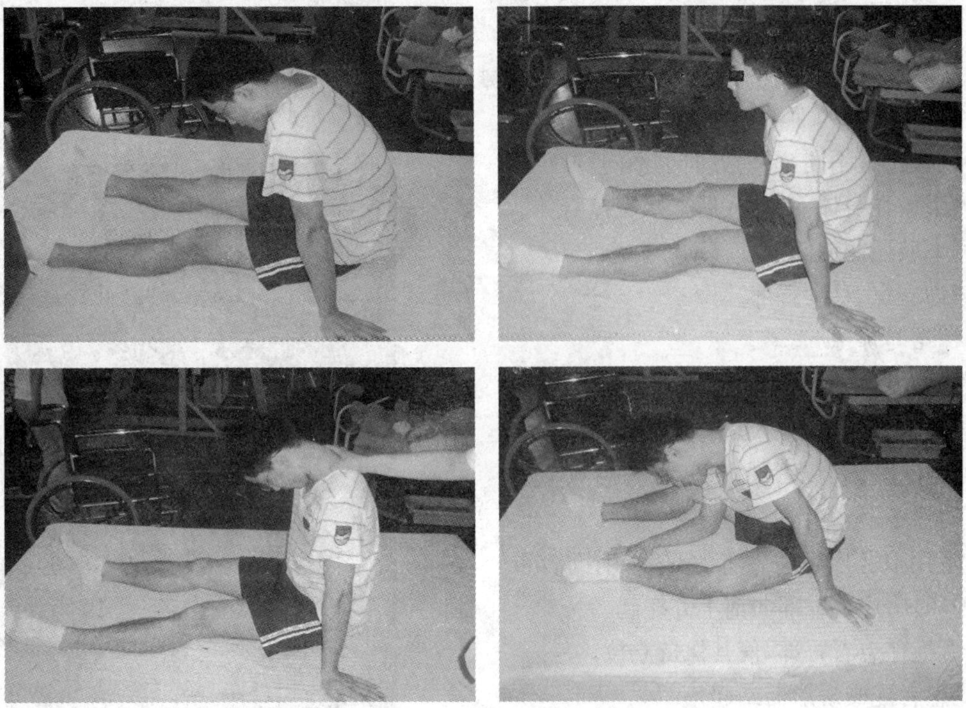

图 4-8　坐位前方移动

1)双手置于臀部稍前方。

2)躯干前倾，用上肢支撑躯干，充分伸展肘关节将臀部抬起。

3)身体向前方移动。

4)屈肘坐下，反复进行此动作完成移动。

(2)坐位侧方移动(图 4-9)

1)一只手靠近身体，另一只手放在身体侧方的床面上。

2)用双手支撑体重，将臀部抬离床面充分伸展肘关节。

3)将身体移向一侧，将臀部放至床面。

2. 偏瘫患者的坐位移动(图 4-10)

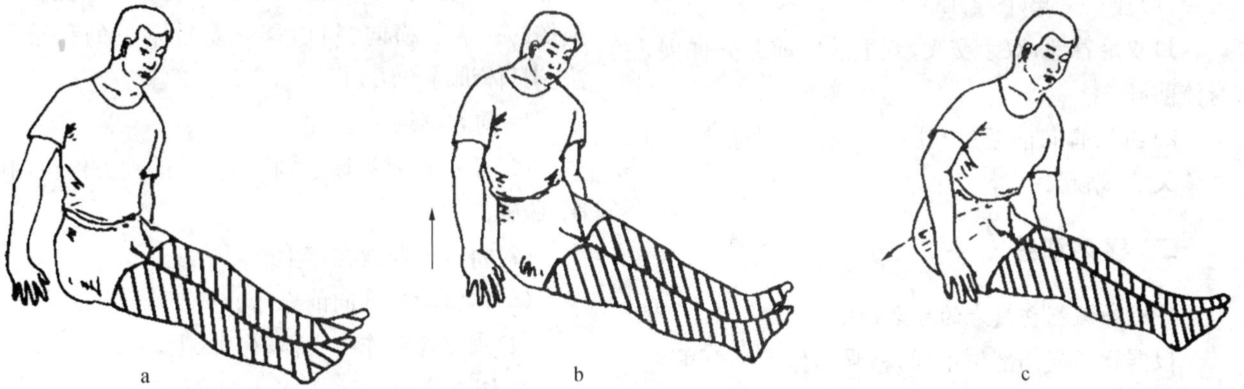

图 4-9　坐位侧方移动

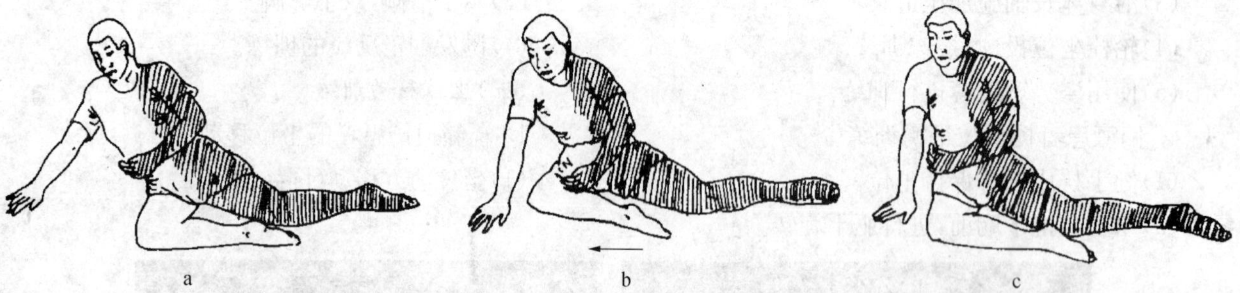

图 4-10　偏瘫患者坐位移动

根据手放置位置不同，移动方向也不同。

(1)健侧手放在身体前方(或后方)，支撑身体。

(2)健侧下肢屈曲向健手处移动。

(3)以膝为支点，移动臀部。

(六)坐位站起训练

1. 脊髓损伤患者的站起训练

(1)四肢瘫患者的辅助站起

1)辅助者用手托住患者的臀部，患者用双上肢勾住辅助者的脖子。

2)辅助者用双膝固定住患者的双膝，辅助者重心后移站起同时将患者臀部向前上方托起。

3)辅助者抱住患者臀部，使其保持立位。

(2)截瘫患者配戴矫形器站起

1)坐于轮椅前部，将躯干尽量前屈，双手握杠。

2)双手同时用力，将身体拉起，臀部向前，将髋关节处于过伸展位，保持站立。

2. 偏瘫患者站起训练

(1)辅助站起(图 4-11)：患者双足平放于地面上，患脚在前。辅助者用膝顶住患者膝部，双手抓住患者腰部。患者躯干前倾、重心前移，在治疗师的帮助下伸髋、伸膝，慢慢站起。

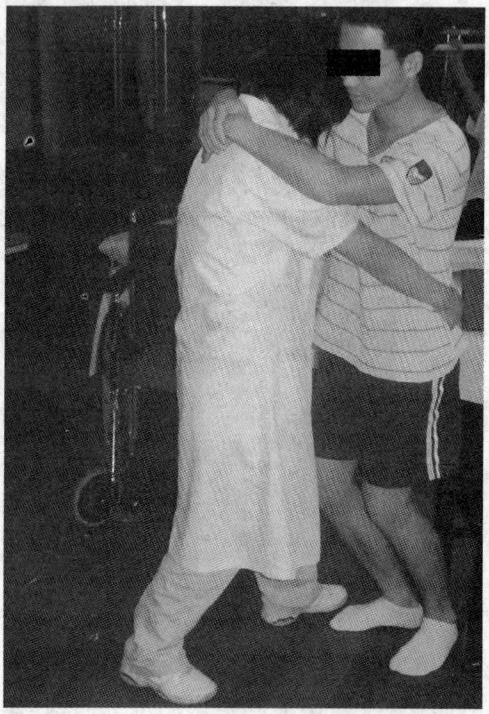

图 4-11　辅助偏瘫患者站起

(2)独立站起(图 4-12)

1)双足着地，双手交叉，双上肢向前充分伸展，身体前倾。

2)当双肩向前超过双膝位置时，立即抬臀，伸展膝关节，站起。

二、移乘训练

(一)脊髓损伤患者的移乘训练

根据脊髓损伤部位不同，移乘动作训练要求也不同。训练方法包括前方、斜方、侧方等移乘方法。在训练初期，对于高龄、坐位不稳定、上肢支撑能力差的患者，多采用前方移乘的方法。采用侧方和斜方的移乘时，最好是轮椅侧方挡板可以取下，以便臀部的移乘。前方移乘适用于四肢瘫和上位胸髓损伤的患者。横向、斜向移乘是较常见的移乘方法。具体训练方法如下：

1. 前方移乘

(1)轮椅在靠近床、能将腿抬起的地方停住，刹闸，脱鞋。

(2)将双下肢放在床上。

(3)再将轮椅推向前靠床。

(4)用支撑动作将身体移至床上。

2. 侧方移乘(图 4-13)

(1)将轮椅侧方靠近床边，将双腿放在床上。

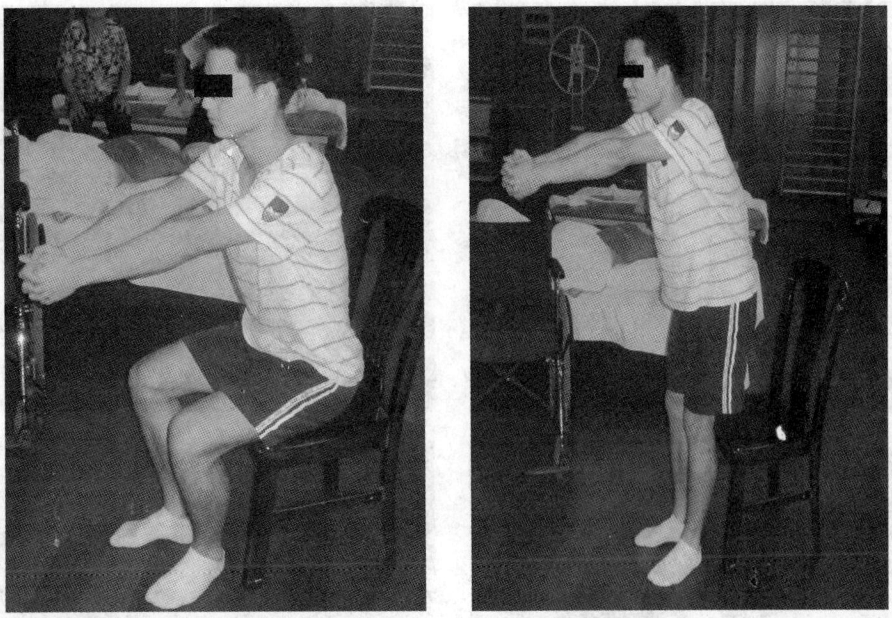

图 4-12　偏瘫患者独立站起

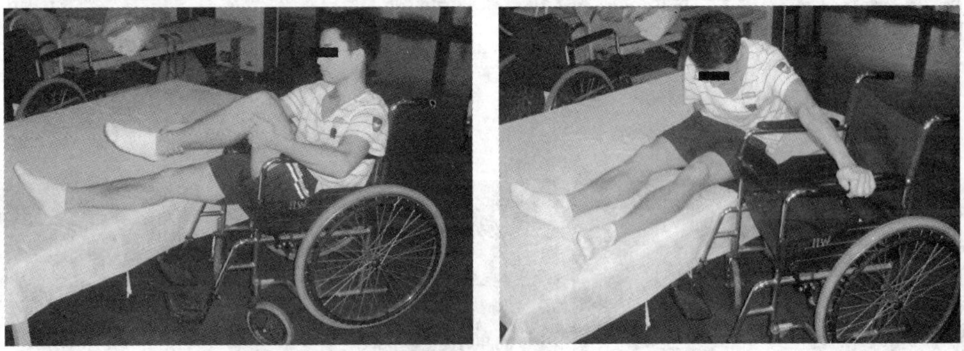

图 4-13　侧方移乘

(2)利用支撑动作将臀部移至床上。

3. 斜向移乘(图 4-14)

(1)将轮椅斜向 30°左右靠近床,刹闸并将双脚平放于地面上。

(2)利用支撑动作将臀部移至床上。

(3)四肢瘫痪者可利用移乘板,将臀部移至板上,再移至床上。

4. 轮椅与地面间的移乘动作(图 4-15)

(1)患者的臀部移到轮椅坐垫的前部,伸直双下肢。

(2)双上肢支撑体重将臀部抬离坐面,重心前移。

(3)慢慢地弯曲肘关节,坐到地面上。

(4)相反动作从地面坐回轮椅上。

(二)偏瘫患者的移乘训练(图 4-16)

(1)将轮椅斜向以健侧对着床,刹闸。

(2)健手支撑站起,再用健手扶床。

(3)边转身边坐下。

(4)将轮椅放至床边患者健侧,以相反动作可做坐回轮椅训练。

三、轮椅操作训练

(一)脊髓损伤患者轮椅操作训练主要内容

1. 前进、后退、转弯等驱动操作

四肢瘫患者在驱动轮椅时,应戴上橡胶无指手并将轮椅手动轮缠上橡胶带或安上小把手等,以便

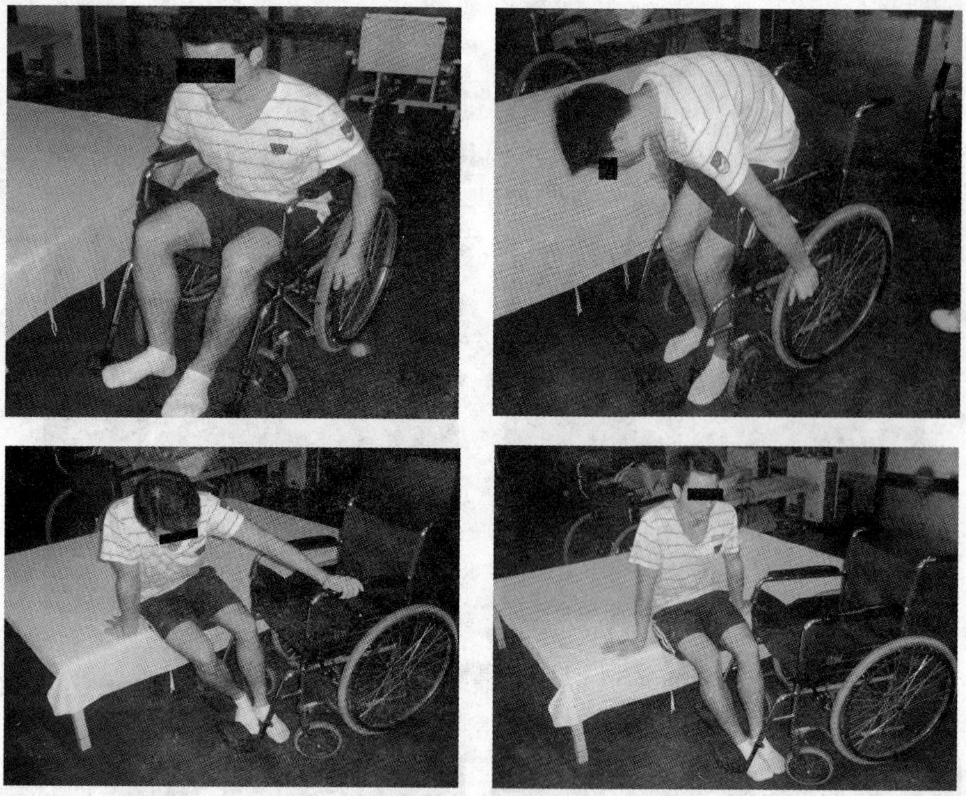

图 4-14 斜向移乘

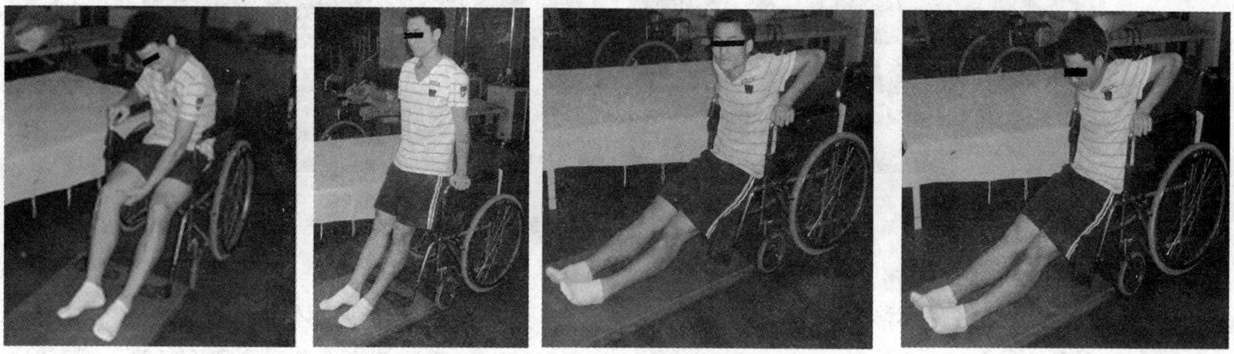

图 4-15 轮椅与地面间的移乘动作

于驱动。

2. 乘坐轮椅开关门动作(图 4-17)

(1)将轮椅停在门把手的斜前方。

(2)一只手开门,另一只手驱动轮椅进门。

(3)轮椅出门后,反手将门关上。

3. 上斜坡动作

(1)躯干前倾,双手握住手轮后方用力前推。

(2)下斜坡时,上身后仰,靠在轮椅靠背上,双手轻握手动轮控制下行速度。

4. 抬前轮训练

(1)双手握手动轮,将手动轮向后轻拉,然后快速用力前推,将脚轮抬起。

(2)治疗师站于轮椅后方,用双手或绳索保护患者安全。

(3)待患者掌握平衡后,由患者独立上抬脚轮,并练习前行、后退、转弯等动作。

5. 上下宽台阶训练

(1)将脚轮抬起。

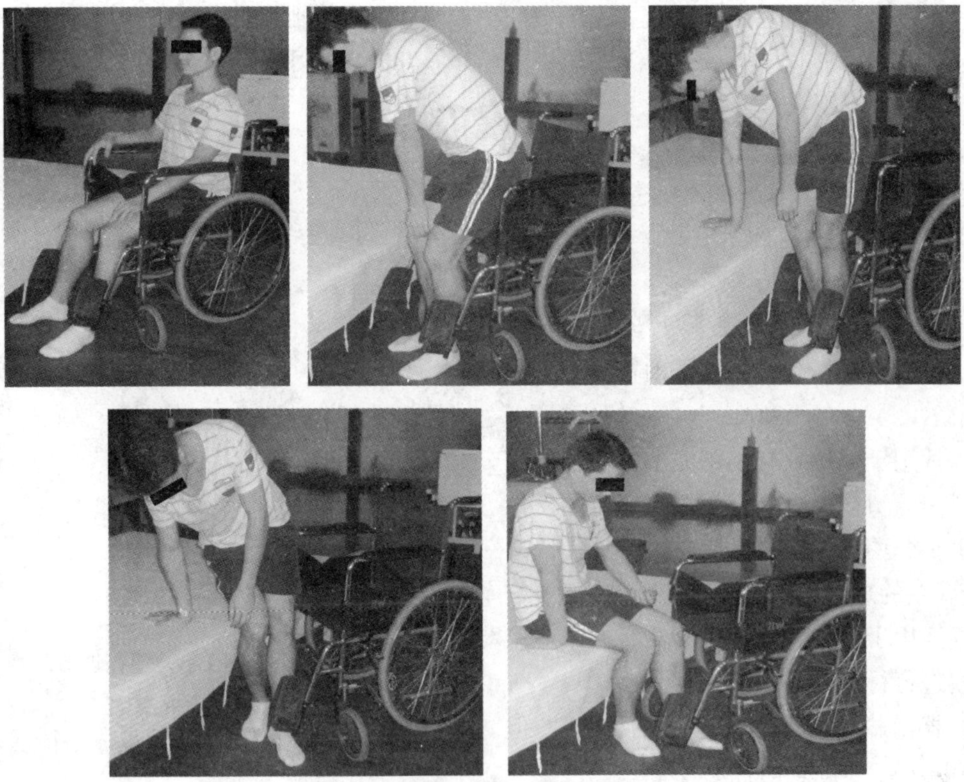

图 4-16　偏瘫患者轮椅与床之间的移乘

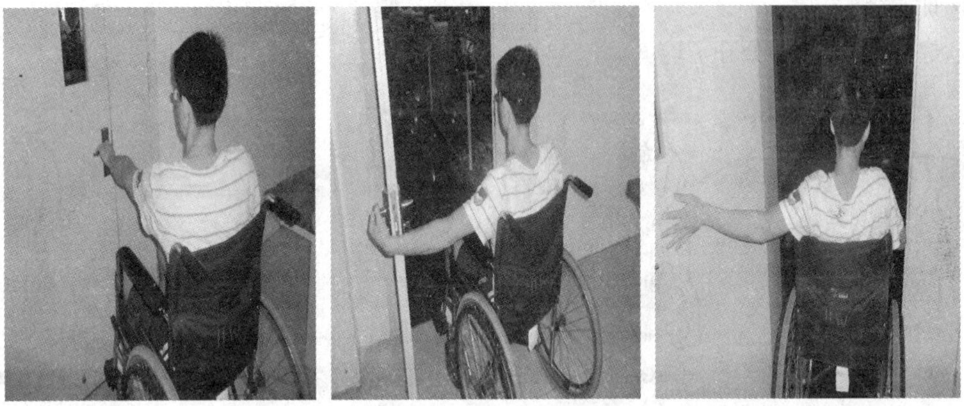

图 4-17　乘坐轮椅开关门

(2)躯干前倾向前驱动后轮，将前轮放在台阶上。

(3)用力推动手动轮，将后轮推上台阶。

(4)抬起前轮。

(5)驱动手动轮将轮椅后轮推下台阶。

(二)偏瘫患者的轮椅驱动训练(图 4-18)

用健侧手、脚驱动轮椅，脚掌握方向，健手帮助驱动，进行平地的前行、后退、转弯等练习。

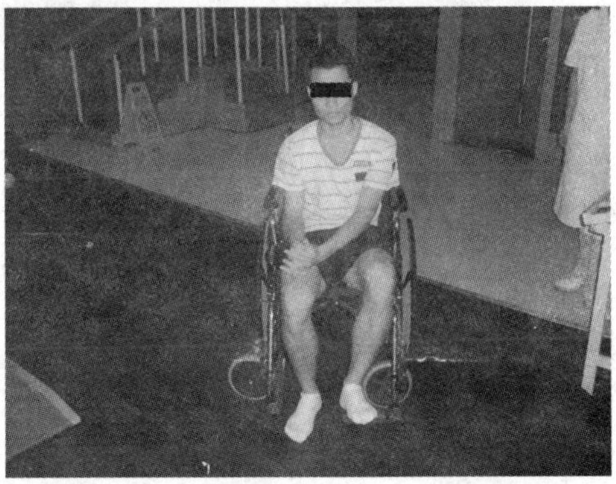

图 4-18　偏瘫患者的轮椅驱动训练

四、拐杖和助行器的使用及恢复步行能力训练

(一)应用的目的和范围

1. 目的

使用拐杖、助行器的目的是支撑体重、增强肌力、获得平衡、帮助步行。

2. 范围

根据患者障碍程度不同,拐杖与助行器有不同的应用范围。

(1)手拐适用于偏瘫及脊髓不完全性损伤的患者,一侧上肢、肩部肌力正常,双下肢有一定的支撑能力时使用。对运动失调、格林巴利综合征、偏瘫中立位平衡较差的患者可以使用四角拐和三角拐。

(2)腋拐适用于配戴膝踝足矫形器后的截瘫患者,使用腋拐进行行走训练。

(3)助行器与腋拐相比,具有较高的稳定性,但因室外使用不方便,多在室内行走时应用。

(二)使用方法

1. 手拐使用(以偏瘫患者为例)

(1)平衡训练(图 4-19)

1)立位,健手拄拐,双脚分开平均负重。

2)慢慢地将重心移向患侧、健侧。

3)上抬手拐,以双足支撑体重,并保持较好的站立姿势。

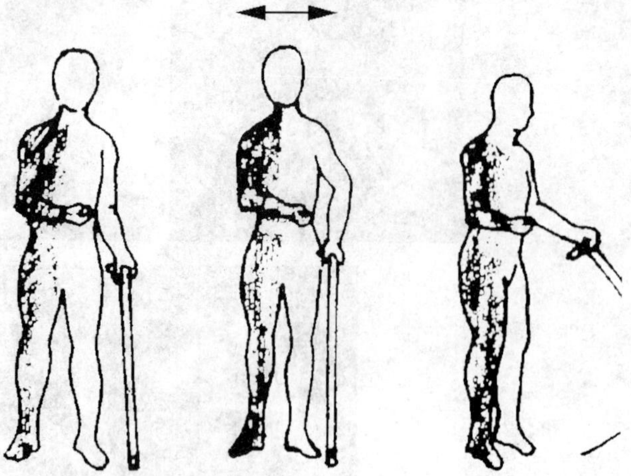

图 4-19 平衡训练

(2)行走训练:在掌握身体平衡后,开始行走训练。方法包括:

1)三点步行(图 4-20):①手拐—患侧下肢—健侧下肢的顺序行走;②手拐—健侧下肢—患侧下肢的顺序行走。

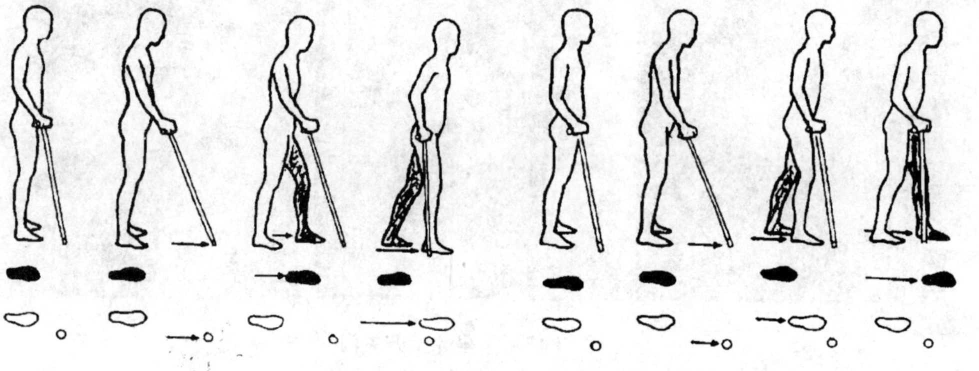

图 4-20 偏瘫患者的三点步行

2)两点步行(图 4-21):手拐和患侧下肢同时向前一步,然后再迈出健侧下肢。

2. 腋拐步行(以截瘫患者为例)

完成平行杠内站立和步行训练后,开始练习平行杠外的站立和步行。

(1)基本动作训练(图 4-22)

1)左右移动重心。

2)前后移动重心。

3)交替侧抬、上抬腋拐。

4)将拐抬起放置身前。

5)将腋拐放至身后。

6)上提一侧下肢。

7)一侧下肢向前迈步、向后撤步。

(2)行走训练

1)蹭步(图 4-23):①将双腋拐放至身体前方;②躯干前倾,由腋拐支撑体重;③将双足同时向前

拖动一小步。

2)摆至步(图 4-24):①将双腋拐同时放至身体前方;②躯干前倾,由腋拐支撑体重;③将双足同时向前摆出一小步,双脚落至腋拐处。

3)摆过步(图 4-25):①将双腋拐同时放至身体前方;②躯干前倾,由腋拐支撑体重;③将双足同时向前摆出一大步,双脚超过腋拐,落于腋拐前方。

4)四点步行(图 4-26):一侧拐—对侧下肢—另一侧拐—另一侧下肢。

5)两点步行(图 4-27):①将一侧拐和对侧下肢一起向前一步;②再将另一侧拐和下肢向前一步。

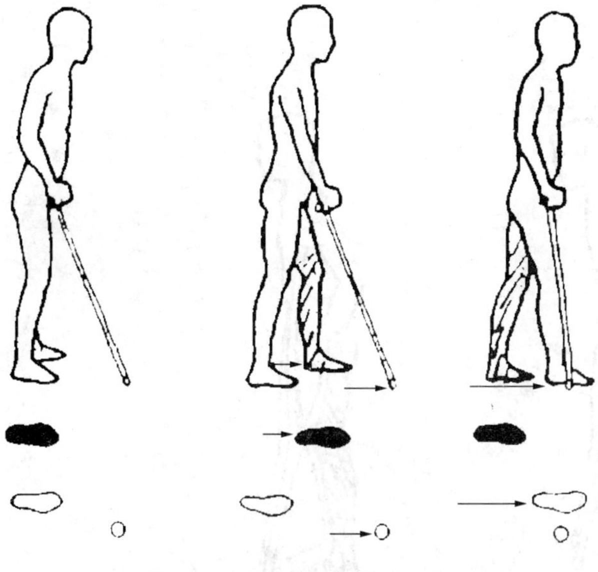

图 4-21 偏瘫患者的两点步行

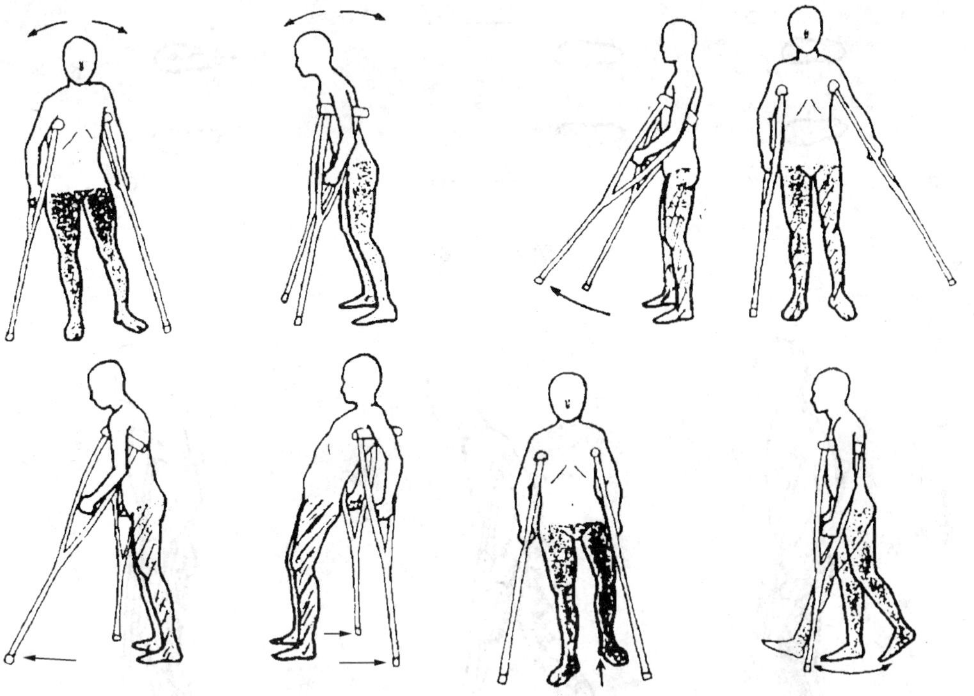

图 4-22 腋拐步行前的基本动作训练

6)上阶梯:①面对阶梯,一只手扶扶手,另一只手拄拐;②躯干前屈抬臂,双腿向前摆动;③将双脚放至上一级台阶上。

7)下阶梯动作与上阶梯相反。

(3)迈步行走

1)将助行器的一侧向前,然后迈出对侧下肢。

2)将助行器另一侧向前,然后迈出另一侧下肢。

(4)摆步行走

1)将助行器抬起,放至身体前方一步左右的地方。

2)用支撑动作将身体撑起。

3)将双下肢一起向前摆出一小步,双足落地站稳。

(5)使用助行器站起

1)将步行器稳定住,双手紧握扶手,躯干前倾。

2)双上肢用力撑起身体。

3)躯干伸展,双足支撑体重站起。

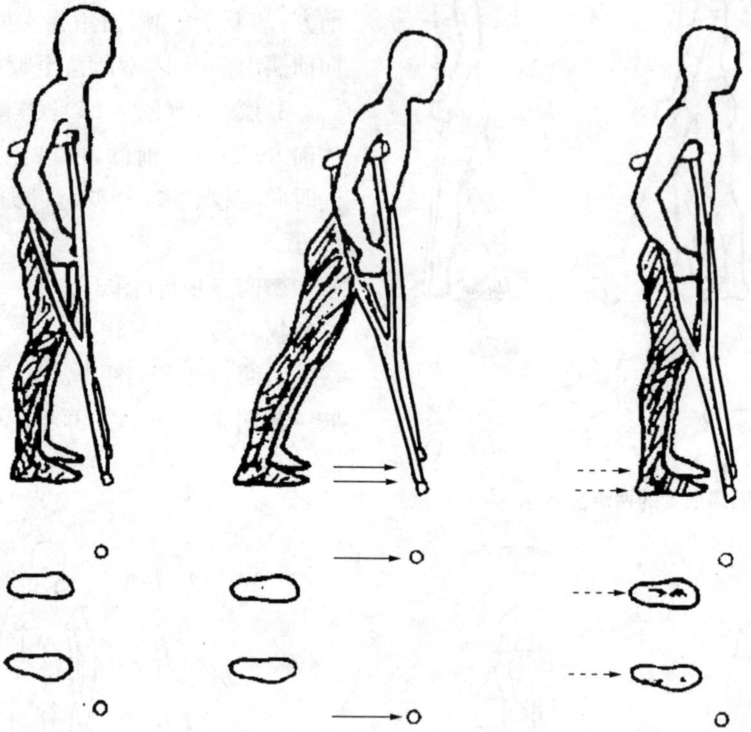

图 4-23　蹭步

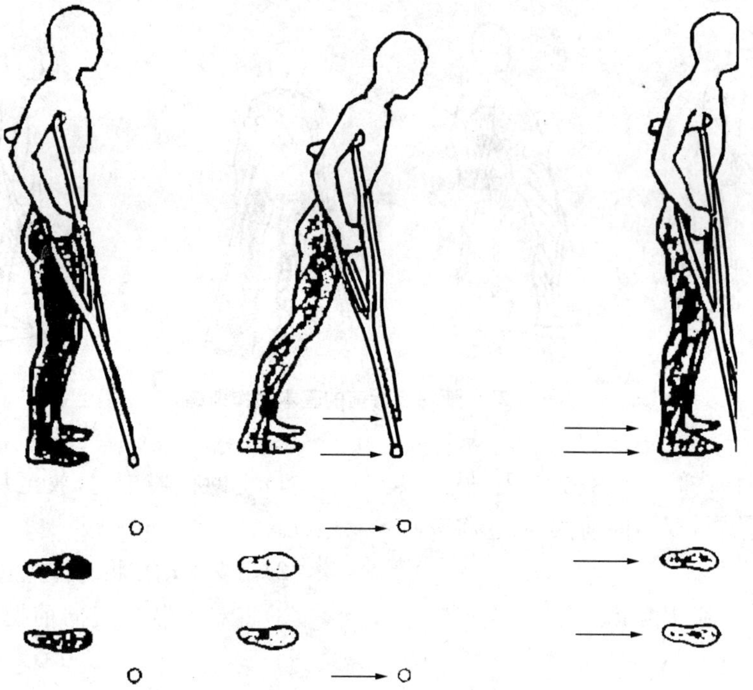

图 4-24　摆至步

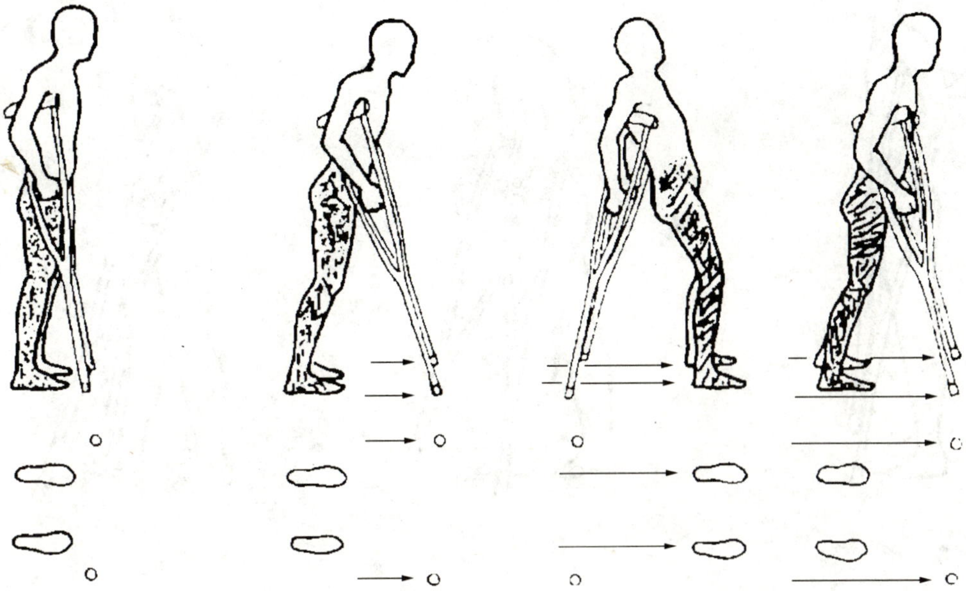

图 4-25　摆过步

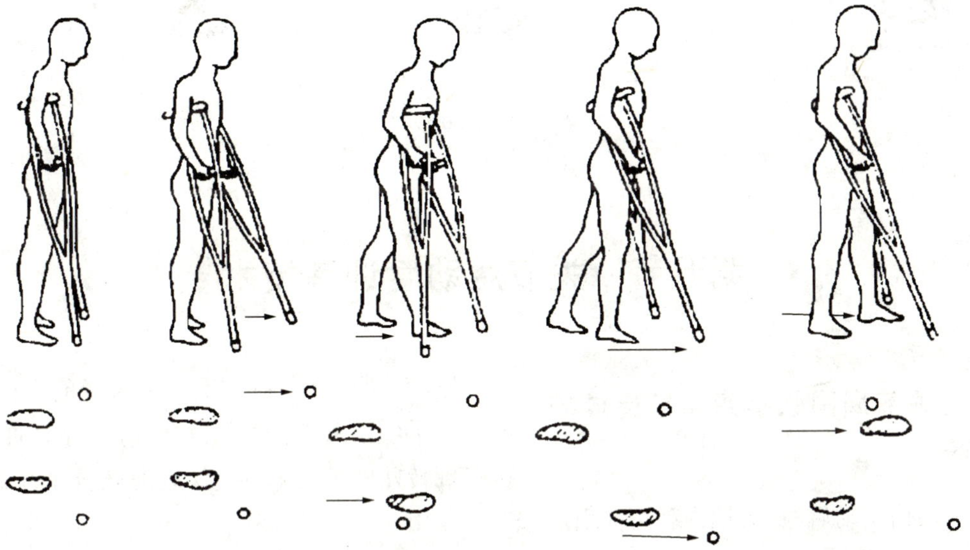

图 4-26　四点步行

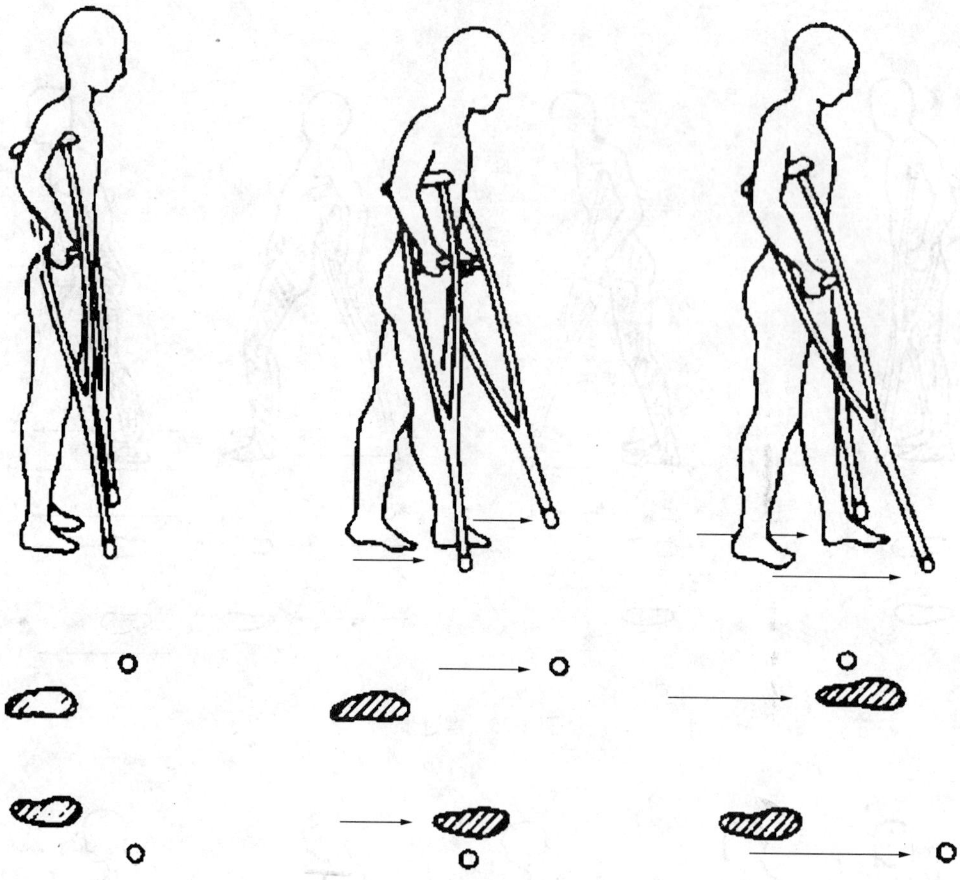

图 4-27　两点步行

第五节　关节活动度训练技术

一、防止关节周围软组织挛缩造成的关节活动障碍

患者肢体损伤制动后，在短期内就可能引起关节的挛缩和变形。因此，在患者卧床期间，就要认真考虑预防关节挛缩的发生。常用的方法有：保持肢体良好的体位；体位转换；被动运动；关节松动术。现主要介绍后两种方法。

(一)被动运动

1. 目的

通过适当的关节被动运动，可保持肌肉的生理长度和张力，保持关节的正常活动范围。

2. 训练方法

(1)躯干的被动活动方法：患者仰卧位，患侧下肢膝屈曲，治疗师一手固定患者的一侧肩关节，另一手放在患侧骨盆部位，使肩和骨盆向相反的方向旋转并停留数秒钟，以达到充分牵拉患侧躯干的作用。

(2)肩关节屈曲的被动活动方法(图 4-28)：患者仰卧位，治疗师一手握住患者肘关节上方，另一只手握住腕关节处，然后慢慢把患者上肢沿矢状面向上高举过头。

(3)肩关节外展的被动活动方法(图 4-29)：患者仰卧位，治疗师一手握住患者肘关节上方，另一只手握住腕关节处，然后慢慢把患者上肢沿额状面向上高举过头，但当患者上肢被动移到外展 90°时，要注意将上肢外旋后再继续移动直至接近患者同侧耳部。

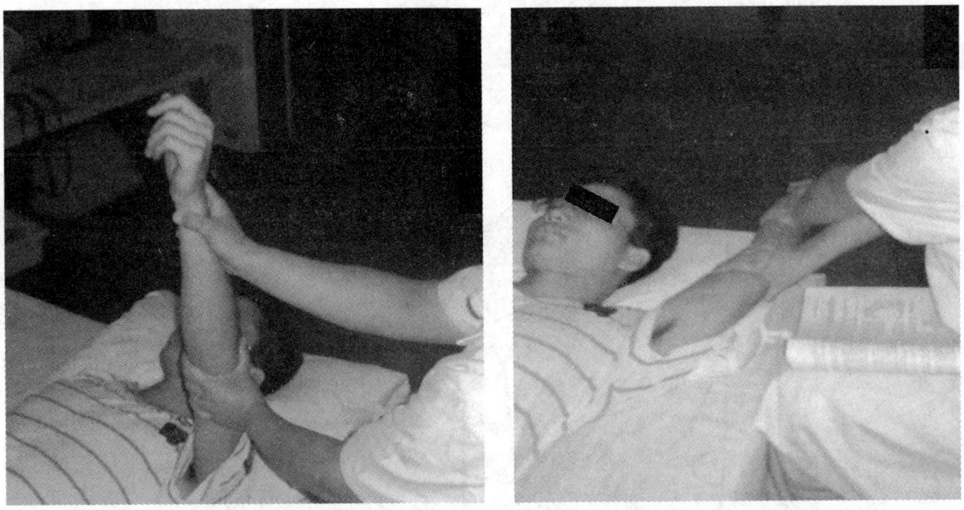

图 4-28　肩关节屈曲被动活动

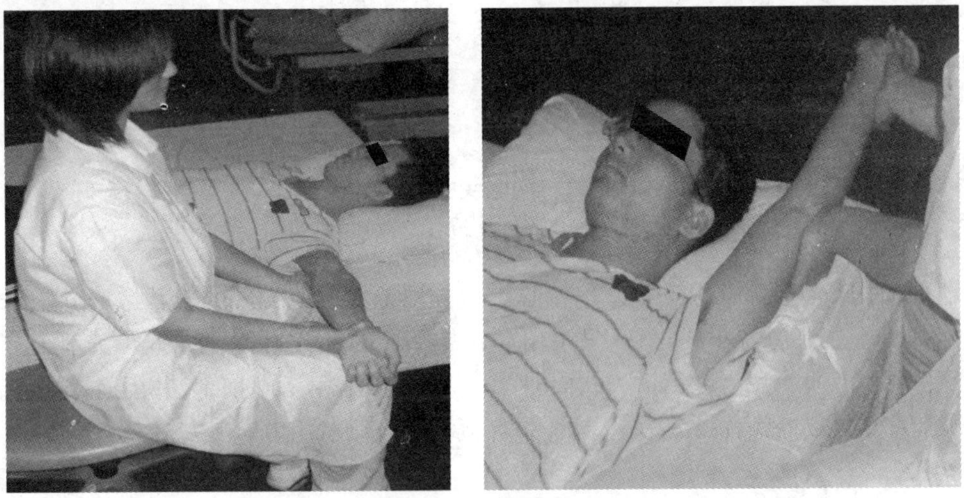

图 4-29　肩关节外展的被动活动

(4)肩关节内外旋的被动活动方法(图 4-30)：患者仰卧位，肩关节外展 90°伴肘关节屈曲，治疗师一手固定肘关节，另一只手握住患者的腕关节，以肘关节为轴，将上肢向内、向外方向旋转。

(5)肘关节的被动活动方法(图 4-31)：患者仰卧位，上肢呈外展位，治疗师一手固定肘关节，另一只手握住腕关节做肘关节的屈伸动作。

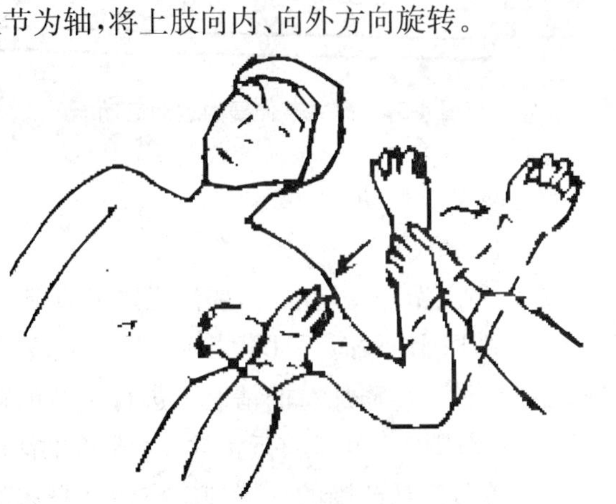

图 4-30　肩关节内外旋被动活动

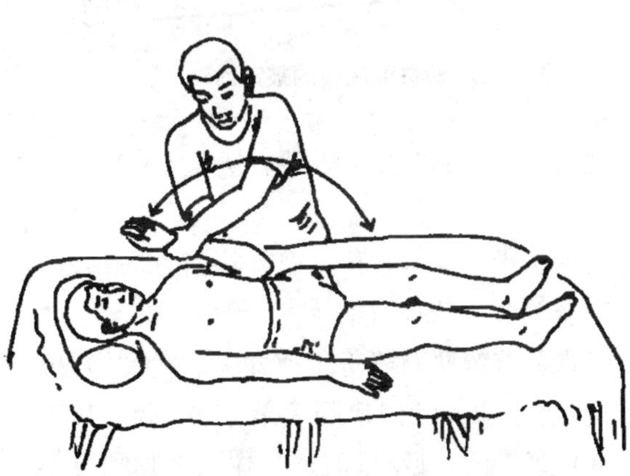

图 4-31　肘关节的被动屈伸活动

(6)前臂和腕关节的被动活动方法(图 4-32):前臂的被动活动包括旋前、旋后动作。患者肘关节处于屈曲位,治疗师一手握住腕关节上方进行固定,另一手抓握手指,然后旋转前臂,进行旋前、旋后的动作。腕关节的被动活动方法与肘关节的方法相似,但治疗师手的握法稍有不同,其一手握住腕关节的上方,另一只手握住腕关节的下方,做腕关节的屈曲伸展动作。

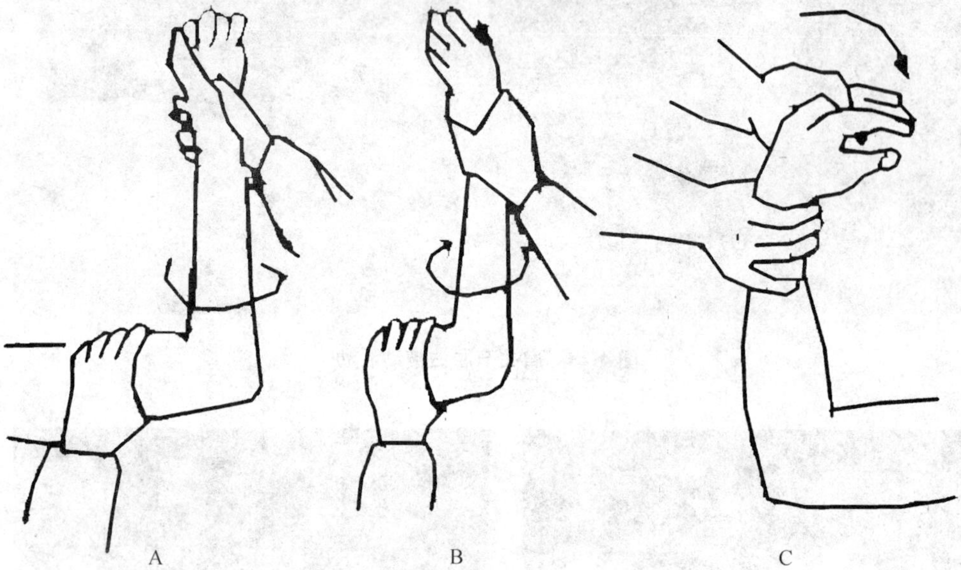

图 4-32 前臂和腕关节的被动活动

A. 前臂的旋前;B. 前臂的旋后;C. 腕关节的掌屈

(7)髋关节屈曲的被动活动方法(图 4-33):患者仰卧位,治疗师一手托住患者小腿,另一只手用手心托住患者足跟处,双手将患者大腿沿矢状面向上弯曲,使大腿前部尽量接近患者腹部。

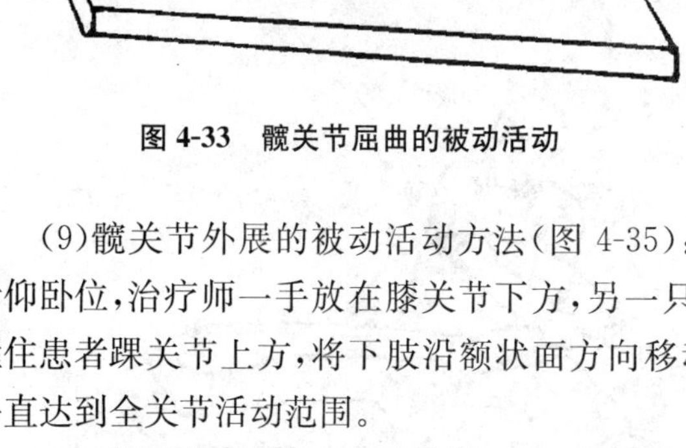

图 4-33 髋关节屈曲的被动活动

(8)髋关节伸展的被动活动方法(图 4-34):患者俯卧位,治疗师一手抓握踝关节上方,另一只手从下方抓住膝关节前部,并用前臂托住患者小腿和膝关节部位,用力向上方抬,被动伸展髋部。

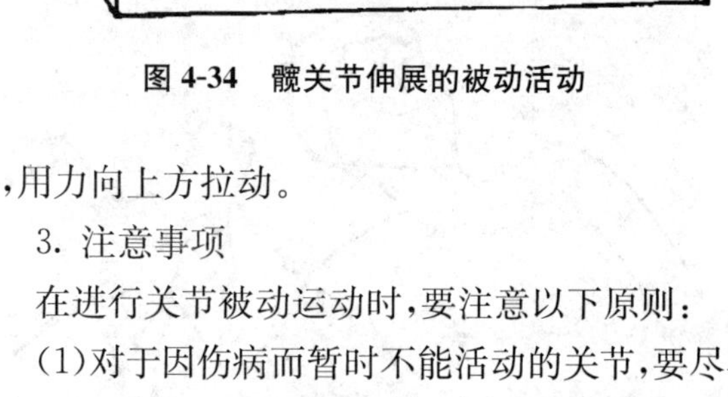

图 4-34 髋关节伸展的被动活动

(9)髋关节外展的被动活动方法(图 4-35):患者仰卧位,治疗师一手放在膝关节下方,另一只手握住患者踝关节上方,将下肢沿额状面方向移动,一直达到全关节活动范围。

(10)踝关节背屈的被动活动方法(图 4-36):患者仰卧位,治疗师一手固定踝关节上方,另一只手用手心握住患者的足后跟,前臂贴住患者脚掌及外侧,用力向上方拉动。

3. 注意事项

在进行关节被动运动时,要注意以下原则:

(1)对于因伤病而暂时不能活动的关节,要尽早在不引起病情、疼痛加重的情况下进行关节的被动活动,活动范围应尽可能接近正常最大限度的活动。

(2)关节活动范围的维持训练应包括身体的各

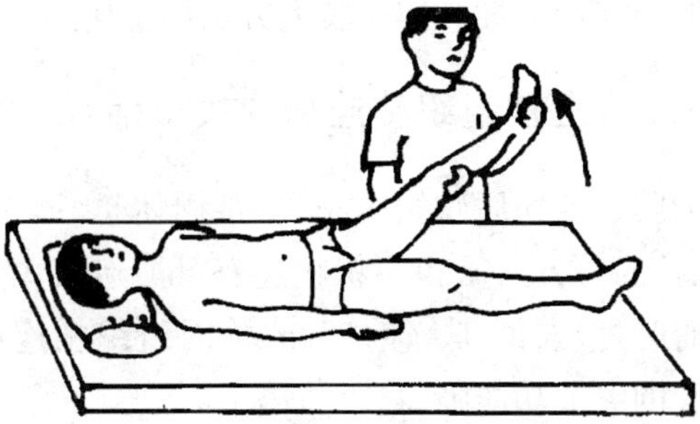

图 4-35 髋关节外展的被动活动

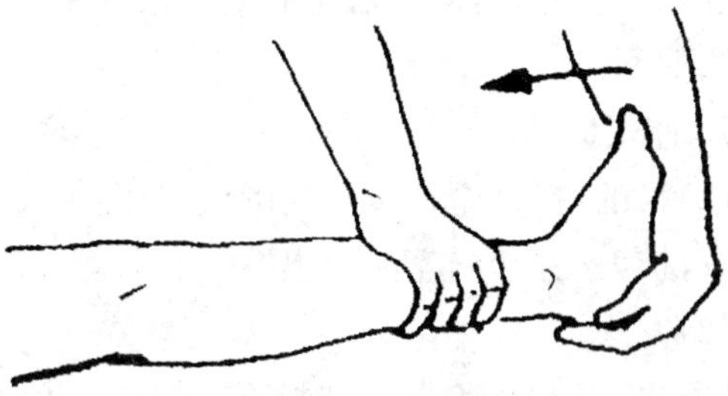

图 4-36 踝关节背屈的被动活动

个关节，每个关节必须进行全方位范围的关节活动（如肘关节屈曲、伸展，肩关节的屈曲、伸展、内收、外展、外旋和内旋等）。

(3)固定关节的近端，被动活动远端；运动时动作要缓慢、均匀；每次各方向活动 3～5 遍。

(4)必须熟练掌握关节解剖学结构、关节的运动方向、运动平面及其各个关节活动范围的正常值等。

(5)每次活动只针对一个关节，固定的位置应尽量接近关节的中心部位。

(6)对于跨越两个关节的肌群，应在完成逐个关节的活动后，再对该肌群进行牵张。

(7)对于那些活动受限的关节或长期处于内收、屈曲位的关节，要多做被动牵拉运动，如牵拉跟腱维持踝关节的背屈活动、对屈曲的肘关节做伸展活动等。

(8)患者的体位应舒适，被固定的部位要稳定、牢固。

(9)关节的被动活动之前，要对患者做好解释工作，以得到患者的合作。

(10)在运动某一关节时，要给予该关节一定的牵拉力，这样可减轻关节面之间的摩擦力，使训练操作容易进行，并能保护关节，防止关节面挤压。

（二）关节松动术

1. 被动振动运动

在关节运动范围内的任何位置，每分钟进行 2～3 次的小幅度或大幅度振动。

2. 持续牵拉

在关节的活动范围终末端，进行轻微幅度的振动及牵拉。

二、防止神经肌肉性挛缩造成关节活动障碍

（一）利用等长运动、主动运动等方法扩大关节的活动范围

1. 等长运动训练

利用等长运动的方法维持并逐步扩大关节的活动范围，在骨关节疾病或术后早期，可用石膏固定使挛缩的肌肉处于伸展状态。

(1)绞木棒石膏法：此方法适用于关节周围肌肉严重挛缩的患者，如膝、肘关节的屈曲挛缩。在关节的远近端各缠绕石膏绷带并用两根绳连接，利用绞木棒的作用使关节的远端逐渐远离，关节渐伸，减少关节屈曲。另外，还可利用肘关节支具，这种方法利用疼痛阈值以下的力量，经过较长时间，逐渐加量进行，纠正关节挛缩，因此，可以避免疼痛引起的反射性肌紧张。

(2)石膏绷带更换法：是指把挛缩的关节矫正至患者可忍耐的程度后缠绕石膏绷带，硬固后将石膏托锯成前后两片并缠上绷带固定，这样便于除去石膏托后进行热敷等其他温热疗法。每周更换石膏绷带以增加矫正的度数、扩大关节的活动范围。

(3)衬垫补加法：石膏固定的方法同前。开始时，把衬垫放在关节的屈曲侧，经过一段时间后将衬垫移到伸展侧，外缠绷带，利用持续的矫正力逐渐扩大关节的角度。

2. 主动运动训练

主动运动在运动疗法技术中应用最为广泛。对于神经性痉挛或挛缩可使用放松训练及主动的关节活动训练等方法扩大关节的活动范围。

(1)放松训练

1)目的：放松训练不仅可用于减轻痉挛，增加关节的活动范围，也可用在增强肌力训练或其他运动疗法之后，以消除肢体的疲劳感。

2)训练方法:放松训练时的体位以卧位和坐位多见。临床常用的方法有对比法、交替法和暗示法。

对比法:是根据肌肉强力兴奋收缩后使同一肌肉产生相同程度放松的原理进行的一类放松训练。此方法从肢体的远端开始训练,然后再到肢体的近端;先从一侧肢体放松开始再到另侧肢体放松,按顺序进行。

交替法:是根据主动肌强力收缩后导致拮抗肌产生松弛的原理进行的一类训练方法。

(2)徒手体操或利用设备的训练

1)目的:主动运动还包括各种徒手体操或借助简单设备,如体操棒、肋木等增进关节活动范围。徒手体操是增进关节活动范围最常用的方法。

2)训练方法:肩关节由于长期固定而导致的运动功能受限,可采用太极拳中"云手"的方法,患者弓箭步站立位,指示患者用健手和前臂托住患侧肘部,随着身体重心前后移动做肩关节的划圈运动。当手指功能有障碍时,指示患者主动屈伸各指间关节,治疗师可帮助患侧手指屈伸。对于肘关节的屈伸障碍,有时也可借用一些简单的设备,如利用固定在墙上的肩肘关节旋转器或墙壁拉力器进行训练;对于手指功能有障碍的患者,可使用分指板、橡筋网等。对于膝关节功能障碍的患者,可利用固定的自行车、可调节坡度的跑台等进行改善关节活动范围的训练。

(二)被动运动

防止肌肉松弛无力,维持关节的运动范围和其伸展性。训练方法如前所述。

(三)体位变换

防止肌肉废用性萎缩,维持关节的运动范围和肢体的伸展灵活性。体位转换方法如上所述。

三、防止软组织粘连形成关节活动障碍

为防止损伤后软组织粘连,常用休息、冰敷法、压缩、抬高等方法。当组织粘连有可能造成关节活动障碍时,应及时训练治疗,改善因组织粘连或挛缩引起的关节功能障碍。

(一)改善软组织粘连、挛缩

挛缩多是由于皮肤、肌肉及包绕关节周围的软组织变化而引起,运动疗法是有效的治疗手段。常用方法如下:

1. 伸张训练

(1)目的:持续牵伸关节周围组织,缓解关节肌肉痉挛,扩大维持关节活动范围。

(2)方法

【方法一】外力牵张。选择不同的作用力,根据关节挛缩的原因和程度、伸展的难易程度、患者体力、挛缩部位,以及器具类型等决定外力。在外力下伸张单个或多个关节的周围组织,使挛缩的组织得到伸展。

A. 利用患者自身重量的方法(图 4-37):髋关节屈曲受限的患者,在双膝跪位下,可利用自身体重进行矫正,被动加大髋关节的屈曲活动范围,若此训练在浴池中或热敷后进行效果更佳。对于膝关节屈曲受限的患者,也可利用此体位,再加上身体的重量来训练。对于偏瘫患者的足下垂,可让患者站在踝关节矫正板上,利用自身的体重进行被动牵拉,矫正度数及楔板高度的选择可根据患者的具体情况而定。若关节受限程度较大,初期可用较小高度的楔板,再逐渐增加高度进行矫正(图 4-38)。

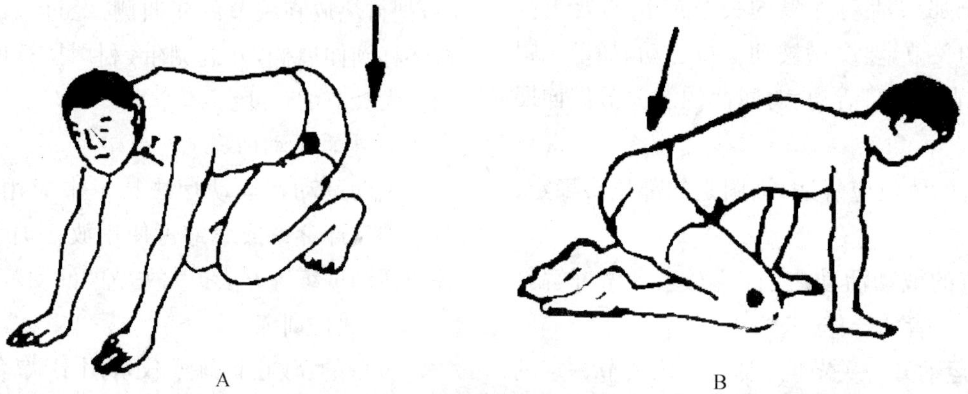

图 4-37 利用自身体重的矫正方法

A. 髋关节屈曲受限;B. 膝关节屈曲受限

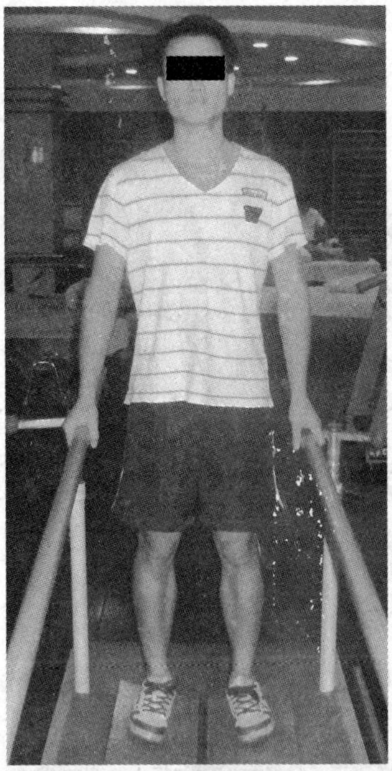

图 4-38 站立位时的踝关节内翻矫正法

B. 利用重物重量的方法：可以利用将沙袋、哑铃直接或间接地放在患者肢体上的方法进行伸张。治疗师可根据患者治疗的状况，逐渐加大或减少重物的重量或延长牵拉的时间来伸张关节。

C. 利用体位的方法：可利用仰卧位时对髋部产生的自然下垂的压力、健侧下肢保持屈曲位时产生的牵拉力等改善关节周围肌肉的挛缩，或将健侧下肢悬吊并使之处于屈曲位，然后在患侧下肢膝关节上方挂一重物以加强对髋部向下伸展的牵拉力，矫治髋关节的屈曲挛缩。

D. 治疗师徒手治疗方法：手法训练可以增加关节的活动范围。常用的方法有被动运动、辅助及主动运动和抗阻运动等。治疗师应正确掌握牵拉的力度，一旦掌握熟练的手法操作后，就能收到良好的效果，特别是对于骨折和手术后固定的患者应进行早期训练，在应用主动运动的同时可结合关节的被动伸展手法。

E. 利用器械的方法：对于膝关节屈曲受限的患者，可利用平行杠进行下蹲，再用自身体重下压来扩大膝关节的屈曲活动范围。在下蹲过程中注意使患者保持足跟着地。治疗师也可利用肋木让患者保持稳定的体位，然后再下蹲进行改善膝关节受限的训练。

F. 利用拮抗肌收缩的方法：指利用短缩肌的拮抗肌随意收缩来对抗肌肉短缩，而增大关节活动范围的一种训练方法。主要适用于疼痛或僵直而发生肌肉短缩时。

【方法二】自我牵张训练。具体操作如下：

A. 髋膝关节屈曲动作的自我牵拉方法（图 4-39）：患者长坐位，将右手放在膝关节下方，用力将下肢拉起。指示患者将左手放在小腿上，尽量将下肢屈曲靠近自己的胸部。

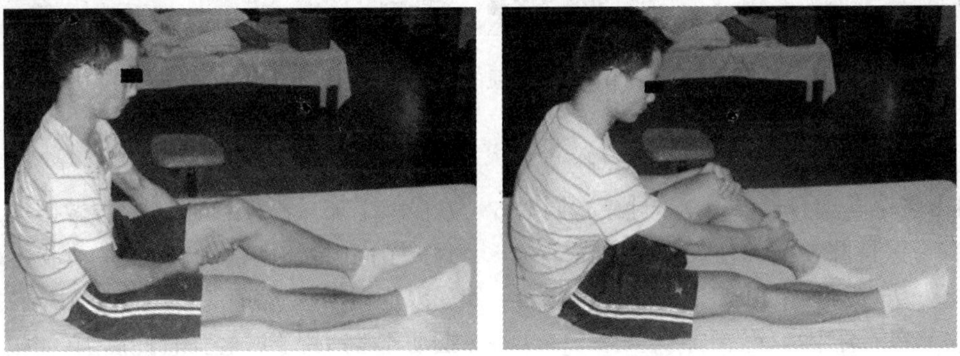

图 4-39 髋膝关节屈曲的自我牵张疗法

B. 髋膝关节外展外旋动作的自我牵张方法（图 4-40）：患者将右脚掌顶在左腿膝部，右手放在右侧膝关节部位，轻轻向下振动。

C. 踝关节背屈动作的自我牵张方法（图 4-41）：患者将左手掌根部放在前脚掌的下方并用力朝着膝关节方向拉动。

D. 腘绳肌的自我牵张方法（图 4-42）：仰卧位，患者右手抓住右侧大腿的裤子，用力向上把腿拉

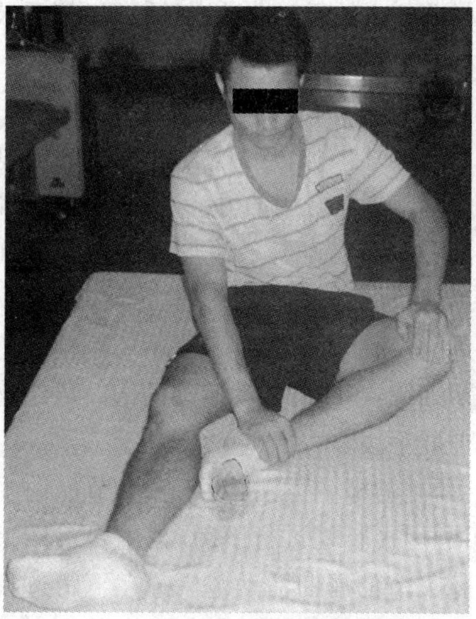

图 4-40　髋膝关节外展外旋动作的自我牵张疗法

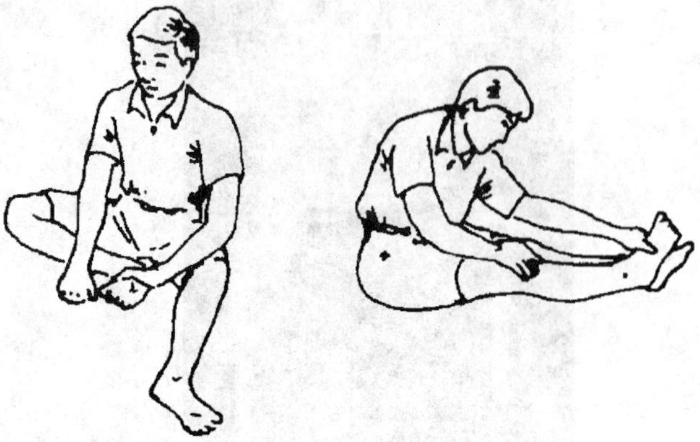

图 4-41　踝关节背屈动作的自我牵张疗法

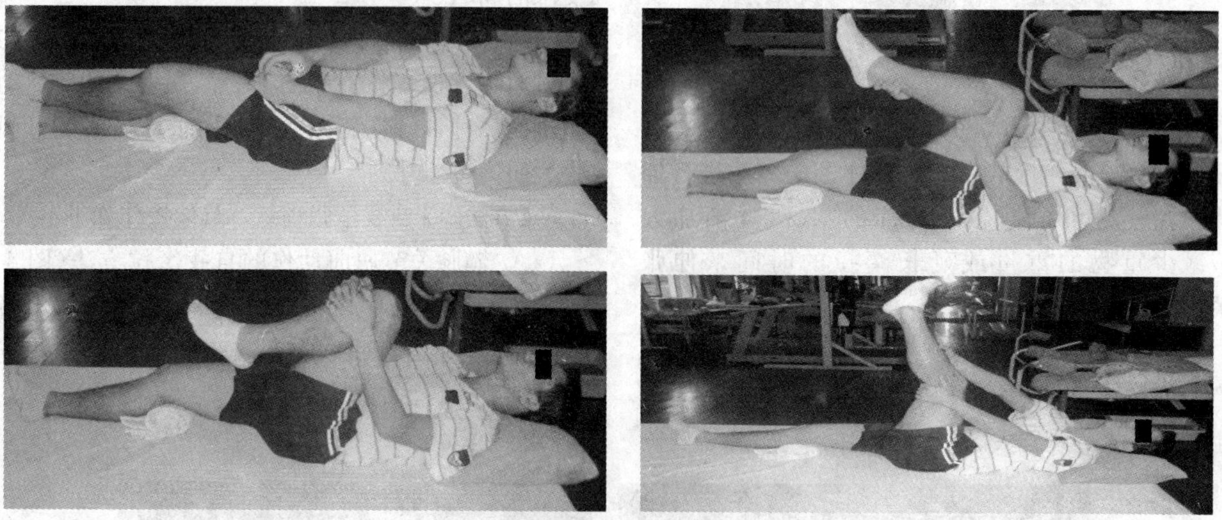

图 4-42　腘绳肌的自我牵张疗法

起，用左手抓住踝关节部位，将右手掌放在膝关节前方，左手用力将小腿朝自己头部方向拉动，同时指示患者用右手保持膝关节的伸展位。患者学习掌握自我训练方法，应坚持每日 1 次，合并有痉挛及容易引起关节挛缩时应每日数次。

2. 摆动训练

（1）目的：此方法可牵拉关节周围组织，在短时间内改善关节的运动范围，也可收到肢体放松的效果。

（2）方法：是一种手臂和腿部前后摆动、放松肢体的训练。将上肢或下肢置于下垂体位，做前后放松摆动，直至肢端有麻木的感觉为止。摆动时也可在肢体上加 1～2kg 的重物，再做摆动。这样可拉大关节间隙，加大摆动趋势，带动肢体超出关节的受限范围，对短缩的关节组织起到牵拉作用。这种摆动非常适用于减轻强直性震颤（如帕金森病），多用于肩、髋、膝关节等。

3. 自动滑轮训练法

（1）目的：伸张患侧的挛缩组织，从而改善关节的活动范围。

（2）训练方法：如肩关节的上举训练，患者端坐在靠背椅上，根据滑车与身体的位置，滑车牵拉的方向可以调节在患者的正前方、侧方和后方。患者通过滑轮拉动肢体快速轮流屈伸带动受限的关节活动，并使之超出受限的范围，或者也可让患者在受限部位故意加大牵拉力，从而达到牵拉挛缩组织的目的。

4. 持续关节功能牵引

(1)目的：通过持续牵引松解关节周围的粘连组织，但不破坏其组织弹性，可增强关节活动范围。

(2)方法：手法牵引有困难或效果欠佳时，可利用重锤滑车等方法做较长时间的牵引。

(3)注意事项：牵引力应稳定而柔和，并应持续一定的时间。若关节周围有炎症时，牵引力要轻柔，使紧缩的肌肉和受限的关节缓慢放松伸展。在牵引时，要根据患者的疼痛限度及忍耐程度调整牵引的强度。牵引的作用点要准确地落在被牵拉组织张力的最大点上，而且牵引一定要在患者关节肌肉完全松弛的状态下进行，最好在患者热敷完关节，使之温度上升到一定程度之后再进行关节的牵引。若患者的肌肉关节疼痛或酸麻感持续 24 小时以上，表明牵引时用力过大，应减少负荷。正常的感觉应是，患者除了一时性的压痛感以外不应再有任何其他不舒服的感觉。

(4)禁忌证：骨折未愈合；关节内或周围有炎症；关节在进行牵引或肌肉延长时有锐剧痛的感觉。骨质疏松患者(如长期卧床、废用、长期应用类固醇等)应用牵引治疗时要特别小心，避免牵引水肿组织。因为水肿组织比正常组织脆弱，更易损伤，且持续牵拉刺激水肿组织通常会加剧疼痛和水肿；避免过度牵引肌力低下的肌肉，特别是抗重力支持身体的肌肉。

5. 利用器械进行的持续关节被动活动

(1)使用方法：将肢体固定在 CPM 支架上，再选择治疗条件。

1)运动速度：仪器上最慢为 13 分钟 1 周期，最快为 45 秒 1 周期。

2)运动角度：仪器上髋屈范围为 10°～80°，膝关节屈曲范围为 10°～115°；踝关节跖屈 40°，背屈 20°。

3)持续时间：仪器一般工作 1～2 小时后停 10 分钟，可每日进行 5～16 小时，亦可连续使用 2～4 个星期。

(2)注意事项：在患者损伤后早期，活动的速度宜慢，随后可根据患者的耐受程度和患者对治疗的反应逐渐增加活动的速度。选择运动的角度时要注意，早期要先从小角度开始活动，如 20°～30°开始，以后逐渐增加，一般应控制在不引起患者疼痛的范围内进行活动。此仪器适用于关节受损后卧床的患者，可长时间连续使用，对于能离床活动的患者不太适合。

(3)适应证：四肢骨折、关节软骨损伤、关节囊切除或关节松解术后、关节成形或人工假体置换术后等。

6. 利用水浮力的训练方法

(1)目的：利用水的浮力来增加关节活动范围。

(2)训练方法：在陆地上，肌张力低下的肢体在无支撑和帮助下很难进行活动。但在水中，由于水的浮力，严重无力的肌群不需要使用很大的力量便可进行活动。水中关节活动方法以膝关节为例：利用水对肢体的浮力，或加上漂浮物减轻肢体重力的影响，患者微用力即可使患肢抬起，从而进行辅助性的主动关节活动训练。

(二)缓解肌痉挛

1. 目的

降低肌痉挛，增进关节的活动范围。

2. 方法

可利用特殊的抑制/促进技术如 PNF 手法来治疗患者。手法有：收缩—放松、保持—放松和慢反向—维持—放松。

(1)保持—放松

方法：患者做活动受限关节拮抗肌的等长抗阻收缩，保持 6～10 秒，然后放松 3～5 秒，再进行主动肌的等张收缩。

作用：使肌肉放松，在关节不严重的疼痛范围内，增加关节的活动范围。

适用：疼痛，使关节活动受限的患者。

(2)收缩—放松

方法：先做拮抗肌的等张收缩、松弛，然后由治疗师进行主动肌的被动运动，反复多次后，再做主动肌的等张收缩。

作用：强力收缩后使肌肉放松，在无痛范围内可增加关节的活动范围，牵伸僵硬的肌肉、肌腱等。

适用：关节周围肌肉痉挛的患者。

(3)慢反向—维持—放松

方法:将活动受限的关节摆放到受限处,做拮抗肌的等张收缩,接着在其缩短的范围内做等长收缩,再松弛,然后做主动肌的等张收缩。

作用:使影响关节活动的肌肉群放松,促进肢体的控制和协调性。

四、适应证和禁忌证

(一)适应证

1. 用于能引起关节挛缩僵硬的伤病。例如,骨折固定后、关节脱位复位后、关节炎患者(特别是类风湿性关节炎)。

2. 肢体瘫痪如脊髓损伤后的四肢瘫、截瘫等。

(二)禁忌证

1. 肌肉、肌腱、韧带有撕裂。

2. 骨折未愈合。

3. 肌肉、肌腱、韧带、关节囊或皮肤手术后初期。

4. 心血管病患者不稳定期,如心肌缺血、心肌梗死。

5. 深静脉血栓。

6. 关节旁的异位骨化。

第六节　肌力和耐力增强训练技术

一、训练时负荷量的增加形式

根据训练目的不同,负荷量的大小也不同。当训练目的为增强肌力时,应加大负荷量,加快运动速度及缩短训练的时间;而以增强耐力为目的时,则负荷量相对较少,重复次数增加,训练的时间延长。

二、训练方法

(一)训练原则

为达到增强肌力的目的,训练时应遵循以下原则:

1. 阻力原则

阻力的施加是增强肌力的重要原则。

2. 超常负荷原则

训练时运动必须超过一定的负荷量和保证超过一定的时间,也称为超负荷原理。

(1)训练强度:常用最大肌力的比例(%)或相对1RM或10RM的比例为患者选择适度的训练强度。1RM(1次抗阻力运动的最大值)指受试者仅能完成一次全关节活动范围的最大抗阻力重量。训练时,以1RM为基准作等长训练,每日1次,每周测定1次1RM,再逐渐增加运动的负荷量。10RM(10次抗阻力运动的最大值)指受试者能连续运动10次时所能对抗的最大阻力。如果超过这个重量就做不了10次,此极限重量可作为基准。每周测定1次10RM,逐渐增加重量。

(2)训练时间:主要包括肌肉收缩时间和运动时间。

(3)训练频率:肌肉收缩频率是收缩时间加上休息时间除以运动时间。

(4)训练间期:训练间期长短对训练效果有明显的作用。

(5)肌肉收缩的方式:因肌肉收缩方式不同,如离心性、向心性、等长性收缩方式等,选择的训练方法也不同。

3. 肌肉收缩的疲劳度原则

训练时应使肌肉感到疲劳但不应过度疲劳的原则,也是控制超常负荷不至于过度的一个主观限制指标。

(二)具体训练方法

根据肌肉现存的肌力水平,分别采用以下几种运动方法:辅助主动运动、主动运动、抗阻力主动运动和等长运动。

1. 辅助主动运动

(1)定义:指在外力的辅助下,通过患者主动收缩肌肉来完成的运动或动作,辅助力量由治疗师、患者的健肢提供,亦可利用器械、引力或水的浮力来帮助完成。

(2)适应证:适用于肌力较弱尚不能独自主动完成运动的部位,也就是当肌力恢复到2级时,应开始进行此类运动,以逐步增强肌力。在训练时,要随着肌力的恢复不断地改变辅助方法和辅助量。

(3)方法

1)徒手辅助主动运动：利用治疗师的手法，不需要任何器械的帮助。当肌力为1级或2级时，治疗师帮助患者进行主动运动。

2)悬吊辅助主动运动：利用绳索、挂钩、滑轮等简单装置，将运动的肢体悬吊起来，以减轻肢体的自身重量，然后在水平面上进行训练。此训练方法是治疗师的好帮手，训练时可利用变化的体位和不同位置的滑轮、挂钩设计出丰富多彩的训练方法。

3)滑面上辅助主动运动：在光滑的板面上利用撒滑石粉或固定小滑车等方法减少肢体与滑板之间的摩擦力；反之，也可通过垫毛巾或加大滑板的倾斜度等方法加大摩擦力在板上做滑动运动。此训练是在克服一定阻力下进行的，比徒手和悬吊的辅助方法难度有所提高。

4)滑车重锤的主动运动：以上3种运动均是在水平面上进行的，而利用滑车和重锤训练是在垂直面上进行的，利用滑车、重锤减轻肢体的自身重量。此方法适用于拮抗肌可拉起重锤的患者，且只适用于髋、肩、膝等大关节，不能用于手指、手、肘和踝等部位。

5)浮力辅助主动运动：在水中运动训练时，利用水对肢体的浮力或加上漂浮物减轻肢体重力的影响，进行辅助主动运动。

2. 主动运动

(1)定义：指患者主动以肌肉收缩形式完成的运动。运动时既不需要助力，亦不用克服外来阻力。

(2)适应证：适用于肌力达3级以上的患者。另外，运动的速度、次数、间歇等要根据患者的实际情况给予适当的指导。

(3)方法：训练中应取正确的体位和姿势，将肢体置于抗重力位，防止代偿运动。

3. 抗阻力主动运动

(1)定义：指在肌肉收缩过程中，需克服外来阻力才能完成的运动。

(2)适应证：适用于肌力已达到4级或5级，能克服重力和外来阻力完成关节活动范围的患者。

(3)方法：具体做法与辅助主动运动的形式相同，利用徒手、滑车、重锤、弹簧、重物、摩擦力、流体阻力等，但作用的方向相反。

1)徒手抗阻力主动运动：固定位置与辅助主动运动形式相同，固定关节近端。阻力的方向与运动的肢体成直角，根据训练要求，阻力的部位与姿势应适当变换。加阻力时不可过急，宜缓慢，使运动中的肌肉收缩时间延长，一次动作2～3秒完成。开始时在轻微阻力下主动运动10次，然后加大阻力，使肌肉全力收缩活动10次，可做向心性等张收缩，也可做离心性等张运动及等长运动。训练时，对骨折患者要注意加阻力的部位和保护骨折固定的部位，阻力也不要过大，以免影响骨折恢复。

2)加重物抗阻力主动运动：直接用手拿重物或把重的东西系在身体某部位进行练习。

3)重锤与滑车抗阻力主动运动：此方法用重锤做阻力，用滑车改变牵引的方向，牵引方向与肢体应成90°直角，肌肉可发挥最大力量，运动时速度不宜过快，肌肉收缩到极限后应停2～3秒。无论是向心性或离心性收缩，每个动作都要慢慢进行。

4)弹簧抗阻力主动运动：用弹簧的弹性做阻力。

5)摩擦阻力抗阻力主动运动：摩擦阻力难以控制，不稳定，不便于数字表示，易磨损，不是抗阻运动的重要工具，故不常用。

6)水中抗阻力主动运动：利用浮力可协助运动，对抗浮力的运动就是抗阻运动，可在四肢末端拴上浮子，再向下方运动克服浮力的阻力。

(4)注意事项：避免持续的握力训练，防止血压过度增加；增加负荷训练时避免长时间憋气。在训练中应协调好呼吸，用力时要吸气，放松时将气体慢呼出；应在治疗师监督下进行负荷较重、危险性较大的训练；训练时的负荷量要缓慢、逐渐增加。

(5)禁忌证：肌肉、关节发炎或肿胀；患者训练的时候或训练24小时后仍感到关节肌肉疼痛；关节不稳定，如有肌腱的断裂或节周围肌肉肌张力极其低下的患者；有Ⅱ级以上高血压或其他心血管并发症。

4. 等长运动

(1)定义：肌肉收缩时，没有可见的肌肉缩短或关节运动，可用于肌力2～5级的患者。

(2)适应证：根据肌力的恢复程度，2～5级肌力的肌肉均可进行等长收缩运动训练。

(3)方法

1)徒手等长运动:受训肢体不承担负荷而保持肌肉的等长收缩活动。

2)肌肉固定练习:适用于肢体在石膏固定中,要求肌肉收缩时不能引起任何关节的运动,如股四头肌在伸展位石膏固定的情况下进行等长收缩练习(图 4-43)。

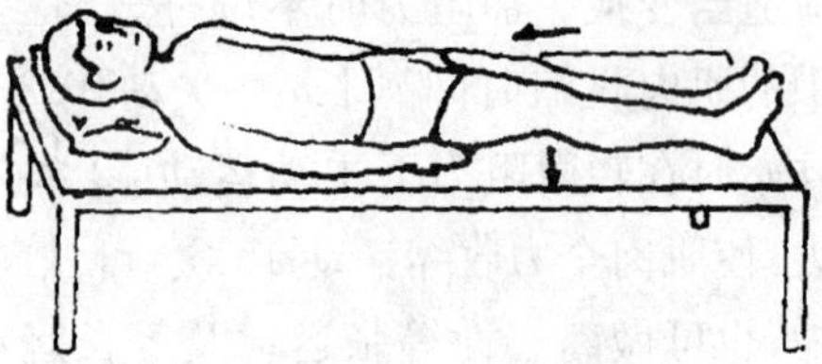

A. 股四头肌的等长收缩运动

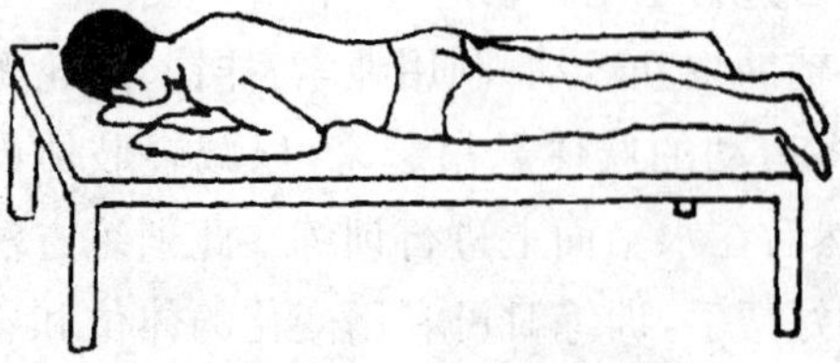

B. 俯卧位下臀大肌的等长收缩

图 4-43　肌肉在固定情况下的等长收缩训练

3)利用器具:可利用墙壁、地板、肋木和床等各种固定不动的器械和物品,保持肢体肌肉的等长收缩。

三、训练注意事项

(一)选择适当的训练方法

1. 考虑增强肌力的训练目的

明确训练目的是加强肌肉的瞬间爆发力还是耐久力,是维持原肌力还是增加肌力。肌力强化的目的不同,选择训练的方法也不同。

2. 考虑肌力现有程度

增强肌力的效果与选择的训练方法是否恰当直接有关。训练前,应先评估训练部位的关节活动范围和肌力,并根据肌力现有等级选择运动的方法。

3. 关节活动是否受限

有无关节不允许活动的问题,如肌腱手术后、骨折后、石膏固定等。

4. 充分考虑有无疼痛、姿势与体位是否受限等。

5. 注意肌肉收缩运动形式的区别。

(二)选择合适的地点

肌力增强训练在任何地点都可以进行,但以环境安静、患者能集中精力训练及便于调整训练体位和姿势的地点为宜。在病室、走廊可训练持拐杖步行或增强负重肌力训练。

(三)注意调节阻力

增强肌力训练的关键点之一是阻力的施加及调整是否得当。

1. 部位阻力

通常加在需要增强肌力的肌肉附着部位远端。这样,较少的力量即可产生较大的力矩。通常加阻力的部位,也要根据患者的状况来定。例如,当股四头肌肌力达到 4 级时,可在小腿的位置施加阻力;当肌力比 4 级稍强时,可在踝关节处施加阻力;当肌力未达到 4 级时,可在小腿的上 1/3 处施加阻力或用两个手指的力量施加阻力(图 4-44)。

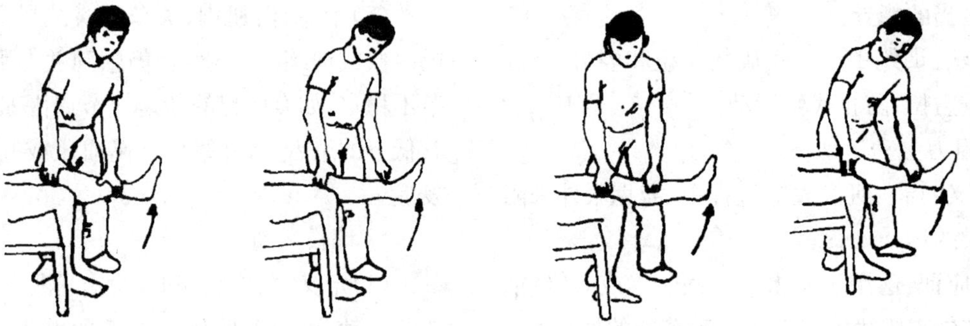

肌力达4级　　肌力未达4级　　肌力未达4级　　肌力比4级稍强

图 4-44　徒手施加阻力的部位

2. 方向

阻力的方向总是与肌肉收缩使关节发生运动的方向相反。

3. 强度

每次施加阻力的强度应平稳、非跳动性，并能使患者顺利完成全关节的活动范围。

下列情况时，可降低阻力或改变施加阻力的部位：患者不能完成全范围的关节活动；加阻力的部位疼痛；肌肉出现震颤；出现替代或代偿性运动。

(四)掌握正确的运动量

每次训练均要引起一定程度的肌肉疲劳，才能通过超量恢复达到增强肌力的目的，但原则上以训练后的第二天患者不感到疲劳和疼痛为宜。若训练引起肌肉急性损伤，发生持续疼痛或引起肌力的减退，则说明训练量过大。因此，训练量应根据患者的身体状况，从较小的负荷量开始，然后逐渐增大负荷量。

(五)固定

固定主要作用肌的起点。治疗师可用手、沙袋、带子等固定关节的近端，以提高肌力训练效果。

(六)姿势及体位

选取适于运动的姿势、体位及能防止代偿性运动的体位。

(七)对患者进行讲解和鼓励

向患者说明训练此肌肉的目的和方法，让患者了解肌力加强后对患者产生的作用，因为肌力增强训练效果是否明显，也与患者的训练积极性有极大的关系。因此，让患者掌握正确的训练方法和要领，使其配合、努力训练，才会取得好的效果。

(八)在肌力的强化训练中应防止出现代偿运动

(九)做好正确、详细的训练记录

认真记录患者的训练情况，包括训练时患者对运动负荷的适应能力、训练的运动量是否适合、训练中患者的状况、在训练前后随时测试肌力的进展情况，并根据患者的状况随时调整训练的强度、时间等。所有这些均要详细记录。

(十)注意心血管反应

等长抗阻力运动，特别是对抗较大的阻力时，具有明显的升血压反应，加之等长运动伴有憋气，对心血管造成额外的负荷。因此，有高血压、冠心病或其他心血管疾病者应禁忌在等长抗阻运动时过分用力或憋气。

第七节　关节松动技术

一、概述

关节松动术是治疗关节功能障碍，如僵硬、可逆的关节活动度受限、关节疼痛的康复治疗技术。

(一)关节松动术的分类

大致分为两类，即松动术和徒手操作术。

1. 松动术

松动术是一种由治疗师实施的被动运动技术，可以是快速振动动作，也可以是持续牵张。目的是减少关节疼痛或增加关节活动度。其运动方式为被动的生理性运动，或被动的附属运动。

(1)生理性运动：是指关节在其自身生理活动允许的范围内发生的运动，是患者能够主动完成的动作。

(2)附属运动：是正常关节活动范围内具有的关节内或关节周围组织的动作，但是患者无法主动完成，只能被动完成。

2. 徒手操作术

(1)推进：是一种突然的、高速的小幅度动作，患者无法阻止动作的进行。

(2)徒手操作：是患者在麻醉下或在清醒状态下，通过牵拉关节、撕裂粘连带，从而恢复全范围的关节活动度，是一种医疗程序。这种操作是一种平稳的、有控制的牵拉。

(二)关节松动术的作用

1. 恢复关节内结构的正常位置或无痛性位置，从而恢复无痛、全范围的关节运动。

2. 关节固定时间过长时，会导致关节软骨萎缩，关节松动术可使滑膜液流动而刺激生物活动，提供并改善软骨的营养。

3. 关节固定后，关节内纤维组织增生，关节内粘连，韧带及关节囊挛缩，关节松动术可维持关节及其周围组织的延展性和韧性。

4. 关节受伤或退化后本体感觉反馈将减弱，从而影响到机体的平衡反应。

关节松动术不能改变疾病本身的进展，如类风湿性关节炎，或受伤后炎症期。在这些疾病的情况下，治疗目的是要减轻疼痛，维持可用的关节内活动并减少因活动限制所造成的不良结果。

（三）关节松动术的适应证及禁忌证

1. 适应证

用于任何因力学因素（非神经性）引起的关节功能障碍，包括：关节疼痛、肌肉紧张或痉挛、可逆性关节活动降低、进行性关节活动受限、功能性关节制动等。

对进行性关节活动受限和功能性关节制动，关节松动术的作用主要是维持现有的活动范围，延缓病情发展，预防因不活动引起的并发症。最佳适应证是关节附属运动丧失继发形成的关节囊、韧带紧缩或粘连。

2. 禁忌证

关节活动已经过度；外伤或疾病引起的关节肿胀、渗出；关节的炎症；未愈合的骨折；恶性疾病等。

（四）关节松动技术的实施步骤

1. 评定

全面细致的检查评估是关节松动术的基础。

2. 患者的体位

患者及其接受治疗侧的肢体宜采取舒适的放松体位。

3. 治疗侧关节的体位

关节活动的评定和首次治疗时应采取休息体位（即关节囊最松弛的姿势位）。

4. 固定

一般固定关节的近端骨骼，可藉由布带、治疗师的手或他人来固定。肢体的固定必须牢靠且舒适。

5. 关节松动技术的等级或剂量有两种分级系统，即分级振动技术和持续转移性关节内活动技术。

6. 治疗时作用力的部位。

7. 治疗时运动的方向。

8. 治疗的开始及进展。

9. 治疗时运动的速度、节奏和持续时间。

10. 再次评定

治疗后及下次治疗前都应再评定患者的关节活动度，以治疗反应的情况来决定进一步的治疗措施。

二、周围关节松动技术

为叙述方便，本节中的近端手、远端手、侧边手等名词是指治疗师应使用离患者或其肢体较近、较远或侧边的手。靠近患者头部一侧的手称为上方手，靠近患者足部一侧的手称为下方手。靠近患者腹部为前，背部为后。

（一）上肢带

1. 盂肱关节

休息位：肩关节外展 55°，水平内收 30°，前臂置于水平面上。

治疗平面：位于关节窝并且随肩胛移动。

固定：以布带或由助手协助固定肩胛骨。

(1)关节牵引

作用：治疗开始，采用持续第 1 级；控制疼痛，采用第 1 级或第 2 级振动；一般活动采用持续第 3 级。

患者体位：仰卧位，手臂置于休息姿势，将前臂支撑在治疗师的身体侧方。

治疗师体位：使用靠近治疗部位的手，拇指在前，其余四指在后置于患者的腋下顶端；另一只手握持肱骨外侧面。

松动手法：以在腋下的手用力（作用力垂直于关节窝平面）将肱骨向外侧边移动。

(2)尾端滑动

作用：改善外展活动度；肱骨头往上移时复位。

患者体位：同“关节牵引”。

治疗师体位：一只手置于患者腋下，提供第 1 级的关节牵张；另一只手拇指指蹼置于肩峰远端。

松动手法：上位的手将肱骨向下滑动，或用替换手法，即治疗师双手握持患者的手臂，利用身体后倾的力量将手臂向尾端牵拉（即长轴牵引）。

(3)尾端滑动进级（图 4-45）

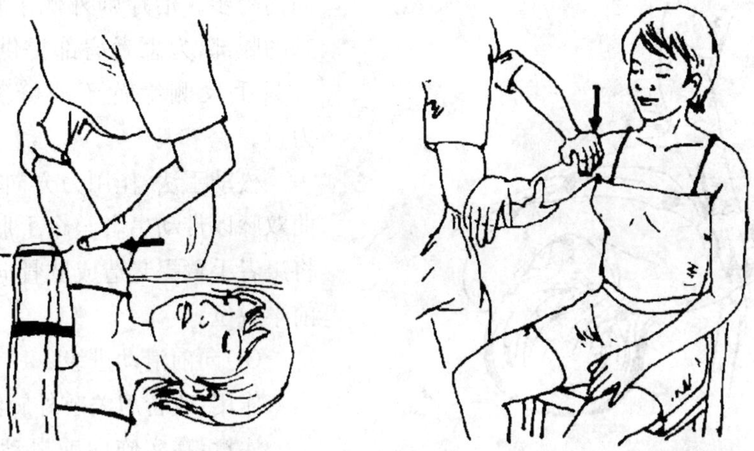

图 4-45　尾端滑动进级（肩关节在外展接近 90°时向尾端滑动）

作用：当关节外展接近 90°时，改善外展角度。

患者体位：仰卧位，将上肢外展至最大角度，肱骨外旋位。

治疗师体位：面向患者足部，一只手握住患者手臂，将患者的上肢固定在自己的躯干上，躯干稍往外侧转动即提供第 1 级的关节牵张；另一只手拇指指蹼置于肱骨肩峰突远端。

松动手法：在肱骨近端的手将肱骨往下滑动。

替换体位：患者坐位。

（4）上举进级（图 4-46）

作用：上肢外展超过 90°时，改善上举的角度。

患者体位：仰卧位，上肢外展并上举至最大角度，然后肱骨外旋至最大极限。

治疗师体位：同“尾端滑动进级”。作用力的手与治疗平面成一条直线，另一只手握持肘关节给予第 1 级牵张力量。

松动手法：手握住肱骨近端，将肱骨逐渐向前滑动。施力方向取决于肩胛向上旋转及前突的角度大小。所施的力应该使肱骨头部能触及腋下关节囊下皱襞。

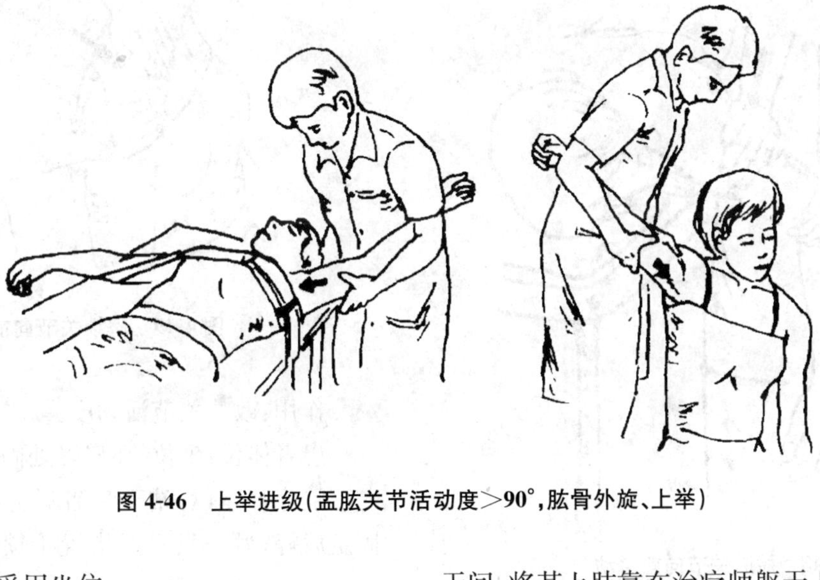

图 4-46　上举进级（盂肱关节活动度＞90°，肱骨外旋、上举）

替换体位：可采用坐位。

（5）向后滑动（图 4-47）

作用：改善肩关节屈曲和内旋活动度。

患者体位：仰卧位，上肢休息姿势。

治疗师体位：背向患者，站在患者的上肢与躯干间，将其上肢靠在治疗师躯干上作为支撑。以侧边手握住肱骨远端，上位手置于关节前缘远端，该手为作用力手。

松动手法：治疗师移动上肢将肱骨头向后滑动。

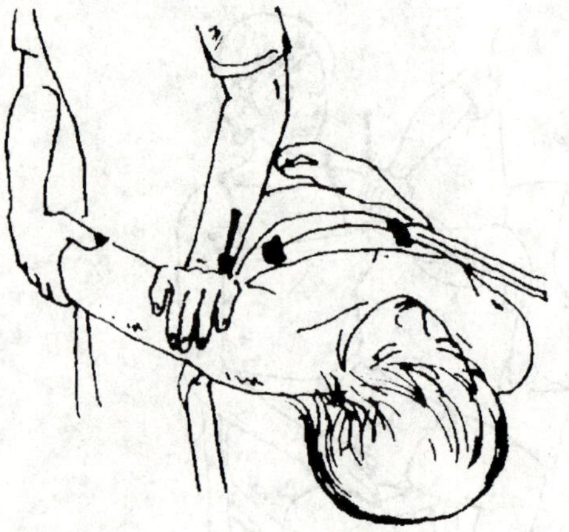

图 4-47　盂肱关节向后滑动

(6)向后滑动进级

作用:当屈曲角度接近 90°时,改善向后滑动范围和水平内收。

患者体位:仰卧位,肩屈曲 90°,内旋并且屈肘。上肢也可位于水平内收姿势。

治疗师体位:患者肩胛下置一软垫,固定肩胛。治疗师一只手环形握住肱骨近端内侧面,施以第 1 级关节牵张;另一只手置于患者肘上。

松动手法:沿着肱骨长轴,由肘部向下挤压,将肱骨向后滑动。

(7)向前滑动(图 4-48)

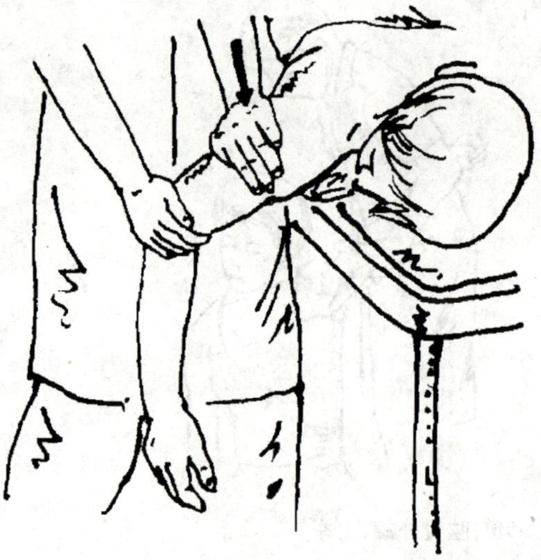

图 4-48　盂肱关节向前滑动

作用:改善肩关节伸直和外旋活动度。

患者体位:俯卧位,上肢放松,垂出治疗床边缘,由治疗师大腿支撑着,以软垫固定肩峰。

治疗师体位:面对治疗床头,靠治疗床的一脚向前跨步。治疗师外侧手将患者手臂固定于治疗师的腿部,为患者肩部提供第 1 级的关节牵张;另一只手尺侧缘置于肩峰突后角远端,给予松动力量。

松动手法:作用力方向朝前并且稍向内侧。屈曲双膝以带动患者整个上肢向前移动。注意,不能将患者手臂提起造成肱骨向前成角,以免肱骨头向前半脱位。

(8)向前滑动进级

作用:改善肩关节外旋活动度。

注意:在实施向前滑动时,不能将肩关节置于外展 90°位时再进展至外旋,这样会导致肱骨头向前半脱位。

松动手法:首先将肩关节置于休息位,然后将肱骨外旋,再给予垂直于关节窝平面的第 3 级牵张。

2. 肩锁关节向前滑动(图 4-49)

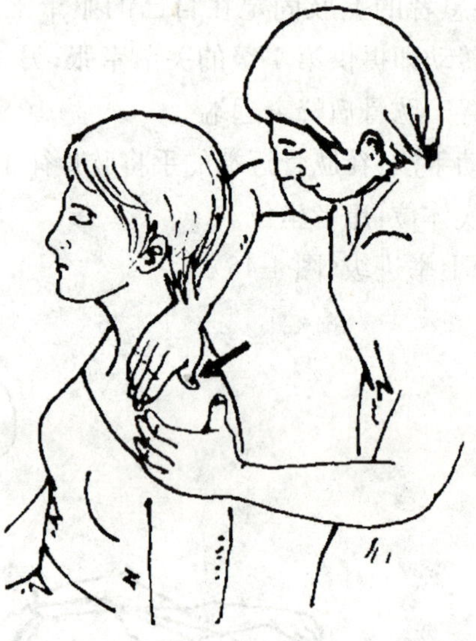

图 4-49　肩锁关节向前滑动

作用:改善关节活动度。

患者体位:坐位,在肩峰处固定肩胛骨。

治疗师体位:站于患者后方,以侧边手的手指固定肩峰;另一只手拇指置于锁骨后方,正好在肩锁关节腔内侧。

松动手法:治疗师拇指将锁骨向前推。

3. 胸锁关节

(1)向后滑动(图 4-50)

作用:改善关节后缩活动度。

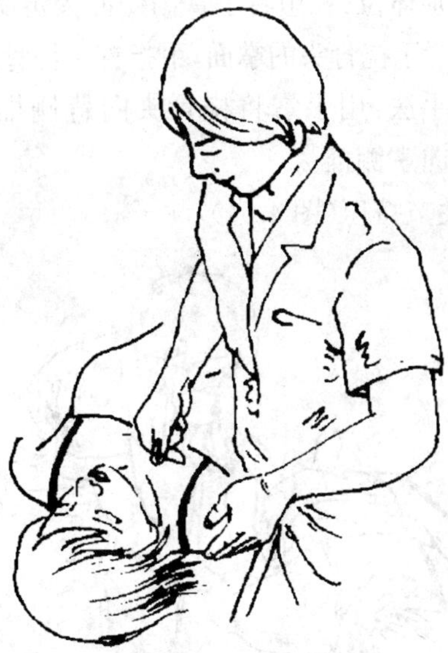

图 4-50 胸锁关节向后滑动或向上滑动

患者体位：仰卧位。

治疗师体位：拇指置于锁骨近端前面，屈曲示指，并将中指沿着锁骨尾面放置以支持拇指。

松动手法：拇指向后推。

(2)向前滑动(图 4-51)

作用：改善关节前突活动度。

患者体位：仰卧位。

治疗师体位：拇指在下，其余四指在上，环绕锁骨。

松动手法：拇指和手指将锁骨向前提起。

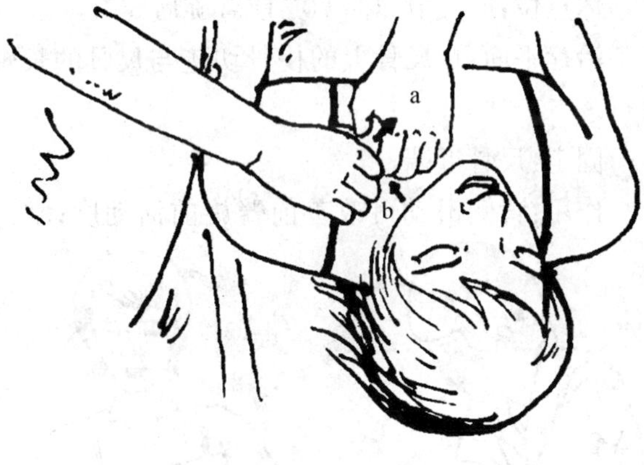

图 4-51 胸锁关节向前滑动或向下滑动

(3)向下滑动(图 4-51)

作用：改善关节上举活动度。

患者体位：仰卧位。

治疗师体位：手指置于锁骨上方。

松动手法：手指将锁骨近端向尾端拉。

(4)向上滑动(图 4-50)

作用：改善关节下压活动度。

患者体位：仰卧位。

治疗师体位：同向后滑动体位。

松动手法：示指向上推。

4. 胸壁肩胛关节(图 4-52)

作用：改善肩胛上举、下降、前突、后缩、旋转等动作。

患者体位：先俯卧位，然后侧卧位面对治疗师，上肢放松。

治疗师体位：上方手置于肩峰以控制动作方向，下方手的手指勾住肩胛骨的内缘和下角。

松动手法：可借提起的肩胛下角，或是推动肩峰来松动肩胛骨。

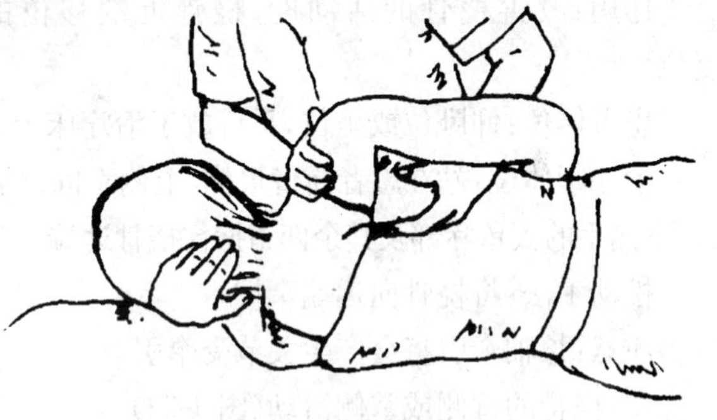

图 4-52 胸壁肩胛关节松动

(二)肘关节及前臂

1. 肱尺关节

休息位：肘关节屈曲 70°，前臂旋后 10°。

治疗平面：尺骨鹰嘴窝内，与尺骨长轴呈约 45°。

固定：利用皮带或由助手固定肱骨。

(1)关节牵引

作用：测试及治疗开始采用持续第 2 级；控制疼痛，采用第 1 级或第 2 级；改善关节屈伸活动度。

患者体位：仰卧位，肘关节伸出治疗床边缘，肘关节放松，手腕搭在治疗师肩部。

治疗师体位：双手交叉环抱尺骨近端掌面。

松动手法：与骨干呈 45°角的力量对尺骨近端施力。

(2)牵引进级

作用:改善屈、伸关节活动度。

患者体位:同"关节牵引"。

治疗师体位:同"关节牵引"。

松动手法:无论肘关节处于何种角度,作用力方向与尺骨均呈45°角。

(3)远端滑动

作用:改善关节屈曲活动度。

患者体位及治疗师体位:同"关节牵引"。

松动手法:先以双手环抱方式牵张关节,然后再沿着尺骨长轴牵引。

2. 肱桡关节

休息位:肘关节伸直,前臂旋后。

治疗平面:桡骨头凹面内垂直于桡骨的长轴。

固定:治疗师一只手固定肱骨。

(1)关节牵引

作用:改善桡骨的活动度;桡骨近端移位的复位。

患者体位:仰卧位或坐位,手臂放于治疗床上。

治疗师体位:站在患者前臂尺侧,上侧手固定肱骨;下侧手的大鱼际部及其余四指握住桡骨远端。

松动手法:将桡骨向远端牵拉。

注意:长轴牵引将会产生关节受牵引。

(2)桡骨的背侧或掌侧滑动(图4-53)

作用:背侧活动可改善关节伸直活动度;掌侧活动可改善关节屈曲活动度。

患者体位:仰卧位或坐位,肘关节伸直并旋后。

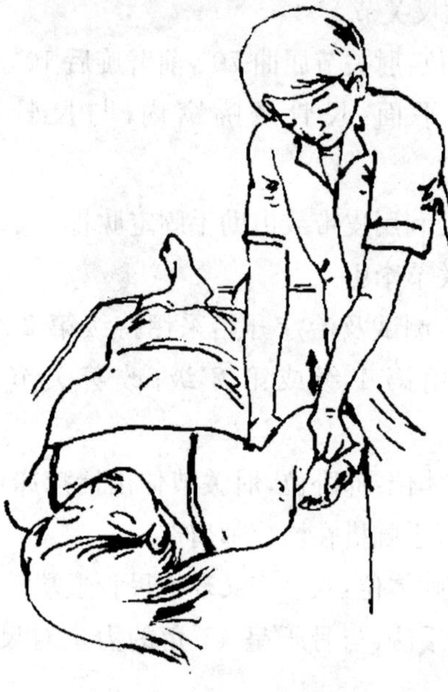

图4-53 肱桡关节背侧和掌侧滑动

治疗师体位:在患者手臂内侧面固定肱骨,外侧手的手掌置于桡骨头的掌面,手指置于桡骨头背侧。

松动手法:用手掌将桡骨头向背侧推,或是用手指将其向掌侧推。

(3)关节挤压(图4-54)

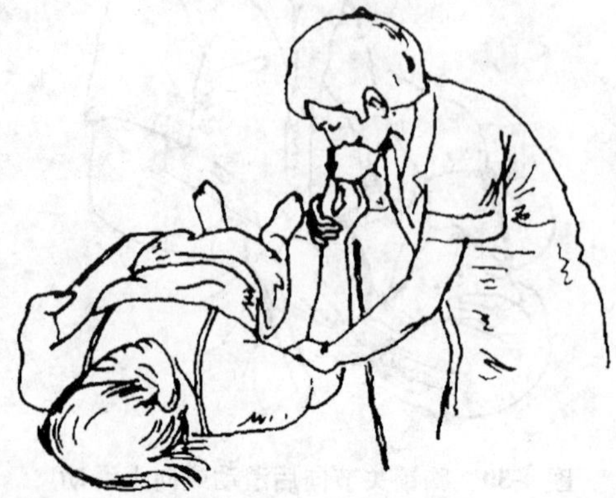

图4-54 挤压肱桡关节

作用:改善肘关节半脱位。

患者体位:坐位或仰卧位。

治疗师体位:一只手的大鱼际部与患者手的大鱼际部相扣合,另一只手固定好患者的肱骨及尺骨近端。

松动手法:由手大鱼际部施力,沿着桡骨长轴推,同时前臂旋后。

3. 桡尺关节

(1)近端桡尺关节(图4-55)

休息位:肘关节屈曲70°,前臂旋后35°。

治疗平面:在尺骨上的桡骨切迹与尺骨的长轴平行。

固定:尺骨近端。

作用:背侧滑动可改善前臂旋前活动度;掌侧

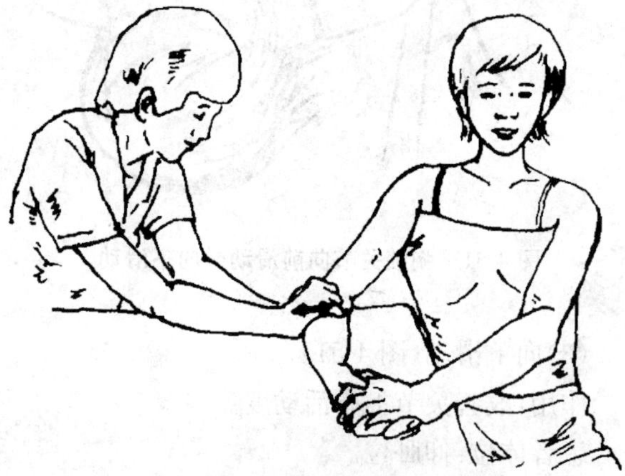

图4-55 近端桡尺关节背侧—掌侧滑动

滑动改善旋后活动度。

患者体位：坐位或仰卧位，肘关节及前臂休息位。

治疗师体位：内侧手环绕前臂内侧固定尺骨；另一只手手掌环绕桡骨头部，手指在掌侧，手掌在背侧。

松动手法：以手掌将桡骨头向掌侧推，或是由其余四指向背侧拉。

(2)远端桡尺关节(图 4-56)

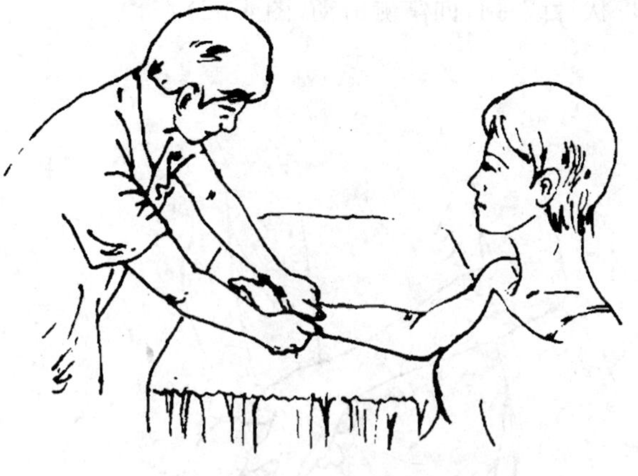

图 4-56　远端桡尺关节背侧—掌侧滑动

休息位：前臂旋后 10°。

治疗平面：桡骨关节面与桡骨长轴平行。

固定：尺骨远端。

作用：背侧滑动可改善关节旋后活动度；掌侧滑动可改善关节旋前活动度。

患者体位：坐位，手臂置于治疗床上，休息位。

治疗师体位：一只手的拇指及大鱼际置于尺骨远端的掌面，其余四指置于背面以固定尺骨远端；另一只手以相同手法握住桡骨远端。

松动手法：将远端桡骨向背侧滑动或向掌侧滑动，与尺骨平行。

(三)腕关节

1. 桡腕关节

休息位：以桡骨为准，第 3 掌骨稍向尺偏。

治疗平面：在桡骨关节面内，与桡骨长轴垂直。

固定：远端桡骨与尺骨。

(1)关节牵引(图 4-57)

作用：治疗开始的测试；控制疼痛；一般活动腕关节。

患者体位：坐位，前臂放置于治疗床面，手腕垂于床边缘。

治疗师体位：一只手握住尺骨茎突，将桡骨与尺骨固定于治疗床面；另一只手握住远排的腕骨。

松动手法：将腕骨向远端拉。

(2)一般的滑动技巧

作用：向背侧滑动可改善屈曲(图 4-58)；向掌侧滑动可改善伸展(图 4-59)；向桡侧滑动可改善尺偏；向尺侧滑动可改善桡偏的活动度(图 4-60)。

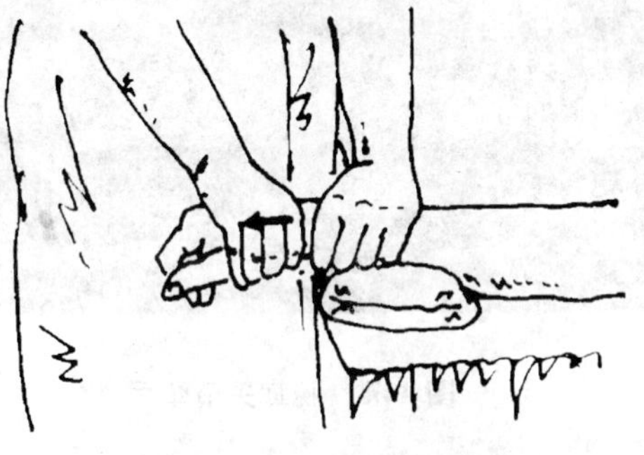

图 4-57　腕关节牵引

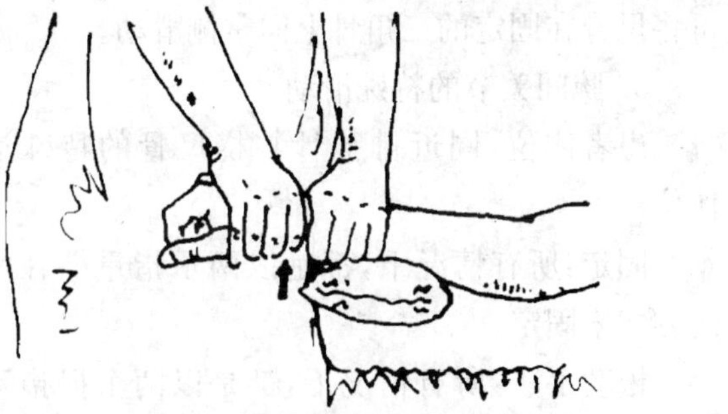

图 4-58　腕关节向背侧滑动

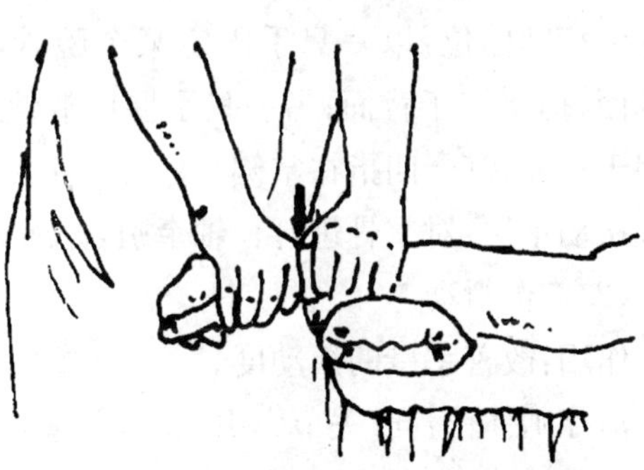

图 4-59　腕关节向掌侧滑动

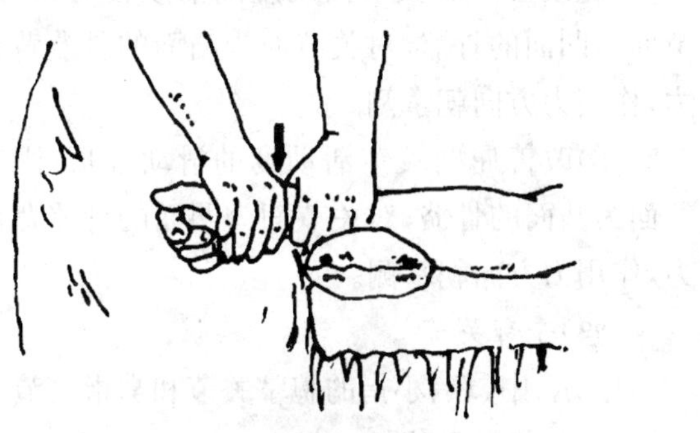

图 4-60　腕关节向尺侧滑动

患者体位：同“关节牵引”。

松动手法：握住远端腕骨的手做松动。

2. 近排腕骨与桡、尺骨的特殊滑动

患者体位：坐位。

治疗师体位：握住患手，示指置于欲固定骨骼掌面，拇指置于背面。

固定：为改善屈曲的活动度，示指固定近端腕骨(舟状骨或半月骨)。为改善伸展关节活动度，示指固定近端桡骨。

松动手法：无论是在哪种状况下，松动作用力都来自拇指。由背侧施力可避免对腕管中神经、血管及肌腱的压力，也不会造成疼痛。

(1)舟桡关节

作用：为改善屈曲关节活动度，固定舟状骨，将桡骨向掌侧滑动；或固定月骨，将桡骨朝掌侧滑动(图 4-61)。为改善伸展关节活动度，固定桡骨，将舟状骨或月骨向掌侧滑动(图 4-62)。

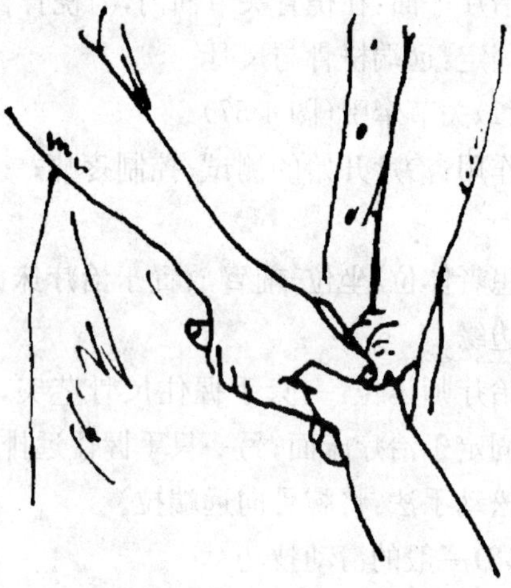

图 4-61　固定骨骼远端，将骨骼近端向掌侧滑动

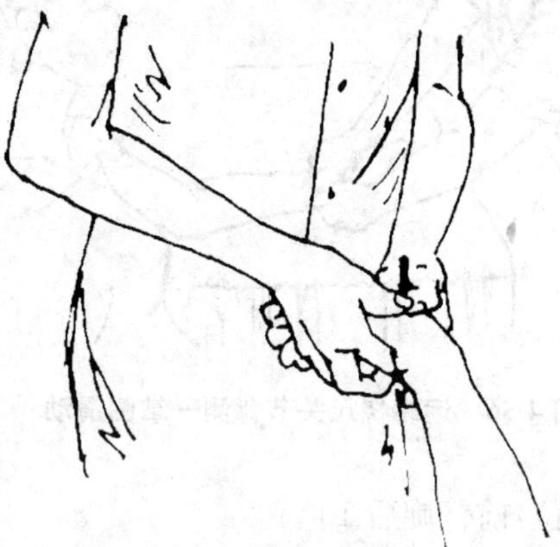

图 4-62　固定骨骼近端，将骨骼远端向掌侧滑动

(2)尺骨—月骨三角骨关节

作用：松动关节间盘，改善腕关节或前臂活动。可将尺骨在固定的三角骨上向掌侧滑动。

3. 腕间关节的特殊滑动

患者体位：同近排腕骨与桡尺骨的特殊运动体位。

固定：所有情况下，都是以两示指重叠在掌面的方式来固定。

松动手法：所有情况下，都是以两个拇指重叠在背面的方式来施力。

(1)改善伸展关节活动度的滑动技巧：固定关节面为凹面的骨骼，对关节面为凸面的骨骼背面施力，作用力方向朝掌侧。

(2)改善屈曲关节活动度的滑动技巧：固定关节面为凸面的骨骼，对关节面为凹面的骨骼背面施力，作用力方向朝掌侧。

(四)手部关节

1. 示、中、环、小指的腕掌关节和掌指关节

(1)关节牵引(图 4-63)

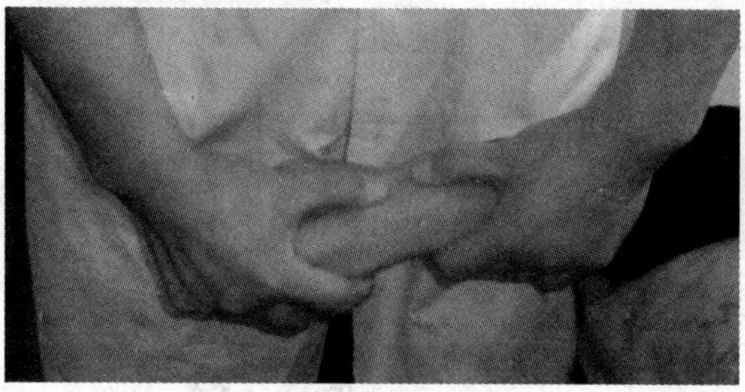

图 4-63　腕掌关节牵弓

作用：改善手的活动度。

治疗师体位：以一只手固定某个腕骨，示指握于掌面，拇指握于背面；另一只手握住掌骨近端，拇指握于背面，其余四指在掌侧。

松动手法：对掌骨进行长轴牵引，分离关节面。

(2)掌侧滑动

作用：改善手弓的活动度。

治疗师体位：同“关节牵引”。

松动手法：拇指在腕骨的背侧，将骨骼的近端

部分推向掌侧。

2. 拇指的腕掌关节

休息位：处于屈曲、伸展和内收及外展的中间位。

治疗平面：对于外展—内收，在大多角骨内；对于屈曲—伸展，在掌骨近端。

固定：治疗师近侧手固定大多角骨。

(1)关节牵引

作用：初次治疗的测试；控制疼痛；一般松动。

患者体位：前臂及手放松，置于治疗床面。

治疗师体位：内侧手固定大多角骨，另一只手手指抓住患者的掌骨。

松动手法：进行长轴牵引，分离关节面（图4-63）。

(2)滑动（图4-64）

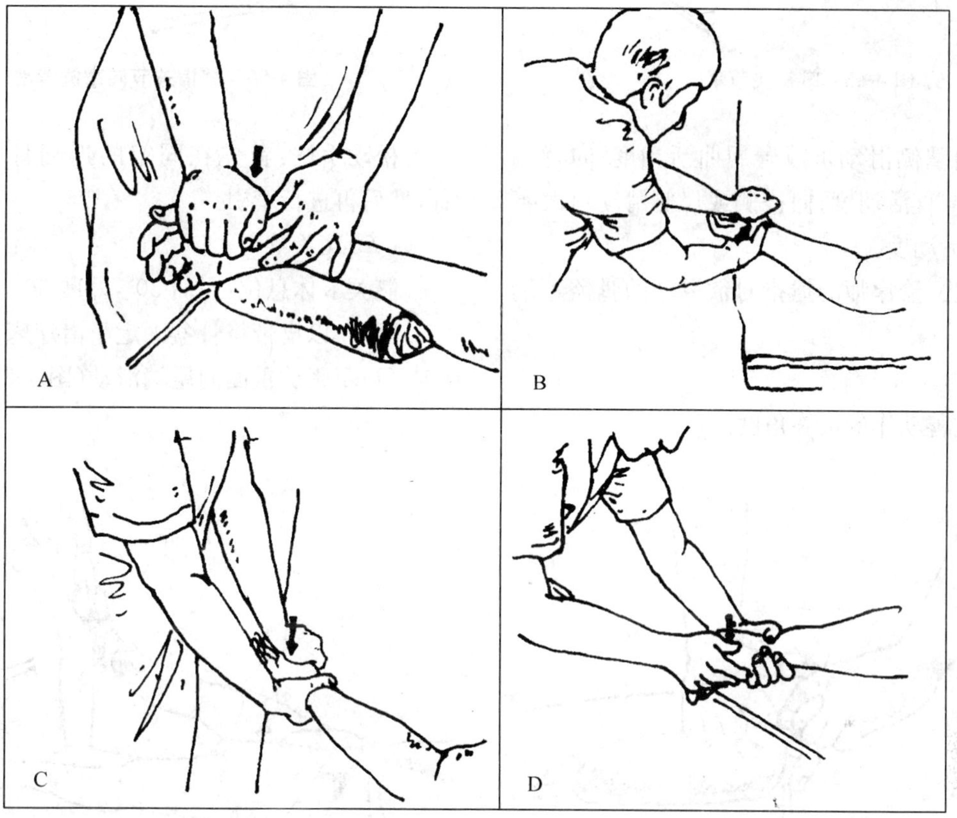

图4-64　拇指掌指关节

A. 向R侧滑动；B. 向桡侧滑动；C. 向背侧滑动；D. 向掌侧滑动（治疗师拇指放于患者拇指指蹼施以向掌侧滑动的力量）

作用：进行尺侧滑动可改善屈曲活动度；进行桡侧滑动可改善伸展活动度；进行背侧滑动可改善外展活动度；进行掌侧滑动可改善内收活动度。

治疗师体位：治疗师的一只手手指直接握住远排腕骨，另一只手大鱼际部位放置于与患者第1掌骨欲滑动方向相反处的掌骨基底部。

松动手法：由治疗师的大鱼际部对掌骨施加作用力。

3. 手指的掌指关节及指间关节

所有关节的近侧为凸面，远侧为凹面，并且关节面连接方式都相同，所以实施手法都相同。

休息位：所有关节稍屈曲。

治疗平面：远端关节面。

固定：前臂及手放松置于治疗床面；用手指固定近端关节面。

(1)关节牵引（图4-65）

作用：初次治疗测试；控制疼痛；一般松动。

体位：以近端手固定近端骨；另一只手的四指及拇指握住靠近关节的骨骼远端。

松动手法：进行长轴牵引，分离关节面。

(2)滑动（图4-66）

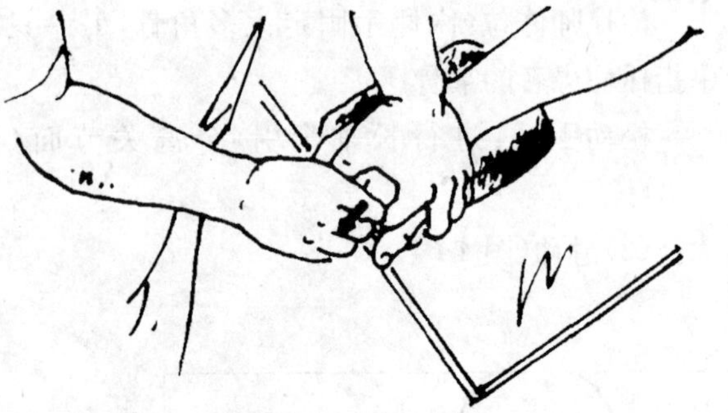

图 4-65　掌指关节牵引

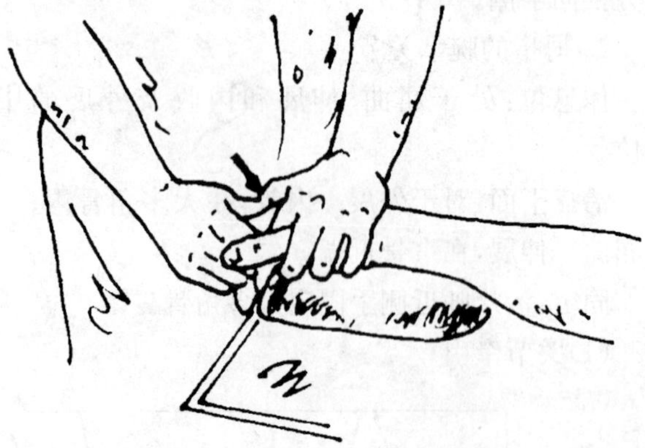

图 4-66　掌指关节向掌侧滑动

作用：向掌侧滑动可改善屈曲活动度；向背侧滑动可改善伸直活动度；向桡侧或尺侧滑动可改善外展或内收活动度。

松动手法：治疗师的拇指对欲滑动的骨骼近端施加作用力。

(3)旋转(图 4-67)

作用：改善动作的最终角度。

松动手法：首先在固定的近端骨上旋转远端骨，然后再进行牵引。

(五)髋关节

髋关节休息位：屈曲 30°，外展 30°，稍外旋。

固定：以皮带将骨盆固定于治疗床上。

(1)牵张负重面向尾端滑动(图 4-68)

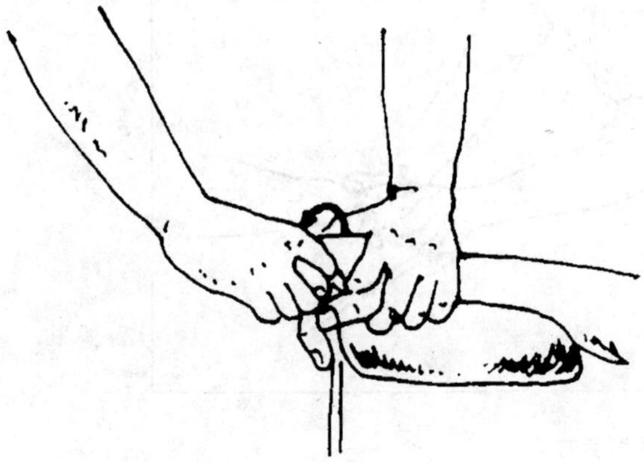

图 4-67　掌指关节的内、外旋转

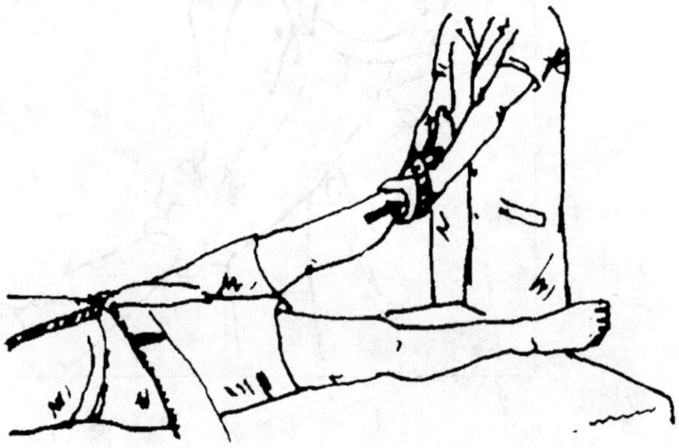

图 4-68　髋关节负重面牵引，向尾端滑动

作用：治疗开始时的测试；控制疼痛。

患者体位：髋关节休息位，膝关节伸直。

治疗师体位：站立于治疗床尾端，用布带套在治疗师躯干及患者的足踝部。治疗师双手放于足踝近端的带子之下，借由布带让治疗师的身体重量作为松动关节的作用力。

松动手法：治疗师身体向后仰，牵拉患者的下肢，做长轴牵引。假如患者膝关节屈曲位，不能伸直时，治疗师可双手环抱股骨髁上部位，身体后仰，给予向尾端方向的牵拉。

(2)向后侧滑动

作用：改善屈曲和内旋。

患者体位：仰卧位，髋部放于床尾端。屈曲健侧髋、膝关节，并用双手环抱健腿，以协助固定其骨盆。治疗侧髋关节休息位。

治疗师体位：站在患者患腿的内侧，用布带套在治疗师肩部及患者大腿下方，以帮助托住下肢重量。将远端手放在带子及大腿末端下方，近端手放在大腿近端前面。

松动手法：治疗师上肢伸直，膝关节屈曲，通过近侧手给予向后的作用力。

(3)向前滑动

作用:改善伸直及外旋。

患者体位:上半身俯卧在治疗床上,髋部垂出床缘,健侧足踩在地面。

治疗师体位:站在患者大腿内侧,用布带套在治疗师肩部及患者大腿以支撑患者腿部重量。治疗师远端手握住小腿,近端手放在大腿近端的后面。

松动手法:治疗师上肢伸直,屈膝,通过近端的手给予向前的作用力。患者侧卧位,大腿屈曲,其下方垫枕头。治疗师站在患者后方,以一只手握住髂前上棘固定骨盆;另一只手放在大转子后面,给予向前的推力。

(六)膝关节和小腿

1. 胫股关节

由胫骨上端凹面与股骨髁凸面构成的关节。

休息位:膝关节屈曲 25°。

治疗平面:沿着胫骨平台的表面,随膝关节角度改变而改变。

固定:以布带固定股骨。

(1)关节牵引长轴牵引(图 4-69)

作用:治疗开始时评估;控制疼痛;一般性活动膝关节。

患者体位:坐位、仰卧位或俯卧位,以膝关节休息位开始。

治疗师体位:双手抓住小腿下段。

松动手法:沿着胫骨长轴牵拉,分离关节面。

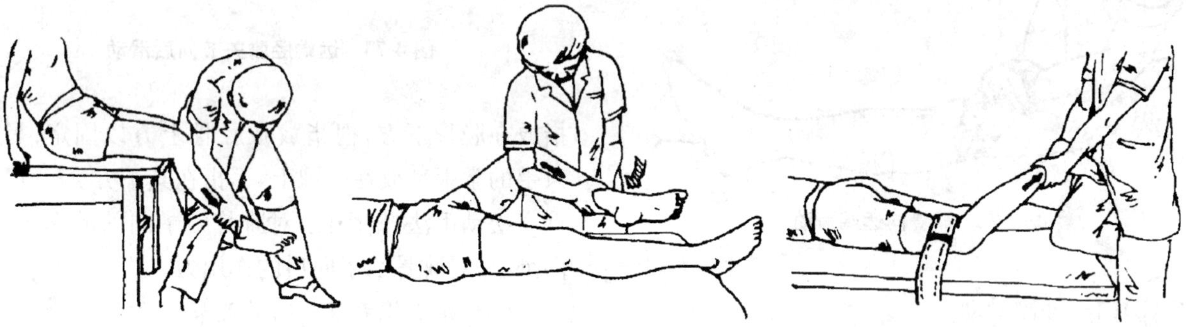

图 4-69 牵引膝关节

(2)向后滑动(图 4-70)

作用:改善膝关节屈曲角度。

患者体位:仰卧位,足部平放床面。

治疗师体位:坐在床上,以其大腿固定患者足部,双手抓住胫骨,拇指朝前,其余四指朝后。

松动手法:治疗师上肢伸直,将身体前倾,以拇指将胫骨向后推。

(3)向前滑动(图 4-71)

作用:改善膝关节伸直功能。

患者体位:俯卧位,膝关节休息位。

治疗师体位:远端手抓住胫骨末端,近端手掌

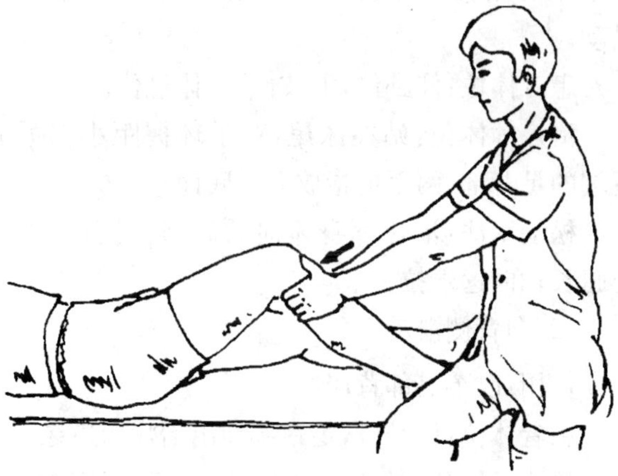

图 4-70 膝关节向后滑动

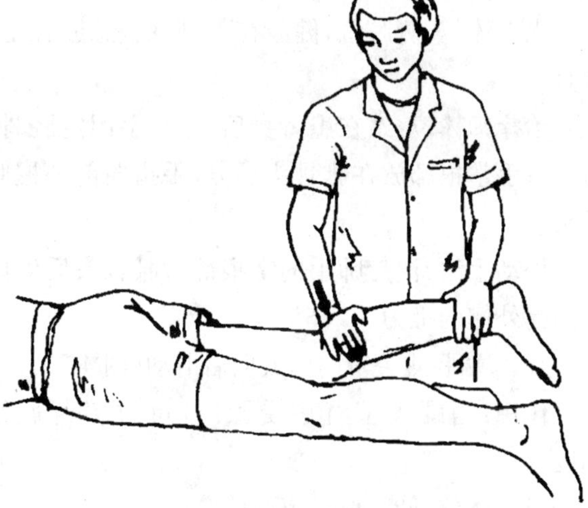

图 4-71 膝关节向前滑动

面放于胫骨近端的后侧面。

松动手法：通过放在胫骨近端的手，给予向前的推动力。

2. 髌股关节

(1)向远端滑动(图 4-72)

作用：改善髌骨活动度，以改善屈膝活动度。

患者体位：仰卧位，伸膝。

治疗师体位：站在患者大腿旁，面向其足部，一只手拇指指蹼握住髌骨上缘；另一只手做加强用。

松动手法：将髌骨向尾端滑动，平行于股骨。

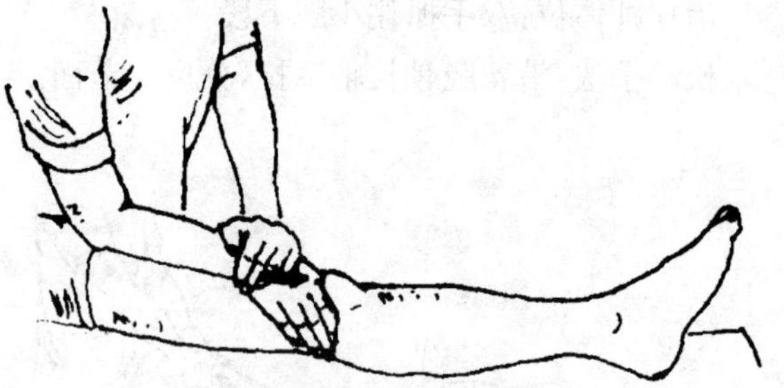

图 4-72 髌骨向远端滑动

(2)内—外侧滑动

作用：改善髌骨活动度。

患者体位：仰卧位，伸膝。

治疗师体位：双手拇指、其余四指分别置于髌骨的内外侧。

松动手法：将髌骨往内、外侧滑动。

3. 近端胫腓关节

作用：改善腓骨头的活动，将后移的腓骨头复位。

患者体位：侧卧位，健肢在下、屈曲，患肢在上、伸直。

治疗师体位：站在患者身后，一只手固定胫骨；另一只手掌根部放在腓骨头后方，手指向前环握腓骨头。

松动手法：治疗师手的掌根部对腓骨头后侧给予向前外侧的推力。

4. 远端胫腓关节向前或向后滑动(图 4-73)

作用：当踝关节背屈受限时，可改善背屈活动度。

患者体位：仰卧位或俯卧位。

治疗师体位：治疗师站在床尾端，一只手的手指放在胫骨下方，拇指放在胫骨上方以固定；另一只手的掌根部放在外踝上，手指在其下方。

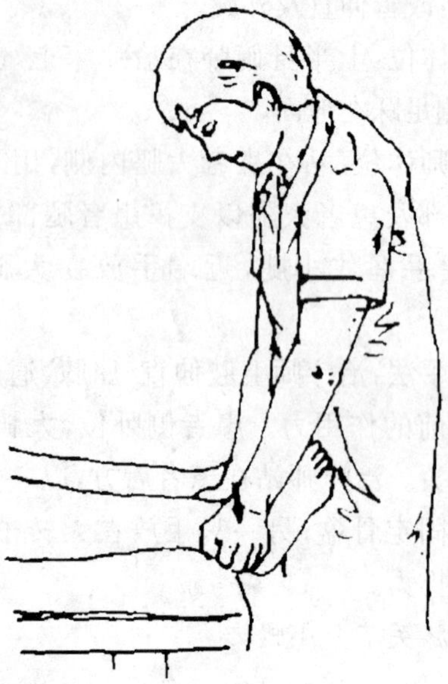

图 4-73 远端胫腓关节向后滑动

松动手法：俯卧位，对腓骨给予向前的作用力。仰卧位，对腓骨给予向后的作用力。

(七)距小腿关节与跗骨关节

1. 距骨与胫腓骨间关节

由距骨的凸面及胫骨和腓骨的凹面构成踝关节。

休息位：跖屈 10°。

治疗平面：在踝关节面内，相对于小腿前后方向。

固定：以布带固定胫骨。

(1)关节牵引

作用：治疗开始时的评估；控制疼痛；一般关节松动。

患者体位：仰卧位，下肢伸直，休息位。

治疗师体位：站在床尾，双手环握距小腿关节远端的足背部，两手拇指放在足底面。

松动手法：治疗师身体向后倾，将足背部沿着小腿长轴向远端拉。

(2)向背侧滑动

作用：改善足部背屈。

患者体位：仰卧位，足跟部伸出治疗床边缘。

治疗师体位：站立患者身旁，一只手固定患者小腿；另一只手拇指指蹼放置于距骨上。

松动手法：将距骨（相对于胫骨）往后方滑动。

(3)向腹侧滑动(图 4-74)

作用：改善足部跖屈。

患者体位：俯卧位，足跟伸出床缘外。

治疗师体位：站在床尾，一只手握住足背面给予第1级牵张力量；另一只手拇指指蹼放于距骨及跟骨的后方踝关节远端。

松动手法：将跟骨往前推，或使距骨向前滑动。

2. 距骨下关节

由跟骨的凸面与距骨的凹面构成关节。

休息位：位于外翻与内翻的中间位。

治疗平面：在距骨上，平行于足底。

(1)关节牵引(图 4-75)

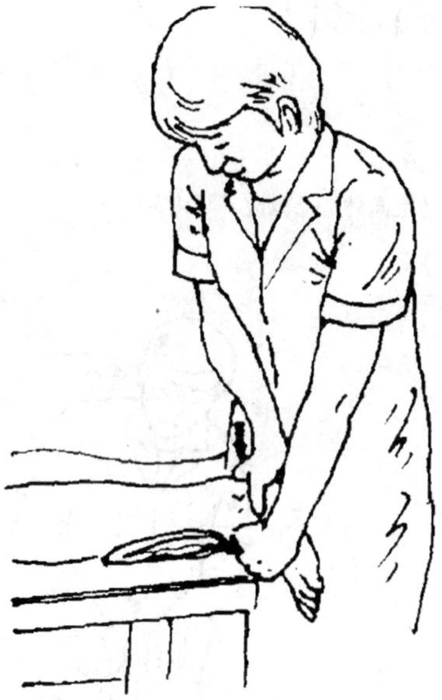

图 4-74 距小腿关节向前滑动

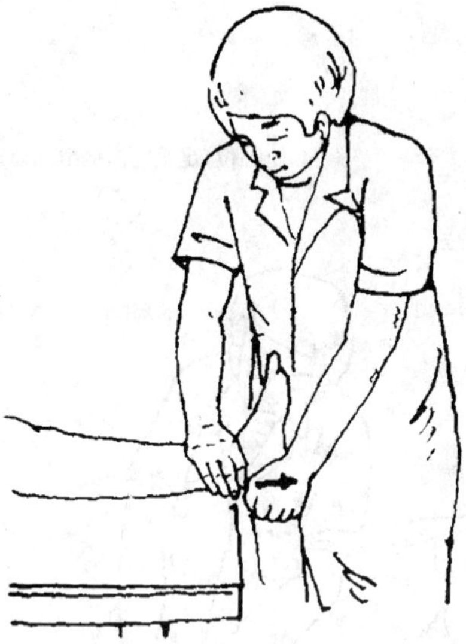

图 4-75 距骨下关节牵引

作用：治疗开始时的测试；控制疼痛；内、外翻的一般松动。

患者体位：仰卧位，足跟垂出床缘。踝关节背屈位。

治疗师体位：一只手从足部后方抓住跟骨，另一只手固定距骨与踝部。

松动手法：沿着小腿长轴的方向，将跟骨往远端拉。

(2)向内侧或外侧滑动(图 4-76)

作用：向内侧滑动可改善足外翻活动度；向外侧滑动可改善足内翻活动度。

患者体位：侧卧位或俯卧位。

治疗师体位：一只手固定距骨，另一只手的掌根部放在跟骨外侧，其余手指握住足跟。

松动手法：以手掌根部将跟骨向内侧推动，或以手掌根部向外侧推动。

3. 跗骨间关节和跗跖关节

当足部进行背屈—跖屈活动时，在同一方向的所有关节面是相同的凹面与凸面（即近端关节面是凸面，远端关节面是凹面）。所以，松动每一个关节的手是相同的。

(1)向跖面滑动(图 4-77)

作用：改善跖屈的附属运动，是旋后活动所必需的。

患者体位：仰卧位或坐位。

治疗师体位：若要松动内侧跗骨关节，治疗师的示指固定近端骨的跖面，将作固定的手放在足背面，手指朝内侧；另一只手的手指握住跗骨关节跖面，手掌根部放在足背面。若要松动外侧跗骨关节，治疗师站在内侧面，手指朝外侧。

松动手法：从足背面向跖面推动。

(2)向背侧滑动(图 4-78)

作用：改善背侧活动的附属运动，是进行旋前活动所必需的。

(3)跗骨向跖面滑动同时楔状骨在舟状骨上滑动

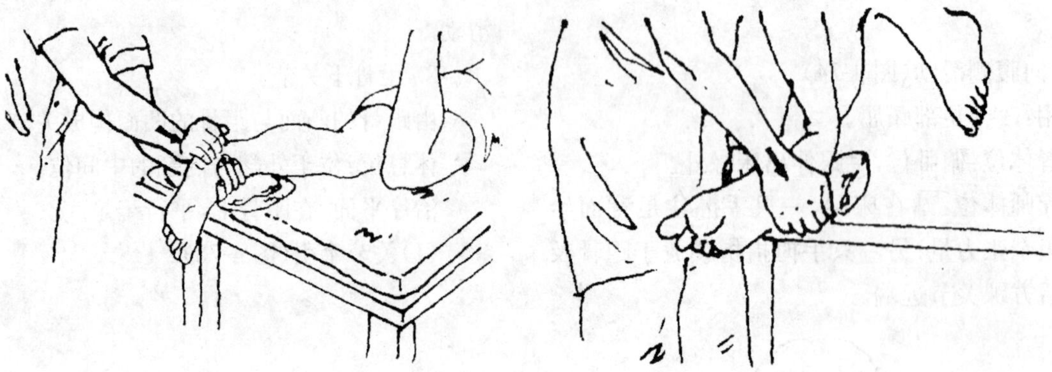

A　　B

图 4-76

A. 俯卧位，足跟向内侧滑动以改善足外翻；B. 侧卧位，足跟向外滑动以改善足内翻

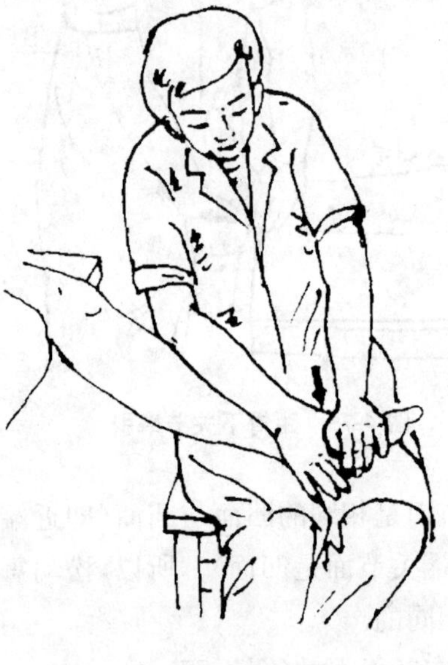

图 4-77　固定近端骨，远端

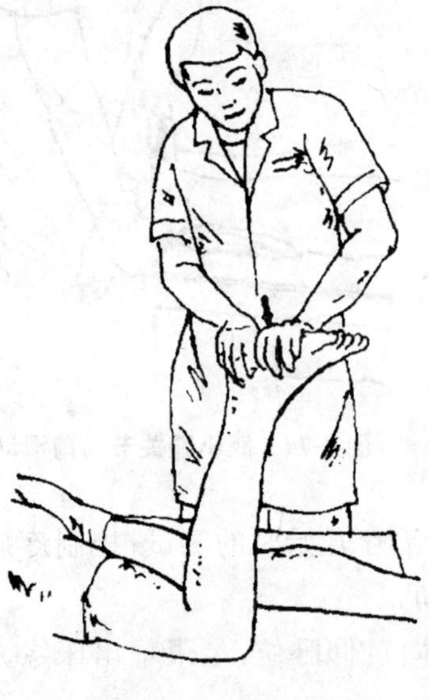

图 4-78　骰骨在跟骨上作背侧滑动

患者体位：俯卧位，屈曲膝关节。

治疗师体位：若松动外侧的跗骨关节（跟骰关节），则将手指环握在足部外侧。若要松动内侧跗骨关节（距舟关节），则将手指环握在足内侧。

松动手法：从跖面向背面方向推动。

（八）跖骨间关节、跖趾关节和趾骨间关节

其关节的松动手法与手指相同。每个关节的近端关节面为凸面，远端关节面为凹面。

三、脊柱松动技术

脊柱松动技术包括颈椎、胸椎、腰椎、骨盆、腰骶关节的松动技术。

（一）颈椎

1. 分离牵引

作用：缓解疼痛，松动颈椎。

患者体位：仰卧位，头部伸出治疗床外。

治疗师体位：站在床头，右手托住患者枕骨后，拇指在右侧耳后，其余四指在左侧耳后；左手放在患者下颌下方，前臂掌侧放在患者左侧面部。

松动手法：双手固定，借助身体后倾作用力，将头部向后牵拉。上段颈椎病变在颈部中立位时牵引，中下段颈椎病变在头前屈 10°～15°位置牵引。

2. 棘突垂直滑动

作用:改善颈椎屈伸活动范围。

患者体位:俯卧位,双手交叉,掌心托住前额,下颌稍内收。

治疗师体位:面对患者头部站立。双手拇指并置于同一椎体的棘突上,其余四指放在颈部两侧。

松动手法:双手固定,双上肢伸直,用力将棘突向腹侧垂直推动。

3. 棘突侧方滑动

作用:改善颈椎侧屈活动范围。

患者体位:同"棘突垂直滑动"。

治疗师体位:面对患者站立在患侧,双手拇指并置放在相邻的棘突一侧,拇指尖相对,其余四指分别放在枕后或颈背部。

松动手法:一只手固定,另一只手借助于上肢作用力,将棘突向对侧推动。

4. 横突垂直滑动

作用:改善颈椎旋转活动度。

患者体位:同棘突垂直滑动的体位。

治疗师体位:面对患者头部站立,双手拇指放在同一椎体的一侧横突上,拇指指背相接触。

松动手法:内侧手拇指固定,外侧手借助上肢力量将横突垂直向腹侧推动。

5. 椎间关节垂直松动

作用:改善颈椎侧屈和旋转活动度。

患者体位:俯卧位,双手指交叉,掌心托住前额,头部向患侧旋转约30°。

治疗师体位:面对患者头部站立,双手拇指放在横突与棘突之间,其余四指放在颈部前后。

松动手法:双手拇指固定,双上肢用力,同时向腹侧推动。

6. 颈椎屈伸摆动

作用:改善颈椎屈伸活动度。

患者体位:仰卧位,头部伸出治疗床外,枕在治疗师的大腿部。

治疗师体位:面对患者头部站立,一侧大腿向前屈曲,支撑患者头后部,双手托起枕部两侧,拇指放在耳后。

松动手法:双手固定,通过治疗师的双肩上下耸动使患者颈椎前屈后伸。

7. 颈椎侧屈摆动

作用:改善颈椎侧屈活动度

患者体位:同颈椎屈伸摆动的体位。

治疗师体位:面对患者头部站立。向右侧屈时,右手放在颈部右侧,示指和中指放在拟松动的相邻椎体横突上,左手托住下颌,前臂放在面部,左侧托住头部;向左侧屈时则相反。

松动手法:左手及前臂固定,上身左转,使颈椎向右侧屈;向左侧屈时则相反。

8. 颈椎旋转摆动

作用:改善颈椎旋转活动度。

患者体位:同"颈椎屈伸摆动"。

治疗师体位:面对患者头部站立。向左旋转时,左手托住下颌,右手放在枕骨部位;向右旋转时则相反。

松动手法:双手固定,向左旋转时,左手向左,右手向右同时用力,使头部向左转动;向右旋转时则相反。

(二)胸椎

胸椎生理运动有屈、伸、侧屈和旋转。附属运动有棘突垂直滑动、棘突侧方滑动、横突垂直滑动等。

1. 棘突垂直滑动

作用:改善胸椎的屈伸活动度。

患者体位:俯卧位,上段胸椎(T_1～T_4)病变时,双手交叉,手掌置于前额;中下段胸椎(T_5～T_8,T_9～T_{12})病变时,头转向一侧,上肢放在体侧,胸部放松。

治疗师体位:上段胸椎病变时,面向患者头部站立;中下段胸椎时,站在体侧。双手拇指放在胸椎棘突上,其余四指分开放在胸椎两侧。

松动手法:双手拇指固定,借助上身前倾作用力,将棘突向腹侧按压。

2. 棘突侧方滑动

作用:改善胸椎旋转活动度。

患者体位:俯卧位,上肢放于体侧或外展90°,屈肘前臂垂于治疗床两侧。

治疗师体位:面对患者站在患侧,双手拇指分别放在相邻的棘突侧方;或双手拇指重叠放在拟松动棘突的侧方,其余四指分开放在胸背部。

松动手法:拇指固定,借助上身稍前倾作用力,将棘突向对侧推动。

3. 横突垂直滑动

作用:改善胸椎侧屈及旋转活动度。

患者体位:同“棘突侧方滑动”。

治疗师体位:面对患者站在患侧,双手拇指放在拟松动胸椎的一侧横突上,指尖相对或重叠。

松动手法:双手固定,借助上身前倾作用力,将横突垂直向腹侧按压。

4. 胸椎旋转摆动

作用:改善胸椎旋转活动度。

患者体位:坐位,双上肢胸前交叉,双手分别放在对侧肩部。

治疗师体位:站在患者左侧,向右旋转时,左手放在其右肩部侧面,右手放在右侧肩背部。向左旋转时,治疗师站位则相反。

松动手法:双手固定,向右旋转时,双上肢同时用力,使胸椎随身体上部向右转动;向左旋转时则相反。

(三)腰椎

1. 棘突垂直滑动

作用:改善腰椎屈伸活动度。

患者体位:俯卧位,腹部垫枕,双上肢分别置于体侧,头转向一侧。

治疗师体位:面对患者站于患侧,下方手掌根部放在腰椎上,掌根部尺侧(相当于豌豆骨部分)放在拟松动的棘突上,手指稍屈曲,上方手放在下方手腕背部。

松动手法:双手固定,借助上身前倾作用,将棘突垂直向腹侧按压。

2. 棘突侧方滑动

作用:改善腰椎旋转活动度。

患者体位:俯卧位,双上肢分别置于体侧,头转向一侧。

治疗师体位:面对患者站在患侧,双手拇指分别放在相邻的棘突侧方,其余四指分开放在腰部。

松动手法:双手固定,借助上身前倾作用,将棘突向对侧推动。

3. 横突垂直滑动

作用:改善腰椎侧屈及旋转活动度。

患者体位:同棘突侧方滑动的体位。

治疗师体位:面对患者站在患侧,双手拇指放在拟松动腰椎的一侧横突上。

松动手法:双手固定,借助上身前倾作用力,将横突向腹侧推动。

4. 腰椎旋转摆动

作用:改善腰椎旋转活动度。

患者体位:健侧卧位,患侧在上,屈曲髋关节和膝关节。松动的腰椎节段越偏上,屈髋角度越小;节段越偏下,屈髋角度越大。

治疗师体位:站在患者身后,双手放在髂嵴后缘。

松动手法:双手固定,双上肢同时用力将髂骨向前推动。如果关节比较僵硬,治疗师可以一只手放在髂嵴后缘,另一只手放在上方肩部内侧,双手同时反方向来回摆动。此手法对中段腰椎病变效果较好。若是下段腰椎病变,可以将患者的上方下肢垂于治疗床沿的一侧,借助下肢的重力来改善摆动幅度。

(四)骨盆

1. 骨盆整体运动

作用:改善耻骨联合活动范围。

患者体位:仰卧位,下肢伸直,髋外展。

治疗师体位:站在患者身体一侧,双手交叉放在对侧的髂前上棘处。

松动手法:双手固定,上肢内收,两上肢同时向外下方用力,使骨盆向外分离。

2. 骨盆分离/挤压

作用:改善骶髂关节活动度。

患者体位:仰卧位,下肢伸直,髋内旋位。

治疗师体位:站在患者体侧,双手分别放在两侧髂嵴外侧。

松动手法:双手固定,两上肢同时向中线方向用力,向内加压骨盆。

3. 向头侧滑动

作用:改善骨盆前后活动度。

患者体位:仰卧位,下肢伸直。

治疗师体位:站在患者患侧,内侧手放在髂前上棘下方。

松动手法:借助上身前倾作用力,将骨盆向头侧并稍向后下推动。

4. 向足侧滑动

作用:改善骨盆前后活动度。

患者体位:仰卧位,下肢伸直。

治疗师体位:站在患侧,内侧手放在髂前上棘上方。

松动手法:借助上身前倾作用力,将骨盆向足的方向并稍向前推动。

(五)腰骶关节

1. 前屈摆动

作用:改善腰骶关节屈曲活动度。

患者体位:俯卧位,腹部垫枕,头转向一侧,双上肢垂于治疗床外,下肢伸直。

治疗师体位:站在患者一侧,面向足部,内侧手掌根部放在骶骨上端,手指向足。

松动手法:内侧手固定,借助上肢力量将骶骨向前并向下推动。

2. 后伸摆动

作用:改善腰骶关节屈伸的活动度。

患者体位:俯卧位,头转向一侧,上肢垂于治疗床外,下肢伸直。

治疗师体位:站在患者身体一侧,面向头部,内侧手掌根部放在骶骨下端,手指向头部。

松动手法:内侧手固定,借助上肢力量将骶骨向前并向上推动。

(六)骶髂关节

骶髂关节的松动包括侧方旋转、交叉旅转及髂脊的前旋、后旋、内旋和外旋。

1. 骶髂关节侧方旋转

作用:改善骶髂关节活动度。

患者体位:俯卧位,头转向一侧,上肢垂于治疗床外,下肢伸直。

治疗师体位:站在患者身体一侧,双手交叉分别放在对侧骶髂关节外侧的髂骨上。

松动手法:双手固定,上身前倾,借助上肢力量将髂骨向外并向下推动。

2. 骶髂关节交叉旋转

作用:改善骶髂关节活动度。

患者体位:俯卧位,头转向一侧,上肢垂于治疗床外,下肢伸直。左侧髋关节内旋,右侧髋关节外旋。向另一侧交叉旋转时方向相反。

治疗师体位:站在患者身体一侧,上方手放在左侧骶髂关节外侧的髂骨上,下方手放在右侧髂嵴的前侧面。

松动手法:上方手将左侧髂骨向下并向外按压,下方手将右侧髂嵴向上并向内提拉,使双侧骶髂关节发生反向旋转。

3. 髂嵴前旋

作用:改善骨盆前倾活动度。

患者体位:以左患侧为例,半俯卧位,健侧下肢的足底着地,患侧下肢由治疗师托住。

治疗师体位:站在患者身后,右手放在左侧髂后上棘,左手及前臂托住患者左下肢。

松动手法:右手固定,左上肢将患者左下肢后伸、内收,借助上肢力量将左髂嵴向下并向外推动。

4. 髂嵴后旋

作用:改善骨盆后倾活动度。

患者体位:健侧卧位,患侧在上。健侧下肢伸直,患侧下肢屈髋屈膝 90°,上半身外旋,上肢屈肘,手放于上腹部。

治疗师体位:面对患者站立,上方手放在髂嵴处,下方手放在坐骨结节处。

松动手法:双手固定,借助上肢力量,转动髂嵴,上方手向后,下方手向前同时转动。

5. 髂嵴内旋

作用:改善骶髂关节活动度。

患者体位:俯卧位,腹部垫枕,健侧下肢伸直,患侧下肢屈膝 90°。

治疗师体位:面对患者站立,上方手放在对侧骶髂关节的髂骨上,下方手握住踝关节外侧。

松动手法:上方手固定,借助上肢力量将髂骨向下并向内推动。下方手同时将小腿向外运动,使髋关节内旋。

6. 髂嵴外旋

作用:改善骶髂关节活动度。

患者体位:俯卧位,腹部垫枕,下肢伸直。

治疗师体位:面对患者站立,下方手插到患者腹部前面,放在髂前上棘处,下方手放在髂后上棘处。

松动手法:下方手将髂后上棘向前并向内推动,上方手将髂前上棘向后并向外拉动,使整个髂嵴发生外旋。

第八节 神经肌肉促进技术

神经肌肉促进技术(PNF)是康复治疗师的基本治疗手段之一。基本操作手法包括阻力、扩散和增强、徒手接触、体位、言语刺激、视觉引导、牵拉推挤、牵张、节律及运动模式等。PNF除了基本操作之外,还有一系列特殊技术。常用的有节律启动、等张组合、拮抗肌逆转、重复牵张、收缩—放松、维持—放松等。

一、PNF运动模式

(一)概念

正常的功能性运动是由肢体的整体运动模式和躯干的协同肌作用所组成的,大脑的运动中枢只能产生和组织这些运动模式,而不能有意识地将某一块肌肉从运动模式中分开,但这并不意味着除了能从整体运动模式中引发出分离运动外,我们就无法使肌肉分别地进行收缩运动。协同肌的有机组合构成了PNF训练的运动模式。

(二)具体特征

1. PNF模式在3个平面上组合运动:①矢状面,肢体的屈曲和伸展;②冠状面,肢体的内收和外展,脊柱的侧屈;③横状面,四肢或躯干的旋转。

2. PNF模式具有螺旋和对角线的特征。

3. PNF模式是根据肢体近端关节的运动来命名的。头、颈、躯干和四肢均具有两个对角线模式,分别简称为D1模式和D2模式。每一个对角线又由两个互为拮抗的运动模式所组成,并以近端关节的运动命名,分别称为屈曲模式、伸展模式。

4. PNF模式对于肢体近端和远端关节的位置是有严格要求的,而对中间的关节则无特别的规定。

5. 当躯干和肢体组合在一起运动时,就会形成更加完整的协同。只有了解了协同肌的组合之后,才能制定适宜的运动模式;弄清了运动模式,便可以明白运动模式中的协同肌的组成和作用。

6. PNF模式的轨迹在四肢是由四肢运动时远端的手或足所形成的。至于头颈模式,则由鼻、下颌和头顶所形成,躯干上部运动模式的轨迹是由肩顶画出,躯干下部运动模式的轨迹则是由髋所绘制的。

7. PNF模式的正常运动节律是:远端部分(手、腕和足、踝)首先通过全范围运动并维持相应的位置;紧连着肢体的其他部分平衡地运动并完成整个活动;旋转是运动的关键部分,并应始终予以抗阻。

8. PNF模式可以通过以下几种方式予以变化:

(1)改变肢体运动模式中中间关节的活动。

(2)为适应双关节肌肉的影响而改变肢体运动模式中中间关节的活动。

(3)改变患者的体位,以改变重力的影响。

(4)改变患者的体位,以便更好地利用视觉刺激。

(5)改变患者的体位,使其更接近于功能位。

(三)形式

PNF运动模式通常分为对角线模式和总体模式两大类。治疗时应紧紧围绕促进总体模式的发展而训练患者。利用对角线模式促进运动功能的发育或恢复,使运动的发育顺序逐步进入更高级的阶段。

1. 对角线模式

根据肢体(上肢、下肢或二者组合起来)的运动情况分为单侧模式和双侧模式两种形式。

(1)单侧模式:是指单纯的头颈、躯干、一侧上肢或者下肢的运动。

(2)双侧模式(图4-79):是指两侧上肢、下肢或者上、下肢组合的运动。根据组合的情况又可以分为对称模式、不对称模式、对称交叉模式和不对称交叉模式4种形式。

1)对称模式:在同一方向以相同的对角线模式运动。例如,左侧肢体屈曲、外展,右侧肢体也同时屈曲、外展。

2)不对称模式:在同一方向以相对的对角线模式运动,例如,左侧肢体屈曲、外展,同时右侧肢体屈曲、内收。

3)对称交叉模式:在相反方向以相同的对角线

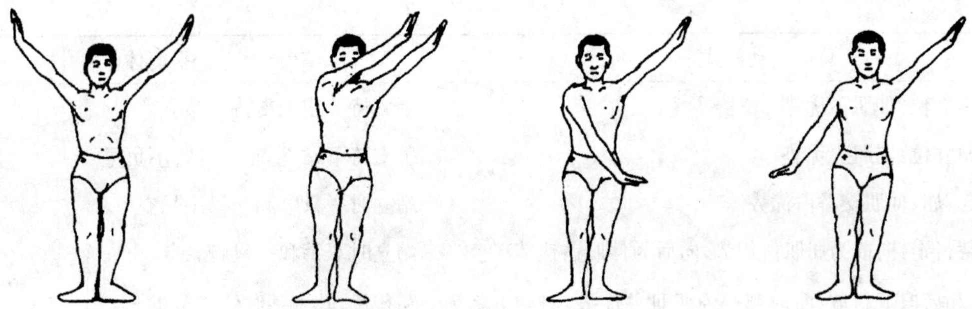

双侧对称模式　双侧不对称模式　对称交叉模式　不对称交叉模式

图 4-79 PNF 双侧模式

模式运动，例如，左侧肢体屈曲、外展，同时右侧肢体伸展、内收。

4)不对称交叉模式：在相反的方向上以相对的对角线模式运动，例如，左侧肢体屈曲、外展，同时右侧肢体伸直、外展。

2. 总体模式

总体模式是从人体发育过程中的动作和姿势中识别的。常用于治疗的形式可见表 4-1。

表 4-1 运动发育与总体运动模式表

总体运动模式	平衡体位
仰卧位翻到俯卧位：屈肌占优势	侧卧
俯卧位翻到仰卧位：伸肌占优势	侧卧
俯卧位身体转动：屈、伸肌交替占优势	俯卧时以肘和骨盆着地
俯卧位变为肘膝位：伸肌占优势	肘膝卧位
从仰卧位用手拉成坐位：屈肌占优势	坐时手前伸
过屈位变为坐位：伸肌占优势	坐时手向前支撑
肘、膝爬行：向前为屈肌占优势，向后为伸肌占优势	各种位置的肘、膝位
俯卧位变为手膝位：伸肌占优势	各种位置的手、膝位
手膝位摇摆：向前为伸肌占优势，向后为屈肌占优势	前后摇摆时手、膝位
手膝爬位：向前为屈肌占优势，向后为伸肌占优势	手、膝、足俯卧位
俯卧位变为坐位：伸肌占优势	坐时手向后支持或无支持
仰卧位变为坐位：屈肌占优势	坐时手向前支持或无支持
俯卧位变为跖行位：伸肌占优势	跖行，同侧手、足交替
跖行：向前为屈肌占优势，向后为伸肌占优势	以对角线交叉的方式跖行，有一肢体不负重
手膝位拉成站立：屈肌占优势	站立时双手抓、单膝和单足支撑
爬升和下降：爬升时屈肌占优势，下降时伸肌占优势	交叉爬升
坐位变为跪位：屈肌占优势	双膝跪行
俯卧位变为跪位：伸肌占优势	半跪(即一膝一足着地)
跪行：向前为屈肌占优势，向后为伸肌占优势	以对角线交叉的方式跪行
蹲位或坐位拉为站立位：屈肌占优势	手、足平行站立
站立位变为扶持下摇摆：向前为伸肌占优势，向后为屈肌占优势	手支持下或无支持下站立
站立位变为蹲位或坐位：屈肌占优势	手支持下或无支持下蹲位或坐位

续表

总体运动模式	平衡体位
俯卧位变为站立位:伸肌占优势	手支持下或无支持下站立位
仰卧位变为站立位:屈肌占优势	手支持下站立,有一只脚不负重
双足交替抬起:屈、伸肌交替占优势	站立时一只脚和一只手悬空
用双足尖交替行走:向前为屈肌占优势,向后为伸肌占优势	站立时双手和一只脚悬空
以手、足爬升和后退下斜坡:向前爬升为屈肌占优势,向后下降为伸肌占优势	跖行位,其中一肢体不负重
直立位爬升和下斜坡:向前爬升为屈肌占优势;向前下降为屈肌占优势;向后爬升为伸肌占优势,向后下降为伸肌占优势	分别以双手支撑、单手支撑、一手一足悬空、双手和一足悬空站立
以手、足爬升和上下楼梯:向前爬升为屈肌占优势,向后下降为伸肌占优势	分别以同侧和对侧肢体跖行
直立位爬升楼梯:向前爬升为屈肌占优势,向后下降为伸肌占优势	分别以双手和双足支撑、单手悬空、双手悬空站立
直立位下楼梯:向前下降为屈肌占优势,向后爬升为伸肌占优势 跑、跳、跃	分别以双手和双足支撑、单手悬空、单足悬空、双手悬空站立

二、临床具体操作

(一)对角线模式

1. 单侧模式

(1)头颈模式:头颈的稳定性是进行日常生活活动的基础,头颈模式可直接治疗颈部和胸部的功能障碍,也可引导躯干的运动,训练躯干肌。头颈模式包括屈或伸、侧屈和旋转3种运动成分。

1)左屈模式

A. 体位:患者坐位、俯卧位和仰卧位均可,起始位是头颈后伸、右旋伴右侧屈曲,终止位为头颈前屈、左旋伴左侧屈曲。治疗师的位置应便于观察控制头颈的运动,通常在患者头侧的起始位中点和终止位中点的连线上。

B. 治疗师手的接触:左手掌尺侧对着左侧下颌骨下面向上施加阻力,右手掌对着头顶右侧前面额部向下施加阻力以控制旋转(图4-80)。

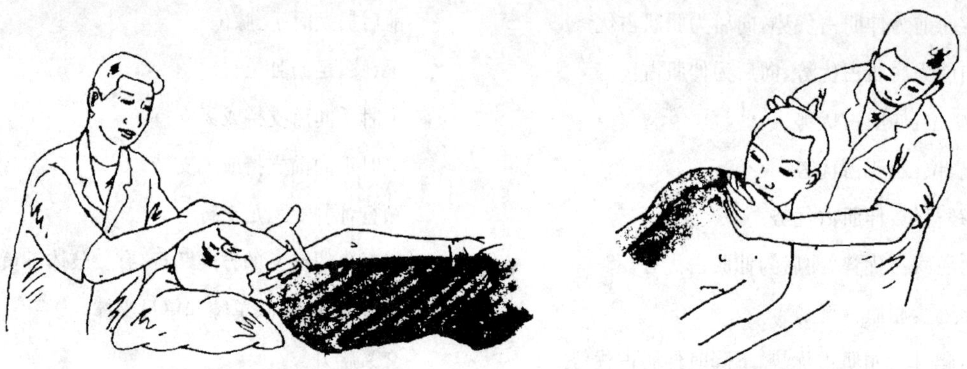

起始位:头后伸、右旋伴右侧屈　　终止位:头前屈、左旋伴左侧屈

图4-80　头颈左屈模式

C. 口令:指导患者由右上方注视转向左下方的同时,说"头向左、向下屈,一、二、三,用力,屈,转,再用力,再屈,再转……",直到认为所有的协同肌都充分收缩为止。说"一、二、三"是让患者有所准备;在说"三"时,使用牵张技术。

2)右伸模式

A. 体位:患者坐位、俯卧位和仰卧位均可,起始位是头颈前屈、左旋伴左侧屈曲,终止位为头颈后伸、右旋伴右侧屈曲。治疗师的位置通常在患者头侧的起始位中点和终止位中点的连线上。

B. 治疗师手的接触：左手掌尺侧在左侧下颌骨前面向下加阻力，右手掌在头顶右侧后面向上、向左加阻力(图 4-81)。

C. 口令：在指导患者伴随头颈活动时，眼由左下方转向右上方运动的同时，说“头向右、向上伸，一、二、三，用力，伸，转，再用力，再伸，再转……”，直到认为所有的协同肌都已充分收缩为止。在说“三”时使用牵张技术。

3)右屈模式

A. 体位：患者坐位、俯卧位和仰卧位均可，起始位是头颈后伸、左旋伴左侧屈曲，终止位为头颈前屈、右旋伴右侧屈。治疗师的位置通常在起始位中点和终止位中点的连线上。

B. 治疗师手的接触：左手掌尺侧对着右侧下颌骨下面向上施加阻力，右手掌对着头顶左侧向下加阻力以控制旋转。

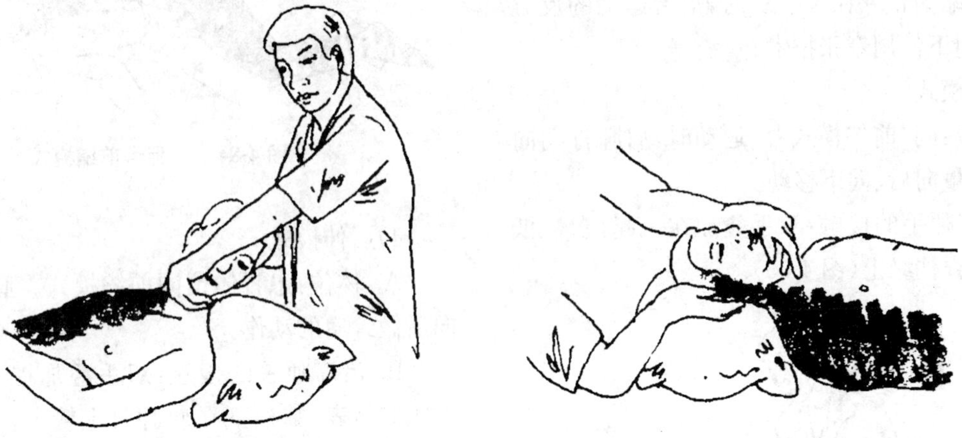

起始位：头前屈、左旋伴左侧屈　　终止位：头后伸、右旋伴右侧屈

图 4-81　头颈右伸模式

C. 口令：在指导患者眼由左上方向右下方运动的同时，说“头向右、向下屈，一、二、三，用力，屈，转，再用力，再屈，再转……”，直到认为所有的协同肌都已充分收缩为止。在说“三”时，使用牵张技术。

4)左伸模式

A. 体位：患者坐位、俯卧位和仰卧位均可，起始位是头颈前屈、右旋伴右侧屈曲，终止位为头颈后伸、左旋伴左侧屈曲。治疗师的位置通常在起始位中点和终止位中点的连线上。

B. 治疗师手的接触：左手掌尺侧在右侧下颌骨上面向下施加阻力，右手掌对着头顶左侧后面向上、向右施加阻力。

C. 口令：在指导患者眼由右下方转向左上方注视的同时，说“头向左、向上伸，一、二、三，用力，伸，再用力，再伸……”，直到认为所有的协同肌都已充分收缩为止。在说“三”时，使用牵张技术。

(2)肩胛带模式：肩胛骨虽然不直接与脊柱相连，但与肩胛骨相关的肌肉参与控制和影响颈部与胸部的功能活动。另外，上肢功能的行使也需要肩胛骨具有正常的运动和稳定性。因此，肩胛骨的训练对于颈、躯干和上肢的功能康复十分重要。肩胛带模式包括前伸—后缩和前缩—后伸两组对角线运动。

1)前伸模式

A. 体位：患者取侧卧位、髋关节和膝关节均屈曲 90°，脊柱维持正常位，头颈居中，肩胛骨居中立位，无旋转，运动时肩胛骨尽量朝鼻尖方向向上、向前移动。治疗师站在患者的身后，面部朝着患者肩顶与鼻尖连线的方向。

B. 治疗师手的接触：双手叠加在一起，外形呈“夹状手”，放在肩关节和喙突的前面。也可一只手放在上述位置，另一只手从腋下持握，手指与上面的手指相叠加，相互支持。当患者肩胛骨做前伸动作时加阻力。治疗师的上肢应放松，尽可能利用身体的重量充当阻力(图 4-82)。

C. 口令：“肩胛骨向上、向前拉，一、二、三，用力，拉，再用力，再拉……”，直到认为所有的协同肌

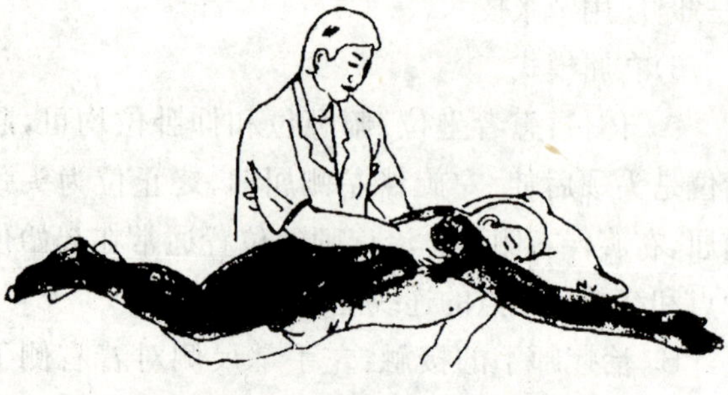

图 4-82　肩胛带前伸模式

都已充分收缩为止。在说“三”时，沿着运动的反方向即向后、向下使用牵张技术。

2)后缩模式

A. 体位：同“前伸模式”。运动时，肩胛骨朝向下段胸椎尽量向后、向下移动。

B. 治疗师手的接触：双手叠加在一起，掌根抵在肩胛骨的脊柱缘上(图 4-83)。

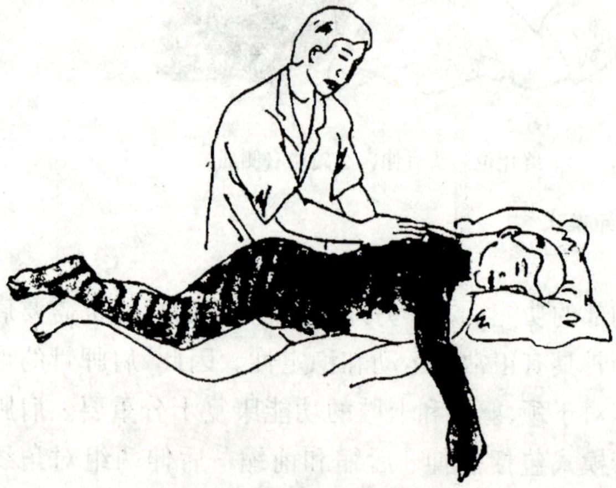

图 4-83　肩胛带后缩模式

C. 口令：“肩胛骨向后、向下推我的手，一、二、三，用力，推，再用力，再推……”，直到认为所有的协同肌都已充分收缩为止。在说“三”时，向前、向上使用牵张技术。

3)前缩模式

A. 体位：患者体位同前伸模式。治疗师站在患者头的后面，面部朝着髋关节，在肩顶与对侧髂嵴的连线上，患者的肩胛骨朝着对侧的髂嵴做向下、向前的运动。

B. 治疗师手的接触：一只手从后面握住肩胛骨的外侧缘，另一只手从前面握住喙突，但手与前臂的方向要对着对侧的髂嵴(图 4-84)。

C. 口令：“肩胛骨向肚脐推，一、二、三，用力，推，再用力，再推……”，直到认为所有的协同肌都已充分收缩为止。在说“三”时，对着对侧髂嵴使用向后、向上的牵张技术。

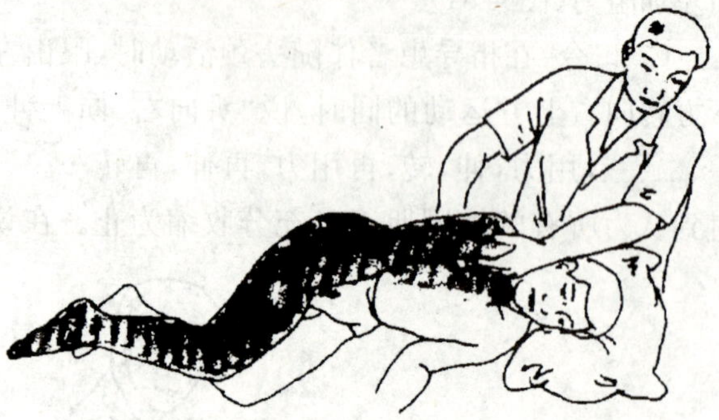

图 4-84　肩胛带前缩模式

4)后伸模式

A. 体位：患者体位同前缩模式。肩胛骨向上、向后做耸肩的动作。

B. 治疗师手的接触：双手叠加在一起放在斜方肌的体表，掌根抵在肩胛骨上缘上，阻力的方向朝着对侧髂嵴。

C. 口令：“肩胛骨向上、向后推我的手，一、二、三，用力，推，再用力，再推……”，直到认为所有的协同肌都已充分收缩为止。在说“三”时，对着对侧髂嵴使用向前、向下的牵张技术。

(3)骨盆模式：下部躯干和下肢功能的行使需要骨盆具有正常的活动和稳定性，因此，要改善下部躯干和下肢的功能必须首先对骨盆进行训练。此外，对骨盆的训练也可以通过扩散效应间接地治疗颈部和上部躯干的功能障碍。骨盆模式包括前伸—后缩和前缩—后伸两组对角线运动。

1)前伸模式

A. 体位：患者坐位、站立位和卧位均可，但常取侧卧位，侧卧位时髋膝屈曲 90°，脊柱呈中立位。治疗师站在患者的身后，面部对着对侧肩关节。骨盆向上、向前移动，同侧的躯干缩短。

B. 治疗师手的接触：双手叠加在一起呈“夹状手”，放在髂嵴上，手指在髂嵴的前方，阻力的方向为向后、向下拉(图 4-85)。

C. 口令：“骨盆向上、向前推我的手，一、二、三，用力，推，再用力，再推……”，直到认为所有的协同肌都已充分收缩为止。在说“三”时，对着对侧

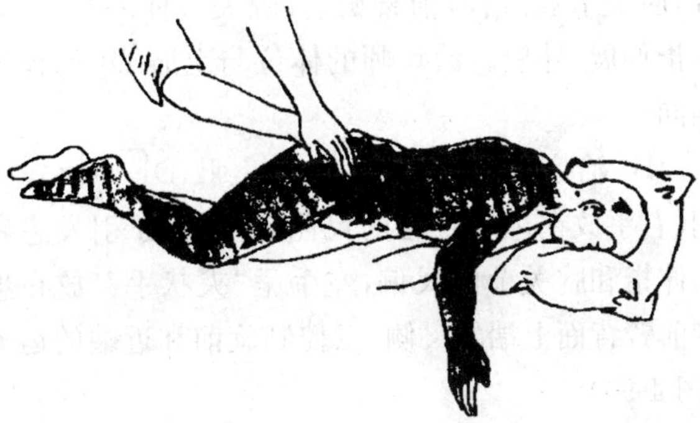

图 4-85　骨盆前伸模式

的肩关节使用向后、向下的牵张技术。

2)后缩模式

A. 体位:同“前伸模式”。骨盆向后、向下运动,同侧的躯干伸长。

B. 治疗师手的接触:双手叠加在一起,掌根放在坐骨结节上,手指朝着对侧的肩关节,阻力的方向是向前、向上推(图 4-86)。

C. 口令:“骨盆向后、向下推我的手,一、二、三,用力,推,再用力,再推……”,直到认为所有的协同肌都已充分收缩为止。在说“三”时,对着对侧的肩关节使用向前、向上的牵张技术。

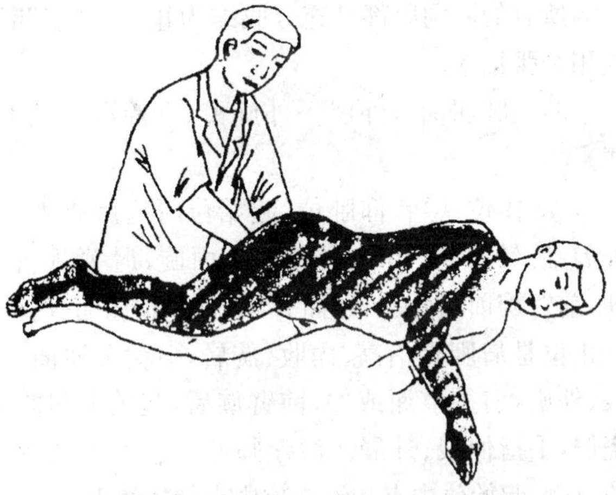

图 4-86　骨盆后缩模式

3)前缩模式

A. 体位:患者取侧卧位,屈膝 90°,屈髋 20°～30°,治疗师站在患者的身后,方向与股骨的纵轴在一条直线上。骨盆向前、向下运动,同侧的躯干伸长。

B. 治疗师手的接触:一只手放在髂骨上,手指位于髂嵴前,向后、向上加阻力;另一只手放在膝前,手指向后加阻力(图 4-87)。

C. 口令:“骨盆向下、向前推我的手,一、二、三,用力,推,再用力,再推……”,直到认为所有的协同肌都已充分收缩为止。在说“三”时,沿着股骨的纵轴向后、向上做牵张技术。

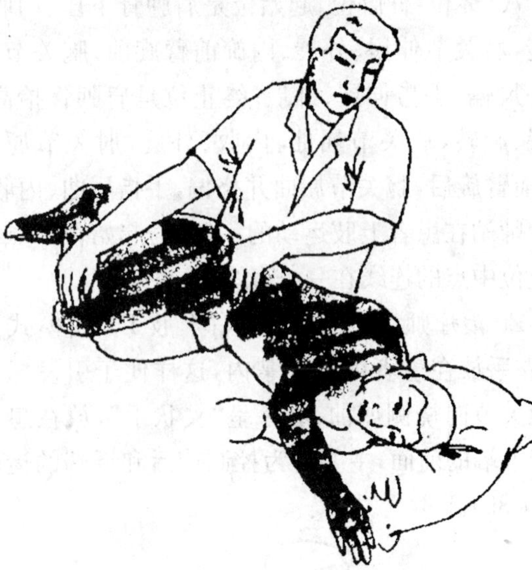

图 4-87　骨盆前缩模式

4)后伸模式

A. 体位:同“前伸模式”。骨盆向上、向后运动,同侧的躯干缩短。

B. 治疗师手的接触:双手叠加在一起,掌根放在髂嵴上,阻力方向为向下、向前(图 4-88)。

C. 口令:“骨盆向上、向后推我的手,一、二、三,用力,推,再用力,再推……”,直到认为所有的协同肌都已充分收缩为止。在说“三”时,沿着运动的方向使用向下、向前的牵张技术。

(4)上肢模式:用于治疗肌无力、协调障碍和关

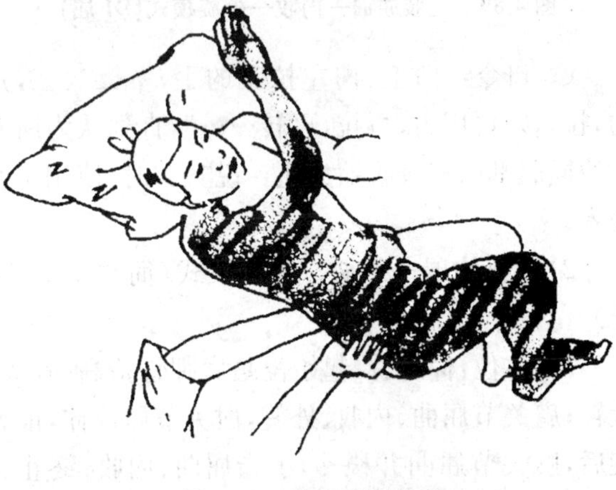

图 4-88　骨盆后伸模式

节活动受限而引起的功能障碍，也可以通过抗阻对身体其他部位的肌肉产生扩散效应。上肢模式包括屈曲—外展—外旋和伸展—内收—内旋、屈曲—内收—外旋和伸展—外展—内旋两组对角线运动。

1）上肢屈曲—内收—外旋模式（简称上肢D1屈）

A. 体位：仰卧位，起始位是肩胛骨下压、内收、旋转，肩关节伸展、外展、内旋前臂旋前，腕关节伸展并尺偏，手指伸展、外展；终止位是肩胛骨抬高、外展、旋转，肩关节屈曲、内收、外旋，肘关节屈或伸，前臂旋后，腕关节屈曲并桡偏，手指屈曲、内收。治疗师站在患者上肢运动的一侧，与起始位中点和终止位中点的连线在一条直线上。

B. 治疗师手的接触：以右上肢D1屈模式为例，左手放在患者的右手掌内，这样便于引发抓握和腕关节向桡侧屈曲，右手呈“夹状手”，放在患者前臂上端的前面，主要是为控制旋后和近端的运动（图4-89）。

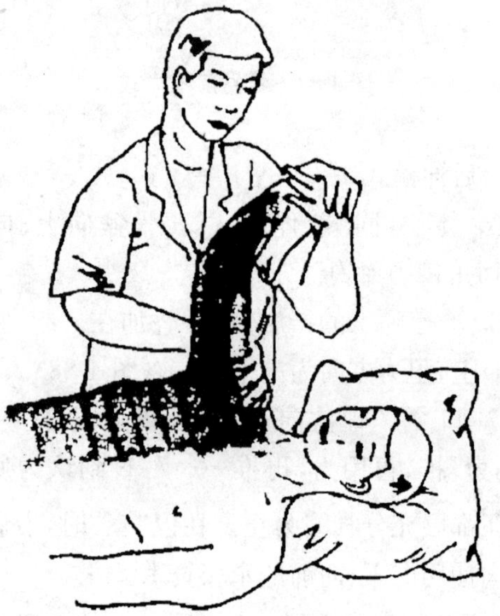

图4-89 上肢屈曲—内收—外旋模式（D1屈）

C. 口令：“向上、向左拉我的手，一、二、三，用力，拉，转，再用力，再拉，再转……”，直到认为所有的协同肌都已充分收缩为止。说“三”时，使用牵张技术。

2）上肢伸展—外展—内旋模式（简称上肢D1伸）

A. 体位：仰卧位，起始位是肩胛骨抬高、外展、旋转，肩关节屈曲、内收、外旋，肘关节屈或伸，前臂旋后，腕关节屈曲并桡偏，手指屈曲、内收；终止位是肩胛骨下压、内收、旋转，肩关节伸展、外展、内旋，肘关节屈或伸，前臂旋前，腕关节伸展并尺偏，手指伸展、外展。治疗师的体位与上肢D1屈模式相同。

B. 治疗师手的接触：以右上肢D1伸模式为例，右手放在患者手背的尺侧，这样便于引发患者的伸指和腕关节的尺偏，左手呈“夹状手”，放在患者前臂背面上端的尺侧，以控制旋前和近端的运动（图4-90）。

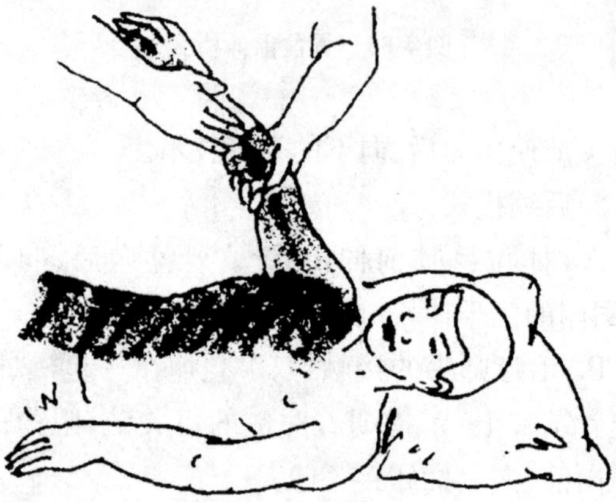

图4-90 上肢伸展—外展—内旋模式（D1伸）

C. 口令：“手张开，向下、向右推我的手，一、二、三，用力，推，转，再用力，再推，再转……”直到认为所有的协同肌都已充分收缩为止。说“三”时，使用牵张技术。

3）上肢屈曲—外展—外旋模式（简称上肢D2屈）

A. 体位：患者仰卧位，起始位时肩胛骨下压、外展、旋转，肩关节伸展、内收、内旋，肘关节屈或伸，前臂旋前，腕关节屈曲并尺偏，手指屈曲、内收；终止位是肩胛骨抬高、内收、旋转，肩关节屈曲、外展、外旋，肘关节屈或伸，前臂旋后，腕关节屈曲并桡偏，手指伸展、外展。治疗师站在患者上肢运动的一侧，起始位中点和终止位中点的连线上。

B. 治疗师手的接触：以右上肢D2屈模式为例，左手手指的掌面放在患者右手和腕关节背面的桡侧，以便于引发患者伸指和腕关节的桡偏；右手手掌放在患者前臂上端背面的桡侧，以控制旋后和近端的运动（图4-91）。

C. 口令：“手张开，向上、向右拉我的手，一、二、三，用力，拉，转，再用力，再拉，再转……”，直到认为所有的协同肌都已充分收缩为止。在说“三”时，使用牵张技术。

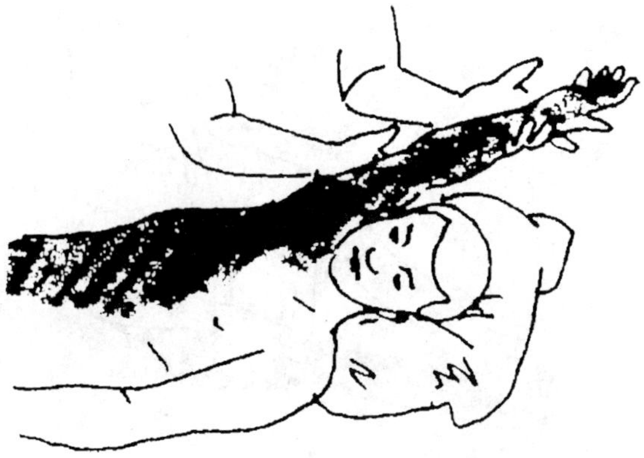

图 4-91 上肢屈曲—外展—外旋模式(D2 屈)

4)上肢伸展—内收—内旋模式(简称上肢 D2 伸)

A. 体位:患者仰卧位,起始位是肩胛骨抬高、内收、旋转,肩关节屈曲、外展、外旋,肘关节屈或伸,前臂旋后,腕关节屈曲并桡偏,手指伸展、外展;终止位是肩胛骨下压、外展、旋转,肩关节伸展、内收、内旋,肘关节屈或伸,前臂旋前,腕关节屈曲并尺偏,手指屈曲、内收。治疗师的体位与上肢 D2 屈模式相同。

B. 治疗师手的接触:以右上肢 D2 伸模式为例,右手放在患者手掌内,以便于引发患者的手指的抓握和腕关节的屈曲及尺偏,左手呈“夹状手”,放在前臂上端前面的尺侧以控制旋前和近端的运动(图 4-92)。

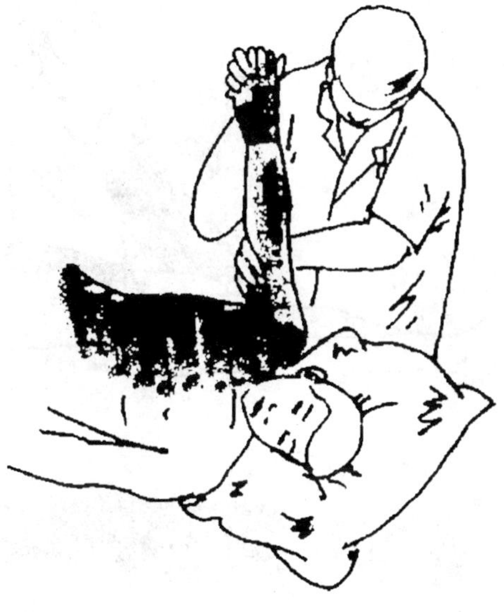

图 4-92 上肢伸展—内收—内旋模式(D2 伸)

C. 口令:“向下、向左推我的手,一、二、三,用力,推,转,再用力,再推,再转……”,直到认为所有的协同肌都已充分收缩为止。在说“三”时,沿着运动的反方向使用牵张技术。

(5)下肢模式:用于治疗因肌无力、协调障碍和关节活动受限而引起的下肢运动功能障碍,也可以通过抗阻对身体其他部位的肌肉产生扩散效应。下肢模式包括屈曲—外展—内旋和伸展—内收—外旋、屈曲—内收—外旋和伸展—外展—内旋两组对角线运动。

1)下肢屈曲—内收—外旋模式(简称下肢 D1 屈)

A. 体位:患者仰卧位,起始位是髋关节伸展、外展、内旋,膝关节屈或伸,踝关节跖屈并外翻,脚趾向外侧屈曲;终止位是髋关节屈曲、内收、外旋,膝关节屈或者伸,踝关节背屈并内翻,脚趾向内侧伸展。治疗师站在患者运动的下肢一侧,与起始位中点和终止位中点的连线在一条直线上。

B. 治疗师手的接触:以右下肢为例,右手掌放在足背内侧,左手压在大腿的前内侧(图 4-93)。

C. 口令:“向上抬脚,向上、向左拉我的手,一、二、三,用力,拉,转,再用力,再拉,再转……”,直到认为所有的协同肌都已充分收缩为止。配合视觉刺激可增加疗效。在说“三”时,沿着运动的反方向使用牵张技术。

2)下肢伸展—外展—内旋模式(简称下肢 D1 伸)

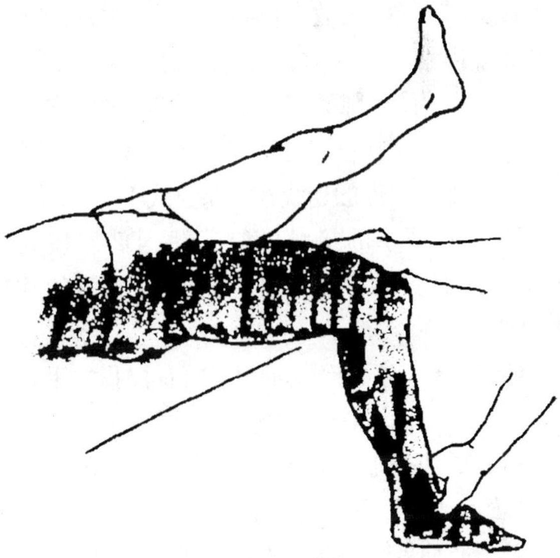

图 4-93 下肢屈曲—内收—外旋模式起始位(D1 屈)

A. 体位:患者仰卧位,起始位是髋关节屈曲、内收、外旋,膝关节屈或伸,踝关节背屈并内翻,脚趾向内侧伸展；终止位是髋关节伸展、外展、内旋，膝关节屈或者伸，踝关节跖屈并外翻，脚趾向外侧屈曲。治疗师的位置与下肢D1屈模式相同。

B. 治疗师手的接触：以右下肢D1伸模式为例，右手掌压在右足底的外侧，左手掌压在大腿的后外侧(图4-94)。

C. 口令："向下伸脚，向下、向右推我的手，一、二、三，用力，推，转，再用力，再推，再转……"，直到认为所有的协同肌都已充分收缩为止。在说"三"时，沿着运动的反方向使用牵张技术。

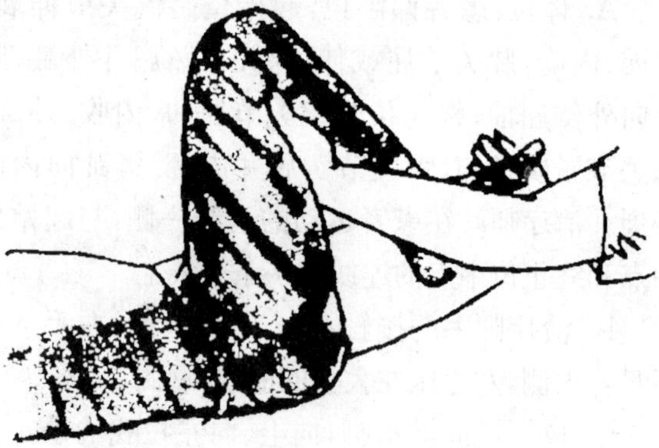

图4-94　下肢伸展—外展—内旋模式的起始位(D1伸)

3)下肢屈曲—外展—内旋模式(简称下肢D2屈)

A. 体位：患者仰卧位，要稍向对侧倾斜，起始位是髋关节伸展、内收、外旋，膝关节屈或伸，踝关节跖屈并内翻，脚趾向内侧屈曲；终止位是髋关节屈曲、外展、内旋，踝关节背屈并外翻，脚趾向外侧伸展。治疗师站在患者运动的下肢一侧，与起始位中点和终止位中点的连线在一条直线上。

B. 治疗师手的接触：以右下肢D2屈模式为例，右手压在右足背的外侧，左手压在大腿的前外侧4(图4-95)。

C. 口令："向上抬脚，向上、向右拉我的手，一、二、三，用力，拉，转，再用力，再拉，再转……"，直到认为所有的协同肌都已充分收缩为止。在说"三"时，沿着运动的反方向使用牵张技术。

4)下肢伸展—内收—外旋模式(简称D2伸)

A. 体位：患者仰卧位，起始位是髋关节屈曲、外展、内旋，膝关节屈或伸，踝关节背屈并外翻，脚趾向外侧伸展；终止位是髋关节伸展、内收、外旋，膝关节屈或者伸，踝关节跖屈并内翻，脚趾向内侧

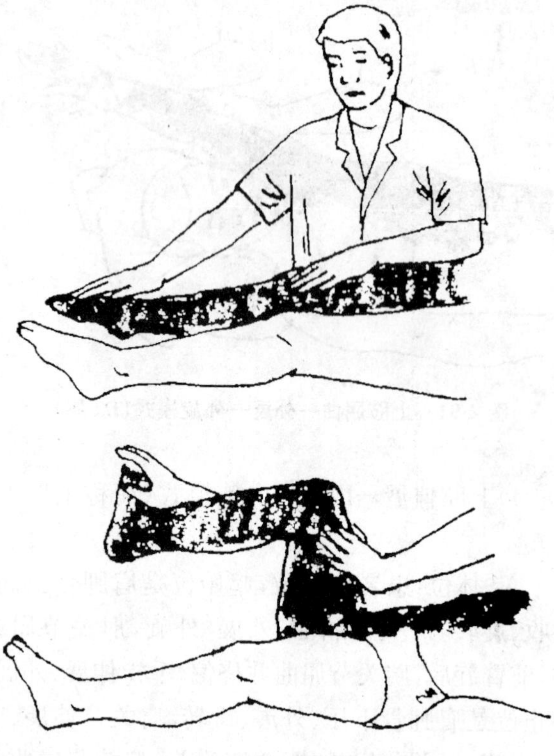

图4-95　下肢屈曲—外展—内旋模式(D2屈)

屈曲。治疗师的位置与下肢D2屈模式相同。

B. 治疗师手的接触：以右下肢D2伸模式为例，右手掌压在右足底的内侧，左肘部从下面托住患者的右侧膝关节，用左前臂前面的外侧对抗患者大腿的后内侧(图4-96)。

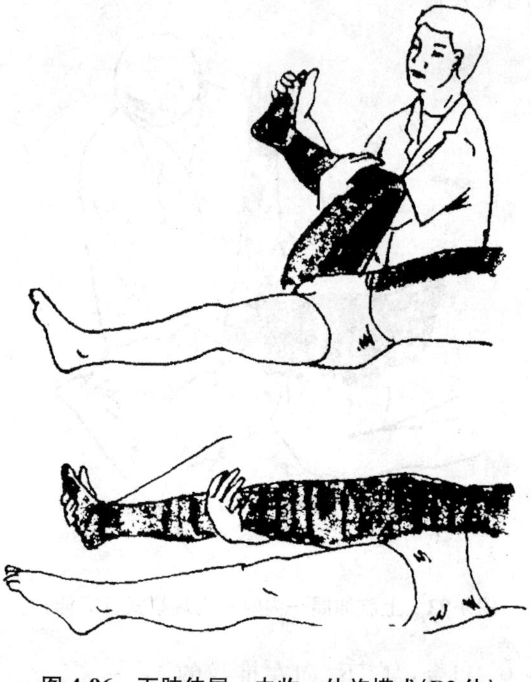

图4-96　下肢伸展—内收—外旋模式(D2伸)

C. 口令:“向下伸脚,向下、向右推我的手,一、二、三,用力,推,转,再用力,再推,再转……”,直到认为所有的协同肌都已充分收缩为止。在说“三”时,沿着运动的反方向使用牵张技术。

(6)躯干模式:强有力的躯干是身体具有良好功能的保证。当躯干能够有效地移动和稳定时,对上肢和下肢的控制将获得明显的改善作用。例如,下部躯干模式所产生的扩散效应可间接地改善头颈和肩胛骨的功能,上部躯干模式也可通过移动骨盆来训练患者的髋部。躯干模式包括屈曲或伸展、侧屈和旋转3种运动成分。

1)上部躯干模式——“下砍”

A. 体位:以右侧偏瘫为例,患者仰卧位和坐位均可,左手握住右手腕部。起始位是左上肢呈D2屈模式、右上肢呈D1屈模式,终止位是左上肢呈D2伸模式、右上肢呈D1伸模式。治疗师站在患者患侧,面部朝着左上方,方向与右上肢D1对角线一致,运动中身体要随着动作的进行逐渐向右侧旋转。

B. 治疗师手的接触:左手掌压在患者前额的右前外侧,右手呈“夹状手”,压在患者右手背面的尺侧(图4-97)。

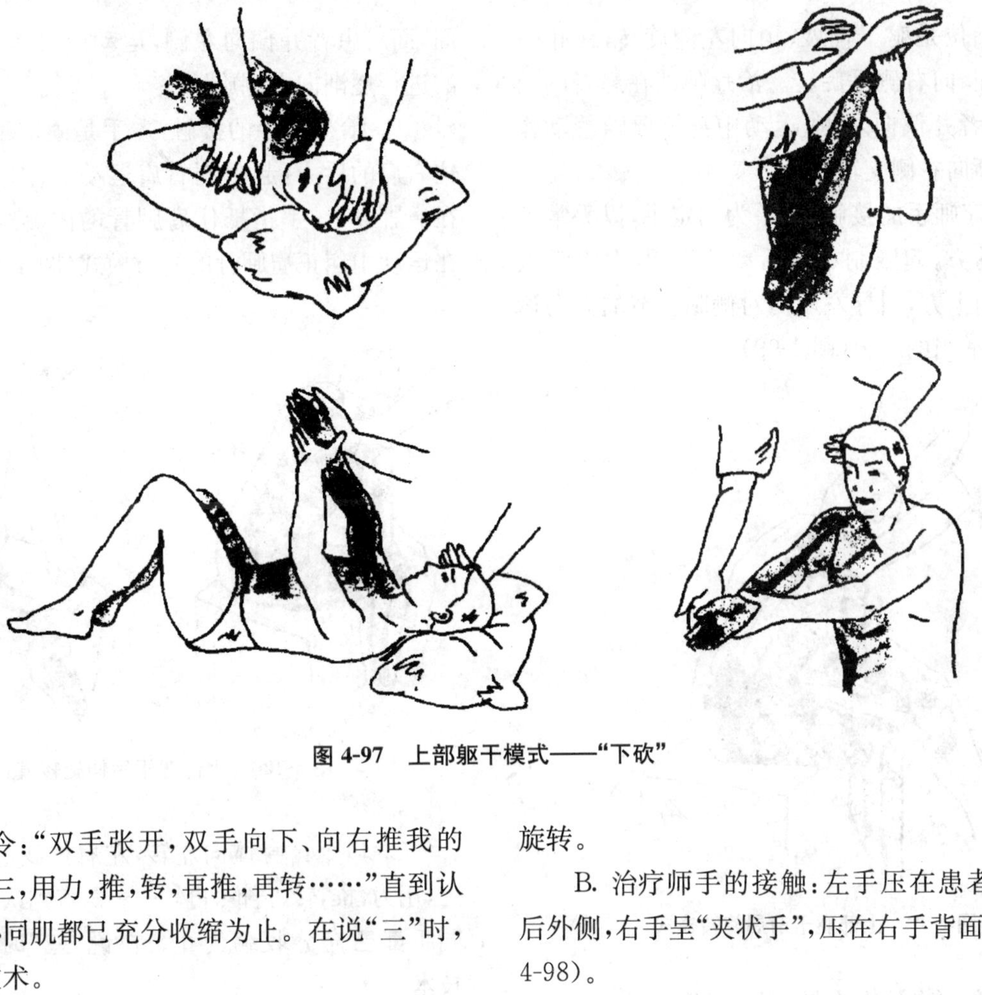

图4-97　上部躯干模式——“下砍”

C. 口令:“双手张开,双手向下、向右推我的手,一、二、三,用力,推,转,再推,再转……”直到认为所有的协同肌都已充分收缩为止。在说“三”时,使用牵张技术。

2)上部躯干模式——“上提”

A. 体位:以右侧偏瘫为例,患者仰卧位和坐位均可,左手握住右手腕部。起始位是左上肢呈D1伸模式、右上肢呈D2伸模式,终止位是左上肢呈D1屈模式、右上肢呈D2屈模式。治疗师站在患者右侧,面部朝着左下方,方向与右上肢D2对角线一致。运动中身体要随着动作的进行逐渐向右倾旋转。

B. 治疗师手的接触:左手压在患者头部的右后外侧,右手呈“夹状手”,压在右手背面的桡侧(图4-98)。

C. 口令:“双手张开,双手向上、向右拉我的手,一、二、三,用力,拉,转,再用力,再拉,再转……”,直到认为所有的协同肌都已充分收缩为止。视觉刺激的使用方法是,告诉患者运动时眼睛随着右手转动。在说“三”时,使用牵张技术。

3)上部躯干前屈旋转模式

A. 体位:以左侧偏瘫为例,患者仰卧位和坐位

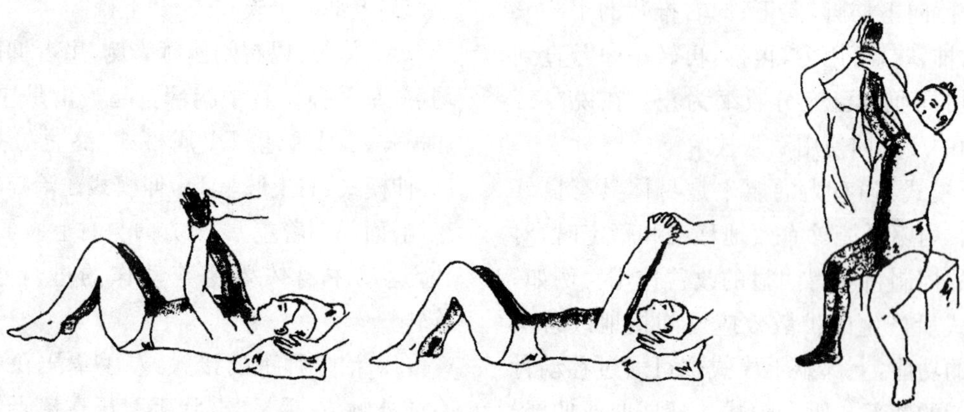

图 4-98 上部躯干模式——"上提"

均可。起始位是躯干伸展、稍向左侧旋转，终止位是躯干前屈、向右侧垂旋转。治疗师站在患者的前面，面对患者并偏向左侧，运动中身体要随着动作的进行逐渐向右侧旋转。

B. 治疗师手的接触：左手为固定手，以手掌抵住患者右前方，起限制右肩活动的作用，右手掌放在左肩的前上方，引导左肩向对侧膝关节的方向运动，并给以适当的阻力(图 4-99)。

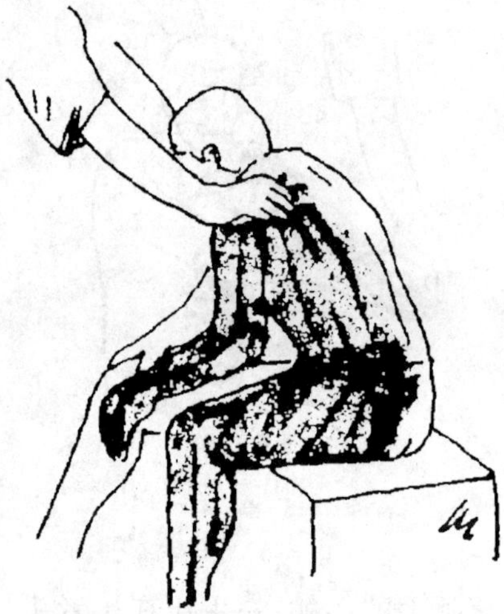

图 4-99 上部躯干前屈旋转模式

C. 口令："身体向右转，左肩推我的手，一、二、三，用力，推，转，再推，再转……"，直到认为所有的协同肌都已充分收缩为止。在说"三"时，使用牵张技术。

4)上部躯干后伸旋转模式

A. 体位：以左侧偏瘫为例，患者仰卧位和坐位均可。起始位是躯干稍前屈、向右侧旋转。终止位是躯干后伸、向左侧旋转。治疗师站在患者的前面，面对患者并偏向左侧，运动中身体要随着动作的进行逐渐向左侧旋转。

B. 治疗师手的接触：左手是固定手，以手掌抵住右肩的后方，起限制右肩运动的作用；右手掌放在肩胛骨上，手指抵住肩胛骨的内侧缘，其作用是在运动中纠正肩胛骨的异常模式(图 4-100)。

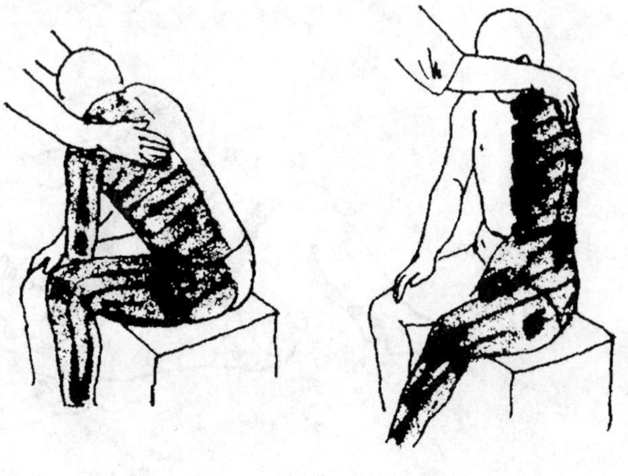

图 4-100 上部躯干后伸旋转模式

C. 口令："身体向左转，左肩推我的手，一、二、三，用力，推，转，再推，再转……"，直到认为所有的协同肌都已充分收缩为止。在说"三"时，使用牵张技术。

5)下部躯干屈曲模式

A. 体位：以右侧偏瘫为例，患者仰卧位。起始位是左下肢呈 D2 伸模式、右下肢呈 D1 伸模式，终止位是左下肢呈 D2 屈模式、右下肢呈 D1 屈模式。治疗师站在患者的右侧，面部朝着患者左上方，方向与右下肢 D1 对角线一致，运动中身体的重心要随着动作的进行逐渐抬高。

B. 治疗师手的接触：左手和左前臂压在大腿远端的前面，右手掌压在双脚背面（图 4-101）。

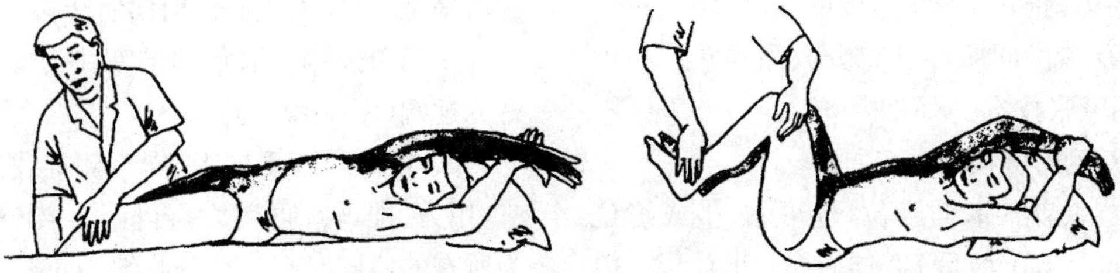

图 4-101 下部躯干屈曲模式

C. 口令："抬脚、双腿向上推我的手，一、二、三，用力，推，转，再用力，再推，再转……"，直到认为所有的协同肌都已充分收缩为止。在说"三"时，使用牵张技术。

6）下部躯干伸展模式

A. 体位：以右侧偏瘫为例，患者仰卧位。起始位是左下肢呈 D2 屈模式、右下肢呈 D2 屈模式，终止位是左下肢呈 D2 伸模式、右下肢呈 D1 伸模式。治疗师站在患者的右侧，面部朝着患者左上方，方向与右下肢 D1 对角线一致，运动中身体的重心要随着动作的进行逐渐抬高。

B. 治疗师手的接触：左手和左前臂压在大腿远端的前面，右手掌压在双脚背面（图 4-102）。

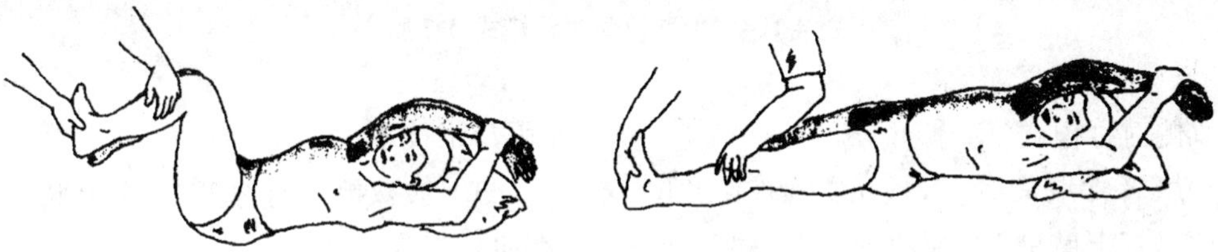

图 4-102 下部躯干伸展模式

C. 口令："伸脚、双腿向下推我的手，一、二、三，用力，推，转，再用力，再推，再转……"，直到认为所有的协同肌都已充分收缩为止。在说"三"时，使用牵张技术。

2. 双侧模式

（1）上肢双侧模式

1）上肢双侧对称模式（D1 屈）

A. 体位：患者通常取仰卧位，也可站、坐或跪位进行。起始位是双上肢呈 D1 伸展模式即伸展—外展—内旋，终止位是双上肢呈 D1 屈曲模式即屈曲—内收—外旋。治疗师位于患者的头端，身体偏向患者的健侧，操作过程中身体的姿势由前弓步变为后坐位，身体的重心由前向后转移。

B. 手的接触：治疗师的双手分别以虎口处着力握住患者前臂的远端（图 4-103）。

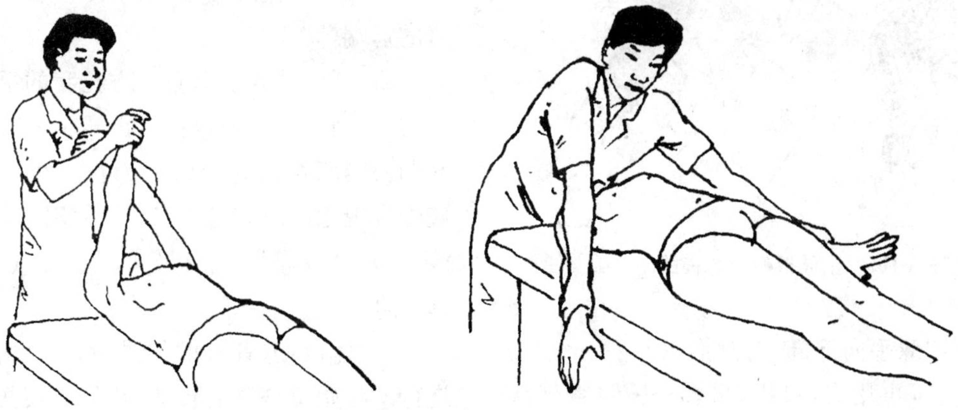

图 4-103 上肢双侧对称模式

C. 口令："双手分别向上、向对侧推我的手，一、二、三，用力，推，转，再用力，再推，再转……"，直到认为所有的协同肌都已充分收缩为止。在说"三"时，使用牵张技术。

2)上肢双侧对称模式(D2屈)

A. 体位：患者常取仰卧位，也可站、坐或跪位进行。起始位是双上肢呈D2伸展模式即伸展—内收—内旋，终止位是双上肢呈D2屈曲模式即屈曲—外展—外旋。治疗师位于患者头端，身体偏向患者的健侧，在操作过程中身体的姿势由前弓步变为后坐位，身体的重心由前向后转移。

B. 手的接触：治疗师的双手分别握住患者前臂的远端(图4-104)。

C. 口令："双手向上、向对侧推我的手，一、二、三，用力，推，转，再用力，再推，再转……"，直到认为所有的协同肌都已充分收缩为止。在说"三"时，使用牵张技术。

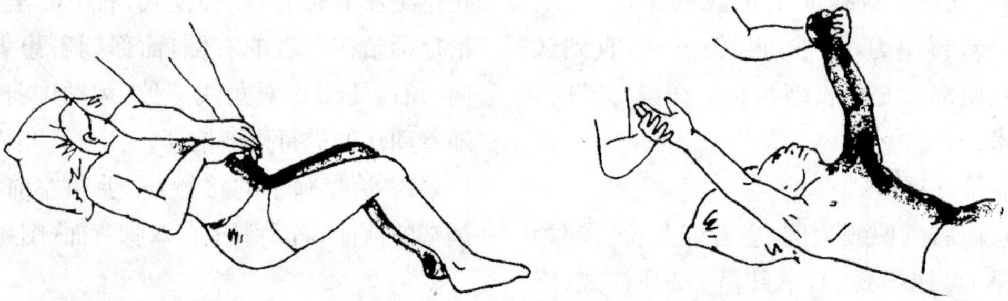

图 4-104 上肢双侧对称模式(D2屈)

3)上肢双侧对称模式(D2伸)

A. 体位：患者常取仰卧位，也可站、坐或跪位进行。起始位是双上肢呈D2屈曲模式即屈曲—外展—外旋，终止位双上肢呈D2伸展模式即伸展—内收—内旋。治疗师位于患者的头端，身体偏向患者的健侧。在操作过程中身体的姿势由后坐位变为前弓步，身体的重心由后向前转移。

B. 手的接触：治疗师的双手分别握住患者前臂的远端(图4-105)。

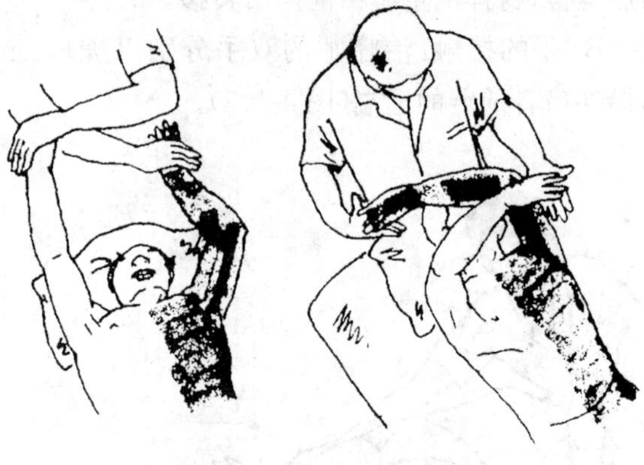

图 4-105 上肢双侧对称模式

C. 口令："双手向下、向对侧推我的手，一、二、三，用力，推，转，再用力，再推，再转……"，直到认为所有的协同肌都已充分收缩为止。在说"三"时，使用牵张技术。

4)上肢双侧不对称模式(左上肢D1屈，右上肢D2屈)

A. 体位：患者常取仰卧位，也可站、坐或跪位进行。起始位左上肢呈D1伸展模式即伸展—外展—内旋、右上肢呈D2伸展模式即伸展—内收—内旋，终止位是左上肢呈D1屈曲模式即屈曲一内收—外旋、右上肢呈D2屈曲模式即屈曲—外展—外旋。治疗师位于患者头端，身体偏向右侧，方向与右肩关节和左髋关节的连线一致。在操作过程中身体的姿势由前弓步变为后坐位，身体的重心由前向后转移。

B. 手的接触：治疗师的双手分别握住患者前臂的远端(图4-106)。

C. 口令："双手向右上方拉我的手，一、二、三，用力，拉，转，再用力，再拉，再转……"，直到认为所有的协同肌都已充分收缩为止。在操作的后半程应配合视觉刺激，在说"三"时，使用牵张技术。

5)上肢双侧不对称模式(左上肢D1伸，右上肢D2伸)

A. 体位：患者常取仰卧位，也可站、坐或跪位进行。起始位是左上肢呈D1屈曲模式即屈曲—内收—外旋，右上肢呈D2屈曲模式即屈曲—外展—

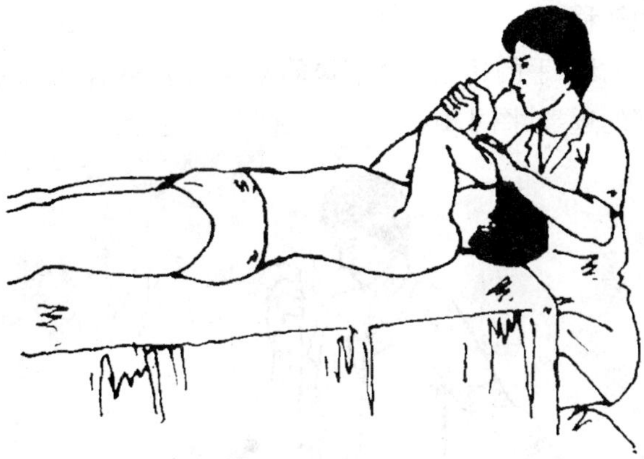

图 4-106　上肢双侧不对称模式(左上肢 D1 屈,右上肢 D2 屈)

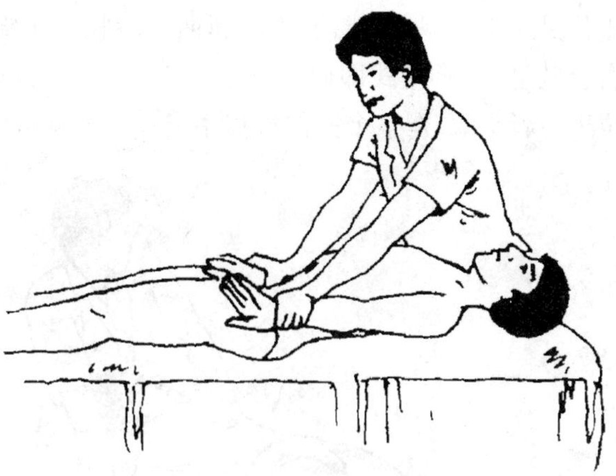

图 4-107　上肢双侧不对称模式(左上肢 D1 伸,右上肢 D2 伸)

外旋,终止位是左上肢呈 D1 伸展模式即伸展—外展—内旋,右上肢呈 D2 伸展模式即伸展—内收—内旋。治疗师位于患者头端,身体偏向右侧,方向与右肩关节和左髋关节的连线一致。在操作过程中身体的姿势由后坐位变为前弓步,身体的重心由后向前转移。

B. 手的接触:治疗师的双手分别握住患者前臂的远端(图 4-107)。

C. 口令:“双手向下方推我的手,一、二、三,用力,推,转,再用力,再推,再转……”,直到认为所有的协同肌都已充分收缩为止。在说“三”时,使用牵张技术。

6)上肢双侧对称交叉模式(左上肢 D1 伸,右上肢 D1 屈)

A. 体位:患者常取仰卧位,也可站或坐位进行。起始位是左上肢呈 D1 屈模式即屈曲—内收—外旋、右上肢呈 D1 伸模式即伸展—外展—内旋,终止位是左上肢呈 D1 伸模式即伸展—外展—内旋、右上肢呈 D1 屈模式即屈曲—内收—外旋。治疗师位于患者的头端,在整个过程中身体由右侧向左侧转移。

B. 手的接触:治疗师的双手分别握住患者前臂的远端(图 4-108)。

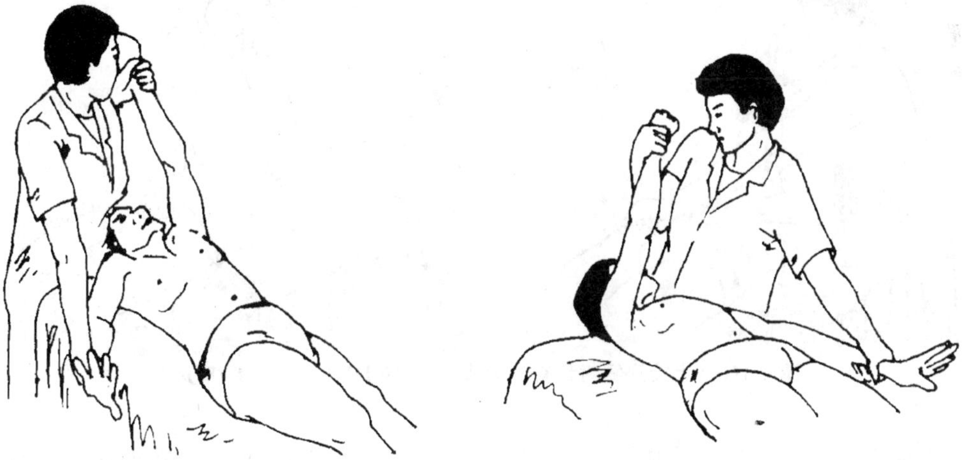

图 4-108　上肢双侧对称交叉模式(左上肢 D1 伸,右上肢 D1 屈)

C. 口令:“左推右拉,一、二、三,用力,左推右拉,注意转,再用力……”,直到认为所有的协同肌都已充分收缩为止。在说“三”时,使用牵张技术。

7)上肢双侧对称交叉模式(左上肢 D1 屈,右上肢 D1 伸)

A. 体位:患者常取仰卧位,也可站或坐位进行。起始位是左上肢呈 D1 伸模式即伸展—外展—内旋、右上肢呈 D1 屈模式即屈曲—内收—外旋,终止位是左上肢呈D1屈模式即屈曲—内收—外旋、右上肢呈D1伸模式即伸展—外展—内旋。治疗师位于患者头端，在整个操作过程中身体由左侧向右侧转移。

B. 手的接触：治疗师的双手分别握住患者前臂的远端（图4-109）。

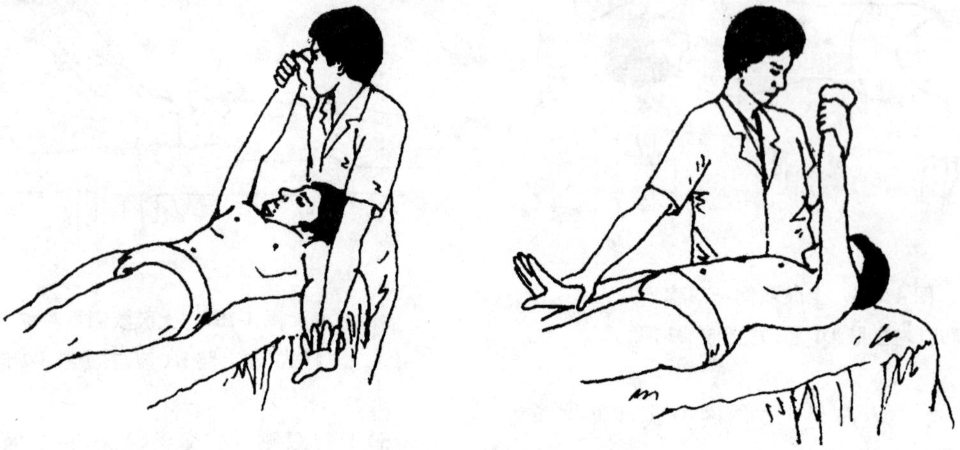

图4-109　上肢双侧对称交叉模式（左上肢D1屈，右上肢D1伸）

C. 口令："左拉右推，一、二、三，用力，左拉右推，注意转，再用力……"，直到认为所有的协同肌都已充分收缩为止。说"三"时，使用牵张技术。

8）上肢双侧对称交叉模式（左上肢D2伸，右上肢D2屈）

A. 体位：患者常取仰卧位，也可站或坐位进行。起始位是左上肢呈D2屈模式即屈曲—外展—外旋、右上肢呈D2伸模式即伸展—内收—内旋，终止位是左上肢呈D2伸模式即伸展—内收—内旋、右上肢呈D2屈模式即屈曲—外展—外旋。治疗师位于患者头端，在整个操作过程中身体由右侧向左侧转移。

B. 手的接触：治疗师的双手分别握住患者前臂的远端（图4-110）。

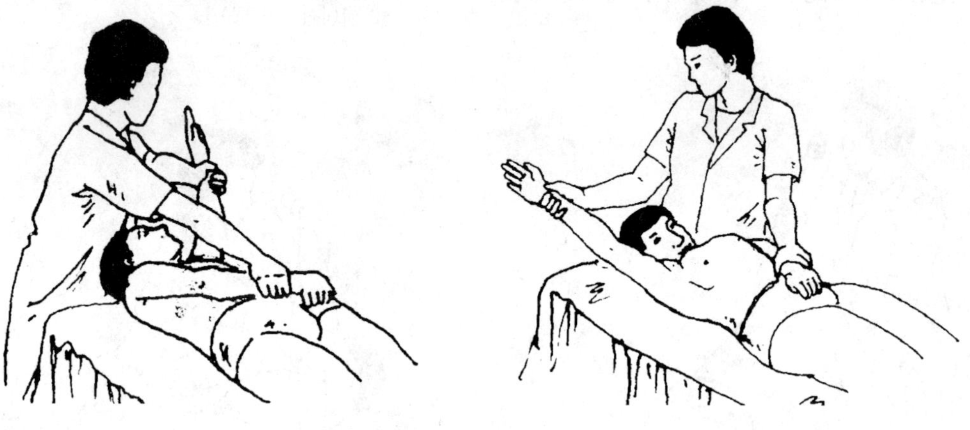

图4-110　上肢双侧对称交叉模式（左上肢D2伸，右上肢D2屈）

C. 口令："左推右拉，一、二、三，用力，左推右拉，注意转，再用力……"，直到认为所有的协同肌都已充分收缩为止。在说"三"时，使用牵张技术。

9）上肢双侧对称交叉模式（左上肢D2屈，右上肢D2伸）

A. 体位：患者常取仰卧位，也可站或坐位进行。起始位是左上肢呈D2伸模式即伸展—内收—内旋、右上肢呈D2屈模式即屈曲—外展—外旋，终止位是左上肢呈D2屈模式即屈曲—外展—外旋、右上肢呈D2伸模式即伸展—内收—内旋。治疗师位于患者头端，在整个操作过程中身体由左侧向右侧转移。

B. 手的接触：治疗师的双手分别握住患者前臂的远端（图4-111）。

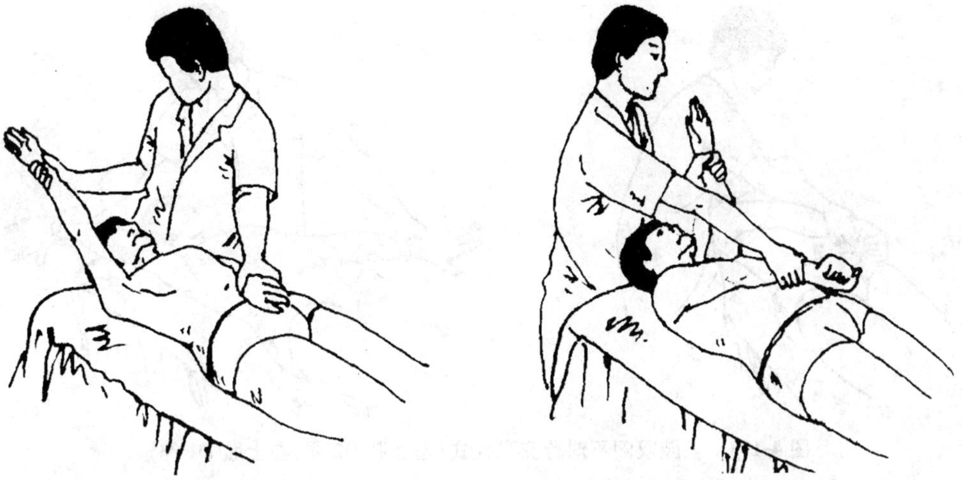

图 4-111　上肢双侧对称交叉模式(左上肢 D2 屈,右上肢 D2 伸)

C. 口令:“左拉右推,一、二、三,用力,左拉右推,注意转,再用力……”,直到认为所有的协同肌都已充分收缩为止。在说“三”时,使用牵张技术。

10)上肢双侧不对称交叉模式(左上肢 D2 伸,右上肢 D1 屈)

A. 体位:患者常取仰卧位,也可站或坐位进行。起始位是左上肢呈 D2 屈模式即屈曲—外展—外旋、右上肢呈 D1 伸模式即伸展—外展—内旋,终止位是左上肢呈 D2 伸模式即伸展—内收—内旋、右上肢呈 D1 屈模式即屈曲—内收—外旋。治疗师位于患者头端,在整个操作过程中身体由患者右侧向左侧转移。

B. 手的接触:治疗师的双手分别握住患者前臂的远端(图 4-112)。

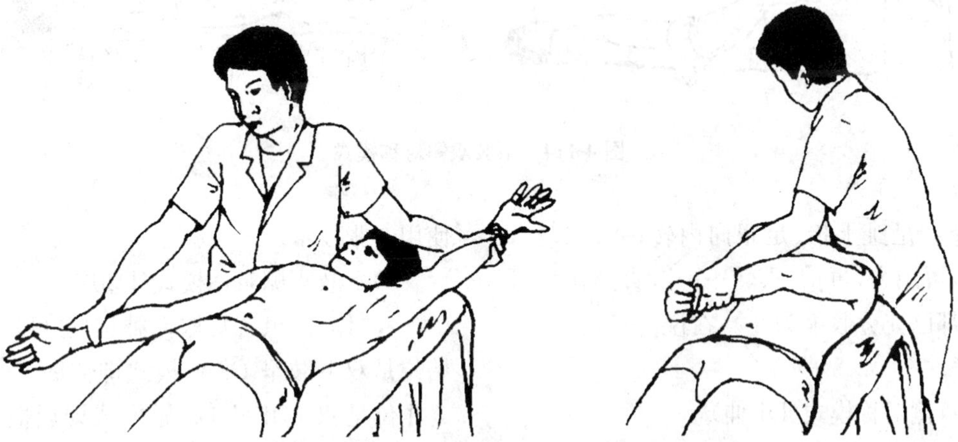

图 4-112　上肢双侧不对称交叉模式(左上肢 D2 伸,右上肢 D1 屈)

C. 口令:“左推右拉,一、二、三,用力,左推右拉,注意转,再用力……”,直到认为所有的协同肌都已充分收缩为止。在说“三”时,使用牵张技术。

11)上肢双侧不对称交叉模式(左上肢 D2 屈,右上肢 D1 伸)

A. 体位:患者常取仰卧位,也可站或坐位进行。起始位是左上肢呈 D2 伸模式即伸展—内收—内旋、右上肢呈 D1 屈模式即屈曲—内收—外旋,终止位是左上肢呈 D2 屈模式即屈曲—外展—外旋、右上肢呈 D1 伸模式即伸展—外展—内旋。治疗师位于患者头端,在整个操作过程中身体由患者左侧向右侧转移。

B. 手的接触:治疗师的双手分别握住患者前臂的远端(图 4-113)。

C. 口令:“左拉右推,一、二、三,用力,左拉右推,注意转,再用力……”,直到认为所有的协同肌

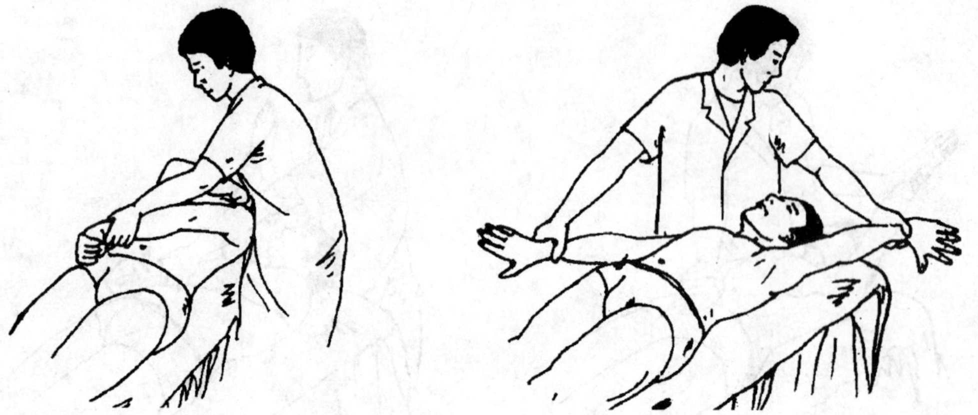

图 4-113 上肢双侧不对称交叉模式(左上肢 D2 屈,右上肢 D1 伸)

都已充分收缩为止。说“三”时,使用牵张技术。

(2)下肢双侧模式

1)下肢双侧对称模式(D1 屈)

A. 体位:患者常取仰卧位,坐位也可进行。起始位是双下肢呈 D1 伸模式,即伸展—外展—内旋,终止位是双下肢呈 D1 屈模式即屈曲—内收—外旋。治疗师位于患者的足端,居中,在整个操作过程中身体的重心由低向高转移。

B. 手的接触:治疗师的双手分别按在患者双足背的前半部和足趾上,着力点在内侧(图 4-114)。

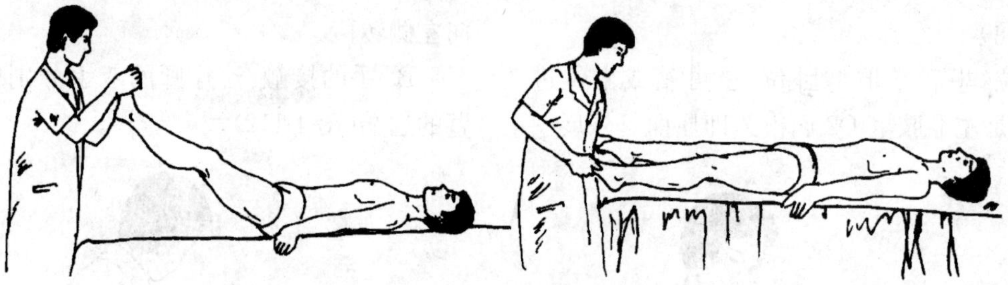

图 4-114 下肢双侧对称模式

C. 口令:“足趾上抬、足跟向内转,一、二、三,用力,抬,转,再用力,再抬,再转……”,直到认为所有的协同肌都已充分收缩为止。在说“三”时,使用牵张技术。

2)下肢双侧对称模式(D1 伸)

A. 体位:患者常取仰卧位,坐位也可进行。起始位是双下肢呈 D1 屈模式,即屈曲—内收—外旋,终止位是双下肢呈 D1 伸模式即伸展—外展—内旋。治疗师位于患者的足端,居中,在整个操作过程中身体的重心由高向低转移。

B. 手的接触:治疗师的双手分别按在患者双足掌的前半部,着力点在外侧。

C. 口令:“足趾向下按、足跟向外转,一、二、三,用力,按,转,再用力,再按,再转……”,直到认为所有的协同肌都已充分收缩为止。在说“三”时,使用牵张技术。

3)下肢双侧对称模式(D2 屈)

A. 体位:患者常取仰卧位,也可坐位进行。起始位是双下肢呈 D2 伸模式即伸展—内收—外旋,终止位是双下肢呈 D2 屈模式即屈曲—外展—内旋。治疗师位于患者的足端,居中,在整个操作过程中身体的重心由低向高转移。

B. 手的接触:治疗师的双手分别按在患者双足背的前半部,着力点在外侧。

C. 口令:“足趾上抬、足跟向外转,一、二、三,用力,抬,转,再用力,再抬,再转……”,直到认为所有的协同肌都已充分收缩为止。在说“三”时,使用牵张技术。

4)下肢双侧对称模式(D2 伸)

A. 体位:患者通常取仰卧位,也可坐位进行。

起始位是双下肢呈 D2 屈模式即屈曲—外展—内旋，终止位是双下肢呈 D2 伸模式即伸展—内收—外旋。治疗师位于患者的足端，居中，在整个操作过程中身体的重心由高向低转移。

B. 手的接触：治疗师的双手手掌分别按在患者双足掌的前半部，着力点在内侧(图 4-115)。

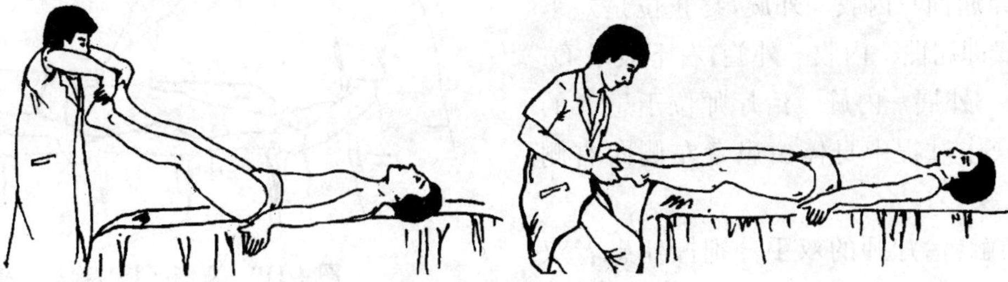

图 4-115　下肢双侧对称模式

C. 口令："足趾向下按、足跟向内转，一、二、三，用力，按，转，再用力，再按，再转……"，直到认为所有的协同肌都已充分收缩为止。在说"三"时，使用牵张技术。

5)双下肢不对称模式(左下肢 D1 屈，右下肢 D2 屈)

A. 体位：患者常取仰卧位，也可坐位进行。起始位是左下肢呈 D1 伸模式即伸展—外展—内旋、右下肢呈 D2 伸模式即伸展—内收—外旋，终止位是左下肢呈 D1 屈模式即屈曲—内外旋、右下肢呈 D2 屈模式即屈曲—外展—内旋。治疗师位于患者的足端，在整个操作过程中身体由患者左侧向右侧转移，身体的重心由低变高。

B. 手的接触：治疗师的双手分别按在患者双足背的前半部，右手在足内侧着力，左手在足外侧着力(图 4-116)。

C. 口令："足趾向上抬、足跟向左转，一、二、三，用力，抬，转，再用力，再抬，再转……"，直到认为所有的协同肌都已充分收缩为止。在说"三"时，使用牵张技术。

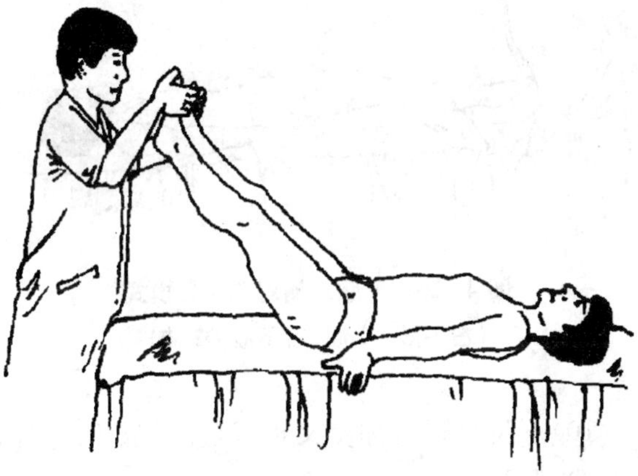

图 4-116　双侧下肢不对称模式

(左下肢 D1 屈，右下肢 D2 屈)

6)下肢双侧不对称模式(左下肢 D1 伸，右下肢 D2 伸)

A. 体位：患者常取仰卧位，也可坐位进行。起始位是左下肢呈 D1 屈模式即屈曲—内收—外旋、右下肢呈 D2 屈模式即屈曲—外展—内旋，终止位是左下肢呈 D1 伸模式即伸展—外展—内旋、右下肢呈 D2 伸模式即伸展—内收—外旋。治疗师位于患者的足端，在整个操作过程中身体由患者右侧向左侧转移，身体的重心由高变低。

B. 手的接触：治疗师的双手分别按在患者双足掌的前半部，右手在足外侧着力，左手在足内侧着力(图 4-117)。

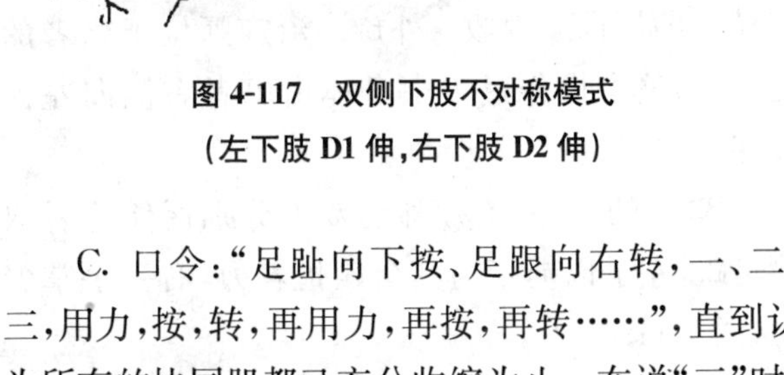

图 4-117　双侧下肢不对称模式

(左下肢 D1 伸，右下肢 D2 伸)

C. 口令："足趾向下按、足跟向右转，一、二、三，用力，按，转，再用力，再按，再转……"，直到认为所有的协同肌都已充分收缩为止。在说"三"时，使用牵张技术。

7)下肢双侧对称交叉模式(左下肢 D1 屈，右下

肢D1伸）

A. 体位：患者常取仰卧位或坐位。起始位是左下肢呈D1伸模式即伸展—外展—内旋、右下肢呈D1屈模式即屈曲—内收—外旋，终止位是左下肢呈D1屈模式即屈曲—内收—外旋、右下肢呈D1伸模式即屈曲—外展—内旋。治疗师位于患者的足端，在整个操作过程中身体由患者左侧向右侧转移。

B. 手的接触：治疗师的双手分别握住患者双侧足跟，右手以拇指与其余四指着力，左手手掌着力(图4-118)。

C. 口令："左抬右按，一、二、三，用力，左抬右按，注意转，再用力……"，直到认为所有的协同肌都已充分收缩为止。在说"三"时，使用牵张技术。

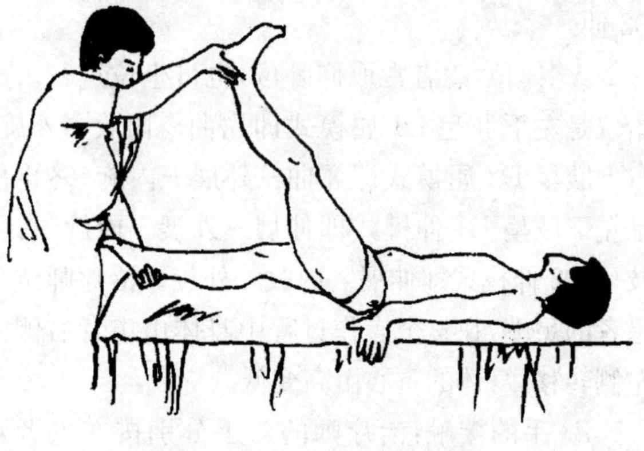

图4-118　下肢双侧对称交叉模式
(左下肢D1屈，右下肢D1伸)

8)下肢双侧对称交叉模式(左下肢D1伸，右下肢D1屈)

A. 体位：患者常取仰卧位或坐位。起始位是左下肢呈D1屈模式即屈曲—内收—外旋、右下肢呈D1伸模式即伸展—外展—内旋，终止位是左下肢呈D1伸模式即伸展—外展—内旋、右下肢呈D1屈模式即屈曲—内收—外旋。治疗师位于患者的足端，在整个操作过程中身体由患者右侧向左侧转移。

B. 手的接触：治疗师的双手分别握住患者双侧足跟，左手以拇指与其余四指着力，右手手掌着力(图4-119)。

C. 口令："左按右抬，一、二、三，用力，左按右抬，注意转，再用力……"，直到认为所有的协同肌都已充分收缩为止。在说"三"时，使用牵张技术。

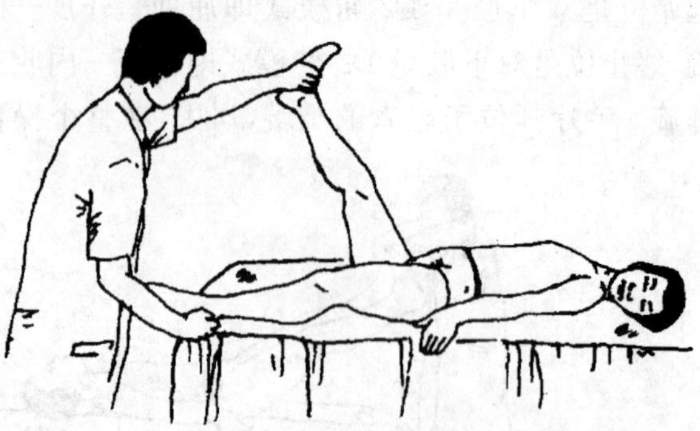

图4-119　双侧下肢对称交叉模式
(左下肢D1伸，右下肢D1屈)

9)下肢双侧对称交叉模式(左下肢D2屈，右下肢D2伸)

A. 体位：患者常取仰卧位或坐位。起始位是左下肢呈D2伸模式即伸展—内收—外旋、右下肢呈D2屈模式即屈曲—外展—内旋，终止位是左下肢呈D2屈模式即屈曲—外展—内旋、右下肢呈D2伸模式即伸展—内收—外旋。治疗师位于患者的足端，在整个操作过程中身体由患者右侧向左侧转移。

B. 手的接触：治疗师的双手分别握住患者双侧足跟，左手手掌着力，右手以拇指与其余四指着力(图4-120)。

C. 口令："左抬右按，一、二、三，用力，左抬右按，注意转，再用力……"，直到认为所有的协同肌都已充分收缩为止。在说"三"时，使用牵张技术。

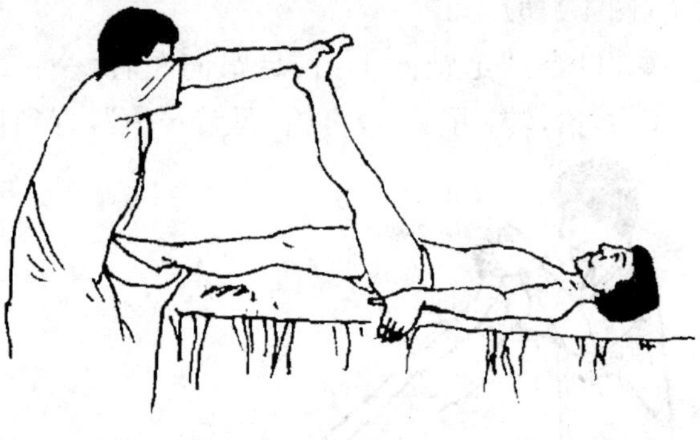

图4-120　下肢双侧对称交叉模式
(左下肢D2屈，右下肢D2伸)

10)下肢双侧对称交叉模式(左下肢D2伸，右下肢D2屈)

A. 体位：患者常取仰卧位或坐位。起始位是左下肢呈D2屈模式即屈曲—外展—内旋、右下肢呈 D2 伸模式即伸展—内收—外旋，终止位是左下肢呈 D2 伸模式即伸展—内收—外旋、右下肢呈 D2 屈模式即屈曲—外展—内旋。治疗师位于患者的足端，在整个操作过程中身体由患者左侧向右侧转移。

B. 手的接触：治疗师的双手分别握住患者双侧足跟，左手以拇指与其余四指着力，右手手掌着力(图 4-121)。

C. 口令："左按右抬，一、二、三，用力，左按右抬，注意转，再用力……"，直到认为所有的协同肌都已充分收缩为止。在说"三"时，使用牵张技术。

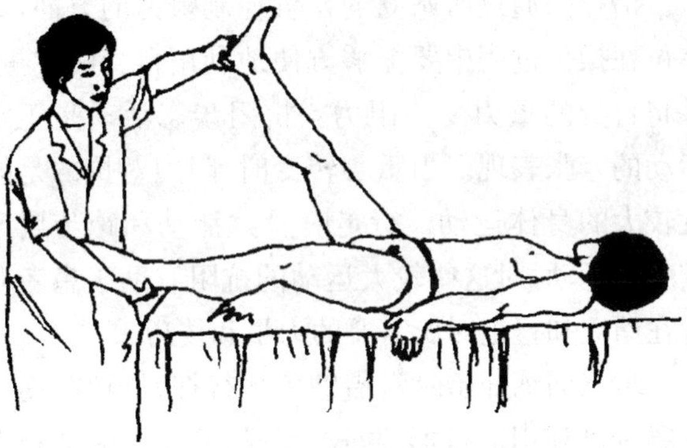

图 4-121 下肢双侧对称交叉模式

(左下肢 D2 伸，右下肢 D2 屈)

11)下肢双侧不对称交叉模式(左下肢 D1 屈，右下肢 D2 伸)

A. 体位：患者常取仰卧位或坐位。起始位是左下肢呈 D1 伸模式即伸展—外展—内旋，右下肢呈 D2 屈模式即屈曲—外展—内旋，终止位是左下肢呈 D1 屈模式即屈曲—内收—外旋、右下肢呈 D2 伸模式即伸展—内收—外旋。治疗师位于患者的足端，在整个操作过程中身体由正中向患者左侧转移。

B. 手的接触：治疗师的双手分别握住患者双足前半部，左手在足底靠近大踇趾处着力，右手在足背靠近大踇趾处着力(图 4-122)。

C. 口令："左抬右按，一、二、三，用力，左抬右按，注意转，再用力……"，直到认为所有的协同肌都已充分收缩为止。在说"三"时，使用牵张技术。

12)下肢双侧不对称交叉模式(左下肢 D1 伸，右下肢 D2 屈)

A. 体位：患者常取仰卧位或坐位进行。起始

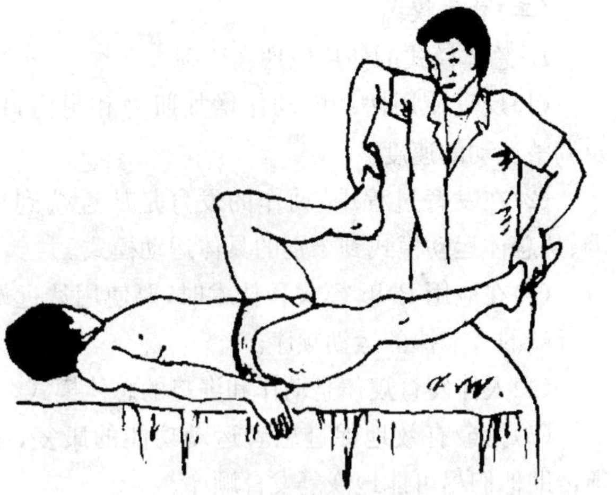

图 4-122 下肢双侧不对称交叉模式

(左下肢 D1 屈，右下肢 D2 伸)

位是左下肢呈 D1 屈模式即屈曲—内收—外旋、右下肢呈 D2 伸模式即伸展—内收—外旋，终止位是左下肢呈 D1 伸模式即伸展—外展—内旋、右下肢呈 D2 屈模式即屈曲—外展—内旋。治疗师位于患者的足端，在整个操作过程中身体由患者左侧向正中转移。

B. 手的接触：治疗师的双手分别握住患者双足的前半部，左手在足背外侧着力，右手在足底外侧着力(图 4-123)。

C. 口令："左按右抬，一、二、三，用力，左按右抬，注意转，再用力……"，直到认为所有的协同肌都已充分收缩为止。在说"三"时，使用牵张技术。

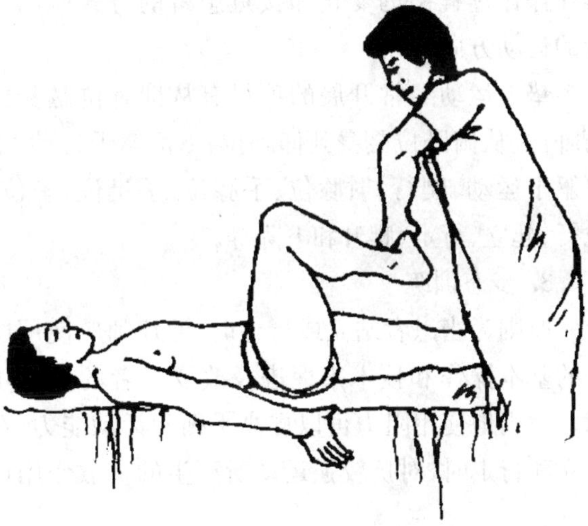

图 4-123 下肢双侧对称交叉模式

(左下肢 D1 伸，右下肢 D2 屈)

（二）总体模式

1. 总体模式的使用原理和原则

(1)反复使用协调的动作增加肌力和耐力，以及调整运动的速度。

(2)在发育过程中，动作的发育是从近端到远端、从总体运动模式到个别的具体运动模式。

(3)在应用 PNF 模式和技术时，要使用从远端到近端的有节律的运动顺序。

(4)人体发育规律是动作和姿势的总体模式。

(5)为最有效地促进患者运动功能的康复，必须帮助他们尽可能地恢复发育顺序。

(6)利用总体模式中较强的运动成分来增强较弱的成分。

(7)通过适当的完成发育顺序中的活动来促进发育进步，而不是应用不适当的其他活动形式。

(8)物理治疗师是患者整个治疗过程中的一部分，治疗师必须以对双方均有利的方式处理患者。

(9)选择的活动项目要与患者的需要和潜力相符，治疗要制订长期目标和短期目标。所有的活动都要求是综合性的，且有利于治疗目标的完成。

2. 垫上运动

原则为使患者能够有效地进行活动，并且引起的疲劳程度最轻。治疗师应该使用 PNF 的基本操作来提高患者的功能，应尽可能使用各种不同的运动模式来改善患者的功能活动。PNF 的所有技术都可以在垫上运动中使用。治疗师所处的位置及其在操作过程中的变化和接近患者的方式应与患者的运动方向一致。

垫上运动经常开展的项目有从仰卧位翻身到俯卧位、从俯卧位翻身到仰卧位、下部躯干运动、上部躯干运动、爬行、肘膝位、手膝位、手足位、坐位、跪行、起立、行走、爬升和下降等。

3. 步态训练

原则为当患者站立或行走时，治疗师应使用所有的基本操作和技术来促进及改变患者的异常步态。适当地使用阻力可以提高平衡和活动能力，在站立和行走时，对抗较强运动所产生的扩散作用可以导致较弱的躯干和下肢肌肉收缩。随着活动能力的提高，应尽可能地允许和鼓励患者独立站立和行走。此时，除了给予必要的安全保护外，言语和身体上都不应予以帮助。在某一项活动掌握之后，再用抗阻的方法予以增强。抗阻的步态活动可以治疗具体的关节和肌肉的功能障碍。

步态训练早期的重点是躯干，通过在支撑期推挤骨盆、在摆动期牵张骨盆来促进下肢和躯干部位的肌肉。治疗师手放置的位置应有利于控制骨盆，并在需要时能够使之向前或向后倾斜。对于平衡和运动来说，在对角线方向给予阻力是最有效的方法。治疗师通过所站立的位置控制阻力的方向，其体位在操作过程中要能够方便地利用自身的体重，并将自身的重力变为阻力。抗阻步态活动是正常运动的夸张表现。当重心转变时，阻力对抗的是幅度较大的身体运动。行走时骨盆活动和跨步属于较大的运动，对这些较大运动的抗阻有助于患者获得在站立和行走时所需要的力量和技巧。

步态训练开始时常借助于平行杆，待功能逐步发展时可利用助行器、腋杖、手杖，乃至于完全独立行走；也可以一开始就选择杖、拐或无支持下行走训练，但要注意安全保护。杖、拐的使用方式应根据病情和患者的步态，选择适宜的步态模式进行训练。步态组合的方式有：

(1) 双侧对称：先两上肢前移，然后两下肢前移。

(2)同侧交替：先同侧上下肢前移，然后对侧上下肢以同样的方式前移。

(3)交替交叉：先一侧上肢前移，然后对侧下肢以同样的方式前移，接着以同样的顺序移动另一侧上下肢。

(4)对角线交叉：先一侧上肢和对侧的下肢同时前移，然后另一侧上肢和对侧的下肢也以同样的方式前移。

步态训练常开展的项目有平行杆内坐位到站立位的平衡、站立、行走、扶拐时躯干上部平衡、躯干下部平衡，向前行走，上楼、下楼等。

第九节　平衡功能训练技术

一、概述

（一）定义

平衡是指人体所处的一种稳定状态，以及不论处在何种位置、运动，或受到外力作用时，能自动地调整并维持姿势的能力。恢复平衡能力的训练是指为提高患者维持身体平衡能力所采取的各种训练措施。通过这种训练，能激发姿势反射，加强前庭器官的稳定性，从而改善平衡功能。

（二）维持平衡功能的因素

平衡功能的正常依赖于以下 3 种因素：①人体具有保持身体位置安定的能力即稳定力，在身体最小的摆动下身体能保持姿势；②在随意运动中能调整姿势；③能安全有效地对外来干扰做出反应，保持动态稳定性。

（三）平衡的种类

平衡可分为静态平衡和动态平衡两种。

(1)静态平衡：是指人体在无外力的作用下，保持某一静态姿势，自身能控制及调整身体平衡的能力。主要依赖于肌肉的等长收缩及关节两侧肌肉协同收缩来完成。

(2)动态平衡：在外力作用于人体或身体的原有平衡被破坏后，人体需要不断地调整自己的姿势来维持新的平衡的一种能力。主要依赖于肌肉的等张收缩来完成。

日常生活动作的完成，很大部分都要依赖于静态平衡和动态平衡的维持能力。静态平衡是动态平衡的基础，没有静态平衡的稳定，就没有动态平衡的发展。

（四）支撑面与平衡的关系

支撑面的改变直接影响着维持平衡的能力。支撑面大，体位稳定性好，则容易维持平衡；反之，随着支撑面的变小，身体重心的提高，体位的稳定就需要较强的平衡能力来维持。不同体位下支撑面的改变，对人体维持平衡能力的影响不同。

二、平衡功能障碍的原因

维持好的平衡能力需要下列条件，无论损伤哪个条件，都会影响平衡的维持：①视觉；②前庭功能；③本体感受效率；④触觉的输入和敏感度，尤其是手部和足部的感觉；⑤中枢神经系统的功能；⑥视觉及空间感知能力；⑦主动肌与拮抗肌的协调动作；⑧肌力与耐力；⑨关节的灵活度和软组织的柔韧度。

在运动疗法工作范畴内，以下几项损伤将严重影响患者的平衡能力，会导致日后的日常生活活动能力受到限制：①肌力和耐力的低下；②关节的灵活度和软组织的柔韧度下降；③中枢神经系统功能的障碍。

三、训练原则

平衡训练可以加强关节的本体感觉，刺激姿势反射。常用于因神经系统或前庭器官病变而引起的平衡功能障碍患者。

（一）平衡训练的基本原则

1. 支撑面积由大变小。

2. 从静态平衡到动态平衡。

3. 身体重心逐步由低到高。

4. 从自我保持平衡至破坏平衡时维持平衡。

5. 在注意下保持平衡和在不注意下保持平衡的训练。

6. 从训练时睁眼过渡到闭眼。

7. 破坏前庭器官的平衡来保持身体的平衡。

（二）平衡训练的顺序

1. 系统地有顺序地进行坐位平衡—爬行位平衡—双膝跪位平衡—立位平衡。

2. 从容易做的动作开始。

四、训练方法

（一）保持坐位的平衡训练

1. 长坐位的平衡训练

(1)静态平衡的保持：患者取长坐位，在前方放一姿势镜，患者和治疗师可随时调整坐位的姿势，然后按下述训练顺序进行长坐位平衡训练（图 4-124）。

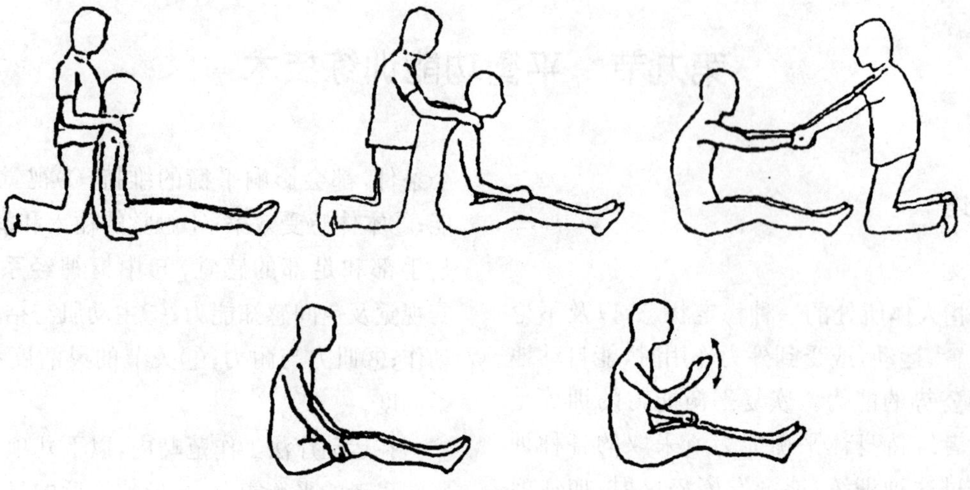

图 4-124　长坐位平衡训练(一)

当患者能完成以上训练后，再指示患者将双上肢从前方、侧方抬起至水平位，保持长坐位平衡，或指示患者将双手从前方举起过头顶，保持长坐位(图 4-125)。在训练中，治疗师应逐渐减少辅助力量，由保护状态逐渐过渡到非保护状态，逐步使患者能独立维持坐位平衡。为增加训练的难度，可让患者增加上肢抬起的次数；延长上肢抬起的时间；治疗师给予患者一定的外来力量，破坏患者维持平衡的能力；也可收拢两腿，通过减少双腿之间的角度即减少支撑面积的方法来增加训练难度。此训练方法多用于任何脊髓损伤患者。

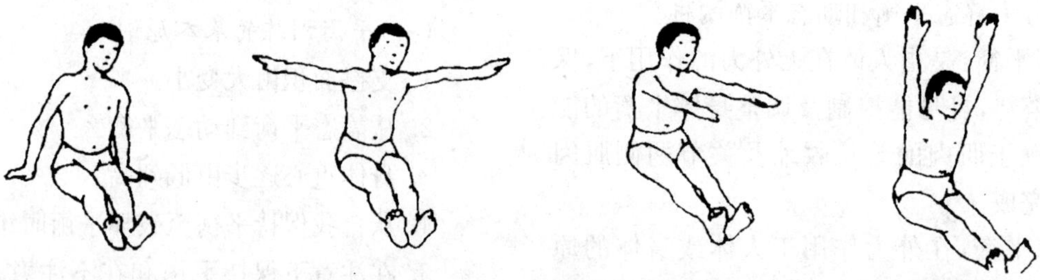

图 4-125　长坐位平衡训练(二)

(2)动态平衡的保持：待患者可独立保持静态长坐位平衡后，便可进行长坐位的动态平衡训练，如治疗师位于患者的前方，可与患者进行抛球、传球的训练，以增加维持长坐位平衡的难度。

(3)垫上长坐位的平衡训练：患者坐于垫上，保持长坐位，双手放在支撑器上，头及躯干尽量向前方倾斜，双手向下用力支撑将臀部抬起，并保持在此体位 6 秒，然后再放下。此基础动作能否保持及其稳定性如何，对患者在床上移动和转移身体是非常重要的。

2. 端坐位的平衡训练

偏瘫患者多采用端坐位进行平衡训练。患者是否能独立保持坐位，是将来能否步行的判断标准。当患者能独立完成坐位平衡时，即从前后、左右推动患者，患者能维持体位，则可认为患者已经具有了保持平衡的能力。这时偏瘫患者应进行一些动态的坐位平衡训练，如从坐位站起、躯干左右侧屈、躯干前屈和左右旋转运动的练习，并不断强化动态平衡(图 4-126)。

(二)保持手膝位的平衡训练

此训练可作为立位平衡训练和平地短距离移动动作前的准备训练，适用于运动失调症、帕金森综合征等协调功能障碍的患者，偏瘫患者一般不用此种训练，而截瘫患者可将其作为上肢和肩部的强化训练及持拐步行之前的准备训练。患者膝手位

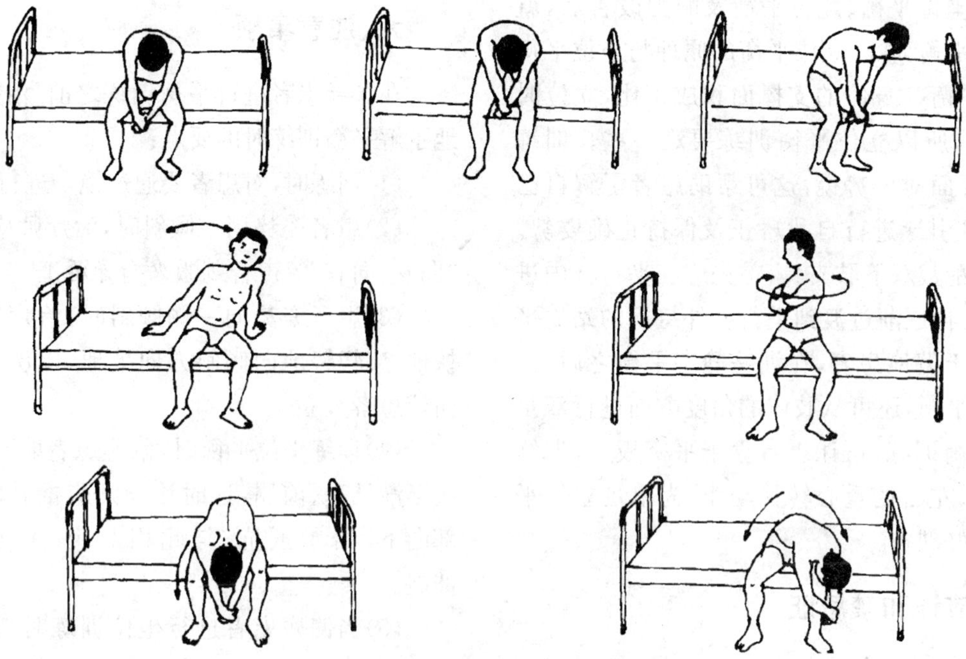

图 4-126 动态的坐位平衡训练

(图 4-127),在能控制静止姿势的情况下,进行身体前后及左右的移动动作。当能较好地控制姿势体位后,指示患者将一侧上肢或一侧下肢抬起;随着稳定性的加强,再将一侧上肢和另一侧下肢同时抬起并保持姿势的稳定,以增加训练的难度。

(三)跪位平衡训练

跪位平衡难度比坐位平衡难度大,这是由于身体的支撑面积减少,以及身体重心与支撑面的距离也相应提高,所以,平衡维持的难度也增加。跪位平衡与手膝位训练的目的和适应证相同,此训练除了具有头与躯干的控制能力以外,还增加了躯干与骨盆的控制能力。患者呈双膝跪位,治疗师训练患者维持此体位的平衡,当掌握平衡后,可进行身体重心的前后移动动作;再训练患者单膝跪位平衡的保持,当患者单膝静态平衡稳定后,可进行单膝的动态平衡训练,如让患者把一侧下肢抬起的动作;再从单膝立位进展到立位。

(四)保持立位的平衡训练

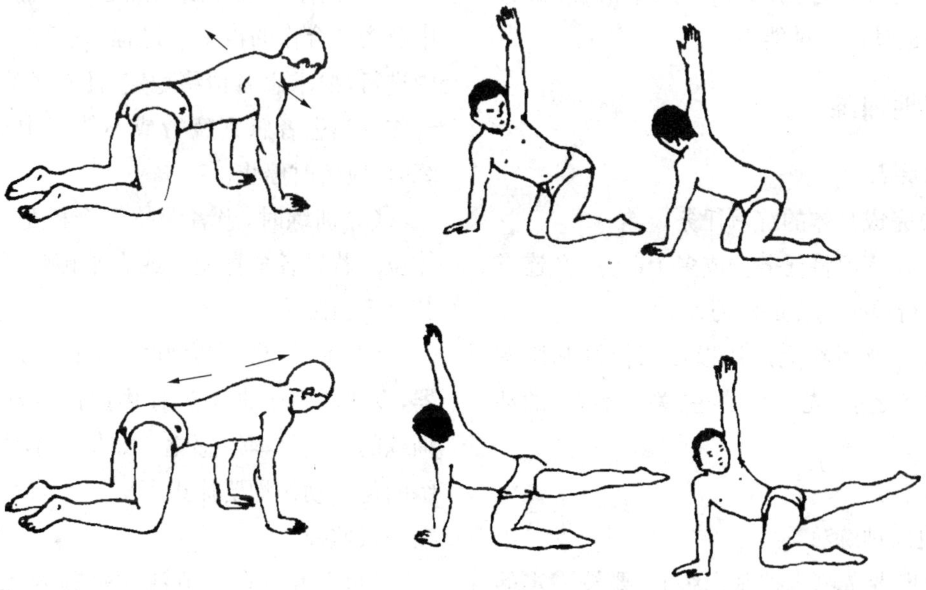

图 4-127 手、膝位维持训练

当患者坐位平衡、跪位平衡及耐力改善后，就应开始立位平衡训练，立位平衡的原理与坐位平衡一样，由于平衡与身体的支撑面积成正比，立位时支撑面积小，所以立位平衡训练要难一些。训练时，患者需要面对姿势镜，这可帮助患者了解自己的姿势，并且引导进行自我矫正及保持正确姿势。截瘫患者可配戴双下肢支具，首先应在平行杠内进行站立训练，再逐渐过渡到平行杠外持拐的站立平衡训练。对于偏瘫患者，在训练静态平衡之后，再训练其动态平衡，还可从肢体的角度方面进行双足和单足的平衡训练，可让患者立于平衡板上，训练其身体前后、左右的重心转移动作，为单足立位平衡和步行做好准备。

五、适应证和禁忌证

(一)适应证

主要适用于因神经系统或前庭器官病变引起的平衡功能障碍患者。

(二)禁忌证

中枢性瘫痪伴有重度痉挛者；精神紧张导致痉挛加重者；对伴有高血压、冠心病的患者在治疗师的监督下进行。

六、注意事项

在指导患者进行平衡训练之前，治疗师要清楚地了解平衡训练时的要点：

(1)训练时，对患者要通过镜子进行姿势矫正。

(2)患者姿势稍一倾斜时，治疗师应用口令，如“向左、向右”等声音刺激来指导矫正。

(3)患者姿势向一侧倾斜时，治疗师不要立即扶他，应轻轻地向倾斜方向推他，以诱发姿势反射而使患者直立。

(4)训练坐位平衡时，偏瘫患者躯干不能直立，头渐渐低垂、前屈，这时治疗师应推其两肩或使头部向下，给予抵抗，与此相对应，患者的躯干则伸展。

(5)当偏瘫患者进行坐位训练时，若患者易向后方或侧方倾斜，不能保持平衡时，可在患者患侧臀部下方垫上一个小枕。

(6)截瘫患者进行长坐位训练时，易倒向后方，这是由于屈髋运动受限或腘绳肌短缩所致。

对于此类患者，应首先进行髋、膝关节的伸张训练，然后再练患者的长坐位平衡。

第十节　协调功能训练技术

协调功能是人体自我调节，完成平滑、准确且有控制的随意运动的一种能力。

一、协调性训练

(一)训练要点

1. 一定要完成具体的练习任务。

2. 单个动作练习将任务分成多个部分，在连贯完成之前先进行单个动作的练习。

3. 相关动作练习在完成用以提高控制和协调能力的具体任务之前，先进行一些“关系不大”的动作练习。

(二)训练方法

1. 单块肌肉训练法

在临床对患者做单肌控制训练时，要按一定的原则和要求进行。

(1)由于单肌控制训练是一个需要精力高度集中及密切合作的再学习过程，训练应在安静的环境中进行，要求患者情绪稳定、注意力完全集中、密切合作。当患者感到疲劳或不能集中注意力进行训练时，应暂时停止。

(2)训练时，患者保持一个松弛、舒服、安全的体位。若患者全身无力或有平衡障碍，应充分支持其处于斜卧位。

(3)患者应具有完好的本体感受器或距离感受器，以便对整个训练过程中肌肉的活动进行监控，训练的重点是本体感觉。如果有本体感觉受损，训练的每个动作均要让患者观察到，以便利用视觉反馈进行监控。

(4)患者应在关节活动范围内无疼痛感，若有疼痛者，应待疼痛减轻或至少关节在30°内活动无疼痛时方能开始训练。

(5)为帮助患者尽快地达到目标,可用肌电生物反馈法来加强原动肌的动作或抑制不需要的其他肌肉的动作。当患者意识不能启动原动肌或难以收缩单块肌肉时,应用简单的或专门的促进方法,一旦原动肌能主动收缩,在协调训练之前就应停止这种方法。

(6)训练中负荷应小,要求患者不要过度用力。只有在小负荷的情况下,才能使活动局限于单块肌肉。使用最小的力使原动肌收缩的同时,应给予最大的助力而不是阻力。过度用力易引起兴奋向其他神经元扩散,从而引起其他肌肉收缩,使运动不协调。

(7)在整个训练过程中,应避免出现替代性动作。必须完成单块肌肉控制能力训练后,方可进行更复杂的协调运动训练。

(8)应在受过训练的治疗师的正确指导和监督下进行。训练指示或口令应准确、清晰,也应便于患者理解、执行。随时调整、纠正不正确的训练方法。

(9)临床具体训练方法:根据不同治疗要求采取不同的体位,较常用的基本姿势是头部抬高的仰卧位,以便患者看见整个训练过程。要求患者把注意力集中到所训练的部位及肌肉上。治疗师给病人做被动运动时让患者去想像这一运动过程,体会肌肉运动的感觉。同时,治疗师配合声音刺激,喊“用力,再用力一点”。当训练的肌肉能做有力的动作,并且能控制运动时,治疗师应逐渐减少协助,直至患者能进行正确的抗重力收缩。对有肌张力亢进者,应先进行缓慢的全关节被动伸展,在达到完全伸展后应稍停顿片刻,以减轻亢进的肌张力,或先进行肌肉放松训练。视患者情况可做1～3节,每节中间休息1～3分钟。每天重复运动的次数,应根据患者的情况及肌肉的疲劳程度而定,每天1～3遍,最好做2遍。

2. 多块肌肉协调动作的训练

协调训练是一种复杂、综合的系统训练过程,因此,要求按一定的训练原则进行。

(1)应从最初的卧位训练逐渐过渡到坐位及站位训练;前一训练动作熟练后,再进行下一个动作的训练。

(2)从简单、单一的动作逐渐过渡到有多块肌肉协调运动的复杂动作训练,从一侧的单一训练到两侧复杂动作的训练,最后进行难度最大的两侧同时运动的协调动作训练。

(3)从最初广泛的快速动作开始,随着训练熟练程度的提高,再转移到范围小的慢速的动作的训练。

(4)最初睁眼做动作,以利用视觉反馈进行调整。等动作熟练后再交替睁眼和闭眼,最后闭眼做动作。

(5)对复杂的动作应逐项分解,单独逐项训练,等能准确、熟练地执行一个复杂动作的各分解动作后,方可将各分解动作合并在一起训练,直到能准确完成整个复杂的动作。训练中对所做的动作要求要准确,重复训练才可能获得运动协调能力。

(6)临床具体训练方法:可以依据不同情况采用被动运动训练法、神经生理学疗法、改善协调性运动的作业疗法、改善平衡功能的平衡训练法、肌电生物反馈疗法、Frenkel训练法,分别在仰卧位、坐位、站立位和步行时进行训练。

二、练习项目

1. 双侧上肢交替运动

(1)双上肢交替上举活动:如右臂、左臂交替上举,要求高过头,并尽量伸直。速度可逐渐加快。

(2)双侧交替屈肘:双臂向前平举(肩屈曲90°),前臂旋后,左右交替屈肘、拍肩、伸肘。速度可逐渐加快。

(3)交替摸肩上举:左侧屈肘、鹰嘴尖朝下,手摸同侧肩,然后上举。左右交替进行。

(4)两臂前平举,左右前臂交替旋前、旋后。快速进行。

(5)掌心掌背拍手:双手在胸前掌心互击,然后两手手背相击。交替进行。

(6)两臂伸直外展,前臂旋后,交替拍同侧肩膀。

(7)太极拳云手。

(8)两手在胸前,左手手指指腹相继与右手相应的手指相触。快速轮替进行。

(9)双手同时用5个手指轮替地敲击桌面,让其发出有节奏的声音。

(10)用左手握拳敲击右手手掌,然后用右手握拳敲击左手手掌。

(11)双手握拳,轮替用小指、环指、中指、示指指甲部弹击桌面,让其发出类似奔马的声音。

2. 双下肢的交替运动

(1)双脚交替拍打地面,坐位左右交替伸膝、屈膝,坐位抬腿踏步。

(2)高椅坐位,双小腿外展,然后内收,左脚在内收位时放在右脚前,再外展内收,内收位时右脚在左脚前。交替进行。

(3)坐位两腿伸直,外展,内收时左腿于右腿上。交替进行。

3. 定位、方向性活动

(1)利用手臂稳定度测量仪进行手臂稳定训练。

(2)上肢协调训练器训练。

(3)走迷宫。

(4)木钉板训练。

(5)触摸治疗师伸出的手指(不断变换位置)。

(6)接住抛过来的软球。

(7)在纸上画圆圈。

4. 全身协调性运动

(1)原地摆臂踏步运动。

(2)弓箭步转身运动。

(3)跳跃击掌:两脚与肩同宽站立位,双手平举;跳跃后并足落地,双手上举致头顶两掌心相击。交替进行。

(4)跳绳。

(5)功率自行车练习、划船、打球、障碍步行、太极拳等活动,都可训练患者运动协调性恢复。

5. 水中运动

在水中应注意做平衡性、协调性训练。让患者站在水池中的平行杠内,水深以患者能站稳为宜,然后由治疗师从不同方向向患者身体推水作浪,或用水流冲击,干扰患者平衡,要求患者通过自己的努力,对抗水流冲击而保持平衡。然后嘱患者进行协调性练习。

6. 弗伦克尔训练法(Frenkel 法)

弗伦克尔(Frenkel H. S.)设计了对本体感觉消失所致的步态失调的训练治疗方案。主要采取卧位、坐位、立位和步行 4 种姿势。其要点是:在训练时使患者集中注意力,学会用视觉代替消失的本体觉。方法如下:

(1)仰卧位

1)屈伸一侧下肢:令其由屈膝位开始,足跟在治疗台上滑动,直至下肢伸直。

2)外展内收髋关节:屈膝,足跟放在治疗台上不动。

3)外展内收髋关节:髋、膝关节伸展,令其下肢在治疗台上滑动。

4)屈伸髋、膝关节:足跟从治疗台上抬起。

5)足跟放在对侧膝部,沿胫骨向足部滑动。

6)两下肢同时屈伸:令足跟在治疗台上滑动。

7)两下肢交替屈伸:令足跟在治疗台上滑动。

8)一侧下肢屈伸,另一侧下肢外展、内收。

(2)坐位

1)让患者用足接近治疗师的手:每次变动手的位置。

2)下肢抬起,再踏在预先画好的脚印上。

3)一动不动地静坐数分钟(静止)。

4)两膝并拢,交替站立,坐下。

(3)立位

1)让患者在一直线上前后移动其足。

2)沿弯曲的线步行。

3)在 2 条平行线间沿平行线步行。

4)尽量准确地踏着预先画好的脚印步行。

三、注意事项

1. 训练前,要求患者学会放松,减少紧张或恐惧心理。如有肌肉痉挛,要先设法缓解。

2. 密切监控以防意外,但又不能把患者固定牢,否则患者不能做出反应。

3. 一定要让患者有安全感,避免因害怕、紧张而诱发患者全身痉挛。

4. 对下肢运动失调的患者应特别注意防止跌倒。

5. 操作时切忌过分用力,以免引起兴奋的扩散,因为兴奋扩散往往会加重不协调。

6. 严格掌握运动量,过度疲劳不但影响训练的继续,而且使运动不协调加重。

四、临床应用范围

适应证包括:大脑性、小脑性、前庭迷路性、深感觉性协调运动障碍及帕金森综合征和不自主运动等疾病；下运动神经元疾病和损伤（如脑血管意外、脑外伤、脊髓损伤及脊髓炎等）引起的偏瘫、截瘫或四肢瘫痪；下运动神经元疾病和损伤（多发性神经炎、脊髓灰质炎等）引起的运动和协调运动障碍；运动系统伤病患者。

禁忌证包括：疾病的急性期或亚急性期；有急性炎症存在，发热在 38℃以上、白细胞计数明显增高者；有心功能不全或失代偿者，如严重的心律失常、安静时脉搏超过 100 次/分以上、舒张期血压超过 16kPa 或收缩期血压低于 13.3kPa，并伴有自觉症状的、心肌损害发作后大约 2 周以内的患者；全身状况较差、功能失代偿者；外伤后有明显的急性期症状、骨折愈合尚不充分或手术后未拆线者；有剧烈伤痛者等。

五、影响协调训练效果的因素

控制和协调能力的适当发展，需要存在特定的组织结构，即包括运动、感觉控制与存储中枢、联系中枢和终末效应器官的完整的神经通路。

感觉印象的建立是控制与协调的最初目标，因此，感觉反馈尤其关键。在训练过程中应特别强调位置觉和触压觉。如果不具备正常的感觉，那么必须利用未受损的感觉进行代偿。当患者不能进行主动运动时，被动运动可提供本体感觉的传入。运动练习正确时加以口头表扬，这将促使患者运动得更好；视觉反馈同样有益。视觉和听觉的暗示可使肌肉兴奋，肌电反馈也有一定帮助，这一方法已应用于跟腱移植术、足下垂、肩关节半脱位的脑卒中患者，手功能受损患者的治疗也有成功的报道。如果患者缺乏足够的力量、耐力及运动范围，则需纠正这些问题，或者在锻炼的同时给予额外的帮助。

另外，许多因素诸如心理年龄、集中力、注意力、洞察力及调动性，也会影响训练效果。因此，有必要通过减轻干扰、增强运动的趣味性，以及降低复杂程度，来减轻上述因素的不良影响；同时，避免过劳和不适，创造一种安全、放松的环境也是非常重要的。要形成准确的感觉印象，运动练习必须明确，应避免替代或超负荷练习，尽量减少自发练习，给予充分的支持，以及采用一定的姿势和器械，这样可减少不理想的练习。有些学者认为，耐力和努力对本体感受反馈的发育也是重要的。要减轻上述心智因素的影响，基本的练习方法是：明确要完成的运动或任务，不断重复这种行为，同时纠正出现的错误，直到形成恰当的感觉印象和运动模式。

此外，还可结合其他方法来促进运动。反射、电刺激及感觉易化技术（如冷刺激、振动和皮肤按摩）均是有益的。利用反射和姿势也能抑制不利运动的出现。

还有一些其他有关协调性练习的方法可用以解决各种问题。Frenkel 首先提出一系列下肢协调性的练习方法，用来治疗运动性共济失调，这些方法的主要内容有：开始阶段利用简单的模式，重复缓慢的、精细的下肢运动，而当获得控制能力后提高难度。上肢协调练习通常包括各种握持方式的使用，诸如对捏或拇指—示指对捏练习等。利用这些不同的练习方法，可完成一定的控制活动。例如，将钉子插到板孔中，或者由作业治疗师指导完成功能性的活动或娱乐活动。开始阶段需要帮助，当取得进步后可逐渐减少。

第十一节　放松训练技术

一、概述

放松训练通过肌肉放松，达到对机体的主动控制，改变人的紧张状态。在康复治疗中，肌肉放松训练的目的之一是缓解疼痛。肌肉紧张时，刺激被传导至脊髓，引起相应脊髓节段感觉神经元的兴奋，此时，即使通常不引起疼痛的阈下刺激也会引起疼痛；相反，肌肉松弛时，通常可以引起疼痛程度的刺激，也不引起疼痛。利用肌肉放松疗法可阻断恶性循环，缓解疼痛，进一步可消除不安，改善睡眠，调整全身状态，使病情向治愈的方向发展。

二、肌肉放松的定义

Jacobson 认为肌肉放松意味着骨骼肌纤维完

全无收缩，处于伸长的状态。换句话说，就是收缩为0的状态。肌肉处于松弛状态时，在肌电图几乎无放电的显示。

三、肌肉放松对提高运动能力的作用

(一)肌肉放松的生物力学分析

人的肌肉力量是有限的，肌力对某一轴的肌力矩也是有限的。当肌力矩一定时，减小肢体的转动惯量，可以增加转动的角速度。肌肉放松能减小肢体的转动惯量，提高摆动角速度，提高频率。

(二)肌肉放松的运动生理学分析

1. 肌肉放松能增大肌肉收缩的力量。

2. 肌肉放松能提高关节的灵活性及柔韧性。

3. 肌肉放松有利于能量合成，并减少能耗，提高速度耐力。

4. 肌肉放松有利于全身协调运动，加速运动技能的形成，提高完成技术动作的质量。

四、提高肌肉放松能力的途径及方法

(一)心理性治疗

(二)牵拉放松方法

下面针对不同的肌肉，介绍不同部位肌肉的牵拉放松方法。

1. A套(双人法)

(1)平拉肩：患者坐位，两手向两侧平伸，手心向前。治疗师站其背后，两手分别搭在对方手腕部，逐渐用力向后牵拉。时间20秒。

功能：主要牵拉肩部前侧肌群及胸大肌。

(2)上举提拉肩：患者坐位，双手向上伸，手心向前，挺胸。治疗师站其背后，双手分别抓住对方上臂前外侧，逐渐向上和向后提拉。时间20秒。

功能：充分拉开肩关节以牵拉其前下和后下方肌群。

(3)环抱前扳肩：患者坐位，双手交叉分别搭于对侧肩上，双肘上抬与肩同高。治疗师蹲其背后，双手环抱对方肩肘，用力将其肘部扳向对侧。时间15秒。

功能：牵拉肩后侧肌群和背部的斜方肌、菱形肌等。

(4)屈肘后扳肩：患者坐位，一只手上举屈肘。治疗师蹲其侧后方，一只手推住对方背部，另一只手向后扳其肘部。时间15秒。同样方法，牵拉对侧肩。

功能：主要牵拉上臂后侧的三头肌和肩后的大、小圆肌。

(5)后拉肩：患者坐位，双手后伸且手心向下。治疗师蹲其背后，双手分别握住其双手腕，渐用力向内靠近，然后向上抬起。时间20秒。

功能：充分拉开肩关节和肩前侧肌群。

(6)分腿前压：患者坐位，两腿伸直分开，身体向前趴。治疗师站其身后，双手置于对方背部，用力向前和向下推压。时间20秒。

功能：牵拉双大腿内侧肌群和腰骶部。

(7)分腿侧压：患者坐位，两腿分开，身体压向右侧腿，右手抬起经头上勾右脚。治疗师蹲其身后，右手扶住对方右肩，左手下压其左侧肩部。时间15秒。同样方法，压对侧腿。

功能：牵拉大腿后侧肌群和侧腰肌。

(8)并腿前压：患者坐位，双腿并拢前伸，双手扳住双脚尖。治疗师站其身后，双手推压对方肩背部。时间15秒。

功能：牵拉双大腿后侧肌群和腰骶部。

(9)盘腿压腿：患者坐位，双膝屈曲左右分开，双脚掌对齐靠近身前。治疗师蹲其身后，双手分别按压对方双膝部。时间20秒。

功能：牵拉大腿前内侧和前外侧肌群。

(10)仰卧扳腿：患者平仰卧，右腿直抬至90°。治疗师站其身右侧，用左膝部抵住对方右膝前部，右手抓住脚踝，左手下扳脚尖。时间20秒。同样方法，牵拉左侧腿。

功能：主要牵拉小腿后肌群及大腿后肌群。

(11)俯卧拉腰：患者俯卧位，双腿略分开，双小腿后屈。治疗师站其两腿间，双手分别抓住其双踝，向上提拉。时间15秒。

功能：牵拉双侧腰大肌并矫正腰椎序列，消除腰部疲劳。

(12)俯卧拉背：患者俯卧位，双臂向前伸直。治疗师骑跨式站立，双手分别握住对方双手，向上提起，使其上身离开床面。时间20秒。

功能：牵拉双肩前部的肌群，矫正胸椎序列以消除其疲劳。

(13)俯卧压腿：患者俯卧，两小腿尽力后屈。

治疗师站其腿后，双手分别将其脚压向臀部。时间20秒。

功能：牵拉大腿前侧肌群，挤压小腿后肌群。

(14)侧卧扳腿：患者左侧卧位，左腿伸直，右腿屈膝伸髋。治疗师站其身后，右手扳住对方右膝，左手握住其右脚背，逐渐用力向后上方扳。时间15秒。同样方法，牵拉另一侧大腿。

功能：牵拉大腿前肌群。

(15)侧卧拉肩：患者左侧卧位，双臂交叉上举过头。治疗师骑跨式站于患者头端，双手分别握住对方双手，交叉上提肩关节。时间20秒。同样方法，牵拉另一侧肩。

功能：牵拉肩的肩带肌。

2. B套(自我牵拉放松法)

(1)单侧拉手牵肩：站立，双脚与肩同宽，左手于背后下拉右腕，头略偏向左前方。时间15秒。同样方法，牵拉左侧肩。

功能：牵拉右肩的斜方肌上部。

(2)含胸前叉手平推：站立，双脚与肩同宽，双手交叉掌心向前，用力平推手，同时含胸弓背。时间15秒。

功能：牵拉双侧背阔肌、斜方肌及肩后部二肌群。

(3)挺胸后叉手下拉：站立，双脚与肩同宽，挺胸后仰头，双手后交叉掌心相对，用力下拉。时间15秒。

功能：挤压颈椎和背部肌群，以利于更放松。

(4)前扳肩：站立，双脚与肩同宽，右手搭在左肩上，右肘抬起与肩平高。左手扳住右肘，用力扳向对侧。时间15秒。同样方法，扳拉左肩。

功能：牵拉肩后部肌群。

(5)头后扳肩：站立，双脚与肩同宽，右肘抬起置于头后。左手扳住右肘，用力扳向对侧。时间15秒。同样方法，扳拉左肩。

功能：主要牵拉背阔肌等。

(6)侧拉背肌：站立，双脚与肩同宽，将重心放在右脚上，右背向右挺出，双手交叉推向对侧。时间15秒。同样方法，牵拉左侧背肌。

功能：主要牵拉背阔肌等。

(7)前下腰：并脚站立，伸直腿，前弯腰，双手用力向下摸脚尖。时间15秒。

功能：牵拉大腿后侧肌群和腰骶部。

(8)后仰腰：站立，双脚与肩同宽，双手分别放在腰部左右侧(叉腰式)，上身后仰抬头，上身慢慢左右偏移。时间15秒。

功能：挤压腰椎，矫正腰部脊柱。

(9)后蹬拉小腿：右腿前弓，左腿向后伸直且脚尖朝前，左脚跟不许抬起，身体前俯，双手于右脚前扶地。时间15秒。同样方法，牵拉右小腿。

功能：牵拉小腿后群肌。

(10)侧拉大腿：下蹲，右腿充分侧伸，身体重心前移，双手于身前扶地。时间15秒。同样方法，牵拉对侧大腿。

功能：牵拉大腿内侧肌群。

(11)分腿前压：坐位，两腿伸直分开，身体向前趴，双手尽量向前伸。时间20秒。

功能：同双人的分腿前压。

(12)分腿侧压：坐位，两腿分开，身体压向右侧腿。左手经头上勾右脚尖。时间20秒。同样方法，牵拉左腿。

功能：同双人的分腿侧压。

(13)并腿前压：坐位，双腿并拢前伸，双手扳住双脚尖，上身尽力前屈。时间20秒。

功能：同双人的并腿前压。

(14)盘腿压腿：坐位，双膝屈曲向外分开，双脚掌对齐靠近身前，双手分别下压双膝。时间20秒。

功能：同双人的盘腿压腿。

(15)侧卧扳腿：左侧卧位，左腿屈膝，屈髋，右手抓住右脚，向后上方扳拉。时间20秒。同样方法，扳拉左腿。

功能：同双人的侧卧扳腿。

(16)仰卧侧转腰：仰卧位，上身保持不动，右腿屈膝随腰向左转，左腿伸直。时间20秒。同样方法，牵拉对侧腰。

功能：牵拉腰肌，矫正腰椎及其小关节。

(17)后滚腰：仰卧位，双腿抬起带动臀部及腰部一起卷向头部，双肘着地，双手托住腰部。时间15秒。

功能：充分牵拉腰背肌和胸腰椎的关节及韧带。

(三)渐进性松弛法

这种方法是从一个肌群向另一个肌群，有意识地反复练习肌肉的紧张和松弛，使全身逐渐地进入松弛状态。因此，首先在肌肉紧张时，让患者积极地感到所产生的紧张感，然后再让患者去领会什么也没有的消极的松弛感觉。这种方法要求排除自我暗示，要求患者有很强的耐性和坚持长期训练，在此基础上领会、掌握完全的肌肉松弛。但是在康复训练中并不要求那么完全的松弛，所以，仅归纳了其中必要的部分予以介绍。

1. 提高肌肉紧张的感受阈

事先准备好没有噪音、蜂鸣器、电话等，既安静又不受他人干扰的房间，独自练习时锁上门。放松系在身体上的物品，如皮带、领带或围腰等。

(1)开始时取仰卧位姿势，熟练后也可以坐在有靠背和扶手的椅子上。在仰卧位时，双下肢稍分开，双上肢掌心向下内旋位伸直，并稍与身体分离，手足不要交叉。

(2)接着将腕关节保持在背屈位数分钟。

(3)如果体会紧张感后，一旦停止背屈，手掌就会自然地下落(不是故意地落下)，紧张感就减弱下去。这种紧张感的消失也就是肌肉松弛。

(4)再次强烈背屈腕关节，然后反复进行松弛。重点应在松弛状态下放松 30 分钟。

(5)以后每天用 1 小时反复练习，但在第二天除反复复习前天腕关节伸肌松弛以外，做腕关节掌屈，体会屈肌的紧张，接着进行松弛，并加以练习。

2. 全身肌肉的松弛

随后训练增加肘关节的屈肌，接着是伸肌。进一步扩展到左上肢、右下肢、左下肢、胸部、背部、颈部、面部。患者适应后，在一部分进行松弛时，已经受过训练的其他部分也同时变为松弛。更熟练者在工作时，工作不需要的肌肉也会变得松弛，这叫做选择性肌肉松弛。依靠选择性肌肉松弛可以防止因持续存在的肌肉紧张而引起的继发性疼痛(如紧张性头痛)。康复训练最好是达到全身松弛的程度。

3. 确认已经松弛的肌肉

完全松弛的肌肉在被动运动时没有任何阻力。将上下肢抬起后松手就沉甸甸地下落，犹如抱完全丧失意识的人体，手足沉重的感觉。用下肢悬振性试验可证明此点。方法是：让患者坐在桌子上、下肢下垂，检查者抬起患者下肢，然后放开手，松弛的患者下肢将像钟摆一样持续摆动，但稍一紧张就立即停止。现在，常使用肌电图生物反馈进行检查和训练。

(1)腕关节伸肌：让患者背屈腕关节，感觉前臂伸侧肌紧张，接着停止背屈，手掌向下，感到这种紧张感的消失，这就是肌肉松弛。

(2)腕关节屈肌：让患者强烈屈曲腕关节。

(3)肘关节屈肌：强烈屈曲肘关节，在标记的部位感到紧张感。

(4)肘关节伸肌：伸展肘关节，放在事先放好的多本书上。

(5)踝关节背屈肌：强烈背屈踝关节。

(6)踝关节跖屈肌：强烈跖屈踝关节。

(7)膝关节伸肌：膝关节以下伸出桌子的边缘，并使之伸展，体会紧张感。

(8)膝关节屈肌：膝关节以下从桌子的边缘向下垂，开始屈曲，在大腿后面体会紧张感。

(9)髋关节屈肌：下垂小腿，稍屈曲髋关节，在小腹部有紧张感。

(10)髋关节伸展：将书垫在膝的下方，在臀部感到紧张。

(11)腹肌：收腹，在整个腹部体会紧张感。

(12)腰肌：让背部挺起来，在脊柱两侧体会紧张感。

(13)呼吸肌：深呼吸，可隐约在整个胸部体会到广泛的紧张感。

(14)颈肌：一侧屈，在屈侧体会紧张感。

4. 肌松弛体操

用于肌紧张严重、无法松弛者，多见于颈部、肩部、胸部、背部之肌肉，这时如果事先进行热敷和按摩(以轻按为主)也有些作用。松弛体操可以在仰卧位、椅坐位、立位、步行位和各种姿势下进行。多数配合呼吸运动，让患者吸气时收缩，呼气时松弛。肌松弛体操：

(1)仰卧位(或消除身体的力量，轻松地侧卧，闭眼)

1)将上肢放松，放在身体的两侧，轻握拳，握紧拳，再放松(一侧、交替、双侧)

2)在床上伸展上肢，用力下按，放松(一侧、交替、双侧)

3)将上肢放松，放在身体的两侧，手指伸展—

手紧张抬起—放松放下

4)抬起前臂—放松放下

5)伸展上肢并抬起来—放松落下(一侧、交替、双侧),上肢不要抬得太高,一旦抬得过高,下落时可引起肘关节防御性弯曲反跳(因肘关节无力)。这些练习可同样用于下肢

6)抬起头—放下

7)抬起上半身—放松,像躺下一样放下

(2)坐位

1)向上伸展上肢—放松落下(单侧、交替、双侧)

2)将腰挺起来(端坐),再如平常坐(放松,将背弓起坐位)—使全身重力向下

3)将腰挺起来,伸展上肢,上举—进一步重新坐位—放松上肢,落下(单侧、交替、双侧)

注:2)和3)与呼吸运动同时进行为好,全身重力向下—呼气—放松(端坐—伸展上肢—吸气—收缩)

4)端坐,抬头,放松,全身重力向下,向前垂头(不向后垂)

5)端坐—抬头—伸展上肢上举—放松全身重力向下—向前下垂头和上肢(单侧、交替、双侧)

6)坐在椅子上并用手抓住椅子—伸展下肢,以跟为轴,做足内旋、外旋

(3)立位

1)直立,抬头—向前垂头

2)伸展上肢,上举—放松落下(单侧、双侧、交替)

3)上半身放松,前倾,再重新直立

4)抬上肢—伸展上半身,上肢放松,自前落下

注:1)~4)与呼吸同时进行。

5)上肢放松,使其随意摆动2~3次

(4)步行位

1)正步行走—伸展上肢,抬起—落下摆动(单侧、交替、双侧)

2)正步行走—抬上肢—伸展不动,足站立、行走—上肢放松落下,重新如平时行走(单侧、交替、两侧)

3)正步行走—抬上肢—伸展上肢,上半身放松、上肢下落——侧臂自由摆动

注:1)~3)与呼吸同时进行。没有自信心的患者在步行时,可于放松的同时使用习惯的不勉强的运动形式。

(5)四肢爬行位:应用这种姿势能使背部和肩部松弛

5. 通过医学、生物学手段提高肌肉放松能力,如进行水疗、按摩、针刺、肌电图生物反馈疗法等,均可有效地提高肌肉的放松能力。

第十二节 呼吸功能训练技术

呼吸受意识和呼吸节律双重调控。呼吸锻炼有助于呼吸系统疾病患者和手术后患者尽早地最大限度地恢复肺功能,缩短康复时间。其目标为:尽可能恢复有效的腹式呼吸,改善呼吸功能;清除气道内分泌物,减少气道刺激因素,保持呼吸道卫生;采取多种措施,防治并发症;提高患者心功能和全身体能,尽可能恢复活动能力,重返社会。

一、呼吸训练

呼吸训练是肺疾病患者整体肺功能康复方案的一个组成部分。其目标是:改善换气;增加咳嗽机制的效率;改善呼吸肌的肌力、耐力及协调性;保持或改善胸廓的活动度;建立有效呼吸方式;促进放松;教育患者处理呼吸急促;增强患者整体的功能。

(一)适应证

1. 急性/慢性肺疾病、慢性阻塞性肺疾病、肺炎、肺扩张不全、肺栓塞、急性呼吸窘迫。

2. 因手术/外伤所造成的胸部或肺部疼痛。

3. 支气管痉挛或分泌物滞留造成的继发性气道阻塞。

4. 中枢神经系统损伤后肌无力高位脊柱损伤、急性/慢性/进行性肌肉病变或神经病变。

5. 严重骨骼畸形(脊柱侧弯等)。

(二)呼吸肌练习

改善呼吸肌的肌力和耐力过程称为呼吸肌训

练。这项技术强调吸气肌的训练。

1. 作用

用于治疗各种急性或慢性肺疾病，主要针对吸气肌无力、萎缩或吸气肌无效率，特别是横膈及肋间外肌。

2. 方法

呼吸肌训练有3种形式，即横膈肌阻力训练、吸气阻力训练、诱发呼吸训练。

(1)横膈肌阻力训练

1)患者仰卧位，头稍抬高的姿势。

2)让患者掌握横膈吸气。

3)在患者上腹部放置1～2kg的沙袋。

4)让患者深吸气同时保持上胸廓平静，沙袋重量必须以不妨碍膈肌活动及上腹部鼓起为宜。

5)逐渐延长患者阻力呼吸时间，当患者可以保持横膈肌呼吸模式且吸气不会使用到辅助肌约15分钟时，则可增加沙袋重量。

(2)吸气阻力训练：为吸气阻力训练所特别设计的呼吸阻力仪器以改善吸气肌的肌力及耐力，并减少吸气肌的疲劳。

1)患者经手握式阻力训练器吸气。吸气阻力训练器有各种不同直径的管子提供吸气时气流的阻力，气道管径愈窄则阻力愈大。

2)每天进行阻力吸气数次。每次训练时间逐渐增加到20分钟、30分钟，以增加吸气肌耐力。

3)当患者的吸气肌力/耐力有改善时，逐渐将训练器的管子直径减小。

目前，市场上有不同型号的手握管径可供患者选用。假如没有吸气阻力训练器，也可自行设计制作。

(3)诱发呼吸训练：诱发呼吸训练是一种低阻力的训练方式，或称为持续最大吸气技巧，是强调最大吸气量的维持。患者尽可能深吸气，呼吸训练器提供患者视觉和听觉反馈。诱发呼吸训练器可增加患者吸气容积以预防术后肺泡陷落，同时也能增强神经肌肉疾病患者的呼吸肌。这种呼吸方式无论使用呼吸训练器与否都可进行训练。

1)患者仰卧或半坐卧位，姿势放松舒适。

2)让患者做4次缓慢、轻松的呼吸。

3)让患者在第4次呼吸时做最大呼气。

4)然后将呼吸器放入患者口中，经由呼吸器做最大吸气并且持续吸气数秒钟。

5)每天重复数次，每次练习5～10下。

训练中避免任何形式的吸气肌长时间的阻力训练。如果出现颈部肌肉(吸气辅助肌)参与吸气动作，则表明膈肌疲劳。

(三)膈肌呼吸(腹式呼吸)

膈肌呼吸不是通过提高分钟呼吸量，而是通过增大横膈的活动范围以提高肺的伸缩性来增加通气的。另外，膈肌呼吸在体外引流时有助于排除肺内分泌物。

方法：

(1)患者处于舒适放松姿势，斜躺坐姿位。

(2)治疗师将手放置于患者前肋骨下方的腹直肌上。

(3)让患者用鼻缓慢地深吸气，患者的肩部及胸廓保持平静，只有腹部鼓起。

(4)然后让患者有控制地呼气，将空气缓慢地排除体外。

(5)重复上述动作3～4次后休息，不要让患者换气过度。

(6)让患者将手放置于腹直肌上，体会腹部的运动，吸气时手上升，呼气时手下降。

(7)当患者学会膈肌呼吸后，让患者用鼻吸气，以口呼气。

(8)让患者在各种体位(坐、站)及活动下(行走、上楼梯)练习膈肌呼吸。

(四)局部呼吸

适用于因手术后疼痛及防卫性肺扩张不全或肺炎等原因导致肺部特定区域的换气不足。

1. 单侧或双侧肋骨扩张

具体方法：

(1)患者坐位或屈膝仰卧位。

(2)治疗师双手置于患者下肋骨侧方。

(3)让患者呼气，同时可感到肋骨向下、向内移动。

(4)让患者呼气，治疗师置于肋骨上的手掌向下施压。

(5)恰好在吸气前，快速地向下、向内牵张胸廓，从而诱发肋间外肌的收缩。

(6)让患者吸气时抵抗治疗师手掌的阻力，以扩张下肋。

(7)患者吸气，胸廓扩张且肋骨外张时，可给予下肋区轻微阻力以增强患者抗阻意识。

(8)当患者再次呼气时，治疗师手轻柔地向下、向内挤压胸腔来协助呼气。

(9)教会患者独立使用该种方法。患者可将双手置于肋骨上或利用皮带提供阻力。

2. 后侧底部扩张

具体方法：

(1)患者坐位，垫枕，身体前倾，髋关节屈曲。

(2)患者双手置于下肋后侧。

(3)按照上述的“单侧或双侧肋骨扩张”方法进行。

这种方法适用于手术后需长期在床上保持半卧位的患者，因为分泌物很容易堆积在肺下叶的后侧部分。

(五)吹笛式呼吸

1. 作用

可降低呼吸速率，增加潮气量及增强运动耐力。

2. 方法

(1)患者处于舒适放松姿位。

(2)呼气时必须被动放松，并且避免腹肌收缩(将双手置于患者腹肌上，以判断腹肌有否收缩)。

(3)指导患者缓慢地深吸气。

(4)然后让患者轻松地做出吹笛姿势呼气。

训练时患者应避免用力呼气，因为吹笛姿势下用力或延长呼气会增加气道的乱流，以致细支气管功能进一步受限。

(六)预防及解除呼吸急促

1. 作用

适用于患者正常的呼吸模式被干扰而产生的呼吸短促。例如，慢性阻塞性肺疾病(肺气肿、气喘)的周期性呼吸困难发作；患者用力过度或接触过敏源时。

2. 方法

(1)患者放松、身体前倾(图 4-128～图 4-130)，该体位可刺激膈肌呼吸。

(2)按医嘱使用支气管扩张剂。

(3)让患者吹笛式呼气，同时减少呼气速率，呼气时不要用力。

(4)每次吹笛式呼气后，以腹式吸气，不要使用辅助肌。

(5)让患者保持此姿势，并尽可能放松地继续吸气。

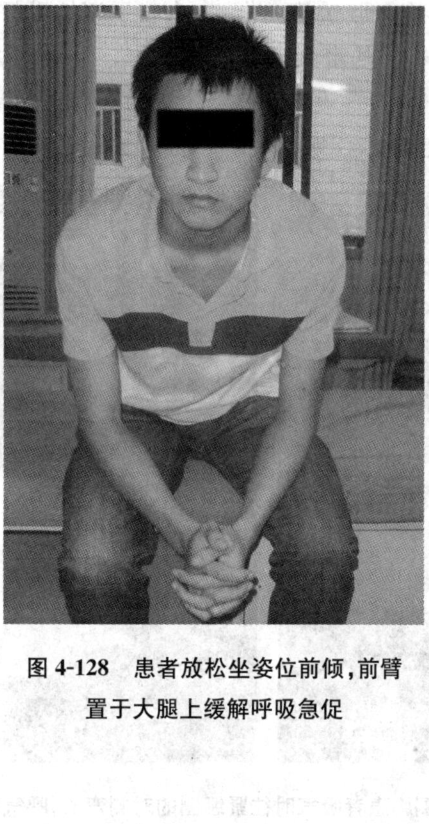

图 4-128 患者放松坐姿位前倾，前臂置于大腿上缓解呼吸急促

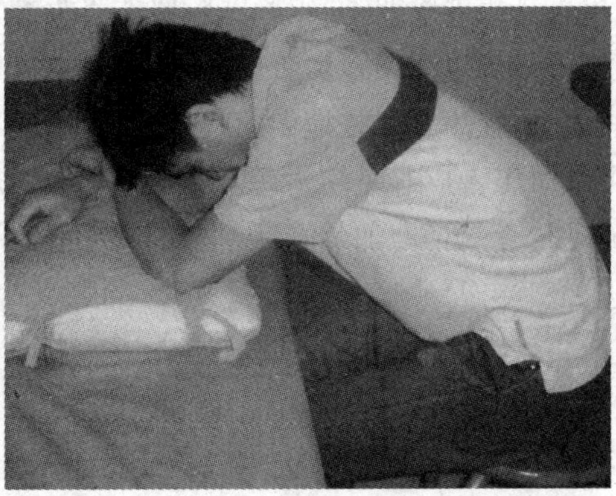

图 4-129　患者坐位且身体前倾，趴在枕头上以缓解呼吸急促

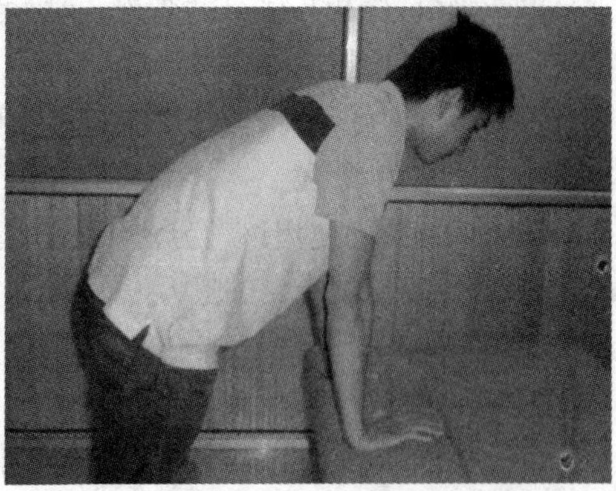

图 4-130　患者站立位身体前倾，上肢支撑于桌面缓解呼吸急促

二、胸腔松动练习

胸腔松动练习是躯干或肢体结合深呼吸所完成的主动运动。其作用是维持或改善胸壁、躯体及肩关节的活动度，增强吸气深度或呼气控制。

1. 松动一侧的胸腔(图 4-131)

(1)患者坐位，在吸气时朝胸腔紧绷的相反侧弯曲以牵拉绷紧的组织，并且扩张该侧的胸腔。

(2)患者朝紧绷侧侧屈并呼气时，将握拳的手推紧绷侧胸壁。

(3)接着患者上举胸腔紧绷侧的上肢过肩，并朝另一侧弯曲。这使紧绷侧组织做额外的牵张。

2. 松动上胸部及牵张胸肌

(1)患者坐位，两手在头后方交叉握，深吸气时做手臂水平外展的动作。

(2)患者呼气时将手、肘靠在一起，并且身体往前弯。

3. 松动上胸部及肩关节

患者坐位，吸气时两上肢伸直，掌心朝前举高过头，然后呼气时身体前弯，手着地。

4. 深呼吸时增加呼气练习

(1)患者屈膝仰卧位姿势下呼吸。

(2)患者呼气时将双膝屈曲靠近胸部(一次屈曲一侧膝关节以保护下背)。该动作将腹部脏器推向横膈以协助呼气。

5. 棍棒运动

患者双手握体操棒，肩前屈(吸气时肩关节屈曲)，同时进行呼吸运动。

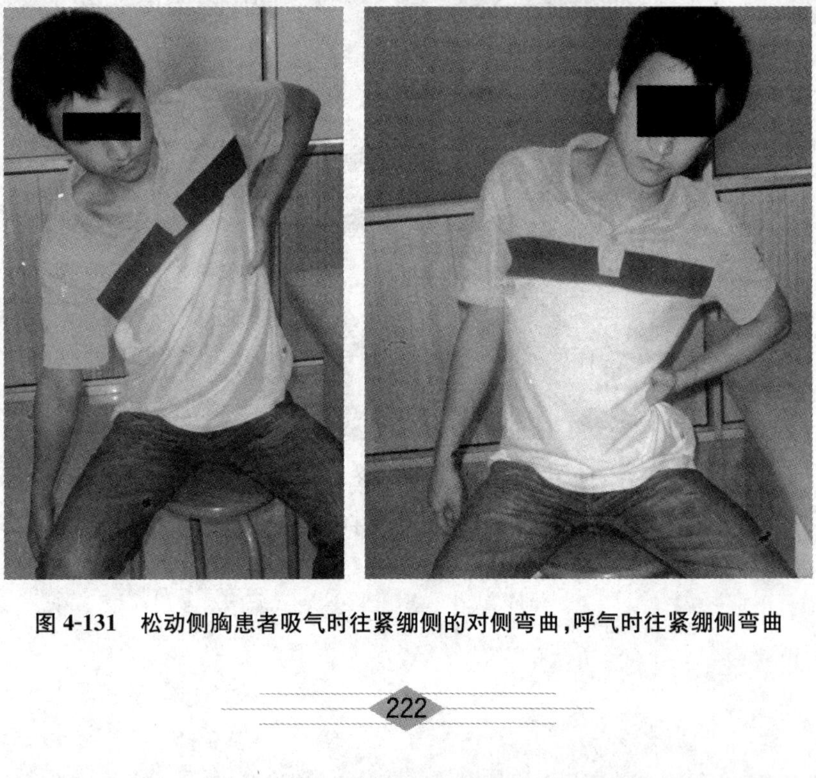

图 4-131　松动侧胸患者吸气时往紧绷侧的对侧弯曲，呼气时往紧绷侧弯曲

6. 其他运动

如不良姿势矫正，徒手牵张胸壁(扩胸运动)、躯干及肢体等。

三、咳嗽

有效的咳嗽是为了排除呼吸道阻塞物并保持肺部清洁，是呼吸疾病康复治疗的组成部分。无效的咳嗽只会增加患者痛苦和消耗体力，并不能维持呼吸道通畅。

(一)有效的咳嗽训练

1. 患者处于放松舒适姿势坐位或身体前倾，颈部稍微屈曲。

2. 患者掌握膈肌呼吸，强调深吸气。

3. 治疗师示范咳嗽及腹肌收缩。

4. 患者双手置于腹部且在呼气时做3次哈气，以感觉腹肌的收缩。

5. 患者练习发“K”的声音，以感觉声带绷紧、声门关闭及腹肌收缩。

6. 当患者将这些动作结合时，指导患者做深但放松的吸气，接着做急剧的双重咳嗽。单独呼气时的第2个咳嗽比较有效。

训练中绝不要让患者借喘气吸进空气，因为这样使呼吸功(耗能)增加且患者更容易疲劳，有增加气道阻力及乱流的倾向，且导致支气管痉挛。另外，会将黏液或外来物向气道更深处推进。

(二)诱发咳嗽训练

1. 手法协助咳嗽

此法适用于腹肌无力者(如脊髓损伤患者)。手法压迫腹部可协助产生较大的腹内压，进行强有力的咳嗽。手法可由治疗师或患者自己操作。

(1)治疗师协助方法(图4-132，图4-133)：患者仰卧位，治疗师一只手掌部置于患者剑突远端的上腹区，另一只手压在前一只手上，手指张开或交叉。患者尽可能深吸气后，治疗师在患者要咳嗽时给予手法帮助：向内、向上压迫腹部，将横膈往上推。或者患者坐在椅子上，治疗师站在患者身后，在患者呼气时给予手法压迫。

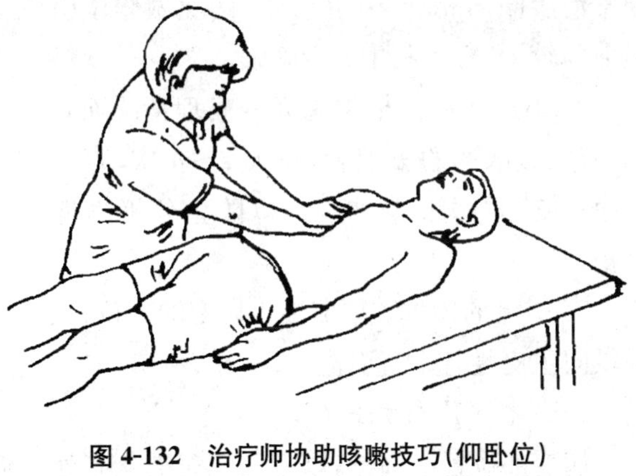

图4-132 治疗师协助咳嗽技巧(仰卧位)

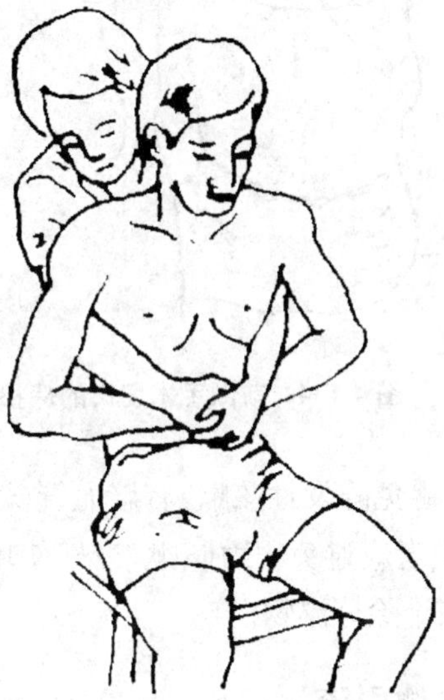

图4-133 治疗师协助咳嗽技巧(坐位)

(2)患者的自我操作：手臂交叉放置于腹部或者手指交叉置于剑突下方。深吸气后，双手将腹部向内、向上推，且在想要咳嗽时身体前倾。

2. 伤口固定法

此法适用于手术后因伤口疼痛而咳嗽受限者。

方法：咳嗽时，将双手紧紧地压住伤口，以固定疼痛部位(图4-134)。如果患者不能触及伤口部位，则治疗师给予协助(图4-135)。

3. 气雾剂吸入方法

本法适用于分泌物浓稠者。可用手球气雾器或超声雾化器等，产生的微粒，大的沉着于喉及上呼吸道，小的沉着于远端呼吸性支气管肺泡。气雾剂有黏液溶解剂、支气管扩张剂，也可用抗生素类，使水分充分达到气道并减少痰的黏滞性，使痰易咳出。临床上使用乙酰半胱氨酸或2%碳酸氢钠1～2ml，沙丁胺醇或氯丙那林0.2～0.5ml，每天2～4次，至少在起床或入睡时吸入。气雾剂吸入后鼓励患者咳嗽。治疗后立即进行体位引流，排痰效果更好。

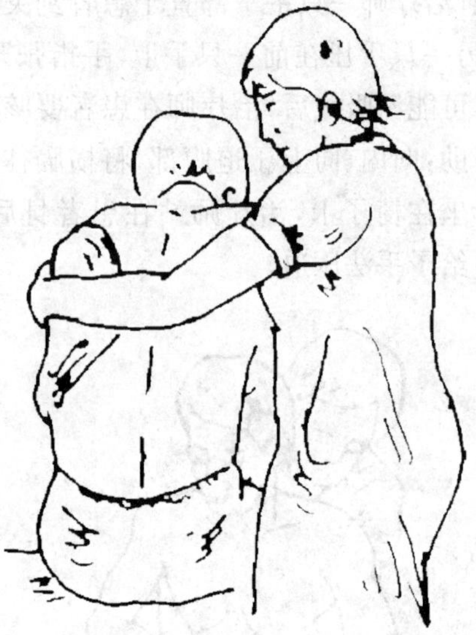

图 4-134 前侧手术切口的保护

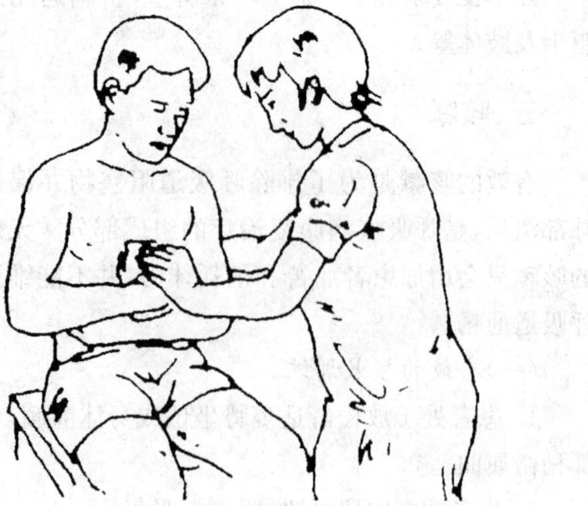

图 4-135 后外侧手术切口的保护

注意：避免阵发性咳嗽，有脑血管破裂、栓塞或血管瘤病史者应避免用力咳嗽，最好使用多次的哈气(huff)来排除分泌物。

四、体位引流

痰量较多的患者，有时还要进行体位引流(postural drainage)。呼吸道疾病时，呼吸道内黏液分泌量明显增多。由于重力的影响，使分泌物多积聚于下垂部位，因此，改变患者的体位既有利于分泌物的排出，又有利于改善肺通气和血流的比例。因为慢性阻塞性肺部疾病时，由于重力关系血液多流至肺下部而上部少，但因患者肺气肿，肺下部通气差，肺上部虽通气好，但血灌流量不足，不能获得足够的氧，因而常取头低位做体位引流，以改善肺上部血流灌注，吸取更多的氧，从而提高动脉中的氧分压，且易于排出痰液。引流的体位主要取决于病变的部位，使某一特殊的肺段向主支气管垂直方向引流为宜。

(一)适应证

1. 由于身体虚弱(特别是老年患者)、高度疲乏、麻痹或有术后并发症而不能咳出肺内分泌物者。

2. 慢性气道阻塞、患者发生急性呼吸道感染及急性肺脓肿。

3. 长期不能清除肺内分泌物，如支气管扩张、囊性纤维化等。

(二)禁忌证

1. 内科或外科急症。

2. 疼痛明显或明显不合作者。

3. 明显呼吸困难及患有严重心脏病者。年老体弱者慎用。

(三)叩击与振动禁忌证

1. 近期急性心肌梗死。

2. 近期脊柱损伤或脊柱不稳。

3. 近期肋骨骨折。

4. 近期咯血，除非出血原因是支气管扩张造成的急性感染。

5. 严重骨质疏松。

(四)注意事项

1. 治疗时机选择绝对不能在餐后直接进行体位引流，应与气雾剂吸入结合使用，选择一天中对患者最有利的时机。因为前一夜分泌物堆积，患者通常清晨咳出相当多的痰液。傍晚做体位引流使睡前肺较干净，有利于患者睡眠。

2. 治疗次数需根据患者的病理情况而定。例如，有大量浓稠的黏液者，每天 2～4 次，直至肺部干净；维持时每天 1～2 次，以防止分泌物进一步堆积。

3. 引流的体位主要取决于病变的部位，从某一肺段向主支气管垂直引流。

(五)体位引流方法

病变部位置于高处，以有利于痰液从高处向低处引流。

1. 评估患者以决定肺部哪一段要引流。

2. 将患者置于正确的引流姿势，并且尽可能让患者舒适放松。应随时观察患者脸色及表情。

3. 如果患者可以忍受，维持引流体位30分钟左右，或直至分泌物排出为止。

4. 引流时让患者轻松地呼吸，不能过度换气或呼吸急促。

5. 体位引流过程中，可结合使用手法叩击等技巧。

6. 如有需要，应鼓励患者做深度、急剧地双重咳嗽。

7. 如果上述方法不能使患者自动咳嗽，则指导患者做几次深呼吸，并在呼气时给予振动，这可诱发咳嗽。

8. 如果患者体位引流5～10分钟仍未咳出分泌物，则进行下一个体位姿势。治疗时被松动的分泌物，可能需要30～60分钟才能咳出。

9. 每次引流时间不要超过45分钟，避免患者疲劳。

10. 引流治疗结束后，让患者缓慢坐起并休息一会儿。防止出现姿势性低血压的征兆。告诉患者，即使引流时没有咳出分泌物，治疗一段时间后可能会咳出一些分泌物。

11. 评估引流效果并作记录。记录内容包括：分泌物形态、颜色、质感及数量；患者对引流的忍受程度；检查患者的血压、心率等情况；在引流过的肺叶(段)上听诊并注明呼吸音的改变；观察患者的呼吸模式；检查胸壁扩张的对称性。

（六）终止体位引流的指征

1. 胸部X线纹理清楚。

2. 患者的体温正常，并维持24～48小时。

3. 肺部听诊呼吸音正常或基本正常。

（七）体位引流时使用的手法技巧

1. 叩击(图4-136)

借叩击机械原理移出肺内浓痰、黏液。治疗师的手握成杯状有节奏地敲击患者胸壁(要引流的部位)。叩击持续数分钟，或者直到患者需要改变体位时。

叩击禁忌证：骨折部位或骨质疏松部位；肿瘤部位；肺栓塞；有易出血情况(血小板数目低下)、心绞痛、胸壁疼痛(如胸腔手术后)。

2. 振动(图4-137)

振动与体位引流和叩击合并使用。在患者深呼吸的呼气时采用，以便将分泌物移向大气道。振动是直接将双手置于胸壁，同时在患者呼气时缓和地压迫并急速地振动胸壁。压力的方向和胸腔移动的方向相同。振动的动作借治疗师上肢肌肉(肩至手)的等长收缩来形成。

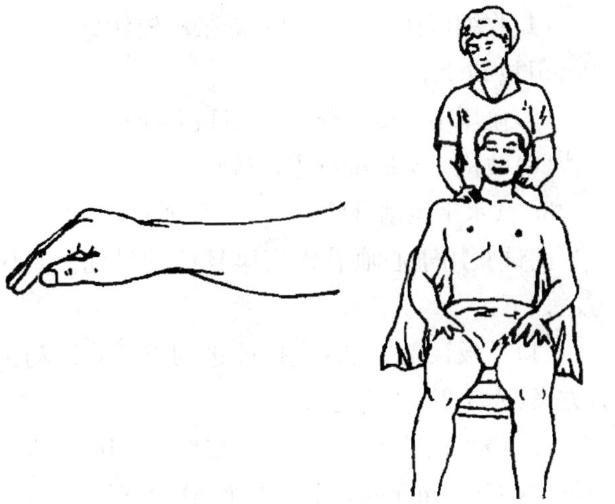

图4-136 手部叩击姿势

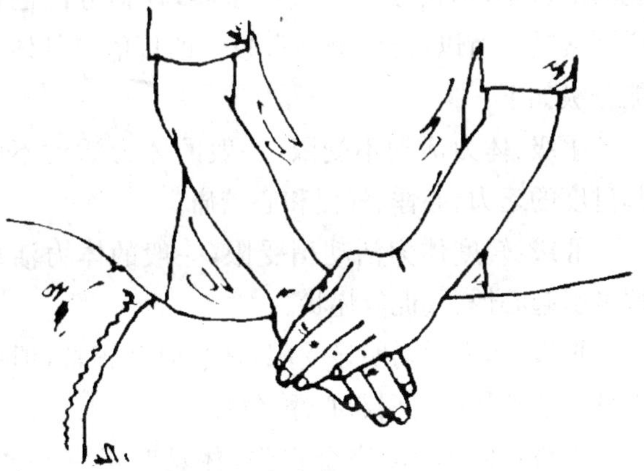

图4-137 体位引流时手部振动

3. 摇法

摇法是一种形式较剧烈的振法，是在患者呼气时，治疗师的手以大幅度的动作造成的一个间歇性的弹跳手法。治疗师两拇指互扣，张开的手直接置于胸壁，同时压迫并摇动胸壁。

(八)体位引流姿势

引流体位是根据肺及气管、支气管分支的解剖位置而定。

第十三节　心脏功能训练技术

运动锻炼对心血管系统的直接作用和间接作用均能增加心功能储备,降低心脏突发事件的发生率。

一、心脏功能评定

心脏功能评定不仅对于慢性心脏疾病患者的诊断、康复治疗及预后非常重要,而且也是其他许多残疾患者康复评估的重要内容。例如,高位截瘫、严重的脊柱侧弯及胸椎后凸畸形、运动神经元病、肌病等疾病程度不等地影响心脏功能,在康复医疗中应引起重视。

(一)心功能评定

康复医学科在临床心脏专科的检查、诊断和心功能检查(如右心功能测定,左心功能测定、肺臂循环时间测定等)基础上,更侧重心功能容量的测定,主要方法为运动试验。

1. 纽约心脏病学会心功能分级

纽约心脏病学会心功能分级是目前最常用的分级方法,此心功能程度分级主要根据症状,参考呼吸困难和乏力等症状。最大的缺点是依赖主观表现分级,评估者判断变异较大,同时受患者表达能力的影响,但由于已经应用多年,评估方法已被广泛接受。所以,目前仍然有较大的价值。具体功能分级如下:

Ⅰ级:体力活动不受限,一般的体力活动不引起过度的乏力、心悸、气促和心绞痛。

Ⅱ级:轻度体力活动稍受限,一般的体力活动即可引起心悸、气促等症状。

Ⅲ级:体力活动明显受限,休息时尚正常,但低于日常活动量即可引起心悸、气促。

Ⅳ级:体力活动完全丧失,休息时仍有心悸、气促。

2. 运动试验

运动试验在心血管疾病康复方面,已被广泛使用。运动试验在心血管疾病康复中的用途:

(1)调整住院过程中的体力活动。

(2)出院前评定。

(3)运动处方,预告危险。

(4)用于心导管检查、药物治疗或体育疗法的筛选。

(5)确定所需运动程序(监测、不监测,医务人员在场、不在场)。

(6)随访检查内容的一部分。

一般主张急性心肌梗死、冠脉搭桥术后等住院过程中,以及出院前评价时应用低水平运动试验;复工及制定运动处方等心脏功能容量测定时,可以采用运动量较大的次极限量运动试验。试验终点不应以心率为标准而以试验中出现的症状为终点,此即 DeBrusk 所主张的症状限制性运动试验。其终点标准为:

(1)出现胸痛、疲乏、呼吸困难、心悸、头晕等症状。

(2)有冷汗、苍白、步态不稳、低血压等体征。

(3)有室性心律失常,有意义的 ST 段偏移,房室或室内传导阻滞等心电图改变。

(4)收缩压达 225mmHg,舒张压较休息时升高 20mmHg 以上。

(5)血压不升或下降 10mmHg 以上。

(6)被检人不愿继续进行试验。

3. 低水平运动试验

此试验用于心血管疾病康复活动早期。具体方法如下:

(1)平板试验方法:应用改进的 Bruce 运动试验方案(表 4-2),较为适合。

(2)踏车试验方法:开始时按 3 个 MET,给予功量 150kg · m/min,增至 4 个 MET 时,可给予 300kg · m/min,转速 60 次/分,前后两次共 4 分钟,中间可休息 2 分钟。表 4-3 可供试验时参考。

以上低水平运动试验时,也应有医生在场监护;至于心率,一般不应超过 115 次/分,出现症状时,应按照终止运动试验标准及时停止。

表 4-2　改良的 Bruce 运动试验方案

分级	时间(min)	能量需要		速度(km/h)	坡度(%)
		摄氧量[ml/(kg・min)]	代谢当量(MET)		
A	2	3.0	1.0	2.4	0
B	2	7.0	2.0	2.4	3
C	2	11.2	3.2	2.74	6
Ⅰ	3	17.5	5.0	2.74	10
Ⅱ	3	24.5	7.0	4.02	12
Ⅲ	3	35.0	10.1	5.5	14
Ⅳ	3	46.5	13.3	6.76	16
Ⅴ	3	56.5	16.1	8.05	18

表 4-3　体重和踏车试验摄氧量

瓦特(W)	25	50	75	100	125	150	175	200	250
千克・米/分(kg・m/min)	150	300	450	600	755	900	1050	1200	1500
耗氧总量(L)	0.6	0.9	1.2	1.5	1.8	2.1	2.4	2.7	3.3
热卡/分	3.0	4.5	6.0	7.5	9.0	10.5	12.0	14.0	17.0
体重(kg)	摄氧量[ml/(kg・min)]								
40	15.0	22.5	30.0	37.5	45.0	52.5	60.0	67.5	82.5
50	12.0	18.0	24.0	30.0	36.0	42.0	48.0	54.0	66.0
60	10.0	15.0	20.0	25.0	30.0	35.0	40.0	45.0	55.0
70	8.5	13.0	17.0	21.5	25.5	30.5	34.5	38.5	47.0
80	7.5	11.0	15.0	19.0	22.5	26.0	30.0	34.0	41.0
90	6.7	10.0	13.3	16.7	20.0	23.3	26.7	30.0	36.7
100	6.0	9.0	12.0	15.0	18.0	21.0	24.0	27.0	33.0
110	5.5	8.0	11.0	13.5	16.5	19.0	22.0	24.0	30.0

应用代谢当量(MET)指导康复活动方法首先要做好心脏功能容量测定。精确地了解心脏能够负担的体力活动限度，结合 MET 指导心脏康复的体力活动。特别是用于冠心病及心力衰竭等的康复。应用 MET 指导康复活动时，应参考运动生理学知识，避免机械搬用，一般对所求得的容量，主张适当地留有余地，按 70%左右予以应用，如二阶梯 1/2 单倍量、单倍量和双倍量试验阴性患者，经折算后只按 3 个、4 个、5 个 MET 指导患者活动。也有人将各项活动的 MET 划出一个范围，以便合理地应用这项方法。

心血管疾病的残疾评定常采用由 Blocker 改编的心脏性残疾标准：

1)急性心肌梗死。

2)持续性心脏阻滞或心律失常伴有心源性晕厥者。

3)心绞痛，休息心电图不正常者。

4)心绞痛，运动试验不正常者。

5)胸部不适，休息或硝酸盐缓解，伴有冠脉造影狭窄或心脏扩大者。

6)充血性心力衰竭。

还可以运用心脏超声评定心功能、心脏导管检查测定心功能等。

(二)运动心肺功能测定

运动心肺功能测定(cardio pulmonary exercise testing，CPET)亦称心肺运动测验，是指伴有代谢测定(摄氧量 VO_2，二氧化碳排除量 VCO_2 等气体交换指标)的心肺运动测验，是最有意义的非侵入性检查技术，它可以直接地评定心脏的功能和体力活动时的安全性，并可预测与心脏病有关的患病率和死亡率。不同于一般的，只是单纯观察心电图ST-T的变化或心率变化的运动试验；也不同于静态肺功能检查。cPET是综合心与肺，在一定功率负荷下测出 VO_2、VCO_2 等代谢指标、通气指标及心电图变化。结果可用来评估心肺功能和确定各种治疗的应用，并与临床情况、心理社会学资料一起精确地估计康复性运动训练的成败。

1. 通常观察的指标

(1)耗氧量(Oxygen consumption)与摄氧量(Oxygen uptake，VO_2)。

(2)代谢当量(MET)。

(3)无氧阈(anaerobicthreshold，AT 或 VO_2 AT)。

(4)最大心率(HRmax)、心率储备(HRreserve，HRR)。

(5)血压。

(6)反映通气变化的几个指标：①潮气量(VT)与深吸气量(IC)的比值(VT/IC)；②通气量(VE)、最大运动通气量(VEmax)与呼吸频率(RR)；③运动时VE与VT的关系；④呼吸储备(BR)；⑤二氧化碳通气当量(VE/VCO_2)与氧通气当量(VE/VO_2)；⑥最大二氧化碳产量(VCO_2max)。

(7)血气分析的指标。

(8)气体交换率(respiratory exchange ratio，R)与呼吸商(respiratory quotient，RQ)。

2. 心肺运动试验的临床应用

(1)直接评定心脏功能容量和肺功能状态。

(2)评价运动受限的病理生理、功能损害的严重程度。

(3)呼吸困难的鉴别诊断(心、肺、肺血管等)。

(4)评定心血管和肺疾患治疗方式的效果。

(5)评估外科大手术的危险性及预后。

(6)评估器官移植生存潜能(心脏移植、肺移植等)。

(7)康复医学运动处方个体化制定。

(8)运动医学、运动计划、训练方案的制定。

(9)劳动力评定。

3. 运动心肺功能测定的要求及方案的选择

(1)心肺运动试验的要求：第一，专业技术人员的操作经验和专业技能；第二，该技术的灵敏性、特异性和准确性；第三，与更昂贵的显像检查比较，该技术的费用和准确情况；第四，阳性或阴性结果对临床决定的影响等。

1)对医务人员的要求：运动心肺试验需要在受过运动生理基础知识培训的医师指导下进行，并要求医务工作人员参加心血管急症处理培训学习，技师和医师熟悉运动过程中正常和异常反应，并能够认识或预防发生或者将要发生的突然事件。

2)受试者准备：试验应在餐后2小时进行；禁烟；运动前12小时不进行过量的体力活动；暂时停用干扰运动反应药物，如β-受体阻滞剂等。

3)实验室准备：实验室温度要求在21～23℃。此外，尚需配置复苏设备，如常规抢救用药及静脉注射装置、氧气筒和抽吸装置、气管内插管和喉镜、除颤器等。

(2)运动心肺功能测定的禁忌证：运动心肺试验是一种较为安全的试验，但也有关于运动中出现心肌梗死甚至死亡的报道，运动试验并发症的死亡率在0.01%以下。因此，必须熟悉运动试验的并发症，并掌握其禁忌证。禁忌证如下：

1)室内空气情况：PaO_2＜45mmHg；$PaCO_2$＞70mmHg；FEV_1＜30%pred。

2)近期心肌梗死。

3)不稳定心绞痛。

4)急性肺栓塞或者肺梗死。

5)Ⅱ～Ⅲ度心脏房室传导阻滞。

6)快速室性/房性心律失常。

7)严重身体畸形未纠正者。

8)严重的主动脉狭窄。

9)充血性心力衰竭。

10)未控制的高血压。

11)神经系统疾病所致的运动受限。

12)室壁动脉瘤。

13)严重的肺动脉高压。

(3)运动心肺试验可能出现的并发症

1)心动过缓的心律失常。

2)猝死(室性心动过速/室颤)。

3)心肌梗死。

4)充血性心力衰竭。

5)低血压和休克。

6)肌肉骨骼损伤。

7)严重疲劳,头晕,乏力,全身不适,身体疼痛和持续数日的疲乏等。

(4)运动方案的选择:根据试验条件和目的不同,可有多种运动试验方案,如按运动量分类的极量运动方案和次极量运动方案;按运动时相分类的连续运动和间歇运动;按运动功率改变方式分类的递增功率运动和恒定功率运动;按运动器械分类的功率自行车和平板运动。本节仅介绍平板运动、次级量和极量运动。

1)平板运动:平板试验运动方案选择完全根据试验的目的和设备条件而定,应用的方案有数种,以Bruce方案最常用。Bruce多级平板运动试验:Ⅰ级1.7mph,10%坡斜度;Ⅱ级2.5mph,12%斜度;Ⅲ级3.4mph,14%斜度。各级运动3分钟。Bruce方案的优点是大多数受试者不能达到最后一级,缺点是功率递增速度较大,影响VO_{2max}的准确测量。

总之,运动方案应该根据受试者测试的目的施行个体化原则,适宜的运动方案应该根据患者情况使其运动能够持续6～12分钟。

2)次极量和极量运动:目前次极量的运动尚无公认的标准。有研究按照年龄预计最大心率的85%,或心率达到200—年龄、190—年龄作为次极量运动试验的终止运动心率;也有报道按照运动心率达到最大预计心率的90%时作为标准。然而,由于最大心率与年龄关系的回归变化范围较大,相同心率对于相同年龄的不同个体,可能有的已达到最大心率,有的超过了运动最大心率,有的甚至仅为次极量运动心率水平。

极量运动是指受试者运动尽了最大努力(筋疲力竭)时或者其他临床指标提示达到最大运动量时的运动。由于运动终结通常不易见到VO_2平台出现,故只能参考R值以决定运动是否已达极量或次极量,但R值易导致错误,所以氧和二氧化碳分析器必须定期仔细定标和校准。

(5)终止运动的指征

1)新出现或加重的心绞痛。

2)中枢神经症状,如共济失调、头晕或接近晕厥。

3)末梢低灌注情况,如发绀、苍白。

4)疲乏、气促、喘息、腿痉挛或者间歇性跛行。

5)运动中收缩压较基础值下降>10mmHg,运动功率增加血压不升,并伴有缺血症状;或高血压反应(无明显症状时,收缩压>250mmHg,中山大学一院的标准为220mmHg和/或舒张压>115mmHg)。

6)在无Q波的导联(不包括aVL和aVR导联)出现ST段抬高(≥1.0mm)。此外,ST段持续性压低,或者心电轴明显偏移。

7)较严重的心律失常,如室上性心动过速,高度室性心律失常如多源性、短阵室速等。

二、心脏功能训练的基本方法

(一)有氧耐力训练

1. 耐力

耐力是指人体持续进行工作的能力,包括力量耐力、速度耐力、专门耐力和有氧耐力4种。通常所说的耐力训练,一般是指有氧运动或有氧耐力训练。

耐力训练一般为中等强度,即50%～80%最大运动能力(最大摄氧量)或60%～90%最大心率,每次运动15～60分钟,每周训练3次以上,运动方式多为四肢肌群(上、下肢大肌群)、周期性(即肢体往返式运动,如走、跑等)的动力性运动。参与运动的肌群越多越大,训练效应就越明显。非周期性动力性运动(如各种球类运动)如果达到一定的强度和持续时间,也属于耐力运动。

2. 适应证

(1)不同程度的心肺疾患。

(2)各种代谢性疾病。

(3)其他影响心肺功能的情况如手术或重病后

恢复期等。

(4)维持健康，增强体能，延缓衰老。

3. 禁忌证

禁忌主要为各种临床情况不稳定的心肺疾病、传染性疾病及重症关节病变等。

4. 注意事项

(1)用规范的方法确定运动强度。

(2)有氧耐力训练前应进行身体检查，根据情况随时调整运动方案，逐渐适应后，可进展到定期检查指导训练。

(3)注意循序渐进参加有氧耐力训练。

(4)有氧耐力训练需长期坚持，才能对机体产生良性作用。

(5)根据季节变换和环境不同调整运动。

(6)注意防止发生运动损伤。

(7)针对不同疾病、不同人群、不同训练目的制订相应的运动处方。

(8)表现为过度训练时，应调整运动量或暂时中止训练。

(9)有关运动训练的具体要求：①穿戴宽松、舒适、透气的衣服，最好穿运动鞋；②掌握个人能力的限制，定期检查、修正运动处方，避免过度训练或训练不足；③饭后及窄腹时不做剧烈运动；④运动时发现不适，应停止运动及时就医；⑤药物治疗发生变化时，要注意相应调整运动方案；⑥戒除不良生活习惯，如吸烟、酗酒等；⑦运动训练后不宜立即洗热水澡。

5. 机体对有氧训练的适应

主要表现为心肺系统和骨骼肌组织的适应。有氧训练后，心脏每搏量增加，虽最大心率未变化，但心输出量增大，动静脉氧差增加，因而 VO_{2max} 提高。心脏呈向心性肥厚，即运动员心脏，心室壁增厚，心腔扩大，舒张末期容积增加，射血分数提高，每搏量增多。

训练后，骨骼肌毛细血管数目增多，毛细血管/肌纤维数目比增加，每个肌细胞内肌红蛋白数量、线粒体数目增多，体积增大，每个线粒体内氧化呼吸酶增多，活性提高，无氧阈提高，机体做功能力增强。

6. 有氧耐力运动的作用

(1)增加机体功能性。

(2)增进人们对生活的良好感觉。

(3)减少心脏病、糖尿病、肥胖和癌症的发生，提高人们的生活质量。

(4)延缓衰老，增加寿命。

(5)有益调节代谢，防止某些代谢疾病的发生。

(6)提高纤维蛋白的溶解活性有氧运动。

(7)适当的有氧运动可提高机体免疫功能。

(8)有氧运动调节血压。

7. 常采用的耐力性运动方法

这类运动包括步行、慢跑、踏车、跳跃、上下楼梯及登山、游泳、滑雪、划船、网球、排球、篮球等。耐力训练是心肺功能训练的最主要方法，其运动训练应按照运动处方进行。

(1)步行和慢跑：日常生活中的步行一般为4km/h，漫步为1～2km/h，散步3km/h，快步5km/h，疾步6km/h，慢跑(健身跑)一般8km/h，缓慢者只4～5km/h，快速者达10km/h。每分钟步行100步以上者，可以使心率达100～110次/分。慢跑虽然容易取得锻炼效果，但体育外伤较多，也曾有猝死的报道，因此对心功能有明显损害、老年人、体质较差者，不宜贸然从事。慢跑者不应随意加快速度形成跑步，有过AMI者绝不能跑，以免发生意外。若康复医疗机构场地有限，可以利用活动平板进行步行锻炼。

(2)骑自行车：应用功率自行车可以在室内进行运动锻炼。应用家用自行车进行锻炼在我国容易推广，因我国很多地区几乎家家有自行车，特别是可以结合上下班进行锻炼，但以一般速度骑车，摄氧量很低，如3km/h相当于2～3MET，10km/h只有相当于3～4MET，功量太低。骑车锻炼的缺点是：因交通拥挤，快速骑车可能撞人，容易精神紧张，也很难保持较快车速，因此，可在晨间或运动场内进行。

(3)跳绳：虽然简便易行，但由于运动强度过大，相当于心脏功能容量9.5～12.5MET，一般认为不适于AMI患者。

(4)游泳：是一项良好的全身运动，但对于AMI者摄氧量偏高，据报告为8.6～6.5MET不等，并且水温过低时容易引起不舒适的冷感甚或寒战，因此除体力好、原来会游泳、能在室内游泳池长期坚持的运动者外，不宜进行这项运动。游泳前应做好准备运动，早期可以做水中步行，逐渐增加运动时间，但不宜时间过久，以防止肌肉痉挛，甚至心绞痛发作。

（二）力量、抗阻和等长运动训练

抗阻运动不是禁忌，可以编入心肺康复运动训练方案中。等长运动占的比例不宜大，适于临床稳定的患者。对要恢复较强工作和体育活动的人，康复运动训练除要改善心血管功能外，增强肌力和局部肌肉耐力也是重要的。一般人群和大部分冠心病患者，需要上肢进行日常职业活动和业余娱乐活动，因此也应进行上肢运动。上肢运动训练理想的靶心率（THR），可从上肢功率仪测定结果计算获得，也可用平板运动或下肢功率自行车得到的靶心率减去10次/分得到。冠心病患者上肢运动负荷约为下肢运动负荷的50%。冠心病患者阻力运动产生的最大心率仅为运动试验测得最大心率的56%～64%，不会引起心律失常、血压异常、ST段降低或心脏病病状。力量训练虽然对提高VO_{2max}价值较小，但可以增加肌力，提高运动能力，只要指导得当，对增强体质有重要意义。尽管动力性有氧训练是改善心血管耐力的重要步骤，但抗阻训练已逐渐成为动态运动程序的辅助手段。心血管功能训练中的抗阻训练特点为对抗阻力较小（多为轻至中度），运动次数较多。

1. 训练原则

（1）抗阻或力量运动训练应是低水平的抗阻训练。

（2）急性发作至少7～8周后才能进行这种训练。

（3）通过症状限制性运动试验，排除参加抗阻或力量运动训练的禁忌证。靶心率是力量运动训练强度的限制指标。宜用心率、血压乘积（RPP）监测力量训练中的心肌摄氧量。

（4）力量训练处方包括3组运动，每组重复12～15次，每组形式间以30秒运动和30秒休息。

（5）冠心病患者应保持正确呼吸节奏，避免用力屏气。

2. 训练方法

目前最常用的抗阻训练方法为循环抗阻训练，其运动处方如下：

（1）运动方式：握拳、上举、屈肘、伸肘、抬膝、侧举、提举、下按等，抗重负荷常采用哑铃、沙袋、实心球、弹簧、橡皮条、多功能肌力训练器等。

（2）运动量强度：一般为一次最大抗阻重量的40%～50%；在10秒内重复8～10次收缩为一组，5组左右为一循环，每组运动之间休息30秒，一次训练重复2个循环。每周训练3次。

（3）进度训练：开始时的运动强度应偏低，适应后，重量每次可增加5%。

（4）注意事项：除了有氧训练的注意事项外，还应注意以下几点：

1）应强调缓慢的全关节活动范围的抗阻运动。

2）训练应以大肌群为主，如腿、躯干和上臂。

3）应强调在抗阻运动时，使用正确的姿势和呼吸，上举时呼气，下降时吸气，不要屏住呼吸，以免使血压过度升高。

4）为了减少过强的心血管反应，训练时应避免双侧肢体同时运动，握拳不可太紧。

尽管低至中强度抗阻训练可改善心血管患者的力量和耐力，但并不能作为增加心功能的训练方法而单独运用，只能作为有氧训练的补充。对于左心功能低下、颈动脉窦反射敏感及功能储量＜5MET的患者应禁用。

（三）作业运动或作业治疗

以各种模拟性作业运动及家务活动来达到训练目的。作业运动或作业治疗时确定运动强度，主要根据心肺功能评定情况，选择恰当的活动方式。

（四）娱乐活动

娱乐活动包括各种棋牌类活动和球类活动，可以提高病人参加活动的积极性，提高训练效果；但应避免任何竞技性活动，以免产生过强的心血管应激，活动强度不应大于有氧训练的强度。

（五）心脏康复运动方案

1. 住院患者运动方案（Ⅰ期）

住院患者的运动方案适用于心肌梗死后、心血管手术后、肺部疾病、周围血管疾病和其他心血管疾病的住院患者。住院患者的运动方案应在监测条件下进行，工作人员与患者的比例约为1∶1，并应具备心电监测和抢救的条件。Ⅰ期运动方案的目的是消除由于卧床引起的生理和心理不良反应，恢复日常生活活动能力，改善心肺功能，增加关节灵活性、肌力和耐力，从而提高体能。

2. 出院患者或家庭运动方案(Ⅱ期)

Ⅱ期运动方案是从出院后1周开始,持续8～12周。它是Ⅰ期运动方案的继续,多在患者出院后立即进入Ⅱ期运动方案,应当具有心电监测和抢救的条件,工作人员和患者的比例由1∶1到1∶5,这取决于患者的心脏功能、症状和心电图变化。如果患者参加Ⅱ期运动方案不方便,可在家中进行,但应定期参加Ⅱ期运动方案的评定。Ⅱ期运动方案的目的是恢复体力、指导作业活动和正确的生活方式。

Ⅱ期运动处方要根据患者的功能来制订。如>5MET,应当用心率和自觉疲劳分级来规定运动强度,运动时间从10～15分钟逐渐增加到30～60分钟,每周3～4次。

完成Ⅱ期运动方案的条件:

(1)患者的功能达5MET时,才能安全地进行3MET的活动。

(2)病情稳定。表现在:①对运动有正常的血液动力学反应,适当的血压上升,心电图无明显变化,如缺血、传导阻滞或心律失常;②心绞痛稳定或无心绞痛;③安静心率<90次/分,血压<140/90mmHg。

(3)具备完成日常生活活动或作业活动所具有的体能,如肌力、耐力和心脏功能等。

(4)患者应了解:①心血管疾病的基本病理生理学;②应用合理的干预措施;③心血管药物作用和副作用;④进行作业活动和娱乐活动的安全范围。

(5)有能力维持运动处方规定的内容。

3. 社区运动方案(Ⅲ期)

参加者来自住院患者、出院后患者或从未参加过运动方案者。一般在出院后6～12周进行。

(1)参加Ⅲ期运动方案应具备的条件:①临床稳定或心绞痛减轻;②心律失常已得到控制;③了解运动中症状反应;④有自我调节能力。

Ⅲ期运动方案应提供急救措施、设备和急救队伍,工作人员和患者的比例为1∶10,逐渐减少监测。运动试验和医学评定应持续3～6个月,以后每年1次或根据需要进行。

(2)运动处方:参加者的运动能力>5MET。开始的3～6个月,运动强度为最大功能的50%～80%,运动时间逐渐增加到45分钟,每周3～4次。体能达8MET或>8MET时,继续维持Ⅲ期运动方案,目的是终生坚持运动。

(3)完成Ⅲ期运动方案的条件:Ⅲ期运动方案持续6～12个月,并能达到:

1)体能达到职业活动和娱乐活动预期的目标,体能至少超过5MET才能安全进行日常活动。

2)医学状态同完成Ⅲ期运动方案的条件。

3)参加者有较大的功能储备能力,有能力参加需要较高代谢的活动,如职业活动和文体活动。

第十四节　肌肉功能(体力)恢复技术

体力恢复训练是一种基本性训练,现在应用范围有扩大趋势。

一、定义和目的

体力恢复训练是患者在疾病及外伤恢复过程中或已经基本恢复,为缓解心身紧张状态,锻炼不经常使用的身体部位,或为恢复全身体力而进行的训练。

这种训练并不是针对肌力低下或关节活动度受限这一类损害,而是为了提高全身所有的肌肉、关节、心脏、肺脏功能,提高全身体力的一种训练。它的基本观点是:如果全身状态不恢复,局部就得不到很好的恢复。

训练内容最适于在四肢、躯干、内脏有轻度损害,或接近健康的患者,但亦可用于局部伤病,如下肢骨折石膏固定中的患者,进行上半身的训练,手外伤者下半身训练等。

二、训练强度

训练强度应根据患者的疾病恢复时期、损害程度、体力情况选择合适的运动。通过调节休息时间,调节反复运动的次数来调节运动量。训练时间

(包括休息时间)一般定为30分钟。

这种体操训练分为卧位体操、坐位体操、立位体操。原则上从卧位体操开始,熟练掌握后按顺序转移到坐位和立位体操训练。

(一)卧位体操

卧位体操是最基本的体操。卧位体操并不一定只用于卧床病人,经过一阶段步行的人也可从卧位体操开始。心肌梗死卧床的患者,应从早期开始积极地进行这种体操。如果此时不能完全按以下的动作进行,可做适当的调节。

1. 运动1

(1)基本姿势仰卧位,双手放在身体两侧。

(2)双下肢屈曲,双上肢充分向上伸展抓住床头。

(3)双手握拳屈肘,两上肢并贴在季肋部。

(4)让上、下肢还原(回到基本姿势)。

(5)数“1”时大吸气,数“2”时憋气,数“3”时缓慢吐气。

注意:“1～3”的号令反复3次进行深呼吸。以下训练深呼吸的要领同此。

2. 运动2

(1)双下肢屈曲,双上肢充分向上伸展握住床栏(从运动1的基本姿势开始)。

(2)左上肢保持原样不变,右上肢屈曲贴在季肋部。

(3)上半身充分向右屈。

(4)上半身还原。

(5)右上肢复原。

(6)上下肢均复原(运动1的基本姿势),以上动作交替反复3次。

(7)深呼吸[运动1的(5)]。

3. 运动3

(1)双下肢伸直位,向上伸直两上肢。

(2)上半身向右旋转。

(3)上半身复原。

(4)双上肢复原(运动1的基本姿势)。

(5)深呼吸[运动1的(5)]。

4. 运动4

(1)双手放在腹部,双膝尽量屈曲(从运动1的基本姿势开始)。

(2)让臀部高高抬起悬空。

(3)轻轻放下抬高的臀部[(1)、(2)、(3)动作根据体力单独进行或连续进行5～10次。

(4)深呼吸[运动1的(5)]。

(5)随着体力的恢复,轻度屈曲膝关节,可增加负荷进行。如一侧下肢有石膏固定,则单肢进行。为进一步加大负荷,可用膝交替的方法,仅一侧下肢进行。

5. 运动5

(1)抬起右下肢,双手在腘窝部相握。

(2)足背屈。

(3)足跖屈。

(4)足外翻。

(5)足内翻。

(6)足向内翻转3次。

(7)足向外翻转3次。

(8)趾背屈。

(9)趾跖屈。

(10)上下肢均复原,左足接着进行以上动作。

(11)深呼吸[运动1的(5)]。

注意:因下肢骨折等不能抬腿时可在足伸展位进行训练。

6. 运动6

(1)仰卧位立起上半身。

(2)伸直双臂,躯干前屈,握住足尖。

(3)放平上半身。

(4)深呼吸[运动1的(5)]。

注意:(1)的动作为防止下肢抬起,可以按压双腿或足尖钩住床挡或用布带固定。如果将上半身前屈,则易完成此项运动。(2)的动作即使够不到足尖也尽量将上半身前屈。

7. 运动7

(1)双下肢同时抬高。

(2)抬起后数5个数。

(3)双下肢缓慢放平。

(4)深呼吸[运动1的(5)]。

注意:双下肢不能抬太高时,根据不同程度,肢体抬高45°左右亦可,但要尽力保持伸展位。

(二)坐位体操

原则上是在熟练掌握卧位体操后再开始坐位体操。在无靠背的矮凳上或坐在床上均可以,但要坐直。

1. 运动1(图4-138)

(1)坐位,双手放在膝上。

(2)双手交叉放在后枕部。

(3)号令"1"时上身前倾。

(4)号令"2"时复原(以上动作反复6次)。

(5)号令"3"时上半身挺伸。

(6)号令"4"时复原。

(7)双手放下,挺胸做深呼吸,号令"1"时吸气,号令"2"时呼气。

注意:(1)～(6)动作反复进行6次后再进行(7),以下呼吸要领相同。

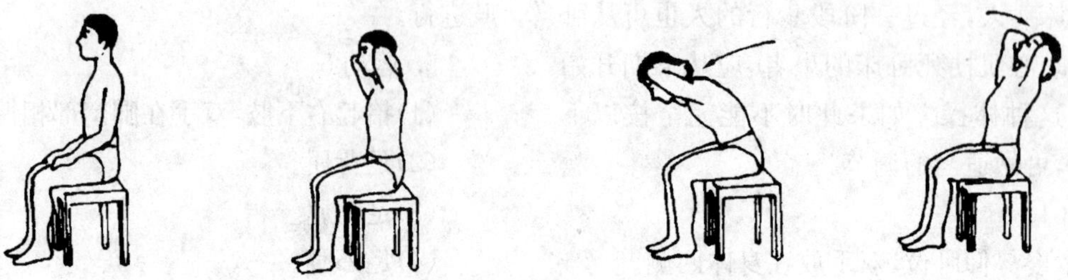

图4-138 运动1

2. 运动2(图4-139)

(1)双手叉腰。

(2)号令"1"时右臂上举,身体左弯。

(3)号令"2"时复原。

(4)号令"3"时左臂上举,身体右弯。

(5)号令"4"时复原。

以上动作反复6次。

(6)深呼吸[运动1的(7)]。

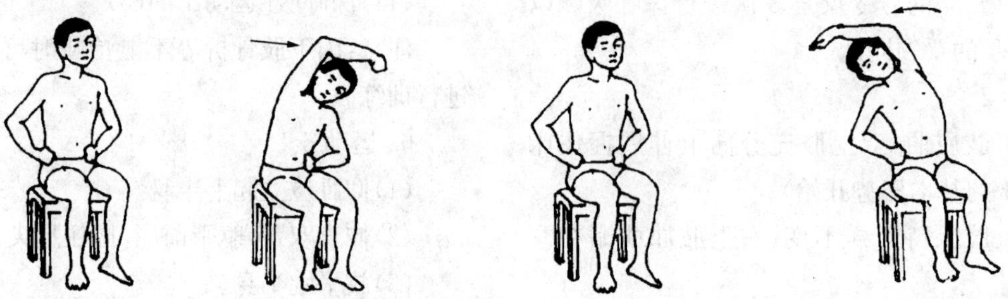

图4-139 运动2

3. 运动3(图4-140)

(1)双手交叉放在后枕部。

(2)号令"1"时上半身转向右侧。

(3)号令"2"时复原。

(4)号令"3"时上半身转向左侧。

(5)号令"4"时复原。

以上动作反复6次。

(6)深呼吸[运动1的(7)]。

4. 运动4(图4-141)

(1)号令"1"时右足跟和左足尖同时抬起,号令"2"时左足跟和右足尖同时抬起。

(2)号令"1"时两足尖合拢,号令"2"时两足尖分开。

(3)交替屈趾钩住毛巾。

以上动作反复6次。

(4)深呼吸[运动1的(7)]。

5. 运动5(图4-142)

(1)按"1"、"2"的口令交替进行踏步动作。

(2)号令"1"时右腿抬起向前一步落地,号令"2"时复原(接着进行左下肢,交替进行,反复6次)。

(3)号令"1"时抬起左足侧跨一步落地,号令"2"时复原。

(4)抬起右足侧跨一步落地复原。

以上动作反复6次。

(5)深呼吸[运动1的(7)]。

6. 运动6(图4-143)

(1)号令"1"时抬起右膝。

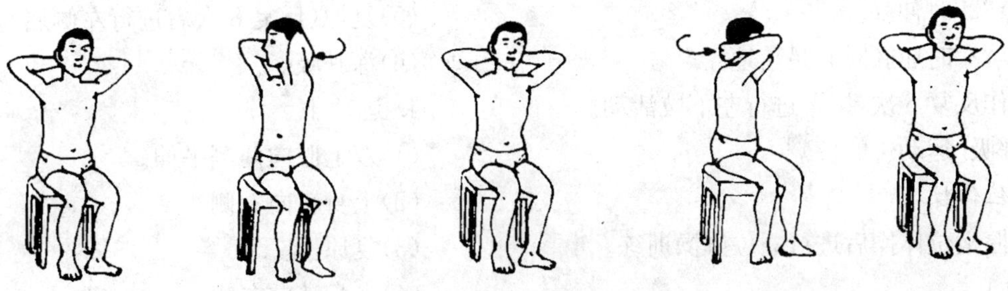
图 4-140　运动 3

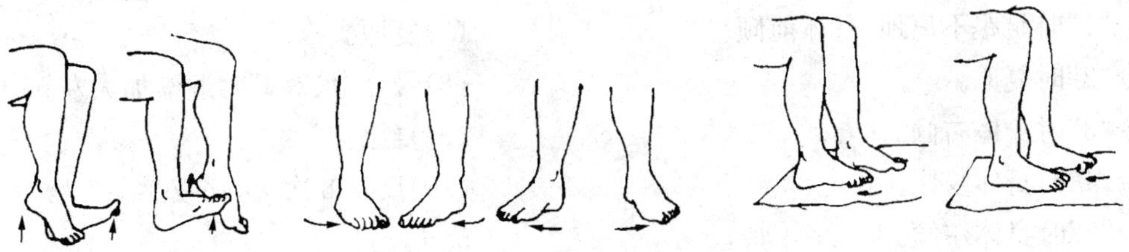
图 4-141　运动 4

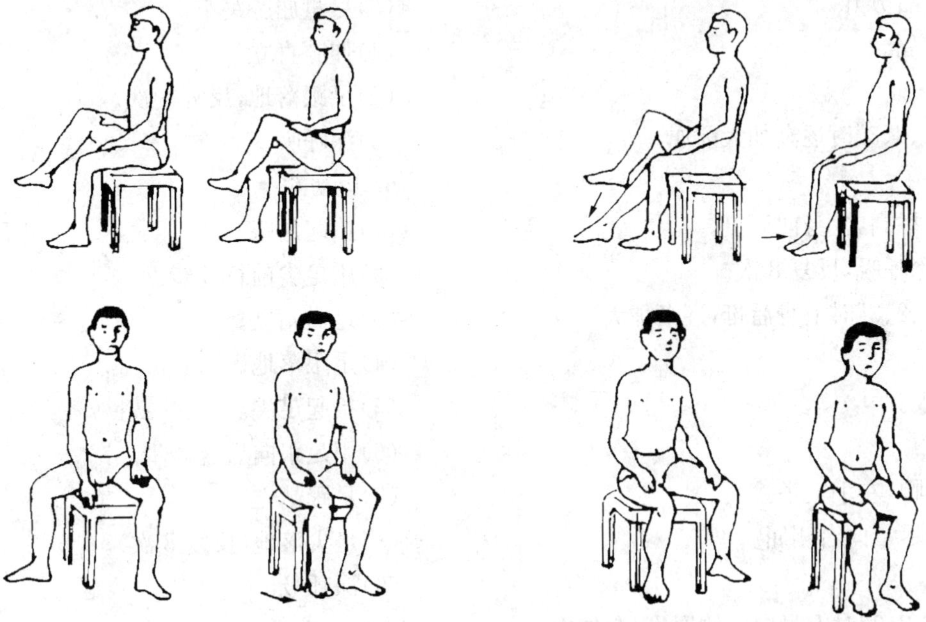
图 4-142　运动 5

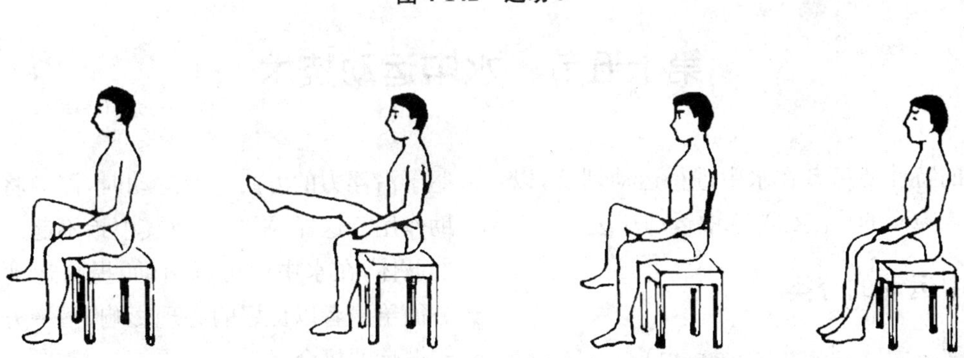
图 4-143　运动 6

(2)号令“2”时伸膝。

(3)号令“3”时屈膝时右足落地。

以上动作反复6次,接着进行左下肢活动。

(4)深呼吸[运动1的(7)]

(三)立位体操

熟练掌握坐位体操后进行立位体操训练。

1. 运动1

(1)基本姿势双足略微分开,目视前方,挺胸收腹腰直。

(2)号令“1”时足跟不离地,身体前倾。

(3)号令“2”时复原。

(4)号令“3”时身体右倾。

(5)号令“4”时身体复原。

(6)号令“5”时身体左倾。

(7)号令“6”时复原。

2. 运动2

(1)两足左右分开。

(2)身体前屈。

(3)复原。

(4)号令“1,2,3”时逐渐加大前屈。

(5)复原。

(6)双上肢举高,上身向后挺。

(7)复原,深呼吸,反复8次。

(8)号令“1、2、3”时上身后挺,逐渐加大。

(9)复原。

(10)深呼吸。

3. 运动3

(1)右手叉腰,左手上举。

(2)上半身尽量向右侧屈。

(3)复原。

(4)号令“1、2、3”时上身向右侧屈,逐渐加大。

(5)复原(反复8次后进行左侧屈)。

(6)深呼吸。

4. 运动4

(1)双上肢向两侧平伸。

(2)上身转向右侧。

(3)复原。

(4)上身转向左侧。

(5)复原。

(6)号令“1、2、3”时逐渐加大右转。

(7)复原。

(8)号令“1、2、3”时逐渐加大左转。

(9)复原。

(10)反复8次,深呼吸。

5. 运动5

(1)双手叉腰。

(2)抬起足跟。

(3)尽量屈膝蹲下。

(4)伸膝直立。

(5)足跟落地,反复8次。

(6)深呼吸。

6. 运动6

(1)抬起足跟。

(2)用足尖前行5步。

(3)足尖站立。

(4)足跟落地。

(5)抬起足尖。

(6)用足跟向后退5步。

(7)足跟站立。

(8)足尖落地(反复8次)。

(9)深呼吸。

第十五节　水中运动技术

利用水的特性使患者在水中进行运动训练,以治疗运动功能障碍的疗法称为水中运动疗法。

一、水中运动的分类

(一)辅助运动(assisted movement)

利用水的浮力有效地减轻身体重量,当肢体或躯干沿浮力的方向进行运动时,浮力将对运动起辅助作用。这样,平时在空气中抬不起来或不易移动的肢体,在水中就可以活动,提高运动功能。这一方面给患者以良好的心理影响,另一方面使患者得到锻炼的机会。

(二)支托运动(supported movement)

当肢体浮起在水面做水平运动时，肢体则受到向上的浮力支撑，其受重力下垂的力被抵消，由于不必对抗重力，肢体沿水平方向的活动容易得多。这不仅有助于肢体活动，而且在支托情况下是评价关节运动能力的一个有用的肢位，因为这时能观察到在重力作用消失或减小的情况下肢体可能达到的实际活动范围。

（三）抗阻运动（resisted movement）

肢体的运动方向与浮力的方向相反时，浮力就成为肢体活动的一种阻力，这时肌肉的活动就相当于抗阻运动。其阻力是与运动方向相反的浮力，通过增加运动速率或在肢体上附加一些添加物增大肢体的面积，可以增大阻力。因此，可根据病情需要，给予不同的阻力，以达到不同的抗阻运动训练的目的。

二、训练内容

（一）固定体位

一般采用下述方法固定患者体位：

1. 躺在水中治疗床上或常用的治疗托板上。

2. 坐在水中的椅（凳）子上。

3. 让患者抓住栏杆、池边沿或池中固定器材如平行杠，必要时可用带子将患者加以固定。

（二）利用器械辅助训练

利用某些器械，如胶皮手掌或脚掌，可增加水的阻力；利用水中步行训练，用平行杠可以练习站立平衡和行走；利用水中肋木可训练肩和肘关节活动功能；利用水球做游戏训练臂的推力等。这些都是较地面上运动更为有效的方法。

（三）水中步行训练

让患者进入水中，站在平行杠内，水面达颈，双手抓杠练走。在水中身体的重量比地面上轻，因而大大减低下肢承受的身体重量。即使对于肌力比较弱的患者，亦有可能支撑起被减轻了重量的身体而行走。对于负重关节有疼痛的骨性关节病患者或下肢骨折恢复期患者，训练时均会发现其在水中站立和行走较在地面上容易得多，而且感到舒适或疼痛明显减轻。

（四）水中平衡训练

让患者站在平行杠内，水深以患者能站稳为准，然后治疗师从不同方向推水做浪或用水流冲击患者身体，使身体保持平衡。

（五）水中协调性训练

在水中最好的协调性训练是游泳。开始可先让患者在一个固定位置进行原地游泳动作，以后逐渐过渡到患者能完全独立进行游泳运动。

（六）BadRagaz 训练法

BadRagaz 训练法，亦称救生圈训练法。要点是把浮力作为支撑力量来帮助训练。患者进行运动训练时，不需抓扶手或者靠水中固定物体支托，而是靠救生圈的浮力支撑进行运动。训练方法如下：

1. 肩关节训练

患者仰卧位（可配戴救生圈使身体浮起），右上肢尽量舒适外展，肘关节、腕关节和手指伸展。治疗师位于患者右上方，将右手放在患者的手掌部，令患者握手，左手放于患者右肩背部扶托患者，再让患者做上肢内收，并使上肢靠近躯干。治疗师身体后仰保持稳定，患者重复进行上肢弧形运动。

2. 上肢训练

患者俯卧位，由躯干圈和双踝关节周围的小浮圈支托。有时也可以使用颈圈，但会妨碍肩运动。治疗师面向患者，站在其左边头侧。患者左肩屈曲（抬高），治疗师将左手放在患者的左手掌中。令患者保持肘关节伸展，握紧治疗师的手，将上肢拉向外下方。与此同时，患者右手划水，身体在水中向前移动。当运动达到最大限度时，其左肩向前超过治疗师左肩的位置（注意肘关节在整个运动过程中必须保持伸展）。必要时治疗师可用右手帮助诱导患者进行水中的运动。

3. 躯干部的训练

患者仰卧位，由颈圈和躯干圈支托。治疗师在患者足侧，背靠池壁站立，尽可能使自己的身体保持稳定，然后治疗师双手握住患者的双足背部，令患者将足上抬屈髋，将双膝转向右方，并抬头看足。当达到充分屈曲后，治疗师将双足放于水中，双手握住患者足背部，令患者将双膝再转向左方，头部后仰。达到最大伸展后再重复屈曲。稍停顿后，再改变旋转方向，即患者躯干屈曲时，膝部转向右方，伸展时则转向左方。

4. 髋关节训练

治疗师站在患者的足端，双手握住患者足跟后外侧。患者取仰卧位。双膝关节伸展，髋关节外旋。令患者双足跟向下外方用力蹬。治疗师对这一运动施加阻抗，并将双手向下方和侧方移动。当患者在水中向治疗师靠近时，躯干再向后仰，训练髋关节屈伸。

5. 下肢训练

患者仰卧位，治疗师站于患者足侧，将右手放于患者左足跖侧，用力将足拉向下方，使髋关节呈伸展、外展和内旋位。左手放在患者右足背侧，首先指示患者左下肢向下外方用力，并克服治疗师的阻抗保持这一肢位。在保持左下肢等长运动的同时，令患者右下肢髋关节屈曲、内收和外旋，膝屈曲，足背伸内翻，运动达终点时，放松下肢，然后返回至起始位。反复进行这一运动。固定侧的下肢可以在屈曲或伸展共同运动中进行等长收缩运动。

（七）Halliwiek 法

这是根据流体力学和运动学原理，研究脑瘫及其他患者游泳的训练方法。这种方法不借助任何器具，由治疗师和患者进行一对一训练，最终目标是达到患者在水中获得完全独立的游泳活动。其教授方法分为 4 个要点、10 个阶段进行：

1. 心理适应（要点Ⅰ）

（1）适应水性（阶段 1）：患者入水时，会害怕游水，有恐惧心理。这个阶段的首要任务是消除患者对水的恐惧心理，熟悉水性。治疗师要面对患者，保护患者，帮助患者在水中站立、活动四肢或游戏，使患者逐步适应水性。

（2）水中独立（阶段 2）：通过阶段 1 训练，使患者能离开治疗师的帮助，独立在水中完成一些垂直位动作，行走、用手或手臂划水，以进一步适应水性，消除恐惧心理。

2. 旋转身体（要点Ⅱ）

（1）垂直旋转（阶段 3）：患者髋关节的运动可引起身体向前或向后的垂直旋转运动（前、后翻）。

（2）侧身旋转（阶段 4）：侧身旋转是一种围绕脊柱纵轴旋转的运动，使患者一只手臂或一条腿向身体对侧交叉，这样可引起身体的侧方旋转。治疗师站在患者身旁保护，患者做 360°旋转动作，反复训练，直到熟练为止。

（3）混合旋转（阶段 5）：让患者站立于水中，身体慢慢向前倒，同时向右或向左转动头部，就会引起身体旋转，直到身体漂浮于水中，做向前旋转同时侧转动作。共有 3 种旋转方法，即垂直旋转、侧身旋转和混合旋转，均能完全掌握之后，才可能自由自在地在水中游泳。

3. 抑制动作（要点Ⅲ）

（1）感受浮力（阶段 6）：当患者适应水性以后，就能做潜入水底的动作。最好是鼓励患者做水底捡拾物品的游戏，这种动作身体娇小者比笨拙的人容易成功。如果腿有残疾，做潜入水底的动作将更困难。在潜入水底做捡拾物品动作时，患者就会感受到有一种浮力在把身体轻轻托起。

（2）姿势平衡（阶段 7）：患者浮在水中，将一侧上肢从水面举起。举起侧浮力减小，重力增加，身体两侧不平衡，为保持身体姿势的平衡，另一侧躯干肌肉收缩发挥相应的作用，尽量让患者身体浮于水中，做水平位姿势的平衡。这些水中动作的最大优点，就是能促进身体产生姿势平衡反应，使身体各部的支持能力得以改善提高，并有助于增强肌力。

（3）水流引导（阶段 8）：治疗师站于患者头部的前方，双手划动水面，使之产生水流。这样患者漂浮的身体便可借助于由治疗师制造的水流，减少阻力，通过水面向前行进。

4. 水中运动（要点Ⅳ）

（1）简单泳法（阶段 9）：患者先是用手部小动作在接近浮力中心（骨盆位）做摇浆样动作；接着双臂离开水面，做划桨样动作；最后是用双臂有节奏地交替向后划动，做爬行动作。

（2）基本泳法（阶段 10）：这是 Halliwiek 法的最终目标，就是教会患者在水中克服各种障碍，能独立和自由自在地在水中游泳，使患者学会自由泳、仰泳、蛙泳等基本游泳法。游泳的治疗作用在于：①调节患者心理和神经功能状态，提高生活自信心；②增强机体代谢和全身功能状态；③利用浮力和抑制动作，改善身体姿势平衡能力；④增强肌力和耐力，改善关节活动；⑤缓解痉挛和疼痛。

（八）水中运动用浴槽

前面介绍的各种水中运动技术，均适用于在大水池中训练患者。另外，还可利用较小的水中运动用浴槽。应用范围：缓解运动时的疼痛和软化挛缩组织；增强肌力训练；矫正、增大关节活动度；水中按摩;水中喷浴;气泡浴。

1. 必要条件

患者仰卧位上肢伸展,并侧方上举,下肢外展,它所需的面积是长径240cm,短径75cm。为使治疗师尽可能轻松地手法操作,浴池高度宜35~40cm,浴池边沿距地面高度80cm左右。浴槽应充分固定。喷射泵在浴池边来回移动时必须充分绝缘。浴池的水,最好是患者入浴一次就换一次。为了防止水温下降,需要水蒸气混合装置。在温泉地区,由于泉水含矿物质,必须使用耐腐蚀性强的不锈钢做浴槽。

2. 安装注意事项

浴槽周围需有治疗师自由来回活动的空间,与墙壁之间的距离至少需要40cm。

(九)步行浴

1. 设备

步行浴是步行训练的理想方法。

2. 治疗技术

治疗前先检查升降机等设备是否完好,然后将步行浴槽内放入2/3容量的水,温度38~39℃,便可对患者进行训练。

(1)仰卧位训练:将患者移上担架,利用升降机把患者送入水中,使其头部抬高,浮在水面,身体浸入水中,让患者借助水的浮力,进行移动体位、翻身和伸展四肢的训练。

(2)坐位训练:让患者坐在浴槽的浅水处,或使用水中的椅子,借助水的浮力,做坐位状态下的肢体活动训练。

(3)起立训练:用升降机将患者送入水中之后,调节升降机或治疗椅的高度,让患者在浴水中依托升降机或椅子进行起立训练。

(4)站立平衡训练:在大约1m深的步行浴槽内调节扶手,让患者进行站立、交替踏足的平衡运动训练。

(5)步行训练:依照站立训练的方法,在站立平衡训练的基础上进行步行训练。开始时,偏瘫患者先迈出患肢,后迈出健肢。截肢患者可依托上肢和扶手的支撑练习步行。治疗时可在水中注入空气,使步行浴有气泡浴的作用。

治疗时间每次15~20分钟,每日1次,20~30次为1个疗程。

三、注意事项

(一)做好患者准备工作

1. 疾病诊断和评定。

2. 患者身体一般状况。

3. 心肺功能。

4. 运动功能。

5. 感觉功能。

6. 并发症。

7. 皮肤有否损伤。

8. 是否有二便失禁。

9. 是否有传染病。

10. 需除外水中运动禁忌证等。

(二)水中运动注意事项

1. 水中运动疗法应在餐后1~2小时进行。

2. 患者肺活量在1500ml以下,不宜在深水中进行水中运动。

3. 水中运动易致眼疾患;浴水消毒不充分,易引起流行性角(结)膜炎等感染性疾病。与此相反,使用氯制剂消毒药,因其刺激性较强,也会引起角(结)膜炎。

4. 注意预防耳疾患。如果池中的水浸入到鼻腔内,因水消毒不充分,或消毒剂的刺激,可引起黏膜发炎。对于患副鼻窦炎的人,要预防中耳炎的发生。

5. 水中运动与陆地相比,在水中的心率稍慢,因此不能用陆地上的心率强度计算公式来作为指导水中运动的强度。水中运动应用下列公式计算出运动强度:水中靶心率=陆地上靶心率－(12/15),年轻者按12计,年长者按15计。

6. 调节合适水温。运动池训练温度以36~38℃为宜。

7. 训练时间及次数。根据患病种类及患者个体情况,灵活掌握,一般每次10~15分钟,如果患者体弱,可缩短时间,或者将15分钟总训练时间分为5分钟、5分钟、5分钟分段训练。训练次数最少1~2次/周,身体强者可6次/周。

8. 浴后休息。浴后最好在池旁休息室内卧位休息30~60分钟,以有利于体力恢复。

(三)治疗师工作须知

1. 事先检查水温、室温(21~24℃)、休息室温

(24～27℃)、室内换气情况、水中游离氯含量等。

2. 准备好水中运动用器具。

3. 了解患者是否初次入水，有否入水经验，对水有无恐惧，游泳能力如何。

4. 入水前让患者排空大、小便。

5. 对于不能步行患者，事先要考虑好出入水池方法，以便处理紧急情况时及时救患者出水。

6. 让患者入浴前、后施行淋浴，以保持池水清洁及患者健康。

7. 入运动水池前，最好双足踩过1%福尔马林浸过的脚垫后再入水。

8. 为防止水进入外耳道，患者可佩戴耳栓。

(四)水中运动禁忌证

1. 绝对禁忌证

皮肤传染性疾病、频发严重癫痫和心功能不全者。

2. 相对禁忌证

对血压过高或过低患者，可酌情选用水中运动，但治疗时间宜短，治疗后休息时间宜长；大便失禁者，入浴前排空大便，宜做短时间治疗，防止排便于池水中；小便失禁者，入浴前排空膀胱，短时间治疗，防止排小便于池水中。

第十六节　脊柱牵引技术

牵引是应用作用力和反作用力的原理，并将这一对方向相反的力量作用于脊柱或四肢关节，达到分离关节面、牵伸周围软组织和改变骨结构之间角度或列线等目的的一种康复治疗方法。

一、脊柱牵引的适应证和禁忌证

(一)适应证

1. 脊神经根刺激或压迫

(1)由椎间盘突出或脱出所致的脊神经根压迫或刺激。

(2)椎间孔狭窄所致的脊神经根刺激或压迫。

2. 退行性椎间盘疾病

临床实践结果表明，脊柱牵引可缓解由退行性椎间盘疾病所导致的一系列症状，但是这一观点在某些研究中仍存在争议。

3. 关节功能障碍

当脊柱某节段运动范围受限时，借助脊柱牵引时的纵向力量导致关节面滑动的作用可改善其活动。而且，由于牵引时借助了机械或徒手途径产生关节的被动运动，所以，牵引也可认为是一种实施松动术的形式。

(1)颈椎上颈段，特别是C_1～C_2，颈椎应置于中立位或轻度伸展位。下颈段，特别是C_6～C_7，颈椎应置于屈曲位。

(2)腰椎下腰段，特别是L_4、L_5、S_1，腰椎应置于中立位。上腰段和下胸段，腰椎和双膝应置于屈曲位。

(3)为获得单侧关节松动效果，在应用牵引重量前，将脊柱节段置于侧屈位或侧屈略带旋转位。为使颈椎一侧关节突最大程度的分离，颈椎侧屈于对侧，然后旋转至受累侧。为使颈椎一侧关节突关节最大程度的滑动，颈椎向受累侧相反方向侧屈和旋转。为使腰椎关节突关节达到最大程度的滑动和分离，腰椎向对侧侧屈，然后向受累侧旋转。

注意：对于退行性关节炎造成的关节运动障碍，过度的运动可激惹其疼痛症状。此外，对风湿性关节炎等韧带渐进性病理改变造成脊柱潜在不稳定的患者，或由此过长时间使用类固醇的患者，则不宜使用牵引治疗。

4. 由症状性关节突关节疾患造成的关节疼痛

(1)急性期：其中间歇的小剂量牵引重量是缓解急性期疼痛的首选方案。这种小剂量的牵引重量既不导致椎体分离，也不会牵拉任何受损伤的组织。

(2)慢性期：由于关节活动减少而导致疼痛。因此，采用的牵引重量应是针对运动受限组织的牵伸力量，并可根据患者的耐受力来选择牵引模式或牵引重量大小。若患者耐受力尚可，则可选择间歇牵引方法，且牵引重量略微大些；若患者的耐受力偏低，则应选择持续牵引的方法，且牵引重量略小些，或者可选择摆位牵引方法。

5. 肌肉痉挛或紧张

针对肌肉痉挛或紧张，脊柱牵引应谨慎使用，并对下列情况予以注意。

(1)假如导致肌肉痉挛或紧张的原因是椎间盘突出或小关节疾患，治疗则应针对病因进行，而不是单纯治疗肌肉痉挛。

(2)软组织损伤或肌肉撕裂伤急性期出现肌肉痉挛或紧张时，应在急性期避免受伤部位的牵拉。牵引仅在损伤愈合的过程逐渐使用并使受累部位慢慢拉开。当软组织急性损伤的严重程度不甚明确时，可采用轻柔的间歇牵引。假如牵引导致肌肉痉挛、紧张或疼痛的加重，则应暂停牵引。

6. 椎间盘损伤造成的疼痛、椎体后压缩性骨折和其他问题

脊柱牵引对上述情况均有一定的作用，其中椎体后压缩性骨折，特别是慢性期，牵引可使脊柱拉长而降低压缩力。但采用牵引时，应注意牵引开始时要将受累的脊柱节段处于一中立位或无痛位。牵引过程中应密切观察症状变化，并根据患者反应调整牵引方法。

7. 分类适应证

(1)颈椎牵引的适应证：颈部肌肉痛性痉挛、颈椎退行性椎间盘疾病、颈椎椎间盘突(膨)出、颈脊神经根刺激或压迫、颈椎退行性骨关节炎、椎间关节囊炎和颈椎前后纵韧带病变。

(2)腰椎牵引的适应证：腰椎间盘突出症，尤为造成脊神经损害者；腰椎退行性椎间盘疾患；腰椎小关节功能障碍或退行性骨关节病；腰椎肌肉痛性痉挛或紧张等。

(二)禁忌证

1. 任何运动均被禁忌的脊柱疾患或疾病过程，如肿瘤、感染、类风湿性关节炎、严重骨质疏松等影响脊柱关节、韧带、骨骼和肌肉的局部或系统性疾病。因为这些疾病可导致脊柱结构性破坏，不足以承受牵引的力量，严重时甚至可导致椎体失稳、半脱位、脱位和脊髓损伤。

2. 急性拉伤、扭伤和急性炎症，且在初始牵引后疼痛加重患者有急性扭伤或拉伤时，牵引可影响其愈合。患者有急性炎症时，牵引可激惹症状，增加炎症程度。

3. 牵引的牵伸重量导致脊柱处于过度活动状态。牵引的牵伸重量导致患者脊柱关节活动过于松弛时，牵引会进一步加重病情。

4. 血管疾患患者有血管疾患时，牵引带的压力可进一步危及循环。

5. 牵引过程中症状加重患者。在牵引过程中症状加重，调整牵引方法不能缓解者。

6. 分类禁忌证

(1)颈椎牵引的禁忌证：颈椎及邻近组织的肿瘤、结核或血管损害性疾病、骨髓炎或椎间盘炎、颈段类风湿性关节炎、严重的颈椎失稳或椎体骨折、脊髓压迫症、突出的椎间盘破碎、急性损伤或炎症在首次治疗后症状加重、严重的骨质疏松、颈椎病术后、未控制的高血压、严重的心血管疾病。

(2)腰椎牵引的禁忌证：脊髓某一节段受压、马尾神经综合征、腰椎感染、恶性肿瘤、类风湿性关节炎、急性拉伤扭伤、腹疝、裂孔疝、动脉瘤、严重痔疮、严重骨质疏松、急性消化性溃疡或胃食管反流、心血管疾病(尤其是未控制的高血压)、严重的呼吸系统疾病、心肺功能障碍、孕妇。

二、颈椎牵引技术

(一)徒手牵引

颈椎的徒手牵引在临床上主要有两方面的作用：一是治疗作用；二是判断是否可实施牵引，特别是机械牵引的尝试性手段。

颈椎徒手牵引的基本操作如下：

1. 患者尽可能放松地仰卧于治疗床。

2. 治疗师立于治疗床头，用双手支持患者头部重量。双手的放置以患者的舒适度为依据。推荐的几种放置方法包括：①将双手手指放于患者枕后；②置一手于患者前额，另一手于患者枕后；③置双手示指于需牵拉的椎体水平以上棘突。这种手的放置，可提供一特殊的、仅作用于手指放置位置以下椎体节段的牵引。

3. 首次应用徒手牵引时，应相应变化患者头部的位置，如屈曲、伸展、侧屈和伴旋转的侧屈等，并在每一位置均用一轻柔的牵引重量徐徐牵拉。同时注意患者的反应，以找到牵引时最佳的头部位置。

4. 在以后的治疗过程中，仍需调整牵引时头部

的位置,即将头部放于最有效地降低或缓解症状的位置。

5. 治疗师采用静力收缩的方法用双臂施加牵引重量。此时,治疗师站立姿势应稳定,然后逐渐、有控制地向后倚靠以此牵引患者颈椎。

6. 若治疗师仅用手臂的力量来进行牵引,则很容易疲劳。因此,可以借助环形皮带,一端绕于治疗师的双手,一端绕于治疗师的髋部,皮带可增强治疗时手指的牵拉力量。通过环形皮带传递治疗师向后倚靠的力量帮助牵引,使徒手牵引变得相对容易些。

7. 牵引重量可以间歇地应用,即治疗师在使用平稳、逐渐产生的牵引重量片刻后,以同样平稳、逐渐放松的方法撤除牵引重量,如此反复数次。

8. 牵引的频度和时间通常受到治疗师的手臂力量和耐力的限制。

9. 当作为实施牵引前的试验性手段时,若其缓解或降低了患者症状,则可以给予进一步的治疗。反之,若试验加重了症状,则不能应用牵引治疗。Cyriax估计徒手牵引的重量可最高达74.6kg,并认为在徒手牵引的同时合并采用一些被动运动以获得治疗效果。颈椎徒手牵引的临床价值主要为:牵引的角度和患者头部的位置可被治疗师很好地控制;通过治疗师双手示指置于预定的患者颈椎棘突,可控制牵引的椎体水平;在患者颞颌关节处无压力,而不会发生机械牵引时频繁发生的颞颌关节疼痛(图4-144)。

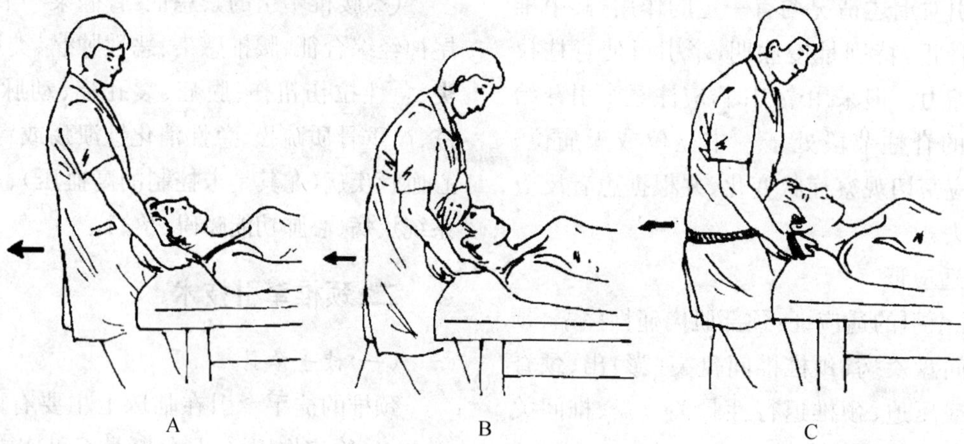

图4-144 颈椎徒手牵引

A. 将双手手指放于患者枕后;B. 置一只手于患者前额,另一只手于患者枕后;C. 借助环形皮带

(二)机械牵引

机械牵引是临床上最常用的颈椎牵引方式。具体操作包括如下几个方面:

1. 治疗前的准备

(1)通过阅读操作手册熟悉牵引装置,以了解牵引装置的性能、限制和有关参数的调节范围。

(2)确定患者的体重。指导患者除去耳机、眼镜等易影响牵引带放置的物品,并告诉患者哪些症状在牵引过程中是不应发生的。同时,向患者演示发生这些症状时如何应用紧急制动开关关机。

(3)选择患者最舒适和放松的体位

1)坐位:坐位颈椎牵引时不需要太多的空间,采用有扶手的靠背椅可使患者的双臂得以休息和放松,或者可在患者大腿上放一枕头以使双臂获得支持和放松。牵引用的椅子高度以患者坐后双脚在地板或脚凳上可舒适放置为宜。

2)仰卧位:这一体位由于重力作用方向的改变而发生颈椎前凸曲度减小的趋向,故牵引重量宜小。同时,在患者颈部垫枕可使患者更感舒适和放松,但应根据牵引角度大小考虑患者头部与牵引床之间的摩擦力。

3)斜位:该体位可由斜椅或可使患者半卧位的牵引床获得。在这一体位牵引时有许多影响因素需要控制,例如此时颈部牵引节段的纵向力量受以下方面因素影响:颈部和头部的重量;是否有骨质增生和节段僵硬及其程度和分布;牵引带及牵引带和滑轮之间牵引绳的重量;位于枕部和下颌部的摩擦力;躯体与牵拉方向之间的角度;由于牵拉方向改变和摩擦力所致的牵引重量消耗等。

(4)根据治疗要求决定患者头颈部的摆放

1)为了获得颈椎椎体分离，患者头颈部一般应置于屈曲位。屈曲的角度越大，椎体后部的分离程度则越大。通常将患者头颈部置于25°屈曲位较为适宜。

2)为了获得较好的颈部肌肉放松，可将患者头部置于近中立位。

3)为了获得单侧牵引效果，可在牵引前将患者置于侧屈位或侧屈略旋转位，并用皮带固定患者胸廓，以避免患者躯干随牵引绳斜向的牵拉而发生移动。

(5)牵引带的应用

1)首先应给牵引带加一纱布或棉布衬里。

2)佩戴并调整牵引带以使患者感到舒适。正常情况下，牵引重量大部分应作用于患者的后枕部，小部分作用在患者下颌处。必要时可用一纱布卷牙垫置于患者上、下牙齿之间或在患者下颌处放一棉垫以缓冲过大的压力。

3)假如患者戴有假牙，则不必除去；但如为全口假牙，可除去后加一牙垫，以免加重颞颌关节受压的症状。

4)将牵引带挂于牵引弓上，并检查患者是否处于正确地被牵引的力学列线上。

2. 治疗过程

(1)设定控制参数

1)在启动牵引装置前，牵引重量等所有控制参数在显示器上应为"0"。

2)若采用的是间歇牵引方法，则应设定需要的牵引和间歇时间间隔。虽然在任何一个周期仅需7秒就可以获得最大程度的椎体分离，但如此之快的频率易激惹患者症状。故建议初始牵引时，牵引时间和间歇时间可分别为30秒、30秒，或者是60秒、30秒。以后的牵引时间和间歇时间比例为3∶1或4∶1。

3)无论是持续牵引或间歇牵引，均可根据患者的病情和治疗目的在10～30分钟内选择。治疗颈椎椎间盘突出症时，治疗时间宜短，5～10分钟为宜。

4)牵引重量近似于患者体重的7%～10%，假如患者首次进行颈椎牵引或患者对牵引有恐惧感时，牵引重量宜采用较小值。为避免治疗后疼痛，首次牵引重量不应超过3.73～5.60kg。在随后的治疗过程中，牵引重量的渐增值应根据治疗目的和患者对牵引的反应而定。

(2)治疗指导

1)如果患者症状、体征出现主观和/或客观的改善，则在以后的治疗中继续应用相同的牵引体位、牵引重量和牵引时间，以保持疗效稳定。

2)如果第一次牵引后患者症状加重，暂不必停止治疗，可在以后的治疗中尝试调整牵引角度，视其可否缓解症状加重的现象再决定。

3)如果牵引后症状体征无改变，可增加牵引重量1～2kg继续治疗；如果仍无改变，则继续增加牵引重量并增加5分钟的牵引时间。如果3次牵引后仍无改善，则牵引无效。

颈椎机械牵引过程中治疗时间和牵引重量的调整参见表4-4。

表4-4　颈椎机械牵引过程中治疗时间和牵引重量的调整

症状	体征	治疗时间	牵引重量
改善*	改善	不变	不变
无改变**	无改变	增加	不变或增加
改善	无改变	增加	不变
改善	加重	不变	不变
加重	无改变	不变	降低1/2
加重	加重	降低1/2	降低1/2

注：*如查有关节刺激性疼痛，缓慢增加剂量；如果没有相当改善，则快速增加治疗时间和牵引重量。

**如果有关节刺激性疼痛，则要谨慎。

3. 治疗结束后

(1)关机

1)逐渐地降低牵引重量，使牵引绳完全放松，将所有控制回零，显示器上所有控制参数显示为"0"，关机。

2)从牵引弓上卸下牵引带，然后除去牵引带。

(2)患者状况的再评定

1)询问患者是否感到牵引有效或由于牵引治疗带来的不适症状，特别要询问患者是否感到头晕、头痛、恶心、呕吐等症状，以作为改变牵引重量、治疗时间或中止治疗的依据。

2)在患者病历上记录牵引重量、牵引时间、牵引体位等相关数据，以作为下一次牵引治疗的依据。

4. 注意事项

(1)康复医师和治疗师的督导工作

1)机械性颈椎牵引须在康复医师对患者的症状体征全面评定以后方可进行。

2)在牵引治疗过程中，治疗师应对患者的状况作密切观察，一旦出现症状加重或疼痛、异常感觉，应立即中止治疗。

(2)尝试性治疗的应用：在牵引治疗初始，应用徒手牵引方法或柔和、小剂量、短时间的试验性机械牵引是有必要的。它可以初步决定是否采用牵引治疗和牵引治疗的基本方法。

1)若徒手牵引缓解或降低了症状，则可给予初步的治疗；相反，若徒手牵引加重了症状，则牵引治疗可能不适宜。

2)试验性机械牵引一般采用 2.98～3.73kg、2～5 分钟间歇牵引的方法，在除去牵引重量后，对患者的症状和体征进行再评价。

3)可尝试性地在屈曲、伸展和旋转等各种姿势下发现降低或缓解症状的最佳位置，并在初始治疗时使用这一姿势。

(3)牵引模式选择的依据：在颈椎机械牵引中，持续牵引或间歇牵引的选择似乎没有特别的依据。临床上两种牵引模式的选择依据主要为：①持续牵引适用于严重的颈臂痛且疼痛侧颈部侧屈、旋转运动受限者，急性颈椎小关节紊乱者，对关节松动术无效的上颈段疾患者；②间歇牵引适用于具有显著改变的退行性颈部疾患且颈部运动明显受限者，伴有老年骨质疏松的退行性颈部疾患者(用较柔和的间歇牵引)，有明确的神经根受损体征但无刺激性疼痛者。

(三)不良反应及其预防

1. 牵引重量过大加重疼痛，并可能造成颈椎结构损害

预防：从较小的牵引重量和较短的牵引时间进行尝试性牵引。有人认为，对于普通体格构成的患者牵引治疗的渐增量为 1.12kg/3min，最大治疗量为 7.46kg/min。

2. 枕颌牵引带可能诱发颞颌关节疼痛

预防：避免颞颌关节疼痛，可采用纱布卷牙垫放于后牙之间，以缓解来自于牵引带下颌带部分的压力；应用不需要下颌带的改良颈椎牵引带，如固定于患者前额的皮带；应用徒手牵引方法也可避免对下颌部的压力。对全口假牙患者，在做颈牵引时宜去除假牙并安置牙垫，以避免出现颞颌关节过度咬合而导致疼痛。

3. 存在其他疾患时，易加重其他疾患的症状

(1)伸展位颈椎牵引时可能会使伴有椎基底动脉系统疾病的老年患者产生头晕不适的现象。因此，对于老年人应慎用这一位置的颈椎牵引。

(2)在对合并有腰椎解剖方面变异和/或退行性改变的患者进行颈椎牵引时，颈椎牵引的力量有可能通过硬脊膜传递至腰椎导致腰椎根性疼痛。因此，牵引的力量宜小。

总之，在进行颈椎牵引时，应采用最小的牵引重量以获得最大的治疗效果。这样可以降低由于牵引增大后造成的皮肤损伤、血管受压和疼痛加重等并发症，使更多的患者从牵引治疗中获益。因此，为了这一目的，必须遵循如下原则：①牵引时用最小的可克服表面摩擦力和取得分离效果的牵拉力量及牵拉时间，牵引重量的大小直接与表面摩擦力和软组织的阻力成比例，牵引的表面阻力等于处于牵引节段的重量与表面摩擦系数的乘积。这在仰卧位颈椎牵引时尤为重要；②确保牵引重量的方向与所需分离的方向一致；③确保关节处于松弛状态，以使关节周围的韧带也是松弛的。

以上原则也适用于腰椎牵引。

三、腰椎牵引技术

(一)徒手牵引

腰椎徒手牵引不像颈椎徒手牵引一样易于进行。因为此时牵拉的力量首先必须要克服与 L3 以下 1/2 体重相关的摩擦力。具体方法为：

1. 患者仰卧位于治疗床。最好是应用可滑动、分离的牵引床，以使摩擦阻力最小。

2. 治疗师的位置根据患者双髋和双下肢位置的变化而定。

(1)患者双下肢伸直、腰椎伸展时，治疗师施力牵拉患者踝部。

(2)患者双髋屈曲90°,腰椎屈曲,患者双下肢悬挂于治疗师双肩,然后治疗师用双臂绕于患者双下肢施力。

(3)治疗师应用一绕于自身骨盆的环形皮带助力。

3. 当徒手牵引应用于评定,即用于“检查”患者对牵引的耐受情况时,应注意变化患者腰椎屈曲、伸展或侧屈的程度以寻找适合患者腰椎徒手牵引的最舒适体位。同时,还应注意患者的反应。

4. 在腰椎徒手牵引治疗过程中,可根据如前所述方法选择一种使患者症状降为最低的腰椎位置。

5. 治疗师应该用其自身整个体重去有效地产生牵引重量。当欲应用一大剂量牵引重量时,患者胸椎应予以固定。这时可以在患者胸廓捆绑一反向的牵引带,并在治疗床头系紧;或者由另一个治疗师立于治疗床床头侧,抓握患者双臂以固定患者。

(二)机械牵引

腰椎机械牵引是应用最广泛的一种牵引方法。具体应用方法包括:

1. 通过腰椎机械牵引床的操作手册了解、熟悉其具体操作滑动的分离式牵引床优点较为明显,借此可降低牵引过程中患者1/2体重与牵引床之间的摩擦系数。

2. 应用牵引带和反向牵引带

(1)最好选择可承受高负荷的牵引带,如乙烯基材料制成的可承受高负荷的牵引带(特点是,可直接捆绑于患者骨盆并与皮肤相接触而避免滑动)。

(2)牵引带捆绑于患者骨盆之上,其上缘恰好处于患者髂前上嵴。

(3)反向牵引带用于避免患者顺牵引重量的就势滑动,它应系于患者下胸廓(第9、第10肋处)。

3. 将患者置于仰卧位或俯卧位

(1)胸椎应置于滑动分离式牵引床的固定部分,骨盆应置于牵引床的移动部分,以便牵引时腰椎处于牵引床的滑动处。但要注意,在牵引床未启动之前,其滑动部分应保持锁定。

(2)根据徒手牵引评定获得的患者舒适程度及治疗目的,决定是否将患者腰椎处于屈曲、伸展或侧屈位置。

(3)为获得腰椎椎体后部的分离,腰椎应处于屈曲位(即腰椎处于平坦状),欲达到“0”位置:①患者仰卧位牵引时,双髋屈曲和双大腿放松置于小凳之上;②患者俯卧位牵引时,可将数个枕头置于患者腹部下面。

4. 系上固定皮带

(1)固定带,即固定胸廓的带子系于牵引床床头。

(2)骨盆牵引带双侧的固定皮带系于一牵引弓,然后与牵引主机上的牵引绳相连。

(3)若应用单侧牵引,仅将骨盆牵引带一侧固定皮带直接系于牵引绳。

(4)检查患者是否处于合适的牵拉力学列线上。

5. 设定控制参数

(1)熟悉牵引床型号。若电脑控制牵引床上有牵引重量渐增相的选择(即程序化逐渐增加牵引重量的模式),可先设定渐增相数值。其他控制参数在开机前则应设定为0。

(2)若牵引床有“牵引—放松”计时器可选择间歇牵引时,根据需要设定牵引、放松时间。

(3)设定治疗时阈。大部分腰椎机械牵引床的治疗时阈可>30分钟。但具体的治疗时间应根据治疗目的、患者状况和患者对牵引的反应而定。

6. 滑动的分离式牵引床开机前,应先开启牵引床滑动分离部分。牵引床开机,逐渐增大牵引重量至预定牵引重量值(如果牵引床控制电脑上无此项程序,则可自动完成)。

(1)为避免首次牵引治疗后疼痛症状加重,首次牵引治疗的牵引重量不应超过患者体重的1/2。

(2)在随后的牵引治疗过程中,牵引重量可根据治疗目的和患者反应渐增。

7. 安全性

在牵引前,治疗师应向患者演示。牵引床运行牵引程序过程中,若患者症状加重时,如何启动紧急制动装置,以确保其在需要时启动该装置并获得帮助。

8. 牵引治疗结束

(1)治疗师关闭牵引床的所有控制,显示器读数全部回零。

(2)在患者起床前,应锁定牵引床的滑动分离部分。

(3)对患者牵引后的症状、运动功能进行再评定,并记录症状和运动范围的变化情况。

(三)注意事项

1. 遵循医嘱

(1)腰椎牵引应在医生指导下确定牵引姿势、牵引重量、牵引时间等具体项目后,方可进行。

(2)腰椎牵引一般应每天进行1次,至少隔天进行1次,间隔时间太长则会影响疗效。

(3)在牵引一段时间后,症状可有所缓解,此时不应过早中止牵引。即使症状缓解或消失较快,也不宜太早结束牵引,以减少复发的可能。

2. 加强自我防护和自我观察

(1)在牵引过程中,患者应注意有无不适感,以便在发生异常情况时及时采取措施。不过,在牵引初期(第3～7天),有些患者可因体位问题产生头晕、腹胀、大便秘结等现象,习惯后这些现象可逐渐消失,一般不需中断牵引。

(2)若牵引后症状无明显改善,应及时向经治医生反映情况,以查明影响因素,并及时改换条件或更改治疗方法。

3. 根据牵引过程中症状、体征的变化调整治疗

(1)牵引后如果出现疼痛加重现象,应暂时停止牵引,进一步明确诊断。因为不同的疾病对牵引的反应有所不同,而且有时腰椎间盘突出症可因不同的突出部位和不同的阶段而对牵引疗法的反应不一致。

(2)牵引后有时虽然疼痛症状消失,但麻木感觉和肌力(如踇趾背屈肌肌力)低下的现象可能会延续一段时间。因此,在牵引的同时应配合药物、理疗、医疗体操、针灸、按摩等其他疗法,以增强疗效。

4. 其他注意事项

(1)年龄较大的患者不应进行力量较大的牵引,应以较轻重量的牵引为主。

(2)家庭牵引时,重物放置的高度一般以40～60cm为好。过低容易与地面相接触而失去作用。过高则有可能在牵引过程中产生撞击现象。尤其是家中有小孩时,更应注意牵引用重物的高度。

(3)牵引后应继续休息30分钟,然后再起床。

(4)在牵引疗程中,不宜从事体力劳动或可能加重症状的活动。

(四)不良反应及其预防

1. 较大的牵引重量易产生晕厥。

2. 伴有呼吸系统疾病的患者可能在最初的几次腰椎牵引时出现呼吸不适的体征。

3. 倒立牵引可使患者收缩压和舒张压显著升高。青光眼和视网膜脱离者应禁止使用。

第十七节　McKenzie 治疗技术

一、概述

麦肯基力学诊断治疗方法是新西兰物理治疗师 Robin McKenzie 经过几十年的努力,逐步创立和完善了独特的诊断系统,及与诊断相对应的治疗原则和治疗方法。

(一)三大综合征

三大综合征包括姿势综合征、功能不良综合征、移位综合征。

(二)治疗原则

1. 姿势综合征的治疗原则

(1)姿势矫正使患者避免产生姿势性疼痛的应力。

(2)健康教育使患者认识到姿势与疼痛之间的关系,自觉保持正确的姿势,出现疼痛时知道通过调整姿势来缓解症状。

2. 功能不良综合征的治疗原则

(1)姿势矫正排除姿势因素引起的症状。

(2)有效牵伸的原则。

(3)安全牵伸的原则。

3. 移位综合征的治疗原则

(1)复位:根据移位的方向,选择脊柱反复单一方向的运动,反复运动产生复位力,将移位的髓核复位。

(2)复位的维持:在短时间内,避免与复位相反的脊柱运动,使复位得以维持。

(3)恢复功能:在症状消失后,逐渐尝试与复位方向相反的脊柱运动,使各方向的脊柱运动范围保持正常,且不出现任何症状,防止功能不良综合征的发生。

(4)预防复发:通过姿势矫正、适度体育锻炼、日常生活活动正确姿势指导来防止复发,教育患者重视复发先兆。在症状初起时进行恰当的自我运动治疗,防止症状加重。

(5)力的升级:为了保证治疗的安全性,在开始选择治疗方向时,需使用较小的力。一旦出现症状减轻或向心化现象,表明该方向是适合的治疗方向,则在必要时,逐渐增加该运动方向的力。

二、颈椎的治疗技术

(一)坐位后缩(治疗技术 1)

起始位:患者高靠背椅坐位,腰背部有良好支撑使腰椎前凸。

具体方法:患者头部尽可能地向后运动,达到最大范围,在终点停留瞬间后放松回到起始位。有节律地重复,争取每次重复时运动幅度能进一步增加。注意:在运动过程中,头部必须保持水平,双眼平视前方,脸朝前,既不低头也不仰头。

【力的升级——坐位后缩自我过度加压】

起始位:同前。

具体方法:患者先进行后缩运动,如前所述,在运动范围终点时让患者用单手或双手在颏部加压。

【力的升级——坐位后缩治疗师过度加压】

起始位:同前。

治疗师站在患者身旁,一只手放在患者 T1、T2 椎体上保持躯干稳定,另一只手从患者的下颏处加压。

具体方法:患者进行后缩运动,达到运动范围终点时治疗师双手相向用力加压。

适用范围:颈椎后方移位综合征、上颈椎屈曲功能不良综合征、下颈椎伸展功能不良综合征和颈源性头痛。后缩是最基本的治疗方法,应首先应用。在判定安全有效后,如果需要,再进行加压等力的升级。进一步可进行治疗技术的升级。

(二)坐位后缩加伸展(治疗技术 2)

起始位:同“治疗技术 1”。

具体方法:患者先进行后缩运动至最大范围,方法如治疗技术 1 中所述,从后缩位开始缓慢小心地进行头颈部全范围的伸展。在伸展终点停留 1 秒后,缓慢地回到起始位。有节律地重复。

【力的升级——坐位伸展自我过度加压】

起始位:同前。

具体方法:在后缩加伸展至最大范围后,在伸展终点位进行小幅度的左右旋转 4～5 次。在旋转的过程中进一步加大头颈伸展幅度。

适用范围:颈椎后方移位综合征、颈椎伸展功能不良综合征的治疗和预防。是在应用治疗技术 1 后的治疗技术的第 1 个升级。可长期应用,可于坐位、站立位或行走时进行。

(三)卧位后缩加伸展(治疗技术 3)

1. 仰卧位后缩加伸展

2. 仰卧位后缩

起始位:患者去枕仰卧位,急性期时可能需要 1～2 个枕头垫在头颈部。

具体方法:患者用枕部和下颏部同时尽量下压,达到后缩的效果,至后缩终点位后放松,回到起始位。重复数次后,如果症状没有加重或外周化,继续下述运动。

3. 仰卧位后缩加伸展

起始位:从仰卧位起,让患者将一只手放置枕后;保持仰卧姿势朝头侧移动,使得头颈和肩部移至治疗床以外悬空,治疗床的边缘在患者第 3 或第 4 胸椎处。

具体方法:患者先进行充分后缩运动,在最大后缩位将支撑手放开,进行头后仰,让头尽量放松地悬在床头旁。1 秒后,患者用手将头被动地回复至起始位。有节律地重复 5～6 次。

【力的升级——仰卧位伸展自我过度加压】

具体方法:后缩和伸展方法同前,在伸展的终点位小幅度的左右旋转 4～5 次。在旋转过程中,鼓励患者再尽量增大伸展幅度。动作完成后回复至起始位。后缩加伸展加终点位旋转整个过程重复 5～6 次。

4. 俯卧位后缩加伸展

起始位:患者俯卧肘撑位,双手手指伸直支撑下颏,使得躯干上半部抬起。

具体方法:患者进行后缩加伸展,动作要领同“坐位”。重复 5～6 次后,停在手支撑、头后仰的体位。嘱患者一定要放松，在这个体位维持数秒，产生被动的过度压力。

【力的升级——俯卧位伸展自我过度加压】

具体方法：从俯卧肘撑头颈伸展终点位左右小幅度的旋转4～5次，在旋转中进一步伸展。

评测后将上述过程连贯进行，后缩加伸展，伸展终点加旋转，旋转中再伸展，整个过程重复5～6次。

适用范围：颈椎后方移位综合征、颈椎伸展功能不良综合征。尤其适用于移位综合征急性期的患者和坐位治疗不能减轻症状的患者。是在应用治疗技术1后的治疗技术的第2个升级。如果患者在仰卧位做后缩加伸展时出现头晕和恶心，而且数次重复后头晕和恶心不能减轻，则必须改为俯卧位进行。

（四）手法牵引下后缩加伸展和旋转（治疗技术4）

应用此治疗技术之前，一定要排除创伤或其他原因造成的骨折、韧带损伤等病理变化，一定先进行运动试验以确保应用此治疗技术的安全性。

起始位：患者伸卧位，头颈部在治疗床之外如仰卧位伸展时的体位。治疗师支托患者的头颈部，一只手托在患者的枕部，拇指和其余四指分开，另一只手置于患者下颏。

具体方法：治疗师双手在支托患者头颈部同时，轻柔、持续地施加牵引力。在维持牵引力的基础上，让患者进行后缩和伸展运动。在整个过程中，患者一定要保持放松并在伸展的终点位，将牵引力缓慢地减小，但不完全松开，然后同治疗技术2和治疗技术3一样，增加旋转。治疗师应在保持很小的牵引力的同时，小幅度地旋转患者的头部4～5次，以达到更大的伸展角度。治疗师的操作应该轻柔而缓慢，整个过程密切注意患者症状的变化。通常重复5～6次。

治疗师应用治疗技术4之后，应指导患者在家或工作中进行自我治疗技术3。一般情况，治疗技术4只需要应用2～3次。

适用范围：牵引下后缩加伸展和旋转是后缩治疗技术的第3个升级，应用于颈椎后方移位综合征的复位，尤其适用于急性期的患者和顽固的后方移位综合征患者。部分患者只有在应用该项治疗技术之后，症状才能减轻，才有可能进行颈椎伸展运动。

（五）伸展松动术（治疗技术5）

起始位：患者俯卧位，双上肢置于体侧。上胸部放置一个枕头，枕头尽量向头侧放。治疗师站在患者身旁。

具体方法：治疗师双拇指置于应治疗节段的棘突两旁，有节律地双侧对称地加压和放松。加压时要达到活动范围终点，在终点维持该压力瞬间后放松，但放松时治疗师的手仍保持与患者皮肤的接触。重复5～15次。力度可逐渐增加，最终达到全范围。

适用范围：顽固的颈椎后方移位综合征患者，多应用于颈后症状呈对称性分布的患者。

与治疗技术1和治疗技术2合用，治疗中下颈椎伸展功能不良综合征。

（六）后缩加侧屈（治疗技术6）

起始位：患者高靠背椅坐位，腰背部有良好支撑使腰椎前凸。

具体方法：患者先进行后缩，方法同治疗技术1，在后缩的基础上进行头侧屈运动。在侧屈终点停留1秒后回复至起始位。重复5～15次。

【力的升级——侧屈自我过度加压】

起始位：患者高靠背椅坐位，腰背部有良好支撑使腰椎前凸，一只手抓住椅子，以固定躯干，另一只手越过头顶置于对侧耳旁。

具体方法：患者先进行后缩加侧屈，在侧屈达终点位用头上的手加压侧屈，尽可能至最大范围并停留1秒后回复至起始位。重复5～15次。进行该运动时需注意不要有旋转动作。

适用范围：多应用于颈椎后外侧移位综合征患者，症状多表现为单侧不对称性。如果应用矢状轴方向的治疗技术无效，可使用该技术。治疗方向需选择侧屈朝向疼痛侧。一般情况，应用该治疗技术后24小时或48小时，患者的症状应出现变化。如果该治疗技术不引起患者症状的变化，需停用。也适用于侧屈功能不良综合征患者，此时侧屈朝向疼痛的对侧。

（七）侧屈松动术和手法（治疗技术7）

1. 坐位侧屈松动术

起始位：患者高靠背椅坐位，腰背部有良好支撑使腰椎前凸，双手相握放在大腿上。治疗师站在患者身后，一只手放在疼痛侧颈根部，拇指指尖位于棘突旁，固定患者的颈椎，另一只手置于疼痛对侧的耳部，用于加压。

具体方法：治疗师一只手固定患者的颈椎，另一只手用力使得患者头颈向疼痛侧侧屈，终点位加压，随后回复至起始位。有节律地重复 5～15 次。根据患者情况，力度可以逐渐增加。

在治疗的全过程，患者应该完全放松。注意：在侧屈过程中不要发生明显的旋转和头前突。1 周左右进行 2～3 次侧屈松动术治疗。

【力的升级——坐位侧屈手法】

起始位：同“坐位侧屈松动术”。

具体方法：先进行手法治疗前安全性测试。应用伸展松动术时，除了判定手法治疗的安全性、必要性以外，还同时确定了应该施加手法的节段。在伸展松动术之后，治疗师过度加压的手在患者侧屈的终点位沿侧屈方向施加一次瞬间、小幅度、快速的猛力。在治疗的全过程，患者应该完全放松。

2. 仰卧位侧屈松动术

起始位：患者放松平卧在床上，头颈部悬在床头以外，由治疗师支托。治疗师站在患者的疼痛侧，一只手从疼痛的对侧握住患者的下颏，其前臂环绕在患者的枕部支托，另一只手置于颈椎疼痛侧，示指的掌指关节顶在应治疗节段棘突的侧方。

具体方法：治疗师用环绕患者枕部的上肢将患者头颈向疼痛侧侧屈，用位于棘突旁的手固定患者颈椎，在患者侧屈终点位治疗师双手用力加压，随后放松回复至起始位。有节律地重复 5～15 次。力可以逐渐地增加。在治疗的全过程，患者应该完全放松。

【力的升级——仰卧位侧屈手法】

起始位：同“仰卧位侧屈松动术”。

具体方法：先进行仰卧位松动术测试，然后在患者侧屈终点位，治疗师用环绕患者枕部的上肢固定患者头颈部，用棘突旁的示指掌指关节施加一次瞬间、小幅度、快速的猛力。在治疗的全过程，患者应该完全放松。

适用范围：颈椎后侧方移位综合征患者。侧屈松动术和手法是应用治疗技术 6 后治疗技术的升级。主要应用于对前述治疗技术治疗效果不好的患者。侧屈松动术和手法与后缩加侧屈、后缩加旋转配合，适用于中下颈椎侧屈功能不良综合征和旋转功能不良综合征。应用于功能不良综合征治疗时，朝向非疼痛侧侧屈。

（八）后缩加旋转（治疗技术 8）

起始位：患者高靠背椅坐位，腰背部有良好支撑使腰椎前凸。

具体方法：患者先做后缩动作，在后缩的基础上转向疼痛侧，旋转过程中注意保持后缩。在后缩旋转的终点位停留 1 秒后回复至起始位。整个过程重复 10～15 次。

【力的升级——旋转自我过度加压】

起始位：患者高靠背椅坐位，腰背部有良好支撑使腰椎前凸，非疼痛侧手置于脑后，手指达到疼痛侧耳部，疼痛侧手置于下颏。

具体方法：患者后缩并旋转，在后缩旋转终点位双手施加旋转力，1 秒后回复至起始位。重复5～15 次。

适用范围：后缩加旋转适用于颈椎后侧方移位综合征患者，患者多表现为单侧症状，如单侧的颈肩痛或单侧的头痛。应用其他治疗效果不好时，可用此治疗技术。应用后缩加旋转后，应该在 24～48 小时之内使患者的症状发生变化，如果无变化，停用此技术。后缩加旋转还适用于旋转侧屈功能不良综合征。在治疗功能不良综合征时，旋转方向朝向疼痛对侧。

（九）旋转松动术和手法（治疗技术 9）

1. 坐位旋转松动术

起始位：患者高靠背椅坐位，腰背部有良好支撑使腰椎前凸，双手握持放在大腿上。治疗师站在患者身后，一只手放在患者非疼痛侧的肩上，四指在肩前，拇指在应治疗节段棘突旁，另一只手上肢环绕患者头面部，手的尺侧位于患者的枕骨粗隆下。

具体方法：患者向疼痛侧旋转头部至终点位，治疗师用环绕患者头部的上肢轻轻地施加牵引力，并同时施加旋转力，用棘突旁的拇指固定并施加反作用力，然后回复至起始位。有节律地重复 5～15 次。

【力的升级——坐位旋转手法】

起始位：同“坐位旋转松动术”。

具体方法：在旋转松动术确定安全性和治疗节段之后应用。在患者头颈旋转终点位，治疗师用固定患者颈椎的拇指在棘突旁施加一次瞬间、小幅度、快速的猛力。在治疗的全过程，患者应该完全放松。

2. 仰卧位旋转松动术

起始位：患者仰卧在治疗床上，头颈部在床头以外由治疗师支托。治疗师一只手的前臂支托患者的枕部，手握持患者的下颏，另一只手在患者非疼痛侧的颈部，示指的掌指关节位于疼痛侧的棘突旁。

具体方法：治疗师将患者头颈转向疼痛侧，至终点后停留 1 秒，再回复至起始位。有节律地重复。

【力的升级——仰卧位旋转手法】

起始位：同“仰卧位旋转松动术”。

具体方法：治疗师先进行松动术，然后在患者头颈旋转终点位，用棘突旁的示指掌指关节施加一次瞬间、小幅度、快速的猛力。在治疗的全过程，患者应该完全放松。

适用范围：旋转松动术和手法是后缩加旋转治疗技术的升级，适用于颈椎后侧方移位综合征，且应用于前述治疗技术效果不佳的情况。此技术还适用于上颈椎功能不良综合征的治疗，尤其是与颈源性头痛相关的病例。与治疗技术 8 和治疗技术 6 合用，可治疗中下颈椎旋转功能不良和侧屈功能不良。

（十）屈曲（治疗技术 10）

起始位：患者放松坐位。

具体方法：患者主动低头至下颏接近胸骨，然后回复至起始位，有节律地重复 5～15 次。

【力的升级——屈曲自我过度加压】

起始位：患者放松坐位，双手十指交叉置于颈后。

具体方法：患者尽量低头至屈曲终点位后，双手加压 1 秒，然后回复至起始位。重复 5～15 次。

适用范围：颈椎前方移位综合征患者的复位治疗。是颈椎后方移位综合征患者在复位稳定后，进行恢复功能治疗时的主要治疗技术。适用于治疗颈源性头痛。

（十一）屈曲松动术（治疗技术 11）

起始位：患者仰卧，头悬于床头以外，治疗师站在患者头侧，用一只手手掌支托患者枕部，拇指与其余四指分别在寰枢椎两侧，另一只手从支托手的下方穿过，手掌向下固定对侧的肩关节。

具体方法：治疗师用支托患者枕部的手用力屈曲患者头颈部，同时用固定肩部的手施加相反的对抗力，使得颈椎处于最大屈曲位，然后回复至起始位，有节律地重复 5～15 次。

适用范围：屈曲功能不良综合征伴有颈源性头痛的患者。

（十二）仰卧位颈椎牵引（治疗技术 12）

建议采用仰卧位，颈椎屈曲状态下进行牵引，应根据在牵引中患者的症状变化来决定牵引的角度，能够使患者症状减轻和向心化的角度是合适的。牵引的主要目标是缓解上肢，尤其是肘关节以下的症状。牵引的参数需根据患者情况调整，通常需要数次治疗后才能缓解症状。多用于有持续性上肢症状的颈椎移位综合征 6 的患者。

三、胸椎的治疗技术

（一）直坐屈曲（治疗技术 1）

起始位：患者坐直，双手交叉置于颈后。

具体方法：患者尽可能地弓背屈曲，同时用交叉的双手加压。在弓背屈曲时，从中颈椎至骶椎，整个脊柱处于屈曲位。一旦达到最大屈曲位，立即回复至直立坐位。重复 5～15 次。

适用范围：屈曲功能不良综合征。

（二）卧位伸展（治疗技术 2）

1. 俯卧位伸展

起始位：患者俯卧，双手掌心朝下，置于肩下。

具体方法：患者双上肢同时用力将上身撑起，注意保持骨盆以下不离开床面。上半身被撑起后再回复到起始位。重复 5～15 次。

2. 仰卧位伸展

起始位：患者仰卧于治疗床上，T4 椎体水平以上身体悬于床头以外，用一只手支托头部。

具体方法：患者支托头颈部的手逐渐降低，使得头颈和上胸部伸展至最大范围，1 秒后让患者用手支托枕部回复至起始位，重复 5～15 次。

适用范围：卧位伸展是胸椎移位 1 和胸椎移位 3 复位的首选方法，也适用于伸展功能不良综合征。

此治疗技术是施加胸椎伸展的力，俯卧位进行，力主要作用于中下胸椎；仰卧位进行，力主要作用于上胸椎。

（三）伸展松动术和手法（治疗技术 3）

1. 伸展松动术

起始位：患者俯卧位，头转向一侧，双上肢置于体侧。治疗师站在患者身旁，双上肢交叉，双手掌根部放置于相应节段的两侧横突位置。

具体方法：治疗师双上肢均匀对称地用力，然后慢慢地放松，放松时治疗师双手与患者的皮肤仍保持接触。有节律地重复 5～15 次，每一次较前一次略增加力度。根据患者的耐受性和疼痛的变化调整力度，需要时可以在相邻节段进行松动术。

2. 力的升级——伸展手法

起始位：患者与治疗师的体位同前。

具体方法：必须先进行松动术并评测其效果。治疗师双手掌根置于应治疗节段的两侧横突上，双上肢伸直，用力将脊柱活动至最大伸展位时，施加一次瞬间、小幅度、快速的猛力，随后立即松开。

适用范围：伸展松动术是胸椎移位综合征 1 和移位综合征 3 患者进行复位时治疗技术的第 1 个升级，是非常有效的技术，也用于伸展功能不良综合征。伸展手法治疗是胸椎移位综合征 1 和移位综合征 3 患者进行松动术后力的升级，只在伸展松动术治疗 4～5 次之后仍无满意疗效时应用。

（四）直坐旋转（治疗技术 4）

起始位：患者挺直坐位，双手十指相勾置于颏下，双手和双肘抬至与胸同高。

具体方法：患者向疼痛侧旋转身体直至最大旋转角度，然后回复至起始位。有节律地重复 5～15 次，力度逐渐增大，仿佛用肘撞击身后的物体。

适用范围：胸椎移位综合征 3 患者进行复位治疗时治疗技术的第 2 个升级。也适用于旋转功能不良综合征。用于旋转功能不良综合征时，旋转向非疼痛侧。

（五）伸展位旋转松动术和手法（治疗技术 5）

1. 伸展位旋转松动术

起始位：患者俯卧于治疗床上，头转向一侧，双上肢置于体侧。治疗师站在患者身旁，双上肢交叉，双手掌根置于相应节段的两侧横突。

具体方法：治疗师通过一只手掌根向受累节段的一侧横突加压，然后缓慢轻轻地松开；在松开压力的同时，治疗师的另一只手向对侧横突加压。重复这个动作，造成交替的旋转。每一次加压都较上一次略强，力度根据患者的耐受性和疼痛的变化来确定。重复 10～15 次后，根据患者的反应确定哪一侧加压可使症状减轻和向心化，提示进一步进行松动术或手法治疗的位置。

2. 力的升级——伸展位旋转手法

起始位：患者与治疗师的体位同前。

具体方法：在进行手法治疗前，必须先进行旋转松动术并评测患者的反应。运用疼痛的减轻和向心化作为标准，来确定治疗的节段、治疗的方向。治疗师一只手置于相应节段的一侧横突上。另一只手叠加其上，双上肢共同用力使得脊柱向伸展方向活动，直至最大幅度，在这个位置施加一次瞬间、小幅度、快速的猛力，随后立即松开。

适用范围：伸展位旋转松动术是移位综合征 3 患者进行复位时治疗技术的第 3 个升级。如果效果不佳，可应用旋转手法。旋转手法治疗是移位综合征 3 患者复位时治疗技术的第 4 个升级。

四、腰椎的治疗技术

（一）俯卧位（治疗技术 1）

起始位：患者俯卧位，头转向一侧，双上肢置于体侧。

具体方法：患者全身放松，静止 5～10 分钟。

适用范围：俯卧位是患者自我治疗的第一步。应用于后方移位综合征患者治疗的第一步。与其他治疗技术相配合，应用于伸展功能不良综合征的治疗。

（二）俯卧伸展位（治疗技术 2）

起始位：同“俯卧位”。

具体方法：患者从俯卧位开始，用双肘和前臂支撑将上半身抬起，骨盆和大腿不离开床面，维持 5～10 分钟。注意让腰部有意下陷。

适用范围：治疗技术 2 是治疗技术 1 的升级，应用于后方移位综合征患者。对于非常急性的患者，不能耐受此体位时间太长，可间歇性地进行。

（三）俯卧伸展（治疗技术 3）

起始位：患者俯卧位，双手掌心朝下置于肩下。

具体方法：患者用力伸直双上肢将上半身撑起，骨盆以下放松下陷，然后双肘屈曲，上半身降下至起始位，重复10次。第1次和第2次撑起时需非常小心，逐渐增大幅度，直至最后一次达到最大伸展范围。第1组完成后有效，可进行第2组，力度可加大，最后2～3次在终点位维持数秒。

适用范围：俯卧伸展是前两个治疗技术的升级，应用间歇的伸展应力，有泵的作用和牵伸的作用，是治疗后方移位综合征与伸展功能不良综合征最重要和最有效的方法。

(四)俯卧伸展加压(治疗技术4)

起始位：患者俯卧位，双手掌心朝下置于肩下。用一条安全带固定在需要伸展的腰椎节段之下，用于防止骨盆和腰椎离开床面。

具体方法：患者的运动方式同治疗技术3，但在伸展时由于安全带固定增加了外力，增大了腰椎伸展角度。也可以用其他外力达到同样的效果，如很小的孩子的体重。

适用范围：此治疗技术较前一治疗技术产生更大的伸展力，作用更局限。更适用于伸展功能不良综合征。

(五)持续伸展位(治疗技术5)

起始位：患者俯卧位，治疗床可调节角度。

具体方法：将治疗床的头侧缓慢地抬起，5～10分钟抬起3～5cm。一旦达到最大伸展角度，维持在该体位2～10分钟，持续时间根据患者的具体情况调整。治疗结束时，需要缓慢地降低床头，一般需要2～3分钟回复到水平位。

适用范围。此治疗技术主要用于后方移位综合征的治疗，治疗效果与治疗技术3类似，但增加了时间因素。对于某些病例，持续的伸展应力比反复的伸展应力效果更好。

(六)站立位伸展(治疗技术6)

起始位：患者站立位，双足分开约30cm，双手支撑腰部，手指朝后。

具体方法：患者尽量向后弯曲躯干，用双手作为支点，达到最大伸展范围后回复至起始位。动作重复10次。

适用范围：与卧位伸展效果相似，可应用于后方移位综合征和伸展功能不良综合征的治疗，但在急性期，效果不如卧位伸展。当没有条件进行卧位伸展时，可用站位伸展替代。

(七)伸展松动术(治疗技术7)

起始位：患者俯卧位，头转向一侧，双上肢置于体侧，全身放松。治疗师站在患者身旁，双上肢交叉，双手掌根置于应治疗的腰椎节段的两侧横突上。

具体方法：双上肢同时对称地施加柔和的压力，随后立即松开，松开时治疗师的双手仍与患者腰部皮肤保持接触。有节律地重复10次，每一次较前一次力度逐渐增加，并观察患者的症状变化。同样的治疗技术可以应用于相邻的节段。

适用范围：后方移位综合征，患者的症状为对称性或双侧性。当上述患者自我治疗技术不能达到满意治疗效果时，需要增加治疗师的外力。

(八)伸展手法(治疗技术8)

起始位：患者俯卧位，头转向一侧，双上肢置于体侧，全身放松。治疗师站在患者身旁，双上肢交叉，双手掌根置于应治疗腰椎节段的两侧横突上。

具体方法：在实施伸展手法治疗之前，必须先进行伸展松动术，并同时观察患者的反应，以确保手法实施的安全性。治疗师调整双手与患者脊柱之间的角度，上身前倾，双肘伸直，缓慢地加压直至脊柱紧张，在此终点位施加一次瞬间、小幅度、快速的猛力，随后立即松开。

适用范围：后方移位综合征患者。应用伸展松动术没有达到预期的治疗效果，可以使用手法治疗。

(九)伸展位旋转松动术(治疗技术9)

起始位：患者仰卧位，头转向一侧，双上肢置于体侧，全身放松。治疗师站在患者身旁，双上肢交叉，双手掌根置于应治疗腰椎节段的两侧横突上。

具体方法：治疗师双上肢交替用力加压，产生摇摆的效果，重复10次，必要时在临近节段重复。

适用范围：后方移位综合征患者，患者的症状不对称或仅有单侧症状。当患者自我治疗不能达到满意治疗效果时，可应用此治疗技术。

(十)伸展位旋转手法(治疗技术10)

起始位：患者俯卧位，头转向一侧，双上肢置于体侧，全身放松。治疗师站在患者身旁，一只手掌根置于应治疗腰椎节段的一侧横突上，另一只手叠加于其上。

具体方法：在应用此手法之前，一定先进行旋转松动术，由此既确保了安全性，又能根据患者症状的变化决定治疗的位置。治疗师调整双手与患者脊柱之间的角度，上身前倾，双肘伸直，缓慢地加压直至脊柱紧张，在此终点位施加一次瞬间、小幅度、快速的猛力，随后立即松开。

适用范围：后方移位综合征的患者。应用伸展位旋转松动术未达到满意疗效时。

（十一）屈曲位持续旋转/屈曲位旋转松动术（治疗技术11）

1. 屈曲位持续旋转

起始位：患者仰卧位，治疗师站在患者身旁，面朝向患者头侧。

具体方法：治疗师一只手置于患者远侧的肩上固定，另一只手屈曲患者的双侧髋膝关节至一定角度后，向治疗师方向旋转，维持此体位30～50秒。此时，患者的腰部处于侧屈加旋转的位置。

适用范围：此治疗技术主要应用于移位综合征的治疗。在整个过程中必须密切观察患者的反应。任何症状的外周化都提示在此体位维持时间过久。

2. 屈曲位旋转松动术

起始位：同前。

具体方法：治疗师一只手置于患者远侧的肩上固定，另一只手屈曲患者的双侧髋膝关节至一定角度后，向治疗师方向旋转。治疗师将患者的踝部靠在自己的大腿上，用力将患者的膝关节下压，立即放松，反复有节律地重复10次。

适用范围：功能不良综合征和移位综合征。

（十二）屈曲位旋转手法（治疗技术12）

起始位：同“治疗技术11”。

具体方法：必须先进行治疗技术11以确保手法治疗的安全性。多数移位的患者选择腰椎旋转向健侧，即双下肢旋转向患侧。功能不良综合征患者治疗时选择受限的方向，治疗师将患者下肢屈曲并旋转至最大幅度后，在终点位施加一次瞬间、小幅度、快速的猛力，然后立即放松。

适用范围：移位综合征，应用屈曲位旋转松动术疗效未达满意时。

（十三）卧位屈曲（治疗技术13）

起始位：患者仰卧位，双足底接触床面，双髋膝关节屈曲约45°。

具体方法：指导患者用双手带动双膝向胸部运动，达到运动终点时，双手用力下压，随后放松，双足回复至起始位。重复10次，前两次需小心进行，最后两次需达到最大屈曲范围。

适用范围：后方移位综合征的患者，在复位治疗后开始功能恢复治疗时应用；屈曲功能不良综合征患者；移位综合征7（前方移位）患者的复位治疗。

（十四）站立位屈曲（治疗技术14）

起始位：患者站立位，双足分开大约30cm，双膝伸直。

具体方法：患者向前弯腰，双手沿大腿前方下滑，以提供必要的支撑，并可作为测量的依据。达到最大屈曲范围后回复至起始位。有节律地重复10次，起初要轻柔小心。

适用范围：站位屈曲可作为卧位屈曲治疗的升级，可用于神经根粘连神经卡压的治疗。

（十五）抬腿站立位屈曲（治疗技术15）

起始位：患者站立位，一侧下肢站在地面上主要负重，另一侧下肢放在凳子上，使得髋膝关节大约屈曲90°。

具体方法：保持负重的下肢膝关节伸直，指导患者上身前倾，使得同侧肩部尽量靠近已经抬起前膝部。如果有可能，肩部可以低于膝部。患者可以通过牵拉抬起的踝部进一步加压。达到最大屈曲范围后回复至起始位。重复6～10次。每次屈曲后一定要回复至直立位。

适用范围：此治疗技术产生了非对称性的屈曲应力，应用于患者站位屈曲时脊柱偏离中心的病例，可能是移位综合征，也可能是功能不良综合征。两种情况都将偏离方向对侧的下肢抬起，如屈曲时脊柱向左侧偏移，抬起右侧下肢。

（十六）侧方偏移的手法矫正（治疗技术16）

起始位：患者站立位，双足分开大约30cm。

具体方法：治疗师站在患者偏移侧，将患者该侧的肘关节屈曲靠在胸侧壁上。治疗师用双上肢环绕患者躯干，双手交叉置于患者骨盆边缘，用肩部抵住患者屈曲的肘关节，前推患者的胸壁，同时双手回拉患者的骨盆。作用于患者躯干上下的对抗力使得脊柱侧弯畸形减轻，如果有可能，可以轻度过度矫正。第1次用力时一定要轻柔，并且是瞬间用力。在评测患者对该治疗技术的反应后决定是否应用。有节律地重复 10～15 次。当过度矫正时，患者的疼痛明显减轻并向心化或对侧出现疼痛。如果没有出现症状减轻，可尝试持续用力。

适用范围：移位综合征，有急性腰椎侧弯畸形的患者。

（十七）侧方偏移的自我矫正（治疗技术 17）

起始位：治疗师与患者面对面站立，治疗师一只手置于患者偏斜侧的肩，另一只手置于对侧的髂棘。

具体方法：先由治疗师用力矫正侧方偏移。方法为：治疗师双手相向用力挤压患者进行侧方偏移的矫正，注意保持患者双肩与地面平行，双足跟不离地，双膝关节伸直。在过度矫正位置停留 1～2 分钟很有必要。侧方偏移矫正后应立即进行伸展活动。在治疗师的帮助下，患者能学会骨盆的侧方移动来进行自我侧方偏移的矫正。

适用范围：移位综合征，有急性腰椎侧弯畸形的患者。

（成国华　高　磊　徐　建）

第五章　电疗技术

第一节　电疗的概述

电疗(electrotherapy)是指利用不同类型电流和电磁场治疗疾病的方法。它是物理治疗方法中最常用的方法之一。电疗在西方又被称为电位疗法，是一种既古老而又新颖的治疗方法。

有关电的记载可追溯到公元前6世纪。早在公元前585年，希腊哲学家泰勒斯就记载了用木块摩擦过的琥珀能够吸引碎草等轻小物体。后来又有人发现摩擦过的玉也有吸引轻小物体的现象。在中国，西汉末年已有"瑇瑁(玳瑁)吸(细小物体之意)"的记载。晋朝(公元3世纪)还有关于摩擦起电引起放电现象的记载，"今人梳头，解著衣时，有随梳解结有光者，亦有咤声"。这是有关静电现象的早期描述。

在18世纪中叶，美国科学家富兰格林开始使用静电防治疾病，他改装德国研制的摩擦电机，接上性能良好的发电机，将人体置于此电场内，对失眠、风湿病、神经痛及其他疾病均有很好效果，便从此展开静电疗法方面的研究。

1786年，伽伐尼在著名的青蛙实验中发现了生物肌电现象之后，医学界开始对电疗的研究产生了兴趣。1795年，法国人让·阿莱在治疗面部神经麻痹时，采用电刺激疗法取得了成功。接着，许多科学家如马根迪、法拉第和杜布瓦·雷蒙等在电疗的理论和实践上都做了大量工作，试图找出电刺激神经规律，从而大大促进了电诊法和电疗法的发展。

1952年，美国人查达克和克里特巴赫研制出了一种由晶体管和电池组成的心脏刺激器(起搏器)。这是电刺激疗法在20世纪取得的一项卓越成就。

进入21世纪，电疗作为现代物理医学中重要的治疗方法得到不断的发展，已经形成各种各样的治疗技术。常用的电疗方法有直流电疗法、直流电药物离子导入疗法、低频脉冲电疗法、中频脉冲电疗法、高频电疗法、静电疗法。不同类型电流对人体主要生理作用不同。直流电是方向恒定的电流，可改变体内离子分布，调整机体功能，常用来做药物离子导入；低、中频电流刺激神经肌肉收缩，降低痛阈，缓解粘连，常用于神经肌肉疾病，如损伤、炎症等；高频电以其对人体的热效应和热外效促进循环，消退炎症和水肿，刺激组织再生，止痛，常用以治疗损伤、炎症疼痛症候群，大功率高频电可用于加温治癌；静电主要作用是调节中枢神经和植物功能，常用于神经官能症、高血压早期、更年期症候群。

第二节　电疗的原理与理论学基础

电学作为经典物理学的一个分支，就其基本原理而言，已发展得相当完善，电磁学已经渗透到物理学和医学的各个领域。

一、电学物理基本概念

(一)电路

电流所经过的路径叫做电路。要使电流在电

路中流动，就必须有产生电流的电源、消耗电能的负载，以及连接它们的导线和接通、断开电路的开关。因此，由电源、负载、导线和开关等组件组成的电流路径叫做电路。

（二）电源

把其他形式的能转换成电能的装置叫做电源。发电机能把机械能转换成电能，干电池能把化学能转换成电能。

（三）导线

导线是连接电源和负载使其成为闭合回路的装置。这样，电荷才能在电源作用下，通过导线负载电流。电荷的定向移动叫做电路中电流，常用I表示。电流分直流和交流两种。电流的大小和方向不随时间变化的叫做直流。电流的大小和方向随时间变化的叫做交流。电流的单位是安培（A），也常用毫安（mA）或者微安（μA）做单位。1A＝1000mA，1mA＝1000μA。导线回到电源，进行定向运动形成电流。

（四）电压

河水之所以能够流动，是因为有水位差；电荷之所以能够流动，是因为有电位差。电位差也就是电压。电压是形成电流的原因。在电路中，电压常用U表示。电压的单位是伏（V），也常用毫伏（mV）或者微伏（μV）做单位。1V＝1000mV，1mV＝1000μV。

（五）电阻

电路中对电流通过有阻碍作用并且造成能量消耗的部分叫做电阻。电阻常用R表示。电阻的单位是欧（Ω），也常用千欧（kΩ）或者兆欧（MΩ）做单位。1kΩ＝1000Ω，1MΩ＝1 000 000Ω。导体的电阻由导体的材料、横截面积和长度决定。

（六）电容

电容是衡量导体储存电荷能力的物理量。在两个相互绝缘的导体上，加上一定的电压，它们就会储存一定的电量。其中一个导体储存着正电荷，另一个导体储存着大小相等的负电荷。加上的电压越大，储存的电量就越多。储存的电量和加上的电压是成正比的，它们的比值叫做电容。

二、电流对人体的生物学效应

人体内除含大量水分，还有很多能导电的电解质和非导电的电解质，因此，人的机体实际上是一个既有电阻又有电容性质的复杂导体，这是电疗的物质基础。电疗的生物学效应主要是产生的热效应和化学效应。

电能作用于人体引起体内的理化反应，并通过神经-体液作用，影响组织和器官的功能，达到消除病因、调节功能、提高代谢、增强免疫、促进病损组织修复和再生的目的。机体对不同性质的电流反应不一，治疗机制亦异。低频电流可改变神经和肌肉细胞的膜电位，使之兴奋而产生收缩；低频调制的中频电流可使感觉神经的粗纤维兴奋，抑制细纤维冲动的传入，因此镇痛作用较强；高频电流对机体组织产生热效应和非热效应，从而达到治疗目的。同种电流在使用方法和剂量大小不同时，引起人体的反应也有差异。此外，人体的不同器官和组织、不同的功能状态和病理改变，对电流的反应也不尽相同。低、中频电流还可用以判断神经肌肉的运动功能，用以诊断周围神经病损程度。故在康复医学中，低、中频电流用来作重要的治疗和功能评定的手段。电疗对人体影响有以下几方面：

1. 对神经和中枢系统的影响

表现为使人体产生刺激和兴奋行为，使人体活的组织发生变异，从一种状态变为另外一种状态。由于电流引起细胞运动，产生脉冲形式的神经兴奋波，当这种兴奋波迅速传到中枢神经系统时，中枢神经系统即发生不同的指令，使人体各部做出相应的反应。

2. 对肌肉的影响

电流通过肌肉组织，引起肌肉收缩。对于正常神经支配的肌肉，电刺激兴奋的是神经而非肌肉，只有当肌肉失去神经支配时，电刺激才直接兴奋肌肉。为更好地理解神经与肌肉的兴奋性，有必要先了解强度/时间曲线。

能引起神经纤维或肌肉组织兴奋的最小电刺激为阈刺激，它包括一定的电流强度及与之对应的最短刺激时间。在阈刺激的产生中，不同的电流强度需要不同的最短刺激时间，强度与时间之间存在一定的关系，这种关系为强调/时间曲线表现（图5-1）。

3. 电流通过人体还有热作用

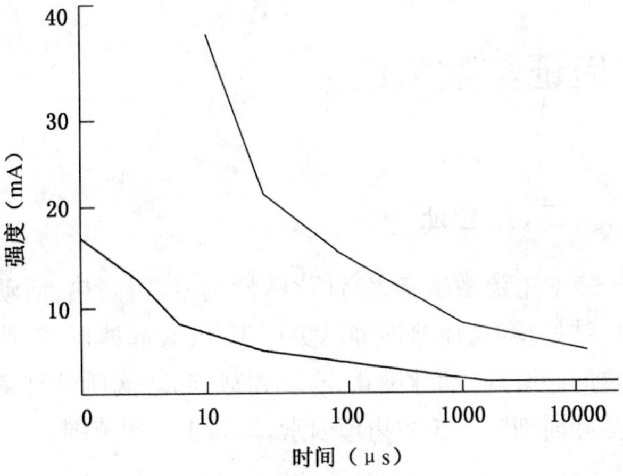

图 5-1　神经与肌肉强度/时间曲线

电流所经过的血管、神经、心脏、大脑等器官，因电势能的释放，可使其热量增加而引起微循环的变化。电流通过人体，还会引起肌体内液体物质发生离解、分解、气化而导致破坏，甚至发生剥离、断裂等严重破坏。

4. 电流对肌体除直接起治疗作用外，还可能产生伤害性作用

在活的肌体上，特别是肌肉和神经系统，有微弱的生物电存在。如果引入局外电源，微弱的生物电的正常工作规律将被破坏，人体也将受到不同程度的伤害。因此，当人体触及带电体时，有些没有电流通过的部分也可能受到刺激，发生强烈的反应。而且，当中枢神经得到的兴奋波很强烈时，人体可能出现不适当的反应，如会引起麻感、针刺感、压迫感、打击感、痉挛、疼痛、呼吸困难、血压升高、昏迷、心律不齐、心室颤动等症状，甚至重要器官的工作可能受到破坏。这就是通常所说的电击伤。

各种电疗方法参数比较见表 5-1。

表 5-1　各种电疗方法参数比较

电疗法	直流电疗法			脉冲直流电	持续直流电	直流电离子电渗			
电疗法	低频电疗法	TENS(经皮神经电刺激疗法)		对称 TENS 电流	不对称 TENS 电流	交替 TENS 电流			
电疗法	低频电疗法	俄式刺激电疗法		梯形浪涌刺激电流					
电疗法	低频电疗法	脉冲电疗法	方形脉冲电疗法	正相方形脉冲	对称方形脉冲	交替方形脉冲			
电疗法	低频电疗法	脉冲电疗法	三角形脉冲电疗法	正相三角形脉冲	对称三角形脉冲	交替三角形脉冲			
电疗法	低频电疗法	脉冲电疗法	指数脉冲电疗法	正相指数脉冲	对称指数脉冲	交替指数形脉冲			
电疗法	低频电疗法	脉冲电疗法	联合脉冲电疗法	不对称联合脉冲					
电疗法	低频电疗法	脉冲电疗法	刺激脉冲电疗法	方形正相刺激脉冲	三角形正相刺激脉冲				
电疗法	低频电疗法	脉冲电疗法	中断脉冲电疗法	方形间断脉冲	三角形间断脉冲(正相、对称、交替)				
电疗法	低频电疗法	脉冲电疗法	Trabert，Ultra-Reiz 电疗法	正相					
电疗法	低频电疗法	脉冲电疗法	Leduc(勒杜克)电疗法	正相					
电疗法	低频电疗法	感应电疗法	Faradic(法拉第)电疗法	正相方形电流	正相三角形电流				
电疗法	低频电疗法	感应电疗法	新 Faradic(法拉第)电疗法	正相方形电流	正相三角形电流				
电疗法	低频电疗法	H 波电疗法		对称 H 波电流	调制 H 波电流				
电疗法	低频电疗法	间断电疗法		密波电流	疏波电流	疏密波电流	交替波电流	随机波电流	疏密波-半波电流
电疗法	低频电疗法	微电流疗法		方形微电流	三角形微电流	指数微电流	正相、对称、交替	联合微电流	
电疗法	低频电疗法	痉挛刺激电疗法		依据 Hufschmidt					
电疗法	中频电疗法	调制中频电疗法		中频浪涌电流	振幅度调制中频电流				
电疗法	中频电疗法	干扰电疗法		双极干扰电流	四极干扰电流	同平面干扰电流	偶极矢量干扰电流		
电疗法	高压电疗法			单峰极脉冲高压电流	双峰极脉冲高压电流	三峰极高压脉冲电流(对称、交替)			

第三节 电疗的适应证与禁忌证

一、适应证

各种炎症、骨科系统疾病、中枢神经系统疾病、消化系统疾病、心血管系统疾病、周围神经疾病、各种肌肉萎缩、肢体血液及淋巴回流障碍、中枢神经功能失调、妇科疾病、皮肤科疾病及疼痛症候群等。

二、禁忌证

对电流敏感者、急性化脓性炎症者、高热、活动性结核孕妇、血栓性静脉炎患者、安装起搏器者、严重的心脏病、动脉硬化、有出血倾向、恶病质及可刺激肿瘤细胞生长的物理因素，均属于禁用范围。

第四节 直流电疗法

一、直流电疗法

(一)概述

直流电疗法(galvanization)是使用低电压的平稳直流通过人体一定部位以治疗疾病的方法，是最早应用的电疗之一。目前，单纯应用直流电疗法较少。但它是离子导入疗法和低频电疗法的基础。

单位时间内(一般定义为1秒)重复出现的次数，普通的照明用电频率是50Hz，也就是说1秒内重复出现了50个相同的电压(或电流)波形。频率越高，变化速度就越快。在用灯的时候，频率高了对眼睛的影响就越少，护眼灯就是这个原理。如果没有变化(也就是说频率为0)，那么就是直流电了。自然界的一切物质是分子组成的，而分子又是由原子组成的。每个原子都是由一个带正电电荷的原子核和一定数量带负电电荷的电子组成。这些电子分层围绕原子核作高速旋转。正电荷与负电荷有同性相斥、异性相吸的特性。不同的物质有不同的原子，它们所具有的电子数目也是不一样的，如铝原子有13个电子。在通常情况下，原子核所带的正电荷和电子所带的负电荷在数量上相等，所以，物体就不显示带电现象。原子核吸引电子的吸力大小与距离平方成反比。如果由于某种外力的作用，使离原子核较远的外层电子摆脱原子核的束缚，从一个物体跑到另一个物体，这样就使物体带电，失去电子的物体带正电，获得电子的物体带负电。一个带电体所带电荷的多少可以用电子数目来表示。不过在实际运用中此单位的大小，常以库仑作为电量的单位。

$$1\ \text{库仑} = 6.24 \times 10^{18}\ \text{个电子电荷}$$

电量的符号用Q表示。当电荷积聚不动时，这种电荷称为静电。如果电荷处在运动状态，称为动电。

(二)直流电的生物物理作用与生物化学作用

人体内各种体液是组织细胞进行各种代谢和功能活动的内在环境，体液中含有各种电解质。体液中的电解质对维持细胞内外液的容量和渗透、酸碱平衡、神经肌肉兴奋性等具有重要作用，而一些微量元素是许多酶的激活剂。体液中的阳离子主要有 K^+、Na^+、Ca^{2+}、Mg^{2+} 等，而阴离子有 Cl^-、HCO_3^-、HPO_4^{3-}、SO_4^{2-}，以及有机酸离子和蛋白质等。所以，人体体液是电解质溶液，人体组织是电解质导体，能够导电。直流电治疗时，两电极间存在着稳定不变的电势差，人体组织内各种离子向一定的方向移动而形成电流。由于离子移动并引起体液中离子浓度对比的变化是直流电生物理化作用的基础。

1. 电解

电解质溶液导电时，溶液中离子发生迁移和电极表面发生化学反应的过程，称为电解。电解质溶解在水中时，一部分离解成阳离子和阴离子，离子被一层水分子所包围，称为离子的水化。直流电通过电解质溶液时，阳离子移向阴极并在阴极上获得电子而还原成为原子或原子团，电子从外电路进入溶液；阴离子移向阳极并在阳极上放出电子而氧化为原子或原子团，电子离开溶液流入外电路。在电极上产生的这些原子或原子团，同溶剂进一步发生化学变化而产生的新物质，叫做电解产物。

2. 电泳与电渗

这是胶体分散体系在直流电作用下同时出现的两种现象。蛋白质为两性电解质。在碱性溶液中，蛋白质的羧基离解出氢离子而带负电荷呈酸性；在酸性溶液中，蛋白质的氨基结合氢离子而带正电荷呈碱性。人体内血液、淋巴和脑脊液等体液，在正常情况下为弱碱性，因而蛋白离表面带负电荷。正电荷离子被蛋白表面负电荷吸引而分布在蛋白周围，形成一种独特的电荷分布：蛋白表面负电荷和这些负电荷所吸引的少数正电荷构成吸附层，吸附层四周的正电荷构成扩散层。吸附层虽有少数正电荷，但仍以负电荷居多，因此带负电，扩散层则为正电荷组成。这两层间产生一定的电位，称为Zeta电位。

直流电通过人体时，蛋白粒子及其吸附层向阳极移动，是为电泳；扩散层正离子连同其水化膜向阴极移动则为电渗。由于蛋白胶体的移动影响了蛋白的分布和密度，同时，由于电渗，使一极的水分相对增多，而另一极则相对脱水，这些将对生理活动产生影响。

3. 酸碱度改变

在直流电作用下，碱金属离子 Na^+、K^+ 和 Ca^{2+}、Mg^{2+} 等向阴极移动，而许多酸根和有机酸向阳极移动；同时由于阴极下产生碱性电解产物而阳极下产生酸性电解产物，所以在阴极下碱性升高，而阳极部位呈酸性。两极下的酸碱电解产物蓄积到很高浓度时，可以破坏组织而引烧伤，治疗时必须注意防止，但也可以用来拔除倒睫毛，破坏疣痣等。

4. 改变组织含水量

在直流电作用下，由于发生电泳和电渗，阴极下水分子增加，蛋白分散升高，组织膨胀和变得松软，而阳极下组织水分减少，蛋白质分散度降低，组织较干燥致密。例如，将蛙头切除，挂在木架上，后掌各浸入装着自来水的杯中，两杯分别连阴极和阳极。通电40～60分钟，电流强度10mA，断电后检查两后脚掌，可以发现阴极脚掌的皮肤附着一层黏液，肌肉肿胀松软，皮肤容易剥离；阳极脚掌的皮肤较干燥、肌肉干瘪，皮肤不易剥离。

5. 细胞膜通透性变化

蛋白质的稳定性与电荷、水化膜、酸碱度和电解质有密切关系。在直流电阳极下，由于脱水、偏酸性、蛋白质接近等特点，蛋白质分散度降低，易于聚集凝结，而且阳极下 Ca^{2+} 浓度相对增高，细胞膜变得较致密。因此，阳极使细胞膜通透性降低，物质经膜交换减慢。而阴极组织含水量增加、偏碱性、偏离蛋白质等特点，蛋白质分子分散度升高，而且阴极下 K^+ 浓度相对升高，细胞膜变疏松，通透性升高，物质经膜交换加速。

6. 组织兴奋性变化

神经肌肉的兴奋性（应激性）需要体液中各种电解质维持一定的比例。其关系如下：

在直流电的作用下，体液中 K^+、Na^+、Ca^{2+}、Mg^{2+} 都向阴极方向移动，由于 K^+ 和 Na^+ 的水化膜较薄，移动速度较快，所以，在阴极下，K^+ 和 Na^+ 的浓度相对升高，以及阴极下碱性升高。H^+ 浓度较低，阴极有提高组织兴奋性作用；而阳极下的 Ca^{2+} 和 Mg^{2+} 浓度相对增加，H^+ 浓度较高，所以阴极有降低组织兴奋性的作用。

直流电能改变细胞膜两侧原有的膜电位水平（或叫做改变膜的极化状态）。阴极使膜的两侧产生一个外负内正的电压降（电位差），这个电位差将使膜两侧原有的外正内负的膜电位的数值减少，使膜处于一种低极化状态，因而应激性升高；而阳极下，由于在膜的两侧产生一个外正内负的电位差，和膜两侧原有的电位差同方向，膜电位增高，处于一种超极化状态，因而应激性降低。

（三）直流电生理作用与治疗作用

在直流电作用下，由于体内发生一系列生物理化变动，从而引起机体相应的生理反应。通过所产生的生理反应，改善病理生理过程，以达到治疗疾病的作用。

1. 促进局部小血管扩张和加强组织营养

直流电治疗后，可看到放电极部位皮肤充血潮红。有人曾用红外线显像等方法测定，在直流电治疗后，局部血液循环量可增加140%左右，可持续30～40分钟以上。由于局部小血管扩张，血循环改善,加强组织的营养,提高细胞的生活能力,加速代谢产物的排除,因而直流电有促进炎症消散,提高组织功能,促进再生过程等作用。血管舒缩反应是机体对外界刺激最普遍的生理反应之一。直流电引起局部组织内理化性质的变化,对神经末梢产生刺激,通过轴索反射和节段反射而引起小血管扩张。此外,直流电的作用影响蛋白质的稳定性,由微量蛋白质变性分解而产生一些分解产物,也有扩张血管的作用。

2. 对神经系统和骨骼肌的影响

直流电对神经系统功能有明显的影响,这是直流电作用的特点之一。当通过弱或中等强度的直流电时,阳极下神经兴奋性降低而阴极下兴奋性升高;当通过的电流强度较大或通电时间较长时,阴极下会由兴奋性升高转向降低;如果电流强度进一步增大或者通电时间很长,阴极下兴奋性甚至可能完全消失,称为阴极抑制。这是因为 K^+ 的浓度进一步增高时,膜结构更加疏松,通透性过度增高,完全失去了对离子的选择性阻挡作用,不能维持正常的膜电位,从而失去了产生兴奋的基本条件。

(1)直流电对中枢神经系统的兴奋和抑制过程有调整作用,即在兴奋与抑制过程失调情况下,直流电有使之正常化的作用。因此,直流电常用以治疗神经官能症和外伤、炎症等引起的大脑皮质功能紊乱的症状。

(2)直流电可以改变周围神经的兴奋性,并且有改善组织营养,促进神经纤维再生和消除炎症等作用。因此,直流电常用以治疗神经炎、神经痛和神经损伤。

(3)对自主神经的作用:直流电刺激皮肤或黏膜的感觉神经末梢感受器,能反射性地影响自主神经的功能,从而影响内脏器官和血管的舒缩功能。例如,直流电治疗,可通过颈交感神经调节颅内、头颈部和上肢的血液循环及组织营养。

(4)断续直流电刺激神经干或骨骼肌时,在直流电通断瞬间引起神经肌肉的兴奋而出现肌肉收缩反应。断续直流电可用以治疗神经传导功能失常和防治肌肉萎缩。

(5)直流电对前庭神经、味觉、视觉等特殊感觉也有兴奋作用,从而引起相应的反应。

3. 直流电阴极有促进伤口肉芽生长、软化瘢痕、松解粘连和促进消散等作用,而阳极有减少渗出的作用。

4. 电流强度较大的直流电对静脉血栓有促进溶解退缩的作用。动物实验观察,在直流电作用下,血栓先从阳极侧松脱,然后向阴极侧退缩,当退缩到一定程度时,血管重新开放。组织学观察发现,直流电作用 2 天后,成纤维细胞开始增殖,接着在内膜下形成肉芽,5 天后毛细血管和成纤维细胞自内膜长入血栓中,血栓机化,体积皱缩。临床上用大剂量直流电治疗血栓静脉炎有一定疗效。

5. 微弱直流电阴极促进骨再生修复,阳极改善冠状动脉血液循环。

经动物实验证明,10～20μA 直流电阴极有促进骨折愈合的作用。临床实践证明,10～20μA 直流电阴极对骨折不连接有促进愈合作用。这种治疗需要将阴极电极(不锈钢丝或克氏针,外套硅胶管,露出金属顶端 0.5～1cm)直接插入骨不连接处,阳极铅片置于附近皮肤上。伤肢用木夹板固定,微电流发生器绷附在小夹板外。连续通电 1～4 个月。

微弱直流电阴极使骨形成的机制还不完全明了。有学者提出骨生成(或修复)活跃的区域呈负电位,而不甚活跃区呈正电位,这一电位的产生取决于细胞的活力。有人认为,微电流可以改变细胞的微环境而对细胞发生作用。已知阴极下氧的消耗增加并产生氢氧根,从而使局部组织中的氧分压降低并提高阴极周围的 pH 值。有研究证明,组织中氧张力降低和碱性环境有利于骨的形成。有的还认为,直流电阴极能通过激活环腺苷酸系统而作用于骨和软骨细胞,以及在直流电场中胶原纤维排列整齐而有利于骨折的愈合等。

弱直流电(电流强度 $0.001mA/cm^2$)作用心区治疗冠心病有一定疗效。弱直流电阳极有改善心肌缺氧缺血状况,促进心肌兴奋性、传导性正常化,消除心律不齐及恢复心室收缩功能等作用。

(四)设备与治疗方法

1. 设备

(1)直流电疗机:直流电疗机是利用电子管或晶体管交流电进行波整流,经滤波电路输出平稳直流电。电压在 100V 以下。电流输出 0～50mA 连续可调。此外,干电池也可作直流电电源。

(2)电极:电极包括金属电极板和衬垫。电极板多采用薄铅片,0.25～0.5mm,形状大小依治疗部位而定。铅片可塑性好,化学性能稳定。衬垫用无染色的吸水性好的棉织品制成,一般用白绒布叠成厚1cm左右,衬垫应超出边缘1～2cm。治疗时衬垫用温水浸湿,贴在皮肤上,铅片放在衬垫上,用导线同直流电疗机连接。湿衬垫的作用是:吸附和稀释电极下面的酸碱电解产物,避免发生直流电化灼伤;使皮肤湿润,降低皮肤电阻和使电极紧密接触皮肤,电流均匀分布。

(3)输出导线:选用绝缘良好的比较柔软的导线,分红、蓝色两种,以便区别阴阳极,每条长2m。

2. 电极放置方法

分对置法和并置法两种。其电力分布情况如下:

(1)对置法:两个电极分别放置在身体某部位的内外两侧或者前后面。例如,膝关节内外侧对置,上腹部与腰部前后对置等。对置法多用以治疗头部、关节及内脏器官等部位的疾病。

(2)并置法:两个电极放在躯体的同一侧面,如左下肢前面的并置。并置法多用于治疗周围神经和血管疾病。

此外,还有斜对置法。总之,电极的不同放置方法,是为了让电力线更好地通过病变部位或需要作用的部位。

3. 剂量与疗程

直流电疗法电流强度以衬垫单位面积毫安数计算。一般成人0.03～0.1mA/cm^2,儿童为0.02～0.08mA/cm^2。作反射治疗时,电流强度应适当减小,治疗冠心病时用0.01mA/cm^2。治疗时间15～25分钟,每日或隔日1次,12～18次为1疗程。

(五)主要适应证和禁忌证

直流电适用于治疗血栓性静脉炎、冠心病、骨折不连接和延迟连接等。其他适应证和禁忌证见"直流电药物离子导入疗法"。

【处方举例】

1. 直流电心前区(+)与肩胛间区(−)前后对置,电极各12cm×17cm,0.01mA/cm^2,10～20分钟,每日1次,18次。

适应证:冠心病。

2. 直流电右小腿内侧(+)与外侧(−)对置,电极各10cm×20cm,0.05～0.2mA/cm^2,20～25分钟,每日1次,12次。

适应证:小腿内侧血栓性静脉炎。

二、直流电药物离子导入疗法

使用直流电将药物离子通过皮肤、黏膜或伤口导入体内进行治疗的方法,称为直流电药物导入疗法(electrophoresis)。

(一)直流电药物离子导入的原理

在药物溶液中,一部分药物离解成离子,在直流电的作用下,阴离子和阳离子进行定向移动。如果阴极衬垫中含有带负电荷的药物离子或者阳极衬垫中含有带正电荷的药物离子,就会向人体方向移动而进入体内。

试验表明,根据同性电荷相斥、异性电荷相吸原理,利用直流电能将药物离子经完整皮肤导入体内。由直流电导入体内的药物保持原有的药理性质。阳离子只能从阳极导入,阴离子只能从阴极导入。

(二)药物导入人体的途径分布深度及数量

已经证明,药物离子主要经过皮肤汗腺管口和毛孔进入皮内或经过黏膜上皮细胞间隙进入黏膜组织。汗腺导管内径15～80μm,所以,蛋白质(1～100μm)等于大分子物质的离子也能经过汗孔导入体内;在电场中离子移动速度很慢。实验证明,谷氨酸在生理溶液内(pH 7.45,电压180V,电流强度3mA)每小时移动13mm,而在人体组织内每小时只有数毫米。直流电直接导入离子只达皮内,主要堆积在表皮内形成"离子堆",以后通过渗透作用逐渐进入淋巴和血液。进入血液循环后,有的药物选择性地停留在某器官组织内,如碘主要停留在甲状腺;磷蓄积在中枢神经系统和骨骼等。

1. 药物离子导入的数量与很多因素有关

在一定范围内,溶液浓度越大,导入数量增多,如肝素在0.25%～5%范围内,浓度越大,导入体内的数量越多;复杂的溶剂寄生离子增多,药物导入量减少,药物在电场中最大的转移是在蒸馏水中;向溶液加酒精是一种增加有效导入的办法,但酒精对那些易导致沉淀变性的药物并不适用;不溶解的药物不能导入皮肤，如乳状的氢化可的松不能导入皮肤，只有溶解的作静脉注射用的才能导入；根据法拉第第一定律，离子导入的数量与所使用的电流量成比例，在一般情况下，通电时间长导入量多，大的电流强度导入药物增多；不同部位导入的数量也有差别，以躯干导入最多，上肢次之，下肢特别是小腿最少。在一般情况下，导入的药物为衬垫中药物总量的2%～10%，所以总的来说，导入体内的药量是很少的。

2. 药物离子导入的极性

根据化学结构式可以判定有效离子导入的极性。通常，金属、生物碱带正电荷从阳极导入，非金属、酸根带负电荷从阴极导入。但是，氨基酸、肽及酶类蛋白质是两性电解质，其极性与溶剂的pH值有密切关系。不同的两性电解质有不同的等电点，当溶液接近或相当于等电点时，物质在电场中的移动实际上等于弥散，即直流电不起作用。这是因为在等电点时溶质是电中性，而只有当溶剂的pH值远离等电点时，才能使药物带正电荷或负电荷。每种氨基酸各有最适宜的pH值，此时移动度最大(表5-2)。

表5-2 两性电解质导入条件

物质	pH	溶剂	浓度(%)	极性
蛋氨酸	3.5～3.7	加酸蒸馏水	1～2	+
组氨酸	4.4～4.6	蒸馏水	1～2	+
谷氨酸	7.8～8.0	加碱蒸馏水	2～4	−
天门冬氨酸	8.6～9.0	加碱蒸馏水	0.2～2.0	−
胰凝乳酶	9.0	弱碱缓冲液	1～2	−
胰蛋白酶	0.9	弱碱缓冲液	1～2	−
透明质酸酶	5.2	醋酸缓冲液	64U溶于15ml缓冲液内	+

(三)直流电药物离子导入疗法的特点

1. 导入体内的是有治疗作用的药物成分

大量没有治疗价值的溶剂和基质不进入体内。

2. 药物可直接导入较表浅的病灶内

在局部表浅组织中浓度较高、作用时间长。直流电导入的药量是很少的，就全身来说，浓度是很低的；但是就局部浅表组织来说，比其他用药方法的浓度高。例如，青霉素直流电阴极导入，局部皮肤内的药物浓度比肌肉注射的要高出几十倍。链霉素眼部直流电导入，在前房及玻璃体中的浓度比其他用药方法要高出许多倍。而且由于直流电导入在皮肤内形成“离子堆”不像其他用药方法很快经血液循环排泄，所以导入的药物在体内贮存时间长，疗效持久。例如，实验表明静脉注入氢化可的松15～20分钟后，血中含量不及注射量的15%～20%，而离子导入后15分钟，血液17-氧皮质醇比原来增加2倍多。一次肝素离子导入可在皮内存留24小时以上，血液凝固能力降低的时间随肝素导入次数而增加，这在静脉或皮下注射时未能发现。1疗程(12～15次)肝素导入治疗疗效可保持2个月。

肝素、肾上腺素、组胺和5-氟尿嘧啶等药直流电导入，既可保持较持久作用，又无过量危险，无副作用。

3. 直流电和药物的综合性作用

直流电药物离子导入除药物作用外，同时有直流电的作用，两者互相加强，其疗效比单纯的药物或直流电的疗效好。目前很少单用直流电疗法，多用直流电药物导入疗法。

4. 神经反射治疗作用

直流电药物导入疗法可引起神经反射性的治疗作用。直流电药物导入治疗时，将一定面积的电极放置在身体某些部位，由于直流电引起组织内理化性质变化和药物在表层组织内存留，构成了对内外感受器的特殊刺激因子，通过反射途径引起机体的一定反应。特别是电极放置在某些神经末梢分布丰富的部位，通过感觉—自主神经节段反射机制而影响相应节段的内脏器官和血管的功能。例如，

0.5%奴佛卡因直流电鼻黏膜反射疗法治疗血管性头痛，5%奴佛卡因直流电导入节段反射疗法治疗放射疗法后的反应等。

（四）治疗方法

1. 衬垫法

治疗方法与直流电疗法基本相同，所不同者及注意事项如下：

(1)与作用电极面积相同的滤纸或纱布用药液浸湿后，放在治疗部位的皮肤上，其上面再放衬垫和铅片；非作用电极下的滤纸或纱布用普通温水浸湿即可。导入的极性要正确。

(2)尽量减少作用电极上的寄生离子。药物溶剂一般用蒸馏水、酒精或葡萄溶液；每个衬垫（包括纱布）最好只供一种药物使用。

(3)有的药物为防止被电解产物所破坏，需采用非极化电极，即在用药液浸湿的纱布上面依次放置衬垫、缓冲液浸湿的滤纸、衬垫和铅片。青霉素导入前要做皮肤过敏试验。

2. 衬垫法常用的治疗方法

(1)眼—枕法：两 3cm×4cm 椭圆形电极置于闭合的两眼上（先向眼内滴入药液），用分叉线连一极，另一极 $60cm^2$ 置于枕项部位。

(2)额—枕法：一个 5cm×10cm 电极置于额部，另一个 7cm×10cm 电极置于枕部。

(3)面部治疗法：一个 E 形置于患侧面部，另一个 150～$200cm^2$ 电极置于肩胛间区。

(4)心前区治疗法：两个 10cm×15cm 的电极分别置于心前区及左背部。

(5)乳腺区反射治疗法：两个直径 12cm 的圆形电极（中央有一圆孔使头露出）置于两侧乳房区，用分叉导线连一极，另一极 250～$300cm^2$ 置于肩胛间区或耻骨联合上。

(6)领区反射治疗法：一个 $1000cm^2$ 披肩式电极置于领区，另一电极 $400cm^2$ 置于腰骶部。从 6mA、6 分钟开始，每隔一日增加 2mA、2 分钟，至 16mA、16 分钟为止。每日 1 次，12～16 次为 1 疗程。

(7)全身直流电药物导入法：一个 14cm×22cm 电极放在肩胛间区，连一极；另两个 10cm×15cm 电极置于两侧腓肠肌区，用分叉导线连于治疗机的另一极。

3. 电水浴法

将药液放在水槽内，一般用炭质电极，治疗部位浸入槽内；非作用极用衬垫电极置于身体相应部位。也可将四肢远端分别浸入 4 个水槽内，根据导入药液性质分别连阴极或阳极，称为四槽浴直流电药物导入法。治疗眼部疾病可采用眼杯法。眼杯固定于眼部，盛满药液，插入白金电极，非作用极用衬垫电极 $60cm^2$ 置于杯部，电流强度每只眼 1～2mA。

4. 体腔法

将药浸湿的棉花塞入（耳道、鼻腔等）或将特制的体腔插入治疗部位（阴道、直肠等），向电极内灌注药液，非作用电极置于邻近部位的皮肤上。常用的体腔法如下：

(1)耳道药物离子导入法：用药液将棉条浸湿后塞入外耳道，若有鼓膜穿孔，可先滴入 1ml 药液。然后再塞入浸药液的棉条，棉条另一端露在外耳道口外，同金属电极连接。非作用极置于侧颊部。电流强度 1～2mA。

(2)鼻黏膜疗法：将药液浸湿的棉条塞入鼻腔，使其紧贴鼻黏膜，在鼻唇沟处放一小块绝缘布，将露出鼻腔外的棉条置于其上面，再放一个 1.5cm×3cm 的铅片，亦可用棉条包绕导线末端，非作用极 $60cm^2$ 置于枕部。反射治疗时，电流强度从 0.5mA 开始，逐渐增加至 2～3mA。

(3)牙齿离子导入法

1)根管离子导入：用小棉球浸药液后置于龋洞处，导线从棉球上引出，药棉上再盖以纱布或棉球让病人咬合固定，非作用极置病牙根尖对应的皮肤上，电流强度 0.5～1mA。消毒根管可用 2%～3% 碘化钾阴极导入，龋齿引起牙痛可用 2%奴佛卡因加适量肾上腺素阳极导入。

2)牙本质离子导入：用与病殆面相应大小的纱布块（1cm 厚），铅片缝在纱布层中，病人咬合固定，非作用极直径 3cm 置病牙根所对皮肤上，电流强度 1～2mA，牙过敏可用 3%氧化钠阴极导入。此外，牙龈疾病也可以用相应小电极进行药物导入治疗。

(4)直肠前列腺离子导入法：用有机玻璃或硬橡胶制成的前列腺体腔电极，插入直肠内约 10cm，非作用极 $150cm^2$ 置下腹部，电流强度 6～10mA。

(5)阴道离子导入法：用特制的阴道电极插入阴道，注入药液，另一极 $200cm^2$ 置于下腹部或腰骶部。

5. 体内电泳法

先将药物以不同的方式(如口服、注射、灌肠、导尿管导入等),输入体内,然后在体表相应部位放置电极进行直流电治疗。在直流电作用下,体内药物离子朝一定方向移动,这样在治疗部位可以聚集较高浓度的药物。常用方法如下:

(1)直肠离子导入法:排便或清洁灌肠后,把药液 50~100ml 灌入直肠内,于下腹部和骶部放置电极。例如,用 4%奴佛卡因加 0.5%硫酸锌导入,治疗菌痢之后肠黏膜溃疡或糜烂。

(2)膀胱内离子导入法:导尿后,用导管把 30~100ml 药液注入膀胱内,电极于膀胱区前后对置,电极极性依药物和病变部位而定。例如,用链霉素加的卡因导入治疗膀胱黏膜结核溃疡。

(3)胃内离子导入法:口服 200~300ml 药液后,电极置于胃区和上腰部,用以治疗慢胃炎、溃疡病等。

(4)胸部治疗法:静脉注入治疗混合液(含 150~200ml 生理盐水、抗生素、肝素、氨茶碱和氢化可的松),在静脉输入药液 1/3~1/2 时,于胸廓病变相应部位进行直流电治疗,两个 300cm^{2}电极于胸廓前后对置,每日 1 次,每次 30 分钟,10~20 次为 1 疗程。治疗急性肺炎、急性肺脓肿、支气管扩张恶化期及慢性肺脓肿等。

6. 创面离子导入法

创面离子导入法可使药物在伤口内的浓度增高,并或达到较深层组织,且有直流电的协同作用,疗效比其他投药法好。治疗时,先将创面分泌物除去,然后用抗生素或其他药物浸湿的无菌纱布敷于创面或填入窦道内,再放置电极。非作用极置于创口对侧。例如,用庆大霉素治疗绿脓杆菌感染的创面,用锌离子导入法治疗营养不良性溃疡等。

7. 穴位导入法

将直径 2~3cm 的圆形电极放在穴位上,非作用极放在颈部或腰部。

(五)主要适应证和禁忌证

1. 适应证

(1)神经炎、神经痛、神经根炎、神经损伤、自主神经功能紊乱,头痛、偏头痛、神经衰弱、蛛网膜炎。

(2)软组织特异性感染、窦道、缺血性溃疡、慢性静脉炎、淋巴管炎。

(3)放射线治疗反应、过敏性紫癜、荨麻疹。

(4)角膜混浊、虹膜睫状体炎、中心性视网膜脉络炎、角膜炎。

(5)高血压、冠状动脉供血不足、胃十二指肠溃疡、慢性胃炎。

(6)慢性前列腺炎、功能性子宫出血。

2. 禁忌证

急性湿疹、对直流电过敏、心力衰竭、出血倾向疾病等。

【处方举例】

1. 10%碘化钾直流电眼—枕法阴极导入。每日 1 次,20~25 分钟,18 次。

适应证:角膜混浊,眼内陈旧性出血,颅脑损伤后遗症,脑蛛网膜炎。

2. 0.5%奴佛卡因直流电导入。项部(+)8cm×6cm 与前胸(-)10cm × 8cm 斜对置,0.05mA/cm^2,每日 1 次,20~25 分钟,6 次。

适应证:咽喉部放射治疗反应。

3. 10%氯化钙直流电全身阳极导入。每日 1 次,20~25 分钟,18 次。

适应证:过敏性紫癜。

4. 2%维生素 B_1 直流电腰部(+)与两侧腓肌部位(-)并置。

每日 1 次,20~25 分钟,18 次。

适应证:腰骶神经根炎。

5. 2%毛冬青黄酮直流电导入。心前区(-)与左背部(+)前后对置,每日 1 次,15~20 分钟,15 次。

适应证:冠心病

6. 50~100U 透明质酸酶直流电阳极导入。每日 1 次,25~30 分钟,18 次。

适应证:烧伤或手术后新鲜瘢痕,手掌挛缩,外伤肿胀、血肿,硬皮症,婴幼儿肌性斜颈。

注:透明质酸酶药液不稳定,应临用前配制,溶剂用缓冲液(0.1% 醋酸钠 11.42g,冰醋酸 0.932ml,蒸馏水加至 100ml),每安瓿药物 150U,加缓冲液 250ml。

表 5-3　直流电离子导入常用药物表

导入药物	极性	药物名称	浓度(%)	主要作用	主要适应证
钙	+	氯化钙	3～5	保持神经、肌肉的正常反应性，降低细胞膜通透性，消炎收敛	神经炎，神经根炎，局限性血管神经性水肿，神经官能症，功能性子宫出血，过敏性结肠炎
镁	+	硫酸镁	3～5	降低平滑肌痉挛，舒张血管降低血压，利胆	高血压，冠心病，肝炎，胆囊炎
锌	+	硫酸锌	0.25～2	降低交感神经兴奋性，收敛杀菌，改善组织营养，促进肉芽生长	溃疡病，慢性胃炎，创面，过敏性鼻炎
钾	+	氯化钾	3～5	提高神经、肌肉组织兴奋性	周围神经炎，周期性麻痹
碘	−	碘化钾	1～5	软化瘢痕，松解粘连，促进慢性炎症吸收	瘢痕增生，术后粘连，神经根炎，蛛网膜炎，角膜混浊，视网膜炎
溴	−	溴化钾	3～5	增强大脑层的抑制过程	高血压，神经官能症，失眠，脑外伤后遗症，溃疡病
氯	−	氯化钠	3～5	软化瘢痕，促进慢性炎症吸收	瘢痕增生，慢性炎症，退行性骨关节病
铜	+	硫酸铜	0.5～2	抑制浅霉菌，抑制病毒	疱疹性结膜炎，浅层结膜炎，手足癣
氟	−	氟化钠	1～3	加强牙质、减弱牙齿对冷热的传导	牙质过敏
锂	+	氯化锂	2～5	加强尿酸盐的溶解	痛风性关节炎，神经炎，神经痛，肌炎
银	+	硝酸银	1～3	杀菌，消炎，收敛腐蚀组织	溃疡，伤口，子宫颈糜烂，霉菌性炎症
硫	−	亚硫酸钠	3～5	促进慢性炎症吸收，利胆	慢性关节炎，盆腔炎，肝炎，胆囊炎
磷	−	磷酸铜	3～5	促进神经调节、磷代谢	神经炎，周围神经损伤，骨折，脑炎后遗症，神经官能症
水杨酸	−	水杨酸钠	3～5	镇痛，抗风湿	风湿性关节炎，神经痛，巩膜炎，虹膜炎
枸橼酸	−	枸橼酸钠	1～5	抗凝剂	类风湿性关节炎之关节肿胀
阿司匹林	−	阿司匹林	2～10	解热，镇痛，抗风湿	风湿性关节炎，神经炎，神经痛，肌炎，肌痛
安替比林	+	安替比林	2～10	镇痛，解热	神经痛，肌痛，关节痛
安乃近	−	安乃近	0.5	镇痛，解热，抗风湿性疾病	风湿性关节炎，肌痛，神经痛
咖啡因	−	安息香酸钠咖啡因	0.5～1	增加大脑皮层的兴奋过程	神经衰弱
奎宁	+	盐酸奎宁	0.25～2	镇痛，减轻横纹肌强直收缩	先天性肌强直，神经痛，神经炎，红斑狼疮
士的宁	+	硝酸士的宁	0.01	加强横纹肌紧张度	神经麻痹、肌肉瘫痪
叶秋碱	+	硝酸叶秋碱	0.1	兴奋神经，促进神经恢复	面神经麻痹
氨茶碱	+	氨茶碱	1～2	松弛支气管平滑肌，扩张冠状血管	支气管哮喘，冠心病

续表

导入药物	极性	药物名称	浓度(%)	主要作用	主要适应证
罂粟碱	+	盐酸罂粟碱	0.1～0.5	降低平滑肌紧张度	冠心病,脑动脉供血不足
狄奥宁	+	盐酸狄奥宁	0.1～0.5	镇痛,促进渗出物吸收	肌痛,毛囊炎,冠心病,角膜白斑,玻璃体混浊
组胺	+	盐酸组胺	0.01～0.02	使微循环舒张,通透性增高	静脉炎,血栓闭塞性脉管炎,扭伤
苯海拉明	+	盐酸苯海拉明	1～2	抗组胺,抗过敏	过敏性鼻炎,局限性血管神经性水肿,皮肤瘙痒
普鲁卡因	+	盐酸普鲁卡因	1～5	局部麻醉,降低组织兴奋性	各种疼痛(用于镇痛时加入适量肾上腺素)溃疡病,高血压,脑血肿,脑外伤后遗症
氯丙嗪	+	盐酸氯丙嗪	1～2	安定,降血压	神经官能症,高血压,皮肤瘙痒
新斯的明(普罗色林)	+	溴化新斯的明	0.02～0.1	缩瞳,加强胃肠道、膀胱平滑肌张力和蠕动	青光眼,尿潴留,肠麻痹,重症肌无力,面神经麻痹
毛果芸香碱(匹罗卡品)	+	硝酸毛果芸香碱	0.02～0.1	缩瞳,加强肠蠕动、膀胱平滑肌紧张度	青光眼,尿潴留,肠麻痹
阿托品	+	硫酸阿托品	0.02～0.1	散瞳,缓解平滑肌及微血管痉挛,抑制汗腺,唾液腺分泌	虹膜炎,虹膜睫状体炎,胃肠道痉挛,多汗症
肾上腺素	+	盐酸肾上腺素	0.01～0.02	使皮肤、腹腔内脏血管收缩,骨骼肌、心肌血管舒张,支气管平滑肌松弛,抗过敏	支气管哮喘,过敏性鼻炎
麻黄碱	+	盐酸麻黄碱	1～2	使皮肤、腹腔内脏血管收缩,支气管平滑肌松弛	支气管哮喘,过敏性鼻炎
磺胺嘧啶	−	磺胺嘧啶钠	2～5	抑制大多数革兰阳性球菌,一些革兰阴性球菌、杆菌	皮肤,黏膜及浅部组织的感染
青霉素	−	青霉素钠盐	1万～2万U/ml	对革兰阳性菌、阴性球菌有抑制杀菌作用	浅部组织感染
链霉素	+	硫酸链霉素	0.02～0.05g/ml	对革兰阴性球菌、结核菌有抑制作用	结核性感染
金霉素	+	盐酸金霉素	0.5～1	抑制多数革兰阳性、阴性菌	浅部组织感染
土霉素	+	盐酸土霉素	0.5～1	抑制多数革兰阳性、阴性菌	浅部组织感染
氯霉素	+	氯霉素	0.5～1	抑制革兰阳性、阴性菌,尤其对阴性菌作用较强	眼,耳,浅部组织感染
新霉素	+	硫酸新霉素	0.5～1	对大部分革兰阴性菌和某些革兰阳性菌有杀菌作用	浅部组织感染

续表

导入药物	极性	药物名称	浓度(%)	主要作用	主要适应证
庆大霉素	+	硫酸庆大霉素	2000～4000U/ml	对绿脓杆菌、大肠杆菌、金黄色葡萄球菌有抗菌作用	浅部组织感染
四环素	+	四环素	0.5	抗菌作用与金霉素相似	浅部组织感染
红霉素	+	红霉素	2	对革兰阳性菌、阴性菌有抑制和杀菌作用	对青霉素、四环素有抗药性感染
结核菌素	−	旧结核菌素	0.1～0.25	对结核感染有脱敏作用	结核性角膜炎,结核性虹膜睫状体炎
对氨水杨酸钠	−	对氨水杨酸钠	3～5	对结核杆菌有抑制作用	结核性疾患
异烟肼	+	异烟肼	1～2	对结核杆菌有抑制、杀灭作用	结核性疾患
维生素 B_1	+	盐酸硫胺	1～2	参加体内糖代谢过程,维持神经、消化系统正常功能	多发神经炎,周围神经损伤,溃疡病
维生素 B_{12}	+	V-B_{12}	50～100μg	抗恶性贫血,神经炎,肝炎	神经炎,神经痛
维生素 C	−	抗坏血酸	2～5	与结缔组织形成有关,促进伤口愈合,增强抵抗力	角膜炎,冠心病,伤口
烟酸	−	烟酸	0.5～1	促进细胞新陈代谢,扩张血管	神经炎,脑血管痉挛,冠心病,血栓闭塞性脉管炎
肝素	−	5000U	5000U	抗血凝	冠心病、浅血栓静脉炎
谷氨酸	−	谷氨酸钠	3～5	参与脑蛋白质和糖低谢,改善细胞营养	神经衰弱
胰蛋白酶	−	胰蛋白酶	0.05～0.1	加速伤口净化,促进肉芽生长	感染伤口,肉芽生长不良,血栓性脉炎,痛经
透明质酸酶	+	透明质酸酶	50～100U	提高组织通透性,促进渗出液吸收	局部外伤肿胀,血肿,注射后吸收不良,瘢痕,硬皮症
氢化可的松	+	氢化可的松	10～20mg/次	抗炎,脱敏	类风湿性关节炎,变态反应性疾患
促皮质素	+	水溶性促皮质素	10～15U/次	刺激肾上腺素皮质制造及释放皮质激素	类风湿性关节炎,变态反应性疾患
黄连素	+	硫酸黄连素	0.5～1	对革兰阳性菌及某些阴性杆菌有抑制作用	浅部组织感染
罗芙木	+	罗芙木液	10	降血压,镇静作用	高血压
大蒜	+	大蒜原液	1～5	对革兰阳性菌、阴性菌有抑制作用	痢疾,前列腺炎

续表

导入药物	极性	药物名称	浓度(%)	主要作用	主要适应证
草乌	+	草乌总生物碱	0.1～0.8	消炎，镇痛	关节痛，神经痛
延胡索	+	延胡索乙素硫酸盐	30～40mg/次	镇痛，镇静	胃肠道及肝胆系统疾病的疼痛，脑外伤后遗症
双钩藤	+	双钩藤煎剂	10～20	镇静，降压	神经衰弱，高血压
毛冬青	−	毛冬青煎剂	50～100	扩张血管，消炎	冠心病，脑血管痉挛
五味子	−	五味子煎剂	50	兴奋中枢神经系统及调节血管，心功能	神经衰弱，盗汗
杜仲	+	杜仲煎剂	50	降血压	高血压
川芎	−	川芎煎剂	30	扩张血管	高血压，冠心病，脑供血不足
洋金花	+	洋金花总生物碱	0.5	扩张支气管平滑肌	支气管炎，支气管哮喘

第五节　低频脉冲电疗法

应用频率1000Hz以下的脉冲电流治疗疾病的方法，称为低频冲电疗法(low frequency impulse electrotherapy)。其特点是：均为低压、低频，而且可调；无明显的电解作用；对感觉、运动神经都有强的刺激作用；有止痛但无热的作用。目前常用的低频脉冲电疗法有：感应电疗法、间动电疗法、电睡眠疗法、超刺激电疗法、经皮神经电刺激疗法、电兴奋疗法等。

一、感应电疗法

(一)概述

感应电流又称法拉第电流，应用该种电流治疗疾病的方法，称为感应电疗法(Faradization)。该种电流是1831年由法拉第发现，是一种古老的电流疗法。

(二)物理特性

感应电流是用电磁感应原理产生的一种双相、不对称的低频脉冲电流，如图5-2，所谓双向，是指在一个周期内有两个方向(一个负波、一个正波)。所谓不对称，是指其负波是低平的，正波是高尖的。它的频率在60～80Hz，故属于低频范围。其周期在12.5～15.7ms，其尖峰部分类似一狭窄的三角形电流，t有效(正向脉冲持续时间)为1～2ms。峰值电压40～60V。感应电流的双向中，主要有作用的是高尖部分，其低平部分由于电压过低而常无生理的治疗作用。

随着电子技术的发展，目前已用电子管或晶体管仪器产生出类似感应电流中的高尖部分而无低平部分的尖波电流，称为新感应电流，也有人将频率50～100Hz，t有效0.1～1ms的三角波或锯齿波统称为感应电流。

(三)感应电流的生理作用

1. 电解作用不明显

因感应电流是双向的，通电时，电场中组织内

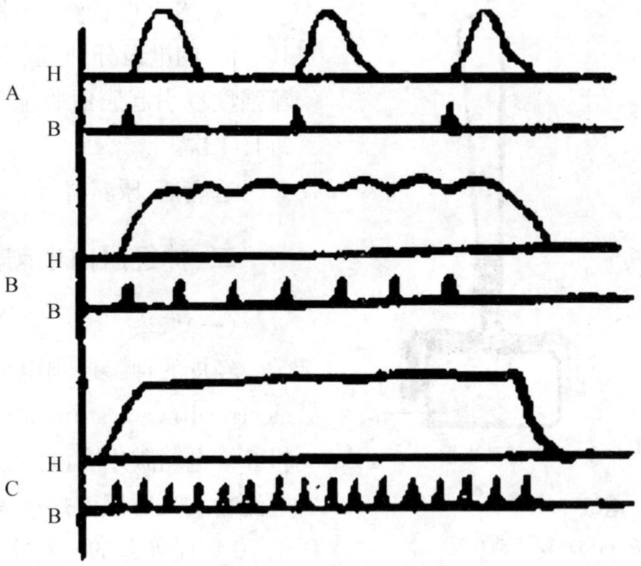

图 5-2 感应电流的波形

的离子呈两个方向来回移动，因此，感应电流引起的电解远不如直流电明显。

2. 有兴奋正常神经和肌肉的能力

为了兴奋正常运动神经和肌肉，除需要一定的电流强度外，尚需要一定的通电时间。如对运动神经和肌肉，脉冲持续时间（t 有效）应分别达到 0.03ms 和 1ms。感应电的高尖部分，除有足够的电压外，其 t 有效在 1ms 以上，因此，当电压（或电流）达到上述组织的兴奋阈时，就可以兴奋正常的运动神经或肌肉。

当人体脉冲电流频率＞20Hz 时，即可能使肌肉发生不完全强直性收缩，当频率上升到 50～60Hz 以上，肌肉即发生完全的强直性收缩，所以当感应电流连续作用于正常肌肉时，可引起完全强直性收缩。由于强直收缩的力量可以达到单收缩的 4 倍，所以，这种收缩对肌肉锻炼是有益的。

对完全失神经支配的肌肉，由于其时值较长，甚至高达正常值(1ms)的 50～200 倍，而感应电脉冲持续时间仅 1ms 左右，故感应电流对完全失神经支配的肌肉无作用，对部分失神经支配的肌肉作用减弱。

（四）感应电流的治疗作用

1. 防治肌萎缩

当神经受损伤或压迫时，神经冲动的传导受阻，这时脑的冲动就不能通过损害局部而达到该神经支配的肌肉，结果随意运动减弱或消失，或因较长时间制动术（如石膏绷带、夹板等）后出现的废用性肌萎缩等。此时，神经和肌肉本身均无明显病变，故可应用感应电流刺激这种暂时丧失运动的肌肉，使之发生被动收缩，从而防治肌萎缩。

2. 防治粘连和促进肢体血液及淋巴循环

感应电流刺激可加强肌肉活动，增加组织间的相对运动，可使轻度的粘连松解。同时当肌肉强烈收缩时，其中的静脉和淋巴管即被挤压排空，肌肉松弛时，静脉和淋巴管随之扩张和充盈，因此，用电刺激肌肉产生有节律的收缩，可改善血液和淋巴循环，促进静脉和淋巴的回流。

3. 止痛

感应电刺激穴位或病变部位，可降低神经兴奋性，产生镇痛效果。临床上用来治疗神经炎、神经痛和用作针刺麻醉。

（五）设备与治疗方法

1. 设备

感应电疗法的仪器（感应电流电疗机）、导线、金属电极板、衬垫及电极固定用品均与直流电疗法相同。但在感应电疗法中，所用的电极还有手柄电极、滚动电极等（图 5-3）。

2. 治疗方法

(1)感应电治疗的操作方法和注意事项与直流电疗法基本相似，惟衬垫可稍薄些。感应电流的治疗剂量不易精确计算，一般分强、中、弱 3 种，强量可见肌肉出现强直收缩；中等量可见肌肉微弱收缩；弱量则无肌肉收缩，但患者有感觉。

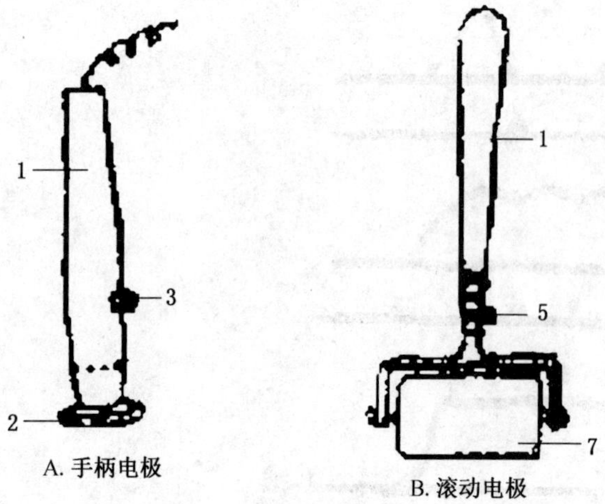

图 5-3 电极

1. 手柄 2. 金属电极板、衬垫 3. 手动开关
5. 手动开关 7. 滚动电极、衬垫

(2)常用治疗方法

1)固定法：两个等大的电极(点状、小片状或大片状电极)并置于病变的两侧或两端(并置法)或在治疗部位对置(对置法)或主电极置神经肌肉运动点，副电极置有关肌肉节段区。

2)移动法：手柄电极或滚动电极在运动点，穴位或病变区移动刺激(也可固定作断续刺激)；另一片状电极(约 $100cm^2$)置相应部位固定。

3)电兴奋法：两个圆形电极(直径 3cm)在穴位、运动点或病变区来回移动或暂固定某点作断续刺激。

(六)主要适应证和禁忌证

1. 适应证

感应电疗法常用于废用性肌萎缩、肌张力低下、软组织粘连、血循环障碍、声嘶、便秘、癔症性麻痹等。

2. 禁忌证

有出血倾向、化脓过程、痉挛性麻痹或感觉过敏者禁用。

【处方举例】

1. 感应电流手柄电极作用胫前肌运动点，$100cm^2$的电极置于腰骶部。电流强度以引起明显的足背屈运动为准，每通电 1～2 秒，休息 1.5～2 秒，每分钟刺激 10～20 次。每次 5 分钟，每日 1～2 次，共 20 次。

适应证：胫前肌废用性萎缩。

2. 感应电流作用于下腹部。以两个 100～$150cm^2$ 的电极分别置于下腹膀胱区及腰骶部。电流强度以引起腹肌收缩为准。每次 10～15 分钟，每日 1 次。

适应证：尿潴留。

二、神经肌肉电刺激疗法

(一)概述

经皮的神经肌肉电刺激疗法(transcuataneous electrical nerve stimulation，TENS)，亦即周围神经粗纤维电刺激疗法，是通过皮肤将特定的低频脉冲电流输入人体以治疗疼痛的电疗方法。这是 20 世纪 70 年代兴起的一种电疗法，在止痛方面收到较好的效果，因而在临床上(尤其在美国)得到了广泛的应用。

(二)物理特性

TENS 疗法与传统的神经刺激疗法的区别在于：传统的电刺激，主要是刺激运动纤维；而 TENS 则是刺激感觉纤维而设计的。为此，TENS 仪器必须具备以下条件：

(1)频率较高：多为 2～160Hz，属于低频范围。

(2)脉冲短或更短：一般脉冲宽度多为 9～350μs。脉冲太宽，传递疼痛的纤维便被激活，而且极板下离子化增加。但脂肪组织较多者，脉冲可宽一些。

(3)强度适宜：采用使病人有一种舒适感，不出现肌肉收缩的阈下强度。这样 TENS 便可选择性地激发感觉的、传入神经纤维的反应，而不触动运动的、传出神经纤维的反应。

(4)电流形态不统一。目前常用有以下几种波形(图 5-4)：①对称的双向方波；②被单向方波调制的中频或高频电流；③有对称的双向脉冲；④单向方波；⑤另一种不对称的双向脉冲。

(三)治疗作用机制

1. 闸门控制假说

认为 TENS 是一种兴奋粗纤维的刺激，粗纤维的兴奋，关闭了疼痛传入的闸门，从而缓解了疼痛症状。电生理实验证明，频率 100Hz 左右、波宽 0.1ms 的方波，是兴奋粗纤维较适宜的刺激。

2. 内源性吗啡样物质释放假说

一定的低频脉冲电流刺激，可能激活了脑内的

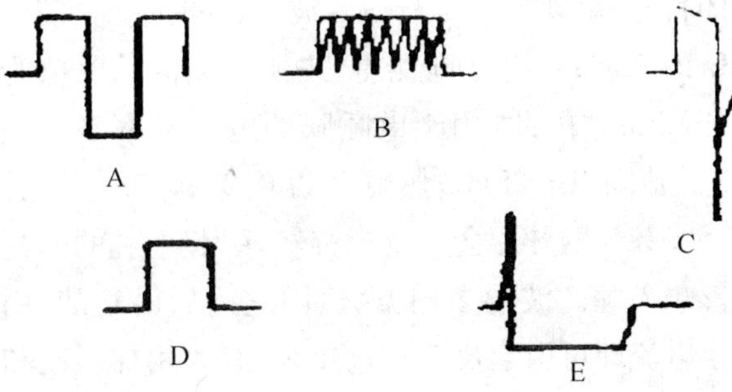

图 5-4 TENS 疗法的几种波形

内源性吗啡样多肽能神经元,引起内源性吗啡样多肽释放而产生镇痛效果。有人实验证明,以极板面积 24cm² 置于右腿中 1/3 外侧面,用方波、宽度 0.2ms,频率 40～60Hz,电流强度 40～80mA,刺激 20～45 分钟时腰穿脑脊液内 β-内啡肽含量显著增高,认为内啡肽由于电刺激而释放入脑脊液,导致疼痛一时性显著缓解。

3. 促进局部血循环

TENS 除镇痛外,对局部血液循环也有促进作用,治疗后局部皮温上升 1～2.5℃。

(四)设备与治疗方法

1. 仪器

凡属 t 升、t 宽、t 降和 f 可以任意调节的低频脉冲电疗机均可应用,L64-2 型多形波治疗机即可进行此种治疗。

电极:铅板与衬垫同"直流电疗法"。常用直径 2～3cm 规格的电极。

2. 电极放置方法

(1)放于特殊点:即触发点,有关穴位和运动点。因为这些特殊点的皮肤电阻低,对中枢神经系统有高密度输入。这些点是放置电极的有效部位。

(2)放在病灶同节段上:因为电刺激可引起同节段的内啡肽释放而镇痛。

(3)放于颈上神经节(乳突下 C_2 横突两侧)或使电流通过颅部,均可达到较好的镇痛效果。

3. 频率选择

多以病人感到能缓解症状为准。慢性痛宜用 14～60Hz;术后痛宜用 50～150Hz;疱疹性痛宜用 15～180Hz;周围神经损伤后痛用 30～120Hz 等。一般主张由病人自己选择认为恰当的频率。大多数患者适宜采用刺激频率 100Hz,t 宽0.1～0.3ms。

4. 电流强度

以引起明显的震颤感而不致痛为宜。一般 15～30mA,依病耐受而定。

5. 治疗时间

治疗灼性神经痛 2～3 分钟。一般为 20 分钟,亦可长达 1 小时或数小时。

(五)主要适应证和禁忌证

1. 适应证

头痛、偏头痛、神经痛、灼性神经痛、幻肢痛、关节痛、腹痛、术后痛、产痛、癌痛等。

2. 禁忌证

(1)带有心脏起搏器的病人,特别是按需型起搏器更应注意,因为 TENS 的电流容易干扰起搏器的步调。

(2)刺激颈动脉窦。

(3)早孕妇女的腰和下腹部。

(4)局部感觉缺失和对电过敏患者。

【处方举例】

经皮神经电刺激疗法:电极两个 Φ2～3cm 于左枕部并置,方波宽 0.1ms,频率 100Hz。电流强度:引起明显震动感,治疗 20 分钟,每日 1 次,10 次。

适应证:枕大神经痛。

三、超刺激电疗法

超刺激电疗法(ultrastimulation electrotherapy):利用超过一般剂量的电流强度进行低频脉冲电疗的方法。它主要用于镇痛,该方法于 20 世纪 60 年代由 Traber H 提出,故也称 Traber 电疗法。

(一)物理特性

超刺激电流频率 5～143Hz,常用 143Hz,波宽 2ms,电流密度可达 0.3mA/cm²。这样的电流强度远远超过一般低频脉冲电流的治疗剂量。因此,临床使用时,治疗机应带有恒流输出型仪器。否则,由于皮肤电容的关系,方波进入人体后发生畸变,形成有两个尖峰的波形,此尖峰在电流强度较大时可引起明显的痛感。另外,由于电流较大,为防止电解产物刺激皮肤,阴阳两极衬垫上分别应加用缓冲液,阳极缓冲液为:NaCl 4.8g,NaOH 0.8g,加水至 1000ml;阴极缓冲液为:NaCl 4.8g,HCl 6.3g,加水至 1000ml。

(二)治疗作用

超刺激电流有明显的镇痛和促进血液循环的作用。其镇痛作用机制可能与掩盖效应有关，即在神经系统内部，由于传入一种新的冲动，而使原有的痛觉兴奋受到干扰。另外，电流可改善血液循环和局部供氧，加速致痛物质的排除，产生较为长效的镇痛作用。扩张血管，促进循环的机制可能与下列因素有关：

(1)电流刺激局部皮肤感受器，通过轴突反射，导致血管扩张。

(2)电流通过组织，因电解效应使组织蛋白发生微量的变性分解，形成血管活性肽或胺，引起血管扩张。

(3)抑制交感神经，引起血管扩张。

(三)治疗技术

将阴阳两极衬垫分别浸透缓冲液，电极大小为 $25cm^2$ 或 40～60cm，将其对置或并置于治疗区，痛区接阴极。治疗时迅速增大电流强度至最大耐受量，治疗时间 15～20 分钟，每日 1 次，6～12 次为 1 疗程。

(四)注意事项

超刺激电流由于强度较大，治疗后局部皮肤可能会有烧灼感，可以局部涂用烫伤膏或氢化可的松软膏，以防烧伤。

其他注意事项请参看“正常肌肉电刺激疗法”。

(五)适应证和禁忌证

1. 适应证

请参看间动电疗法的适应证。由于此疗法电流过强，易烧伤，且治疗作用均能被 TENS 代替，故现在已很少使用。

2. 禁忌证

同“神经肌肉电刺激疗法”。

四、电睡眠疗法(electric sleep therapy)

用小剂量(按其幅值)的单向低频方波电流通过颅部引起睡眠的治疗方法，称为电睡眠疗法。该疗法自 1947 年创始以来，在世界各国已得到了广泛应用，并认为电睡眠不仅对普通医学，而且对军事医学也有不小的作用。

(一)物理特性

电睡眠疗法所用的电流是仿效生理睡眠时中枢神经的电活动规律而定的。脑电图研究证明，安静闭目时，呈现 8～13Hz 的 α 波，入睡时呈现 0.5～4Hz 的 δ 波；由电诊断测得，皮层运动区的时值为 0.1～2ms。因此，用于电睡眠的电流频率多选在 α、δ 波范围，1～25Hz；脉宽多为 0.2～0.3ms，因脉宽＞0.5ms 的脉冲会兴奋视神经，引起主观的闪光而影响入睡。波形多用方波，因它前后沿均陡，用较小电流即可引起反应。近年来，有人用梯形波和正弦波叠加在直流基础上的方波、正弦波，频率也有增加到 100～200Hz 的。

(二)作用机制

关于电睡眠治疗时产生睡眠的机制尚无统一的观点，目前大多数认为电流直接作用于脑是主要的，也有反射性影响。认为睡眠是散布于大脑两半球、甚至皮质下部分即中脑的抑制。当电极置于眼睑—乳突部位时，脉冲电流对眼睑皮肤神经末梢感受器引起弱的节律性刺激，可能反射性地引起大脑皮层的抑制。实验观察到，用眼-枕法电睡眠治疗时，近于脑底部的电流密度最大，并沿近于穹隆部的方向减少。认为透入颅内的电流直接作用到皮质下—脑干部位，按负诱导法则，引起皮层的抑制。电睡眠时脉冲电对皮质—脑干部有特异性作用，并通过它而作用到皮层。另有一些人认为，电睡眠电流刺激了大脑皮质，使皮质对网状结构发生主动性抑制而导致睡眠。

(三)生理作用和治疗作用

早期认为，电睡眠治疗的作用是导致或深化生理睡眠，加强中枢的抑制作用。但目前认为不仅有引起睡眠发挥一定的治疗作用，而且即使治疗过程中不入睡，也有调整性的治疗作用。认为脉冲电流通过脑部时，广泛作用于脑的各部，特别是皮层下区，包括丘脑、丘脑下部、网状结构、边缘系统及其他组织。因而对脑部各组功能产生影响，使原已紊乱的神经—血管、神经—体液、神经—内分泌及其他自主性神经、躯体神经系统得以恢复，保证机体内环境的稳定，促进机体的自我调节过程。对精神和情绪方面也产生良好的影响。经颅的低频脉冲电作用，还可以使高血压下降，使血凝与抗凝系统的功能正常化，还可改善代谢，降低血糖等。

有人观察 80Hz 电睡眠治疗能使血液中肾上腺素与正肾素浓度增高而呈兴奋作用。10～15Hz 能改善心血管系统的神经调节和改善冠状动脉的血液循环，并能影响脂类代谢，从而对冠心病有良好疗效。因此，电睡眠疗法的治疗作用，就不仅限于疗法名称的含意，而日渐广泛地应用于临床各科疾病。

（四）设备与治疗方法

1. 仪器

国产 HWY-Z2 型综合治疗机和 C64-2 型多波治疗机均可用作电睡眠治疗。

电极：铅板、衬垫同“直流电疗法”。

2. 治疗方法

（1）两个眼部电极接阴极，枕部（特制的梳状电极可插入头发中）或乳突部（两个 4cm 电极）电极接阳极。

（2）选用方波、波宽 0.2～0.3ms，适当频率（根据病情选择适宜频率很重要，当病人兴奋过程占优势时，频率不超过 5～10Hz，较高频率 40～60Hz 会增强，症状加重。一般从 12～16Hz 开始逐渐降至 1～2Hz），电流强度 6～8mA，以患者有轻度舒适的震动感、蚁走感为宜。

（3）治疗时间：一般第一次治疗 15～20 分钟，渐增至 40～60 分钟较合适。抑制过程轻度减弱时，用较长时间，可达 1.5～2 小时；兴奋与抑制过程明显减弱时，用较短时间 20～40 分钟为宜。每日或隔日 1 次，15～20 次为 1 疗程。疗程间隔 7～10 天。

（4）治疗室内安静，光线暗淡，温度适宜，并用适量咖啡因、溴剂可加强治疗效果。

（五）适应证和禁忌证

1. 适应证

神经官能症、高血压（Ⅰ、Ⅱ期）、偏头痛、神经性皮炎、脑动脉硬化（初期）、冠心病、胃及十二指肠溃疡、早期妊娠中毒症、幻痛，以及精神分裂症的噪狂型、紧张型、单纯型等。自主神经-内分泌机能障碍患者用低频率（8～16Hz）治疗可使正常化。

2. 禁忌证

患动脉硬化的高龄患者，某些眼病（如结膜炎、眼缘炎、视网膜剥离、高度近视等）。

【处方举例】

1. 电睡眠作用

眼（－）—乳突部（＋）。波宽 0.2～0.3ms，频率 10～20Hz，治疗强度 4～6mA，40～60 分钟，每日或隔日 1 次，12～20 次。同时配用小量镇静剂和催眠剂。

适应证：神经衰竭，失眠。

2. 电血压作用

眼（－）—枕部（＋）方波，波宽 0.2～0.3ms，频率，为镇静 10～20Hz；为降压 80～100～120Hz，治疗强度 4～8mA，30～60 分钟，每日或隔日 1 次，12～15 次。同时应用血管扩张药、镇静药。

适应证：高血压。

五、间动电疗法

（一）概述

间动电流是将 50Hz 正弦交流电整流以后叠加在直流电上而构成的一种脉冲电流，由法国贝尔纳（Bernard）首先发现并研究，故又称贝尔纳电流。将这种电流用于临床治疗，称为间动电疗法（diadynamic therapy）。

（二）物理特性

间动电流的脉冲部分系由频率为 50 次/秒的交流电整流后获得，其波形基本属于正弦波，它以半波、全波交替的形式或断续的形式出现，而组成以下 6 种常用的波组（图 5-5）。

（1）密波（DF）：频率为 100Hz 的正弦波，周期 10ms，幅度恒定。

（2）疏波（MF）：频率为 50Hz 的正弦波，间歇 10ms。

（3）疏密波（CP）：疏波和密波交替出现，各持续 1 秒。

（4）间升波（LP）：又称慢交替疏密波。其中疏波持续 4 秒，密波持续 8 秒，且密波中一组电压保持稳定，另一组电压缓慢起伏。

（5）断续波（RS）：疏波断续出现，通电、断电时间各为 1 秒。

（6）起伏波（MM）：疏波断续出现，通、断电时间各 4 秒，且疏波的出现和消失是缓慢的。

（7）弱波动直流电（CO）：系直流电基础上加频率为 100Hz 的低幅度波形电。

（三）间动电流生理作用特性

1. 半波正弦电流和其他一些电流的比较

因为生理作用仅在感受阈与痛阈之间的作用区内的电流才能引起。从图 5-6 可以看出，在波宽

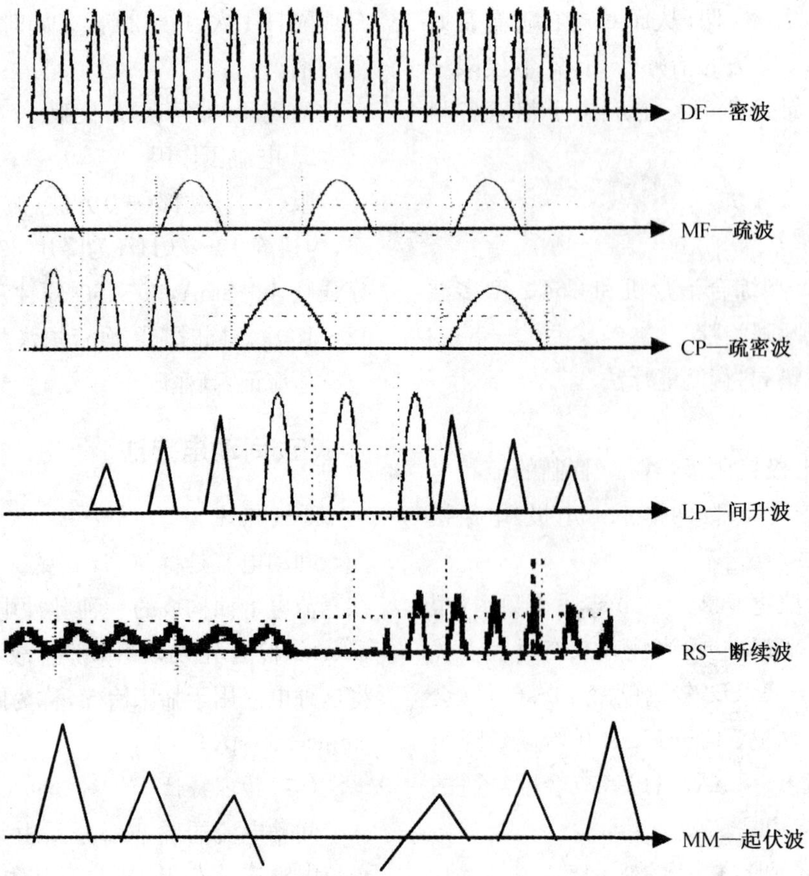

图 5-5 间动电流的波形

和峰值相近的情况下，半波正弦电流的作用区较感应电流和指数曲线型电流均大，若要使后两种电流的作用区与前者相近，则后者的峰值均将超出痛阈而引起痛感(图 5-7)。

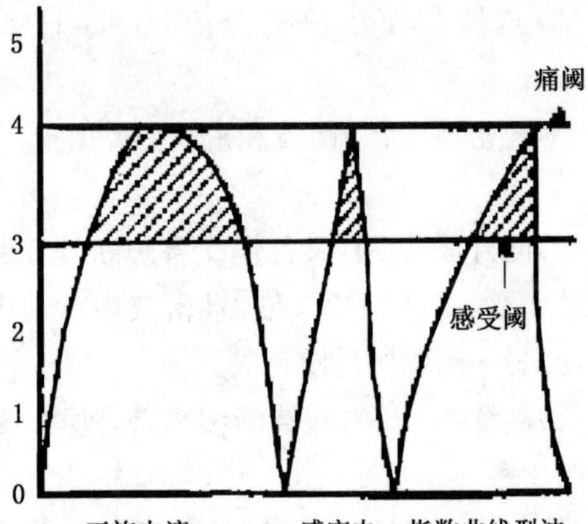

图 5-6 三种电流同等作用范围的强度比较

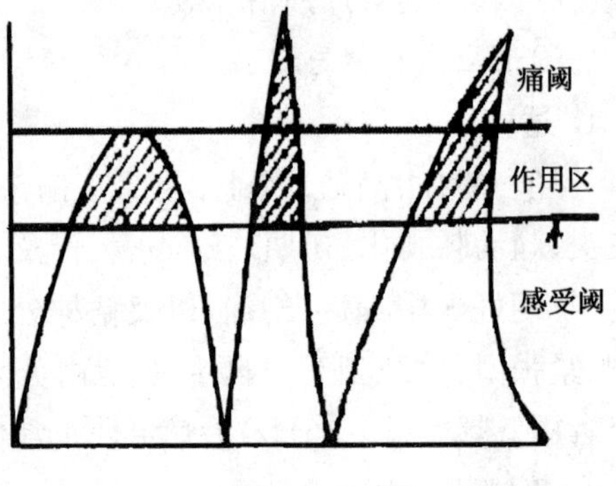

图 5-7 三种电流作用范围比较

2. 直流电成分的意义

因在直流电的基础上，可以加强正弦电流的作用，可使组织的兴奋阈升高。如电流的生理作用区是 3～4mA 时，0.5mA 的正弦电流不引起任何作用，但如附加在 2.5～2.9mA 的直流电上，即可引起震颤感觉及肌肉收缩。

3. 波形和幅度变换的意义

单调的刺激人体容易适应，从而失去激活组织细胞功能的“动力”作用。因此，在电路上加上调投机构，波形和幅度按人为的规律变化，可以防止或延迟适应的产生。

（四）治疗作用

1. 止痛作用

间动电流的止痛作用是明显的。这可以从间动电发现的历史说起，法国牙科医生 Bernard（贝尔钠）在一次牙科电泳实验研究过程中，发现在直流电作用下开始曾有痛感，但后来这种不适应感完全消失，并且牙齿感到舒适的震颤。究其原因，乃因机器与滤波电容器焊接不良，因此输出的电流稍带波状，而这种电流有较好的止痛性能。之后经过一系列观察研究，才诞生了间动电疗法。并研究证明在正弦电流上加入直流成分可使组织兴奋阈升高，止痛效果增强，两者有协同作用。

其止痛作用原理与间动电作用的掩盖效应及消除纤维间水肿压迫有关。间动电流中直流电所引起的电兴奋性改变和正弦电流所引起的肌肉微小震颤感，是一种适宜的刺激，它可阻断或干扰痛冲动的传导，起掩盖作用而止痛。但这种止痛效应是短暂的。在间动电作用后几小时，由于改善了血循环，使组织的营养障碍及神经纤维间水肿得以解除，从而获得了较持久的止痛效果。间动电流各波形中止痛作用最显著为间升波，次为疏密波，再次为密波和疏波。

2. 改善血液循环

间动电流有明显地促进周围血循环的作用，这与它所引起的血管扩张有关。间动电流治疗后，常见局部皮肤充血发红就是血管扩张的结果。有人用间动电流治疗动脉内膜炎后，发现供血量增加50%，治疗动脉硬化时增加80%，与其他阻断交感神经的治疗方法效果相似。当作用在星状神经节时，上肢供血量增加40%，说明间动电流扩张血管的作用与降低交感神经的兴奋性有关。此外，与治疗时引起的轴索反射，组胺释放及肌肉的微细运动也有一定关系。

3. 对神经肌肉组织的作用

只有强度不断变化的电流，才能引起神经兴奋而引起肌肉收缩，最适宜的频率是50～100Hz。因为频率过高时，单个刺激持续时间过短；频率过低时，组织又易于适应。间动电流是频率50～100Hz的变型正弦电流，对兴奋神经肌肉组织是适宜的。其中以断续波、起伏波最显著，次为疏波。

各型间动电流的作用特点如表5-4。

表5-4　各型间动电流的作用特点

类型	感觉和运动反应	生理作用	适应证
密波(DF)	针刺感，细振动	止痛（早而短）；降低交感神经张力；促进局部血循环	疼痛；交感神经过度兴奋；周围血循环不良
疏波(MF)	强的震颤感，紧压感，量大可见肌收缩	止痛（晚，较久）	痉挛性疼痛
疏密波(CP)	DF、MF的交替出现	促进渗出物吸收；止痛	软组织扭挫伤；神经炎；神经痛；局部循环和营养不良
间升波(LP)	同CP，有渐升和渐降的蚁爬感	止痛（明显）	神经痛，肌痛，瘢痕
断续波(RS)	断续震颤感，量大见肌收缩	肌肉节律性收缩	废用性肌萎缩
起伏波(MM)	同RS，刺激较缓和	同RS	同RS（适于病情较重者）

（五）设备与治疗方法

1. 设备

目前国内常用的仪器有JZ型间动电疗机和C65-3型间动电疗机，后者电路结构简练，机体小，易于携带。

2. 治疗方法

间动电疗的操作方法和注意事项与直流电疗法基本相似。

（1）电极：多用小圆极（直径2～3cm）或小方极（50～100cm²），有些仪器附有特殊的电极和把手（图5-8）。

（2）电流种类：根据治疗需要，每次可选1～3种。通电时先给直流电后脉冲电流。

3. 按常见症状选择电流种类

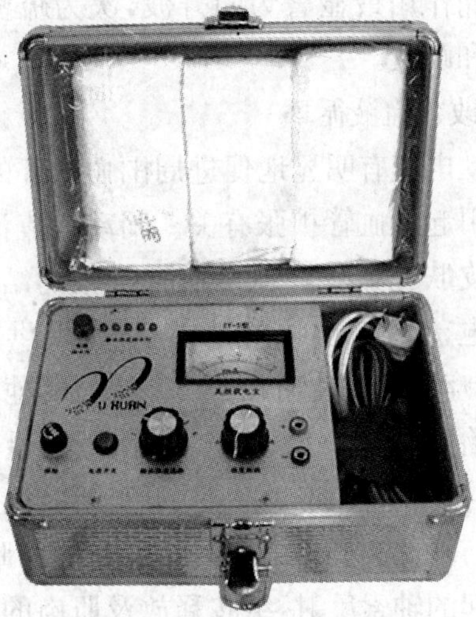

图 5-8　国产间动电疗仪

(1)止痛:短期止痛用 DF,较长期止痛用 CP 或 LP。

(2)改善周围血循环:用负极 DF 作用于相应交感神经节,CP 作用于局部。

(3)促进渗出物吸收:用 CP。

(4)锻炼肌肉:用 RS 或 MM。

4. 电流强度

原则是根据患者的感觉来调节,一般常用量,直流电为 0.5～3mA,脉冲以引起较明显的震颤感为宜,但不应有刺痛感。

5. 治疗时间

一般主张短时间,每次 5 分钟左右,慢性病可延长到 12～15 分钟,一般每日 1 次,急性期每日 2 次。

6. 疗程

6 次、10 次、15 次为 1 疗程,疗程间隔为 1～2 周。

(六)常用治疗方法

1. 痛点治疗

以小圆极直径 2～3cm 置痛点联阴极,阳极等大置痛点附近或对置。当痛点多时可采用"追赶"痛点法,逐点作用各 5 分钟、4 分钟、2 分钟不等。治疗时均以阴极置痛点,因阴极作用部位的感觉阈及皮温升高均较阳极明显。

2. 沿血管或神经干治疗

阴极置患部,阳极置血管或神经干走行方向,电极大小依病变范围选择。

3. 交感神经节与神经根部位治疗

小圆极或小片状置神经节或神经根部位联阴极,阳极等大或稍大置神经相应部位。

4. 离子导入

方法同"直流电导入"。

有人用密波导入麻醉药(加有肾上腺素的奴佛卡因液:0.25%、5%、0.5%),则较用直流电导入同样药物能获得更长的局麻效果(如前者麻醉时间最长达 210 分钟,后者最长仅 130 分钟)。

也有实验证明,采用间动电流将药物导入机体具有一定的特点和量的规律。以导入药物量来说,直流电超过所有各型间动电流,但就透入的深度来说,某些间动电流则更为优越。

(七)主要适应证和禁忌证

1. 适应证

(1)神经系统疾患:由于间动电具有止痛,消除神经纤维周围的微水肿,调整神经功能等作用,因此已广泛用于治疗三叉神经痛、枕大神经痛、舌咽神经痛、肋间神经痛、坐骨神经痛、神经根炎、交感神经症候群等。其中较表浅的、较局限的病症疗效显著,如枕大神经痛、三叉神经痛;而对病变较深的如神经根炎疗效欠佳。

(2)创伤性疾患:间动电流治疗肌肉、肌腱、韧带等软组织的急性挫伤、扭伤疗效显著。对慢性劳损创伤或手术后关节功能障碍亦有一定疗效。

(3)运动支撑系统疾患:对肩关节周围炎、变形性关节炎、颞颌关节功能紊乱、肱二头肌腱鞘炎、上髁炎、狭窄性腱鞘炎等有一定效果。

(4)某些血管疾患:可用于治疗动脉内膜炎、雷诺病,肢端发绀症,中心性视网膜炎,高血压等。

2. 禁忌证

急性化脓性炎症、出血倾向、严重心脏病、高热患者等。

【处方举例】

1. 间动电

某关节,小圆极(一)置痛点,(+)置对侧或附近,DF 1～2 分钟,CP 5～6 分钟,I 直 5～1mA,I 脉渐升至"耐受限",每日 1 次,共 5 次。

适应证:关节扭伤、挫伤、网球肘。

2. 间动电

某神经出口处小圆极(一),(+)置神经走动处，DF 2 分钟、CP 4 分钟、LP 4 分钟，Ⅰ直 0.5～1mA，Ⅰ脉渐升至"耐受限"，每日 1 次，共 5 次。

适应证：三叉神经痛、枕大神经痛、肋间神经痛等。

3. 间动电

右颈上交感神经节小圆极（－），（＋）置其下方，DF 6～8 分钟，Ⅰ直 0.5～1mA，Ⅰ脉渐升"震颤感"至右眼角，每日 1 次，共 10 次。

适应证：右中心性视网膜炎。

4. 间动电

5%奴佛卡因导入（＋），某痛区小圆或大方极（＋），（－）极置近旁或对置，DF 2 分钟、CP 8 分钟，Ⅰ直 0.5～3mA，Ⅰ脉渐升至"耐受限"，每日 1 次，共 5 次。

适应证：网球肘、腰痛。

第六节　中频电疗法

应用频率为 1000～100 000Hz 的脉冲电流治疗疾病的方法，称为中频电疗法（medium frequency electrotherapy，MFE）。目前临床常用的有干扰电疗法、调制中频电疗和等幅正弦中频（音频）电疗法 3种。近年来，随着计算机技术的应用，已有电脑中频电疗机、电脑肌力治疗机问世，并应用于临床。

中频电流的特点：为交流电，无正负极之分，无电解作用，操作简单；降低组织阻抗，增加作用深度；对机体组织有兴奋作用。

由低频调制的中频电流的生理学特点：幅度恒定的中频电流虽有上述优点，但它由于幅度无变化易为人体所适应，目前临床上已用低频（0～150Hz）电流调制中频电流，使中频电流的幅度随低频电流的频率发生变化。因此，这种电流兼有低、中频电流的特点，且由于其波形、波幅、频率、调幅度的不断变化，人体不易适应。目前应用于临床的这类电流有干扰电流和调制中频电流，经过整流的脉冲中频电又可进行药物离子导入治疗。

由于调制电流的频率不同而有不同的生理效应。

对运动神经和肌肉

1～10Hz	可引起肌肉单收缩
25～50Hz	可引起肌肉强直收缩
100Hz	可引起肌肉收缩减弱或消失

对感觉神经

50Hz	震颤感明显
100Hz	止痛

对血管

1～20Hz	提高血管张力
50～100Hz	扩张血管

对自主神经

4～10Hz	兴奋交感神经
20～40Hz	兴奋迷走神经
100～150Hz	抑制交感神经

一、干扰电流疗法

（一）概述

干扰电流（又名交叉电流）疗法（interference electrotherapy），是将两种不同频率的正弦电流，交叉地输入人体，在电力线的交叉部位形成干扰场（图 5-9），在深部组织产生低频调制的脉冲电流，以治疗疾病的一种方法。它分为静态干扰电、动态干扰电和立体干扰电 3 种方法。立体干扰电流疗法是近年来才开始应用的一种方法，此种电流的产生将分 3 路 5000Hz 等幅中频正弦电流立体交叉地输入人体，利用星形电极产生高负荷的中频电流，发生三维效应，对细胞膜可产生刺激，显著促进血液循环，增强新陈代谢，其特点为立体的非平面小的刺激，多组的刺激，以及电流的动态性。

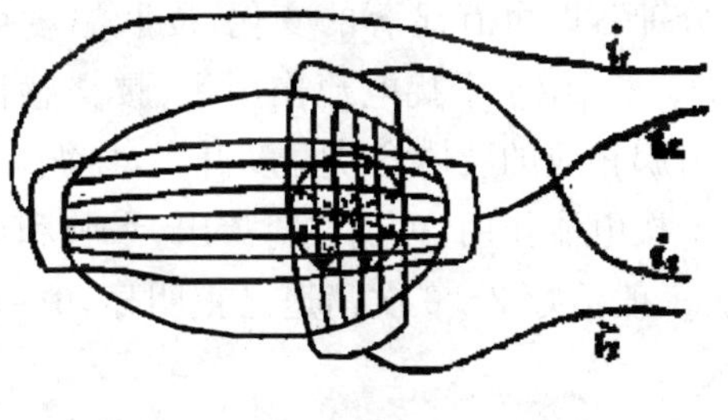

图 5-9　干扰场的形成

(二)干扰电流疗法的特点

1. 频率为(4000±100)Hz 的正弦电流。治疗时用 4 个电极，将两路频率相差 100Hz 的中频交流电(一路频率固定 4000Hz，另一路为(4000±100)Hz，其频率可每 15 秒变动一次，变动范围可调)交叉地输入人体，在机体深部产生一个差频电流(图 5-10)。

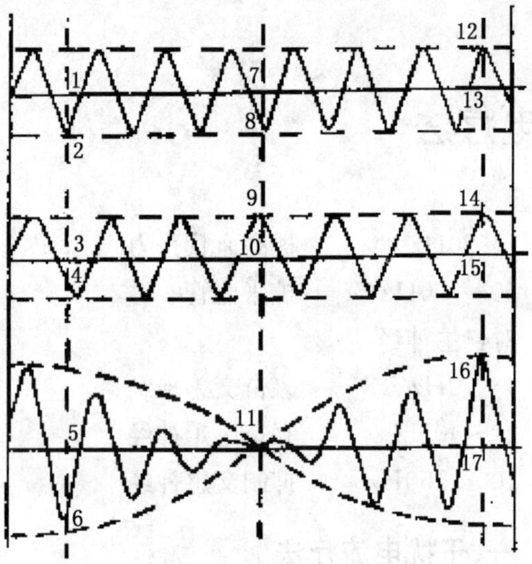

图 5-10 不同频率的两种正弦电流综合的结果

2. 在电极下输入时是中频，交叉干扰后就将得 0～100Hz 的低频，这种低频不是外界输入，而是内部产生的，且还含有中频的成分。这种深处"内生"的低频调制的脉冲频电刺激克服了低频电流不能深入组织内部的缺陷，且可应用较大的电流强度。这是干扰电疗法最突出的特点，所以它兼有中频和低频电疗的特点。

3. 无电解作用，电极可简化，操作较简便。

(三)干扰电流的生理作用和治疗作用

1. 促进局部血液循环

干扰电流具有明显的促进局部血液循环的作用，且持续时间较长，50Hz 固定差频的干扰电流作用 20 分钟后即可有显著的变化，皮肤温度可平均升高 2℃。当用于干扰电流作用颈、腰交感神经节处，可引起相应的肢体皮肤温度升高，血循环加强。因此，干扰电流作用，可加快对渗出、水肿和血肿的吸收。一般治疗 2～3 次消退已很明显，6～8 次常可消失。

2. 镇痛作用

干扰电流的镇痛作用亦较明显，100Hz 固定差频及 0～100Hz 或 90～100Hz 变动频的干扰电流作用 20 分钟后，皮肤痛阈明显上升，有良好的止痛作用。

3. 对运动神经和骨骼肌的作用

干扰电流对运动神经和肌肉有刺激作用。人体容易耐受，可应用较大的电流，且引起的肌肉收缩反应亦大，故用于周围神经损伤较低频电三角波优越。

4. 对内脏平滑肌的作用

干扰电流能在机体深部组织产生 0～100Hz 的差频电流，可促进内脏平滑肌活动，提高其张力，改善内脏血液循环，调整支配内脏的自主神经。临床上证明，治疗胃下垂、习惯性便秘、术后尿潴留疾病时，干扰电疗比间动电疗优越。

5. 对自主神经的调节作用

干扰电流作用在星状神经节时，对正常人血压无显著影响，但对高血压患者使血压下降，说明干扰电流对自主神经功能有一定的调节作用。

(四)设备与治疗方法

1. 治疗机

常用为 SGD-1 型数字干扰电疗机，差频可固定于 0～100Hz 的任一值内，也可在其中任一范围内来回变动。差频的变化通过数码管直接以阿拉伯数字显示。

(1)电极

一般电极：由铅板和一层绒布组成，常用有 50cm²、100cm²、200cm² 等几种。

四联电极(图 5-11)：4 个电极嵌在一块绝缘海棉上，做小部位治疗用。

(2)导线

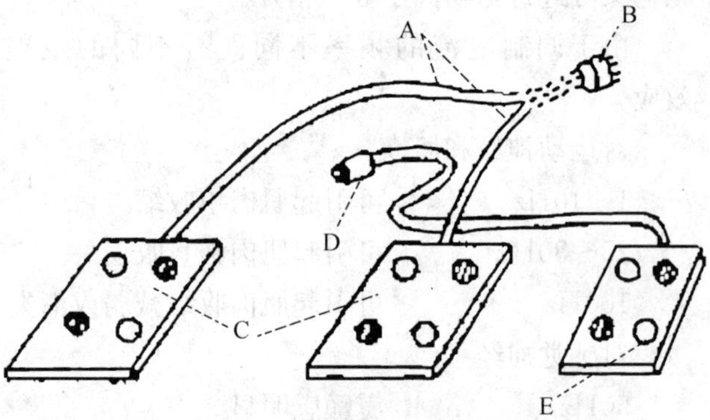

图 5-11 双(C)，单(E)四联电极

A. 导线 B. 八脚插头 D. 四脚插头

手套电极：电极接触病人的面是导电的，接触术者手部的面是不导电的（图 5-12），用于移动法治疗。

吸盘电极：管内有一根导线，仪器附有产生负压的装置（图 5-13），用于抽吸法治疗。

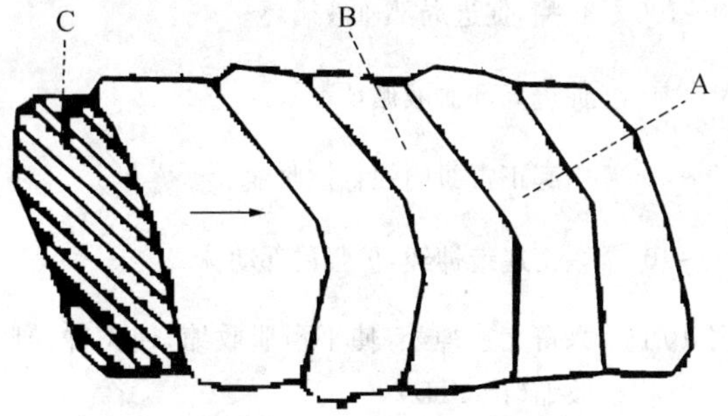

图 5-12　手套电极

A. 固定带　B. 电极外套　C. 铅板（抽出少许）→示伸入方向

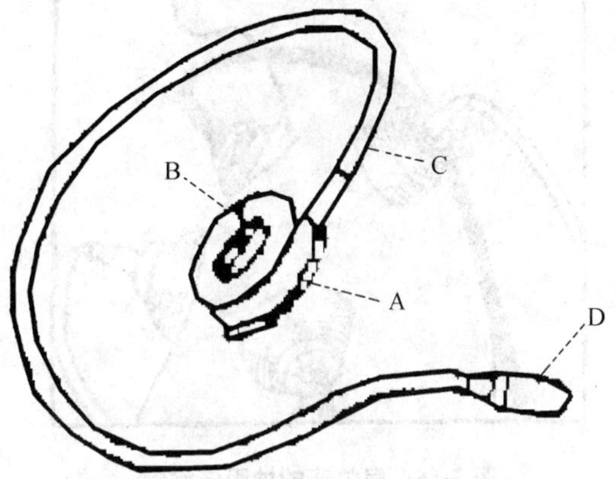

图 5-13　吸盘电极

A. 吸盘　B. 吸盘内的电极板　C. 内有导线的抽管　D. 插头

2. 常用治疗方法

（1）固定法：治疗时，电极的位置固定不动，用一般电极或四联电极，应尽量使两路电流在病灶处交叉（图 5-14）。

（2）移动法：使用手套电极在治疗部位固定或移动治疗（图 5-15）。

（3）抽吸固定法：将吸盘式电极置于治疗部位（图 5-16），开动产生负压的仪器，通以干扰电流，抽气装置以每分钟 16～18 次的频率抽吸电极。此法除干扰电流作用外，有负压的按摩作用。

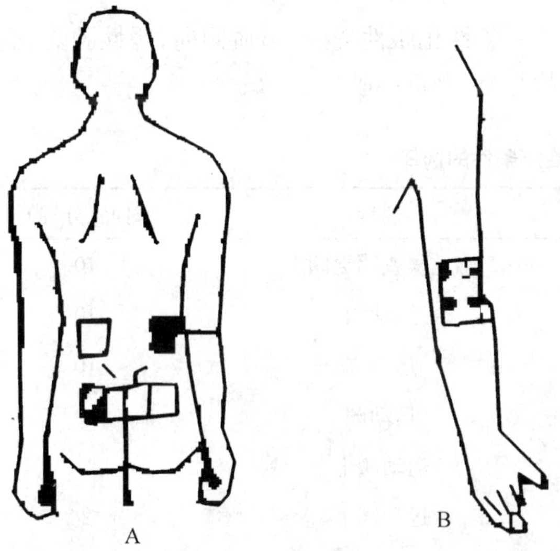

图 5-14　固定法应用示例

A. 用一般电极治疗腰痛　B. 用一个四联电极治疗肘关节伸侧疾病

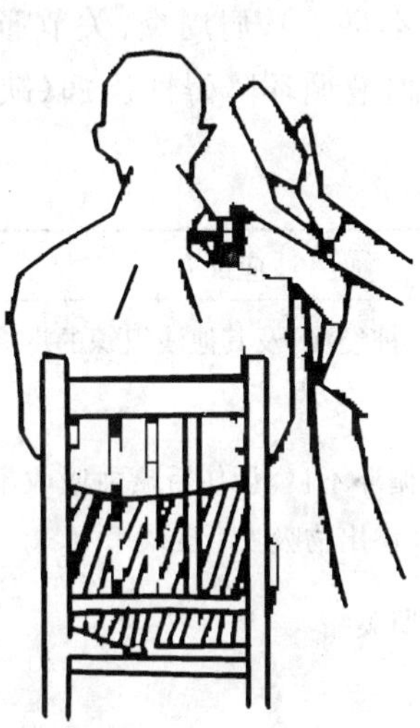

图 5-15　应用手套电极的移动法治疗

电流强度标准：

感觉阈下　　电流表有指示，病人无电感。

感觉阈　　恰有麻或颤的电感。

感觉阈上　　明显电感。

运动阈下　　不引起肌肉收缩反应。

运动阈　　恰能引起肌肉收缩反应。

运动阈上　　引起明显肌肉收缩。

耐受限　　病人所能耐受的最大电流强度。

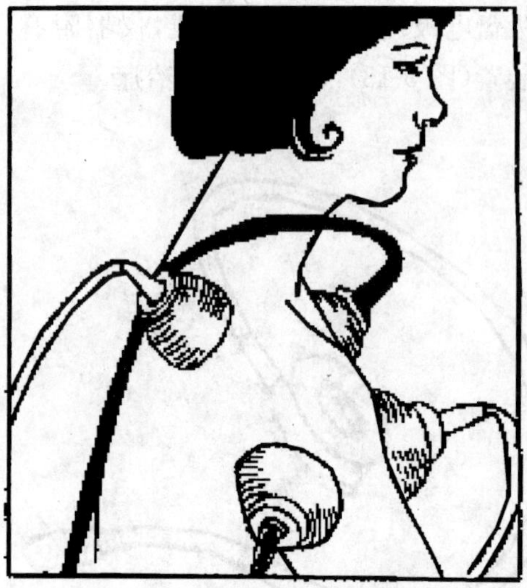

图 5-16 肩关节的抽吸法治疗

表 5-5 差频的选择

差频(Hz)	治疗作用
100	抑制交感神经,止痛
90～100	止痛
50～100	止痛,促进局部血液循环
50	促进局部血液循环
25～50	引起正常肌肉强直性收缩
20～40	兴奋迷走神经,扩张局部动脉
1月10日	兴奋交感神经,使平滑肌收缩,使失神经肌肉收缩(1～2Hz)
0～100	作用广泛,兼具上述各种作用,但特异性差

治疗时间　　每种差频 1～10 分钟,总共不超过 20 分钟。

疗程　　一般 6～12 次,每日治疗 1 次。

(五)主要适应证和禁忌证

1. 适应证

(1)利用止痛和促进血液循环作用,可以治疗关节及软组织损伤(挫伤、劳损、创伤后期积液和瘀血吸收不良等)、肩周炎、关节痛、肌痛、神经炎,以及局部血液循环障碍性疾病(缺血性肌痉挛、血栓闭塞性脉管炎、肢端发绀症、雷诺病等)。

(2)利用锻炼肌肉作用可以治疗周围神经损伤或炎症引起的神经麻痹和肌肉萎缩,以及废用性肌萎缩等。

(3)其他:内脏平滑肌张力不足(胃下垂、弛缓性便秘等)、术后尿潴留、胃肠功能紊乱、输尿管结石等。

2. 禁忌证

急性化脓性炎症、出血倾向、恶性肿瘤、血栓性静脉炎、严重心脏病。

表 5-6 不同适应证治疗条件的选择

适应证	差频(Hz)	剂量	时间(分钟)
神经炎,神经痛,及其他浅组织的疼痛症状	100	感觉阈或感觉阈上	10
	0～100	运动阈	10
周围血循环不良,创伤后瘀血吸收不良,以及渗出物吸收不良	50～100	运动阈	10
	20～40	运动阈	10
废用性肌萎缩	25～50	运动阈上	2
	50～100	运动阈下	2
	重复 3～4 次		
锻炼失神经肌肉	1～10	运动阈上	共 12～20
	50～100	运动阈下	2
	重复 3～4 次		
胃下垂,习惯性便秘	0～10	运动阈下	10
	0～100	运动阈上	10
	0～10	运动阈上	10

【处方举例】

1. 干扰电流作用于左侧坐骨神经区，固定法。

电极：$100cm^2$×4 交叉放置(图 5-17)。

差频：100Hz，感觉阈下，5～10 分钟。

好转后 0～100Hz，感觉阈，10 分钟。

50～100Hz，运动阈，10 分钟。

每日 1 次，10～15 次。

适应证：左坐骨神经痛。

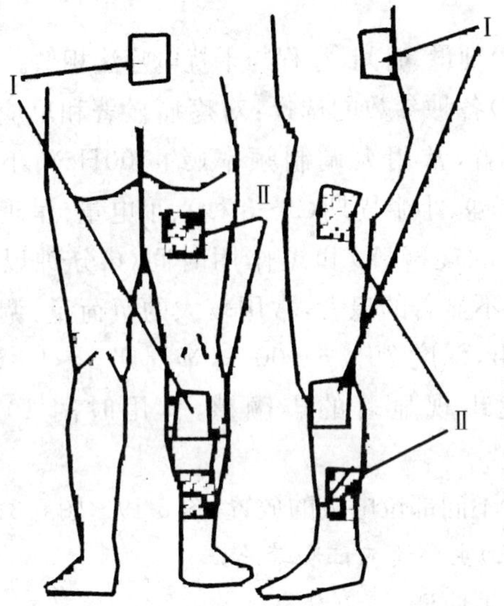

图 5-17 坐骨神经痛治疗

2. 干扰电流作用于腹部，固定法。

电极：$100cm^2$×4，一对置右腹左腰，一对置左腹右腰(图 5-18)。

差频：0～10Hz，运动阈上，10 分钟。

0～100Hz，运动阈上，10 分钟。

0～10Hz，运动阈上，10 分钟。

每日 1 次，15～20 次。

适应证：弛缓性便秘。

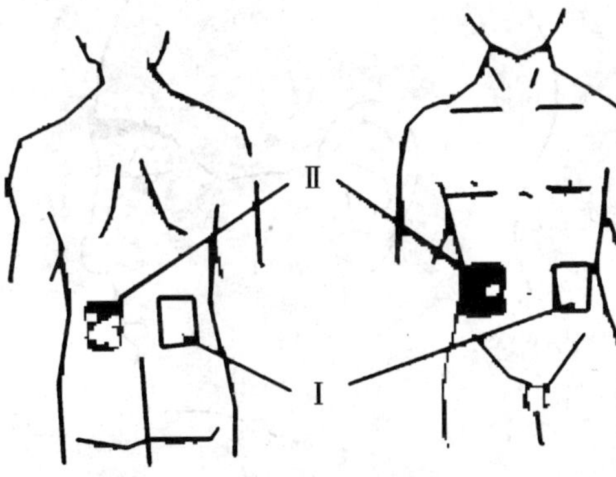

图 5-18 弛缓性便秘的固定治疗

二、正旋调制中频电疗法

(一)概述

调制中频电流(modulated middle frequency electrotherapy)是一种低频调制的中频电流。是 20 世纪 60 年代应用临床的一种较新的电疗法。其频率为 2000～5000Hz，调制频率 10～15Hz，调制深度 0～100%。

调制中频电流主要有 4 种形式：

(1)连续调制波：调制波连续出现，简称连调。

(2)交替调制波：调制波和未调制波交替出现，简称交调(等调)。

(3)间歇调制波：调制波间歇出现，简称间调。

(4)变频调制波：两种频率不同的调制波交变出现，简称变调。

4 种波型电流均可以全波或正、负半波形式出现。

(二)调制中频电流的特点

1. 这是用 10～150Hz 的低频电流调制的“外生”中频电流，兼有低、中频两种电疗的特点。

2. 不同波型和频率交替出现，可以克服机体对电流的适应性。

3. 调幅波(或调制深度)可以改变，用以改变刺激的强度。调制深度小(25%～50%)电流的兴奋作用弱，调制深度大(75%～100%)电流的兴奋作用强。

4. 断调波型中，加入可调的断电时间，以使治疗失神经肌肉时，可让肌肉得到不同时间的休息，克服了干扰电流中无通电间歇或间歇过短的缺点。

5. 选用半波的调制波型电流时，有类似间动电或直流电的作用。可以作药物离子导入用。而它具有更显著的刺激作用及对深部组织的刺激和改善营养的作用。

(三)生理作用和治疗作用

1. 止痛作用

正弦调制中频电流作用于机体时，有明显的舒适振动感。100Hz 全波连调波，持续时间 2.5 秒；3 秒的全波交调波(调幅波频率 100Hz)及 90～120Hz 全波变调波均有较好的止痛效果。疼痛较剧时调幅度用 25%～50%，疼痛减轻后用 75%～100%。

2. 改善局部血液循环

正弦调制中频电流作用于局部血管，可使小血管及毛细血管扩张，血循环加快。如作用于高血压病人肾区，肾血流量增加 19%～35%。用频率 100Hz，调幅度 100%，通断比 1∶2 的间调波治疗动脉阻塞性周围血管疾病，作用于局部及相应节段，有改善局部血液循环的效果。

3. 促进淋巴回流作用

有人采用下列波型中的一种：①交调波，持续时间 1∶1 秒，调频 30～50Hz，调幅波 100%，通电 5 分钟；②150Hz 及 50Hz 变调波，持续时间 1∶1 秒，调幅度 100%，通电 5 分钟；③以上交调波、变调波各 5 分钟；④100Hz 间调波，通断比各 3 秒，调幅度 100%，通电 5 分钟。以上电流可使淋巴管径增大，对促进淋巴回流有较好作用，临床可用于治疗肢体淋巴淤滞。

4. 电刺激锻炼肌肉作用

此电流有提高神经、肌肉兴奋性的作用。

(1)对废用性肌萎缩：用通断比 1∶1，50Hz、调幅度 100%的间调波。

(2)对部分失神经肌肉：用通断比 1∶1、20～50Hz、调幅度 100%的间调波。

(3)对完全失神经肌肉：用通断比 1∶(3～5)、10Hz、调幅度 100%的间调波。

5. 不同波型的主要作用特点

(1)连调波：止痛和调整神经功能作用，适用于刺激自主神经节。

(2)间调波：适用于刺激神经肌肉。

(3)交调与变调波：有显著的止痛，促进血液循环和炎症吸收的作用。

（四）设备与治疗方法

1. 治疗机 XTS-1 型调制中频电疗机

电极：全波型电流可采用干扰电的电极，即铅板和一层绒布。半波整流电流由于有直流成分，电极同“直流电疗法”。

2. 治疗方法

(1)电极面积、放置方法与间动电疗法基本相似。

(2)剂量、时间、疗程与干扰电疗法相似。

(3)各种参数的选择：对疼痛显著和反应性增高的患者，常用大调制频率（约 100Hz）、小深度（约 50%）、小半周期（2～3 秒）、小电量（呈现轻微或中等的震颤感）和短作用时间（6 分钟以内）。对疼痛不显著的患者，常用较大的负荷量：调制频率 30Hz，深度 75%～100%，半周期 3～4～5 秒，电量使出现显著的震颤感，作用时间 10～12 分钟。

3. 不同部位电极的放置（图 5-19～图 5-31）。

（五）主要适应证和禁忌证

1. 适应证

与干扰电适应证相同。尚可治疗眼部疾病：角膜炎、巩膜炎、虹膜炎、中心性视网膜炎、小腿淋巴淤滞、输尿管结石等。正弦调制中频电药物离子导入的应用，更扩大了适应范围。

2. 禁忌证

同“干扰电流治疗”。

【处方举例】

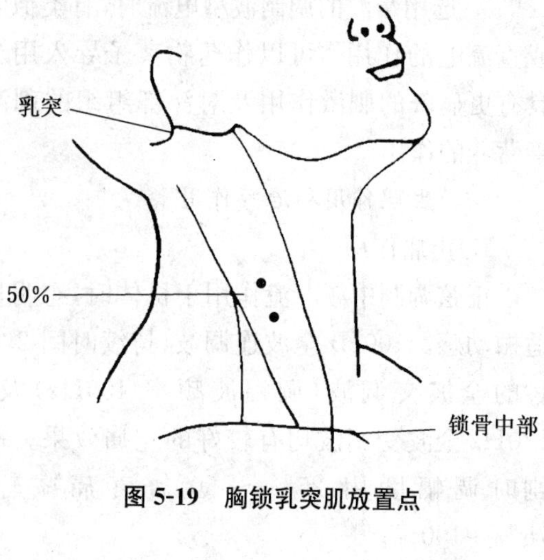

图 5-19 胸锁乳突肌放置点

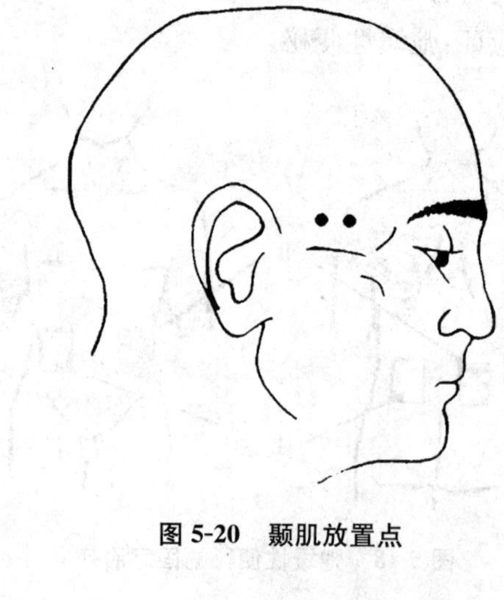

图 5-20 颞肌放置点

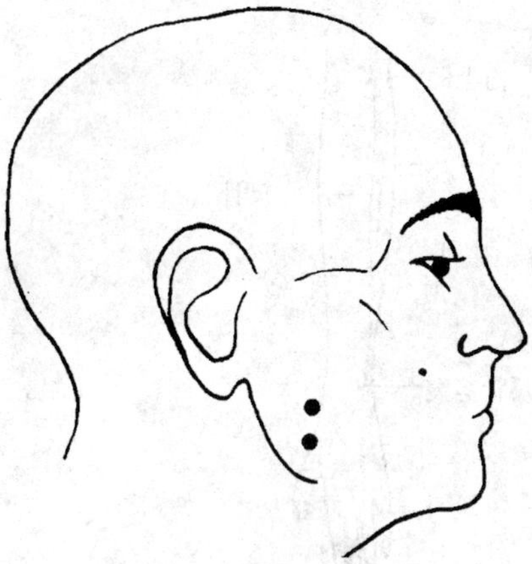

图 5-21　咬肌放置点

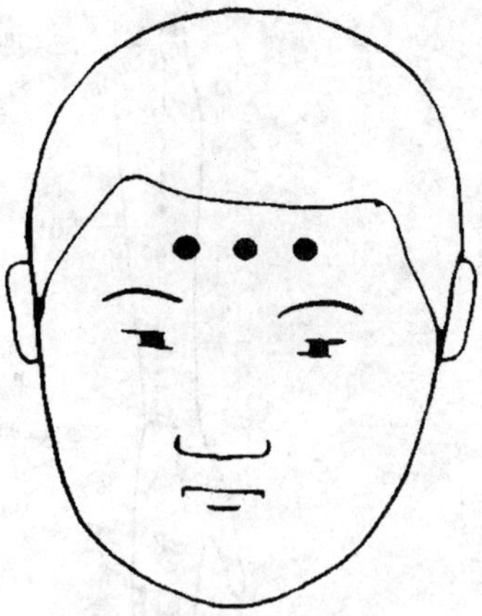

图 5-22　额部放置点

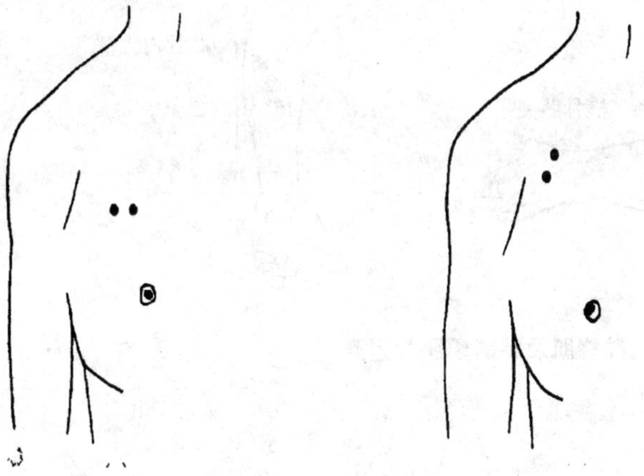

图 5-23　胸大肌放置点

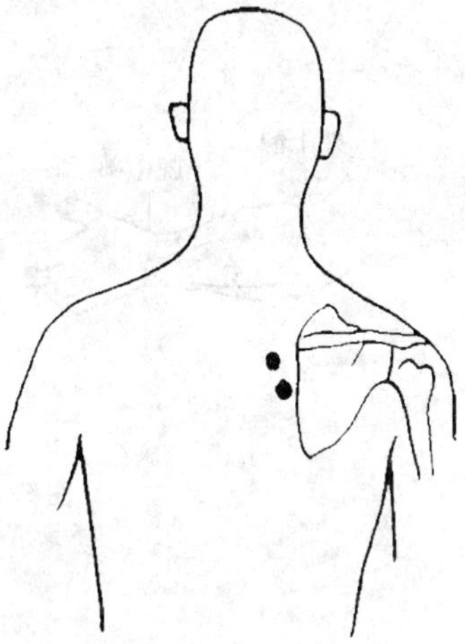

图 5-24　菱形肌、斜方肌放置点

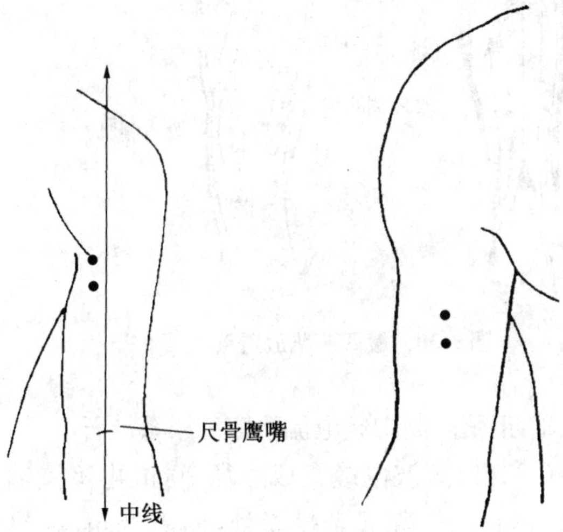

图 5-25　肱二头肌放置点

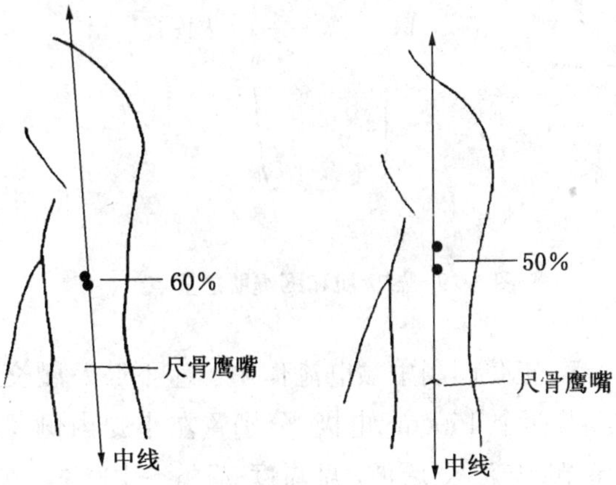

图 5-26　肱三头肌放置点

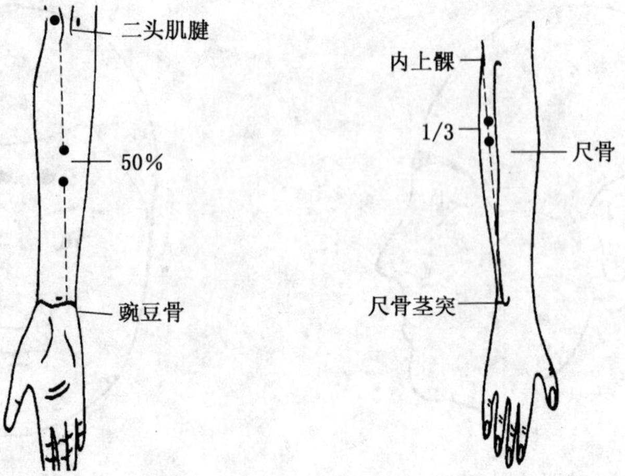

图 5-27　前臂放置点

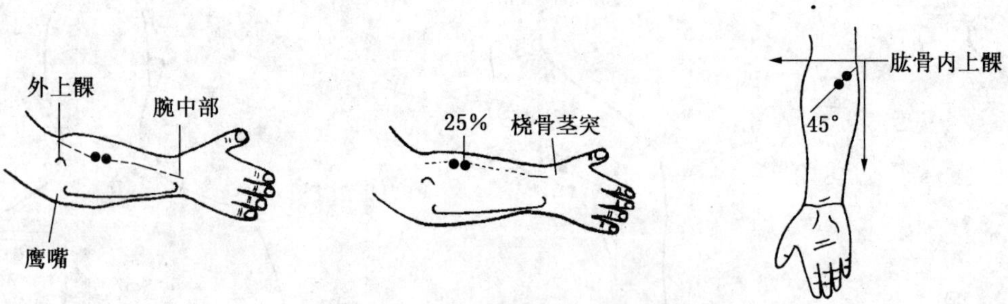

图 5-28　桡侧腕长伸肌、肱桡肌及旋前圆肌放置点

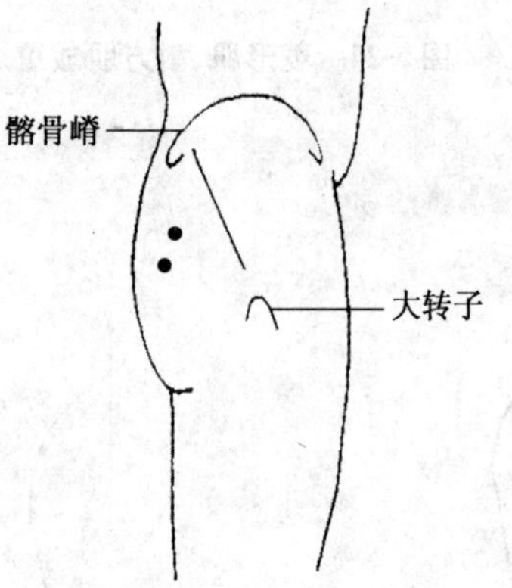

图 5-29　臀大肌和腘绳肌放置点

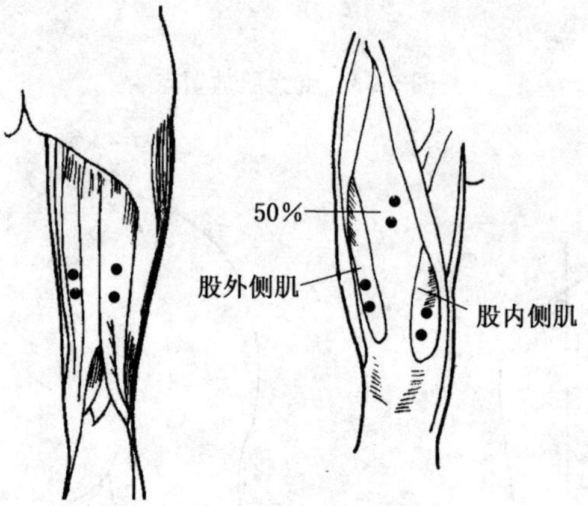

图 5-30　股四头肌放置点

1. 正弦调制中频电流作用于左下肢及腰交感神经节两个 150cm² 电极，分别置左小腿内侧及腰交感节；全波交调波，调幅度 75%～100%，30～50Hz；调制波，未调制波各 3 秒，每次 5 分钟；电流强度以引起弱震颤感为度，每日或隔日 1 次，10～15 次。

适应证：左小腿淋巴回流障碍。

2. 正弦调制中频电流治疗泌尿系结石

(1)先以短波电缆盘成直径 20cm 电极置输尿管结石定位区-背部表投影处，间隙 2cm，温热量(120mA±)，治疗时间 20 分钟。

(2)治疗后立刻喝水 400～500ml，休息 20 分钟。

(3)正弦调制中频电流治疗：用两个电极，一个

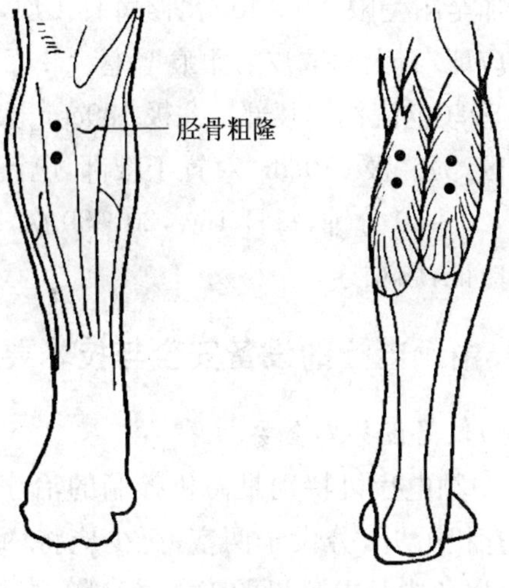

图 5-31 胫前肌和腓肠肌放置点

$60\sim80cm^2$ 置耻骨联合上方腹壁，另一个 $160cm^2$ 置背部肾脏投影区，全波间调波，调制频率 20～30Hz，调制幅度 100%，调制波 5 秒，间歇 5 秒，治疗 7～8 秒，然后电极改变位置再治疗 7～8 分钟。

电流量第 1 次治疗 10～12mA（达到患者在输尿管区域出现牵拉或压迫的感觉，有排尿意识），然后渐增至 40mA，1 疗程不超过 15 次。

适应证：输尿管结石。

禁忌证：急性肾盂肾炎，肾功能损伤，输尿管扩张，高位输尿管结石。

3. 两个 $20cm^2$ 电极沿胸锁乳突肌前缘放置，用交调和变调电流，调制频率 80Hz，调制深度 75%～100%，通电时间 2 秒，电流强度以引起震颤感为宜，治疗时间 4～6 分钟，每日 1 次，10～15 次为 1 疗程。

适应证：视网膜血管痉挛，视神经炎。

4. 正弦调制中频电流直肠导入法

采用灌注式直肠电极，患者仰卧，将电极的作用面朝前列腺方向插入，盛有 50～75ml 的药液（根据药液情况选定）的瓶管与电极相连，先将 1/3 药液注入直肠，其余的则在整个治疗过程中点滴注入。副作用极置耻骨联合上方，用半波间调和交调，调制频率 80～100Hz，调幅度 50%～60%，电流强度 5～15mA，25～30 分钟，每日或隔日 1 次，12～15 次为 1 疗程。

适应证：慢性前列腺炎。

三、等幅正弦中频电疗法

（一）概述

应用频率为 1000～5000Hz 的中频电流进行治疗疾病的方法为等幅中频电流疗法（audiofrequency electrotherapy），又称为音频电疗法。目前常用频率为 2000Hz，有些治疗机在 100～5000Hz 范围内连续可调。

1969 年，国内皮肤科杨国亮教授首先应用 2000Hz 等幅正弦电流治疗皮肤病取得良好的效果。随后，理疗学家将应用电流频率扩大到 4000～8000Hz，甚至 10 000Hz，但大多数学者仍采用 2000～5000Hz 中频电流，并将治疗适应证扩大到临床各科。

（二）生理作用和治疗作用

1. 镇痛止痒作用

如术后或烧伤后瘢痕的疼痛、剧痒，经音频治疗后很快减轻或消失，证明音频有较明显的止痒、止痛作用。据实验观察，中频电流虽有立即镇痛效果（痛阈升高 10%左右），但效果不及正弦调制电流，且持续时间不长。

2. 促进局部血液循环、消炎、消肿作用

音频电疗具有调节血管神经功能改善局部皮肤微循环的作用。实验所见，音频电疗后 5 分钟开始有局部微血管袢数目显著减少，电疗后 10 分钟又出现明显增加，且超过治疗前水平。因此，临床上有较明显的消炎、消肿作用。

3. 软化瘢痕和松解粘连的作用

术后早期应用有预防瘢痕增生作用。瘢痕痒痛经数次或数十次治疗后，或显著减轻或消失。肥厚、增生的瘢痕经数十次治疗可变软、变薄、收小、从而使患者关节功能恢复。音频电疗对术后肠粘连、瘢痕粘连、肌腱粘连等，由于其消炎作用及震动的刺激，可使粘连得以松解和软化。

4. 其他

局部作用还有促进腺体（汗腺、乳腺等）分泌，毛发生长及降低血压等作用。

（三）设备与治疗方法

1. 仪器

音频电疗机国内各地均有生产，上海生产的 YL-3 型见图 5-32。电极由金属板或条（铜或铅）和一层绒布套组成。条状电极一般宽1.2cm,长5～30cm。板状电极按直流电规格。

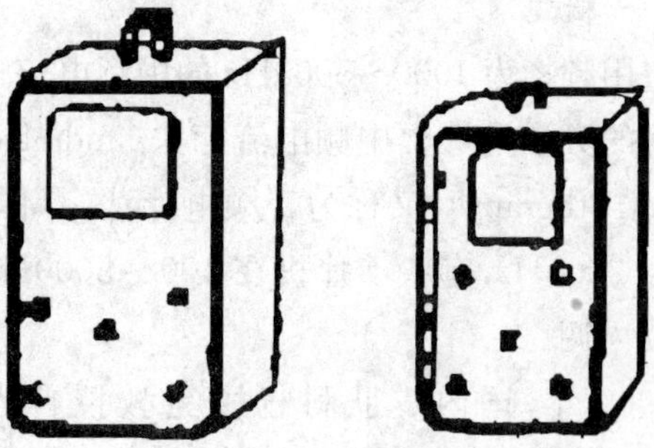

图5-32 音频电疗机外形

2. 治疗方法

(1)电极放置:选择大小适宜的电极在病灶区或病灶两侧对置或并置。如当瘢痕较平时,可将电极并置在瘢痕上治疗;瘢痕表面高低不平时,可将电极置瘢痕两侧健康皮肤上治疗;四肢治疗时可将长条电极绕肢体一圈,用夹子夹住作为一极。肠粘连治疗时可将电极置于痛区两侧,或腹部痛区与腰部对置。

(2)治疗强度:以患者能耐受的振颤感,皮肤明显的蚁走感为宜。腹部治疗时有明显的"紧抓",剂量大时可见腹肌收缩,四肢治疗大剂量时有不适的束缚感。治疗中,患者逐渐适应;感觉减弱时,应随时增加输出以经常保持应有的感觉。

(3)每次治疗20～40分钟,每日1次,10次为1疗程。根据病情可连续进行2～3个疗程。

(四)主要适应证和禁忌证

1. 适应证

(1)各类瘢痕:烧伤后、术后瘢痕增生及自发性瘢痕。

(2)肠粘连:术后或外伤后瘢痕粘连。

(3)注射后硬结、声带小结、阴茎硬结等。

(4)软组织扭伤、关节痛、神经痛、神经麻痹。

2. 禁忌证

感染性疾病、肿瘤、出血性疾病。

【处方举例】

1. 音频电流作用于右大腿瘢痕区。两个8cm×12cm电极并置于瘢痕两端,频率2000Hz,电流强度加至耐受限,20～40分钟,每日1次,30次。

适应证:右大腿取皮后瘢痕增生。

2. 音频电流作用腹部。一极150cm^{2}大小置腹部疼痛区,另一极180cm^{2}对置于腰部,电流强度至耐受限,20～30分钟,每日1次,20～30次。

适应证:肠粘连。

四、中频电疗的设备安全与技术要求

(一)仪器设备安全要求

1. 中频电疗机特别是微机控制的治疗机应与高频电疗机分开,分设于两室,至少应将两者的电路分开,以免中频电疗机的工作受高频电磁波的干扰影响。

2. 治疗床、治疗椅及其附件的材料最好是木的或非金属的。

3. 暖气管和上下水管应远离治疗机、治疗床、治疗椅,暖气片外应有木板遮盖。

4. 治疗机外壳应接地。

5. 使用治疗机前,应检查治疗机能否正常工作,电极、导线等是否完好,导线插头、导线夹等是否牢固,不得将有故障、破损、接触不良的治疗机或附件用于治疗。

(二)操作技术安全

除与低频电疗时的要求相同外,尚需注意:

1. 治疗时,患者治疗部位的金属物品(如手表、发夹、首饰、别针等)应予除去,体内有金属异物(如骨科金属固定物、气管插管、金属碎片、金属节育环等)的部位,应严格掌握电流强度,<0.3mA/cm^{2}方可避免组织损伤。

2. 心区及其附近、配戴心脏起搏器者及孕妇腰腹部均不得进行中频电疗。

3. 采用金属电极板进行治疗时,应同时使用电极衬垫。电极衬垫应由两层双面绒布制成,厚3～4mm。

4. 治疗前将金属电极与衬垫放置于患者治疗部位的皮肤上。

5. 治疗电流量的调节应参与治疗的要求和患者的感觉,一般以感觉阈或运动阈为准。

第七节　高频电疗法

频率高于 100KHz 的电流称为高频电流。应用高频电流治疗疾病的方法称为高频电疗法。高频电流产生交替变化的电场和磁场，称为电磁场，电磁场向空间的传播称为电磁波。电磁波具有波速和能量，波速近似光速。频率越高，波长越短，能量越大。

在电磁波谱中，按照波长的长短顺序，高频电磁波依次分为长波、中波、短波、超短波、微波。在微波段中又分为分米波、厘米波、毫米波 3 段。高频电具有无电解作用，对神经肌肉无兴奋作用，电极不必接触皮肤等生物学特性。

一、共鸣火花疗法(达松伐尔电疗法)

(一)概述

应用火花放电产生高频电振荡，并借共振和升压电路获得高电压、低电流强度及断续、减幅的高频电流，通过特殊电极作用于人体进行治疗疾病的方法称为共鸣火花疗法(d'Arsonvalsation)。为了纪念首创机器并用于治疗的法国物理学家达松伐尔(Jacque Arsene d'Arsonval)，故又称此为达松伐尔电疗法。因其波长在 2000～3000m 的长波范围，故又称为长波疗法。这种疗法对无线电通讯的干扰较大，不主张大量应用。

(二)物理学特性和生物学效应

1. 物理学特性

频率高为 15 万～100 万 Hz，波长为 2000～3000m；电压高为 15 000～30 000V；电流小为 1～30mA，减幅振荡，断续出现，通断比约为 1∶500。局部电疗机输出功率为 15W，耗电功率为 50W，在火花放电的一瞬间产生 15～20 次减幅电振荡，这一振荡持续的时间只有 1/50 000 秒，故其振荡频率为赫(Hz)。因振荡不够稳定，其最低频率可达 150 000，断电时间为 1/100 秒，因此通断时间比为 1/50 000∶1/100=1∶500。由此可知，由于电源为 50Hz 交流电，交流电一个周期有两个峰值，达峰值时电压最高时可产生火花放电，故波群出现频率为 100Hz。

2. 生物学效应

(1)不能兴奋神经肌肉，不能引起肌肉收缩。由于这种电流频率在 150 000Hz 以上，其单个脉冲的持续时间过短，失去兴奋神经肌肉组织的能力。但若应用的电流强度非常大时，则仍有可能引起肌肉收缩，不过除少数特殊病人治疗外，很少采用这么大的电流强度。

(2)热作用不明显。一般说高频电的热作用明显，但这种电流是断续的，其断电时间比通电时间大数百倍，且每次通电时间极短，只有 1/50 000 秒，故产生热量不大，所产生的热量亦为长的断电时间所消耗，故产热不明显。

(3)有独特的火花放电刺激。这是其他高频电流所没有的特点。其治疗作用多与这种特征有关。治疗时不仅仪器内部的火花间隙中产生火花，而且电极与人体间也形成火花间隙，因此也有火花通过，对机体产生火花和热等的刺激。

(4)有一定的化学刺激性。共鸣火花刺激时产生的火花放电，使空气中的 O_2 聚合成臭氧 $3O_2 \rightarrow 2O_3$、O_3 有抑菌、降血压等作用，并在治疗伤口溃疡时有一定意义。

(三)治疗作用

1. 止痒镇痛

中强的火花刺激皮肤产生不规则的触、麻和轻刺感觉，很可能成为一种引起掩盖效应和兴奋周围神经粗纤维的刺激，干扰了痒痛冲动的传导或关闭了“阈”起到镇痛、止痒作用(头痛的镇痛作用不能用闸门假说解释，因与脊髓无多大关系)。目前可认为，本疗法(特别在较强刺激时)对感觉神经末梢及皮肤黏膜的自主神经均有降低其过度兴奋的作用，有明显的镇痛止痒作用。

2. 改善局部血液循环

高频火花刺激皮肤后通过轴突反射，引起局部小动脉和毛细血管扩张，血液循环加强。同时强火花引起组织蛋白微量变性分解形成组胺和一些血管活性肽亦可致血管扩张。

火花刺激亦可经节段反射影响内脏功能，如作用心前区可使冠状动脉扩张和心肌营养改善，作用领区颈交感神经节部位可影响脑部血循环，作用上腹部可改变胃肠张力及蠕动等。

3. 改善局部组织营养代谢

这是由于局部血循环加强，同时阻断了病理性冲动，改善和正常化局部神经兴奋性、传导功能和神经营养所致。常用于治疗表浅皮肤和黏膜的营养不良性伤口溃疡及肛裂等，有促进肉芽生长，加速愈合，并有表浅的杀菌作用。

4. 增强肌肉组织的张力

火花的机械刺激能增强麻醉肌肉的张力，能提高静脉的张力，可用于表浅皮肤静脉曲张和直肠肛门痔的治疗。

5. 镇静作用

头部进行共鸣火花治疗，对神经官能症和高血压引起的头痛、失眠有一定效果，机制尚不清。对严重神经官能症可用金属电极强刺激治疗。

6. 破坏病理组织作用

用电极的源端或金属小球极端集中火花放电，能烧灼疣等病理组织。

(四)设备与治疗方法

目前常用的共鸣火花电疗机安装在一只手提小箱内，内盛主机和各种电极。电极以玻璃电极最常用，其他如金属电极少用，石墨电极则极少应用。玻璃电极有多种形状，以适合各个部位和体腔治疗。玻璃电极中只有稀薄空气(0.5～1.5mmHg)并充以少量氩气。充以氩气的目的是因为这种气体外层电子多，且与原子核的联系较不紧密，因此容易电离导电。将电极中空气抽出的目的是使空气减少，以有利于气体电离和气体离子的移动。用玻璃外壳和只充入少量氩气的目的在于减弱放电的强度；否则，电极电压过高，电流骤增时会造成灼伤。

这种玻璃电极接触人体治疗时，相当于一个电容器，人体皮肤相当于电容另一极，空气间隙和玻璃相当于电容的介质，电极内的氩气相当于电容另一极。在高压电作用下，空气被击穿，空气电离导电，电流急剧通过并产生热，当热度增高到一定程度时即发出光。气体因热而急剧膨胀类似微型爆炸，发出细微霹雳。热、火、声构成了火花，气体的膨胀爆破和热等对皮肤产生一种复合刺激，这对治疗有重要意义。由于电流很小(几毫安)又是高频电流，故电流本身的刺激作用甚微。

1. 治疗方法

常用的有两种：

(1)移动法：进行移动法时需在皮肤上撒少许滑石粉(头部除外)，使电极与皮肤保持一个极为狭窄的间隙，以便使电极与皮肤间产生火花。电极在病灶区缓慢移动。

(2)固定法：电极固定不动，如耳部治疗或穴位治疗和体腔治疗等。玻璃真空电极在每次治疗后，应用蒸馏水和酒精消毒。

2. 剂量

由输出大小和火花强度确定。

弱剂量：电极与皮肤贴近，输出较小，火花细少或甚至不见火花，病人有极微麻感。

中剂量：电极稍离皮肤，输出增大，火花较多，病人有清晰的触、麻和细微的弹击感。

强剂量：电极与皮肤有一定距离，输出大，火花多而强，病人有针刺样轻触痛感。

由于治疗时高频高压电流沿全身传播，故治疗中病人应避免与其他人和任何导体接触；否则，可出现火花的飞跃和电压的冲击。

3. 治疗时间和疗程

按病情及作用面积大小而定。固定法一般3～10分钟，移动法视面积大小可达10～15分钟。每日1次，15～20次为1疗程。

(五)适应证和禁忌证

1. 适应证

(1)血管痉挛性疾病：如雷诺症、早期闭塞性动脉内膜炎、皮肤静脉曲张、痔疮、心脏神经官能症、冻疮。

(2)头痛、神经痛、末梢神经炎、灼性神经痛、神经官能症、癔症性瘫痪、感觉过敏、功能性耳鸣。

(3)慢性表浅溃疡、营养不良性伤口及溃疡、黏膜溃疡、牙龈炎。

(4)某些皮肤病，如斑秃、瘙痒症、神经性皮炎、湿疹。

(5)利用节段反射或穴位治疗：喉炎、咽炎(治疗C_4～C_6椎区)、副鼻窦炎(上颌窦或额窦区)、冠状动脉痉挛(心前区或穴位作用)、夜尿症(作用膀胱区或相应穴位)、偏头痛、血管性头痛(作用领区和头部)。

2. 禁忌证

恶性肿瘤、出血倾向、血液病、化脓过程及性肺结核,以及局部放疗少于2周者。

【处方举例】

1. 共鸣火花电疗

中等剂量,移动法,心脏部位,每日1次,12～15分钟,12次。

适应证:心脏神经官能症及功能性冠状动脉痉挛伴有心绞痛者。

2. 共鸣火花电疗

中等剂量,移动法,肛门病灶区,每日1次,12～15分钟,12次。

适应证:痔疮、肛门裂、肛门瘙痒症。

3. 共鸣火花电疗

中等剂量,移动法,两上颌窦区,每日1次,每次各4～5分钟,4～6次。

适应证:急性上颌窦炎伴剧烈头痛者(在超短波电疗后,治疗效果更明显)。

4. 达松伐尔电疗

中等剂量,移动法,伤口及周围,每日1次,10分钟,6次。

适应证:慢性溃疡。

二、中波疗法

应用中波电流治疗疾病的方法称为中波疗法(medium wave therapy);因中波治疗时主要产生温热效应,常又被称为中波透热疗法(medium wave diathermy)。但自从短波、超短波、微波疗法出现后,中波疗法的应用逐渐减少,20世纪70年代以后已很少被人应用,基本濒于被淘汰。我国也只有少数医疗单位曾开展这一疗法。

(一)物理学特性

中波电流波长范围为300～100m,频率范围为1～3MHz。医疗用的中波电流波长184m,频率1.63MHz,是一种高频交变的等幅连续振荡电流。

(二)作用原理

1. 作用机制

人体内含有大量电解质。中波电流作用于人体时,人体内的电解质被电离为带正、负电荷的离子和颗粒,这些离子和带电粒子在电极间沿着电力线的方向移向异名极。随着电流极性的高速变化,离子和带电粒子的移动也是高速的和向背电极方向的往返振荡。在移动过程中,各种离子和粒子与周围媒质粒子发生相互摩擦而生热。这种由于离子和带电粒子的移动而产生的电流称为传导电流,离子和带电粒子的摩擦、克服阻力而引起的能量损耗称为欧姆损耗,这时电能转变为热能。可用公式$Q=0.24I^2Rt$来计算产热量。式中Q为产热量,I为电流强度,R为组织电能,t为作用时间。由上式可知,中波疗法时人体内电阻较大的组织中产热量多,皮肤与皮下组织的电能较高,产热较多,热的分布不均匀。因此,中波疗法的温热作用浅而不均匀。

2. 生物学效应与治疗作用

中波疗法的主要作用力是促使毛细血管及小动脉迅速扩张,血流加速,改善组织营养,促进炎症消退,降低神经兴奋,减轻疼痛,缓解肌肉痉挛,也可抑制不耐热细菌生长。

(三)治疗技术

1. 设备

中波治疗机有台式与落地式两种,输出电流波长184m,频率1.63MHz,电压100～300V,电流强度0～3.8A,治疗电极有板状铅板电极,以及专用的手足电极与阴道、直肠体腔电极等。

2. 操作方法

仰卧位或坐位,裸露治疗部位。将两块铅板电极按对置法或并置法放在治疗部位的皮肤上,使电极与皮肤接触良好(体腔治疗时,体腔电极外涂以消毒凡士林或液体石蜡,伸入体腔内,另一电极置于与病变部位相应的腰骶部或腹部)。将治疗仪接通电源,缓慢调节输出。治疗结束时,关闭电流输出与电源,取下电极。

3. 治疗剂量

体表治疗时按电极面积计算电流强度,电流密度4～8mA/cm²,总电流达0.8～1.5A。阴道内治疗为<0.6～1.2A,直肠内治疗为0.3～0.8A,每次20～30分,每日或隔日1次,15～20次为1疗程。

4. 注意事项

(1)中波疗法时,电极必须紧贴皮肤。因电流较强,应严密注意防止烫伤。

(2)治疗部位有骨突时,要在骨突处垫以浸有

10%氯化钠溶液的棉花，以免过热。

(3)皮肤破损时不宜进行中波治疗，必要时可垫橡皮布后进行治疗。

(4)治疗过程中患者不得任意挪动体位，以免电极滑脱。

(5)有感觉障碍的部位宜慎行中波疗法。

(6)铅板电极使用后要用肥皂水刷洗干净。体腔电极使用前要煮沸消毒，使用后要用肥皂水刷洗干净。

(四)适应证和禁忌证

1. 适应证

中波疗法主要适用于慢性炎症、慢性疾病。

(1)内科疾病：慢性胃炎、慢性结肠炎、胃肠痉挛、肺炎吸收期等。

(2)外科疾病：术后粘连、肩周炎、关节炎、慢性前列腺炎等。

(3)妇科疾病：慢性盆腔炎、子宫发育不全等。

(4)神经科疾病：神经痛、神经根炎、脊髓灰质炎、脑炎后遗症等。

(5)五官科疾病：慢性咽喉炎、慢性中耳炎等。

2. 禁忌证

恶性肿瘤、出血倾向、结核病、急性化脓性炎症、妊娠、严重心肺功能不全、局部金属异物、浅感觉障碍、皮肤破损、植入心脏起搏器者。

三、短波疗法

(一)概述

应用波长为10～100m的高频交流电在机体内产生磁场或电场能量，并主要利用高频电磁场能量治疗疾病的方法，称为短波电疗法。由于它采用电缆线圈电极，治疗时，主要利用高频交变电磁场通过导体组织时感应产生涡流而引起组织产热，故又称为感应透热疗法。

短波疗法于1937年后广泛用于临床。1949年有人报告采用脉冲式短波电疗的动物实验和临床应用，并认为这种电疗对炎症、疼痛、伤口愈合等均有明显影响，但迄今尚未推广。

短波电疗除一般治疗外，也可用作发热疗法、电切及电凝固法。短波电疗操作技术比较简便，一般可穿着衣服进行，不良反应少。其生理治疗作用和临床应用与中波电疗法基本相似，故目前国内多以此代替中波电疗。

(二)物理学特性

1. 波长(λ)：10～100m

2. 频率(f)：300万～3000万Hz

3. 输出电流：数安培。

4. 电流曲线：有连续等幅振荡和脉冲振荡两种。

5. 近年来已发展有大功率的短波治疗机，输出功率达1000W以上；波长为22.124m，频率为13.560MHz，适用于各种部位的肿瘤治疗，称此为射频疗法。

(三)生物学特征

1. 治疗时电极可以离开皮肤

由于短波电流频率上升10MHz以上，皮肤电极间电容容抗($X_C=1/2\pi fc$)下降到数百或数十欧姆，电流容易通过，因此，短波治疗时电极可以离开皮肤。这使它具有操作简便，可隔着衣服治疗，适用于治疗凹凸不平的部位，避免皮肤和皮下脂肪过热，产热较均匀，使治疗达到较大深度等优点。

2. 作用较均匀

由于短波频率高，组织电容对这种电流的容抗明显减少，组织中电容及电阻部分都容易被通过。因此，电流在组织中的分布不仅比低、中频电时均匀，而且比中波时也均匀得多。

3. 深部产热作用及其特点

在高频交流电电缆极圈作用人体时，体内因高频磁场感应产生涡电流。涡电流基本上属于一种传导电流，主要沿电阻较小的通路(淋巴、血液丰富的组织)通过，其产热原理与通过导体时相似，单位时间内在单位体积组织中的产热取决于公式：$Q=kf^2H^2g=k^2f^2\mu H^2/r=kf^2\mu^2(NI)^2/R$（Q——产热量，g——导电率，H——磁场强度，f——频率，μ——导磁系数，R——电阻）。

从式中可知，f越高，电缆周围形成的H越强，以及组织之R越小，产热就越大。由于肌肉之R比脂肪要小得多，因此，肌肉等R小的组织产热将比脂肪的大。但实际中，由于肌层厚度比脂肪大，更主要的是肌肉富有血管和血循环，以至于大部分热量被血流带走，故实际上肌肉的升温比脂肪大一倍或相近。完全可以避免皮下组织“脂肪过热”，而重点作用于肌肉或肝、肾等实质脏器或其他电阻小的组织，这是短波电缆场作用的重要优点之一。

又由于涡流主要在电阻小（血液淋巴丰富）的肌肉等组织中产生，电缆能量绝大部分消耗在这些组织中，因此深于肌层的组织获得能量较小，这是线圈场不如间隙大的电容作用深的缘故。短波电场法与超短波相似。

由上述内容可归纳与治疗有关系的几个要点：

(1)短波治疗作用比中波更深(6～8cm)，而且均匀。在深部组织中用微热量时，可升温1～1.5℃，温热量升温2～3℃。

(2)治疗皮、皮下脂肪等浅表组织，须用电容电场法，而且电极与皮肤的距离应近些。

(3)治疗深部组织或空腔脏器官、骨等亦需用电容电场法，但电极与皮肤的距离应大些。否则，因皮及皮下"脂肪过热"而妨碍了作用的深入。

(4)线圈场法是绕过皮和皮下脂肪，重点作用于肌肉和电阻率小的组织的良好方法，但该法缺点是对深部组织脏器的作用仍较小，而且对骨等电阻率大的组织作用小。然而近年来有用改进电极的操作方法来治疗深部脏器疾病的报道。

(四)生理作用和治疗作用

短波电疗法的作用机制，除深部产热作用外，还存在特殊的高频振荡效应，组织吸收的能量越大，热形成越多，热作用越大，振荡效应就越小。

短波有使深部组织充血，促进血液和淋巴循环，增强新陈代谢过程，减低中枢和周围神经系统兴奋性，增强白细胞吞噬机能，激活酶的活性；作用肾上腺区时，有促进肾上腺皮质、糖皮质激素分泌功能，提高儿茶酚胺类物质的分泌作用；作用自主神经时，有降低交感神经兴奋迷走神经作用，所以短波电疗有促进血液循环、解痉（胃肠平滑肌痉挛）止痛、消炎、促进病理产物吸收、增强组织脏器新陈代谢和营养等作用。

大功率短波（简称射频疗法）可用于肿瘤治疗，可使瘤内温度比健康组织温度高出5～10℃，从而达到癌细胞死亡而不损伤正常组织的目的。因此，近十年来被用于研究治疗恶性肿瘤，特别当它与放射线、化疗、手术等合理综合应用时，能显著提高恶性肿瘤的治愈率。射频治疗还有许多问题待研究解决。

此外，短波还可与直流电药物离子导入法同时联合应用，能使导入药物比单纯直流电导入法更多更深。

短波与低频电同时应用能提高细胞膜渗透性，改善代谢，对自主神经、运动神经和肌肉的功能有良好影响。

短波电流还可用作电切和电凝固，其组织改变和用途与中波相似。

(五)设备与治疗方法

1. 治疗机

国产的短波治疗机，输出电压为90～120V（小功率机）和300～400V（大功率机），前者最大功率为70W，后者为250～300W。

短波治疗机的振荡电路，主要采用推挽式，用三级真空电子管等构成而产生高频连续等幅振荡交流电。

2. 治疗方法

短波治疗时影响治疗的因素较多，须根据病变性质、作用部位和范围来选择电极大小、放置方式、位置、空气间隙剂量大小等。短波治疗方法一般有3种：

(1)线圈电极

1)可变型（如电缆电极，见图5-33）和固定型（如圆盘电极与涡流电极，见图5-34）。

2)脊柱、肢体又长又大的部位用电缆电极（图5-35，图5-36），胸、腹、腰背等大面积区域用圆盘电极，五官、头面及病灶小的部位用涡流电极。

3)电缆线圈形成电磁场的分布。当高频电流通过线圈导体时，就产生电磁场感应。有人研究，当短波电流通过电缆时所产生的磁场和电场不同，电场在电缆两端最强，而中间较弱；而磁场在两端较弱而中间最强，据此，拟治疗电阻率小的组织器官如肌肉等部位时，宜取电缆之中部。如拟治疗电阻率较大的组织，如关节的韧带可结缔组织时，则宜选用电缆两端，因电场易于通过电阻大的类似介质的组织。

4)电缆圈数过多会影响高频电场输出，一般用1～4圈。电缆线圈间的距离不宜过近，据推算圈间距离应>1cm。为了使磁力线作用于深部，故人体与电缆间应保持一定距离。一般为1～2.5cm（或r/2，r为肢体半径）。

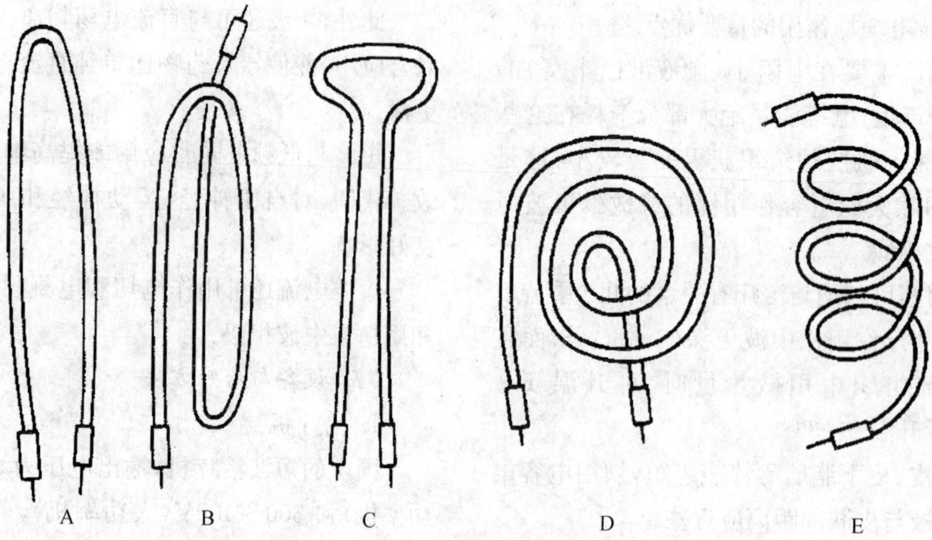

图 5-33　各种不同形状的电缆电极

A. 发夹形；B. 纽袢性；C. T形；D、E. 螺旋形

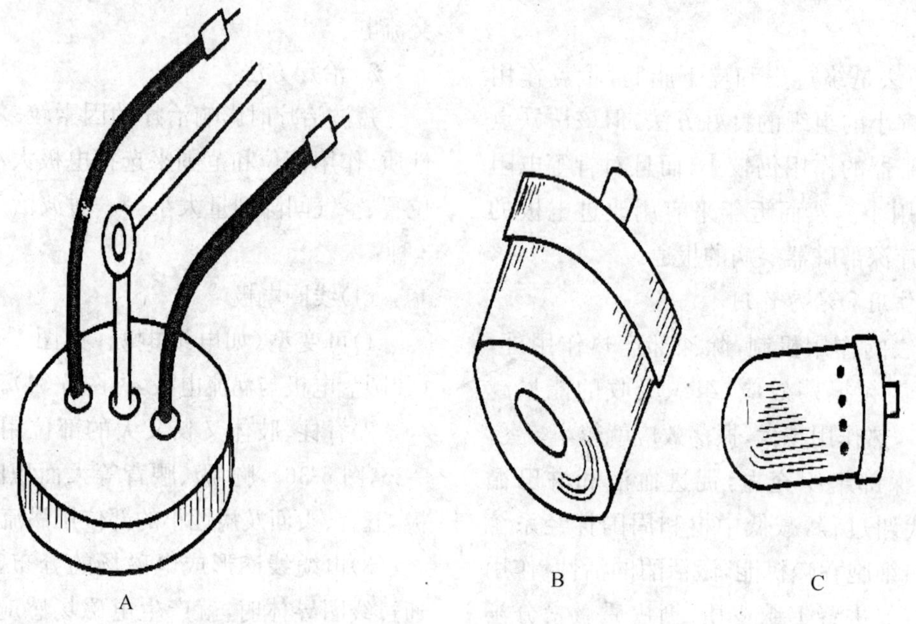

图 5-34　圆盘电极和涡流电极

A. 圆盘电极；B、C. 涡流电极

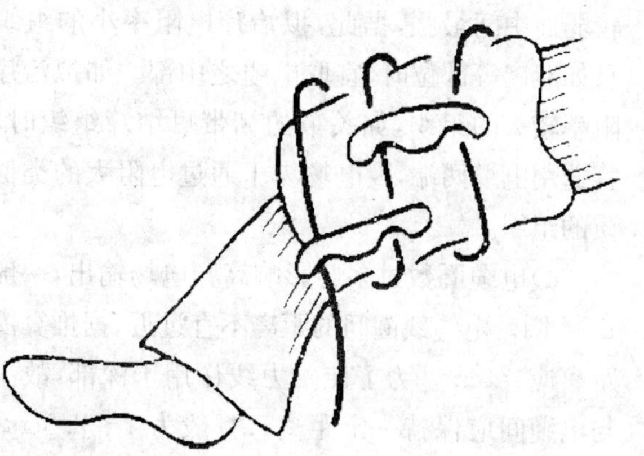

图 5-35　下肢电缆法治疗

图 5-36　脊柱电疗法治疗

5)电缆线圈的绕法:电缆为高压绝缘电线,电缆长度最长为波1/2、1/4或3/4。根据不同治疗部位,可将电缆绕成不同形状,在肢体部位治疗时须向同一方向旋转,切勿在电缆两端各向相反方向旋绕,以免方向不同的磁力线互相干扰而减弱。

(2)圆盘电极与涡流电极:这是将电缆盘绕在圆形胶木盒中的电极,分大、小两种。

1)电盘电极:将电缆绕成钟表弹簧状,整个放入一圆胶木盒中,再固定在活动支臂上,称盘状电极或电缆盘电极。

2)涡流电极:比较理想的涡流电极有大涡流电极(monode)和小涡流电极(minode)两种,大电极的直径为14cm,小电极为5.5cm,前者输出功率为200W,适用于较大部位治疗;后者为70W,适用于头、颈、腋下和小关节的治疗。涡流电极主要适用于27.12MHz频率的短波。这种电极是由3~4圈的金属导管圈构成,其两端连一电容器,导管呈螺旋形,不在一个平面上,圈间距离较大以减少圈间电容,电容减少,电场强度相应减少,而使磁场强度增强,在人体产生的涡流亦增加。导管两端连接电容器,形成振荡电路,以减少电场作用人体,使磁场发生作用。整个电极装于电木盒或塑料盒内(图5-34B、C)可根据作用部位大小选择电极治疗。治疗时只有感应加热而无电容加热。这种电极以单极形式作用人体,其中的磁场使人体产生涡流,电极直径不大,作用于头、肢体等各处均较方便。作用深度最大可达8cm。

(3)电容电极

电容电极由薄金属片或金属网外包以橡皮、毡子制成,也有用玻璃外壳内装以金属板状电极,并可调节金属片的距离,以根据病变深浅调节皮肤电极间隙距离。可根据病变情况采用并置法和对置法。这种方法主要据其电场作用,可在脂肪中形成大量热能,并可达相当大的深度。

3. 剂量

一般根据患者治疗时的温热感觉确定。

(1)无热量:患者无温热感,氖灯管刚启辉,光暗弱。

(2)微热量:刚有温热感,氖灯管全亮,光暗淡。

(3)温热量:舒适温热感,氖灯管明亮。

(4)热量:明显强热感,但能耐受,氖灯管明亮。

同时参考机器仪表指针参数(mA)。因各机器标准不同,故可结合具体机器条件确定。短波治疗多用于温热量和热量治疗,一般每日1次或隔日1次,每次15~20分钟,根据需要可至30分钟,12~18~24次为1疗程。

(六)主要适应证和禁忌证

1. 适应证

(1)适用于肌肉、关节、骨骼、脊柱、周围神经和呼吸系统、消化系统、肾、盆腔脏器及耳鼻喉科等的亚急性和慢性炎症。

(2)某些功能性和器质性血循环障碍疾病,如血栓性深静脉炎恢复期。

(3)适当应用无热量和微热量,对一些急性炎症也有治疗效果。

(4)神经痛、神经炎、肌肉痛、肌肉痉挛、内脏平滑肌痉挛。

(5)外伤手术后血肿、关节积血、积液、脱臼复位后、骨折等。

2. 禁忌证

活动性肺结核、低血压、慢性血循环代偿不全ⅡA级以上者、装起搏器及心瓣膜置换者、孕妇腹部等禁用。小功率对恶性肿瘤禁忌。

【处方举例】

1. 短波电缆:右股部,3~4圈,气距2cm,温热量(或热量),10分钟~15分钟~20分钟,每日1次,12~20次。

适应证:右股深静脉炎(慢性期)、风湿性肌炎。

2. 短波(大功率机),大涡流电极,背部输尿管结石部位,气距1cm,温热量,每日1次,每次20~30分钟,共20次。

适应证:输尿管结石。

3. 短波电缆盘:肩胛间区,气距1~1.5cm,微热量或温热量,每日或隔日1次,20~30分钟,10~15次。

适应证:慢性或亚急性支气管炎、非特异性肺炎。

4. 短波电缆:肢体骨折平面,3圈(如有石膏固定,石膏外应包以干毛巾),微热量每日1次,每次15~30分钟,15~20次为1疗程。

适应证:上下肢骨折、股骨或胫骨慢性骨髓炎。

四、超短波疗法

(一)概述

应用波长为10～1m的超高频交流电作用人体,以达到治疗目的的方法,称为超短波疗法(ultrashort wave therapy)。由于治疗时采用电容式电极,而电容场中主要是超高频电场的作用,故又名超高频电场疗法。

(二)物理学特性

超短波波长为10～1m,频率为30～300MHz。国产治疗机波长有6m、7.2m、7.34m、7.7m等几种,频率为50MHz左右。

由于超短波波长短,频率高,超短波电流很容易通过电介质,故治疗时电极不直接接触皮肤。

超短波之电流曲线一般为连续式,电流振荡是连续的;另一种为脉冲式超短波电流,是在连续超短波电流基础上加以低频脉冲调制和放大,形成一种间断的一般为矩形的超短波电流。其脉冲频率通常为100～1000Hz,持续时间为1～100微秒,间断时间为1～10秒,脉冲最大功率为1～20kW,即相当于普通连续式超短波电流的数十倍。连续式超短波所产生的热能要比脉冲式的大得多。许多学者认为,脉冲式超短波对人体的作用主要基于脉冲群的振荡效应。治疗时一般无热感。

此外,近年来还有大功率(输出功率1000W以上)超短波治癌机出现,用以治疗恶性肿瘤。

(三)生物物理学特征

超短波作用人体产生各种生理反应的基本因素是热效应。但是临床上最常用的治疗处方却以非热效应最为常见,尤其针对运动系统组织器官的急性炎症。这是因为翻译时中文表达的差距。非热效应是指所使用的热效应只限于患者临床不感知的范围内的热效应,或称热外效应更确切些。

1. 热效应

由于人体是一个具有导电体和电介质的复合组织,在超短波作用下,体内同时形成了传导电流和位移电流。由于其频率更高,电介质的阻力越来越小,就形成了超短波治疗时,位移电流成分占优势,以介质损耗产热为主。但当频率极高时,偶极子就来不及转动或转动幅度极小,使介质损耗下降以至于产热减少。这就说明产热随频率增加而增加的正比关系,只适用于一定范围之内的振荡频率。这种位移电流为克服介质阻力而产热,而介质损耗的大小与组织的介电常数密切相关,由于人体内各种组织的介电常数差别较小,故在超短波作用下产生的热分布比较均匀。

但在超短波电容电场治疗中,由于脂肪层中血管少,热量不易为血流带走,因此,其温度比供血丰富的肌肉还要高。据测定,波长7.34m超短波作用时,脂肪升温与肌肉升温之比达8∶1,仍存在脂肪过热的缺点,实际治疗时可利用调整皮肤与极板间距使深部组织温度升高,皮及皮下脂肪温度降低。

2. 非热效应

高频电作用机体时形成的非热效应机制和各种反应已于本章第一节中阐述,在超高频电容电场中之生物体,受电位差电压作用,超高频电振荡波引起细胞内物质共振,引起液体表面张力的改变,对一些物质的表面张力增高,对另一些物质的表面张力降低。高速交变的高频电磁波作用时,当电场强度最大瞬间,使细胞向电场方向伸展,而场强最小瞬间又恢复原状。适当频率的电场可使细胞充分伸缩,对细胞和组织产生特殊刺激,引起特殊生物学作用。

超短波特别在用低强度作用,且用目前一切方法均不能测出温度升高时,其生物学效应仍非常明显,而同样条件的外源热作用则无类似效应。例如,当应用短时间无热量超短波作用于人体时,对急性炎症的消退比长时间温热量作用时的效果更明显。此外,还可以引起其他组织器官的反应,统称为非热效应。发现这种非热效应在低场强($40mW/cm^2$以下)作用时表现特别明显,高强度作用时,这种特殊作用就被这种热效应所掩盖。

(四)生理作用和治疗作用

1. 对神经系统的作用

神经系统对超短波电场十分敏感,因为神经组织接近于电介质,尤其对大脑细胞、自主神经及内脏之末梢神经反应更敏感。中小剂量超短波作用于头部时除有温热感外,常出现嗜睡等中枢神经系统抑制现象。人体长期处于大功率电场作用下,有嗜睡、困倦、易兴奋等现象,这些症状在停止接触或采取预防措施后迅速消失,在临床工作中因剂量小一般不出现不良反应。超短波作用于延脑时,直肠和口腔温度升高。研究测定，大脑组织和脊髓深部温度比表浅的高。小剂量超短波作用于家兔头部后，E. E. G 波幅度增高，频率减低。使用强剂量（热量）作用时，呼吸加快，唾液增多，E. E. G 波幅减低，同时纺锤状波数目增多，这表明超短波能直接作用于脑组织。

有人研究证明，用微热量超短波作用于健康人自主神经无明显反应，但对伴有明显自主神经功能紊乱时，则对大多数患者有调整其功能趋于正常化的作用。一般常有抑制交感神经、兴奋迷走神经的作用，小剂量作用于高血压病人的交感神经节时，能使血压下降，心率减慢。临床研究用适当剂量超短波作用于腰骶神经节及病灶区以治疗下肢神经血管疾病，有降低交感神经紧张度、减轻血管痉挛、建立侧支循环、改善组织营养和功能的作用。

超短波对感觉神经有抑制作用，故临床上有镇痛效果。小剂量能加速不全断离的神经纤维再生，大剂量则抑制之。

2. 对心血管系统的作用

超短波用治疗剂量作用于健康人心区、颈部或下肢远端未发现心脏功能有明显改变。但动物实验发现，过大剂量长时间作用后则使心律由减慢直至停止。动物实验证明，超短波有兴奋迷走神经作用，对交感神经有抑制作用。有人用小剂量超短波作用对部分血循环代偿不全患者有改善心脏功能和症状作用。对代偿功能严重紊乱者无治疗作用。剂量过强时可出现不良反应，故胸部超短波治疗应注意心脏情况，一般尽量使电场不直接通过心脏，如治疗必须通过心脏时，宜用小剂量短时间，操作时须渐增渐减，并注意脉搏、心律和血压的变化，如遇不良反应及时停止。

超短波对血管的作用，除通过神经反射及体液作用影响心血管系统功能外，并对血管受纳器和血管平滑肌有直接作用。超短波作用于蛙的足蹼上，开始血管收缩，其后扩张，同时发现很多“储备”毛细血管及较大的动静脉均有轻度扩张，较大剂量时可保持 2 周之久。更强作用则引起毛细血管中的血流减慢而停止，这些血管比先前扩大 3～10 倍，此乃交感神经麻痹、副交感神经强烈兴奋所致，它比用同样温度的生理盐水加热时扩张更明显。人体用无热量和微热量超短波作用时，即可引起毛细血管扩张，在一定范围增加强度可使深部内脏血管扩张增强，并可保持数小时甚至数日之久，比其他疗法扩张血管作用更深更久。血管扩张，血流加速，组织器官血液循环改善，血管壁通透性增高，对一些血管病和炎症有好的疗效。超短波作用于颈动脉窦或颈部交感神经节能使高血压病人的血压降低。作用于头部或脊髓区能提高血脑屏障的通透性，增强某些药物的免疫物质进入脑和脊髓组织，可提高对脑炎和脊髓炎等的治疗效果。

3. 对血液和免疫系统的作用

动物实验：用Ⅰ～Ⅱ级剂量超短波作用于家兔后，使血细胞总数增加；Ⅲ级剂量作用后，红细胞数血红蛋白显著降低。这 3 种剂量都能使网红细胞数增加。中小剂量电场使骨髓充血，增强其造血机能，促使骨髓细胞及骨髓母细胞分裂，但大剂量长时间超短波全身照射使周围血细胞明显降低。最近国内动物实验报道，小剂量超短波 15 分钟作用有显著的抑制手术后静脉血栓形成的作用，可能对小血管手术有减少血管内血栓形成的作用。

对细菌、毒素及血清免疫成分的影响：实验证明，葡萄球菌及结核杆菌在超短波(4.8m)作用下，比在同样温度水浴中死得更快。电场的杀菌作用还与波长有关系。

家兔实验发现超短波作用后，血清总蛋白量稍高，白蛋白降低，α、β、γ 球蛋白均增高，尤其 γ 球蛋白增高明显。体内抗体和协同抗体杀灭病毒或溶解细菌的补体均增加，凝集素、调理素亦增加。

实验还证明，小剂量超短波作用后，巨噬细胞系统吞噬能力增加，48 小时后更显著，把多形核白细胞放入生理盐水中用超短波作用后，其吞噬功能增加，放在超短波作用过的血清中，其吞噬功能也增加，但大剂量长时间全身作用下(45～60 分钟以上)，以上诸种免疫抗毒成分反而降低。

4. 对结缔组织的作用

临床实验证明，超短波作用下能加速结缔组织再生，促进肉芽组织生长。但长期作用后可使上皮细胞增殖变厚，角质层增生，发生显著的脱屑，同时血管内皮细胞和结缔组织细胞分裂增殖加快，故超短波有加速伤口愈合和结痂作用，但如大剂量长时间作用则可使伤口及周围结缔组织过度脱水老化、坚硬，影响伤口愈合。

5. 对炎症过程的影响

大量临床观察和实验研究证明，超短波对炎症，特别是急性化脓性炎症有良好作用。在治疗急性炎症时，证明小剂量有明显的消炎作用，大剂量有时反可使病情恶化。超短波对浅层组织急性炎症的治疗以小剂量为宜，治疗深部内脏感染时则剂量要相应增大些，这是由于超短波透过人体的电场分布和耗损有关。其消炎机制为：

(1)对神经系统产生良好影响，改善神经营养和神经功能状态，使炎症组织的兴奋性降低，阻断或减低了病理性冲动的恶性循环。

(2)使局部组织血管扩张，血液淋巴循环增强，血管壁通透性增高，局部组织的营养和代谢过程改善。

(3)免疫系统功能增强，对炎症组织中的细菌有明显抑制作用。

(4)促使炎症组织中的pH值向碱性方向逆转，从而消除了组织的酸中毒，有利于组织的抗炎作用。

(5)炎症组织中钾离子减少，钙离子增加，加上血管扩张血循环加强，血管通透性增高，从而有利于炎症消除，并促进渗出液和漏出液的吸收，即所谓脱水作用。

6. 对肾脏的影响

超短波电场作用于肾脏后有扩张肾血管、解除肾脏血管痉挛和促进利尿的作用。有人采用超短波作用于健康人的肾脏时，能增强利尿作用，不但增加排尿量，且尿的成分亦有改变。实验研究发现，弱剂量(微热量)作用于肾区后，利尿作用增强，强剂量(显热量)作用时开始抑制，而后利尿作用增强，且比微热量作用时排尿量更多，并证明电场直接作用于肾实质时利尿最强。国内外临床实验发现，微热量超短波肾区作用，对急性肾炎有良好效果，发现有增强肾血循环，增强利尿，尿蛋白减少，血非蛋白氮含量降低等作用，并有明显降压作用。此外，还有促进恢复，缩短痊愈日期和预防变成慢性肾炎等作用。

超短波肾区作用治疗少尿或无尿症有明显效果。有人总结32例因各种原因(磺胺、青霉素、链霉素、汞剂等过敏或中毒、出血性休克、出血热、输血反应、妊娠中毒、败血症、严重烧伤、中毒性休克等)的急性肾衰竭患者，在综合治疗中，经采用超短波肾区疗法后痊愈27例。电疗平均2.3天后尿量增加，4.7天后尿量恢复正常，效果显著。另有报道，采用超短波肾区治疗出血热患者中发现有促进出血热病人免疫功能恢复的作用。国外有专家指出，认为超短波治疗无尿症比一般临床常用疗法如利尿剂、腹膜及肠道透析和肾包膜剥离术等效果显著。

7. 对内分泌腺的作用

1932年，Schliephake首先以超短波照射兔的头部发现血糖有改变。在照射人的垂体时亦可见血糖升高40%。1954年，Van Went较全面地研究了超短波对脑下垂体的影响，他用超短波波长5.87m，电极直径8cm，微热量，每次7分钟，一极置鼻根部，另一极置头后，对置法或两颞(垂体平面)对置法。作用后发现垂体前叶、后叶激素分泌均大为增加。对垂体激素系统功能起调整作用，促使肾上腺皮质激素增多，促进肾上腺分泌可的松类物质增加。若肾上腺皮质功能良好者，则可见血液中嗜酸细胞降低50%以上。临床上可用以治疗多种疾病。对健康人的血压影响不大，高血压患者血压可见上升，但治疗结束后即见下降。国内有人报道，家兔实验，超短波照射脑下垂体，并不引起肾上腺皮质功能变化，而直接作用于肾上腺区时，有增强皮质功能的作用，在一定范围内超短波剂量增大可使皮质功能增强持续48小时以上。

超短波对性腺作用较敏感，小量有促进其功能作用，大量超抑制作用。动物实验发现，大剂量时可引起退行性改变。有报告大剂量作用怀孕动物可引起流产。

Sadiman和Mayer用超短波作用于胰腺后，血糖明显下降。RaaB等指出，用小剂量超短波多次治疗有再生能力的胰岛组织细胞时才可能出现血糖下降。保加利亚学者报道，用超短波治疗小儿糖尿病患者获得较好效果。

Dusset用超短波作用于甲状腺治疗甲状腺功能低下患者取得良好效果，RaaB对甲状腺功能亢进患者进行治疗，其中部分病人能改善其症状。

8. 对消化系统的影响

动物实验发现，超短波电场有促进胃肠分泌和增强胃肠道吸收功能的作用，并可解除胃肠道痉挛。有人认为，该作用是由于超短波作用于交感及副交感神经，改善胃肠血液循环，刺激胃肠黏膜细胞功能所致。

超短波作用于肝脏时，除加强免疫功能外，血液中补体效价、纤维蛋白原含量、血小板数、组胺含量、红细胞数、胆红素、氢离子浓度、全血和血浆黏性、血沉、残留氮等均升高。而血钾、血清黏性、血液的导电性都降低。以小剂量超短波作用于因四氯化碳引起肝炎的狗的肝区10～15次后，肝功完全恢复正常而对照组则无变化。另有实验证明，超短波有加强肝脏解毒功能的作用。实验研究，超短波作用于肝胆区能刺激胆汁排向十二指肠，并能增强胰腺的分泌。超短波作用1.5小时后胆汁排出增加，胆汁量增加，并可持续3～4天，比中波作用强；但大剂量时，胆汁分泌先增加而后抑制。有人报道超短波治疗急性传染性肝炎有良好作用。超短波作用于脾脏后除巨噬细胞系统增强外，还发现血中胆固醇含量增加。

（五）设备与治疗方法

1. 治疗机

国产的超短波治疗机，按输出功率可分为两种规格：一种是立地式大功率（200～400W）治疗机；另一种是手提式小功率（25～80W）治疗机，输出电流为数安培。前者适用于大部位、深层组织和内脏疾病的治疗。后者适用于小部位、浅层组织，特别是五官科疾病的治疗。

2. 电极

超短波治疗电极以电容电极为主。这些电极由金属网或金属板构成，治疗时为避免金属直接接触造成烫伤，金属外面必须用绝缘物覆盖。因超短波波长短，频率高（30～300MHz），超短波电流很容易通过电介质，故治疗时电极无需直接接触皮肤。电极和皮肤间隙以空气或用干毛巾棉垫隔开。电容电极按照其形状可分为：

（1）板状电极：内部是金属网或金属片，外包橡胶、毛毡、绒布等物质，呈长方形、正方形、长条形。一般分大、中、小3种。

（2）圆形电极：内为金属板，外包橡胶、绒布。一般亦有大、中、小3种，其直径分别为12cm、9cm或8cm，以及5cm或4cm。

此外，超短波治疗机还附有直肠和阴道等体腔治疗用的金属电极，这种体腔电极一般都有玻璃外罩。治疗时经消毒后可直接插入腔道中。

3. 治疗剂量

在实际工作中主要是根据病人的感觉，参考氖灯管亮度和仪表读数，而区分为如下几种剂量。

1级（无热量）：患者无温热感，氖灯管刚启辉，光暗弱。

2级（微热量）：仅稍有微温感，氖灯管全亮，光暗淡。

3级（温热量）：有舒适温热感，氖灯管明亮。

4级（热量）：有明显热感，但能耐受，氖灯管明亮。

临床上，一般急性炎症或急性病用1级量（每次8～10分钟）或2级量（每次10～12分钟）。慢性炎症或慢性病用3级量或4级量（每次15～20分钟），4级量一般少用。

其次，对神经节段反射的治疗，一些敏感的器官如眼、脑、心脏、睾丸和卵巢等，以及全身情况衰弱，或有明显自主神经系统功能紊乱，或贫血的患者等均应采用小剂量治疗。儿童多用8～12分钟。

疗程应根据病情发展而定，如一般急性炎症6～8次即有明显好转或治愈。慢性炎症则需12～24次方可好转或减轻。

4. 操作方法要点

（1）患者取舒适体位，治疗部位无需暴露，可将所着衣服的厚度计算在间隙内。

（2）选用适当电极，对准治疗部位，并根据病变深浅和病情需要确定垫物（间隙）厚度。

（3）超短波电场治疗主要应用电容电极法，其电场的分布与电极放置方法、极板和皮肤间距大小密切相关。常用有双极法和体腔法。

1）双极法：分为对置法与并置法，前者用于治疗深部或内脏病灶；后者用于表浅或病变广泛而较浅表的部位，以使电场的密集电力线通过靶物为原则。

2）体腔法：是双极法的一种特殊形式，特制的体腔电极（直肠、阴道等）置于相应的腔道内，另一板状或带状电极可置于腹部、腰骶或围绕骨盆周围。

（4）电极与皮肤距离（气距）因治疗部位及所用机器的输出功率而有所不同。一般病变部位浅表，间隙宜小；病变深在，间隙宜大。应用大功率治疗机时，间隙应加大；应用小功率治疗机时，间隙应缩小，在具体应用时还需考虑病变的范围和所用电极的大小。一般小电极、小功率机治疗小部位时，间隙 0.5～1cm。大电极、大功率机治疗大部位、深部病变时，间隙 3～4cm。对表面高低不平的部位气距相对宜大，以免作用不均。

(5)小儿头部慎用对置法，成人头部治疗时剂量不宜过大。用并置法时，两电极间距离不宜小于电极的直径，或至少不得小于电极的半径。

(六)主要适应证和禁忌证

1. 适应证

(1)超短波广泛应用于一切炎症过程：如软组织、关节、骨骼、五官、胸腹腔脏器、神经系统、生殖器等的炎症，对急性、亚急性炎症效果更好。特别对化脓性炎症疗效显著，早期应用可使炎症加速消退不致化脓，当已有组织坏死时应用则可使炎症局限化，加速脓肿成熟、破溃；在破溃或切开引流畅通情况下应用，可促使坏死组织脱落肉芽组织生长，加速伤口愈合。超短波对急性软组织感染治疗，不但可缩短疗程，提高治愈率，同时可减少手术的机会。如果用超短波结合抗生素治疗急性化浓性炎症时，其疗效明显比单纯应用一种为高；有的报道二者合并治疗较单用抗生素治疗，可将药量减半。

常用于疖、痈、脓肿、蜂窝组织炎、急性化脓性乳腺炎、淋巴腺炎、淋巴管炎、化脓性副鼻窦炎、中耳炎、扁桃腺炎、喉炎、急性肺炎、支气管炎、胸膜炎、肺脓疡、骨髓炎、阑尾炎、阑尾脓肿、盆腔炎、附睾炎等。由此可见，超短波在治疗急性化脓性炎症中的重要地位。其次对小儿慢性肺炎，超短波也是综合疗法中重要措施之一，有良好的效果但疗程较长。临床发现对炎症引起的小儿肺不张，综合应用超短波能加速肺部炎症消退和肺不张消失。此外，对一些非化脓性炎症超短波也有较好疗效，如脊髓灰白质炎和急性横贯性脊髓炎早期、间质性肺炎、卡他性中耳炎、视网膜脉络膜炎、流行性腮腺炎、传染性肝炎、滑囊炎、肌炎、神经炎、神经根炎、大脑炎等结合药物或一般疗法均能提高疗效。

(2)疼痛性疾病：如神经痛、灼性神经痛、肌痛、幻肢痛等。

(3)血管运动神经和一些自主神经功能紊乱的疾病：如症状性高血压(Ⅰ～Ⅱ期)、闭塞性脉管炎、雷诺症、支气管哮喘、胃肠功能低下、痔疮、结肠、膀胱、直肠痉挛、胃贲门痉挛、食管痉挛等大多有良好的疗效。此外，对急性、亚急性肾炎、急性肾衰竭引起的少尿症或无尿症疗效显著。

(4)各期冻伤：超短波治疗冻伤有明显效果。Ⅰ、Ⅱ度冻伤，甚至Ⅲ度冻伤并伴有坏死者均适合用超短波治疗。但必须用弱剂量(微热量或无热量 6～12 分钟)，可以加速消炎，消除水肿，并能预防坏疽的发生和发展。同时综合应用超短波疗法是治疗冻伤的有效方法，发现在局部用超短波治疗 2～3 次后(无热量)，即可使水肿减轻、疼痛消失、全身情况改善、再生过程加速，并能减少冻伤引起的感染坏死等并发症。有人提出治疗冻伤的方案：

Ⅰ度冻伤：采用局部超短波治疗(无热量或微热量)。

Ⅱ度冻伤：超短波局部治疗加上相应脊髓节段(颈或腰)及交感神经节治疗。

Ⅲ度冻伤：局部病灶部位超短波治疗。

(5)各种创伤伤口及溃疡：超短波能加速各种创伤反应的消退，如疼痛、肿胀、血肿、关节积血、积液及骨折、脱臼复位后肿胀等。

超短波能加速伤口肉芽组织生长和炎症的消退，促使伤口愈合，特别对急性、亚急性感染伤口，以及有大量软组织缺损的伤口效果显著。但由于超短波多次作用后有脱水和促使肉芽组织及新生上皮组织老化、坚硬的作用，所以连续应用超短波的次数不宜过多，一般以不超过 15 次为宜，而且对感染伤口的理疗亦根据对不同发病阶段不同病理变化，采用不同物理因子和不同剂量的治疗原则。

(6)其他

1)超短波脑下垂体法：可治疗支气管哮喘、慢性溃疡性结肠炎、月经紊乱、痛经、阳痿、类风湿性关节炎和某些皮肤病等。

2)超短波作用于颈交感神经节或颈胸腰交感神经节，可治疗局部或全身性神经性皮炎、圆形脱发及某些与神经因素有关的湿疹有较好效果。

3)超短波胰腺部位电疗(小剂量、多次治疗)：可治疗糖尿病，特别对小儿糖尿病有较好的效果。

2. 禁忌证

有出血倾向者、低血压、心力衰竭、活动性结核、恶性肿瘤(一般剂量为禁忌)、装起搏器及心瓣膜置换者。

【处方举例】

1. 大超短波

中号极,温热量,气距3～4cm,两肾区与腹前对置,15～20分钟,每日1～2次,共12次。

适应证:急性肾炎、急性肾衰竭。

2. 大超短波

中号极,微热量,气距3～4cm,右下胸前后对置,12～15分钟,每日1～2次,12次。

适应证:急性肺炎(右下肺)、肺脓疡。

3. 小超短波

中号极,微热量,气距1cm,右耳前后对置,10～12分钟,每日1次,6次。

适应证:急性外耳道炎(右)。

4. 小超短波

中号极,微热量,气距1cm,两上颌窦并置,10～12分钟,每日1次,6次。

适应证:急性上颌窦炎(双)。

五、微波疗法

(一)概述

应用波长为1m至1mm(300～30 000MHz)的特高频电磁波作用于人体,以治疗疾病的方法,称为微波疗法(microwave therapy)。

根据波长不同,可将微波分为分米波(数十厘米至100cm)、厘米波(1～10cm)及毫米波(1～10mm)3个波段。理疗中应用的微波一般指波长为10～30cm的电磁波。目前治疗上最常用的微波其波长为12.5cm,频率为2450兆赫(MHz)。除连续式微波外,新近又出现脉冲式微波治疗机,脉冲频率为1Hz。

(二)生物物理学特征

微波振荡频率极高,波长介于长波红外线与短波之间。但微波的产生、传输、测量等原理既不同于光波,又不同于超短波。微波的某些物理特性类似光波,如呈波束状传播,具有弥散性能,遇不同介质可引起反射、折射、绕射、散射、吸收,以及利用反射器进行聚集的作用,其规律与相应的光学规律接近。微波作用时称辐射(或照射)。因微波的弥散性大,故用特制的传输系统,包括波导管(同轴电缆)和辐射器。微波由辐射器中的无线辐射至空间作用于人体。辐射器有半圆形、矩形、圆柱形、耳道辐射器和鞍形辐射器。

当微波辐射到人体时,一部分能量被吸收,另一部分能量则为皮肤及各层组织所反射。厘米波辐射机体时的反射率为40%～50%。富于水分的组织能较多地吸收微波能量,而脂肪、骨骼等则反射相当部分的微波。所以,当微波作用到有多数界面的部位或器官(如眼、盆腔等),应注意由此引起的过热现象。

微波对人体组织的穿透能力与其振荡频率有关,振荡频率愈高,穿透能力愈弱。波长为12.5cm的微波,穿透组织的深度一般可达3～5cm。

微波治疗的主要作用因素也为热效应和非热效应。脉冲式微波治疗时,其所产生的热为脉冲间期时的血流所消散,故其热作用小,适合于对热禁忌的疾病,如急性病,且能作用于更深的组织。但由于其物理特性所致,微波的热效应和非热效应与超短波引起的也不一样。

1. 热效应

微波辐射人体后,电解质离子随微波频率迅速振动,以及电介质的束缚电荷作相对移动,偶极子产生转动,为克服所在媒质的黏滞性而消耗能量并产热。实验证明,使水分子转动180°所需的时间大体与微波之半周期相适应,水分子的固有振荡频率与波长3cm之微波频率相近,可吸收微波能量的98%,10cm微波可被水吸收50%,介电常数较大的组织吸收微波较多,水的介电常数大,故富于水分的组织(如血液、肝、肾、肌肉等)吸收微波能量最多而产生大量热能,引起组织温度升高,而脂肪和骨组织吸收能量最少。

微波对生物体加热的深度取决于波长、组织的导电率、反射能力、介电性、分层厚度、总的容积和几何形状等。厘米波最显著的能量吸收发生在表浅组织内,其穿透组织深度仅为数厘米,同时大部分能量在组织的交接面上被反射,在此处可能形成驻波而导致邻近组织的过热。微波透入机体组织的特点,使得在某一种动物身上所研究的结果很难或根本不可能应用到另一种动物身上,更不能照样地应用于人体。例如,用波长12.6cm的微波同样作用于老鼠、兔和人,可刺激不同的器官引起反应。

由于多种因素影响电磁能吸收的精确测定，故目前在临床治疗和实验研究中，微波对机体作用强度的最可靠指标，仍然是测量受作用组织或器官的温度变化。

2. 非热效应

动物和临床实验证明，微波的热作用是明显的，但实验中，出现一些不能用热效应解释的生物学现象。例如，鸽子在微波束（雷达）中出现慌乱而古怪的飞行。鸽子这种异常活动，不可能与热有关，因为根据辐射器的功率和辐射源与鸽子的距离分析，其能量密度绝不会引起热效应。又如，以脉冲持续时间为 1/10 微秒的微波作用于兔眼时，20 分钟后可出现严重损害，但测到的平均功率远不足以引起热效应；还有当以不会引起产热的剂量作用于机体时，发现可以血流加速，接受低场强微波照射后，在不引起温度升高的情况下，却能引起某些系统和器官的机能或形态学方面的变化，如嗜睡、心动过缓、血压下降等反应，前苏联学派称此为热外作用。认为当接受作用的介质发生温度变化之前，已发生了非常复杂的物理-化学过程，有机物和无机物荷电颗粒随电磁场方向的变化而转移，膜上荷电粒子浓度和通透性改变，蛋白结构造形过程的变化，细胞上的胺基基团及细胞的结构等方面的变化，这与电磁场频率与受作用的动物种类、作用部位和机体原始状态有关。这种特殊作用在较低强度微波作用时（$<10\text{mW/cm}^2$）表现明显，高强度作用时引起的明显热效应掩盖了细胞和组织内的小能量作用下产生的物理化学变化反应，故非热效应就不易显示出来。因此，可以总结为，微波的非热效应在由于细胞内成分的布朗运动而产生热效应之前最为突出，尤其是当应用低强度微波时最为明显。

在微波的作用机制中，当受作用的细胞内结构的固有频率与电磁场频率相一致或成倍数时所产生的效应最大。有人指出在微波作用上，细胞内水分发生构形过程，而这些水分的固有频率大约为 500MHz，而蛋白质分子内的结合水本身又决定了分子形态的变化。因此，整个机体系统对低强度微波振荡不仅具有特殊的极高敏感性，而且接受其影响的能力也增强。有人提出，微波的非热效应需从信息学说的观点来认识电磁场的生物学活性问题。在基本相同条件下的外源热作用不引起类似的非热效应。但国际上对此尚有争议，需待继续研究。笔者所在科室与生物教研室等协作，进行低场强微波照射小白鼠实验，在 1MW/cm^2 组中，照射后，测动物皮温变化为 -0.4℃（均值），肛温变化为 -1.59℃（均值），但可见到心肌部分线粒体有溶合、变形、嵴数减少变短和部分空化，并偶见心肌肌丝轻微松散等改变，这就很难用热效应解释。1973 年国际微波华沙会议曾建议 1mW/cm^2 以下为非热效应，$1\sim10\text{mW/cm}^2$ 为非热效应和热效应的复合作用，10mW/cm^2 以上为热效应作用。这与进行的实验中，各微波场强组小白鼠体温变化和心肌超微结构改变有相符之处。亦初步认为，从微波卫生防护和微波临床应用出发，应考虑到微波的热作用和非热作用的生物效应因素。

（三）生理作用和治疗作用

1. 生理作用

(1)对心脏血管系统的作用

1)大多数实验研究证明，治疗剂量的微波对心脏有拟迷走神经作用（心跳变慢，心电图 R 波和 T 波幅度下降，P-R 间期延长，房室传导延长和血压下降等）。小剂量能改善冠状动脉供血情况和改善心肌梗死时的血循环。但过大剂量照射对心脏有损害作用。

2)组织温度升高、增强血液循环，血流量可增加 50%左右。用 80mW/cm^2 的微波辐射兔耳时可见到迅速的充血现象；作用于人手指甲皱时，可见到微血管扩张和血运加速；辐射狗的后肢，肌肉内的静脉血增加 104%。用微热热量微波作用于领区 10～15 分钟，可使高血压患者血压下降，心肌供血改善。

(2)对血液及免疫功能的影响：大剂量微波有抗凝作用，小剂量对血小板和凝血时间无明显变化。大剂量可使红细胞脆性增高，降低血中磷的含量，血中胆碱脂酶的活性下降。有人用 3.5mW/cm^2 的波长、10cm 的脉冲微波长期辐射豚鼠和家兔，发现周围血液中白细胞总数和淋巴细胞增多，红细胞数无明显变化，骨髓内成红细胞有异常的染色质结构，核溶解和碎裂，有丝分裂异常。总之，由于实验方法和条件不同，关于微波辐射对血液成分影响的报告颇不一致。微波辐射对机体免疫机能影响报道亦不相同。动物实验证明，低强度的微波辐射可使嗜中性白细胞的吞噬活力下降，抗体生成严重受抑制。但有些学者在用微波治疗肺炎患者过程中发现，血清中备解素，补体滴度升高，组胺酶增加，提示微波可改善机体的非特异性免疫功能。笔者所在科室与检验科协作应用频率为 2450MHz 微波，治疗剂量范围（21.7～73.2mW/cm^2），每日 1 次，每次照射 15 分钟，病区局部连续照射 25～30 次，根据治疗前后细胞免疫、体液免疫和总补体、白细胞数检测，无明显差异，而所治患者均获得良好疗效，并未出现不良反应。

（3）对神经系统影响：短期中、小剂量加强大脑兴奋过程，长期大剂量增强抑制，均可引起脑电图和条件反射改变。直接照射动物头部，小剂量引起暂时充血和线粒体等细胞器变化，大剂量则有损害作用。长期辐射可使大脑皮质细胞活动能力减弱。用非致热功率的微波长时间辐射实验动物，可引起鞘磷脂和神经胶质代谢紊乱，在大脑白质和小脑中出现异染性球形小体，神经胶质细胞增生。长期接受超过允许剂量微波辐射的人员，可有中枢神经系统机能紊乱，表现为头痛、头晕、易疲劳、记忆力减退、工作能力减弱、睡眠障碍等。客观检查见腱反射减弱、手震颤、皮温不对称，以及心动徐缓、血压波动等。但一些美国学者曾对雷达工作人员进行调查，并未发现以上异常现象，认为微波辐射不引起神经系统障碍。对自主神经可引起拟迷走神经的作用，能降低周围神经兴奋性和减弱支配肌张力的 γ 纤维的兴奋和传导功能，有缓解肌肉痉挛和止痛作用。

（4）对生殖系统影响：睾丸由于血液循环较差，对微波特别敏感，当微波辐射使睾丸温度高于 35℃时，精子的产生即受到抑制或停止，过量辐射可使曲细精管萎缩，局灶性坏死。故用微波辐射睾丸附近部位时应将睾丸屏蔽防护。据有人报道，睾丸组织允许功率密度 5mW/cm^2。此外，有报道，大剂量照射动物卵巢时也可受到损害，失去生育功能；照射妊娠动物可致动物早产或流产。现已有报道用微波照射睾丸进行男性避孕。

（5）对眼的影响：由于眼球是富于水分和多层介面的组织，血循环差，容易积热，大剂量或长期辐射微波后玻璃体和晶体出现混浊。有人认为，可能由于微波作用后眼球组织温度升高使眼部焦磷酸酶、三磷酸腺苷酶活性降低有关。用 180mW/cm^2 的微波作用于动物的眼球时，可导致晶体的混浊和白内障，同时发现眼睛的焦磷酸酶和三磷酸腺苷酶的活性下降；晶体内细胞的抗坏血酸、DNA 的合成及细胞核的有丝分裂都发生改变；微波作用后，晶体中的电解质和水分增加，细胞膜的渗透性发生改变。一般认为，形成晶体损害的临界微波功率密度为 100mW/cm^2；当晶体内温度达 44℃时，便形成白内障。有人用兔子作实验证明，如果动物处于低温状态下，即使达到致白内障的强度和时间也不引起白内障。但小剂量照射未见到损害作用，国外报道利用小剂量治疗某些眼病有良好作用。应用微波治疗眼病时，特别要注意用小剂量。

（6）对呼吸系统的影响：小剂量微波作用于肺部时发现呼吸变慢，肺轻度充血，肺泡间隙有少量白细胞浸润，微波对肺炎有治疗作用。据国外报道，中、小剂量微波对小儿急性肺炎、迁延性肺炎、哮喘性支气管炎有良好效果。

（7）对消化系统的影响：在治疗剂量下，发现微波能够加强实验动物胃肠的吸收功能，对分泌和排空功能亦有调节作用，使胃蠕动减慢，胃的全酸和游离酸均见减少，当分泌和排空功能亢进时，微波的调节作用更为明显。但由于胃肠等空腔器官的调节机能较差，对热敏感，因此，不能用较大剂量微波治疗，否则可引起损伤。对肝脏作用，小剂量可引起充血反应，大剂量辐射亦有损害作用。

（8）对内分泌系统影响：国外报道，动物实验采用微波一次或多次短时间（30 分钟）3mW/cm^2 照射动物能使动物甲状腺功能增高。有人用 1～10mW/cm^2 微波长期照射动物，引起甲状腺和内分泌活动增高，甲状腺浓集放射性碘的能力明显增强。有人认为，这可能是由于微波刺激了下丘脑垂体功能使垂体的促甲状腺激素增加之故。另有人研究报道，微波能够增强肾上腺皮质激素的合成。以治疗剂量的微波辐射关节病和皮肤病患者的肾上腺投影区，可使肾上腺皮质功能增强，血中抗炎激素增加，促炎激素减少，尿中儿茶酚胺排出减少，电解质代谢转为正常，提示交感-肾上腺系统的机能状态得到改善。

（9）对细胞染色体和核有丝分裂的影响：将波

长为10cm、功率密度为3～7mW/cm²的微波直接作用于人的淋巴细胞和猴的肾细胞培养物时，便可见到细胞染色体发生畸变以及核有丝分裂的异常现象；如将波长为10cm，功率密度为10mW/cm²的微波作用于动物的眼球角膜时，便可发现角膜的上皮细胞发生有丝分裂的改变，这些现象对研究微波细胞学和遗传学将有密切关系。

(10)对炎症过程的影响：微波对亚急性、慢性及急性炎症有抗炎作用。这是因为：

1)微波降低与炎症过程的始动机制有关的致炎介质，如用微热量和温热量作用后，炎症组织和血液中增高的组胺、加压素、缓激素肽等含量降低。但高热量微波可增加体内致炎介质的含量并使炎症过程恶化。

2)降低微循环、微血管增高的通透性。发炎反应与微血管通透性增高的微血管反应有关，微血管细胞损伤及其通透性增高是受致炎介质影响的结果。微波(分米波和厘米波)作用后，这些活性物质在组织和器官内的含量减少，导致增高的组织通透性降低，使炎症过程的发生逆转。

3)使局部血管扩张，血流加速，使组织内吸收加快。

4)微波在抗炎中除对异化过程的抑制性影响外，对同化过程有激活作用。有人发现，微波在不使细胞结构升温的剂量下，对细胞的氧化-还原过程有刺激和使之正常化的作用。

因此，有人认为对决定发炎程度的那些过程的抑制作用，对适应系统的激活和修复过程的刺激作用，是应用微热量微波抗炎作用的基础。

2.治疗作用

(1)微波辐射使组织温度升高，血管扩张，局部血流加速，血管壁渗透性增高，增强代谢，改善营养，促使组织再生和渗出液吸收等作用。

(2)有镇痛、解痉、消炎作用，对肌肉、肌腱、韧带、关节等组织及周围神经和某些内脏器官炎症损伤、非化脓性炎症效果显著，并主治亚急性炎症，弱剂量对某些急性炎症(如浸润性乳腺炎等)亦有效。

(3)眼睛及睾丸对微波特别敏感，治疗时应防护；对血循环差和富于水分的组织应避免过量引起病情恶化。

总之，微波有镇痛、抗炎、脱敏和改善组织代谢及营养等作用。

(四)设备与治疗方法

1. 治疗机

国产微波治疗机频率多为(2450±30)MHz，波长约为12.5cm，最大输出功率为200W。必须用特殊的多腔磁控管才能产生微波辐射，微波电磁能量经同轴电缆传输辐射器的天线发射出来。

2. 射器种类

微波是通过辐射方式作用于人体的，一般将微波治疗用的电极称为辐射器。根据辐射器的种类、形状，常用的有：

(1)球形辐射器：直径17cm，适用于一般部位的治疗。

(2)圆柱形辐射器：圆形截面管状，有大小不同规格。常用的直径为8cm，适用于较小部位的治疗。

(3)长形或矩形辐射器：虽外形稍有不同，但其开口处都呈长方形。这种辐射器适用于脊柱、肢体部位的治疗。

此外，还有一种马鞍形辐射器，适用于治疗面积较大、凹凸不平部位，如胸、腰、腹、膝等。还有适用于小部位的聚集辐射器，以及外耳道和其他体腔治疗用的辐射器。

3. 辐射器的应用方法

(1)有距离辐射：如采用圆形、圆柱形及长形辐射器，照射时辐射器与人体表面有一定距离，由于机器的设计装置，照射时若距离太近，将引起失谐，影响输出功率。因此，这些辐射器必须做有距离辐射，一般规定为7～10cm。马鞍形辐射器基本上亦属于这种类型，但辐射器结构中已固定好与体表足够的距离，因此亦可直接与治疗部位接触。

(2)接触辐射：由于特殊的设计，耳、聚集、体腔辐射器均可作接触辐射。用耳辐射器时，每次用前应套上橡皮套，扑以少许滑石粉，让病人自己持小电缆插入外耳道，每次治毕后，取下橡皮套，用1/1000新洁尔灭浸泡30分钟消毒。

用聚集辐射器时选取直径与病灶面积相近的辐射器，盖好盖罩，让病人持把柄将辐射器的辐射面紧贴在病区上，使用功率亦不能超过10W。

用体腔(直肠等)辐射时，应先将专用的外套套上，在外套上涂以润滑油(凡士林、液体石蜡等)，再缓缓放入体腔内。为了便于消毒，用时可将外套上再套一个乳胶橡皮套，套外涂润滑油，放入体腔内进行治疗，治毕后弃去橡皮套，以减少外套消毒手续。用体腔辐射器时，由于接触面积较少，反射消耗也少，使用功率也不宜超过10W。

(3)隔沙辐射法：这是在用有距离辐射时，在辐射器与皮肤之间用沙子代替空隙的方法。由于介电常数的特征，微波经沙子时，更易于集中成束，散射显著减少，因而到达人体的功率比不用沙子时大一倍，故治疗剂量比通常少一半。可采用冲洗干净和干燥后的河沙、海沙等，沙粒宜较细，大小应较均匀。

治疗手足等不平整部位时，可将手足包埋于沙子中，沙层厚7～12cm，再将圆辐射器放于沙面上对着手或足辐射；治疗平整部位时，可用4～7cm的细沙袋放在辐射器与体表间接触照射。

(4)微波体腔内辐射器加温疗法：采用单极同轴微波天线(辐射头)，直径0.7cm左右，低位腰麻取膀胱截石位尿道扩张至F26，插入F22膀胱镜冲洗膀胱后经镜鞘入微波辐射极于精阜近端，按前列腺大小，输出功率50～100W，照射60～90秒，按后尿道长度照射1～3次，术后插留置导尿7～10天。亦可借内镜用直径1.5mm单极同轴微波天线，尖端连接一个5mm长的细针电极，插入体腔病变部或肿瘤内，以治疗疾病。

适应证：慢性前列腺增生(50～100W)、子宫出血、脑瘤(加温＋切除)、微波刀切除肝癌、腔内及口腔血管瘤、中心性肺癌、食道静脉曲张、食道肿瘤、胃息肉、直肠内肿瘤、内痔、鼻甲肥大、声带息肉等。

4. 治疗剂量、治疗时间及疗程

(1)治疗剂量：根据病情确定治疗剂量。一般规律是，急性期剂量宜小，慢性期剂量可较大些。剂量的大小，需参考病人的主观感觉和机器输出功率而定。

1)与超短波相仿，根据病人主观感觉大小将剂量分为4级。

Ⅰ级：无热量，恰在病人感觉阈以下，调节输出时调到病人恰有温感，然后回调至恰无温感为止。

Ⅱ级：微热量，恰有温感。

Ⅲ级：温热量，有舒适的温热感。

Ⅳ级：热量，有明显的热感，但尚可忍受。

Ⅰ、Ⅱ级属于小剂量；Ⅲ、Ⅵ级属于大剂量。

2)根据机器功率计读数划分。对于马鞍形、长形、直径17cm的圆形辐射器，在距离10cm左右情况下：

小剂量：在20～50W

中剂量：在50～90W

大剂量：在90～120W

在应用耳、聚集、体腔等小型辐射器不能采用上述剂量。采用耳、聚集、体腔辐射器时，最大功率不应超过10W。对于8cm直径的圆柱形辐射器，最大功率不应超过25W。

(2)治疗时间和疗程：一般每次照射5～15分钟，每日或隔日1次，急性病3～6次为1疗程，慢性病10～20次为1疗程。

5. 注意事项

(1)治疗区域及附近不应有金属物品。当体内有金属固定钉、片等存留又必须治疗时，需用很小剂量。

(2)治疗时一般不需脱去内衣，但湿的衣服及不吸汗的衬衣、衬裤(尼龙或其他化纤制品)必须脱换，易燃的衣服(尼龙等)亦脱除，局部油膏药物或湿敷料亦应去除。

(3)对温觉迟钝或丧失者，以及照射局部有严重血循环障碍者，治疗应审慎用小剂量。

(4)眼、睾丸附近治疗时，应用防护罩遮盖或戴防护眼镜。

(5)老年和儿童均宜慎用，预防灼伤，对成长中的骨和骨骺、颅脑、心区前后禁用大剂量照射。

(6)仪器启动前，电缆各接头必须紧密连接，否则，没有输出，接头处发生高热、甚至损坏磁控管。

(五)主要适应证和禁忌证

1. 适应证

(1)肌肉、关节和关节周围软组织炎症及损伤：如肌炎、腱鞘炎、肌腱炎、肌腱周围炎、滑囊炎、关节周围炎及关节和肌肉损伤、脊柱关节炎等。微波的效果特别明显。

(2)一些慢性和亚急性炎症：如鼻炎、副鼻窦炎、中耳炎、喉炎、神经炎、神经根炎、四肢血栓性脉管炎、胆囊炎、肝炎、膀胱炎、肾炎、肾盂炎、前列腺炎、附件炎。

(3)一些急性软组织化脓性炎症：如疖、痈、乳腺炎，但疗效不如超短波优越。

(4)内脏病：如胸膜炎、肺炎、哮喘性支气管炎、支气管肺炎、心胶痛等，停经或月经不调，肾、十二指肠溃疡。

2. 禁忌证

活动性肺结核（胸部治疗）、出血及出血倾向、局部严重水肿、严重的心脏病（心区照射）、恶性肿瘤（小功率治疗）、孕妇子宫区禁止辐射，眼及睾丸附近照射时应将其屏蔽。

【处方举例】

1. 微波

大圆辐射，温热量，40～60W，距离 10cm，右肩前，10～15 分钟，每日 1 次，10 次。

适应证：肱二头肌腱鞘炎。

2. 微波

针状辐射器，温热量，8～10W，接触法，左右鼻腔对准下鼻甲，各 3 分钟，每周 1～2 次，3 次。

适应证：慢性肥大性鼻炎、单纯性鼻炎、变应性鼻炎。

3. 微波

长形辐射器，温热量，70～100W，距离 10cm，两膝关节，15 分钟，每日 1 次，10 次。

适应证：两膝关节积液、积血、滑囊炎。

六、射频疗法

(一)概述

应用无线电波作用于人体产生高温以治疗疾病的方法称为射频疗法。高频、超高频及特高频（微波）电磁波都属于射频范围，但目前国内外多应用短波与微波段，主要利用产生的高温以治疗癌瘤。由于射频机器输出功率大大超过普通理疗机器，故射频疗法实为一种大功率的短波与微波治疗癌瘤的方法。

(二)治癌机制

由于癌瘤组织在体内生长过程的特点，其中血管生长畸形，血液供应比正常组织明显减少。癌瘤内的血液，根据同位素稀释测定仅为其周围正常组织血流量的 2%～15%。用肝腐蚀标本法亦证明人体转移性肝癌血液供应减少，这种血循环的差别就是射频治癌的理论基础。当射频电能为组织吸收转变为热能而使组织温度升高时，正常组织可通过有效的血循环散热，而癌瘤组织因血循环差，不能及时将热带走，故癌瘤内的温度升高，可比正常组织温度高 5～10.4℃，且维持较长时间。故可利用适量射频电能作用于癌瘤局部，使瘤周围健康组织达到 42～43.5℃（正常组织热损伤阈为 45℃）时，可使瘤组织温度升至 47～55℃，从而达到杀灭癌细胞的目的，而周围正常组织不致受到损伤。

近年来，关于高温对癌瘤杀灭作用的机制研究较多。兹归纳如下：

1. 应用光镜、电镜和组织化学的观察表明，高温处理 Ehrilch 实体癌的病理形态有一定规律性，可分实质和间质两方面改变。

(1)癌细胞的变化：早期主要是细胞膜和细胞器的变化，微绒毛缩短或消失，髓鞘样结构增多；溶酶体增多、活化，ALP(碱性磷酸酶)及 ACP(酸性磷酸酶)反应增强；线粒体肿胀，嵴紊乱，消失和空泡化；聚核糖体解聚成单核糖体，粗面内质网脱粒，RNA 反应减弱；出现微丝和微管。此期核的变化较轻微，仅有核膜孔增大，核膜间隙不规则扩张和核染色质边集，DNA 反应减弱等。晚期细胞器减少，失去正常排列，自噬体和残体增多，核固缩，同质化，核染色质变性，逸出细胞核膜外，形成 DNA 团块；固缩之癌细胞，因核蛋白分解，游离核酸增强，DNA 反应增强。进一步发现核碎、核溶、胞浆凝固、癌细胞死亡，此时，DNA 和 RNA 消失，而 ALP 和 ACP 逸出到坏死的细胞之间，逐渐消失。

(2)间质的变化：早期血管瘀血扩张，内皮细胞肿胀，血流淤滞。随着癌细胞的变性坏死，肿瘤的血管和纤维也发生坏死。晚期肿瘤的边缘结缔组织增生，形成包膜，期间常为大量淋巴细胞、浆细胞和组织细胞浸润。上述形态学的变化，表明高温处理后癌细胞的变化是一种凝固性坏死，最先的变化发生在细胞膜和细胞器；继之发生核的变化，核的严重变化导致癌细胞朝不可逆方向发生。一般认为早期的变化是可逆的，一旦核发生严重的损害，如核碎、核缩及 DNA 变性，均能导致癌细胞的死亡。间质早期的变化，血管扩张瘀血、缺氧，影响癌细胞的呼吸和代谢。晚期肿癌为纤维组织包围，其中有大量淋巴细胞和浆细胞反应，显示免疫细胞增强，起到限制癌细胞扩散的作用。

2. 高温灭癌的机制

(1)瘀血、缺氧，癌细胞微绒毛消失，癌细胞内髓鞘样结构增多。Cavalier 做了生化研究，在 42℃时 Novikoff 肝癌和 Ehrilch 腹水癌的氧摄取量较38℃时少，而正常细胞加温后无显著变化。实验发现，癌组织血管紊乱，加温后血管扩张瘀血，不但影响散热，同时也造成供氧不足；加之癌细胞微绒毛消失，细胞表面积减少，通过细胞膜扩散的氧相对减少。线粒体为细胞内呼吸的主要场所，线粒体膜的髓鞘样变性和线粒体的空泡化，均导致癌细胞内呼吸的抑制，影响电子链传递及氧化磷酸化过程，造成癌细胞供能不足，影响细胞内代谢进行。

(2)pH 降低，酸性增多，溶酶体增多，溶酶体酶活化。超微结构显示，加温后癌细胞内溶酶体增多，次级溶酶体及残余小体很多见。溶酶体增多是因加温后肿瘤内无氧糖酵解亢进，乳酸大量堆积，pH 降低，酸度增加，溶酶体在酸性环境中稳定性破坏，溶酶体酶活性增强，促进瘤细胞自我消化。

(3)DNA、RNA 及蛋白质合成受到抑制：粗面内质网和聚核糖体与蛋白质的合成有关。加温后发现瘤细胞内的粗面内质网脱粒和聚核糖体解聚，变性瘤细胞内 RNA 和 DNA 反应减弱，说明高温抑制 RNA、DNA 和蛋白质的合成、影响瘤细胞的生长与繁殖。

(4)免疫反应增强：实验发现，在变性坏死的瘤细胞之间出现巨噬细胞和多核巨噬细胞现象。肿瘤组织有纤维包膜形成和大量淋巴细胞及浆细胞反应，限制癌细胞向四周围扩散。由于射频选择性地加温，使瘤细胞更加缺血、缺氧、过酸、溶酶体增多；溶酶体酶活性增高，从而加强对瘤细胞的破坏作用。同时，高温抑制瘤细胞的呼吸，增强乏氧糖酵解，促使乳酸进一步增多，pH 降低，DNA、RNA 合成抑制，DNA 变质，使溶酶体活性增加，从而使瘤细胞破坏。

(5)经高温处理后，癌细胞破坏，分解产物刺激免疫系统，增强了免疫反应，也增强抑制癌细胞的作用。但这是局部的短暂反应。重要的是射频电能使癌周围的正常组织的血循环和供氧量增加，有利于改善化疗药物的输送，高温能使一些抗癌的化学药物作用增强。同时，抗拒放射线的 DNA 合成期，细胞对高温最敏感，易被杀灭，还能增强乏氧期细胞对放射线的敏感性。因此，射频高温法与放疗、化疗并用能显著提高灭癌效果，同时还可减少放射线和化疗药物用量，减轻副作用，是当前引起国内外学者瞩目的一种治癌手段。但必须指出，高温治癌时，如加温不足或不均匀时，可能引起不良后果。如癌瘤组织只升温 37～41℃的某一温度时，癌瘤非但不受到抑制，反而有促进其生长或转移的可能。但据近几年来临床实践发现，因射频加热治癌后引起癌瘤的转移率比理论推测的要少得多。

(三)设备与治疗方法

1. 仪器

目前常用的射频治疗机有下列几种：

(1)大功率短波治癌机：频率 13.56MHz，波长 22.1m，输出功率 1000W 以上。治疗时将两个耐高热的电容电极放置癌瘤局部，可治疗深部或浅部癌瘤。

(2)微波治癌机：频率 2450MHz，波长 12.25cm，如无专门微波治瘤机，一般理疗用的微波治疗机可代用，惟治癌时输出功率较一般理疗者大的多，但穿透组织较浅，只能治疗表浅部位的癌瘤。

(3)分米波治癌机：近年来提倡应用 915MHz (32.78cm)的分米波，穿透组织的深度可达 8cm，对皮下脂肪的热损伤较 2450MHz 的微波少，而加热效果则优于前者。以上 3 种治癌机国内已批量生产。

2. 操作方法要点与有关事项

(1)确诊癌瘤的性质和部位、大小并全身情况许可者。

(2)除去患者身上的金属等导体，说明治疗时应有感觉和注意事项，消除患者顾虑，取得密切合作。

(3)患者取舒适体位，暴露并划定受治部位。

(4)选用合适的射频疗法，一般癌瘤较深者，适用短波射频；癌瘤较表浅者，适用微波或短波射频。根据癌瘤大小选用合适的电极或辐射器。

(5)按高频电疗操作常规放置电极或辐射器，调好空气间隙距离。

(6)连接好功率调节计、遥控台仪器、皮冷装置及测温器具，开机治疗。

(7)治疗剂量与时间：理论上一般可根据癌瘤大小决定所用剂量大小。剂量大小与升高温度的度数和作用时间成正比。如癌瘤体积＜$1cm^3$ 时，杀灭癌瘤的剂量为42℃、1小时；癌瘤＞$3cm^3$时，则需43℃、1小时。但治疗的时间与升高的温度成反比，即温度高，治疗时间可缩短。例如，对某癌瘤加热44℃需120分钟，加热48℃，仅需20分钟即可达到杀癌效果。有人证明，加热达49℃，作用1分钟即可收到加热42℃、2小时的同样效果。实验证明，45℃、1小时则将损伤正常组织。因此，45℃为安全阈。实际治疗时，在采用各种冷却皮表正常组织温度的情况下，使用最大安全阈剂量，以确保灭癌效果。对大多数患者可耐受，能避免烧伤和损害正常组织的剂量是1～$4W/cm^2$，30分钟，疗程次数及治疗间隔时间根据具体情况而定。局部热疗要求局部温度在15～20分钟内升到41℃，时间越短效果越好。

(8)实验及临床研究已证明，射频治疗与放疗、化疗并用比单独应用任何一种疗法效果好。

(9)射频治疗与放疗并用时的先后顺序与间隔时间，对癌瘤治疗的效果有很大关系。多数报道趋向于先放疗后热疗效果更好，两者并用时间隔不宜过长，间隔短者比间隔长者效果好。

(10)关于癌瘤本身的供血情况与射频治疗成败的关系，目前意见还不一致。有人提出，高频加热疗法只适用于血循环差的癌瘤，而不适用于血循环较好的如成骨肉瘤一类的肿瘤，但亦有持异议者。目前尚难确定射频对哪种癌瘤是适应证或是禁忌证的问题。

(四)尚待研究解决的问题

1. 射频治癌的最佳适应证。

2. 射频治疗时深部癌瘤组织及其附近正常组织的准确测温问题。

3. 对深部癌瘤更准确有效地加热，仪器设计方法和制作(新近报道有内插电极和螺旋管加热等的研制应用)。

4. 加温的适宜温度和温度的正确控制，每次治疗的适宜时间、频度次数，分次治疗时二者最大杀灭瘤细胞的间隔时间，高温与放疗合用时二者前后次序、间隔时间等问题。

5. 射频与放疗、化疗、手术、免疫等疗法配合综合治癌疗法等的研究。

七、高频治疗室的工作规范和要求

(一)环境设施的防护

1. 有条件时尽量将高频电疗机单设于一室内，以便集中采取防护措施。

2. 治疗室地面应是木板地，或铺橡皮板，使地面绝缘，并可减少反射。

3. 室内少设暖气管、上下水管、帘杆等金属物，或使高频电疗机尽量远离这些金属物，以减少高频电磁波在金属物上的反射与多次反射，防止高频电在空间中的辐射增强。

4. 高频电疗机与办公桌要保持一定的距离。小功率治疗机距办公桌1m以上即可，大功率(短波、超短波治疗机，以及分米波、厘米波治疗机)与办公桌的距离应在3m以上。

5. 室内有多台高频电疗机时，布局不宜过密，各机之间要保持一定的距离。

6. 室温适中，过高室温可能会加重高频电对人体健康的影响。

(二)高频电辐射源的防护

1. 选购治疗机时应注意其漏能情况，其泄漏强度应在国家标准以下。不购买未经国家检测部门检测的治疗机。

2. 高频电疗机的输出电缆应为屏蔽电缆。

3. 正确操作，减少电磁波向空间辐射。短波、超短波治疗时，治疗机必须在谐振状态下工作，电极与人体皮肤之间的空气间隙不得＞6cm，电极下应垫毡垫，不用单极法。微波治疗时应先调节辐射器，使辐射器口朝下对准治疗部位，然后开机调节剂量，禁止使有输出的辐射器空载。有条件时，使用接触式辐射器或采取经介质辐射法。

4. 前述各点均已做到，但作业场所高频电辐射强度仍超过国家卫生标准时，可用20～60目铜网制成2m高的防护屏风，或四面包围式的屏蔽间，或六面全封闭式的屏蔽室。屏蔽框架交接处要有铜网交搭，不留空隙。屏蔽室要接地，电阻在4Ω左右。高频电热疗机的功率大，向四周环境的辐射强，应采用全封闭式屏蔽室。

5. 有条件时，可用防护专用的化纤镀金属纤维布(导电平布)制成屏蔽帘代替普通的布帘。

6. 请主管高频电劳动卫生部门对正在工作的高频电疗室进行高频电辐射强度的测量，测量的重点是治疗机的泄漏强度和工作人员经常逗留处的受辐射强度。

(三)操作人员的防护

1. 学习有关高频电安全技术与防护知识,不必太紧张。

2. 切勿直视正在辐射的微波辐射器输出口,必要时戴微波防护眼镜。

3. 完成高频电治疗操作后即离开治疗机,不在机旁做不必要的逗留。

4. 在有微波辐射的环境内工作时,身穿面料中含有金属的服装,可以使微波反射,减少对微波吸收。有强辐射时,可穿微波防护服或围裙。

5. 治疗室内高频电疗机数量多、工作量大、辐射强度大、防护措施不足时,操作人员可定期转换到其他治疗室工作,必要时做定期体格检查。

第八节 静电疗法

静电疗法是利用静电电场对人体的治疗作用,达到防病治病的方法。常用电子管式静电机,输出两极间的高压可高达50kV,为阻止短路危险,在输出电路中串联高阻值保护电阻,使短路电流在1mA以下。由于静电电场方向恒定,体内离子或有极性分子定向移动,因而引起体内一系列变化。此外,火花放电和静电电场可使氧变为臭氧(O_3),对人体感受器有一定刺激作用。

一、高压静电疗法

(一)概述

高压静电疗法又被称作高电位疗法,是物理治疗中最古老的一种电疗法。是利用高电压低电流的高压静电场,对人体进行电调节作用,从而促进新陈代谢,使失调病变的组织器官康复,达到治病和保健的作用。

早在18世纪中叶,欧美医生开始使用静电治疗疾病,但由于仪器笨重、使用条件限制多,应用不便(图5-37);同时各种新的电疗仪器、电疗方法相继出现,静电治疗逐渐为其他电疗方法所代替。20世纪中叶,技术性能较好的电子管式高压静电治疗仪问世,国内一些医院于20世纪50年代引进前苏联的系列静电治疗机开展静电治疗法,其后国内先后研制、生产了高压、低压静电治疗仪,遂使这一古老的治疗方法又发挥出它的特殊作用。近年来生产的负电位(静电)治疗设备更为轻便、操作简单,受到医患人员的欢迎。

(二)高压静电疗法的全身治疗作用

1. 神经系统

静电正极有镇静、安眠作用,负极有刺激作用。

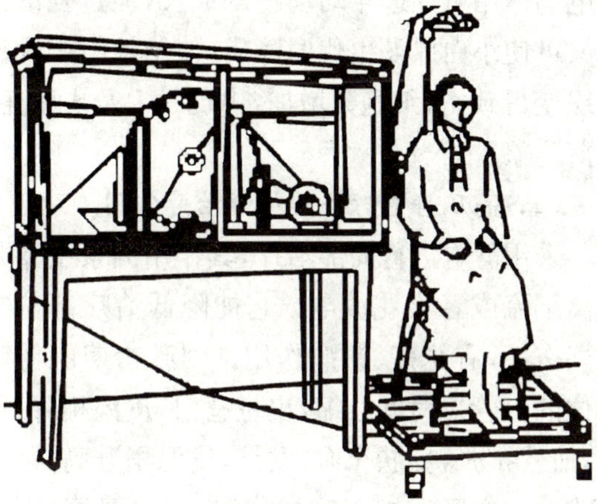

图5-37 早期的静电疗法装置

全身治疗能降低大脑皮质病理的兴奋性,增强内抑制过程。治疗中的安静环境、微风吹拂的感觉,使人全身有舒适感,治疗后患者感到全身很轻松。自主神经系统对静电治疗比较敏感,吸入适量的空气负离子、臭氧,对调整自主神经紊乱有较明显的效果。可提高痛阈,有一定的镇痛作用。临床研究证明,静电疗法可以改善脑组织的营养状态,减轻或消除神经细胞因能量消耗而产生的功能紊乱,降低大脑皮质病理的兴奋性,加强内抑制过程、镇静、改善睡眠作用,并减少对药物的依耐性。

2. 血液循环系统对血管有双向调节作用

血压偏低者可使其升高,血压高者可通过中枢神经系统的调节作用使其降低。静电治疗后,心肌收缩力加强,脉搏稍有增加或无变化;对贫血患者造血功能有刺激作用,提高氧化血红蛋白含量和还原作用;血红细胞、白细胞及淋巴细胞稍增加;可改善凝血功能,使血沉减慢。

3. 呼吸系统

吸入空气负离子有助于加强气管黏膜上皮纤毛运动,改善肺泡的分泌功能与肺泡通气、换气功能。可缓解支气管痉挛,增加肺活量,调整呼吸频率,提高呼吸系数,增加氧的吸入量与二氧化碳排出量,促进氧化还原作用,改善呼吸功能。

4. 泌尿系统

可刺激肾功能,增加尿量和代谢产物的排出。

5. 消化和代谢系统

调节消化功能,增加食欲;促进新陈代谢过程,治疗后体温可稍上升,体重增加。动物实验证明,静电场作用可促进年幼动物的成长,但过强的静电场又可使小白鼠发生代谢障碍,使结缔组织和淋巴组织变得致密,细胞数增加,出现脱毛及皮肤角化、剥落现象。

(三)高压静电疗法的局部治疗作用

采用静电进行局部治疗,其作用因素主要是空气离子流或者火花放电。它能降低治疗部位神经的兴奋性,有止痒、镇痛作用。刺激初期能使治疗部位的血管短时间收缩,皮色苍白,皮温稍降低;继之,血管扩张,皮肤充血、发红,皮温稍升高,因此可以改善病变区组织营养与代谢,促进溃疡、创面愈合。臭氧释放出的氧原子,性能十分活跃,具有杀菌效用。在一定的反射区进行治疗,改善相应的组织、器官功能,如领区治疗,可以改善脑血液循环和睡眠;乳腺区治疗,可促进乳汁分泌;在肌肉、神经运动点进行治疗,可引起相应的肌肉产生强直性收缩。

(四)适应证和禁忌证

1. 适应证

失眠、神经衰弱、肠胃不调、食欲不振、便秘、痔疮、皮肤瘙痒、风湿性疾病、关节炎、颈椎病、腰腿痛、跌打损伤、软组织损伤、骨伤、脑晕耳鸣、前列腺肥大、贫血、高血压、高血脂、糖尿病、脑震荡后遗症、各种缺血性疾病、更年期综合征、恢复疲劳等。

2. 禁忌证

携带心脏起搏器者、心肺功能严重衰竭者、肾功能严重衰竭者、恶性肿瘤发作期、急性传感病发作期、各种出血性疾病、高热性疾病、妇女妊娠期、心脏病手术后恢复期。

二、低压静电疗法

(一)定义

采用低压静电(电压不超过 500V)进行全身治疗的方法,为低压静电疗法。

(二)低压静电全身治疗的作用

其作用因素是静电场。具有调节大脑皮质、自主神经及内分泌功能作用,可较快地消除体力劳动和脑力劳动引起的过度疲劳,提高工作效率,改善睡眠,减轻头痛,降低血压,使机体的反应能力趋于正常。动物实验证明,低压静电作用于动物机体后,动物血清中钠、钙及γ球蛋白含量增加,钾及白蛋白含量减少。

(三)设备与治疗方法

1. 有国产型低压静电治疗机(图 5-38)。

2. 治疗方法同“高位静电疗法”。

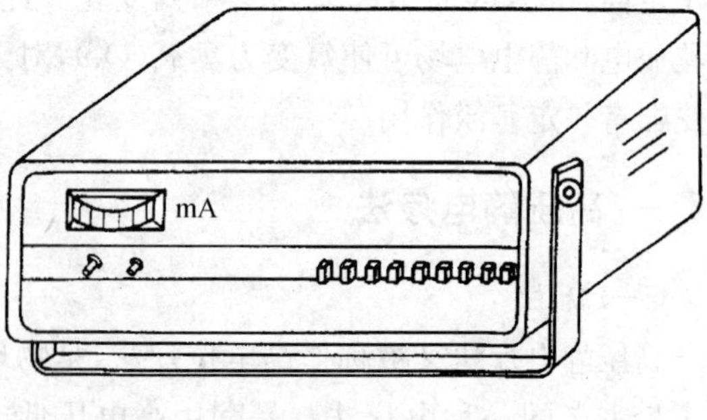

图 5-38 国产型低压静电治疗机

(四)适应证和禁忌证

同“高位静电疗法”。

三、空气离子疗法

(一)概述

应用自然的或人工产生的空气离子治疗和预防疾病的方法,称为空气离子疗法(aero-ionotherapy),亦称为离子化空气疗法。人们很早就知道空气中的氧和二氧化碳是人体气体代谢所必需的成分。近几十年研究发现,空气中所带的电荷对生物界也有十分重要的意义。空气离子对人体正常生理活动是必不可少的外界物理因素。大气中的各种气体成分不完全是以分子方式存在,其中一部分是以离子状态存在。由于空气中天然存在的离子数量易受地理和气象等因素的影响,而无法广泛加以利用，所以研究出多种人工的空气电离方法，并制成各种类型的空气离子发生器，广泛用以治疗和预防疾病。

（二）空气离子的产生及其物理性质

在自然界中，由于宇宙射线、阳光紫外线、土壤中的铀和钍等放射性元素放出的射线，以及雷、雨、闪、电等的作用，不断地使空气分子电离而放出电子。释放出的电子迅速与空气中的中性原子结合而形成负离子，而失去电子的原子则形成正离子。此外，由于 Lenard 效应，即在空气中的水滴分裂时，水滴带正电荷，周围空气中的分子带正电荷。空气中异名电荷的离子由于静电吸引中和，又可逆变成中性气体分子。

空气离子按体积大小可分为轻、中、重离子 3 种。一部分正、负空气离子将周围 10～15 个中性气体分子吸附在一起形成轻空气离子。轻离子的直径为 10^{-7} cm，在电场中运动较快，其运动度为 1～2cm²/sv。中、重离子多是灰尘、烟雾和小水滴等微粒失去或获得电子所产生，或是一部分轻空气离子与空气中的灰尘、烟雾等结合而形成的。重离子的直径为 10～5cm，在电场中运动较慢，仅为 0.0005cm²/sv。中离子的大小及活动性介于轻、重离子之间，通常用“N^+”和“N^-”分别表示正、负重离子，以“n^+”和“n^-”分别表示正、负轻离子。空气离子的带电量为 4.8×10^{-10} 静电单位。

空气离子的含量通常以 1ml 空气中离子的个数来标定。由于空气离子荷电的极性不同，对人体的生理影响也不同，所以在实际应用中还必须分别测定正、负离子的浓度。以下式表示正、负离子之比：

$$N^+/N^- \text{或} n^+/n^- = q(\text{单极系数})$$

通常在大气低层（接近地面）每毫升空气中含有离子 500～3000 个。其中，正离子多于负离子，轻离子单极系数（n^+/n^-）平均为 1.2，重离子（N^+/N^-）平均为 1.1。空气中离子的数量和单极系数可因各种条件而发生变化。例如，Deleanu 测定室外较清洁空气中正、负轻离子浓度，$n^+=651\pm187$，$n^-=566\pm139$，$q=1.15$。在关闭的室内，即使每人 75～100m³ 时，轻离子浓度仍显著下降，而且单极系数升高，$n^+=91\pm36$，$n^-=70\pm25$，$q=1.30$。在瀑布、喷泉、激流和海滨等地区，空气离子浓度较高，而且单极系数较小；而在影剧院等人多且通风不良的公共场所，空气离子浓度显著降低，而且单极系数升高。

（三）生理作用和治疗作用

1. 对神经系统的作用

空气负离子能改善大脑皮层的功能，振奋精神，消除疲劳，提高工作效率，改善睡眠，增加食欲，并有兴奋副交感神经系统等作用，而正离子的作用与此相反。所以长时间逗留在烟尘弥漫、通风不良的地方，常感困乏、头昏、头痛甚至恶心等，而在海滨、瀑布和喷泉附近，使人觉得头脑清醒，心情爽快舒畅。在空气离子作用下，脑电图有改变，适当剂量的负离子可使脑电波频率加快，振幅加大，而正离子使之减慢。负离子可使感觉和运动时值缩短，而正离子则使之延长。

2. 对心血管系统的作用

空气负离子有降低血压的治疗作用，而正离子作用相反，可使血压升高。吸入负离子后，可使周围毛细血管扩张并因而使皮肤温度上升。通过心电图 X 线及波摄影等研究证明，负离子可改善心功能和心肌营养不良状况。

3. 对血液的作用

空气负离子可使血沉减慢，正离子则使其加快，主要是由于血液中胶体质点本身荷负电，负离子加强了这一趋势，使血浆蛋白的胶体稳定性增加。同样，由于血纤维蛋白原和血浆蛋白的带电状况改变，可使凝血时间缩短，血液黏稠度增大，负离子有一定刺激造血功能的作用。有人在动物实验中观察到，贫血动物在吸入负离子后，周围血液中的幼稚型红细胞、白细胞数均增加。国内有人用空气负离子治疗单纯性周围性白细胞减少症和放射治疗所致的白细胞减少，取得一定的疗效。

4. 对呼吸系统的作用

空气离子主要通过呼吸道吸入而产生作用，而且对呼吸系统生理功能有明显影响。在电离空气过程中，氧原子容易得到电子而产生大量的氧负离子。负离子能改善肺的通气功能和换气功能，呼吸系数增加（吸收 O_2 增加 20%，排 CO_2 增加 14.5%）。负离子可使气管黏膜上皮纤毛运动加强，腺体分泌增加；负离子还能促进鼻黏膜上皮细胞的再生，恢复黏膜的分泌功能。

5. 对物质代谢和组织呼吸的作用

空气离子对机体的碳水化合物、蛋白质、脂肪代谢及水、电解质代谢都有一定的影响，如吸入负离子可降低血糖及胆固醇、血钾等含量，增加尿量及尿中氮、肌酐等的排出量。空气负离子能影响酶系统，激活体内多种酶，从而促进机体新陈代谢。负离子可使脑、肝、肾等组织氧化过程增强。吸入空气负离子，可加速基础代谢，对机体的成长发育起促进作用。

空气离子主要通过呼吸道作用于人体。经测定，能吸入肺部的气溶胶颗粒的最大允许半径为 2.5×10^{-4}cm，而空气离子是非常小的质点，不论轻离子或重离子都易于随呼吸抵达肺的深部。呼吸道黏膜广泛分布着许多神经末梢，空气离子进入呼吸道后，通过机械或电荷的刺激，使这些神经兴奋，通过一系列神经反射而产生生理效应。呼吸道及肺内有大量的迷走神经纤维分布，受刺激后，兴奋冲动可传到延脑迷走神经核和呼吸中枢，兴奋进一步扩散，还可影响延脑血管运动等重要生命中枢，引起相应的各种生理反应。鼻黏膜、咽部分布着大量的三叉神经及舌咽神经的感受器，这些感受器受到刺激，也将反射性地引起各系统器官的相应生理反应。

空气离子可以透过肺泡上皮层进入血液，以其本身电荷对血液中的胶体和各种细胞的电代谢加以影响。胶体质点的吸附层和扩散层之间存在电位差，这种电位一般在几十毫伏左右。当吸入空气负离子时，肺泡内空气平衡状态下的血液电荷仍是敏感的，血液中粒子的组成和分布可受到它的直接影响。在肺泡内的空气离子，通过静电感应的作用，可隔着肺泡上皮细胞影响肺毛细血管内血液的电荷，从而影响血液的电代谢活动。

空气负离子治疗，通过上述复杂的神经-体液机制，引起机体各系统的生理反应而达到预防治疗疾病的作用。

（四）设备与治疗方法

1. 设备

有许多人工方法使空气电离，如高压静电场、高频电场、紫外线、放射线和水的撞击等，并据此制成各种类型的空气离子发生器。其中最常用的是由直流高压(20 000～50 000V)通过针形电极放电，激发气体分子电离的原理制成的负离子发生器。这类发生器一般都用 220V、50Hz 的市电，采用全波或桥式整流滤波电路，经振荡（升频）通过高压变压器升压，高压整流后产生直流高压，经发射天线，使空气产生高电位尖端放电，从而使邻近的空气发生电离。因天线拉负极，它将正离子吸回，此时留在空气中的就是丰富的负离子。发生器工作时，在隔离发生器 50cm 处，负离子≥30 万个/cm^3。另一种常用的空气离子发生器是水动力型空气离子治疗机。此型机器利用气电效应（Lenard 效应）原理制成。所谓气电效应是指液体在气体中喷成雾状时本身变为带电的小滴的一种现象。水流入机器的喷嘴高速喷出后，与附近的档板猛烈碰撞而被粉碎为极细的微粒。据研究，水滴是一个带电系统，在暴力的作用下，水滴的表层（带负电）和内层（带正电）分裂开来，带负电的表层和空气中的原子或分子结合即形成离子，较重的水滴内层则下沉，因而在空气中可获得大量的负离子。

空气负离子发生器借助小电风扇，将负离子向前吹送。

2. 治疗操作方法

治疗时，病人舒适地坐于发生器前，头部距机器 40～50cm，操作人员检查极性开关是否准确，接通电源开关，经 30 秒至 1 分钟接通风扇开关，再将离子浓度调节至可需用量（有的发生器为空气负离子发生器，没有极性开关和离子浓度调节器，所以开启电源开关，机器和小电风扇都开始工作），有的机器装有空气和加热装置，如需加热，可将加热开关打开，此时，空气加温后被吹出。治疗时，病人不可与接地金属物品接触，亦不可接触机器针状输出端，每次治疗 15～30 分钟。治疗结束时，关闭电源开关，让病人离开，如针状输出端露在机器外面，要用有绝缘把手的接触地放电棒接触针状输出端，将所余电荷放出。

治疗：每日 1 次，一般 15 次为 1 疗程。

治疗室应通风良好，空气清新，室温不低于 15℃，室内不得吸烟、燃点煤炉和蒸煮物品，以免污染空气。

（五）主要适应证和禁忌证

1. 适应证

(1)神经精神疾病：神经衰竭、失眠、偏头痛、脑震荡后遗症、胃肠功能紊乱及自主神经功能紊乱。

(2)呼吸道疾病:支气管炎、支气管哮喘、过敏性萎缩性鼻炎、咽喉炎等。

(3)心血管疾病:Ⅰ、Ⅱ期高血压、低血压(空气正离子)、心绞痛、早期动脉硬化。

(4)消化道疾病:胃及十二指肠溃疡、慢性胃炎、阿夫他口腔炎、痉挛性便秘。

(5)代谢及内分泌疾病:糖尿病、甲状腺机能亢进症(空气正离子)、更年期综合征、月经失调、痛经等。

(6)皮肤疾病:荨麻疹、各型瘙痒症、神经性皮炎、慢性湿疹等。

(7)其他:烧伤、经久不愈的伤面或慢性溃疡、贫血、白细胞减少症等。

根据国内外近期的实验表明,空气负离子对移植性肿瘤的生长有抑制作用。

2. 禁忌证

活动性肺结核、严重的心血管功能不全等。

(蔡华安 谭馥梅)

第六章　水疗法技术

第一节　水疗的概念

水疗法即是利用水的物理化学性质，以各种方式作用于人体，达到预防治疗疾病的方法，称为水疗法。

Neymann研究指出，公元前希腊诗人 Homer 就描述过热水浴的有益作用，“水能作为镇静、镇痛、消散和抗炎因子”。水的医疗价值，在于它有很重要的物理性质：热容量大和导热性强，是良好的溶剂。因而，可以利用水的温度、机械性质和化学成分的刺激作用，来达到防治疾病的目的。水疗法的分类较多，按水的温度、作用方式、水的成分及作用部位分类。不同类型水疗法各具其生理及治疗作用特点，如冷水擦浴降体温或兴奋神经，不感温水浴治疗失眠症，热水浴发汗以排出体内有毒物质，中药浸浴还可以治疗灼伤、感染、疼痛。水疗法可单一应用也可作为综合治疗的一种手法，它不像药物治疗那样容易发生不良反应，也不像矿泉水疗法那样受环境的限制，因而它是一种可予以重视的物理疗法。用水治病，在我国已有悠久的历史，早在《黄帝内经》中已有记载，“其有邪者，渍形以为汗”。这里所指“渍形”，就是用热水洗浴治病的方法。《札记》中有“头有创则淋，身有病则浴”，《伤寒论》中有“灌水法”，以及《本草纲目》中对水疗之应用及各种不同成分的用水均有较详尽阐述。可见水疗之益处。

第二节　水疗的分类与作用机制

一、分类

（一）按作用部位分类

1. 全身水疗法

有全身浸浴、全身淋浴、全身擦浴、全身冲洗浴、全身湿包裹等。

2. 局部水疗法

有手浴、足浴、半身浴、坐浴、局部擦浴、局部冲洗浴等。

（二）按温度分类

有冷水浴（低于 25℃）、低温水浴（25～32℃）、不感温水浴（33～35℃）、温水浴（36～38℃）、热水浴（38℃以上）。

（三）按水中成分分类

有淡水浴、药物浴（中药浴、盐水浴、松脂浴、芥末浴、硫磺浴、重碳酸钠浴）、气水浴（二氧化碳浴、硫化氢浴、氡气浴）。

（四）按作用方式分类

有擦浴、淋浴、冲洗浴、浸浴、温布包裹及其他特殊浴。

（五）按水的压力分类

有低压淋浴（1 个大气压以下）、中压淋浴（1～2 个大气压）、高压淋浴（2～4 个大气压）。

（六）按水中运动方式分类

辅助运动、支托运动、抗阻力运动。

二、水浴作用

（一）温度作用

温度可影响机体的各种理化过程，一切生命活动都要在一定温度范围内才能进行。人类自身形成一个完善的体温调节系统，当外界温度发生剧烈变化时，人体仍可保持恒定的温度。在水疗时给予适当的温度刺激，可以达到锻炼身体、调整代谢和防治疾病的目的。

(二)机械作用

机械作用是水疗的重要作用之一，各种水疗均有机械的刺激作用。

1. 静压作用

在各种浸浴中，水的机械作用主要表现为一定的静水压力。其压强与浸入深度有关，在20～30cm深的浴盆层，每平方厘米体表受压为20～30g。浸入水中全身受到90～100kg的静压力。此种压力可压迫周围静脉使血液易流向心脏。

加强心脏工作。压迫胸廓、腹部时，可帮助呼吸运动，从而加强气体代谢。若垂直立于水中时，则两脚周围所受压力比胸、腹部大，故血液和淋巴易由下部压到上部，从而改善其回流。

2. 水流的冲击作用

2～3个大气压的定向水流冲击人体，即应用喷浴、针状浴均有很大的机械刺激作用，此种刺激作用较温度作用占优势。尽管使用的水温低，却见到明显的血管扩张和引起神经系统的兴奋作用。在水疗法中，为加强机械刺激作用，我们常要把水温调低一些，这是因为机械刺激对周围血管的扩张作用，如与水的低温相结合，则更能提高它的临床效果。

3. 浮力作用

人的身体沉入水中将减轻重量，人体在水中失去的重量约等于体重的9/10，这在医疗上有很大的意义，如压疮、烧伤、多发神经炎的患者，浸浴可以免去身体的压力，还可以使关节强直的人容易活动些。借助水的浮力进行水中体操活动，肌肉所消耗的力量，较在空气中要小得多。

机械性刺激作用于皮肤时，皮肤中可形成组胺或类组胺物质。因之皮肤血管扩张，皮肤温度上升，血液及淋巴循环增强，组织营养改善。机械刺激可改善肌肉代谢过程，提高肌肉张力，加速肌肉疲劳的恢复。还可加强皮脂腺和汗腺的分泌，以及衰老细胞的脱落，使皮肤变得坚韧有弹性。

一定强度的机械刺激可影响神经系统的功能状态。较弱的机械刺激具有镇静作用，故常雨浴、周身淋浴治疗兴奋性增高的神经衰弱患者。较强的机械刺激具有镇痛作用，故常用喷浴、治疗坐骨神经痛患者。机械刺激可提高代谢过程，较强的直喷浴后，氧的消耗量可增达110%，故常用直喷浴治疗肥胖患者。

(三)化学作用

因为水能溶解各种矿物盐类、液体及微量的气体，所以在施行水疗时，可以加入各种矿物盐类、药物和气体。这些化学物质的刺激可加强水疗法的作用，并能使机体获得特殊反应。

第三节 水疗的适应证与禁忌证

一、浸浴法

(一)全身浸浴法

热水浴法常用于各种慢性肌肉损伤、关节损伤、周围神经卡压综合征、长腿关节病、儿童脊柱关节病、未分化脊柱关节病、椎管狭窄症、硬皮病、嗜酸性筋膜炎、皮肤病。

禁用于高血压、动脉硬化、心功能不全、出血倾向；不感温浴对肌痛、神经痛、皮肤瘙痒症、关节痛适用。

(二)局部浸浴法

手浴：冷水浴适于急性炎症、血肿、肌肉扭伤；热水浴适用于扭挫伤痉挛时；冷热交替浴适用于血管运动神经功能紊乱者、多汗症、肢端发苷症、急性肺炎、支气管哮喘、急性支气管炎。

足浴：冷水浴适于足部多汗症，足部持久发凉，足部急性炎症。坐浴、渐加温浴：适用于高血压、支气管哮喘、心肌疾患、肺硬变、痛风体质、失眠。

电水浴法：适应证有运动系统疾患如多发性关节炎、大骨节病及痛风性关节炎；周围血液循环障碍疾患如雷诺症、肢体慢性淋巴循环障碍、静脉曲张及早期血栓闭塞性脉管炎；周围神经系统疾患如多发性神经炎、坐骨神经痛、臂丛神经及胫腓神经损伤后状态；其他如自主神经功能障碍、肢端感觉异常、早期高血压及全身动脉粥样硬化。

禁忌证有严重的心脏病、恶性肿瘤、出血倾向、发烧及局部皮肤损伤、渗出及化脓性病变。

(三)超声波水疗

适用于四肢慢性关节炎、脊柱关节炎、腰间盘突出、肩周炎、腱鞘炎、肌痛及软组织创伤与炎症；神经系统疾病如脑血栓、脑栓塞、脑出血后遗症、偏瘫、痴呆综合征、癫痫、脑挫伤、急性脊髓炎、脊髓蛛网膜粘连、脊髓损伤及创伤后截瘫、脊髓前角灰质炎及其后遗症、坐骨神经痛、颈神经根刺激症、雷诺症、术后神经痛、三叉神经痛、小舞蹈症；骨、关节、肌肉疾病如四肢骨折愈合不良；呼吸系统、心血管、消化系、泌尿生殖系、妇科、耳科及皮肤病。

禁用于严重心脏病、高热、急性炎症、活动性结核、出血倾向、消化道大面积溃疡、严重支气管扩张、恶性肿瘤，孕妇腹部及静脉血栓区禁用。

二、擦浴法

禁用于动脉硬化、血压过高者。

三、冲洗法

无禁忌证。

四、湿布包裹法

适用于痛风性及慢性关节炎、神经衰弱、失眠症、肾炎、早期高血压、尿毒症、肥胖症。

禁用于肺结核、多汗症、皮肤病、心肾功能代偿失调者。

五、淋浴法

(一)直喷浴

适用于肥胖症、神经抑制过程占优势的神经官能症、功能不全性麻痹及低张力表现。

(二)扇形淋浴

同“直喷浴”。

(三)冷热交替浴

适用于肥胖症、肌肉萎缩及不全麻痹、慢性多发性神经根炎。

禁用于心功能不全、动脉硬化、动脉瘤、高血压。

(四)雨样淋浴

适用于身经衰弱者、神经官能症、肌痛。

(五)针状淋浴

同“雨样淋浴”。

(六)周围淋浴

适用于神经衰弱、自主神经功能障碍、疲劳症候群、强壮疗法。

六、水中运动法

适用于骨科疾病治疗，包括骨折后遗症、骨关节炎、强直性脊柱炎、类风湿性关节炎、压缩性骨折、肌营养不良、偏瘫、颅脑外伤。

七、气泡浴法

适应证同“水中运动法”。

八、哈伯特槽浴

适用于不适应或不方便在水中运动池内进行治疗，但又符合水中运动适应证的患者；大面积烧伤感染、压疮、硬皮病、嗜酸性筋膜炎。

九、步行浴法

适用于低位痉挛截瘫、骨性关节炎、下肢骨折、关节挛缩及强直、脊髓前角灰质炎后遗症、腰骶神经根炎、坐骨神经痛、腰椎间盘脱出症。

十、涡流浴

适用于创伤后手足肿痛、骨关节病、周围神经卡压综合征、肌肉风湿疾患、截瘫残端痛、关节扭挫伤、雷诺症、周围性神经根炎、神经痛。

水疗法除重症，如动脉硬化、心肾功能代偿不全、活动性肺结核、癌症及恶液质、身体极度衰弱、各种出血倾向者绝对不能用水疗法进行治疗外，其他疾病均可应用。

第四节 浸泡疗法

一、浴法

(一)全身浴法

将病人全身浸入浴盆中进行治疗的一种方法。盆容量均为200L。病人取半卧位,水平面达胸乳腺为宜,头颈及前胸露出水面,以减少水的机械压力压迫胸部影响心脏功能。治疗中注意观察病人反应,如有头晕、心慌、气短、面色苍白、全身无力等表现,应停止治疗。

(二)半身浴法

令患者坐于浴盆中,并以冲洗和摩擦,于治疗中逐渐下调水温。具有温度和机械刺激作用是一种柔和的兴奋性治疗方法。

(三)局部漫浴法

将身体的一部分浸于不同温度的水中,借助冷水的刺激,引起局部或全身的生理效应,从而达到治疗的目的。

二、浸浴法

临床上最常见的一种方法,是让患者身体浸入水中进行治疗的方法。根据治疗部位,浸浴法可分为如下3种:

1. 全身浸浴法

将患者全身浸入水中进行治疗的方法。其操作常规如下:

(1)患者更换浴衣、拖鞋,准备治疗。

(2)操作人员根据医嘱,在浴盆中放入200~250L水,测定水温。需药物浴者,再加入相应剂量的药物,使其符合医嘱。

(3)让患者入浴,入浴后水面高度不宜超过胸乳腺以上。采用卧式,使头颈及前胸部露出水面,以减少水机械压迫心脏。

(4)医嘱要求热水浴时,头部应予以冷敷。

(5)开始记录治疗时间。

(6)治疗中应密切观察患者反应,如有头晕、心慌气短、面色苍白、全身无力等症状时,操作人员应该立即将患者扶出。

(7)治疗结束后,用干毛巾擦身,不得进行冲洗。

(8)治疗结束后,可休息20~30分钟,再离开浴盆。

(9)治疗结束后,应进行消毒。即先用清水冲洗两遍,再用20%来苏水消毒两遍,再用清水冲洗两遍。

2. 半身浸浴法

让患者坐于浴盆中,伴以冲洗和摩擦,于治疗中逐渐降低水温的一种柔和的治疗方法。具体分为:兴奋性半身浸浴法、强壮性半身浸浴法、镇静性半身浸浴法、退热性半身浸浴法。半身浸浴法操作常规:

(1)先向浴盆中倒入一定温度的水,再让患者脱去衣服,淋湿头部,将颈以下身体数次浸入水中。

(2)在浴盆中坐起,水面淹没脐部,用小桶舀取浴盆中的水,以均匀速度的水流冲洗患者背部及胸部。

(3)边冲洗边摩擦患者的背部、肩部、腹部,直至出现良好反应为止。

(4)冲洗加摩擦的处置,要反复进行数次,并在治疗中将水温降低2~3℃。

(5)最后用水冲洗患者背部、胸部,令患者出浴,用干毛巾擦干全身。

(6)水温在35~30℃,治疗时间不超过5分钟,治疗后休息20分钟,每日或隔日1次。

(7)治疗过程中出现寒战,应立即停止治疗。

(8)治疗过程中要求动作迅速,尽快完成。

(9)兴奋性半身浸浴,水温30~20℃,逐渐降至20℃以下。强壮性半身浸浴法,开始时水温35~36℃,逐渐降至30℃,治疗时用两小桶比水浴温度低1~2℃的水冲洗。镇静性半身浸浴法,开始水温37~36℃,逐渐降至34~33℃,进行极轻按摩,浴终时不冲洗。退热性半身浸浴法,水温为19℃,进行强力按摩。

3. 局部浸浴法

将人体某一部分浸浴在不同的水中,由冷热水的直接刺激，引起局部或全身产生一系列生理性改变，从而达到治疗目的的一种方法。依据部位可分为：手盆浴、足盆浴、坐浴、渐加温浴、旋涡浴。

(1)手盆浴：将脸盆放在椅子上或盆架上，倒入40～50℃水。患者脱去外衣，将衣袖挽至两肘以上6～9cm部位。患者坐在椅子上，面对脸盆将一侧或双侧手腕与前臂浸泡于盆内。每次治疗时间为10分钟，为保持水温，需不断加入热水或更换热水。治疗结束后，应擦干皮肤，用棉衣或棉被包裹保温。可以应用冷热交替法进行，冷水为20℃以下，热水为40～45℃，先热水0.5～1分钟，再冷水10～15秒钟，交替进行。治疗结束后，让病人休息，可增强疗效。

(2)足盆浴操作：同"手盆浴"。

(3)坐浴：将坐浴盆放在坐浴架子上，加入40～45℃热水。治疗前，患者应将大小便排尽，脱去裤子，将骨盆及会阴部分浸入水中。盆内热水不应超过坐浴盆的1/2深度，治疗中应加水或更换水1～2次。治疗结束后，应擦干皮肤，注意保暖。可以进行冷水坐浴，温度10～20℃，时间3～10分钟。冷水坐浴后应进行保温，并让病人充分休息。热水坐浴有头晕症状时，应在病人头上进行冷敷。

(4)渐加温浴：患者脱衣服，将手和足部放在相应水浴槽中。浴槽有盖，盖上有一小孔，插入水温计。患者坐在椅子上，用被单及毛毯盖好，头上包冷毛巾。开始水温为36～37℃，7～10分钟内，水温上升到44～45℃。让患者出汗，先面部后全身。操作人员将患者的汗擦干，让患者保持安静。治疗持续10～15分钟，出浴，擦干皮肤，卧床休息30分钟。

(5)电水浴疗法：是以盛于容器中的水作为导体，把各种电流引入浸于容器内人体的一种特殊电疗法。根据部位可分为：全身电水浴法和局部电水浴法。

4. 水中运动法

运用水中的温度、浮力及水静压作用来进行各种功能锻炼，以达到治疗目的的方法。它兼有水疗法和医疗体育的综合治疗作用，它可以借助水的浮力进行辅助和抗阻力训练。如肢体沿浮力方向运动则变得容易，因受水浮力的辅助；反之，对抗浮力形成阻力，变得较难。

第五节　淋浴疗法

一、概述

淋浴法指的是以各种形式的水流或水射流，在一定压力下喷射于人体的治疗方法。包括：直喷浴、扇形淋浴、冷热交替法、雨样淋浴、针状浴、周围淋浴等。淋浴法的操作常规：

(1)操作人员按医嘱调好水温及水压。先开冷热水开关，再开下水开关，再调温度计，使温度达到医嘱要求。打开欲行治疗开关，关闭下水开关，调节水压。

(2)让患者入浴时应戴防水帽，进行水枪浴及扇形浴时，患者应在距操纵台2.5～3m处，禁止水直射头部、前胸及会阴部。

(3)治疗中密切观察患者反应，出现头昏、心慌气短、面色苍白、全身无力等症状时，应停止治疗。

(4)治疗结束后，先打开下水开关，即此时淋浴不再喷射。

(5)让患者出浴，用毛巾擦干皮肤，休息20～30分钟。

(6)注意保护仪器，防止生锈。

二、各种淋浴法的具体操作

1. 直喷淋浴

患者脱去衣服，头戴防水帽，立于操纵台前2.5～3m处，背向操纵台。操纵人员以密集水流直接喷射患者。喷射顺序：背一肩，背一足部，水柱均匀喷射，再进行两侧面喷射。患者面向操纵人员，操作人员用散开的水流喷射胸腹部，到下肢时再用密集水流。水温35～28～25℃，水压1～1.5～2～2.5个大气压。治疗结束后，用被单和干毛巾摩擦皮肤，直至出现皮肤的正常反应。

2. 扇形淋浴

患者脱去衣服，戴防水帽，站在操纵台前2.5～3m处。操纵者用右手拇指按压喷水口，使水流成扇形射向患者，自足到头2～3次。患者转动顺序：背侧—前侧，每侧2～3次。时间2分钟，水温33～28℃，水压1.5～3个大气压。治疗结束用干毛巾摩擦。

3. 冷热交替浴

热水温度40～45℃，15～30分钟，冷水温度20℃，10～20分钟，先热后冷，重复2～3次，治疗结束后，皮肤有明显充血反应，时间为3～5分钟；治疗结束后，擦干皮肤，休息20～30分钟。

4. 雨样淋浴

为下行淋浴，主要为温度作用。

5. 针状浴

应用2～3个大气压进行治疗，刺激性大。

6. 周围淋浴

患者四周和上部水流喷射，水温36～33℃，压力2～2.5个大气压，时间为3～5分钟。

三、适应证和禁忌证

(一)适应证

神经衰弱、自主神经功能紊乱、肥胖病、痔疮、闭经、慢性盆腔炎、脱肛、肌肉萎缩等。

(二)禁忌证

重症动脉硬化、心肾功能代偿不全、活动性结核、身体极度衰弱、出血倾向、皮肤化脓性疾患、恶性肿瘤。

【处方举例】

1. 雨状及针状淋浴：水温36℃，可逐渐降至25℃，每次2～5分钟。

2. 上行喷浴：水温35～32℃，可逐渐降至25℃，每次2～5分钟。

3. 环状淋浴：水温36℃，可逐渐降至35～25℃，压力98～147kPa(1～1.5kg)，每次3～5分钟。

4. 直喷浴或扇形喷浴：压力147～196kPa(1.5～2kg)，低温时可逐渐增至245～294kPa(2.5～3kg)，温度为36℃，逐渐降至25℃，每次3～5分钟。

注意事项：1. 治疗前应了解患者全身情况，如有发热、全身不适、月经期，宜暂停治疗。饱食及空腹时也不宜进行治疗。

2. 治疗室应有良好的通风和保暖设备。更衣室内温度不应低于22℃。温水和热水浴室内温度不应低于25℃。

3. 盐水浴及药物浴治疗结束，用温水淋浴或盆浴洗净擦干。适当休息后方可离去。

第六节　水下洗肠浴疗法

水下洗肠浴是在普通的浴盆中，装制一套冲洗大肠的专门设备，患者一面受到全身温水浴的作用，一面又在水下进行大肠灌洗的一种治疗方法。

一、生理作用

1. 患者在洗肠的过程中，受到盆浴温水的作用，于是腹肌松弛，肠痉挛得到缓解，因而能使洗肠水灌入结肠深部，且较一般清洁灌肠彻底。

2. 洗肠能除去肠内粪便、细菌发酵腐败的分解产物，以及多余的黏液，有利于减少炎症刺激，使肠黏膜易于恢复正常。此外，尚能解除机体自身的慢性中毒。

3. 洗肠水对结肠黏膜神经受纳装置的温热、机械和药物刺激，有助于调节结肠功能恢复正常。

4. 通过温水盆浴及洗肠对机体内外神经受纳装置的刺激，反射性地改善整体神经系统的功能状态。

二、物品准备

水下洗肠浴设备、肛管、洗肠道用盐水、药物溶液、量杯、温度表、有孔裤、毛巾、拖鞋及必要的急救药品等。

三、水下洗肠浴设备

兹就图说明水下洗肠法之装置(图6-1)：Ⅲ为普通的浴盆；Ⅱ为肛管，用橡皮管连于Ⅱ；12为一带孔的鞍形座位；13 为连于鞍形座位上的排便管；14 为一玻璃管，可由此观察患者排出粪便的情况；15 为一密闭小罐，其中可成负压用以将排便管中的水及粪便抽走；16 为下水道；9 为连于肛管之橡皮管；10 为三通管；17 为连于三通管之另一橡皮管，于三通管上之开关转动时，则可控制水由贮水箱Ⅱ中经过 9 而至肛管进行洗肠，或遮断由Ⅱ来的水，而使冲洗大肠的水沿 9、17 的通路而流入下水道；8 为防止水逆流的活塞；5“Y”形玻璃管；7 为夹子；6 为加药液之小瓶；4 为冲洗肛门周围之水管，可用橡皮管为之；3 为水龙头；2 为温度计；1 为量水计。Ⅰ、Ⅱ均为贮水箱，其容量为 35～40L。Ⅱ最好用双层以便保温。Ⅰ、Ⅱ置于浴盆旁边之墙上，高度为 1.8～2m，并应有一定的高低活动范围，一般在 1.2～1.8m 活动即可，其目的在于调节洗肠时的水压。

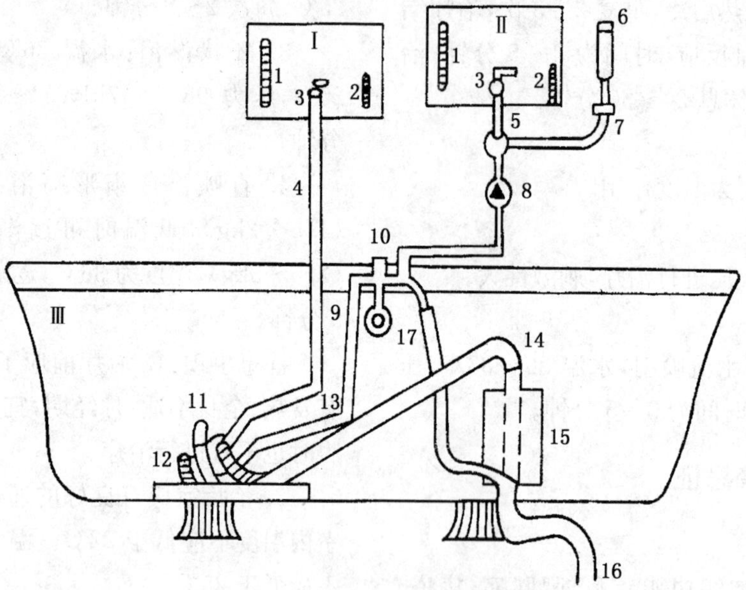

图 6-1　水下洗肠浴设备示意图

四、治疗前准备

先按医嘱准备洗肠盐水，注入盛水器内（一般用有 0.5%的低渗、0.85%的等渗、1%的高渗各种盐水），温度为 38～41℃，冲洗肛门用 37℃水。将肛管接于坐鞍上，并涂以凡士林。

五、操作方法

患者须先排除大便，指导患者穿上有孔裤，盆内放入 37～38℃温水，待将淹没橡皮气鞍时，令患者入浴。排出灌肠管内气体，再令患者将肛管缓缓插入肛门，然后坐于鞍形气圈上，并使臀部与之贴紧，以免排出粪便污染浴水。患者在盆内浸浴 5～8 分钟开始洗肠。第一次灌入肠内水量 1～2L。将三通管转到流出方向，患者排便。这时可从三通玻璃管中，看到水和粪便排出的情形。待水和粪便排完后，稍休息片刻，再进行第二次洗肠，灌入肠内水量可增至 2～3L，再把三通管转到流出方向，排便，待水和粪便排完。

如排便困难者，可将虹吸管打开（负压装置），或接通温水箱水管刺激肛门，以助排便，也可在排便时将温水管接通，使水一直冲洗肛门，把粪便排出。

上述如是重复 4～6 次，直至从肠内排出的水变清为止。一次水下洗肠浴约需水量 10～40L，整个治疗时间 30～45 分钟，如用药物，可在治疗的最后一次灌入，稍稍保留片刻，待出浴后排出。治疗后用温水淋浴。每星期治疗 2 次，2～8 次为 1 疗程。

六、注意事项

1. 治疗前不得过饱或空腹，最好于饭后 1.5～2 小时后进行治疗。

2. 治疗前需先令患者排便，对便秘患者，还要进行灌肠排便。

3. 对初次进行治疗的患者，应做好解释工作，耐心指导患者如何配合，如何排便，治疗中不得移动体位等。

4. 对兴奋过程占优势的患者，可在开始灌肠前先灌入适量颠茄。

5. 治疗中如发生腹痛、恶心、心悸、头晕等不适反应，应立即停止治疗。

七、适应证和禁忌证

适应证：痉挛性便秘、慢性肠炎、慢性胆囊炎、肥胖症、肠的自家中毒、胃张力增高及幽门痉挛。

禁忌证：肠溃疡、肠腔狭窄、心血管机能不全、胃及十二指肠溃疡、广泛性腹膜粘连、肾炎、肾病、痔核、肛裂、直肠脱出、肿瘤、结核及发热等。

第七节　矿泉疗法

矿泉疗法是利用矿泉水内服外用，以防治疾病的一种方法。本疗法起始于远古时期。据称"神农尝百草之滋味，水泉之甘苦，令民知所避就……"，《山海经》中也有用温泉治病的记载。北周庚信《温泉碑文》中记录了温泉治病的作用。至唐代，如陈藏器《本草拾遗》中载述"温汤……下有硫磺，即令小热……主诸疮"，"诸风筋骨挛缩及肌皮顽痹，手足不遂、无眉发、疥癣诸疾，在皮肤骨节者，入浴"。明代李时珍则以矿泉分为热泉、冷泉、甘泉、苦泉等。我国矿泉资源丰富，仅以温泉来说，现已发现的多达3000多处，其中有文献记载的就有972处之多，其中较为著名的有陕西临潼华清池、陕西蓝田汤峪温泉、辽宁汤岗子泉等。由于本疗法简便易行，有一定的防病治病和保健功效，一直为人们所珍视。

一、常用的矿泉

单纯泉：指水温在25℃以上，水中游离二氧化碳和固体成分含量在每升1000mg以下的地热水，主要通过热浴效应产生医疗作用。

碳酸泉：指所含游离二氧化碳每升在1000mg以上，而固体成分每升不足1000mg的地热水。碳酸泉无色透明，且味道爽口，可作为饮用水。

碱泉：指所含重碳酸钠（$NaHCO_3$）每升在1000mg以上的地热水，有肥皂样作用。

食盐泉：指所含食盐量每升在1000mg以上的地热水。浴后温暖较明显。

硫酸盐泉：指所含硫酸盐每升在1000mg以上的地热水。其水有苦味，故又称苦泉、石膏泉。

铁泉：指含有重碳酸低铁的地热水。当水与空气接触后可产生氧化铁，使水呈红色。

明矾泉：指主要含硫酸铝的地热水。

硫磺泉：指主要含硫化氢的地热水。能溶解角质，软化皮肤，扩张血管，杀灭寄生虫等。只能浴洗，不得饮用。

酸性泉：指含有多量矿酸的地热水。有较强的刺激性，不能饮用。

放射能泉：指水中有一定含量的镭、氡等。

二、治疗机制及对组织的影响

本疗法通过矿泉水的化学和物理综合作用而达到治疗目的。其化学作用主要表现在水中的阴阳离子、游离气体、微量元素及放射性物质不断地刺激体表及体内感受器官，改善中枢神经的调节功能；其物理作用可分为机械作用和温热效应。机械作用即静水压、浮力及矿泉水中液体微粒运动对皮肤的按摩作用，温热效应即温度对皮肤、呼吸、心血管系统、胃肠功能、免疫机制的有益刺激。化学和物理的综合作用促进大脑皮层逐渐形成正常的协调活动，抑制并逐渐改变机体的病理过程，从而使慢性疾病得到缓解或痊愈。

三、临床应用

本疗法的临床适应证较为广泛，根据文献记载多达百余种疾病。主要用于呼吸系统、消化系统、心血管系统及外科、皮肤科、妇科的疾病。

（一）呼吸系统疾病

1. 慢性支气管哮喘

(1)酌取单纯泉、碳酸泉、食盐泉、碱泉浴疗。

(2)取碳酸泉饮用。

(3)酌取重碳酸钠泉、硫磺温泉作喷雾吸入治疗。

2. 慢性支气管炎

(1)酌取单纯泉、硫磺温泉、碱泉、酸性泉浴疗。

(2)酌取碳酸泉、明矾泉作喷雾吸入治疗。

(3)取明矾泉作含漱治疗。

3. 肺气肿

(1)取碳酸泉浴疗。

(2)取硫磺温泉作喷雾吸入治疗,每次5分钟,每日2次。

4. 过敏性鼻炎

酌情取单纯泉、重碳酸钠泉、碳酸土类泉、食盐泉、氡泉等浴疗。

5. 慢性咽喉炎

(1)酌取单纯泉、重碳酸钠泉、硫磺泉、酸性泉浴疗。

(2)酌取食盐泉、重碳酸钠泉饮用。

(3)酌取碳酸泉、食盐泉、硫磺泉、重硫酸钠泉、明矾泉作喷雾吸入治疗。

(4)取明矾泉作含漱治疗。

(二)消化系统疾病

1. 胃及十二指肠溃疡静止期

(1)酌取单纯泉、食盐泉、重碳酸钠泉、硫磺泉、氡泉浴疗。

(2)酌取单纯泉、重碳酸钠泉饮用。

2. 萎缩性胃炎

取单纯泉饮用。

3. 胃酸过多症

(1)酌取单纯泉、碳酸泉、食盐泉、硫磺泉、氡泉浴疗。

(2)取食盐泉、重碳酸钠泉温饮。

4. 慢性肝炎

取硫磺泉浴疗。

5. 早期肝硬化

酌情取重碳酸钠泉、硫酸盐泉饮用。

6. 慢性肠炎

(1)酌取单纯泉、食盐泉、氡泉浴疗。

(2)酌取硫酸盐泉、食盐泉饮用。

(三)心血管及血液系统疾病

1. 心肌炎

酌情取单纯泉、碳酸泉、硫酸盐泉、重碳酸盐泉、氡泉浴疗。

2. 轻度心功能减退

酌取碳酸泉、氡泉浴疗。

3. 动脉硬化

(1)酌取单纯泉、碳酸泉、硫酸盐泉、重碳酸钠泉、碘泉等浴疗。

(2)酌取碳酸泉、碘泉饮用。

4. 贫血

(1)酌取食盐泉、铁泉浴疗。

(2)酌取铁泉、砷泉饮用。

(四)泌尿、生殖系统疾病

1. 慢性肾小球肾炎

(1)酌取单纯泉、碳酸泉、重碳酸钠泉、硫酸盐泉、食盐泉等浴疗。

(2)酌取碳酸泉饮用。

2. 慢性肾盂肾炎

取碳酸泉饮用。

3. 泌尿系统结石

(1)酌取单纯泉、重碳酸钠泉、硫酸盐泉浴疗。

(2)酌取碳酸泉、重碳酸钠泉饮用,适用于尿酸性结石和尿酸盐结石;取酸泉饮用,适用于草酸钙结石。

4. 肾性高血压

取碳酸土类泉饮用。

5. 遗精、早泄

取碳酸铁泉浴疗。

(五)外伤科疾病

1. 慢性风湿病

(1)酌取单纯泉、重碳酸钠泉、硫酸盐泉、硫磺泉、铁泉、酸性泉、氡泉等浴疗。

(2)取硫磺泉饮用。

2. 类风湿性关节炎

取单纯泉、重碳酸钠泉、硫酸盐泉、硫磺泉浴疗。

3. 慢性腰肌劳损

酌情取单纯泉、重碳酸钠泉、硫酸盐泉浴疗。

4. 慢性骨髓炎

酌情取食盐泉、硫磺泉、酸性泉浴疗。

5. 坐骨神经痛

(1)酌取单纯泉、碳酸土类泉浴疗。

(2)酌取氡泉饮用，或作喷雾吸入。

四、操作方法

(一)浴疗法

从时间和水温上分，有短浴法(水温较高，时间较短)和长浴法(水温接近体温，时间较长)；从浴疗部位分，有全身浸浴法、局部浸浴法(如手、足等部位浴疗)。

(二)饮疗法

根据不同的病情，选饮合适的矿泉及饮服量，小量为100～200ml，中量为300～400ml，大量为500～600ml，极量为700～1500ml。一般先从小量开始饮用。

(三)含漱疗法

取温热泉水盛大杯中漱口，每日3次。

(四)喷雾吸入疗法

取一般喷雾器，装入矿泉水，喷嘴对正患者的口腔，进行喷洒吸入。每日1～3次，每次吸入量不超过15分钟。一般10～15次为1疗程。

第八节　水中运动疗法

利用水的特性，使患者在水中进行运动训练，以治疗运动功能障碍的疗法称为水中运动疗法。水有静态力学和流体力学的作用，产生的机械力刺激通常包括浮力、压力、水流及水射流的冲击等。常用于治疗关节功能障碍、肢体弛缓性瘫痪、骨折后遗症、软组织损伤以及其他一些运动功能障碍性疾患。

一、水的特性对水中运动疗法的影响

水中运动疗法的目的和具体动作要求与一般运动疗法基本相同，但优越之处在于加入了水的因素，利用水的特性来帮助训练，提高治疗效果。

(一)利用温热的刺激因素

水中运动训练患者可利用水的温热效应，对患者具有镇痛、软化组织挛缩、缓解痉挛等作用。对训练时能产生疼痛的疾病也是一种较好的训练方法，可减少疼痛发生，以有利于训练(如利用牵引方法矫正关节功能障碍)，取得良好的效果。

(二)利用浮力和流体抵抗作用

浮力可减轻身体负荷，帮助肢体运动功能障碍患者实施主动行走。流体抵抗可成为患者站立行走的阻力，可用于施行训练患者的抗阻主动运动。

(三)运动方向影响训练方式

根据患者在水中运动方向，浮力可以是助力，也可以是阻力，从而决定了训练方式，也影响了训练效果。例如，患者从水底向水面垂直向上运动，浮力是助力，该训练是辅助主动运动；反之，快速地垂直向下运动，则成为了抵抗主动运动。

(四)对心肺功能的影响

水中运动训练能增加患者心肺功能负担，在应用时要予以考虑。全身温水浴时，心肺负担增大约1.5倍。因此，全身衰弱和心肺功能低下患者不宜采用。

(五)训练中保持身体的稳定

水中训练时受浮力的影响，患者身体在水中不稳定。因此在训练时，治疗师要注意让患者保持身体的稳定，一方面防止意外的发生(如摔倒、呛水等)；另一方面可充分满足训练的要求，取得较好的治疗效果。

二、水中运动疗法对人体的作用

水治疗法对人体的作用是以水这个媒介物作为一种外因刺激来进行的，并通过神经体液的调节机制，引起人体内器官功能变化，借以治疗疾病。水治疗作用机制有3个决定因素，即温度、机械及化学的刺激作用。

(一)温度作用

在生物的进化过程中，哺乳动物和人类的自身形成了一个完善的体温调节系统，当外界环境温度发生剧烈变化时，仍然能在自己的体内保持恒定的温度。这种生物学特点是生命活动的重要条件。

进行水中运动治疗时，水的温度作用于人体，引起人体相应的功能变化。温度的数量变化，可引起不同质的反应。温热与寒冷刺激可使人体产生性质完全不同的反应：对寒冷刺激的反应为迅速、激烈，如电击式；而对温热刺激反应，则较为缓慢、不强烈和逐渐感到温热。人和恒温的高级动物，耐受温度的变动范围十分狭小，如人的体温降至25℃以下，或升至43℃以上时，则要危及生命。由此可见，温度对机体的生命活动过程影响是很大的。临床上常常以水的温度不同，而分为不同的水浴疗法。大致情况是：冷水浴15～28℃；凉水浴28～33℃；不感温水浴34～36℃；温水浴37～38℃；热水浴39～42℃（＜45℃）。通常水治疗温度常用39～45℃。

人体温度刺激的反应程度取决于下列因素：

(1)温度刺激的突然程度。

(2)水温与体温之差距愈大，反应愈强。

(3)作用的面积愈大，刺激愈强。

(4)作用的持续时间与一定限度的反应程度成正比；但持续作用时间过长，反应便要发生质的变化。如寒冷刺激，短时间为兴奋，长时间可导致麻痹。

(5)重复应用，则反应减弱。因此，在重复使用水疗时，为获得足够的反应，必须逐渐增加刺激强度。

(6)机体的反应能力强弱。

(二)机械作用

在水治疗法中，几乎没有一种水治疗法不包含机械的刺激作用，只是在刺激的量上有大小的区别。其主要作用包括以下3方面：

1. 静水压力作用

在普通盆浴时，静水压力为40～60g/cm^2。这种静水压力有一定的临床意义，它可压迫胸部、腹部，使呼吸有某种困难的感觉，从而使病人不得不用力呼吸来代偿，这就加强了呼吸运动和气体的代谢。同时，静水压力还作用于血液循环，压迫体表的血管和淋巴管，使体液回流量增加，引起体内的体液再分配。

2. 水流冲击作用

此为机械刺激的另一种形式。2～3个大气压的定向水流冲击人体，即应用直喷浴、针状浴，均具有很大的机械刺激性，此种刺激作用较温度作用强。尽管使用的水温很低，但仍可见到明显的血管扩张和引起神经系统的兴奋作用。在水疗法的应用中，为了加强机械刺激作用，常常要把水温度降低一些，这是因为机械刺激对周围血管有扩张作用，如与水的低温相结合，则更能提高它的临床效果。

3. 浮力作用

根据阿基米德原理，身体浸入水中的部分将减轻重量，此重量等于该部分体积所排出水的重量。人体全没在水中失去的重量约等于体重的9/10(图6-2)，这在医疗上具有重要意义，可以使僵硬的关节容易活动。因为借助水的浮力进行水中体操活动，肌肉所需要的力量较在空气中要小得多。

(三)化学作用

在水疗法中，即使采用淡水浴，实际上也有微量矿物质的化学刺激作用，因为在淡水中也溶有少量的盐类物质。由于水能溶解各种矿物盐类、液体及微量的气体，所以在施行水疗时，可以加入各种矿物盐类、药物和气体。这些化学物质的刺激可加强水疗法的作用，并能使机体获得特殊的反应而提高疗效。

(四)水疗法对人体各系统的影响

1. 对皮肤的影响

在水疗法中，皮肤是第一个接受刺激的器官。在生理结构上，皮肤有很丰富的血管、神经末梢。当皮肤毛细血管扩张时，可以容纳全身血液的1/3，因而皮肤血管的一张一缩，对体内血液的分布状况，将产生很大的影响。皮肤还分布有大量的脊髓神经和自主神经系统的神经末梢，它们同中枢、内脏有密切的联系。通过对这些末梢神经的刺激，可以影响到中枢神经和内脏器官的功能。例如，手浴能影响胸腔脏器；足浴能影响脑血循环；坐浴能影响盆腔器官等。

皮肤受到冷的刺激作用后，呈现苍白、血管收缩、局部缺血，皮肤有冷感觉，这是第1期反应。第1期反应持续1分钟，即进入第2期。其特征是皮肤变蔷薇红色、血管扩张，皮肤有热感觉，原因在于单位时间内血管通过血液增加。如果冷的刺激持续下去，即进入第3期反应。第3期反应特征是血管继续扩张，因神经调节疲劳，血管神经麻痹，局部呈现瘀血现象，皮肤呈紫红色或紫蓝色，触之更冷，进一步则会发生冻伤。

皮肤受热的刺激作用，如果温度过高，一开始

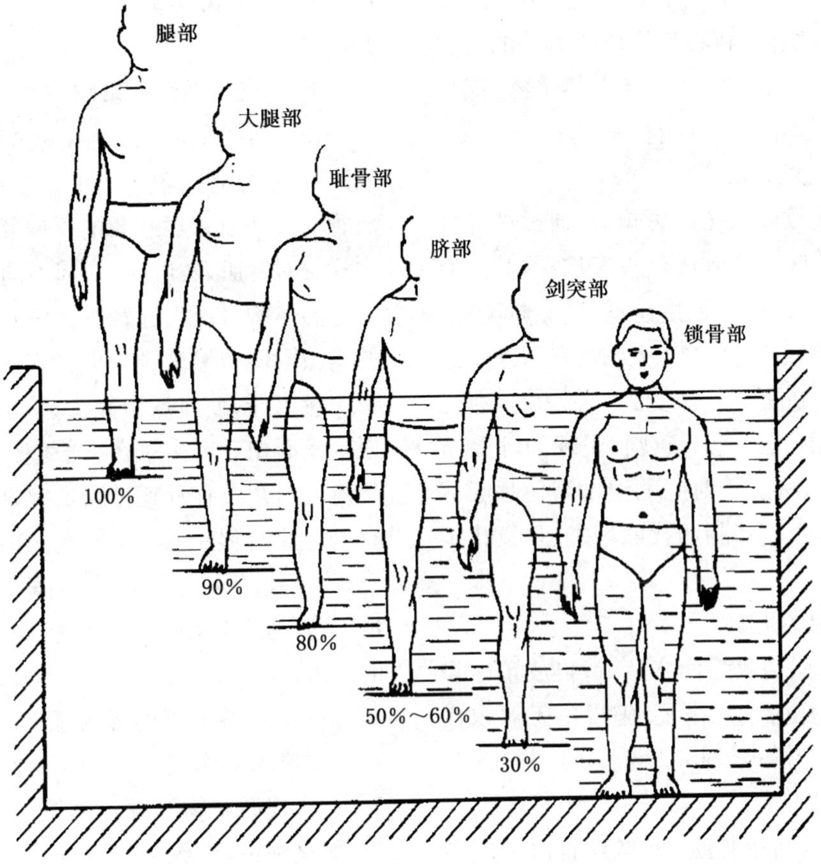

图 6-2 不同水深人体承受的负荷

即进入第 2 期反应，血管扩张，皮肤发红。但温度不甚高时，发生第 1 期反应，但较冷刺激作用的持续时间短、反应弱，很快便进入第 2 期的主动充血反应。第 2 期的持续时间和表现，一般也不如冷刺激强，此点可能为热刺激作用能使血管张力减弱的缘故。持续的热刺激，血管由主动性充血变为被动性充血。如热刺激强烈时，则将发生烫伤。

皮肤在热代谢的过程中，起着很大的作用，它占全部散热的 60%～80%。皮肤受到温度、机械和化学的刺激作用，除了引起体温调节、新陈代谢、心血管和呼吸系统变化外，还可影响到内分泌、免疫功能等。

2. 对心血管系统的影响

水疗法对心血管系统的影响取决于水的温度、持续作用时间及刺激强度。

当对心脏部位实行冷敷时，心搏次数减少，但收缩力量增强、脉搏有力、血压下降。实验证明，于兔子心脏部位放置冷袋 1 小时，可使心包温度降低 1.6℃。心脏部位施行热敷时，心搏加快，在适当的作用下也可增加心肌张力，但温度超过 39℃或作用时间延长时，心肌张力即行减低，甚至发生心脏扩大。

施行全身冷水浴时，初期毛细血管收缩、心搏加速、血压上升，但不久又出现血管扩张、心搏变慢、血压降低，顿时减轻了心脏的负担。因而人们认为寒冷能提高心肌能力，使心搏变慢，改善心肌营养的作用。

在 37～39℃水浴时，周围血管扩张、脉搏增快、血压下降，造成体内血液再分配，这种再分配在治疗上有一定意义。但是，当这种再分配发生急剧的改变时，则会出现一些脑血循环障碍的症状，如面色改变、头沉、头晕、头痛、耳鸣、眼花等。这是在施行水疗法时应该尽量避免发生的，这种反应常见于体质较弱、贫血或有高血压、脑充血倾向者。在 40℃以上的热水浴时，血压出现波动，开始上升，继之下降，然后再上升。最初的反应是由于高温下血管发生痉挛；第 2 阶段是因血管扩张；最后是对心脏的适应功能提出了新的要求。尽管这时血管处于扩张的状态，血压仍然出现了第二次上升。这种心脏适应功能，在健康人和心脏代偿能力佳的人身上表现明显，因而人们认为40℃以上热水浴，能增加心脏的负担。不感温水浴对于心血管影响不大。

3. 对呼吸系统的影响

水疗对呼吸次数和深度的影响，是通过神经性反射来进行的。瞬间的冷刺激使吸气加深，甚至有短暂的呼吸停止和深吸气，温度越低，刺激越突然，呼吸停止得越快越急剧。继之，从一系列深呼吸运动变为呼吸节律更快更深。如受到热刺激时，所见到的情况与冷刺激一样，但不急剧，表现为呼吸节律变快，而且较为浅表。长时间的温水浴使呼吸减慢。呼吸加快是由于糖和脂肪代谢增加、二氧化碳累积的结果。

4. 对肌肉系统的影响

用感应电刺激肌肉收缩使之疲劳，再放置冰袋15分钟后，肌肉的疲劳未见恢复；施以不感温水作用，亦无明显影响；用40～45℃热水袋热敷15分钟，则肌肉疲劳可以恢复。

一般认为，短时间冷刺激，可提高肌肉之应激能力，增加肌力，减少疲劳，伴有机械作用时尤其如此；但长时间作用，则引起组织内温度降低，肌肉发生僵直，造成运动困难。温热作用可以解除肌肉痉挛，提高肌肉工作能力，减轻疲劳，故温热水浴常配合按摩和体疗用来治疗运动器官疾病。关于温热作用减轻肌肉疲劳的解释，有人认为，在热作用下，血管扩张、血氧增加和代谢加速，因而有利于肌肉疲劳的消除。

短促的温度刺激使胃肠道平滑肌的蠕动增强，长时间作用则使蠕动减弱和肌张力下降。温热则有缓解和消除痉挛的作用。

5. 对血液成分的影响

全身水疗法能引起血液的质量变化。比重、黏稠度增加，血红蛋白增加14%，红细胞增加百万以上，白细胞也有增高。这种反应的发生，有时迟缓，有时迅速。一般认为，这种血液成分的变化，不是绝对的数量增加，而是血液分布状态改变的结果。因为水疗时，在储血器官的有形成分进入了血液循环。动物实验中发现，狗的体温升高到41～42℃，呼吸增至150～250次/分，血液比重及固体成分增高，血液内每个单位体积的剩余氮、尿素、尿酸等含量增加，氯化物含量减少，而乳酸的增加与体温上升相平行。

6. 对泌尿系统的影响

正常肾脏的泌尿功能，受全身血压及血管口径的影响，排尿量与流过肾脏的血液量成正比。肾脏血管与皮肤血管对刺激的反应相近似，不同温度的水疗法对肾脏及汗腺可引起不同反应。

温热刺激能引起肾脏血管扩张而增加利尿，冷的刺激则使尿量减少。但在实际工作中，热水浴由于大量出汗，使排尿量减少；冷水浴时出汗少，使排尿量反而相对增多。在一般施行水疗的情况下，一昼夜之间并没有看到排尿量有显著变化，几乎同没有水疗的时候一样，仅仅在长时间的温水浴作用下，才能使一昼夜的尿量、钠盐和尿素的排出量增加。这种排出量的增加，显然是由于血液循环改善的结果。

7. 对汗腺分泌的影响

在热水浴作用下，汗腺分泌增加，排出大量汗液，有害代谢产物及毒素也随之排出。由于液体丧失、血液浓缩、组织内的水分进入血管，所以它能促进渗出液的吸收；但大量出汗以后，也丢失较多氯化钠，使身体有虚弱的感觉。因此，水疗时如出汗过多，应补给些盐水以补偿损耗。

8. 对新陈代谢的影响

新陈代谢与体温有着密切的关系。在体温升高和氧化过程加速的情况下，基础代谢率增高；组织温度降低时，基础代谢则降低。冷水浴主要作用于脂肪代谢、气体代谢及血液循环，促进营养物质的吸收。16℃水浸浴后，CO_2排泄增加64.8%，氧的吸收增加46.8%。16℃水淋浴后，CO_2排泄增加149%，氧的吸收增加110%。温水浴能在某种程度上降低代谢过程。过度的热作用、蒸汽浴或干空气浴，能使碳水化合物及蛋白的燃烧加速。大量出汗后，造成体内脱水及丧失部分矿物盐类。

9. 对神经系统的影响

全身水疗法对神经系统的影响因温度不同而有差异。皮肤有丰富的感受器，温度刺激由向心神经传到中枢，引起各系统的反应。适当的冷水浴能兴奋神经，民间常用冷水喷洒头和面部，以帮助昏迷患者苏醒。多次施行不感温水浴，能使从周围到大脑皮质的冲动减少，神经兴奋性降低，加强大脑皮质抑制功能，起到镇静催眠的作用。40℃以上热水浴，先是兴奋，继而疲劳、软弱、欲睡。

三、水中运动的分类

（一）辅助运动

利用水的浮力有效地减轻身体重量，当肢体或躯干沿浮力的方向进行运动时，浮力将对运动起辅助作用。这样，平时在空气中抬不起来或不易移动的肢体，在水中就可以活动，提高运动功能。这一方面给患者以良好的心理影响，另一方面使患者得到锻炼的机会。

（二）支托运动

当肢体浮起在水面做水平运动时，肢体则受到向上的浮力支撑，其受重力下垂的力被抵消，由于不必对抗重力，肢体沿水平方向的活动容易得多。这不仅有助于肢体活动，而且在支托情况下是评价关节运动能力的一个有用的肢位。因为这时候能观察到在重力作用消失或减小的情况下，肢体可能达到的实际活动范围。

（三）抗阻运动

肢体的运动方向与浮力的方向相反时，浮力就成为肢体活动的一种阻力，这时肌肉的活动就相当于抗阻运动。其阻力是与运动方向相反的浮力，通过增加运动速率或在肢体上附加一些添加物增大肢体的面积，可以增大阻力。因此可根据病情需要，给予不同的阻力，以达到不同的抗阻运动训练的目的。

四、设备与用具

（一）运动治疗池

在医疗机构中建造的治疗池，形式多种多样，其大小则根据治疗患者人数多少来进行设计。一般而言，每天治疗 40 例患者的水池面积不小于 3m×10m；治疗 90～100 例患者的浴池不小于6m×19m。治疗池一端深 1m，另一端深 1.4m。儿童用治疗池多采用圆形，深度为 0.6～1.05m。大的治疗池多用水泥镶嵌磁砖建成；小的治疗池可用不锈钢或陶瓷制成，其具有安装便利、易于移动、造价低廉等优点。

（二）水中治疗床或治疗椅

这种设备是为患者在水中提供一个固定的治疗位置而设，这种床和椅要求有足够重量，能牢固地保持在池底，而且要能防锈。即使是治疗椅，重量也不要小于 10kg，全部用不锈钢管做支架，方能达到预期的目的。床和椅脚要装有防滑的底座或塑料支背，以防止移动。

（三）水中步行训练用平行杠

用不锈钢制成，重量应是足够重，高度是可调的，一般固定在池底，也有放于池中不固定者。其规格与地面上使用的短型平行杠相同。

（四）漂浮物

充气橡皮圈、马鞍形气垫、软木块或不吸水的泡沫塑料等用于支撑患者头颈部或肢体，也可作为在水中进行抗阻运动或促进运动的辅助工具。其形状规格同一般游泳用品，亦可按需要专门设计。

水球或适用于成人及儿童在水中治疗用的各种漂浮性文体用品。

（五）起重升降装置

严重运动功能障碍患者难以自己出入水池，需借助起重升降装置的帮助出入水池，进行训练治疗。这种装置有多种类型如担架式、座位式、轮椅式等。一般采用电动油压机起动，控制简便，起动灵活，安全可靠。

（六）水过滤与消毒

治疗用的水中运动池水应保持清洁无害，否则，水中运动池可能成为某些疾病的交叉感染源。保持池水清洁的方法一般有 3 种。

1. 换水

根据患者数量，在有条件的地方，应尽可能频繁地更换池水。换水同时应把池边、栏杆、池底洗刷干净，清洁消毒，然后放入新水。

2. 溢流

“流水不腐，户枢不蠹”，让水池中的水不断流动，可保持其清洁。无论是在治疗中，还是在平时，经常打开溢水口，让一定量的水流向池外，对于保持水温和水的清洁度，都是十分重要的。只要是水源不太紧张，应尽量采用这种办法。

3. 过滤

为节省水源，水中运动池应设计安装水过滤、循环和消毒装置。循环装置把水从池中吸出，边过滤净化，边灭菌消毒，然后水再反流到池中。这种装置虽然耗资较大，但较适用，对于水的清洁和消毒是必要的。表 6-1 介绍了几种常用的水消毒方法。

表 6-1 常用的水消毒方法

用品	方法	优点	缺点
氯	将次氯化钠均匀注入水中	透明度好，药物易购买	刺激皮肤，有氯臭，氯化物易附着在管道中；如使用二氧化氯，水温越高，越容易挥发，杀菌力下降
紫外线	紫外线照射水，流动中进行杀菌消毒	适用于小量水的杀菌、消毒	需经水流往返多次照射，否则效果会下降水温超过 40℃，其效果只达到水面下 5mm 左右
臭氧	通过放电发生臭氧，气体溶于水中起杀菌消毒作用	因水中含有气泡，患者有舒适感	欲提高杀菌效果，应用增量，会对人体产生有害作用，臭氧发生装置价格较为昂贵
银离子	将银离子化，均匀溶于水中	透明度好，对人体无害，用银电极节省电能	银杀菌装置价格昂贵

五、训练内容

(一)固定体位

患者开始训练时，使其身体保持在一个固定的位置是非常重要的，但在水的浮力影响下，使患者身体保持某一固定体位是一个难题。治疗师除了通过器械或特别的固定装置将患者肢体固定之外，还需要在训练时对患者进行必要的帮助。一般可采用下述方法固定患者体位：①患者躺在水中治疗床上或常用的治疗托板上；②患者坐在水中的椅(凳)子上；③让患者抓住栏杆、池边沿或池中固定器材如平行杠。必要时可用带子将患者加以固定。

(二)利用器械辅助训练

利用某些器械，如胶皮手掌或脚掌，可增加水的阻力；利用水中步行训练用平行杠可以练习站立平衡和行走；利用水中肋木可训练肩和肘关节活动功能；利用水球做游戏，训练臂的推力等。这些都是较地面上运动更为有效的方法。

(三)水中步行训练

水是步行训练时一种可利用的介质，通常水中步行是在地面上训练之前进行的。如果患者平衡功能好，在水中举步行走时，因有水的帮助，较在地面上容易。训练方法是：让患者进入水中，站在平行杠内，水面达颈，双手抓杠练走。在水中身体的重量比地面上轻，因而大大减低下肢承受的身体重量。即使对于肌力比较弱的患者，亦有可能支撑起被减轻了重量的身体而行走。对于负重关节有疼痛的骨性关节病患者或下肢骨折恢复期患者，训练时均会发现其在水中站立和行走较在地面上容易得多，而且感到舒适或疼痛明显减轻。

(四)水中平衡训练

让患者站在平行杠内，水深以患者能站稳为准，然后治疗师从不同方向推水做浪或用水流冲击患者身体，使身体保持平衡。

(五)水中协调性训练

在水中最好的协调性训练是游泳。开始可先让患者在一个固定位置进行原地游泳动作，以后逐渐过渡到患者能完全独立进行游泳运动。

(六)Bad Ragaz 训练法

Bad Ragaz 训练法，亦称救生圈训练法，由瑞士 Bad Ragaz 地区兴起，后在许多国家流行。这种方法的要点，是把浮力作为支撑力量来帮助训练。患者进行运动训练时，不需抓扶手或者靠水中固定物体支托，而是靠救生圈的浮力支撑进行运动。人体靠救生圈支撑浮于水中，可以说是处在一种动态的平衡状态；但对于肢体残疾或肌肉痉挛的患者来说，身体有可能失去这种平衡，或在水中处于一种很不稳定的状态。治疗师必须强烈地意识到这一点，竭力减少患者在水中训练的恐惧和焦虑感，避免发生意外。

具体做法是，治疗师站在水中，给患者提供一个固定位置，与患者进行一对一训练。运动的阻力是由患者的身体在水中活动引起湍流而产生的反向作用力。身体在水中运动速度越快，则阻力越大。这种反向运动的阻力，可由治疗师根据运动量来进行调节。

患者在运动中，如果某些肌肉力量较弱，可利用强壮肌刺激弱肌，也可进行等长收缩练习（特别是对因周围神经损伤而致肌肉无力的患者），还可运用PNF技术中的重复收缩、慢速翻转、快速牵张、节律性固定等技巧进行训练。

治疗师用手帮助患者固定体位时，手的位置会直接影响患者的运动。一般来说，让患者取仰卧位，治疗师的手支撑在患者的下腰部或骨盆区的救生圈上。必要时再用小救生圈将患者颈部浮起。另外，股骨中部、膝和足，均可作为固定点。躯干训练采取侧卧位。肩关节外展和内收采取俯卧位。这些技巧的运用因人而异，灵活性也很大，治疗师要根据具体情况，审时度势，运用不同方法去加强某些肌群和关节活动范围的训练。训练方法如下：

1. 肩关节训练

患者仰卧位（可佩带救生圈使身体浮起），右上肢尽量舒适外展，肘关节、腕关节和手指伸展。治疗师位于患者右上方，将右手放在患者的手掌部，令患者握手，左手放于患者右肩背部扶托患者，再让患者做上肢内收，并使上肢靠近躯干。治疗师身体后仰保持稳定，患者重复进行上肢弧形运动。

2. 上肢训练

患者俯卧位，由躯干圈和双踝关节周围的小浮圈支托。有时也可以使用颈圈，但它会妨碍肩运动。治疗师面向患者，站在其左边头侧。患者左肩屈曲（抬高），治疗师将左手放在患者的左手掌中。令患者保持肘关节伸展，握紧治疗师的手，将上肢拉向外下方。与此同时，患者右手划水，身体在水中向前移动。当运动达到最大限度时，其左肩向前超过治疗师左肩的位置（注意，肘关节在整个运动过程中必须保持伸展）。必要时治疗师可用右手帮助诱导患者进行水中的运动。

3. 躯干部的训练

患者仰卧位，由颈圈和躯干圈支托。治疗师在患者足侧，背靠池壁站立，尽可能使自己的身体保持稳定，然后治疗师双手握住患者的双足背部，令患者将足上抬屈髋，将双膝转向右方，并抬头看足。当达到充分屈曲后，治疗师将双足放于水中，双手握住患者足背部，令患者将双膝再转向左方，头部后仰。达到最大伸展后再重复屈曲。稍停顿后，再改变旋转方向，即患者躯干屈曲时，膝部转向右方，伸展时则转向左方。

4. 髋关节训练

治疗师站在患者的足端，双手握住患者足跟后外侧。患者取仰卧位。双膝关节伸展，髋关节外旋。令患者双足跟向下外方用力蹬。治疗师对这一运动施加阻抗，并将双手向下方和侧方移动。当患者在水中向治疗师靠近时，躯干再向后仰，训练髋关节屈伸。

5. 下肢训练

患者仰卧位，治疗师站于患者足侧，将右手放于患者左足跖侧，用力将足拉向下方，使髋关节呈伸展、外展和内旋位。左手放在患者右足背侧，首先指示患者左下肢向下外方用力，并克服治疗师的阻抗保持这一肢位。在保持左下肢等长运动的同时，令患者右下肢髋关节屈曲、内收和外旋，膝屈曲，足背伸内翻，运动达终点时，放松下肢，然后返回至起始位。反复进行这一运动。固定侧的下肢可以在屈曲或伸展共同运动中进行等长收缩运动。

（七）Halliwick 法

这是根据流体力学和运动学原理，研究脑瘫及其他患者游泳的训练方法。这种方法不借助任何器具，由治疗师和患者进行一对一训练，最终目标是使患者在水中获得完全独立的游泳活动。其教授方法分为4个要点、10个阶段进行：

1. 心理适应（要点Ⅰ）

（1）适应水性（阶段1）：患者入水时，同不会游泳的人一样，会害怕游水，有恐惧心理。这个阶段的首要任务是消除患者对水的恐惧心理，熟悉水性。治疗师要面对患者，保护患者，帮助患者在水中站立、活动四肢或游戏，使患者逐步适应水性。

（2）水中独立（阶段2）：通过阶段1训练，使患者能离开治疗师的帮助，独立在水中完成一些垂直位动作，行走、用手或手臂划水，以进一步适应水性，消除恐惧心理。

2. 旋转身体（要点Ⅱ）

(1)垂直旋转(阶段3):患者髋关节的运动可引起身体向前或向后的垂直旋转运动(前、后翻)。

(2)侧身旋转(阶段4):侧身旋转是一种围绕脊柱纵轴旋转的运动,使患者一支手臂或一条腿向身体对侧交叉,这样可引起身体的侧方旋转。治疗师站在患者身旁保护,患者做360°旋转动作,反复训练,直到熟练为止。

(3)混合旋转(阶段5):让患者站立于水中,身体慢慢向前倒,同时向右或向左转动头部,就会引起身体旋转,直到身体漂浮于水中,做向前旋转同时侧转动作。共有3种旋转方法,即垂直旋转、侧身旋转和混合旋转,均能完全掌握之后,才可能自由自在地在水中游泳。

3. 抑制动作(要点Ⅲ)

(1)感受浮力(阶段6):当患者适应水性以后,就能做潜入水底的动作。最好是鼓励患者做水底捡拾物品的游戏,这种动作身体娇小者比笨拙的人容易成功。如果腿有残疾,做潜入水底的动作将更困难。在潜入水底做捡拾物品动作时,患者就会感受到有一种浮力在把身体轻轻托起。

(2)姿势平衡(阶段7):患者浮在水中,将一侧上肢从水面举起。举起侧浮力减小,重力增加,身体两侧不平衡,为保持身体姿势的平衡,另一侧躯干肌肉收缩发挥相应的作用,尽量让患者身体浮丁水中,做水平位姿势的平衡。这些水中动作的最大优点,就是能促进身体产生姿势平衡反应,使身体各部的支持能力得以改善提高,并有助于增强肌力。

(3)水流引导(阶段8):治疗师站于患者头部的前方,双手划动水面,使之产生水流。这样患者漂浮的身体便可借助于由治疗师制造的水流,减少阻力,通过水面向前行进。

4. 水中运动(要点Ⅳ)

(1)简单泳法(阶段9):患者先是用手部小动作在接近浮力中心(骨盆位)做摇桨样动作;然后双臂离开水面,做划桨样动作;最后是用双臂有节奏地交替向后划动,做爬行动作。

(2)基本泳法(阶段10):这是Halliwiek法的最终目标,就是教会患者在水中克服各种障碍,能独立和自由自在地在水中游泳,使患者学会自由泳、仰泳、蛙泳等基本游泳法。游泳的治疗作用在于:调节患者心理和神经功能状态,提高生活自信心;增强机体代谢和全身功能状态;利用浮力和抑制动作,改善身体姿势平衡能力;增强肌力和耐力,改善关节活动;缓解痉挛和疼痛。

(八)水中运动用浴槽

前面介绍的各种水中运动技术,均适用于在大水池中训练患者。另外,还可利用较小的水中运动用浴槽(therapeutic tank)。

1. 特点

水中运动用浴槽是为了进行简单水中疗法而制造的、供个人全身使用的、各种形状的(如葫芦状)金属制浴槽,又称为Hubbard槽(Hubbard tank)。特点是,治疗师站于池边,可不费事地对患者进行浴槽中的治疗操作,治疗师不必下水。此浴槽比运动池省水,电热费与水中运动池相比也比较便宜。身体活动不便的患者可以通过手动、电动、油压升降机等方便地进入浴槽。除此以外,浴槽还装配有多种附属装置,可产生气泡和涡流,因此还具有水中按摩、喷浴的优点。此浴槽的缺点是距地面较高,患者进入较为困难。

2. 应用范围

(1)缓解运动时的疼痛和软化挛缩组织。这是因为合并应用了水治疗法的温热作用,所以减轻了运动时的疼痛。治疗关节挛缩时,可使组织软化,如果治疗师合并应用矫正手法,可扩大治疗效果。

(2)增强肌力训练。因为同时应用了温热作用,对于弛缓麻痹肢体可改善循环。对于痉挛性麻痹,温热作用或者寒冷作用可消除痉挛,使肢体易于进行运动。另外,由于浮力作用,即使极少的肌力也可以在水中运动,所以适合训练肌肉功能、辅助主动运动、增强肌力。但因水中没有安装抗阻力运动器,所以不适合抗阻运动训练。

(3)矫正、增大关节活动度如前所述,因消除疼痛,软化痉挛组织,故可做增大关节活动训练。

(4)水中按摩将喷射泵喷射的水流朝向某一部位,就可以获得像按摩一样的效果。

(5)水中喷浴可以进一步加强局部按摩和温热的效果。

(6)气泡浴可发生小气泡刺激患者身体,起镇静治疗作用。

3. 附件

(1)搬运患者装置:使患者舒适地躺着不动就被送入浴池的装置。如天桥移动式电梯(天棚上安有轨道,电动机在轨道上移动,电动机上安有电动升降机)、油压式电梯(安在柱子上,用油压使浴槽上下移动)、升降式浴槽(能上下进行移动)。

(2)喷射泵:依靠高速发动机混合空气和水,让它在水中喷出,使患者逆流做阻力运动,或者产生按摩效果。

(3)漂浮物:如橡皮圈、气垫、软木块等。

(4)担架台:是装载患者担架的台子。

(5)气泡浴、气泡沸腾装置:是固定在容器底部的装置,可产生气泡。

(6)水中喷浴装置:水容器(热水罐)和冷热水混合调节器使它能够喷出比浴温高 2～3℃的温水。

4. 必要条件

患者仰卧位,上肢伸展,并侧方上举,下肢外展,它所需的面积是长径 240cm,短径 75cm。为使治疗师尽可能轻松地手法操作,浴池高度宜 35～40cm,浴池边沿距地面高度 80cm 左右。浴槽应充分固定。喷射泵在浴池边来回移动时必须充分绝缘。浴池的水,最好是患者入浴一次就换一次水。为了防止水温下降,需要水蒸气混合装置。在温泉地区,由于泉水含矿物质,必须使用耐腐蚀性强的不锈钢做浴槽。

5. 安装注意事项

浴槽周围需有治疗师自由来回活动的空间,与墙壁之间的距离至少需要 10cm。

(九)步行浴

1. 设备步行浴

设备步行浴(walking bath)是步行训练的理想方法,目前国内开展尚少。训练时需应用一种步行浴槽,浴槽由不锈钢制成,有浴槽和油压升降机两个部分。浴槽全长 230cm,宽 130cm,容水量 2 吨(t)。立面是个透明的观察窗,通过观察窗能对患者训练情况进行观察、拍照和记录。为了更好地观察患者的活动情况,有的在观察窗上印制测量标准线以测量患者的步态参数,用以指导患者训练。这种步行槽吸取 Hubbard 槽的某些设计优点,从顶部往下看,其形状好像"B"字形,也就是 Hubbard 槽的一半,因而它具有 Hubbard 槽的某些功能。小型油压升降机可将患者从坐位或卧位送入水槽中治疗,它通过电钮操纵使治疗椅(担架)停止在任何一个高度的位置上,患者可以得到治疗所需要的适宜高度。

2. 治疗技术

治疗前先检查升降机等设备是否完好,然后将步行浴槽内放入 2/3 容量的水,温度 38～39℃,便可对患者进行训练。

(1)仰卧位训练:将患者移上担架,利用升降机把患者送入水中,使其头部抬高,浮在水面,身体浸入水中,让患者借助水的浮力,进行移动体位、翻身和伸展四肢的训练。患者在水中由于受温度和浮力的影响,患者的活动要较地面的床上容易得多。

(2)坐位训练:让患者坐在浴槽的浅水处,或使用水中的椅子,借助水的浮力,做坐位状态下的肢体活动训练。

(3)起立训练:用升降机将患者送入水中之后,调节升降机或治疗椅的高度,让患者在浴水中依托升降机或椅子进行起立训练。

(4)站立平衡训练:在大约 1m 深的步行浴槽内调节扶手,让患者进行站立、交替踏足的平衡运动训练。

(5)步行训练:依照站立训练的方法,在站立平衡训练的基础上进行步行训练。开始时,偏瘫患者先迈出患肢,后迈出健肢。截肢患者可依托上肢和扶手的支撑练习步行。治疗时可在水中注入空气,使步行浴有气泡浴的作用。治疗时间每次 15～20 分钟,每日 1 次,20～30 次为 1 疗程。

六、注意事项

对于水中运动的患者,要最大限度地掌握其有关情况,并由负责医师进行必要的理化检查、诊断和评定。在进行水中运动之前,一般应注意下列问题:

(一)做好患者准备

1. 疾病诊断和评定。

2. 患者身体一般状况。

3. 心肺功能。

4. 运动功能。

5. 感觉功能。

6. 并发症。

7. 皮肤有否损伤。

8. 是否有二便失禁。

9. 是否有传染病。

10. 需除外水中运动禁忌证等。

(二)水中运动应注意问题

1. 水中运动疗法应在餐后1～2小时进行。

2. 患者肺活量在1500ml以下，不宜在深水中进行水中运动。

3. 水中运动易致眼疾患。浴水消毒不充分，易引起流行性角(结)膜炎等感染性疾病；与此相反，使用氯制剂消毒药，因其刺激性较强，也会引起角(结)膜炎。

4. 注意预防耳疾患。如果池中的水浸入到鼻腔内，因水消毒不充分，或消毒剂的刺激，可引起黏膜发炎。对于患副鼻窦炎的人，要预防中耳炎的发生。

5. 水中运动与陆地相比，在水中的心率稍慢，因此不能用陆地上的心率强度计算公式来作为指导水中运动的强度。水中运动应用下列公式计算出运动强度：

水中靶心率＝陆地上靶心率－(12/15)

(年轻者按12计，年长者按15计)

6. 调节合适水温。运动池训练温度以36～38℃为宜。

7. 训练时间及次数根据患病种类及患者个体情况，灵活掌握，一般每次10～15分钟，如果患者体弱，可缩短时间，或者将15分钟总训练时间分为5分钟、5分钟、5分钟分段训练。训练次数最少1～2次/周，身体强者可1周6次。

8. 浴后最好在池旁休息室内卧位休息30～60分钟，以有利于体力恢复。

(三)治疗师工作须知

1. 事先检查水温、室温(21～24℃)、休息室温(24～27℃)、室内换气情况、水中游离氯含量等。

2. 准备好水中运动用器具。

3. 了解患者是否初次入水，有否入水经验，对水有无恐惧，游泳能力如何。

4. 入水前让患者排空大、小便。

5. 对不能步行患者事先要考虑好出入水池方法，以便处理紧急情况时及时救患者出水。

6. 让患者入浴前、后施行淋浴，以保持池水清洁及患者健康。

7. 入运动水池前最好双足踩过1%福尔马林浸过的脚垫后再入水。

8. 为防止水进入外耳道，患者可佩戴耳栓。

(四)水中运动禁忌证

绝对禁忌证：皮肤传染性疾病、频发严重癫痫和心功能不全者。

相对禁忌证：对血压过高或过低患者，可酌情选用水中运动，但治疗时间宜短，治疗后休息时间宜长；大便失禁者，入浴前排空大便，宜做短时间治疗，防止排便于池水中；小便失禁者，入浴前排空膀胱，短时间治疗，防止排小便于池水中。

七、临床应用

(一)骨折后遗症

骨折后如不及早进行功能训练，肢体的功能往往不能满意地恢复；但早期训练时，患者常常害怕肢体活动或负重时疼痛而影响训练的进行。这时候可以利用水的温度和浮力来克服疼痛。

1. 下肢骨折

在外固定去除伤口愈合后，即可考虑进入池中进行水中训练。

(1)治疗目的：①针对由于制动或损伤而活动受限的关节，做ROM训练；②训练萎缩的肌肉，增强肌力；③训练站立行走功能。

(2)治疗方法

1)训练下肢负重：患者水平卧位，用漂浮物托起，膝屈曲，脚向池边，用足推池边将整个身体推向池中心，再由工作人员将患者送回池边，重复这种活动。适应后改为垂直站立体位，但起初时水要深，其目的是加大浮力减轻体重对肢体的压力。步行训练可在平行杠中进行，适应后逐步降低水平面，这样使患者恐慌心理大为减弱，通过训练，敢于让下肢承担体重，以后即可过渡到在地面上进行训练。

2)活动僵硬的关节：在池中一段时间后，由于水的温度作用，减轻了肌肉和关节周围其他软组织的紧张。在固定患者身体位置的情况下，可由工作人员对局部关节进行被动的ROM训练，或用漂浮物沿增大ROM的方向牵引，在ROM的末尾可酌情给予进一步的牵引以扩大其ROM。

3)增强肌力：下肢经常训练的重点是股四头肌

和伸髋肌，在水中治疗床上俯卧屈膝，然后伸膝，由于伸膝时对抗浮力，故可加强股四头肌肌力。至于伸髋肌的训练，可仰卧水面，头、腰和患足均用漂浮物支持，让患者伸髋使下肢抵抗浮力做抗阻训练。但应说明的是，为最后有效地加强上述肌的肌力，在水中单纯运动训练不能达到目的，必须配合陆上训练。因此，上述训练早期在水中进行，后期应在陆地上进行。

2. 上肢骨折

前臂和腕的骨折很少用水中运动治疗，但肱骨骨折常引起肩关节活动功能的障碍，这时候水中运动就是很好的训练方法，尤其肱骨外科颈的嵌顿骨折特别适合这种疗法。骨折后患者害怕患肢活动，但事实上肩部骨折几日后，即可安排患者开始水中运动，利用水温和漂浮物支撑，让患者开始进行活动。

患者可带着吊带入池，采取坐位，水平面淹没肩部最高点。由于浮力关系，可能难于稳定在坐位，这时可在椅背上系以固定带固定躯干或由治疗人员在患者前方用双手固定其双髋，保持坐位。

早期治疗包括肩关节屈、伸、外展的抗阻训练。首先在舒适的关节活动范围内活动，待内收肌松弛后再逐步加大 ROM，以后用漂浮物或手握乒乓球拍活动，以加强肩外展肌的肌力，进而再进行抗阻的内旋和外旋。

3. 椎体骨折

椎体楔形骨折无脊髓损伤亦无脊柱不稳定者，卧床 1～4 周后，可在水池中进行活动和加强腰背肌肌力的练习，鼓励患者在不痛的范围内尽量活动。治疗时间一般先从 5～10 分钟开始，视患者情况，可延长到 30 分钟，但一般治疗后最好休息 1 小时。

(二)骨关节炎

不适宜于进行关节置换术或适宜手术但需等候的患者，均可进行水中运动治疗。

1. 治疗目的

镇痛；增加 ROM；加强弱肌群；训练行走，如上下楼、站、坐等功能。

2. 治疗方法

(1)缓解疼痛和肌肉痉挛：在水池中轻柔、有节律地缓慢活动可使痉挛肌肉松弛。如欲使髋肌松弛时可让病人仰浮水面，鼓励他做缓慢的外展和内收，关节活动应在无痛的范围内进行，然后逐步增大 ROM。对髋关节训练而言，游泳圈法极为有用，患者借助游泳圈漂浮于水面。患者做伸直、外展、内旋动作，治疗师扶持健肢，以身体前倾引导动作；患肢做内收、外旋动作，治疗师身体后倾引导动作。

(2)牵张挛缩的软组织：需用连续恒定的力并用漂浮物进行被动牵引。如牵引髋屈肌时，患者扶持池中固定物，保持身体稳定，后伸髋关节牵张挛缩的屈侧组织，并可在小腿下方后部辅加漂浮物，以增强浮力，加大髋关节后伸的牵张力度。同理，在牵引髋关节内收肌时，外展髋关节，并在小腿下方外侧辅加漂浮物，增加髋关节外展的牵张。

(3)加强弱的肌群水中运动：适用于在陆上活动有困难或不适的情况，常可使弱的肌群进行抗浮力训练，引起等长性收缩，增强肌力。例如需训练伸肌时，将患者放在仰卧支托物上，在足下放一大的游泳圈，让患者伸直腿，并将圈压入水中，圈的浮力需大于患者下压的力量，髋伸肌即产生等长收缩而无运动，这样可加强肌力而不致引起不适。

(4)步行训练：髋膝骨关节炎患者，在陆上行走时，由于充分负重往往有疼痛和不适，在池中由于浮力抵消了部分体重，关节的负荷减轻，因而不再有症状。调节水面的高低使浮力变化，可使体重得到不同程度的减轻，让患者在水中平行杠内训练步行，是一种有价值的方法。抵消了部分体重后，患者练习踏步，站和走都变得容易，因此也易于进行这方面的训练。

(三)强直性脊柱炎

1. 治疗目的

预防和矫正脊柱及其他关节的畸形，增加活动和加强伸肌群；维持和改善胸部活动增加肺活量；为接着进行的按摩牵引等治疗做准备。

2. 治疗方法

(1)松弛和牵张屈曲及内收肌群：在温度合适的水池中浸泡一定时间后，张力高的肌群可以放松，此时可如上述方法牵张髋屈肌和内收肌，但注意漂浮物产生的浮力必须大于 2N 才有效。患者主观上应感到髋前方有被牵拉感，否则应加大漂浮物。此外，漂浮物不宜用两个或两个以上，因方向不宜控制。牵引一定时间后，让患者用力将漂浮物向下拉 10cm 左右并维持在此位置上数秒钟。这种动作有助于屈肌和内收肌的较好松弛，然后再放松，让漂浮物再牵引肢体，这些动作可重复几次，直到 ROM 不再增大为止。

(2)水面下游泳：此种方法适用于肋脊关节有活动性病变的患者。让患者在水面下做俯泳，俯泳时常使脊柱和髋关节产生伸直趋势，有利于克服屈曲病变，更主要的是每次潜入水面时均必须先深吸气，这种活动激活了肋脊关节，肺活量随着训练次数的增加而增加。

(3)颈部运动：让患者背靠池壁，如水深不够可让患者屈膝以便水面达下颏，可结合呼吸训练，水面达下颏时呼气(水静压压胸有利于呼出)，然后伸膝站起使胸出水面并同时吸气，颈部被浸泡一定时间后，斜方肌和颈长肌都因浸入热水中得到松弛，此时即可做颈部的旋转和侧屈运动。

(4)水中活动和整体治疗：这种疗法可增加患者的兴趣和活动。需注意的是，进入池中后静脉血回流入胸使胸回血量增加 700ml 左右，这对肺活量小的患者有不利影响，因此肺活量不到正常值 30% 的患者不宜做此治疗。

(四)类风湿性关节炎

水中运动适用于无明显类风湿活动的患者(无明显发热、血沉加速、关节红肿等)。具体治疗有：

1. 活动僵直的关节

晨间僵直是该病的常见症状，患者常为此而苦恼，故可在早上进行水中运动训练。患者入池中后，在温水的作用下关节周围软组织松弛，僵硬缓解。此病的关节痛和 ROM 受限，与肌肉紧张有关，所以通过牵张活动来松解粘连以增加关节活动度，应预先使关节周围的肌肉松弛。适宜的方法是先在无痛的 ROM 内自由地进行无阻力的活动，待肌肉松弛后，鼓励患者增加关节的 ROM，直到 ROM 不再增加时给予轻柔的牵张，治疗后 24 小时内可能有不适感，若此感觉延续大于 24 小时，即表示牵引过强，应予修正。

2. 加强肌力的训练

患者关节不稳定，如进行抗阻训练就不应再同时进行加强肌力的训练；反之亦然，以免损伤关节。为避免伤及不稳定的关节应做到：①训练时，术者用手支托患者关节；②选择好练习开始的位置，使抗阻收缩尽量在不劳损关节的范围内进行；③训练时将关节活动范围限制在不引起损伤的范围内；④对危险的关节用夹板固定。此外，术者不应追求患者的肌力恢复到正常范围。遵循上述原则就可以有效地进行水中运动。需注意的是，此病常在关节腔内注入类固醇类药物，注射后 24 小时方可继续水疗。另外，此病常引起颈痛，如单用游泳圈放颈部常使颈痛加重，此时可在颈部先加一塑料颈托，然后再戴游泳圈，即可防止颈痛。在水中搬动患者时尽量避免腋下抬动，因此病易侵及肩关节。总之，一切活动应以不引起患者疼痛和不适为原则。

(五)不完全性脊髓损伤

水中运动疗法适合治疗低位不完全性脊髓损伤(SCI)患者。此法不仅具有良好的心理影响，而且可缓解肌肉痉挛、增进 ROM、提高肌力及促进肢体运动功能。对不完全性 SCI 患者，开始训练时，不应加重痉挛。一般认为侧位较好。若训练髋肌宜使膝屈曲，以免诱发伸直痉挛。患者身体要用游泳圈或漂浮物稳定地托起，任何突然的运动或他人的撞碰均可诱发痉挛。

在池水中适应后，再训练躯干和上肢，尤其要加强对肩胛带和背阔肌的训练。训练躯干活动时，治疗师背靠池边，在患者颈、腰和双足各套一泳圈，治疗师双手扶住患者双肘加以固定，即可让患者进行躯干的侧屈、伸展的训练。治疗师也可站于患者的足侧，双手握住患者足部让患者仰卧位做躯干活动练习。治疗师还可以将患者双足夹在腋下，让患者做躯干屈曲练习。

若患者下肢仍有活动，在水中由于肢体重量减轻，活动更易，可进行下肢活动训练。

此外，尚可让患者在平行杠内，用双手训练支撑(push up)动作。此时，由于浮力抵消了部分体重，动作容易进行，亦可在露出水面的单杠上做引体向上，以训练肱二头肌、肩胛肌和腹肌。

(六)肌营养不良

治疗目的主要在于改善肌肉血液循环，减轻软组织挛缩，延缓和重建运动功能，促进患者身心康复。水中运动的好处是患者可以在水中进行在陆地上无法进行的活动，但浴后患者不应有疲劳感，否则应停止训练。

（七）脑卒中偏瘫

脑梗死发病后1周，脑出血发病后3周，只要病情稳定，即可进行水疗。脑卒中偏瘫水疗目的在于调节机体功能，改善肢体血液循环，借助浮力进行关节运动。但在水中，患者难以维持平衡，不当用力易出现共同运动；在患者周围，因任何原因产生的涡流，均可导致患者失去平衡；再者，因在水中往往无坚实的支托，故很难抑制病理的共同运动模式。因此，患者多在水中平衡训练较好以后，再进行下一步训练。

（八）颅脑外伤偏瘫

情况与脑卒中偏瘫相似，尤对躯干肌张力高者有效。任何肌群力弱也有益处，但不能让患者用力，以免引起痉挛。

（九）肩手综合征

肩手综合征是脑卒中常见并发症，临床处理较为困难，水中运动可以作为临床康复手段加以应用。治疗目的在于解痉、镇痛、改善患肢血液循环、减轻水肿、缓解肩部肌紧张。水的温度以39～40℃为宜，治疗师在水池中对患者进行肘、腕、手指的缓慢被动牵拉，还可利用浮力对其肩部进行主动、被动或辅助运动。在水中进行关节运动治疗，减轻疼痛，患者易于接受，但训练应当在无痛的关节范围内进行。

（十）小儿脑瘫

多数小儿喜欢在水中嬉戏，借此特点可利用水中运动来训练脑瘫小儿。由于水具有向上的浮力作用，使肢体运动困难的脑瘫儿在水中的活动变得轻松容易，所以这一治疗方法为多数脑瘫儿童所喜爱。

1. 治疗目的

（1）克服肢体运动障碍，改善运动功能。

（2）纠正运动姿势异常，提高平衡协调能力。

（3）缓解肢体痉挛。

（4）软化挛缩组织，增大关节活动范围。

（5）增强肌力训练。

（6）水中步行训练，提高步行能力。

2. 训练方法

（1）对小儿进行各关节的被动、主动关节活动训练，可利用浮力和水中训练用品做助力或阻力活动。

（2）扶持水池中固定物，进行站立及行走训练，应当注意纠正患儿的异常姿势。

（3）水中游泳：是一项运动娱乐活动，又是一项患儿喜欢、接受而又有效的训练方法，有条件的地方可酌情采用。开始时，教会患儿仰泳或仰浮，以及教导患儿能从任意位置变为仰浮位，因为这是患儿在水中最安全、最有利的位置，对不会游泳的患儿可配用救生圈保护。

训练时，室内最适温度为19～24℃；水温33～37℃，要求恒温；训练时间10～30分钟，并可视小儿身体耐受情况，适当调整训练时间。

进行游泳训练前，最好先冲一个温水淋浴使全身湿透，再慢慢下水，入水后应等几分钟再开始训练；训练前1小时不应进食，以防止因血流重新分配变化，导致消化不良或因呕吐造成食物误吸入气管引起窒息。训练中还应防止小儿溺水，危及生命。训练完后要进行温水冲浴，水温由35～36℃开始，逐渐降至30℃左右，然后保暖休息15～20分钟，再外出回病房，以防止感冒或因疲劳乏力而摔倒。

（十一）共济失调

水中运动疗法对共济失调患者可有一定的康复治疗作用，在临床上可根据具体情况选择使用。

水中运动训练使小脑共济失调平衡功能改善，主要是通过增强肌力，特别是增强肩胛带、骨盆带的肌力，这对于改善运动控制平衡能力具有一定的作用。Bad Ragaz等张和等长运动模式，可以有效地应用于小脑共济失调患者。

对于能够耐水的感觉性共济失调患者，使用Bad Ragaz方法和Halliwick方法进行水中运动训练，可有效地增强肌力、提高耐力和改善心理状况，进而有助于提高运动协调和平衡功能。

（十二）帕金森病

对于帕金森病患者，水中运动的治疗目的在于减轻肢体僵硬，促进运动功能，改善患者一般身体状况，纠正姿势和平衡反应异常。在水中运动训练时可采用一般技法或 Bad Ragaz 方法。训练后，患者肢体僵硬、运动迟缓和其他运动障碍症状可得到缓解。对于少数患者，温水浴可能无明显缓解肢体僵硬的效果，这时试用冷水浴，或许可收到效果。

第九节　水疗室的技术要求与设备安全

一、水疗室的技术要求

(一)采光

水疗室应该有足够的自然光线，窗户应高于地面 1.5m 以上，窗户与房间面积的比例为 1∶5 以上。装置人工光源，灯光要装置在侧面，以免光线直接刺激眼睛。光线对观察水疗反应和治疗效果均有一定的意义。

(二)通风

水疗室要求有良好的通风设备，这一点在进行硫化氢浴、二氧化碳浴时尤其重要。一般要在这种治疗室安装专门的通风设备，其规格依据房间面积而定。

(三)温度

一定的温度在治疗上具有很大的重要性。盆浴室、淋浴室、水中运动室、湿布包裹疗法室，温度应在 22～23℃。更衣室温度 19～20℃。

(四)湿度

水疗室保持一定湿度，能增加空气的导热性。但湿度一般不要高于 75%。因而，在水疗室内最好安装一个湿度计。

(五)管道

管道的大小直接关系放水和排水的速度，过小则易被沉淀物淤塞。一般要求自来水管 7.6～10.2cm，排水管 10.2～15.2cm。易生锈的金属管道应涂抹防锈漆，以增强其耐久性。热水管道应以保温材料处理。

(六)墙壁与地面

水疗室的墙壁最好镶嵌白瓷砖。天花板要制成屋脊式。以浅天蓝色防水仿瓷漆粉刷。地面制成一定坡度的光滑水磨石面，以利于排水和清洁。

二、水疗室的建筑设备

不少水疗法，在基层一些医疗单位，甚至患者的家中也可以进行，患者自己也能掌握一些简单的操作技术。但是，为完成一些较复杂的水疗法，则需要专门的设备和培训专职人员。设备较完善的水疗室由下列各室组成：更衣室、盆浴室、淋浴室、水中运动室、湿布包裹疗法室及疗后休息室等。

(一)更衣室

在设计上没有特殊要求，但要比一般更衣室大些。根据条件可设置贮衣柜或在墙上装置衣钩。

(二)综合淋浴室

1. 面积

综合淋浴室的面积 35～40m^2，房间高度 3.5～4m，每个淋浴设置占 3～4m^2。

2. 淋浴操纵台

供应各种淋浴规定温度和压力的水，应装在距离墙 1m、距离对面墙 4m、距离患者扶手架 3～3.5m 以上的地方。

3. 淋浴室装设多种淋浴喷头

如雾样的、雨样的、针状的和可以活动的直喷浴等。

(三)盆浴间

一般要求与淋浴分开设置，以免在施行喷浴时把水淋到盆浴患者身上，每盆浴间参考面积为 6～8m^2，房间高 3.5m。浴盆用陶瓷或搪瓷均可，亦可用白瓷砖砌成。浴盆的长度为 1.7m 左右，宽 60cm，深 40～45cm。

(四)水中运动池

见“水中运动”。

(五)湿布包裹疗法室

湿布包裹疗法室要求有治疗床和冷水、热水管道，以及一个稍大一些的陶瓷盆装置，用来浸湿被单。

（六）水疗休息室

水疗休息室应有坐位和卧位休息两种，其数量按照水疗室的整个规模来决定，卧位占 75%，坐位占 25%。除了上述，为了保证供应一定温度和压力的治疗用水，水疗室应有独立的小锅和加压水泵，还应有独立的入厕设备。

（蔡华安　钟庆久）

第七章　泥疗法技术

一、泥疗法的概念

采用各种泥类物质加热后，作为介体敷在人体一定部位上，将热传递至体内，以达到治疗作用的方法称为泥疗法(nud therapy)。

(一)治疗泥的分类

有淤泥、泥煤腐植土、黏土和人工土等。治疗泥广泛存在于自然界中，资源丰富。此外，海泥、湖泥、矿泉泥亦均属于较好的治疗泥源。

(二)治疗泥的成分

其中结晶体占泥重量的49%～92%，为各种无机盐结晶物，胶体部分淤泥中占4%～20%，腐植土中占80%，为各种无机盐物质和有机盐物质组成。胶体部分是构成治疗用泥可塑性、黏滞性和温热性质的主要基础，胶体成分愈多，泥的热容量愈高，导热性愈低，从而提高泥的保温能力和吸水、吸附能力。泥浆为泥重的35%～97%，由矿物盐类、胶体部分的水溶液与其中的气体构成。其中含盐类浓度愈高，对皮肤的刺激愈强。微生物与治疗泥形成有关的微生物有100多种。其他某些治疗泥中，尚含有维生素、激素、氨基酸、抗生素、噬菌体和放射性物质。

(三)泥疗方法

分全身泥疗、局部泥疗、电泥疗法等。

二、泥疗的作用因素

1. 温热作用

该作用是泥治病的主要因素，治疗泥的热容量小，并有一定可塑性与黏滞性，几乎无对流，故导热性较低，保温能力较大，与皮肤接触时向机体传热缓慢。所以，泥温对机体起温热作用。

2. 机械作用

淤泥中具有一定的抗剪强度、黏滞度与比重，故当与其皮肤接触时，对机体产生一定压力。

3. 化学作用

泥中的各种盐类、有机物质、胶体物质、气体、维生素等被机体吸收或吸附在体表刺激皮肤或黏膜，对机体产生一定的化学作用。

4. 其他作用

在某些治疗泥中，尚含有放射性物质时，对机体主要产生放射性辐射电离作用。如含有抗菌物质，则具有抗菌作用。

三、泥疗的适应证和禁忌证

(一)适应证

1. 各种类型的关节炎(非结核性)，肌炎、肌腱和韧带的扭伤，各种外伤性滑膜炎，滑囊炎，骨折，手术后的瘢痕，粘连，以及关节功能障碍，肌纤维织炎等。

2. 创面及愈合不良的溃疡，烧伤后遗症，冻伤，血栓性静脉炎，各种原因的局部水肿。

3. 周围神经外伤，神经炎，神经痛症候群等。

4. 胃炎，胃及十二指肠溃疡，慢性肝炎，胆囊炎，胃肠功能紊乱，结肠炎，早期高血压，小儿消化不良等。

5. 其他疾病，如慢性附件炎，盆腔炎，子宫周围炎，眼及眼眶外伤性瘢痕，虹膜睫状体炎等。

(二)禁忌证

恶性肿瘤，活动性结核，出血倾向，体质虚弱及高热患者，心脏功能不全，急性传染病，甲状腺功能亢进，温热感觉障碍婴儿等。

四、全身泥疗法

(一)全身泥疗设备

1. 应设有更衣室、治疗室、妇科治疗室、冲洗室、泥加温室与贮泥室。

2. 加热设备

根据具体条件选用以下热装置：

(1)设置能容 6～12～24 个铁桶(每个桶容量为 10～12L 的箱子,其内部镶薄铁板,并装有水管,底部设木栅,盛泥铁桶放入后,向加热箱内通 70～80℃热水或蒸汽,使加热到 70～80℃,经 1.5 小时可使泥加热到 50～60℃。

(2)设置中间装水的双层套锅加热炉灶,并在灶内加设一热水锅,为清洗提供热水。

(3)在日光充足的地区,可在室外利用阳光加热治疗用泥,在日照良好的条件下晒 2～3 小时,泥温可达 45～50℃。

(二)全身泥疗方法

1. 全身泥浴

于浴盆中用热盐水或矿泉水将泥稀释到要求的稠度,病人浸入泥浆中达胸部,将头外露,在前额和心区放置冷湿布。泥浴温度 34～43℃。

2. 全身泥敷法

分日光加热和人工加热全身泥敷法,此法是用不同形式加温的泥,在床上铺成泥饼,厚 4～8cm,让病人裸体,躺在泥上,然后用泥涂布全身达胸部乳头高度,然后依次包裹布单、胶布、棉被或毛毯。泥敷温度 37～42℃。

全身泥疗结束后,用温水洗净,卧床休息 30～60 分钟。

五、局部泥疗法

(一)局部泥疗设备

同“全身泥疗设备”。

(二)局部泥疗方法

1. 局部泥疗法

用水将泥调稀,放在木盆或瓷盆中进行治疗,用于四肢小关节。

2. 局部罨包法

先将加热的泥装在布袋中,然后将泥袋贴于病变部位固定。此法可降低泥的化学作用。

3. 局部泥敷法

将加热的治疗泥作成厚 3～10cm 的泥饼,贴敷于患部并进行包裹。治疗泥温度一般为 44～48℃,凉泥温度可用 32～34℃。治疗结束后用温水清洗,休息。

4. 体腔泥疗法

用前先须用筛子筛去杂物,加热消毒后冷却到所需温度,再进行治疗。国内少用。

(蔡华安)

第八章　光疗法技术

第一节　光疗的概念

光疗法(light therapy)是利用人工光辐射能防治疾病和促进机体康复的方法。包括红外线、紫外线、可见光线及激光疗法。

一、光的性质

光是物质运动的一种形式，是一种辐射能，在真空中约以 3×10^8 m/s 速度直线传播。光既是一种电磁波又是一种粒子流，光的波动和粒子的双重性质称为波-粒二重性，即光是一种以电磁波的形式运动着的光子流。

光量子学说认为，光量子具有一定能量，不同的光线由于光量子能量不同，可引起光化学效应、光电效应、荧光效应和热效应等，这些效应则成为光生物学作用的基础。

二、光的产生

光的产生是原子和分子等微粒的能量变化的结果，分为自发辐射、受激辐射两种形式。

(一)自发辐射

原子和分子都具有一定的内能，这种内能的数值是不连续的，只能有某些特定的值，即原子或分子只能处于某些不连续的能量状态。一般情况下，大多数分子或原子处在能量最低的运动状态，称为基态。能量较高的状态称为激发态。如果物质受到外界作用之后，从外界吸收大量能量，许多原子和分子则由基态过渡到激发态。尚处在激发态的原子或分子极不稳定，会自发地从激发态过渡到下能级或跳回基态，多余的能以电磁波的光子形式向四周发散出，此种发射为光的自发辐射，即普通光的产生。如红外线、可见光线及紫外线。

(二)受激辐射

有些物质由于其内部结构的关系，其中原子或分子被激发到激发态后，不能立刻回到基态，而是很快地过渡到某个或几个寿命较长的中间状态。原子或分子在这些状态的时间较长，对于其他激发态讲比较稳定，这种相对稳定的状态称为亚稳态。由于亚稳态的寿命较长，物质受到强烈作用后，可使亚稳态的粒子数比基态或下能级的多，致使粒子数反分布。处在反分布的原子或分子，如果受到入射光子的作用，而此光子的能量恰等于原子(或分子)亚稳态与基态或下能级能量之差，则这些受激原子或分子就从亚稳态跳到基态或某个下能级，同时发射一个与入射光频相同的光子，这种发射称为光的受激辐射。它是激发原子(或分子)受到光子激发后的发光现象，由于产生这些光子在物质中继续前进时会激发更多的光子，所以光与激活物质作用时，不是减弱了光束，而是使光束加强，因此，利用受激辐射有可能使光放大产生激光。

三、光谱

光谱是电磁波谱中的一部分，位于无线电波及X线之间。波长为 4000～180nm，依其波长的长短，它分为可见光和不可见光两部分。可见光包括红、橙、黄、绿、青、蓝、紫 7 种单色光。不可见光包括红外线和紫外线。红外线的波长最长，位于红光之外，分为长波和短波两部分；紫外线波长最短，位于紫光之外，分为长波、中波、短波 3 部分。

四、光的基本理化学效应

各种物质对光能的吸收和蓄积必然伴随其运

动形式的某种变化，从而产生各种理化学效应。其基本理化学效应如下：

（一）热效应

当吸收波长较长的光线（红外线和可见光）时，由于这部分光线的光子能量较小，主要是使受照射物质的分子或原子核的运动速度加快，因而产生热效应。

（二）光电效应

紫外线及可见光线（短波部分）照射会引起光电效应。产生光电效应的基本条件是，每个光子的能量必须足以使电子从电子轨道上逸出。所以，红外线照射无论照射强度多大，因其光子的能量小，均不能引起光电效应。实验证明，紫外线及可见光线照射人体、动植物、金属和某些化学物质时，均可产生光电效应。

（三）光化学效应

物质吸收光子后，可发生各种化学反应。光子被吸收后，可发生下列几种情况：①如果光子能量很大，超过原子或基团之间的键能，使键断开；②击出电子（光电效应），使原子变成带正电荷的离子；③电子跃迁到能量级高的轨道，处于受激状态，使原子或分子获得附加能量。

物质吸收光子后，可继发产生各种化学反应。光化学反应可有以下几种类型：光合作用、光分解作用、同质异构化作用、光聚合作、光敏反应及荧光。

第二节　红外线疗法

一、红外线的物理性质

在光谱中波长 0.76～400μm 的一段称为红外线，红外线是不可见光线。所有高于绝对零度（−273℃）的物质都可以产生红外线。现代物理学称之为热射线。医用红外线可分为两类：近红外线与远红外线。

近红外线或称短波红外线，波长 0.76～1.5μm，穿入人体组织较深，5～10mm；远红外线或称长波红外线，波长 1.5～400μm，多被表层皮肤吸收，穿透组织深度＜2mm。

二、红外线的生理作用和治疗作用

（一）人体对红外线的反射和吸收

红外线照射体表后，一部分被反射，另一部分被皮肤吸收。皮肤对红外线的反射程度与色素沉着的状况有关，用波长 0.9μm 的红外线照射时，无色素沉着的皮肤反射其能量约 60%；而有色素沉着的皮肤反射其能量约 40%。长波红外线（波长 1.5μm 以上）照射时，绝大部分被反射和为浅层皮肤组织吸收，穿透皮肤的深度仅达 0.05～2mm，因而只能作用到皮肤的表层组织；短波红外线（波长 1.5μm 以内）及红色光的近红外线部分透入组织最深，穿透深度可达 10mm，能直接作用到皮肤的血管、淋巴管、神经末梢及其他皮下组织（表 8-1）。

（二）红外线红斑

足够强度的红外线照射皮肤时，可出现红外线红斑，停止照射不久红斑即消失。大剂量红外线多次照射皮肤时，可产生褐色大理石样的色素沉着，这与热作用加强了血管壁基底细胞层中黑色素细胞的色素形成有关。

表 8-1　皮肤对红外线的透过率

波长（μm）	透过率（%）
2.0	16
1.5	39
1.2	40
1.0	40
0.8	40
0.7	37
0.6	37
0.57	32
0.54	16

（三）红外线的治疗作用

1. 红外线治疗作用的基础是温热效应。在红外线照射下，组织温度升高，毛细血管扩张，血流加快，物质代谢增强，组织细胞活力及再生能力提高。红外线治疗慢性炎症时，改善血液循环，增加细胞的吞噬功能，消除肿胀，促进炎症消散。

2. 红外线可降低神经系统的兴奋性，有镇痛、解除横纹肌和平滑肌痉挛及促进神经功能恢复等作用。

3. 红外线照射有减少烧伤创面渗出的作用。在治疗慢性感染性伤口和慢性溃疡时，改善组织营养，消除肉芽水肿，促进肉芽生长，加快伤口愈合。

4. 红外线还经常用于治疗扭挫伤，促进组织肿张和血肿消散及减轻术后粘连，促进瘢痕软化，减轻瘢痕挛缩等。

5. 红外线对眼的作用

由于眼球含有较多的液体，对红外线吸收较强，因而一定强度的红外线直接照射眼睛时可引起白内障。白内障的产生与短波红外线的作用有关，波长＞1.5μm 的红外线不引起白内障。

6. 光浴对机体的作用

光浴的作用因素是红外线、可见光线和热空气。光浴时，可使较大面积甚至全身出汗，从而减轻肾脏的负担，并可改善肾脏的血液循环，有利于肾功能的恢复。光浴作用可使血红蛋白、红细胞、中性粒细胞、淋巴细胞、嗜酸粒细胞增加，轻度核左移，加强免疫力。局部浴可改善神经和肌肉的血液供应及营养，因而可促进其功能恢复正常。全身光浴可明显地影响体内的代谢过程，增加全身热调节的负担，对自主神经系统和心血管系统也有一定影响。

三、设备与治疗方法

(一)红外线光源

1. 红外线辐射器

将电阻丝缠在瓷棒上，通电后电阻丝产热，使罩在电阻丝外的碳棒温度升高（一般不超过500℃），发射长波红外线为主。

红外线辐射器有立地式和手提式两种。立地式红外线辐射器的功率可达 600～100W 或更大。

近年来，我国一些地区制成远红外辐射器供医用。例如，有用高硅氧为元件，制成远红外辐射器。

2. 白炽灯

在医疗中广泛应用各种不同功率的白炽灯泡作为红外线光源。灯泡内的钨丝通电后温度可达2000～2500℃。

白炽灯用于光疗时，有以下几种形式：

(1)立地式白炽灯：用功率为 250～1000W 的白炽灯泡，在反射罩间装一金属网，以为防护。立地式白炽灯，通常称为太阳灯。

(2)手提式白炽灯：用较小功率（多为 200W 以下）的白炽灯泡，安在一个小的反射罩内，反射罩固定在小的支架上。

3. 光浴装置

可分局部或全身照射用两种。根据光浴箱的大小不同，在箱内安装 40～60W 的灯泡 6～30 个不等。光浴箱呈半圆形，箱内固定灯泡的部位可加小的金属反射罩。全身光浴箱应附温度计，以便观察箱内温度，随时调节。

(二)红外线治疗的操作方法

1. 患者取适当体位，裸露照射部位。

2. 检查照射部位对温热感是否正常。

3. 将灯移至照射部位的上方或侧方，距离一般如下：功率 500W 以上，灯距应在 50～60cm 以上；功率 250～300W，灯距在 30～40cm；功率 200W 以下，灯距在 20cm 左右。

4. 应用局部或全身光浴时，光浴箱的两端需用布单遮盖。通电后 3～5 分钟，应询问患者的温热感是否适宜；光浴箱内的温度应保持在 40～50℃。

5. 每次照射 15～30 分钟，每日 1～2 次，15～20 次为 1 疗程。

6. 治疗结束时，将照射部位的汗液擦干，患者应在室内休息 10～15 分钟后方可外出。

7. 注意事项

(1)治疗时，患者不得移动体位，以防止烫伤。

(2)照射过程中如有感觉过热、心慌、头晕等反应时，需立即告知工作人员。

(3)照射部位接近眼或光线可射及眼时，应用纱布遮盖双眼。

(4)患部有温热感觉障碍或照射新鲜的瘢痕部位、植皮部位时，应用小剂量，并密切观察局部反应，以免发生灼伤。

(5)血循障碍部位，较明显的毛细血管或血管扩张部位一般不用红外线照射。

(三)照射方式的选择和照射剂量

1. 不同照射方式的选择

红外线照射主要用于局部治疗，在个别情况

下，如小儿全身紫外线照射时也可配合应用红外线做全身照射。局部照射如需热作用较深，则优先选用白炽灯（即太阳灯）。治疗慢性风湿性关节炎可用局部光浴，治疗多发性末梢神经炎可用全身光浴。

2. 照射剂量

决定红外线治疗剂量的大小，主要根据病变的特点、部位、患者年龄及机体的功能状态等。红外线照射时患者有舒适的温热感，皮肤可出现淡红色均匀的红斑，如出现大理石状的红斑则为过热表现。皮温以不超过45℃为准，否则可致烫伤。

四、主要适应证和禁忌证

适应证：风湿性关节炎，慢性支气管炎，胸膜炎，慢性胃炎，慢性肠炎，神经根炎，神经炎，多发性末梢神经炎，痉挛性麻痹，弛缓性麻痹，周围神经外伤，软组织外伤，慢性伤口，冻伤，烧伤创面，压疮，慢性淋巴结炎，慢性静脉炎，注射后硬结，术后粘连，瘢痕挛缩，产后缺乳，乳头裂，外阴炎，慢性盆腔炎，湿疹，神经性皮炎，皮肤溃疡等。

禁忌证：有出血倾向，高热，活动性肺结核，重度动脉硬化，闭塞性脉管炎等。

【处方举例】

1. 红外线照射双膝关节

灯距40cm，30分钟，每日1次，7次。

适应证：慢性风湿性关节炎。

2. 红外线照射右侧胸廓（下半部）

灯距50cm，20分钟，每日1次，8次。

适应证：右侧干性胸膜炎。

3. 太阳灯照射腰骶部

灯距40cm，20～30分钟，每日1次，6次。

适应证：腰骶神经根炎。

4. 全身光浴

箱内温度40～45℃，20～30分钟，每日1次，8次。

适应证：多发性末梢神经炎。

5. 左小腿局部光浴

20～30分钟，每日1次，8次。

适应证：左侧腓总神经外伤。

第三节　紫外线疗法

应用紫外线防治疾病的方法称为紫外线疗法（ultraviolet radiation therapy）。紫外线系不可见光线，因位于可见光谱紫色光线的外侧而得名。紫外线在日光中虽只占1%，但它是一种非常重要的自然界物理因子，是各种生物维持正常新陈代谢所不可缺少的物质。

一、紫外线光谱生物学作用特点

紫外线的波长400～180nm，其光谱分3个波段。

1. 长波紫外线（UVA）

波长范围400～320nm，其生物学作用较弱，有明显的色素沉着作用，引起红斑反应的作用很弱，可引起一些物质（荧光素钠、四环素、硫酸奎宁、血卟啉、绿脓杆菌的绿脓素和某些霉菌产生的物质等）产生荧光反应。还可引起光毒反应和光变态反应等。

2. 中波紫外线（UVB）

波长范围320～280nm，是紫外线生物学效应最活跃部分。红斑反应的作用很强，能使维生素D源转化为维生素D，促进上皮细胞生长和黑色素产生，以及抑制变态反应等作用。紫外线的维生素D形成作用峰值，位于波长280nm。引起红斑效应有两个高峰，第一个高峰位于波长297nm；第二个高峰位于波长250～260nm。

3. 短波紫外线（UVC）

波长范围280～180nm。红斑反应的作用明显，对细菌和病毒有明显杀灭和抑制作用。杀菌作用最强的部分为250～260nm，而接近可见光线的长波紫外线几乎无杀菌作用。

二、紫外线的生物学效应

紫外线的生物学作用很复杂，包括对酶系统、活性递质、细胞代谢、机体免疫功能和遗传物质等的直接和间接作用。

（一）产生红斑反应

1. 紫外线红斑性质和组织学变化

紫外线照射皮肤或黏膜后，经 2～6 小时的潜伏期，局部出现界限清楚的红斑。由于照射剂量不同，红斑反应强度也不同。弱红斑持续 10 余小时，强红斑可持续数日，红斑消退后，皮肤可有脱屑现象和遗留色素沉着。

紫外线红斑是一种非特异性急性炎症反应，主要表现为皮肤乳头层毛细血管扩张，毛细血管数量增多，血管内充满红细胞和白细胞，内皮间隙增宽，通透性增强，白细胞游出，皮肤水肿。表皮棘细胞层中有发生变性的细胞，胞浆呈均质性，着色较深，核皱缩，着色亦较深。在变性细胞的周围有小泡形成，在小泡周围积聚大量白细胞。表皮中出现角化不良细胞，即晒斑细胞。皮肤红斑消失后，渗出过程停止，水肿消退，整个表皮增厚，角质层增厚脱离。紫外线照射引起皮肤组织的明显变化。中、短波紫外线引起表皮的变化比真皮的变化明显，而长波紫外线则能引起真皮的明显变化。

紫外线照射的特点是能引起表皮各层细胞的显著变化。在部分上皮细胞变性、脱落的同时，伴随表皮细胞增殖和更新过程加速，基底细胞中分裂细胞明显增多，黑色素复合体也增多。紫外线对结缔组织的作用只有用大剂量才可发生。

小剂量紫外线照射对眼不仅无害，而且可用于治疗角膜溃疡等使之加速痊愈和减轻后遗症；大剂量的紫外线照射则可引起光感性眼炎，即角膜、结膜的非特异性炎症。在一定的剂量条件下，波长愈短对眼的致伤作用愈强，波长 254nm 的紫外线比波长 300nm 的紫外线对眼的致作用强 10 倍。紫外线照射过量引起的光感性眼炎，可产生疼痛、畏光、流泪等刺激症状，一般在照后 5～10 小时后逐渐消失，无后遗症。

2. 紫外线红斑反应的机制

紫外线照射皮肤，大部分被表皮所吸收而发生一系列光化学反应，引起蛋白分子变性分解，促进皮肤前列腺素合成，从而产生多种活性递质。实验证明，红斑量紫外线照射后，局部皮肤中的组胺，花生四烯酸，前列腺素 E_1、前列腺素 E_2、前列腺素 D_2、前列腺素 $F_{2}\alpha$ 和 6-OXO-F1d 的浓度明显升高。组胺和前列腺素为细胞的内源性炎性递质，因此，紫外线红斑反应部分是由组胺和前列腺素作递质。

紫外线照射后，皮肤内的自由基增加。已知自由基损伤类脂膜，使溶酶体膜不稳定，随之溶酶体内多种酶释放。已证明，在紫外线照射后 18 小时，皮肤抽吸水疱液中的乳酸脱氢酶和磷酸二酯Ⅰ等的浓度明显升高，这将影响皮肤组织的代谢。

紫外线红斑发生的机制除与体液因素有关外，神经系统的功能状态也有重要意义。当神经损伤、神经炎及中枢神经系统病变时，红斑反应明显减弱。

3. 影响紫外线敏感性的因素

(1)人体不同部位皮肤对紫外线的敏感性不同，其基本规律是：躯干＞上肢＞下肢；屈侧＞伸侧；四肢近端＞远端。所以，胸腹部最敏感，而手背、脚背部皮肤很不敏感，需用大剂量才能引起红斑反应。

黏膜对紫外线照射的反应与皮肤不同，由于黏膜无角质层与棘细胞层，故在紫外线照射后产生的组胺类物质少。又因黏膜的血管丰富，易随循环将组胺类物质消散，故黏膜出现红斑快、消失快。

(2)生理因素

年龄与紫外线敏感性的关系：新生儿和老年人对紫外线的敏感性低，2 岁以内的幼儿和处于青春发育期的青年对紫外线的敏感性较高。据观察，2 个月到 1 岁的幼儿对紫外线最敏感。

关于性别与紫外线敏感性的关系：国内多数报告认为，男性较女性敏感。据我国不同地区的观察，一致得出结论，男女对紫外线敏感性的差别不大。妇女在经期、经前期或妊娠期对紫外线的敏感性和升高，经后期则敏感性降低。

皮肤颜色的黑、白及其程度的深浅对紫外线敏感性影响不大，重要的是皮肤经常受到日光照射的情况，常在室外劳动、运动、锻炼的农民、学生、战士，因皮肤常受日光中紫外线的照射，故对紫外线的敏感性低；常做室内工作、坑道作业、矿井劳动的人员对紫外线较敏感。此外，不同民族或不同着装习惯等也可影响机体对紫外线的敏感性。

高级神经兴奋性增强者敏感性升高，抑制过程增强者敏感性降低。体质衰弱，在体力劳动或脑力劳动后处于高度疲倦状态时敏感性降低。登高山后，由于机体生理状况的改变，对紫外线的敏感性升高。

在不同季节，由于机体受日光中紫外线照射的自然条件的变化，以及机体功能（基础代谢的强度、内分泌功能等）的某些变化，皮肤对紫外线的敏感性也有波动。一般认为，在春季机体对紫外线的敏感性最高，在夏季最低，在秋冬逐渐升高。

（3）病理因素：临床观察发现，患病的机体对紫外线的敏感性发生改变，如甲状腺功能亢进、阿狄森病、痛风、高血压、肝胆疾患（血中胆红质升高者）、风湿性关节炎（急性期）、感染性多发关节炎、活动性肺结核、白血病、恶性贫血、食物中毒、光性皮炎、湿疹、夏季水疱症、雷诺症、闭塞性动脉内膜炎、多发性硬化（椎体损伤侧）等病症，多数患者皮肤对紫外线的敏感性可有不同程度的升高。

糙皮病、皮硬化症、重症冻疮、急性重度传染病（如伤寒、痢疾等）慢性传染病后全身衰竭、丹毒、气性坏疽、广泛的软组织损伤、慢性小腿溃疡、慢性化脓性伤口，以及由于营养不良而致皮肤干燥等病症的患者，全身或病变部位及其周围皮肤对紫外线的敏感性有不同程度的降低。对战伤的观察常发现，在断离神经分布区内红斑反应减弱、当神经尚未完全断离时，红斑反应增强。正中神经及坐骨神经损伤时红斑减弱的程度比其他神经损伤时更为明显。上臂神经-血管从损伤时红斑反应减弱。

在临床工作中，已将测定紫外线红斑反应作为判断机体生理和病理状况的客观指标，以协助诊断。

（4）药物的影响：碘制剂、磺胺制剂、四环素、强力霉素、灰黄霉素、保太松、吡制剂、水杨酸、奎宁、萤光素、铋制剂、非那根、冬眠灵、痛痉宁、氯磺丙脲、吖啶、甲基多巴、双氢克尿塞、芳基磺酰脲（D860）、炔诺酮类等药物长期、大剂量的采用可使皮肤的紫外线敏感性升高。一些麻醉剂、钙制剂、溴制剂、胰岛素、硫代硫酸钠等药物可降低皮肤的紫外线敏感性。

4. 紫外线生物剂量

由于紫外线敏感性有明显个体差异，所以用生物剂量作为紫外线治疗照射的剂量单位。所谓一个生物剂量也就是最小红斑量（MED），即紫外线灯管在一定距离内（常用 50cm），垂直照射下引起最弱红斑反应（阈红斑反应）所需的照射时间。

5. 紫外线红斑的分级

由于紫外线剂量不同，可引起不同程度的红斑反应。紫外线红斑的分级及其指征列表如下。

表 8-2 紫外线红斑分级

红斑等级	生物量	红斑颜色及持续时间	自觉症状	皮肤脱屑	色素沉着
亚红斑	1 以下	无红斑反应	无	无	无
阈红斑	1	微红，12 小时内消退	较大面积照射时可有轻微的灼热感	无	无
弱红斑量（1 级红斑量）	2～4	淡红，界限明显，12 小时左右消退	灼热感，痒感，偶有微痛	轻微	无（数次照射后可有轻微色素沉着）
中红斑（2 级红斑量）	5～6	鲜红，界限很明显，可出现皮肤微肿，2～3 天内消退	刺疼，明显的灼热感	轻度	轻度
强红斑（3 级红斑量）	7～10	暗红，皮肤水肿，4～5 天后逐渐消退	较重度的刺疼和灼热感，可有全身性反应	明显脱屑	明显
超强红斑（4 级红斑量）	10 以上	暗红，水肿并发水疱，持续 5～7 天后逐渐消退	重度刺疼及灼热感，可有全身性反应	表皮大片脱落	明显

（二）色素沉着

紫外线大剂量照射或小剂量多次照射，可使局部皮肤产生色素沉着，变成黑色。长波紫外线的色素沉着作用强，短波紫外线的色素沉着作用弱。色素沉着作用最强的长波紫外线的波长范围分别为 360～380nm、320～400nm、315～400nm。

皮肤色素形成的原理，因紫外线的波长不同而分以下两种：

(1)长波紫外线照射后数分钟内，在表皮基底细胞的原生质中酪氨酸的中间代谢产物二羟苯丙氨酸在多帕氧化酶作用下形成黑色素，照后约1小时达高峰；其次是紫外线照后黑色素颗粒分散移动，分散后的黑色素颜色较分散前色深，这是一种后作用，在照后至少数天才达最高峰。

(2)波长较短的紫外线(波长短于315nm，380～310nm)，可刺激表皮的黑色素细胞产生新的黑色素，这种反应在照后48小时开始，十数天后渐达高峰。

(三)促进维生素D生成

维生素D的化学本质是类固醇衍生物，有维生素D_2和维生素D_3两种。维生素D_2又称钙化醇，它是由麦角固醇经紫外线照射转变生成的；维生素D_3又称胆钙化醇，它是由7-脱氢胆固醇经紫外线照射转变生成的。

两种维生素D具有同样的生理作用。人体主要从动物性食品中获取一定量的维生素D_3，而植物中的麦角固醇除非经过紫外线照射转变为维生素D_2，否则很难被人体吸收利用。然而，正常人所需要的维生素D主要来源于7-脱氢胆固醇的转变。7-脱氢胆固醇存在于皮肤内，它可由胆固醇脱氢产生，也可直接由乙酰COA合成。人体每日可合成维生素D_3 200～400IU(1IU＝0.052μg维生素D_3)，因此只要适当接受阳光照射，即可满足身体需要。维生素D_3或维生素D_2的生理活性低，它们必须在体内经过肝细胞和肾脏近曲小管上皮细胞的羟化酶系的一系列羟化，生成25-羟维生素D_3(25-$(OH)_2D_3$)和1,25-二羟维生素D_3(1,25-$(OH)_2D_3$)，才能成为活性高的维生素D。

(四)抑制变态反应

红斑量紫外线照射，有抑制第Ⅰ型和第Ⅳ型变态反应的作用。第Ⅰ型变态反应同肥大细胞和嗜碱粒细胞脱粒释放大量组胺等活性递质有关。红斑量紫外线照射在皮肤内产生的组胺同细胞膜上H_2和H_1受体发生特异性结合，使细胞膜上的腺苷酸环化酶被激活和鸟苷酸环化酶活性受抑制，因而胞浆cAMP含量增加和cGMP含量降低，肥大细胞和嗜碱粒细胞的胞膜及胞质趋于稳定，嗜碱颗粒脱失减少，组胺等递质的释放也减少。

前列腺素和肾上腺素、氨茶碱一样都是属于刺激腺苷酸环化酶活性的物质，也有使cAMP浓度升高的作用。前列腺素和免疫应答反应有密切关系，其中特别是PGE_2则具有明显的免疫调节作用。因此，紫外线的脱敏作用，可能还同紫外线照射皮肤内多种前列腺素含量明显升高有关。

实验证明，中波紫外线照射在抑制接触性过敏反应的作用。如果将白鼠或豚鼠等动物背部用UVB照射一次，5天后，在腹部用三硝基氯苯(TNCB)涂抹进行致敏，7天后再用小剂量TNCB涂抹耳部，激发变态反应，24小时观察耳部肿胀情况，则可发现该动物耳部肿胀程度远比未经紫外线照射动物的减轻。

(五)光敏反应

光敏反应(photosensitivity)包括光毒反应(phototoxicity)和光变态反应(photoallergy)两大类。

1. 光毒反应

呋喃香豆素类、煤焦、四环素族和汞制等药物与紫外线照射同时应用，可增强机体对紫外线的敏感性，产生较强的皮肤反应，临床上用以提高紫外线治疗某些皮肤病的疗效。例如，银屑病患者口服8-甲氧补骨脂素后1～2小时，用长波紫外线照射，使DNA形成链间光加成物，表皮细胞DNA复制受抑制，延长细胞增殖周期。这类反应与免疫反应无关，需要较大剂量的紫外线照射后才能发生。

2. 光变态反应

少数人单受日光(或人工紫外线)照射，或同时有已知外源光敏剂存在时，可能发生日光荨麻疹或接触性光过敏性皮炎。此类光敏反应与免疫反应有密切关系，已知外源光敏剂主要有卤化水杨酰苯胺、氯丙嗪和六氯酚、血卟啉类及叶绿素类。引起光变态反应的抗原或是由于光的照射而发生变化的皮肤蛋白或核酸，或是由于外源光敏剂吸收光能发生变化并同蛋白载体一起形成。引起光变态反应的光波域主要有长波紫外线的范围。

(六)杀菌作用

波长在300nm以下的紫外线有明显杀菌作用，而杀菌作用最强的为253～260nm。细菌或病毒的蛋白质和核酸能强烈吸收相应波长的紫外线，而使蛋白质发生变性离解，核酸中形成胸腺嘧啶二聚体，DNA结构和功能受损害。此外，紫外线照射尚能影响细菌和病毒中许多酶的活性，使其蛋白分子的结构和功能发生改变，影响蛋白质及核酸的代谢合成从而导致细菌和病毒的死亡。

（七）荧光反应

许多荧光物在紫外线的照射下，产生一定颜色的可见光。根据所得主的荧光，临床上有一定诊断意义。例如，血卟啉在 UVA 照射下产生橘红色荧光，花斑癣呈金黄色荧光，发癣呈鲜明的蓝绿色荧光，四环素呈黄色荧光等。临床上可利用它检测瘤组织和某些皮肤病。

三、紫外线照射法的治疗作用

根据不同的治疗目的，可用不同的紫外线照射剂量，达到不同的红斑反应。一次照射的面积和总照射次数亦不相同。一般常用的照射方法有以下两种：

（一）红斑量紫外线照射法及其治疗作用和临床应用

1. 方法

按不同治疗目的采用不同强度的红斑量开始照射，以后根据皮肤反应和病情适当增加剂量（为前量的 30%～50%），以达到经常保持红斑反应为目的。但在某些情况下如肉芽组织新鲜，并将长满伤口，需要促进上皮生长时，重复照射时反而要进行减量。此法用于局部照射治疗，每次照射面积一般在 400～600cm^2 以内，每日或隔日 1 次，4～6 次为 1 疗程。

2. 治疗作用

（1）增强防卫功能。当机体受到超过生理水平的刺激时，就要动员防卫功能。红斑剂量的紫外线照射是一种较强的刺激，故可以起到动员机体防卫功能的作用。紫外线照射后产生组胺、类组胺等生物学高活性物质，经血液循环可作用到交感神经系统和垂体-肾上腺系统，因此，在一定程度上可加强全身性的适应和防卫功能。在红斑部位可加强皮肤的障壁功能，因而可提高对各种不良刺激的抵抗力。

（2）抗炎作用。红斑剂量紫外线照射首先可加强红斑部位的血液和淋巴循环，加强新陈代谢，使组织温度升高，进一步动员皮肤内巨噬细胞系统的功能，增加抗体的生成，提高组织细胞活性，加强巨噬细胞的吞噬机能，使白细胞数量增加，且吞噬机能加强。近年关于紫外线治疗肺炎作用机制的研究发现，紫外线照射可稳定巨噬细胞和淋巴细胞内溶酶体的膜，提高其抵抗力，可加强中性粒细胞、淋巴细胞和巨噬细胞中核酸的合成，从而提高吞噬成分和淋巴成分的抗炎性能。临床实践证明，红斑量紫外线照射对肌肉和神经的风湿性炎症，或较浅在的急、慢性化脓性炎症有良好的疗效。心脏或中枢神经系统急性炎症、活动性肺结核时，加剧病灶的反应对该器官和整个机体不利，故不宜进行大面积红斑量紫外线照射。

（3）加速组织再生。强红斑紫外线照射引起的细胞分解产物（如氨基酸、嘌呤、核糖核酸、组胺等）可刺激成血管细胞和结缔组织细胞的成长，同时还可作为受损细胞的营养物质；弱红斑量紫外线照射可加强核酸的合成和加速细胞的分裂；中等红斑量紫外线照射后约 3 小时内 DNA 的合成和细胞分裂明显受到抑制，在数小时或 1 天内回复正常，随后出现 DNA 合成和细胞分裂的加速阶段，于 2～3 日内达高峰，以后逐渐恢复；由于紫外线红斑加强血液供给，提高血管壁的渗透性，故有利于血中营养物质进入损伤的组织内，改善细胞的再生条件。因此，红斑量紫外线照射可加速组织再生，增强组织的反应性，加速伤口愈合。

（4）调节神经功能。紫外线红斑有明显的镇痛作用。有人以优势法则解释这一作用的原理，即在一定部位造成强红斑反应，通过反射机制在中枢神经系统形成新的优势灶，由于负诱导可减弱另一部位的疼痛性质的病理优势灶。

在一定的脊髓节段部位，以红斑量紫外线照射（如领区中等红斑量紫外线照射），可调节与该节段相关的自主神经的功能，进而影响其所支配器官的营养和功能，并可反射性地调节中枢神经系统的功能。

紫外线红斑对交感神经节有“封闭”作用，即当其兴奋性升高时，以局部红斑量紫外线照射，可降低其兴奋性。

（5）治疗皮肤病。红斑量紫外线照射对些皮肤病有明显治疗效果，其中特别对玫瑰糠疹、带状疱疹、花斑癣、毛囊炎和脓疱性皮炎等的疗效，尤为显著。对神经性皮炎、湿疹、体癣、银屑病、圆形脱发和白癜风等也有一定疗效。这是由于红斑量紫外线照射，对皮肤组织有强烈的作用，引起皮肤组织一系列组织形态学和组织化学的变化。

(6)脱敏作用。如上所述，红斑量紫外线照射有抑制第Ⅰ型和第Ⅱ型变态反应的作用，其作用波段主要为中波紫外线。临床上可用以治疗支气管哮喘、荨麻疹、皮肤瘙痒症、接触性皮炎等。

(7)影响胃肠等器官的功能。红斑量紫外线照射后，可使局部组织的组胺类物质含量增加 2～10 倍，通过神经-体液机制可使胃的分泌功能增强 2 倍左右，胃的酸度提高 10%～60%。另报告，亚红斑量紫外线照射可加强胃的分泌，而红斑量紫外线照射可减弱胃的分泌，故原理能不仅从体液方面解释，而且必须考虑有关的神经生理法则。此外，紫外线红斑可加强肠蠕动和子宫收缩。

(8)加强药物作用。对风湿性关节炎患者用红斑量紫外线局部照射，可提高水杨酸钠的疗效。作用原理如下：水杨酸钠治疗风湿性关节炎是靠其组织内分解出的水杨酸，为此，组织内必须有足够的 CO_2 和钠结合才能使水杨酸分解出来。在正常情况下，组织内 CO_2 的含量为 6%左右，不足以产生这种反应，只有当炎症组织内 CO_2 的含量达到 17.5%以上时方能产生此反应。因此，在急性风湿性关节炎时，水杨酸钠才有明显的抗风湿作用。对慢性风湿性关节炎患者，用红斑量紫外线照射使患部产生非特异性炎症，增加组织内 CO_2 的含量，有利于水杨酸钠的分解，可提高药物疗效。

由于红斑量紫外线照射的部位血管的渗透性增加，血液循环改善，故静脉注入染料后，在红斑反应部位沉积较多。因此，以红斑量紫外线照射患部，可以使药物较多地集中在病灶部位。

紫外线红斑的治疗作用和药物的治疗作用在统一的机体内还有互相加强的“协同作用”。为达到这一目的，必须注意一个基本前题，即紫外线照射的方法和剂量及药物的选择和剂量必须适当。

(9)调节内分泌功能。近年在动物实验和临床工作中证明，以中等红斑量紫外线交替照射腰背部两侧肾上腺区可促进交感-肾上腺系统和肾上腺皮质的功能正常化，从而提高机体的反应性，有利于一些病理进程的解除。这种照射方法已用于治疗哮喘、慢性支气管炎、慢性肺炎、风湿性及类风湿性关节炎等疾病。

(二)无红斑量紫外照射法及其治疗作用和临床应用

1. 方法

用亚红斑量(少于 1 个生物量)开始照射。如 1/8～1/2 生物量开始，隔次或每隔 2 次增 1/4～1/2 生物量，达 3～5 个生物量为止，每日 1 次，20～24 次为 1 疗程。多用于全身照射。照射距离采用 100cm。紫外线全身照射的剂量进度可分 3 种，即基本进度、缓慢进度和加速进度。一般多采用基本进度。对体弱和敏感性升高者，可用缓慢进度。对体质好者可用加速进度。

2. 治疗作用

(1)生成维生素 D，预防和治疗佝偻病及骨软化症。当人体长期缺乏阳光照射时，由于紫外线的作用不足，体内维生素 D 含量减少，因而肠对钙、磷的吸收降低，食物中大量的钙和磷被排出体外。另外，为维持体内各器官的功能，血中必须保持一定量的钙和磷，因此必须从体内含有这些物质的组织中摄取，从而造成一些组织器官，特别是骨组织含钙量的减少，以致发生病变。在小儿患佝偻病，在成人尤其是孕妇，则患软骨病。成人骨质缺钙时易骨折或易患骨髓炎。牙齿缺乏钙质易生龋齿。由于缺钙，血管壁的通透性升高，易产生渗出性反应，故易患伤风、感冒或其他并发症。机体缺乏钙时，对结核杆菌的抵抗力下降，结核病已愈者易复发，未愈者钙化速度减慢。

维生素 D 又是神经的营养物质，是对大脑皮质的功能和氧化还原过程有重大影响的因子。当维生素 D 显著缺乏时，神经细胞的呼吸功能降低，氧化皮质的功能正常化，从而提高机体的反应性，有利于一些病理进程的解除。这种照射方法已用于治疗哮喘、慢性支气管炎、慢性肺炎、风湿性及还原过程减弱，因此可抑制中枢神经系统的活动。另外，机体缺钙时中枢神经呈病理性的兴奋性升高，从而造成注意力不集中，脑力劳动效率下降。

维生素 D_3 是人体重要免疫调节剂。为防治人体接受紫外线的不足，维生素 D 缺乏，体内钙、磷代谢失调，以及在此基础上产生一些病变，紫外线照射是非常重要的防治措施。

(2)加强免疫功能作用。免疫系统是机体的一个复杂的适应系统。免疫反应是机体抵御抗原物质的侵袭，以维持体内免疫功能相对稳定，是机体和环境统一的一种表现。阳光中的紫外线经常作用于人体，对免疫系统的功能有重要的调节作用。若机体长期缺乏紫外线照射，可致免疫功能低下，对各种病原微生物的抵抗力减弱，故易患各种传染病，如皮肤化脓性炎症、感冒、流感、肺结核、气管炎、肺炎等。因此，为了保证机体正常的免疫机能，经常的紫外线照射是必不可少的外界条件。

紫外线照射可使皮肤的杀菌力增强，血中各种体液免疫成分的含量增多，活性加强，白细胞吞噬机能加强。紫外线照射可加强抗体的生成，加速抗体的蓄积；可使血清中凝集素含量升高，而且降低较慢，若在接种前照射则这种效果更加明显。实验证明，紫外线照射可加强补体的活性，如用 1/5 生物量紫外线照射家兔，可使其血清补体滴度明显升高，在 2 周内升高到最高值并保持 2 周之久。

紫外线照射可加强巨噬细胞系统的功能，提高巨噬细胞的吞噬活性。巨噬细胞除能吞噬、消化、清除异物外，还参与免疫反应，它能把抗原或抗原的信息传递给淋巴细胞，从而促进抗体的生成。

不同波长的紫外线照射机体都可加强免疫功能，但长波紫外线照射比全光谱紫外线照射的效果更好；中波和长波紫外线照射较短波紫外线照射对免疫球蛋白的生成作用更强。阳光中的紫外线以含长波紫外线为主，故阳光照射对维持机体健康具有重要意义。

四、设备与治疗方法

（一）紫外线光源

1. 高压水银石英灯又称氩水银石英灯，是最常用的人工紫外线光源，有多种类型。例如：

立地式紫外线灯：全身或局部照射用。

手提式紫外线灯：局部照射用。

塔式紫外线灯：集体全身照射用。

水冷式紫外线灯：主要用于体腔照射。

高压水银石英灯的辐射成分含 45%～50%的可见光线（主要是绿色部分）、50%～55%的紫外线（主要是 A、B 波段），其中辐射最强的在 365nm 和 313nm。

2. 低压水银石英灯

即紫外线杀菌灯，主要产生短波（C 波段）紫外线辐射，有明显的杀菌作用。

3. 冷光水银石英灯

其工作状态近于低压水银石英灯，辐射的光线中约 85%为波长 254nm 的紫外线，有明显的杀菌作用。常用于体腔黏膜及小面积皮肤的直接接触或近距离照射。

（二）紫外线灯的操作方法

1. 照射部位涂有药物时，应先清除；照射疮面有坏死组织及脓性分泌物时，应先清洁疮面；照射头部，宜剃发。

2. 取适当体位，暴露照射部位，并将周围用布巾遮盖，难遮盖部位可涂一层薄凡士林，加以防护。

3. 患者需戴防护眼镜或用纱布遮盖眼部。

4. 灯管置于照射部位的垂直位置，准确测量灯管与被照射部位的距离。

5. 必须准确掌握照射时间。

6. 照射完毕，将灯头移到另一适当位置后，再打开布巾，嘱患者离开。

（三）注意事项

1. 紫外线辐射可使空气产生臭氧，因而治疗室应通风良好。

2. 患者在治疗过程中，需用同一灯管照射。

3. 对初次接受治疗者，事先应说明照射后的反应。

4. 操作者亦须戴防护眼镜。

5. 应预约患者统一时间照射，以减少开闭灯管的次数。

6. 电压波动影响紫外线的强度和灯管的使用时间，所以应配稳压器。

7. 注意保持灯管清洁，防止灰尘积存，勿用手摸灯管壁，以免污染管壁影响紫外线透过。每天使用前宜用 95%酒精棉签或干细绒布拭管壁一次。应经常检查水冷式体腔紫外线灯的水冷系统是否良好，如有故障不得开灯。

8. 建立登记卡片，填写使用日期、时间和每次维修情况。

（四）生物剂量测定法

1. 生物剂量的概念

根据人体的一定部位对紫外线照射后的反应程度而确定的剂量为生物剂量。它以出现最弱的红斑反应所需的时间为标准，即某一部位距光源一定的距离，于紫外线照射后局部出现的肉眼最弱的红斑时间。其剂量单位为秒，简称 MED(minimal enythemal dose)。

2. 生物剂量测定器

长方形或圆形(小儿用)薄金属板(或 X 光胶片)，中间挖 6 个或 8 个长方形孔，每孔为 1.5cm×0.5cm，孔距 0.5cm，上置一可将各孔遮盖及暴露的活动板。测量时，将其放在一定部位上，用布巾遮盖周围。

3. 测定部位

一般多选下腹部，也可选用上、下背部或胸部(因这些部位对紫外线较敏感)。

4. 方法

将紫外线垂直对准测定器，灯管与皮肤的距离为 50cm，然后打开第一孔，照射一定时间后，再打开第二个小孔，以此类推，直至各孔全部开放。照射完毕时，第一孔照射时间最长，而最后一孔照射时间最短。

阈红斑反应的观察：原则上对紫外线照射后的红斑反应做动态观察，即在照射后 6 小时、8 小时、10 小时、12 小时观察红斑反应。但实际上有困难，一般多在第二天观察红斑反应，这时观察到的最弱红斑并非真正的阈红斑，在观察时，多以照射后 24 小时所见到的最弱红斑的前一小孔的照射时间定为阈红斑量。

在紫外线照射中，一旦出现红斑及色素沉着，往往是疗程结束的指征。不要认为皮肤发红而认为剂量过大，也不应因皮肤发红不显而认为剂量不足，短波紫外线出现类似情况，往往照射后机体吸收，不产生组胺，故往往不会出现红斑反应，而紫外线照射，则必须一红斑效应为标准。短波紫外线照射时间最始剂量为 18 秒，以后每天增加 2 秒，连续 4～6 天。

(五)各种局部照射法

1. 病变部照射法

例如小腿部丹毒的紫外线照射：患者仰卧，照射丹毒病变区及其周围健康皮肤 5～6cm(紫外线治疗丹毒时，照射病变周围健康皮肤的范围应当广些)8～10 生物剂量开始，每日或隔日照射 1 次，1 疗程照射 6～8 次。

2. 节段部照射法

照射躯体的相应节段，反射性地引起该节段支配的某些内脏器官功能变化，如领区照射法可用于调节中枢神经系统的功能等；照射乳腺区可用以反射性治疗盆腔疾患等。一般照射 3～4 个生物剂量。

3. 分区照射法

将治疗部位分成数区，依次进行，常在照射面积超过 600～800cm^2 时用之。如坐骨神经疾患，用紫外线照射腰骶神经丛分布区，分四区照射：第一区全部腰骶区，6～8 生物剂量；第二区臀部，8～10 生物剂量；第三区大腿后部，8～10 生物剂量；第四区小腿后部，8～12 生物剂量。

4. 中心加量照射法

应用大剂量紫外线(超红斑量)照射病灶局部，同时用适当红斑量照射病灶周围 5～10cm 的健康皮肤。创面感染控制后，可减少紫外线的剂量。此法多用于急性皮肤感染。

5. 多孔照射法

用 900cm^2 的白布，制成 150～200 个面积为 1cm^2 的圆孔，孔间距离为 1cm；小儿用的多孔巾面积、孔数、孔径均应适当缩减。将孔巾置于局部进行照射，成人自 4～6 生物剂量开始，小儿自 3～4 个生物剂量开始，可每日或隔 1～2 日照射 1 次。再次照射，应更换照孔部位，共照射 6～10 次。

6. 穴位照射法

需制备孔洞直径约为 1.5cm 的孔巾，孔的位置及数目可根据照射不同部位的腧穴设计。自 4～6 生物剂量开始，每日或隔日照射 1 次，每穴可照射4～6 次。

(六)全身照射法

1. 全身照射的剂量

初次照射的最大允许剂量应小于 1 个生物剂量，即采用亚红斑量照射。随机体对紫外线照射的逐渐适应，可逐渐增加至疗程结束时达到 3～5 生物剂量。紫外线全身照射的剂量进度可分 3 种，即基本进度、缓慢进度和加速进度。一般多采用基本进度；对体弱和敏感性升高者，可用缓慢进度；对体质好而健康者作为预防的目的可用加速进度。小儿紫外线照射与成人不同。

2. 单人全身照射法

取卧位，分前、后两面照射，被照射者戴防护眼镜。灯管中心应对向大腿的上1/3处，距离100cm。

3. 集体照射方法

(1)塔式紫外线灯集体照射法：采用大功率(100W)塔式石英灯(无反射罩、直立)可作集体全身照射。灯与地面距离为120cm，在距灯2.5～3m处站25～30人围成圆形，分别照射身体前、后面，在距灯3m处照射2～3分钟约相当于1个生物剂量。

(2)普通紫外线灯集体照射法：若光溶室面积不大，照射人数不多时，可用功率较小的普通紫外线灯，将不带罩的灯管垂直置于支架上，其位置高低可以支架高度调节。集体照射时灯管中心应对向大腿部，其有效半径为1～1.5m，周围可照射8～12人。还可将带罩的灯管置于长廊的墙壁上，每隔1～1.5m安装1个，照射时灯距1.5～1m。照射剂量从1/4～1/2生物剂量开始，逐渐增加到3～4个生物剂量，隔日照射1次，1个疗程可照射15～20次。

(七)水冷式紫外线灯照射方法

1. 照射剂量

水冷式高压水银石英灯照射皮肤后的红斑分级与前述原则相同，新灯一般只需照射2～6秒，即可达1个生物剂量。

以水冷式高压水银石英灯直接接触法照射时，下腹部皮肤的平均生物剂量为1.54秒，黏膜的平均生物剂量为4.31秒，相差2.8倍多。多数情况下，黏膜的生物剂量相当于皮肤的1～1.5倍。

灯管使用一个时期后，或在每次调节强度稳压器(提高灯管两端离压，增加灯管工作电流)之后，均应重复测定平均生物剂量。测定部位选前臂屈侧为宜。

水冷式紫外线灯有各型石英玻璃导子，由于导子的长度及横断面积大小不一，紫外线在通过石英导子时，其辐射强度减弱，尤其通过短波紫外线时更为明显。厚度10mm的石英玻璃对波长306.5nm、251nm和207nm的紫外线的透射率依次为96.5%、68.6%和46.5%。因此，在应用各型导子时，应分别测定各型导子的生物剂量。照射创面时，不宜加用导子。

2. 照射方法

照射溃疡创面及窦道前应先清除分泌物。照射时应保护周围皮肤，非黏膜区应涂凡士林加以保护。照射黏膜时，至少应增皮肤剂量的50%。

(1)短距离照射法：不加石英导子，灯头距被照射部位在10cm以内。常用于照射溃疡面与感染创面，照射时应包括周围健康皮肤1～2cm。

(2)压迫照射法：灯头外面石英玻璃窗或皮肤导子直接压迫治疗部位进行照射。

(3)体腔照射法：根据治疗部位，选用石英导子，将导子放入体腔内照射，如治疗急性咽炎时，紫外线经石英导子照射咽后壁。

3. 操作方法

(1)向盛水箱内加满蒸馏水(约1000ml)，然后开动马达，此时在灯头内有水流动，如有气泡可使灯头向下使之排出，否则影响辐射强度。

(2)开动马达3分钟后，可开灯，如灯管不亮可按启动钮，过5分钟灯管辐射强度稳定之后方可进行。在等待患者期间，应将装在灯头上固定架的小窗关闭。

(3)治疗结束时，应先将灯头熄灭，继续使冷却系统工作3～5分钟，方可关闭，第二次开灯应待灯头冷却后方可。

(4)一次连续使用不得超过1小时，夏季气温高时使用宜缩短。

(5)循环水应每天更换。

(6)体腔、窦道治疗用的各型导子，应以75%酒精浸泡消毒后，擦干待用。

五、适应证和禁忌证

(一)适应证

1. 化脓性炎症较浅表的软组织炎症，如疖、痈、急性蜂窝组织炎、急性乳腺炎、丹毒、急性淋巴结炎、淋巴管炎、急性静脉炎，以及某些非化脓性急性炎症，如肌炎、腱鞘炎、关节炎及耳鼻喉科、口腔科化脓性炎症等。

2. 维生素D缺乏症引起体内钙磷代谢失调的患者，如佝偻病、老年人、体弱，长期卧床骨质疏松患者。

3. 伤口及慢性溃疡。

4. 急性风湿关节炎、肌炎、类风湿性关节炎。

5. 各种神经痛、神经炎、神经根炎及胃肠分泌功能紊乱。

6. 哮喘性支气管炎、慢性支气管炎、迁延性肺炎等。

7. 皮肤病如玫瑰糠疹、脓疱性皮炎、白癜风、脱发等。

(二)禁忌证

1. 严重心功能不全者。

2. 活动性结核。

3. 光敏性疾病,如红斑狼疮、日光性皮炎、卟啉代谢障碍等。

4. 着色性干皮病。

5. 凝血机制障碍有出血倾向者。

附 不同部位紫外线照射法(图 8-1～图 8-6)。

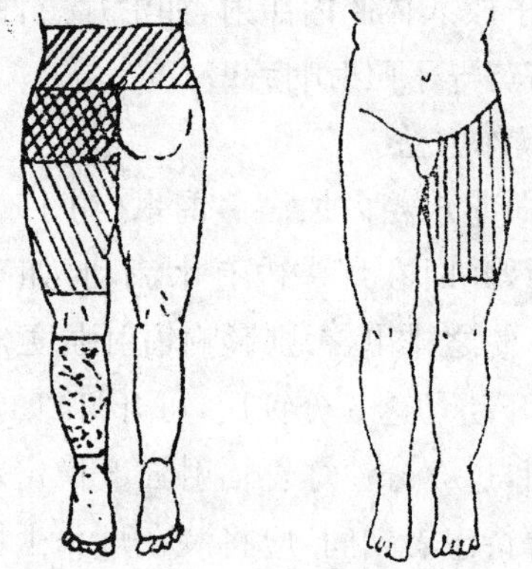

图 8-1 腰骶部紫外线照射

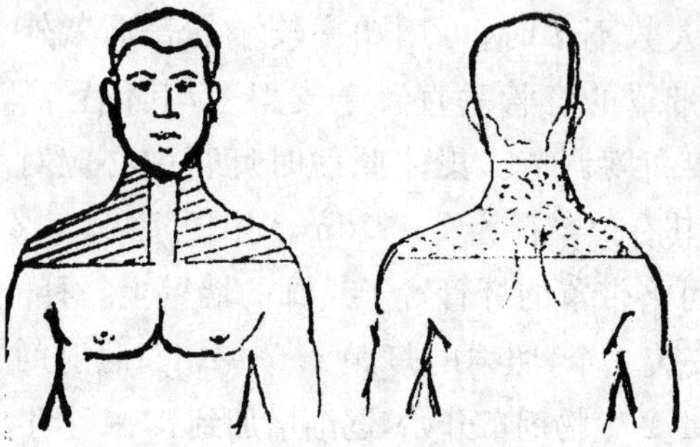

图 8-2 领区紫外线照射

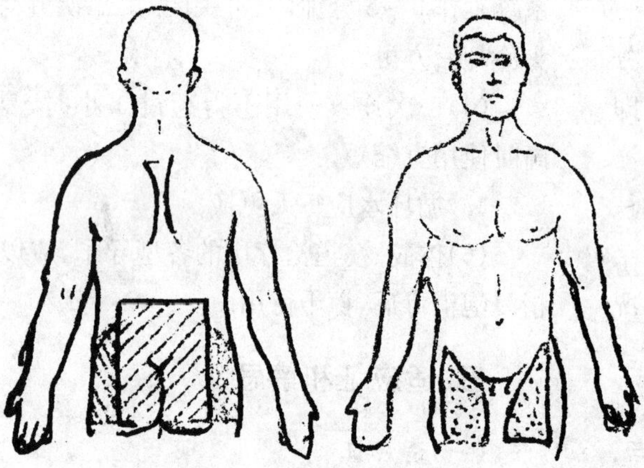

图 8-3 短裤区紫外线照射

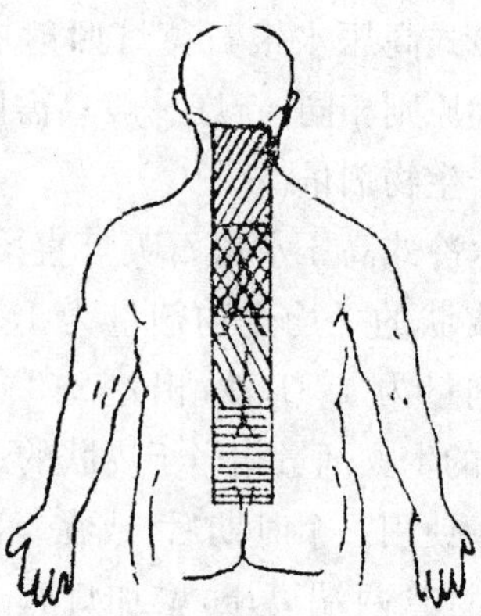

图 8-4 脊柱区紫外线照射

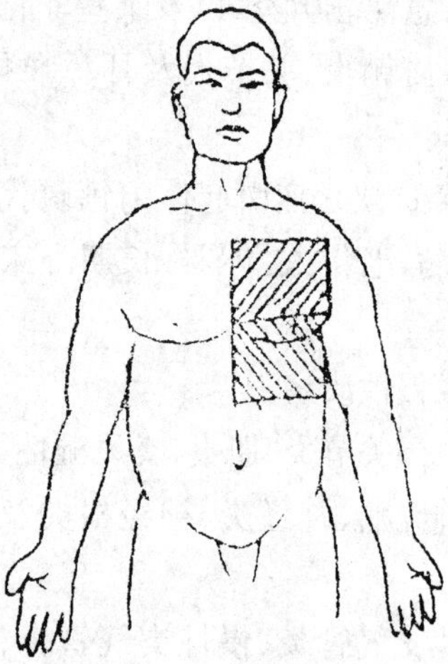

图 8-5 心区紫外线照射

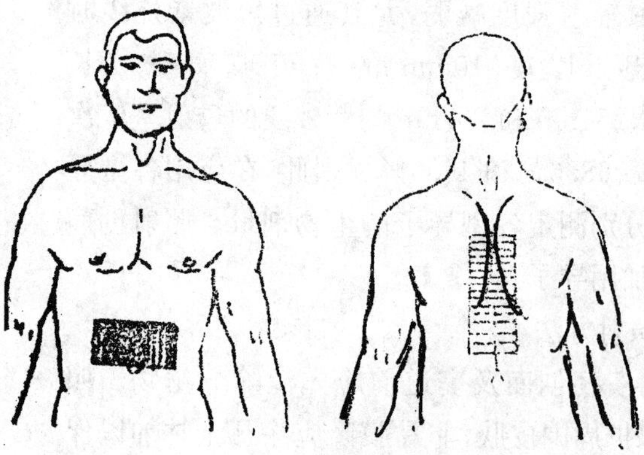

图 8-6 上腹及背部紫外线照射

【处方举例】

1. 紫外线局部照射红肿区周围2cm

距离：50cm，8＋2→12生物剂量，隔日1次，共3次。

适应证：急性蜂窝组织炎。

2. 紫外线照射两手背部

距离：50cm，20＋5→40生物剂量，每日1次，共5次。

适应证：冻疮（Ⅲ度）。

3. 紫外线穴位照射

第一组：身柱、肺俞（双）、膏盲（双）、列缺（双）。

第二组：膻中、中府（双）、俞府（双）、尺泽（双）。

距离：50cm，4＋1→6生物剂量，两组交替照射，隔日1次，共6次。

适应证：慢性气管炎。

4. 紫外线照射，多孔法，胸、背、腰、腹四区交替进行

距离：50cm，3＋1→4生物剂量，隔2日照射1区，共8次。

适应证：小儿营养不良。

5. 紫外线照射双上肢和双下肢，交替进行

距离：50cm，1/2＋1/2→4生物剂量，每日照射1次，共16次。

适应证：多发性末梢神经炎。

6. 紫外线照射乳腺区

距离：50cm，2＋1/2→生物剂量，隔日1次，共5次。

适应证：产后缺乳。

7. 紫外线照射病变区及周围2cm和相应的脊神经根部

距离：50cm，8＋2→12生物剂量，隔日1次，共3次。

适应证：带状疱疹。

8. 紫外线照射眼部（眼睑闭合）

距离：50cm，0.5、0.75、1.0生物剂量，每日1次，共3次。

适应证：麦粒肿。

9. 水冷式紫外线灯照射中耳部

采用耳道导子，5＋1→10生物剂量，每日1次，共6次。

适应证：中耳炎

10. 水冷式紫外线灯照射咽部

采用咽导子，4＋1→8生物剂量，隔日1次，共5次。

适应证：慢性咽炎。

第四节　可见光疗法

可见光疗法（visible light therapy）临床上最常用的方法是红光疗法和蓝光疗法。红光疗法是应用波长在600～760nm的红色光线对人体进行治疗的方法。其穿透组织的能力较强，主要是热作用。蓝光疗法是一种降低血清未结合胆红素的简便易行的疗法。普遍应用于新生儿高胆红素的治疗。

一、可见光的物理性质

可见光线为能引起视网膜光感的辐射线，波长范围为760～400nm，在此波段范围内，不同波段产生不同的颜色。不同波长可见光线的光子能量不等。

二、可见光的生理作用和治疗作用

人和动物活性的昼夜节律及一系列的生理功能节律，与自然界的照明节律（日夜交替）有密切的联系。因此，可见光线对有生命的机体是极其重要的。

（一）可见光线通过视觉器官对机体的作用

视觉器官接受可见光线的作用后，产生的神经冲动经间脑可达脑下垂体及其他内分泌腺，这些内分泌腺产生的激素进入血流，从而影响其他组织器官和整个机体的功能。长期排除光线对眼睛的作用可严重破坏性腺的正常功能活动。可见光线视觉器官可影响代谢过程，加强氧的吸收和二氧化碳的排泄。红色、橙色、黄色可引起呼吸加快、加深及

脉率增加，绿色、蓝色、紫色可引起相反的改变，紫光和蓝光照射可降低神经的兴奋性，红光可明显提高神经的兴奋性，黄光和绿光则没有明显的影响。

可见光线可提高皮肤的感受性，影响人的神经精神活动性；蓝光、绿光，特别是紫光可明显减缓精神的反应过程，而红光可使精神振奋。

(二)蓝紫光对核黄疸的治疗作用

对患核黄疸的新生儿用蓝光或白光照射其皮肤时，血清中胆红素含量下降，皮肤退黄。胆红素对光线吸收最佳的部分波长为420～460nm，即蓝紫光。其吸收蓝紫光后，通过一系列的光化学变化，最后形成一种水溶性低分子量的产物，由尿排出体外。

三、设备与治疗方法

(一)光源

最常用的人工可见光线的光源是白炽灯，如果加不同颜色的滤板后即获得各色的可见光线，如红光、蓝光、紫光；利用不同的荧光物质制成的荧光灯也可发出各色的可见光线。

(二)治疗方法

1. 蓝紫光治疗新生儿核黄疸

以10支20W的蓝光荧光灯或日光荧光灯(需滤去所含的紫外线)按半月形悬挂在距治疗床70cm的高度，以婴儿胸骨柄为中心进行照射。照射6～12小时，停照2～4小时，或连续照射。两种照射方法总照射时间，蓝紫光为24～48小时，白光为24～72小时。灯管的总功率不得超过200W。

如无上述光源，可用白炽灯覆盖以蓝复写纸照射(注意：复写纸易燃)，距离为30～40cm，每照射3～4小时停照1小时，共照射72小时。照射时应保护眼睛，并常翻身，患儿体温应保持在37.5～37.7℃以下。

如照射总时间达24小时后仍不退黄，且症状不缓解，则需改用其他疗法。

2. 有色光的一般治疗方法

在临床治疗中多用红光或蓝光治疗一些疾病，光源采用白炽灯加红色或蓝色滤板即可。照射距离视灯的功率大小而定，若在200W以下，红光照射距离在20cm以内，蓝光在10cm以内。

四、主要适应证和禁忌证

(一)适应证

红光照射适用于面神经炎(急性期)、急性扭挫伤、急性上颌窦炎、产后会阴撕裂等。蓝光照射可用于治疗急性湿疹、急性皮炎、灼性神经痛、三叉神经痛、皮肤感觉过敏等。蓝紫光照射可治疗新生儿核黄疸。

(二)禁忌证

与红外线同。

第五节　激光疗法

一、概述

激光即由受激辐射的光放大而产生的光。激光技术的成功是20世纪最重要的四项科学成果之一(原子能、半导体、计算机、激光)。

早在1949年美国物理学家朗斯(Lyons)首先发现氨分子在振动过程中释放出频率为24 000MHz的电磁波，其波长为1.25cm，位于微波波段。因此，人们断定氨分子的能级之间的能量差相当于一个波长为1.25cm的光子，或低能级的氨分子吸收了一个1.25cm的波长的光子后被激发到高能级上去。1953年美国物理学家汤斯(Towns)设法将处于高能级的氨分子分离出来，然后用相应能量的微波光子激励它们，射入的是很少的几个微波光子，射出的却是大批的同样的光子，射出的微波束被放大了许多倍。这就是激光受激辐射的原理。1960年，美国物理学家梅曼(Maiman)用这个原理制成了第一台红宝石激光器。同年伊朗籍物理学家贾范(Javan)相继制成了氦-氖激光器。不久就相继出现了数百种能发射不同波长的相干光的激光器。

激光问世后，很快受到医学和生物学界的极大重视，并用于临床。目前激光在临床上除气化、凝固、烧灼、光刀、焊接、照射等治疗应用外，在诊断和基础理论研究方面出现了许多新技术，如激光荧光显微检查、激光微束照射单细胞显微检查技术、激光显微光谱分析等充分显示激光一系列独特性能。激光配合导光纤维的应用对各种体腔内肿瘤及其他疾患的诊治，以及结合各种内窥镜进行激光光敏疗法诊治腔内肿瘤新技术提供有利手段。目前已研究利用激光治疗心脏疾病和血管内斑块栓塞，包括冠状动脉粥样硬化阻塞后的激光血管再通已获初步成功。

医用激光的迅速发展，在激光生物医学领域中形成了一些专门学科，如激光分子生物学、激光细胞学、激光人体生理学、激光诊断学、激光治疗学等。在诊治方面，激光已用于每一临床学科。

二、激光产生的原理

白炽灯、日光灯、高压脉冲氙灯、激光灯的发光现象，都是光源系统中原子（或分子、离子）内部能量变化的结果。原子的能级结构是发光现象的物质基础，激光的产生，不外乎通过以下几个过程和步骤。

（一）激发

一般原子系统中，绝大多数原子不是处于低能级的基态，而是处于高能级的激发状态的原子数目，相比之下是非常少的。例如，在室温（27～28℃）的情况下，红宝石晶体中处于基态的铬离子数目为激发态的 10^{30} 倍，因此，红宝石铬离子基本上是处于基态的。如果要使这些处于基态的粒子产生辐射作用，首先必须把这些基态上的粒子激发到高能级去，从低能级到高级去的这一过程称为激发或抽运。这个吸收能量的过程，称做光的受激吸收。激发的方法很多，主要是给基态粒子外加一定能量，如光照、电子碰撞、分解或化合及加热等。基态粒子吸收能量后即被激发，例如，红宝石激发器就是脉冲氙灯照射的方法施加光能，使铬离子从基态激发到高能级的激发态上。又如氦-氖激光器通过电子与氦原子碰撞，使氦原子获得能量。氦原子通过碰撞又将能量传给氖原子，氖原子获得能量后从基态激发到高能级去。化学激发器是用分解或化合的方法作为激发能源。

由于原子内部结构的不同，在相同的外界条件下，原子从基态被激发到各个高能级去的可能性是不一致的。通常把原子从基态激发到某一能级上去的可能性，叫做该能级的“激发几率”。各能级的激发几率是不同的，有的很大，有的很小，这种几率取决于物质自身的性质。

（二）辐射

原子（或分子、离子）总是力图使自己的能量状态处于基态上，被激发到高能级后的粒子，力图回到基态上去，与此同时放出激发时所吸收的能量。基态是粒子能量最平衡、最稳定的状态，从高级回到低能级去的过程称为跃迁，跃迁时释放的能量即辐射。跃迁的形式有以下几种：

1. 自发跃迁

不受外界能量的影响，只是由于原子内部运动规律所导致的跃迁称为自发跃迁。这种跃迁释放能量的形式又有两种：一种是变为热运动释放能量，叫做无辐射跃迁；另一种是以光的形式将能量辐射出来，叫做自发辐射跃迁。自发辐射出来的光频率，由发生跃迁的两能级间的能量差所决定。

普通光源如白炽灯、日光灯、高压水银灯、氙灯等都是通过自发跃迁辐射产生光，这种光是非相干光。

2. 受激跃迁

由于入射光子的感应或激励，导致激发原子从高能级跃迁到低能级去，这个过程称为受激跃迁或感应跃迁。这种跃迁辐射叫做“受激辐射”。受激辐射出来的光子与入射光子有着同样的特征，如频率、相位、振辐及传播方向等完全一样。这种相同性就决定了受激辐射光的相干性。入射一个光子引起一个激发原子受激跃迁，在跃迁过程中，辐射出两个同样的光子，这两个同样的光子又去激励其他激发原子发生受激跃迁，因而又获得 4 个同样的光子。如此反应下去，在很短的时间内，辐射出来大量同模样、同性能的光子，这个过程称为“雪崩”。雪崩就是受激辐射光的放大过程。受激辐射光是相干光，相干光有叠加效应，因此合成光的振幅加大，表现为光的高亮度性。

激发寿命与跃迁几率取决于物质种类的不同。处于基态的原子可以长期的存在下去，但原子激发到高能级的激发态上去以后，它会很快地并且自发地跃迁回到低能级去。具有亚稳态原子、离子或分子的物质，是产生激光的工作物质，因亚稳态能更好地为粒子数反转创造条件。

（三）粒子数反转和激光的形成

当光子通过某一介质时，它可能被原子（或离子、分子）所吸收，从而使原子从低能级激发到高能级去，这个过程称为"共振吸收"或称光的受激吸收。另外，入射光也能引起处于高能级的原子发生受激辐射。

在一般情况下，处于低能级的原子数目远远超过处于高能级的原子数目。要想得到受激辐射，就必须先使原子（或离子、分子）激发到高能级去。人为地施加一定能量，使高能级上具有较多的粒子数分布，这种状态称为"粒子数反转"。产生粒子数反转的物质就称为活性物质。

处于粒子数反转状态的活性系统，可以产生"雪崩"。雪崩过程可以使光再次放大。该过程的继续进行，必须通过一定的装置，这种装置就是光学共振腔。从共振腔中持续发出来的、特征完全相同的大量光子就是激光。

（四）光学共振腔

激光所以具有良好的单色性、方向性及较高的亮度，主要是取决于光学共振腔的作用。于工作物质的两端加上两块相互平行的反光镜，其中一块是全反射镜，另一块是半反射镜，这就是光学共振腔的主要结构。

在光学共振腔中的活性物质，受到外加能量的激励而产生的光子可以射向各个方向，但其中传播方向与反射镜垂直者，则在介质中来回反射振荡。在反射振荡的过程中，引发介质中其他活性物质点受激辐射，因此这种辐射的强度越来越大。由于受激辐射反复振荡产生的大量光子都具有相同的特征和一致的传播方向，因此决定了激光具有良好的单色性和准直的定向性。又由于光子来回不断地进行振荡，辐射强度借以得到极度的增大，因此又保证了激光的高度性。

三、激光的物理特性

应着重指出，激光本质上和普遍光线没有什么区别，它也可受光的反射、折射、吸收、透射等物理规律的制约。但是由于激光的产生形式不同于一般光线，故它具有一些特点。

（一）激光的高亮度性

一般规律认为，光源在单位面积上向某一方向的单位立体角内发射的功率，就称为光源在该方向上的亮度。激光在亮度上的提高主要是靠光线在发射方向上的高度集中。激光的发射角极小（一般用毫弧度表示），它几乎是高度平等准直的光束，能实现定向集中发射。因此，激光有高亮度性。

另外，激光的亮度也取决于它的相干性。相干性是一切波动现象的属性。光有波动性，因此也有相干性。

一般光源发射出来的光是非相干光，它是波长不等、杂乱无序的混合光束。由于非相干光的波长、相位、振幅极不一致。因此，它们的合成波也是一条杂乱无章、毫无规律的曲线，从中不易找出它的周期性来。普通光源如日光、灯光等所辐射的就是非相干光线。

发光系统中，处于激发状态的原子（或分子、离子）受相应的外界能量（例如入射光子）激励时，它就从高能级跃迁到低能级，同时释放出一个光子，这个被释放的光子和入射的光子是完全一样的。两者的波长、传播方向、振辐及相位都完全一样。这样的辐射波具有相干性，它们的谱线很窄。

根据波的叠加原理，如果两列波同时作用于某一点上，则该点的振动等于每列波单独作用时所起的振动代数和。因此，相干光的合成波就是叠加效应的结果。合成波的相位、波长、传播方向皆不改变，只是振幅急剧地增加了。因此，通过叠加后的光色不变，只光的强度极大地增加了。激光所以有高亮度的特点也是由于相干光叠加效应的结果。激光的亮度可以比太阳表面亮高 10^{10} 倍。

一束激光经过聚焦后，由于其高亮度性的特点，能产生强烈的热效应，其焦点范围内的温度可达数千度或数万度，能熔化甚至于气化对激光有吸收能力的生物组织或非生物材料。如工业上精密器件的焊接、灯孔、切割，医学上切割组织（光刀）、气化表浅肿瘤及显微光谱分析等这些新技术都是利用激光的高亮度性所产生的高温效应。

激光功率密度的单位为 mW/cm^2 或 W/cm^2，能量密度为 J/cm^2。

（二）激光的高单色性

一般理疗上常用光源，有热光源（如白炽灯、红外线灯）和气体放电发光光源（如紫外线灯）。这类光源的发光物质比较复杂，以自发辐射形式产生光子，发出的光线很不纯，它们的谱线范围是连线的或是带状的光谱。

一般“单色光”被分光镜分解后，它也不是连续的色带，而是一条条独立的、并且具有特定位置的亮光，通常称为谱线。临床上所谓的单色光也并非是单一波长的光，而是有一定波长的谱线。波长范围越小，谱线宽度越窄，其单色性也越好。因此，谱线的宽度是衡量光线单色性好坏的标志。

激光是物质中原子（或分子、离子）受激辐射产生的光子流，它依靠发光物质内部的规律性，使光能在光谱上高度地集中起来。在激光的发光形式中，可以得到单一能级间所产生的辐射能，因此，这种光是同波长（或同频率）的单色光。光谱高度集中时，其纯度甚至接近单一波长的光线。例如，氦-氖激光就是6328的单色红光。

（三）激光的高度定向性

激光的散射角非常小，通常以毫弧计算。激光几乎是平等准直的光束，在其传播的进程中有高度的定向性。激光由于散射角小，可以准直地射向远距离目的物。

四、激光的生物学作用基础

目前认为激光生物学作用的生物物理学基础主要是光效应、热效应、压强效应、电磁场效应。

（一）光效应

激光照射生物组织所引起的光效应中主要取决于组织对于不同波长激光的透过系数（T）和吸收系数（A）。不同的组织及组织中的不同物质对于不同波长的激光的透过系数和吸收系数是不同的，对组织的光效应大小由 T 与 A 的乘积决定。T×A 的积愈大，则此种激光对该组织的光效应也愈大。

组织吸收了激光的量子之后可产生光化学反应、光电效应、电子跃迁、继发其他波长的辐射（如荧光）、热能、自由基、细胞超微发光（生物化学发光、系自由基重新结合时释放出来的），可造成组织分解和电离，最终影响受照射组织的结构和功能，甚至导致损伤。

光化学反应在光效应中有重要的作用，普通光所引起的各种类型的光化学反应，激光也都可引起。

激光作用于活组织的光效应大小，除激光本身的各种性能外，组织的着色程度或称感光体（色素）的类型起着重要的作用，互补色或近互补色的作用效果最明显。不同颜色的皮肤、不同颜色的脏器或组织结构对激光的吸收可有显著差异。

（二）热效应

激光的本质是电磁波，若其传播的频率与组织分子等的振动频率相等或相近，就将增强其振动，这种分子振动即产生热的机制，故也称热振动。在一定的条件下，作用于组织的激光能量多转变为热能，故热效应是激光对组织作用的重要因素。

（三）压强效应

当一束光辐射到某一物体时，在物体上产生辐射压力，激光比普通光的辐射压力强的多。若焦点处的能量密度为 10^8 W/cm²，其压力为 40g/cm²；当激光束聚焦到 0.2mm 以下的光点时，压力可达 200g/cm²；用 10^7 W 巨脉冲红宝石激光照射人体或动物的皮肤标本时，产生的压力实际测定为 175.8kg/cm²。

当激光束照射活组织时，由于单位面积上的压力很大，故活体组织表面的压力传入到组织内部，即组织上辐射的部分激光的能量变为机械压缩波，出现压力梯度。如果激光束压力大到能使照射的组织表面粒子蒸发的程度，则喷出活组织粒子，并导致同喷出的粒子运动方向相反的机械脉冲波（反冲击）——冲击波出现，这种冲击波可使活组织逐层喷出不同数量的粒子，最后形成圆锥形“火山口”状的空陷。

除上述由于强大的辐射压引起的反冲击压而形成的冲击波外，组织的热膨胀也可能产生冲击波。由于在短时间内（毫秒或更短）温度急剧上升，瞬间释放出来的热来不及扩散，因而产生加速的体热膨胀。因体热膨胀而在组织内形成的压力及反冲压，都可产生弹性波向其他部位传播，最初是形成超声波，逐渐因减速而变为声波，进而变为亚声波形式的机械波，最后停止传播。

在组织的微腔液体层内，因超声波听传播同时可出现空穴现象，因空穴的积聚可造成明显的组织塌陷现象，有时又可产生数值较大的压缩冲击波，这一系列的反应均可造成损伤。

(四)电磁场效应

在一般强度的激光作用下,电磁场效应不明显;只有当激光强度级大时,电磁场效应才较明显。将激光聚焦后,焦点上的光能量密度达 10^6 W/cm² 时,相当于 10^5 V/cm² 的电场强度。电磁场效应可引起或改变生物组织分子及原子的量子化运动,可使体内的原子、分子、分子集团等产生激励、振荡、热效应、电离,对生化反应有催化作用,生成自由基,破坏细胞,改变组织的电化学特性等;激光照射后究竟引起哪一种或哪几种反应,与其频率和剂量有重要的关系。例如,电场强度只有高到 10^{10} V/cm² 以上时,才能形成自由基。激光照射肿瘤时,只是直接照射一部分组织,但对全部肿瘤可有良好的作用,其中可能的作用机制之一,有人认为就是电磁场作用的结果。

五、激光的治疗作用

(一)激光的生物刺激和调节作用

激光与其他各种物理因子对组织器官直至机体的基本作用规律是相同的,即小剂量作用时具有刺激(加强)作用和调节作用。原则上不论使用哪一种激光均符合这一概念。以氦激光为例介绍如下:

小功率的氦氖激光照射具有明显的生物刺激作用和调节作用。目前认为,小功率的氦氖激光照射的治疗作用基础不是温热效应,而是光的生物化学反应。

1. 小功率的氦氖激光照射皮肤时,在光生物化学反应的基础上,可影响细胞膜的通透性,影响组织中一些酶的活性,如激化过氧化氢酶,进而可调节或增强代谢,可加强组织细胞中核糖核酸的合成和活性,加强蛋白质的合成;可使被照射的部位中糖原含量增加;可使肝细胞线粒体合成三磷酸腺苷(ATP)的功能增强。

2. 小功率的氦氖激光照射具有消炎、镇痛、脱敏、止痒、收敛、消肿、促进肉芽生长及加速伤口、溃疡、烧伤的愈合等作用。

3. 小功率的氦氖激光照射可使成纤维细胞的数目增加,因而增加胶原的形成,可加快血管的新生和新生细胞的繁殖过程,基于其对代谢和组织修复过程的良好影响,可促进伤口愈合,加快再植皮瓣生长,促进断离神经再生,加速管状骨骨折愈合,促进毛发生长等。

4. 小功率的氦氖激光照射不能直接杀灭细菌,但可加强机体的细胞和体液免疫机能,如可加强白细胞的吞噬功能,可使吞噬细胞增加或增强巨噬细胞的活性,可使 γ 球蛋白及补体滴度增加。此外,微生物检查发现,激光照射可改变伤口部葡萄球菌对抗生素的敏感性。

5. 小功率的氦氖激光照射可影响内分泌腺的功能,如加强甲状腺、肾上腺等的功能,因而可调节整个体内的代谢过程。此外,并可引起周围血液和凝血系列的改变,其基本规律是具有调节作用。

6. 小功率氦氖激光照射可改善全身状况,调节一些系统和器官的功能。用小功率的氦氖激光照射咽峡黏膜或皮肤溃疡面、神经节段部位、交感神经节、穴位等不同部位,与某些局部症状改善的同时,可出现全身症状的改善,如精神好转、全身乏力减轻、食欲增加、原血沉加快者于照后血沉减慢等。据报道,高血压患者经氦氖激光照射治疗后,不仅可使血压降低,1 疗程照射后还可使血液的凝固性降低,使血清中总蛋白的含量升高,血浆及红细胞内钾的含量升高。此外,据动物实验,用 1.5mW 的氦氖激光照射兔或狗的皮肤,对全身代谢有刺激作用;用 1～1.5mW 的氦氖激光照射兔眼,可引起全身性的血液动力学变化。

7. 小剂量氦氖激光多次照射过程中可有累积效应,在临床工作中发现,在激光照射的前两次往往不出现效果,而在三四次照射后即可出现疗效,因此要呈现激光照射的疗效,需经过一定作用的累积过程。当然,也有一次照射后即出现疗效的情况,但这往往是局部症状的改善。

8. 小功率的氦氖激光多次照射的生物学作用和治疗作用具有抛物线特性,即在照射剂量不变的条件下,机体的反应从第 3～4 天起逐渐增强,至第 10～17 天达到最大的限度。此后,作用效果逐渐减弱,若继续照射下去,到一定的次数后可出现抑制作用。根据上述的基本规律,笔者认为,小功率的氦氖激光照射同一部位的次数,在一般情况下不宜超过 12～15 次,如需作第 2 疗程照射,则 2 个疗程应有 2 周左右的间距。

9. 小功率的氦氖激光照射穴位时，通过对经络的影响，改善脏腑功能，从而起到治疗作用。在临床应用中发现，激光穴位照射的效果如何，关键是在祖国医学理论观点指导下，辨证论治，选经取穴的水平和经验，处理得当者，全身状况、脏腑征象、舌象、脉象等均可有明显的好转。

（二）激光手术

激光手术是用一束细而准直的大能量激光束，经聚焦后，利用焦点的高能、高温、高压的电磁场作用和烧灼作用，对病变组织进行切割、粘合、气化。实验确定，切割人体组织所需的功率密度为 10^3～10^5 W/cm^2。二氧化碳激光器、掺钕钇铝石榴石激光器和氩激光器所输出的光束的焦点功率密度可达到上述要求，特别是二氧化碳激光器，其光能几乎完全被大部分生物组织吸收到表层 200μm 内，因此易于控制切割深度。新近利用激光导管对冠状动脉或肢体血管斑块、血栓阻塞患者进行血管再通术获得成功。

1. 激光手术的优点

(1)只要功率掌握适当，软硬组织均可切割，在一般情况下使用时，激光的功率宜在 80W 以上。动物实验结果表明，80～100W 切割后可一期愈合，病理切片检查结果损伤较轻。

(2)出血量少，可在切面形成一层均匀的、粘合性良好的干性凝固区，因此对于直径 1mm 以内的动脉，和直径 2mm 以内的静脉有封闭作用；适用于切割血管丰富的实质性器官，易于出血的或年老体弱的患者；清除烧伤创面的焦痂，可使其气化而无出血。

(3)高能的激光束有直接杀死细菌的作用，故术后感染率显著降低。可用于切除坏死组织、瘢痕组织、甚至死骨等；感染的创面术前无需准备即可手术。

(4)皮下注射生理盐水造成人为的水肿，可减少组织损伤，因为水分对波长为 10.6μm 的远红外线吸收性好，可防止热量迅速向周围传播，可减轻切面两侧组织的损伤。

(5)激光切割时，术者的熟练程度甚为重要，因为切面的深浅、组织损伤的轻重均与激光光斑停留的时间有关。时间长则组织损伤大，时间短则切割深度不够。

(6)应用激光切割的同时必须喷吹惰性气体，否则在切割脂肪组织时，脂肪熔化成油状，并立即燃烧，其火焰可高达 10 余厘米。由于脂肪熔化成液态状，吹氮后即可灭火，又可使周围组织冷却，因而可减少切口周围的热损伤。

(7)激光切割术疼痛较轻，甚至不痛，因为手术区的神经被热凝固，术后形成的瘢痕也较柔软。

2. 激光切割存在的问题和缺点

(1)对于直径 5mm 以上的血管仍需压迫结扎止血。

(2)皮肤切口愈合比一般手术后的切口愈合慢。

(3)切割效果与组织色泽有关，需积累一定的实践经验，方能操作准确。

(4)切割时产生的臭气很浓，需加用排气系统。

(5)激光切割肝组织，术后粘连较重。

六、激光临床运用

（一）激光治疗肿瘤

激光治癌主要是基于其生物物理学方面的特殊作用，即激光的高热作用可使被照射部位的温度升至 500℃，当温度升至 300℃时，肿瘤即被破坏，激光照射后的 1 分钟内可保持 45～50℃的温度，继续对肿瘤起作用。激光的强光压作用（机械能作用）可使肿瘤表面组织挥发，使肿瘤组织肿胀、撕裂、萎缩，并可产生二次压力作用。激光治癌可能与其对免疫功能的影响有关，激光可使癌细胞膜变形，故可能将整个肿瘤作为一个导体来标志，从而引起免疫反应。这种理论的证据是：激光治疗恶性眼黑色素瘤时，3 周后才观察到明显的好转，3 周就是抗原抗体反应所需要的时间。钕玻璃激光(1000～2000J/cm^2)照射小白鼠的黑色素瘤，34 小时后血清噬菌活性升高，14 天后血清中白蛋白减少，α 和 γ 球蛋白增加；同时受照射动物脾内与形成抗体有关的细胞的数量显著增加(达 7%，黑色素瘤动物是 3%，正常动物是 0.5%)。血清中出现正常动物或未经照射的患癌动物血清中所没有的抗肿瘤抗体。

输出量为 20J 的钕玻璃激光照射小白鼠的黑色素瘤后，取受照射部位附近 1～1.5mm 的肿瘤组织，电子显微镜检查发现，细胞的核和核仁似无改变;内质网、高尔基复合体和线粒体肿胀或发生空泡。输出能量为200J的二氧化碳激光照射小白鼠的黑色素瘤后,用显微分光光度法测定DNA含量的结果表明,在照后1小时细胞核内DNA含量增加,以后逐渐下降,至5~6天时,细胞核完全溶解。

近年激光与光敏药物综合应用诊治肿瘤有了显著发展,当前使用的光敏药物主要为血卟啉衍生物(HPD),使用的激光主要是以氩激光为主的有机染料激光(红光)。氩激光、氪激光结合内窥镜和光导纤维等技术,用以诊治腔内及体表的癌症。

(二)激光在心血管疾病方面的应用

由于某些激光可以通过光导纤维传输,激光的能量可以通过各种内镜,包括血管镜或导管进入血管内治疗各种疾病。低能量的氦氖激光血管内照射血液其有抗缺氧、抗脂质过氧化、改善血液流变学性质和微循环障碍,增强免疫等功能。

在心脏及血管方面,激光治疗周围血管、冠状动脉,以及颈动脉等的血栓、动脉粥样斑块等。此外,治疗糖尿病、心肌炎、肺炎及急性胰腺炎等均有报道。激光尚可作心脏节律点的消隔而治疗难治、危重的心律失常,心瓣膜粘连的治疗,房间隔造孔矫治先天性心脏病等。激光心肌打孔,则是用CO_2激光从心包面向心内膜面击穿许多微孔,使心腔与心壁肌肉间有微血窦相连,因而能直接改善心肌供血,此法很有实际意义。激光血管吻合则使得血管吻合比以前快速、可靠,在许多外科手术中有着很大的潜在意义。

(三)激光在外科及耳鼻喉科方面的应用

激光在皮肤、外科方面的应用最早、最广。近几年的发展,一是接触激光的应用,使激光外科更快捷方便。根据接触激光的创始人Joffe报告,最近又有新一代的接触激光研制成功,有了很多的改进。另外,利用腹腔镜,激光可以作胆囊切开术、迷走神经切除术、幽门肌切开术等,激光胆道吻合术、激光大肠吻合术及输精管吻合术是利用较低功率的激光热效应作的。开腹手术中利用激光热止血效应,对肝癌等容易出血的肝组织作激光切除与消融等的研究报告亦很多。对于骨的手术,有人报告用Er:YAG或Ho:YAG作消融术,亦有人报告用自由电子激光(2.9μm与3.1μm)作骨的切除。利用激光的止血功能,有人报告在完全抗凝情况下的病人作激光手术取得成功,为抗凝不能手术而又必须手术者提供了一条生路。

根据黄色激光对皮肤与血管组织的不同热作用,采取578nm染料激光治疗血管瘤效果更佳。

因为耳鼻咽喉近于体表,激光在耳鼻喉科的应用亦已很成熟。近报告激光治疗耳硬化症,蹬骨切除后的激光固定修复术,以及接触激光及CO_2激光显微镜手术切除光治疗耳扁桃体、喉头癌、副鼻窦手术等亦均有进步。

(四)激光在口腔科的应用

激光在牙科方面的研究始于1963年,第一例激光治疗人牙的报告是Goldman于1965年做的,当时用的是脉冲红宝石激光。现在用激光作口腔肿瘤的手术,治疗牙周病,发现并及时控制龋齿、牙髓病、生物刺激作用均很有效。例如,用准分子激光与Er:YAG激光作硬组织(如牙釉质)的消融、牙髓、根管的治疗及紫外激光、荧光光谱诊断牙根管疾病亦均较前有进步。用激光去除结石的刮牙术,激光使龋齿釉质发光而早期诊断;CO_2激光或准分子激光利用其杀菌的作用治疗感染的牙根与根管壁;牙尖的融合封闭。激光能融合固定假牙上的金属及正常牙的矫正器,使这些操作更为便捷。激光的刺激作用可以止血,促进创口愈合。光针麻醉则是我国首创。此外,激光多普勒流量计,可测量牙周病时齿龈的血流量,在修复粘合术中作侵蚀质以代替酸侵蚀技术。利用激光扫描整个牙冠,显出其波纹形态而储存在计算机中,然后启动碾磨机器,则整个牙冠的内外面都能在1小时内,在一块陶瓷上雕刻出来。

(五)激光在眼科的应用

世界上第一台激光医疗器械即用于眼科的红宝石视网膜凝结机。十几年来激光治疗一些眼病已积累了较成熟的经验,有的国家甚至认为可以形成激光眼科学。

激光在眼科之所以具有较宝贵的治疗价值,有以下原因:

(1)一些可见光波长范围的激光可经眼球透明组织直达眼底,而很少被吸收。因此,透明的眼球组织不被损伤。

(2)眼球内富于色素的组织容易吸收激光,而眼球内的许多病变部位和色素组织相近,这就有利于接受激光治疗。

(3)激光单色性好，故进入眼内的光线没有色差；激光发散角很小，定位准确；激光能量密度高，可在小范围内产生最大的生物效应。以上特点很适用于治疗病变范围小的眼球组织的疾病，且不损伤周围正常的组织。

(4)激光脉冲持续时间为毫秒级，甚至更短，在治疗的瞬间不受眼球转收的影响，病人的痛苦极轻微。

当前激光对眼病的治疗应用主要有：在视网膜剥离时做激光凝结(红宝石激光、氩离子激光)；虹膜切除(红宝石激光)；眼底血管瘤激光凝固(氩激光)；脉胳膜成黑色素细胞瘤激光凝固(红宝石激光)；对角开放型原发性青光眼做激光眼前房穿刺术(Q开关红宝石激光)；治疗中心性视网膜脉络膜炎(氦氖激光)；眼睑结膜上的色素痣、小赘生物的烧灼(二氧化碳激光)等。

(六)激光在神经外科方面的应用

用CO_2激光、氩离子激光、Nd:YAG激光治疗脑及脊髓肿瘤的报告很多。以CO_2激光照射脑组织对损伤区超微结亦做出了较好的研究结果。这项治疗主要是利用激光热作用气化肿瘤，比手术刀切除脑组织方便、出血少。近又有人报告在磁共振控制下，以Nd:YAG激光按立体排列方式作组织间热治疗脑肿瘤(stereotactical interstital thermotherapy)，这是一种新的尝试。PDT治疗脑瘤或以PDT作脑瘤手术后照射以防止癌灶的遗留复发都已有了一定的经验。目前以较低功率激光的热作用神经的吻合正在许多单位中进行研究，一旦成功又能解除很多人的痛苦。

激光神经吻合术：采用低中功率聚焦后微束CO_2激光，Nd:YAG激光等在神经断面对接良好的情况下进行。对神经再生具有对位好、恢复快、不产生吻合处神经纤维瘤等特点。

(七)激光在妇科的应用

CO_2激光、Nd:YAG激光及PDT治疗外阴及宫颈病变诊断早期癌变已是众所周知。在腹腔镜的直接观察下，用CO_2激光或Nd:YAG激光作卵巢囊肿、肿瘤、子宫内膜异位、子宫肌瘤的切除及输卵管吻合、输卵管粘连的解除等手术以取代常规的剖腹手术，这类手术简便、经济、痛苦少。

七、激光治疗法分类

(一)激光疗法分类

1. 原光束照射

可用于照射病变局部、体穴、耳穴、自主神经节段部位、交感神经节、体表或头皮感应区等。

2. 原光束或聚焦烧灼

可使被照射的病变组织凝固、碳化、气化。

3. 聚焦切割(即激光刀)

用于手术切割。

4. 散焦照射

用于照射面积较大的病变部位。

为使激光聚焦或散焦常用锗透镜，激光束通过锗透镜后即聚焦，离开焦点后扩散呈离焦效应，距焦点愈远，激光的功率密度愈减弱，在焦点部可用于手术切割。

(二)氦氖激光器操作方法

1. 接通电源，激光管点燃后调整电流至激光管最佳工作电流量，使激光管发光稳定。

2. 照射创面前，需用生理盐水或3%硼酸水清洗干净。

3. 照射穴位前，应先准确地找好穴位，可用甲紫做标记。

4. 照射距离一般为30～50～100cm(视病情及激光器功率而定)；激光束与被照射部位呈垂直照射，使光点准确照射在病变部位或经穴上。

5. 照射剂量尚无统一标准，小功率氦氖激光输出功率在10mW以下，每次可照射3～5～10分钟，每日照射1次，同一部位照射一般不超过12～15次。

6. 不便直接照射的部位，可通过导光纤维照射到治疗部位。

7. 激光器一般可连续工作4小时以上，连续治疗时，不必关机。

(三)二氧化碳激光器操作法

1. 打开水循环系统，并检查水流是否通畅。水循环系统如有故障时，不得开机工作。

2. 患者取合适体位，暴露治疗部位。

3. 检查各机钮是否在零位后，接通电源，依次开启低压及高压开关，并调至激光器最佳工作电流。

4. 缓慢调整激光器，以散焦光束照射治疗部位。

5. 照射距离，一般为150～200cm，以局部有舒适之热感为宜，勿使过热，以免烫伤。每次治疗10～15分钟，每日1次，7～12次为1疗程。

6. 治疗结束，按与开机相反顺序关闭各组机钮，关闭机钮15分钟之内勿关闭水循环。

（四）激光治癌方法

1. 合理选择波长

肿瘤细胞对不同波长激光的选择性极明显，因此在激光治疗时应选择适宜的波长。如果激光照射须透过正常组织的透过率为T，须治疗的肿瘤组织的吸收率为A，则选用激光的波长应使T×A的积尽可能大。

2. 确定适宜的剂量

根据肿瘤的性质、部位、大小、色素沉着程度、血管分布和激光的性质而定。激光治癌一般不宜也不需要一次破坏，多采用反复多次治疗，随时间的延长肿瘤可缩小或消失。因此，治疗剂量总比破坏剂量小。

3. 激光治癌时，有人认为由于强光压产生的机械能，有可能造成癌细胞游离并转移到周围或更深的组织及血管和淋巴管中去，因此应尽可能避免使用大功率短脉冲的激光束，以采用连续辐射或长脉冲辐射的激光为宜。

4. 为防止激光治癌时的癌细胞游离转移，在照射病变组织之前可先照射其周围（约5mm）的健康组织。

5. 激光束应聚焦于肿瘤中心，垂直照射肿瘤表面。

6. 开腹照射肿瘤组织时应尽可能使光斑覆盖全部瘤体。

（五）使用激光器的注意事项

1. 激光器须合理放置，避免激光束射向人员走行频繁的区域，在激光辐射的方向上应安置必要的遮光板或屏风。

2. 操作人员须穿白色工作服，戴白色工作帽；操作人员与接受面部治疗的患者均须戴防护眼镜。

3. 无关人员不准进入激光室，更不得直视激光束。

4. 操作人员应做定期健康检查，特别是眼底视网膜检查。

（六）防护措施

1. 室内四壁勿涂光滑白色油漆，因其反射率可达80%以上。根据激光受其补色物体的吸收最大，因此宜选其补色。如波长为6943的红色激光（红宝石激光）的补色是蓝色，使用红宝石激光时，用蓝色颜料粉刷四壁为宜。从理论上讲，以黑色为最好，因为它可以最大限度地吸收射向它的各色激光。

2. 门窗玻璃反光性能强，应采用黑色幕布遮蔽，或涂色，或换有色玻璃。

3. 装备通风、抽气设备，以防止污染的空气对人员的伤害。

4. 室内灯光应充分明亮，因光线较暗时瞳孔散大，受激光照射进入眼内的光能增多；尚由于眼球的高倍聚光作用，对眼的损伤加重。

（蔡华安）

第九章　温热疗法技术

一、传导热疗法的概念

凡以各种热源为介体，将热直接传至机体达到治疗作用的方法，称为温热疗法。在祖国医书中已早有记载。其特点是：取材广泛，设备简单，操作容易，应用方便，疗效较高，在各种医疗机构中或病人家庭中都能进行治疗。

温热疗法，除了各种传热介体的温热作用外，某些介体尚有机械的和化学的刺激等综合因素作用，以达到治疗疾病的目的。

温热疗法应用的方法有石蜡疗法、泥类疗法、地蜡疗法、砂疗、坎离砂疗法、铁砂疗法、洒醋疗法、热敷灵疗法，等等。这些温热疗法对某一些疾病有较高的疗效。

二、温热疗法的原理与作用

（一）对神经系统的影响

温热是一种刺激物。当皮肤感受到任何一种刺激时，除支配该部的自主神经中枢受到刺激作用外，还能影响到脊髓上段和下段的自主神经中枢，甚至脑皮层的功能，引起复杂的相应脊髓的节段反应和全身反应。

温热治疗时，首先作用于皮肤富有的各种末梢感受器装置和血管的器官。在皮内又分布有许多自主神经纤维和躯体神经纤维。而温热治疗通过皮肤使机体发生应答反应，所发生的应答反应的显著性和强度，决定刺激作用的强弱，以及质的温度、治疗的面积大小和持续的时间。以此观点解释温热作用的机制。但是不能仅以温热来说明对神经的影响，还应看到温热介质的压缩作用、化学作用对神经的影响。因此，温热疗法的介质对于温热感受器、压力感受器、化学感受器具有综合性的作用。

（二）对皮肤的影响

温热作用于皮肤，由于某些温热介质是油质，冷却凝固时对皮肤的压力作用，以及润滑作用，能使皮肤保持柔软而富于弹性，防止皮肤过度松弛而形成皱褶；对瘢痕组织和肌腱挛缩等有软化及松解的作用，并能改善皮肤的营养。因而能缓解由于瘢痕挛缩引起的疼痛。

（三）加强血液和淋巴的循环

由于温热疗法具有较强而持久的温热作用，能引起末梢血管反应——主动性充血。毛细血管扩张，毛细血管数增加，血流加快，并能使淋巴循环改善，从而影响机体各种生理功能。因而有助于消散浸润，加强再生过程和具有止痛效果。而且由于温热治疗的介质具有压缩作用，能防止组织内淋巴液和血液的渗出，减轻组织表面的浮肿，防止出血和促进渗出液的吸收，故可用于初期扭伤的局部肿胀。

（四）温热疗法能改善组织代谢过程

温热疗法能明显影响皮肤、体温及深部组织温度升高。例如，研究证明，石蜡治疗时能使皮肤温度升高 8～18℃，取下石蜡后皮肤温度仍可升高5～12℃。因而加强了组织代谢过程，可使蛋白分解产物和残余氮增加。但是在治疗过程中由于局部和全身排汗增加，从而排出了体内蛋白分解产物。另外，有人观察，受温热的影响，病人的多肽曲线上升，证明间质被激活，病情好转；多肽曲线下降时，病情恶化。因此认为间质激活的影响是温热的作用基础之一。

（五）能促进上皮生长的作用

温热可刺激组织再生过程，并且有减轻疼痛和加强组织的营养过程。当温热作用于体表的创口时，由于大量浆液性渗出物的增多，能协助清除病理产物及清洗创口的作用。这是由于某些碳水化合物对上皮的生长有刺激影响，有防止细菌繁殖和促进创面的愈合作用。有人发现温热治疗后，表皮的生发层的层数增加，颗粒层的细胞成长和表皮增厚。因而可见表皮的再生过程和真皮层结缔组织增生过程加快的现象。

（六）其他作用

在温热疗法的影响下，可见周围血液中的白细胞总数增加和核左移，有时颇为显著；并能加强网状内皮系统细胞的吞噬机能，因而对化脓及炎症过程有良好的影响；并对血中酶的活性有使其正常化，并调节内分泌功能作用。

三、传导热疗法的适应证和禁忌证

（一）适应证

保暖、消炎、消肿、解痉、镇痛、促进局部血液循环、促进创面干燥结痂、上皮再生和肉芽组织生长，有利于伤口愈合。可用于感染的伤口、压疮、关节炎等。

（二）禁忌证

1. 急腹症未明确诊断前：以防用热后疼痛缓解，掩盖病情而贻误诊治。

2. 面部危险三角区感染时：该处血管丰富，与颅内海绵窦相通，用热会使血管扩张，导致细菌和毒素进入血循环，使炎症扩散，造成颅内感染和败血症。

3. 各种脏器内出血：热疗可使局部血管扩张、增加脏器的血流量和血管的通透性，从而加重出血。

4. 软组织扭伤或挫伤早期（24～48 小时内）：用热后可促进血液循环，加重皮下出血和肿胀。

5. 女病人月经期、妊娠后期、产后 2 周内、阴道出血和盆腔急性炎症均不宜坐浴，以免引起感染。

四、湿热袋敷疗法

（一）热袋法

热袋疗法是利用布袋中的硅胶加热后散发出的热量及水蒸气作用于治疗部位的治疗方法，也可称为热罨包疗法。

1. 制备

用亚麻布等材料缝制成各种形状的布袋，并纵向缝线将其分隔成若干条块，类似子弹袋样，以适合身体的不同部位（图 9-1）。在布袋两角各缝一布条吊环，以备加热时悬挂；袋内装可塑性硅胶后仔细封口，以免治疗时硅胶漏出，烫伤患者。

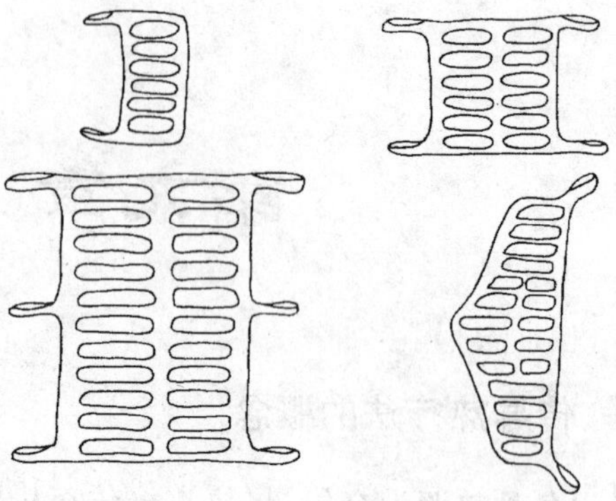

图 9-1 各种形状的热袋

2. 治疗方法

治疗前将热袋悬挂在 80℃ 恒温水箱中加热 20～30 分钟，患者治疗部位暴露，选择适合其形状、大小的热袋，热袋与皮肤之间垫数层干燥的毛巾，面积稍大于热袋。随热袋温度下降逐层撤去毛巾。治疗时间 20～40 分/次，每日可进行 1～2 次。

3. 特点

硅胶颗粒含许多微孔，在水箱中加热时可吸收大量的热及水分，治疗时缓慢地散热并散发出水蒸气，对治疗部位起到湿热敷的作用。热袋可反复使用直至硅胶失效。该疗法操作简单，且治疗部位无“污染”不洁感。

（二）Kenny 湿敷温热疗法

此疗法由澳大利亚护士 Elizabeth Kenny 开始用于临床，主要针对肌肉痉挛和疼痛的缓解。具体方法如下：

（1）将浴巾煮沸 20 分钟，用夹子夹紧拧干两次，至无滴水为止。

（2）展开浴巾在空气中使之稍微冷却，至机体能耐受的温度。

（3）将展开的浴巾包裹肢体，或折叠数层敷于疼痛部位。

（4）浴巾上覆盖塑料布，并覆盖毛毯保温。

（5）当发现浴巾温度变凉，应立即更换新的热浴巾。

（6）对重症患者最初的 1～2 天，可每 30 分钟更换一次浴巾，当疼痛减轻后或夜间可取掉浴巾。

治疗时应注意：煮沸后的浴巾一定要拧干，勿使其滴水，以免发生烫伤。治疗过程中需严密观察病人的全身情况，并及时补充水分，如发现出汗过多、心悸、气促，应暂停治疗。

（三）湿敷布法

该疗法最简单，适于家庭及医疗设备不完善的医疗单位应用的温热疗法之一。其方法是用毛巾等吸水性较强的织物在热水中浸透后挤去多余水分，直接敷于患部。为保持热敷温度，每3～5分钟可更换一次敷布，也可在敷布上加热水袋。治疗时间每次20～30分钟，可一天进行数次，每疗程10～20天。

（四）湿热敷疗法的适应证和禁忌证

1. 适应证

慢性炎症，瘢痕，粘连，肌肉痉挛及神经痛。

2. 禁忌证

治疗部位的感染和开放性伤口、恶性肿瘤、活动性肺结核、周围血液循环障碍、皮肤病等，以及身体极度衰弱、出血倾向等全身性疾病。局部皮肤感觉障碍者慎用。

五、热气流疗法

热气流疗法也称干热空气疗法，是利用强烈的干燥热气流作用于患病部位或全身的热疗方法。其特点是不含水分，病人更易于耐受高温治疗。

（一）局部热气流疗法

小范围病变可利用手枪式热吹风机，距治疗部位10～20cm喷射热气流，以病人能耐受的热度为准，每次10～20分钟，每日可进行1～3次，20～30次为1疗程。

较大范围，如整个肢体的疾患需用特制的局部热空气浴箱（图9-2）。加热空气的热源可以是白炽灯或电阻丝，需有箱内温度显示和调温装置。箱内

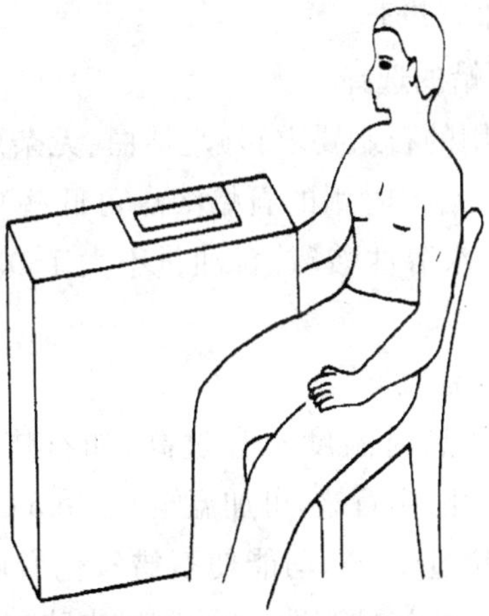

图9-2 局部热气流箱

可盛一些赛璐珞颗粒，当热气流通过时，这些颗粒悬浮起来，使热气流的特性类似液体。治疗过程中，肢体可在箱中活动，或利用动力夹板促进其伸展，以有利于关节功能恢复。治疗温度从40～45℃开始，随着患者对热的耐受性的提高可逐渐升高，到60～80℃，每次治疗10～20分钟，每日1次，20～30次为1疗程。

（二）全身热气流疗法

用特制全身浴箱或自制简易浴箱，即在患者床上方搭设支架，与床同宽，上端与肩齐平，下端固定在脚端的床边，将毯子盖在支架上，并适当留出空隙，以有利于箱内空气流通。向浴箱内通入大量的干热空气，即可进行全身治疗。为保持箱内空气的干燥性，避免空气在闭塞的空间内迅速被人体散发的蒸汽所湿润，发生烫伤，必须使箱内保持足够的通风。治疗温度和时间同局部热空气浴箱疗法。同时应考虑不同患者的耐受程度。干热空气较蒸汽和水疗法更易耐受，故可每日进行。

（三）适应证和禁忌证

1. 适应证

此疗法可治疗关节僵直，肌肉痉挛，促进稀薄渗液的吸收，还可用来使患者发汗，增强代谢。

2. 禁忌证

皮肤感觉障碍，急性炎症，恶性肿瘤，出血倾向，心功能不全。此外应注意，如治疗局部有开放性伤口应注意包扎隔离，防止细颗粒进入伤口。

六、石蜡疗法

（一）石蜡的理化特性

石蜡是由高分子碳氢化合物构成，其结构式为C_nH_{2n+2}，含有16～35个碳原子的正烷烃，有少量的异构烷烃和环烷烃。为白色或黄色半透明无水的固体，无臭无味，呈中性反应。对酸和碱不易起反应，不溶于水，微溶于酒精，易溶于乙醚、汽油、苯、煤油、氯仿等。在一般情况下不与氯化剂发生反应。

石蜡是石油的蒸馏产物，其溶点为30～70℃，沸点为350～360℃。当石蜡加热到100℃或更高时，在与氧气充分接触的条件下，容易被空气中的氧气所氧化。医用的高纯度石蜡，其溶点为50～54℃，其含油量0.8%～0.9%。我国早已大量生产

高纯度医用石蜡，供医疗工作使用。

石蜡的热容量大，导热性小（导热系数为0.00059），比热为0.5～0.78卡/（克·度），为良好的带热体。由于其不含水分及其他液体物质，而且气体与水分不能透过，几乎不呈对流现象，因而有很大的蓄热性能。

石蜡加热后冷却时，能放出大量的热能（熔解热或凝固热）（表9-1），每公斤熔解的石蜡变为固体时，放出的熔解热平均为39卡热量，即是熔解时的热量。熔解石蜡的温度愈高，由液体变为固体时的过程就愈慢，因而也就能较长地保持温热。

表9-1　各种石蜡的熔解度

熔解度（℃）	熔解热（卡）
52.2°	38.9
55.2°	39.8
57.3°	40.6
59.3°	41.1
60.9°	41.7
62.2°	42.4
65.4°	43.9

石蜡具有很大的可塑性、黏稠性和延伸性。随着热能的放散和冷却，石蜡逐渐变硬，其体积可缩小10%～20%，凝固后的石蜡70～90分钟内能保持40～48℃，这是其他热疗所没有的。同时这种热向人体的传递是慢慢进行的。蜡疗时石蜡下面的皮肤温度一般升高到40～45℃，而且在整个治疗期间都保持较高的温度。

另外，放在皮肤上的石蜡迅速冷却形成坚固的蜡膜，这层膜能保护皮肤不受随后较热的石蜡作用。

（二）石蜡疗法的作用因素

1. 温热作用

石蜡的热容量大，导热性小，没有热的对流特性，又不含水分，冷却时放出大量热能（熔解热或凝固热），因此能使人的机体组织耐受到较高温度（55～70℃），从而有持久的热作用，这就比其他热疗优越。一般认为，石蜡敷于人体后，局部温度很快升高8～12℃。经过一段时间后逐渐下降，但温度下降很慢，在60分钟内还保持一定的温度。

2. 压缩作用

石蜡的固有特性是有良好的可塑性和黏滞性。在冷却过程中，石蜡的体积逐渐缩小，治疗时与皮肤紧密接触，产生对组织压缩和轻微的挤压。因而促进温度向深部组织传递，呈现一种机械压迫作用。

3. 化学作用

石蜡对机体的化学作用是很小的。曾有实验指出，其化学作用取决于石蜡中矿物油的含量，如向石蜡中加入化学物质或油类物质用于治疗时能呈现化学作用。如果加入放射性物质，能使石蜡具有放射性作用。

（三）蜡疗的设备和治疗方法

1. 蜡疗室的设备

（1）治疗室：房间的大小以治疗床的多少而定。

（2）熔蜡室：应单设熔蜡室，以免石蜡气味刺激病人，室内要有通风设备，地板应是水泥，墙应有油漆，熔蜡炉旁应设隔热垫。

（3）熔蜡热源：有煤气、电热或蒸汽等。

（4）熔蜡套锅1对（大、小锅各1个）。

（5）搪瓷盘或木制蜡盘数个（依病人多少决定），以及浸蜡用的浴盆或瓷盆。

（6）石蜡若干斤。

（7）油布数块，棉垫数个（保温包裹用），纱布数块，6～8层纱布垫数块，毛巾3～5条。

（8）白色板刷或刷墙排笔2～3支。

（9）长柄外科钳2把（拧蜡纱布用），铝舀、水勺1只。

（10）其他用具：水温计、产污刀2把、剃毛刀1把、凡士林油若干。

2. 石蜡的选择

蜡疗用的石蜡要求：外观洁白、无杂质，溶点在50～60℃（蜡浴时用的石蜡溶点可低些），pH为中性，不含有水溶性酸碱，含油量不大于0.9%，黏稠性良好。

3. 石蜡的加热法

石蜡加热时温度不宜过高，如石蜡的溶点为52～55℃的医用石蜡，可加温至60～65℃。如果加温过高或超过100℃均能使石蜡氧化变质，并影响石蜡的可塑性与黏滞性，还能刺激皮肤产生皮炎。

加热石蜡不能用炉火直接加热，这样做除氧化变质外可使锅底层石蜡烧焦，发出气味，故需要用间接加热，即用双层锅。较大的外层锅内放适量的水，内层锅放蜡，借水温间接加热使蜡熔化。

附　石蜡的清洁和重复使用

石蜡在反复使用后，会有皮屑、污秽、尘埃等杂物混入蜡中，降低蜡的热熔量、导热性和可塑性等物理性能，影响治疗作用。因此，必须清洁石蜡，一般每周或每月1次。小的熔蜡锅可每天或隔天1次清除锅底污物。清洁石蜡的方法很多，大致有以下几种：

(1)沉淀法：将石蜡加热熔化后，放置沉淀，然后将污物除去。

(2)水煎前洁法：加等量水于石蜡内，煮沸30分钟以上，使蜡中杂物溶于水中沉淀于蜡底层，待冷却后将沉淀于蜡底层的污蜡除去。

(3)清洗过滤法：每次治疗的石蜡取下后应立即用急流水冲洗汗液和皮屑杂物。每隔2～5天可用几层纱布或细孔筛滤过熔化石蜡。

使用过的石蜡，由于较久变质，脆性增加，影响蜡疗的压缩作用，应加入15%～25%新石蜡，一般1～3个月加入1次，可重复使用不超过5～7次。创面溃疡和体腔用的石蜡不重复用。

4. 石蜡的操作技术

石蜡治疗前应清洁治疗的皮肤，如有汗液、污秽应除去，有毛发处应涂于凡士林，毛发较多时可剃去，然后依据疾病的性质、程度、病变部位和治疗目的不同，可采用不同的治疗方法。

治疗结束后，取除石蜡，擦除汗液，整理好衣服，休息片刻再离开治疗室。对于出汗多者可给予水分补充。

5. 常用石蜡治疗的方法

(1)蜡盘法：将已熔化的石蜡倒入准备好的盘中，其厚度应为2～4cm，待冷却成饼状以后，用刀轻轻地把石蜡与盘边分开，将柔软的石蜡(45～55℃)从盘中迅速取出放在油布上，包好蜡的周边放于治疗部位，再用棉垫、毛毯包好。这种方法操作简单、迅速，蜡温恒定，适用于大面积治疗。

(2)蜡袋法：是用塑料袋装蜡代替蜡饼的一种方法。用厚0.3～0.5mm的透明聚乙烯薄膜压制成大小不同的口袋，装入占塑料容积1/3的熔解石蜡，排除空气，封口备用。

治疗时将蜡袋放入热水中加热，使蜡吸热至熔解(一般水温不超过80～99℃)，然后放于治疗部位，可代替蜡饼。

(3)刷蜡法：当石蜡熔至60～65℃时，用平毛刷迅速将蜡涂于治疗部位，反复涂蜡使蜡层厚达1～2cm。或刷蜡0.5cm厚的蜡壳以后，再用蜡垫(拧干器拧干)敷于保护层上，再盖以油布及棉垫保温。

(4)蜡浴法：将熔化至60～65℃的石蜡，按刷蜡法在需治疗的部位局部涂敷一层薄蜡，然后迅速浸入盛有55～60℃石蜡特制的浴槽，并立即取出，反复数次，形成蜡套，厚度达1.0cm，再浸入特制蜡槽中治疗。

(5)蜡垫法：是石蜡的综合治疗法。将浸有熔解蜡的纱布垫冷却到皮肤能耐受的温度，放在治疗部位上，然后再用较小的纱布垫浸有60～65℃高温石蜡放在第一层纱布上，再放上油布棉垫保温。

此外，还有蜡绷带法、蜡喷洒法、特制石蜡治疗法等。

6. 适应证和禁忌证

(1)适应证

1)各种类型的关节炎(非结核性)、肌炎、肌腱和韧带的扭伤、各种外伤性滑膜炎、滑囊炎、骨折、手术后的瘢痕、粘连及关节功能障碍、肌纤维组织炎等。

2)创面及愈合不良的溃疡、烧伤后遗症、冻伤、血栓性静脉炎、各种原因的局部水肿。

3)周围神经外伤、神经炎、神经痛症候群等。

4)胃炎、胃及十二指肠溃疡、慢性肝炎、胆囊炎、胃肠功能紊乱、结肠炎、早期高血压、小儿消化不良等。

5)其他疾病，如慢性附件炎、盆腔炎、子宫周围炎、眼及眼眶外伤性瘢痕、虹膜睫状体炎等。

(2)禁忌证：恶性肿瘤、活动性结核、出血倾向、体质虚弱及高热患者、心脏功能不全、急性传染病、甲状腺功能亢进、温热感觉障碍婴儿等。

七、其他热疗法

(一)地蜡疗法

地蜡取自油田的矿藏中，是蜡状物，含有高分子碳氢化合物与树脂、沥清类物质。治疗上用的是

“医疗地蜡”或标准地蜡，是从原地蜡中除去矿物油、水及酸碱而精制的。有时也除去树脂类物质。地蜡的热容量与蓄热能都较淤泥和石蜡大，但导热性小，因而是温热疗法中较好的一种热疗。

1. 地蜡的物理、化学特性

(1)构成地蜡的成分有纯地蜡(40%～60%)、矿物油——固体碳氢化合物(45%～60%)、树脂(6%～10%)、沥清(1%～2%)及少量的甲烷、乙烷、硫化氢、铁、钾、钠、硫和氮等。近年来，研究认为其中尚含有能溶于水的类乙酰胆碱样物质及求偶素样物质。

(2)地蜡因含焦油混合物，所以变化范围很大从暗褐色到深黑色。长期在空气中和阳光下能氧化而显著变黑。

(3)地蜡易溶于煤油、汽油、松节油、氯仿，溶化时的地蜡可与动物油、植物油、石蜡和各种蜡完全混合。

(4)地蜡加热到燃点 220℃，则发出光亮，冒黑烟的火焰。地蜡熔点为 52～68℃，比重为 0.895～0.95，热容量为 0.797 小卡，导热性很低，其导热系数 0.00038，蓄热能力很强为 1875 秒。冷却凝固后可使体积缩小 15%。

2. 地蜡的治疗方法

(1)地蜡治疗室的设备和地蜡加热法：基本同石蜡疗法。所不同的是，地蜡要加热至 70～80℃。用过的地蜡再重复使用时应加热到 100℃消毒30～40 分钟，但要每次加入 25%的新地蜡。医用地蜡不应有水分，溶化时不出现“噼啪”声和泡沫形成。如出现上述情况，表示蜡中含有水分，这时应先脱水后再用于治疗。脱水的方法是把地蜡加热到 100℃以上，并进行搅拌，待泡沫消失，表示地蜡已经脱水，“噼啪”声也随着消失。

(2)治疗方法：根据病变所在部位，进行与石蜡疗法相同的方法。常用的方法有地蜡饼(盘法)、地蜡纱布垫及涂敷包裹法。

(二)沙浴疗法

用清洁的干海沙、河沙加热后作为介质向机体传热达到治疗目的的方法称为沙浴疗法。它广泛用于疗养地区。

1. 沙的物理、化学特性

(1)沙的热量容量为 0.22～0.32 卡，导热系数 0.3097～0.3218，比重 2.67，沙的吸湿性较大。

(2)沙是由二氧化硅、三氧化二铁、三氧化二铝、氧化钙、氧化镁和一些钠盐与镁盐组成的。由于海沙中含钠盐、镁盐较多，因而吸湿性较大，干燥的时间较慢。

2. 沙浴的治疗方法

(1)选沙：用以沙浴治疗的沙粒直径最好是 0.25mm 左右。这样的沙粒能避免微小颗粒形成的灰尘和大颗粒引起的皮肤损伤。使用前须用筛子筛过并仔细挑选、洗净，晾干备用。

(2)沙的加热方法

1)天然加热法：首先铺好床单，然后在床单上铺放 5～8cm 的沙子，利用日光加热到 40～45℃即可用于治疗。在夏天日光充足、无云的情况下，可用这种方法加热。

2)人工加热法：①用特殊装置的管道连接一个双层木箱或长形浴盆，用热水或蒸汽加温到适当的温度(40～55℃)；②用锅在炉子上加热沙，加热时应加以搅拌，使温度达到适宜的温度。

(3)沙浴方法

1)全身沙浴治疗法：在疗养地的海滨、湖畔、河边或专门划一个沙浴场，面积 4m×6m，用矮的绿化植物做围墙，放上筛过的沙料，经日光加热至所需温度，使病人躺在沙上进行治疗。每次治疗时间 30～90 分钟，治疗时胸部和头部需空出来，并在上面盖一草帽，沙浴后应进行温水浴，然后坐于阴影处休息 20～30 分钟再离去。

另外，用人工加热方法进行全身沙浴，使加热的沙冷却到适当温度，然后将沙放在一特制的木箱或浴盆中进行沙浴。全身沙浴时沙厚 10～12cm，使病人躺于其中，再在病人身上覆盖 5cm 厚的热沙，沙温最高不超过 45～55℃。治疗开始为 10 分钟，以后逐渐增加至 20～40 分钟，隔日 1 次，15～20 次 1 疗程。

2)局部沙浴法

①四肢沙浴：准备好像直流电四槽浴那样大小的木箱，装入所需热沙，将治疗的肢体放于其中用沙覆盖，沙温不超过 52～55℃，每日或隔日 1 次，每次 30～60 分钟，30 次为 1 疗程。治疗结束后用温水冲洗。

②腰部沙浴：治疗床上铺上油布，在其上放

10cm 热沙，病人躺于上，用棉被包好。沙温 50～60℃，每日或隔日 1 次，每次 30～40 分钟，15～20 次为 1 疗程。

③沙袋法：将沙加热到 55～60℃，装于布袋中，扎好袋口，放于治疗部位，盖上棉被。沙温 55～60℃。注意：热沙勿漏出，以免引起烫伤。

3. 适应证和禁忌证

同“石蜡疗法”。

（蔡华安）

第十章　冷疗法技术

一、概述

应用致冷物质和冷冻器械产生的低温，作用于人体治疗疾病的方法，称为冷冻疗法。用低温冷冻治疗疾病，自古有之。据载，早在2500年前，埃及人已知冷敷可以减轻炎症。我国古医书《黄帝内经》中也有“热者寒之”的记载，很多用“冷”治病的方法广泛流传于民间。

近百年来，人类利用低温保存生物组织和治疗局部疾患的研究取得显著进展，低温保护剂的诞生，大大提高了生物组织保存后的成活率，低温保存的研究促进了移植医学的发展，冷冻免疫仍是一个有争议的课题。冷冻疗法广泛应用于皮肤科、妇产科、外科、眼科、耳鼻喉科、口腔科、麻醉科等，并取得良好的临床疗效，特别是对某些疾病，如皮肤表面的痣、疣、血管瘤、浅表肿瘤、眼睑炎性肉芽肿、慢性肥厚性鼻炎、内痔、慢性宫颈炎等疗效显著，采用冷冻综合疗法治疗其些恶性肿瘤的疗效明显提高，并且在临床实践的基础上不断得到改进。随着冷冻器械的不断革新，冷冻治疗由原来只治疗表浅的病变，发展到治疗体内器官的病变，从开腔直视下发展到内窥镜监视下穿刺式冷冻治疗。冷冻探头可安有测温和控温装置，探杆具有绝缘性，为扩大治疗范围，提高治疗效果提供了便利条件。

二、冷疗法的原理与作用机制

（一）制冷原理

产生低温的方法很多，目前医疗上常用的冷冻疗法有：

1. 利用冷冻的物质或相变制冷法

利用低温物质或冷冻剂物理状态（固态、液态、气态）的变化过程所发生的吸热，如溶解热、升华热、气化热，使周围介质冷却而制冷。

（1）一般简便的方法：可用冷水或井水（12～14℃）洗涤、洗澡、冲洗、淋浴、浸泡、敷贴、灌注等。直接用冰作用强，可用冰块轻触按摩；也可用冰冻毛巾（盐水湿透后放冰箱冷冻的毛巾）。或带碎冰的毛巾（毛巾放入少水多冰的冰糊中，然后取出）包裹、包扎或压迫；或用装入碎冰袋敷贴；也可将肢体浸入冰水中（冰和水以1∶1混合）浸泡。冰水在导管内循环作用体外或腔内循环冷却等。此外，还可用冷的泥类包裹、冷空气吹风等。

（2）利用溶解过程（固态→液态）制冷法：有冰及冰的混合物，即冰盐合剂，如3份冰和1份食盐可产生－20℃低温；2份冰和1份浓硝酸（须事先放在冰箱中冷却）可达56℃低温。用时必须将冰和盐捣碎，并充分混合，才能达到前述温度。冰盐冷剂在医疗上已很少采用。

（3）利用升华过程制冷法：有二氧化碳（干冰），温度－78.9℃，由于其导热力差，应将它混在一种适当的液体（如丙酮、酒精、三氯乙烯等）中使用。

（4）利用蒸发过程制冷法：如氯热乙烷喷酒制冷。常用的还有液氮、二氧化碳等。一些液化气体在大气压下的蒸发温度见表10-1。

表10-1　各种液化气体的致冷温度（℃）

氯乙烷	＋12.2	氧化氮	－88.5
氟里昂114	＋3.8	氧化亚氮	－151.0
异丁烷	－10.2	氧	－182.9
一氧化甲烷	－23.8	一氧化碳	－191.5
氟里昂12	－29.8	空气	－195.0
氨	－33.4	氮	－195.8
氟里昂22	－40.8	氢	－252.9
二氧化碳	－78.9	氦	－268.9

2. 节流膨胀制冷法

按焦耳—汤姆逊效应（Joule-Thomson effect）使高压气体或液体通过阀门或小孔而绝热膨胀产

生低温的方法。在室温下节流膨胀制冷取决于所用气体是否高于“转化温度”。高于室温的二氧化碳、氮等经节流膨胀时产生冷却效应；低于室温的氢、氦等经阀门膨胀时，气体温度反而升高。

3. 温差电制冷法

利用直流电通过两种不同的导体或半导体交换处所产生的温差，就是利用帕尔贴效应(Peltier effect)产生低温的冷制方法。用几级串联法可获得更好的制冷效应。有人用三级温差电制冷，可达－123℃的低温。

(二)冷冻的生理作用

人体对冷刺激的反应包括局部反应和全身反应。局部组织的降温是其生物学效应的基础。

1. 对局部组织的影响

局部冷冻首先引起皮、皮下、肌肉和关节等温度下降。皮肤表面温度在应用冰袋 20 分钟后达 13℃，水浴后达 8℃，用冷冻胶后甚至达 4℃，且在接触冰 6 分钟后就已出现。将冰袋放在人体腓肠肌部位，可使局部皮温降低 22℃，皮下温度降低 13℃，肌肉温度降低 10℃左右。腹部冰敷 30 分钟，可使腹膜间区温度降低 4～8℃左右。其作用强度与体质、年龄、皮肤厚度、皮肤散热、作用物质、参与反应部分的热传导、比热及作用时间和面积有关。

组织细胞因寒冷破坏的临界温度一般在－20℃左右，但不同的组织存在很大差异。如骨组织和皮肤角质层对冷冻具有一定抵抗力。冷冻使局部组织细胞破坏的机制是：细胞脱水，电解质浓缩到有害程度，pH 降低，细胞内外形成冰晶，类脂蛋白复合体变性，血流淤滞及低温休克等。冷冻后的复温过程对组织细胞同样有破坏作用。

2. 对血管的影响

组织致冷的直接结果是冷引起的血管收缩，这是由皮肤冷感受器经局部和交感性反应引起的组织缺血。这些反应可由于轴突反射和中枢神经系统反应。这时中心温度暂时性轻度上升，因此整个机体的热消耗能够被抑制。冷去除后出现血循环增多，即反应性充血状态，其后皮温亦渐回升。冷使周围血管收缩后，明显地减少外周血流量，并改变血管的通透性。有助于减少渗出，防止水肿。冷引起的血管运动反应代谢抑制，使血肿、创伤性和炎症性水肿消减，并抑制淋巴的生长。但长时间冷冻可继而引起血管扩张反应。

冷冻达一定深度时，可使血管内膜增生，致管腔狭窄，以及血栓形成，但对大血管的影响很小。

3. 对神经系统的影响

持续地冷作用于皮肤感受器后，首先引起兴奋，以后抑制，最后麻痹，使神经传导速度减慢，以至于暂时丧失功能。病人首先感觉冷，以后有烧灼及刺痛感，再后才止痛。由于感觉敏感性降低，而有镇痛麻醉作用。在皮肤外感受器的刺激下，可影响 α 运动神经元的活动，使肌张力降低，而达到解痉并减轻痉挛性疼痛。动物实验证明，冷冻使轴突反射减弱。当温度降低至 6℃时，运动神经即受到抑制；降至 1℃时，感觉神经也被抑制。但瞬时冷冻刺激对神经有兴奋作用。

4. 对肌肉活动的影响

冷刺激肌肉后的三期反应可有肌电位改变而确定，首先远端小的肌群活动性增高而出现跳动。第二期显示活动性相对减弱。长时间冷作用则出现第三期，近端肌群活动电位增高，并出现肌肉震颤。最初冷有刺激效应，因此增加一些运动单位随意活动的可能性。长时间冷的作用可供肌梭传入纤维和 α 运动神经元的活动受到抑制，而使肌张力下降，冷还明显地限制肌梭活动的交感神经支配，由此产生的刺激阈升高，可使痉挛病人肌张力下降，抽搐受抑制和牵张反射降低。局部冷冻使神经肌肉的化学物质传递减慢，因而肌肉的收缩期、松弛期及潜伏期均延长，降低肌张力、肌肉收缩与松弛的速度而缓解肌痉挛。

5. 对皮肤的影响

人体皮肤的冷觉感受器比热觉感受器数目多，因而对冷冻刺激比较敏感，并可反射性地引起局部的和全身的反应。在皮温降至冰点前，皮肤血管收缩，触觉敏感降低，皮肤麻木；降至冰点时，皮肤骤然变白而坚硬；继续加深冷冻，便发生凝冻而稍显隆起。冷冻消除后因边缘区逐渐向中心区出现潮红，在冷冻区中可出现水肿，甚至大疱、血疱。

6. 对代谢的影响

冷冻可增强代谢功能，提高基础代谢率。而降低被冷冻组织的代谢，可减少其氧化耗量。

7. 对免疫机能的影响

临床与实验证明，组织细胞经冷冻破坏后，可形成特异性抗原，使机体产生相应的免疫反应。

8. 抗炎作用

冷对炎症的症状治疗及对炎症过度有良好影响。但冷的效应必须仅仅用于炎症的最初急性阶段。据报道，用于亚急性炎症可能出现损害。

9. 远隔作用

冷可引起热调节的改变和全身反应。例如，体温调节对抗反应、交感反应、冷加压反应（高压升高）及抗体的适应。此外，冷作用一定的节段区，皮肤可通过节段反射引起相应某个内脏的反应，如腹部冷敷可反射性地增强胃肠道功能，促进胃酸分泌增加。而如果消化道的直接冷冻，则效果恰好相反。

总之，局部冷冻应用的效果有：①原发的局部作用，如组织温度下降，小动脉收缩，代谢过程降低；②继发的局部作用，如肌肉张力降低，神经传导速度减慢，抑制水肿，抑制出血，抑制炎症，减少淋巴的产生，止痛，麻醉；③远隔作用。

三、冷疗法的适应证和禁忌证

（一）适应证

1. 软组织闭合性损伤，如肌肉、韧带关节的扭挫伤、撕裂伤、运动伤等，急性期伴血肿及水肿时或恢复期均有良好效果。

2. 疼痛和痉挛性病，如偏头痛、落枕、急性腰痛、肩痛、颈椎病、痛经、残肢端疼痛、瘢痕痛及肌肉痉挛等。

3. 内脏出血，如肺出血、食道出血、胃十二指肠出血等，脑卒中急性期冷敷头部可减轻脑损伤。

4. 热烧伤的急救治疗，尤其适用于四肢部位烧伤。

5. 蛇咬伤早期辅助治疗。

6. 良性皮肤疾病、局限性急性皮炎、瘙痒症、寻常疣、疣状湿疹、瘢痕疙瘩、血管病、眼疾、胼胝等，以及良性皮肤黏膜血管瘤、良性表浅肿瘤等。

7. 扁桃腺术后等喉部出血水肿。

（二）禁忌证

血栓闭塞性脉管炎、雷诺症、冷变态反应者、致冷血红蛋白尿、对冷过度敏感者、严重心血管疾病、动脉硬化及肾、膀胱疾病。

四、冷疗法的分类

（一）低温冷冻疗法按温度降低程度分类

第一类是冷疗法，即治疗温度在 0℃以上，但比体温低，它作用于机体后不引起组织损伤，但可以通过寒冷刺激引起机体发生一系列功能性改变而达到治疗目的。

第二类是冷冻疗法，即温度在 0～100℃范围，作用于机体后，组织细胞发生冻结和细胞的破坏现象。

第三类是深度冷冻疗法，即温度继续下降到－100℃以下。

（二）按冷冻使用方法分类

冰袋疗法、冷湿敷法、化学制冷袋、氯乙烷喷射剂、局部浸泡法、全身冷水浴等方法。

五、冷疗法的治疗方法

（一）设备

根据采用的冷冻方法而配备冷冻剂、贮冷器及冷冻治疗器等。采用非破坏性冷冻时，常需备有浴桶、浴盆、大毛巾、冰袋、冰箱等。

（二）方法

1. 冷敷法

是常用的简便方法，有下面几种：

（1）将毛巾浸入碎冰中，然后拧去多余的冰水及冰块，敷于治疗部位。治疗肌痉挛时间为 8 分钟。在 4 分钟时更换 1 次。

（2）将捣碎的冰块放入冰袋中，治疗时将冰袋敷于患部，时间依病情而定，同一治疗部位一般不超过 24～28 小时。

（3）将冰块隔着垫物（如大毛巾）贴于病变部位，使局部温度逐渐降低，治疗时间 20～30 分钟。

（4）将冰块直接放于治疗部位，或持冰块在治疗部位表面来回接触移动（冰块按摩）。本法刺激作用较强，治疗时间一般 5～12 分钟。以不引起皮肤发生凝冻为宜。

2. 循环冷却法

有体外法和体腔法两种。体外法是将小管盘成鼓状放在体表，冷水或冷冻剂通过管内循环致冷。体腔法是将冷冻剂通过小管与放入体腔内的囊相连接，常用于胃肠道的局部冷冻治疗。

3. 冰水浸浴

用冰水(±5℃)将患部浸入其中,多用于四肢部位的治疗。开始时可有痛感,每20～30秒钟将治疗部位从浴器中抬出一次,反复进行,持续治疗4分钟左右。

4. 喷射法

直接将冷冻剂经液管呈雾状喷射到病变局部。喷射范围根据治疗部位而定,特别适用于高低不平和范围较大的病变部位。如氯乙烷喷射法,时间20～15分钟。多采用间歇喷射,如一次喷射3～5秒后停止30秒,反复进行多次。治疗时,观察皮肤反应,以不引起皮肤凝冻为宜。

此外,尚有冷冻灌肠、冰水饮服等法。对表浅孤立病灶如血管瘤、痣、疣等,简便的治法可用棉棒蘸液氮直接涂于病变局部进行治疗。

六、冷疗法的注意事项

1. 治疗前向病人说明冷冻治疗的正常感觉。

2. 采用贴敷法时,应防止过冷引起组织冻伤;采用液氮时,应注意安全,防止溅及正常组织和衣物。

3. 冬季应注意非治疗部位的保暖,以防止病人感冒。

4. 冷冻反应及处理:一般全身反应少见。个别病人如出现震颤、头晕、恶心、面色苍白、出汗等现象,多因过度紧张所致,经平卧休息或身体其他部位施以温热治疗可很快恢复。冷冻治疗达一定深度时,常有痛感耐受,不需处理,个别因痛而致休克,则需卧床休息并去除制冷物及全身复温处理即可恢复。有时可出现局部瘙痒荨麻疹时,可能与过敏有关,经对症处理后可恢复。冷冻过度或时间过久,局部常可出现水肿及渗出,严重时有大疱、血疱。轻度只须预防感染。严重者,应严格无菌穿刺抽液,涂络合碘液进行无菌换药可愈。治疗血管瘤时,应防止出血。

(蔡华安)

第十一章 超声疗法技术

第一节 超声疗法的概念

超声波是指频率在 20 000Hz 以上，不能引起正常人听觉反应的机械振动波(图 11-1)。将超声波作用于人体以达到治疗目的的方法称为超声波疗法。频率 500～2500kHz 的超声波有一定的治疗作用。现在理疗中常用的频率一般为800～1000kHz。

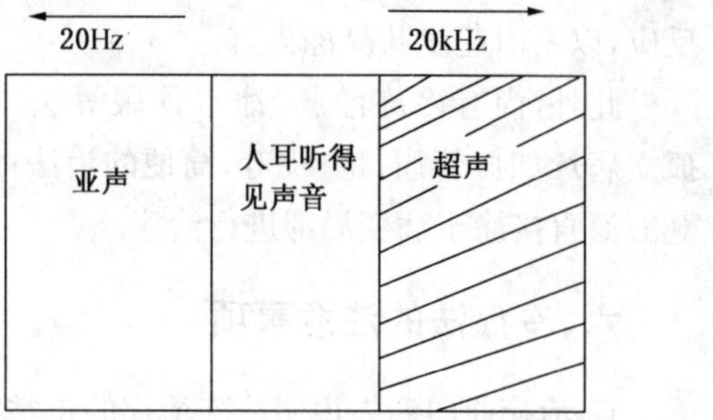

图 11-1 不同频率声波

近年来超声波疗法的使用范围日益广泛，已远远超过理疗科原来的一般疗法，如超声治癌、泌尿系碎石及口腔医学的应用等，因此超声波疗法的概念应有广义的(包括各种特殊超声疗法)和狭义的(指理疗科常用的无损伤剂量疗法)两种。同时随着现代科学技术的进步，超声波不仅用于治疗，还已广泛用于诊断、基础及实验医学，因此已有“超声医学”之称。

第二节 超声疗法的原理与作用机制

一、超声波的物理特性及超声的发生

超声波与声波的本质相同，都是物体的机械振动在弹性介质中传播所形成的机械振动波。

(一)超声波的传播

因声波是物质传播能的一种形式，所以其传播必须依赖介质，而在真空中则不能传播，此与光波、电磁波不同。超声波向周围介质传播时，产生一种疏密的波形。这种连续的压缩层和稀疏层交替形成的弹性波与声源振荡的方向一致，是一种弹性纵波。由于超声波具有非常短的波长，可以聚集成狭小的发射线束而呈束状直线播散，故传播具有一定的方向性。

1. 传播速度

声波的传播速度与介质的特性有关，而与声波的频率无关。声波在空气中的传播速度为 340m/s，在液体中为 1500m/s，在固体中为 5000m/s。人类软组织与在液体中相似，平均约为 1540m/s，人类骨组织约为 3380m/s。声波的传播速度都随介质温度的上升而加快，气温增高 1℃，声速增加 0.6m/s。

2. 超声的吸收与穿透

超声在介质中传播时，强度随其传播距离而减弱，这说明超声能量被吸收，超声的吸收与介质的密度、黏滞性、导热性及超声的频率等有关。超声在气体中被吸收最大，液体中被吸收较小，固体中吸收最小，在空气中的吸收系数比在水中约大 1000 倍。且介质的吸收系数又与超声波频率的平方成正比，因而高频超声在空气中衰减异常剧烈。所以，在治疗中声头下虽是极小的空气光泡，也应

避免。

在实际工作中常用半吸收层来表明一种介质对超声波的吸收能力。半吸收层是指超声波在某种介质中衰减至原来能量的一半时的厚度。半吸收层厚度大，表示吸收能力弱，不同组织对同一频率的超声波其半吸收层值不同，如频率300kHz的超声波，肌肉半吸收层值为3.6cm，脂肪为6.8cm，肌肉加脂肪为4.9cm。同一组织对不同频率的超声波吸收也不同，超声频率愈高吸收愈多，穿透愈浅，如90千周的超声能穿透软组织10cm，1兆周的超声将穿透5cm，而4兆周的超声只穿透1cm深度。因此，目前常用于理疗的超声波选用8000千周/秒，穿透深度为5cm左右。

3. 折射、反射与聚焦

超声波由一种介质传播至另一种介质时，将在界面处一部分反射回第一种介质（反射），其余透过界面进入第二种介质，但会发生传播方向的偏转（折射）。声波在界面被反射的程度取决于两种介质的声阻差，声阻差越大，反射程度也越大（介质的密度和声速的乘积叫介质的声阻）。表11-1可见脂肪、肌肉之间反射很少，但在骨的表面则反射很多。声头与空气间反射近于100%，所以超声治疗时需用石蜡油等作接触剂，以减少反射。实验证明，由声头进入组织的超声能量只有35%～40%，而60%～65%被反射。由于空气与组织间的反射，使大量超声能丧失，所以超声波不能通过肺和充气的胃肠。

表11-1　几种物质的声速、密度和声阻

名称	声速（m/s）	密度（g/cm^3）	声阻［$g/(cm^3 \cdot s)$］
空气	340	0.00129	0.000439
水	1500	1.000	1.500
钛酸钡	5000	5.4	27.000
石蜡油	1420	0.835	1.186
铝	6400	2.7	17.28
人体软组织	1500	1.06	1.59
肌肉	1400	1.07	1.498
脂肪	1580	0.95	1.501
骨骼	3380	1.80	6.184

基于超声传播的反射、折射原理，采用透镜及弧面反射而将声束聚焦于焦点上以产生强大的能量，而治疗某些疾病，如用集束超声波破坏脑部肿瘤等。

（二）超声波的声场

超声波在介质中传播的空间范围，即介质受到超声振动能作用的区域叫超声声场。超声因其频率高，具有类似光线的束射特性，在接近声头的一段为几乎平行的射束，称为近场区。其后射束开始扩散，称为远场区。由于超声场的这种特性，为克服能量分布的不均，在治疗时声头应在治疗部位缓慢地移动。

描写超声声场的主要物理量有声压和声强。

（1）声压：即声能的压力，代表超声波的强度。超声传播时在稠密区产生正压，在稀疏区产生负压。

超声波由于其频率甚高，因而声压亦甚大。中等治疗剂量的超声波在组织中产生的附加声压约为±2.6个大气压。

（2）声强：为单位时间内声能的强度，即在每秒内垂直通过每平方厘米面积的声能。常用测量单位是瓦特/厘米^2（W/cm^2）。临床常用治疗剂量为0.1～2～2.5W/cm^2，而震耳欲聋的大炮声声强只相当于0～0.0001W/cm^2。可见超声波在介质中传播时，它的巨大能量会使介质质点产生很大的加速度。一般中等响度的声波通过水时，水分子获得的加速度只有重力加速度（约为9.8m/s）的百分之几，如在频率为800～1000kHz、声强为0.5～2W/cm^2的超声波作用下，水分子得到的加速度可以超过重力加速度5万～10万倍。

（三）超声波的发生

产生超声波有各种方法，目前主要用压电式超声发生器，它是根据压电效应的原理制成的。具有压电效应性质的晶体受到压缩或伸拉时在其受力面上就会产生数量相等而符号相反的电荷，这种物理现象称为压电效应。

若在晶体两侧加以一定频率的高频电压，晶体薄片就能准确而迅速地随着交变电场频率而周期性地改变其厚度（压缩与伸展）。由此形成超声振动，向周围介质传播。

二、超声波的生物物理学效应及其作用机制

（一）机械作用

机械作用是超声波的一种基本的原发作用。超声波在介质内传播过程中，介质质点交替压缩与伸张形成交变声压，不仅可使介质质点受到交变压力（在治疗剂量下，每一细胞均受4～8mg压力变化影响）及获得巨大加速度而剧烈运动，相互摩擦，而且能使组织细胞产生容积和运动的变化，可引起较强的细胞浆运动（原浆微流或称环流），从而促进细胞内容物的移动，改变其中空间的相对位置（据观察，强度不大的超声波能使嗜伊红细胞的原浆颗粒旋转，剂量大时甚至颗粒被抛出细胞外），显示出超声波对组织内物质和微小细胞结构的一种"微细按摩"作用。

这种作用可引起细胞功能的改变，引起生物体的许多反应。可以改善血液和淋巴循环，增强细胞膜的弥散过程，从而改善新陈代谢，提高组织再生能力。所以治疗某些局部循环障碍性疾病，如营养不良性溃疡效果良好。有人观察在超声波的机械作用下，脊髓反射幅度降低，反射的传递受抑制，神经组织的生物电活性降低，因而超声波有明显镇痛作用。超声的机械作用还能使坚硬的结缔组织延长、变软，用于治疗瘢痕、粘连及硬皮症等。

可见，超声波的机械作用可软化组织、增强渗透、提高代谢、促进血液循环、刺激神经系统及细胞功能。因此，有重要的治疗意义，在超声治疗机制中占有重要地位。

（二）温热作用

超声波作用于机体时可产生热，有些人甚至称为"超声透热疗法"。超声波在机体内热的形成，主要是组织吸收声能的结果。其产热有以下特点：

（1）由于人体各组织对声能的吸收量各有差异，因而产热也不同。一般超声波的热作用以骨和结缔组织为最显著，脂肪与血液为最少。如在超声波$5W/cm^2$，1.5分钟作用时，温度上升在肌肉为1.1℃，在骨质则为5.9℃。

（2）超声波热作用的独特之处是，除普便吸收之外，还可选择性加热，主要是在两种不同介质的交界面上生热较多，特别是在骨膜上可产生局部高热。这在关节、韧带等运动创伤的治疗上有很大意义。所以，超声波的热作用（不均匀加热）与高频不同于其他物理因子所具有的弥漫性热作用（均匀性加热）。

（3）超声波产生的热将有79%～82%由血液循环带走，18%～21%由邻近组织的热传导散布。因此，当超声波作用于缺少血循环的组织时，如眼的角膜、晶体、玻璃体、睾丸等则应十分注意产生过热，以免发生损害。

（三）理化作用

基于超声波的机械作用和温热作用，可继发许多物理的或化学的变化。

（1）氢离子浓度的改变：炎症组织中伴有酸中毒现象时，超声波可使pH值向碱性方面变化，从而使症状减轻，有利于炎症的修复。

（2）对酶活性的影响：超声波能使复杂的蛋白质解聚为普通的有机分子，能影响到许多酶的活性。如超声作用能使关节内还原酶和水解酶活性增加。目前认为，在超声治疗作用中，水解酶活性的变化是起重要作用的。

（3）近年来对超声作用机制的研究，已深入到细胞分子水平。在电镜下观察发现，细胞内超微结构中线粒体对超声波的作用最敏感。核酸也很敏感。实验发现低强度超声波作用可使细胞内胸腺核酸的含量增加，从而影响到蛋白质的合成，刺激细胞生长。

（4）在高强度的超声作用下，组织内可形成许多高活性的自由基，如HO_1、OH、H_2O_2、O等，它们可加速组织内氧化还原过程，加速生长过程。

目前，关于超声波的生物学作用机制仍有多种争议。但多数学者认为，具有物理学特性的超声机械振动，以及在此基础上产生的分布特殊的"内生热"和必然引起的生物理化改变是有机联系的。孤立地强调哪一方面的作用都是片面的，并在上述三方面基本作用因素的基础上，通过复杂的神经-体液调节途径治疗疾病。神经系统的反应和调节在超声波的治疗机制中起着主导作用，而超声作用过程中发生的体液方面的改变，又是作用的物质基础，二者有机结合构成统一的反应过程。

三、对机体组织器官的作用

（一）对神经系统的影响

小剂量超声波能使神经兴奋性降低，传导速度减慢，因而对周围神经疾病，如神经炎、神经痛，具有明显的镇痛作用。大剂量超声波作用于末梢神经可引起血管麻痹、组织细胞缺氧、继而坏死。

中枢神经对超波显示较高的敏感性。有人指出，即使是用0.1W/cm^{2}的强度直接作用于脑组织，也可造成不可逆的损伤。因此，国外有些人指出"超声波禁用于脑部"。但近年来国内不少单位通过实验研究和临床实践证明，使用强度为1.5W/cm^{2}以下(常用0.6～1.2W/cm^2)的脉冲式超声波移动法作用于头部，对脑实质无损害(由于大部分超声波能量被头皮及颅骨吸收和反射，只有2.5%～20%透入颅内)，并用于治疗脑血管意外偏瘫及其他某些神经系统疾病有一定疗效。

(二)对循环系统的影响

房室束对超声波的作用很敏感。超声波主要影响心脏活动能力及其节律。大剂量超声波可使心律减慢，诱发心绞痛，严重时发生心律紊乱，最后导致心跳停止；小剂量超声波使心脏毛细血管充血，对冠心病患者有扩张动脉管腔及解除血管痉挛的作用，故用1W/cm^{2}以下脉冲式超声波作用于心脏，对冠状动脉供血不足患者有一定疗效。

治疗剂量超声对血管无损害作用，通常可见血管扩张，血循环加速。低强度超声作用下，血管器扩张；在较大剂量作用下，可引起血管收缩。更大剂量的超声可使血管运动神经麻痹，从而造成血液流动停止。用大剂量超声时可直接引起血管内皮肿胀，血循环障碍。

(三)对眼睛的影响

由于眼的解剖结构特点是球体形态，层次多，液体成分和血循环特点等因素容易热积聚致损伤。大剂量超声可引起结膜充血、角膜水肿甚至眼底改变，对晶体可致热性白内障。还可以引起交感性眼炎。但用小剂量(脉冲式0.4～0.6W/cm^2，3～6分钟以下)，可以促进吸收，改善循环，对玻璃体混浊、眼内出血、视网膜炎、外伤性白内障等有较好疗效。

(四)对生殖系统的影响

生殖器官对超声波较敏感，治疗剂量超声波虽不足以引起生殖器官形态学改变，但动物实验可致流产，故对孕妇下腹部禁用。睾丸组织对超声波很敏感，高强度作用可有实质性损害和不育症。实验证明，适量超声波可以减少人和动物的精子产生。因此提出，用超声波作为一种男性可逆性避孕的方法。

(五)对骨骼的影响

小剂量超声波(连续式0.1～0.4W/cm^2，脉冲式0.4～1W/cm^2)，多次投射可以促进骨骼生长，骨痂形成；中等剂量(3W/cm^{2}以下，5分钟)超声波作用时可见骨髓充血，温度上升7℃，但未见到骨质的破坏，故可用于骨关节创伤；大剂量超声波作用于未骨化的骨骼，可致骨发育不全，因此对幼儿骨骺处禁用超声。超过3.25W/cm^{2}被认为是危险的剂量。

(六)对结缔组织的作用

结缔组织对超声波的敏感性较差，对有组织损伤的伤口，有刺激结缔组织增长的作用；当结缔组织过度增长时，超声波又有软化消散的作用，特别对于浓缩的纤维组织作用更显著。因此，超声波对瘢痕化结缔组织有"分离纤维"作用，有使"凝胶变为溶胶"的作用。在临床上亦可见超声波对瘢痕有较明显的软化作用。

第三节 超声疗法的适应证与禁忌证

一、主要适应证和禁忌证

(一)适应证

1. 运动支撑器官创伤性疾病，如腰痛、肌痛、挫伤、扭伤、肩关节周围炎、增生性脊柱炎、颞颌关节炎、腱鞘炎等。

2. 瘢痕、粘连、注射后硬结、硬皮症、血肿机化。

3. 作用于局部及相应的神经节段时可治疗，如神经炎、神经痛、幻肢痛、慢性荨麻疹、带状疱疹、湿疹、瘙痒症、消化性溃疡、支气管哮喘、胃肠功能紊乱。

4. 其他，如脑血管病偏瘫、冠状动脉供血不足、眼视网膜炎、玻璃体混浊、营养不良性溃疡、硬化症、美尼尔综合征、荨麻疹、皮肤瘙痒症、神经性皮炎、牛皮癣、硬皮症、扁平疣、斑秃、雀斑、跖疣、寻常疣等疾病。

(二)禁忌证

1. 恶性或良性肿瘤。因超声波可刺激细胞生长和促进癌细胞转移。

2. 急性化脓性炎症、败血症、菌血症。

3. 活动性肺结核。

4. 严重的支气管扩张。

5. 原因不明的高烧。

6. X线、镭、放射性同位素治疗期或治疗后6个月以内。

7. 孕妇的下腹部和腰骶部。

8. 胃、十二指肠出血期。

9. 严重的心脏病患者的颈交感神经节、星状神经节、心前区、迷走神经部位禁用。

10. 血管状态不良,如高血压Ⅲ期、动脉硬化患者。

11. 儿童的骨骺部位。

12. 急性软组织损伤后24小时内。

二、慎用范围

1. 心、脑、眼、生殖器官,这些器官组织对超声波敏感,用时特别要注意剂量,禁用大剂量以免组织损伤。

2. 血栓性静脉炎:以往禁用。近来报道对该病治疗效果好,但治疗时应注意剂量,避免血栓脱落造成心、脑、肺等重要器官的栓塞。

3. 心脏病患者,尤其心功能不全的患者,治疗剂量要小,治疗过程应注意观察反应。

4. 植入心脏起搏器的患者,用时应注意观察,防止超声对起搏器的不良影响(有报道超声波对起搏器无影响)。

5. 糖尿病患者:有报道超声波治疗期间血糖可下降,故应采用低强度,短时间,并嘱治疗后多休息,不在餐前治疗,以免低血糖的发生。

6. 皮肤感觉迟钝区、对热过敏区,应慎用。

第四节 常规超声疗法

一、设备与治疗方法

(一)治疗设备

1. 超声治疗机

(1)主要结构原理:由高频振荡器和输出声头两部分组成(图11-2)。

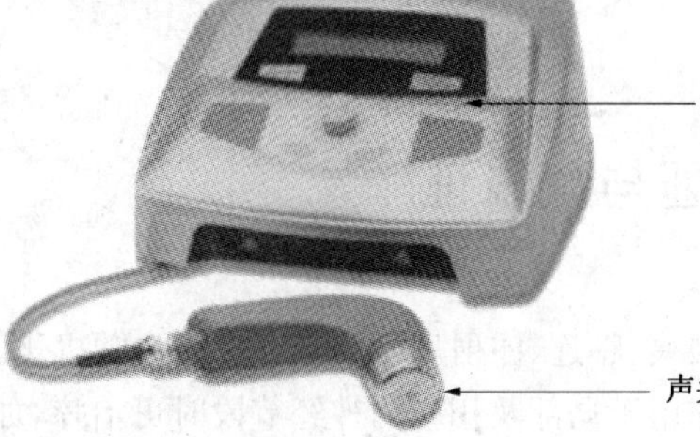

图11-2 超声波治疗仪

(2)输出形式

连续超声波:在整个治疗过程中,声头连续不断地辐射出声能作用于机体。它作用均匀,产热效应较大。

脉冲超声波:在治疗过程中,声头间断地辐射出声能作用于机体,它的热效应较小。

2. 辅助设备

是为特殊治疗需要或便于操作而准备的附件,如水枕、水袋、水槽、水漏斗等。

3. 接触剂

要选择其声阻接近于人体组织者,以减少其与皮肤界面间的反射消耗。常用有煮沸过的水、液体石蜡、凡士林油等。

(二)治疗方法

1. 直接接触法

将超声波头直接和治疗部位的皮肤接触进行治疗。此时在皮肤和声头之间应加接触剂,如石蜡油、凡士林等。

(1)移动法:该法最常用。治疗时声头轻压皮肤,在治疗部位作缓慢移动,移动速度以每秒1~

2cm 为宜。常用强度 0.5～1.5W/cm²。

(2)固定法:将超声波声头以适当压力固定在治疗部位。此法易产生过热而发生"骨膜疼痛反应"。故治疗剂量宜小,常用强度为 0.2～0.5W/cm²,时间 3～5 分钟。

2. 间接接触法

(1)水下法:治疗时将超声波声头和治疗肢体一起浸入 36～38℃温开水中,声头与皮肤距离 1～5cm,剂量要比直接接触法稍大。

此法常用于不规则的体表,局部痛觉敏感的部位或声头不便直接接触的部位,如手指、足趾、踝、肘、溃疡等。

(2)辅助器治疗法:常用有水漏斗法、水枕或水袋法。后者是用薄橡皮膜制成袋,灌满煮沸过的温水,然后再涂接触剂进行治疗,用于面部、颈部、关节、前列腺、牙齿、眼等不平之处。

(3)聚集照射法:利用凹面镜和声透镜将超声波高度集中在某一部位而获得大能量超声波的作用,以做特殊治疗。如治疗肿瘤时用。

二、治疗剂量

(一)治疗强度

以 0.4～1.5W/cm² 为宜,水下法、水枕法时强度可稍大。实际使用时可参见表 11-2。临床多采用低、中等强度。

表 11-2　超声强度等级表

治疗方法	固定法			移动法		
强度等级	低	中	高	低	中	高
连续式 (W/cm²)	0.1～0.2	0.3～0.4	0.5～0.6	0.6～0.8	1～1.2	1.2～2
脉冲式 (W/cm²)	0.3～0.4	0.5～0.7	0.8～1.0	1.0～1.5	1.5～2	2～2.5

(二)治疗时间

治疗时间的长短与治疗方法关系密切,一般连续输出超声波治疗时间要短,脉冲超声波可长些,固定法治疗时间要比移动法短。一般固定法 3～5 分钟,移动法为 5～10 分钟,大面积移动可适当延长至 10～20 分钟。超声治疗时,强度和时间都是很重要的因素。但应注意的是,千万不能用加大强度来缩短治疗的时间,也不能用延长时间来减小治疗强度,虽然用 1W/cm²、10 分钟和用 2W/cm²、5 分钟的超声总能量是一样的,但某些器官与组织对高强度的超声波即使极短时间也会引起组织的严重损伤。

(三)治疗频度

通常每日治疗 1 次,连续治疗或治疗 5 天停 2 天,再治疗 5 天直至疗程结束,也可隔日治疗 1 次,极少用每日治疗 2 次。

(四)疗程

疗程长短按病情决定,急性病 6～8 次为 1 疗程,慢性病 12～15 次甚至 20 次为 1 疗程。疗程间隔以 2～4 周为宜。

【治疗举例】

1. 超声波

连续式,慢移法,脊柱或骶髂病损区,0.4～0.8W/cm²,6～8 分钟,每天 1 次,6～12 次为 1 疗程。

适应证:腰骶劳损,骶髂劳损,棘间韧带劳损。

2. 超声波

慢移法,连续式 0.8W/cm² 或脉冲式 1～1.5W/cm²,瘢痕,粘连部位,6～10 分钟,每日 1 次,15～20 次为 1 疗程。

适应证:增生性瘢痕,注射后硬结,局限性硬皮症。

3. 超声波

脉冲式,慢移法,相应的神经节段或神经疼痛区域,0.6～1.2W/cm²,4～10 分钟,每日 1 次,6～12 次为 1 疗程。

适应证:神经痛,溃疡病,瘙痒症,湿疹,慢性荨麻疹。

4. 超声波

水枕法,慢移法,连续式,0.4～1.0W/cm² 或脉冲式 0.4～1.5W/cm²,病损区 5～8 分钟,每日 1 次,6～12 次为 1 疗程。

适应证:某些眼病,小关节扭挫伤。

第五节 超声药物透入疗法

一、概念

将药物加入耦合剂中，通过超声波的作用使药物经过皮肤或黏膜进入体内的一种治疗方法，称为超声药物透入疗法。简称声透疗法。

二、作用机制

1. 超声波在组织中传播时，由于机械振动可使组织中各质点受到交替变化的压力，使组织细胞内物质运动，对细胞有微细的按摩作用，提高了细胞膜的通透性，有利于药物进入体内。

2. 超声波作用下，局部毛细血管扩张，也能促进药物的透入。

3. 超声波作用下，细胞内产生微声流。由于声流的作用，细胞结构发生变化，出现新的酶中心，使催化过程的趋向性发生改变，提高了细胞对药物的敏感性。

4. 超声波的机械和热效应，可使大分子的化学键裂断，可使大分子药物解聚，有利于大分子药物进入体内。有人认为，氢化可的松的分子大于人的毛孔，不能用直流电导入，而超声波可使其解聚，所以超声波可以将氢化可的松透入体内。

5. 超声波和直流电将药物导入体内主要都是通过皮脂腺和汗腺的开口而实现的。通过细胞和细胞间隙起作用的，两者有什么区别呢？研究表明，在直流电作用下，药物离子是沿着电阻小的细胞间隙内移动（因细胞间隙充填着电解质的细胞液，导电好），由于细胞膜的电阻大，妨碍药物进入细胞内。而超声波透入时由于超声波能使细胞膜通透性增强，故药物可以从细胞间隙进入细胞内，所以有人主张在药物透入治疗时，先用直流电再用超声波，这样可以增加药物的透入量。

三、超声波药物透入的优点（与直流电药物透入比较）

1. 直流电透入的药物，必须能溶于水、能电离，故药源局限；而超声波透入的药物不限于水溶性和电解质，也没有极性之分。药可以做成膏、霜剂透入，所以药源广。

2. 直流电透入量与离子浓度关系大，超过一定浓度，透入量反而减少，而超声波透入药物的浓度不受离解度限制。

3. 直流电透入一定时间或强度时，产生电解，影响药物透入，电解改变了 pH 值，使药物破坏；而超声波不存在影响作用时间与强度的极化电场问题。

4. 超声波透入没有直流电的电刺激和电解产物刺激现象，故不会引起皮肤的电烫伤。

5. 超声波透入操作简便，没有直流电电极衬垫处理的麻烦。

四、药物的制备

（一）耦合剂的制备

超声波药物透入的疗效很大程度上取决于所用的耦合剂，故必须选择不影响超声波输出强度和有利于药物透入体内的耦合剂，将药物按其特性加入不同的耦合剂中，如脂溶性药物应加入羊毛脂中，配成油膏或霜剂；水溶性药物可加入水中；中药可制成浸液或煎剂。临床上常用凡士林做耦合剂，因太稠不如羊毛脂。有人推荐用甲基纤维素与药物混合成浆状，再加入 35% 硫酸镁，30% 二甲基亚砜，这样可以增加组织通透性，透入效果好。

应注意，药物和耦合剂必须搅拌均匀，粉剂也可以加入羊毛脂内制成霜剂。如将溶剂加入羊毛脂中，使用前应再次搅拌使其均匀。

（二）常用药物

1. 烟酸：可扩张血管。

2. 组胺：治疗慢性炎症，肌肉劳损、挫伤，它还可以促进渗出物的吸收，使炎症消散。

3. 乙酰胆碱：治疗血管性疾病，如闭塞性脉管炎。

4. 磺胺类药，各种抗生素。

5. 解热镇痛药：水杨酸类药、安乃近等。

6. 激素类药：氢化可的松、泼尼松等。

7. 局部麻醉药：利多卡因、可卡因等。

8. 局部皮肤刺激药：松节油、斑蝥酊。

9. 中草药：丹参、红花、乌头、板蓝根等。

10. 其他：干扰素、肝素、维生素类药等。

将欲透入的药物按其特性分别加入相应的耦合剂中，搅拌均匀即可使用。

五、影响药物透入的因素

1. 药物透入量与超声波各参数有关，超声频率低，透入药量多且深；治疗范围内超声作用的强度大，透入药量多；作用时间长，透入药量也多。

2. 药物透入量与药物的理化性质及耦合剂中药物的浓度有关。

3. 与人体的神经功能状态和反应性有关。

4. 与透入局部的皮肤、黏膜特点、功能状态等有关。

5. 与预先用过的物理因子有关，如先做直流电、中频电、热疗等，再做超声波药物透入，透入量多且透入深。

六、适应证和禁忌证

适应证：应考虑超声波和药物透入的治疗作用选择适应证。基本与超声疗法的适应证相同。

禁忌证：同“超声疗法”。

第六节　超声雾化吸入疗法

一、概念

超声雾化吸入疗法是利用超声波的空化作用，将药液变为雾状小颗粒（雾滴直径 1～8μm），使液体均匀地分散在气道中，吸入时可深达肺泡，主要用于治疗呼吸系统的疾病。

二、作用机制

人体呼吸系统结构特殊，其肺泡管、肺泡囊及肺泡最大直径不超过 30μm，此处管腔细气流速度缓慢（最快只有 0.14cm/s），管壁极薄只有一层扁平上皮，防御能力差，病毒、细菌等有害物质易沉积于此处，引起下呼吸道疾病，而药物颗粒很难到达这些地方。超声雾化后的药物，颗粒小而均匀，5μm 以下可直达细支气管，3μm 以下可达肺泡管，1μm 以下可进入肺泡发挥治疗作用。所以能解除支气管痉挛，减少黏膜水肿和支气管分泌物，改善通气功能，促进炎症吸收。

三、雾化吸入的优点

1. 药物可直接作用于呼吸道局部，使局部药物浓度高。

2. 超声雾化后的雾粒大多带有负电荷，所以它不仅有药物作用还有负离子的双重作用。

3. 药效迅速，疗效显著，用药少，全身反应少，副作用小。

四、仪器设备

（一）超声雾化器

专用超声雾化器包括电源、高频振荡器、压电晶体换能器、雾化罐、呼吸罩五个部分。工作时用 1～3MHz 的超声波，雾化罐内放准备雾化的药物，其底部与声头连接，上端由导气管把雾化的药物送到患者呼吸道。

（二）雾化制剂

1. 选择药物的要求

要求水溶性药物，无刺激性，无毒性，不引起过敏反应，pH 值接近中性，性能稳定，能适应组织的胶体渗透压，有较好的雾化效果。

2. 常用的药物

（1）湿润剂：0.45%的盐水（即生理盐水加水各半），有湿化痰液的作用。

（2）常用抗生素：青霉素、庆大霉素、卡那霉素等。

（3）化痰剂

3%盐水或 4%碳酸氢钠溶液

5%～20%乙酰半胱氨酸，每次 10ml

a-糜蛋白酶 5mg 或胰蛋白酶 10mg，用生理盐水稀释，每日吸入 2～4 次

必嗽平（溴苄环己胺）4～8mg/次

(4)支气管扩张药

氨茶碱 25～50mg/次

间羟异丙肾上腺素 1～2mg/次

异丙肾上腺素 0.5～1mg/次

肾上腺素 0.2mg/次

舒喘灵 0.1mg/次

(5)激素

氢化可的松 25～50mg/次,每日 2～4 次

地塞米松 2.5～5mg/1 次,每日 2～4 次

(6)抗结核药:10%异烟肼、5%～10%对氨水杨酸钠、链霉素、卡那霉素等。

(7)中草药:板蓝根、鱼腥草、野菊花、银黄提取液。

(8)其他:5%病毒灵、0.5%灭滴灵、5%磺胺噻唑、磺胺嘧啶、扑尔敏、利多可因可等为雾化吸入用药。

五、操作常规

1. 治疗方法

(1)治疗前应先了解患者病史,明确治疗目的,排除禁忌证。

(2)检查雾化器各部分是否连接好,调节开关是否在零位上。

(3)雾化罐内先放入适量的水,再将治疗用药加入水中,盖严。一般成人用 30ml,儿童用 15ml。

(4)雾化罐的两个通气管,一个接机器通气管;另一个接面罩或口含管,交患者。

(5)打开机器电源开关,预热 3 分钟再开雾化开关并调节雾化量大小,同时计算时间。

(6)治疗时让患者作慢而深的吸气,吸气后稍停片刻,以有利于药物在呼吸道深部停留;呼气宜用鼻腔,尽量缓慢呼出。

(7)治疗时间一般 10～20 分钟,每天 1～4 次,7～10 天为 1 疗程。

(8)雾化量面罩式每分钟耗水量 1～3ml,幼儿不超过 1ml。

(9)治疗结束后,取下呼吸面罩管,关闭雾化调节器,关好仪器。

2. 注意事项

(1)应了解患者的用药反应及有无药物过敏史。

(2)雾化药液必须当天配制。

(3)吸入过程应密切观察患者有无呛、咳、支气管痉挛或其他不适反应。

(4)雾化罐内应保持一定水量或药液(即声头不可空载)。

(5)治疗后面罩或口含管应清洁、消毒备用。一般用 1%新洁尔灭浸泡消毒。如果绿脓杆菌污染,要用福尔马林在密封箱内消毒。

六、适应证

急性咽、喉炎、气管炎、支气管炎、细支气管炎、肺炎、慢性阻塞性肺部疾病、肺心病、肺不张、肺部感染、胸外科术后、声带息肉术后、肺结核,也用于呼吸道烧伤、麻醉后呼吸道并发症的预防和治疗等。

第七节 超声—间动电疗法

一、概述

超声—间动电疗法又称超声电复合疗法或超声电混合疗法。它是用超声波和电疗两种不同的物理因子同时进行治疗的方法,它有两种治疗“叠加”的作用,较单一治疗效果好,尤其在止痛方面。超声复合疗法有超声—直流电疗法、超声—间动电疗法、超声—脉冲电疗法、超声—音频电疗法、超声—调制中频电疗法、超声—干扰电疗法。目前最常用的是超声—间动电和超声—调制中频电疗法。

二、超声—间动电疗法

在超声波声头上通以间动电作为主电极,间动电电极为副电极,将它固定在身体某一部位,超声头在治疗部位移动,这时有超声波和间动电同时输入人体。

(一)仪器设备

1. 专用的超声—间动电联合治疗机,如德国西

门子产的 sonodynetor 超声间动电治疗机面板。

2. 改装的超声间动电治疗机。因国外生产的专用超声—间动电机器价格昂贵，故国内有些单位自己改装，治疗效果差别不大。其方法是：在超声波声头柄上加一个金属接线柱或用一条宽 1cm 的铅条围在超声柄的近端，用螺丝拧紧，治疗时将间动电疗机的阴极输出导线夹在接线柱上，阳极作为副极接铅板，即可使用。

（二）治疗作用

1. 止痛作用

止痛作用是超声—间动电疗法的主要作用。其机制是：

(1)超声波的机械作用所产生的组织细微按摩作用和间动电的低频交变电流作用，可提高疼痛刺激的阈值。

(2)超声波使组织的氢离子浓度趋向碱性，从而消除了致痛病因。

(3)间动电的刺激干扰了神经系统疼痛冲动的传导，从而提高了痛阈。

(4)超声波的机械作用、热作用、理化作用，使组织血液循环加速，促进组织浸润和渗出的吸收，从而消除组织和神经水肿，起到止痛的作用。

(5)间动电的密波可引起神经抑制反应，使组织导电性增强，并解除交感神经紧张状态，使痛阈上升。由于超声波与间动电两种作用的叠加，大大提高了止痛的效果。

2. 促进血液循环

超声—间动电可扩张治疗局部的血管，使局部组织产生主动充血；作用于交感神经还能使远端的血管扩张，例如治疗下肢脉管炎时，可将间动电的阳极置于腰骶交感神经处，超声波声头在小腿和足部移动，这样可使足的血管明显扩张，局部温度上升，血流加速，使组织恢复，这是单一超声波或间动电治疗所不能达到的。有人曾观察了 30 例脉管炎患者的治疗效果，发现经超声—间动电治疗后下肢血流图的波幅明显高于治疗前，足背和足趾皮肤温度也较治疗前提高 2～3℃；最典型的 1 例治疗后足背皮肤温度较治疗前高 9.5℃。

（三）超声—间动电疗法的优点

1. 有明显的止痛作用。

2. 对某些疾病的治疗效果比单一的超声波或间动电好。

3. 可用于治疗较大范围的病灶，不受间动电电极的限制；当超声波的声头移动时，间动电的作用范围随之扩大。

4. 复合治疗应用的剂量小，可达到单一超声波或间动电大剂量的生理作用。一般超声波用 0.5W/cm^2，间动电用 2～4mA。

5. 声头在病区移动时，常出现局限的、不规则的皮肤红斑，这是超声—间动电的一个特殊反应。红斑部位也是疼痛的过敏区，肌肉、韧带、骨骼运动系统的疼痛性疾病易产生红斑反应。内脏疾病的红斑反应发生在相应的体节神经分布区的皮肤上，因此皮肤发红有一定的诊断意义，而且在这些区域进行治疗，可收到较好的效果。红斑发生的原因不明，有人认为是组织中酶活动变化的结果，也有人认为是组胺、乙酰胆碱等扩张血管的物质释放的结果。

在治疗颈椎病中，有部分病人在治疗 1～2 分钟后在肩胛区出现条状、马蹄形或点状的红斑。随着病情的好转，红斑也随之消失，有红斑反应的患者治疗效果好。

（四）适应证

枕大神经痛、三叉神经痛、颈神经根炎、臂丛神经炎、肋间神经痛、坐骨神经痛、腰骶神经根炎、颈椎病、肩周炎、骨关节病、肌炎、扭挫伤、劳损、网球肘、肌腱炎、脉管炎、雷诺症、红斑性肢痛病、颞颌关节功能紊乱、腕管综合征等。

【治疗举例】

1. 颈椎病

声头接间动电的阴极，在颈两侧、两冈上窝、肩胛区移动，阳极用 50～60cm^2 的电极板、两层绒布做衬垫，置于患肢前臂患侧。如果双上肢均有症状，可左、右隔日交替治疗，声强 0.5～1.0W/cm^2，间动电用密波 2 分钟、疏密波 4 分钟、间分波 4 分钟，共 10 分钟，电流量 4mA，每日 1 次，10～15 次为1疗程。

该疗法对颈肩痛、臂痛麻的效果好，尤其对椎动脉型、交感神经型的头晕、耳鸣等症状的减轻，优于单一的超声波或间动电治疗。治疗后可见脑血流图枕乳导联的波形改善，搏动性供血强度增加，血管紧张度下降。

2. 肩周炎

超声波声头接阴极在肩部患处移动，阳极 $60cm^2$ 置于肩胛间区，密波、疏密波各 5 分钟，超声强度与间动电剂量参考颈椎病的用量。

3. 坐骨神经痛

声头接阴极沿坐骨神经走向移动，在痛点固定 1～2 秒，阴极 $60cm^2$ 置于腰骶部，超声强度 0.8～1.2W/cm^2，密波、耐受量 10～15 分钟，每日 1 次，12～15 次为 1 疗程。

第八节 超声疗法的注意事项

一、注意事项

在治疗操作过程应注意下列事项：

1. 声头不可空载，以免反射发生过热而损坏声头内的晶片。

2. 治疗时注意声头与主机连接的导线，不得卷曲或扭伤。

3. 连续使用时，应注意声头是否过热，如声头太热，要注意机器休息，以免声头烫伤病人或损坏仪器。

4. 操作人员切忌用手直接持声头治疗，声头握柄需有橡胶或塑料外套（最好用网状的套），工作人员最好戴双层手套操作，以免过多接受超声波而致手关节疼痛。

5. 用移动法治疗时，需要在声头上稍加压力，用力和移动速度要均匀，不可时重时轻，时快时慢，以免影响治疗效果。

二、超声波的副作用

应该说在正常情况下，按常规剂量与方法治疗，超声波不会引起副作用的，但如果超声强度太强，治疗时间过长，疗程太久或机体处于异常状态时，就可能产生下列反应：局部烫伤；红细胞、白细胞下降；胃部疼痛或肢体灼痛；出现失眠、多梦、疲乏无力、情绪不稳定等症状。

（蔡华安）

第十二章　磁疗法技术

一、磁疗的概念

磁疗是利用磁场作用于人体治疗疾病的方法。世界上的一切物体，小至基本粒子，大至天体都具有一定的磁性。地球本身是一个巨大的磁场。地球上的一切生物和人体一直受着地磁场这一物理环境因素的作用，地磁场成为生物体维持正常生命活动不可缺少的环境因素。

二、磁场的生理作用和治疗作用

(一)生理作用

1. 对神经系统的作用

对磁场作用最敏感的是神经系统，而其中又以丘脑下部和大脑皮质最为敏感。磁场对动物条件反射活动主要是抑制作用，脑电图表现为大脑个别部位慢波和锤形波数目增加，在行为中伴有抑制过程占优势。在磁场作用后观察动物脑髓的超微结构，发现神经细胞体的膜结构、突触和线粒体有变化，而轴突的结构较稳定。

2. 对内分泌系统的作用

强磁场可引起机体应激素反应，伴有 ACTH 和11-羟皮质酮的释放。下丘脑-垂体-肾上腺系统、胰岛、甲状腺、性腺等都对磁场的作用有感受性。动物实验表明，交变磁场短时间作用(5 分钟和 15 分钟)主要增加 ACTH 在垂体和血液中的含量。交变磁场作用 7～8 分钟，血中 11-羟皮质类固醇含量增加 38%，作用 10～15 分钟后增加 1 倍，以 20mT(毫特斯拉)，频率 50Hz 的交变磁场作用 15 分钟，过 1 小时后甲状腺素分泌增加。

3. 对血液的作用

磁场对白细胞吞噬功能的影响，随白细胞数量的变化而不同。健康人和化脓性感染性患者在 430～510mT 的磁场 3 小时作用下，白细胞吞噬功能显著增高，而肝病毒性疾病患者在 400mT 的磁场作用后，白细胞的吞噬功能降低。磁场 400mT 作用于肝癌患者 2～3 小时，其白细胞对抗其自身癌细胞的细胞毒素活性增高，有人认为可用以治疗肝癌。对凝血系统的影响，取决于磁场的作用强度和时间。高强度恒磁场作用于动物头部，动物血液的凝固性升高，纤维蛋白活性增高，纤维蛋白活性增高；低强度磁场对凝血影响不大。强磁场长时间作用可显著地减缓血流的速度，认为强磁场可用于内部止血和血流速度的调节，并认为这种效应与劳伦兹力对血细胞中原生质流动的力的作用有关。

4. 对组织代谢的影响

在磁场作用下，体内许多过程和机能活动发生改变。例如，脂质的过氧化反应和氧化还原过程、某些酶的活性、细胞器的机能活动、生物膜通透性、内分泌功能及微循环的改善等。因此，引起组织代谢复杂变化。

5. 对皮肤反应的影响

脉冲式动磁场 16mT，作用 10 分钟，可使皮肤对化学刺激的敏感性增加，使皮肤对某些离子渗透性增强。用恒定磁场 30mT、10 分钟、10 次作用于豚鼠致敏等皮炎时，表明恒磁场有降低致敏的效果，能减轻致敏动物皮肤的变态反应。

(二)治疗作用

1. 止痛作用

磁场有明显止痛作用。动磁场止痛较快，但不巩固；恒磁场止痛较慢，但止痛时间较长。磁疗常用于治疗各种疼痛，如软组织损伤痛、神经痛、炎症性疼痛、内脏器官疼痛和癌性疼痛等。磁疗止痛效果快慢不一，多数病人在磁疗后数分钟至 10 分钟即可出现止痛效果。磁疗止痛作用的机制可能是多方面的。磁疗改善微循环和组织代谢，因而纠正由缺血、缺氧、水肿、致痛物质聚集等所致疼痛；磁场能提高致痛物质水解酶的活性，使缓激肽、组胺、5-羟色胺等致痛物质水解或转化；磁疗还有降低神经兴奋性的作用等。

2. 镇静作用

磁疗可改善睡眠状态，缓解肌肉痉挛，减轻面肌抽搐，减轻喘息性支气管炎和瘙痒症等。这可能与磁场对神经系统的作用有关。中药磁石有镇心安神、平肝潜阳作用。

3. 消肿作用

磁场有明显抗渗出作用，这在临床和实验中得到证实。实验观察表明，磁场既有降低致炎物质(组胺等)使血管通透性增加的作用，又能加速蛋白质从组织间隙转移的作用，说明磁场的消肿作用与其影响通透性和胶体渗透压有明显关系。磁疗对软组织损伤、外伤性血肿、冻伤、烫伤、炎症等有明显消肿止痛的作用。

4. 消炎作用

磁场有一定消炎作用，这与磁场改善微循环、消肿、止痛和促进免疫反应性增强等有关。磁场无明显直接抑菌作用。

5. 对冠心病和高血压的治疗作用

低强度恒磁场(15～50mT)治疗冠心病或早期高血压患者，多数病人在治疗后一般状况改善，头痛、心区痛减轻或消失，血压下降，脉率减慢。有学者提出低频交变磁场(50Hz，10～20mT)治疗冠心病心绞痛的效果较恒磁场为佳，而对心律失常无效。临床和实验资料表明，交变磁场对心痛综合征、心肌收缩性、血流流变性、脂质代谢、微循环等有良好影响，而对心脏的传导系统无明显影响。

6. 对肿瘤的作用

磁疗对良性和恶性肿瘤有一定影响，可使良性肿瘤，如纤维瘤、脂肪瘤、毛细血管瘤、腱鞘囊肿等缩小或消失。对恶性肿瘤也有缩小肿块及改善症状的作用。大剂量非均匀磁场效果显著，一般均匀磁场对恶性肿瘤无效。磁场对肿瘤作用的机制尚不清楚。

三、磁疗的适应证和禁忌证

(一)适应证

1. 内科疾病

喘息性支气管炎，支气管哮喘，高血压，冠心病，急慢性胃炎，慢性结肠炎，胃、十二指肠溃疡，类风湿性关节炎等。

2. 外科疾病

急慢性软组织损伤，血栓闭塞性脉管炎，变形性骨关节病，肋软骨炎，肩关节周围炎，网球肘，腱鞘炎，纤维瘤，冻疮、前列腺炎，血肿，颈椎病，滑囊炎，残肢痛。

3. 神经科疾病

神经官能症，三叉神经痛，面肌抽搐，血管性头痛，神经炎等。

4. 小儿科疾病

单纯性婴幼儿腹泻，遗尿等。

5. 皮肤科疾病

硬结性红斑，毛细血管瘤，神经性皮炎等。

6. 五官科疾病

中心性视网膜脉络炎，单纯性青光眼，急慢性咽炎，眶上神经痛，下颌关节功能紊乱综合征，牙痛，慢性非化脓性腮腺肿大，冠周炎等。

(二)禁忌证

磁疗法目前尚未发现有绝对禁忌证，但下列情况一般不用磁疗。

1. 白细胞总数在 4.0×10^9/L 以下者。

2. 出血或有出血倾向者。

3. 体质衰弱或过敏体质者。

4. 孕妇。

有时磁疗出现一些副作用，主要症状有心悸、心慌、恶心、呕吐、胃纳减退、无力、头昏、胸闷、白细胞减少、皮炎等。停止磁疗后，副作用可迅速消失，不留任何后遗症。

四、动磁场疗法

(一)磁场类型

1. 恒定磁场

磁场强度和方向保持不变的磁场称为恒定磁场或恒磁场，如铁磁片和通以直流电的电磁铁所产生的磁场。

2. 交变磁场

磁场强度和方向在规律变化的磁场，如工频磁疗机和异极旋转磁疗器产生的磁场。

3. 脉动磁场

磁场强度有规律变化而磁场方向不发生变化的磁场，如同极旋转磁疗器、通过脉动直流电磁铁产生的磁场。

4. 脉冲磁场

用间歇振荡器产生间歇脉冲电流，将这种电流通入电磁铁的线圈即可产生各种形状的脉冲磁场。脉冲磁场的特点是间歇式出现磁场，磁场的变化频率、波形和峰值可根据需要进行调节。

5. 恒定旋转磁场

磁场强度和方向保持不变的磁场，但磁力线切割发生变化而产生最佳的磁通量(图 12-1)。

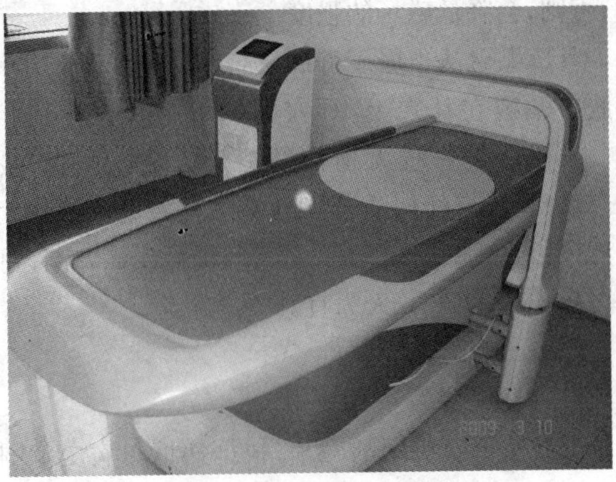

图 12-1 恒定旋转磁场

恒磁场又称为静磁场，而交变磁场、脉动磁场和脉冲磁场属于动磁场。磁场的空间各处的磁场强度相等或大致相等的称为均匀磁场，否则就称为非均匀磁场。离开磁极表面越远，磁场越弱，磁场强度呈梯度变化。

(二)磁疗器械

1. 恒定磁场磁疗器械

(1)磁片：即永磁体。磁片的材料有铁氧体、金属磁和稀土钴三类。铁氧体有钡铁氧体($BaFe_{12}O_9$)和锶铁氧体($SrFe_{12}O_9$)，其矫顽力(抗退磁能力)较高，导阻率高，磁性较低，价格低廉。金属磁性材料通常分为 5 类磁钢(AlNiCO-5)和 8 类磁钢(AIMiCO-8)，矫顽力较低，磁性强。稀土钴磁性材料是由稀土元素，如钐、铈、镨等与钴元素合成的合金材料，如钐钴合金($SmCO_5$)、铈钴合金[$Ce(CoCuFe)_5$]、钐镨钴[$(Smpr)CO_5$]等，其特点是磁性强，矫顽力高，但价格昂贵。磁片的形状常用的有圆形、方形、柱形等，有各种不同面积和厚度，它们的表面磁场强度为数十至数百毫特斯拉。

按照穴位位置，将磁片缝缀在布料上而制成的磁帽、磁衣、磁腰带、磁表带、磁枕等，以进行长时间治疗，适用以治疗一些慢性病，如高血压、神经衰弱、慢性腰痛、乳腺增生等。

(2)直流电磁机：将直流电通到有铁芯的线圈，铁芯便产生恒磁场，磁场强度可达数十至数百毫特斯拉。

2. 交变磁场磁疗器械

(1)异极旋转磁疗器：在一微型马达的轴上装一有机玻璃或硬塑料转盘，转盘上安装 2 片或 4 片磁片，异极排列。马达通电，转盘旋转而产生交变磁场。治疗时将转盘靠近穴位或病变部位。

(2)电磁疗机：用硅钢片作铁芯，绕上数千匝至数万匝漆包线，通以不同电压的交流电，即可产生数十至数百毫特斯拉的交变磁场。电磁疗机可制成大小不同、形状不同以适应不同部位的治疗。

3. 脉动磁场磁疗器械

(1)同极旋转磁疗器：旋转磁疗器转盘上的 2 片或 4 片磁片为同极(南极或北极)向外，当通电转盘旋转时即产生脉动磁场，磁场强度有规律变化而方向不变。

(2)磁按摩器：在电动按摩器的按摩头上装有 2 片或 4 片磁片，同极排列，当通电时，按摩头带着磁片一起上下振动，形成脉动磁场。

4. 脉冲磁场磁疗器械

将各种不同频率和波形的脉冲电流通过电磁铁的线圈，即产生脉冲磁场，磁场峰值强度可达数百毫特斯拉。

(三)磁疗方法

磁疗方法很多，常用的有以下 3 种：

(1)磁片贴敷法：用胶布或其他方法将磁片固定在治疗部位进行治疗。根据病情可贴敷一块或多块磁片，常用异极对置法。磁片与皮肤的距离越大，作用于组织的磁场强度越弱，因此，常将磁片直接贴在皮肤上或只垫一层薄的纱布。磁片贴敷法操作简便，病人不需要经常到医院，根据病情定期到医院复查即可。

(2)旋转磁疗法：用旋转磁疗器的磁头对准治疗部位进行治疗，磁头贴着治疗部位。如用同极旋转磁疗器，磁场是脉动的，用异极旋转磁疗器，磁场是交变的。

(3)电磁疗机：这是利用电磁感应原理制成的磁疗机，电流形式不同，所产生的磁场形式也不同，可以是静磁场、交变磁场和脉冲磁场。这种磁疗法同时有热的作用，但要防止烫伤。

(四)磁疗的剂量

1. 磁疗的剂量

磁疗剂量包括治疗部位多少、磁场强度、面积、场型、梯度、时间、间隔等，其中以磁场强度最为重要。场强一般分为小、中、大，小的场强在 50mT 以下，中场强在 50～150mT，高场强在 150mT 以上。应用场强大小应视病情而定，一般可依据下列几点：

(1)病人情况：年老体弱、久病、儿童、过敏体质等开始先用小场强，而年轻体壮者可用中或大的场强。

(2)病变性质：急性疾病开始时用小或中场强，慢性疾病开始即可用中或大的场强。

(3)治疗部位：头、颈、胸部开始时用小场强，腰、腹、四肢及深部开始即可用中或大的场强。

2. 磁疗的时间和疗程

磁疗时间一般每次 20～30 分钟，每日或隔日 1 次。磁片贴敷可连续进行，根据病情定期复查，一般贴敷 1 周后休息 1～2 天再贴。某些慢性病，如高血压、慢性结肠炎等，须长期贴敷。

(五)磁处理水及其应用

水以一定流速(0.1m/s 左右)，垂直于磁力线方向通过磁场后，即为磁处理水。为此制有专门的磁水器。磁水器的磁场强度一般为 200～500mT，水流切割磁场数次至十几次。饮用量为 2000～2500ml/d，用以治疗尿路结石、慢性胃炎等。

磁处理水能使水分子间的结合状态发生变化。水并非均以单分子 H_2O 所组成，水分子之间存在力的作用呈结合状态。水分子是极性分子，当水分子通过磁场时，其两端正、负电荷受到劳伦兹力的作用，水分子发生形变而改变了水分子的结合状态，从复杂的长链折散成简单的短链。这样水容易渗入坚硬水垢的缝隙中，使原来较坚固的大块结晶变成小圆球，而使原来较松软的结石表现为平板破碎。长期饮用大量磁处理水，对结石的局部及周围组织的慢性炎症有溶解、冲洗和消炎作用。

五、静磁疗疗法

静磁法是利于恒定磁场进行治疗的方法。所谓恒定磁场是指磁场的方向与强度不随时间发生变化，保持恒定不变。应用磁片(有的称为磁石)恒定磁场的治疗方法，称为静磁法。

(一)治疗方法

治疗时选用一定场强的磁片用胶布或伤湿止痛膏固定在病变部位或穴位处，如对胶布过敏者，也可将磁片包裹在小布袋(带)内将小布袋(带)固定在病变局部或穴位上，做小布袋(带)的布料应很薄；否则，会降低磁场的强度。

耳廓贴磁法也属于静磁法，治疗时将磁珠用小块胶布贴敷在耳穴上，耳穴的选取与耳针疗法相同。耳磁法是一种无损伤的治疗方法，不刺破皮肤，对患者没有任何痛苦。静磁法是磁场持续作用于人体，1 疗程 10～15 天，对某些慢性疾病，疗程可适当延长为 15～30 天为宜。

(二)磁片选择

1. 单磁片法

静磁法每次应用的磁片，根据病情与病变范围大小而定。如病变范围小，贴敷 1 块磁片，此称为单磁片法，其磁力线的分布如图 12-2 所示。如果病变较大时，可贴敷 2～6 块磁片。

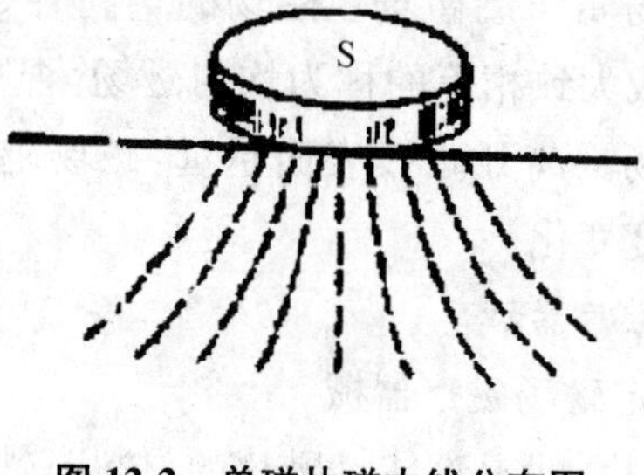

图 12-2 单磁片磁力线分布图

2. 双磁片法

双磁片法应用亦较多。当应用双磁片法时，要注意两块磁片的极性安排，每块磁片有两个磁极，即南极(S)与北极(N)，根据病变范围及深浅而采用不同的极性配置，即双磁片并置法或对置。双磁片并置法分为异名极并置与同名极并置法。异名极并置法，用于病变部位较大且较表浅时，可以使更多的磁力线作用到病变部位，磁力线分布如图 12-3 所示。

3. 异名极并置法

异名极并置即一个磁片的南极(S)接触皮肤，而另一个磁片的北极(N)接触皮肤，如图 12-3 所

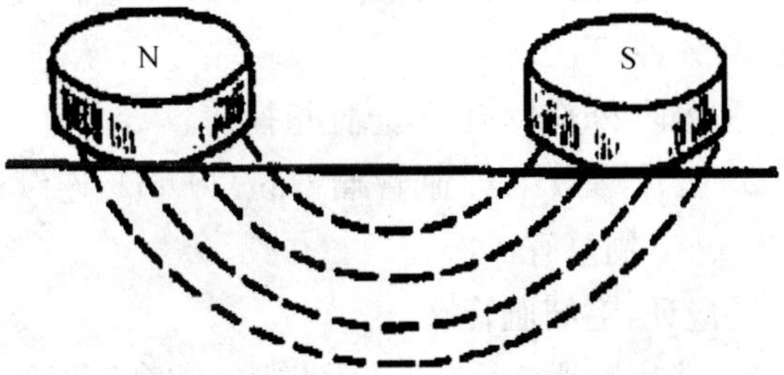

图 12-3　异名极并置法磁力线分布图

示。同名极并置法时，即 2 个磁片的同一极性接触皮肤，2 块磁片的南极或北极接触皮肤，使磁力线穿透组织较深，磁力线的分布如图 12-4 所示。双磁片对置法，是采用 2 块磁片的异名极，即采用 1 块磁片的南极（或北极）与另一磁片的北极（或南极）置患区两则相对应的部位或痛点上，如手、足、腕、耳廓等处，使磁力线穿过治疗部位，磁力线的分布如图 12-5 所示。异名极对置法可以使磁力线穿透该组织部位。

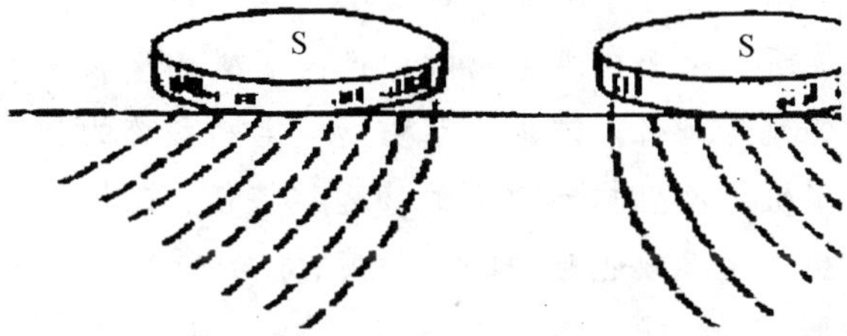

图 12-4　同名极并置法磁力线分布图

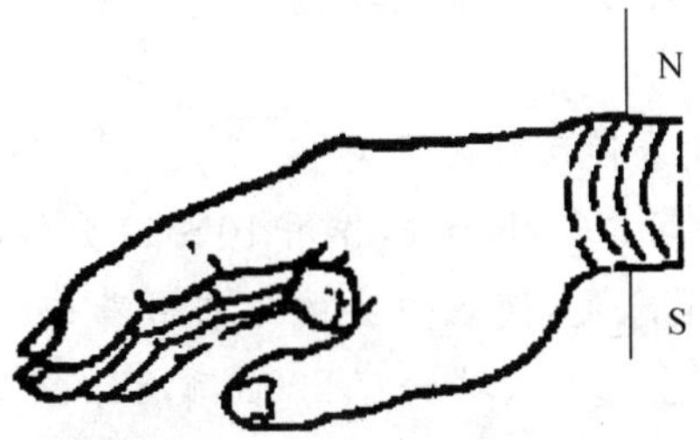

图 12-5　异名极对置法磁力线分布图

由于磁场随着距离的增大，磁场强度逐渐减低至消失，因此在组织太厚的部位，如胸背、腹腰等部位，两磁片的磁力线不可能贯通相连，故不适宜异名极对置法。若病变范围较大，2 块磁片的作用不能包括其病变的范围时，宜采用多磁片，如浅静脉炎的病变范围较长，沿着患病静脉的走行，则宜采用同名极并置法贴敷磁片（图 12-4）。

（三）磁疗法注意事项

1. 磁疗法剂量的应用与掌握

其剂量分为小剂量（场强＜0.11T，即＜1000Gs）、中剂量（场强 0.11～0.12T，即 1000～2000Gs）、大剂量（场强＞0.12T，即 2000Gs 以上），根据不同情况选用。一般年老、体弱、婴幼儿，开始宜用小剂量；由于人体各部位对磁场的敏感性不完全相同，不同部位采用的磁疗剂量也应有差异，一般头颈、胸腹区开始应用小剂量；对冠心病、高血压、神经衰弱等病，一般宜用小剂量；对病变部位较深或肢体的病变，可应用中剂量磁场；个别情况用于止痛而且使用时间不长时，也可以使用大剂量；对于使小剂量疗效不明显且又能耐受者，也可以适当增加磁场强度。

2. 不良反应

总的来说，磁疗法是安全的，但像其他物理治疗方法一样，由于个体差异或因使用不当，极个别人在磁疗过程中会出现一些与治疗作用无关的不良反应。在 20 世纪 70 年代末、80 年代初，由于没有掌握磁疗法作用的规律，因而不良反应率较高，10％左右。经过研究与探索，发现不良反应发生率明显减少，为 1％以下。磁疗的不良反应主要表现有气促、心慌、发闷、恶心、嗜睡、失眠、发凉、疲乏、血压升高、白细胞减少及局部瘀斑、疼痛等。一般在磁疗中逐渐减轻至消失。个别通过降低磁场强度、缩短磁疗时间、减少治疗范围、改变磁疗方法等，磁疗的不良反应会随之减轻或消失，极个别仍不消失者停止磁疗，不良反应随之消失。

对年老体弱者应用磁片贴敷时，贴敷的磁片数量不宜多。头颈胸区磁疗时，一般宜用小剂量磁片，根据治疗的需要，又无不良反应时，也可适当增加磁场强度。对年老体弱者开始宜用小剂量的磁场，当疗效不明显又无不适时，也可适当增加磁场强度。在磁疗过程中，应注意观察，如有不适时，及时调整磁疗范围及磁场强度。

旋磁法不良反应低于静磁法，明显体质衰弱的患者考虑首先使用旋磁法。应用双磁片或多磁片贴敷时，磁片之间的距离一般不要少于 3cm；否则，容易形成磁场的短路，影响其作用深度。为了避免磁片刺激皮肤，最好在磁片与皮肤之间垫一层薄纱布或薄纸，当磁片贴敷时间长时，可以适当移动敷磁部位或更换穴位，避免因磁片贴敷时间过久而刺激皮肤。

电磁法时，由于电磁场产热，随着治疗时间的增加，磁头温度升高，如过高可灼伤皮肤，因此，在进行电磁疗时，要注意治疗时间不要过长，电流量不要太大，并注意询问病人的感觉，以便及时调整治疗时间及电流强度。对以下情况不用或慎用磁疗法：①有出血或有出血倾向者；②带有心脏起搏器者；③体质极度衰弱者；④严重心肺功能、肾脏功能不全者；⑤孕妇下腹区；⑥白细胞数低于正常范围者；⑦极个别对磁场过敏而不能耐受者。

六、磁热振疗法

采用交变磁场为主要技术，与振动、温热两种物理因子相结合的治疗仪器。温热导子线圈接通交流电后，一方面产生交变磁场，并与磁袋的恒定磁场相互作用，因磁场方向的不断变化，产生特有的非机械振动；另一方面线圈中铁芯因涡流而产生热，这样就产生了治疗所需的3种物理治疗因子。其中振动和温度作用可增强交变磁场的渗透深度而使其治疗效果更明显。该治疗振子是治疗仪最重要的组成部件。

（一）治疗作用

1. 磁场

缓解疼痛，改善血液循环，加速血液流动，消除肿胀，起到止痛的作用；可以降低肌肉紧张度，提高血管通透性，促进炎症产物排除，有助于消炎；振动和温热同步治疗可以增加磁场的特殊疗效。

2. 振动

舒适的按摩感可以解除因工作紧张或体位不正引起的疲劳，肌肉酸痛。

3. 温热

具有加强血液循环和组织营养过程，减轻疼痛的作用。温热可以传导至人体内深处，并能持续保温。

（二）适应证和禁忌证

适应证：急性扭挫伤、腰肌劳损、骨质增生、肩周炎、风湿性关节炎、坐骨神经痛、骨性关节炎、急慢性胃炎、肠炎、妇女痛经、盆腔炎等。

禁忌证：同其他磁场疗法

【处方举例】

1. 交变旋磁治疗右脚背60～90mT，每日1次，15～20分钟，8次。

适应证：外伤性血肿，急性扭挫伤。

2. 磁片贴敷毛细血管瘤部位200mT连续贴敷，每1～2周复查1次。

适应证：毛细血管瘤。

3. 磁片贴敷“天突”、“大椎”、“肺俞”等穴位150～200mT连续贴敷，3天复查1次。

适应证：喘息性支气管炎，支气管哮喘，急慢性气管支气管炎。

4. 低频交变磁疗，铁心感应头直接置于病变关节两侧65～80mT，每关节10～15分钟，总治疗时间不超过40分钟，每日1次，12～18次为1疗程。

适应证：变形性骨关节病，类风湿性关节炎。

5. 恒旋磁场治疗腰背部，平卧位，腰背部位治疗中心，0.4T，每日1次，40～60分钟，共10次。

适应证：骨质疏松症，胸腰椎骨折，肋骨骨折，软组织损伤及各种慢性疼痛症等。

附　磁场疗法新进展

近几年来在磁生物学中产生了磁场生物学参数的概念。它指的是决定磁场与生物系统的相互作用机制及生物学效应的物理学特征。磁场的基本生物学参数包括：强度、梯度、方向、脉冲频率和波形、作用时限。

磁场的生物学作用的研究课题范围很广，包括磁场的治疗应用、磁卫生学、磁生态学、生物磁学等。现仅将近几年来磁场治疗应用的某些进展介绍如下。

1. 闭塞性动脉内膜炎

恒磁场，20～50mT，作用10～30分钟，20～40次，磁头置患足，使磁力线的方向沿着神经血管走行自下而上。有人共治疗2990例，87%Ⅰ、Ⅱ期患者获得良好效果。笔者比较了恒磁场、交变磁场(50Hz)和脉冲磁场的疗效，后者对血管痉挛期的血栓性脉管炎和闭塞性动脉内膜炎有显著的治疗作用。

2. 小腿慢性静脉血循环障碍

足静脉扩张性溃疡，在缠上锌绷带同时用20～30mT的恒磁场作用15～20分钟，治疗600例，有97.3%患足血循环改善，局部水肿、色素沉着和硬结消失。亦有报道用18mT低频脉冲磁场作用

15～30 分钟治疗 81 个溃疡，痊愈 71 个。

对小腿血栓性静脉炎后浮肿类型的患者，低强度 2.5～10mT 恒磁场能改善微血管床的胶体渗透压并激化钠泵，故有脱水作用；同时由于微循环的改善，增强了氧输送及其在组织中的利用。磁疗对慢性静脉曲张无明显效果。

3. 大脑动脉瘤

恒磁场 150～250mT，磁场方向垂直于血管方向，共治疗 53 例，其中有 38 例恢复劳动，12 例存活，3 例死亡(2 例由于脑出血，1 例由于头部创伤)。血管造影证明磁疗后动脉容积缩小，壁变厚或完全不透光。笔者认为大脑动脉瘤患者在手术不能进行时(动脉瘤位置不便手术，老年患者伴有其他疾病)使用本法治疗是适宜的。

4. 恶性神经胶质瘤

在患者进行复合化疗的同时采用交变磁场，磁头置头顶部两侧，每次 5～15 分钟，每日 1 次，总共 1 疗程化疗时间。综合治疗(多种化疗＋磁疗每 3 个月重复一次)。综合治疗的 43 例患者，减少输血次数，睡眠、食欲改善，精神良好，无明显化疗副反应，血细胞下降较对照组轻。患者平均存活时间为 22.4 个月，而对照组由于化疗反应未能完成化疗疗程。仅用外科治疗的患者存活不超过 9 个月。观察证明，交变磁场加强了机体对大剂量的复合化学制剂的耐受性，并提高了对肿瘤的治疗效果。实验证明，恒磁场可加强化学制剂对试管内神经胶质瘤的 DNA 合成的抑制。

5. 骨折

许多研究证明，磁场能刺激骨痂形成，加速骨折愈合。磁场可加强骨再生区的代谢，表现在纤维细胞和成骨细胞出现早，早期出现骨痂生成。低频(50Hz)交变磁场 10mT 作用后，受伤肢体皮肤温度增高 0.7℃，说明磁场改善肢体末梢循环，从而改善骨折部位骨组织的营养状态。

采用恒定或交变磁场，35～50mT，作用 15 分钟，10～30 次，在手术后 3～4 天，经过石膏作用于肢体，治疗 377 例骨折患者，均获得良好的效果。患者水肿较早消失，疼痛消失，关节活动增加，骨愈合比对照组提前 7～10 天。

6. 心肌梗死

心肌梗死后 5～12 个月患者，功率脚踏车训练前 2 小时进行磁疗，能显著提高患者体力负荷的耐受力。交变磁场矩形感应线圈置 C_7～T_2 节段脊椎两旁，20mT，连续式，每日 1 次，每次 15 分钟，1 疗程 12 次。

此外，低频交变磁场治疗多发性神经炎有止痛、营养、解痉作用，神经功能状态改善。恒定磁场能刺激烧伤创面的修复过程并可用于植皮的准备阶段。它能加速眼角膜穿通伤的愈合，促进混浊物的消散，使瘢痕变为细嫩。局部应用交变磁场可使牙周病组织通透性增高，从而使牙床炎症和出血现象显著减轻等。

(蔡华安)

第十三章　高压氧疗法技术

第一节　高压氧疗法的概念

一、高压氧疗法的定义

在高气压环境下吸入纯氧或高浓度氧，呼吸气体中氧的分压超过一个大气压，并对多种疾病能够产生疗效的氧称为高压氧（hyperbaric oxygen，HBO），利用吸入高压氧治疗疾病的方法称为高压氧疗法（hyperbaric oxygen therapy，HBOT）。

高压氧治疗一般是指在高于一个标准大气压的环境下吸入高浓度氧进行治疗，但不同地区大气压强并不一致。例如，我国西藏某地区大气压强仅为标准大气压的65%左右。因此，准确地说，高压氧治疗应以地方大气压为准。

二、高压氧疗法的目的

1954年，中国人民解放军海军医学研究所建造了一座加压舱，在国内率先开展了应用高压氧治疗减压病、肺气压伤及缺氧症的工作。20世纪60年代初，又应用高压氧对气性坏疽、脉管炎、脑水肿、溺水等疾病进行治疗，为我国高压氧医学的临床应用打下了坚实的基础。1964年，我国第一台医用高压氧治疗舱在福建建成，用于治疗各种缺氧性疾病，并在高压氧舱内进行心外科手术，获得显著效果。近年来，随着高压氧医学研究的不断深入，高压氧治疗的机制越来越多地被人们了解，高压氧治疗的应用也越来越广泛。对于不同疾病及同一疾病的不同时期，应用高压氧治疗的目的不尽相同。如气栓症应用高压氧治疗是为了迅速有效地消除栓塞，防治栓塞所继发的缺血缺氧病变。恶性肿瘤放、化疗时配合高压氧治疗可增强放、化疗的效果。一氧化碳中毒早期足够疗程的高压氧可防治各种并发症，达到病因治疗效果，而对于一氧化碳中毒迟发性脑病，高压氧治疗只能起到康复治疗的作用。因此，临床上应用高压氧治疗不仅要把握好治疗的适应证，还要把握好治疗的时机。适应证和治疗时机把握不好，高压氧治疗的目的就难以实现。

三、高压氧疗法的意义

我国的高压氧医学起步相对较晚，但是发展速度十分迅速，短短五十几年时间，我国高压氧医学行业在从业人员、氧舱数量、治疗病种等方面从数量到质量都在不断提高，高压氧医学与临床医学联系越来越紧密。高压氧治疗在疾病治疗的许多方面都在发挥着越来越重要的作用。

氧气是机体维持正常生命活动不可缺少的物质，高等动物死亡的直接原因，往往都是因缺氧造成的。高压氧在治疗某些疾病尤其是缺血、缺氧性疾病和损伤方面，更是取得了常规医疗方法难以达到的效果。在减压病、气栓症、急性一氧化碳中毒、气性坏疽等疾病的治疗方面，高压氧疗法是首选，疗效肯定，而且是其他疗法难以替代的。

对大多数疾病，高压氧疗法作为一种辅助治疗方法，与其他临床治疗方法结合使用，能获得良好的疗效；对缩短整个治疗时间，或免去手术治疗的需要，有一定价值。

随着我国人口的老龄化及交通运输业的日益发达和工业的快速发展，各种急慢性缺血缺氧性疾病，颅脑及脊髓损伤，以及各种矿难、中毒、火灾等引起的机体损伤、中毒、烧伤等的发病率越来越高，高压氧治疗因其独特的治疗效果在减少致残率、改善疾病预后方面发挥的作用也必将越来越大。

第二节　高压氧疗法的原理与作用机制

一、高压氧疗法的原理

(一)血液运氧方式发生变化,血液中物理溶解氧量显著增加,血氧张力提高

动脉血氧含量是物理溶解氧与血红蛋白结合氧的总和。在正常大气条件下,进入血液内的氧,绝大部分与血红蛋白结合形成氧合血红蛋白,仅有一部分溶于血中。而在高压环境下,血氧含量的增加主要是物理溶解氧增多,在0.25～0.3MPa下吸纯氧,动脉血氧张力升至1770mmHg,使每100ml血中溶解氧量从0.3ml提高到5.6ml以上,可增加近20倍左右,进入血液的溶解氧就能满足机体氧化、代谢需要,血红蛋白结合的氧离解极少,甚至完全不离解。

(二)提高血氧弥散率,增加组织内氧的有效弥散距离,克服组织的氧供障碍

溶解于血液里的氧随循环流入组织,由于组织内氧张力远低于动脉血,血中溶解氧即向组织弥散,血氧张力降低,与血红蛋白结合的氧离解一部分,转为溶解状态,使血氧张力不致很快降低,血液与组织间氧压差梯度也不致很快缩小,有利于氧从血液向组织弥散,直至血液与组织内氧张力平衡。在高压氧条件下,由于血氧张力大大增高,故血向组织内弥散的氧也将大大增多。

氧的弥散半径取决于氧分压。人脑灰质毛细血管静脉端,于常压空气条件下氧的有效弥散半径约为30μm,通常脑细胞距毛细血管最远处约为30μm,毛细血管间间距约为60μm。在0.3MPa(ATA)氧压下其弥散半径可达100μm左右,从而使在常压下氧气无法远达的组织细胞也能获得足够的氧气供应。

(三)调节血管舒缩功能,增加缺血区域的血流量和椎基底动脉供血量

高压氧下正常机体组织的小动脉收缩,血流量减少。高压氧的缩血管作用可减少脑血流量,因而可减轻脑水肿,降低颅内压,打断缺氧—水肿的恶性循环。另外,缺血缺氧组织的血管反而因缺氧、二氧化碳积聚、酸中毒等因素对高压氧不敏感,而没有发生收缩,反而舒张,从而导致高氧张力的血液由正常部位组织流向缺血区域,使病灶区获得较多的血供和氧供。

有人发现,高压氧下颈动脉系统血液流量减少,而椎动脉血流量反而增加。由于脑干由椎基底动脉供血,而脑干的网状结构与人的意识、睡眠和清醒密切相关。因此,高压氧治疗可加速昏迷患者清醒,对持续性植物状态患者的恢复起到一定促醒作用。

(四)促进新生血管形成,加速侧支循环建立

实验证实,细胞的分裂增殖能力与组织内氧的分压密切相关,当细胞外液氧分压低于1.3kPa(10mmHg)时,细胞不再分裂,不再合成结缔组织(又称胶原纤维)。高压氧下组织液氧分压明显提高,细胞增殖活跃,加速了结缔组织和毛细血管的形成,从而加快了侧支循环的建立。

(五)增加组织氧储量

在正常情况下,每千克体重平均约供应75ml血液,氧不断地从血液到达组织细胞,细胞不断地消耗氧,在这种动态平衡过程中组织内经常保持着一定的余量氧,这就是组织的氧储量。在常温常压下,平均1kg组织的氧储量约为13ml。正常情况下,平均每千克组织耗氧量为3～4ml/分。按理论计算,循环阻断的安全时限为3～4分钟。在0.3MPa吸纯氧时,平均每千克组织细胞的耗的氧储量增至53ml,此时循环阻断的安全时限可延长到8～12分钟。

(六)高压氧抑制厌氧菌的生长与繁殖

厌氧菌的生长与环境中氧张力的高低有密切关系。一般厌氧菌必须在无氧或氧分压较低的环境下才能生长,当氧分压增高时,它们的生长便受到抑制或停止生长。在0.25MPa条件下,人体组织内氧张力可提高到使所有厌氧菌都不能生长。

厌氧菌之所以不能在氧气充足的组织生长繁殖,主要是因为缺乏细胞色素和细胞色素氧化酶。

在有氧的情况下，组织中的物质多为氧化型，氧化还原电势较高。厌氧菌因体内缺乏细胞色素和细胞色素氧化酶，不能氧化这些高电势的物质，因此不能进行有氧代谢以获得能量，于是生长受抑制，甚至死亡。厌氧菌又缺少过氧化氢酶和过氧化物酶，细菌在有氧环境下进行代谢活动时常生成过氧化氢，氨基酸氧化时也生成过氧化氢。过氧化氢是一种强氧化剂，有杀菌作用。厌氧菌未含有这些酶，因此不能除去代谢过程中生成的过氧化氢，因而不能生长。

(七)高压氧对体内气泡或禁锢于体内气体引起的疾病的治疗作用

对于减压病和气栓症，高压氧治疗是有特效的。其机制有两个方面，一方面按玻意耳-马略特定律，当温度不变时，一定质量的气体其体积与压强成反比。在加压治疗时，压力作用使体内已形成的气泡体积缩小，压力越大则气泡缩小越甚。另一方面，根据亨利定律，在一定温度下，气体溶入液体的量与该气体的压强成正比。故在高气压下，体内气泡易溶入血液或组织液内。若在高压氧下吸纯氧，使体内氮张力迅速降低，气泡内的氮分压与体液中氮张力间压差梯度加大，促使氮气溶解于血液或体液，并经肺或皮肤等排出，从而改善受压组织的供血供氧，消除症状，使受损组织得以恢复。

(八)高压氧增强放射线和化学药物治疗恶性肿瘤的敏感性

通过高压氧在治疗肿瘤方面的基础研究和临床观察发现，高压氧对恶性肿瘤的治疗机制主要表现在两个方面：

(1)高压氧可提高某些肿瘤细胞对放疗和化疗的敏感性。恶性肿瘤在生长过程中，营养血管的生长速度慢于瘤细胞的生长速度，许多肿瘤的增殖细胞处于严重的低氧或缺氧状态，这些乏氧肿瘤细胞对放疗敏感性降低，因此，疗效较差。高压氧可提高组织氧分压，增加组织氧含量，促进氧的扩散，增加肿瘤中心的氧供，从而能增加肿瘤对放射线能的敏感性，提高疗效。高压氧增加化疗效果机制为：高压氧增加氧的弥散距离，肿瘤乏氧细胞数目减少，也使休止期细胞进入细胞周期，DNA 合成加速，增加化疗药物对肿瘤细胞的杀伤效应；高压氧可改善微循环，使进入肿瘤的药物浓度增加；高压氧可增加细胞膜的通透性，使化疗药物易进入细胞内。

(2)利用高压氧的毒性作为放疗和化疗对肿瘤细胞的协同作用，因高压氧可使肿瘤细胞产生过氧化基团及过氧化氢，两者均有强氧化作用，使酶蛋白及其他蛋白质等发生障碍甚至破坏，从而达到协同治疗的目的。

(九)高压氧对损伤的修复作用

组织损伤时，血管与组织细胞同时受损，受损区域将出现渗出、水肿、变性、坏死等改变。高压氧下由于血氧分压增高、血氧弥散加强等作用，使受损组织的氧分压增高，缺氧状态得以改善。同时实验证明，高压氧下新陈代谢加强，ATP 生成增多，纤维细胞增殖活跃，胶原纤维加强。上述作用不仅可减轻受损组织的渗出、水肿，改善局部血液循环，同时可促进新生血管形成，加速侧支循环的建立，加快上皮组织的修复，从而有利于损伤组织的修复和伤口的愈合。

实验和临床均证实，早期高压氧治疗可减轻脊髓出血、水肿和缺氧状态，保存较多的可逆损伤的神经组织，有助于神经功能的恢复；或加快烧伤创面的修复，提高移植皮片的成活率；可促进骨折区新生血管的再生，加速新骨形成。

二、高压氧疗法的作用机制

(一)高压氧对中枢神经系统的影响

中枢神经系统和自主神经功能在高压氧治疗时发生的变化，取决于高压氧作用的压力值和暴露的持续时间，而个体的神经类型及对氧的敏感性等因素亦有一定的影响。高压氧对中枢神经系统的影响表现在以下几个方面。

1. 对中枢神经活动的双相性影响

一般来说，人在治疗压力(0.2～0.25MPa)高压氧下，中枢神经活动表现为增强和抑制两个连续的时相。

(1)增强相：人体受高压氧影响的第一时相是神经活动增强，表现为触觉增强，记忆力增强，知觉敏锐，躯体运动变得更为协调灵活。在氧压为0.35MPa 时，进行反射鉴别实验中，受试者对灯光明亮度的辨别能力比平时提高 10%以上，兴奋期一般维持半小时左右。

(2)抑制相:高压氧下30～45分钟后,脑活动就由增强相逐渐进入皮质功能抑制相。表现为躯体运动协调减弱,注意力分散,思维迟钝,阅读和写作速度减慢,并感疲乏、无力、欲睡。脑电图显示a波减少,慢波增多。

2. 增加血-脑屏障通透性

实验证明,高压氧能提高正常动物血管壁通透性,这种通透性的增高是可逆的。可以利用高压氧促进已进入血液中的化学药物通过血-脑屏障,使脑部感染或脑恶性肿瘤等得到有效的化学治疗。

3. 增高脑组织及脑脊液的氧分压

高压氧下脑血流量有所减少,但脑组织及脑脊液的氧分压却增高,且氧分压增加与压力呈正相关。脑脊液的氧分压通常反映动脉血氧分压,高压氧下脑组织及脑脊液氧分压均升高,因而可解除或减轻脑缺氧状态,恢复或改善脑功能。

(二)高压氧对血液系统的影响

1. 红细胞生成受抑制

刺激红细胞生成的主要因素是促红细胞生成素,是细胞活性物质。这种物质90%～95%依赖肾脏生成,然后进入血液循环。组织含氧量是促红细胞生成素的基本调节因素。任何使组织供氧量减少的因素,都能增加促红细胞生成素的释放,从而提高红细胞生成的速率。而血氧分压增高,会抑制红细胞的生成。另外,高压氧治疗后,外周血液红细胞数减少,主要原因是由于高压氧下血流动力学发生变化,血氧含量增高,体内运输氧的红细胞需要量减少,部分被储藏于肝、脾。停止高压氧治疗后,血细胞变化可于短期内恢复正常。

2. 红细胞变形能力增强

高压氧下红细胞可变形性增高,比容缩小。

3. 红细胞破坏加速

长时间的高压氧治疗可出现轻度溶血,使血红蛋白和血细胞比容减少。其机制与自由基增多有关。

4. 其他血液成分的变化

在0.4MPa氧压下4小时后,周围血液中血红蛋白含量和红细胞减少,白细胞计数增高。胸骨穿刺抽取骨髓检查发现,红细胞明显减少,中性粒细胞、白细胞、网状细胞、浆细胞增多。另有人用兔作实验,发现高压氧治疗后,血浆总蛋白含量降低了24.3%,白细胞计数增高23.4%,红细胞数减少9.8%,血细胞比容降低7.3%,血红蛋白降低6.5%,血浆游离血红蛋白量无变化。

5. 抑制凝血系统

研究发现,在0.2～0.3MPa(ATA)氧压下健康人和动物血液系统的凝血系统被抑制,激活抗凝血系统,血液的溶纤维蛋白活性升高20%,减压后也升高,可持续数天。抗凝血作用还与红细胞膜上不饱和脂质在高压氧下过度氧化,导致红细胞脆性增加,溶血亢进,以及有利于血栓溶解有关。同时,高压氧下吞噬细胞功能增强,纤维蛋白溶解酶活性增加,血凝块被溶解。因此,对有凝血功能障碍的患者,选择高压氧治疗必须慎重。

(三)高压氧对消化系统的影响

1. 消化腺分泌功能的变化

实验证明,高压氧下,白鼠的胃酸和胃蛋白酶分泌显著减少,被认为是由于酶活性受抑制所致。一般认为,这提示胃肠壁细胞分泌功能改善及屏障功能在恢复,因此,高压氧可用于消化性溃疡的治疗。

2. 胃肠蠕动功能增强

高压氧下,平滑肌张力增强,胃肠蠕动加快,胃肠道气体被压缩体积缩小,气体弥散,吸收增强。因而可用于治疗功能性肠梗阻。

3. 对肝脏的保护作用

高压氧对肝细胞功能和结构的保护作用与高压氧增加肝脏的血供和氧供,增强了肝细胞的解毒功能有关。

4. 胃肠道血流量减少

高压氧下,胃肠道的血流量减少,但肝血流量却增加。

(四)高压氧对呼吸系统的影响

高压氧下,呼吸系统功能发生变化与呼吸中枢对血氧浓度增高的反应及压缩气体对呼吸过程的物理作用有关。

1. 呼吸频率变慢

高压氧下,大多数患者的呼吸频率稍减慢。一般在0.2～0.3MPa氧压下约90%患者呼吸减慢,这是血氧含量增加、血氧分压提高、通过颈动脉体等化学感受器反射性地抑制呼吸中枢的缘故。

2. 肺活量增大

高压氧下，因胃肠内气体受压，膈肌穹隆下降可达1.5～2.0cm，胸腔上下径扩大，平静呼吸时肺的张开程度较常压下为大，胸膜腔的负压也增大。由于肺可张开的幅度增大，肺容积也随着增大，肺活量也就增大。在0.2～0.3MPa氧压下，功能残气量通常不变，肺活量平均增加7%左右。这种变化，在脱离高压氧环境后即不复存在。

3. 呼吸功增加

呼吸功等于压力乘以容积。主要用于克服胸廓、肺组织的弹性阻力和气体在呼吸道内流动时的摩擦力(即非弹性阻力)。在高压氧下，吸入气体密度增高，非弹性阻力增大；同时胸廓扩大，肺容量增加，弹性阻力也增大。故总的呼吸阻力显著增大，因此呼吸系统的工作量增加。

4. 肺泡氧分压提高

静息状态的正常人，处于不同氧分压情况下肺泡氧分压的变化如下：在0.1MPa下吸空气，肺泡氧分压为102mmHg；在0.1MPa下吸氧气，肺泡氧分压673mmHg；在0.2MPa下吸氧气，肺泡内氧分压达1433mmHg；在0.3MPa下吸氧气，肺泡氧分压为2193mmHg。

(五)高压氧对循环系统的影响

在3ATA(0.3Mpa)氧压下，心血管功能变化的持续时间和显著程度与高压氧治疗时的压力一时程成正比，这种变化一般是可逆的。

1. 心率减慢

常压下吸纯氧时，心率减慢5%～10%；在0.2～0.3MPa氧压下，心率可减慢14%～33%。通常认为，心率减慢是高分压氧反射性地引起迷走神经兴奋所致。另一个原因是，血氧分压增加引起血管收缩，血压升高，心率减慢。但是，不能排除高压下促使心动过缓发生的其他因素，包括高分压氧对心肌和调节心脏功能的直接作用。

2. 心肌收缩力减弱，心输出量降低

很多实验证实，高压氧下心肌收缩力减弱。有人在用犬作实验时观察到在0.3MPa氧压下，心输出量平均减少了19%，左心室的工作量减少20%，心肌收缩力的指数降低14%；与此同时，等长和等张收缩期延长14%。高压氧下由于心率减慢、心肌收缩力减弱，从而导致心输出量下降，这一变化与压力的大小有关。但高压氧减弱心肌收缩力的作用机制目前尚未明了。

3. 血压升高

血压是由心排出量、血管阻力、血管弹性等因素决定。高压氧下，血管收缩，外周阻力增大。然而由于心率减慢，使有效循环血量减少。若心排出量减少不明显，则收缩压轻度升高，而舒张压升高较显著，脉压差减少。临床上有1/2～3/4的患者收缩压与舒张压均升高，舒张压升高约为基础压的10%。

由于高压氧的升压作用，故对合并高血压的患者，高压氧治疗入舱前应将其血压控制在收缩压160mmHg、舒张压100mmHg以下，并在治疗前后多次测量血压，如血压明显升高，宜暂时中断高压氧治疗。

(六)高压氧对内分泌系统的影响

高压氧刺激机体，出现以神经-内分泌紧张度升高为特征的应激反应，主要涉及机体防御系统与激素调节系统，即垂体-肾上腺皮质轴，以及交感-肾上腺髓质系统。

1. 垂体-肾上腺皮质轴

高压氧刺激使脑垂体分泌促肾上腺皮质激素增多，后者又促使肾上腺皮质产生肾上腺皮质激素增多。高压氧刺激垂体-肾上腺皮质轴的机制至今尚未明了。肾上腺皮质激素除有抗炎、抗免疫作用外，尚有提高血管对儿茶酚胺的敏感性，促进糖原异生，提高血糖，稳定溶酶体膜等作用。因此，高压氧下肾上腺皮质激素的增多可用以治疗炎症、休克、器官移植排斥反应等。对治疗某些依赖激素治疗的疾病，如多发性硬化症、重症肌无力、支气管哮喘等亦有利。

2. 交感-肾上腺髓质系统

该系统是机体的又一道防线。肾上腺髓质兴奋(神经源性)，可释放出肾上腺素。肾上腺素是交感神经作用的递质，能引起内脏器官的广泛兴奋。肾上腺素在中枢神经系统的特异性和非特异性反应中起着积极的作用。高压氧治疗可增加去甲肾上腺素和肾上腺素的分泌。因此，高压氧适用于对休克患者的抢救。

(七)高压氧对免疫系统的影响

免疫疾病或与免疫有关的疾病种类很多，目前尚缺乏有效的治疗方法。同时，人们对器官移植和寻求解决移植排斥方法的兴趣也日益增高，因此促进了关于高压氧对免疫抑制作用的研究。许多资料表明，高压氧对体液免疫和细胞免疫均具有抑制作用，因此可应用于器官移植排斥反应及治疗一些与免疫有关的疾病如支气管哮喘、重症肌无力、多发性硬化症等。但对已有免疫缺陷或免疫功能低下的患者应慎用高压氧治疗，或于高压治疗的同时，采取提高免疫功能的相应措施，以防止患者免疫功能进一步受到抑制。

(八)高压氧对机体生化功能的影响

1. 高压氧下机体氧耗变化

氧耗是机体内环境稳定的一个十分重要的指标。通常认为在 0.2～0.3MPa 氧压下，氧耗量初升高，然后逐渐降低。然而高压氧下最初 30～60 分钟内氧耗的增加并不真实，此时氧耗的增加是由于气体交换所引起的，因为体内的氮气被排出体外，而由氧气取代所致。只有当气体动力学平衡建立后，高压氧下的氧耗由于新陈代谢活跃才有所增加，然后开始慢慢下降。

许多研究结果表明，高压氧下无氧酵解受到抑制，乳酸生成减少，有氧代谢旺盛。由于高压氧增加血氧含量，使血中乳酸量迅速下降，纠正了酸碱平衡紊乱，以及高压氧对多种损伤的修复作用。因此，高压氧治疗有利于迅速消除运动员大量运动后的运动疲劳。

2. 高压氧对新陈代谢的影响

(1)脑组织：高压氧对机体新陈代谢最重要的影响在脑组织。有人研究了高压氧对白鼠局部脑组织葡萄糖代谢率的影响。他们在 0.2MPa 氧压下 60 分钟，检查脑的 28 个部位中，有 14 个部位葡萄糖代谢率明显增高；而在 0.5MPa 氧压下 30 分钟，葡萄糖代谢率增加更为明显，但同时出现氧中毒症状。

通过高压氧对脑损伤患者脑代谢影响的研究表明，0.15MPa 氧压对脑损伤有良好的作用。在 0.15MPa 氧压下，脑葡萄糖代谢可达到平衡，而氧压过高则有不利的影响。

还有实验表明，在急性脑出血情况下，初期脑组织中氨浓度升高，这是因为血氨通过血-脑屏障弥散入脑组织。给予 0.3MPa 氧 60 分钟后，脑组织中氨浓度下降。

(2)心肌：高压氧下，心肌的新陈代谢降低。实验证明，在 0.2MPa 氧压下 60 分钟，心肌氧耗减少了 20%；180 分钟心肌氧耗减少 39%。目前认为，高压氧下，心肌新陈代谢的降低与冠状动脉血流量减少是互相协调的，心肌中的氧分压则是将心肌的新陈代谢和冠状循环血量维持在正常水平的最重要因素。

(3)酸碱平衡：大量的临床资料证实，在高压氧下，血液和组织中的酸碱平衡可在相当长的一段时间内维持平衡状态，因此在正常的高压氧治疗期间，一般不会发生酸碱平衡紊乱。

3. 高压氧对酶活性的影响

高压氧机体酶类活性的影响取决于氧分压高低，最适宜的氧分压可使机体某些酶类活性升高，如琥珀酸脱氢酶、细胞色素氧化酶、卵磷脂胆固醇转移酶、过氧化氢酶及谷胱甘肽过氧化物酶等。但是如果氧分压过高，则大多数酶类的活性受到抑制，甚至造成酶类失活。一般来说，与生物有氧代谢有关的酶如 ATPase、琥珀酸脱氢酶和细胞色素氧化酶等被激活；而与无氧代谢有关的酶则被抑制，如环氧代酶活性可降低。当压力超过 0.5MPa 时，会对酶系统造成破坏性影响。

第三节 高压氧疗法的适应证与禁忌证

一、高压氧治疗的适应证

(一)一类适应证

高压氧作为首选疗法，其主要作用、临床疗效肯定。

1. 急性一氧化碳中毒及中毒后迟发性脑病。

2. 其他有害气体中毒(硫化氢、光气、二氧化氮、氨气、氯气、甲烷、沼气、液化石油气、二氧化碳等)。

3. 高山病。

4. 急性气栓症及减压病。

5. 气性坏疽及其他厌氧菌或需氧菌与厌氧菌混合感染(气性坏疽、放线菌病等)。

6. 窒息、心肺脑复苏后缺氧性脑功能障碍。

7. 颅脑、脊髓及周围神经损伤。

8. 突发性耳聋。

9. 急性眼底供血障碍。

10. 氰化物、亚硝酸盐、苯、苯胺、汽油等毒物中毒,以及急性药物中毒。

11. 断肢(指)再植术后及伴有广泛性挫伤、挤压伤、撕裂伤或中度以上血管破裂(外科处理后)的末梢循环障碍。

12. 植皮、皮瓣移植。

13. 动脉栓塞症、动脉吻合术后、断端供血不良。

14. 新生儿窒息。

15. 慢性牙周病。

(二)二类适应证

理论依据明确,高压氧作为辅助治疗方法之一,可明显提高疗效。

1. 急性心肌梗死及冠状动脉供血不足。

2. 冠心病。

3. 心肌病。

4. 多发性大动脉炎。

5. 休克。

6. 雷诺症。

7. 原发性红斑性肢痛。

8. 手足发绀症。

9. 缺血性脑血管病。

10. 脑出血。

11. 病毒性脑炎及后遗症。

12. 偏头痛。

13. 眩晕综合征。

14. 多发性硬化。

15. 上消化道溃疡。

16. 假膜性结肠炎。

17. 放射性肠炎、直肠炎。

18. 麻痹性梗阻。

19. 肠壁囊样积气症。

20. 四氯化碳中毒肝损害。

21. 支气管哮喘。

22. 脊髓炎及放射性坏死。

23. 亚急性视神经脊髓病。

24. 急性中央视网膜脉络膜炎。

25. 视网膜震荡、早期视神经萎缩。

26. 周围神经炎。

27. 神经性耳聋。

28. 梅尼埃病。

29. 耳科手术后颅神经损伤。

30. 周围血管疾病。

31. 高危妊娠。

32. 胎儿宫内发育延缓。

33. 胎盘功能不全。

34. 筋膜间隙腔综合征。

35. 无菌性骨坏死。

36. 放射性骨坏死。

37. 骨髓炎。

38. 骨折愈合不良和植骨。

39. 特殊顽固性慢性皮肤溃疡

(1)糖尿病溃疡。

(2)静脉瘀血性溃疡。

(3)压疮溃疡。

(4)动脉供血障碍性溃疡。

(5)放射性溃疡。

40. 烧伤。

41. 冻伤。

42. 缺血性休克。

43. 蜘蛛咬伤(棕色雷克吕病褐色皮花蛛)。

44. 深部真菌感染。

45. 玫瑰糠疹。

46. 恶性肿瘤(与放疗、化疗综合治疗)。

47. 运动损伤。

48. 某些手术的辅助治疗

(1)心血管外科手术。

(2)心肺性危重患者的外科手术。

(3)严重缺氧,靠常规方法难以纠正。

(三)三类适应证

高压氧有一定疗效,但尚需进一步研究。

1. 结缔组织病(系统性红斑狼疮、类内湿性关节炎、硬皮症等)。

2. 传染性肝炎、肝硬化。

3. 进行性肌营养不良、肌萎缩性侧索硬化。

4. 尿毒症。

5. 肾炎。

6. 肺部感染。

7. 癫痫。

8. 精神病。

9. 先兆流产。

10. 更年期综合征。

11. 神经衰弱综合征。

12. 青光眼。

13. 中毒性耳聋。

(四)高压氧治疗的急症

1. 急性一氧化碳及其他有害气体中毒。

2. 急性气栓症。

3. 急性减压病。

4. 各种原因引起心肺脑复苏后急性脑功能障碍。

5. 急性缺血缺氧脑病。

6. 急性视网膜中央动脉栓塞。

7. 急性末梢循环障碍、中重度挤压伤。

8. 气性坏疽、破伤风及其他厌氧菌感染。

9. 药物及化学物中毒。

10. 断肢(指、趾)再植及皮肤移植术后血运障碍。

11. 脑水肿、肺水肿。

12. 重症脊髓损伤。

二、高压氧治疗的禁忌证

中华医学会高压氧医学分会2004年推荐的14种禁忌证。

(一)绝对禁忌证

1. 未经处理的气胸、纵隔气肿。

2. 肺大疱。

3. 活动性内出血及出血性疾病。

4. 结核性空洞形成并咯血。

(二)相对禁忌证

1. 重症上呼吸道感染。

2. 重度肺气肿。

3. 支气管扩张。

4. 重度鼻窦炎。

5. 心脏Ⅱ度以上房室传导阻滞。

6. 血压过高者(160/100mmHg)。

7. 心动过缓(50次/分)。

8. 未经处理的恶性肿瘤。

9. 视网膜剥离患者。

10. 早期妊娠(3个月内)。

第四节　高压氧舱的分类与结构

目前,国内外的高压氧舱有许多不同的形式,以供不同人群、不同疾病及不同环境条件下使用。这里仅对基本舱型及结构进行介绍。

一、高压氧舱舱型分类

1. 单人高压氧舱(图13-1)

单人氧舱一般直径为0.75～1.0m,长度为2.0～2.4m,只容纳一人治疗,大多数单人高压氧舱为纯氧舱,以氧气为加压介质。少数为空气加压舱,舱内充压缩空气,患者在舱内戴面罩吸纯氧。

2. 多人空气加压舱(图13-2)

按治疗舱可容纳的病人数分为大型空气加压舱(治疗舱可治疗人数>14人,内径>3.0m,配备有过渡舱,图13-3)、中型空气加压舱(治疗舱可治疗人数6～13人,内径2.1～2.8m,配备有过渡舱)、小型空气加压舱(治疗舱可治疗人数3～5人,内径<2.0m,可不设过渡舱)。

3. 婴儿高压氧舱(图13-4)

婴儿身长较小,不能佩戴面罩,故婴儿高压氧舱体积较小,且必须是纯氧舱。婴儿氧舱内径0.4～0.5m,长度1.0m,工作压力一般不大于2MPa(绝对压)。

4. 其他

包括高低压舱、潜水加压舱等。

二、氧舱的组成结构

高压氧舱的组成结构包括舱体及相关的附属设备,各种类型的高压氧舱其结构不尽相同。在此

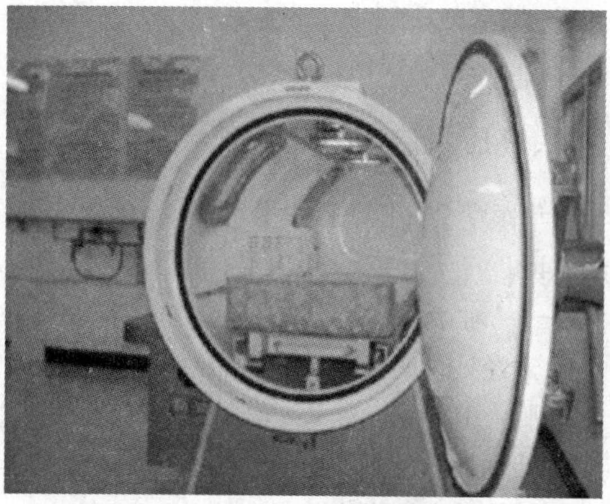

图 13-1　单人氧气加压舱

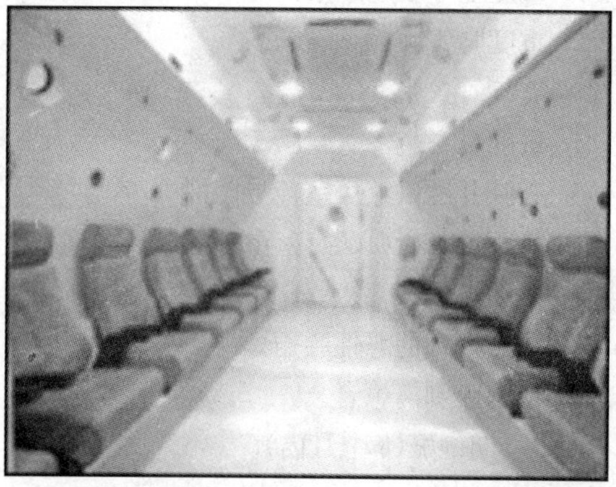

图 13-2　空气加压舱内景

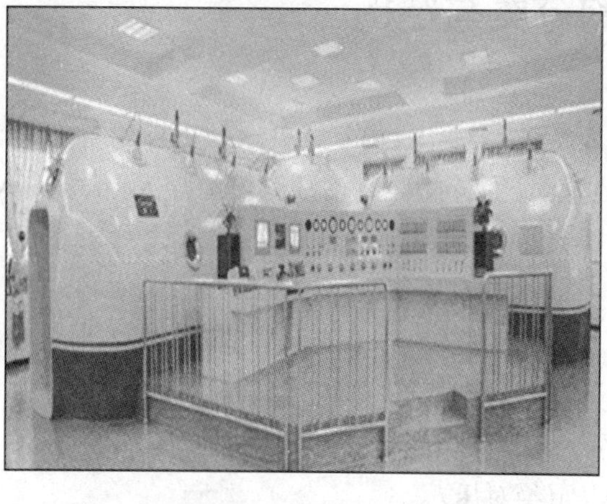

图 13-3　大型多人空气加压舱

仅就一般治疗舱的组成结构简介如下。

1. 舱体

大型舱均由钢材制成，单人舱、双人舱与婴儿舱可用钢材或有机玻璃建造。

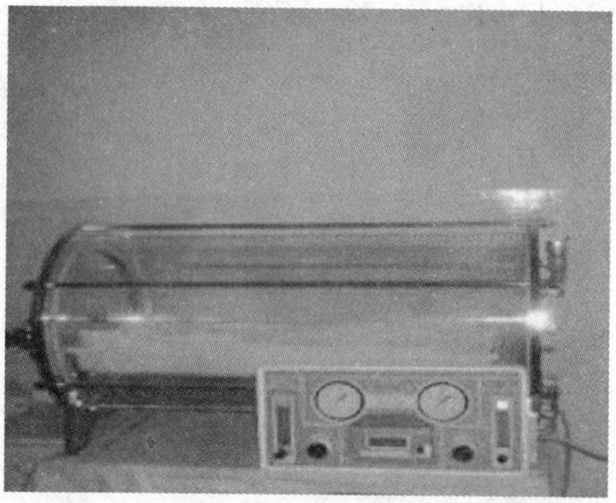

图 13-4　婴儿氧气加压舱

2. 舱门

多人舱一般采用内开式门，单人舱及婴儿舱多用外开式门。按照开启舱门的动力学原理可分为机械门、电磁门、电动门、弹簧弹子门等。

3. 递物筒(图 13-5)

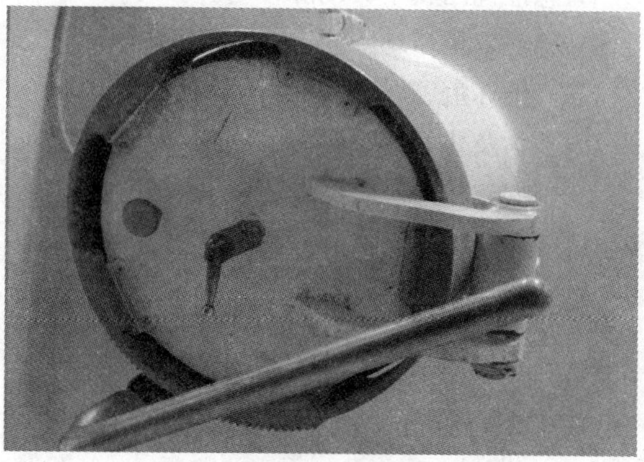

图 13-5　递物筒

多人舱一般装有递物筒，用于治疗中舱内外医疗用品及其他物品的相互传递。

4. 观察窗及照明窗

观察窗是为舱外医务人员观察舱内病人情况而设。舱外光源通过照明窗向舱内提供照明。

5. 供气系统

空气加压舱须有专门的压缩空气供应系统，以满足空气加压的需要。供气系统由空气压缩机、冷凝器、油水分离器、储气罐、压缩空气过滤器、消音器、舱体所组成。外界空气经空气压缩机形成高压空气，通过油水分离器清除空气中的油质并进行冷却，然后将压缩空气送入储气罐保存备用。加压时储气罐内的压缩空气通过空气过滤器清除各种杂质送入舱体，使舱内压力升高。

6. 氧气供应系统（图 13-6）

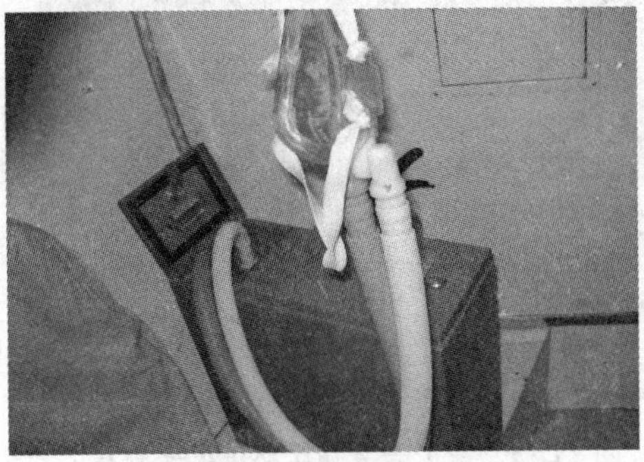

图 13-6　吸氧面罩及管道

氧气供应系统由氧气源（气态氧和液态氧）、减压阀、管道、氧流量计、吸氧装具所组成。

7. 空气调节系统

包括氧舱的通风装置、温度调节装置、空气净化装置等。空气调节系统必须由生产厂家按国家规定进行装配，不得自行改造。空气调节系统的电器故障是引起氧舱火灾的重要原因之一，应予特别注意。

8. 通讯和监视系统（图 13-7）

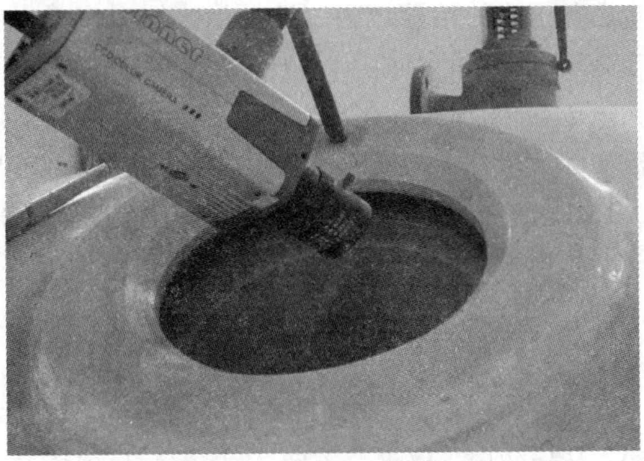

图 13-7　氧舱监控摄像头

包括对讲机、应急呼叫装置、闭路电视等，以保证舱内外的通讯联系。

9. 安全装置

氧舱的安全装置包括安全阀（图 13-8）、紧急减压装置（图 13-9）和消防装置。消防装置包括自动水喷淋灭火装置（图 13-10）、氮水灭火器（图 13-11）等，尚可于舱内放置沙桶备用。高压氧舱内禁用二氧化碳灭火器，以免造成舱内人员窒息。

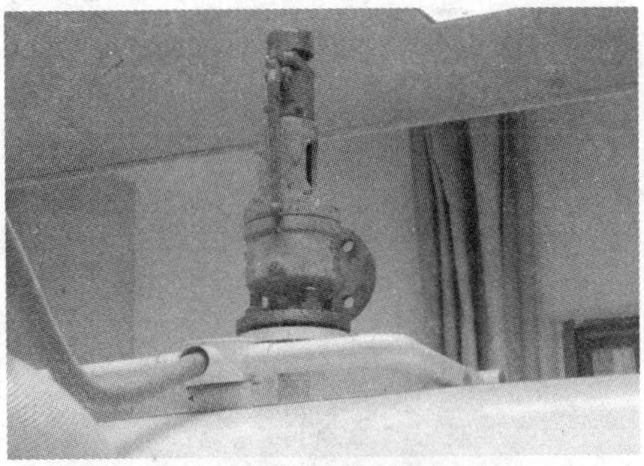

图 13-8　安全阀

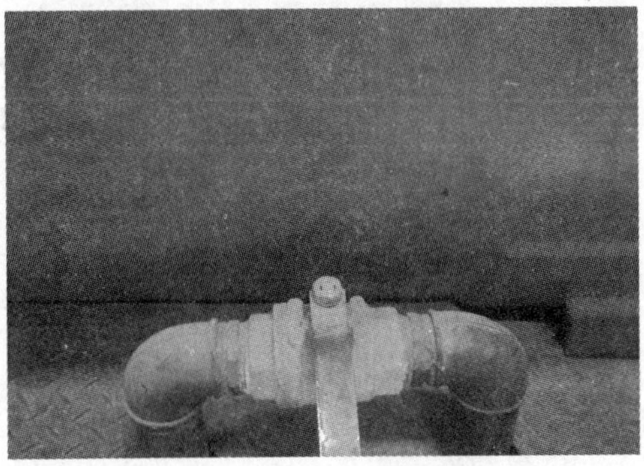

图 13-9　紧急泄压开关

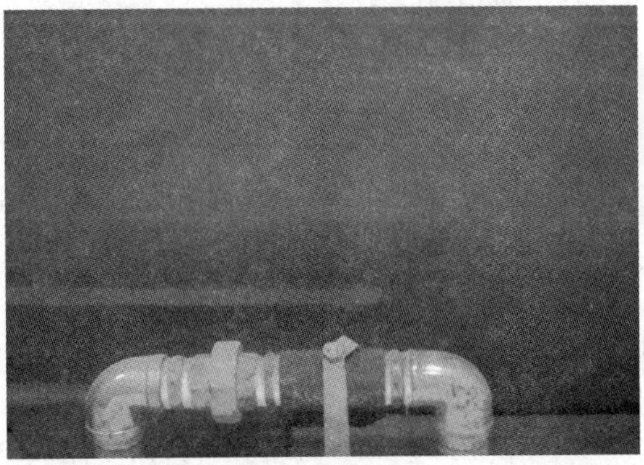

图 13-10　水喷淋开关

10. 生理监测装置

部分氧舱配备了生物电传导线路，可用于监测心电、脑电及其他生物信息。

11. 氧舱操作控制系统

各型氧舱均设有操作控制台（图 13-12），以上各系统的控制装置均安装一次。除上述者外，操作台还装有气体压力表，氧气压力表、氧气流量计、测氧仪、二氧化碳分析仪等。

氧舱的操作运行包括手动操作和电子计算机程序操作两种类型,氧气加压舱(含婴儿舱)一般均为手动操作。

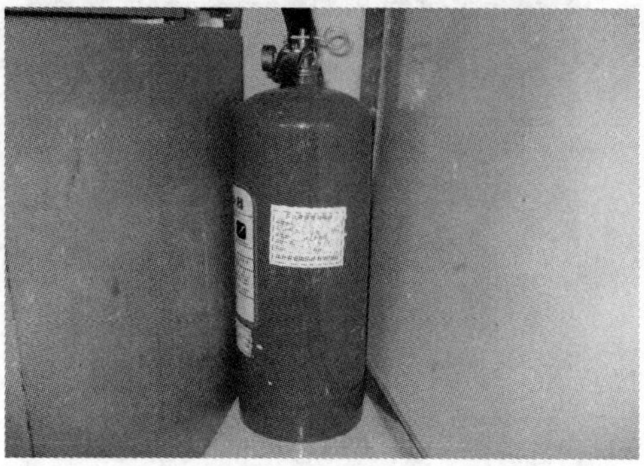

图 13-11 舱内氮水灭火器

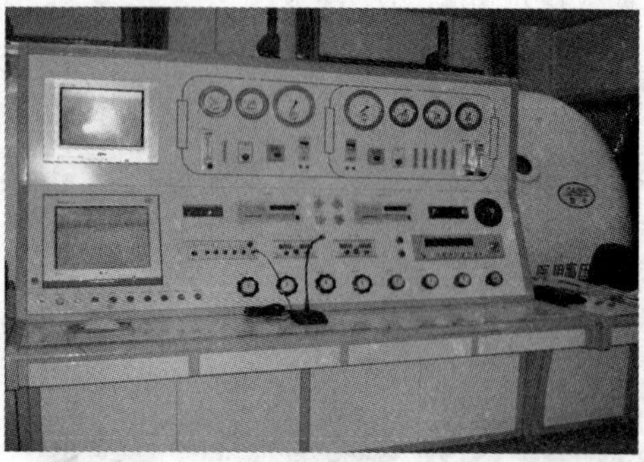

图 13-12 多人空气加压舱操作控制台

第五节 高压氧治疗方案的制定

高压氧治疗方案的制定包括选择舱型,决定治疗压力,疗次与疗程,制定加减压方案及患者治疗前后的处理。医生应根据患者的年龄、病情、病种等具体情况选择制定适当的治疗方案。

一、制定治疗方案的基本原则

1. 保证治疗的有效性。

2. 保证治疗的安全性。

二、舱型的选择

1. 危重患者抢救应选择大型空气加压舱,以保证舱内陪护和进行治疗。

2. 不需陪护的患者可选用氧气加压舱,烧伤、巨大溃疡等亦可选用氧气加压舱,使创面“浸泡”在高压氧中。

3. 年龄在 1 岁以下的婴儿可选用婴儿氧舱。如哭闹,可适当使用镇静剂如水合氯醛等。

4. 年龄在 1 岁以上的儿童,治疗时常需成人陪护,可选用成人氧气加压舱或空气加压舱。

5. 需 0.3MPa 以上压力治疗时,应选用空气加压舱。

三、治疗压力选择

1. 根据病种选择治疗压力

一般疾病的治疗压力常规应用 0.2～0.25MPa,某些疾病如减压病、气栓症需选择较高压力;气性坏疽应选用 0.25～0.3MPa 压力;呼吸系统疾病宜选用 0.2MPa 以下的压力。

2. 儿童与成人的治疗压力不应有太大的悬殊。

3. 体质衰弱或处于疲劳状态的患者宜选用偏低的治疗压力。

4. 不同海拔高度地区应根据当地的实际大气压选择正确的治疗压力。选择治疗压力应首先确定高压氧治疗的附加压(表压),然后再加上当地的大气压,即为应选定的治疗压力。例如,西藏某地区实际大气压为 0.06MPa,选定的治疗附加压为 0.1MPa,那么治疗压力应为 0.16MPa,其治疗作用应略相当于常压地区 0.2MPa 高压氧治疗作用。

四、吸氧方式与时间的选择

1. 儿童、体质衰弱和危重患者,因为乏力,常不能有效地使用一般吸氧面罩,宜用氧气加压舱或开放式面罩供氧,亦可采用头帐、氧帐等方式供氧。

2. 一般患者可用活瓣式面罩供氧。

3. 危重患者治疗时,不宜选择过高压力,要严密注意肺型氧中毒的发生。

4. 陪护的医护人员和陪舱亲属可在减压时吸氧。

5. 为防止高压氧的毒副作用,特别是防止神经型氧中毒的发生,需对高压氧治疗时吸入纯氧制订“压力-时程限值”(表 13-1)。此限值为一定压力下吸入纯氧的最长时限。

表 13-1　持续吸高压氧时的压力-时程限值

氧分压(MPa)	吸氧总时间(小时)
0.3	1.5
0.25	2
0.2	3～4

五、疗次与疗程的选择

1. 氧在体内无积蓄作用，故每日治疗次数可以为1～4次，有些疾病如断肢再植术后、整形术后、严重创伤后、气性坏疽等常需每日治疗多次。

2. 高压氧一般7～10天为1个疗程，必要时可以延长，也可以缩短。2个疗程之间可酌情休息5～7天，必要时也可连续治疗20～30次。

3. 高压氧治疗总疗程因病情而异，不受限制。普通慢性疾病每阶段治疗2～3个疗程，一些易复发的疾病，如支气管哮喘、冠心病、重症肌无力等，可以每半年或一年重做1～2个疗程，以巩固疗效。气性坏疽，可用"三日七次疗法"，即第一天3次，第二、第三天各2次，第四天改为1次，直至痊愈。某些疾病需要较长的疗程，如持续植物状态至少需治疗50次以上。为预防重度一氧化碳中毒患者发生迟发性脑病，总疗程不应少于40次。此外，婴幼儿缺氧性脑病也常需较长疗程。

六、高压氧治疗方案

下面就不同舱型高压氧舱常用的治疗方案进行介绍。

1. 空气加压舱(多人舱)常规治疗方案(表13-2)。

2. 氧气加压舱(单/双人舱)治疗方案(表13-3)

表 13-2　空气加压舱常规治疗方案

舱压(绝对压)(MPa)	加压时间(分钟)	稳压时间(分钟)	吸氧方法		减压时间(分钟)
			吸氧(分钟)	间歇(分钟)	
0.20	10～15	90	40×2	10	20
0.25	10～20	70	30×2	10	25～30
0.3	30	70	30×2	10	45～60

表 13-3　氧气加压舱(单/双人舱)治疗方案

舱压(绝对压)(MPa)	加压时间(分钟)	稳压时间(分钟)	减压时间(分钟)
0.20	10～15	60～80	15～20
0.25	10～20	60	20～25
0.30	20	40～50	45～60

氧气加压舱因舱容所限，只能容1人或2人治疗，如患者发生脑型氧中毒等意外情况，处理十分不便。因此，氧气加压舱常规治疗时多选用0.22MPa以下的治疗压力，仅在治疗气性坏疽、气栓症时才选用较高压力，并减少稳压吸氧时间。

3. 新生儿及婴幼儿治疗方案(表13-4)

表 13-4　新生儿及婴幼儿治疗方案

年龄	压力(MPa)	加压时间(分钟)	稳压时间(分钟)	减压时间(分钟)
新生儿(1～28天)	0.15	10～15	20～30	10～15
婴儿(28天至1岁)	0.16～0.18	15	30	15
幼儿(1～3岁)	0.18～0.20	20	40	20

儿科与成人的高压氧治疗没有重大的原则区别，但应考虑到新生儿及婴幼儿治疗时常需有人陪护，同时婴幼儿不能配合使用一般的吸氧面罩，而且婴幼儿不能提供主诉，高压氧对婴幼儿引起的毒副作用也较难于判断，所以一般主张新生儿及婴幼儿高压氧治疗使用的压力应略低于成人，吸氧时间也应适当缩短。学龄儿童及青少年的高压氧治疗一般可按成人高压氧常规治疗进行。

七、孕妇的高压氧治疗方案

曾有人报告高压氧治疗对未成熟儿可造成眼部损害，近又有人报道在动物实验中发现高压氧使畸胎发生率增加。因此，妊娠4个月以内的孕妇应尽量避免作高压氧治疗。

妊娠4个月以上的孕妇行高压氧治疗虽无特殊禁忌，但如果出现氧中毒等毒副作用时，可能对胎儿造成不利影响。因此，孕妇的高压氧治疗压力不宜过高，一舱应控制在0.2MPa以下。

有昏迷病史的一氧化碳中毒孕妇，应积极进行高压氧治疗，但治疗后应加强对孕妇及胎儿的追踪监测。

国内许多临床报告证实，胎儿宫内发育不全及胎儿宫内窒息等疾患，高压氧治疗有较好疗效，并未见有特殊副作用发生，应积极采用高压氧治疗。

第六节　高压氧舱操作规程

一、空气加压舱(多人舱)操作规程

空气加压舱治疗程序包括：加压前准备、加压、稳压、减压、出舱后整理5个阶段。

(一)加压前准备

1. 设备检查

(1)氧气和压缩空气的检查：检查压缩空气和氧气的储量是否充足，氧气的供气压力是否达到要求，确认供氧供气管路上的阀门是否处于正常位置，有无泄漏现象。

(2)高压氧舱内检查：检查舱门是否密封，观察窗玻璃和舱门设施的完整性。关闭舱门的平衡阀，关闭递物筒两端的平衡阀。检查舱内呼吸器具是否完好，抢救药品及器材是否备齐。

(3)控制台检查：打开控制台电源总开关，再依次打开操作台照明、舱内照明、监视器、对讲、温控、空调等电源开关，并确认其工作状况正常。有微机控制系统的氧舱，检查其通电后的工作情况，输入治疗方案程序准备运行。检查测氧仪并校对准确。检查所有供、排气阀门是否关闭。检查应急电源状况。根据季节变化提前开启空调，将舱内温度调整到适宜状况(夏天24～28℃，冬天18～22℃)。

2. 患者准备

(1)医生进行最后巡视，注意患者血压、脉搏，询问有无禁忌证。

(2)严格检查进舱人员，防止携带火种，易燃、易爆物品，如火柴、打火机、烟花鞭炮、电动玩具、打火枪、手机及酒精、红花油、松节油等，防止手表、钢笔等受压易损物品入舱。

(3)嘱进舱人员排空大小便，对新入舱人员要告知治疗时可能发生的副作用，并予1%呋麻滴鼻液滴鼻，并教会捏鼻鼓气动作，平衡鼓膜内外压力。

(4)向患者和陪舱人员介绍氧气面罩的正确使用方法，以及吸氧时的注意事项。

(5)危重患者还要注意做好以下几点：①交代入舱陪护人员注意事项及做好安全检查；②备好需用的药物和器械；③为患者备好一级供氧和开放式输液设备；④备好负压吸引装置；⑤患者带导管入舱时，检查导管是否通畅，并妥善固定，加压前关闭各种引流管。

(二)加压

1. 关闭舱门。

2. 通知患者做好准备，开始升压。

3. 打开加压阀，以0.005～0.01MPa/分均速加压。最初0～0.03MPa阶段，加压可稍慢些，采用0.001～0.005MPa/分。

4. 加压过程中，视舱内环境温度的高低，决定开启制冷或制热空调。

5. 加压过程中，经常询问患者有无耳痛或其他不适，根据具体情况调整加压速度。边加压，边做好操舱记录。依据情况，指导患者做捏鼻鼓气动作，也可嘱患者饮水、嚼糖果以调节中耳压力。无特殊情况时，加压时间为20分钟。

6. 当舱内压力升至设定治疗压力后，立即关闭加压阀门。加压阶段完成。

(三)稳压吸氧

从加压结束到减压开始的这段时间，舱压维持不变，为稳压阶段。稳压吸氧一般采取间歇吸氧方式。

1. 打开供氧阀，通知患者戴面罩吸氧。

2. 治疗压力为2.0～2.5ATA，吸氧30分钟后，通知患者摘掉面罩，呼吸空气5～10分钟，然后再吸氧30分钟。治疗压力不超过2ATA，可连续吸氧60分钟。

3. 密切观察患者吸氧情况，及时发现可能出现的不良反应，及时处置。

4. 可以播放音乐，以稳定患者情绪。

5. 根据舱内氧浓度及舱温、舱压等情况，采用通风换气的方法使舱内氧浓度控制在23%以下，并维持适宜温度及舱内压力稳定（波动范围不超过0.005MPa）。

（四）减压

1. 通知患者停止吸氧，摘掉面罩，准备减压。

2. 关闭供氧阀门。

3. 打开减压阀，按预定方案减压，不得随意改变。

4. 嘱咐患者减压时不得屏气，如减压时患者出现抽搐、呕吐、剧烈咳嗽时，应立即停止减压，以免发生肺气压伤。

5. 减压时舱内温度降低，通知患者注意保暖，或打开暖空调。如出现雾气，应放慢减压速度或暂停减压，使雾气消失。

6. 减压结束后，通知患者准备出舱，并交代出舱后注意事项。

（五）出舱后整理

1. 出舱后询问患者或家属在舱内有何不良反应，舱内吸氧情况及设备使用情况，并交代下次治疗时间。

2. 打扫舱内卫生，清理舱内物品，按消毒、隔离常规对舱内进行消毒、通风。

3. 关闭控制台供氧、供气阀门，关闭电源开关。

4. 关闭氧气房供氧阀门，关闭储气罐阀门，更换氧气瓶，贮气不足时应及时充气。

5. 完成操舱记录，填写有关报表。

二、氧气加压舱操作规程

（一）加压前准备

1. 设备的准备

（1）备好氧气，调整好氧气减压器，使供氧压力保持在0.35～0.4MPa。

（2）检查氧舱情况，包括舱门是否密封，有机玻璃是否有裂纹，压力表是否正常，供氧流量计及阀门是否完好，以及对讲系统、空调、舱内照明、测氧仪、测温等是否处于正常状态。

（3）核对温度表。夏天提前20～30分钟开启制冷空调和空调冷却水，将舱内温度控制在24～28℃。冬天启动加热空调，使舱温保持在18～22℃。

（4）确定一切设备处于正常后，关闭操作台上的供排气开关。

2. 患者准备

（1）向患者说明高压氧治疗的注意事项，以及可能出现的副作用，首次入舱的患者以1%呋麻液滴鼻。

（2）确认患者没有携带各类火种，易燃、易爆物品，以及受压易损物品入舱。

（3）患者应更换医院提供的全棉服装，使用医院提供的全棉被褥，不可穿着或携带各类化纤织品入舱。入舱患者不能使用各类化妆品，如头油、摩丝、口红等。

（4）嘱患者排空大小便后入舱，入舱后协助患者系好防静电连接地线，然后关闭舱门。

（二）加压

1. 关闭舱门后通知患者开始加压，并嘱患者做耳咽管调压动作配合加压。

2. 当舱压升至0.02MPa时，开始洗舱。具体做法是：打开排氧阀，保持输入和排出的气体流量相等，维持舱压不变，让输入的氧气动态地逐步置换出舱内的原始气体，以提高舱内氧浓度，洗舱时间一般为5分钟，接着继续加压。

3. 加压过程中随时注意患者反应，如有耳痛，应减慢加压速度或暂停加压，并让患者做捏鼻鼓气动作，待疼痛消失后，继续加压。

4. 升压时间一般为20分钟左右。升压结束后，关闭进气阀，进入稳压状态。

（三）稳压吸氧

稳压阶段是患者进行高压氧治疗的主要阶段，稳压吸氧时间一般为40分钟，此阶段舱内氧浓度应保持在80%以上。稳压吸氧阶段舱内维持小流量通风换气，也可在稳压20分钟后换气5分钟，以降低舱内的二氧化碳。

（四）减压

1. 稳压吸氧结束后，通知患者“开始减压”，打开排氧阀，按预定减压方案进行减压，通常以均速减压方式进行减压，时间约为20分钟。

2. 在舱内压力为零后，方可打开舱门。松开系在患者身上的接地线，协助患者出舱。

（五）出舱后整理

同"空气加压舱"。

三、婴儿氧舱操作规程

1. 氧源准备

检查氧气瓶或系统供氧的供氧压力，确定氧源充足。

2. 婴儿进舱

打开舱门，拉出托盘，托盘内垫好被褥。婴幼儿用全棉布料包裹妥当，放于托盘上，头部略高，右侧卧位固定。轻轻推入，关闭舱门。

3. 加压前洗舱

加压前洗舱是用氧气置换出舱内的部分空气，使舱内氧浓度在加压前即达到较高水平。洗舱方法是：虚掩舱门，门缝仅留1mm左右，缓慢开启氧气瓶开关，调节氧气减压器，使供氧压力控制在0.25MPa。打开控制板上的供氧阀和供氧流量计，供氧流量调节在10～15L/分，换气5～10分钟，舱内氧浓度一般可升到50%以上。若未达到此浓度，可适当加大供氧流量或增加换气时间，使舱内氧浓度达到50%以上。

4. 关门加压

关紧舱门，关闭排气阀，调节供氧流量计在6～7L/分，以0.005MPa/分的速率进行加压，升压速度不大于0.01MPa/分，加压至治疗方案规定的压力，关闭供氧阀。

5. 稳压吸氧

当舱压达到治疗压力后，关闭供氧阀，进入稳压治疗阶段。在稳压治疗过程中可实行稳压换气，以稀释患者呼出的废气和提高舱内氧浓度。方法是：同时打开进、排气阀，使进出流量计读数均为7L/分左右，以达到舱内气体的动态平衡，换气在稳压后20分钟左右进行。也可采用持续小流量换气的方法进行换气。

6. 减压

稳压治疗结束后，打开排氧阀，调节排氧流量计，控制减压速率在0.005～0.01MPa/分。当压力表显示舱压为零时，即可打开舱门，将托盘拉出，婴儿出舱，治疗结束。

7. 治疗结束后，所有仪器开关恢复启用前状态。

第七节　高压氧舱内操作技术

在高压氧治疗过程中，患者处于高气压环境而且气压并不固定，这对于舱内一些技术操作存在很大影响，因此在操作时应予以注意。

一、舱内输液

舱内输液时，由于舱内加压、减压，输液瓶内墨非滴管内的气体体积也相应地变化。加压时墨非滴管因气体被压缩，液平面较高，甚至看不到空气与液平面。因此，加压时宜将墨非滴管内液平面调到低位，等稳压后，再重新调整。减压时由于输液瓶与墨非滴管内气体膨胀，瓶内压力高于瓶外，输液速度加快，有使气体进入血管的可能。因此，减压时应插入长针头到瓶内液平面以上的空气层，保证排气，并夹住原通气皮管防止液体喷射而出。调整墨非滴管水位到较高平面，控制输液速度。对静脉切开或锁骨下静脉穿刺输液者尤应严密观察，提高警惕，防止气栓症的发生。

二、舱内注射给药

在舱内荷压条件下肌内或皮下注射药液时，对安瓿装的药液，除10ml以上的安瓿外，其他规格的安瓿可同常压下一样使用，临开启前最好用消毒纱布包裹，以防玻片飞溅。抽吸药液前仔细观察药液内有无玻璃碎块。10ml以上的安瓿最好在舱外开启，抽入注射器后经递物筒送入舱内。

三、舱内抽血检验

高压氧舱内采集周围静脉血或动脉血与常压下相同，只是因为舱内"高氧效应"后，静脉血动脉化，颜色鲜红，故采集动脉血时应防止误采静脉血。血常规的标本应加到稀释液内，再传出舱外，标本瓶直立不加盖。带血标本的注射器传至舱外前，应排掉空针管内气泡，将针头插入橡皮盖内，封闭空针，用橡皮膏将针芯与针管粘牢。抽动脉血作血气分析或二氧化碳结合力的血标本时，从抽血开始，空针内和血标本内不应有气泡，抽完立即封闭针头，粘牢针芯与针管。

四、舱内吸痰器的使用

高压氧舱内吸痰装置是利用加压后舱内外压力差形成的负压进行工作，这种负压吸引装置在加压初期和减压末期不能使用。加压初期舱内无压力时可使用电动负压吸引器，减压末若有必要时，可用50～100ml注射器进行抽吸。舱内吸痰时，缓慢打开负压吸引装置，调节阀门将瓶内负压调节在200mmHg左右，吸痰方法与舱外吸痰一样。但吸痰一定要彻底，必须保证呼吸通气功能良好，才能保证高压氧治疗的效果。

五、舱内患者所带各种导管的护理

进舱前，护理人员要仔细检查患者身上所有导管，弄清楚管道名称、引流方向、引流液性质、颜色、输液瓶内液体及药物名称、数量等，各种导管要牢牢固定，防止脱出或滑入体内。尤其是中心静脉插管、锁骨下静脉穿刺导管，进舱前一定要夹闭并牢牢固定，加压时绝不能滑脱。同时要将各种引流瓶(袋)内的引流物清理干净。气管插管的气囊应改注入等量的生理盐水，以免加减压时气囊体积改变而造成漏气或损伤气管黏膜。升压过程中夹闭所有引流管，减压时开放引流管。

第八节　高压氧治疗的舱内护理

高压氧治疗是在高于一个大气压的密闭舱内吸氧，患者与外界处于隔离状态，而且在治疗过程中，由于压力的机械效应及在舱内吸入气体的高分压对人体各系统的生理功能有一定的影响。因此，护理工作与临床护理有很多不同之处。

一、舱内护理的主要任务

1. 保证患者有效吸氧，有效治疗。
2. 绝对杜绝火灾事故，保证治疗安全。
3. 最大限度地避免各种并发症的发生。
4. 做好患者的心理护理和临床治疗处理。

二、对护理人员的要求

1. 熟悉高压氧的工作特征，具有工作责任感和安全意识，工作认真细致。

2. 熟练掌握高压氧舱的使用与操作，准确认识常见故障与果断采取应急措施。

3. 了解高压氧医学的基础理论知识，如高压氧的治疗原理、对人体各系统的影响、适应证与禁忌证、治疗过程中可能发生的并发症及预防措施、意外事故的防范措施等。

4. 身体健康能进舱工作，具有相应的临床护理知识与技术操作能力。

5. 能严格执行各项规章制度、坚守工作岗位，工作严肃认真、细致耐心，服务态度良好。

6. 能熟练掌握舱内特殊护理时的各项技术操作与基础知识。

三、高压氧治疗中的护理

(一)治疗前的准备工作

1. 应了解每位病人的病情，临床检查结果与诊断，配合医师及时发现各种入舱治疗的禁忌证。

2. 向患者及陪舱人员介绍舱内设备和使用方法。

3. 向患者及陪舱人员说明高压氧治疗的基本特点、方法和注意事项。加强心理护理，消除患者进舱的恐惧心理。

4. 教会患者做好中耳调压动作，教会患者正确戴面罩吸氧的方法。

5. 对首次进舱治疗者常规用1%麻黄素液滴鼻。

6. 嘱患者排空大小便。

7. 指导患者更衣，穿全棉等不引起静电反应的织物进舱治疗。

8. 检查患者带进舱内的物品，严禁易燃、易爆物品，不耐压物品，可产生静电的物品，各种化妆品及各种电动用具、玩具进舱。

9. 舱内常用药品、器械应定期检查，使处于良好状态。

10. 操舱者应对设备、控制台的各项操作系统作全面检查，如仪表、照明、阀门、气源、氧源及应急装置等。

(二)治疗过程中的护理

1. 加压期间的护理

(1)加压开始时，操舱人员通知舱内人员“开始加压”，嘱患者如有不适时及时做张口、吞咽、鼓气等调压动作，使耳咽管开张。

(2)加压阶段最常见的并发症是中耳气压伤，鼓膜内外压差达 0.02MPa 时，便可产生耳痛；压差达 0.06MPa 时，可使鼓膜破裂，因此必须按规定的升压速度操作。尤其在舱压为 0.12～0.16MPa 时，加压速度应缓慢，并不断询问有无耳痛，嘱患者及时做调整耳咽管通气的动作。若出现剧烈耳痛时，必须立即停止加压，必要时应适当排气减压。等舱内人员耳咽管通气调整成功，疼痛消失后，再继续加压。如中耳调压失败，应减压让患者出舱。

(3)舱内危重患者的护理：对有高血压病史者应严密观察，必要时测血压。对昏迷者应严密观察有无躁动、呻吟等症状，可给予少量水滴入口中，帮助做吞咽动作来缓解耳部不适症状。对重症昏迷患者应遵医嘱测血压、脉搏、呼吸，并作记录。

2. 稳压吸氧期间护理

(1)舱内护理人员接到舱外通知“开始吸氧”后，应立即告知患者正确戴紧面罩，不要泄漏，以保证有效吸氧。

(2)指导患者正确做呼吸动作，适当加深呼吸，不要加快呼吸频率。

(3)带有气囊的供氧装具，不要挤压、拍击气囊，以防发生气压伤。

(4)观察患者面部表情，有面部肌肉抽搐、出冷汗、流涎等氧中毒先驱症状发生时，应立即终止该患者的吸氧，并作相应处理。

(5)对带有气管插管或鼻导管给氧者，应调整供氧流量在 10～15L/分，不宜太多；亦可以气囊膨胀程度作观察指标。

(6)对有四肢微循环障碍的断肢(指)再植术后患者应观察伤口情况，如指(趾)甲压痕反应、皮肤温度、色泽、流血情况、血液颜色等，并应询问肢(指)体的感觉等病情变化。

(7)调整输液滴管平面与输液速度。

(8)对昏迷抢救的危重患者应遵医嘱做血压、脉搏、呼吸的测定，并作记录。

3. 减压期间护理

(1)舱内护理人员听到“开始减压”通知时，应及时告知舱内人员防寒、保暖。

(2)告知舱内人员严禁作屏气动作，防止肺气压伤的发生。

(3)部分人员会因减压时胃肠内气体膨胀、肠蠕动加快而出现阵发性轻度腹部不适、便意等症状，属于正常现象。入舱前适当控制饮食及少吃产气和含有多量植物纤维食物，可减轻症状。

(4)危重昏迷患者减压时应再次调整输液平面及速度，开放一切引流管，如胃管、脑室或胸腔引流管、腹腔引流管、导尿管及气管插管的附属气囊(如已用水注入则不必开放)等。手术后患者还应注意伤口渗血、出血情况。

(5)加强对危重昏迷抢救患者的病情观察，遵医嘱做好血压、脉搏、呼吸的测定和记录，及早发现脑水肿、肺水肿等症状。

(6)对所有减压出舱者，询问有无不适，及早发现减压病的症状。必要时可留观 24 小时。

第九节　高压氧治疗的安全管理

一、高压氧治疗中一些常见不安全因素

高压氧治疗属于高气压医学范围，除有临床治疗一般规律及管理要求外，还有特殊治疗规律及管理要求。高压氧治疗中除可发生氧中毒、气栓症、减压病等毒副作用外，还存在氧舱燃烧、爆炸等潜在不安全因素。在我国高压氧医学发展过程中有许多惨痛教训，必须引起高压氧从业人员的高度重视。高压氧治疗中一些常见不安全因素包括：

(1)不合理、不规范的氧舱设计、建造、安装、维

修检验、验收带来的安全隐患及事故。

(2)不规范操作、规章制度不健全或不认真执行所致的安全事故。

(3)违反治疗原则或病情演变或对高气压医学规律认识不足所致安全事故。

(4)严重失职。

二、高压氧治疗安全管理要点

高压氧的安全管理是一项系统工程，应从高压氧科室制度管理、设备管理、操作规程、消防制度等多方面加强管理。以下归纳总结为几个方面。

(一)设备安全使用与管理

1. 氧舱的购建使用单位及生产厂家必须是根据国家的法规和相关规定拥有相应的资质并取得各相关部门许可的单位。

2. 所有在用的各型氧舱均必须通过医用氧舱安全技术检查(根据卫生部、劳动部联合签发的《医用氧舱临床使用安全技术要求》)，未经检查或检查不符合要求的氧舱应一律停止使用。

3. 医用氧舱使用单位应结合本单位情况，制订医用氧舱安全管理、安全操作和岗位责任等制度。

4. 医用氧舱使用单位不得自行改变舱体结构、供排氧系统和供排气系统；也不得自行改变原设计的医用氧舱加压介质和增加舱内吸氧面罩。

5. 空气加压舱舱内氧浓度必须控制在23%以下，超过时必须进行置换。置换3分钟后如达不到要求，应立即停止使用，并采取相应处理措施。

6. 医用氧舱使用单位须对进舱人员进行安全教育，进舱人员不得携带火种和易燃、易爆物品，不得穿戴能产生静电的服装、鞋帽。严禁沾染油脂的物品置于舱内。

7. 医用氧舱使用单位必须制订紧急情况时的处理措施和方案，并应定期(至少每6个月1次)进行演练。

8. 在氧舱负荷运行时，除事故援救等特殊目的外，不得进行任何维修工作。

(二)人员配置与管理要求

1. 高压氧科(室)应严格按表13-5要求配置。

2. 医用氧舱使用单位应执行医护人员三级负责制。

表13-5　高压氧科(室)工作人员配备表

舱型	医师	护士	技术人员
婴幼儿舱	专职或兼职1名	专职1名	兼职1名
成人舱	专职或兼职1名	专职1～2名	兼职1名
小型多人舱	专职1名	专职1～2名	兼职1名
中型多人舱	专职1～2名	专职2名	专职或兼职1名
大型多人舱	专职2名	专职2～3名	专职1～2名

3. 单/双人医用氧舱使用单位应配备医用氧舱维护管理人员，负责医用氧舱日常维护保养；多人医用氧舱的使用单位应配备具有中专或相当于中专以上学历机电专业水平的医用氧舱维护管理人员，负责医用氧舱日常维护保养。

4. 医用氧舱操作人员必须经相关部门培训和考核，取得上岗证后方可上岗操作。

5. 医用氧舱维护管理人员必须经国家质量技术监督局锅炉局认可的机构培训、考核，并取得资格证后，方可上岗工作。

(三)高压氧治疗安全管理

1. 建立健全相关的规章制度如操舱规则及消毒制度等。

2. 严格掌握适应证和禁忌证，制订最佳治疗方案。

3. 严格遵守氧舱操舱规程，防止升压中造成气压伤，稳压中发生氧中毒，减压中发生肺撕裂伤、减压病。

4. 加强治疗中的护理工作，保证患者在治疗中能有效吸氧，适时开放或关闭各种引流管道，做好舱内输液及其他特殊治疗的管理。

5. 严防舱内交叉感染。

(四)消防安全管理

1. 建立健全氧舱消防管理制度，设立安全消防员，并对消防工作进行定期检查。

2. 完善消防设施并定期更换。

3. 定期组织消防安全，氧舱紧急情况应急处理演习。

4. 建立舱内应急呼吸系统。

第十节　高压氧舱火灾事故的应急处理

一、燃烧三要素

碳与含碳物质发生剧烈氧化时产生大量的光和热，称为燃烧。燃烧三要素是物质燃烧必须同时具备的3个条件，缺一不可。

（一）可燃物质

可燃物质种类繁多，许多物质只是易燃程度不同。高压氧舱内常见的可燃物质有舱内的装修材料、舱内使用的油漆和涂料、各种吸氧装具、进舱人员的服装，以及某些其他易燃物质如化妆品、酒精、油脂等。

（二）氧气

氧气是助燃物质，没有氧气，物质就不能燃烧。物质燃烧的速度和强度与氧浓度、氧分压有密切关系。实验证明，气体中的氧浓度>25%时燃烧明显加剧，氧浓度超过30%即可引起爆炸性燃烧。我国目前规定空气加压舱内氧浓度不能超过23%。氧气加压舱内氧浓度一般在70%以上。因此，氧气加压舱的防火工作更应引起特别重视。

（三）火种

在具备有氧气和可燃物质的条件下，还必须出现明火才能引起燃烧。高压氧舱内发生明火的原因包括：①各种发火物质，如火柴、打火机、电动玩具等；②静电火花，包括各种化纤物品摩擦产生的静电火花，以及高硬度物质碰撞产生的火花；③各种电器设备及其导线产生的火花等。

二、舱内燃烧的强度和速度

舱内燃烧的强度和速度因舱内的氧浓度不同而不同。空气加压舱燃烧的强度明显低于氧气加压舱，舱内氧浓度如能控制在25%以内，一般不会发生失控性的燃烧。氧气加压舱一旦发生火灾，后果必定十分严重，其燃烧在切断氧源的条件下往往是短时间极为剧烈的燃烧，一旦舱内氧气耗尽，燃烧即自然熄灭。舱内燃烧时不仅造成高温伤害，而且在燃烧过程中将产生大量的二氧化碳和多种有毒气体，导致舱内人员窒息死亡。舱内发生火灾时，极易造成舱内人员的惊慌失措，以致处置不当，从而造成更大的人员和财产损失。

三、高压氧舱火灾的预防

1. 空气加压舱应采用一切必要的手段控制舱内氧浓度在23%以下，必要时应采取大量通风换气的方法降低舱内氧浓度。

2. 严格检查制度，切实防止将各类火种及易燃、易爆物品带入舱内。

3. 进舱人员应一律更换医院准备的全棉服装和被褥。

4. 各种强电一律不准进舱，应采用冷光舱外照明。氧舱使用的空调装置及其控制设备应置于舱外，舱内外传声系统应采用无火花型设备。生物电监测设备及其他必要的电器电压应<24V。氧舱应有良好的接地装置。

5. 目前我国生产的婴儿氧舱除带有弱电的测氧仪导线进入舱内以外，没有任何电源进舱。因此，只要保证没有任何化纤织品或其他杂物进入舱内，就不会发生舱内火灾。

四、氧舱火灾事故的应急处理

当舱内发生火灾意外事故时，操作人员应沉着果断地作出如下处理。

1. 迅速关闭供氧供气阀门，切断总电源开关。

2. 迅速打开排气阀、操作安全阀手柄及舱外紧急排气阀应急排气，力争2分钟内快速减至常压。

3. 设法迅速打开舱门，救出舱内人员。

4. 打开灭火器，将余火熄灭。

5. 通知医院相关科室进行抢救，如发生减压病应设法加压救治。

6. 立即如实报告上级。

7. 保护现场。

8. 查清起火原因。

以上规则应定期（至少6个月1次）进行演练。

第十一节　高压氧治疗的副作用及处理对策

一、氧中毒

机体在生命活动中离不开氧气，但是长时间吸入高分压氧会对机体产生有害作用。机体在一定氧压下经过相应的时程，导致机体某些组织器官的功能与结构发生病理变化而表现的病症称为氧中毒。氧的毒性作用的易感部位为脑、肺及眼。

（一）临床分类及表现

临床上通常按中毒发生的部位将氧中毒分为脑型、肺型和眼型。

1．脑型氧中毒

脑型氧中毒的发生与吸氧的压力-时程有关。脑型氧中毒一般发生在0.25MPa氧压以上。氧压越高，持续吸氧时间越长，越易发生。但也可在较低的压力及时程下发生。脑型氧中毒一般发生在吸氧阶段，并且多发生在吸氧20～40分钟时，但也可发生在停止吸氧后的减压阶段，这种现象称为撤氧性效应。

脑型氧中毒主要表现为惊厥发作，故又称“氧惊厥”。其特征如下：

(1)前驱期：在惊厥发作前，多数病人都有前驱症状，最常见的是口唇或颜面部肌肉颤动及面色苍白，继而可有恶心、出汗、眩晕、流涎、头向后仰，也可出现视力障碍和听觉异常等。如视野缩小或幻视、幻听等。还可出现心悸、指(趾)发麻、情绪反常，如忧虑或心烦意乱或欣快感。前驱期之末可出现极度疲劳、呼吸困难等症状，这预示中毒已深。少数情况下可发生虚脱。

(2)惊厥期：突然出现癫痫样大发作，全身呈强直性、阵挛性抽搐，发作前有时可能发生一阵短促的尖叫，神志丧失，有时伴有大小便失禁。每次发作可持续2分钟左右。严重患者在离开高压氧环境后，还会出现1～2次惊厥发作。

(3)终末期：惊厥发作停止，昏迷持续10～20分钟后逐渐清醒，有头痛、恶心、呕吐、疲劳等。

2．肺型氧中毒

肺型氧中毒的发生一般历时较久，故被称为“慢性氧中毒”。已有肺部损害者，如肺部感染、肺气肿或体质极度衰弱者，容易发生氧中毒。在用高压氧抢救危重病人时，应警惕肺型氧中毒的发生。肺型氧中毒的临床表现类似于支气管炎。常有胸骨后不适或刺痛感，或烧灼感，深吸气时疼痛、干咳、咽部不适、呼吸困难等。氧压越高，这些症状和体征的潜伏期越短。

肺型氧中毒早期可无阳性体征，随后可闻及肺部啰音或支气管呼吸音。X线检查可见肺纹理增多或出现肺部片状阴影。肺活量减少。

3．眼型氧中毒

在一定氧分压(0.05～0.1MPa)条件下，经过一定时间以后，造成以视觉变化为主的病理变化称为眼型氧中毒。视网膜血管和周围血管一样对高压氧非常敏感。在2ATA(0.2MPa)呼吸纯氧视网膜小血管直径缩小10%左右，并且随压力升高视网膜小血管口径继续缩小。吸氧时间超过2～3小时就可出现视野缩小、畏光、视物变形、视力减退等。一般来说，视力视野改变是可逆的，但也有个案报道造成视力永久丧失者。另外，高压氧可引起未成熟婴儿眼球后纤维组织增生，视网膜表现成纤维细胞增生浸润和大量血管新生，甚至造成永久性失明。因此，晚期妊娠的孕妇和早产儿进行高压氧治疗要慎重。

（二）预防

为预防氧中毒的发生，一方面应加强对患者用氧安全的教育，并使他们了解和警惕氧中毒症状，尤其是先兆症状的出现；另一方面在用氧过程中应严格遵守各项规章制度。

1．氧敏感试验

对氧敏感的个体应做“氧敏感试验”。具体做法是：在舱内0.28MPa吸纯氧30分钟，如发生惊厥的前驱期症状者，则是“氧敏感试验阳性”，不宜进舱治疗。

2．间歇吸氧

动物实验和人体检测均显示，间歇吸氧可显著增加机体对氧毒性的耐受力。因此，目前主张在高压氧治疗过程中均采用间歇吸氧的方法。

3. 限制吸氧压力-时程

目前临床上舱内吸氧一般限制在表压0.18MPa以内，并将吸氧的时间严格控制在氧耐量的压强-时程极限的允许范围内(见第五节表13-1)。

4. 药物预防

(1)补充含巯基的物质，如半胱氨酸、谷胱甘肽、二巯丙醇、二巯基丁醇等。

(2)补充支路氧化底物，如琥珀酸、精氨酸等。

(3)抗氧化剂，如维生素E、维生素C及硒、铜、锌、锰等微量元素。

(4)降低中枢神经系统兴奋性的药物，如巴比妥类、水合氯醛等。

5. 醉酒、过度疲劳、不明原因高热的患者不应进舱治疗。

6. 眼科患者高压氧治疗前可临时给予适量血管扩张剂。

7. 4个月以内的孕妇和低体重新生儿应尽量避免做高压氧治疗。

8. 高度近视或白内障患者应避免过长疗程的高压氧治疗。

(三)治疗

对氧中毒患者的救治，关键在于及时发现其症状和体征，尤其是脑型氧中毒的前驱期症状，迅速使患者脱离高压氧环境。具体措施如下：

1. 立即停止吸氧，改吸空气。

2. 在使用单人纯氧舱时，处理氧惊厥比较困难。有人提出单人纯氧舱应配备一瓶氮气，连接在单人纯氧舱另一进气管上，一旦发生氧惊厥，则输入氮气。同时放出舱内氧气，将舱内氧浓度降到25%为止，以达到不快速减压的同时又能快速降低舱内氧浓度。如没有备用氮气时，一旦发生氧惊厥，应缓慢减压，并应尽量避免发生肺气压伤。

3. 出现抽搐时，应注意预防跌伤、舌咬伤，同时可适当应用解痉剂，如肌肉注射苯巴比妥0.1～0.2g，或静脉注射阿米妥钠0.2～0.3g等。

4. 在抽搐期间，由于喉痉挛，咽部软组织阻塞，胸廓活动不协调，故绝对不能减压。只有待节律呼吸恢复，呼吸通畅后才能按规定进行减压。

5. 离开高压氧环境，仍有惊厥情况存在时，用4%的水合氯醛50ml灌肠，2小时后皮肤下注射吗啡，又过2小时再灌水合氯醛，如此交替，直到惊厥消失，但每天不超过4轮。也可用异戊巴比妥每次0.2～0.3g，肌内注射。

6. 适当使用抗生素治疗。

7. 对眼型氧中毒患者，在停止吸氧的同时，常规采用抗氧化剂、能量合剂治疗。如果因中毒已失明，目前尚无有效治疗方法。

二、气压伤

在高压氧环境下，如果体内不同物态界面之间能均匀地受压，压力本身不会造成机体任何损伤，人体在高气压环境中也无受压的感觉。如果在高压氧治疗过程中(加压或减压时)，由于某些原因造成体内组织器官不同物态(主要是气体与固体之间)的界面不均匀受压时，则可引起各种形式的气压机械损伤。常见的气压伤有中耳气压伤、内耳气压伤、鼻窦气压伤和肺气压伤。

(一)中耳气压伤

中耳气压伤是由于在加压舱内加压、减压时环境改变，引起中耳鼓室内外压强不平衡所致。中耳气压伤的发生与咽鼓管的解剖生理及功能障碍密切相关。中耳气压伤是最常见的高压氧治疗并发症，主要发生在加压过程中。

1. 临床表现

(1)轻度：出现耳痛，鼓膜内陷，中耳黏膜充血。

(2)中度：剧烈耳痛，耳鸣，耳堵塞感，鼓膜广泛充血，中耳腔渗液。

(3)重度：鼓膜破裂，剧痛消失，有血性渗出物从外耳道流出。

2. 预防

(1)上呼吸道感染、中耳炎或咽鼓管通气不良者，暂缓高压氧治疗。

(2)有轻度鼻塞者，入舱前常规应用1%麻黄素滴鼻液以收缩血管，减轻局部黏膜水肿。

(3)加压、减压时，通知患者进行咽鼓管调压动作(吞咽、捏鼻鼓气)。

(4)注意控制加减压速度。在表压0～0.03MPa期间升压速度要慢，每分钟升压不能超过0.01～0.02MPa。

(5)若患者出现耳痛，应立即停止加压，必要时快速减压0.01～0.02MPa，使咽鼓管开放后重新升压。

(6)昏迷患者进行常规高压氧治疗时，原则上不主张先行鼓膜穿刺，因为常规高压氧压力较低，升压缓慢，鼓膜受压损伤较轻微。减压病昏迷患者治疗前应行预防性鼓膜穿刺。

3. 治疗

(1)鼓膜未破：一般鼓膜充血等病变一定时间以后均可自行恢复，无须处理。疼痛明显者，局部热敷及透热疗法可使耳痛缓解，促进恢复。用血管收缩剂滴鼻，可使不适过程缩短。有耳痛、头痛者，可给予镇静剂。若中耳腔内有多量渗出液或出血时，可考虑做鼓膜穿刺，以解除疼痛，既能促进痊愈，又可防止鼓室黏膜增生或纤维化。在鼓膜充血、渗出未吸收前，一般不宜继续进舱。

(2)鼓膜已破者：应保持外耳道干燥，防止感染，促进其自然愈合。应避免局部冲洗或用药，也无须用器械取出耳中血块，可在外耳道松松地塞一些消毒棉球，或在外耳道盖贴一块纱布。可应用抗生素。一般情况下，不宜继续进舱。

(二)内耳气压伤

内耳气压伤是指在加压阶段，外界气压升高时，由于鼓室内外压力不能平衡所导致的前庭或耳蜗的损伤。

1. 临床表现

内耳气压伤往往在出舱后1～3小时方出现临床症状。其主要表现有耳鸣、听觉减损、完全耳聋，以及前庭功能障碍如眩晕、恶心、呕吐等。

2. 治疗和预防

发病后48小时内及时进行有效的治疗，治愈率可达80%。患者应卧床休息，头部抬高。前庭窗或圆窗膜破裂、镫骨底板移位、环状韧带损伤，应尽早手术修补，听力可望得到改善或恢复，前庭功能障碍也可消失。采用高压氧疗法结合服用扩血管剂，将有助于听力恢复。局部禁止用药或冲洗，以防止感染。

预防措施与中耳气压伤相同，加压阶段发现咽鼓管通气功能不良，应停止继续加压。

(三)鼻窦气压伤

人体颅骨的4对鼻窦为额窦、上颌窦、筛窦和蝶窦，均有狭窄通道与鼻腔相通。如果通道发生阻塞，那么在高压氧治疗的加压、减压过程中，就可能发生气压伤。

1. 临床表现

(1)鼻窦气压伤时，鼻窦所在部位发生疼痛及压痛。

(2)鼻窦内血管扩张，有渗出物，甚至有血性分泌物从鼻腔流出。

2. 预防

患有鼻窦疾病、急性上呼吸道炎症者，一般不宜进舱，并积极予以治疗。若鼻腔通气欠佳，先用血管收缩剂滴鼻；若加压时仍出现局部疼痛，应立即出舱。

3. 治疗

按急性鼻窦炎处理：暂停高压氧治疗，用麻黄素滴鼻剂滴鼻，保持鼻开口通畅。局部热敷，能促进恢复和止痛。防止感染，可使用抗生素。

(四)肺气压伤

肺气压伤通常发生在高压氧治疗的减压过程中。高压氧治疗患者突然屏住呼吸或剧烈咳嗽时，或使用密闭循环装置的潜水员减压过程中，由于梗阻区肺组织内气体膨胀，肺内压突然增高，引起肺泡膨胀，组织撕裂和血管损伤；除可造成气胸外，还可由于气泡进入血管内或纵隔而导致严重后果。

1. 临床症状

该病起病较急，大部分在出舱后即刻至10分钟内发病，少数可能在减压过程中即可发生。症状和体征一般都比较严重。也有些起病时症状不明显，当进行体力活动时才严重起来。

(1)呼吸系统症状：常出现持续性咳嗽伴剧烈胸痛，呼吸急促或呼吸困难，口鼻流出泡沫状血液，咯血可持续1～2天，甚至更久，双肺可闻及散在湿性啰音。发生气胸时可出现呼吸音降低或消失。

(2)中枢神经系统症状：当中枢神经系统血管内发生气体栓塞时，可出现定位体征，如瘫痪、视觉障碍、耳鸣、失语等。严重者出现昏迷。

(3)循环系统症状：可出现循环功能障碍，如脉细、心音低、心律不齐、皮肤和黏膜发绀，严重者出现心力衰竭。

(4)颈胸部皮下气肿，也可发生纵隔气肿或气胸。

2. 预防

(1)减压过程中，严禁屏气。要使进舱人员了解气体在体内的基本常识，减压过程中保持正常呼吸节律，防止无意或故意屏气，保持正常呼吸和呼吸道通畅。

(2)避免减压速度过快。减压时，应严格按规定方案逐渐减压。

(3)保持腔内外压力平衡。如有气管插管、胸腔引流、胃肠减压管或导尿管，均应保持管道通畅，使内外压力平衡。

(4)肺部有潜在性病变不宜进舱。仔细询问进舱人员的病史，如有肺气肿、肺大疱或空洞性肺结核等病史者，要认真检查，不得轻易进舱。

3. 治疗

(1)处理气胸：应尽快施行胸腔穿刺抽气，并予水封瓶引流。

(2)加压治疗：加压治疗时肺气压伤后产生空气栓塞最有效的治疗方法，应争取尽早进舱治疗。升压速度要尽可能快，治疗压力不低于6ATA(0.6MPa)，其目的是为了尽快消除肺气压伤后形成的血管内气体栓塞。加压治疗的机制、原则及方法与减压病的治疗相同。治疗结束后，患者要绝对安静，留在高压舱附近观察1～2天。为防治肺炎，应常规应用抗生素。

(3)对症治疗：包括人工呼吸，纠正心衰，止血，止咳，抗生素的应用，气管切开等。

三、减压病

因环境压力降低幅度过大，速度过快，导致机体组织和血液内形成气泡而引起的各种疾病，称为减压病。在压力变化较大的环境中工作的人群(潜水、沉箱、隧道作业人员，加压舱或高压氧舱内治疗的患者或工作人员、飞行员)都有发生减压病的可能。一般认为，只有在减压前较长时间呼吸含惰性气体的混合气，减压后才有可能发生减压病。但实践证明，即使在减压前呼吸纯氧，如果明显减压不当，也可以导致减压病。因此，高压氧治疗中同样要注意安全减压问题。

(一)临床表现

减压过程愈快、症状出现愈早、病情愈重，反之大多较轻。80%的患者在减压后3小时内发病，5%～6%的患者在减压过程中发病，10%～15%的患者在减压结束后3小时发病，少数患者在24～36小时才发病，但一般不超过36小时。

1. 皮肤症状

皮肤瘙痒是本病常见且早期出现的症状，是由于皮肤毛细血管内外气泡刺激汗腺和神经末梢所致，并伴有皮肤灼热感、蚁走感、出汗等。由于皮肤微循环栓塞，缺血和瘀血相间存在，以至于皮肤苍白区域和青紫区域相嵌存在，呈发绀色大理石样斑纹。还有部分患者可出现肢体水肿等明显的淋巴阻塞现象，阻塞部位远端皮肤呈橘黄色，并可出现马鞍型凹陷。

2. 疼痛

约90%患者感觉疼痛，可突然或缓慢出现，全身任何部位均可波及，但以四肢及各大关节多见。疼痛为酸痛、针刺样、深部钝痛等。患者常因肢体及关节疼痛剧烈，肢体只能保持屈曲状态以减轻疼痛，故称屈肢症。如果出现腹部疼痛提示病情严重。

3. 中枢神经系统症状

减压病中神经系统症状约占1/4，其中又以脊髓损伤较多见，脊髓损伤较多发生在脊髓中段，初始有末梢感觉异常和运动异常，继而很快发展为瘫痪。临床表现为截瘫、单瘫、单侧肢体感觉障碍和大小便失禁等。大脑受累表现为脑损伤症状如感觉疲劳、无力、头痛、头晕、嗜睡、昏迷等。内耳受损可出现眩晕、呕吐、眼震。视觉系统受累可表现为皮质盲、偏盲、失明等。有人认为，局部缺血是引起中枢神经系统损害的主要因素。

4. 呼吸系统症状

呼吸系统症状在减压病中出现率为2%～6%，症状出现较早，可表现为咳嗽、胸痛、深吸气后胸骨后不适、胸部压迫感、呼吸困难等。

5. 循环系统症状

本病可出现心绞痛、心律失常、心功能不全，严重时发生虚脱、休克甚至死亡。

(二)临床分型

Ⅰ型：以肢体疼痛为主。患者有肌肉、关节疼痛、皮肤瘙痒及大理石样斑纹等症状，病情表现较轻。此型占本病的75%～90%。

Ⅱ型：可出现严重的神经、呼吸、循环系统损害症状，病情表现较重。此型占本病的10%～25%。

(三)治疗

1. 加压治疗

加压治疗是治疗减压病的首选方法，可根治。一旦确诊，不分轻重均应立即进行加压治疗。根据玻意耳-马略特定律，随着环境压力增大，患者体内气泡的体积缩小，同时气泡内的氮气向血液和组织液内弥散，便于从体内排出。另外，在加压治疗过程中吸氧，氧气可置换出气泡内的氮气，氧气更容易被组织吸收和利用。这样由于气泡体积缩小、消失，消除了气泡对组织的压迫和对血管的栓塞，从而达到治疗目的。加压治疗方案可参考专门的减压病治疗表。

2. 高压氧治疗

高压氧治疗主要适用于Ⅰ型或轻型减压病。据统计，治愈率可达98%。在潜水作业现场或附近没有潜水加压舱的情况下，也应首选高压氧治疗Ⅱ型或中型减压病。若治疗及时，高压氧对Ⅱ型减压病的治愈率可达83%，即使有些患者症状不能立即消失和完全消除，也有利于患者长途运送的安全。高压氧治疗Ⅰ、Ⅱ型减压病的方案如表13-6、表13-7。

表13-6　仅有疼痛的减压病高压氧治疗方案

压力(MPa)	停留时间(分钟)	呼吸介质
0.18	20	氧气
	5	空气
	20	氧气
0.18～0.09	30	氧气
0.09	5	空气
	20	氧气
	5	空气
0.09～0	30	氧气

表13-7　中重症减压病高压氧治疗表

压力(MPa)	停留时间(分钟)	呼吸介质
0.18	20	氧气
	5	空气
	20	氧气
	5	空气
	20	氧气
	5	空气
0.18～0.09	30	氧气
0.09	15	空气
	60	氧气
	15	空气
	60	氧气
0.09～0	30	氧气

3. 内科治疗

(1)抗凝剂：可适当应用肝素、双嘧达莫、阿司匹林、右旋糖酐等药物。

(2)肾上腺皮质激素：地塞米松口服或静脉给药。

(3)抗组胺药：可用赛庚啶、异丙嗪、氯苯那敏等药物。

(4)对症治疗：根据病情采用各种对症治疗。

第十二节　高压氧治疗的注意事项

高压氧治疗的注意事项包括：

1. 患者在进行高压氧治疗前，应经过高压氧科室医生的诊治，以明确诊断，排除高压氧治疗的禁忌证。对于有相对禁忌证的患者，也应由高压氧科室的医生酌情决定，并与患者及家属取得有效沟通。

2. 为确保高压氧治疗的安全，严禁带电进舱，如除颤仪、呼吸机、心电监护仪等，行高压氧治疗的病人生命体征必须稳定。

3. 严禁携带火种如火柴、打火机、怀炉等；电子类产品如手机、电动玩具、磁性物、收音机、摩擦惯性玩具等；易燃、易爆物品如松节油、活络油、乙醇、甲苯、樟脑油等；或涂抹带油脂类药品进舱；避免化妆，涂抹摩丝、发胶进舱。

4. 高压氧治疗前，穿着棉质外衣，氧舱内统一着吸氧服；严禁穿钉金属鞋跟的鞋子进舱，进舱必须套上鞋套。

5. 高压氧治疗前，避免进食豆类、牛奶、薯类等易产气食品，并排空大小便。

6. 危重抢救病人行高压氧治疗，必须由经管医护人员陪同进舱，严禁仅由家属或护工陪同。高压氧室医生、操舱人员提供氧舱内物质基础设备的帮助和进舱常识的指导。氧舱内应备有常规抢救药品。

7. 加压时，注意不断做开放咽鼓管的动作，如出现双耳胀痛、耳鸣等不适，及时通过对讲电话向舱外报告，不可拍打或敲击舱内仪表及观察窗。

8. 稳压吸氧时戴好吸氧面具，集中注意力，不要在吸氧时看书，也不能熟睡，以确保疗效。

9. 如吸氧过程中出现面肌、口角抽搐、刺激性咳嗽及胸骨后疼痛等氧中毒症状，应摘下面罩停止吸氧并报告医生处理。

10. 减压时注意保暖，不可将裸露的身体靠于舱壁，不能屏气。

11. 治疗结束减压时，若感到耳部有气体跑出为正常现象，此时切忌屏气，注意放松作正常呼吸，以免引起肺气压伤。

12. 治疗过程中切勿随意乱动舱内设备，以免发生意外。

13. 高压氧治疗模式不是固定的，压力不同，吸氧浓度不同，治疗效果不同。因此，不同的疾病可选择不同的治疗压力和吸氧方式。

14. 虽然对某些疾病来说，高压氧治疗是其他方法无法取代的，但是单独应用高压氧治疗疾病的情况还是较少见。一般应根据不同的疾病结合不同的药物，才能取得较好的疗效。

15. 每种疾病都有其最佳治疗时机，在这期间应用高压氧治疗疗效较好。为了更好地发挥高压氧治疗效果，临床医生和高压氧医生都应该把握好这一时机。

16. 不同的疾病，高压氧治疗的疗程不同，每种疾病治疗多长时间，应根据该种疾病的性质和病人的个体差异而定的。

（刘青红）

第十四章 作业疗法技术

第一节 作业疗法概述

作业疗法(occupational therapy),是应用有目的的、经过选择的作业活动,对于身体上、精神上,发育上有功能障碍或残疾,以至于不同程度地丧失生活自理和职业工作能力的患者,进行治疗和训练,使其恢复、改善和增强生活、学习及劳动能力,作为家庭和社会的一员过着有意义的生活。

一、作业治疗的目的

1. 帮助生活中受病痛、创伤或发育障碍困扰者。

2. 促进健康,预防残疾;发展和维持日常生活技能。

3. 应付残疾对身体及情感方面产生的影响。

4. 竭尽全力参与有意义的生活、娱乐、工作及社会活动。

5. 维持现有的功能,最大限度发挥残存功能。

6. 提高日常生活活动的自理能力。

7. 为患者设计及制作与日常生活活动相关的各种辅助用具。

8. 提供患者职业前技能训练。

9. 强化患者的自信心,辅助心理治疗。

二、作业治疗的特点

1. 用于治疗的作业是经过选择的、有目的的活动。治疗师要以患者的需要为中心进行作业的选择,而患者作为社会成员之一,其需要不仅有个人日常生活的,而且还有家庭生活、社会和职业生活等方面的需要。所谓"有目的的活动"就是与患者所处的环境有关的活动,进行这些活动可改善患者与其所处环境之间的关系。

2. 完成一项作业活动,常需协调地、综合地发挥躯体的、心理和情绪的、认知的等因素的作用,故可根据患者训练和治疗的重点目标,并运用作业分析的知识,选择以躯体运动为主的,或以情绪调节为主的,或以认知训练为主的作业。

3. 对残疾人的作业治疗,重视利用各种辅助器械、工具,以补偿功能的不足,用新的方式以器械帮助完成生活和劳动所必需的作业。

4. 作业治疗着眼于帮助恢复或取得正常的、健康的、有意义的生活方式和生活能力,可能的话还要恢复或取得一定的工作能力(不一定恢复原来的职业),而正常的、健康的生活方式有赖于以下各基本因素之间的相互协调和平衡,即生活自理能力、对外界环境的适应力和影响力、工作、娱乐、社会活动。因此,作业治疗的目标是使患者掌握日常生活技能,能适应各居家(住房、居住环境)条件下的生活,以及适应在新的环境和条件下工作。

换句话说,作业治疗是座桥梁。把患者及其家庭环境与社会连结起来,从患者个人功能的潜力和需要出发,经过作业的训练和治疗,逐步适应家庭和社会环境,回归正常生活(图 14-1)。

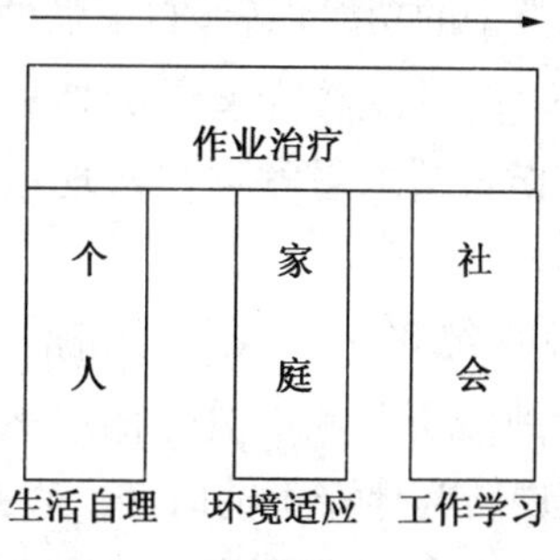

图 14-1 作业治疗的目的

第二节　作业治疗的发展简史与现状

早在公元前2000多年前，人们就逐渐认识到了作业疗法中的劳动、运动、娱乐三者之间的关系。中国古人就懂得了疾病是由于机体不活动所致，进而形成了一系列称为"导引、"功夫"的体育项目和医疗体操，其中最著名的当属于"太极拳"、"八段锦"等。在宋代还有利用抚琴而锻炼手指灵活性及愉悦心情的记载。公元前3400年前的埃及贵族提倡从事室外劳动，典型贵族热爱自然，时常从事园艺、挖沟、砌砖、游泳等活动。公元前2000年的古埃及人与公元前420年的希腊人描述了娱乐治疗患者的方法。

18世纪末，法国巴黎Bicetre医院的内科医师Philipes Pinel提出，精神有障碍的患者需有系统的训练计划和职业训练机构的建议，并在1801年出版的著作中说明了所下处方的身体运动和手工艺方法，他将这种方法用于所有的精神病医院的患者。这是早期作业治疗的起源。

现代作业治疗的发展是在第一次世界大战期间开始的，在这期间，作业治疗的目标人群由精神疾患转向了身体功能障碍和残疾者。一战期间，美国军队的精神病学家Frankood Williams博士组织一批有手工操作经验的女性，进入军队的医疗队。他们布置了具有木工、编制、雕刻及精神作业在内的作业治疗项目，这些项目得到部队的肯定，并很快在其他医院也增加了同样的工作间和作业工作者。这一时期，作业治疗杂志开始出版，治疗范围扩大，作业教育开始实施，美国作业治疗学会也成立。早期的作业治疗，主要是应用手工艺(craft)活动治疗特殊类型的功能障碍，有很强的工作能力定向。作业治疗的目标就是恢复就业活动，而手工艺活动则被看作是帮助患者逐步实现这个目标的重要工具。

随着20世纪30年代美国经济的衰退，作业治疗的发展受到经济及政府管理的影响。由前段时间的蓬勃发展转为停滞不前时期。直到二战爆发，以及美国从经济衰退的阴影中走出，作业治疗再次进入军方，为伤残军人服务。随着抗生素的应用，严重疾病的生存率大大提高，导致残疾人的数量上升。作业治疗进入康复领域，治疗指导患者使用假肢、矫形器，帮助训练日常生活活动能力，应用抗阻力训练增加肌力，评估患者的职业能力，应用神经肌肉促进及抑制技术等。这个时期，作业治疗开始倾向于关注治疗技术，具体的诊断分类变得更加专业化。

20世纪五六十年代，作业治疗的服务对象增加，技术趋于专业化，理论研究有所加强。人们更加注重饮食、运动、减轻工作压力、安排休闲活动。作业治疗也随着社会技术的进步和医疗保健领域的进步而有所进步，医学分支越来越细，信息传播速度加快，作业治疗师也逐渐分化，有的成为感觉、脊髓损伤、烧伤等方面的专科治疗师。

我国作业疗法的形成与发展是在新中国成立以后，在一些精神病院、疗养院或综合医院的体疗室，不同程度地开展了一些作业治疗，如陶艺、编织、园艺、游戏、娱乐等活动。随着20世纪70年代末期现代康复医学的兴起，作业疗法逐渐得以发展。但无论是从业人员的数量、学科教育，还是其技术水平，与国际先进水平相比还存在着相当大差距。如何借鉴国外有益的经验，结合我国国情，发展具有中国特色的作业疗法，是国内作业疗法从业者的首要任务。

目前在国家级和部分省市级康复中心成立了作业疗法科，在医学院校的康复教育中已开始开设独立的作业疗法专业。随着近几年康复医学的普及、发展及作业疗法水平的提高，人们已经明显表现出对作业疗法的认可，一些有条件的医院正在逐渐将作业疗法从运动疗法中分离出来，开始成立专门的训练室。

随着医疗模式、社会保健的发展，作业治疗也在各个国家经历了不同的模式，治疗师也不断寻找着更适合本专业的角色。到20世纪70年代，治疗师不仅限于医院内职业，而且越来越多地工作于学校、家庭、社区服务机构及私营或合营机构。作业治疗知识的层次不断扩展，教育层次也越来越高。

作业治疗理论研究的必要性成为本专业的主题。这一阶段，作业治疗的理论观点得到进一步检验，评价与治疗的价值得到探究，费用与效益比开始估算。

第三节　作业治疗的哲学理念

康复医学、作业治疗是人类医疗实践和生活需求不断发展的产物，其核心价值观在于超越传统生物医学模式，以整体且更人性化的概念把人看作独特、有价值和尊严、对生活有选择自由与能力、有参与作业活动能力与变化潜力、能够创造环境且受环境影响的个体。这种价值观更注重人的独立性。以这种理念去研究经受疾病或创伤个体的活动能力受损状况，并且通过各种适于其文化背景、有利于其生活方式的治疗性活动来探讨改善其独立生活的能力及生活质量，以维持个体人格的独立与社会功能的完整。在这种背景下，作业治疗体现出来的哲学理念包括：

1. 整体性和普遍联系的观点。
2. 发展的观点。
3. 内因和外因的观点。
4. 有关认识论的观点等。

另外，人的文化背景决定了人的各种能力与需求的不同，也决定了人们对机体与精神心理损伤、功能障碍及能力受限后态度的各异。作为康复疗法之一的作业治疗，有着许多不同方法与理念，去帮助病残者重新回归生活，解决其生命过程中遇到的各种活动能力受限的问题。因此就必须用更多的分析方法去满足各种不同生活环境与文化背景者的需求。

第四节　作业治疗的原理与作用机制

作业治疗融合了医学和社会科学，并涉及艺术与技术。其中基础科学理论、基本理论和变化过程均来自作业治疗以外学科的知识。从这些理论中选择的成分和相关实践理论及作业治疗本领域建立的独特理论，构成作业治疗的理论体系（OT paradigm）。

一、作业治疗相关的主要基本理论

（一）生理学基本理论

生理学基本理论是关于人体对内外环境变化产生反应并保持自我平衡能力的理论。电化学控制着反射、反应和个体对环境的反应及学习能力。个体的行为依赖于全身各系统，尤其是肌肉骨骼系统、心血管系统、神经系统、内分泌系统和特殊感觉的遗传潜质、完善功能和互相作用。

生理学基础理论产生的应用理论和相关方法有生物力学、神经发育学、认知。

（二）心理学基本理论

心理学是研究心理和行为过程的科学。心理学最初和神经生理学联系比较紧密，然后开始研究行为、发育、学习和认知的心理特性，同时也研究个人认同和人格及群体行为。其分类为：生物心理学、行为心理学、认知心理学、心理分析、经验心理学。

心理学的所有思想都已经在不同的时间以不同的方式影响着作业治疗。其中，解决认识过程如记忆、信息处理、问题解决等方面的认知心理学，已经有了一定的影响；研究社会环境下人类行为本质和原因的社会心理学，也对作业治疗有很大影响。

二、作业治疗主要作用机制

（一）作业平衡（协调）对个体健康至关重要，这是首要的作业治疗理论原理。

（二）可以设计并熟练掌握作业用以治疗作业障碍，也是作业治疗的基本原理。

（三）适应原理

适应是作业治疗的核心。适应要服从个体特

点和环境要求，作业治疗的主要目标就是使服务对象建立和发展适应其生活的必需技能。人类适应是个体持续适应的过程，适应性是一种应变能力，可促进生存和自我完善。身体、心理及环境因素可以在一生中的任何时候干扰或破坏这种适应过程，适应能力受损时，功能障碍就会出现；而有目的的活动可以促进适应过程。

（四）作业治疗的独特作用原理

在个体想要和需要做的事与其作业能力之间扩大适合点。作业治疗的主要目标是维持功能和健康。

作业治疗是将有目的的、以目标为中心的活动，用于因身体疾病或损伤、情感障碍、认知或发育残疾、或衰老所致的功能损伤者，作出评价，确定问题，进行治疗。它是通过有治疗目的的活动、系统的活动行为分析、特殊的治疗技巧，或改装器具、设施和家庭环境，来提高病残者个人自理、工作及休闲活动的能力；帮助他们重新回归自己的生活环境，维持或提高其生活质量。

（五）作业治疗的模式系统

通过文献，我们可以发现在作业治疗学科的形成过程中有很多重要的观点、概念及理论基础。如何把这些概念组织在一个系统模式内，用以表现相互关系，更好地解释作业这一中心结构，是专业学者和理论家们一直都在关注的问题。作业和作业治疗的认识模式或理论系统有很多，观察对象和要点也有所不同，但基本都是围绕人、作业、作业成分、环境、健康等方面。下面介绍几种重要的认识框架系统。

1. Mary Ann McColl 的作业模式系统

Mary Ann McColl 等对北美大量作业治疗的理论性文章进行了整理和编辑，于 1993 年出版了《作业治疗理论基础》一书，提出了以作业为中心的结构模式，并在此基础上对作业理论进行了系统分类。在作业模式及理论的系统分类中强调了作业成分及条件的重要性，这一认识框架系统有助于人们更好地理解作业及作业治疗理论。

图 14-2 定义和描述了作业的模式。模式中的观点并非新观点，但 McColl 采用了新的方式把这些观点联系起来。模式试图为作业治疗理论提供一个基本框架，为探究作业治疗各种理论、观点、见解提供一个出发点。模式由 3 个水平（层次）组成。

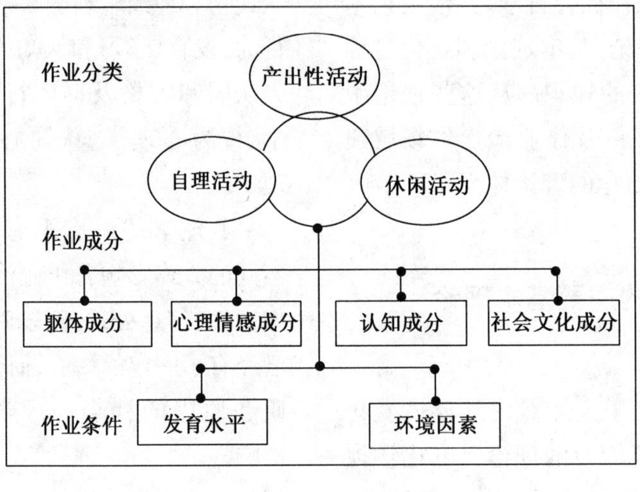

图 14-2　作业模式

（引自：Mary Ann McColl，Mary C Law，Debra Steward. the Model of Occupation，1993）

第一个水平是作业范畴分类，即自理活动、产出性活动、休闲活动 3 个主要部分；并显示为圆的一部分，试图表达三者之间相互依存和平衡需要。

第二个水平显示作业的 4 个成分，即身体能力、心理—情感能力、认知能力、社会文化态度和信仰。

第三个水平是作业条件，即个体发育水平和环境。

根据中心结构是作业，所以健康的定义范围就变成“能够成功、满意地进行作业”。如果不能成功作业，治疗师即应对功能障碍及其相关的各种成分和条件进行分析，找出作业障碍的根源。

根据这一作业模式，自理活动、产出性活动和休闲活动的作业功能可能会在如下 6 个地方（连接点）受到阻碍：在作业的 4 个成分或在作业的 2 个条件，尤其是发育水平和环境。每一个“点”都表现了理解作业功能及障碍的一种途径。

2. AOTA(1994)框架结构

1994 年，AOTA 发表《Uniform Terminology for OT》(第 3 版)(《作业治疗统一术语》)。其内容之一就是作业治疗的范例(paradigm of OT)：活动行为范畴(performance areas)、活动行为成分(performance components)、活动行为背景(performance contexts)。与前述的作业模式相比，有类似之处，但更强调作业活动行为(occupational performance)。在作业成分方面分为感觉运动、认识整合与心理社会技能。作业背景方面分为时间与环境，时间包含年代、生活周期、发育阶段和残疾状况。部分示意图见图 14-3。

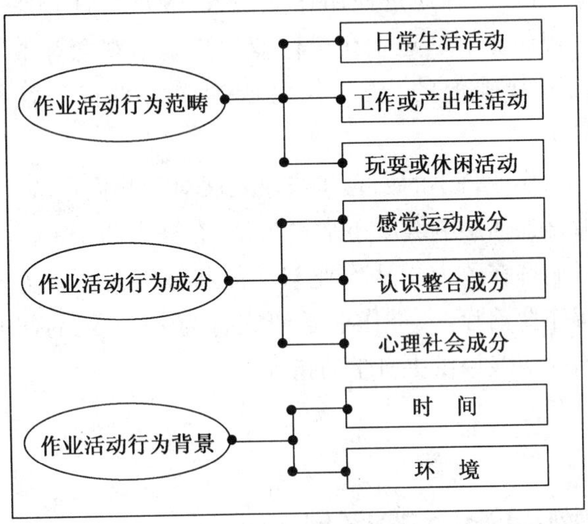

图 14-3 活动行为范畴、活动行为成分、活动行为背景

3. 人—环境—作业行为认识系统

近年来一些学者建议，作业治疗应该采用简单、广泛的认识框架系统，以适合应用于实践的所有方面。Mosey(1985)主张，作业治疗按传统惯例有多种理论(frame of reference)，Mosey 用“二元论(pluralism)”和“一元论(monism)”来描述用于实践的多元方法和一元方法。与此相对，Christiansen(1991)则指出了多元论的缺点，并认为作业治疗理论可以从统一的理论中受益；同时学者们在关键的观点和术语方面也较大程度地达成了共识。Yerxa 则指出，作业治疗的一个重要特性就是作业治疗实践及其基础知识的复杂性。要使其特性易于观察，需要理解支持个体执行活动—作业—角色时的复杂因素。Christiansen 和 Law(1997)的人—环境—作业行为模式(PEOP)作为一框架结构则简化了这一任务，它既是认识系统，同时又是实践模式，受到广泛关注和推崇(图 14-4)。

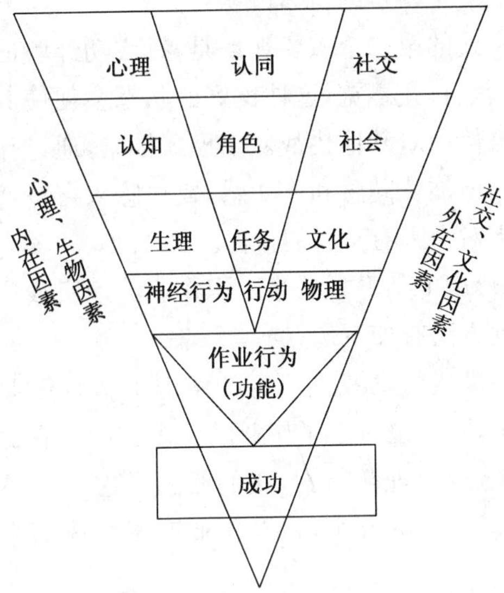

图 14-4 人—环境—作业行为模式

(引自：Charles Christiansen，Carolyn Baum. Person Enviroment Occupational Perfomance Model，1997)

由于构成日常生活实质的作业是一复杂现象，需要广泛的知识系统去解释；与其相似的是，作业治疗的模式也需要同样的宽度和深度。PEOP 模式体现了影响、支持作业行为的内在(心理和生物学)及外在(社会、文化和物理环境)因素。这些因素合起来就提供了一个观察、解释作业结构、作业治疗程序及作业治疗目的，强调以患者为中心的作业治疗方法。

作业是人在环境中实施的活动行为，因此，人—环境—作业行为模式有助于我们更好地理解作业及作业实施的环境如何能够影响个体的健康及生活质量。掌握了这些概念，有助于我们认识和思考作业的许多可能性，避免用狭窄的方式看待“作业”，而忽略其最重要的一面，即对个体生活的意义。

PEOP 模式有 3 个主要部分，分别描述了人在日常生活中做什么，其动机是什么，以及人的个性与作业环境融合在一起时，如何影响成功的作业行为。

模式的基本观点是，“个体受本能的驱使，探究其生活的世界并达到熟悉控制这个世界的目的”。适应可看作是一个过程，个体依靠适应(通过利用有利于他们的资源如个人的、社会的、物质的)来应对日常生活中所面临的挑战。当他们拥有了成熟的情感和解决问题的能力，就可以建立并获得有助于他们一生发展的目标。

模式的第二个重要观点是，有成功经验的人有助于调整自我感觉，这种良好的状态会促使其以更大的自信面对其他挑战。该模式推崇，通过作业人们可以增加认同感和成功感，成功感来自精通作业和实现对个人有意义的目标。

(1)用 PEOP 模式来认识作业治疗实践比传统的微观方法有如下优点：

1)模式帮助我们确定和考虑了影响作业的许多因素，同时也考虑了作业的许多方面。它提出了一种观点：为理解行为，我们必须考虑到个体的特性，活动行为的环境，以及作业对于个体的本质和意义。

2)模式允许我们把现存的观点与系统的观点结合在一个框架内。

3)提供了一个观察和研究人类行为的框架，即综合了多方面的知识，如妨碍行为的损害，支持行为的环境，以及个体需要、爱好、生活方式、目标。更注重个体需要和目标，而不是其损伤的模式，称之为“以患者为中心”。PEOP 模式就是这样的模式，它把重点放在了个体及其因疾病或残疾所致日常受限的作业上。

这一模式要求搜集、使用、认识、重视作业治疗学科以外的信息。因为，作业的复杂性、个体的独特性、环境的多样性需要这样做，这是一个学科的知识所包含不了的。

1991 年作业治疗师开始学习“作业学”课程。Clark 及其同事对“作业学”进行了全面解释，将其定义为：系统研究“人是进行作业的人”的新学科。她指出，“我们已经开始将人们的日常生活称为作业，人类在从事作业的时候才是人性最真实的时候”。在 1993 年的 Slagle 论坛上，她发表了题为《把作业融入真实的生活——紧密连接作业科学与作业治疗》的报告。

Clark 及其同事强调作业科学对作业治疗将有三方面的意义：培养本学科人才；加强本专业的基础研究；明确作业基本原理和概念，提供正确的原理以指导作业治疗实践。

(2)作业学力图概括整个人类作业行为与现象，寻求一种通过使用作业使人适应生活的方法。正规作业学是建立在对作业治疗基本观念尊重与认可基础上的，从而使之成为一门真正的社会科学。

作业科学的创立和快速发展对于我们理解“作业是如何影响健康与幸福生活”有极大的帮助。学者们都在致力于从作业与功能和健康关系中去理解作业治疗，人类作业学研究将为 21 世纪的作业治疗实践提供更科学的指导。

第五节　作业治疗与物理治疗的区别

作业治疗与物理治疗的区别主要是和运动疗法的比较(表 14-1)。

表 14-1　作业疗法与运动疗法的比较

	作业疗法(OT)	运动疗法(PT)
目的	恢复躯体功能、认知和生活自理能力	恢复运动功能
方法	应用认知、自理生活、生产和文娱等经过选择和设计的作业进行训练	应用增强肌力、耐力、关节活动度、协调平衡和心肺功能的活动进行训练

续表

	作业疗法(OT)	运动疗法(PT)
训练特点	认知和感知觉训练比重大；精细运动比重大，粗大运动比重小；与自理和生产技能的关系密切；注重活动能力	认知和感知觉训练比重小；精细运动比重小，粗大运动比重大；与自理和生产技能的关系不密切；注重活动能力
训练工具	自理生活用品用具、生产性工具、文娱工具、认知训练用品、自行设计制作的矫形器	增强肌力、耐力、关节活动度、增强平衡能力和心肺功能的器械
介入早晚	一般比运动疗法晚	较早
负责者	作业治疗师	运动治疗师

第六节　作业治疗的适应证与禁忌证

一、作业疗法的适应证

作业疗法的适应证是十分广泛的。凡需要改善手的运动功能(特别是日常生活活动和劳动能力)、身体感知觉功能、认知功能和改善情绪心理状态、需要适应住宅、职业、社会生活条件，都适宜用作业疗法进行训练。目前，作业疗法多用于以下几个方面。

1. 内科和老年病方面

脑血管意外的后遗症、关节疾患、老年性认知功能减退。

2. 骨科方面

骨关节损伤后遗症、手外伤、截肢后、脊髓损伤、周围神经损伤。

3. 儿科方面

肢体残疾、发育缺陷、学习困难或残疾、类风湿性关节炎。

4. 精神科方面

精神分裂症康复期、焦虑症、抑郁症、情绪障碍。

二、禁忌证

意识不清、病情危重、心肺肝肾功能严重不全、活动性出血等。

第七节　作业治疗的伦理遵循准则

1988年我国卫生部颁发了《医务人员医德规范及实施办法》，对医务人员提出了基本要求，也是全体医务人员必须遵守的行为准则。其基本内容有：热爱专业，认真负责；不断进取，精益求精；清廉正直，平等待人；团结协作，共同提高；慎言守密，取信病人；仪表端庄，行为文明。作业治疗师作为康复医学从业人员之一，要共同遵守社会主义的医德规范。

作业治疗伦理道德准则(AOTA,1994)：

善行——作业治疗人员应表现出对服务接受者健康的关注。

尊重——作业治疗人员要尊重服务接受者的权利。

责任——作业治疗人员要取得和持续保持较高的能力水平。

正当——作业治疗人员要遵照法律和协会政策指导作业治疗。

诚实——作业治疗人员要提供准确的有关作

业治疗服务的信息。

真诚——作业治疗人员要平等、真挚对待同事和其他专业人员。

第八节　作业治疗实践指导准则

一、概述

将作业作为一种治疗方式是作业治疗的本质。治疗性作业的核心因文化、时间、医疗保健环境及人类的不同思想而具有很大的灵活性。因此，本专业支持采用多种实践模式及各种理论用以指导不同场所、不同人群的治疗。纵观本专业历史，治疗性作业已经成为不同治疗方法的核心。虽然，许多过去和近来的每种实践模式都有不同的观点，但其共同因素是通过各种作业形式以产生有意义、有目的的作业行为。

二、作业治疗实践指导(CAOT，1991)

(一)转诊介绍指导

1. 治疗师根据服务规定接受受权部门的转诊介绍。

2. 治疗师确定转诊介绍是否适当，个体是否适合作业治疗，可通过面谈或回顾记录做出。

3. 当接到转诊介绍时，治疗师记录接受资料、转诊介绍部门、提出的服务类型。

4. 如果转诊安排得当，治疗师应对个体进行一个综合评价。

5. 如果转诊介绍不适当，治疗师建议转诊介绍部门做出改变。

6. 在规定的时间内，根据服务政策，做好备案记录。

(二)评价指导

1. 治疗师应收集资料并列出评价目的。

2. 治疗师应该从个体和家庭及重要人员那里，获得其他有关信息如病史、教育情况、工作记录、家庭情况。

3. 这个全面评价应该包括评估和记录个体在以下方面的能力和缺陷：

(1)作业行为领域：自我照顾，产出性活动，娱乐。

(2)作业行为成分：心理的，身体的，社会文化的，精神的。

(3)环境方面：物理的，社会的，文化的。

治疗师应该记录作业行为，并决定是否需要更详尽和特殊的评价。治疗师保证完整评价，不管是在服务中，还是转到其他科室。治疗师进一步分析评价资料，说明存在的问题，做出适当的建议。评价应该在规定的时间内完成。

(三)治疗计划方案指导

1. 治疗师要确定证明治疗方案计划与评价资料及评价后建议一致。

2. 制定的治疗计划应包括：可评估的长期和短期目标，选择一个适合个体需要的理论方法，治疗方法选择，完成计划的时间。

3. 评估计划

治疗计划的目标和方法的制定必须结合以下方面：个体及/或家庭的目标，其他专业的方案计划，可利用的资源(机构和社区)，治疗计划应在评价完成后的确定时间内指定出来。

(四)治疗指导

治疗师应该根据方案计划完成治疗，治疗师应该记录提供的作业治疗服务，以及个体对于经常提出的目标所取得的进步，治疗师应该经常评估和记录个体的作业治疗行为和作业行为成分的变化，根据这些变化修改治疗计划，治疗师应该定期(按服务规定)与其他专业治疗人员和家属/相关人员进行交流。

(五)复查、制定出院计划

1. 出院指导

当个体已达到了预期目标，或已从作业治疗服务获得了最大的收益时，治疗师应该终止服务。完成出院计划并记录。出院计划应与如下一致：治疗师根据服务政策做出出院总结，总结应包括个体的功能状况、已达到的目标、未达到的目标、正在进行的服务计划和进一步的建议，终止患者/治疗师的关系。

2. 随访指导

治疗师在出院后的适当间隔时间进行再评估，记录再评估的结果。如果个体需要进一步服务，则应介绍需要的服务。

3. 治疗评估指导

根据治疗指导和治疗预后评估治疗方案的效果和效益。

第九节 作业疗法评定

作业疗法评定内容包括：

(一)感觉运动功能

维持躯体运动和活动的基本要素包括：感觉、感知、肌力、肌张力、耐力、关节活动度、关节稳定性、姿势控制、原始反射、腱反射、正常软组织结构、粗大运动、精细运动、越过中线运动、手的活动、单侧肢体运动、双侧肢体运动、对刺激的接收和处理等。

(二)认知综合功能

认知综合功能是运用脑的高级功能的能力。包括：觉醒水平、定向力、注意力、认识力、记忆力、顺序、定义、关联、概念、归类、解决问题、安全保护、学习概括等。

(三)日常生活活动能力

日常生活活动能力是指日常生活中的功能性活动能力。日常生活活动可分为两个层次：

(1)基本日常生活活动：最基本的生存活动技能。包括：活动(如床上活动、转移、行走、上下楼梯等)、自我照顾(如穿衣、吃饭、如厕、修饰、洗澡等)。

(2)工具性日常生活活动(instrumental ADL)：需要更多的解决问题的能力、社会能力和有更复杂的环境因素介入。包括：家务(做饭、洗衣、打扫卫生)、社会生活技巧(如购物、乘坐公共交通工具)、个人健康保健(就医、服药)、安全意识(对环境中危险因素的意识、打报警电话)、环境设施及工具(如冰箱、微波炉)的使用。另外，性生活也是日常生活活动及生活质量的一个重要方面。

(四)社会心理功能

社会心理功能是指进入社会和处理情感的能力。包括：自我概念、价值、兴趣、介入社会、人际关系、自我表达、应对能力、时间安排、自我控制等。

(五)环境

环境指患者在其生活、工作、社会活动中周围环境条件是否对他造成一定的障碍，如对于坐轮椅的患者，在其经常出入的道路中有无轮椅通道，因此对其所在环境设施进行评估，找出不利于患者活动的设施障碍，提出改造的可能。作业评定与物理评定的比较见表 14-2。

表 14-2 物理评定与作业评定的比较

	物理评定	作业评定
评定意义	系统器官水平的评定——发现身体功能障碍的部位及程度	个体、社会水平的评定——发现功能障碍对个体活动和社会交往的影响及程度
评定人员	临床医生、PT 为主	OT、护士为主
评定场所	医院、物理治疗室	作业治疗室、实际场所
评定内容	侧重作业技能的评定，包括各种感觉运动、认知和心理能力的评定	侧重 ADL、就业能力、创造性工作性活动、娱乐、环境评定

第十节 作业活动分析

一、概述

作业治疗中将活动的相关内容概括为活动范畴、行为构成和行为场景三个方面。

活动范畴(performance areas):指人类所有的基本内容,包括日常生活活动(activities of daily living)、工作生产活动(work and productive activities)和休闲娱乐活动(play or leisure activities)。

行为构成(performance components):指活动中每一项动作的基本构成要素,包括动作的基本步骤、运动类型和所需要的基本功能等。临床上,可以将每一项活动的一系列动作分解成行为构成。

活动行为场景(performance context):指活动发生的基本外界条件,包括时空条件、物质和社会环境等。

二、活动分析

活动分析(activity analysis)是指在治疗过程中评估治疗性活动中患者的主动性和行为构成,是对一项治疗性活动的基本行为构成,以及患者能够完成该活动所应具备的功能水平的一个分析认识的过程。活动分析通常是在治疗过程中评估治疗性活动,如抛圈、磨砂板和日常生活活动等治疗活动。

活动分析时,由于需要评定的项目是在治疗师指导下在治疗场景中完成的治疗性活动,故只需要评定活动项目的行为构成。在选择一项治疗性活动时,治疗师一般要求患者目前的能力应该与该项治疗活动所要求的最低水平相符合。在临床治疗过程中,也可以选择比目前患者水平稍高的治疗活动,可以保证治疗活动对患者的挑战性、趣味性。但需要注意的是,在治疗性活动时,尽可能保证患者经过努力后能够完成,满足活动后的成就感。同时,在治疗活动中的安全也必须注意。同时,对于肌肉骨骼运动系统损伤的患者,可以采用生物力学的方法辅助进行活动分析;而对于中枢神经系统损伤的患者则可依据神经发育学原理进行活动分析。

(一)目的

活动分析是作业治疗师的核心技能之一,也是进行作业治疗评价、制定治疗目标、实施有效治疗的基础。进行活动分析的目的:

1. 为治疗师提供全面理解活动行为的方法,并通过提示、简化或适应提供指导他人从事活动的知识基础。

2. 了解从事活动所需要的设备、用具和材料、费用、时间、空间及人员。

3. 使其得到判断为谁、何时、何地、在何种情况下使用的活动,属于治疗性活动方面的知识。

4. 提供以技术、能力及评分方式记录的个人情况资料,并为治疗提供参考意见。

5. 通过适应和改造设备、环境及简化活动,来确定转换活动的方式,并以患者可接受的方式来决定从事活动的工具。

6. 在选择可满足特殊需要的活动时,练习解决问题的技能。

7. 提出工作、日常生活技能及游戏等活动行为范围内的治疗目标,以便将活动用于不同的个体。

8. 使用统一的术语,描述、分析和记录作业治疗实践中使用的活动。

(二)分类

作业活动分析包括一般分析和限定分析。

1. 一般分析(general analysis)

分析的内容包括基础项目(必要的道具、材料)、作业环境特性、作业工程特性、作业活动运动功能特性、感觉知觉认知特性、道具材料特性、作业活动结果(作品)特性。

2. 限定分析(special analysis)

(1)根据理论模式的分析:分析的内容包括精神疗法的分析、认知疗法的分析、神经心理学的分析、生物力学的分析、感觉统合的分析。

(2)以治疗援助为目的分析:分析的内容包括生活技能训练目的的分析、对人际关系改善目的的分析、就业援助目的的分析、利手交换目的的分析。

(3)其他限定的分析:分析的内容包括包括工程分析、环境分析、动作分析、心理社会分析等。

（三）内容

作业治疗师从两个侧面认识活动：一是正常从事的活动；另一个是特定的个体在治疗中从事的活动。活动分析主要有3部分内容。

1. 活动行为范畴

活动范畴（performance areas）是每日生活典型部分的宏观分类，包括日常生活活动（ADL）、工作及生产性活动和娱乐休闲活动三方面。

（1）日常生活活动——自理性活动（self-care activity），包括修饰、口腔卫生、洗澡/淋浴、厕所的使用及个人卫生、个人用具的护理、穿衣、喂药与吃饭、常规服药、维持健康、社会化的活动、功能性交流、功能性移动、社区内转移、紧急反应、性表达。

（2）工作生产活动（work and productive activities）：为自我发展、社会贡献及谋生而进行的活动，包括料理衣物、清洁、准备饭菜及刷洗餐具、购物、家政管理、安全事宜、照顾家庭、教育活动、职业活动、求职、就业、工作或职业活动、退休后的计划、志愿者活动。

（3）休闲娱乐活动（play or leisure activities）：从本质上讲，是促进娱乐、放松、自我享乐或自我表达的活动，包括娱乐与休闲的探索、娱乐与休闲活动行为。

2. 活动行为成分

活动行为构成（performance components）是人类成功地从事活动行为范畴所必需的基本技能。表现在以下几个方面：

（1）感觉运动成分（sensorimotor component）：接受传入、处理信息及产生输出的能力。包括感觉、知觉过程、神经肌肉的反射、关节活动度（ROM）、肌张力、力量、耐力、姿势控制、总体（粗大）运动的协调、跨越中线、单侧性、双侧整合、运动控制、运用、精细协调与灵巧性、视—运动的整合、口腔—运动控制。

（2）认识整合与认知能力（cognitive integration and capacity）：运用高级脑功能的能力、警觉度、定向、辨认、注意力、活动始动力、活动终止力、记忆、时序、分类、概念格式化、空间操作、解决问题、学习、归纳等。

（3）心理社会技能与心理成分（neuropsychological skill and component）：与社会相互作用及处理情感的能力。包括心理学方面如价值、兴趣、自我概念；社会如角色活动、社会品行、人际关系技能、自我表达；自我维护如应付技能、时间控制、自我控制。

3. 活动行为背景

活动行为背景（performance background），是影响个人从事活动行为范畴的因素。由个人生活的时空和环境组成，可以对活动的实施产生影响。

（1）时间方面：诸如年龄、发育时期、生命周期等。

（2）环境方面：包括自然环境与社会环境两个方面。

1）自然环境：包括进入环境的途径和在环境内的活动行为。这种环境要具备自然区域、植物、动物、建筑物、物体、工具或用具。

2）社会环境：重要个体的可用价值与期望，诸如配偶、朋友及护理人员，也包括对建立规范、角色期望及社会常规产生较大影响的社会群体。

（3）文化方面：个人作为社会一员，可接受的习惯、信仰、活动方式、行为标准及期望。包括政治方面，如可影响个人接触资源的机会及确定个人权利的法律。还包括接受教育、就业及经济支持的机会。

总之，活动分析的内容广泛，涉及多个方面。在进行活动分析时，有关的设备、用具、需要的空间与环境、活动步骤的时序及完成每一步活动所需要的时间、注意事项、预防措施、禁忌证，以及年龄、受教育程度、文化及性关系等，这些都是不可遗漏的项目。

（四）方法

1. 分析方法

（1）一般分析：进行分析时应注意所选择的活动是否：①需要一般的感觉；②必须重复同样的动作；③能够分级，活动量大小；④有难以忍受的噪音；⑤能引起患者的兴趣；⑥有职业和教育的价值。可从下面几个方面着手：

1）了解怎样进行活动：分析活动的基本动作和过程，是否借助器具，要求的位置、运动、反应、认知功能如何。

2）明白什么是适宜的活动：分析哪些活动适合患者的需要，能解决问题，并能引起患者的兴趣。

3)解释为什么要选择这种活动：选择的活动与训练目的、治疗目标应密切相关，不仅要满足躯体功能的需要，还要满足心理的、认知的和社会的需要。

4)确定活动应在何处进行：无论活动的场所怎样紧张，作业治疗师都应该设法使活动在相关的环境中进行。

5)判断活动应在何时进行：进行活动的时间应符合患者的需要和遵循患者的生活习惯。

6)说明什么人需要参与：除患者本人和作业治疗师外，可能还需要其他人员参与，共同完成作业训练。

(2)限定分析：较复杂，除了要考虑环境、年龄、性别、职业、文化教育背景、趣味性、适应性、安全性、时间和费用外，还要按活动的要求从运动、感觉、知觉、智能、情感、社会和文化教育等几个方面进行分析。

1)运动：了解患者的姿势、物体的位置，以及在活动中患者和物体的位置是否有变化；分析在运动中参与的关节、肌肉，活动范围如何，规定的特殊动作及活动范围，单侧或双侧以及速度或节律。

2)感觉：通过图形/背景、空间结构、形状、颜色和色泽的辨别了解视觉；通过言语、声音信号的理解判断听觉；通过特殊的气味明确嗅觉；通过与烹调有关的活动了解味觉；通过温度觉、实体觉、位置觉和运动觉的分析，了解躯体感觉。

3)智能：通过对学习能力、解决问题的能力、逻辑思维、交流能力和组织能力的分析了解职能。

4)知觉：通过体象障碍、单侧忽略等有无的判断确定；通过有无构造障碍的判断来确定。

5)情绪：活动要求可提供发明和独创性，破坏和进攻性，满足感，表达情感、态度和感受，控制冲动，独立性，现实感，应付应激。

6)社会性：活动要求可提供单独或小组活动，共同协作，相互交流，合用设备、工具、材料，考虑他人的需要和安全，竞争意识，现实感，角色的扮演。

7)自主性：活动要求可提供发展计划、组织、发起和决策能力。

8)文化背景：活动要求可提供与患者的价值观、承担的角色和生活习惯相适应。

2. 分析步骤

根据治疗目标，选择作业活动。具体步骤可参考以下程序：

(1)提出一项活动的治疗目标，即这一活动所能够达到的短期目标。

(2)列出这项活动的每一个步骤，将每一步骤分解成动作。其中关节活动度是指原动肌收缩所产生的关节运动，肌肉收缩类型需区别是等长收缩还是等张收缩，重力影响要说明重力对运动是起促进作用、阻力作用，还是无影响。

(3)完成这项活动需要具备的功能和能力，必须稳定哪些关节？用什么方法稳定？完成这项活动所需的MET水平为多少？

(4)分析完成这项活动所需要的外部条件，如参与者和进行这项活动所需材料之间的相互位置关系，通常使用何种工具或材料进行这项活动，适合进行这项活动的地理位置，进行这项活动的方式是否具有文化或社会角色的意义等。

(5)明确使该活动难度递增分级，如肌力，主动关节活动度，被动关节活动度，协调性/灵巧性/耐力。

(6)利用这项活动进行治疗时，有哪些注意事项。

三、日常生活活动分析

狭义的日常生活活动(activities of daily living，ADL)，是指人类为了独立生活而每天必须反复进行的最基本的、具有共同性的动作群，即进行衣、食、住、行及个人卫生等基本动作和技巧。广义的ADL，还包括与他人的交往，以及在社会内及至更高层次上的社会活动。日常生活活动的内容很多，可利用这些活动进行治疗性训练，分析时要考虑原来是否会做，是否安全，感觉运动功能和认知功能怎样。

(一)一般分析

现以配戴假肢的患者准备热饮料为例进行具体分析。

1. 主动性：因口渴想喝茶而不愿意喝其他饮料。

2. 一些相关因素，如年龄、性别、平常爱好、所处文化背景和社会地位、平时是否煮过茶。

3. 时间：按照平时的生活习惯。

4. 安全性：知道有潜在的危险。

5. 情绪：乐意做。

6. 社会性：为他人准备。

7. 文化性：为客人服务。

(二)分析步骤

1. 进厨房

(1)运动：能独立行走，协调性和平衡功能好，能持物行走，下肢、骨盆及躯干诸关节和肌肉能活动，能保持直立的姿势。

(2)感觉：本体感觉、视觉正常。

(3)智能：有吃喝的要求，如口渴，能进行社会交往，能作出决定，并知道在哪里做。

2. 准备工作

如从橱柜和茶叶柜里拿壶、杯、勺、茶、牛奶等。

(1)运动：站立、行走、平衡；持物行走、弯腰/伸手拿物、四肢粗大运动、上肢精细运动和手的抓握。

(2)感觉：本体感觉、视觉与触觉协调正常。

(3)智能：记忆力、理解力、逻辑思维和操作顺序。

(4)感知：空间结构、图形与背景的辨别力，有无失用、失认等。

3. 烧水

包括打开水壶盖，将水壶放进水槽，对准水龙头下，打开水龙头接水，关水龙头，盖上壶盖，提起水壶放在炉上，点火烧水等动作。

(1)运动：在小范围的活动，与上述运动分析相同，上肢运动要分析关节的屈伸和旋转运动及手的抓握功能。

(2)感觉：眼手协调，浅感觉和本体感觉，听觉等。

(3)智能：注意安全，记忆力，注意力，工作程序，合理安排。

(4)感知：空间结构，视觉失认和失用，图形/背景的辨认。

4. 将茶和牛奶放进杯子里

除上述活动分析外，还要进行以下方面内容的分析：

(1)运动：主要是抓握方式，如侧捏抓握，球形抓握，三指捏。

(2)感觉：立体觉。

(3)智能：估计剂量。

5. 冲茶

除上述活动分析外，还要进行以下方面内容的分析：

(1)感觉：触觉及温度觉。

(2)感知：嗅觉。

6. 喝茶

(1)运动：端杯子，协调，喝茶，吞咽。

(2)感觉：解渴的满足感，嗅觉、味觉、温度觉。

(3)情绪：成功后的满足感。

(4)社会：人际交流的技能。

对于创造性或工作性活动和社交性活动的分析步骤基本同上。首先要对患者进行一般性情况的分析，明确活动的动作组成成分，逐一分析患者完成这些动作所需要的技能和素质如运动、感觉、认知、心理等。除考虑上述技能和素质、标准外，还要根据患者性别、年龄、文化程度、个人兴趣、设备条件进行选择。女患者在家务、针织等方面有基础，且有兴趣。儿童患者可多通过游戏、有趣的作业活动、集体活动进行治疗。老年患者不易做劳动强度较大的作业，且需注意安全，防止意外。书法、诗、画、音乐欣赏等活动，一般更适宜于文化程度较高的患者。对社交活动的分析还要进一步了解患者的社会状态、环境影响因素、独立性、文化和经济背景等。明确患者的功能要求和作业活动选择标准，采取与目标相适应的作业治疗技巧。

总之，活动分析是从肌力运动、关节运动上，对其连接动作进行部分的或整体的动态掌握，判断其中的哪一部分对治疗有效。作业活动分析的结果，是帮助治疗师选择合适的、有治疗效果的作业活动，以便在开始制定作业治疗处方时能做到心中有数，通过作业治疗改善患者的功能。作业治疗的作业项目，要考虑到患者所有因素之后再选定。

四、原则及注意事项

(一)原则

1. 以目标为中心。

2. 对满足患者的社会角色等个人需有一定意义。

3. 需要患者的身心投入。

4. 为预防和改善功能障碍或残疾而设计活动。

5. 发展可提高生活质量的活动技能。

6. 尽量与患者的兴趣一致。

7. 具有适应性,易于分析并与年龄相适宜。

8. 治疗师与患者共同选择。

(二)注意事项

1. 活动必须培养和维持良好的姿势与位置。

2. 应让患者知道并理解他为什么要以不同于正常的方式从事一项活动。

3. 治疗师必须考虑到改进和维持所采用的活动所需要的时间。

五、作业训练方法

(一)自我照顾性 ADL 训练

20 世纪 80 年代初,活动分析开始应用于 ADL 训练,稍后发展到利用活动分析进行整体 ADL 功能评估,一般用于老年患者居多。脑卒中、脑外伤是严重致伤、致残性疾病,患者通常有多方面的功能障碍,给日常生活活动带来诸多不便。现从日常生活动作分析入手,介绍一些 ADL 训练中的活动分析内容与方法,如何利用活动分析进行 ADL 训练。活动分析的描述除特别指出外,均以脑卒中、脑外伤所致偏瘫患者为例。

1. 穿衣

脑卒中患者的穿衣训练应遵守的一个基本原则是,穿衣时患侧总是先穿后脱。穿衣活动包括:穿/脱上衣、穿/脱裤子、穿/脱鞋子。

(1)穿/脱上衣(dressing/undressing upper garment)

基本要求:患者坐在有靠背的椅子或坐在床边靠自身的平衡能力完成穿上衣,坐位下双足能平放于地上。在穿衣训练前,治疗师应分析与评估患者的动态坐位平衡和认知功能。

1)放好"上衣"。

2)把患侧上肢和手穿进/脱出正确袖管。

3)把衣领拉到/脱到健肩。

4)穿上/脱下健侧上肢

5)系上/解开纽扣。

动作分析:穿/脱开襟上衣与穿/脱套头衫动作不同(图 14-5)。

(2)穿/脱开襟上衣

1)患者将"上衣"里面朝外、衣领向上置于其膝上。

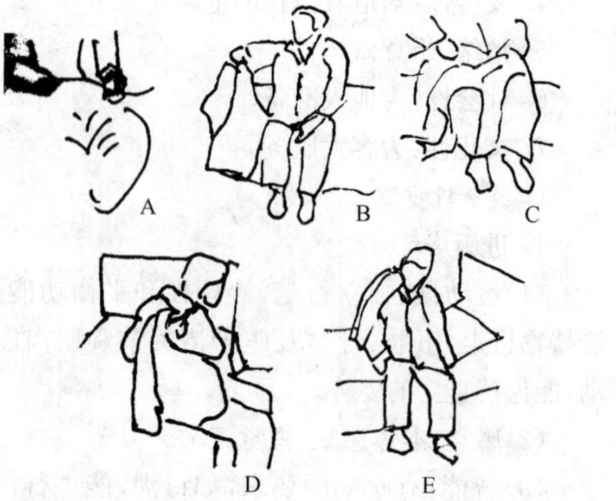

图 14-5　穿上衣

2)用健手帮助露出里面的袖口。

3)把患手穿进相应的袖口。

4)将上衣沿患侧上肢拉上并跨到健侧肩和颈部。用健手把衣领从患侧拉到健侧时,患者也可用牙齿咬住衣领的另一端。

5)把健侧手和上肢穿进衣袖。

6)然后患者用健手抓住上衣的后襟将其拉开展平。

7)最后整理上衣使其对称并使纽扣对准相应的扣眼。

8)稳定纽扣边缘,用健侧拇指撑开扣眼套上纽扣。

(3)脱上衣动作与上述步骤基本相反

1)解开纽扣。

2)先将患侧上衣脱到患肩下,然后将健侧脱到健肩下。

3)将健侧上肢和手脱出衣袖。

4)当健侧手脱出后,患者方可容易地将患侧的衣袖脱下,完成脱衣。

(4)穿/脱套头衫

1)先解开套头衫的纽扣。

2)将套头衫的背面向上、衣领向下放于膝上。

3)用健手将套头衫的后襟拉到一起直到里面的袖口露出。

4)拉起患侧上肢并将其穿入相应的袖口。

5)拉上衣袖直到穿到患肘以上。

6)然后将健侧上肢穿入相应袖口,并且一定穿到肘部以上。

7)将套头衫从衣领到衣襟拉在一起，然后低头套过头。

8)最后拉衣襟整理好套头衫。

(5)脱套头衫的动作与上述步骤基本相反

1)从腰到上背将套头衫拉在一起。

2)抓到套头衫的后襟低头将其从头上脱出。

3)用健手先将患侧上脱出衣袖，然后再摆动健侧上肢将衣袖也脱出。

(6)注意事项

1)如果患者的上衣太紧，建议选择宽松的开禁衫或套头衫。

2)应鼓励患者尽可能地利用患侧主动穿衣。

3)不穿带拉链的衣服，因为用一只手难以控制。

4)如果患者不能用一只手系纽扣，可用魔术贴替代。

5)用穿衣钩和扣钩可帮助穿衣和系纽扣，但是试着尽可能地不用辅助设备。

6)在患者的后背和椅背之间要留有一定空间，否则会令穿后襟困难。

2. 穿/脱裤子(dressing /undressing lower garment)

对于患者而言，穿/脱裤子可在3种体位下完成。

卧位：适合腰背控制差的患者，而且是一种安全的方法。

坐位：适合绝大多数患者。

站立：一般不推荐，因为它需要患者有很好的动态站位平衡。

有时可组合体位穿/脱裤子，如坐-卧位方法适合站位平衡差的患者；坐-站位方法适合于用"空手"扶持下能站立一会儿的患者。现介绍在坐-卧位下穿脱裤子的活动分析。

(1)坐-卧位下穿/脱裤子

基本要求：用这种方法，患者应有好的坐位平衡能力，能独立完成卧坐转移；但在没有支撑的情况下不能独自站立。

1)摆好患腿的位置以便健手能够到其踝部。

2)将裤子拉到双腿的大腿部。

3)将裤子拉上/脱下骨盆。

(2)动作分析

1)把裤子放在身旁健手容易够到的地方。

2)教患者通过抓住其患侧小腿，使其交叉放置于健侧大腿上。为了防止患腿从健腿上滑下，可采取：①足趾向大腿倾斜；②将患腿放在凳子上；③在健侧大腿上放一小块防滑垫。

3)将患侧裤腿穿到患腿脚踝，如果可能，应拉到膝上防止其滑下。

4)将交叉的患腿再次放到地板上。

5)把健腿裤子穿上并尽可能拉上到臀部附近(图14-6)。

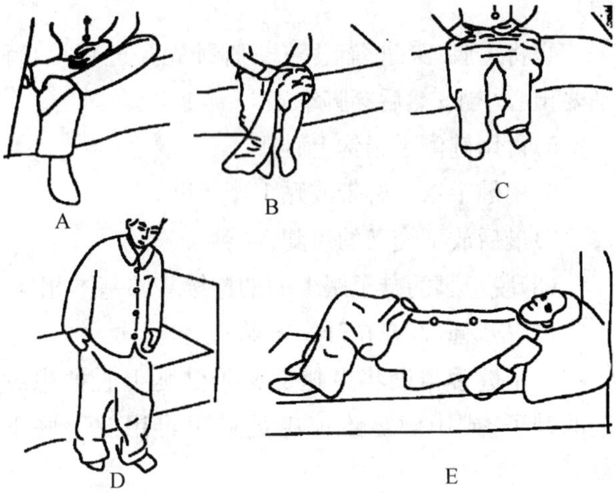

图14-6　穿裤子

6)让患者通过坐卧转移，躺到床上，然后通过桥式运动或转身将臀部离开床面，把裤子拉过臀部直到腰。

(3)脱裤子跟上面的连续步骤正好相反

1)坐在椅边，解开裤带。

2)通过倾斜身体或将躯干从一侧向另一侧旋转使臀部离开座位快速将裤子脱到臀部以下。

3)将裤子从腿上脱下，可用以下两种方法之一：①先脱健侧，然后用健足踢下患侧裤子；②用健足踩住裤脚，健手拉起患腿先脱掉患侧，然后再脱掉健侧。

3. 穿/脱鞋子(putting on/taking off shoes)

基本要求：患者可坐在扶手椅上或床边完成此动作，取决于患者动态坐位平衡能力。鞋子应放在容易拿到的地方，如果有必要，可采用长柄穿衣钩将鞋子从地上捡起。

(1)活动成分

1)将一腿放在另一腿的大腿上。

2)摸到足。

3)将足放入要穿的鞋内。

4)穿上鞋。

5)脱鞋。

(2)动作分析

1)把患脚的鞋子从地上拿起,鞋面向下放在床上或身体旁边的椅子上。

2)将健腿放在身体的正中线,像前面所描述的一样将患腿提起交叉放于健腿上。

3)拉开鞋面部分(有时拿住鞋跟才可以这样做)。

4)将患脚"穿进"鞋里——脚趾先穿进鞋里,特别要担心小趾;然后穿脚掌。

5)再用健侧手指钩上鞋跟。

6)用健手系上鞋带或贴上魔术贴。

7)最后放下交叉的患腿。

(3)脱患脚的鞋子跟上面的连续步骤基本相反

1)解开鞋带(或拉开魔术贴)。

2)用健手帮助将患腿交叉于健腿上脱掉患脚上的鞋子,或用健足蹬掉患足鞋跟再用健手脱下鞋子。

(4)注意事项

1)如果有必要,建议用松紧鞋代替普通的系带鞋。

2)鞋不宜太重或太硬,鞋跟应是平底而非高跟。

3)建议穿用魔术贴扣住的运动鞋。

4. 修饰

修饰(grooming)活动一般包括:梳头、洗脸和口腔卫生(刷牙、漱口)。脑卒中患者仅用一只手或一边身体就可完成个人卫生和修饰。如果合适,鼓励使用双手,用患侧手提供帮助。

基本要求:修饰最好坐在放于卫生间里凳子上的脸盆前完成,患者应有满意的静态和动态坐位平衡。修饰所必需的全部工具都应放在容易够到的地方。用一只手拿一条毛巾或一小块海绵将会比较容易完成。用具有标记按钮的小牙膏要比家庭普通尺寸的好。从安全考虑,鼓励男性患者使用电动剃须刀代替刀架剃须刀。建议患者用充电的电动剃须刀,因为患者用一只手换电池通常十分困难。如果需要,加粗把柄或用万能袖套帮助抓握。

5. 梳头(combing hair)

(1)活动成分

1)拿起梳子。

2)梳前面的头发。

3)梳后面的头发。

(2)动作分析

1)靠近一个台子并安全坐下。

2)照着放在面前的镜子,拿起放在台上的梳子。

3)如果鼓励患者使用患侧手来梳头,建议加粗或加长梳柄。

4)先梳前面的头发,然后再梳后面的头发。

6. 洗脸(washing face)

教患者独立用单手洗脸技术,做这些活动时建议患者靠近卫生间或厨房里的脸盆。如果需要,为患者提供一个合适的椅子坐着洗脸。

(1)活动成分

1)打开和关上水龙头。

2)冲洗毛巾。

3)拧干毛巾。

4)擦脸。

(2)动作分析

1)靠近卫生间里的脸盆。

2)将一个小毛巾放进脸盆,打开水龙头冲洗毛巾。

3)用一只手紧握小毛巾将其拧干或用一只手将其缠在水龙头上拧干。

4)当毛巾足够干时,平拿在手掌上擦脸。

5)重复2)~4),直到认为脸已洗净。

7. 刷牙、漱口(oral hygiene)

像洗脸一样,教会患者用单手完成这一活动,患者同样要先靠近放在卫生间或厨房里的脸盆,坐下来完成这一活动。

(1)活动成分

1)牙杯里装满水。

2)将牙膏挤在牙刷上。

3)刷牙。

4)彻底地漱口。

(2)动作分析

1)靠近卫生间的脸盆。

2)打开水龙头,将牙杯充满水后关上水龙头,并将牙杯放在脸盆里或脸盆旁。

3)将牙刷放在湿毛巾上或一小块防滑垫上稳定。

4)用健手打开牙膏的按钮,然后将牙膏挤到牙刷上。

5)放下牙膏并拿起牙刷刷牙。

6)放下牙刷并拿起漱口杯漱口。

7)重复5)和6),直到活动完成。

8. 进食

训练患者尽可能地独立完成进食十分重要。当被别人喂食时,不但失去进食的主动性、趣味性,而且也使其他依赖性增加。

进食活动(feeding activity)包括饮水、吃固体/半固体食物等。

(1)必要准备

1)最好在稳定的坐位并且头和颈有良好支持的体位下完成进食,因为一个对称的直立坐姿有助于患者的吞咽。

2)食物应放在患者面前一个稳定的平台上。

3)要注意吃饭或饮水过程中呛咳的表现。如果持续发生,最好在每次饮水或经口进食训练前做详细的评估。

4)如果患者的患侧上肢具有运动功能,在进食训练期间应促进和利用。例如,训练右侧偏瘫的患者用右手使用合适的刀叉或调羹,或者在吃饭或饮水时至少用右手稳定碗或杯子。

5)如果患者的利手是患侧手并且丧失或只有一点功能,应该考虑改变利手。例如,训练右侧偏瘫的患者用左手使用刀叉。

6)对进食有用的辅助设备,包括防掉垫、万能袖套、合适的刀叉、弯角调羹、防流盘子、有把手的杯子等,必要时应给予提供。

7)盛水的杯子里用电热水瓶比较容易和安全。用隔热杯可帮助延长持续注水的时间。

8)对于卧床的患者,饮水时用有盖的小壶或小杯或吸管比较容易。

9)当治疗师给吞咽困难的患者提建议时,他应知道如何将食物分类。

(2)饮水(drinking water)

活动成分:

1)从热水瓶里盛水到杯子里。

2)从杯子里饮水。

3)吞咽。

动作分析:

1)用防滑垫或患手稳定饮水杯。

2)从热水瓶里往水杯里盛水,最好使用电热水瓶,水出口处直接注入杯子中。为防止水外流,建议患者只盛半杯水。

3)用健手或双手(如果可能)握住杯直接饮水或用吸管饮水。

4)在吞咽期间,任何漏水或呛咳均提示有吞咽问题,需要更全面地评估和特别处理。

(3)吃固体/半固体食物(eating solid/semi-solid food)

活动成分:

1)从容器里拿起食物。

2)把食物放进嘴里。

3)吞咽。

动作分析:

1)坐稳桌边,注意食物及食具。

2)伸手拿起食具(筷子、匙)。

3)把食具放入有食物处的碗/碟中,夹住食物。

4)将食物送到口部,张开嘴巴,将食物送入口中,然后合上嘴,进行咀嚼和吞咽。

5)放下食具。

(4)注意事项

1)如果患者不能坐在桌边,应帮助患者在进食期间从床上坐起或坐在床边。

2)用防滑垫或患手稳定碗或盘子等容器,把患侧上肢放在桌上可较好地稳定肘部,从而有助于患者握住碗,或借助身体使碗更稳定。

3)即使患者的患侧上肢和手没有恢复功能,在进食时也应该放在桌上,接近碗或盘子防止异常模式。

4)健手借助刀叉或调羹从碗里拿起食物。如果可能,患者可训练用患手使用已适应的饮食器皿。

5)当患者进行吃饭训练时,治疗师应注意让患者放松,以避免在进食期间呛咳。

6)在吞咽时,口腔塞饭或呛咳提示可能有吞咽问题,需要更全面的评估和特别处理。

(二)床上活动训练

床上活动(bed mobility)是ADL中一个极其重要的活动。脑卒中等患者要获得最大功能独立,通常由治疗师指导从床上活动开始训练,患者的病情稳定甚至处于急性期都可以建议开始床上功能训练并允许床边坐起。床上活动包括:桥式运动、床上翻身、卧坐转移。

1. 基本要求

就患者而言,床上功能训练前,若具有如下潜能,则显得更重要。

(1)临床上患者处于稳定期,适合从床上坐起。

(2)患者若能进行患侧躯干的主动,则有助于训练,满意的静态和动态坐位平衡对患者从卧位独立坐起至关重要。

(3)患者应该至少具备遵从简单指令的认知能力。

2. 设备

选择符合要求的设备也很重要,治疗床应符合下列要求:

(1)床面应该足够宽大,以便提供足够的空间确保患者安全翻身。

(2)床的高度应以患者从床边坐起时足平放地上为宜(髋、膝、踝各关节屈曲稍大于90°)。若床太高时,治疗师建议患者可把床腿截短,或者选择合适的台阶凳,放在床边,来帮助患者转移。如果床太低应选择适当的高度并且坚硬的床腿垫块加高床脚。

3. 桥式运动

桥式运动(bridging movement),对那些除非用健手支撑而不能稳定站立的脑卒中患者把裤子穿上臀部或脱到大腿非常有用,还可以帮助患者在坐位下穿短裤。

(1)活动成分:桥式运动的主要活动成分包括仰卧于床上、屈曲双膝或单膝、把臀部抬高离开床面。

(2)动作分析

1)患者仰卧于床上,双上肢放于体侧,双腿伸直。

2)用健腿的脚后跟钩起患腿于屈曲位并保持患脚平放于床面上,必要时可用健脚帮助。

3)屈曲健腿并将足稳定地平放于床面上。

4)双腿屈曲时,保持双膝靠拢并处于中立位。

5)在双手和双腿的帮助下,腰部肌肉收缩将臀部抬高离开床面,保持至少10秒。

(3)注意事项

1)避免简单地利用健侧上肢和下肢支撑臀部抬高离开床面。

2)应注意评估不想伸展患侧躯干的患者。

4. 床上翻身

床上翻身(turning in bed),是日常生活活动的开始,是穿衣、站立、转移等日常生活活动的前提。患者应该学会向健侧和患侧翻身,通常先学习向患侧翻身,这比翻向健侧更容易。

● 向患侧翻身(turning to the affected side)

(1)活动成分

1)摆好患侧上肢和手。

2)健腿屈膝。

3)向患侧转动头和颈。

4)健侧上肢和手伸向患侧。

5)旋转躯干、腰部、骨盆并把健腿跨到患侧。

(2)动作分析

1)仰卧于床上,双上肢放于身体两侧,双下肢伸直。

2)用健手把患侧上肢和手放于腹部上,避免转身时被压在身体下面。

3)屈曲健侧下肢使足底平放于床面上。

4)先把头和颈转向患侧。

5)然后健健侧上肢和手"伸向"患侧,放于床上或者抓住床边护栏。

6)再将躯干和腰转向患侧。

7)最后把骨盆和健腿也转向患侧完成全部过程。

从患侧卧位翻回到仰卧位时,与上面的步骤正好相反。

● 向健侧翻身(turning to the good side)

(1)活动成分

1)放好患侧的上肢和手。

2)患侧膝关节屈曲。

3)把头和颈转向健侧。

4)健手抓住患手转向健侧。

5)躯干、腰、骨盆和患腿转向健侧。

(2)动作分析

1)仰卧于床上,双上肢放于体侧,双下肢伸直。

2)用健手把患侧上肢和手放于腹部,以防转身滑于体后。

3)如果可能,用健足跟钩起患腿使其屈曲并保持患足足底平放于床上。

4)先把头和颈转向健侧。

5)然后用健手抱住患侧肩膀,以帮助患侧上肢转向健侧。

6)再把躯干和腰转向健侧。

7)最后把骨盆和健侧下肢转向健侧完成全部活动。

从健侧卧位翻回仰卧位时,与上面的步骤正好相反。

(3)注意事项

1)不管转向患侧或健侧,整个活动都应先转头和颈,然后正确地连续转肩和上肢躯干、腰、骨盆及下肢。

2)确认床边留有足够的空间给患者翻身,以确保翻身后的安全和舒适。

3)要确保患侧肩膀有足够支撑,而非只拉患侧上肢。

5. 从卧位坐起

● 从健侧卧位坐起

这种活动方法对患者来说比较容易,也比较安全,然而它可能引起患侧肢体的"协同运动",甚至有可能造成患侧忽略。

(1)活动成分

1)转向健侧卧位。

2)用健腿帮助患腿置于床外。

3)把健侧肩膀和上肢移到身体下。

4)通过外展和伸直健侧上肢从卧位撑起。

5)移动躯干到直立坐位。

6)在直立坐位下保持平衡。

(2)动作分析

1)用以前学过的方法以仰卧位翻向健侧卧位。记住使患侧上肢和手"伸"向健侧而不要留在身后。

2)用健腿足背钩住患腿足跟带动患腿尽可能地远离床外,然后分开双腿。

3)先从卧位移动身体,患者即可用健手握住床边把身体"拉"起,但这并非理想的方法。

4)患者也可头颈侧屈轻微地抬起健侧肩膀,移动健侧上肢于身体下,然后通过外展和伸直健侧上肢把身体从卧位撑起。

5)患侧躯干肌肉收缩,同时双下肢像钟摆一样下"压",协同躯干坐起到直立位。

● 从患侧卧位坐起

这一活动方法可鼓励患者更清楚地意识到其患侧的存在,促进患者使用患侧上肢和下肢,然而患者需要有较好的身体调节能力、坐位平衡和患侧肢体的控制能力。

(1)活动成分

1)转向患侧。

2)健腿帮助患腿将双小腿放于床外。

3)用健手和上肢支撑坐起。

4)移动躯干到直立坐位。

5)保持直立坐位平衡

(2)动作分析

1)从仰卧位翻回到患侧卧位,记住要保持患侧上肢和手向外"伸"以防压在身体下。

2)用健腿足背钩患腿的足跟带动患腿尽可能地远离于床外,然后分开两腿。

3)用健手撑住患侧肩膀下的床面上,通过伸直健侧上肢把肩和身体从患侧撑起。

4)健侧躯干肌肉收缩,同时双下肢像钟摆一样下"压",协同躯干坐到直立位。

5)尽管躯干正在"移"向直立位置,健侧上肢和手应一步步地向患侧身体靠近,有助于保持平衡直至其能稳定地坐于直立位。

(三)转移活动训练

转移活动(transfer activity),指整个身体从一个地方到另一个地方的位置变化,是获得或保持日常生活活动独立性的一个基本活动,转移活动在病房、患者家里都应该练习。如果需要,可在床、椅、轮椅、厕所、浴室等之间转移。

该项活动成分包括:滑动转移;床—扶手椅间转移,又可分为90°、45°床—扶手椅转移,以及180°面对转移。

1. 基本要求

(1)熟悉环境,诸如地面、光线、床的高度和椅子等。

(2)对患者的功能能力(包括体能和认知)和协助者的能力及所采用的技巧应有清楚的认识。

(3)如果必要,可利用一些辅助设备,如转移板、转移带、转移转盘、吊机等。

(4)患者应有满意的静态及动态坐位平衡能力以便独立完成转移,否则就需要体力帮助。不管做什么样的转移,患者都应该在坐位下,能保持抬头,挺直躯干,髋屈曲70°左右,双膝屈曲稍大于90°,双足与肩齐宽并放于地上。

(5)患者没有视野、空间结构等感觉缺损,否则可能会影响其完成转移。

2. 滑动转移

滑动转移(sliding transfer),这一"转移活动"简单易行,身体只需小幅度移动,特别适合于那些双下肢能够负重、静态和动态坐位平衡好但站立平衡差的患者。

床和患者所移向椅子的高度通常相当,椅子应该没有扶手,床和椅应尽可能靠近,最后撑着床垫坐到椅子上。

(1)活动成分

1)椅子放到床边。

2)沿着床边向椅子滑动。

3)从床滑动到椅子上。

(2)动作分析

1)椅子紧放在患者的健侧,如果椅子上有扶手应该去掉。

2)用健腿的足背钩住患腿的足跟。

3)用健侧上肢支撑床边,臀部稍抬离床面沿着床滑向椅子。

4)当滑到紧邻床边的椅子时,不要再钩患腿。

5)然后再用健手扶住椅子的另一边,稍抬高臀部从床滑到椅子。

6)调整坐位平衡,以正确的坐姿坐正。

从椅子到床的滑动转移与上面的步骤正好相反。

3. 床—扶手椅转移

床—扶手椅转移活动适用于从床到配有扶手的椅子之间转移,也适用于高度相差不大的床和椅之间的转移。

90°床—椅转移的好处是患者只需转身90°,然而45°床—椅转移则是患者最常用的方法,因为扶手椅与床成45°角,患者容易够到椅子的外侧扶手,比较容易转移,但身体转移的角度将比较大。通常这一方法适用于床与轮椅之间的相互转移。现以45°角床—椅转移为例说明。

(1)活动成分

1)轮椅与床成45°放置。

2)用健手抓住轮椅的扶手,以提供支撑。

3)移动身体处于半站立位。

4)转动身体坐进轮椅。

(2)动作分析

1)如果可能,轮椅应该放在患者的健侧且与床成45°放置。

2)移开靠近床边的脚踏板以防挡住转移,记住转移前一定要刹住车闸。

3)用以前所学的方法沿床移向轮椅。

4)准备转移时再次将健足稍前,患足稍后放置,这将有助于患者转移。

5)用健手够到轮椅内侧的扶手,抓住提供支撑。

6)身体前倾站起,如果可能确保双下肢均匀对称负重。

7)用健手够到轮椅的外侧扶手。

8)以健腿为主要旋转轴,身体转动135°,从床移进轮椅。

9)在轮椅里调整平衡和坐姿坐正。

从轮椅转回床与上述步骤正好相反,但要清楚这次患腿先转动且要均匀负重,否则有跌倒的危险。

(3)注意事项

1)转移时不宜太快,通常慢点比较安全。

2)如果需要帮助转移,帮助者可抓住患者的裤带或控制患者的骨盆。

3)帮助脑卒中患者转移时,避免抓住并拉其患侧上肢,而应支持患者的患侧上肢以控制身体平衡。

4)治疗师可通过用自己的膝顶住患者的患膝来稳定。

(四)如厕

如厕是一必不可少的日常生活活动。对于瘫痪患者,这种活动可通过使用便盆、座厕椅、如厕转移来完成这项活动。其中,使用便盆是在桥式运动下脱裤子。用座厕椅先是完成类似的床椅转移,然后穿脱裤子,在此不再赘述。现介绍如厕转移。

1. 基本要求

(1)患者应能够独立完成从卧位到坐位的转移,并能够独立或在帮助下行走至少5m。

(2)如果需要,患者能够设法打开和关上厕所的门。

(3)如果必要,患者家里厕所的门可换成“折叠”型,或者可完全拆除。最好不要用那些有很大弹力的门。

(4)注意厕所的门槛,如果太高可根据需要降低或拆除。

(5)如果需要提供支持,厕所的里面应安装扶手。

(6)用盒装卫生纸或准备好叠放在一起的卫生纸,放在伸手易取到的地方,而不要用需要转身才能拿到的放在坐便器两侧的厕纸,以免患者在转身拿厕纸时摔倒。

2. 活动成分

(1)从床或椅子转移到厕所。

(2)进入厕所并坐到坐便器上。

(3)脱下裤子。

(4)便完后清洁并穿上裤子。

(5)从坐便器上站起再转移出厕所。

3. 动作分析

(1)从床上或椅子上坐起,如果需要,可提供合适的助行器。

(2)独立或用助行器走到厕所。

(3)如果厕所有门就打开门。如果是弹簧门,一定要小心,绝对不能斜靠在门上提供支持。

(4)走进厕所,如果门口有门槛,要小心跨过。

(5)接近坐便器,从健侧转身,直到坐便器正好位于身后。

(6)如果可行,抓住扶手提供支持,然后小心地坐到坐便器上。

(7)慢慢将身体从一侧转向另一侧,将裤子从臀部脱到大腿中部。

(8)便完后用厕纸从臀部后面由前向后完成清洁。

(9)再次从一侧向另一侧转身,将裤子拉到臀部上。

(10)转到坐便器一边够到冲水装置。

(11)冲洗完后转回前面,然后从坐便器站起;如果需要可拉或撑住扶手。

(12)小心地走出厕所,当心湿地板和门槛。

(五)洗澡

洗澡是一项复杂的ADL活动,它需要好的坐位平衡,因为浴室里湿滑的环境将大大减少稳定性。洗澡活动及动作分析可根据所提供的设施和个人的习惯而变化。

1. 活动成分

(1)准备洗澡更换的衣服。

(2)带上需要的所有衣服。

(3)把衣服拿到浴室。

(4)转移到浴室

1)靠近浴室。

2)跨过门槛进入浴室。

3)靠近浴缸/浴椅。

4)洗完后从浴室出来。

(5)准备水。

(6)入浴,洗澡

1)脱掉衣服。

2)坐在浴椅上或移进浴缸里。

3)洗湿身体。

4)擦洗身体。

5)冲洗身体。

6)擦干身体。

7)穿上衣服。

2. 动作分析

准备完水以后,按以前所学方法独立脱下衣服,脱衣服时最好坐在浴椅或浴缸的木板上完成。用浴板移进浴缸时,最好按下列步骤完成转移。

(1)靠近并站在浴缸外,背对着已放在浴缸上的浴板。

(2)小心地坐在浴板上。如果患者不需要支撑即可稳定地站立,建议其在坐下前用健手向后扶住浴板。

(3)抬移双腿,健腿先移进浴缸,患腿可能要“搬”进浴缸。

(4)当双腿都在浴缸内时,患者应滑到浴缸中央,面对水龙头坐在浴板上。

(5)抓住浴缸上拉开杆移进和移出浴缸。此方法适合于稳定性和肢体力量好的患者。用这种方法完成转移时,总是健侧的身体先进出。

(6)在浴板和放在浴缸内的浴椅的帮助下进出浴缸。这将是最好和最安全的方法。用浴椅患者可完全坐在浴缸内完成洗澡,因此浴室内的地板可保持干燥。另外,浴椅可为患者在浴缸内提供特别的稳定支持。

(7)患者应尽其所能地洗到身体每一部分。可用长柄刷、带圈毛巾和沐浴球等完成擦身。擦身前可将沐浴液先涂在手或海绵上,也可将香皂擦在健侧上肢和手上,再将健侧上肢和手上的香皂依次擦到肚子和后背上。

(8)沐浴液擦完身体后冲洗身体。

(9)患者可用另外一条干毛巾或海绵擦干身体,也可坐在刚才脱下的衣服上,擦干其臀部。

(10)患者可选择只穿内衣并用大毛巾裹住身体从浴室出来,然后安全地坐下穿上其他放在床上的衣服。有时用浴袍代替大毛巾。

3. 注意事项

(1)把衣服装在一个塑料袋里带进浴室,到浴室后,患者可将袋子挂在容易拿到的地方。

(2)浴室一般有一个门槛或在浴室外地板上放有地垫来防水外流。当患者到达这些障碍物时要十分小心,防滑和防动垫可代替地垫(布)。

(3)从水龙头里直接放出热水要比用水壶烧水容易得多。建议患者将洗澡水准备于脸盆或水桶里,而不要直接用花洒,因为水温可能不稳定,特别是用燃气热水器。如果需要,患者可请求在社工的帮助下安装一个热水器。

(4)如果不能给患者提供热水而要其用水壶烧水,应建议使用保温瓶代替水桶将热水带到浴室以防热水溢出。如果患者必须用桶将热水带进浴室,热水必须只装一半,以防外溢。

第十一节　常用作业活动种类与应用

通过选择性的作业活动提高特定的活动能力,是作业治疗重要的治疗手段。选择的关键是,必须准确地评价患者现有的活动能力能否通过选定的作业活动训练提高自己的活动能力,并且患者是否感兴趣。

一、作业治疗的分类

(一)维持日常生活所必需的活动

如穿衣、进食、行走、个人清洁卫生等,这些日常生活作业是生活自理和保持健康所必需的。

(二)能创造价值的工作活动

通过从事这种作业活动,人们可以取得报酬在经济上自给和抚养家庭;作业的成果又能为社会提供服务或增加精神财富和物质财富,如各种职业性的工作活动。

(三)消遣性作业活动

业余和闲暇时进行,主要满足个人兴趣,消遣时间,并保持平衡的、劳逸结合的生活方式,如集邮、种花、听音乐、看电视、下棋、打球、游戏等。

二、常用的作业治疗方法

(一)日常生活活动(ALD)训练

如穿着衣物、使用餐具进食、个人卫生、洗浴、整容、用厕等。训练患者用新的活动方式、方法或应用辅助器具的帮助及使用合适的家用设施,以完成日常生活活动。

(二)职业技巧训练(vocational skills training)

基本劳动和工作的技巧,如木工作业、车缝作业、机械装配、纺织作业、办公室作业(打字、资料分类归档)等,作业恢复工作前或就业前的训练。

(三)家务活动训练

如烹调、备餐、洗熨衣服、家具布置、居室清洁装饰、家用电器使用、幼儿抚育等作业的训练,并指导患者如何省力,减少家务活动的能量消耗,如何改装家用设备以适应患者的功能水平。

(四)木工、木刻作业

木工作业是患者熟悉、感兴趣,并且具有实用性的工作。木工用具包括锯、刨、锤、砂纸等。木工训练技术可以利用工具、材料、辅助装置等的变化设计从简单到复杂的各种不同水平的作业活动。

作业治疗师可以根据患者病种、障碍程度的不同灵活设计。木工是一种利用率高、行之有效的治疗方法。

1. 木工

设备和工具为台钻、电动丝锯、曲线锯、刨子、手锯。操作包括制图(设计作品的规格、图案等)、取材(木材的切割、刨削、大磨等)、组合(利用乳胶或钉子进行装配)、油饰(表面喷涂油漆)等。

2. 木刻

设备和工具为台钻、电动丝锯、雕刻刀。操作包括设计(作品图案的选择、绘制)、制作底版(作品所需尺寸的底版)、复制(将图案复绘于底版上)、雕刻(用雕刻刀进行雕刻)、喷漆(利用自动喷漆枪进行油饰)等。

3. 工具使用

木工使用的工具在作业活动中常需重新研制。例如锯,锯的种类很多,无论锯的外形如何,在训练计划的记录中以锯的长度和锯齿的数量作为考虑运动量的主要标准,锯身越长齿越多,抵抗力越大,活动范围越大。因此,要根据患者的肌力,关节活动度的训练要求锯的大小。锯柄的形状也是研究的对象。如偏瘫患者可以使用双手把持的锯柄,手指屈曲受限的可以将锯柄加粗,锯柄可以设计成水平位和垂直位等。

4. 材料

木材因质量不同,硬度的差别很大。木材大小、形状不同,其抵抗值也不同,因此可以根据患者的需要,用选择不同材料的方法调节抵抗值。另外,也可应用辅助装置,当患者的肌力、关节活动度、协调性不充分时,可以设计一些辅助装置,协助患者克服一部分障碍。对残存能力进行训练,也可以在人体或工具上增设一些装置,来增加作业的难度。

5. 方法

(1)刨的动作:是通过刀刃的宽度和切削角度的调节来改变抵抗值,切削角度越小抵抗值亦随着减小。宽木料适用于耐久力的训练,硬大料适用于肌力的增强。根据患者关节活动受限程度和部位,设计木料摆放位置和决定具体要求。

(2)打锤动作:锤的种类很多,要根据患者情况变化锤头的重量、锤柄的长短、粗细。另外,还要考虑患者肢位、姿势的变化与训练的关系。

(3)打砂纸:是将木料刨平之后,再用不同型号的砂纸固定在磨器上摩擦表面的工作。研磨器要根据患者的功能情况进行设计,如双手用、单手用、带柄的(水平柄、垂直柄)、带负荷装置的研磨器、矫正手指挛缩的手套式磨具等。水平柄研磨器用于恢复偏瘫初期前臂旋内的患者。双手锤子柄可用于前臂中立位的患者。还要根据具体情况调整砂纸粗细,木材的光滑度、长度、宽度,作业台的高度、倾斜的角度等,设计不同的训练内容和强度。

6. 注意事项

(1)患者应在OT师监督下按电器设备操作常规使用电器设备,注意安全,防止工作中受伤。

(2)避免训练强度过大。

(3)锯、锉或用砂纸磨细的工作灰尘较大,不适宜呼吸系统病症的患者。

(4)防止木屑进入眼睛。

(5)防止患者跌倒。

(6)使用油漆等易燃物品时要注意安全。

7. 适应证和禁忌证

(1)适应证:上肢肌力较弱者、上肢关节活动度受限者、手部肌力弱者、手指精细动作协调性差者。

(2)禁忌证:坐位平衡困难者、认知及感觉障碍者、精神障碍者。

(五)制陶工艺

制陶工艺在我国历史悠久,陶瓷工艺的工序繁多,直到最后制出成品是相当繁杂的工作。作业治疗师利用这一作业活动,根据患者的文化程度、兴趣爱好,以及在功能上、心理上存在的问题设计出丰富多彩的活动,使患者的个性和创造力得到充分发挥,以达到治疗的目的。

1. 工具

台面高低、倾斜角度可以调节的操作台、泥板、各种磨具、模子、窑等。

2. 方法

(1)揉和黏土动作:将黏土揉和成适合造型需要的硬度。常用的有橡胶黏土、硅酮树脂黏土等。揉和泥团的动作是双侧的粗大协调动作可以强化上肢肌肉的伸展,部分患者由于上肢伸肌无力,可能会发生肘弯曲不能控制的情况,此时可以用弹性绷带等在肘关节伸面固定。训练可以由易到难,开始时利用肘关节的固定和躯干屈伸协助上肢用力，然后逐渐去除固定，减少躯干运动，逐渐过渡到上肢用力揉按。

(2)捏压造型动作：不使用工具，仅用手指的力量完成黏土的造型工作。在完成作业的同时，拇指屈曲、伸展、对指、四指的屈曲伸展等各种精细动作均得到训练，不仅增强了肌力，而且动作的协调性也可以得到改善。

3. 作用

(1)黏土的抵抗力很小却有很强的可塑性，塑造作品活动能改善患者的心理状态。

(2)和泥的过程可以改善上肢、腕关节、手指关节的活动范围，并且有止痛作用。

(3)提高上肢肌力。

(4)改善手指的精细动作。

(5)促进认知功能的改善。

(6)提高身体的耐力。

4. 注意事项

(1)注意患者安全，防止外伤。

(2)防止硅胶土或橡皮泥沾染衣服。

5. 适应证和禁忌证

(1)适应证：手部肌力较弱者、手部关节活动度受限者、手指精细动作差者、双手协调性差者。

(2)禁忌证：皮肤破损者、手部肌力低下者、精神障碍者。

(六)马赛克、镶嵌工艺

1. 工具

锤子、马赛克钳、瓷砖刀具、圆规、尺子、电动丝锯、海绵刷。

2. 材料

三合板、铁板、塑料底板、马赛克、快干胶、石膏。

3. 方法

设计图案，在底板上画出图案或将患者喜爱的图案用复写纸印在底板上。然后涂上颜色，再选择各种马赛克等材料，用钳子、锤子打碎备用，用快干胶将打碎的马赛克贴在图案内，制成美丽的工艺品。

4. 作用

(1)身体功能方面：增强手指的把持力、上肢肌力；改善手指的精巧性；改善眼睛和手的协调性；维持和改善关节活动范围。

(2)心理方面：可以消除攻击性；提高集中力；提高耐心和耐力；通过集体作业，可以改善患者的自信心和人际关系的协调性。

5. 注意事项

(1)注意刀、钳、锤子等工具的使用和管理，防止意外受伤。

(2)对呼吸疾病、眼科疾病的患者，要防止碎片和粉尘的伤害。

(3)对手指有外伤和皮肤疾病患者应禁用此疗法。

(4)注意防止马赛克碎片和刃器造成手的外伤，马赛克应在透明袋内钳碎备用。

(5)在石膏未完全干燥前，用湿布擦净作品表面。

6. 适应证和禁忌证

(1)适应证：手部肌力较弱者、手指精细动作差者、双手协调性差者。

(2)禁忌证：视力功能低下者、手部皮肤疾病者、认知障碍者。

(七)编织、刺绣

手工艺品的生产在我国具有悠久的历史，深受国内外人民的喜爱。例如，刺绣、补花、编织、雕刻、皮革工艺等。这些作业活动的最大特点是：工具简单、安全；材料便宜，容易采购；方法简单，易被患者接受。作品完成后患者有一种特殊的欣喜感，尤其在女患者中是一种非常受欢迎而又疗效显著的项目。

1. 工具

根据工种的区别，可以准备编织机、编织框(架)、钩针、刺绣架、刺绣针、刀、剪、熨斗等。

2. 材料

各种颜色的布料、毛线、刺绣用丝线、塑料绳、石膏等。

3. 方法

刺绣、编织、雕刻、补花都是在民间广泛流传的手工艺，但是，作业治疗师必须在此基础上再研究出新的、有吸引力的内容。例如，缝制丑娃、大熊猫、小熊等。患者完成作品后，治疗师可以将制品送给患者，这样无论从身体上还是心理上都会有良好的治疗效果。

4. 适应证和禁忌证

(1)适应证：手眼协调性差者、关节活动范围受限者、双手协调性差者、手指精细动作差者。

(2)禁忌证：认知功能障碍者、严重视力功能障碍者、共济失调者、帕金森病患者。

(八)皮革工艺

把皮革作为材料，制成钱包、烟袋、钥匙坠等各种工艺品。可以用各种图案的模具在皮革上敲打出患者喜爱的图案，然后制成自己设计的制品，方法简单，制品新颖，美观大方，有实用价值，患者乐于接受。

1. 设备和工具

图案模子、画线刀、图案模板、压滚、橡胶垫块、木锤。

2. 方法

制图(选择图案模板或设计作品图案)、取材(切割皮革)、提案复制(利用压滚及图案模子或图案模板将图案复制于皮革上)、造型(用木锤敲打模子进行造型及上色)、喷涂(喷防水剂)。

3. 作用

(1)身体功能方面：增加手指把持能力和上肢肌力；改善手指的精细动作；改善手眼的协调性；改善和维持关节活动范围；增强坐位耐力。

(2)心理方面：提高注意力；培养创造性；可以缓解精神上的紧张。

4. 注意事项

(1)防止颜料污染地面。

(2)注意刀、剪等刃具的使用，防止外伤。

5. 适应证和禁忌证

(1)适应证：双手协调性差者、上肢关节活动范围受限者、上肢稳定性差者、手眼协调性差者。

(2)禁忌证：严重视力障碍者、共济失调者、认知障碍者、感觉障碍者、精神障碍者。

(九)治疗用游戏

作业疗法还可以在可能的情况下尽量开展一些有趣的游戏。患者由于长期疾病，在心理上多蒙受了较大打击，许多患者不仅在躯体功能上，而且在心理上、社会活动方面都出现了不同程度的障碍。治疗游戏可以使以上方面都得到较好的改善。因此就室内游戏的方法和研究要点举例加以说明。

1. 利用以精细动作为主的治疗性游戏训练上肢。此类训练多采用棋类游戏，如象棋、跳棋等。由于患者具有不同程度的功能障碍，故应在评价的基础上，将下棋动作分为若干级别，如棋盘格子大小、棋子的大小轻重、外形等都可以由易到难地加以设计。随着功能的恢复，棋盘格子逐渐变小，以至于接近正常。通过下棋游戏必须完成把棋子运送和放置到规定的位置3个过程，可以训练患者手的精细动作，改善眼、手的协调能力，提高患者的耐力，同时在心理上、人际关系上收到较好的效果。作业治疗师还可以根据患者的具体情况进行研究设计，创造出内容丰富的棋类治疗游戏。例如，患者动作协调能力差，或是为了训练手指的力量，可以设计磁性棋盘和铁棋子。为了训练上肢粗大运动和下肢的协调性、平衡能力，可以制成立式棋盘。

2. 利用以粗大动作为主的治疗性游戏训练上肢。投包、套圈、皮球投篮等游戏都是以上肢粗大运动为中心的训练，同时还可以使下肢与躯干进行协调的收缩，改善身体平衡功能。主要方法是做一个靶，如一块贴有尼龙褡扣阴面的木板，上面画有各种大小不等的小动物图案，作为投包的靶目标，然后做若干个大小不等的布包，表面缝上尼龙褡扣的阳面，让患者投向靶子，以击中动物大小和多少记分。此游戏可以根据患者功能情况分级进行，难易程度可以通过靶子的距离、包的重量做调整。如果加上拣包动作，还可以通过取下靶子上贴着的布包和拣地下散落的布包使上肢关节活动度、下肢肌力和躯干的旋转、屈曲、身体的平衡等能力得到全面的改善。

3. 以训练上下肢和躯干为主的治疗游戏。常用的游戏如地滚球，是用木制的球撞击站立的木瓶，类似简易的保龄球。推盘游戏，是用带有横板的木棒推撞类似冰球的橡胶盘状球，将球打入不同分数段的区域内。让功能近似的患者编成小组进行竞赛。此项游戏研究的要点在于如何根据患者上肢的功能，包括诸关节的活动度、肌力、动作的协调能力，设计场地大小、击球线至底线的距离等。至于竞赛规则不必过于拘泥，可以根据患者的身体功能和心理状态等因素灵活掌握。

游戏治疗目的开展较多，但必须考虑到在作业疗法中的游戏是治疗手段之一，因此，开展活动以前必须对患者进行认真的评价。根据评价的结果设计游戏方案，工具、场地、规则等都应分成若干级别，以适应不同患者或是治疗的不同阶段的需要。

（十）文娱疗法（recreation therapy）

组织患者参加有选择的文娱活动，改善身心功能，促进健康恢复。常用的文娱项目包括旅行、舞蹈、戏剧表演或欣赏、划船、钓鱼、棋艺音乐表演或欣赏。

（十一）工作疗法（work therapy）

简称工疗，组织患者在专人指导下参加适当的工作和生产劳动，以转移患者注意力，调整精神和心理状态及进行社会能力的训练。多用于精神病患者的康复。

（十二）书画疗法

中国传统作业疗法，通过书法练习和绘画改善精神及心理状态，抒发情感。用于一般慢性病和抑郁、焦虑等患者。

（十三）感知训练（sensory and perceptual training）

对周围及中枢神经系统损害患者进行触觉、实体觉（stereognosis）、运动觉、感觉、运动觉的训练。

（十四）认知训练（cognitive training）

包括注意力、记忆力、理解力、复杂操作能力、解题（problem-solving）能力等方面的训练。

（十五）园艺疗法（horticultural therapy）

通过种植花草、栽培盆景、园艺设计等作业进行治疗，对身体和精神及训练均有好外。

（十六）日常生活自助器具的订购和指导作用

对有运动障碍的患者提供订制或购买自助器具的咨询，并指导患者使用这些器具，以方便患者借器具的帮助能完成日常生活的一些动作如梳洗、穿着鞋袜、备餐、进食、步行等。

（十七）轮椅处方（wheel chair prescription）

为需要轮椅代步的患者写出订购处方，以选择适当类型的轮椅及必要的附件，并进行使用轮椅的训练。

（十八）手矫形器和夹板的制作和使用指导

为手功能障碍的患者提供简单的矫形器（如矫正腕下垂和手指挛缩）或夹板，经过训练，使手保持在功能位下进行一些简单的活动。

（十九）家居环境咨询

根据瘫痪或其他严重功能障碍的情况，为患者提供有关出院后住宅条件的咨询（包括进出通路、房屋建筑布局、设备等），提出必需的装修意见。

（二十）就业咨询（vocational counseling）

根据患者的技能、专长、身体功能状况、兴趣和就业的可能性，向患者提供有关就业的意见和建议。

（二十一）职前训练（prevocational training）

在正式从事职业工作前，先进行技能、心理等方面的训练。

（二十二）卫生教育

举办专题讲座，向患者进行有关功能障碍的预防和康复的教育，如对关节炎患者讲如何保护关节、如何使活动做得省力等。卫生教育不但面向患者，而且还面向其家人，使能配合做好家庭康复。

以上作业治疗项目由康复医师和作业治疗师根据治疗目标和需要及设备技术的条件进行选择。其中最重要的和常用的项目是：日常生活活动训练、职业技巧训练、工艺活动和日常生活自助器具的订购及指导作用。

（缪碧琴）

第十二节　成人躯体功能障碍的作业治疗

一、成人躯体功能障碍的原因和种类

（一）原因

躯体功能障碍的原因大致分为3类。

（1）意外事故：交通事故、自然灾害、工伤、战伤等。

(2)疾病：包括先天和后天因素引起的疾病。前者如脑瘫、家族性小脑失调症、脊髓遗传性疾病，先天性足内翻、斜颈等；后者包括骨关节炎、进行性肌萎缩、脑血管意外(偏瘫)、风湿病、脊髓灰质炎(小儿麻痹)、有毒物质中毒、老年痴呆等。

(3)原因不明：有的患者躯体障碍原因复杂，需要多学科共同参与研究。因其不确定性，发病原因尚有待进一步探讨。

(二)种类

1. 肌力障碍

肌力低下或丧失的疾病有脊髓性小儿麻痹的脊髓前角细胞受损，外伤和肿瘤损伤脊髓造成截瘫和四肢瘫，脑卒中和脑瘫等中枢神经系统损伤引起的肢体瘫痪，末梢神经损伤所致的瘫痪，以及长期的原因如关节疼痛引起的废用性肌萎缩等。

2. 关节活动度障碍

关节活动范围受限性疾病有各种原因引起的关节内外变化，即关节周围肌肉、肌腱、关节囊、韧带的变化。骨异常，如骨折引起的骨的排序异常、骨关节周围创伤形成的瘢痕、疼痛或肌紧张或肌力不均衡所致的骨关节运动受限。

3. 感知觉功能障碍

这类障碍见于从外周感受器到中枢整个传导通路各个环节的病变，如烫伤、创伤、压疮引起的触觉、痛觉、温度觉等障碍。

4. 运动速度、节律障碍

前述有肌力低下、关节活动范围受限、感觉障碍均可引起运动的速度、节律障碍。最常见的是脑血管障碍、脑外伤、脑瘫、脑肿瘤、脑炎等所致辞的大脑皮质、椎体束及其他部位的神经细胞损害。

5. 肢体缺损

躯体部分缺损多见于外伤、肿瘤、循环障碍的截肢，还可见于先天性畸形的肢体形态异常。这种情况可用各种假肢、支具代偿其功能。

二、躯体功能障碍者的心理特征

(一)躯体功能障碍者的心理状况

病损或伤残常常给个体造成各种各样的心理问题，如情绪波动、精神刺激、不良行为方式等，这些心理问题又可以在一定程度上影响患者全面康复，甚至中断康复或引起新的病损。因此，治疗师应通过一系列心理评定方法和技术正确把握躯体功能障碍者的心理特征，以制定更全面、合理的治疗计划。躯体功能障碍者常有以下几种心理表现：

1. 独立与依赖

一个心智健全的肢体残疾者也希望以一个“成人”的角色进入社会，要求取得与成年人同等的权利，要求社会承认他们的社会资格。他们喜欢独立地观察、认识、判断事物，独立地思考和行动。他们渴望独立地安排自己的学习和生活，积极组织并参与各种社会活动，喜欢与同龄人聚在一起探讨问题，交流思想，更新认识，探索人生的奥秘；喜欢自己动手解决问题；不喜欢别人过多地指责、干扰和控制他们的言行。但是由于行动困难带来的学习、就业问题，以及由此带来的经济上不能独立等问题，使他们需要依赖别人的帮助才能解决某些力不从心的实际问题，但又不愿让人们看到他们的依赖性。这就体现出独立性与依赖性之间的矛盾。

2. 孤独与交往

孤独普遍存在。一方面，躯体功能障碍者在行动上有很大障碍，其行为很容易受到挫折；另一方面，他们因为活动场所太少而不得不经常待在家里。久而久之，孤独感就会油然而生。随着年龄的增长，孤独感的体验会日益增强，躯体功能障碍者会把与外界交往的欲望深深埋在心底，长期的积郁，使其人际适应力下降，人际关系的挫折感增强，容易由于交往受挫而引发心理障碍。

事实上，躯体功能障碍者渴望与人交往，需要友谊并被别人理解，他们希望参与各种活动，寻找和建立温馨和谐的人际关系，通过人际交往去认识世界，获得友谊，满足自己物质上和精神上的各种需求。

3. 自尊与自卑

自尊是个体健全心理的支柱。尊重需求既包括对成就或自我价值的个人感觉，也包括他人对自己的认可与尊重。躯体功能障碍者同样也有尊重需求，希望别人按照他们的实际形象来接受他们，并认为他们有能力，能胜任工作；希望自己掌握自己的生活。当他们赢得尊重的同时，其内心因对自己价值的体现而充满自信。不能满足这类需求，就会使他们感到沮丧。如果别人给予的荣誉不是根据其真才实学，而是徒有虚名，也会对他们的心理构成威胁。

躯体功能障碍者由于躯体上的缺陷造成学习、生活方面更多的困难和挫折。他们从亲属或者外界那里得不到足够的帮助，有的受到厌弃与歧视，或者得到不合时宜的怜悯。特别是社会上对他们的潜在力量还没有正确的认识和评价，没能采取有效措施帮助其发现潜能，使这类人容易滋生自卑的情感体验，自我怀疑，没有自信。在自尊和自卑的矛盾发展中，相当一部分躯体功能障碍者显示出自我封闭、孤僻、内省、不主动与人交往等内倾特征，表现出倔强和自我克制的性格特点。

4. 情绪不稳定但富有同情心

有的躯体功能障碍者对外界的情绪反应强烈，容易与别人发生冲突，而对同类人却有特别深厚的同情心，较少与非障碍者交流。

5. 性生理与性心理

性爱、性冲动和性行为是人类的一种本能。对异性的关注、吸引和好感是随着性功能成熟而产生的性心理现象。性心理的产生，既是一种自然本能的驱动，又是社会生活中两性交往活动影响的结果。一般而言，肢体残疾者的性生理发育和心理反应与健全人一样，无本质区别。他们需要与异性交往，也应该享有婚姻生活。但是，一些肢体残疾青年的残疾程度较重，不易被异性接受；另一方面，若肢体残疾青年社交的圈子窄，机会少，家庭和社会帮助不够，结交异性并进而缔结婚姻会遇到更多的难题。因此，他们更易产生挫折感和抑郁心理。当然，从他们自身来说，调节性生理与性心理之间的矛盾的行为标准是性道德。同时，家庭和社会要给予积极的关注，为他们创造社会交往的机会，使更多的肢体残疾者享有婚姻生活。

(二)残疾后的心理过程

伤残改变了患者的生理、心理及社会状况，一般需经过一定时间，从生理、心理等方面去适应。躯体功能障碍患者的心理异常常经历以下 7 个不同的阶段。

1. 心理休克

突然发生的伤残使得患者来不及应对，表现为麻木，惊呆，出乎意料的镇静与冷淡，表情淡漠，答语简短；对伤残及治疗反应平淡，甚至无动于衷；有时思维混乱，意识可处于朦胧状态；有时也可能出现某种负性情绪并固着，而后发展为适应不良行为。

2. 否认

患者往往陷入严重的恐惧和焦虑状态，无法面对残酷的现实，在预后上确信“只要自己好好接受治疗，就能恢复到以前一样”。在这个时期里，患者毫无针对残疾进行康复的愿望和动力，即使能够被动地参与康复治疗，在长期的康复训练中也容易出现阻抗。

3. 愤怒

当患者意识到残疾已经不可避免或将其病残看作不公正的人祸时，便会产生愤怒情绪。可表现为焦虑烦躁，对自己或他人产生无名怨恨情绪，对亲友和医护人员冷漠、敌视，严重者不能控制自己的情绪，毁物、打人或自伤、自残。

4. 抑郁

可表现为不愉快、自我贬低，对周围环境缺乏兴趣。严重者则长时间、持久地闷闷不乐，自信心丧失，悲观失望，对生活失去兴趣，甚至出现自杀行为。

5. 自卑和自责

残疾人可能由于社会角色的改变，生活、家庭、事业等方面的损失，病损的长期折磨，以及各种生理功能障碍等因素的影响，产生自卑心理；同时，他们感到自己给亲人和家庭带来了不幸和累赘而自责，因而敏感、多疑，对生活失去热情。

6. 退化

心理危机冲击过后，有的患者可在心理行为上出现退化反应，这也是正常的适应性防御反应。表现为自我中心、要求多、不配合治疗、嗜睡。

7. 适应

大部分残疾人经过一系列的心理变化和抗争，最终可以接受残疾的现实，在认知、情感和行为上逐渐适应。

三、躯体功能障碍的作业治疗

(一)作业治疗的流程

作业疗法作为整个康复治疗的一部分，在躯体功能障碍者康复过程中起着非常重要的作用。躯体功能障碍者的作业治疗有一定的流程，实施过程归纳如下(图 14-7)。

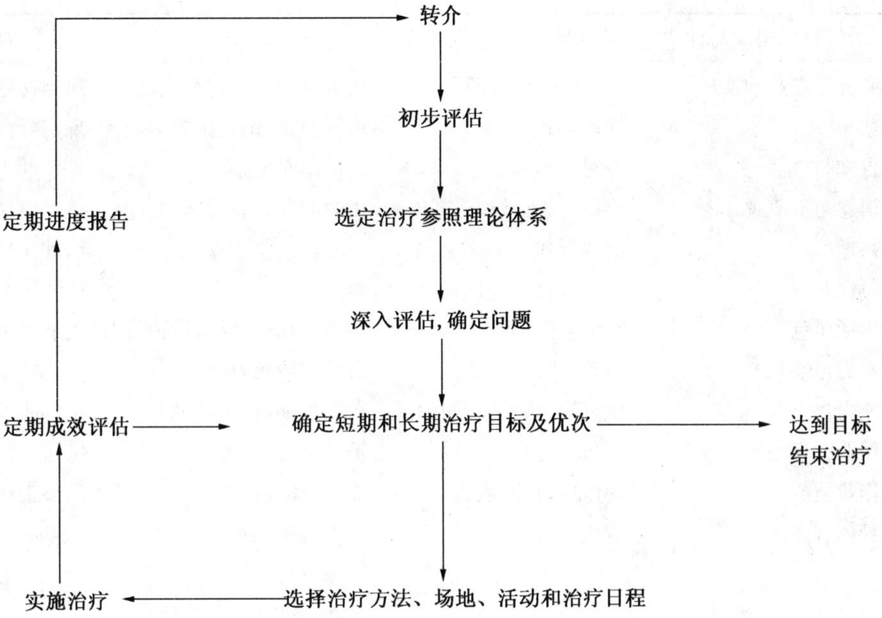

图 14-7　躯体功能作业流程

在整个作业治疗过程中，康复目标的确立是十分重要的。康复目标不仅要根据患者残疾性质和程度来确立，而且要通过对患者基本情况的综合分析，并结合患者主观的愿望及家庭的希望来确立。确定康复目标时应当明确：什么是患者主要的功能障碍？患者最大可能达到什么功能水平？需要康复训练多长时间？运用什么方法？这样才能最后达到一个我们所期望的康复训练结果。

康复目标包括短期目标和长期目标，完成这些目标和计划需要有各种手段，这些手段包括作业疗法技术，家庭、社会、医院等各种环境，治疗师的能力，患者、家属及来自社会各方面的支持。无论是康复目标还是治疗计划都不是一成不变的，需要根据不同阶段的不同情况进行调整，这样就需要再评定。因此，评定在整个康复治疗过程中非常重要，通过康复评定总结前一阶段治疗情况，从中发现存在的问题，及时修订治疗方案方法，保证康复治疗顺利进行。例如，患者在出现躯体功能障碍时，往往伴随继发的心理障碍，OT 师可以根据其心理异常的不同阶段，设计相应的作业活动，帮助患者摆脱否认、愤怒、抑郁、失望等不安的状态，向心理适应期过渡。患者可能会因环境的变化感到不习惯，OT 师可以根据患者的兴趣设计有针对性的作业活动，对患者的心理进行支持性训练。对具有愤怒、不满情绪的患者，可以设计陶艺、金工、木工等活动，通过敲敲打打进行宣泄。

（二）作业治疗活动的设计

作业治疗活动的设计要考虑到各个方面（表 14-3）。

表 14-3　作业治疗要考虑的方面

治疗活动	治疗目标层次与性质	活动环境、形式与气氛	活动性质与教导方法	特殊技巧
日常作业	目标性质	活动环境	治疗原则	支架、压力衣、垫
自我维持活动	修复功能	特别安排的环境	根据身体结构生长/恢复	关节牵拉、手法治疗
自我照顾	预防功能障碍	一贯的活动环境	次序	健肢患肢综合运用
家务劳动	促进发育	一般自然环境（病床旁	根据神经发育次序	感官促通或抑制技巧
社区活动	适应环境	边、治疗室、仿真家居或	根据正常活动模式	体位安排、身体姿势控制
生产性活动	维持健康	工作间、病人家、工作	由躯体稳定（平衡）至活动	感官刺激方法

续表

治疗活动	治疗目标层次与性质	活动环境、形式与气氛	活动性质与教导方法	特殊技巧
休闲性活动	所针对作业的层次	间、社区等治疗环境）	由近端控制至远程活动	肌肉松弛法
娱乐	意志	活动形式	由轻至重（渐进抗阻运动）	现实导向法
艺术	自知与自信	一对一形式	由简单至复杂	补偿性方法
运动、体育	信念与价值观	小组讨论/教授形式	由短时间至长时间	单手方法
业余嗜好	兴趣	上课形式	由有辅助至独立	活动简化法
治疗性活动	习惯	小组各自工作形式	教导方法	节省体力法
手功能运动	生活角色	小组合作形式	示范、讲解、建议、讨论	关节保护法
上肢运动	作为习惯	活动气氛	自学视听教材	生活辅助工具
下肢运动	能力	学习性、练习性（知识或	角色扮演、仿真活动	工具改装
身体协调运动	作业行为	技巧）	重复练习、实习	家居/通道/工作环境改造
	作业技能	制作性、自我表达	探索、反复试验	调整工作时间，分工安排
	身体官能	游戏性	想出解决困难的办法	
			行为管理方法	
			身教、感染（以身作则）	

（三）作业治疗实施中的注意事项

1. 在疾病的早期或急性期，作业疗法的活动不能太大，在此期间必须注意作业疗法的强度及幅度要小，其目的是减轻肿胀、疼痛、防止患者肢体出现废用性萎缩。

2. 当疾病处于稳定期与后期，作业疗法的强度与幅度可适当加大，但在开始时活动强度及幅度不能太大，而要采取逐步增加活动强度及幅度，否则患者难以适应。

3. 患者在进行作业治疗过程中，要密切注意其病情变化。根据病情变化情况，对作业治疗活动随时调整。

4. 在进行作业治疗活动时，治疗师要注意患者的活动是否合乎要求，并随时纠正不正确的动作。

5. 对年老体弱、行动不便、感觉障碍患者，要特别注意照顾；对心功能不全者，在进行作业治疗活动时，要注意心脏功能情况。对上述患者，尤应注意安全。

（万　晨）

第十三节　成人心理功能障碍的作业治疗

一、心理功能障碍

通常所说的“心理功能障碍”有一个比较一般的定义，指没有能力按社会认为适宜的方式行动，以至于其行为后果对本人或社会是不适应的。这种“没有能力”可能是器质性损害或功能性损害的结果，或两者兼而有之。在临床上，常采用“心理病理学”的概念，将范围广泛的心理异常或行为异常统称为“心理功能障碍”，或称为异常行为。

心理异常的表现可以是严重的，也可以是轻微的。据WHO估计，在同一时刻，20%～30%的人有不同程度的心理异常。心理异常的表现是多种多样的。目前，一般仍按下述系统对其进行分类。

(1)严重的心理异常：精神分裂症；躁狂抑郁性精神病；偏执性精神病；反应性精神病；病态人格和性变态。

(2)轻度的心理异常：神经官能症，包括神经衰弱、癔症、焦虑症、强迫症、恐怖症、疑病症、抑郁症。

(3)心身障碍：躯体疾病伴发的精神障碍，包括肝、肺、心、肾、血液等内脏疾病，内分泌疾病，胶原性疾病，代谢营养病，产后精神障碍和周期性精神病；各种心身疾病(如高血压、冠心病、溃疡病、支气管哮喘等)所引起的心理异常。

(4)大脑疾患和躯体缺陷时的心理异常：中毒性精神病、感染性精神病、脑器质性精神病、颅内感染所伴发的精神障碍、颅内肿瘤所伴发的精神障碍、脑血管病伴发的精神障碍、颅脑损伤伴发的精神障碍、癫痫伴发的精神障碍、锥体外系统疾病和脱髓鞘疾病的精神障碍、老年性精神病、精神发育不全，以及聋、哑、盲、跛等躯体缺陷时的心理异常。

(5)特殊条件下的心理异常：①某些药物、致幻剂引起的心理异常；②特殊环境(航天、航海、潜水、高山等)下引起的心理异常；③催眠状态或某些特殊意识状态下的心理异常。

人类精神活动是有机的、协调的、统一的。从接受外界刺激，一直到做出反应，是一系列相互联系不可分割的活动。精神活动包括感觉、知觉、记忆、思维、情绪、注意、意志、智能、人格、意识等，其中任何一方面的变化均可表现为精神活动障碍，即精神活动的各个方面互不协调或精神活动与环境不协调，均可表现为精神异常。最常见的精神活动障碍为焦虑、恐怖、幻觉、妄想、兴奋、抑郁、智力低下、品行障碍及不能适应社会环境等。

除了精神障碍，常见的心理障碍还有感知障碍、情感障碍、思维障碍、行为障碍、记忆障碍、智能障碍、睡眠障碍等。

二、心理障碍治疗方法

选择适当治疗方法是作业疗法最重要的步骤，这关系到是否能达到预期的治疗目的。在考虑采用何种方法时，要根据患者的病情结合康复医学及作业疗法理论选择适当的作业活动。例如，为转移患者注意力，选择下棋、纸牌游戏、社交和富于趣味的活动；为达到镇静、减少烦躁，选择绘画、刺绣、编织等重复性强的作业；为提高患者自信心和自我价值观念，选择书法、雕塑、陶瓷制作和手工艺的作业活动等。

(一)作业治疗训练种类

1. 日常生活活动训练

在使患者获得最基本的生活能力，如穿着衣服、使用餐具进食、个人卫生、洗浴、整容、入厕等之外，还可训练患者适应新的生活方式、方法、应用辅助器具的帮助，使用合适的家用设备等。

2. 创造性技能训练

在完成日常生活活动训练后，逐步进入有一定难度的创造性技能训练，包括以下技能性训练项目：木工作业；纺织作业；机械装配作业；缝纫作业；手工作业，如泥塑、陶器、藤器、竹器、绳器等手工艺编织；打字，资料分类归档等办公室作业。

3. 文体活动

文体活动有利于改善患者的心身功能，帮助健康的恢复。常用的文娱疗法舞蹈，用于有情绪障碍及一般慢性病患者。舞蹈可以调整人体内的能量自然流动，同时可以增进人与人之间的非言语交往，有利于矫正人的各种适应不良反应。还有旅行、唱歌、演出或欣赏、划船、钓鱼、棋艺、音乐欣赏、演奏乐器、力所能及的球类活动等。

4. 消遣疗法

使用的手段是一些轻松有趣的消遣性活动，此种训练有助于改善患者的情绪与精神状态，还有助于主动配合临床治疗与康复治疗。用于治疗因为疾病或损伤的心理障碍，如抑郁、焦虑、失望等。

5. 小组治疗及活动

小组治疗是集合一些有共同治疗目的的人在一起实施治疗，该治疗目的只能透过小组组员一起工作和交流才能达到。小组成员之间互相交流，彼此依赖，分享及参与到共同的兴趣当中，最终达成共同的目标。

(二)作业治疗的治疗性小组活动

独立生活技巧小组：煮饭、美食小组。

美术或表达小组：音乐、画画、编织。

作业小组：工业、文职、辅助就业训练。

余暇小组：KTV、旅行、球类活动、棋艺。

阅览小组：报刊、杂志、书籍。

心理教育小组：认知行为治疗小组、社交小组、工作寻找小组。

(万　晨)

第十四节　发育障碍的作业治疗

一、发育障碍的定义

发育障碍(developmental disorders)是指在个体发育时期(18岁以前),由于器质性因素或环境因素等原因,影响到正常的心身成长和发育过程。在个体发育期间所发生的疾病或外伤,只要不影响儿童的正常心身发育,均不属于发育障碍的范畴。

发育障碍的概念包括:精神功能障碍、身体功能障碍或两者共同出现的障碍;发育期引起的障碍;一生持续的障碍;对各种生活领域有重大影响的障碍。

二、发育障碍的作业治疗

(一)生长发育

生长发育是儿童不同于成人的重要特点。生长是指身体各器官、系统的长大和形态变化;发育是指细胞、组织、器官的分化完善与功能上的成熟。生长发育是连续的过程,各年龄阶段的速度不同,各系统器官也有各自的生长特点(图14-8)。

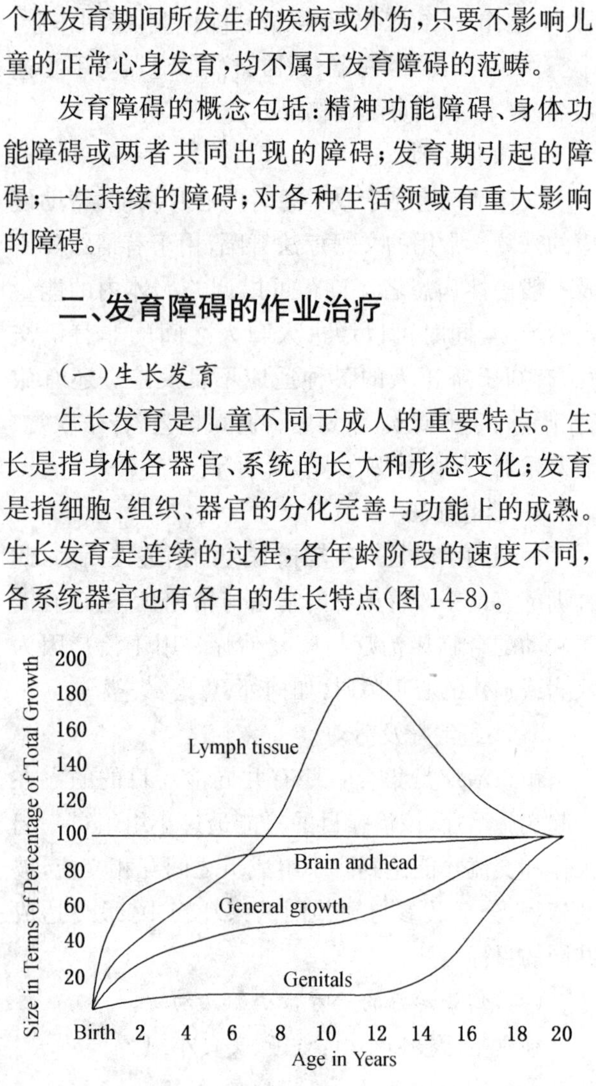

图14-8　年龄与生长发育速度

生长发育有一定的规律,一般遵循由上到下、由近到远、由粗到细、由低级到高级、由简单到复杂的顺序发展,并在一定范围内受遗传、营养、环境的影响而存在差异。

(二)发育和成熟

发育是个体内在的、固有的、潜在的功能随着时间的变化逐渐表现出其相应特征的过程。而成熟,一般分为生物学和心理学两方面。

生物学,指生命体的结构和功能在有机结合生长的过程中,成为完全发育状态,即机体具有相对安定的结构和功能的状态。

心理学,指由内在自我调节机制的完成或完善状态,自我调节机制决定个体发育方向、发育顺序、显露时期等一系列过程。

(三)发育障碍的类型

1. 感知觉障碍。
2. 运动功能障碍。
3. 智力障碍。
4. 语言障碍。
5. 行为能力障碍

主要指自闭症(autism)和微细脑功能障碍(minimal brain dysfunction,MBD)。自闭症儿童的特有发育特征是自闭症状。主要表现为多动、注意散漫、反响语言、不与同伴接触、固执、呼唤不应、讨厌身体的接触、将物体放入口中、供给行为、自伤行为、怪食癖、特殊记忆能力(特别是数字)等特征性行为。微细脑功能障碍(MBD)又称为学习障碍儿、多动症、不能安静的儿童等。其行为特征是易兴奋、易冲动、有认知障碍。在日常生活中不能专心游戏、做操、安静坐位等。

6. 身体功能障碍。
7. 情绪障碍。
8. 社会功能障碍。

(四)发育障碍的评定

其目的在于判断残疾儿童现有的功能状况及能力水平,以便设定促进和提高功能及能力水平的康复目标,从而评价治疗和训练效果。

评定的内容医学方面如生育史、既往史、家族史、身体功能检查、精神医学检查等;心理学方面如各种能力发育的检查、智力检查、性格和行为的检查、作业检查、行为观察等;教育方面如学习能力检查、适应性调查、有人关系调查、学校生活调查、问题行为调查等;社会福利方面如家族、家庭环境、养育状况、亲子关系调查等。

作业疗法经常使用的量表有远城寺式婴幼儿分析发育检查表、美国 Frankenburg 和 Dodds 的"丹佛发展筛选测验"(Danver developmental screening test,DDST)、格赛尔发育量表(Gesell's developmental schedule)、PDMS-2(peabody developmental motor scales 2)、感觉统合测试(sensory integration praxis test,SIPT)等。

(五)发育障碍的作业治疗

发育障碍的作业治疗应按以下流程进行:医生或是治疗师接诊患者——进行诊断与初期评估——填写训练登记表——制定康复目标与康复训练计划——指导进行康复训练——进行中期康复评估——修订康复目标和康复计划——继续进行康复训练——做出院前的康复评估与总结。

康复中期评估的主要目的是了解患者经过一段时间的康复训练后,功能的改善情况,并针对患者目前存在的问题调整训练计划,以取得更好的效果。阶段评估不仅是对前一阶段训练的总结,也是开始下一阶段训练的基础,应认真完成。总结评估是在整个训练计划结束前,通过对患者采取各种康复训练措施,使其功能障碍已恢复到较好程度,已无明显进展时,就应对患者的状况进行总结,为患者今后的康复及职业选择提出相应的建议。

康复训练计划的制定应有患者本人及亲友参加,以便于在实施训练过程中能得到其理解与配合,以取得满意的结果。

发育障碍的作业治疗内容:

1. 神经发育学疗法(neuro developmental therapy,NDT)

Bobath、Brunstrom、Rood 等方法。

2. 引导式教育(conductive education)

由匈牙利医生 Andraspeto 创立的一套融合了教育与治疗的一种整体性教育方法。此法后来被认为用在脑性麻痹儿童身上非常有效,可帮助其进行主动及有目标的活动,促进治疗性格逐渐成熟。后来也被使用在中风,帕金森症等及智障儿童的训练。引导式教育与其他复健疗育系统最大的不同,在于它认为脑性麻痹儿童的复健治疗与教育是一个不可分割的整体。主张以人为本的教育不应把孩子分割成不同的,或交由不同的专业人员来治疗。引导员需具备治疗方面的专业知识。在整个治疗活动,设计,安排,患者的个人目标,都需了然于心,随时掌握。引导员可以是老师、治疗师、助手、家长或义工,但都需事先清楚所协助对象的特性及习作要点,以有效协助治疗的进行。

一组习作,引导员只有一个,但第二个引导员的人数依习作不同可多可少。若是桌面上的手部习作,可以一个人协助二三个对象;若是重度班的粗大动作习作,可能以对象的比率必须维持一对一。

引导员在确定对象的动作学习目标之后,将达成目标的过程做成动作分析,有时也串联几个动作目标成为一个功能性活动。患者每天配合节律性意向及有趣的活动设计和学习环境,去练习这个动作。

小组教学:依障碍的种类、程度、年龄、学习能力来分组。小组的团体训练方式提供同齐的学习机会,激发患者的上进心。

引导式教育主张将日用家具作局部改变,使孩子能靠抓握来帮助自己坐、站和走。如板凳、森条台、梯背架。

3. 生物力学(biomechanical)

针对范畴:力量(strength)、耐力(endurance)、关节活动度(range of motion)。

主要策略:强化肌力(strengthening)、伸展(stretching)、支架(splinting)。

4. 感觉统合治疗

正常儿童感觉统合是 7 岁以前在游戏和人际交往等各种活动中自然而然完成的。对于这一过程完成不好出现感觉统合不良的孩子,只有进行补课——进行感觉统合训练才能得到有效的矫治。

感觉统合训练包括提供前庭、本体和触觉刺激的活动。感觉统合训练的基本项目有滑板、滑梯、网缆、圆筒、平衡吊缆、旋转轮盘、平衡台、平衡木、触觉板、跷跷板、大小笼球、羊角球、触觉球、海洋球池、蹦床、时光隧道、袋鼠跳、独角椅、脚步器、万象组合、视觉追踪、听觉分辨、注意力训练等。

这些训练内容的意义:

(1)滑板游戏:姿势为飞机式、蜻蜓式两种。其主要作用是调节前庭和触觉功能。

(2)平衡台游戏:训练平衡摇摆、匍匐摇摆、相互支持摇摆、被动站立摇摆、平衡台上蹲起、平衡台上抛接球等。主要作用是训练前庭功能。

(3)滑梯:持划板俯卧式由高处划下推球,划下取球投球、划下投保龄球。主要作用是全身感统训练,以前庭功能为主。

(4)趴地推球:主要训练协调性。

(5)独脚桥:单足站立,双手外展平身,两足轮换进行。主要训练平衡能力。

(6)网缆:将患儿置于吊带中,以腹部为支撑点,前后摇摆,双手同时操作,将棋子放回棋盘中。其作用是训练上肢协调能力、手眼协调能力、精细动作发展能力等。

(7)袋鼠跳:将小儿放在跳袋中,双脚并拢,手提跳袋向前跳。其作用是训练下肢协调性,锻炼肌力等。

(8)跳绳:连续跳 200 跳。主要训练协调性、方向感、方位感等。

(9)平衡木:徒手走、正直走、侧身走、头顶物走。主要是锻炼平衡感。

(10)拍球:单手拍球、双手拍球、跨腿拍球,主要锻炼协调性。

(11)羊角球:小儿跨坐在羊角球上,目视前方,向前跳。主要训练全身协调,视觉,前庭觉。

(12)圆桶:训练前庭觉,适用于多动症,身体协调不良。在摇动中进行手眼协调游戏,促进姿势运动协调、平衡能力及高度运动企划。

儿童感觉统合训练的课程安排:一个疗程 20 次,一次 1~1.5 小时。训练内容包括感觉统合训练和特殊脑力训练两部分。20 次后进行阶段测验。训练时间一般安排在孩子下课后和节假日,一星期应不少于 2 次;重度失调的儿童训练次数应更多一些。

训练的目的是提供给儿童感觉信息,帮助开发中枢神经系统;帮助儿童抑制和/或调节感觉信息;使儿童对感觉刺激作出比较有结构的反应,最终目标是达到良好的结果,如组织能力、学习能力、集中注意能力的改善和提高。感觉统合训练的内容因人而异,由于每个孩子感觉统合失调的类型和程度不一样,所进行的训练内容也就不一样。把不同的训练内容按照一定的程序和难度进行编排,在训练人员指导下儿童参与各种有针对性的活动,这对于训练的效果好坏是十分重要的。这些编排的活动对儿童能力是强有力的挑战,要求他们对感觉输入作出适应的反应即成功的有组织的反应。所设计的活动逐渐增加对儿童的要求,使他们产生有组织的反应更加成熟。在指导活动目标的过程中重点放在自动的感觉过程上,而非指导儿童如何作反应。在一个学习活动中,涉及的感觉系统越多,学习的效果越好。

感觉统合训练的特征是运动游戏疗法,让儿童感到愉快而有兴趣,在游戏和运动中得到改善和治疗。对儿童来说,治疗就是玩,成人也可以这样认为。但训练同时也是一个重要的工作,因为训练中有老师或训练人员的指导,儿童不可能在没有指导的游戏中取得效果。设计一个游戏气氛不仅仅是为了愉快,而是让儿童更愿意参与,从而从训练中获得更多的收益。

5. 坐姿系统

坐姿系统的设计应该个人化,设计时应特别考虑关节变形的情况。

6. 辅具

辅具对动作障碍的孩子是相当重要的,它可增进多重障碍儿童的功能技巧。例如,手部功能、走路功能、爬行或移位功能,进一步可促进其他各方面发展。此外,辅具也可使日常生活照顾更方便,如沐浴、移位,它可以较有效且安全地移动。考虑使用辅具的时候应该注意以下重点:

(1)所用的辅具不要在能力还没发展到就使用。例如,婴儿在 6~8 个月才会开始练习撑着自己坐起来,所以在此阶段后,如果还是有坐的困难,就考虑让他使用特别设计的辅具。

(2)辅具所协助的动作,需要配合正常生长发育顺序的下一步动作学习。例如,要先学会控制前臂(能将一个前臂的重心转到另一前臂)才学会爬,并随着孩子的生理生长、发展与功能改变而调整辅具。又如,3 岁时坐的轮椅就应该依据 3 岁的生理状况设计,不可以因为省钱或怕麻烦,就订做过大的轮椅,这样不仅无法发挥辅具的功能,对孩子也许会造成伤害。

(3)辅具使用需要经过专业团队人员(医生、职能治疗师)的评估、建议与指导使用,而且应避免错误及过度使用。

(4)使用辅具的时候,环境的修改也是很重要的。尤其是外出,要注意地面是否平坦,厕所、走道、阶梯是不是有加装止滑垫或是扶手，以免发生危险或造成移动不方便。

7. 沟通辅具（alternative and augmentative communication devices，AAC）：电子沟通辅具如掌上电脑、桌上电脑等；非电子的沟通辅具如沟通簿、沟通板等。

8. 环境控制/玩具改装（EADL/ECU/toys adaptations）。

9. 环境改造（environment modifications）。

（万　晨）

第十五节　老年人的作业治疗

一、概述

人到了40岁以后，机体形态和机能逐渐出现衰老现象。一般认为，人的年龄在45～59岁为老年前期或初老期，60～89岁为老年期，90岁以上为长寿期。

人类的寿命延长，人口结构老龄化，是当前的世界性趋势。解放前，我国人口的平均寿命为38岁，而1982年全国人口普查时，已提高到68岁，一些大城市（如上海、成都等的调查报告）人口寿命已达70岁。人类的寿命延长了，说明医药卫生、预防保健事业发达，疾病减少，人民的生活水平提高，营养和精神生活改善。但是，老人多了，又会给老人自身和社会带来一系列问题。例如，老人体弱多病，行动和生活不方便；对老人的赡养、医疗保健和社会福利设施的负担加重等，都会给老人增添苦恼，给社会增加压力。如何保障老人欢度晚年，提高其心身健康水平，已成为全社会关切的问题。其中，老人的康复问题，又直接关系着老人晚年是否健康幸福的问题。

随着康复医学的兴起，老年人的健康问题得到了进一步的保障，作业疗法作为康复治疗的一部分对提高老年人的身体、心理、家庭及社会适应能力起了不可低估的作用。

（一）老年的生理、心理和社会生活特点

进入老年后，人的各种生理机能都进入衰退阶段，这必将引起心身一系列变化，使老年人的心理具有特殊状态。同时老年人社会角色的改变，也必然引起其特有的心理变化。

1. 衰老

衰老过程是人们不可避免的自然规律，它给老年人带来许多不适、烦恼和困境。

（1）形态的老化：衰老引起形态的变化必然导致老人不满意自己的形象，挫伤老年人自尊心，并由此提示老年人已是来日无多。

（2）感觉器官功能下降：老眼昏花、听力下降、味觉迟钝，这些都会给老年人的生活和社交活动带来诸多不便。例如，由于听力下降，容易误听，误解他人谈话的意义，出现敏感、猜疑甚或有心因性偏执观念。

（3）神经运动机能缓慢：老年人的行动及各项操作技能变得缓慢、准确、不协调，甚至笨拙，这些都会减少老年人外出参加一些社会活动的积极性。操作性动作缓慢、迟钝，在劳动生产中，势必跟不上青壮年。老年人为此既苦恼又不服气。一些老人常采用好谈“当年勇”的心理自我防御方式，以补偿和掩饰自己能力的不足。

（4）记忆减退：老年人的记忆特点是：近事容易遗忘，而远记忆尚好；有命名性遗忘；速记、强记虽然困难，但理解性记忆、逻辑性记忆常不逊色。

（5）性格改变：老年人性格逐渐发生改变，因常不为老人自己察觉，故多否认。性格改变的特点是：由于记忆减退，故说话重复唠叨，再三叮嘱，总怕别人和自己一样忘事。抽象概括能力差，思维散漫，说话抓不住重点。学习新鲜事物的机会减少，故多根据老经验办事，固执、刻板。工作能力下降，会增加老朽感、无能感、情感脆弱和情绪不稳定。有些老人由于自我中心，常常影响人际关系，乃至夫妻感情，彼此抱怨对方脾气变怪了，对不起自己。实际上，双方的性格都因年老而改变，但又只看到对方在变，互不理解。

2. 体弱多病

老年人常患有一种或多种慢性疾病，给晚年生活带来痛苦和不便。因为体弱多病，自然会想到与“死”有关的问题，并不得不做出随时迎接死亡的准备。多数老人表示并不怕死，但考虑最多的是“如何死”。一般老人都希望急病快死，最怕久病缠绵，惹人讨厌。为摆脱这种局面，他们四处求医，寻找养生保健之术，并能坚持锻炼。这对开展老年人心理卫生工作颇有帮助。

3. 离、退休

离休或退休，必然带来社会角色的改变。有些老人对离、退休的思想准备不够，会出现强烈的情绪波动，出现焦虑、抑郁、孤独感和被社会抛弃感。对离、退休后的生活方式改变，出现适应不良而影响身体健康。所以，老年人离、退休后，如何保持与社会联系，量力而行，继续发挥余热，是心理卫生和老年社会学应研究的问题。

4. 生活方式的变化

由于离、退休和体弱多病，使老人与社会的交往减少。看的、想的少了，必然孤陋寡闻，慢慢对外界漠不关心、反应迟钝并缺乏生活的动力。有人误以为这是“享清福”，实际上，老人的生活安排，也应遵循“生命在于运动”的原则，适当地做一点家务劳动，参加一些社会工作，从事一些爱好和消遣，是老人最好的精神营养。

部分老人到了晚年才开始吸烟和饮酒，这种生活方式当然对老人的健康不利。近年来，社会上赌博成风，沉溺于赌博的老年人颇多。这不仅对老人的心身健康不利，也常是老人犯罪的基础。

5. 生活事件

在人的一生中，总会遭遇一些不幸的生活事件，给人招来烦恼、忧愁与痛苦。而在晚年遭遇到生活事件，对老年人的精神打击尤为沉重，不仅留下心灵创伤，也可诱发一些躯体疾病，如冠心病、脑血管意外等，甚至在精神创伤的折磨下，加速老人的衰老和死亡。重大的生活事件常有以下几种：

(1)丧偶：老伴死亡，自己形影孤单，寂寞难熬，对未来丧失信心而陷于孤独、空虚、抑郁之中。有人统计，在失去配偶的人中，在一二年内相继死去的人数，高于夫妇都存在者的死亡人数的7倍。

(2)再婚：老年人再婚常有阻力，使老年人苦恼。阻力或来自社会舆论，或来自子女的阻挠。婚后，老年人也不一定都幸福愉快。原因在于，有些老年人再婚的动机不正确，多从实用主义出发，如找个老伴侍候自己；对方物质条件好，可化为公用；或有利于解决自己子女的就业问题……所以，老年人再婚，既要慎重，也要有个恋爱过程，以增加彼此的了解和培养爱情，有了真正的爱情，才会为老年人的再婚带来幸福。

(3)丧子(女)：晚年丧子是人生一大恸事，这不仅基于父母和子女之间的感情，还涉及到老年人日后的瞻养及善后问题。

(4)家庭不和睦：除了经济原因外，还有时代差异的因素。两代人由于对社会价值观念、伦理道德观念及生活方式诸方面的看法不一致，彼此之间又缺乏了解和理解，常导致抱怨、争吵、指责、甚至发展到关系恶化、歧视和虐待老人。婆媳关系不和，则是中国封建社会文化影响的结果。总之，老年人面临的人际关系问题，已不再是来自外部，而主要是集中在家庭内部。家庭不和，为老年人的晚景投下了阴影，危害老人的心身健康。

(5)经济困窘：老人的退休金不够时，在通货膨胀的威胁下，就会人心惶惶，有一种对前景的不安全感。靠儿女赡养的老人，则有寄人篱下、看儿女脸色屈辱生活之感，这些都会挫伤老人感情和自尊心。

此外，有的老年人还可能遭遇到自然灾害、财产损失、车祸、外伤或亲友死亡等意外生活事件，造成极大痛苦和不幸，冲击老人的心身健康。

(二)老年病和老年期疾病的特点

1. 老年病

老年人患病不仅比年轻人多，而且有其特点，主要是因为人进入老年期后，人体组织结构进一步老化，各器官功能逐步障碍，身体抵抗力逐步衰弱，活动能力降低，以及协同功能丧失。故将老年人易患的疾病叫做“老年病”，通常包括以下方面：

(1)老年人特有的疾病：这类疾病只有老年人才得，并带有老年人的特征。它在老年人变老过程中，机能衰退和障碍而发生，如老年性痴呆、老年性精神病、老年性耳聋、脑动脉硬化及由此引致的脑卒中等。这类与衰老退化变性有关的疾病随着年龄的增长而增多。

(2)老年人常见的疾病:这类疾病既可在中老年期(老年前期)发生,也可能在老年期发生。但以老年期更为常见,或变得更为严重。它与老年人的病理性老化,机体免疫功能下降,长期劳损或青中年期患病使体质下降有关。如高血压、冠心病、糖尿病、恶性肿瘤、痛风、震颤麻痹、老年性变性骨关节病、老年性慢性支气管炎、肺气肿、肺源性心脏病、老年性白内障、老年骨质疏松、老年性皮肤瘙痒症、老年肺炎、高脂血症、颈椎病、前列腺肥大,等等。

(3)青中老年皆可发生的疾病:但在老年期发病则有其特点,这类疾病在各年龄层都有发生,但因老年人机能衰退,同样的病变,在老年人则有其特殊性。例如,各个年龄段的人都可能发生肺炎,在老年人则具有症状不典型、病情较严重的特点。又如,青、中、老年皆可发生消化性溃疡,但老年人易发生并发症或发生癌变。

2. 老年期疾病的特点

由于老年人生理与病理方面的特殊性,故老年人患病有其特殊性。大致包括以下几点:

(1)一位老年人身上常常同时患有多种疾病。据统计,老年人平均同时患有4～6种疾病或更多。如一位老年人可同时患有高血压、冠心病、高脂血症、颈椎病、轻度白内障、腰肌劳损等。虽然这几种疾病在人身上同时存在,但总有轻重缓急不同,其中必有1～2种为主要疾病,危害性大,甚至有致命性危险。

(2)老年人患病易有并发症。并发症是指当患某种病时,在该病的基础上并发其他疾病。由于老年人的免疫功能降低,抵抗力差,对外界微生物及其他刺激的抗御能力也弱,故老年人患病时比青年人更易发生并发症。例如,老年人患病时易并发肺炎,如中风昏迷时、手术后或骨折卧床时都易并发肺炎。

(3)老年人发病时易发生水和电解质紊乱。正常人体需要一定量的水分和必要的电解质如钾、钠、氯化物等,以满足机体代谢的需要和平衡。由于老年人身体细胞内液减少,细胞功能退化,器官萎缩,一旦发热或呕吐、腹泻时,很容易出现水和电解质紊乱。

(4)老年人患病时症状不典型、不明显。老年人由于机体形态改变和功能降低,反应性减弱,对于病痛及疾病的反应不像儿童与青年人那样敏感。如在青少年患病时应有的高热反应在老年时却因反应减弱而表现为低热或不发热。又如老年人患心肌梗死时很少像中年人那样有剧烈的胸痛,而是几乎没有疼痛感觉或仅表现为轻微的胸闷感。故老年人往往不能清楚地讲明自己的病痛和不适,或表达含糊。

(5)老年人患病时特别是急性病时,易发生意识障碍和精神异常。由于老年人脑血管粥样硬化,脑供血不足,当发生感染、发热、脱水、心律失常等病症时,容易出现嗜睡、谵妄、讲胡话、神志不清、甚至昏迷等症状。这是由于脑缺氧所致。有的疾病可能以突然昏迷为主要表现。

(6)老年人患病发病快,易发生全身衰竭。老年人脏器储备功能低下,一旦应激,病情迅速恶化,容易在发病后迅速衰竭。所谓"老死"实际上并非无病,为原来处于勉强平衡状态的某些脏器功能迅速衰竭并涉及多个脏器损伤所致。

(7)老年人患病后恢复慢、差。由于老年人机能衰退,患病后往往不易恢复,或恢复缓慢,甚至不少疾病还留下后遗症,往往需要采取康复措施。

(8)老年人患病时对药物的反应较大。老年人患病时,如用药过多或剂量不当,加上老年人本身对药物的反应很容易发生药物毒性反应,甚至因药物反应而加重病情,或使健康受到威胁。

(9)并发症特点:老年重症患者长期卧床,可以引起坠积性肺炎、便秘,也可引起肌肉萎缩、骨质疏松、压疮、静脉血栓形成和肺栓塞;发热或腹泻可引起电解质紊乱;免疫力降低可引起细菌或病毒性感染;糖尿病患者多有并发症存在。近年来发现,老年人容易发生播散性血管内凝血。

二、老年人的作业治疗

(一)作业疗法的对象和注意事项

1. 对象

老年人康复对象的范围比较广,涉及许多病,概括起来可有以下3类。

(1)有明确障碍的老年患者(偏瘫、关节炎、骨折、四肢瘫、神经疾患、截瘫等)。

(2)患有慢性疾病但没有障碍的老年人(慢性心脏疾患、慢性肺部疾患等)。

(3)没有明显疾患但体力减退、咀嚼困难、耳目失聪的老年人。

2. 注意事项

适当的体力活动,特别是有规律的运动训练是主要方式,也是健康老人延缓衰老过程和预防伴随的退行性病变、保存现有功能、通向健康长寿的道路。但由于老年人个体差异大,适应能力差,判断其运动能力比较困难,运动量过大易造成危险,运动量过小达不到治疗目的。因此,在康复训练过程中应当注意以下问题:

(1)对老年人治疗必须采取积极态度,动员其接受作业治疗,包括向家属介绍治疗效果。老年人心理功能减退,耳目失聪,多种疾病并存,活动不便,常不能完成规定的康复程序,所以对老年人康复必须有耐心,尊重老年人在康复训练中的合理要求和意见,争取老年人的合作。

(2)注意从实际出发,了解老年人病前的活动水平、确定当前的身体、精神精神状况,分析影响康复的障碍因素,合理制定康复目标。

(3)老年人的运动量以低强底、长时间、缓慢渐进为宜。在进行较大运动量治疗时,应先做准备,治疗中注意休息,即活动与调整并重。

(4)鼓励老年人进行耐力性训练,应避免竞技性体育活动或静态性运动。

(5)作业活动中如出现惊悸、气短、出冷汗、头晕、心绞痛或心电图有缺血性改变时应立即停止活动。当出现头痛、头晕、流鼻血、血压超过 160/100mmHg 也应停止治疗。尿中有少量蛋白和红细胞时并不是作业疗法的禁忌证,但当肌酐、尿素氮增高时则停止训练。运动可以消耗血糖,引起血糖下降,糖尿病病人应用胰岛素时应注意调整用量。当老年人出现不适时机注意把正常的疲劳与病态的不适区别开。

(6)老年人运动后,可先休息半小时,至少运动后 1 小时才允许就餐,饭后不要活动,避免患心、肺疾病的老年人增加餐后心脏负担。

(7)老年人一般感觉迟钝,行动缓慢,骨质疏松,运动场所及训练设备均应保证安全,以防跌倒发生骨折。老年人跌倒的原因与体力弱、肢体瘫痪、偏盲、失行、深感觉障碍、视力下降、听力下降等有关。

(8)注意防止发生废用综合征。因老年人本身处于废用的边缘,加之患病后长期卧床,如不注意早期康复,就会发生肌肉废用性萎缩、骨质疏松、关节挛缩、直立性低血压等废用综合征。另外,训练手法不正确、运动量过大或矫形器的错误使用会引起骨、关节、软组织的障碍而发生骨关节炎、关节周围炎、骨关节变形、韧带松弛与延长、肌腱断裂等误用综合征,导致患者卧床。

(9)老年人远期康复最大难点是康复疗效退步问题。其原因,一是老年人因增龄而多病和功能减退;另一是未能在出院后继续进行康复训练。所以,老年人康复是一个长期问题,不能因出院而终止。

(10)注意环境的控制。老年人作业治疗的环境要尽量安静、舒适,温度要适宜,温差不要过大,光线要合适,地板要平整,设备摆放要合理,不妨碍活动。

(二)评定和目标

1. 评定

老年人作业疗法的评定项目和评定方法与成年人的评定基本相同,略有区别的是老年人内科系统的评定比其他年龄阶段占的比例大,如血管、心脏、肾、呼吸系统、肝脏、内分泌系统等功能检查。另外,伴随老化的神经系统的退行性变,神经学的评定内容也十分重要。这些有关的详细内容由作业治疗师掌握,言语方面的情况由言语治疗师提供并解决。

作业治疗的评定内容有肢体功能、精神心理功能及社会能力。肢体功能包括肌力、关节活动范围、运动功能、感觉、听力、视力等,老年人常存在全身功能状态下降的问题,所以评定肢体功能时要注意进行双侧检查。日常生活动作的评定是老年人功能评定的中心,日常生活动作检查的结果受精神、心理功能影响很大,所以要准确把握精神、心理的情况。老年人精神、心理方面需要评定的内容有记忆力、判断力、理解力、定向力、计算力、自知力、感情交流能力、主动性、性格、生活习惯、反应速度等,在做这方面评定之前,要搞清楚患者的社会背景、职业、受教育的情况。躯体功能和心理、精神状态受社会环境影响很大，社会方面的评定内容包括家庭环境、生活方式、职业、教育等。掌握上述内容对选择治疗方法，制定治疗计划及康复目标十分重要。另外，把握患者病前的性格特征在整个作业治疗的实施过程中是非常必要的，以增强治疗方案的可靠性。还有一个需要注意的问题是，老年人的身体、心理、精神及社会因素变化快，评定周期要比成年患者短，每次的评定时间要适当延长，内容要丰富。

2. 目标

老年人的康复目标与一般疾病的治疗目标不同，一般疾病的治疗目标是指病理上的治愈，而老年人的康复目标应当是以功能上的恢复为目标，即在于恢复因伤、病致残的老年人的机体功能和日常生活活动能力，提高生活自理程度，减少久卧床和老年痴呆的发生，以期减轻老年病人对家庭的负担和对社会的压力，创造提高生活质量的环境，建立有充实感的精神生活。

康复目标包括身体功能、心理功能、精神功能、日常生活能力、回归家庭、回归社会等。其重点内容有5项，即预防老化；提高身体功能、提高心理和精神功能；激活整个机体；获得健康感、希望感和生活乐趣；建立自信心、生活独立性和进取心。当然能够回归社会也是人们所期待的，职业康复对老年人并不十分重要，这一点不同于中、青年患者的康复目标。

完成康复目标的步骤是提高肌力，改善关节活动范围，提高运动的协调性等。同时调整心理、精神状态，最后达到日常生活尽可能自理、回归家庭及社会。

（三）治疗方法

老年人的作业疗法与其他年龄阶段的方法基本相同，分床边的训练方法、训练室的方法和出院后的方法，这些方法是连贯的。对老年患者要特别强调出院后的指导，包括房屋改造等设施问题。因为老年患者在医院经过一段时间的治疗后，身体各部分的能力得到了提高，这些都是在医院的环境下完成的，医院环境和家庭及社会环境差别很大，如不进行这些方面的指导和训练难以适应家庭及社会生活的需要；加之老年病人选择活动时，在考虑基础病变导致的种种障碍的同时，还应注意视力、听力、反应速度、理解力、身体耐力、疲劳的恢复能力及心理等问题。

老年人存在这样的问题：一方面觉得自己年龄大了，另一方面又不注意自己身体和心理方面的变化，有时不承认这些变化，在理解和掌握治疗、训练方法时不能完全按照治疗师的要求去做，以致影响治疗效果。所以，在与老年人接触时要留意这一点，并要考虑到老年人病前所处的环境。下面分别介绍各种方法。

1. 生活方面的帮助

日常生活独立性的欠缺，不仅给生活带来不利影响，而且对精神方面也有种种不利影响，所以要充分理解老年人生活独立的意义。生活行为的独立不只是生活上不依靠别人的问题，还对增加个体的尊严起着重要的作用，特别是饮食、排泄、转移等方面的独立更为重要。因此，要为老年人创造良好的社会、家庭及生活所必需的环境，对日常生活独立性欠缺的老年人给予各方面的帮助，提高他们的能力，以适应生活需要。

生活方面的帮助有以下5个要求：躯体功能的维持和改善；精神功能的维持和改善，心理支持；ADL能力维持和改善；环境（人的、物理化学的）的改善和调整；对陪住者和家属的教育及支持。

让老年人做翻身、起坐等动作，需要他们有较强的意识。治疗师在调动患者的意识进行活动时，要根据老年人的身体能力（体力、储备力、肌力、活动范围等）尽可能做到以较小的意识能量调动出较多的运动，这才是比较理想的结果。另外，要注意尊重老年人的人格，采取积极的态度与其接触，以调动老年人的能量。

总之，帮助的目的是要减少老年人“不能做”、“不想做”等意识，努力营造出“我要做”、“加油”这样的躯体、心理准备状态，帮助者和家属要为患者提供适合的环境。还要注意的是，家属和帮助者给老年患者提供一定的生活能力后，需要强化老年人自我维持的观念，保证治疗的顺利进行。

2. 集体的重要性能

为了使老年人获得独立的生活能力，交往和集体活动是不可缺少的，以使患者有社会存在的感觉。老年人与家属和陪住者的关系常是长辈和晚辈的关系，在这种关系的基础上接受帮助会有两种结果：一是患者觉得自己价值降低的心理倾向；二是以平等的心态与周围人接触、肯定自己的心理倾向。

集体活动能使老年人以平等的心态与人接触，建立自信心，增加生活乐趣。通过集团的方式开展一些趣味性的作业活动，培养老年人的社会作用与连带感，使老年人感觉到自己是集体中的一员、生活丰富多彩，通过集体活动可以加强患者之间的交流，通过自己和别人的经验，增加对疾病和作业疗法的理解，有利于身体和精神等各方面的恢复。

3. 帮助患者实现自我

世界多样化的今天，谁都期望能度过安逸、丰富的老年生活，每个人都不例外地希望在社会上占有一席之地，能够实现自我。现实情况是，随着老化，躯体、心理、社会各方面能力下降，有相当一部分老年人难以实现自己的理想，有的具备一些能力，但缺乏条件，也不能实现自己的愿望。对这些老年人就应该从各方面给予支持和帮助，为他们创造表现自己、实现自我的环境。作业疗法就是其中之一。在作业环境中，老年人通过创造自己的作品、完成一项活动等，会产生一种收获感，减轻悲观情绪，如再得到别人的认可就会大大增强信心，重新认识自己的能力。作业治疗师要按照每个老年人的具体情况，帮助他们设计快乐的、具有成就感的活动，设计出使患者觉得自己能够成为社会一员的活动，通过宽余的生活，帮助他们实现自我。

（万　晨）

第十五章 心理疗法技术

第一节 概 述

心理治疗(psychothearpy)又称精神治疗，是应用心理学的原则和方法，通过治疗者与被治疗者的相互作用关系，医治患者的心理、情绪、认知行为等问题。心理治疗作用是通过语言、表情动作、行为来向患者施加心理上的影响，解决心理上的问题，达到治疗疾病的目的。从某种意义上来说，人类的亲密关系就构成了“治疗作用”，理解、同情、支持就是“治疗药物”。

把心理治疗技术运用到康复医学当中就是康复心理学(rehabilitation psychology)，它是康复医学的重要内容，其目的是解决患者的一系列心理障碍，帮助他们接纳残疾这一客观现实并逐步适应，在此基础上重新认识自我价值，培养积极的人生态度，合理的思维方式，更好地回归社会并创建自己的新生活。因此，康复心理学是一门研究康复领域中有关心理问题的学科。它是康复医学和心理学的交叉学科，它把心理学的系统知识应用于康复医学的各个方面，主要研究伤、病、残者的心理现象，特别是心理因素对残疾的发生、发展和转归的作用等。康复心理学是康复医学的一个重要组成部分。

从临床实践角度来看，康复心理学是应用心理学和社会、行为及医学知识，来帮助各类残疾者应对和处理身体、情绪、家庭、社会、职业和经济等因素导致的心理问题。

一、康复心理学的起源与发展

(一)康复心理学的起源

康复心理学是随着康复事业的发展而逐步建立与完善的，从 20 世纪 30 年代起已经开始有心理学工作者进入康复机构从事心理康复工作，尽管当时主要应用的是一般的心理干预的理论与方法，但在康复工作的初期，心理康复就受到了高度重视。心理学家工作在康复机构中已有半个多世纪的历史，早期研究主要集中于个体由于外表和身体能力的改变，而造成个人、人际和社会的变化，以及由于残疾而受到的社会歧视和偏见。

现代康复心理学起源于美国。美国心理学会第二十二分会即康复心理学分会成立于 1956 年，是美国心理学会中最早的分会之一。该会的目的是要集中对残疾和康复有兴趣的心理学家，宣传与残疾和康复有关的心理学知识，培养高素质的研究与临床工作者，成员可以提供临床服务、研究、教学和管理等。出版季刊《康复心理学》(Rehabilitation Psychology)。

(二)当代康复心理学的主要内容与发展

康复心理学者所面对的残疾人士是非常广泛的，且常包括残疾程度较严重者。这些人士所处的残疾状态，会使他们经历很多的身体、感觉、智力和社会困难。

临床康复心理学者主要服务于卫生系统，如康复中心、医院、医学院校、职业培训项目、社区支持中心和心理康复机构等。从发展上看，过去集中式的心理康复服务已经发生了变化，分布于社区之中。临床康复心理学者也帮助改变环境，消除障碍，指导和促进个体就业与独立生活。

临床康复心理工作强调，研究身体和心理残疾所造成心理和社会结果。康复心理学家研究，残疾人士及其家庭的行为、经历、态度，以评定康复治疗的有效性。就实践而言，要评估个体及其所处的环境，设计和实施康复方案，并控制整个实施过程。

临床复康心理学者主要处理各种社会、心理和实际问题，诸如社会活动状态、情绪好坏、家庭关系、日常生活、就业和独立生活等。

当代康复心理学的主要工作内容有以下9个方面：

1. 康复心理学要向残疾人士及其家庭，提供终身的心理干预服务。康复心理学工作者要与残疾人士一道消除态度上、政策上和身体上的障碍，并且强调就业、无障碍环境、与社会和社区的整合。

2. 康复心理学家要研究个体和社会对残疾的调适，以及与社会角色和职业功能康复之间的交互作用理论、测试方法及其实际运用。

3. 康复心理学家要分析有关的临床资料，以帮助确定有关卫生保健系统的政策、结构和管理系统。帮助残疾人士做出与健康和成本效益决策。

4. 康复心理学家可以作为项目管理者，运作诸如亚急性脑损伤和疼痛管理，以及就业等项目。

5. 研究残疾对工作的影响，以及职业康复的一些问题。康复心理学家也研究残疾人从悲伤到理解、接受，以及融入社会所发生的态度变化。

6. 康复心理学要研究儿童和青少年残疾，以及慢性病所引发的残疾，提供专门的保健和社会帮助。

7. 建立新的心理服务系统，包括家庭保健，在有关专业人员指导和管理下的准心理康复人员的服务等。

8. 协调多学科和多机构的资源，促进残疾人士达到自我满足感和与社区的整合。

9. 防止损伤和提升健康习惯，防止残疾发生。

二、心理康复在全面康复中的意义

对于接受康复治疗的患者而言，由于其身体的伤残，在心理和行为上会发生一系列的变化，对患者的心理问题进行干预，不仅可以解决患者本身所具有的心理与行为问题，而且也可以改善患者的心理和情绪状态，从而提高康复的整体效果，促进患者酬归家庭和社会。康复心理学是康复医学的一个重要组成部分。康复心理学采用心理和行为科学的临床、咨询、组织方法，它和职业、工业、临床、咨询和社会心理学有很多相同的地方。一般在康复中心、康复医院、职业训练中心等地方实施。随着康复医疗机构设置和服务由横向性扩展向纵向性扩展转变，康复心理学将在不同层次机构中服务，并注重向基层普及。康复心理服务需要受过充分训练的心理学专业人员来承担。从临床角度而言，心理治疗有以下3个方面的意义：

(1)接受康复治疗的患者必须认识和接受由于身体或心理原因而出现的人格变化，这种变化可能会伴随其后的人生历程。人格变化可能导致生活危机和其他危机，需要心理干预才能使患者能够面对现实和未来发展。因此，心理康复扮演着重要的角色。

(2)患者出现的一些生理功能异常或障碍如肌肉痉挛等也可以使用心理方法加以控制。

(3)由于身体的弱能(如移动困难、活动不便或语言障碍等)而造成的障碍，会使个体产生情绪和其他一些心理变化，这些均需要心理治疗和其他医疗手段的介入。

心理康复是综合康复的重要组成部分。心理治疗与康复上有着共同之处，归纳起来，有以下两个方面：第一，要为患者提供服务，以促进其康复与发展；第二，将患者作为一个整体而非部分进行治疗。

心理治疗是运用系统的心理学理论与方法，从生物—心理—社会角度出发，对患者的缺陷、弱能和残障问题进行心理干预，提高患者的心理健康水平。

第二节　心理疗法的理论基础

现代心理学的发展，在理论上已形成了基本的独立体系；在应用上与社会各实践领域建立了广泛的联系，从而形成许多学派。其中最具代表性、最具影响力的是精神分析学派、行为主义学派和人本主义学派。

一、建立在精神分析学派理论基础上的心理疗法

这类疗法是根据弗洛伊德精神分析观点，以心理动力学理论为基础创立的。该理论认为病人的心理障碍是由于压抑在“潜意识”中某些幼年时期所受的精神创伤所致。通过内省的方式，用自由联想的方法将这些痛苦的体验挖掘出来，让焦虑的情绪得到发泄；并对病人所提供的谈话内容进行分析解释，使病人领悟，从而改变原行为模式，重建自己的人格，而达到治疗目的。

建立在这一理论基础上的治疗方法主要有精神分析疗法、分析性心理治疗、认知领悟疗法等。

二、建立在行为主义学派理论基础上的心理疗法

建立在这一理论基础上的治疗方法称为行为疗法(behavior therapy)，又称行为治疗、行为矫正或学习疗法，是基于现代行为科学的一种非常通用的新型心理治疗方法。它是根据行为学习及条件反射理论，消除和纠正异常并建立一种新的条件反射和行为的治疗方法。

虽然这一疗法受华生的行为主义理论影响较大，但实际上其理论根据来自 3 个方面，即巴甫洛夫的经典条件反射、桑戴克和斯金纳的操作性条件及 Bandura 的社会学习理论。这些理论都认为病人的异常行为既然也和正常行为一样可以通过学习获得，那么，也应当能够通过另一种学习使之消失，各种疾病(不论是躯体的或是精神的)都可视为机体某一部分的活动(或行为)异常，都可以通过这一活动(或行为)的矫正而得到治疗。

行为疗法与其他心理疗法的区别在于：行为疗法是以心理学中有关学习过程的理论和实验所建立的证据为基础的。与传统的心理治疗相比，它具有更高的科学性和系统性，可以进行客观的科学检验、演示和量化，即使重复试验也可得出同样可靠的结果，有一整套定型化的治疗形式，有坚实的理论根据和大量的实验证明。所以，临床效果更为显著和稳定。

建立在这一理论基础上的治疗方法主要有系统脱敏疗法、厌恶疗法、满灌或冲击疗法、阳性强化疗法、发泄疗法、逆转意图疗法、阴性强化疗法、模仿疗法、生物反馈疗法等。

三、建立在人本主义理论基础上的心理疗法

人本主义心理学是 20 世纪 60 年代在美国兴起的一个心理学流派，创始人是马斯洛(A. Maslow)，还有戈尔德斯坦(K. Goldstein)、罗杰斯(Carl Rogers)、奥尔波特(G. W. Allport)等。他们认为有机体有一种发展自身潜能的内在倾向，人除了一般的生物潜能外，还有人所特有的心理潜能，如需要或动机。它有 7 个层次，自我实现或创造潜能的发挥是最高层次的需要，能给人“高峰体验”的喜悦，人能达到这一层次就是最有价值，并且是最健康的。建筑在这一理论基础上的心理疗法，就是要实现对人的价值和尊严的关心，反对贬低人性的生物还原论和机械决定论。

人本主义学派，既反对精神分析学派的潜意识决定论，也反对行为主义的环境决定论，而主张从人的意识本身出发来研究人的心理。

罗杰斯认为，个体内部蕴藏着自我实现的强大推动力，施治者只要提供适宜条件，求治者就能发挥其内在的潜能，自发地开始改变和成长，消除心理问题，达到心理健康。正是基于这种观点，罗杰斯提出了来访者中心疗法，这是一种以来访者为主导的治疗方法，而医生的作用退居其后，在治疗中医生主要是创造一种帮助患者了解自身的环境气氛。

人本主义心理疗法有患者中心疗法、存在主义疗法、格式塔疗法(完形疗法)等。其中以罗杰斯开创的咨客中心疗法影响最大，是人本主义疗法中的一个主要代表。后来罗杰斯又提出将此疗法进一步延伸，改称为人本疗法，更强调以人为本，突出被治者是正常人。

第三节　心理疗法的适应证与禁忌证

一、心理治疗的对象及适应证

心理治疗对象的范围较广。当出现心理困难，伴有情绪、行为障碍和社会生活适应不良，能意识到自己的问题并愿意接受心理治疗的人，原则上都能接受心理治疗。在临床工作中，心理治疗的对象主要有：表现为烦恼、焦虑、紧张、恐惧、抑郁、强迫、疑病、分离症状等神经症病人；因某些应激性社会生活事件遭受心理挫折而出现心理困难的人；行为偏差或社会适应不良者；由于躯体疾病而引起某些不良心理反应的病人，以及处于康复阶段的精神分裂症病人。

心理治疗除了要有明确的病人对象之外，还需要考虑他们是否适应接受心理治疗。有的病人即使他们的心理疾患可以采用心理治疗方法，但不等于所有这样的病人都适宜作心理治疗。有些病人没有心理治疗的指征，应避免盲目实施心理治疗技术。

二、禁忌证

通常以下一些病人不宜接受心理治疗。

(1)不愿求治：由于心理治疗过程需要病人全身投入和密切配合，所以病人若没有求治的动机和愿望便难以得到他们的合作。

(2)偏执人格：有偏执人格特征的病人不易改变对别人所特持的看法，也难以与医生建立良好的治疗性医患关系。

(3)冲动失控：心理承受能力低，容易冲动的病人会因难以接受心理治疗过程中的挑战和压力而出现过激行为。

(4)极度悲观：当病人心境恶劣，对人生极度消极悲观，对心理治疗不抱如何希望的病人和对医生的帮助丧失信心的病人无法接受心理治疗。

(5)交流受阻：因各种原因而影响正常语言交流的病人难以与医生沟通，所以也无法对他们实施心理治疗。

第四节　心理评估

一、心理评估的定义

应用多种方法所获得的信息，对个体某一心理现象作全面、系统和深入的客观描述，这一过程称为心理评估(psychological assessment)。在临床上主要用于：单独或辅助作出心理诊断；指导制定心理干预措施，并常作为效果的指标；科学研究的方法。

二、心理评估的种类

主要有观察、调查、心理测验(psychological test)和实验等。

(一)观察法

在心理社会评估中，离不开对被试者的观察，是评估者获得信息的常用手段。观察的结果需要经过科学而正确的描述加以“量化”。

目标行为：在心理评估中，观察内容常包括仪表、体形、人际交往风格、言谈举止、注意力、兴趣、爱好、各种情境下的应对行为等。实际观察中，应根据观察目的、观察方法及观察的不同阶段选择观察目标行为。对每种准备观察的行为应给予明确的定义，以便准确地观察和记录。

资料记录：常因观察方法不同而采用不同记录方式。一般而言，定式观察有固定的记录程序和方式，只要严格遵循即可；非定式观察常采用描述性记录方法，不仅要记录观察到的目标行为表现、频率，还要进行推理判断。

(二)调查法

调查法(survey method)，是通过晤谈、访问、座谈或问卷等方式获得资料，并加以分析研究。

1. 晤谈法或访问法(interview method)

通过与被试者晤谈，了解其心理信息，同时观察其在晤谈时的行为反应，以补充和验证所获得的资料，进行描述或者等级记录以供分析研究。晤谈法的效果取决于问题的性质和研究者本身的晤谈技巧。

座谈也是一种调查访问手段。通过座谈可以在较大范围内获取有关资料，以提供分析研究。例如，冠心病康复期的心理行为问题可以通过定期与家属座谈，获得有关心理社会因素资料并进行等级记录。

2. 问卷法(questionnaire method)

在许多情况下，为了使调查不至于遗漏重要内容，往往事先设计调查表或问卷，列好等级答案，当面或通过邮寄供被调查者填写，然后收集问卷对其内容逐条进行分析等级记录并进行研究。例如，调查住院病人对护理工作是否满意，哪些满意，哪些不满意，及其等级程度。问卷调查的质量取决于研究者事先对问题的性质、内容、目的和要求的明确程度，也取决于问卷内容设计的技巧性及被试的合作程度。例如，问卷中的问题是否反映了所要研究问题的实质、设问的策略是否恰当、对回答的要求是否一致、结果是否便于统计处理，以及内容是否会引起被调查者的顾虑，等等。

3. 实验法(experimental method)

对某一心理行为变量进行客观的直接的测量，获得绝对的量化记录。但在心理社会和行为领域，这种方法受到客观的限制，往往仅作为临床工作中的辅助变量。为了使评估的过程更加科学、规范，达到评估的目的，在评估时无论使用何种方法都应该注意以下几点：客观性与主观能动性相结合；定量与定性相结合；理论与实践相结合；分析与综合相结合；评估与教育、辅导、咨询、治疗相结合。

(三)心理测验法

心理测量(psychological measurement)，是通过科学、客观、标准的测量手段对人的特定素质进行测量、分析、评价。通常心理测量依据测验的功能，可以分为能力测验、智力测验和人格测验。常用的智力测验量表有韦氏量表和瑞文测验；而人格测验主要有 mmpi、16pf、epq 等。心理测试应当注意测试的效度、信度和测试的标准化。

1. 纸笔测验

测验所用的是文字或图形材料，实施方便，团体测验多采用此种方式编制。文字材料易受被试文化程度的影响，因而对不同教育背景下的人使用时，其有效性将降低，甚至无法使用。

2. 操作测验

操作测验项目多属于对图片、实物、工具、模型的辨认和操作，无需使用文字作答，所以不受文化因素的限制。此种测验的缺点是大多不宜团体实施，要花费大量的时间。

3. 口头测验

测验项目为言语材料。主试口头提问，被试口头作答。以上几种分类都是相对的，从不同的角度进行分类，同一个测验可以归为不同的类别。

第五节　康复医学对象的心理学问题

一、康复医学对象的心理过程

心理康复是综合康复的重要组成部分，它贯穿于康复进程中的每一步。由于在康复的不同阶段，康复对象的躯体改善程度、认知改善水平、病理变化范围均不一样，因此，心理康复在每个阶段所起到的作用也是不同的。然而，心理康复又不同于躯体康复，有其自身特定的变化规律。为了便于了解，康复心理学家引用适应的概念，其基本程序是由否认经过忧郁而达到解决或接受。Debe 等在研究截肢者的心理适应，曾观察到这种基本的程序。Fink 和 Shonts 也曾描述过类似的情形。Kubler-Rossl 在 1969 年提出了一种阶段学说，即否认、愠怒、谈判、抑郁、承认或接受。Kruegor 等在 1984 年提出心理休克期、否认期、抑郁反应期、依赖反应期及适应期。虽然每个康复患者并不一定都要经过这些反应阶段的所有步骤，但对康复医疗来说，这是一种有益的体制，以便使患者恢复到最高的功能。康复对象的心理过程的各方面受到影响。

依照上述适应过程，康复对象可能出现的心理问题依次为：焦虑、愤怒和敌对、抑郁、孤独和哀伤、内疚和自责、脆弱、孤独感、疑惑、自卑、人格改变，等等。

二、康复对象的一般心理问题

(一)焦虑

1. 焦虑的定义

焦虑是没有客观对象和具体观念内容的提心吊胆和恐惧不安的心情。焦虑的患者把注意力集中于自身的体验和感觉，对躯体各种症状的感觉增强。患者会感到惊恐，这种惊恐感有时是有明确对象的，有时却又是模糊不清的。康复患者会变得脾气暴躁、易激动，甚至与病友、医护人员发生冲突。康复对象的焦虑症状，包括应激性焦虑(即短暂的焦虑抑郁性反应)、焦虑障碍及严重的焦虑性神经症等。大体可分为 3 个主要综合征：痛苦的情绪体验、精神运动性不安、躯体性焦虑。

2. 焦虑的分类

焦虑可以在 3 种形式上彼此转化：①现实焦虑，是对现实存在的威胁、灾难和危险情况所表现出的焦虑，一般反应有惊慌、躲避和恐惧，或是愤怒和攻击；②生存焦虑，来源于生物进化过程中与自然相关的人类生存的普遍性体验，如婴儿失去母爱会产生分离焦虑；③神经症性焦虑，产生于内心深处无法克服的冲突体验。

从程度上，焦虑又可分为焦虑性反应、焦虑状态及焦虑症。在应激状态下，任何人都可能出现焦虑性反应，这是一种正常的保护性心理反应。持续一段时间的焦虑反应则成为焦虑状态。而焦虑症是一种病态的心境障碍，它是指持续性精神紧张或发作性惊恐状态，常伴有头晕、胸闷、心悸、呼吸困难、口干、尿频、尿急、出汗、震颤和运动性不安，焦虑是无明显原因的恐惧、紧张发作，并伴有自主神经功能障碍和运动性紧张。焦虑症在临床上可分为急性焦虑发作和广泛性焦虑症两种类型。

(1)急性焦虑发作：又称惊恐症。起病突然，患者突感不明原因的惊慌、恐惧、紧张不安、濒死感、窒息感、失去自控感、不真实感或大祸临头感，并伴有心悸、呼吸困难、胸闷、胸痛、压迫感、喉部堵塞感、头昏、头晕或失平衡感、手脚发麻或肢体异常感、阵阵发冷发热之感、出汗、晕厥、颤抖或晃动。

(2)广泛性焦虑症：精神性焦虑，如无明确对象的游移不定的广泛性紧张不安、焦虑、烦躁，经常提心吊胆、不安的预感，高度的警觉状态、容易激惹；躯体性焦虑，包括运动性紧张和交感功能亢进。自主神经功能亢进，心血管系统症状均属于焦虑症最常见的症状之列，如心悸、心慌、胸闷、面色苍白或充血等。

(3)康复对象的焦虑症状：康复对象的焦虑情绪大体可分为精神性和躯体性两方面表现。精神性焦虑情绪是指康复对象由于焦虑引起心理方面的表现，如心情压抑、恐惧、紧张、担忧、失眠、记忆力下降及情绪易激惹等。躯体性焦虑情绪主要是严重焦虑导致自主神经功能紊乱引起的症状，如康复对象表现为心慌、气急、便秘、食欲下降等，有的康复对象甚至出现健肢类似患肢的感觉及运动障碍。

有研究显示，脑出血与脑梗死比较，脑出血后躯体焦虑与精神性焦虑明显高于脑梗死。其原因可能是脑出血与脑梗死比较，前者病情急、重、偏瘫程度重、症状恢复慢，对因肢体残疾和担心不能恢复产生精神和躯体焦虑，对失去社会接触和经济上的担心、对未来要依靠别人的生活方式感到恐怖、自卑和自责。目前，改善心理环境因素的影响是调整患者心理状态的重要条件，它能控制患者的情感，使之消除许多不应有的顾虑。

(4)焦虑的相关因素

1)既往研究显示，焦虑是急性脑卒中常见的并发症。利用它评问卷汉密尔顿焦虑量表(HAMA)、汉密尔顿焦虑量表(HRSD)作为评价工具，发现病灶前部的 HAMD 总分和焦虑自评分(SAS)显著高于后部，皮质组的 HAMD 总分及精神性焦虑因子显著高于皮质下组。也就是说，前部皮质损害的康复患者可能更容易发生焦虑。焦虑与损伤部位有关，前部皮质是情绪的调控中枢之一。因此，该部位损伤时焦虑症状明显，焦虑的严重程度与病灶至额极的距离有关，而与左右半球无关。

2)焦虑的产生与神经功能缺损的严重程度及损害容积大小有关。因此，焦虑不仅是生物因素的影响，而且也可能是对躯体残疾产生的心理应激反应。

3)焦虑发生与患者长期吸烟、饮酒有关。这可能是尼古丁和乙醇加重原来损害部位的脑损害，也有可能为嗜烟酒者有易激惹的素质。

4)社会支持差、经济状况良好者易发生焦虑。说明心理、社会因素对焦虑的发生有一定影响。

(5)焦虑症的诊断标准：依 CCMD-3 为标准，焦虑症是一种以焦虑情绪为主的神经症。主要分为惊恐障碍和广泛性焦虑两种。焦虑症的焦虑症状是原发的，凡继发于高血压、冠心病、甲状腺功能亢进等躯体疾病的焦虑应诊断为焦虑综合征。其他精神病理状态如幻觉、妄想、强迫症、疑病症、抑郁症、恐惧症等伴发的焦虑，不应诊断为焦虑症。

1)惊恐障碍：是一种以反复的惊恐发作为主要原发症状的神经症。这种发作并不局限于任何特定的情境，具有不可预测性。惊恐发作为继发症状，可见于多种不同的精神障碍，如恐惧性神经症、抑郁症等，并应与某些躯体疾病鉴别，如癫痫、心脏病发作、内分泌失调等。

症状标准：符合神经症的诊断标准；惊恐发作需符合以下 4 项：①发作无明显诱因、无相关的特定情境，发作不可预测；②在发作间歇期，除害怕再发作外，无明显症状；③发作时表现强烈的恐惧、焦虑及明显的自主神经症状，并常有人格解体、现实解体、濒死恐惧或失控感等痛苦体验；④发作突然开始，迅速达到高峰，发作时意识清晰，事后能回忆。

严重标准：患者因难以忍受又无法解脱，而感到痛苦。

病程标准：在 1 个月内至少有 3 次惊恐发作，或在首次发作后继发害怕再发作的焦虑持续 1 个月。

排除标准：排除其他精神障碍，如恐惧症、抑郁症，或躯体形式障碍等继发的惊恐发作；排除躯体疾病如癫痫、心脏病发作、嗜铬细胞瘤、甲亢或自发性低血糖等继发的惊恐发作。

2)广泛性焦虑：指一种以缺乏明确对象和具体内容的提心吊胆及紧张不安为主的焦虑症，并有显著的自主神经症状、肌肉紧张及运动性不安。患者因难以忍受又无法解脱，而感到痛苦。

症状标准：符合神经症的诊断标准；以持续的原发性焦虑症状为主，并符合下列 2 项：①以常或持续的无明确对象和固定内容的恐惧或提心吊胆；②伴自主神经症状或运动性不安。

严重标准：社会功能受损，患者因难以忍受又无法解脱，而感到痛苦。

病程标准：符合症状标准至少已 6 个月。

排除标准：排除甲状腺功能亢进、高血压、冠心病等躯体疾病的继发性焦虑。

排除兴奋药物过量、催眠镇静药物，或抗焦虑药的戒断反应，强迫症、恐惧症、疑病症、神经衰弱、躁狂症、抑郁症，或精神分裂症等伴发的焦虑。

(6)鉴别诊断

1)广泛性焦虑症需要同下列疾病进行鉴别

A. 躯体疾病：诸多躯体疾病均可伴发焦虑症状，譬如甲状腺功能亢进、自发性低血糖症、嗜铬细胞瘤、绝经期综合征、脑血管疾病等，鉴别可通过体格检查和相关实验室检查。

B. 老年性痴呆：发病早期可出现明显焦虑症状，仔细检查可发现记忆障碍。

C. 物质滥用者的戒断症状：可以表现为明显的焦虑，应该详细询问史发现有物质滥用病史。

D. 抑郁症：常伴有焦虑，鉴别诊断可以依据症状的严重程度和发生的先后次序。

E. 精神分裂症：早期可有严重的焦虑，但追问病史可发现幻觉、妄想等精神分裂症的典型症状。

2)惊恐障碍的鉴别诊断

A. 心脏疾病：急性心肌梗死、冠状动脉供血不足、阵发性心动过速、二尖瓣脱垂与惊恐障碍发作时症状类似，需通过体格检查、实验室检查进行鉴别。

B. 精神病急性发作期：双向情感障碍的躁狂症、精神分裂症急性发作时与惊恐障碍发作类似，需通过仔细观察发作时间、发作形式、间歇期进行鉴别。

(二)抑郁

1. 抑郁的定义

抑郁和快乐一样，是人的一种基本情绪，实际上，抑郁是一种不太强烈的、但时常能感觉到的痛苦。任何人，从婴儿到老人，都会感到抑郁。所以，抑郁不但不是异常的，反而是正常的，一个一生中从来没有感觉到抑郁的人是不可想像的，每个人的一生中都必然会经历抑郁。抑郁的起源是欲望不能满足，而没有任何一个人，其所有欲望都能得到完全的满足。正常的抑郁和偏离常态的抑郁的区别就在于，异常的抑郁持续时间长、程度严重。

2. 抑郁的分类

抑郁同焦虑一样，也分为抑郁情绪、抑郁状态及抑郁症。抑郁情绪是正常的情绪反应，抑郁状态是持续时间较长的抑郁反应，如经有效的疏导可以逐渐减轻。抑郁症是一种病态的情感障碍。

3. 康复对象的抑郁症状

康复对象的抑郁症状常表现为一种持久的心境低落状态，常伴有焦虑、躯体不适和睡眠障碍。康复对象出现持久的情绪低落、忧郁、苦闷、沮丧、凄凉和悲哀。感到生活处处不如意，对康复活动和生活的兴趣显著减退，除与看护人进行短暂交流外，不与外界的人和事进行沟通，似乎与世隔绝；不愉快、悲观、丧失希望；可以清晰说话的康复对象其声调平淡，时时发出叹息，甚至流泪哭泣，自感人生黯淡，对回归正常生活甚至生命都失去信心，轻生之感可使少数人采取自伤行为；自卑、自责、自我贬低、自我评价下降、后悔、内疚。

上述表现可概括为没有乐趣、没有希望、没有办法、没有精力、没有意义。无法用言语表达的康复对象则可能经常表现出哭泣，不能正常入睡，早醒，熟睡时间少，不与他人进行眼神交流，对康复活动采取消极、拒绝或无所谓的态度。

4. 抑郁的相关因素

研究显示，脑卒中后抑郁症的发生与患者的病变性质无显著性差异，与病变部位有明显关系，左侧皮质病变明显高于右侧。

脑卒中后神经内分泌系统发生改变所致。因为去甲肾上腺素（NE）和5-羟色胺（5-HT）神经元的胞体位于脑干，其轴突通过基底节广泛分布于额叶皮质，故上述部位损害可影响NE和5-HT能的神经通路，使NE和5-HT合成减少而导致抑郁。

5. 抑郁的诊断

依CCMD-3为标准，抑郁发作以心境低落为主，与其处境不相称，可以从闷闷不乐到悲痛欲绝，甚至发生木僵。严重者可出现幻觉、妄想等精神性症状。某些病例的焦虑与运动性激越很显著。

症状标准：以心境低落为主，并至少有下列中的4项。①兴趣丧失、无愉快感；②精力减退或疲乏感；③精神运动性迟滞或激越；④自我评价过低、自责，或有内疚感；⑤联想困难或自觉思考能力下降；⑥反复出现想死的念头或有自杀、自伤行为；⑦睡眠障碍，如失眠、早醒，或睡眠过多；⑧食欲降低或体重明显减轻；⑨性欲减退。

严重标准：社会功能受损，给本人造成痛苦或不良后果。

病程标准：①符合症状标准和严重标准至少已持续2周；②可存在某些分裂性症状，人格障碍是指在没有认知过程障碍或智力障碍的情况下，人格明显偏离正常，并由此引起较严重的痛苦状态或冲突。

（三）人格改变

脑是人体内最重要、最复杂的器官，是人一切神经活动的中枢。脑部受到损伤，无疑会使脑内神经组织受到影响或破坏，人格也可能随之受到影响。其实，不仅脑外伤可以引起人格异常，其他疾病也会引起人格改变。一般来讲，人们把由于精神病或神经系统器质性病变（如脑受损伤）所造成的人格异常，称为类变态人格障碍。

类变态人格障碍与一般的人格障碍不一样。首先，它是继发性的，也就是说患者在发病前人格基本正常，只是由于神经系统器质性病变后才出现人格损害，从而导致人格结构的内在不协调及人格的偏离。其次，类变态人格一般比较单调，少变化，同时伴随智力下降，记忆力减退，也就是还存在神经系统功能性障碍。第三，类变态人格障碍者不仅对自己的病态没有自知力，不知道或不承认自己是变态，而且也不能正确处理自己的日常生活，对别人的评价满不在乎。类变态人格障碍种类很多，情形也十分复杂，因脑外伤的程度、部位和受伤的形式不同，这类人格异常的表现有很大的差别。脑的不同部位分别负责不同的功能，这就是脑的功能性定位。一般来讲，脑受伤后容易出现时空观念不强、注意力分散、学习能力降低等现象，严重者会变得易激动、冲动、固执，甚至出现说谎、偷窃、乖戾等行为。

人格改变的相关因素：

(1)生物因素：康复医学中所涉及的人格障碍通常多为脑损伤引起的继发性人格改变。但是，在康复后期，脑损伤又可成为人格障碍的形成原因之一，导致患者罹患各类人格障碍。

(2)心理社会因素:1～3岁婴幼儿与母亲未形成稳定的依恋关系,没有稳定的客体投注对象;成长期遭遇创伤性事件;康复期没有对心理问题进行有效疏导,或家属未给予充分的心理关注和生活上的照顾、未积极参与患者的康复治疗,上述情境均可成为创伤性应激源,诱发患者本不健全的人格结构出现问题,形成人格障碍。

(3)人格障碍的诊断:康复对象的人格障碍诊断比较复杂,特别是脑外伤、脑血管病、脑肿瘤术后的康复对象,常常伴发多种精神障碍。

一般的诊断标准为:年龄18岁以上;具有偏离正常的人格特征;特殊的行为模式使患者或其他人感到痛苦,社会适应不良;开始于童年、青少年,至少已持续2年可以诊断。

(4)康复对象人格障碍的表现形式:人格障碍多发生于较严重的脑部损伤、脑血管病或肿瘤,特别是额叶、颞叶损伤,常与痴呆并存。患者丧失原有的性格特征,表现为情绪不稳、易激惹、常常与人争吵或打架、自我控制能力减退、性格乖戾、粗暴、固执、自私和丧失进取性。有时可有发作性暴怒、冲动与攻击行为等。这些改变在病程中可以逐渐有所改善;若持续存在,则会使其家庭遭受严重的干扰。

(5)鉴别诊断:康复对象的人格障碍鉴别诊断比较复杂,需区分脑部疾病引发的功能性人格改变和脑部疾病伴发的人格障碍,前者的发病时间可为一过性。随着病情好转,人格改变的症状也趋于好转,后者的改变临床上可出现意识障碍、近事遗忘,它是一种慢性的精神障碍。特别是在康复后期出现的人格障碍,其诊断基本可以明确。

(四)愤怒

愤怒是许多康复对象表现自我情绪的一种方式。神经心理学认为这是由脑内边缘系统控制的。当脑部损伤导致边缘系统的损伤、内分泌失调、神经递质但不符合分裂症的诊断。若同时符合分裂症的症状标准,在分裂症状缓解后,满足抑郁发作标准至少2周。

排除标准:排除器质性精神障碍或精神活性物质和非成瘾物质所致抑郁。

说明:本抑郁发作标准仅适用于单次发作的诊断。此外,还有复发性抑郁症的诊断标准。

(五)其他心理问题

康复对象常常罹患多种影响沟通、交流的躯体障碍疾病。例如,失语症、失读症、失用症、视空间障碍、认知障碍等,这些疾病一方面严重影响了康复患者理解他人的沟通能力;另一方面,沟通能力的下降又给他们带来心理不适、自卑、羞耻感等,进一步加剧了沟通障碍,这使得康复对象体验到极度的孤独感。此外,康复对象常不能很好地接纳自己、接纳残疾这一现实,内心产生强烈自卑感。由于内在的心理冲突无法宣泄,于是可能将这种心理能量转化为对自己、对家人的暴力行为,而这种行为又给他们带来更深层次的痛苦体验。

因此,临床康复人员需要制定周全的心理康复计划,帮助康复患者进行心理康复。

第六节　心理康复计划制定

一、分层次制定心理康复计划

为康复患者制定心理康复计划需要从3个纬度考虑,即躯体纬度、心理纬度、社会纬度。

1. 躯体纬度

解决心理问题带来的躯体症状。

2. 心理纬度

(1)满足患者的需要:患者的需要可以依不同理论模型而被划分为多种,其中最基本的就是人本主义流派马斯洛的需要层次理论,即生理的、安全的、爱与归属、尊重的及自我成就的需要。

(2)学会有效地解决问题的方法。

3. 社会纬度

(1)调整患者的社会角色:每个康复患者都会面对这样一个问题,即以何种角色、怎样重新回到发病前的社会情境、人际关系中去当患者无法接纳自己、接纳残疾这一现实时,就会发生角色冲突。表现为:①角色行为冲突　在发病之初最为明显;②角色行为强化　康复患者已有的角色不易改变,尤其在慢性病过程中,患者对自我能力怀疑,对承担原有或其他角色感到恐惧、多疑、依赖性增强，发生退行性改变；③角色行为减退或缺乏　患者已适应被保护者的角色，再回归社会，出现适应不良；④角色行为异常　在康复后期，患者行为常因哀伤、悲观而超出常规。

(2)缓解患者的心理社会应激，提高适应环境的能力。

(3)促进一个治疗与安全的环境。

为康复患者制定治疗计划时，除了考虑上述3个纬度的问题，还需要同康复对象及其家属共同商讨结果标准，应该是清晰、可操作性强、可被观察到的。

二、注意事项

在对康复患者进行心理康复时，康复工作人员需要注意下述几个问题：

(1)康复治疗不同于其他临床科室治疗，它是一个团队协作组共同参与的治疗，包括康复科医生、物理治疗师、作业治疗师、言语治疗师，等等。因此，有关患者心理康复的任何问题均应经过治疗团队的协商完成。

(2)家属和看护人在康复治疗中扮演参与者、操作者的角色，这使得康复治疗的模式不同于其他治疗模式。因此，康复工作者在为患者进行心理康复的同时，也需要关注患者家属、看护人的心理状态。只有这样，康复治疗计划才能被有效地执行。

第七节　康复心理治疗的类别

康复领域运用的心理治疗(psychotherapy)是系统的心理学理论与方法在康复领域中的应用，心理治疗要求心理学工作者通过语言、表情、举止行为，以及特意安排的环境条件或药物，来影响病人的认识和意向，改善其心理状态，进而改善其生理功能，达到治疗心理疾患，提高患者的社会适应性和生活质量的目的。

据统计，目前康复领域应用的心理治疗方法有500多种，这对于使用和选择就提出了较高的要求。

心理治疗目前在国外很受重视，分支流派颇多，具体治疗方法更是多种多样。但概括起来，有如下4种类别。

1. 根据康复对象残疾情况进行分类

根据康复对象残疾情况，可分为脊髓损伤者、脑损伤者、脑瘫患者等。由于不同的康复对象所面临的主要心理问题是不同的，而同一类中又具有共同性。因此，根据康复主要对象的不同，可以将心理治疗分为针对脊髓损伤患者、脑损伤患者、脑瘫患者等不同的心理治疗方法。

2. 根据治疗对象的多少进行分类

根据治疗对象的多少，可分为个别治疗和集体治疗。

(1)个别治疗是指心理医生单独对治疗对象实施心理治疗。目的是要了解患者特殊的心理障碍，通过分析、解释、诱导、劝说或支持，以解除其内心痛苦，或是利用某种技术，矫正某种行为，重建某种行为等。

(2)集体治疗是将病种、病情大体相同的病人组织在一起，通过医生深入浅出地讲解疾病知识、病理情况和治疗方法，借个体之间相互作用、相互影响而治病。这样做的目的并不是节约医生时间，着眼点在于同病相怜的病人一起讨论，各自抒发感受，互相介绍治疗效果。康复典型的现身说法，对大家具有更好的疗效。集体治疗的人数以15～20人为宜。医生事先一定要做好周密细致的组织工作。

3. 根据治疗对象所在的环境进行分类

根据治疗对象所在的环境，可分为家庭治疗和社会治疗。

(1)家庭治疗以家庭所有成员为治疗单位，不仅对患者本人进行心理治疗，而且对其他成员也同时进行心理治疗；不仅注意患者的心理反应，而且重视家庭成员对病人的态度和相互关系。目的是使家庭心理相容，从而提高康复的效果。

(2)社会治疗要求，指导患者作为社会成员积极与人交往，支持、劝说、鼓励和指导其重新适应社会生活。同时，也要指导社会其他成员了解康复过程和康复患者需要何种帮助，以及如何进行帮助。

4. 根据心理治疗内容方式进行分类

按治疗的内容和方式，可分为认知疗法、教育治疗、暗示治疗、心理分析治疗、行为矫正或重建治疗、工娱治疗、运动治疗、艺术治疗、音乐治疗和放松治疗等。

第八节 康复心理治疗应注意的问题

由于心理工作和康复患者的特殊性，要求在康复过程中实施心理治疗时，应该注意如下 3 个方面的问题。

1. 注意不同类型患者心理障碍的特殊性

心理医生要给残疾患者进行心理治疗，首先必须了解患者的心理特征，以及所面临的主要心理。例如，了解与心理障碍相联系的情况，比如发病诱因、人际关系、家庭角色、性格特点和社交能力等。这样，才能比较全面地认识疾病，并统筹全局，采取恰当的治疗措施。

2. 建立良好的医患关系

心理治疗的突出特点是医患之间心理沟通，这一特点决定了心理治疗过程中的医患关系必须做到心理相容。因此，心理医生对患者的心理问题要采用一种同情、诚恳的态度，使患者感到医生和蔼可亲。医患之间的心理沟通是实施心理治疗的基础。良好的医患关系可以使患者受到安慰，增强安全感，从而身心放松，减轻焦虑，改善机体状态。

3. 建立适于治疗的条件和环境

治疗条件和治疗环境对治疗效果也起重要作用。因此，对心理治疗环境要精心设计，使之清静、幽雅、整齐、清洁、温暖、舒适、光线和色调宜人。总之，要创造一个适于医患治疗的良好环境。如果是催眠术室，要设计得更加具有暗示性；如果是利用仪器治疗，仪器的摆设和使用等都要给病人良好的印象，并起积极暗示作用。

4. 将心理治疗作为整体康复的组成部分

现代康复是一种整体性的康复，通过不同的手段与方法的综合性运用，才能达到最佳康复效果。因此，要将心理治疗作为整体康复的一个重要组成部分，与其他康复有机配合，通过综合性的实施心理治疗，使医疗康复和心理治疗相互促进。

第九节 康复心理治疗方法

一、心理分析疗法

心理分析法(psycho-analysis)是由弗洛伊德以精神动力学理论为基础而建立的心理治疗。该方法通过内省的方式，以自由联想、精神宣泄和分析解释，把压抑在“无意识”中的某些幼年时期的精神创伤或痛苦的体验挖掘或暴露出来，从中发现焦虑根源，启发并帮助病人彻底领悟而重新认识它，从而改变原有病理行为模式，重建自己的人格，达到治疗目的。

心理分析一般由 4 种具体方法组成，即自由联想、梦的分析、移情、阐释。这 4 种方法根据病人病情有针对性地配合使用。

(一)自由联想

在了解病人基本情况的基础上，让病人躺在舒服的沙发椅上，医生坐在病人后边，启发病人无拘无束尽情倾诉想说的话。如遇停顿，医生可启发引导、鼓励，目的是让病人逐渐泄露压抑在内心深处的隐私和情绪。这一办法并非医生给予多少治疗，主要是协助病人排除心理上的障碍，疏导压抑的情绪，从而达到治病目的。

(二)梦的分析

精神分析学派认为，梦并非无目的、无意义之行为，而实际上代表个人的愿望满足。通过对梦的分析，可以有助于捕捉到压抑情绪症结。而且，梦分为隐梦和显梦两种。通过对显梦的分析，可以直接找到疾病的症结，对隐梦则要透过现象了解症结。

（三）移情

因为分析者与病人接触时间甚久，所以患者对医生渐渐产生一定的情感反应，有的还把以往对别人的感情转移到分析者身上，此种现象称为转移作用，或称移情作用。移情分正移情和负移情两种。正移情是将友爱、亲热、依恋、温存等转移到分析者身上；负移情则是把仇恨、愤怒、敌视等转移到分析者身上。分析者要冷静地对待病人的情感迁移，既要甘愿做替身，通过情感诱导治疗疾病，又不能感情用事，超出正常的医患关系。

（四）阐释

心理分析的目的是使病人获得对自己的深刻了解，所以分析者对病人的阐释具有重要意义。在分析过程中，往往遇到阻力，即病人对隐私有意回避。这时病人往往迟到，遁词，甚至意欲中止分析。心理分析学派认为，这正说明病人有难言之隐，这时医生要挖出症结，讲清道理，加以疏导。

二、暗示疗法

暗示（suggestion）是以某种信息影响别人的心理活动的特殊方式。之所以说方式"特殊"，从实施暗示一方来说，不是说理论证，而是动机的直接"移植"；从受暗示的一方来说，不是通过分析、判断、缜密思考，而是盲从、附会地接受暗示信息。受暗示是客观在的一种心理现象，而且是一种正常的心理活动。不过，每个人接受暗示的感受性大不相同，这种差别与气质、性格、思维类型、年龄、性别、智力、文化水平、社会经历等都有关系。

暗示有多种分类方法。按目的性可分为自然暗示和有意暗示；按效果可分为积极暗示和消极暗示；按方式可分为自我暗示和他暗示。有人还分为情境暗示、权威暗示、催眠暗示、互动暗示等。

暗示的方式多种多样，因为语言、文字、表情、手势，甚至任何事物都可用来作为暗示手段，所以暗示的方式方法就千变万化了。

接受暗示后可以改变随意肌的活动状态，可以影响非随意肌的功能，还可以影响各种心理活动。正因为它有此威力，所以，消极的暗示可以使人患病，积极的暗示可以治疗疾病。因为各种信息都可以起到暗示作用，所以，具体的暗示治疗方法可以说是无限的。但临床上常用的是语言暗示、药物暗示、手术暗示、情境暗示、榜样暗示等。例如，医生给人服安慰剂就是药物暗示；针灸治瘫痪、瘖盲、瘖聋等就是针灸暗示。有个病人总怀疑针尖随血流流动，流到了某点；这时，进行象征性手术，告知针尖已取出，就是手术暗示。所以，暗示疗法要靠医生掌握原理之后的灵活运用。不过，必须注意的是，暗示治疗取决于两个条件，一是病人的感受性；二是对暗示的顺从性。二者的基础是对医生的信任。所以，要想取得暗示治疗的最佳效果，医生一定要在病人心目中树立起权威。

暗示是催眠的基础，人在催眠中又极易接受暗示，所以催眠术就成了暗示疗法比较好的治疗技术。

所谓催眠（hypnosis），就是施术者通过暗示，把被催眠者诱导到似睡非睡、精神恍惚、顺从、附会、六神无主的特殊意识状态。进入催眠状态的人，意识域缩小，暗示感受性升高，与外界失去联系，惟与催眠者可以交往，也就是说，催眠者成了他反映客观事物的信息传递人。这时，催眠者的语言信息可以在被催眠者的心理上、生理上产生至今还说不太清的奇妙作用。

正因为催眠在心理和生理上能起如此巨大作用，所以也适于进行疾病治疗。第二次世界大战期间，有人曾用药物麻醉分析疗法（narco-analysis）治疗战争神经症，后来精神科临床继续沿用下来。其方法是以2.5%硫喷妥钠溶液缓慢地给病人静脉注射，当病人进入全身松弛的半睡眠状态时，可产生一种心情舒畅和安静的感觉，表现愿与人交谈，思维也比较清晰，语言表达流畅。这时，通过暗示诱导，可让病人暴露压在内心里的记忆、情绪等，通过疏导，达到治病目的。

三、以患者为中心的疗法

以患者为中心的疗法（client-centered therapy），也称非指导疗法。它与前者有明显区别，即心理分析等疗法是经过了解病情、测验、诊断等，然后由医生积极主动地引导病人挖症结，医生加以阐释和指导，消除疾病。而此种方法则以患者为中心，不加任何劝说和指导。这种方法是美国心理学家罗杰斯(Carl Rogers)于1942年创立的。其基本观点认为，心理失常是由于个人的感受和认识与环境不相一致，失去协调，因而不能适应环境，只好以自欺或逃避的方式适应环境，故形成病态。以患者为中心的疗法就是创造一个良好的、适宜的环境，让患者无所顾忌，无所恐惧，在不需要防卫的气氛中畅所欲言。治疗者处于被动的听众地位；不过，治疗者不但要听，还要表示出对病人谈话的兴趣、理解、支持、同情等。谈话时间都由病人自定，即来去自由，由病人主动安排。最后，终于在医生的协助下，对环境建立起更好的自知力，对自己与环境的关系取得深刻而又现实的理解，改善适应能力，达到治病目的。

四、支持疗法

支持疗法(supportive therapy)是由Thotne于1950年首先提出的。它是采取劝导、启发、鼓励、同情、支持、评理、说服、消除疑虑、再三保证等方式，来帮助和指导病人分析认识所面临的问题。这类疗法多是当病人暂时蒙受巨大灾难或强烈刺激，身心难以应付时，医生给予权威性的支持，使之增强抵御能力，进而适应环境。这种疗法还可协助病人进行疏导，以消除对某些问题的敏感(如对致残、死亡等的突然袭击)，有时还可通过"发泄"或"公开讨论"把心中的不满、委屈等讲出来，即"发泄"出来，使焦虑情绪得以缓解或消除。

进行支持疗法时，治疗者要热情对待患者，对患者的痛苦与困难给予高度同情，给予关心和尊重。支持性疗法有以下几个环节：

(一)倾听

治疗者一定要善于倾听患者的诉说。这一方面是为了了解患者的痛苦和症结所在；另一方面治疗者专心倾听他们的诉说，会使患者体会到治疗者在严肃认真地关心他们的疾苦，患者自然会树立起战胜疾病的勇气和信心。

(二)解释

治疗者在恰当的时候，对患者进行解释是重要的。所谓解释，要在治疗者与患者之间建立充分信任的关系后，倾听患者的诉说，真正了解患者问题的来龙去脉。发现了患者存在的潜在能力，解决问题条件后，这时向患者做解释，即对问题的透彻分析，困难的解决办法，真诚的劝告，以便于患者慢慢地领悟。

(三)指导

治疗要在对患者的心理困难或病情有充分正确了解的基础上，指导和调动患者自己内在的积极性，共同对存在问题进行透彻分析，让患者知道问题焦点所在，让患者逐渐领略出解决问题的有效方法，并树立信心去解决。

(四)保证

病痛或遇到的各种困难，往往使患者陷入悲观、痛苦、无助中不能自拔，这时患者可能一叶障目，看不到前途，找不到解决问题的办法。这时，治疗者充分利用医生的社会角色和在患者中的影响，以充分的事实为根据，向患者提出保证，口气要坚定，以建立患者的信心，解除患者的疑虑。

五、理性情绪疗法

理性情绪疗法(rational emotion therapy, RET)，由埃利斯(Albert Ellis)于20世纪50年代创立。RET疗法的应用不断扩大，有人把它列为认知疗法。

(一)理论基础

理性情绪疗法的基本理论认为，人们的情绪和行为反应不是由某一诱发性事件本身直接引起的，而是经历这一事件的个体对诱发事件的看法、信念、认知和解释所引起的。即人们对发生事件的认知是决定人们情绪反应和行为的关键。

这一理论又叫"ABC理论"。"A"指诱发事件(activating events)。"B"指个体在遇到诱发性事件之后相应的信念(belief)，即对这一事件的想法、解释和评价。"C"指在特定的情景下，个体的情绪及行为的结果(consequences)。

通常人们认为，情绪及行为反应是直接由诱发事件A引起的(比如车祸)，即A引起C，但理性情绪疗法认为，诱发性事件只是引起情绪反应的间接原因，而人们的信念，即对诱发事件的看法和解释才是引起人们情绪和行为的直接原因，即B引起C。

人们对一切事件的发生，基本不外乎两种信

念，即理性信念和非理性信念。所谓信念就是人们对所发生事情的看法、解释和评价。如果理性信念占主导地位，人们会采取正确的态度对待和有效的措施处理，产生的情绪反应和行为后果基本是恰当的；而当人们某些非理性信念占主导时，自然会产生一系列不良情绪反应，其行为是消极的、不良的。

（二）非理性信念

1. 对事和人绝对的要求

这是在非理性信念中最常见的。持这种信念的人往往以自己的信念为出发点，常常认为必须这样和应该那样。如晋升职称时，持这种信念者往往是“我必须晋升上”。但是，客观事物的发生和发展都有一定规律，而且错综复杂，当不能完全或根本不能按个人的意愿满足自己的要求时，持这种非理性信念的人，极易陷入情绪困境中不能自拔。

2. 过分概念化

这是一种以偏概全、以一概十的不合理思维方式，表现人们对自己的不合理的评价。一些人面对失败或很坏的结果时，不作全面分析，往往认为自己“一无是处”、“一文不值”、“废物”等，从而产生自卑消极情绪。

3. 极端观点

这是非理性信念的另一特点，对某些事情发生的后果，往往认为“一定糟糕透了”、“可怕极了”，从而导致个体情绪极端不良、悲观、失望和抑郁，难以自拔。

（三）治疗过程

根据理性情绪疗法的理论，人们之所以产生不良情绪反应和行为后果，主要是对客观事物的非理性信念引起的。因此，这个疗法主要在于改变人们的认知方法，改变非理性信念，代之以理性信念。治疗时，可分为以下几个阶段。

1. 心理诊断阶段

这是治疗的首要阶段，只有弄清诊断，才能有针对性地施以治疗。要了解患者的一般情况、文化背景、家庭情况和经济情况、诱发事件发生发展的过程，以及患者对诱发事件所持的理性信念和非理性信念是什么。

2. 领悟阶段

在这阶段，主要让患者认识他们的不适当的情绪和行为表现，寻找和认识这些症状产生的根源。最重要的是，要找出对诱发事件所持的理性信念和非理性信念，对这些信念加以领悟。

3. 修通阶段

通过以上几个阶段的工作，治疗者基本弄清了有关患者各方面的情况，真正掌握了患者的非理性信念和由此导致的情绪反应及行为后果。这时，治疗者为了改变患者的认知方法，要与患者恰当而有力地开展辩论，以改正患者的非理性信念，代之以理性信念。从而在理性信念指导下，出现良好的情绪反应和行为后果。这个阶段是最重要的阶段。辩论是此阶段的特点，也是RET疗法的特点。

4. 再教育阶段

治疗的最后阶段。目的在于巩固和扩大治疗成果。继续帮助患者彻底摆脱非理性信念的困扰，比较巩固地树立理性信念，建立良好情绪和适应社会的行为。在此阶段，可以帮助患者在今后的日常生活中建立正确的认知思维模式，尽量防止非理性信念的困扰。

六、行为疗法

（一）行为疗法的心理学理论基础

行为疗法又称为行为矫正。行为疗法包括一系列不同的理论和技术。但行为疗法总的原则是学习原则。人们通过后天学习，可以获得正常的适应社会的良好行为；反之，通过后天学习获得的不适应社会的行为，也可以被矫正。

行为疗法的基本理论有经典条件反射理论、操作性条件反射理论、社会学习理论、认知行为矫正理论。

1. 经典条件反射（classical conditioning）理论

该理论是由巴甫洛夫进行动物实验时发现的。动物在对刺激进行反应时，由于学习的结果，使得条件刺激物能代替非条件刺激物引起了原有的反应。此类学习理论已用于神经肌肉基本反应的康复之中。

2. 操作性条件反射（operative conditioning）理论

由美国学者斯金纳（B. F. Skinner）提出的一种学习理论。该理论认为，学习是受效果律所支配的，通过强化物可以形成刺激与反应之间的联系。

3. 社会学习理论（social learning theory）

个体处于社会环境中，因此其正常行为与不正常行为是从周围特定环境中学习得来的。有些行为在社会环境中得到强化，有些则在社会环境中得到消除。因此，人的行为及社会及周围环境有着密切的联系，并且相互影响，通过行为学习与强化，可以使某些符合社会要求的行为得以强化并保持下去，而不符合社会规范要求的行为也可以通过学习加以抑制。

4. 认知行为矫正(cognitive behavior modification)理论

这是一种综合行为理论与认知理论共同作用而产生的行为治疗理论。心理学者发现，思维和认识对决定正常行为和异常行为起着关键的作用，尤其是具有良好思维的人类。因此，在实施心理治疗时，试图从改变人们的错误认识入手，去改变其行为。例如，当脊髓损伤患者处于恐怖状态时，要对其进行认知治疗，改变其对损伤错误观念，从而改变其对残疾的态度和行为方式，以达到心理治疗的目的。

行为疗法的技术有多种，如代币法、系统脱敏法和厌恶法等。

(二)代币法

代币法(token economics)，又称代换券制度。它是根据操作性条件反射原理进行的，也可称为阳性强化法。

实施方法可用各种漂亮的纸片或塑料片制成代币，当患者做出适应社会的行为或治疗者所希望的行为时，如不进食者开始有三餐进食行为时，治疗者马上给患者一个代币。这样持续下去，以达到建立适应社会良好行为的目的。用代币可换取患者喜爱的物品，如食品、糖果、电影票等。这种方法可以用于教育、医疗，如精神病院的患者等各个方面。

(三)系统脱敏疗法

系统脱敏疗法(systematic desensitization)的基本原则为交互抑制。在采用想像或呈现恐惧刺激的同时，结合肌肉松弛技术，这样反复进行，以达到治疗目的，称为系统脱敏疗法。治疗程序如下：

1. 评定主观不适单位

通常以5分制、10分制或百分制来评定。以5分制为例，心情极度不适时最高分5分，心情平静没有不适时评0分。5分与0分之间根据心情不适程度定为4分、3分、2分、1分。让患者懂得心情不适应这种评分标准，给自己进行恰当的评分。

2. 松弛训练

训练患者学会自身松弛，在此基础上进行系统脱敏。

3. 设计主观不适层次感

将引起患者主观不适应的各种刺激搜集并记录下来，然后让患者根据自己实际情况、实际感受评定不适单位。最后把主观不适应的感受由低档次到高档次排成表。

4. 系统脱敏

让患者坐在舒适的座位上，室内安静，全身松弛，闭目静息，治疗者坐在患者身边。首先治疗者向患者发出指令，令其想像引起恐惧或焦虑的人或物，等患者进入想像后，治疗者令其抹消头脑中的想像，全身放松。如此再想像，再松弛，多次重复后，患者对引起恐惧或焦虑的人或物已不再恐惧或焦虑，即完成一次脱敏，然后逐步升级，直到最高级。

脱敏疗程需8～10次，每日1次或隔日1次，每次30分钟左右，系统脱敏主要用于恐惧症等。

七、厌恶疗法

厌恶疗法(aversion therapy)，这种疗法采取经典条件反射的方法，把一种厌恶刺激或令人讨厌的刺激与患者的一种不良行为结合在一起体验，从而抑制或消除患者的不良行为，以达到治疗的目的。

不愉快的刺激，如针刺、没有危险的电击、催吐药等，使患者产生厌恶的主观体验。经过反复实验，不良行为和厌恶体验就建立起条件联系，以后凡是患者出现不良行为时，便产生厌恶体验，逐渐地患者就放弃或中止原来的不良行为。如治疗酒瘾的患者，可试用阿朴吗啡这种催吐剂，因此，当患者饮酒后，出现恶心呕吐，使患者感到十分难受。这样反复多次，患者每当想饮酒时就产生恶心呕吐的条件反射，所以患者也就不饮酒了。

厌恶疗法要在严格控制下进行，主要用于露阴癖、酒瘾和强迫症等。

八、其他心理治疗方法

除了上述的心理治疗方法外，还有其他一些心理疗法，采用了不同的心理治疗理论和技术。在此主要介绍森田疗法、生物反馈疗法、戏剧疗法、放松疗法。

（一）森田疗法

此种方法由日本学者森田正马建立。森田正马认为，神经症是在疑症素质的基础上发展起来的。具有疑症素质的人，内省力强，求生欲望强烈，经常为自己的身体担忧。他们经常把人们司空见惯的正常生理反应视为病态，疑神疑鬼，忧心忡忡，久而久之，导致疾病；并且身心之间造成恶性循环，使病症愈演愈烈。因此，森田正马认为，可以通过"听其自然"的办法切断心身之间的恶性循环，直至病愈。其具体实施分为 4 期进行：

第一期：绝对卧床 4～7 天。使之感到寂寞、无聊，借此可把思虑烦恼想够，直至忍耐不住，要求下地活动才结束第一期治疗。

第二期：轻工作 3～7 天。禁止读书，半卧床，白天可以到户外做点轻微工作；后期晚间可写日记，由医生检查并写评语。

第三期：重工作 3～7 天。禁止娱乐、会客，只许参加重体力劳动。在与病友愉快的劳动中可以不多想病，而是心情愉快。

第四期：生活训练，可外出工作，晚上回医院住宿，作为出院的准备阶段。此种疗法治疗神经衰弱、强迫症、焦虑、心悸等都很有效。

（二）生物反馈疗法

生物反馈疗法（biofeedback therapy），又称生物回授疗法，或称自主神经学习法，是通过内脏学习达到随意调节自身身体功能的技术。实施这种治疗，是利用现代化的技术手段，使病人一般感觉不到体内的生理变化信息如血压升降、心率快慢、胃肠蠕动、脑电波形等显示出来，加以放大，让病人自己直观地看或听到；这时，病人通过自我意识来主动地调节自己生物信息的变化，譬如降低或升高血压、调节心率等，以达到治病目的。

生物反馈治疗技术虽然兴起不久，但发展十分迅速。目前已有多种仪器，分别或是组合同步显示人体的啮电波形、肌电水平、皮肤电阻、脉管容积、心率、血压、皮温等生物信息。朗特最早用脑电生物反馈疗法治疗癫痫；卡米亚曾用脑电生物反馈仪训练病人维持。还有人通过增加 e 波出现频率治疗失眠。目前临床多用生物反馈仪治疗高血压、心律不齐、溃疡、紧张性头疼、支气管哮喘、焦虑症等；还有的用来减轻疼痛，调节心情。对于脊髓损伤患者经常发生的疼痛可以采用此种方法进行治疗。

不过，生物反馈的内脏学习机制目前还不太清楚，有待进一步探索。另外，这种疗法并非对所有人都能治疗成功，因为每个人自主神经学习控制的能力不同。

（三）戏剧疗法

这种心理治疗方法系由美国精神病学家莫瑞诺（J. L. Moreno）于 1946 年提出的。它是让患者在舞台上扮演不同角色，借剧中人物的台词来抒发甚至发泄自己内心压抑的情绪。但台词不加限制。可让病人按角色的年龄、地位等自编自演，从而把自己的情绪任意抒发：医生和病友在观看中予以支持鼓励和引导，使患者无拘无束地把内心活动尤其是压抑情绪表达出来，以达到治病目的。

（四）放松疗法

放松疗法是治疗某些心身疾病，如原发性高血压、紧张性头痛、血管性头痛，缓解紧张、焦虑状态，治疗失眠、神经症等很有效果。

放松疗法的核心是通过各种固定的训练程序，反复练习，达到全身放松。如我国的气功、印度的瑜伽、日本的坐禅、美国的渐进性放松训练、自我训练，或者用生物反馈治疗，则是松弛疗法与生物反馈技术的结合。

平常简易的办法是患者跟着放松疗法录音带、音乐等进行松弛训练。简单实用。

具体方法是让患者坐在舒适的沙发椅上，双臂放于扶手，处于舒适随意的状态。首先让患者握紧拳头，然后松开；咬紧牙关，然后松开。反复做几次，目的让患者细心体会什么是紧张，什么是松弛。在领会了紧张与放松的主观感觉之后，才宜进行放松训练。放松训练从前臂开始，因为前臂的松弛最易掌握。然后依次练习放松面部、颈部、肩、背、胸、腹、下肢。

训练时周围环境要安静，光线充足，气温适宜，每次训练 20～30 分钟，每日或隔日 1 次。还要留家庭作业，最终要求患者在日常生活中随意可以放松，达到自如的程度。

（五）集体心理治疗

集体心理治疗是一种特殊的心理治疗方式，它在心理康复中有着特殊的意义，集体心理疗法始于20世纪40年代。心理学家在长期的临床实践中发现并认识到，个别疗法在心理治疗中虽然发挥了重要的作用，但是心理现象、心理障碍是一个非常复杂的问题，它离不开社会，离不开群体，离不开人际关系。有些个别疗法解决不了的心理障碍和不良行为，在一个群体内，由于人际关系的存在，通过互相影响、互相作用，却得到了改变和矫正。这样就产生了集体疗法。所以，集体疗法也就是以集体、以群体为对象实施心理治疗。这区别于个体心理治疗，是对个别心理治疗方法的补充，避免个别治疗的局限性。

在康复治疗中，心理学家通过精心的组织与安排，集中有关人员进行讨论，互相作用，互相影响，使患者及其家属明确什么是对，什么是错，从而治疗和矫正自己的心理障碍与不良行为。集体疗法通常由一名或两名心理工作者主持，参加者一般为7～12名，每周1次，每次1个半小时左右，10次为1疗程。

1. 集体心理治疗在康复中的意义与作用

集体心理治疗在心理康复中有着特殊重要的地位。归纳起来，有以下几个方面：

(1)集体心理疗法为残疾人互相帮助提供场所和交流机会。残疾人由于身患残疾，他们得到社会和家庭的照顾多，而很少有机会给别人帮助，这样形成的心理是不平衡的。集体疗法则给他们提供了一个机会和场所，使他们可以自由地说出自己的想法、矛盾和痛苦，倾诉自己的困难和要求，经过大家的相互讨论和发表意见，残疾人不但从治疗者和其他人那里得到启发、帮助和温暖，同时也给别人以帮助和温暖。这对残疾人来说是非常重要的，因为可使他们有机会帮助别人，从而得到心理上的补偿和满足，使心理得到平衡。再者，残疾人中的多数人与社会隔离，信息封闭，使他们感到孤独。集体疗法则为他们创造了一个自由地交流信息、畅谈耳闻目睹和所思所想之事的机会。通过交流，他们开阔了眼界，充实了知识，结交了朋友。

(2)集体心理疗法改善患者的社会适应能力。由于残疾的存在，社会地位的变化，心理上的打击，使残疾人的性格和行为发生变化。易冲动、易攻击，或者被动消极、自我为中心，加之与社会隔离，人际关系困难，思维缓慢，对社会也变得生疏，结果使他们渐渐地不适应飞速发展的社会。集体疗法的一个突出优点，是使残疾人在集体内，通过集体活动能改变他们的行为，对他们进行社会功能的再训练，如训练他们如何进行人与人之间的交谈，如何与朋友约会，如何改变自己的攻击行为，如何维护自己的利益，如何学会找工作时与领导进行商谈等。使他们在集体成员和心理工作者的交谈活动的相互作用下，重新认识社会和适应社会，矫正一些不良的或者异常的行为，塑造适应社会规范的行为，使之成为社会能够理解和接受的一员。

特别值得注意的是，残疾人中某些人不善言辞，有的人表达能力较差，或者不愿表达自己的痛苦和想法，个别疗法对这些人显然是不太合适的。而在集体疗法中，大家平等相处，自然畅谈，这种紧张就会自然消失，而且会被其他人的情感所感动和激励，久之就会逐渐参加交谈，说出自己的看法。即使仍然保持沉默的人，也会从其他同命运的人身上得到有益的启发和帮助。

(3)集体心理疗法促进残疾人间及其家属间的相互支持。尽管残疾人的背景和残疾程度各不相同，但他们在与残疾所造成的命运进行搏击却是相同的。他们同健全人相比是弱者，因而难免感到自卑。而集体疗法使残疾人聚集在一起，使他们觉得平等、温暖、和谐，可以无所顾忌地敞开心扉，深情地倾诉一切，在从治疗者及其他残疾人的言谈中得到激励和支持。如说："你抓住了问题的要点"，"你的回答与问题的关系不大"，"我认为这么做比较合适"，等等。这样不仅能明白什么是对的，什么是不对的，更重要的从同命运人那里获得力量。他们很自然地感到"我们是在一起的，我们是互相支持的"。这对尽快克服残疾人对残疾的否认和进行康复训练大有好处。

2. 集体疗法的实施方法与注意事项

集体心理治疗的实施由于参与者多，要求心理工作者有较高的组织技能。因此，在实施时，应该注意如下一些问题：

(1)确定患者情况和治疗目标与内容。心理治疗人员要善于根据残疾人的不同阶段、不同情况和存在的不同问题确定集体疗法的内容，解决集体成员间共同存在的问题。如在残疾初期，病人对残疾的否认和继之出现的抑郁期，对病人的康复是不利的，集体疗法就要帮助病人尽快地度过这一时期。在恢复期，病人面临着婚姻、家庭及出院等问题，这时这些问题就应成为集体疗法的中心内容。

(2)集体心理治疗的准备。心理治疗人员不仅要具备心理治疗和康复医学的基本知识，还要了解残疾人的心理特征，以及残疾后心理调节的几个时期及其表现。

布置治疗的环境，要求根据治疗的目标和患者的心理状态，对所处的环境进行安排，便于患者接受系统的治疗。

治疗者要以平等的身份出现在集体内，绝不可自恃为高人一等的教育者，这是集体疗法能否成功的关键。同时，治疗者应避免独自演讲的方式而采取启发式的讨论方式。

3. 集体心理治疗实施要求

心理治疗人员在治疗中要给参加者以希望、支持和热情的帮助。残疾人只有对未来充满希望，有生活驱力时，他才会积极参加集体疗法。因此，心理治疗人员要善于做心理工作，激发残疾人参加集体治疗的积极性。

在集体治疗中要注意专心倾听，设身处地理解病人，成为病人的知音。这样病人才会把内心的一切说出来，治疗人员也才能了解真正问题的所在。这是解决问题的前提。

另外，要注意营造活跃的气氛。例如，在集体治疗时恰当地使用幽默不仅会使集体的气氛活跃，还可以减少他们的防卫和紧张情绪，使集体疗法的各项活动在轻松活泼、亲切热烈的气氛中进行。

（廖若夷　蔡仲华）

第十六章 生物反馈疗法

一、生物反馈疗法的概念

生物反馈疗法(biofeedback therapy),又称生物回授疗法,或称自主神经学习法,是在行为疗法的基础上发展起来的一种新型心理治疗技术/方法。生物反馈疗法是利用现代生理科学仪器,通过人体内生理或病理信息的自身反馈,使患者经过特殊训练后,进行有意识的"意念"控制和心理训练,从而消除病理过程、恢复身心健康的新型心理治疗方法。实验证明,心理(情绪)反应和生理(内脏)活动之间存在着一定的关联,心理社会因素通过意识影响情绪反应,使不受意识支配的内脏活动发生异常改变,导致疾病的发生。生物反馈疗法将正常属于无意识的生理活动置于意识控制之下,通过生物反馈训练建立新的行为模式,实现有意识地控制内脏活动和腺体的分泌。作为一种新的治疗方法,生物反馈丰富了传统治疗学的内容,成为行为医学的一个重要支柱。但历史短暂,尚未形成一套系统完整的理论。生物反馈作用原理见图 16-1。

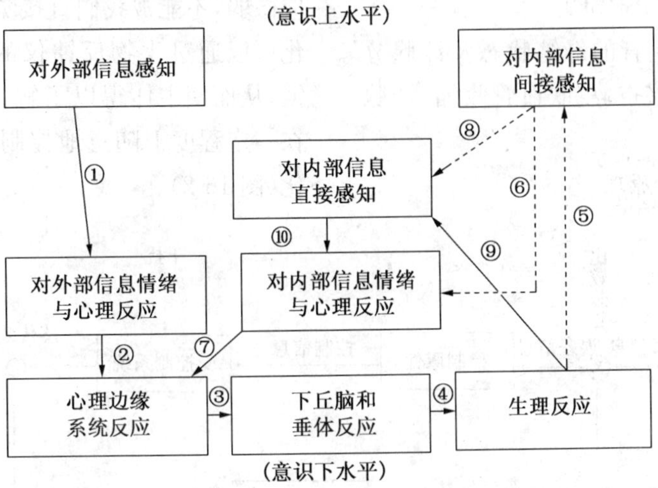

图 16-1 生物反馈作用原理

运用生物反馈疗法,就是将人的肌电活动、脑电、心率、血压等生物学信息进行处理,然后通过视觉和听觉等人们可以认识的方式显示给人们,训练人们,使人们能够有意识地控制自己的心理活动,以达到调整机体功能、防病治病的目的。由于此疗法训练目的明确、直观有效、指标精确,因而患者无任何痛苦和副作用。据国内有关报道证实,生物反馈疗法对多种与社会心理应激有关的身心疾病都有较好的疗效。运用于生物反馈治疗的设备有肌电反馈仪、皮肤湿度反馈仪、脑电反馈仪、脑电反馈仪及脉搏反馈仪等。仪器的操作者需经过专业训练,以保证结果的可靠性和科学性。

生物反馈技术由最初的肌电反馈到现在已发展出皮肤温度反馈、脑电反馈、心电反馈、血压反馈等多种生物反馈技术。

二、生物反馈疗法的分类及作用机制

(一)生物反馈的种类

1. 肌电生物反馈(EMGBF)

应用最早,开展最广泛的一种生物反馈疗法,肌电信息经放大、滤波、双向整流、积分，驱动声、光、电、数码显示器，积分电压与肌紧张成正比关系，观察肌紧张和松弛——用于放松治疗。

2. 手指温度生物反馈(FSTBF)

与外周血管功能状态和血液循环密切相关，在应激状态时，外周血管收缩，血流减少，手指冰冷，调节手指温度达到抗刺激。

3. 血压生物反馈(BPBF)

治疗原发性高血压，缓解紧张情绪，提高抗应激能力，患者通过自身努力，学会掌握调节血压的能力。

4. 心率生物反馈(HRBF)

HR受自主神经支配。当精神紧张、情绪激动时，HR增快；精神松弛，心情安静时，HR下降。

5. 脑电图生物反馈(EEGBF)

安静时α波、焦虑时β波增多，θ波在欲睡时增大，脑电生物反馈常用α波和β波作为信息反馈，使患者通过自身调节而增加波。

6. 皮肤与生物反馈(GSRBF)

皮肤的电阻与皮肤血管的舒缩状态及汗腺分泌有关，精神紧张、交感兴奋，皮肤血管收缩，汗腺分泌增多，皮肤电阻下降。

(二)作用方式及作用原理

1. 作用方式

(1)直接作用：利用反馈仪发出的信号来补充，完善体内反馈联系通路，以达到加强骨骼肌和内脏活动调节。

(2)间接作用：通过反复训练，改变行动模式，达到抗应激的作用。如生物反馈放松训练。

2. 作用原理

(1)反馈是指一个系统的输出信号，重新返回到本系统，对本系统功能起增减作用的现象。这一概念为许多学科所使用。心理学上是指对自己行为结果的了解。神经学上是指大脑中枢根据来自神经末梢感受器的传入冲动，调整身体运动器官的活动与动作。

(2)人体一切生理过程和活动的调节是由于无数复杂的反馈回路的相互作用。例如，温度变化时引起的出汗反应；身体受伤时或不舒适时引起的痛反应；光线加强、减弱时瞳孔的调节。这些都是反馈过程。也有不少生理过程，变化缓慢或生物电反应微弱，不能被我们直接觉察到。但这种微弱的变化可以通过生物反馈仪的获取放大，并将信息反馈，从而使主体得以了解自身的机体状态，并学会在一定程度上随意地控制和矫正不正常的生理变化(图16-2)。

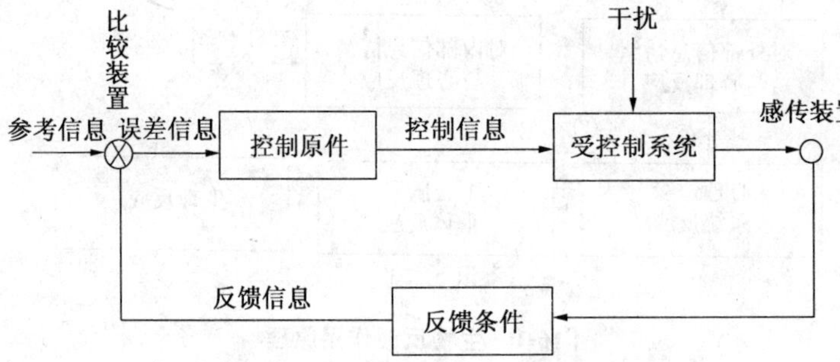

图16-2 自我控制和反馈调节示意图

(3)生物反馈技术控制某一生理活动的过程是一个学习过程。通过反复学习与训练，学习正确的操作性条件反射，加强对病态性条件联系的对抗、纠正或逆转。学会有意识地控制、获得自身内脏活动的信息感知，以自身的主观努力去改变内脏活动的信息，调整生理、心理活动，改变不良的生理、心理模式，起到调节机能的作用，缓解紧张，提高应激能力。调节的方式包括神经调节、体液调节、器官组织的自我调节。

三、生物反馈疗法的适应证和禁忌证

(一)适应证

1. 神经系统功能性病变与某些气质性病变所引起的局部肌肉痉挛、抽动、不全麻痹，如嚼肌痉挛、痉挛性斜颈、磨牙、面肌抽动与瘫痪、口吃、职业性肌痉挛、遗尿症、大便失禁等。

2. 焦虑症、恐怖症及与精神紧张有关的一些身心疾病。

3. 紧张性头痛。

4. 高血压、心律不齐。

5. 偏头痛。

6. 其他，如消化性溃疡、哮喘、性功能障碍等。

(二)禁忌证

1. 变态人格。

2. 5岁以下儿童，智力障碍，精神分裂症前期。

3. 严重心脏病患者，心梗前期或发作期间，复杂的心律紊乱者。

4. 青光眼或治疗中出现眼压升高者。

5. 训练中出现血压升高、头痛、头晕、恶心、呕吐、妄想具有精神症状等。

四、生物反馈治疗技术和方法

在实施生物反馈疗法前，必须向病人解释清楚治疗的目的和方法，以消除病人对电子仪器的顾虑。即让病人明白，无电流通过躯体，也无任何其他危险。并说明此疗法主要依靠自我训练来控制体内机能，且主要靠按时练习，仪器监测与反馈只是初步帮助自我训练的手段，而不是治疗的全过程。要每天练习并持之以恒，才会有良好效果。

具体方法是让病人在安静的诊疗室里，躺在生物反馈仪旁，接上仪器的电极就可以进行治疗了。首先，进行肌感练习，以达到消除紧张的目的。病人一边注意听仪器发出的声调变化，一边注意训练部位的肌肉系统，逐步让病人建立起肌感。同时在进行训练时，要采取被动注意的态度，病人利用反馈仪会很快掌握这种技巧，迅速打破长期紧张的疾病模式而进入放松状态。其次，为了逐步扩大放松的成果，将仪器灵敏度减低，使病人适应性提高。这就是所谓的塑造技术，此技术能将放松水平提高到一个新的水平上。最后，病人学会在没有反馈仪的帮助下，也能运用放松技术来得心应手地处理所遇到的各种事件。这就是将技能转换成完全适应日常生活的技术，可以使病人完全自觉地运用放松技术，这就达到治疗的目的了。

治疗步骤：

1. 在非常安静、光线柔和、温度26℃左右的治疗室内，病人坐在一张有扶手的靠椅、沙发或呈45°角的躺椅上，解松紧束的领扣、腰带，穿换拖鞋或便鞋，坐时双腿不要交叉，以免受压。软垫宽椅使病人感觉舒服，头后有依托物更好。

2. 第一次治疗与以后每次治疗前的5分钟，记录安装电极所获基线数据(base line data)或检查患者“家庭作业”所获成绩。

3. 训练病人收缩与放松前臂肌肉，训练面部肌肉活动令病人抬额、皱眉、咬牙、张嘴，然后一一放松。告诉病人观察肌表面电位微伏器上指针变化及其转动方向。与此同时，倾听反馈音调变化并理解其信号的含义。

4. 给病人增加精神负荷，如连续计算100-7，回忆惊险和痛苦经历。此时观察肌电、皮肤电导、指端皮湿、脉搏血压等的变化，找到最敏感的反应指标，作为下一步训练的选择指标；在精神负荷下无显著变化的生物反应指标，以后训练中亦无法判定疗效，故不宜选择。

5. 全身肌肉放松程序。根据Jacobson方法，依次为上肢、下肢、躯干(腹部、腰部、肩背部)、颈部、面部肌肉。首先作收缩与放松交替的练习，最后作全身肌肉放松练习。

6. 呼吸要求自然、缓慢、均匀。请病人设想鼻孔下面有兔子，呼吸不能吹动兔毛。

7. 尽量保持头脑清静。排除杂念，不考虑任何问题，使自已处于旁观者的地位，观察头脑中自发地涌现什么思想，出现什么情绪，这叫做被动集中注意(passive concentration)。如无法排除杂念，可在每次呼吸时，反复简单数数字如“一、二”，或是默念“我的胳膊和腿部很重，很温暖”，达到自我暗示作用(bason)法。此时，也可想像躺在有温暖阳光的海滩或乡村草地上，由施治者描述视觉景象及鸟语、涛声与温暖感觉。入静好的可达思维停止，万念俱寂。病人可嗜睡，但应避免完全入睡。

8. 施治者注意调节反馈信号，调节阳性强化的阈值，阈值上下的两种信息用红绿灯光或不同频率的音调反馈，务使阈值调整恰当，使病人获得自控生物指标的阳性信号占70%，阴性信号占30%左右。当阳性信号达90%以上甚至100%时，即提高阈值的标准要求；当阳性信号只在50%左右时，降低阈值标准的要求，使训练循序渐进。每次练习完毕，指出所获成绩，布置家庭作业并提出下次实验室练习任务。例如，额肌松弛的表面肌电指标，由开始治疗的 5μV，通过每次练习，达到如 4.5μV、4μV、3.8μV、3.4μV 等。每一次练习的 20～30 分钟内，反馈信息亦可中途关闭，只在开始与结束时检查肌电指标，每次治疗结束后，让病人做几次肢体屈伸运动，使病人感到轻松愉快，再离开治疗室。

9. 在没有仪器监测的情况下，要求病人每日做“家庭作业”，比较方便时(如中午、晚上睡觉前或清晨)，自己练习，每次 10～30 分钟，每日 1～2 次，并持之以恒。

10. 治疗 1 个疗程约 10 次，可以每周 2 次，其余 5 天都在家里练习，亦可在开始治疗时每周 4 次，以后每周 1 次，巩固并随访疗效。持续 3 个月到半年。

11. 如果通过多次练习，每种反馈性生物反应指标并无明显变动，应该与病人交谈是否已了解练习的目的与方法，如果不是理解与技术中的问题，应考虑另择反馈性生物指标。还有一种情况是通过治疗，生物反应指标有明显变动，自我调节良好，但临床症状仍无明显进步。例如，肌肉松弛甚好，而焦虑依然如故，亦可另择其他生物性指标进行训练，或改用其他治疗方法。但应注意有求全责备性格的病人，以及对现实生活有许多不满或歉疚者，包括对疗效的低估，并非治疗实际无效。

12. 治疗前、治疗过程中与治疗结束后，由观察者填写记录单，病人自填症状变化量表，这样可作出对比，确定有无疗效。应注意：

(1)治疗的主要目的是让躯体肌肉放松，及精神状态放松。即任其自然，解除焦虑患者习以为常的警觉过度与反应过度的身心状态。

(2)心理要求处于此时此地的状态，既不对过去念念不忘，也不对将来忧心忡忡，不要把思维集中在解决任何现实性问题上，而应任何无意志地自由飘浮。

(3)松弛状态下可能出现一些暂时性的躯体感觉，如四肢沉重感、刺痛感、各种分泌的增加、精神不振、飘浮感等，就应事先告知病人，以免引起病人不必要的恐慌和焦虑。

五、肌电反馈疗法

肌电反馈是生物反馈疗法中的一种，在国际上是一个独立的涉及物理医学、控制学、生理学、解剖学、心理学及康复医学的边缘学科。它借助肌电接收设备记录自主收缩肌肉时的微弱电信号，并以此为源，通过视觉或听觉通路提供反馈信号，将人们意识不到的体内功能变化，转变为可以意识到的视听信号，使患者通过医生指导和自我训练，学会控制自身不随意功能，起到治疗作用。因为反馈信息是脑细胞控制肌肉的电信号，骨骼肌可以随意控制，肌电自身调节比较容易掌握，所以容易学会而易被患者接受，是目前西方国家临床应用最成功的一种生物反馈疗法，也称为操作性肌电生物反馈疗法(简称操作反馈法)。

(一)作用方式

操作反馈法采用主动方式进行，即诱导并增强肌肉的自主神经支配信号。如足内翻是偏瘫患者常见体征之一，传统多采用内翻矫正板治疗。当患者在矫正板上行走时，由于板内低外高，患足在承重时内侧韧带和肌组织受到牵拉，以使内翻得到矫正。但内翻形成的根本原因是腓骨长、短肌的瘫痪，瘫痪的原因是脑损伤后不能或者没有足够支配信号发放到该肌组。而该方法不能恢复腓骨长、短肌的自主神经支配，因此不能使内翻得到矫正。操作反馈法则是将两组表面电极分别贴在腓骨长、短肌肌腹处皮肤，及踝内侧胫后肌肌腹处皮肤上，通过导线将该两组电极接到设备的第二和第四导联通道。先通过诱导技术恢复脑支配信号，再通过增强技术使信号逐渐增强，并调节脑信号的比例，即做足外翻动作时，传导到腓骨长、短肌的信号要强，传导到胫后肌的信号要弱。一旦腓骨长、短肌恢复了足够自主收缩功能，则会产生明显的外翻动作，内翻会随之得到永久性矫正。这一过程称为促使脑细胞信号发放，脑内足外翻运动程序修理、重新形成和固化技术，是一个主动过程。

肌电反馈法还能较好地改善中枢神经系统损伤患者的肢体功能。比如一名射箭运动员在没有箭靶的情况下练习射箭，准确度是不可能提高的。生物反馈信号就起到箭靶作用，每次的结果通过视觉反馈到患者的脑，脑分析调节输出信号的强度和精度，如此周而复始，促进了脑细胞的功能恢复。又因为它提供的是一种即时、动态和多通路的反馈信号，则远非箭靶的作用可比。正常情况下，脑对肢体的控制信号通过逐级传递，最终到达相应肌群，使某块或某组肌肉收缩、舒张产生协调运动。脑损伤后，该程序遭到破坏形成异常运动程序。比如伸腕动作，正常情况下是脑发信号到伸腕肌使之收缩，同时也发较小的信号到屈腕肌，以保持其张力，维持腕关节稳定。脑损伤后屈腕功能障碍一是动作迟滞；二是做该动作时，有肌肉收缩但不能使腕关节背伸，这是由于传导到伸腕肌的信号可能和屈腕肌的一样强，或差别不大。操作反馈法可即时监测到伸腕时脑发放的信号，并显示在屏幕上，信号错误情况一目了然，治疗师根据实际制定治疗方案，并在连续信号监测下训练患者，增强脑发放到伸腕肌的信号、减弱屈腕肌信号，会使伸腕功能得到较快的明显改善。

肌电反馈法大体可分3个阶段：自主支配信号建立阶段；肌力增强阶段；功能转变阶段。3个阶段并非截然分割，而是适当穿插运用，才能取得较好疗效。

（二）适应证和禁忌证

适应证：适用于神经、肌肉损伤性疾病的康复治疗，如卒中、脑外伤、脑手术后遗症、小儿脑瘫、脊髓损伤、老年痴呆、面神经麻痹、震颤性麻痹、肌张力高、外周神经损伤、肌肉萎缩及骨关节僵直等。不仅适用于急性，尤其适用于慢性、陈旧性、经其他方法治疗不能改善功能者。

禁忌证：同其他生物反馈疗法。

六、脑电生物反馈疗法

脑电生物反馈治疗起源于20世纪60年代末期，它是应用操作性条件反射原理，以脑电生物反馈治疗仪为手段，通过训练选择性地强化某一频段的脑电波以达到预期目的。应用于人的过程就是当脑电波满足要求时就会以奖励的方式反馈给患者，通过一段时间的自身调节便可以改变脑电波形，从而调节大脑的功能状态。随着神经电生理的研究进展，越来越多的证据表明，多动症儿童与同龄儿童相比，θ波增多，α波和β波减少。θ波（4～8Hz）与白日梦和困倦状态有关，α波与闲散的放松状态有关，β波则与高度警觉、认知加工过程关系密切。

20世纪70年代初，脑电生物反馈治疗在国外渐用于多动症儿童的治疗。临床应用发现，通过强化感觉运动节律（SMR波）和抑制4～7Hz的慢波能够改善注意力、冲动性、轻度多动；提高作业的完成技巧和组织技巧；使行为和学业改善成绩提高，自尊感增强，工作能力提高，更加意识到自己的潜力，父母—教师的行为评定量表分值提高，智商提高。而且上述改善是持久稳定的。目前，美国已有近450个卫生保健机构应用此项治疗，成功医治了3000多例多动症患者。两年前，北京大学医学部精神卫生研究所引进了此项治疗技术，强化患儿的SMR脑电波，抑制4～7Hz的θ波，治疗20次为1疗程，每次30分钟左右。该方法无副作用，而且采用类似于电脑游戏的方法可以激发儿童的兴趣。结果发现，多数儿童治疗15～20次时症状开始改善，两个疗程后症状明显改善。而且智商提高，尤其是对注意力/记忆力因子分数提高有其独特作用，可以使学习成绩提高，亲子关系改善。该治疗不仅无副作用，而且治疗效果持久；其缺点在于起效较慢，儿童的年龄在7岁以上治疗为好，如果药物和脑电反馈综合治疗，可能更有治疗前景。

最近，通过对部分多动伴有抽动的儿童治疗发现，脑电生物反馈治疗不仅对多动症状有效，对抽动症状也有明显效果。其他治疗方法认知行为治疗主要用来控制多动、冲动和侵略行为。该方法通过语言的自我指导、角色排演、自我奖赏和自我表扬的方法，来改善和矫正儿童的行为问题。具体的操作原则由心理治疗师来进行操作。

特殊教育：这是指有的国家专门为多动症儿童的特殊学习困难所安排的1～2年特殊教育课程，用来帮助这些儿童解决在学校较易发生的学习动机不足等问题，促使他们发掘自己的潜力，提高学习成绩，使学业水平与其智力水平保持一致。

社会化技能训练：这是指有目的地指导多动症儿童与有同情心的伙伴多接触。这样不仅可以完成一定的运动量，同时为他们提供了社会化的环境，从而让他们学会处理人际关系方面的问题。

七、血压反馈疗法

高血压是一种高级中枢功能失调引起的全身性疾病，主要病理变化是全身细小动脉在早期发生痉挛，后期发生硬化，同时也是一种心身疾病。血压反馈疗法就是将血压的等生物学信息进行处理，然后通过视觉和听觉等人们可以认识的方式显示给人们，训练人们，使人们能够有意识地控制自己的心理活动，以达到调整血压的目的。大量临床资料证实，生物反馈疗法确有明显的控制血压作用，尤其是对于早期原发性高血压，亦即病理改变处于动脉痉挛的病人疗效更佳。

1. 操作步骤

(1)施行生物反馈治疗时，病人首先静坐或静卧于安静、光线稍暗淡的房间，听医生介绍生物反馈仪所显示的声、光的意义及生物反馈疗法控制血压的机制。然后在一侧前臂伸肌部位固定好传感器，并在医生的指导下收紧或放松肌肉，体验肌肉紧张度改变时，反馈仪发生的声、光变化。

(2)在播放引导词或医生的吩咐指导下，自下而上逐步使全身肌肉放松。治疗中病人应排除一切杂念，注视和倾听生物反馈仪发生的反馈信号。从中了解本来无法感觉的肌肉紧张状况，并利用这种信息解除肌肉紧张，使肌张力逐渐降低，从而导致小动脉扩张，血管外周阻力降低。在心率及心输出量基本不受影响的情况下，使血压得到不同程度的降低。

(3)评价：当血压超出正常范围，处于较高水平时，生物反馈治疗的降压效果明显，一次可使收缩期血压降低 5～20mmHg，舒张压也有轻微降低。而当血压维持在正常范围内时，生物反馈治疗却无明显或不显降压作用，仅起维持血压、巩固疗效的作用。

2. 治疗时间及疗程

一般情况下，每次生物反馈治疗持续 30 分钟左右，每日治疗 1 次，20～30 次为 1 疗程。1 疗程结束后，血压一般均可降至正常范围，以后即可脱离生物反馈仪，利用治疗中学到的方法和技术进行自我放松训练，以巩固疗效。

八、生物反馈技术的临床运用

1. 紧张性头痛——前额肌电反馈放松训练，或对病人诉说有异常高的肌电活动的部位作肌电反馈放松训练。

2. 偏头痛型血管性头痛——皮温反馈仪进行手指温暖训练；或先进行前额肌电放松训练，再进行手指温暖训练。

3. 混合性头痛——先前额肌电反馈放松训练，后手指温暖训练。

4. 哮喘——前额肌电反馈放松训练。

5. 雷诺症——手指升温反馈训练。

6. 焦虑症——肌电放松训练，配合药物。如有手指冷的症状可结合皮肤升温反馈训练。

7. 恐怖性神经症——以系统脱敏法、示范法等行为疗法为主；配合肌电反馈训练。可以增加系统脱敏疗法的效果。

8. 失眠症——伴有紧张情绪的失眠者用肌电反馈结合松弛训练；无焦虑的失眠者用脑电图 θ 节律反馈或产生感觉运动节律(SMR)解决。

9. 癫痫——SNR 节律训练(感觉运动区记录到的 12～14Hz 节律的脑电波，这种波的出现反映躯体肌肉的松弛)，α 节律训练。

10. 高血压——血压反馈训练或肌肉放松、手足温度升高训练。

11. 心律紊乱——用心律反馈仪或心电图记录仪训练、控制心率。

12. 腰背痛——先全身后局部肌电反馈放松训练。

13. 磨牙症——前额、嚼肌肌电放松训练。

14. 产妇焦虑——皮电与肌电全身放松训练，产前可进行腹直肌松弛、紧张双向练习。

15. 皮肤病(神经性皮炎、湿性神经性皮疹、慢性荨麻疹等)——皮温反馈或皮电、肌电放松训练。

16. 慢性疼痛——脑电波。节律反馈训练。

17. 痛经、更年期综合征——皮温反馈训练。

18. 糖尿病——肌电反馈放松训练作为辅助治疗。

19. 类风湿性关节炎——皮温反馈放松训练。

20. 书写痉挛——先肌电、后皮温反馈放松情绪，结合书法练习和系统脱敏训练。

21. 中风康复——肌电反馈训练肌肉，位置反馈训练运动，力反馈训练荷重。

22. 手康复——肌电反馈帮助肌肉再训练。

23. 面肌瘫痪手术(包括面神经直接修补、神经移植、肌内移植)后康复——移植区肌电生物反馈训练。

24. 痉挛性斜颈——胸锁乳突肌肌电反馈放松

训练。

25. 成瘾及不良习惯(过量烟、酒、饮食、咬指甲等)——皮电或肌电反馈放松训练。

26. 儿童多动症——用额肌肌电反馈放松训练,配合药物治疗。也可用皮温反馈训练。

27. 消化道溃疡——皮温、肌电生物反馈松弛情绪可缓解症状。无专用生物反馈仪。可用医生报告胃液 pH 值的方法作为反馈信号,使病人学会控制胃酸度和胃液量;但是鼻腔插入鼻胃管使病人感到不舒服。

28. 大便失禁——无专用反馈仪。可在直肠内置放三球记录系统,由医生报告气球充气时病人控制直肠肛门括约肌收缩的情况(反馈信息)。也可用肌电、皮温、皮电反馈仪配合情绪放松训练。

29. 其他,如过敏性结肠炎,肿瘤、肥胖症等,都可用生物反馈放松训练,通过情绪调整,配合药物与行为治疗,促进疗效。

(廖若夷)

第十七章　言语疗法

第一节　概　述

一、概念

语言是人类所独有的认知功能。人类借助语言进行交际,交流思想,相互了解,构成人类社会活动。人类还通过语言进行思维活动,揭露事物的本质和规律,创造人类的物质文明和精神文明。有了语言,才有今天如此灿烂辉煌的物质文明和精神文明,才有社会的发展和进步。但是目前关于语言的认识还很肤浅,在探索语言和语言行为的同时,发现语言本身非常复杂,而人的语言行为更是异常复杂无比,人类是如何通过语言来表达自己思想和理解他人思想的呢?

言语的产生,首先说话者头脑中要有表达的观念,通过一种手段或方式来表达,这种手段和方式必须遵守一定的规则,以一定的程序把它转换成代码,然后由发音器官有序地输出以声音为代码的信号;听话者通过听觉器官接受信号,再以一定的程序,遵守一定的规则将代码转换成观念。前者为语言的产生,后者为语言的理解,这是一个非常复杂的过程。在这个过程中,每一个点有损害,就会出现语言障碍。

语言(language)是人们利用代码系统(符合)达到交流的能力,即符号的运用(表达)和接受(理解)的能力。符号包括口头的和书写的(文字)符号,还包括姿势符号(手语或哑语和手势)。

言语(speech)为口语交流的机械部分。为口语发音清晰,需要相应的神经肌肉的协调活动。

因大脑病变而导致的语言障碍称为失语症,即对语言的理解和形成语言符号能力受损。借助词语进行理解和表达语言符号意义的功能丧失(失语症)或言语困难。障碍的形式取决于脑损害部位,一般分运动和感知两类,分别涉及言语生成和言语理解两方面。言语发育障碍时也可以没有明显脑损害。

失语症是指由于神经中枢病损导致抽象信号思维障碍,而丧失口语、文字的表达和领悟能力的临床症候群。失语症不包括由于意识障碍和普通的智力减退造成的语言症状,也不包括听觉、视觉、书写、发音等感觉和运动器官损害引起的语言、阅读及书写障碍。因先天或幼年疾病导致学习困难,造成的语言机能缺陷也不属失语症范畴。

二、病因病理

言语功能受一侧大脑半球支配,称为优势半球。除少数人外,绝大多数人的优势半球位于左侧大脑皮质及其连接纤维。优势半球受损常可发生失语症。优势半球不同特定部位受损,可出现不同类型的失语症:第三额回后部是口语的中枢,受损时丧失口语表达能力,即运动性失语症;第一颞横回后部是听语中枢,损害时出现对别人的语言不能理解,即感觉性失语症;第三额回后部是书写中枢,病变时无法用文字书写来表达,是失写症;角回为阅读中枢,受损时读不出文字的字音及不知其意义,是失读症;第一颞回与角回之间区域是物体的命名中枢,病损时讲不出所见事物的名称,是命名性失语症。引起失语症的疾病以脑血管疾病最为多见,至少 1/3 以上的脑卒中患者可产生各种言语障碍。其次为脑部炎症、外伤、变性等。

三、失语症的言语症状

(一)听觉理解障碍

听觉理解障碍是指对口语的理解能力降低或丧失。根据失语症的类型和程度不同，在字词、短句和文章水平方面表现不同。

1. 语义理解障碍

在失语症最多见，患者能正确辨认语音，但存在着连续的音义中断已致部分或全部不能理解词意。在重症时，对日常生活常用物品名称或简单的问候语也不能理解。在中等重度时，患者可以理解常用的名词无困难，对不常用的词有困难，或者对名词无困难，但对动词不能理解。轻症患者往往在句子较长、内容和结构复杂时不能完全理解。

2. 语音辨识障碍

患者能像常人一样听到声音，但听对方讲话时，对所听到的声音不能辨认，给人一种似乎听不见的感觉。患者可能会说听不懂你的话或不断地让对方重复或反问。

(二)口语表达障碍

1. 发音障碍

失语症的发音障碍与言语产生有关周围神经肌肉结构损害时的构音障碍不同，发音错误往往多变，这种错误大多由于言语失用所致。重症时仅可以发声，在中度时可见到随意说话和有意表达的分离现象，即刻意表达明显不如随便说出，模仿语言发音不如自发语言且发音错误常不一致，可有韵律失调和四声错误。

2. 说话费力

一般常与发音障碍有关，表现为说话时言语不流畅。患者常伴有叹气、面部表情和身体姿势费力的表现。

3. 错语

常见有3种错语，即语音错语、词意错语和新语。语音错语是音素之间的置换，如将香蕉说成香猫；词意错语是词与词之间的置换，如将“桌子”说成“椅子”；新词则是用无意义的词或新创造的词代替说不出的词，如将“铅笔”说成“磨小”。

4. 杂乱语

杂乱语也称奇特语，在表达时，大量错语混有新词，缺乏实质词，以至于说出的话使对方难以理解。

5. 找词和命名困难

找词困难指患者在谈话过程中，欲说出恰当词时有困难或不能，多见于名词、动词和形容词。在谈话中因找词困难常出现停顿，甚至沉默或表现出重复结尾词、介词或其他功能词。所有患者都有不同程度的找词困难。

6. 刻板语言

常见于重症患者，可以是刻板单音，如“嗒、嗒”，“叭、叭”，也可以是单词如“妈妈”、“妈妈”，“人啊”、“人啊”，这类患者仅限于刻板语言，即任何回答都以刻板语言回答。有时会出现无意义的声音。

7. 言语的持续现象

在表达中持续重复同样的词或短语，特别是在找不到恰当的表达反应方式时出现，如有的患者被检查时，已更换了图片，但仍不停地说前面的内容。

8. 模仿语言

一种强制的复述检查者的话，称模仿语言，如检查者询问患者“你多大岁数了”，患者重复“你多大岁数了”。多数有模仿语言的患者还有语言的补完现象，例如，检查者说“1、2”，患者可接下去数数；检查者说“白日依山尽，”患者接下去说“黄河入海流”。有时补完现象只是自动反应，实际患者并不一定了解内容。

9. 听理解障碍

听理解障碍指患者可听到声音，但对语义的理解不能或不完全。国外学者 Benson 将其分为接收障碍、知觉障碍、语义障碍和句法障碍。

10. 语法障碍

(1)失语法表达时多是名词和动词的罗列，缺乏语法结构，不能很完整地表达意思，类似电报文体，称电报式言语。

(2)语法错乱指句子中的实意词、虚词等存在，但用词错误，结构及关系紊乱。

11. 言语的流畅性与非流畅性

根据患者谈话特点将失语的口语分为流畅型和非流畅型。

12. 复述障碍

复述是在正常人交谈中，确切地重复他人说的数、词、短语和句子的能力。复述障碍是失语症的重要症状之一，失语症患者有无复述障碍是失语症分类的重要依据之一；复述也是语言康复训练中的重要手段。复述过程包括接受听信息、译码、再编码，口语表达的复杂过程才能完成。

13. 阅读障碍

因大脑病变导致已获得的书面语言(文字)的理解能力丧失或受损,可伴或不伴朗读障碍,但不是一般的视力障碍所致,也不包括儿童习得阅读能力时出现的先天性阅读障碍。阅读能力受损称失读症。阅读包括朗读和文字的理解。两者可同时存在,也可出现分离性障碍。按病变位置分为:枕叶失读,即纯失读或失读不伴失写;顶叶失读,即失读伴失写;额叶失读,即保留对实义词的理解,但不理解语法词及有语法结构的句子。

14. 书写障碍

书写是语言计划借助于工具实现的行为过程,通过书写行为进行交流和创造是人类特有的能力。不仅是语言功能的一种体现,而且涉及到听觉、视觉、运动觉、视空间功能、运用和运动功能等诸多的相关因素,依赖于大脑的广泛神经网络。因此,广义的书写障碍不仅包括高级神经功能障碍所致的失写症,也包括初级运动功能受损导致的机械性书写障碍;不仅包括后天获得性书写障碍,也包括先天性书写障碍。但我们更多关注的是后天获得性书写障碍。国内王新德教授将其分为完全性书写障碍、构字障碍、书写惰性障碍、象形书写、写字过多、镜像书写。

四、失语症的分类

(一)运动性失语症

运动性失语症也称表达性失语症、口语性失语症、皮质运动性失语等。由Broca区,即第三额回后部的言语运动中枢受损时引起。症状特点为患者能理解他人语言,构音器官的活动并无障碍,有的虽能发音但不能构成语言。完全性失语时,患者完全不能用评议表达思维活动,甚至个别字、词、音节都不能发出。多数患者为不完全性运动性失语,患者能发出个别语音,但不能由语音构成词句,也不能将语言排列成必要的次序,以致这些评议杂乱无章,不能令人理解。有的患者可能保存下来最熟悉的一个单字、词或句子的片断,通常的感叹词如"不"、"好"、"吃"、"坐"、"就是"、"再见"等。但患者无论如何努力也只能说出保留下来的简单词句,由于语言共济运动无障碍,患者说出词句仍有相当抑扬,密切接触者根据其语调可能理解患者表达的意思。更轻的患者往往仍有相当丰富的词汇保持不变,但由于丧失对虚词和冠词的应用,说话只能用几个主要词汇来表达,构成电报式语言。语言重复症也很多见,一个词或音节说出后,强制地、自动地重复,不由自主地进入下次语言产生的过程。较轻的运动性失语症患者,可保留写字和默诵的能力。

(二)感觉性失语症

感觉性失语症又称感受性失语、Wernicke失语症等。病灶位于Wernicke区和听觉联络区,它与言语中枢联系中断后,阻碍了听觉性词"图像"的激活而致。特点为患者听觉正常,但不能听懂他人评议的意义,虽有说话能力,但词汇、语法错误紊乱,常答非所问,讲话内容无法使人真正了解,但常能正确模仿他人语言。"口语领悟困难"是最突出的症状,严重时甚至不能理解要求其伸舌、张嘴、闭眼等简单语句,患者模仿能力亦减退。患者自己的言语功能也有重大障碍,用词错误百出,紊乱无序,且语不成句,语法关系混乱,并对自己的言语错误无所觉察,自发性语言常增多。轻症患者能理解日常生活常用词语短句,但不能理解较复杂的句子。患者可保存模仿言语、诵读、写字和口述默写能力。

(三)传导性失语

传导性失语又称传入-运动性失语。多见于主侧半球缘上回下面的白质纤维,即弓状纤维及上纵束病变。与患者的口语表达和听理解相比,患者的复述障碍更为严重,是这一类失语症的特点。患者的表述虽然属于流利型,但言语中间有长的停顿及由于找词困难造成的表达费力,语音错误较多。听理解有轻度障碍,读理解相对完整。书写有障碍。

(四)失读症

病变主要位于角回,特点为患者无视力障碍,看到原来认识的文字符号却读不出字音,亦不知其意义,多伴有失写、失算、体象障碍、空间失认等。单纯性失读症其他语言功能正常,可自动发言、复述口语、理解口语,但不能理解文字,所以朗读、默读能力丧失,亦不能抄写。单纯性失读智力及计算能力正常。

(五)失写症

单纯的失写症很少发生,且是否可单独出现至今尚有争论。一般认为是位于额中回后部的Exner区受损所致。患者虽能听懂别人语言,但自动书写能力丧失，默写和抄写亦不可能；给予文字的模型碎块，也不能拼凑成完整的文字。

（六）命名性失语症

命名性失语症又称记忆缺失性失语症。特点是患者言语、书写能力存在，但词汇遗忘很多，物体名称遗忘尤为显著。如让患者说出指定物品名称则更显困难，如经人提示可立即将该物名称说出，但不久又迅速遗忘。命名性失语症受损部位为枕叶和颞叶交界区，主要是 Brodmann37 区及 21 区、22 区的后部。

（七）经皮质运动性失语

言语行为类似于 Broca 失语，属于非流利型失语。复述好是与其不同的一个重要特点，甚至有些类似于模仿言语。此外，这些患者的表述可间有语法和发音相对好，无错误的言语。经皮质运动性失语的表达有失动力的特点，表现为开始讲话时或用一个词来实际回答时感到困难。呼名几乎无错误，有时可见持续现象，听理解和读理解相对完整。书写也有损害。常伴偏瘫，可有感觉障碍，无视野障碍。病变位于主侧半球额叶 Broca 区的前部或上部。

（八）经皮质感觉性失语

较少见，言语行为类似于 Wernicke 失语，属于流利型，有错语，听理解，读理解严重障碍。复述好是与其不同的一个重要特点。患者在不需要重复时，有时也能正确重复刚刚讲过的话，如模仿语言。呼名和书写均不正常。患者无偏瘫，常伴感觉障碍和视野缺损。病变部位在顶枕交界区。

（九）经皮质混合性失语

经皮质混合性失语也称言语孤立、非流利型混合性失语，很少见。言语行为表现如完全性失语，但复述保留，可以是模仿语言，与经皮质运动性失语不同，呼名有严重障碍，听理解和阅读有严重障碍。书写也有损害。常伴偏瘫、偏身感觉障碍及偏盲。病变部位在主侧半球大脑前、后动脉与中动脉的分水岭区，传统言语区未受影响。

（十）完全性失语

最严重的失语，属于非流利型，常常仅能刻板地说出个别字或短语，但这些刻板语言又不能在适合的上下文中正确使用，听理解和阅读理解严重障碍。呼名、复述、书写均有严重障碍。患者常需要使用非语言交流方法（原始手势）来代偿。常伴偏身感觉障碍、偏瘫及偏盲。病变部位广泛，累及额、颞、顶叶。

（十一）皮质下失语综合征

按病变部位可分为两类：

（1）为基底节性失语：病变主要在尾状核及壳核和（或）内囊的邻近部位（特别是内囊前肢）；基底节性失语的表述非流利型较流利型多见，语音障碍在双侧均可见到。呼名可有轻度障碍。复述相对较好。听理解及阅读理解可能不正常，特别容易出现复合句的理解障碍。书写障碍明显。病变越靠前，表达损害越重；病变越靠后，理解障碍越重。

（2）丘脑性失语：病变部位位于主侧半球丘脑，特别是丘脑的枕部。丘脑性失语的表述声音小且低，可有语音性错语，有找词困难，言语扩展能力差，呼名有障碍。复述相对较好。听理解及阅读理解有障碍。书写大多有障碍。

第二节　言语疗法的原理与作用机制

脑病变后，失语症及其他高级神经功能障碍的恢复机制目前尚未完全清楚，关于大脑康复是通过功能转移和功能重建两种方式来实现的。目前有关学说有以下 4 种。

（1）功能代偿学说：同侧大脑半球病损周围部分代偿；对侧大脑半球病损周围部分代偿；其他水平神经结构代偿。

（2）脱抑制学说：基于某些神经细胞损伤会抑制与其在功能上相关的其他神经细胞的功能，即远隔功能抑制或特殊脑区病变的远隔影响，解除抑制就可能保护这些细胞的功能。

（3）功能重组学说：认为功能的恢复是通过对功能系统残存成分的重新组织或再加上新的成分，建立新的功能系统。这种功能重组可能从 3 个方面进行：由另外的脑区来代替病变脑区的功能；通过动员基本脑结构的功能；动员高级脑结构的功能来代偿。

(4)大脑替代学说：替代，意味着中枢神经系统有剩余或多个代表，另外可以替代原来的功能。代理的或同等潜在的非特异性脑区承担的功能，再生或受损的神经元有新生；邻近受损脑组织侧支发芽或有新生；降低神经元产生递质的敏感性和增强丧失了功能的神经元的敏感性；行为策略改变，利用内外环境来维持功能。

第三节　言语疗法的适应证和禁忌证

从理论上讲，凡是有言语障碍的患者都可以接受言语治疗。

对伴有意识障碍、情感障碍、行为障碍、智力障碍或有精神病的患者，以及无训练动机或拒绝接受治疗的患者，言语训练难以进行或难以达到预期的效果。

第四节　失语症的言语疗法

一、失语症治疗的条件和要求

(一)场所

在脑卒中和脑外伤患者急性期，可在病情允许下在病房床边进行训练。当患者可以借助轮椅活动时，可以到训练室进行训练。要尽量避开视觉和听觉上的干扰，最理想的训练环境是在有隔音设备的房间进行，成人治疗的房间不要太大，一般面积在 10～15m^2 左右。房间内不要太多的装饰，以免干扰患者的注意力，影响训练效果。

(二)训练形式

原则是一对一训练为主，有时要进行集体训练，此时可邀请心理治疗师、作业治疗师和社会工作者一起参加。这种训练有助于增加患者的自信心，提高患者的兴趣，也便于发现患者的其他心理障碍，有助于共同了解和分析患者的问题，提出更有利的解决方法。

(三)训练频率和时间

每次训练时间视患者的具体情况而定，一般为半小时或 1 小时，急性期患者也可只训练 15 分钟。住院患者每周训练 5 次左右，同时应该给患者留有一定的作业，要求家属或陪护协助完成。

(四)训练器材

用于识字的卡片、各种图片、字母卡片、日常生活用品的实物、小学语文课本即相关阅读材料、镜子、录音机、纸、笔等是必备的用品。有条件的可以购买语言治疗仪协助治疗。还需要棉签、冰块等用品，用于治疗面部和口舌活动障碍。

(五)卫生要求

训练时经常接触患者的身体和唾液，所以，一定要预防各种传染病。手指有伤时要特别注意，训练前后要清洗手；训练物品要定期消毒；直接接触患者口腔或皮肤的检查训练物品，要用一次性的。

二、失语症的康复治疗

(一)失语症的康复目标

失语症总的康复目标是通过语言治疗最大限度地改善患者的语言能力和交流能力，使之回归家庭或社会。为了达到这个目标，国内外总结出了一些达到具体目标的方法。

1. 以改善语言机能为目标

(1)阻断去除法：这是 Weigle 和 Bierwisch 于 1970 年提出的。根据 Weigle 的理论，失语症患者基本上保留了语言能力，而语言的运用能力存在障碍，去阻滞是在刺激受损的功能之前先刺激受损相对较轻的功能，这种促进性“引导”可在长期记忆区激起兴奋的自动扩散，使受损相对较重的部分易于发生反应。通过反复地去阻滞刺激训练可使患者重新获得语言运用能力。去阻滞法很少单独应用，大多配合 Schuell 的刺激法作为易于引出反应的一种方法。

(2)Schuell 的刺激法：刺激训练法是多年失语

症训练中摸索出来的方法。20 世纪 70 年代把刺激法应用到认知心理学的研究并产生了新的理论。

(3)程序介绍法：此法是 LaPointe 于 1978 年提出的。刺激的选择、促进的应用采纳了认知刺激法的原则和优点，将刺激的顺序分成若干个阶段，对刺激的方法和反应的强化严格限定，使之有再现性并定量测定正答率。

(4)摆脱抑制法：利用患者本身可能保留的机能，如唱歌等来解除机能的抑制。

(5)机能重组：通过对被抑制的通路和其他通路的训练以达到机能重新组合得以开发，以达到语言运用的目的。

(6)非自主性言语的自主控制：一些失语症患者的表达很困难，只残留下很少的词语或刻板言语，而且又是在非自主状态下产生的，可以把这些自发产生的词语作为康复的基础。首先是自发性词语正确反应的建立，然后是这种反应的进一步扩展并达到自主控制水平，此方法会使患者的命名和交流水平得到改善。有文献报道，主要用于皮质下失语症患者。

2. 以改善日常生活交流能力为目标

(1)交流效果促进法(promoting aphasics communication effectiveness，PACE)：PACE 是 Davis 和 Wilcox 于 1985 年提出的。PACE 注重的是信息的交流，目的是让患者能灵活地应用多种交流技能以便交流信息。

(2)功能性交际治疗(functional communication therapy，FCT)：与 PACE 相似，FCT 的目的不是训练哪种言语形式，而是采取各种方法和方式达到最大限度的信息交流。

(3)小组治疗及交流板的应用。

(4)家庭训练指导和语言环境调整，促进患者语言能力的改善。

虽然从理论上讲失语症治疗有改善语言机能和提高日常生活能力之分，但这并不是绝对的，治疗人员在选择治疗方法时也要全面考虑，在运用传统方法时要考虑到日常生活语言的需要。总之，要相互促进，真正达到提高患者日常生活交流能力的目的。

(二)失语症康复治疗的原则

1. 要有针对性

治疗前要对患者进行标准的失语症评定，掌握患者是否存在失语症、类型及程度，以便明确治疗方向。

2. 综合训练，注重口语

如果听、说、读、写等口语和书写语言有多方面受损，要进行综合训练，但治疗的重点和目标应放在口语的康复训练上，应从提高患者的听理解力开始。随着患者听理解的改善，应将重点转移到口语训练上来。对一些重度患者要重视读和写的训练，因其语言模式的改善对口语会有促进作用。

3. 因人施治，循序渐进

可从患者残存功能入手，逐步提高其语言能力。治疗内容要适合患者的文化水平及兴趣，先易后难，由浅入深，由少到多，要逐步增加刺激量。训练可分 3 期进行。

(1)开始期：在患者原发病不再进展，生命体征稳定 48～72 小时后开始训练。在这个时期要让患者和家属充分了解患者失语障碍的程度和训练情况。

(2)进行期：在训练室训练的频度和时间是有限的，此时需要患者在家中和病房配合训练。这个阶段也可能发现初期评价的问题和不妥，随时根据患者的情况修改训练计划。

(3)结束期：当经过一段时间的训练，患者的改善达到一定的程度几乎不再进展或很缓慢时，可以看做平台期。此时应该对已训练过的内容进行强化或获得的能力进行再适应训练。结束时向患者和家属介绍训练的情况，给予一些指导和帮助。

4. 注意调整患者的心理反应，方法灵活多样

当治疗取得进展时，要及时鼓励患者，使之坚定信心。患者精神饱满时；可适当增加难度；情绪低落时，应缩短治疗时间或做些患者感兴趣训练或暂停治疗。

5. 家庭指导和语言环境调整

医院的训练时间有限，要经常对患者家属进行必要指导，使之配合治疗，会取得更佳效果。另外，要让患者的家庭创造一个好的语言环境，以有利于患者语言的巩固和应用。

6. 对有多种语言障碍的患者，要区别轻重缓急，分别治疗

一些患者在有失语症的同时可能伴有构音障

碍，首先要注意构音器官和发音清晰度的治疗。

（三）失语症康复治疗方法和注意事项

1. Schuell 的失语症刺激疗法

Lenenberg（1967）认为，与正常幼儿相比，成人失语患者不是再学习语言，因为他们的问题不是不知道语言，而是不能像从前一样使用已学过的语言。Jenkins 和 Jimenee（1964）也认为，受到损害的成人脑不同于儿童正在发育的脑，治疗人员不是教而是通过与患者交往和刺激受损害的语言功能区发挥最大功能。Wepman（1953）也强调刺激功能，他认为临床人员的角色是给患者刺激性材料，使中枢神经能最大限度地应用这些材料，促进语言过程的整合。由此产生多种失语症的刺激疗法。这种疗法是 20 世纪中期以来被广泛应用的失语症治疗方法之一，但当时还不够系统和完整。由于 Schuell 在建立和完善此方法做出了巨大贡献，因此被广泛称为 Schuell 刺激疗法。Schuell 的失语症刺激疗法（Schuell aphasic stimulation approach）是多种失语症治疗方法的基础，其定义是对损害的语言符号系统应用强的控制下的听觉刺激为基础，最大限度地促进失语症患者的语言再建和恢复。

Schuell 刺激法的机制和原则很多，但重要的原则可以归纳为以下 6 条，见表 17-1。

表 17-1 Schuell 失语症的刺激疗法的主要原则

刺激原则	说明
利用强的听觉刺激	是刺激疗法的基础，因为听觉模式在语言过程中居于首位，而且听觉模式的障碍在失语症中也很突出
适当的语言刺激	采用的刺激必须能输入大脑，因此，要根据失语症的类型和程度，选用适当的控制下的刺激。要使患者感到有一定难度但尚能完成为宜
多途径的语言刺激	多途径输入，如给予听刺激的同时给予视、触、嗅等刺激（如实物），可以相互促进效果
反复利用感觉刺激	一次刺激得不到正确反应时，反复刺激可能会提高其反应性
刺激应引出反应	刺激应引出一个反应，这是评价刺激是否恰当的惟一方法，它能提供重要的反馈而使治疗师能调整下一步的刺激
正确反应要强化以及矫正刺激	当患者对刺激反应正确时，要鼓励和肯定（正强化）；得不到正确反应的原因，多是刺激方式不当或不充分，要修正刺激

2. 治疗程序的设定及注意事项

依照刺激法的原则设定治疗程序，并注意以下方面：

（1）刺激条件

1）标准：刺激的复杂性，如在听觉刺激训练时选用词的长度；在让患者选择词时，图摆放的数量；采用几分之几的选择方法，比如听词理解，在 10 张图片中选择 1 张正确图为 1/10 选择；所选用的词是常用词还是非常用词等，但无论采用什么标准，都应遵循由易到难、循序渐进的原则。

2）方式：包括听觉、视觉和触觉刺激等，但以听觉刺激为主的刺激模式。在重症患者常采取听觉、视觉和触觉相结合，然后逐步过渡到听觉刺激的模式。

3）强度：指刺激的强弱选择，如刺激的次数和有无辅助刺激。

4）材料选择：一方面要注意语言的功能如单词、词组、句子；另一方面也要考虑到患者日常生活交流的需要，以及个人的背景和兴趣爱好来选择训练材料。

（2）刺激提示：在给患者一个刺激后，患者应有反应，当无反应或部分回答正确时常常需要进行提示。在提示时要注意以下几点：

1）提示的前提：要依据治疗课题的方式而定，如听理解训练时，当书写中有构字障碍或阅读理解中有错答时，规定在多少秒后患者无反应才能给予提示等，这方面也常需要依据患者的障碍程度和运动功能来控制。如右利患者患右偏瘫而用左手书写时，刺激后等待出现反应的时间可以延长。

2）提示的数量和项目：在提示的项目上常有所不同，重症患者提示的项目较多，如呼名时要用的提示包括描述、手势、词头音等。而轻度患者常常只需要单一的方式如词头音或描述即可引出正确的回答。

(3)评价:这是指在具体治疗课题进行时,治疗人员对患者反应进行评价。要遵循设定的刺激标准和条件做客观的记录,举例见表17-2。因失语症的类型和严重程度不同,患者可能会做出各种反应,正确反应除了按设定时间做出的正确回答外,还包括延迟反应和自我更正,均以(+)表示;不符合设定标准的反应为误答,以(-)表示。无反应时要按规定的方法提示,连续无反应或误答要考虑预先设定的课题难度是否适合患者的水平,应下降一个等级进行治疗。经过治疗,患者的正答率逐渐增加,提示减少,当连续3次正答率>80%以上时,即可进行下一课题的治疗。

表17-2 训练评价记录表

	听理解(SP:P)	称呼(P:SP)	读解(P:W/W:P)	书写(P:WR/SP:W)
1. 西瓜				
2. 橘子				
3. 桃				
4. 梨				
5. 香蕉				
6. 菠萝				
7. 苹果				
8. 葡萄				
9. 海棠				
10. 柿子				
	次数:(1)(2)(3)	(1)(2)(3)	(1)(2)(3)	(1)(2)(3)

注:(SP:P)是指治疗师说出名称,患者用手指出相应图。(P:SP)是指治疗师出示图片,患者说出名称。(P:W/W:P)是指患者用图去配相应的词或者患者用词去匹配相应的图片。(P:WR/SP:W)是患者看图书写或者听写。

(4)反馈:反馈可巩固患者的正确反应,减少错误反应。正确地应用反馈对加速失语症的康复很重要。当患者回答正确时采取肯定患者的反应,重复正确回答,将答案与其他物品或动作比较,以扩展正确反应,以上这些方法称正强化。当患者误答时要对此反应进行否定,因部分失语症患者的情绪常不稳定,连续生硬的语言可能会使患者失去信心而不能配合治疗,以上介绍的否定错误回答并指出正确回答的方法称为负强化。其他改善错误反应的方法还包括让患者保持注意力,对答案进行说明性描述和改变控制刺激条件等。

3. 治疗课题的选择

按语言模式和失语程度选择课题。失语症是语言障碍而不是言语障碍,所以这种障碍绝大多数涉及听、说、读、写4种模式,但这4种障碍可能不是平行的,某种失语症以听理解障碍为突出表现;某种以表达障碍为主要表现。在一种语言模式中,一些类型失语症的某一种障碍为突出表现。因此,可以按语言模式和严重程度选择课题,详见表17-3。原则上,轻症者可以直接改善其功能为目标;而重症者则重点放在活化其残存功能或进行实验性治疗。

表17-3 不同语言模式和严重程度的训练课题

语言模式	程度	训练课题
听理解	重度	单词与画、文字匹配,是或非反应
	中度	听短文做是或非反应,正误判断,执行口头命令
读理解	轻度	在中度基础上,所选文章更长,内容更复杂(新闻理解等)
	重度	画和文字匹配(日常物品、简单动作)
	中度	情景画、动作、句子、文章配合,执行简单书写命令,读短文回答问题
说话	轻度	执行较长文字命令,读长篇文章(故事等)提问
	重度	复述(音节、单词、系列语、问候语),称呼(日常用词、动词命名、读单音节词)
	中度	复述(短文),读短文,称呼,动作描述(动词的表现、情景画、漫画说明)
书写	轻度	事物描述,日常生活话题的交谈
	重度	姓名、听写(日常生活物品单词)
	中度	听写(单词、短文),书写说明
其他	轻度	听写(长文章),描述性书写,写日记 计算训练、钱的计算、写字、绘画、写信、查字典、写作等均应按程度进行

4. 刺激治疗举例

(1)听理解障碍的治疗(therapy for audltory

comprehension deficit,ACD)

在下面过程中，治疗师提供听觉刺激，患者做出不同的反应。在训练中需要用图片，图片的数量可以是1～6张。

首先由单个词的听理解开始，治疗师可以放一张图片在患者的面前。例如，一张钥匙图或者一个钥匙实物，治疗师手指着图片或实物说几遍其名称，然后，治疗师说“钥匙”、“指钥匙”或者“把钥匙递给我”，并示意患者指出图片或物体或做出反应。当确信患者理解了，治疗师可以开始另一张图（如勺子），要求患者用同样的方式做出反应。下一步是并排摆放两张图或两个实物（如钥匙和勺子）。由治疗师说出其中一个名称，患者指出相应的图片或实物。在实施过程中实物比图片的难度低，训练过程中应该注意根据患者的程度选择训练物品，对于重度失语的患者最好从实物开始训练，再进入用彩色图片到黑白图片的过度，不要太操之过急，记住患者的能力和兴趣是我们最需要把握的。

如果患者达到治疗师的要求（例如，80%～90%正确，或者反应很好），这时治疗师可以用同样方式用另外的刺激词进行训练。如果患者在两词之中都不能正确选择的话，治疗师应该返回用单个词进行训练或用其他语言模式促进听觉模式（例如，出示印刷体的刺激词，患者抄写或者治疗师说单词由患者复述）。

对于严重听理解障碍的患者，可能只能从最简单的自然界和日常生活中存在的自然声音开始进行匹配训练，如通过录音机给出火车的声音，同时干预火车的图片或玩具实物，进行匹配训练，匹配关系建立后可以给予写有“火车”单词的卡片进行文字的匹配训练，从易到难，循序渐进。

这些最初促进听觉理解的方法在最初促进阅读理解的训练也可以参考使用。例如，治疗师要求患者把词与相应的图片或实物进行匹配。

步骤一：①完成身体部位的指令（如向上看、向下看、站起来、坐下、闭上眼睛、睁开眼睛、转身、伸出舌、笑一笑、摘下眼镜、戴上眼镜等）；②听词指出图片；③听词指出身体部位或衣服（如鼻子、衬衫）；④听词指出室内的物品。

步骤二：①听词指出反义词的图片（如上、下）；②听词指出相关意思的图片（如桌子、椅子）；③听名词指出相同词性的图（如钢笔、地毯）；④听形容词指出相符的图（如高、胖）；⑤听动词指出相符的图（如吃、走）；⑥听介词指出相符的图（在……上、在……里）。

步骤三：遵照指令完成睁开眼、闭上、出示、向上、握住、抱、摇、贴、拉长、看、给、点头、移动、转动、摸或者手势（自己完成或用物体完成）。

步骤四：①指印刷体字母或数字；②指印刷体词；③为完成一句话，指出所缺的图（如请递给我盐和________）。

步骤五：功能描述指图或实物（如可以喝的东西），指出局部摆放的图片或物体（如你在卧室看到了什么?）。

步骤六：①指出两个或3个名字（如尺子、椅子、窗户）；②指出两个或3个动词（如走、读、睡觉）；③通过功能描述指出2项或3项（如喝、切、洗）；④分区域指出2项或3项内容（如你在卧室、客厅、厨房看到什么?）。

步骤七：①指出其中3项或4项（如图片、周围环境）；②按描述指出不同形状和颜色的项目；③指出句子中描述的项目（如指出红的方形），或指出人们在休闲散步的图片（在许多不同的图片中，有一张人们在海边散步的图片）；④遵循两物体移动指令（如把铅笔放在书前面）；⑤遵循两个动词指令（如指一下书，拿起铅笔）；⑥按时间先后执行两动词指令（如摸梳子以前，拿起杯子）。

步骤八：下面部分要求患者用“是”或“否”回答。①关于图片的问题（例如，是女孩在走吗?）；②关于一般信息的问题（例如，鲁迅是作家吗?）；③涉及听觉记名称的问题（例如，梨、苹果、桃、小鸡和香蕉全是水果吗?）；④涉及语义分辨的问题（例如，你用球棒打网球吗?）；⑤涉及语音分辨的问题；⑥根据句子或不同长短篇幅段落和文章的内容回答问题。

（以下部分需要患者口语或书写表达，或者阅读理解反应）

步骤九：①听一篇短或长的文章或一个故事，回答问题；②听一篇短或长的文章或一个故事，叙述内容。

（2）阅读理解障碍的治疗（therapy for reading comprehension deficit,RCD）

在此训练中，由治疗师提供不同内容的视觉刺激，患者以不同的方式作出回答，以上介绍的许多听觉理解的项目，可以转换成阅读理解治疗课题来应用。

方法一：①图与图匹配；②图形匹配；③印刷体拼音字母、单词、词组、句子匹配；④同类别相似图片（例如，椰子树、枫树）。

（以下部分需要患者具有一些听觉理解和口语表达能力）

方法二：①印刷体字词与图或实物匹配；②按反义词词与图匹配（例如，上、下）；③按语义相关印刷体词与图匹配（例如，桌子、椅子）；④印刷体词组与图匹配（例如，梳头发）。

方法三：①读短语补完[例如，猫和________（海洋、狗、大厅）]；②读复杂句补完[例如，汽车________（旅行、自动、发动）]；③印刷体词填进词；④印刷体按要求分类（例如，水果、蔬菜）。

方法四：①读简单句子，补充完整句子（可以用诗句或歌词）；②读复杂句子并补充完整[例如，马有 4 ________（腿、耳、尾巴）]。

方法五：①印刷体的句子与图匹配（例如，门开着）；②读简单句子用是或否回答（例如，10 比 4 少吗?）；③读复杂句用是或否回答（例如，水正开着是凉的吗?）；④读句选择[例如，中国的一个省是________（黑龙江、朝鲜、六月）]；⑤读句子同音词选择（例如，他的鞋是橡胶、足根）；⑥读句子动词选择[例如，妈妈正在________饭（做、生产）]；⑦读句子同义词选择[例如，美丽的同义词是________（漂亮、强大）]；⑧读句子反义词选择[例如，高的反义词是________（胖、长、矮）]。

方法六：文字指令：参照“ACD 步骤三”。

方法七：①读短或长句用是或否回答；②读短篇或长篇文章，多选题回答。

方法八和方法九要求患者用口语或书写回答。

方法八：①读词或句子并进行定义或说明；②读需要展开回答的句子（例如，你觉得北京好吗?为什么?）。

方法九：读短或长篇文章或故事，然后叙述。

(3)口语表达障碍治疗（therapy for oral expression deficit，OED）

在下面，治疗师用不同的方式提供刺激，患者用口语回答，许多听觉理解和阅读理解的项目可以转换成口语表达的治疗课题。

方法一：①随着治疗师复述，大声读（例如，数字、星期一至星期日、月份、拼音）；②随着治疗师或自己唱（东方红、生日歌）；③随着治疗师或独立吟唐诗；④随着治疗师复述词，词组和句子。

（在方法二和方法三，治疗师说大部分词组和句子，患者补充完整）

方法二：①完成相关意义词组（例如，美丽又________）；②用反义词完成（例如，停止________）；③词头音提示完成句子（例如，用刀子切________）；④完成常用祝愿（例如，祝工作________）；⑤完成绕口令歌或诗词（北风那个________，雪花那个________）；⑥完成儿歌韵律（例如，小白兔________，两只耳朵________）。

方法三：①用名词完成句子（例如，我们睡在________）；②用形容词完成句子（例如，天空是________）；③用动词完成句子（例如，饿了的时候，你应________）；④用介词完成句子，治疗师出示图片或物体（例如，勺子是________杯子里）；⑤用反义词完成句子（例如，他不胖，他很________）；⑥用成语完成句子（________三________四，一个巴掌________）。

方法四：①命名图片，物体或身体部位；②应用相似的刺激完成句子（例如，蜜蜂酿造________）；③应用（不同的，分类的）刺激完成句子（例如，我看见________）治疗师要出示图片或实物；④通过功能介绍进行命名（例如，说出用来做饭的用具）；⑤通过比较命名（例如，命名比乌龟跑得快的动物）；⑥分类命名（例如，说出水果的名称）；⑦按相近语义命名（例如，尽可能多地说出你知道的白色的物品）。

方法五：①由某些音开始说词（例如，水果名，城市名，人名的开始音）；②治疗人员给出词后，说出相关的词（尤其要结合患者的兴趣）。Goldfarb 和 Halpern(1981)发现在相关词方面，失语患者在词形变化比句法的回答有明显困难；③说同韵脚的词（例如，到________）；④说反义词（例如，上________）；⑤说同义词（例如，美________）。

方法六：①用一个词或句子回答问题；②用一个形容词或名词完成句子（例如，孙悟空手里拿着

________）；③看图片组句；④通过移动物品，组成有介词的句子[例如，放一个勺子________（在……里边，旁边，在前面，在后面，在……上面等）]，治疗师问钥匙在什么地方；⑤回答问题组句，关于自己（如年龄），家庭（如孩子的名字）普通信息和知识（如话剧《茶馆》的作者）；⑥用不同语言组句（如名词、动词）；⑦应用两个特定的词组句（如找，收音机）；⑧在开头和结尾用特定词或词组组句（例如，如果，他，因为……她）。

方法七：①给看到或听到的刺激下定义；②解释某物的功能或介绍人物（例如，钢笔、刮脸刀）；③描述图片上发生的事；④描述治疗师移动物品的情况；⑤解释在某种情况下应说什么（例如，你累了，因此你应该________）；⑥问问题去获得新的信息。

方法八：①解释词然后用词造句（如冬天）；②解释词组的意思；③解释事物的不同点（铅笔—蜡笔）；④解释事物相同点；⑤回答普通问题（例如，为什么人们要上学）。

方法九：①说明一些活动的步骤（例如，早餐你如何煎鸡蛋）；②按照图片或事物描述可能的事情（如物体的性质，应用）；③关于选择题目的普通会活（如喜欢的电视节目、电影）；④给长篇或短篇文章编说摘要（听到或看到）。

方法十：①解答词组的意思（例如，这个人唱歌一般）；②回答成语的意思（如一箭双雕）；③叙述电视、广播或一个故事；④解释知名人士的见解、观点；⑤解释比喻句的意思。

(4)书写表达障碍的治疗（therapy for written expression deficit，WED）

在下面过程中，治疗师提供不同方式的刺激，患者用文字回答。以上许多用于口语表达障碍的训练方法可以转换成用于书写表达障碍的治疗课题。

方法一：①描摹或抄写（线、图形、数字）；②描摹或抄写词；③听写数字、词、词组和句子。

方法二：①用或无图片刺激时填空（例如，他正在写________）；②将词分类摆放或书写（例如，衣服、运动、水果）。

方法三：①看图写名，身体部位或物体命名；②填空组新词（例如，马________）；③根据刺激词写相关词；④按偏旁部首写词。

方法四：①用动词完成句子（例如，孩子们________水果）；②用名词完成句子（例如，周末他喜欢看________）；③用形容词完成句子（例如，他穿着一件红色外衣）；④用反义词完成句子。

方法五：①写功能性信息（例如，名字、地址、年龄）；②书写回答问题（例如，用空瓶子可以做什么?）；③填表格（例如，存单、保险等）。

方法六：①看图或物体写句子；②用准备的语句组成故事；③书写谜语。

方法七：①尽量多地写一个专门的课题（如职业）；②看提供的文章写摘要；③按图片内容、事物或治疗师活动写一段话；④写谚语和解释意思。

三、失语的分类治疗

(一)Broca失语的治疗

Broca失语患者口语常减少，构音不清说话费力，常常一个字一个字地说出，因此，言语旋律很差或丧失，语句长度变短，言语常由单词组成。经常出现词的替代，失语法结构或类似电报式语言，不同类型的错语，听觉理解较轻。Broca失语经常又伴有言语失用和右侧偏瘫。Broca失语患者有时会有很好的构音并反复说出一些字词，一些是有具体意义的词，有些患者说出的是一些没有具体意义的词语。例如，一位患者来自河北，一位患者来自山东，他们平时均使用普通话，失语评价时，治疗师问他们任何问题前者总是回答“百卡、百卡……”后者总是回答“莫鸟，莫鸟……”，称为刻板言语。这种言语表现常常是预后不佳的指征。当一些患者的言语恢复到词句水平时，言语中的韵律障碍和构音费力便表现得比较突出。

1. 教会语言表达技能

可以通过教患者一个一个的韵母、声母，再把声母和韵母成单词，最后组成句子。在训练时，可以先教患者最易看见的声母如b、p、m，和张口元音“a”，有时可以用压舌板帮助患者将音发准确，常常是面对着镜子进行训练；也可以利用患者随机产生的声音协助发出更多的音。比如，有一患者会说“笔”，便利用让患者看毛笔的图片和用夸张并减慢发音速度的口型引导患者发出“毛笔”这个词。

2. 自动性言语

让患者数数1～21，逐日增加。每日必须掌握规定的数字，否则不宜过快过多增加。每天只宜增加3～5个数字。

3. 命名训练

命名障碍是非流利型失语一种极为常见的症状，这是由于物品的视觉形象与对物品的知识、语言之间的连续中断。有时患者出示的图片或实物不能命名，比如一患者不能命名电话。训练者就对他说："王先生，您如果下班后有其他事情要办，不能及时回家，必须要先给您太太通个……"。经过几次提示，最终患者说出了"电话"这个词。

4. 描述训练

可以给患者出示有情景的图片，让患者描述，这种方法适合较轻的患者。另外，还可以利用手势表达的方法进行训练。因为言语活动是整体的反应，这些活动可以与言语、模仿结合在一起，在适当的时间从记忆中诱发口语反应，已证明了对严重的失语症患者是有效的。在训练中先教会患者手势，然后训练发音，最后使患者掌握完整的词和短句。

（二）Wernicke 失语的治疗

许多失语患者都有不同程度的理解障碍。治疗人员应注意两个问题：①听觉理解并不是单独存在，而是作为所有失语表现的一部分；②失语患者所表现出的听觉理解障碍与言语表达障碍程度并不完全一致。Schuell（1953）研究了130例不同类型的失语患者发现在理解测验方面都有理解错误，但他们的基本机制不同，运动性患者表现为口语的思维和内部言语的丧失、语义性失语，没有能力抓住完整的语法结构。

虽然听觉理解障碍可能是许多失语症的一部分，但 Wernicke 失语是最常见的类型。Hecaen 等曾描述了3类不同的感觉性失语：①语音译码（decoding）；②语义理解；③非语言学注意。Wernicke 首先描述了此类失语：这种障碍是言语理解丧失，而且阅读和书写也严重损害，听力和发音是完整的。

方法是从最简单声音到最复杂的信息，此方法类似 Broca 失语再建口语表达的途径：主要不同点在于 Broca 失语是试图使患者发出简单声音，然后是词最后连成句子。对于 Wernicke 失语，治疗人员则是试图再教患者由易到难建立对所听到词语的理解。Wernicke 失语患者必须通过听觉再学习辨认、记忆语音和词。

训练开始时，治疗师可以与患者面对面而坐或者面对镜子而坐，这是听觉和视觉通路相结合的治疗方式，重症患者在治疗初期可以采用这种方式，当患者具有一定的听理解能力时，或者比较轻的患者时，则是治疗师尽量训练患者的听语复述的能力，在发音时治疗师可以用手挡住嘴也可以站在患者的背后，让他重复发音，然后连成句子，顺序是先教单韵母，然后是双韵母，声母、单词。

除了以上方法，还可应用去阻滞技术，其理论基础是言语理解知识是完整的，只是怎样得到这种知识的途径受到了阻滞。应用印刷体文字可以增强训练效果和作为提示，这种训练分为3项：复述词、单独读词和按顺序把词排列在句子中。

另外，对口语理解困难的患者，有些人采用唱歌的形式，患者可以很快地理解词语的意思。听觉理解训练举例：

标记训练："指红匙"，"指小红匙和绿杯子"。

对/错问题回答训练："下雨了吗？"，"你喜欢鱼吗？"，"你脚上穿着鞋吗？"。

系列指点："指杯子和房子"，"指杯子、房子和树"，"指房子、杯子和汽车"。

系列指令："指天花板，再站起来，站起来转过身，坐下"，"过来，关上窗，坐下，递给我笔"。

（三）完全性失语的治疗

完全性失语是指全部语言模式受到了严重损害。因此，患者几乎没有能力通过言语和书写进行交际并且几乎没有能力理解口语和书面语，他们所面临的是最大的康复挑战。虽然完全性失语是一种严重的失语，但是有人对完全性失语的患者进行了研究，观察到他们表现出不同程度的视觉交流能力：①执行指令；②回答问题；③描述事情；④表达感情；⑤表达即刻需要；⑥表达要求。这些发现表明在完全性失语一些自然语言所需要的认知活动是存在的。临床治疗已证实，只要使用适当的暗示、提词和刺激，甚至最严重的失语患者也可以理解和产生语言。虽然他们不能明显地改善回忆能力，但可以临时帮助患者理解和表达。近些年来，波士顿治疗中心应用 VAT 保留下来这种方法训练患者，把专门的物体与活动和概念形式联系起来，并执行一系列与这些图片有关的训练。VAT 应用

8个实物如刮脸刀和杯子，所有这些物品都很容易用一只手操作，并可以用一种手势所表示，这些过程按难易程度分成不同的步骤和水平，目的是使患者逐渐认识线条画和手势所代表的意思，然后产生有代表意义的手势。12名完全性失语患者接受了VAT治疗，治疗前后的标准测试分数比较表明，所有患者在听觉理解部分和手势表意有明显的改善，在命名和书写也存在不同程度的改善。尽管VAT过程是在无声情形下进行的，但也收到了以上的效果。这个发现也支持失语患者语言可能没完全损害的观点。

除了以上方法，还可以利用人工语言，如使用交流板，利用形状和线条画来代替语言和概念，我们对一些完全性失语的患者利用交流板进行训练，使患者在理解和表达方面都有不同的改善。还可以应用带有符号标志剪纸来表达不同的关系，包括相同/不同、肯定/否定等动作的状态。尽管完全丧失使用语言，完全性失语仍有能力学习人工语言。

（四）命名性失语的治疗

实际上所有的失语症都有不同程度的找词和命名困难，可以通过命名测验了解其程度。然而，由于失语的类型和损伤的部位与范围不同，命名困难也有所不同。

Goldstein描述了两种不同的命名障碍，一种涉及抽象概念的丧失，就是患者不能把词和它们代表的东西联系起来；一种是由于“言语工具”的丧失，这种障碍损伤了患者产生词的能力。

Luria描述了两类不同的命名障碍，一种涉及到高水平语义组织方面选择性困难；另一种是在专门感觉运动过程输出模式的缺陷。Geschwind也描述了4种不同的命名错误：①为命名性失语，患者在呼名测验中出现困难；②由于主要通路阻断，患者无能力感知刺激；③称为非失语性错误命名，是在患者无明显失语症时出现；④为歇斯底里错误命名，是在假性失语时出现。

虽然命名性失语可能是一种相对轻的失语类型，但并不意味着很容易治疗。Kertesz和Mecabe研究了93名失语者的恢复过程，发现虽然命名性失语比较轻，但患者会有较长的命名困难。

命名性失语可以视为词汇量的减少，也就是说不能命名事物，持有这种观点的治疗人员的目的在于帮助患者重视学习命名，常常用图片进行。Wepman采用巴甫洛夫途径建立命名，他推荐治疗人员集中几个词，反复出现在患者面前，一遍一遍地让他听读，一病例在前3个月中教4个词，患者学会两词后的第2周，他取得了很快的进步，到第5个月的时候，他已经说的比较好。Rosenber也曾应用此法，患者从发病后6个月开始，至5个月以后，患者的呼名测验和自发性言语突然改变，他做了以下3个可能的解释：①连续一段治疗后的突然改善可能类似一种总和，在总和方面，一个神经元在形成以前，必须由数个其他神经元激发，因此，这种命名能力可能来自于治疗人员几百次刺激的累计效果；②也可能这种命名是逐渐改善的，但评分系统不能评测出这种逐渐地变化；③这种特殊的恢复类型是受病因（闭合性脑损伤）、利手（左利）、年龄（56岁）的影响。

另一种观点认为，回忆词功能的丧失可能是最根本的原因，选用不同的刺激方法有助于对词的回忆，常用的音素性（词头音）、手势、描述、上下文、书写、描图及让患者重复的方法，引出目的词。具体方法可以用图片和实物来进行训练，每次8～10个实物或图片，这些图片所表示的词很多用明显的手势来表明如何使用。如何训练说剪子，可以用手指比做剪东西的动作；训练说刮脸刀，用手握住在面部刮脸的动作，常常可以刺激患者回忆起要说的词。下面是一位刺激命名性困难患者说出望远镜的例子。

【病例1】治疗人员说：“这是什么？”（出示望远镜的线条画）

患者：圈里有玻璃片，用眼睛可以看见东西。

治疗人员：用手指一指。

患者：这是小玻璃，这是大玻璃。

治疗人员：请像我这样做（用拇指和食指形成一个圈放在眼睛前）。

患者模仿动作后说出：望远镜。

当患者对物品或图片直接命名不正确时，建议采用以下程序。

选词：“面包”。途径：图片命名

联合刺激：治疗师说“看着我和听我说”，然后治疗师说“面包”，患者复述。

提示：治疗师的口型做出“m”音的构音形状，治疗师提供一个吃的手势。

联想：治疗师说，"你可以吃的，可以烤着吃的，上面抹上黄油吃的"。

完形填空：治疗师说，"我要把黄油抹在________上。"

多种模式：看图片说和写出面包这个词。

复述：患者复述正确的回答。

【病例 2】要求患者提供最后一个词来完成一个密切联系没有结尾的句子(或用一些方法使之转化到命名课题)。

提示：利用单词的初始音、句子完形填空、语义联系和印刷体字。

程序：用以上全部 4 种提示，当患者超过 3 次正确成功率达到 80%，提示按以下顺序去做。

提示：首先是文字，随后是初始音，最后是语义联系。

程序：分为 4 个水平，当患者不能达到规定的水平，治疗师应返回前一个水平，用较简单的句子进行。

水平 1：把一张"门"的图片放在患者面前约 5 秒，然后对患者说，"有一个人正在敲这个 m________"(用类似的拼音提示)，"用肥皂 sh____洗手"。

水平 2：像水平 1 一样说句子，但去除图片提示。

水平 3：像水平 2 一样说句子，但去除词头音提示。

水平 4：说没有语义联系和没有句尾的句子。例如，"我不喜欢________"，"我看见一个________，有一个________"。

虽然这些方法源于纠正口语命名障碍，其中许多内容也可以用于命名书写障碍患者的训练。

（五）失语法结构的治疗

随着各种言语模式的治疗，患者的口语可能逐步改善，这种改善后的口语表现出失语法结构特征，语句长度变短和语法形式的受限。Goodglass 把失语症的失语法分为运动性失语法和语法错乱。运动性失语法结构常常表现为漏掉连词、冠词、助动词，而实词如名词、动词、形容词相对完整。根据治疗模式概念，失语法多可看作丧失了语法知识或者丧失了应用这种知识的途径或效率的降低。如果失语法结构被看作是丧失了语法知识，那么，我们的任务是依照正常语法获得的语法或者应用教中文为第二语言的途径，通过教语法规则再建立语法知识。如果认为是由于使用语法知识的效率降低或丧失了使用完整语法知识的途径，那么，我们的任务是设计出其他技术来促进语法结构的建立，如利用刺激法。

可以利用再教的方法，如开始教主、谓、宾结构，然后再教形容词和副词、介词、连词。也可以用表示动作的句子来进行训练，例如，"妈妈打开门"，应用这类句子是由于这类句子最容易被正常人和失语症患者理解。另一种观点认为，失语法结构的患者仍然保留语法结构知识，通过适当的提示可以刺激患者应用完整的语法知识，这被称为"冲破阻滞"。用几个句子并增加句子语法的复杂性如"妈妈熨衣服"，"妈妈一边熨衣服一边看电视"，"妈妈一边熨衣服一边看着精彩的电视节目"，"昨天晚上，妈妈一边熨衣服一边看着精彩的电视节目"，等等。

四、促进实用交流能力的训练

（一）目的

是使失语患者最大限度地利用其残存交流能力，使其能有效地与他人发生或建立有效的联系，尤其是日常生活中必要的交流能力。

（二）促进实用交流能力的训练原则

1. 重视日常性的原则

采用日常交流活动内容为训练课题，选用接近现实生活的训练材料(如实物、照片新闻报道等)。

2. 重视传递性的原则

除了用口头语以外，还会利用书面语、手势语、画图等代偿手段来传递信息。

3. 调整交流策略的原则

计划应包括促进运用交流策略的训练，使患者学会选择适合不同场合及自身水平的交流方法。

4. 重视交流的原则

设定更接近于实际生活的语境变化引出患者的自发交流反应。

（三）交流效果促进法(promoting aphasics communication effectiveness，PACE)

1. 适应证

各种类型和程度尤其是重症失语症。

2. 治疗原则(表 17-4)

表 17-4　交流效果促进法的治疗原则

原则	方法
交换新的未知信息	表达者将对方不知的信息传递对方，利用多张信息卡，患者和治疗者随机抽卡，然后尝试将卡上信息传递给对方
自由选择交往手段	不限于口语，如书面语、手势、绘画等手段
平等分担会话责任	表达与接收者在交流时处于同等地位，会话任务应来回交替进行
根据信息传递的成功度进行反馈	患者作为表达者，治疗者作为接受者时，要给予适当的反馈，促进患者表达方法修正和发展

3. 具体方法

将一叠图片正面向下放在桌上，训练者与患者交替摸取，不让对方看见自己手中图片的内容，利用各种表达方式(如呼名、描述语、手势等)将信息传递给对方。接受者通过重复确认、猜测质问等方式进行适当反馈。

4. 评价(表 17-5)

表 17-5　交流效果的评价

评价分	内容
5	首次即将信息传递成功
4	首次传递信息未能令接受者理解，再次传递获得成功
3	通过多次发问或借助手势、书写等代偿手段将信息传递成功
2	通过多种发问等方法，可将不完整的信息传递出来
1	虽经多方努力，但信息传递仍完全错误
0	不能传递信息
U	评价不能

五、功能性交际治疗

另外一种被广泛应用的治疗方法是功能性交际治疗(functional communication therapy，FCT)。下面的课题被采用用来引出患者的反应(口语、手势)：说名称(你的名字是________)、问候语、在餐馆点菜、地址和电话号码、说家庭成员的名字、职业和爱好、服务机构、生长的地方、汽车制造、喜爱的食物、如何喜欢烹饪、喜欢的电影和电视剧、喜欢的假日。

PACE 和 FCT 的内容变化对某些方面有特殊障碍又保留有某些能力的患者很容易采用。例如，言语治疗师向患者出示一张词卡(阅读理解)，同时伴随口语指令(听觉理解)去告诉患者这个词的意思可以用很多交流手段去表示(口语和手势)。

六、小组治疗

一对一的治疗形式是语言治疗的主要形式，一般为每天 1 次，每次半小时至 1 小时。另一种治疗形式为小组治疗(group therapy)，小组治疗起源于第二次世界大战后，大量的颅脑损伤患者从战场返回，由于缺少职业人员，从而建立了小组治疗。目前，美国、加拿大和一些国家仍把小组治疗作为一种治疗形式，因为这种治疗形式可使在语言和言语技能上发生更广泛的改变，并可增加失语患者的心理调节，有利于回归社会。

(一)心理治疗小组

心理小组可以为失语患者宣泄情感和学习处理心理冲突提供支持气氛，增进个人之间的了解，改善患者的观察能力，并且帮助成员适应离院后的社会情绪，减少孤独感，社会接纳的证实和增加自我意识。内容包括：讨论、现实生活中的发挥、专题演讲、艺术展览。还可以采取：手势表达、本人观察生活中角色发挥、其他人的角色发挥、心理剧等形式。

(二)家庭咨询和支持小组

帮助家庭成员或配偶了解失语和解决语言问题，了解并帮助患者和家庭成员解决情感问题，常常需要社会和心理工作者的合作。

(三)言语—语言治疗小组(speech-language therapy group)

言语—语言治疗小组已存在了近 50 年，过去对它的作用有争议，近些年来，许多学者指出小组治疗对语言障碍患者的治疗有效。有的称为“言语班”。这些小组的成员每天进行言语交流，内容包括：打招呼、辞行、人物辨别信息、钱、日历的应用、左右辨别、身体部位辨认……这些小组包括：心理、社会、作业治疗师、阅读和数学。这些治疗活动的意义是强调功能性的、现实生活中的治疗活动。根据情况来决定治疗时间，强化治疗小组可以每天 3 小时，每周 5 次，也可以每周 1～2 次，每次 1～2 小时，与个人治疗相配合。

七、交流板的应用

当重度失语症患者的早期为了训练初期尽量满足交流的需要或者一例重度失语症患者经过训练后已达到平台期，患者仍存在严重的口语表达、书写和手势障碍，而认知功能相对完整者便是应用交流板（communication board）的指征。最常用的交流板包括图片板、文字板和图片文字结合板。一个简单的交流板可以包括患者家庭成员和亲属的照片及日常生活用品和活动的图片，治疗师或患者亲属可以将这些图片和照片粘贴在薄木板或薄纸板上制成交流板。如果患者是偏瘫，可以通过用健侧手指图片的方式来表达要求；如果患者是四肢瘫痪或者双上肢瘫痪，可给他口棒或头棒做指点用。

一位患者在应用交流板之前，要全面系统地评价患者的语言功能，不但要掌握患者的障碍程度，还要了解患者可能存在的潜力，这样才能为患者设计出合适的交流板。

在患者使用交流板之前，要对患者进行必要的训练，可以采用训练听理解的训练方法，使患者学会指图，比如“哪一张图是吃饭”，“你要上厕所指哪一张图”，然后再过渡到交流板。如果患者保留部分阅读功能，可以在交流板上添加一些文字，如患者本人和亲属的名字、患者的爱好等，这样可以扩大交流的范围。另外，随着患者交流水平的提高，要及时对交流板的内容进行调整。

八、家庭训练指导

（一）家庭成员和配偶的态度

以前曾有学者报道过，患者的家庭成员对患者的康复是否抱有积极的态度并经常给予患者鼓励是改变患者的预后因素之一。在疾病的初期，多数家庭给予失语症患者很高的期望，总是希望尽他们最大的努力能使患者达到可以正常的交流。正因为家庭成员对病人的这种心情，往往使他们不能现实地看待患者的语言能力。在治疗过程中，有时治疗师会让患者家属陪同做治疗。当看到在治疗中，患者对基本的听理解刺激仅有一点或没有反应时，患者的家属往往会说“其实他（她）什么都明白”或“他（她）都知道”，“有时看电视的时候，我们笑他也笑”，“别人哭他也掉泪”，但家属并不了解这些内容是患者主要通过视觉理解获得的。而并不是靠听觉获得的。在观察针对口语表达的评价或治疗后，患者家属可能会说，“她平时也是这样固执不爱说话”或者“也许她认为这些太简单所以不想说”。在与患者亲属的接触中，我们还发现失语症患者配偶对患者交流能力损害程度的认识往往比实际情况轻。Zraick 和 Boone（1991）注意到，失语症患者配偶对患者大多表现出紧张、焦虑、严厉、喜怒无常，非流畅型失语患者的配偶大多表现为以上态度，流畅型失语症患者的配偶因患者比较流畅的言语，而且大多不存在或者很轻的肢体障碍，往往对患者的失语又缺乏足够的重视，因此，在失语治疗过程中，对患者的配偶、亲属、陪护人员进行指导是非常重要的，要让他们对患者的语言障碍有正确的认识，并且掌握一定的训练方法，促使患者尽快地获得语言康复。

（二）家庭治疗

一般情况下，一位患者每天在医院治疗 1～2 次，治疗时间有限。如果能由言语治疗人员给予家庭成员或看护人员正确的指导，使他们在家中也能进行语言训练会增加训练效果。Santopietro 和 Goldfarb（1995）为了提高家庭训练效果，对失语症患者的家庭成员或看护人员列出了在平时与患者接触中哪些“能做”和哪些“不能做”。

1. 能做

（1）坚持与患者说话。

（2）说话之前要使患者的注意力集中。

（3）减慢语速，给患者比较充足的时间理解你的话。

（4）使用简短的、意思明确的、易于理解的句子。

（5）开始详细说明你的话题前，先说一些引导式语言（例如，在开始一个是回家吃饭还是去饭店吃饭的话题之前，可以先说，“让我们说说今天的晚餐”)。

(6)给失语症患者时间,使他们能准确地表达想说的话。

(7)努力做一个专心的聆听者,要从患者的语调、面部表情和行为中寻找一些线索帮助你理解患者的表达。

(8)对患者要有感情,但不要乱用同情心(例如,“我知道你感觉很不幸”,不要说“你真可怜”)。

(9)调整言语交流的时间,努力发现每天的最佳时间进行言语训练。

(10)注意伴随失语存在的任何影响交流的因素(例如,听觉和视觉障碍,药物治疗的需要)。

(11)允许患者在室内和室外活动,允许患者继续做一些简单的家务或劳动(例如,园艺、照顾宠物、打扫卫生)。

(12)对患者的进步给予充分鼓励。如果患者很好地说了或做了某事(例如,说出了一个名字,自己穿上衣服,接听了一个电话),大方地给予赞美。

2. 不能做

(1)除非患者要求你这样做,否则不要帮助患者完成句子或要说的话。

(2)当患者说话时,不要打断或干扰,否则会扰乱患者的思路,导致患者忘掉要说的话。

(3)不要打破安静,患者可能需要时间去考虑问题。

(4)和患者说话时需要正视着患者,因为患者可能需要你面部的提示去理解所说的内容。

(5)不要用居高临下的态度和患者说话。如果你表现的高高在上,患者在说话时可能会很紧张,还可能感觉受到侮辱,最后“封闭”自己,不愿说话。

(6)不要以为失语症患者什么都听不懂,而当着患者面和别人说不应让患者听到的话。在很多情况下,患者是能听懂的。

(7)不要说有关患者的事,好像他不在场或已经去世了(例如,“他过去是一个很有才华的工程师”)。

(8)不要只谈论每天的生活琐事,也可以谈论患者的爱好等。

(9)要支持患者参加力所能及的娱乐活动如看戏、听音乐、到饭店吃饭和体育等活动。在生活中我们都需要鼓舞,恢复精力及开玩笑,最大限度地增强交流。

(10)不要让失语症患者变得孤僻,交流是一种很好的社交活动。

九、失语治疗中应注意的问题

(一)反馈的重要性

这里所说的“反馈”是指训练过程中,患者对自己的反应有意识的认识(如指出图片或发出声音等)。有两种意义,一个是对自己所进行的活动有意识客观地把握;另一个是能认识到反应正确与否。

(二)注意患者的并发症

由原发病引起的注意力不集中、抑郁、过度紧张经常存在,在这种情况下。要注意与患者的说话方式和适时调整环境。

(三)要建立治疗过程中的交流方式

语言是交流的工具。对于重症患者,首先要用手势、笔谈、交流板等交流工具,尽量建立基本的交流。特别对失语症患者有很大意义。

(四)要重视患者本人的训练

一般来说,训练效果与训练时间成正比,因此,要充分调动患者及其家属的积极性,配合训练。训练的课题和内容可以一样,让患者自己训练,但要变换形式。

(五)随时观察患者的异常反应

治疗开始前,要了解患者原发病及并发症方面的资料,以及可能出现的意外情况。另外,要经常注意患者的身体情况,病房人员的训练量,运动疗法、作业疗法训练内容等。特别要注意患者的疲劳表情,训练时如发现与平时状态不同绝不要勉强训练。

(六)注意听知觉清晰度(音量和噪音)

听知觉清晰度是指训练时,治疗室内要避免噪音的干扰,在安静的环境促进语言交流的效果,一般情况下增加音量并无帮助。

(七)注意非语言学视知觉因素(体积、大小、颜色、内容、多重性、可操作性)

可操作可以描述为作为一种刺激能涉及其他感觉,例如,一块石头的图片比一块云彩的图片容易,因为一块石头能被看到和摸到,而云彩只能被看到。可操作也可以理解为具体性,大多数好的刺激物品应具有三维特征、有色、缺少多重性、可操作性等物理特性。有些治疗人员习惯用较大的(8.5cm×11cm)黑白图片训练命名,然而有时患者会出现不该出现的命名错误。比如,一张图片是一盒打开盒子的火柴,火柴排列在长方形的盒内,许多患者说是一架钢琴,因为火柴棍排列很像钢琴的键盘。所以,要调正图片的大小或色彩。一般初期的命名训练用彩色的图片,其他模式的训练多采用黑白线条画为宜。但是也有些学者提出不同意见,比如 Towne 和 Banick(1989)对非流利型和流利型成人失语患者,发现应用黑白线条画和彩色画进行命名能力训练没有显著性差异。

(八)注意视知觉效果(大小和形状)

一般情况下,文字训练采用大的印刷体较好。治疗师也要照顾到部分患者的习惯。

(九)注意听觉刺激的传送方式

直接的听觉刺激最适合,采用平时音量,充分利用双耳,在自由声场条件下最佳。

(十)注意患者的分辨能力(语义、听觉、视觉)

训练所选词最好是得到的反应是固定的或缺少变化的。比如在语义范围方面,当患者被提供很多回答去选择时,在意思上与所选词相近的词(如刀子和叉子)应该避免选用。同样,在听觉方面发音相近的词和意思相近的形容词也应该避免(如"报"和"炮","高"和"大"),治疗师应该特别避免选用包括 2～3 种意思的词,因为患者容易造成语义和听觉方面的混淆。

(十一)适当采用复述方式

在患者错答后,复述刺激词可增加正确的回答。

(十二)速率和停顿

治疗师应该说得比较慢,在适当的时候停顿,以有利于患者的听觉记忆。

(十三)词句的长度

在视觉模式,短词、短句、短篇较好;在听觉模式,短词组、短句、短篇也较好。所以,治疗师在治疗中要注意用词句的长度,循序渐进,也要注意治疗中的用语要精练,有时恰当的精练语言有利于克服词句长度的限制。

(十四)注意感觉模式的相结合

最好的方法是听觉和视觉相结合,这种方法有助于单一模式的训练效果,应用触觉也有帮助,多种模式的刺激可以增加提示的效果,但也不要让患者对此产生过分依赖。因为多种模式的刺激也会分散患者的注意力和限制患者本身的能力。Beukelman,Yorkscon 和 Wagwaugh(1980)发现,患者在联合给予口语和模仿指令。比单独使用时效果明显好,Hough(1993)治疗了一例 Wernicke 失语者,患者的口语为杂乱语,他使用了视觉和文字刺激的程序,而不是听觉理解,2 个月后,患者的命名、一般性会话及杂乱语均明显改善。

第五节　构音障碍的言语疗法

一、构音障碍的概念

构音是把已组成的词转变成声音的机能。构音过程与呼吸、发音、共鸣、发音和韵律等过程有关。构音障碍(articulation disorders)是指神经源性的言语运动损害,因发音器官神经肌肉的器质性病变所致,表现为言语肌肉运动的缓慢、无力、不精确或不协调,如发声困难,发音不准,咬字不清,声响、音调及速率、节律等异常和鼻音过重等言语听觉特征的改变。它不同于失语症,是语言产生的困难,不是言语符号内容的障碍,因此,不伴言语理解、阅读障碍或表达时的找词困难。

(一)发声发语的解剖生理构音

说话者把说话意图(意思、情报)通过发声发语变成声音传达给对方,这个过程叫构音。参与构音的各个末梢器官叫构音器官或发声发语器官。构音发声过程如下:

(1)呼吸运动:呼气产生声音的能源。呼吸器官由肺、支气管、气管、胸廓、横膈膜和辅助横膈膜运动的腹肌群组成。说话时的呼吸:①呼气时要有一定的压力;②呼气时压力能维持一定的时间;③能适当控制呼气压的水平;④以上条件不需要特殊的努力呼吸，都是在无意识中实现的；⑤说话时，吸气在0.5秒左右，呼气在5秒以上。最大发声持续时间：成年男子30秒，成年女子20秒。

(2)喉头运动：将呼气气流变成声音（发声，喉头调节）。

(3)调音运动：将音源进行各种变调，给予语言的音色语言产生时，声门以上各个器官的作用叫调音。调音器官包括：唇、齿、腭（软腭、硬腭）、咽、舌、下颌、鼻腔等。受舌下神经、面神经、三叉神经、舌咽神经等支配。

(二)发病机制

言语是人类特有的、极其复杂的高级神经活动。按照言语在个体内产生的顺序可分为言语感受阶段、脑内言语阶段和言语表达阶段。言语表达主要是指将言语运动命令信号转变为音波并以口语的形式表达。参与言语表达的神经解剖结构有：初级运动皮质（头面部中央前回区域）、皮质脑干束、小脑、基底节、与言语运动有关的脑神经运动核及其发出的脑神经、构音器官（包括呼吸器、发声器和调声器）等。言语表达是通过发音器官的神经-肌肉高度协调一致实现的，首先需要运动皮质发出冲动经皮质脑干束传入脑干（主要指延髓）内有关核团，经脑神经使构音器官产生运动，从而发出声音。此外，构音器官尚须接受小脑及基底节的冲动调节才能使声音委婉、悦耳。构音器官发出声音的过程如下：首先需要呼吸器的活动，由作为发声器官的喉与声门裂产生基音，发音时声带向中线移动，声门闭合，肺部呼出的气流冲动声带而产生声波，再经咽、口、鼻等调声器的共鸣作用而产生悦耳的声音。

言语表达障碍主要包括构音障碍、失声及失语。以上与言语表达有关的神经-肌肉损害均可导致患者出现构音障碍。初级运动皮质和（或）双侧皮质脑干束损害后患者可出现上运动神经元损害性构音障碍，即痉挛性构音障碍；小脑病变可导致患者出现小脑共济失调性构音障碍；而基底节损害后可出现肌张力障碍性构音障碍；与言语运动有关的脑神经运动核（疑核、迷走神经背核、舌下神经核、面神经核、三叉神经运动核等）及其发出的脑神经（舌咽神经、迷走神经、舌下神经、面神经、三叉神经等）损害后可出现下运动神经元损害性构音障碍；肌肉疾病（如重症肌无力、进行性肌营养不良症等）可引起与言语表达有关的软腭、咽喉肌、舌肌、口轮匝肌等瘫痪无力而出现肌原性构音障碍。构音障碍的常见病因：

(1)肌肉及神经肌肉接头疾病，如重症肌无力、多发性肌炎、强直性肌营养不良、先天性肌强直、周期性瘫痪等。

(2)周围神经疾病，如格林-巴利综合征，白喉性多发性神经炎，第Ⅴ、第Ⅶ、第Ⅸ、第Ⅹ、第Ⅻ脑神经麻痹，脑底（颅内、外）病变（如肿瘤、炎症、先天性畸形或血管性疾病等）。

(3)真性延髓麻痹，包括急性延髓麻痹及慢性进行性延髓麻痹。前者见于急性延髓灰质炎、脑干炎、延髓外侧综合征、椎基底动脉系统TIA等，而后者主要见于延髓空洞症、延髓压迫症、肌萎缩侧索硬化症等。

(4)假性延髓麻痹，如大脑或脑干广泛性病变损害双侧皮质脑干束，可引起假性延髓麻痹。常见于血管性疾病、炎症、多发性硬化、广泛性颅脑损伤、脑性瘫痪等。

(5)小脑病变见于遗传性共济失调、小脑肿瘤、脓肿、外伤、急性小脑炎、多发性硬化、小脑血管病变等。

(6)基底节病变见于肝豆状核变性、手足徐动、舞蹈病、帕金森综合征等。

(三)临床表现

构音障碍患者主要表现为发音不准，咬字不清，声响、音调、速度、节律异常和鼻音过重等言语听觉特性的改变，也就是说话含糊不清和不流利。严重时，言不分音，语不成句，难以听懂。最严重时完全不能说话，出现构音不能。但构音障碍患者言语所表达的内容和语法往往都是正常的，对理解他人的语言也无困难，而仅仅是口语的表达障碍。构音障碍可以是患者主要的或惟一的症状，也可以是次要的伴随症状。

不同病因引起的构音障碍有不同的临床特点，且常有特异性的伴随症状。上运动神经元损害的构音障碍常有吞咽困难、饮水呛咳等“假性延髓麻痹”的其他表现，且多伴有强哭、强笑等症状。下运动神经元损害引起的构音障碍也常有吞咽困难表现，严重者可有呼吸困难。肌原性构音障碍常有躯干及四肢肌肉的无力或萎缩。小脑损害引起的构音障碍常伴有肢体运动的共济失调、肌张力减低、平衡不稳等症状。基底节病变引起的构音障碍可伴有肢体肌张力异常及不自主运动等表现。不同构音结构的病变其临床表现也有所不同。

1. 舌麻痹

第Ⅻ脑神经损害导致其支配的舌肌瘫痪时，主要引起发舌音声母 s、z、r 如“四”、“十”、“紫”、“日”等及舌音韵母 e 如“得”、“特”、“勒”等含混不清。病变早期患者往往感觉舌的运动变得迟缓，自诉舌头“发笨”和“肉跳”，病情逐渐加重后，舌头完全不能运动，舌位于口腔底，几乎不能发舌音。如为下运动神经元损害引起的构音障碍，患者常伴有舌肌萎缩、舌体变小、舌质发软且迟缓、舌面有许多深沟。

2. 口唇麻痹

第Ⅶ脑神经损害引起唇部肌肉的瘫痪和无力时，可影响唇音 b、p、m 如“包”、“抛”、“猫”、“玻”、“波”、“摸”等和唇齿音 f 如“飞”、“佛”等的发音，导致患者发唇音及唇齿音含混不清。此外，患者如出现口唇肌萎缩，可表现为口唇变薄、多皱褶；口唇肌无力导致患者不能吹口哨，噘嘴困难。

3. 软腭及咽喉肌麻痹

当第Ⅸ、第Ⅹ脑神经所支配的咽肌、软腭肌无力或瘫痪时，对声母 g、k、h 的发音如“高”、“亢”、“好”、“哥”、“柯”、“喝”等特别困难。病变早期患者往往仅在发较长的喉音时带鼻音，闭塞鼻孔时可使鼻音消失，病情加重后发音呈典型的鼻音，呼气发音时鼻腔漏气而语句短促，字音含糊不清。此外，患者常伴有吞咽困难、流涎、进食呛咳，食物易由鼻孔流出等表现。患者第Ⅴ脑神经（运动支）损害时，引起咀嚼肌瘫痪和萎缩，可使张口动作障碍而影响说话，双侧损害时患者完全不能张口。

（四）诊断与鉴别诊断

不同病因引起的构音障碍，其诊断依据不同。诊断原则是首先明确患者是否存在构音障碍，然后再根据患者的临床症状、体征，并结合其他伴随症状，进行定位定性诊断。

1. 失语症

失语症是指由于语言神经中枢（常为优势半球）的病损引起脑内言语阶段障碍，导致患者抽象信号思维障碍，丧失口语、文字的表达和领悟能力的临床症候群。失语症不包括由于意识障碍和普通的智力减退造成的语言症状，也不包括听觉、视觉、书写、发音等感觉和运动器官损害引起的语言、阅读和书写障碍。因先天或幼年疾病引致学习困难，造成的语言功能缺陷也不属于失语症范畴。优势半球不同特定部位受损，可出现不同类型的失语症：①额下回后部受损时出现运动性失语；②颞上回后部是听语中枢，损害时出现感觉性失语；③额中回后部是书写中枢，病变时患者无法用文字书写来表达，出现失写症；④角回为阅读中枢，受损时读不出文字的字音及不知其意义，出现失读症；⑤颞上回与角回之间区域是物体的命名中枢，病损时出现命名性失语。引起失语症的最常见病因是脑血管疾病，其次为脑部炎症、外伤、变性等。

2. 缄默症

缄默症指患者言语表达器官无器质性病变，智力发育也无障碍，但患者却沉默不语，长时间一言不发。常见的功能性缄默症主要有以下几种：

（1）选择性缄默症：多发生于敏感、胆怯、孤僻性格儿童，患儿多因父母过分溺爱、保护或初次离开家庭、环境变动等而起病，部分病例可能与遗传因素有关。“缄默”的高度选择性是本症特点，患儿在某些人、人群或在特定环境中保持缄默，而在另一些人和环境中讲话流畅。

（2）癔症：患者出现缄默症状时常与癔症性木僵同时出现，如无并发木僵，则仅表现缄默不语，而写字、手势等动作都很敏捷，面部表情也很活泼。缄默表现和其他临床症状一样，具有突发突止、易于接受暗示等特点。

（3）紧张性缄默症：患者表现为缄默不语，或有片断的破裂性语言，同时可伴有拒绝、违拗、木僵、蜡样屈曲、冲动等症状。

（4）妄想的缄默症：常见因周围人不同意患者所述妄想内容，而拒绝与周围人交谈和因幻觉或妄想内容“命令”患者不语而保持缄默。患者无违拗、冲动或僵住现象。

（5）抑郁症：患者可出现缄默症状，表现为木僵或喃喃自语，患者面容悲戚，有时伴发阵发性焦虑。病情严重者绝对缄默。

3. 失声

失声又称发音困难，是指喉及其支配神经损害引起声带活动障碍或呼吸肌麻痹及呼吸节律紊乱所致声带振动障碍。喉的支配神经均为迷走神经分支(喉上神经、喉返神经)，凡在喉返神经的径路上侵犯和压迫神经的各种病变都可以引起声带麻痹，声音嘶哑。在喉肌麻痹初期，声带无力，发出声音低而粗涩。随着喉肌瘫痪的进展，双侧声带均无运动而保持于中立位，其间只留一条狭缝，出现的症候特点是失音和吸气困难与喘鸣。此时须行气管切开，以维持生命。但患者如仅有失音而无呼吸困难，多为癔症。

4. 口吃

口吃是语音节律障碍的一种，是由于不同原因引起字音重复或语流中断的语音节律障碍，当言语表达不流利时常伴躯体抽搐样动作和面部异常的表情。口吃多发生于儿童，一般随着年龄的增长而逐渐改善或消失，少数可持续至成年。口吃可能是生理与心理多种因素综合作用的结果。因发音-呼吸器官的紧张性痉挛，导致语言节奏失调，在激动、恐惧或情绪激动时更易发生。可表现为第一字发音时发不出，第一字重复，话语中途某字发音障碍，或无意义地重复发音等不同形式。患儿说话时，可伴有跺脚、摆手、挤眼、歪嘴、口唇颤抖、躯干摇晃等动作。并易因口吃影响产生孤僻、自卑、羞怯等性格，部分患儿常易兴奋或激惹，并伴有情绪不稳和睡眠障碍等。常见的口吃类型有以下几种：

(1)先天利左性口吃：指患者先天利左，因后天强制性教育，被迫改为利右，故言语不流利，造成口吃。

(2)思维过速性口吃：是指因思路宽阔迅速，致使口齿追随不及，造成口吃。

(3)精神性口吃：指学语阶段由于精神创伤，语言表达受到抑制，造成失语。患儿有精神创伤史，并可有发言紧张、孤独、寡语、行为退缩或易激惹、情绪不稳定等表现。

(4)方言性口吃：指儿童学语期间改变方言，或兼学两种以上不同方言而导致口吃。

(5)家族性口吃：患者常有家族史，甚至同一家族中有多人患病。有人认为与遗传因素有关，亦有人认为在遗传基础上因外因诱发。主要外因是学习语言的环境不佳，如父母口吃，或父母口语快、含混，儿童不易模仿等。

5. 语言发音障碍

由于先天不足或幼儿发育期疾患，造成言语功能发育缺陷，导致聋哑或各种喑哑等功能障碍称语言发育障碍。聋哑病是指因先天因素或婴幼儿时期各种疾病引起双耳严重耳聋或全聋，失聪后患儿不能学习语言而致哑。此外，严重智力发育延迟或障碍、运用功能发育不全等均可造成喑哑。

二、构音障碍的分类

(一)运动性构音障碍

由于参与构音的诸器官(肺、声带、软腭、舌、下颌、口唇)的肌肉系统及神经系统的疾病所致运动功能障碍，即言语肌肉麻痹、收缩力减弱和运动不协调所致的言语障碍。一般分为6种类型：

(1)弛缓型：下运动神经元损伤。鼻音过重、音量低、字不清伴吞咽困难。病因主要有外伤、炎症、变性性疾病、循环障碍、代谢障碍等。

(2)痉挛型：上运动神经元损伤。说话缓慢费力、字音不清、鼻音重，如为双侧大脑损伤，伴强哭强笑，吞咽困难。病因主要有外伤、中风、脑肿瘤、脑瘫等。

(3)运动失调型：小脑或脑干传导束病变。发音不清、含糊，语音语调差，声调高低不一，间隔停顿不当，言语速度减慢。发音低平、单调，可有颤音，音量控制差。

(4)运动过少型：椎体外系病变。构音肌群不自主运动和肌张力改变主要为构音肌群强直造成发音低平，单调。多见于帕金森综合征。

(5)运动过多型：椎体外系病变，如舞蹈病、肝豆状核变性、手足徐动症脑瘫等，发音高低、是非、快慢不一，嗓音发哑紧张，言语缓慢，为构音肌不自主运动造成。

(6)混合型：上下运动神经元损伤，如肌萎缩侧索硬化症、脑干病变等。

(二)器质性构音障碍

由于构音器官的形态异常导致性能异常而出现构音障碍。

1. 病因

先天性唇腭裂、先天性面裂、巨舌症、齿列咬合异常、外伤致构音器官形态及性能损伤、先天性腭咽闭合不全。

2. 主要的言语症状

(1)鼻咽腔闭所不全所致的构音问题

共鸣异常、鼻音化：由于爆破时摩擦音所需的口腔内压不足所致辅音歪曲、省略。

声门爆破音：声门闭所后又急剧开放而出现于咳似的声音；咽喉头爆破音：舌跟后缩而发出的声音。

咽喉头摩擦音：由下咽头到喉头所发出的声音。

(2)与鼻咽腔闭所无关的构音问题

上腭化构音：舌尖音的构音点向后移所致。

鼻咽腔构音：舌后部与软腭接触时，呼气从鼻中放出而发出的声音。

侧音化构音：舌向侧方移动，呼气不是从舌中心部呼出。

(三)功能性构音障碍

指错误构音呈固定状态，但找不到作为构音障碍的原因，即构音器官无形态异常和运动机能异常，听力在正常水平，语言发育已达 4 岁以上水平，即构音已固定化。

1. 病因

目前尚不十分清晰，可能与语音的听觉接受、辨别、认知因素、获得构音动作技能的运动因素、语言发育的某些因素有关。大多数病例通过构音练习可以完全治愈。

2. 言语症状

(1)在正常语言发育中见到的构音错误，如 k-t、g-d 等位置替换。

(2)构音点后移：齿音的构音后移，成为腭化构音，不使用舌尖或舌前部，如 t/d、k/g、z/c/s、g/k。

(3)侧音化构音：呼出气流不是从口腔中部而是由侧方漏出，如 z、c、s、zh、ch、sh 部分或全部。

(4)声母、韵母的歪曲、省略。

(5)鼻咽腔构音：用舌背闭锁口腔，从鼻腔发出气流和声音，如 i、u 等。

三、构音障碍的语言练习

(一)原则

针对言语表现进行治疗，按评定结果选择治疗顺序：呼吸→喉→腭→腭咽区→舌体→舌尖→唇→下颌。根据构音器官评定所发现的异常部位，便是构音运动训练的出发点，多个部位运动障碍应从有利于言语产生选择几个部位同时开始，由易到难逐步进行。

(二)运动性构音障碍的语言训练

1. 松弛训练——通过放松肢体的肌紧张，可以使咽喉部肌群也相应地放松。

(1)足、腿、臂的放松。

(2)腹、胸和背部的放松。

(3)手和上肢的放松。

(4)肩、颈、头的放松。

2. 呼吸训练

坐姿。

自主呼吸：尽量延长呼气，鼻吸气，嘴呼气。

数数：一口气数 1,2,3,4……10。

呼吸短弱：卧位或坐位，手法参与，吸气末按压腹部，帮助增加膈肌的运动。

增加肺活量：双上肢举起，吸气，放松时呼气。

增加气流：吹气球、吹泡泡、吹烛炬、吹哨子、吹纸片、吹水波。

3. 发音器官运动训练

(1)本体感觉神经肌肉促进法

感觉刺激：冰刺激面部、软腭、腭弓；软毛刷快速刷拂。

压力：对舌肌、舌骨施加压力。

牵拉：牵拉舌肌，诱发更大的收缩；轻轻拍打笑肌。

抵挡：舌肌、咬肌等抗阻运动。

(2)发音器官运动训练

下颌运动：张口、闭口、下颌前伸、左右侧移。

唇运动：噘唇、咧齿、轧唇、闭唇、鼓腮。

舌运动：前伸、左右摆动、后卷、环形“清扫”、抗阻运动。

软腭运动：用力叹气、发“a”音、发“pa、da、ma、ni、si、shu”音、用冰，毛刷刺激软腭。

交替运动：颌(张闭口运动)、唇(前噘后缩)、舌(伸出缩回左右摆)。

4. 口颜面功能训练

● 面部、腮部及下颌练习

(1)将下颌向左右两边移动。重复做 10 次。

(2)夸张地做咀嚼动作做 10 次。

(3)张开口说“呀”，动作要夸张，然后迅速合上。重复做10次。

(4)合紧嘴唇，闭气，吹胀两腮，维持5秒，放松。重复做5～10次。

● 唇部练习

(1)咬紧牙齿，说“衣”声，做5次。

(2)嘟起嘴唇，说“乌”声，做5次。

(3)说“衣”声，维持3秒，随即说“乌”声，然后放松。轮流重复5～10次。

(4)合紧双唇，压着维持5秒，放松。重复做5～10次。

(5)双唇含着压舌板，用力合紧及拉出压舌板，跟嘴唇抗力，维持5秒放松。重复做5～10次。

(6)压舌板放嘴唇左面，用力合紧，拉出跟嘴唇抗力，然后放右面再做。重复做5～10次。

(7)重复说“爸”音10次。

(8)重复说“妈”音10次。

(9)合紧嘴唇，然后发“啪”一声。重复做10次。

(10)吹气/吹风车/吹肥皂泡。

● 舌尖练习

(1)把舌头尽量伸出口外，维持稳定，然后缩回，放松。重复做5～10次。

(2)把舌头中部缩向口腔内，尽量顶向后处，维持3秒，然后放松。重复做5～10次。

(3)把舌头伸出口外，维持稳定约3秒，随即把舌头缩顶向后，维持3秒，然后放松。重复做5～10次。

(4)张开口，舌尖升起到门牙前面。重复做5～10次。

(5)张开口，舌尖升起到门牙背面，然后向后贴软腭。连续做5～10次。

(6)舌尖伸向左唇角，维持5秒，再转向右唇角，维持5秒后放松。连续做5～10次。

(7)用舌尖舔唇一圈，重复做5次。

(8)用舌尖舔腮内侧及牙肉(像饭后清除口腔附着物)重复5次。

(9)把舌头伸出，用压舌板向舌尖，与舌尖抗力。重复10次(抗力时尽量不用牙齿夹着舌尖来借力)。

(10)把舌头伸出，舌尖向上，用压舌板压着舌尖，与它抗力。重复5～10次。

(11)把舌尖伸向左唇角，用压舌板压着舌侧，与舌头抗力约3秒，随即把舌头转向右唇角，跟压舌板抗力约3秒。重复连续做5～10次。

(12)重复说“da”音10次。

(13)重复说“ga”音10次。

(14)重复说“la”音10次。

(15)重复说“da、ga、la”音10次。

5. 发音训练

(1)音辨训练：分辨错音——复述、放录音、朗读文章辨音、复读机的使用。

(2)发音训练：构音类似动作，发出靶音；元音、辅音a、o、e、i、u、ü、b、p、m、f等；辅元音结合单词、句子；克服鼻音化的训练是由于软腭运动差，腭咽闭合不全所致。治疗目的是加强软腭肌肉的气力。

1)“推掌”疗法：两手放在桌子上向下推或两手掌相对推，同时发“a”声。

2)打哈欠同时发音或发“h”音、咀嚼发音。

3)发舌后根音(ga、gei)：舌根运动，加强软腭肌力。

(3)利用患者的视觉辨认能力：帮助患者做正确的发音动作(部位)，可用手法、镜子反馈。

6. 语音、语言的节奏训练

(1)音调——四声或唱歌。

(2)让患者模拟不同的语调，表达不同的情感。

(3)练习陈述句、命令句、疑问句的语调。

7. 非语言交流方法的训练

(1)交流画板、词板、句子板等。

(2)计算机辅助交流系统。

8. 腭裂语言的语音训练

3岁前后应完成手术，4岁前开始构音系统训练。术后腭咽闭合不全已得到纠正，但由于长期形成了不正常的发音方法及不良的发音习惯，构音功能不会自行改善。术后2～3个月开始，此时期术后肿胀已基本消退，缝线已脱落或拆除，上腭知觉已开始恢复。

(1)改善声带的发音异常：由于长期开鼻音过度，鼻腔气体逸出。患者不自觉地挤压声带，使声带过度紧张，训练以放松喉部压力为主。

1)以无声的“ah”向低沉的浑厚“a”音过渡。

2)如有大量气体从鼻腔逸出，可采用堵住鼻孔的方法；

3)逐步向 o—u—e—ü—i 过渡。

(2)腭咽闭合功能训练：由于患者肌肉发育不良，长期形成不良习惯等多种因素，腭咽闭合功能术后初期仍旧不良，需要训练。

1)改善腭部知觉及运动功能：推拿硬腭、软腭，软毛刷轻拭腭部。

2)吞咽运动：依赖舌根反射迫使软腭运动。

3)发高音、长音 a、i，逐步增强音高及音强，必要时堵住鼻孔，增强口腔共鸣能力，改善气体从鼻腔逸出的习惯。

(3)构音训练。

第六节　儿童语言发育迟缓的言语治疗

语言发育迟缓也称发育性语言表达障碍，是指小儿语言发育明显落后于同龄孩子的语言发育水平。一般认为，18 个月不会讲单词(如爸爸、妈妈)，30 个月不会讲短句，就属于语言发育迟缓。

一、语言发育迟缓的原因和表现

语言发育迟缓是指由各种原因引起的儿童口头表达能力或语言理解能力明显落后于同龄儿童的正常发育水平。智力低下、听力障碍、构音器官疾病、中枢神经系统疾病、语言环境不良等因素均是儿童语言发育迟缓的常见原因。因此，若发现儿童有语言发育迟缓现象，应努力查找病因。若儿童无以上明确原因而出现语言发育明显延迟现象，则称为特发性语言发育障碍或发育性语言迟缓。

特发性语言发育障碍的病因目前尚不清楚，可能与脑组织的某些感知功能异常有关。一般认为主要由先天因素所致。

特发性语言发育障碍，临床上分为表达性语言障碍和感受性语言障碍两种。前者能理解语言但不能表达，后者对语言的理解和表达均受限制。当患儿开始学语时，语言缺陷即显示出来，小儿可发出一些音节，但不能组成词。记不住普通的词，词汇十分贫乏，不能用完整的句子去描述他所需要的东西，因此，语句十分生涩难懂。患儿对语言的学习速度很慢，常比正常儿童慢 2～3 倍，语言明显落后，如 1 岁多尚不能叫爸爸、妈妈，4 岁尚不能说完整的句子等。

表达性语言障碍者语言理解尚好，但表达能力差。1 岁半左右可以理解他人给予的简单指令，例如让他去取某种物品时，小儿能理解并付之以行动。但自己不能用口头语言表达自己的需求，或口头语言表达能力与同龄儿童相比很差。

感受性语言障碍的儿童口头语言的理解和表达均差。儿童不能理解简单的指令，不能根据语言要求指出或拿到某种物品。这类患儿能听到声音，但对语言却不理解，给以手势、表情时有反应。听力检查虽有轻度听力减退，但与临床上所见到的，对语言的毫无反应极不相称。电测听检查的听力曲线常很不稳定，波动大。

特发性语言发育障碍儿童在学前阶段可无明显的心理情绪异常，仍然活泼、愉快，上学后由于语言交流困难，小儿常出现焦虑、抑郁、退缩、违拗等行为问题。该类儿童常学习困难，主要是阅读、理解和计算困难。由于这些儿童的内在语言发育正常，因此可参加一些带有创造性的游戏，也可以绘画。具有一定的人际交往能力，如用表情和动作表示自己的需求。对母亲能表示依恋，能与小朋友一起玩耍。对患儿进行智力测验时，表现为言语部分差，但操作部分正常，出现言语智商和操作智商的分离。

二、语言发育迟缓的治疗

主要对语言进行特殊训练。表达型语言障碍者预后良好。不经治疗也能随年龄增长逐渐获得语言能力，但早期干预仍然是必要的。语言训练的重点是模仿他人讲话，父母最好也参与训练。感受性语言障碍者，重点在于训练患儿对语言的理解、听觉记忆及听觉知觉等方面的能力，专门训练后语言能力可有不同程度的恢复，但预后仍较差。对伴有心理行为障碍者要采用行为疗法矫治，同时伴以支持性心理治疗。无特效治疗药物，对伴有注意力障碍者可给予中枢兴奋剂以改善注意力。

语言发育延迟的患儿在学话时，就表现出明显的语言缺陷，有时只能发出一些单音，但不能组成词，也记不住普通的词，他们的词汇十分贫乏，不能用完整的句子去描述自己所要求的东西。这样的孩子容易情绪烦躁、爱哭，对学习语言兴趣差，不愿学说话，但对语言的理解力正常。1 岁半左右能理解他人所给的简单命令，如让他指或去拿取某种常见东西可理解并付之以行动，但有一部分患儿不能理解简单的命令，不能根据大人的语言要求指出或拿到某种物体。患儿能听到声音，却对语言无反应，但给以手势或在看电视时有情绪反应。这类患儿入学后有明显的学习困难，主要是阅读困难和计算困难，常需要接受特殊教育。

一旦父母发现自己的孩子比同龄孩子语言发育得慢，就应尽快带他去医院检查。如果仅是由于个体差异而说话晚一点，2 岁以后才慢慢说话，智力发育及其他方面均正常，父母就不必惊慌。只要及时加强语言训练，随着年龄增长孩子逐渐会获得语言能力。但如果是因孤独症、选择性缄默症、精神发育迟滞、聋哑症等疾病引起，应在医生指导下进行治疗。

防治孩子语言发育迟缓的对策：

(1)语言强化训练，从模仿开始，孩子学习任何本领都是从模仿开始，语言也不例外。因此，父母应多与孩子说说话。在对话中，孩子就会尽力模仿着自己的的语言发音，如果孩子说话，父母就应给予赞许。另外，专家告诫父母：少些“心有灵犀”，一旦孩子有需求，就要鼓励他说出来。

(2)多些刺激，促使孩子开金口。例如，鼓励孩子叫“妈妈”，如孩子不喊，妈妈应微笑点点头，如再不喊“妈妈”仍得耐心地用微笑点头以示意，最后，孩子突然喊“妈妈”了，就应热情地拥抱或亲吻孩子。这样，就会使孩子体验到喊“妈妈”得到的疼爱，调动起说话的兴趣和积极性。

(3)走出家门，丰富孩子的生活。多接触社会和大自然会使孩子的生活丰富起来，眼界开阔了，见识广了，自然就有说话的要求了。如果再配合语言训练，孩子的语言能力就会相应地得到很好发展。

三、有智能障碍儿童的语言发育迟缓的训练

在弱智儿童群体中，语言障碍出现率相当高，沙金(J. Srikin)和兰亚斯(W. F. Lyons)曾对 2252 名智力有问题的儿童做过调查，发现语言障碍的出现率为：轻度智力落后儿童 42%，中度智力落后儿童 72%，重度智力落后儿童 100%，其中，儿童构音障碍所占的比例最高。构音障碍表现为发声困难，发音不准，咬字不清，声响、声调及速率、节律等异常和鼻音过重等。这些临床上常见的症状不仅影响弱智儿童日常的交流能力，而且也是他们学习生活的主要困难。

迟缓型构音障碍是由下运动神经元损伤造成的，如颅神经核、颅神经、周围神经纤维病变，或构音肌肉的病变。主要由于咽肌、软腭瘫痪，呼气压力不足，使辅音发音无力，以及舌下神经、面神经支配的舌、唇肌肉活动受损而不能正确地发出声母韵母。伴发症状为吞咽困难，进食易呛和食物从鼻孔流出、流涎。

迟缓型构音障碍儿童有效的语言矫正方法如下：

1. 放松法

迟缓型构音障碍儿童，舌肌颤动与萎缩，舌肌与口唇动作缓慢及软腭上升不全，通过按摩刺激口腔部肌肉，加强儿童的唇舌部运动，可使儿童更容易发音。

(1)呼吸系统的放松：在研究过程中，设计各种游戏、同伴比赛等活动来强化儿童的呼吸功能。例如，呼吸游戏，包括闻花香、吹彩色纸片等呼吸运动，每次活动记录儿童呼吸的平均时间，作为前后对比的资料。

(2)口腔器官(唇、舌)的放松：重点运用口部治疗法。该迟缓型构音障碍儿童的口腔器官非常无力，所以常规性的口腔按摩和放松是非常必要的。运用小牙刷、热手、冰块等物品抚摸、触碰刺激儿童脸颊、口部、双唇、舌，并经常改变刺激物以消除儿童的抵抗反应。在治疗过程中，儿童一开始可能无法配合进行训练，训练者可以和他玩亲吻手背的游戏，使他感受到自己手背的压力，逐渐地患儿也能接受治疗者手部的指压动作。因此，在口部放松训练前，要充分了解儿童的口部触觉的敏感状况，而且之后的刺激介入过程必须缓慢。

2. 模仿反馈法

在语音治疗开始时，儿童几乎没有口语。治疗

者先采用语训软件游戏将学生的所有发音明显化，使儿童能够认识到自己语音的存在，然后使用录音机(听觉反馈)和镜子(视觉反馈)，使他认识到自身的语音，一旦儿童获得了这种意识，即进入目标语音的学习。

第一，建立对目标音的感知(主要是对声母、单复韵母的感知)。第一步是使儿童认识目标音的发音特征。第二步是区分目标音和其他音，以听觉训练为基础，帮助儿童进行辨别。第三步加深体会自身言语问题。

第二，学习新的发音，从单韵母开始到声母，通过逐步接近、听觉刺激、语音定位等方法来建立。

第三，聆听自己的发音。治疗者在语音矫正过程中给儿童语音录音或者拍摄教学录像。儿童在拍摄教学后看录像的时候注意力会非常集中，并且在观看录像的时候喜欢模仿自己的语言，家长可以拷贝录像在家里让孩子巩固复习。

对于智力低下的孩子，不仅要教说话，同时还要训练记忆能力、交流能力、理解能力、自理能力，等等，往往是综合训练。

一个最简单和典型的例子是：有个孩子喜欢坐在大球上，上下颠着玩，训练师就和他一起颠，但是一定要他表示出想颠的意思才颠，录像中那个孩子想让人颠球时会扭身，他一扭，训练师就颠，以此训练他和人的交流，这期间训练师嘴巴不停地在描述他俩的活动，一直在重复“颠球”这个词。一段时间过后，进一步训练孩子说出“颠”这个词，只要发出个音，尽管含混不清，训练师也颠，鼓励他使用语言交流，直到他能够用清晰的声音发出这个词。例如，有个孩子喜欢吃糖，在训练这个孩子看图识字时，不管对错，只要他开口了，老师马上给他一块糖，和训练小动物表演很像。只不过训练孩子时训练师一直都要不停地和孩子讲话，并且对孩子始终是鼓励鼓励再鼓励。

对于患自闭症的孩子，训练的重点放在和别人交流上，许多时候是在逼孩子，逼他走出自己的世界。患自闭症的孩子有个特点是不和人眼睛对视，所以训练师在训练时，总是一边说一边把东西举在嘴边上、脸边上，让孩子看见说话的人嘴在动，眼在看。如果怀疑孩子有自闭倾向，更是需要尽早介入，现在普遍认为早期进行行为疗法对于改善自闭症状效果显著。

言语和语言障碍的矫正是一个长期的过程，需要团队的合作。家庭干预是言语语言矫正的重要保证，如因过于溺爱、饮食结构不合理造成孩子口腔功能障碍的占构音异常的36.6%。强化语言训练，必须是教师、家长共同协作的，让孩子把学到的新词应用到家庭生活交往过程中，培养他们一定的泛化语言的能力，这样才能取得好的效果。

(谭　红)

第十八章 针灸疗法技术

第一节 概 述

针灸疗法是运用多种刺灸方法来防治疾病的一种方法，具有适应证广、疗效显著、应用方便、经济安全等特点。

一、针灸学理论体系的形成

以《内经》成书为标志，此时的医学家们不但已构筑起以经络学说为核心的理论框架，而且已卓有成效地运用刺法、灸法等技术防病治病，并善于理论联系实际，在实践中不断发展和更新理论，初步形成了以理、法、方、穴、术为一体的独特的针灸学理论体系。

《难经》的问世，进一步充实了针灸学理论体系。它是一部可与《内经》相媲美的古典医籍。其中关于奇经八脉和元气的论述，补充了《内经》的不足，还提出八会穴，并对五腧穴按五行学说做了详细的解释。其中直接与针灸有关的条文达60多条，主张针药结合，辨证施治。以外科闻名于世的华佗亦精于针灸，创立著名的“华佗夹脊穴”。

二、针灸学理论体系的发展

魏晋隋唐时期，这一时期出现了众多的名医名著，推动了针灸穴理论与技术的发展。皇甫谧结合古人的针灸内容，择其精要，编撰成《针灸甲乙经》。

宋金元时期，印刷术的广泛应用，加快了针灸学的传播与发展进程。《铜人腧穴针灸图经》、《十四经发挥》及《标幽赋》体现了当时教学及研究的深入。

明清时期，针灸学术在明代发展到高潮，研究的问题更深入。第一，此期主要成就有：对前代的针灸文献进行广泛的收集整理，出现许多汇总历代针灸文献的著作，如《针灸大全》、《针灸大成》等。第二，针刺手法的研究更深入，形成了20多种复式手法。第三，灸法从用艾炷的烧灼灸法向艾卷的温热灸法发展，后来发展到加进药物的“雷火神针”、“太乙神针”。

中华人民共和国成立以来，十分重视继承发扬祖国医学遗产，制定中医政策，并采取一系列措施发展中医事业，使针灸医学得到了前所未有的普及和提高。20世纪50年代初，成立了卫生部直属的针灸疗法实验所，即当今中国中医研究院针灸研究所的前身。随后，全国相继成立了针灸的研究、教学、医疗机构，《针灸学》列入了中医院校学生的必修课，绝大多数中医院校开设了针灸专业，针灸人才辈出。近40年来在继承的基础上翻译、点校和注释了一大批古代针灸医籍，结合现代医家的临床经验和科研成就，出版大量的针灸学术专著和论文，成立了针灸学会，学术交流十分活跃，创立了“针刺麻醉”。对经络理论、针刺镇痛的机制、穴位的特异性和刺法灸法的调整功能等，结合现代生理学、解剖学、组织学、生化学、免疫学等，以及声、光、电、等边缘学科中的新技术进行试验研究。临床实践证实，针灸对内、外、妇、儿等科的多种病证治疗均有较好的效果。

总之，针灸作为一专门学科，它除了可作为一种医疗手段外，还包含了丰富的辨证论治知识和高深的基础理论。随着人类科学技术的进步和针灸学术与其他学科的日益结合，针灸将会得到更快、更深入的发展。

第二节　针灸疗法的原理与作用机制

针灸治病是在中医基本理论的指导下，运用针和灸的方法，对人体腧穴进行针刺和艾灸，通过经络的作用，达到治病的目的。古代医家在长期的医疗实践中，总结出针灸具有调和阴阳、疏通经络、扶正祛邪的作用。针灸治疗作用的现代研究不仅从多方面证实了针灸具有上述治疗作用，而且深化了人们对针灸治疗作用机制的认识。

一、经络的生理功能

（一）联络脏腑，沟通肢窍

《灵枢·海论》指出，“夫十二经脉者，内属于脏腑，外络于肢节”。人体的五脏六腑、四肢百骸、五官九窍、皮肉筋骨等组织器官，之所以保持相对的协调与统一，完成正常的生理活动，是依靠经络系统的联络沟通而实现的。经络中经脉、经别与奇经八脉、十五络脉，纵横交错、入里出表、通上达下，联系了人体各脏腑组织；经筋、皮部联系了肢体筋肉皮肤，加之细小的浮络和孙络形成了一个统一的整体。

（二）运行气血，濡养周身

《灵枢·本藏》指出，“经脉者，所以行气血而营阴阳、濡筋骨、利关节者也……”气血是人体生命活动的物质基础，全身各组织器官只有得到气血的濡润，才能完成正常的生理功能。经络是人体气血运行的通路，能将其营养物质输布到全身各组织脏器，从而完成和调于五脏，洒陈于六腑的生理功能。

（三）抗御外邪，保卫机体

由于经络能“行气血而营阴阳”，营气行于脉中，卫气行于脉外，使营卫之气密布周身。外邪侵犯人体由表及里，先从皮毛开始，卫气充实于络脉，络脉散布于全身、密布于皮部。当外邪侵犯机体时，卫气首当其冲发挥抗御外邪、保卫机体的屏障作用。

二、针灸的治疗作用

（一）调和阴阳

阴阳学说是中医基本理论的重要内容，对认识人体、疾病、辨证论治等均具有重要指导作用。若因六淫七情等因素导致人体阴阳的偏盛偏衰，失去相对平衡，就会使脏腑功能活动失常，从而引起疾病的发生。“阴盛则阳病，阳盛则阴病”。针对人体疾病的这一主要病理变化，运用针灸方法调节阴阳的偏盛偏衰，可以使机体转归于“阴平阳秘”的状态，恢复脏腑经络的正常功能，从而达到治愈疾病的目的。

针灸调和阴阳的作用，主要通过经穴配伍和针刺手法来实现。如胃火炽盛引起的牙痛，属阳热偏盛，治宜清泻胃火，取内庭，针用泻法；肾阴不足、肝阳上亢引起的头痛，属阴虚阳亢，治宜育阴潜阳，取太溪，针用补法，配行间，针用泻法。又如阳气盛、阴气虚而导致失眠，阴气盛、阳气盛则可引起嗜睡，这可以根据八脉交会穴的特点，取照海和申脉进行治疗，但失眠应补阴泻阳，嗜睡则应补阳泻阴。

（二）疏通经络

经络“内属于府藏，外络于肢节”，其主要生理功能是运行气血。经络功能正常，气血运行通畅，则“内溉脏腑，外濡腠理”，各脏腑器官得以营养，脏腑体表得以沟通。若经络功能失常，气血运行受阻，则会影响人体正常功能活动，进而出现病理变化，引起疾病的发生。

经络不通，则会气血运行受阻，其主要的临床表现为疼痛、麻木等。针灸治疗主要是通过经络、腧穴和针灸手法的作用，使经络通畅，促使气血的正常运行，达到治疗疾病的目的。

（三）扶正祛邪

扶正，就是辅助正气，提高机体抗病能力；祛邪，就是祛除病邪，消除致病因素影响。疾病的发生、发展及其转归的过程，实质上是正邪相争的过程。正盛邪祛则病情缓解，正虚邪盛则病情加重。因此，扶正祛邪是保证疾病趋向良性转归的基本法则。

针灸治病，就在于能够发挥其扶正祛邪的作用。《素问·刺法论篇》说“正气存内，邪不可干”，《素问·评热病论篇》说“邪之所凑，其气必虚”，说明疾病的发生，是由于正气相对不足，邪气相对强盛所致。因此，治疗上必须坚持补虚泻实的原则，并通过具体运用针灸补虚泻实的方法，起到扶正祛邪的目的。运用针灸手法的补法，选配一定的腧穴，可以起到扶正的作用；运用针灸的泻法，选配一定的腧穴，可以起到祛邪的作用。临床运用时，多根据正邪在病变过程中所处的地位来决定扶正与祛邪的主次先后。一般而言，扶正适用于正虚邪不盛的病证，祛邪适用于邪实而正未伤的病证，扶正与祛邪同时进行适用于正虚邪实的病证。正邪相搏，正虚为主宜扶正兼祛邪，邪盛为主则宜祛邪兼扶正。病情较重，正气虚弱不耐攻伐时，应先扶正后祛邪；病邪强盛，正气虽虚但尚可攻伐时，宜先祛邪后扶正。

三、针灸治疗作用的现代研究

古代医家通过长期的医疗实践认识到针灸具有调和阴阳、疏通经络、扶正祛邪的作用。现代针灸治疗作用研究成果显示，古代医家对针灸治疗作用的认识与客观实际相符。大量的现代研究工作表明，针灸对机体的作用是多方面的，但集中反映在镇痛、对机体各系统功能的调整和增强机体免疫功能3个方面。

（一）镇痛作用

针灸具有良好的镇痛作用，已为国内外医学界所公认。目前，医学界将镇痛的方法分为3大类：药物镇痛、脑内刺激镇痛、针刺镇痛。3类镇痛方法均可激活内源性镇痛物质，针刺镇痛则安全简便，不会破坏机体的组织，也不致引起机体其他功能的紊乱而受到医学界的重视。针刺麻醉就是在针刺具有良好镇痛作用的基础上发展起来的。现代对针刺镇痛原理的研究，主要集中在神经和神经递质作用方面。

研究工作提示，穴位是深部感受器密集的部位，针刺镇痛开始于穴位深部感受器的兴奋，针刺信号沿着一定的外周路径和中枢路径逐步传导到脑的高级部位而形成针感并产生镇痛和针刺镇痛效应。针刺信号经外周传入中枢后，必然在中枢神经系统的各级水平逐步传递。大量的电生理学研究表明，中枢神经的各级水平，如脊髓、脑干、丘脑和皮层等均参与了针刺镇痛的过程。同时研究认为，中枢递质在针刺镇痛中有重要作用。与针刺镇痛有关的中枢递质很多，如单胺类物质（包括5-羟色胺、去甲肾上腺素和多巴胺）、内源性阿片样肽、乙酰胆碱和氨基酸类递质等。针刺镇痛的作用机制是复杂的，虽然已经获得了许多有意义的研究成果，但仍有很多问题有待进一步探索和阐明。

（二）针刺对机体各系统功能的调节作用

针灸对人体各系统许多器官和组织具有明显的调整作用，有些调整具有双向性，可使人体功能由不正常向正常转化。如针刺可以调整心血管系统的功能，可改善冠状动脉循环和冠心病患者的脑循环。针刺对正常人心脏影响不明显，对心脏功能失调者作用明显。针刺对血压有双向性的调整作用。对呼吸系统的调整作用表现在可使气道阻力降低，改善通气功能。针刺对胃的运动、胃液的分泌都有明显的调整作用，可治疗多种胃病。对遗尿、尿潴留、排尿困难等具有良好的作用。针刺同时能调整子宫功能，如灸至阴穴治疗胎位不正。针刺还对血液系统各成分有调整作用，能使之趋向生理平衡，针灸的这种调节作用，对维持机体内在环境的平衡，具有重要意义。

（三）防御免疫作用

针灸通过调整机体各系统功能，提高人体抗病能力，既能治疗疾病，又能预防疾病。临床试验观察表明，针灸对细胞免疫、体液免疫等各方面均有促进和调整作用。

第三节　针灸治疗的适应证与禁忌证

一、针灸治疗的适应证

在中医学发展过程中，有相当长的时期，针灸是治疗疾病的主要手段，因而得到了充分发展，积累了丰富的经验。针灸治疗的适应范围很广，凡内、外、伤、妇、儿、五官、皮肤等各科的许多疾患，大部分都能应用针灸来治疗，世界卫生组织（WHO）也公开宣布针灸对一些疾病确实有帮助。从目前临床的实际情况来看，针灸对以下疾病有非常好的疗效。

(1)风湿骨关节类疾病：颈椎病、肩周炎、风湿性关节炎、骨质增生、椎间盘突出、腰肌劳损、扭伤、足跟痛等。

(2)神经系统疾病：头痛、面瘫、三叉神经痛、肋间神经痛、睡眠障碍、多发性硬化、运动神经元疾病、脑血管意外等。

(3)消化系统疾病：急慢性胃炎、胃溃疡、胃下垂、急慢性腹泻、痢疾等。

(4)呼吸系统疾病：急慢性支气管炎、上呼吸道感染、哮喘、肺结核等。

(5)心血管系统疾病：冠心病、心绞痛、高血压、心律失常等。

(6)外科、皮肤科疾病：乳腺炎、急性阑尾炎、疝气、胆结石、急慢性胆囊炎、尿路结石、银屑病、神经性皮炎、带状疱疹、荨麻疹等。

(7)五官科疾病：麦粒肿、耳鸣、耳聋、中耳炎、鼻窦炎、急性扁桃体炎、咽喉肿痛、牙痛等。

(8)妇产科、小儿科疾病：月经不调、痛经、胎位不正、催产、子宫脱垂。

(9)小儿肺炎、小儿腹泻、厌食、疳证、脑瘫、注意力缺陷多动症等。

(10)其他：还用于慢性疲劳综合征、美容、抗衰老及外科手术麻醉等。

在药物疗法高度发展的今天，针灸疗法仍以其操作简单、痛苦小、疗效高、无毒副作用而逐渐受到广泛的推崇和接受。

二、针灸治疗的禁忌证

针灸疗法是一种以体表取穴进行针刺或灼烧的方式来达到对疾病的治疗目的的特殊治疗手段，传统中医受解剖结构不明晰及操作手法、适应证把握等因素的限制，在临床实践中难免出现意外事故，造成不良后果。以下对针灸疗法的禁忌证进行论述，包括病症的禁忌、部位的禁忌、心身方面的禁忌及时间的禁忌。

(一)针刺禁忌

1. 部位禁忌

重要脏器部位不可针，大血管所过之处应禁刺，重要关节部位不宜针刺，皮肤感染、溃疡、瘢痕和肿瘤部位不予针刺，眼区、胸背、肾区、项部，胃溃疡、肠粘连、肠梗阻患者的腹部，尿潴留患者的耻骨联合区针刺时应掌握深度和角度，禁用直刺，防止误伤重要脏器。

2. 腧穴禁忌

孕妇禁针合谷、三阴交、缺盆及腹部、腰骶部腧穴；小儿禁针囟会；女子禁针石门。

3. 病情危重预后不良的禁针。有出血性疾病的患者，或常有自发性出血、损伤后不易止血者，不宜针刺。

4. 大怒、大惊、过劳、过饥、过渴、房事、醉酒等禁针。

(二)灸法禁忌

1. 穴位禁灸

古书记载禁灸穴达 45 个之多，分别为：哑门、风府、天柱、承光、临泣、头维、丝竹空、攒竹、睛明、素髎、禾髎、迎香、颧髎、下关、人迎、天牖、天府、周荣、渊液、乳中、鸠尾、腹哀、肩贞、阳池、中冲、少商、鱼际、经渠、地五会、阳关、脊中、隐白、漏谷、阴陵泉、条口、犊鼻、阴市、伏兔、髀关、申脉、委中、殷门、承扶、白环俞、心俞等。

2. 病证禁灸

病在三阳不宜灸，阴虚内热者不宜灸，表证不宜灸，温热病不宜灸，湿热病不宜灸等。

根据现代医学研究及临床实践看，过去古代的禁针、禁灸有时代的局限性，现代临床实践中，许多禁忌穴位已经不存在。因此，以上穴位仅供临床参考。

第四节 经络腧穴

经络是运行气血、联系脏腑和体表及全身各部的通道，是人体功能的调控系统。经络系统，包括十二经脉、奇经八脉、十二经别、十五络脉、十二经筋和十二皮部。腧穴是脏腑经络气血输注于躯体外部的特殊部位，也是疾病的反应点和针灸等治疗的刺激点。腧穴分为经穴、经外奇穴、阿是穴。清代《针灸逢源》经穴总数达361，目前经穴总数以此为准。

一、手太阴肺经经络腧穴及其主治

手太阴肺经起于中焦，过横膈，属肺。从肺系（气管及喉咙）横走浅出侧胸上部（中府），向下沿上肢内侧前缘，经过肘窝、腕后寸口部，沿手掌大鱼际缘，止于拇指桡侧端（少商）。

本经腧穴主治咳、喘、咯血、咽喉痛等肺系疾患，以及经脉循行部位的其他病症。常用腧穴：

1. 中府（LU1）肺募穴

【定位】在胸前壁外上方，前正中线旁开6寸，平第1肋间隙处。

【主治】①咳嗽，气喘，胸满痛；②肩背痛。

【操作】向外斜刺或平刺0.5～1.8寸，不可向内深刺，以免伤及肺脏、引起气胸。

2. 尺泽（LU5）合穴

【定位】在肘横纹中，肱二头肌腱桡侧凹陷处。

【主治】①咳嗽，气喘，咯血，咽喉肿痛；②肘臂挛痛；③急性吐泻，中暑，小儿惊风。

【操作】直刺0.8～1.2寸，或点刺出血。

3. 孔最（LU6）郄穴

【定位】在前臂掌面桡侧，尺泽穴与太渊穴连线上，腕横纹上7寸处。

【主治】①咯血，咳嗽，气喘，咽喉肿痛；②肘臂挛痛。

【操作】直刺0.5～1寸。

4. 列缺（LU7）络穴；八脉交会穴，通任脉

【定位】桡骨茎突上方，腕横纹上1.5寸，当肱桡肌与拇长展肌腱之间。

【主治】①咳嗽，气喘，咽喉肿痛；②头痛，齿痛，项强，口眼歪斜。

【操作】向上斜刺0.5～0.8寸。

5. 太渊（LU9）腧穴；原穴；八会穴之脉会

【定位】在掌后腕横纹桡侧，桡动脉的桡侧凹陷中。

【主治】①咳嗽，气喘；②无脉症；③腕臂痛。

【操作】避开桡动脉，直刺0.3～0.5寸。

6. 鱼际（LU10）荥穴

【定位】第1掌骨中点桡侧，赤白肉际处。

【主治】①咳嗽，咳血；②咽干，咽喉肿痛，失声；③小儿疳积。

【操作】直刺0.5～0.8寸。

7. 少商（LU11）井穴

【定位】拇指桡侧指甲角旁0.1寸。

【主治】①咽喉肿痛；②高热，昏迷，癫狂。

【操作】浅刺0.1寸，或点刺出血。

二、手阳明经络腧穴及其主治

手阳明经起于示指桡侧商阳，通过第1、第2掌骨间，沿前臂桡侧，进入肘外侧，经上臂外侧前边，上走肩端（肩髃），沿肩峰前缘，向上出于大椎，络肺属大肠。

本经腧穴主治头面五官疾患、热病、肠胃病、神志病等及经脉循行部位的其他病症。常用腧穴：

1. 商阳（LI1）井穴

【定位】在示指桡侧，距指甲角旁0.1寸。

【主治】①齿痛，咽喉肿痛；②热病，昏迷。

【操作】浅刺0.1寸，或点刺出血。

2. 合谷（LI4）原穴

【定位】在手背，第1、第2掌骨间，当第2掌骨桡侧的中点处。

【主治】①头痛，目赤肿痛，齿痛，口眼歪斜，耳聋；②发热恶寒外感病症。

【操作】直刺0.5～1寸。

3. 阳溪（LI5）经穴

【定位】在腕背横纹桡侧，手拇指向上翘时，当拇短伸肌腱与拇长伸肌腱之间的凹陷中。

【主治】①手腕痛；②头痛，目赤肿痛，耳聋，齿痛，咽喉肿痛。

【操作】直刺0.5～0.8寸。

4. 手三里（LI10）

【定位】在前臂背面桡侧，当阳溪与曲池连线上，肘横纹下2寸处。

【主治】①手臂无力，上肢不遂；②腹痛，腹泻；③齿痛，颊肿。

【操作】直刺1～1.5寸。

5. 曲池（LI11）合穴

【定位】屈肘成直角，在肘横纹外侧端与肱骨外上髁连线中点。

【主治】①手臂痹痛，上肢不遂；②热病；③高血压；④癫狂；⑤腹痛吐泻；⑥咽喉肿痛，齿痛，目赤痛；⑦瘾疹，湿疹。

【操作】直刺0.8～1.2寸。

6. 肩髃(LI15)

【定位】在肩峰端下缘，肩峰与肱骨大结节之间，三角肌上部中央。上臂外展或向前平伸，肩部出现两个凹陷，当肩峰前下方向凹陷处。

【主治】①肩臂挛痛，上肢不遂；②瘾疹。

【操作】直刺或向下斜刺0.8～1.5寸。

7. 迎香(LI20)

【定位】在鼻翼外缘中点旁开约0.5寸，当鼻唇沟中。

【主治】①鼻塞，口歪，面痒；②胆道蛔虫症。

【操作】向内上方斜刺或平刺0.3～0.5寸。

三、足阳明经络腧穴及其主治

足阳明胃经起于鼻翼两侧(迎香)，向下沿着鼻的外侧(承泣)，进入上齿龈内。向后沿着口腮后下方，出于下颌大迎处，沿着下颌角(颊车)，上行耳前，沿着发际，到达前额(神庭)。胃下口部的支脉沿着腹里向下到气冲汇合，再由此下行至髀关沿着胫骨外侧前缘，下经足跗，进入第2足趾外侧端(厉兑)。

本经腧穴主治胃肠病、神志病和头面、目、鼻、口齿病，以及经脉循行部位的其他病症。常用腧穴：

1. 承泣(ST1)

【定位】目正视，瞳孔直下，当眼球与眶下缘之间。

【主治】①迎风流泪，目赤肿痛，夜盲；②面肌痉挛。

【操作】以左手拇指向上轻推眼球，紧靠眶缘缓慢直刺0.5～1.5寸，不宜提插，以防刺破血管引起血肿。出针时按压针孔片刻，以防出血。

2. 地仓(ST4)

【定位】在面部，口角外侧，上直对瞳孔。

【主治】口歪，流涎。

【操作】斜刺或平刺0.5～0.8寸。可向颊车透刺。

3. 颊车(ST6)

【定位】在面颊部，下颌角前上方约一横指，当咀嚼时咬肌隆起，按之凹陷处。

【主治】口歪，齿痛，颊肿，口噤不语。

【操作】直刺0.3～0.5寸，或平刺0.5～1寸。可向地仓透刺。

4. 下关(ST7)

【定位】在耳屏前，下颌骨髁突前方，当颧弓与下颌切迹所形成的凹陷中。

【主治】①耳聋，耳鸣，聤耳，齿痛；②口噤，口眼歪斜。

【操作】当颧弓下缘，皮下有腮腺，为咬肌起始部；有面横动、静脉，最深层为上颌动、静脉；正当面神经颧支及耳颞神经分支，最深层为下颌神经。

5. 天枢(ST25)大肠募穴

【定位】脐中旁开2寸。

【主治】①腹胀肠鸣，绕脐痛，便秘，泄泻，痢疾；②月经不调，痛经。

【操作】直刺1～1.5寸。

6. 足三里(ST36)合穴；胃下合穴

【定位】在小腿前外侧，当犊鼻下3寸，距胫骨前缘外开一横指。

【主治】①胃痛，呕吐，腹胀，泄泻，痢疾，便秘；②乳痈，肠痈；③下肢痹痛，水肿；④癫狂；⑤脚气；⑥虚劳羸弱，为强壮保健要穴。

【操作】直刺1～2寸。

7. 丰隆(ST40)络穴

【定位】在小腿前外侧，当外踝尖上8寸，条口外，距胫骨前缘二横指。

【主治】①头痛，眩晕；②癫狂；③痰多咳嗽；④下肢痿痹；⑤腹胀，便秘。

【操作】直刺1～1.5寸。

8. 解溪(ST41)经穴

【定位】在足背与踝关节横纹中央凹陷处，当踇长伸肌腱与趾长伸肌腱之间。

【主治】①下肢痿痹，踝关节病，足下垂；②头痛眩晕；③癫狂；④腹胀，便秘。

【操作】直刺0.5～1寸。

9. 厉兑(ST45)井穴

【定位】在足第2趾末节外侧，距趾甲角0.1寸。

【主治】①齿痛，咽喉肿痛；②热病；③多梦，癫狂。

【操作】浅刺0.1寸。

四、足太阴经络腧穴及其主治

足太阴经起于足大趾末端(隐白),止于大包,沿着大趾内侧赤白肉际,经过大趾本节后的第1跖趾关节后面,上行至内踝前面,再上小腿,沿着胫骨后面,交出足厥阴经的前面,经膝股部内侧前缘,进入腹部,属于脾脏,联络胃。

本经腧穴主治脾胃病、妇科病、前阴病和经脉循行部位的其他病症。常用腧穴:

1. 隐白(SP1)井穴

【定位】在足大趾内侧,距趾甲角旁0.1寸。

【主治】①月经过多,崩漏;②便血,尿血;③癫狂,多梦;④惊风;⑤腹胀。

【操作】浅刺0.1寸。

2. 公孙(SP4)络穴;八脉交会穴,通冲脉

【定位】在足内侧缘,当第1跖骨基底部的前下方,赤白肉际处。

【主治】①胃痛,呕吐,腹痛,泄泻,痢疾;②心烦失眠,狂证;③气上冲心。

【操作】直刺0.6~1.2寸。

3. 三阴交(SP6)

【定位】在足内踝尖上3寸,胫骨内侧面后缘。

【主治】①肠鸣腹胀,泄泻;②月经不调,带下,阴挺,不孕,滞产;③遗精,阳痿,遗尿,疝气;④失眠;⑤下肢痿痹,脚气。

【操作】直刺1~1.5寸。孕妇禁针。

4. 阴陵泉(SP9)合穴

【定位】在小腿内侧,当胫骨内侧髁后下方凹陷处。

【主治】①腹胀,泄泻,水肿,黄疸,小便不利或失禁;②膝痛。

【操作】直刺1~2寸。

5. 血海(SP10)

【定位】屈膝,在大腿内侧,髌底内侧端上2寸,当股四头肌内侧头的隆起处。简便取穴法:患者屈膝,医者以掌心按于患者髌骨上缘,第2~5指向上伸直,拇指约呈45°斜置,拇指尖下市穴。

【主治】①月经不调,崩漏,经闭;②瘾疹,湿疹,丹毒。

【操作】直刺1~1.5寸。

6. 大包(SP21)脾之大络

【定位】在侧胸部,腋中线上,当第6肋间隙处。

【主治】①气喘;②胸胁痛;③全身疼痛;④四肢无力;⑤岔气。

【操作】斜刺或向后平刺0.5~0.8寸。

五、手少阴经络腧穴及其主治

手少阴经起于心中,上行于肺部,再向下出于极泉穴,沿着上臂内侧后缘,行于手太阴和手厥阴的后面,到达腋窝,沿前臂内侧后缘,至掌后豌豆骨部进入掌内,沿小指内侧至末端(少冲)。

本经腧穴主治心、胸、神志病和经脉循行部位的其他病症。常用腧穴:

1. 极泉(HT1)

【定位】在腋窝顶点,腋动脉搏动处。

【主治】①心痛,心悸,咽干烦渴;②肩臂疼痛,胁肋疼痛;③腋臭。

【操作】避开腋动脉,直刺或斜刺0.3~0.5寸。

2. 少海(HT3)合穴

【定位】屈肘,当肘横纹内侧端与肱骨内上髁连线的中点处。

【主治】①心痛,癔症,神志病;②肘臂挛痛;③头项痛,腋胁痛。

【操作】直刺0.5~1寸。

3. 通里(HT5)络穴

【定位】在前臂掌侧,腕横纹上1寸,当尺侧腕屈肌腱的桡侧缘。

【主治】①心悸,怔忡;②舌强不语;③腕臂痛。

【操作】直刺0.3~0.5寸。不宜深刺,以免伤及血管和神经。

4. 神门(HT7)腧穴;原穴

【定位】腕横纹尺侧端,尺侧腕屈肌腱的桡侧凹陷处。

【主治】①心痛,心烦,惊悸,怔忡,健忘,失眠,癫狂;②高血压;③胸胁痛。

【操作】直刺0.3~0.5寸。

5. 少冲(HT9)井穴

【定位】在小指末节桡侧,距指甲角旁开0.1寸。

【主治】①心悸,心痛,癫狂,昏迷;②热病;③胸

胁痛。

【操作】浅刺 0.1 寸或点刺出血。

六、手太阳经络腧穴及其主治

手太阳经起于手小指外侧端(少泽),沿着手背外侧至腕部,出于尺骨茎突,直上沿着前臂外侧后缘,经尺骨鹰嘴与肱骨内上髁之间,沿上臂外侧后缘,出于肩关节,绕行肩胛部,交会于大椎缺盆部支脉:沿着颈部,上达面颊,至目外眦,转入听宫。

本经腧穴主治头面五官病、热病、神志病,以及经脉循行部位的其他病症。常用腧穴:

1. 少泽(SI1)井穴

【定位】在小指尺侧,距指甲角旁开 0.1 寸。

【主治】①乳痈,乳汁少;②昏迷,热病;③头痛,目翳,咽喉肿痛。

【操作】浅刺 0.1 寸或点刺出血。孕妇慎用。

2. 后溪(SI3)腧穴;百脉交会穴,通督脉

【定位】在手掌尺侧,微握拳,第 5 指掌关节后的远侧掌横纹头赤白肉际。

【主治】①头项强痛,腰背痛,手指及肘臂挛痛;②目赤,耳聋,咽喉肿痛;③癫狂;④疟疾。

【操作】直刺 0.5～1 寸。治手指挛痛可透刺合谷。

3. 腕骨(SI4)原穴

【定位】在手掌尺侧,当第 5 掌骨基底与钩骨之间的凹陷处,赤白肉际。

【主治】①指挛腕痛,头项强痛;②目翳,耳鸣;③黄疸;④热病,疟疾。

【操作】直刺 0.3～0.5 寸。

4. 支正(SI7)络穴

【定位】在前臂背面尺侧,当阳谷与小海的连线上,腕背横纹上 5 寸。

【主治】①头痛,项强,肘臂酸痛;②热病;③癫狂,目眩。

【操作】直刺或斜刺 0.5～0.8 寸。

5. 天宗(SI11)

【定位】在肩胛骨冈下窝中央凹陷处,平第 4 胸椎。

【主治】①肩胛疼痛;②气喘;③乳痈。

【操作】直刺或斜刺 0.5～1 寸。遇到阻力不可强行进针。

6. 听宫(SI19)

【定位】耳屏前,下颌骨髁突的后方,张口时呈凹陷处。

【主治】①耳鸣,耳聋,聤耳,齿痛;②癫狂痫证。

【操作】张口,直刺 1～1.5 寸。留针时要保持一定的张口姿势。

七、足太阳经络腧穴及其主治

足太阳膀胱经起于目内眦(睛明),后项部的支脉:通过肩胛骨内侧缘下行,经臀部,沿着大腿外侧后缘,与腰部支脉在腘窝相合,从此向下,通过腓肠肌,经外踝后,沿着第 5 跖骨粗隆,至小指外侧端(至阴)。

本经腧穴主治项、背、腰、下肢病症及神志病;背俞穴及其他腧穴主治相应的脏腑病。常用腧穴:

1. 睛明(BL1)

【定位】目内眦角稍上方凹陷处。

【主治】①目赤肿痛,目眩,近视;②急性腰扭伤;③心动过速。

【操作】嘱患者闭目,医生左手轻推眼球向外侧固定,右手慢慢进针,紧靠眶缘直刺 0.5～1 寸,不捻转不提插(或只轻微地捻转和提插),出针后按压针孔片刻,以防出血。禁灸。

2. 肺俞(BL13)肺之背俞穴

【定位】第 3 胸椎棘突下,旁开 1.5 寸。

【主治】①咳嗽,气喘,咯血;②骨蒸潮热,盗汗。

【操作】斜刺 0.5～0.8 寸。

3. 膈俞(BL17)八会穴之血会

【定位】第 7 胸椎棘突下,旁开 1.5 寸。

【主治】①呕吐,呃逆,气喘,吐血;②贫血;③瘾疹,皮肤瘙痒;④潮热,盗汗。

【操作】斜刺 0.5～0.8 寸。

4. 肾俞(BL23)肾之背俞穴

【定位】第 2 腰椎棘突下,旁开 1.5 寸。

【主治】①腰痛;②遗尿,遗精,阳痿,月经不调,带下;③耳鸣,耳聋。

【操作】直刺 0.5～1 寸。

5. 大肠俞(BL25)大肠之背俞穴

【定位】第 4 腰椎棘突下,旁开 1.5 寸。

【主治】①腰腿痛;②腹胀,腹泻,便秘。

【操作】直刺 0.8～1.2 寸。

6. 膀胱俞(BL28)膀胱之背俞穴

【定位】骶正中嵴(第2骶椎棘突下)旁开1.5寸，约平第2骶后孔。

【主治】①小便不利，遗尿；②腰骶痛；③腹泻，便秘。

【操作】直刺或斜刺0.8～1.2寸。

7. 委中(BL40)合穴，膀胱之下合穴

【定位】腘横纹中点，当股二头肌腱与半腱肌腱的中间。

【主治】①腰背痛，下肢痿痹；②腹痛，急性吐泻；③小便不利，遗尿；④丹毒。

【操作】直刺1～1.5寸，或用三棱针点刺腘静脉出血。针刺不宜过快、过强、过深，以免损伤血管和神经。

8. 秩边(BL54)

【定位】平第4骶后孔，骼正中嵴旁开3寸。

【主治】①腰骶痛，下肢痿痹；②小便不利；③便秘，痔疾。

【操作】直刺1.5～2寸。

9. 承山(BL57)

【定位】在小腿后面正中，委中与昆仑穴之间，当伸直小腿和足跟上提时腓肠肌肌腹下出现的凹陷处。

【主治】①腰腿拘急、疼痛；②痔疾，便秘。

【操作】直刺1～2寸。不宜作过强的刺激，以免引起腓肠肌痉挛。

10. 昆仑(BL60)络穴

【定位】在外踝后方，当外踝尖与跟腱之间的凹陷处。

【主治】①后头痛，项强，腰骶疼痛，足踝肿痛；②癫痫；③滞产。

【操作】直刺0.5～0.8寸。孕妇禁用，经期慎用。

11. 至阴(BL67)井穴

【定位】足小趾外侧趾甲角旁0.1寸。

【主治】①胎位不正，滞产；②头痛，目痛；③鼻塞。

【操作】浅刺0.1寸；胎位不正用灸法。

八、足少阴经络腧穴及其主治

足少阴肾经起于足小趾之下斜向足心(涌泉穴)，出于舟骨粗隆下，沿内踝后，进入足跟，再上行于腿肚内侧，处腘窝内侧，向上行股内后缘，通向脊柱。行于腹部正中线，旁开0.5寸，胸部前正中线旁开2寸，终止于锁骨下缘(俞府)。

本经腧穴主治妇科、前阴病和肾、肺、咽喉病，以及经脉循行部位的其他病症。常用腧穴：

1. 涌泉(KI1)井穴

【定位】在足底部，卷足时足前部凹陷处，约当足底第2、第3趾趾缝纹端与足跟连线的前1/3与后2/3交点上。

【主治】①昏厥，中暑，癫痫，小儿惊风；②头痛，头晕；③咯血，咽喉肿痛；④小便不利，便秘；⑤足心热；⑥奔豚气。

【操作】直刺0.5～1寸，针刺时要防止刺伤足底动脉弓。

2. 太溪(KI3)输穴；原穴

【定位】内踝后方，当内踝尖与跟腱之间的中点凹陷处。

【主治】①头痛，目眩，咽喉肿痛，齿痛，耳聋，耳鸣；②月经不调，遗精，阳痿，小便频数；③腰脊痛及下肢厥冷，内踝肿痛；④气喘，胸痛，咯血；⑤消渴；⑥失眠，健忘。

【操作】直刺0.5～1寸。

3. 大钟(KI4)络穴

【定位】内踝后下方，太溪穴下0.5寸稍后，当跟腱附着部的内侧前方凹陷处。

【主治】①癃闭，遗尿；②月经不调；③腰脊强痛，足跟痛；④气喘，咯血。

【操作】直刺0.3～0.5寸。

4. 照海(KI5)八脉交会穴，通阴跷脉

【定位】内踝尖正下方凹陷处。

【主治】①痫证，失眠；②咽干咽痛，目赤肿痛；③小便不利，小便频数；④月经不调，痛经，赤白带下；⑤下肢痿痹。

【操作】直刺0.3～0.5寸。

5. 俞府(KI27)

【定位】在锁骨下缘，前正中线旁开2寸。

【主治】①咳嗽，气喘，胸痛；②不嗜食。

【操作】斜刺或平刺0.5～0.8寸。

九、手厥阴经络及其腧穴

手厥阴心包经起于胸中，胸部的支脉：沿着胸

中，出于胁部，至腋下3寸处（天池），上行抵腋窝中，沿上臂内侧，行于手太阴和手少阴之间，进入肘窝中，向下行于前臂两筋之间，进入掌中，沿着中指到指端（中冲）。

本经腧穴主治心、胸、胃、神志病，以及经脉循行部位的其他病症。常用腧穴：

1. 天池（PC1）

【定位】在第4肋间隙，乳头外1寸，前正中线旁开5寸。

【主治】①乳痈，乳少；②咳嗽，气喘，胸胁疼痛。

【操作】斜刺或平刺0.3～0.5寸。不可深刺，以免伤及内脏。

2. 曲泽（PC3）合穴

【定位】在肘横纹中，当肱二头肌腱的尺侧缘。

【主治】①心痛，心悸；②胃痛，呕吐，泄泻；③肘臂挛急；④热病。

【操作】直刺0.8～1寸；或用三棱针点刺放血。

3. 间使（PC5）经穴

【定位】在前臂掌侧，当曲泽与大陵连线上，腕横纹上3寸，掌长肌腱与桡侧腕屈肌腱之间。

【主治】①心痛，心悸，癫狂病；②胃痛，呕吐；③热病，疟疾；④臂痛。

【操作】直刺0.5～1寸。

4. 内关（PC6）络穴；八脉交会穴，通阴维脉

【定位】在前臂掌侧，当曲泽与大陵连线上，腕横纹上2寸，掌长肌腱与桡侧腕屈肌腱之间。

【主治】①心痛，心悸，胸闷，胸痛；②胃痛，呕吐，呃逆；③失眠，癫狂；④上肢疼痛，偏瘫，手指麻木；⑤眩晕症。

【操作】直刺0.5～1寸。

5. 大陵（PC7）输穴，原穴

【定位】在腕掌横纹中点处，掌长肌腱与桡侧腕屈肌腱之间。

【主治】①心痛，心悸，胸胁痛；②癫狂；③胃痛，呕吐；④腕臂痛。

【操作】直刺0.3～0.5寸。

6. 劳宫（PC8）荥穴

【定位】在手掌心，当第2、第3掌骨之间偏于第3掌骨，握拳屈指中指尖处。

【主治】①心痛，心悸；②癫狂；③口疮，口臭。

【操作】直刺0.3～0.5寸。针刺时较痛，年老体弱者及孕妇慎用。

7. 中冲（PC9）井穴

【定位】手中指末节尖端中央。

【主治】①昏迷，中暑，昏厥；②心痛；③小儿夜啼，舌强肿痛。

【操作】浅刺0.1寸，或用三棱针点刺放血。

十、手少阳经络及其腧穴

手少阳三焦经起于环指末端（关冲），向上行于小指与环指之间，沿着手背，向上通过肘尖，沿上臂外侧，上达肩部，向前进入缺盆部。耳部的支脉：从耳后进入耳中，出走耳前，与前脉交叉于面颊部，到达目外眦（丝竹空）。

本经腧穴主治侧头、耳、胸胁、咽喉病和热病，以及经脉循行部位的其他病症。常用腧穴：

1. 关冲（SJ1）井穴

【定位】环指尺侧趾甲角旁0.1寸，

【主治】①热病，昏厥；②头痛，目赤，耳聋，喉痹。

【操作】浅刺0.1寸，或用三棱针点刺放血。

【操作】直刺0.3～0.5寸。

2. 阳池（SJ4）原穴

【定位】在腕背横纹中，当指总伸肌腱的尺侧缘凹陷处。

【主治】①头痛，目赤肿痛，耳聋，喉痹；②腕痛；③消渴。

【操作】直刺0.3～0.5寸。

3. 外关（SJ5）络穴；百脉交会穴，通阳维脉

【定位】在前臂背侧，当阳池与肘尖连线上，腕背横纹上2寸，尺骨与桡骨之间。

【主治】①头痛，颊痛，目赤肿痛，耳鸣，耳聋；②热病；③胁肋痛，上肢痹痛。

【操作】直刺0.5～1寸。

4. 支沟（SJ6）经穴

【定位】在前臂背侧，当阳池与肘尖连线上，腕背横纹上3寸，尺骨与桡骨之间。

【主治】①便秘；②胁肋痛；③耳聋，耳鸣。

【操作】直刺0.5～1寸。

5. 翳风（SJ17）

【定位】在耳垂后方，当乳突与下颌角之间的凹陷处。

【主治】口角歪斜，牙关紧闭，齿痛，颊肿，耳鸣，耳聋。

【操作】直刺 0.8～1.2 寸。

6. 耳门(SJ21)

【定位】在耳屏上切迹的前方，下颌骨髁突后缘，张口有凹陷处。

【主治】①耳鸣，耳聋，聤耳；②齿痛。

【操作】张口，直刺 0.5～1 寸。

7. 丝竹空(SJ23)

【定位】在眉梢凹陷处。

【主治】①目赤肿痛；②偏头痛；③癫狂。

【操作】平刺 0.5～1 寸。

十一、足少阳经络腧穴及其主治

足少阳胆经起于目外眦(瞳子髎)，上行额角部(颔厌)，下行至耳后(风池)，沿颈部行于手少阳经的前面到肩上，又交叉到手少阳经的后面，下入缺盆。缺盆部直行的脉：下行经腋部、侧胸、胁肋部，下合前脉于髋关节部，再向下沿着大腿外侧、膝外缘，行腓骨之前，达外踝前，沿足背部，止于前 4 趾外侧端(足窍阴)。

本经腧穴主治侧头、目、咽喉病，神志病、热病及经脉循行部位的其他病症。常用腧穴：

1. 听会(GB 2)

【定位】在面部，当耳屏间切迹的前方，下颌骨髁突的后缘，张口有凹陷处。

【主治】耳鸣，耳聋，流脓，齿痛，下颌脱臼，口眼歪斜，面痛，头痛。

【操作】直刺 0.5 寸；可灸。

2. 风池(GB 20)

【定位】在项部，当枕骨之下，与风府相平，胸锁乳突肌与斜方肌上端之间的凹陷处。

【主治】头痛，眩晕，颈项强痛，目赤痛，目泪出，鼻渊，鼻出血，耳聋，气闭，中风，口眼歪斜，疟疾，热病，感冒，瘿气。

【操作】针尖微下，向鼻尖方向斜刺 0.5～0.8 寸，或平刺透风府穴；可灸。

3. 肩井(GB 21)

【定位】在肩上，前直乳中，当大椎与肩峰端连线的中点上。

【主治】肩背痹痛，手臂不举，颈项强痛，乳痈，中风，瘰疬，难产，诸虚百损。

【操作】直刺 0.5～0.8 寸，深部正当肺尖，慎不可深刺；可灸。

4. 环跳(GB 30)

【定位】在股外侧部，侧卧屈股，当股骨大转子最凸点与骶管裂孔连线的外 1/3 与中 1/3 交点处。

【主治】腰胯疼痛，半身不遂，下肢痿痹，遍身风疹，挫闪腰疼，膝踝肿痛不能转侧。

【操作】直刺 2～2.5 寸；可灸。

5. 风市(GB 31)

【定位】在大腿外侧部的中线上，当腘横纹上 7 寸。或直立垂手时，中指尖处。

【主治】中风半身不遂，下肢痿痹、麻木，遍身瘙痒，脚气。

【操作】直刺 1～1.5 寸；可灸。

6. 阳陵泉(GB 34)

【定位】在小腿外侧，当腓骨小头前下方凹陷处。

【主治】半身不遂，下肢痿痹、麻木，膝肿痛，脚气，胁肋痛，口苦，呕吐，黄疸，小儿惊风，破伤风。

【操作】直刺或斜向下刺 1～1.5 寸；可灸。

7. 悬钟(GB 39)

【定位】在小腿外侧，当外踝尖上 3 寸，腓骨前缘。

【主治】半身不遂，颈项强痛，胸腹胀满，胁肋疼痛，膝腿痛，脚气，腋下肿。

【操作】直刺 0.5～0.8 寸；可灸。

8. 足窍阴(GB 44)

【定位】在第 4 趾末节外侧，距趾甲角 0.1 寸。

【主治】偏头痛，目眩，目赤肿痛，耳聋，耳鸣，喉痹，胸胁痛，足跗肿痛，多梦，热病。

【操作】直刺 0.1～0.2 寸；可灸。

十二、足厥阴肝经络腧穴及其主治

足厥阴经起于足大趾爪甲后丛毛处(大敦)，沿足背向上至内踝前 1 寸处(中封穴)，向上沿胫骨内缘，在内踝上 8 寸处交出足太阴脾经之后，上行过膝内侧，沿大腿内侧中线进入阴毛中，绕阴器，至小腹，向上穿过膈肌，止于期门。

主治泌尿生殖系统病、神经系统病、肝胆病、眼病及本经脉所经过部位之病症。常用腧穴：

1. 大敦(LR 1)

【定位】在足大指末节外侧，距趾甲角 0.1 寸。

【主治】疝气，缩阴，阴中痛，月经不调，血崩，尿血，癃闭，遗尿，淋疾，癫狂，痫证，少腹痛。

【操作】斜刺 0.1～0.2 寸，或用三陵针点刺出血；可灸。

2. 行间(LR 2)

【定位】在足背侧，当第 1、第 2 趾间，趾蹼缘的后方赤白肉际处。

【主治】月经过多，闭经，痛经，白带，阴中痛，遗尿，淋疾，疝气，胸胁满痛，呃逆，咳嗽，洞泻，头痛，眩晕，目赤痛，青盲，中风，癫痫，瘛疭，失眠，口歪，膝肿，下肢内侧痛，足跗肿痛。

【操作】直刺 0.5～0.8 寸；可灸。

3. 太冲(LR 3)

【定位】在足背侧，当第 1 跖骨间隙的后方凹陷处。

【主治】头痛，眩晕，疝气，月经不调，癃闭，遗尿，小儿惊风，癫狂，痫证，胁痛，腹胀，黄疸，呕逆，咽痛嗌干，目赤肿痛，膝股内侧痛，足跗肿，下肢痿痹。

【操作】直刺 0.5～0.8 寸；可灸。

4. 曲泉(LR 8)

【定位】在膝内侧，屈膝，当膝关节内侧端，股骨内侧髁的后缘，半腱肌、半膜肌止端的前缘凹陷处。

【主治】月经不调，痛经，白带，阴挺，阴痒，产后腹痛，遗精，阳痿，疝气，小便不利，头痛，目眩，癫狂，膝膑肿痛，下肢痿痹。

【操作】直刺 1～1.5 寸；可灸。

5. 期门(LR 14)

【定位】在胸部，当乳头直下，第 6 肋间隙，前正中线旁开 4 寸。

【主治】胸胁胀满疼痛，呕吐，呃逆，吞酸，腹胀，泄泻，饥不欲食，胸中热，咳喘，奔豚，疟疾，伤寒热入血室。

【操作】斜刺 0.5～0.8 寸；可灸。

十三、督脉腧穴及其主治

本经穴，1 名 1 穴，计 28 穴，分布于头、面、项、背、腰、骶部之后正中线上。主治神经系统、呼吸系统、消化系统、泌尿生殖系统、运动系统病症，以及热性病症和本经所过部位之病症。常用腧穴：

1. 长强(DU 1)

【定位】在尾骨端下，当尾骨端与肛门连线的中点处。

【主治】泄泻，痢疾，便秘，便血，痔疾，癫狂，脊强反折，癃淋，阴部湿痒，腰脊、尾骶部疼痛。

【操作】斜刺，针尖向上与骶骨平行刺入 0.5～1 寸。不得刺穿直肠，以防感染，不灸。

2. 腰阳关(DU 3)

【定位】在腰部，当后正中线上，第 4 腰椎棘突下凹陷中。

【主治】腰骶疼痛，下肢痿痹，月经不调，赤白带下，遗精，阳痿，便血。

【操作】直刺 0.5～1.0 寸。

3. 命门(DU 4)

【定位】在腰部，当后正中线上，第 2 腰椎棘突下凹陷中。

【主治】虚损腰痛，脊强反折，遗尿，尿频，泄泻，遗精，白浊，阳痿，早泄，赤白带下，胎屡坠，五劳七伤，头晕耳鸣，癫痫，惊恐，手足逆冷。

【操作】直刺 0.5～1 寸；可灸。

4. 大椎(DU 14)

【定位】在后正中线上，第 7 颈椎棘突下凹陷中。

【主治】热病，疟疾，咳嗽，喘逆，骨蒸潮热，项强，肩背痛，腰脊强，角弓反张，小儿惊风，癫狂，痫证，五劳虚损，七伤乏力，中暑，霍乱，呕吐，黄疸，风疹。

【操作】斜刺 0.5～1 寸；可灸。

5. 哑门(DU 15)

【定位】在项部，当后发际正中直上 0.5 寸，第 1 颈椎下。

【主治】舌缓不语，音哑，头重，头痛，颈项强急，脊强反折，中风尸厥，癫狂，痫证，癔症，衄血，重舌，呕吐。

【操作】伏案正坐位，使头微前倾，项肌放松，向下颌方向缓慢刺入 0.5～1 寸。

6. 风府(DU 16)

【定位】在项部，当后发际正中直上 1 寸，枕外隆凸直下，两侧斜方肌之间凹陷处。

【主治】癫狂，痫证，癔症，中风不语，悲恐惊悸，半身不遂，眩晕，颈项强痛，咽喉肿痛，目痛，鼻出血。

【操作】伏案正坐位，使头微前倾，项肌放松，向下颌方向缓慢刺入0.5～1寸。针尖不可向上，以免刺入枕骨大孔，误伤延髓。

7. 百会(DU 20)

【定位】在头部，当前发际正中直上5寸，或两耳尖连线中点处。

【主治】头痛，眩晕，惊悸，健忘，尸厥，中风不语，癫狂，痫证，癔症，耳鸣，鼻塞，脱肛，痔疾，阴挺，泄泻。

【操作】平刺0.5～0.8寸；可灸。

8. 水沟(DU 26)

【定位】在面部，当人中沟的上1/3与中1/3交点处。

【主治】昏迷，晕厥，暑病，癫狂，痫证，急慢惊风，鼻塞，鼻出血，风水面肿，齿痛，牙关紧闭，黄疸，消渴，霍乱，温疫，脊膂强痛，挫闪腰疼。

【操作】向上斜刺0.3～0.5寸，或用指甲按掐；不灸。

十四、任脉经穴及其主治

本经穴1名1穴，计24穴，分布于面、颈、胸、腹的前正中线上。主治神经系统、呼吸系统、消化系统、泌尿生殖系统病症，以及寒性病证和本经所经过之部位的病症。

1. 中极(RN 3)

【定位】在下腹部，前正中线上，当脐中下4寸。

【主治】小便不利，遗溺不禁，阳痿，早泄，遗精，白浊，疝气偏坠，积聚疼痛，月经不调，阴痛，阴痒，痛经，带下，崩漏，阴挺，产后恶露不止，胞衣不下，水肿。

【操作】直刺0.5～1寸；可灸。

2. 关元(RN 4)

【定位】在下腹部，前正中线上，当脐中下3寸。

【主治】中风脱证，虚劳冷惫，羸瘦无力，少腹疼痛，痢疾，脱肛，疝气，便血，溺血，小便不利，尿频，尿闭，遗精，白浊，阳痿，早泄，月经不调，经闭，经痛，眩晕。

【操作】直刺0.5～1寸；可灸。

3. 气海(RN 6)

【定位】在下腹部，前正中线上，当脐中下1.5寸。

【主治】绕脐腹痛，水肿鼓胀，脘腹胀满，水谷不化，大便不通，泻痢不禁，癃淋，遗尿，遗精，阳痿，疝气，月经不调，痛经，经闭，崩漏，带下，阴挺，产后恶露不止，胞衣不下，脏气虚惫，形体羸瘦，四肢乏力。

【操作】直刺0.5～1寸；可灸。孕妇慎用。

4. 神阙(RN 8)

【定位】在腹中部，脐中央。

【主治】中风虚脱，四肢厥冷，风痫，形惫体乏，绕脐腹痛，脱肛，泄利，便秘，小便不禁。

【操作】禁刺；可灸。

5. 下脘(RN 10)

【定位】在上腹部，前正中线上，当脐中上2寸。

【主治】脘痛，腹胀，呕吐，呃逆，食谷不化，肠鸣，泄泻，痞块，虚肿。

【操作】直刺0.5～1寸；可灸。

6. 中脘(RN 12)

【定位】在上腹部，前正中线上，当脐中上4寸。

【主治】胃脘痛，腹胀，呕吐，呃逆，翻胃，吞酸，纳呆，食不化，疳积，膨胀，黄疸，肠鸣，泄利，便秘，便血。

【操作】直刺0.5～1寸；可灸。

7. 膻中(RN 17)

【定位】在胸部，当前正中线上，平第4肋间，两乳头连线的中点。

【主治】咳嗽，气喘，咯唾脓血，胸痹心痛，心悸，心烦，产妇少乳，噎嗝。

【操作】平刺0.3～0.5寸；可灸。

8. 天突(RN 22)

【定位】在颈部，当前正中线上胸骨上窝中央。

【主治】咳嗽，哮喘，胸中气逆，咯唾脓血，咽喉肿痛，噎嗝。

【操作】先直刺0.2～0.3寸，然后沿胸骨柄后缘，气管前缘缓慢向下刺入0.5～1寸；可灸。

9. 廉泉(RN 23)

【定位】在颈部，当前正中线上，结喉上方，舌骨上缘凹陷处。

【主治】舌下肿痛，舌根急缩，舌强，中风失语，聋哑，咳嗽，哮喘，消渴。

【操作】直刺0.5～0.8寸，不留针；可灸。

10. 承浆(RN 24)

【定位】在面部，当颏唇沟的正中凹陷处。

【主治】口眼歪斜，唇紧，面肿，齿痛，齿衄，流涎，暴喑不言，消渴嗜饮，小便不禁。

【操作】斜刺 0.3～0.5 寸；可灸。

第五节　针刺的方法与穴位的选定

一、针刺的方法

毫针是临床最常用的针具。其技术方法可分为毫针刺法和针刺手法两大部分。毫针刺法，以毫针基本操作技术为主，包括针具的选择和质量检查、针刺前准备、进针、行针、留针和出针的方法，以及针刺操作过程中可能出现的异常情况等内容。毫针刺法的临床应用，可以采用各种深浅刺法、多针刺法、透穴刺法、运动针法；在不同的腧穴部位，要根据具体情况，应用不同的针刺角度、方向和深浅。

针刺手法包括得气法、行气法、补泻法和各种相应的单式、复式手法。所谓手法，即徒手操作的技术方法。得气法，包括候气、催气、守气、调气等技术方法的操作过程，其目的是为了针刺得气。得气是毫针操作技术的基本要求，是获得临床疗效的必要前提，是行气法，补泻法的基础针刺感应。在得气的基础上，为了达到“气至病所”目的，可以使用各种行气法。若有显著的虚实症候，又应采用各种补泻手法。针刺补泻是根据《灵枢・经脉》“盛则泻之，虚则补之，热则泻之，寒则留之，陷下则灸之”，这一针灸治病的基本理论原则而确立。

将针刺入穴位后，将针置留于穴内 15～30 分钟，间隙行针 3～5 次，行针完毕后，将针拔出，拔针时，注意不能妄用强力，针拔出后，用消毒干棉球按压片刻以防止出血。

二、穴位的选定

针灸配穴处方是在分析病因病机，明确辨证立法的基础上，选择适当的腧穴和刺灸、补泻方法组合而成，是针灸治病的关键步骤。腧穴的选择是否恰当，处方的组成是否合理，直接关系到治疗效果。故针灸配穴处方必须在中医理论和针灸治疗原则的指导下，根据经脉的循行分布、交叉交会和腧穴的分布、功能及特异性，结合疾病涉及的脏腑、病情的标本缓急进行严密的组合。做到有法有方，配穴精炼，酌情加减，灵活多变。从临床实际情况需要出发，择优选用一种或多种配穴方法组成处方。

(一)选穴原则

选穴是针灸处方的重要内容，人体有 300 多个经穴和众多的经外奇穴，每个穴位都有一定的特性，其主治功能也不同。只有根据经络腧穴理论，结合临床实践，掌握取穴的一般原则，才能合理地选取适当的腧穴，为正确拟定针灸处方打下基础。针灸处方中穴位的选取，以脏腑经络学说为指导，以循经取穴为主，并根据不同的症候选取不同腧穴。选穴原则主要包括局部选穴、临近选穴、远端选穴、辨证选穴和随症选穴 5 种方法。

1. 局部选穴

局部选穴就是围绕受病肢体、脏腑、组织、器官的局部取穴，是根据每一个腧穴都能治疗局部病症这一作用而制定的一种基本选穴方法。体现“腧穴所在，主治所及”的治疗规律。多用于治疗病变部位比较明确、比较局限的病症及某些器质性病变。如头痛取百会，鼻病取迎香，脱肛取长强等。此法大多数情况下是选穴的主要依据，尤其对于那些针感不明显的患者，从加强局部的刺激作用来看，更加适宜。

2. 邻近选穴

邻近选穴就是在距离病变部位比较接近的范围内选穴。例如，目疾，耳病取风池，压痛取太阳等。身前有病在身后取穴，或身后有病在身前取穴，也属于邻近选穴。如视物昏花，取风池、翳风；舌强不语，取风府、哑门等。

3. 远端选穴

远端选穴即在距离病变部位较远的地方取穴。《黄帝内经》中称之为“远道刺”。这种选穴方法结合经脉的循行，体现了“经脉所及，主治所及”的治疗规律。特别适用于在四肢肘、膝关节以下选穴，用于治疗头面、五官、躯干、内脏病症。在临床上应用十分广泛。如《四总穴歌》之“肚腹三里留，腰背委中求，头项寻列缺，面口合谷收”就是远端选穴的典范。

4. 辨证选穴

临床上有许多病症，如发热、失眠、多梦、贫血等属于全身性病症，因无法辨位，不能应用上述按部位选穴的方法。此时，就必须根据病症的性质进行辨证分析，将病症归属于某一脏腑或经脉，然后按经选穴。如失眠，属于心肾不交者归心肾二经，在心肾二经上选穴；属于心胆气虚者归心胆二经，在心胆二经上选穴等。

5. 随症选穴

对于个别突出的症状，也可以随症选穴。如痰多选丰隆或中脘；恶心呕吐选中脘或内关等。由于这种随症选穴方法是长期临床经验的结晶，疗效高，因此又称“经验选穴”。

(二)配穴方法

配穴方法是在选穴原则的基础上，选取主治相同后相近，具有协同作用的腧穴加以配伍应用的方法。配穴是选穴原则的具体应用，配穴是否得当直接影响治疗效果。因此，历代医家非常重视并总结出多种有效的配穴方法，主要包括本经配穴、表里经配穴、同名经配穴、子母经配穴、交会经配穴等五种方法。

1. 本经配穴

当某一脏腑、经络发生病变而未涉及其他脏腑、经脉时，即选取本经脉的腧穴配伍成方。如少阳头痛，以足少阳胆经率谷、风池、足临泣相配等。

2. 表里经配穴

表里经配穴法是以脏腑、经脉的阴阳表里关系为依据的配穴方法。根据《素问·阴阳应象大论篇》中“从阴引阳，从阳引阴”的理论制定的。当某脏腑、经脉有病时，除取本经脉的腧穴外，同时配以表里经有关的腧穴。如胃痛取足阳明胃经梁门，足三里配足太阴脾经公孙；遗尿取足太阳膀胱经委中，肾虚配足少阴肾经太溪等。

3. 同名经配穴法

同名经配穴法是在同名经“同气相通”的理论指导下，以手足同名经腧穴相配。如失眠多梦以手足少阴经的神门、太溪相配；落枕、急性腰扭伤以手足太阳经的后溪、昆仑相配等。隋杨上善《黄帝内经太素》谓“手太阴，阳明之上有病，宜疗足太阴，阳明……足太阴，阳明之下有病，宜疗手太阴，阳明”。不但是同名经配穴的应用，而且把同名经选穴和上下颠倒选穴有机的结合。

4. 子母经配穴法

子母经配穴是参照脏腑及十二经脉的的五行属性，根据“虚则补其母，实则泻其子”的治疗原则制定的配穴方法。如肝阳上亢引起的头晕、头痛、目赤肿痛等，除取足厥阴肝经太冲、行间穴外，根据木生火，实则泻其子经的道理，另配手少阴心经或手厥阴心包经腧穴，如神门、少冲、内关等，以泻火平肝。

5. 交会经配穴法

交会经配穴法即按经脉的交叉、交会情况来配穴。某一病变部位有数条经脉交会或某一病症与数条交会经脉有关，都可按此法配穴。如前额和偏头部位有足阳明胃经与足少阳胆经交会，那么偏正头痛可取分属二经的头维、阳白、率谷、内庭、足临泣；泌尿生殖系统疾病和妇科病多取与任脉、与足三阴经病理变化相关，故常取任脉的关元、中极配足三阴经交会穴三阴交治之。

第六节　灸法技术与灸法的分类

灸法是指以艾绒或药物为主要燃烧材料，烧灼、熏熨体表的一定部位或腧穴，借其温热刺激及药物作用，温通气血、扶正驱邪，以防治疾病的一种外治方法。《医学入门》说，“凡病药之不及，针之不到，必经灸之”。

施灸的材料很多，但以艾叶为主，其气味芳香，辛温味苦，容易燃烧，火力温和，故为施灸材料。《本草纲目·火部》载艾火“灸百病”。用作灸料的艾绒是用干燥的艾叶除去杂质捣碎成细软的艾绒，贮藏备用。

一、灸法的作用

(一)温经散寒

《素问·异法方宜论篇》说,“藏寒生满病,其治宜灸焫”。可见灸法具有温经散寒的功能。灸法的温和热力具有直接的温通经络、驱散寒邪的作用。临床上多用于治疗风寒湿痹和寒邪为患的胃脘痛、腹痛、泄泻、痢疾等病证。

(二)扶阳固脱

《伤寒论·辨厥阴病脉证并治》说,“下利,手足逆冷无脉者,灸之”。《扁鹊心书》说“真气虚则人病,真气脱则人死,保命之法,灼艾第一”。可见用艾灸来温补,扶助虚脱之阳气,对阳气下陷或欲脱之危证,可用灸法。临床上各种虚寒证、寒厥证、虚脱证和中气不足、阳气下陷而引起的遗尿脱肛、阴挺、崩漏、带下等病症皆可用灸法治疗。

(三)消瘀散结

《灵枢·刺节真邪》说,“脉中之血,凝而留止,弗之火调,弗能取之”。气为学帅,血随气行,气得温则行,气行则血亦行。灸能使气机通调,营卫和畅,故瘀结自散。

(四)防病保健

《扁鹊心书》说,“人于无病时,常灸之关元、气海、命门、中脘,虽未得长生,亦可保百年全寿矣”。由此说明,灸法可起防病保健的作用,无病施灸,可以激发人体的正气,增强抗病的能力。

二、灸法的种类及临床应用

灸法种类很多,常用灸法如下:

(1)艾炷灸:直接灸——化脓灸、非化脓灸。

间接灸——隔姜灸、隔蒜灸、隔盐灸、隔饼灸(包括附子灸、豆豉灸、胡椒灸、黄蜡灸、硫磺灸、黄土灸等)。

(2)艾条灸——温和灸、雀啄灸、太乙针、雷火针。

(3)温针灸。

(4)温灸器灸。

(5)药物灸(药物发泡法)——用毛茛、斑蝥、白芥子、蒜泥、旱莲草等敷贴。

(6)灯火灸。

三、施灸的注意事项

古人对施灸的先后顺序有明确的论述,如《千金要方》说“凡灸当先阳后阴……先上后下”,即先灸阳经,后灸阴经;先灸上部,后灸下部。就壮数而言,先灸少而后灸多;就大小而言,先灸小而后灸大。但在临床上需结合病情,灵活运用,不可拘泥上述的一般规律。如脱肛的灸法,则应先灸长强以收肛,后灸百会以举陷。此外,施灸应注意在通风环境中进行。

艾灸的补泻,源于内经。《灵枢·背腧》说,“气盛则泄之,虚则补之,以火补者,毋吹其火,须自灭也。以火泻之,疾吹其火,传其艾,须其火自灭也”。灸法的补泻需根据辨证施治的原则,虚补实泻。

四、施灸的禁忌

1. 头面部穴位、乳头、大血管等处均不宜使用直接灸,以免烫伤形成瘢痕。关节活动部位亦不宜用化脓灸,以免化脓溃破,不易愈合,甚至影响功能活动。

2. 一般空腹、过饱、极度疲劳和对灸法恐惧者,应慎施灸。对于体弱患者,灸治时艾炷不宜过大,刺激量不宜过强,以防晕灸。一旦发生晕灸,应立即停止施灸,并作出及时处理。处理方法同“晕针”。

3. 孕妇的腹部和腰骶部不宜施灸。

4. 施灸过程要防止燃烧的艾绒脱落烧伤皮肤和衣物。

五、灸后的处理

施灸过量,时间过长,局部出现水疱,只要不擦破,可任其自然吸收,如水疱较大,可用消毒毫针刺破水疱,放出水液,再涂以甲紫。瘢痕灸者,在灸创化脓期间,创面局部勿用手搔抓,以保护痂皮,并保持清洁,防止感染。

第七节　电针刺法

电针法指将毫针刺入腧穴得气后，再通以接近人体生物电的脉冲电流，利用针和电两种刺激相结合，激发人体经络之气，以防治疾病的方法。20世纪50年代以后，电针在我国广泛开展，其能代替人作较长时间的持续运针，节省人力，且能比较客观地控制刺激量。

一、操作方法

电针仪的种类较多，虽然每种电针仪具有不同的特点，但操作程序基本相似。

（一）选穴

电针法的处方配穴与毫针刺法相同。一般选用同侧肢体1～3对穴位为宜。

（二）操作

针刺入穴位有了得气感觉后，将电针仪（输出电位器已经调至“0”位）输出导线的一对电针分别接在该穴的毫针上。如遇到只需单穴电针时，可将一个电极接在该穴的毫针上，另一个电极接在用水浸湿的纱布上，做无关电极。打开电源，选好波形，逐渐加大电流强度，至所需电流量。通电时间一般在15～20分钟。结束电针治疗时，应先将电针仪输出电位器退回“0”位，然后关闭电源开关，取下导线，然后按一般毫针起针方法将针取出。

（三）电流的刺激强度

通常以患者能够承受为宜，应使患者局部肌肉呈节律性收缩，或伴有酸、胀、麻、热的感觉。如作较长时间的电针治疗，患者会逐渐产生电适应性，即感觉刺激渐渐变弱，此时可适当增加刺激强度，或采用间歇通电的方法。

二、电针刺激参数的作用

电针仪输出的是脉冲电，脉冲电是指在极短的时间内出现的电压或电流的突然变化构成电的脉冲。临床常用的输出波可分为连续波、疏密波和断续波。

（1）连续波：是有节律发出的一种连续波形。分为疏波和密波。

密波：常用于治疗各种痛证、肌肉痉挛、癫狂、失眠等。

疏波：常用于治疗痿证和各种肌肉、关节、韧带、肌腱的损伤等。

（2）疏密波：是疏波、密波自动交替出现的一种波形。常用于治疗扭挫伤、关节周围炎、坐骨神经痛、面瘫、肌无力、局部冻伤等。

（3）断续波：是有节律时断时续的一种波形。常用于治疗痿证、瘫痪等。

三、适应范围

电针的适应范围与毫针刺法基本相同，其治疗范围广。临床常用于治疗各种痛证、痹证及内脏功能失调，以及癫狂和肌肉、韧带、关节的损伤性疾病和针刺麻醉。

四、注意事项

1. 电针仪使用前必须检查其性能是否良好，输出值是否正常。

2. 调节电针电流时，应逐渐从小到大，不可突然增强，以防止引起肌肉强烈收缩，造成弯针、折针或晕针等。年老体弱、精神紧张者尤应注意。

3. 电针仪器最大输出电压在40V以上者，最大输出电流应限制在1mA以内，防止发生触电事故。

4. 不宜将经过温针之后的毫针用作电针，因表面氧化、质地变脆、导电性下降，容易引发事故。

5. 应避免电针电流回路经过心脏。安装心脏起搏器者，应禁用电针。

6. 孕妇慎用电针。

第八节　皮肤针刺法

皮肤针法是运用皮肤针叩刺人体一定的部位或穴位，激发经络之气，调整脏腑气血，以达到防病治病的方法。皮肤针法由古代的“半刺”、“毛刺”、“扬刺”等刺法发展而来，具有内病外治及治疗十二皮部病的作用。

皮肤针的针头是小锤形，针柄一般长 15～19cm。根据针头短针数目的不同，可分为梅花针(5支针)、七星针(7 支针)、罗汉针(18 支针)等。现代又创造了一种滚刺筒，是用金属制成的筒状皮肤针，具有刺激面广、刺激量均匀、使用方便等优点。

一、操作方法

(一)持针姿势

软柄和硬柄皮肤针的持针姿势不同，分述如下。

硬柄皮肤针：用拇指和中指夹持针柄两侧，示指置于针柄中段的上面，无名指和小指将针柄末端固定于大小鱼际之间。

软柄皮肤针：将针柄末端置于掌心，拇指居上，示指居下，余指呈握拳状固定针柄末端。

(二)叩刺方法

皮肤针主要是应用腕部力量进行垂直叩刺。即皮肤常规消毒后，运用腕力弹刺，使针尖垂直叩刺皮肤后立即弹起，如此反复进行。

注：叩刺时要运用灵活的腕力直刺、弹刺、速刺。不可斜刺、压刺、慢刺、拖刺，避免用臂力。

(三)刺激强度及疗程

刺激的强度，是根据刺激的部位、患者的体质和病情的不同而决定，分轻、中、重 3 种。

轻刺激：用力小，皮肤略见潮红，患者无疼痛感觉。适用于年老体弱、小儿、初诊患者，以及头面五官肌肉浅薄处。

重刺激：用力大，皮肤有微出血，患者有明显疼痛感觉，适用于年壮体强，以及肩、背、腰、臀等肌肉丰厚处。

中刺激：介于轻、重刺激之间，以局部皮肤有明显潮红，但不出血为度。运用于多数患者。

每日或隔日 1 次，10 次 1 疗程，疗程间可间隔 3～5天。

(四)叩刺部位

皮肤针的叩刺部位，可分为循经叩刺、穴位叩刺、局部叩刺 3 种。

循经叩刺：指沿着与疾病有关的经脉循行路线叩刺。常用于项背腰骶部的督脉和膀胱经，其次是四肢肘、膝以下的三阳、三阴经。可治疗相应脏腑经络的病变。

穴位叩刺：选取与疾病相关的穴位叩刺。主要用于背俞穴、夹脊穴、某些特定穴和阳性反应点。

局部叩刺：指在病变局部叩刺。如扭伤后局部的瘀肿疼痛、顽癣等，可在局部进行围刺或散刺。

二、适应范围

皮肤针的适应范围很广，临床多种病症均可应用，如近视、感冒、咳嗽、慢性胃肠病、便秘、失眠、腰痛、痛经、小儿弱智、中风偏瘫、斑秃等。

处方示例：如中风偏瘫，采用皮肤针中刺激量叩刺痉挛劣势侧，以局部皮肤肌肉产生收缩为度。此法可对抗痉挛从而缓解中风偏瘫痉挛状态。

三、注意事项

1. 针具要经常检查，注意针尖有无毛钩，针面是否平齐。

2. 叩刺时动作要轻捷，正直无偏斜，以免造成患者疼痛。

3. 局部有溃疡、创伤、瘢痕等不宜使用。

4. 叩刺局部和穴位，若手法重而出血者，应及时清洁和消毒，注意防止感染。

第九节 三棱针刺法

三棱针是用三棱针刺破血络或腧穴，放出适当血液，或挤出少量液体，或挑断皮下纤维组织，以治疗疾病的方法，古人称之为“刺血络”或“刺络”，今称之为“放血疗法”。古人对此法十分重视，如《灵枢·九针十二原》提出“宛陈则除之，去血脉也”。现代，刺络放血疗法更广泛地运用于临床，近代医家在不断探索过程中，治疗效果不断提高，治疗范围不断扩大。

三棱针古称“锋针”，是“泄热出血”的常用工具。现三棱针多由不锈钢材料制成，针长约 6cm，针柄稍粗呈圆柱体，针身呈三棱状，尖端三面有刃，针尖锋利。

一、操作方法

(一)持针姿势

一般以右手持针，用拇、示两指捏住针柄中段，中指指腹紧靠针身的侧面，露出针尖 2～3cm。

(二)操作

三棱针的针刺方法一般分为点刺法、散刺法、刺络法、挑刺法 4 种。

1. 点刺法

点刺腧穴出血或挤出少量液体的方法。操作时，医者先在点刺穴位的上下用手指向点刺处推按，使血液积聚于点刺部位，继而常规消毒，再用左手固定点刺部位，右手持针对准消毒的部位点刺，轻轻挤压针孔周围，使出血少许，然后用消毒干棉球按压针孔。此法多用于四肢末端及肌肉浅薄处。

2. 刺络法

刺入浅表血络或静脉放出适量血液的方法。操作时先用松紧带或橡皮带，结扎在针刺部位近心端，然后常规消毒。针刺时，左手拇指压在被针刺部位下端，右手持三棱针对准针刺部位的静脉，斜向上刺入脉中 2～3mm，立即出针，使其流出一定量的血液，待出血停止后，再用消毒干棉球按压针孔。当出血时，也可轻轻按压静脉上端，以助瘀血排出，毒邪得泄。此法多用于曲泽、委中等肘膝关节附近有明显浅表血络或静脉的部位。

3. 散刺法

在病变部位及其周围进行连续点刺以治疗疾病的方法。操作时根据病变部位大小的不同，可点刺 10～20 针，由病变外缘呈环形向中心点刺，点刺后可配合挤压或拔罐等方法，以促使瘀血或水肿的排除，达到祛瘀生新、通经活络的目的。此法多用于局部瘀血、血肿或水肿、顽癣等。

4. 挑刺法

用三棱针挑断穴位皮下纤维样组织以治疗疾病的方法。局部消毒后，左手捏起施术部位皮肤，右手持针先横刺入皮肤，挑破皮肤 0.2～0.3cm，再将针深入皮下，挑断皮下白色纤维组织，以挑尽为止。然后出针，覆盖消毒敷料。由于挑提牵拉伴有疼痛，可根据情况配合局部表浅麻醉。此法多用于治疗肩周炎、失眠、颈椎综合征、支气管哮喘等。

二、适应范围

本法具有行气活血、消肿止痛、泄热开窍等作用，临床多用于实证、热证、瘀血、疼痛等，并常用于急症的治疗，采用三棱针放出一定量的血液，有时对疑难杂症有特殊的疗效。

三、注意事项

1. 术前做好必要的解释工作。
2. 严格消毒，防止感染。
3. 操作方法要稳、准、快，一针见血，勿伤及动脉。
4. 大病体弱、贫血、孕妇和有自发性出血倾向者慎用。
5. 三棱针刺激较强，治疗过程中需注意患者体位要舒适，防止晕针。

第十节　耳针疗法

耳针是指在相应的耳穴上采用针刺或其他方法进行刺激以防治疾病的方法。耳穴是指分布在耳廓上与脏腑经络、组织器官、四肢躯干相互沟通的特定区域。当人体发生疾病时,常会在耳穴出现"阳性反应",如压痛、变色、结节、凹陷、丘疹等。耳针治疗范围广,操作方便,且对诊断疾病也有一定参考意义。

一、耳与经络脏腑的联系

耳与经络之间有着密切的联系,早在2000多年前医学帛书《阴阳十一脉灸经》就记载了"耳脉",《内经》对耳与经脉、经别、经筋的关系作了较详细的阐述。手足少阳、手太阳、手阳明等经脉、经别都入耳中,足阳明、足太阳的经脉则分别上耳前至耳上角。六阳经虽不直接入耳,但都通过经别与阳经相合,而与耳相联系。因此,十二经脉都直接或间接上达于耳。奇经八脉中阴跷、阳跷并入耳后,阳维脉循头入耳。故《灵枢·口问》曰,"耳者,宗脉之所聚也"。

耳与脏腑之间也有着密切的联系。《灵枢·脉度》曰,"肾气通于耳,肾和则能闻五音矣"。《难经·四十难》曰,"肺主声,令耳闻声"。《证治准绳》也曰,"肾为耳窍之主,心为耳窍之客"。说明耳与脏腑在生理功能上息息相关。

二、耳廓的表面解剖

耳廓分为凹面的耳前和凸面的耳背,其体表解剖见图18-1。

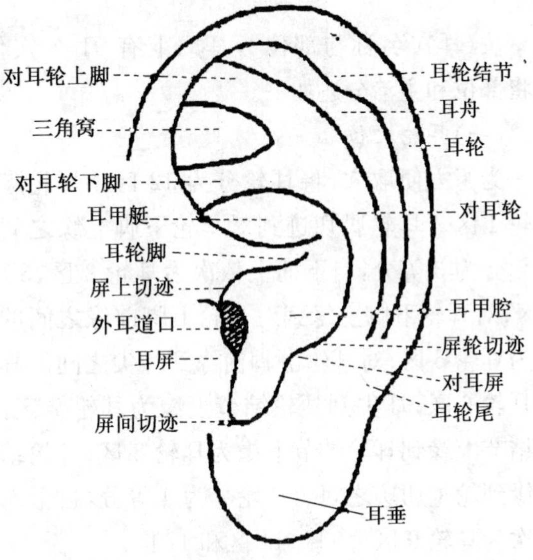

图18-1　耳廓表面

耳轮:耳廓卷曲的游离部分。

耳轮结节:耳轮后上部的膨大部位。

耳轮尾:耳轮向下移动于耳垂的部分。

耳轮脚:耳轮深入耳甲的部分。

对耳轮:与耳轮相对呈"Y"形的隆起部,由对耳轮体、对耳轮上脚和对耳轮下脚3部分组成。

对耳轮体:对耳轮下部呈上、下走向的主体部分。

对耳轮上脚:对耳轮向上分支的部分。

对耳轮下脚:对耳轮向前分支的部分。

三角窝:对耳轮上、下与相应耳轮之间的三角形凹窝。

耳舟:耳轮与对耳轮之间的凹沟。

耳屏:耳廓前方呈瓣状隆起部分。

屏上切迹:耳屏与耳轮之间的凹陷处。

对耳屏:耳垂上方、与耳屏相对的瓣状隆起。

屏间切迹:耳屏与对耳屏之间的凹陷处。

屏轮切迹:对耳轮与对耳屏之间的凹陷处。

耳垂:耳廓下部无软骨部分。

耳甲:部分耳轮和对耳轮、对耳屏、耳屏及外耳门之间的凹窝。由耳甲艇、耳甲腔两部分组成。

耳甲腔:耳轮脚以下的耳甲部。

耳甲艇:耳轮脚以上的耳甲部。

外耳门:耳甲腔前方的孔窍。

三、耳穴的分布特点

耳穴是指分布在耳部上的一些特定区域。耳穴在耳廓的分布有一定规律,耳穴在耳廓的分布犹如一个倒置的婴儿,头部朝下,臀部朝上。分布规律是:与面颊相应的穴位在耳垂;与上肢相应的穴位在耳舟;与躯干相应的穴位在对耳轮体部;与下肢相应的穴位在对耳轮上，下脚；与腹腔相应的穴位在耳甲腔；与消化道相应的穴位在耳轮脚周围等。

四、耳穴的定位与主治

按《耳穴名称与部位》，耳廓上有 91 个穴位。现将部位和主治分述如下。

(一)耳轮穴位

为了方便取穴，将耳轮分为 12 区。耳轮脚为耳轮 1 区。耳轮脚切迹到对耳轮下脚上缘之间的耳轮分为 3 等分，自下而上依次为耳轮 2 区、3 区、4 区；对耳轮下脚上缘到对耳轮上脚前缘之间的耳轮为耳轮 5 区；对耳轮上脚前缘到耳尖之间的耳轮为耳轮 6 区；耳尖到耳轮结节上缘为耳轮 7 区；耳轮结节上缘到耳轮结节下缘为耳轮 8 区；耳轮结节下缘到轮垂切迹之间的耳轮分为 4 等分，自上而下依次为耳轮 9 区、10 区、11 区和 12 区。

1. 耳中

耳轮脚处，即耳轮 1 区。

主治：小儿遗尿、咯血、出血性疾病、荨麻疹及呃逆等。

2. 直肠

在耳轮脚棘前上方的耳轮处，即耳轮 2 区。

主治：便秘、腹泻、脱肛、痔疮。

3. 尿道

在直肠上方的耳轮处，即耳轮 3 区。

主治：尿频、尿痛、尿潴留。

4. 外生殖器

在对耳轮下脚前方的耳轮处，即耳轮 4 区。

主治：睾丸炎、附睾炎、外阴瘙痒症。

5. 肛门

在三角窝前方的耳轮处，即耳轮 5 区。

主治：痔疾、肛裂。

6. 耳尖

在耳廓向前对折的上部尖端处，即耳轮 6 区、7 区交界处。

主治：发热、麦粒肿、急性结膜炎、高血压等。

7. 结节

在耳轮结节处，即耳轮 8 区。

主治：头晕、头痛、高血压。

8. 轮 1

在耳轮结节下方的耳轮处，即耳轮 9 区。

主治：上呼吸道感染、发热、扁桃体炎。

9. 轮 2

在轮 1 区下方的耳轮处，即耳轮 10 区。

主治：上呼吸道感染、发热、扁桃体炎。

10. 轮 3

在轮 2 区下方的耳轮处，即耳轮 11 区。

主治：上呼吸道感染、发热、扁桃体炎。

11. 轮 4

在轮 3 区下方的耳轮处，即耳轮 12 区。

主治：上呼吸道感染、发热、扁桃体炎。

(二)耳舟穴位

为方便取穴，将耳舟分为 6 等分，自上而下依次为耳舟 1 区、2 区、3 区、4 区、5 区、6 区。

1. 指

在耳舟上方处，即耳舟 1 区。

主治：手指麻木、疼痛和甲沟炎。

2. 腕

在指区的下方处，即耳舟 2 区。

主治：腕部疼痛。

3. 风溪

在耳轮结节前方，指区与腕区之间，即耳舟 1 区、2 区交界处。

主治：皮肤瘙痒症、荨麻疹、过敏性鼻炎。

4. 肘

在腕区的下方处，即耳舟 3 区。

主治：肘部疼痛、网球肘。

5. 肩

在肘区的下方处，即耳舟 4 区、5 区。

主治：肩周炎、肩部疼痛。

6. 锁骨

在肩区的下方处，即耳舟 6 区。

主治：肩周炎。

(三)对耳轮穴位

对耳轮取穴分 13 区。

五、临床应用

(一)适应范围

目前我国用耳穴治疗病症达 200 多种，病种涉及内、外、妇、儿、神经、眼等各科。其中以痛症的治疗效果尤佳。同时对于变态反应性疾病、各种功能性疾病、炎症性疾病等也有较好的疗效。

(1)各种疼痛性疾病：如头痛、偏头痛、神经性疼痛、各种扭挫伤、内脏绞痛等均有较好的疗效。

(2)各种炎症性疾病：如急慢性结肠炎、面神经炎、末梢神经炎、腮腺炎等有一定的消炎止痛作用。

(3)功能紊乱性疾病：如高血压、多汗症、月经不调、神经衰弱等具有良好的调节作用，促进病症的缓解和痊愈。

(4)过敏与变态反应性疾病：如支气管哮喘、荨麻疹、过敏性等消炎、脱敏，改善免疫功能。

(5)内分泌代谢性疾病：如甲状腺功能亢进、绝经期综合征、单纯性肥胖等。

(6)其他：耳针有催乳、预防和治疗晕车、晕船、输血、输液反应，同时还有美容、延缓衰老、防病保健作用。

(二)选穴原则

1. 按相应部位取穴

当机体患病时，在耳廓的相应部位上有一定的敏感点，它便是本病的首选穴位，如胃痛取“胃”穴。

2. 按脏腑辨证取穴

根据脏腑学说的理论，按各脏腑的生理功能和病理反应进行辨证取穴，如皮肤病取“肺”、“大肠”等穴。

3. 按经络辨证取穴

即根据十二经脉循行和其症候选取穴位。如压痛取“大肠”穴，坐骨神经痛取“膀胱”穴等。

4. 按现代医学理论取穴

耳穴中一些穴名是根据现代医学理论命名的，如“肾上腺”、“内分泌”、“交感”等。这些穴位的功能基本上与现代医学理论一致，故在选穴时应考虑其功能，如炎性疾病时取“肾上腺”穴。

5. 按临床经验取穴

临床实践发现有些耳穴具有治疗本部位以外疾病的作用，如“外生殖器”穴可以治疗腰腿痛。

(三)耳穴的操作方法

耳穴的刺激方法很多，目前临床常用压丸法、毫针法、埋针法。此外，还可用艾灸、放血、穴位注射、皮肤针叩刺等方法。

1. 压丸法

在耳穴表面用王不留行籽、油菜籽、绿豆及特定磁珠等贴敷压丸，并间歇按揉的一种简易疗法。此法安全方便，又能持续刺激穴位，是目前临床比较常用的一种疗法。

2. 毫针法

利用毫针针刺耳穴，治疗疾病的一种常用方法。其操作程序如下：

(1)定位和消毒：诊断明确后，用探棒或耳穴探测仪所测得的敏感点或耳穴作为刺激点。行针刺之前耳穴必须严格消毒，先用碘酒消毒，再用75%的乙醇脱碘，待乙醇干后施术。

(2)体位和进针：坐位和卧位均可，年老体弱和精神紧张者宜卧位，选26～30号0.3～0.5寸的毫针。进针时，医者左手拇、示二指固定耳廓，中指托着针刺部的耳背，这样既可掌握针刺的深度，又可减轻针刺疼痛。然后用右手拇、示二指持针，在针刺点刺入，用快速进针法或慢速进针法均可，刺入深度应视患者耳廓的厚薄灵活掌握，一般刺入2～3分，以达软骨后毫针站立不摇晃为准。刺激强度和手法依病情、体质、证型、耐受度等综合考虑。

(3)留针和出针：留针时间一般为15～30分钟，慢性病、疼痛性疾病留针时间适当延长，儿童、老人不宜久留。可间隔10分钟运针一次。出针时医者左手托住耳廓，右手迅速将毫针垂直拔出，再用消毒干棉球压迫针眼，以免出血。

3. 电针法

毫针和脉冲电流相结合的一种方法，临床上用于神经系统疾病、内脏痉挛、哮喘等。

4. 埋针法

将皮内针埋入耳穴治疗疾病的方法，适用于疼痛性疾病和慢性疾病，起到持续刺激、巩固疗效和防止复发的目的。

5. 穴位注射法

用微量药物注入耳穴，通过注射针对穴位的刺激和药物的药理作用，协同调整机体功能，促进疾病的恢复，以达到治病、防病的目的。

一般使用结核菌素注射器配26号针头，据病情吸取选用的药物，左手固定耳廓，右手持注射器刺入耳穴的皮内或皮下，行常规皮试操作，缓缓推入0.1～0.3ml药物，使皮肤成小皮丘、耳廓有痛胀红热等反应，完毕后用消毒干棉球轻轻压迫针孔，隔日1次。

(四)注意事项

严格消毒,防止感染。因耳廓暴露在外,表面凹凸不平,结构特殊,针刺前必须严格消毒,有伤面和炎症部位禁针。针刺后如针孔发红、肿胀应及时涂2.5%碘酒,防止化脓性软骨膜炎的发生。

患者有严重器质性病变和伴有高度贫血者不宜针刺,对严重心脏病、高血压者不宜行强刺激法。习惯性流产的患者禁针。

对运动扭伤和有运动障碍患者,进针后宜适当活动患部,有助于提高疗效。同时在治疗时要防止晕针,万一发生应及时处理。

第十一节 头针疗法

头针又称头皮针,是指在头皮部特定的穴线进行针刺以防止疾病的方法。

头针的理论依据主要有二:一是根据传统的脏腑经络理论。手足六阳经皆上循于头面,六阴经中手少阴与足厥阴经直接循行于头面部,其他阴经则通过各自的经别与阳经相合后上达于头面。因此,头面部是脏腑经络之气汇集的重要部位。《素问·脉要精微论篇》曰,“头者精明之府”。二是根据大脑皮质功能定位在头皮的投影,确立相应的头穴线。

头针因其疗效独特、适应证广而成为临床医生常用的针灸治疗方法之一。为了适应国际上头针疗法的推广与交流,中国针灸学会根据分区定经、经上选穴、穴点连线及古代透刺方法等拟定了《头皮针穴名标准化国际方案》,并于1984年在日本召开的世界卫生组织西太区会议上正式通过。本节标准头针的名称、定位等均依据该方案。

一、标准线的定位与主治

头皮针常以国际通用的头皮针标准治疗线为刺激部位,沿皮透刺。

(一)额中线

在额部正中发际内,自发际上5分处即神庭穴起,向下刺1寸。主治神智病,头、鼻、舌、眼、咽喉病等,如神昏、失眠、头痛、鼻塞、目赤、咽痛。属督脉。

(二)额旁1线

在额部,位于额中线外侧,直对眼内角(目内眦),自发际上5分处即眉冲穴起,向下刺1寸。主治肺、心等上焦病症,如咳嗽、胸痛、感冒、气喘、失眠、眩晕、心悸怔忡、胸痹心痛等。属足太阳膀胱经。

(三)额旁2线

在额部,位于额旁1线外侧,直对瞳孔,自发际上5分处即头临泣穴起,向下刺1寸。主治脾、胃、肝、胆等中焦病症,如胃痛、腕痞、泄泻、腹胀、胁痛等。属足少阳胆经。

(四)额旁3线

在额部,位于额旁2线外侧,直对眼外角,在头维穴内侧0.75寸处(即本神穴与头维穴之间),发际上5分处,向下刺1寸。主治肾、膀胱等下焦病症,如遗精、阳痿、癃闭、遗尿等。属足少阳胆经和足阳明胃经。

(五)顶中线

在头顶部,位于前后正中线上,自百会穴至前顶穴。主治腰腿足病症,如瘫痪、麻木、疼痛,及脱肛、阴挺、小儿遗尿、尿频、眩晕、头痛等。属督脉。

(六)顶颞前斜线

在头部侧面,头顶至头颞部,自前神聪穴起至悬厘穴的连线。主治运动功能障碍病症,如瘫痪等。可将全线分为5等分,上1/5治下肢瘫痪,中2/5治上肢瘫痪,下2/5治面瘫、运动性失语、流涎。该治疗线贯穿督脉、足太阳膀胱经和足少阳胆经。

(七)顶颞后斜线

在头部侧面,头顶至头颞部,位于顶颞前斜线之后,与之相距1.5寸,即自百会穴起至曲鬓穴的连线。主治感觉功能障碍病症,如疼痛、麻木、瘙痒等。可将全线分为5等分,上1/5治下肢感觉异常,中2/5治上肢感觉异常,下2/5治头面部感觉异常。该线贯穿督脉、足太阳膀胱经和足少阳胆经。

(八)顶旁1线

在头顶部,位于顶中线外侧,与之相距1.5寸,即自通天穴起沿经向后刺1.5寸。主治腰腿足病症，如下肢瘫痪、麻木、疼痛等，临床常与顶中线、顶颞前斜线上1/5配合应用。属足少阳胆经。

（九）顶旁2线

在头顶部，位于顶旁1线外侧，与之相距0.75寸，即自正营穴起沿经向后刺1.5寸。主治肩臂手病症，如上肢瘫痪、麻木、疼痛等，临床常与顶颞前斜线中2/5配合应用。属足少阳胆经。

（十）颞前线

在头颞部，自颔厌穴至悬厘穴的连线。主治偏头痛、运动性失语、周围性面瘫及口腔病症等。属足少阳胆经。

（十一）颞后线

在头颞部，自率谷穴至曲鬓穴的连线。主治偏头痛、眩晕、耳鸣、耳聋等。属足少阳胆经。

（十二）枕上正中线

在头枕部，为枕外粗隆上方正中的垂直线，即自强间穴起至脑户穴的连线。主治眼病、腰脊痛等。属督脉。

（十三）枕上旁线

在头枕部，与枕上正中线平行，并与之相距0.5寸处的直线。主治同枕上正中线，临床常配合应用，属足太阳膀胱经。

（十四）枕下旁线

在头枕部，为枕外粗隆下方两侧2寸长的垂直线，即自玉枕穴至天柱穴。主治小脑疾病引起的平衡障碍症状、后头痛等。属足太阳膀胱经。

二、适应范围

据大量实践证明，头皮针可广泛用于临床治疗常见病症。

（一）中枢神经系统疾患

为头皮针主要适应证，包括由脑血管病引起的偏瘫、失语、假性球麻痹、小儿神经发育不全和脑性瘫痪、颅脑外伤后遗症、脑炎后遗症。对上述病症的疗效，主要表现在运动、智力和语言功能障碍的康复，能不同程度地缓解症状、改善体征、缩短病程，达到治疗目的。此外，尚有癫痫、舞蹈病和震颤麻痹等。

（二）精神病症

头皮针有调节大脑皮层功能状态的作用，可用于精神分裂症、癔症、考场综合征、抑郁症，也有用于老年性痴呆和小儿先天愚型者，有提高智力、缓解症状、恢复大脑正常思维和兴奋抑制功能状态的临床效果。

（三）疼痛和感觉异常

临床可用于头痛、三叉神经痛、颈项痛、肩痛、腰背痛、坐骨神经痛、胆绞痛、胃痛、痛经等各种慢性疼痛病症，有显著止痛作用。此外，还可用于多发性神经炎所致的肢体远端麻木、皮肤瘙痒症、荨麻疹、皮炎、湿疹等皮肤病引起的瘙痒症状、有迅速缓解临床症状、恢复正常感觉功能的效果。

（四）皮层内脏功能失调所致的疾患

高血压、冠心病、溃疡病、男子性功能障碍和妇女月经不调（功能性者），以及神经性呕吐、功能性腹泻等。

三、操作方法

（一）进针法

患者多取坐位和卧位，局部常规消毒。一般选用28～30号长1.5～3寸的毫针，针尖与头皮呈30°左右夹角，快速将针刺入头皮下，当针尖抵达帽状腱膜下层时，指下感到阻力减小，然后使针与头皮平行，继续捻转进针，刺入相应深度（线段的长度）。若进针角度不当，患者痛甚且医者手下有抵抗感，应调整进针角度。

（二）针刺手法

头针的运针多捻转不提插。一般以拇指掌面和示指绕侧面夹持针柄，以示指的掌指关节快速连续屈伸，使针身左右旋转，捻转速度每分钟200次左右。进针后持续捻转2～3分钟，留针20～30分钟，留针期间间歇操作2～3次即可。一般经3～5分钟刺激后，部分患者在病变部位会出现热、麻、胀、抽动等感应。按病情需要可适当延长留针时间，偏瘫患者留针期间嘱其活动肢体（重症患者可做被动活动），有助于提高疗效。亦可用电针仪在主要穴线通电，以代替手法捻针，频率多选用200～300次/分钟。

（三）起针

刺手夹持针柄轻轻捻转松动针身，押手固定穴区周围头皮，如针下无紧涩感，可快速出针。出针后需用消毒干棉球按压针孔片刻，以防出血。

四、注意事项

1. 因为头部有毛发,故必须严格消毒,以防感染。

2. 由于头针的刺激较强,刺激时间较长,医者必须注意观察患者表情,以防晕针。

3. 婴儿由于颅骨缝的骨化不完全,不宜采用头针治疗。

4. 中风患者,急性期如因脑溢血引起昏迷、血压过高或不稳定时,不宜用头针治疗,需待血压和病情稳定后应用;如因脑血栓形成引起偏瘫的患者,宜及早采用头针治疗。凡有高热、急性炎症和心力衰竭时,一般慎用头针。

5. 由于头皮血管丰富,容易出血,故出针时必须用干棉球按压针孔 1～2 分钟。如有出血或皮下血肿出现,可轻轻揉按,促使其消散。

第十二节 埋线疗法

埋线疗法是将羊肠线埋入穴位,利用羊肠线对穴位的持续刺激作用治疗疾病的方法。多用于哮喘、胃痛、腹泻、遗尿、面瘫、癫痫、腰腿痛、痿证及脊髓灰质炎后遗症、神经官能症等。

一、器材和穴位选择

皮肤消毒用品、洞巾、注射器、镊子、埋线针或经改制的 12 号腰椎穿刺针(将针芯前端磨平)、持针器、0 号或 1 号铬制羊肠线,0.5%～1%盐酸普鲁卡因、剪刀、消毒纱布及敷料等。埋线针是坚韧特制的金属钩针,长 12～15cm,针尖呈三角形,底部有一缺口。如用切开法需备尖头手术刀片、手术刀柄、三角缝针等。

埋线多选肌肉部位比较丰满的穴位,以背腰部及腹部穴最常用。如哮喘取肺俞,胃病取脾俞、胃俞、中脘等。选穴原则与针刺疗法相同。但取穴要精简,每次埋线 1～3 个穴位,可间隔 2～4 周治疗 1 次。

二、操作方法

(一)穿刺针埋线法

常规消毒局部皮肤,镊取一段 1～2cm 长已消毒的羊肠线,放置在腰椎穿刺针针管的前端,后接针芯,左手拇、示指绷紧或捏起进针部位皮肤,右手持针,刺入所需的深度;当出现针感后,边推针芯,边退针管,将羊肠线埋植在穴位的皮下组织或肌层内,针孔处覆盖消毒纱布。也可用 9 号注射针针头作套管,28 号 2 寸长的毫针剪去针尖作针芯,将 00 号羊肠线 1～1.5cm 放入针头内埋入穴位,操作方法如上。

用特制的埋线针埋线时,局部皮肤消毒后,以 0.5%～1%盐酸普鲁卡因作浸润麻醉,剪取羊肠线一段(一般约 1cm 长),套在埋线针尖缺口上,两端用血管钳夹住。右手持针,左手持钳,针尖缺口向下以 15°～40°方向刺入,当针头缺口进入皮内后,左手即将血管钳松开,右手持续进针直至肠线头完全埋入皮下,再进针 0.5cm,随后把针退出,用棉球或纱布压迫针孔片刻,再用纱布敷盖保护创口。

(二)三角针埋线法

在距离穴位两侧 1～2cm 处,用甲紫作进出针点的标记。皮肤消毒后,在标记处用 0.5%～1%的盐酸普鲁卡因作皮内麻醉,用持针器夹住带羊肠线的皮肤缝合针,从一侧局麻点刺入,穿过穴位下方的皮下组织或肌层,从对侧局麻点穿出,捏起两针孔之间的皮紧贴皮肤剪断两端线头,放松皮肤,轻轻揉按局部,使肠线完全埋入皮下组织内。敷盖纱布 3～5 天。每次可用 1～3 个穴位,一般 20～30 天埋线 1 次。

(三)切开埋线法

在选定的穴位上用 0.5%盐酸普鲁卡因作浸润麻醉,用刀尖刺开皮肤(0.5～1.0cm),先将血管钳探到穴位深处,经过浅筋膜达肌层探找敏感点按摩数秒钟,休息 1～2 分钟。然后用 0.5～1.0cm 长的羊肠线 4～5 根埋于肌层内。羊肠线不能埋在脂肪层或过浅,以防止不易吸收或感染。切口处用丝线缝合,盖上消毒纱布,5～7 天后拆去丝线。

三、注意事项

1. 严格无菌操作,防止感染。三角针埋线时操作要轻、准,防止断针。

2. 埋线最好埋在皮下组织与肌肉之间,肌肉丰满的地方可埋入肌层,羊肠线不可暴露在皮肤外面。

3. 根据不同部位,掌握埋线的深度,不要伤及内脏、大血管和神经干(不要直接结扎神经和血管),以免造成功能障碍和疼痛。

4. 皮肤局部有感染或有溃疡时,不宜埋线。肺结核活动期、骨结核、严重心脏病或妊娠期等均不宜使用本法。

5. 在一个穴位上做多次治疗时,应偏离前次治疗的部位。

6. 注意术后反应,有异常现象应及时处理。

四、术后反应及处理

(一)正常反应

由于刺激损伤及羊肠线(异性蛋白)刺激,在1～5天内,局部可出现红、肿、痛、热等无菌性炎症反应。少数病例反应较重,切口处有少量渗出液,亦属于正常现象,一般不需处理。若渗液较多凸出于皮肤表面时,可将乳白色渗液挤出,用70%酒精棉球擦去,覆盖消毒纱布。施术后患肢局部温度也会升高,可持续3～7天。少数病人可有全身反应,即埋线后4～24小时内体温上升,一般在38℃左右,局部无感染现象,持续2～4天后体温恢复正常。埋线后还可有白细胞总数及中性多形核细胞计数的增高现象,应注意观察。

(二)异常反应

少数病人因治疗中无菌操作不严或伤口保护不好,造成感染。一般在治疗后3～4天出现局部红肿、疼痛加剧,并可能伴有发烧。应给予局部热敷及抗感染处理。个别病人对羊肠线过敏,治疗后出现局部红肿、瘙痒、发热等反应,甚至切口处脂肪液化,羊肠线溢出,应适当作抗过敏处理。如感觉神经损伤,会出现神经分布区皮肤感觉障碍;运动神经损伤,会出现所支配的肌肉群瘫痪,如损伤了坐骨神经、腓神经,会引起足下垂和足拇指不能背屈。如发生此种现象,应及时抽出羊肠线,并给予适当处理。

(陈立早)

第十九章　推拿按摩疗法技术

第一节　概　述

推拿，古称按摩、按跷，是中医最古老的一种预防治疗疾病的方法，早在先秦时代就有记载。我国古代名医扁鹊、华佗等就用这种方法治疗了许多疾病。魏、晋、隋、唐时期，推拿治疗和自我按摩保健已十分流行，并在当时传入了朝鲜、日本、印度和欧洲。宋、金、元时期，推拿防治的范围进一步扩大，涉及到内、外、妇、儿各科疾病。至明、清时期，在此基础上，推拿实践与理论有了进一步的发展，尤其是用推拿方法治疗小儿疾病，形成了独特的体系。以后，推拿疗法几经改革，时至今日更以其防治疾病的特色和良好效果，在我国乃至世界范围内引起了高度重视。随着医学科学技术的进步，在理论和技术方面都有了新的发展。

传统推拿疗法以阴阳五行、脏腑经络、营卫气血等中医理论为基础，对疾病进行辨证施治，然后再以手法的技巧、力量的强弱，作用于人体的经络、穴位，通过经络系统最浅表的皮层（也就是体表），按络脉向经脉至内脏渐次传递的顺序，把这些外来有效的刺激，转变成治病防病的因素，从而达到平衡阴阳、调和气血、祛风除湿、温经散寒、活血化瘀、消肿止痛的治疗目的。现代医学也认为，皮肤内含有皮脂腺、汗腺、毛囊、丰富的血管和末梢神经，推拿皮肤层（体表）防治疾病，正是通过对这些组织的刺激而产生的。由于推拿手法的外在压力作用于体表产生的物理刺激，在作用区引起生物物理和生物化学的变化，直接由皮肤或间接向肌肉深层、筋膜、神经、血管、淋巴等组织渗透，通过神经和体液的调节，产生一系列病理生理变化，从而使机体功能恢复并得到改善，以防治疾病的发生和发展。

总之，推拿是一种古老而又不断发展完善的医疗方法，由于它无药害、无损伤、简单有效，因而容易在很大范围内普及推广。溯古抚今，展望未来，它必将对人类的医疗保健事业做出更大的贡献。

第二节　推拿按摩疗法的作用与治疗机制

一、推拿疗法的作用

推拿手法通过作用于人体体表的特定部位而对机体生理、病理产生影响。概括起来，推拿具有疏通经络、行气活血、理筋整复、滑利关节、调整脏腑功能、增强抗病能力等作用。

（一）疏通经络，行气活血

经络，内属脏腑，外络肢节，通达表里，贯穿上下，像网络一样，通布全身，将人体各部分联系成一个有机整体。它是人体气血运行的通路，具有“行血气而营阴阳，濡筋骨利关节”（《灵枢·本藏》）的作用，以维持人体的正常生理功能。当血气不和，外邪入侵，经络闭塞，不通则痛，就会产生疼痛麻木等一系列症状。如《素问·调经论》指出，“血气不和，百病乃变化而生”。

推拿手法作用于经络腧穴，可以疏通经络，行气活血，散寒止痛。其中的疏通作用有两层含义。首先，通过手法对人体体表的直接刺激，促进了气血的运行。正如《素问·血气行志》中说,“形数惊恐,经络不通,病生于不仁,治之以按摩醪药”。《素问·举痛论》在分析了疼痛的病理后,也指出“寒气客于肠胃之间,膜原之下,血不得散,小络急引故痛,按之则血气散,故按之痛止”。其次,通过手法对机体体表作功,产生热效应,从而加速了气血的流动。《素问·举痛论》中说,“寒气客于背俞之脉则脉泣,脉泣则血虚,血虚则痛,其俞注于心,故相引而痛,按之则热气至,热气至则痛止矣”。

(二)理筋整复,滑利关节

筋骨、关节是人体的运动器官。气血调和、阴阳平衡,才能确保机体筋骨强健、关节滑利,从而维持正常的生活起居和活动功能。正如《灵枢·本藏》中所说,“是故血和则经脉流利,营复阴阳,筋骨劲强,关节清利也”。

筋骨关节受损,必累及气血,致脉络损伤,气滞血瘀,为肿为痛,从而影响肢体关节的活动。在《医宗余鉴·正骨心法要旨》中指出,“因跌仆闪失,以致骨缝开错,气血郁滞,为肿为痛,宜用按摩法。按其经络,以通郁闭之气,摩其壅聚,以散瘀结之肿,其患可愈”,说明推拿具有理筋整复、滑利关节的作用。这表现在3个方面:一是手法作用于损伤局部,可以促进气血运行,消肿祛瘀,理气止痛;二是推拿的整复手法可以通过力学的直接作用来纠正筋出槽、骨错缝,达到理筋整复的目的;三是适当的被动运动手法可以起到松解粘连、滑利关节的作用。

(三)调整脏腑功能,增强抗病能力

疾病的发生、发展及其转归的全过程,是正气和邪气相互斗争、盛衰消长的结果。“正气存内,邪不可干”,只要机体有充分的抗病能力,致病因素就不起作用。“邪之所凑,其气必虚”,说明疾病之所以发生和发展,是因为机体的抗病能力处于相对劣势,邪气乘虚而入。从人体后天之本来看,脏腑的功能,与人体的正气有直接关系。中医的脏腑,包括五脏、六腑和奇恒之腑。脏腑有受纳排浊、化生气血的功能。当脏腑功能失调或衰退,则受纳有限,化生无源,排浊困难,从而正气虚弱,邪气壅盛。

二、作用机制

推拿疗法是在中医学理论指导下,利用经络穴位学说,通过各种手法作用于人体表组织,从而达到治疗疾病和预防保健目的的一种方法。

推拿手法作用于人体在体表上的相应经络腧穴,可以改善脏腑功能,增强抗病能力。手法对脏腑疾病的治疗有3个途径:一是在体表的相应穴位上,施于手法,是通过经络的介导发生作用的;二是脏腑的器质病变,是通过功能调节来发生作用的;三是手法对脏腑功能具有双向调节作用,手法操作要辨证得当。推拿手法通过对脏腑功能的调整,使机体处于良好的功能状态,有利于激发机体内的抗病因素,扶正祛邪。

(一)作用于皮肤组织

皮肤是直接接受推拿治疗的人体组织,然而皮肤具有调节机体温度和保护皮下组织不受伤害的功能。

推拿手法能加强皮脂腺及汗腺的分泌,清除衰亡脱落的上皮细胞,改善皮肤代谢,软化瘢痕,增强机体的防卫功能;同时,还能增强皮肤的光泽和弹性,延缓皮肤的衰老。

摩法、揉法、擦法、拍打法等手法都很容易使皮肤毛细血管扩张,皮肤温度升高。手法功力好的推拿医师其手法的深透力亦强,不仅使表皮温度升高,而且还能使局部深层组织的温度升高,所以能软化及松解皮肤和皮下粘连的组织。

(二)作用于肌肉组织

在高强度的运动后,由于代谢的中间产物乳酸的大量产生,沉积在肌肉组织中,出现肌肉痉挛疼痛和疲劳现象。若对疲劳肌肉进行推拿治疗,就能促进乳酸的消散和排出,使疼痛缓解,疲劳消除。所以,运动员在比赛前采用保健推拿以消除疲劳,迅速进入竞技状态。

推拿又能增强肌肉的张力和弹性,使其收缩机能增强和肌力增加,常用于废用性肌萎缩和小儿麻痹后遗症等肌肉萎缩的治疗;亦能提高肌肉和肌腱的弹性、松解肌肉、肌腱与周围组织的粘连。

(三)促进骨关节损伤后的康复

当骨关节损伤后,由于肌肉和关节的不活动,局部血液循环缓慢、淋巴郁滞,组织发生水肿,浆液纤维素性渗出物的纤维原所形成的“胶汁”,从而就发生了粘连,造成关节功能障碍,肌肉出现废用性萎缩。正确的推拿治疗,可使血液、淋巴液循环加速，水肿消退，粘连松解，功能障碍的关节能逐渐增大活动范围，达到正常或接近正常的生理功能。所以，推拿有利于骨关节损伤的康复。

(四)纠正异常解剖位置

凡关节错位、肌腱滑脱等有关组织解剖位置异常而致的病症，均可运用推拿手法得以纠正。对于腰椎后关节滑膜嵌顿、腰痛难忍的病人，手法亦能起立竿见影之功效。再则，推拿手法还可以使腰椎间盘突出症患者的突出物——髓核与神经根的关系得到改变，使腰腿痛症状消除或减轻等。

(五)改善血液循环

实验证明，推拿能增加毛细血管的数量，增大管径，使血液循环大大改善。同时还能促进病变组织血管网的重建，恢复血管壁的弹性，改善管道的通畅性能，降低血液流动的外摩擦力等。

由于推拿手法能够改善血液和循环系统，所以在临床上对高血压、冠心病、脑供血不足等疾病作为一种辅助治疗手段还是很受欢迎的。

(六)帮助消化

有实验证明，对背部脾俞、胃俞穴推拿1～2分钟后，大多引起胃蠕动增强；足三里穴推拿后则大多引起胃蠕动减弱。值得提出的是，推拿足三里穴对消化系统具有兴奋和抑制的双向调节作用，在胃蠕动增强时，推拿足三里穴往往使胃蠕动减弱，而当胃蠕动减弱时，推拿后则增强。

也有实验证明，推拿后可降低胃泌素的分泌和增强小肠的吸收功能等，所以对消化系统功能性病变有较好的治疗效果。

(七)调节神经系统

推拿可降低周围感觉神经末梢的兴奋性，故常用于止痛，如神经炎、神经痛等。较轻手法也可以刺激运动神经，提高肌肉兴奋性；重手法则用来治疗肌痉挛，亦能促进损伤的功能恢复。腹部推拿可通过自主神经的作用，刺激消化腺分泌，增进消化吸收和调节胃肠蠕动功能。

背俞穴的推拿治疗，可通过神经反射，影响脊髓和大脑的调节功能，从而使相应脏器的功能发生变化。如肺俞对呼吸系统，脾俞、胃俞对消化系统，八髎穴对泌尿生殖系统等的作用。

(八)改善心理

轻柔的推拿手法能使患者情绪放松、稳定，可减轻或消除心理上对疾病的不良反应，如抑郁、焦虑等。随着推拿治疗效果的积累，患者能逐步增强信心，主动配合治疗。因此，推拿不仅对器质性病变是一种有效的治疗方法，而且也是心理治疗的一种手段。

第三节　推拿按摩的治疗原则、体位与介质

一、治疗原则

治疗原则又称治疗法则，是在整体观念和辨证论治基础精神指导下，对制定临床病证具有普通指导意义的治疗规则。它和具体的治疗方法不同，因为任何具体的治疗方法，都是由治疗原则所规定的，并从属于一定的治疗原则。因此，正确掌握推拿的治疗原则是极其重要的。

(一)治病求本

“治病必求其本”是中医按摩辨证施治的基本原则之一。求本，是指治病要了解疾病的本质，了解疾病的主要矛盾，针对其最根本的病因病理进行治疗。

“本”是相对标而言的。标本是一个相对的概念，有多种含义，可用以说明病变过程中各种矛盾的主次关系。如从正邪双方来说，正气是本，邪气是标；从病因与症状来说，病因是本，病状是标；从病变部位来说，内脏是本，体表是标；从疾病先后来说，旧病是本，新病是标，原发病的本，继发病是标等等。

任何疾病的发生、发展，总是通过若干症状显示出来的，但这些症状只是疾病的现象，并不都反映疾病的本质，有的甚至是假象，只有在充分了解疾病的各个方面，包括症状表现在内的全部情况的前提下，通过综合分析，才能透过现象看到本质，找出病之所在，确定相应的治疗方法。如腰痛，可由风寒湿邪、肾精亏损或跌仆闪挫等多种原因引起，治疗时就不能简单地采取对症止痛的方法，而应透

过全面的综合分析，找出最基本的病理变化，分别用祛邪通络、补肾益精、活血化瘀等方法进行治疗，才能取得满意的疗效。这就是“治病必求于本”的意义所在。

在临床运用治病求本这一治疗原则的时候，必须正确处理“正治与反治”、“治标与治本”之间的关系。

1. 正治与反治

所谓“正治”，就是通过分析临床症候，辨明寒热虚实；然后分别采用“寒者热之”、“热者寒之”、“虚则补之”、“实则泻之”等不同治疗方法。正治法是临床上最常用的治疗方法。

但是，有些疾病，特别是一些复杂、严重的疾病，表现出来的某些症候与病变的性质不符，也就是出现一些假象。例如，脾虚不运所致的脘腹胀满，应以健脾益气法治之，从而达到消胀除满的目的；因伤食所致的腹泻，不仅不能用止泻的方法治疗，反而要用消导通下的方法以去其积滞。这就是所谓“塞因塞用”、“通因通用”。以上这些治法，都是顺从症候而治的，不同于一般的治疗方法，故称“反治”，又叫“从治”。但其所从的症状是假象，因此，所谓“反治”，实质上还是正治，是在治病求本原则指导下，针对疾病本质施治的方法。

2. 治标与治本

在复杂多变的病症中，常有标本主次的不同，因而在治疗上就应有先后缓急之分。

一般情况下，治本是根本原则，但在某些情况下，标症甚急，不及时解决可危及患者生命。因此，我们应当贯彻“急则治标”的原则，先治其标，后治其本。例如大出血的病人，不论属于何种出血，均应采取应急措施，先止血以治标，待止血后，病情缓和了再治本病。再如某些腰腿痛患者，由于病程较长，腰背肌肉痉挛或挛缩，治疗时应先使腰背肌肉放松，在腰背肌肉得到一定程度的放松条件下再治其本。综上所述，可以看出治标只是在应急情况下或是为治本创造必要条件时的权宜之计，而治本是治病的根本之图。所以说，标本缓急从属于治病求本这一根本原则，并且与之相辅相成。

病有标本缓急，所以治也有先后，若标本并重，则应标本兼顾，标本同治。还应指出，标本的关系并不是绝对的，一成不变的，而是一定条件下可以相互转化。因此，在临证时还要注意掌握标本转化的规律，以便始终抓住疾病的主要矛盾，做到治病求本。

（二）扶正祛邪

疾病的过程，在一定意义上，可以说是正气与邪气矛盾双方互相斗争的过程，邪胜于正则病进，正胜于邪则病退。因而治疗疾病，就是要扶助正气，祛除邪气，改变邪正双方的力量对比，使之向有利于健康的方向转化，所以扶正祛邪也是指导临床治疗的一条基本原则。

“邪气盛则实，精气夺则虚”，邪正盛衰决定病变的虚实。“虚则补之，实则泻之”，补虚泻实是扶正祛邪这一原则的具体应用。扶正即是补法，用于虚证；祛邪即是泻法，用于实证。祛邪与扶正，虽然是具有不同内容的两种治疗方法，但它们也是相互为用、相辅相成的。扶正，使正气加强，有助于抗御和驱逐病邪；而祛邪则祛除了病邪的侵犯、干扰和对正气的损伤，有利于保存正气和正气的恢复。

在临床应用扶正祛邪原则时，要认真细致地观察和分析正邪双方相互消长盛衰的情况，根据正邪在矛盾斗争中所占的地位，决定扶正与祛邪的主次、先后。或以扶正为主，或以祛邪为主，或是扶正与祛邪并举，或是先扶正后祛邪，或是先祛邪后扶正。在扶正祛邪并用时，应以扶正而不留邪，祛邪而不伤正为原则。

（三）调整阴阳

疾病的发生，从根本上说是阴阳的相对平衡遭到破坏，即阴阳的偏盛偏衰代替了正常的阴阳消长。所以调整阴阳，也是临床治疗的基本原则之一。

阴阳偏盛，即阴或阳邪的过盛有余。阳盛则阴病，阴盛则阳病，治疗时应采用“损其有余”的方法。

阴阳偏衰，即正气中阴或阳的虚损不足，或为阴虚，或为阳虚。阴虚则不能制阳，常表现为阴虚阳亢的虚热证；阳虚则不能制阴，多表现为阳虚阴盛的虚寒证。阴虚而致阳亢者，应滋阴以制阳；阳虚而致阴寒者，应温阳以制阴。若阴阳两虚，则应阴阳双补。由于阴阳是相互依存的，故在治疗阴阳偏衰的病证时，还应注意“阴中求阳”、“阳中求阴”，也就是在补阴时，应佐以温阳；温阳时，适当配以滋阴，从而使“阳得阴助而生化无穷，阴得阳升而泉源不竭”。

阴阳是辨证的总纲，疾病的各种病机变化也均可用阴阳失调加以概括。表里出入，上下升降，寒热进退，邪正虚实及营卫不和，气血不和等，无不属于阴阳失调的具体表现。因此，从广义来讲，解表攻里，越上引下，升清降浊，寒热温清，虚实补泻，以及调和营卫，调理气血等治疗方法，也皆属于调整阴阳的范围。

（四）因时、因地、因人制宜

因时、因地、因人制宜，是指治疗疾病要根据季节、地区及人体的体质、年龄等不同而制定相应的治疗方法。这是由于疾病的发生、发展是受多方面因素影响的，如时令气候、地理环境等，尤其是患者个人的体质因素，对疾病的影响更大。因此，在治疗疾病时，必须把各个方面的因素考虑进去，具体情况具体分析，区别对待，酌情施治。

在按摩临床中，更须注意因人制宜。根据病人年龄、性别、体质、生活习惯等不同特点，选择不同的治疗方法。一般情况下，如患者体质强，操作部位在腰臀四肢，病变部位在深层等，手法刺激量大；患者体质弱，小儿患者，操作部位在头面胸腹，病变部位在浅层等，手法刺激量较小。其他如患者的职业、工业条件等亦与某些疾病的发生有关，在诊治时也应注意。

（五）异病同治，同病异治

同一疾病，根据病因病机及其发展的阶段不同，而采用不同的治疗方法，叫做“同病异治”；不同的疾病，由于其病因病机相同或处于同一性质的病变阶段，而采用相同的治疗方法，这叫做“异病同治”。在推拿治疗中，内、妇科疾病、头痛、失眠、胃脘痛、胃下垂、月经不调、痛经等，以及小儿腹泻、呕吐、疳积、咳嗽、发热等都可按照“同病异治，异病同治”这一治疗原则来进行。

二、基本治法

按摩是祖国医学外治法之一，虽不同于药物针灸，但其基本治法亦以中医基本理论为依据，不外乎补虚泻实，扶正祛邪，调和阴阳，使气血复归于平衡，达到治病的目的。《内经》云，“寒者热之，热者寒之，坚者削之，客者除之，劳者温之，结者散之，散者收之，损者益之”，又提出了“治病必求其本”的治疗原则。按摩在几千年的实践中积累了丰富的经验，在临床上始终贯穿着辨证施治的思想，所以对许多疾病有显著的疗效。

按摩是用手法作用于患者体表的特定部位或穴位来治病的一种疗法。因此，手法的治疗作用取决于：一是手法作用的性质和量；二是被刺激部位或穴位的特异性。换言之，对某一疾病用一定性质和量的手法，作用于某一部位或穴位，就起到某一特定的治疗作用。如果以同一性质和量的手法，刺激不同的部位或穴位，所起的作用则不同；不同性质和量的手法，刺激相同的部位或穴位。所起的作用也不一样，因此，不能单纯地用手法的性质和量来区分按摩的治疗作用；同样，也不能单纯地用被刺激部位或穴位的特异性来区分按摩的治疗作用。对按摩治疗作用的研究必须把手法和部位（或穴位）两者结合起来。

根据手法的性质和作用量，结合治疗的部位，按摩治疗有温、补、通、泻、汗、和、散、清八法。在内科临床中，我们也应根据病情的不同，采用不同的方法来治疗。

（一）温法

温法是适用于虚寒证的一种疗法，它使用按、摩、揉、搓、擦等手法，达到补益阳气、祛除沉寒阴冷之目的。如按、摩、揉中脘、气海、关元，擦肾俞、命门有温补肾阳、健脾和胃、扶助正气、散寒止痛等作用。

（二）通法

通发有祛除病邪壅滞之作用。《素问·血气形志篇》曰，“形数惊恐，经络不通，病生于不仁，治之以按摩醪药”，指出了按摩能治疗经络不通所引起的病证。临床治疗时，手法宜刚柔兼施。如用推、拿、搓法于四肢，则能通调经络，拿肩井则有通气机，行气血之作用；点按背部腧穴可通畅脏腑之气血。《厘正按摩要术》上说“按能通血脉”，又说“按也最能通气”。故凡经络不通之病，宜用通法。

（三）补法

补者，即滋补，补气血津液之不足，脏腑机能之衰弱，以扶正祛邪，增强人体抗病能力，达到防病、治病之目的。补法应用范围广泛，如气血两亏、脾胃虚弱、肾阴不足、虚热盗汗、遗精等，均可用祛法。多采用按、摩、揉、推、搓、擦等手法，但操作时要求手法轻而柔和，不宜过重刺激。

（四）泻法

泻法一般用于下焦实证。由于结滞实热，引起腹部胀满和疼痛、食积火盛、二便不通等，皆可用本法施治。按摩之泻，不同于药物的峻猛，故体质虚弱，津液不足而大便秘结者，亦能应用，这也是按摩泻法之所长。临床以推、拿、点、摩为主，手法的力量要稍重，虽刺激较强，但因按摩是取手法对内脏功能的调节作用，而达到泻实的目的。

（五）汗法

汗法是一种疏宕外邪，解除表证的方法，主要用于外感表证，包括风寒外感和风热外感两类。汗法多采用拿、按、推诸法。如拿、按风池、风府、合谷、外关、大椎、风门、肺俞、肩井等穴可开通腠理，发汗解表。对风寒外感，用先轻后重的拿法加强刺激，步步深入，因重手法有解表作用，可使全身汗透，达到祛风散寒的目的。风热外感，则用轻拿法，宜柔和轻快，使腠理疏松。施术时，患者感觉汗毛竖起，周身舒适，肌表微汗潮润，贼邪自散。正如《内经》所言，“邪在皮毛者，汗而发之”。

（六）和法

和即和解之发，含有调和之意，凡病在半病在半表半里，在不宜汗，不宜泻，不宜吐的情况下，可应用和解之法。按摩运用此法，手法要求平稳而柔和，频率稍慢。临床常采用推、摩、搓、揉等为主，可调脉气，和经血，运用于气血不和，经络不畅所引起的肝胃气痛，月经不调，脾胃不和，周身胀痛等症。通过手法和经络穴位等的作用，达到气血调和，表里疏通，阴阳平衡的目的。

（七）散法

散即消散、疏散之意。按摩的散法有其独到之处，其主要作用是“摩而散之，消而化之”，能使结聚疏通，不论有形或无形的积滞，散法都可使用。对脏腑之结聚，气血之瘀滞，痰食之积滞，应用散法可使气血得以疏通，结聚得以消散。如饮食过度，脾不运化所致的胸腹胀满、痞闷，可用三法治之。散法对外科痈肿也有较好的疗效。临床多采用推、摩、揉、搓等手法，手法要求轻快柔和。

（八）清法

清法是清除热邪的方法。临床采用刚中有柔的手法，在所取的穴位、部位上进行操作，达到清热除烦的目的。所以，清法是治疗一般热性病的主要方法。但热病的症状较为复杂，治疗时应鉴别病在里还是在表，是实热还是虚火，然后方可根据不同情况，采取相应的手法。如气分实热者轻推督脉（自大椎至尾椎），以清泻气分实热；气血虚热者轻擦腰部，以养阴清火；血分实热者，重推督脉（自大椎至尾椎），以清热凉血；表突然者，重推背部膀胱经（自下而上），表虚热者轻推背部膀胱经（自上而下），以清热解表。

三、推拿体位

（一）患者的体位

1. 端坐位

正坐，屈膝、屈髋各 90°，双脚分开与肩同宽，双上肢自然下垂，双手置于膝上。

适用于头面部、颈项部、肩部、胸部、胁部、背部、腰部疾病的按摩。

2. 仰卧法

去枕或低枕，面部朝上，上肢自然置于体侧，双下肢自然伸直。根据按摩需要，可随时调整上下肢的位置。

适用于头面部、颈部、胸部、腹部、下肢疾病的按摩。

3. 侧卧位

身体一侧在下，双腿自然屈曲，或下侧腿伸直，上侧腿屈曲；下侧上肢屈肩、屈肘各 90°，上侧上肢自然垂直，置于体侧或撑于体前床面。

适用于头部、颈部、肩部、上肢、胸部、胁部、背部、腰部、髋部、下肢疾病的按摩。

4. 俯卧位

腹部向下，去枕，面部朝下，或头歪向一侧，双下肢自然伸直，上肢置于体侧或屈肘置于面部下方。根据按摩需要，可随时调整上下肢的位置。

适用于头部、颈项部、背部、腰部、臀部、下肢疾病的按摩。

（二）术者的体位

1. 站立位

自然站立，双脚左右分开或双脚前后呈弓步站立。按摩胸部、腹部、背部、腰部、髋部、上肢均可。

2. 端坐位

正坐，屈膝、屈髋各 90°，双脚分开与肩同宽。

按摩头面部、颈项部、肩部、上肢、胸部、腹部、腰部、下肢及小儿疾病均可。

四、推拿的介质

作为介质的药物直接作用于受术部位，或减轻按摩过程中的摩擦而保护肌肤或借助药物以提高按摩效应或借按摩手法而充分发挥药性以除疾，临床运用宜视施术不同而有所异。据病情、病性而辨证、接受术者差异而灵活选择。现代临床上所使用的按摩介质，其形式繁多、内容极为丰富，现择其实用者按剂型之不同分别介绍如下。

（一）水汁剂

1. 凉水多为井泉水、腊雪水等，适用于治暴热所致诸疾，常用于小儿。

2. 温水为沸开清水自然降温而成，温而不烫，适用于手足厥冷、发痧者。

3. 热水为沸开清水自然降温至微烫手而成，适用于春夏季节。

4. 茶水用茶叶以热水浸泡至冷却则成，适用于小儿身热发热。

5. 麝香水以温水浸和麝香细末而成，适用于痰厥昏迷、痞块积聚及损伤瘀肿诸症。

6. 蛋清取鸡、鸭蛋破壳去黄即得，适用于肌肤干燥痛痒诸症。

7. 乳汁以人乳为佳，亦可代以鲜牛乳，有益气补虚、清热祛风之功。

8. 姜汁以生姜捣烂取汁而成，适用于感冒恶寒及腹痛诸症。

9. 藕汁以鲜嫩藕之根茎捣绞取汁而成，多用于小儿，适用于治肌肤燥热、疖肿热痛等病症。

（二）酒剂

1. 白酒多为高醇度的酒，适用于寒湿痹痛、肌肤冷麻、瘀肿疼痛等。

2. 樟脑酒以樟脑溶于酒内而成，适用于风湿痹痛、冻疮等。

3. 椒盐酒以川椒、食盐等量浸泡于酒内而成，适用于肌筋伤痛。

4. 按摩良液以麝香、冰片、红花浸酒而成，适用于颈肩腰腿痛。

（三）油剂

1. 麻油又称香油，临床上常用，适用于肌肤疼痛等。

2. 冬青油适用于肌肤肿胀痛痒诸症。

3. 松节油适用于风寒湿痹痛及各类筋伤。

4. 甘油适用于素体虚弱之患者。

（四）散剂

1. 滑石粉有清热祛湿之功，为临床所常用。

2. 展筋活血散以珍珠、琥珀、乳香、没药、当归、三七、血竭等研末为散，适用于筋骨陈伤疼痛。

3. 爽身粉适用于小儿及多汗者。

（五）汤剂

1. 桂枝汤取桂枝煎汤至温，适用于风寒感冒、背脊冷痛。

2. 菊花汤取菊花煎汤至凉，适用于发热头痛、眩晕等。

3. 淡竹汤取淡竹叶煎汤至凉，适用于小儿，有清热、镇惊、利尿之功。

（六）膏剂

按摩介质中的膏剂，源于传统的“膏摩方”，历代处方众多，应用也广，如《圣济总录》所载的“当归膏”（当归、细辛、桂枝、生地、白芷、川芎、干姜、天雄、乌头、丹砂等）和松脂制膏、“摩痛膏”等，现代临床已少见应用，但多用取传统处方药物以先进工艺改制乳膏成药如按摩乳等。

以上所介绍的介质，尤常见用于民间按摩治疗中，均价廉便易取，效验实用。

第四节　推拿按摩临床适应证与禁忌证

一、推拿的适应证

1. 四肢、腰部的软组织急性损伤，如肩关节扭伤、腰部急性扭伤、腰肌劳损等。

2. 骨折后由于关节被长期固定在石膏或夹板中，等到拆除固定后往往引起关节的僵硬或肌肉萎缩，如膝关节粘连、股四头肌萎缩等。

3. 各部位的软组织退行性病变所引起的颈、腰部及四肢关节的疼痛，位于椎体之间的椎间盘如发生退变裂隙，因为压迫神经根而出现神经症状，如腰椎间盘髓核突出症等。

4. 骨的肥大性改变所引起的颈、腰、膝等关节疼痛和部分关节功能受限。

5. 风湿性外邪侵袭机体，凝于筋骨之间，引起关节疼痛，活动受阻，如肩关节粘连（俗称漏肩风）等。

6. 外伤后引起的关节脱位等。

二、禁忌证

1. 恶性肿瘤部位，一般不应使用手法，以防止肿瘤细胞的扩散与转移，使病情加重。

2. 骨折部位，不能贸然使用手法，以免引起骨折部位的错位，造成神经、血管及周围软组织的损伤，或成为开放性骨折。骨折经手法复位或骨折经包扎固定后在骨折部位的远端应用轻柔手法，能促进骨折愈合，减少骨折后遗症的发生。

3. 正在出血或内出血的部位，不宜用手法治疗。即使四肢关节扭伤，局部肿胀疼痛，也应先作冷敷止血，待内出血停止后，方可用手法治疗，以免加重局部出血，带来不良后果。脑出血的患者，亦应在出血停止后2周再行手法治疗。

4. 皮肤疾病（湿疹、癣、疙疹、脓肿等）患处，一般也不可作手法治疗。

5. 皮肤破损、水火烫伤患处，不能行手法治疗，以免引起局部感染。局部扭伤，同时伴有皮肤破损者，应在创面愈合后，再作手法治疗。

6. 骨与关节结核患者，不宜手法治疗，以免造成进一步损伤。

7. 化脓性关节疾患，不宜用手法治疗，以免加重病情。

8. 妇女妊娠期、月经期腰骶部和腹部不宜作手法治疗，也不宜在四肢感应较强的穴位处采取强刺激手法。其他部位需要手法治疗，也应以轻柔手法为宜，以免出现流产和出血过多。

9. 急性传染病（如伤寒、白喉等）、各种肿瘤及其他病情严重的患者，都不宜推拿。

10. 剧烈运动后极度劳累、饥饿状态等，或极度虚弱者，不宜立即作手法治疗，以免发生晕厥现象。

11. 病程已久，患者体弱，禁不起最轻微的推拿、按压，如不注意这些情况，太过大意地进行操作，就会出现眩晕、休克的症状。

12. 醉酒后神志不清者，一般也不立即作手法治疗。

第五节　推拿基本手法

一、手法的概念

用手或肢体其他部分，按各种特定的技巧动作，在体表进行操作的方法，称推拿手法。手法形式有多种，包括用手指、手掌、腕部、肘及肢体其他部位，直接在患者体表进行操作，通过功力的“深透”而产生治疗作用。因主要以手进行操作，故通称为手法。

人们在日常生活中也常有推、拿、压、按、捏等动作，这仅仅是简单的随意动作，没有一定的技术要求，也不必讲究动作规范，所以不能与推拿手法相提并论。因此，没有理论指导的随意动作是不能称为手法的。

二、基本要求

持久——手法能按要求持续运用一定时间，要保持动作和力量的连贯性，不能断断续续。

有力——手法必须具有一定的力量，这种力量不是固定不变的，而应根据病人体质、病症、部位等不同情况而增减。

均匀——指手法动作的节奏性和用力的平稳性。动作不能时快时慢，用力不能时轻时重。

柔和——指手法动作的稳柔灵活及力量的缓和。手法要轻而不浮，重而不滞，用力不是软弱无力，也不是生硬粗暴或用蛮力，变换动作要自然。

以上各点是有机联系的，相辅相成，互相渗透。

持久能使手法逐渐深透有力，均匀协调的动作能使手法更趋柔和，而力量与技巧相结合则使手法既有力，又柔和。这就是通常所说的“刚柔相济”，在临床运用时，力量是基础，手法技巧是关键，两者必须兼有，缺一不可。

另外，推拿虽然是中医的一种有针对性的治疗手段，但施治者必须掌握有关生理、解剖、神经、肌肉走向等医学知识。非专业人员推拿及踩跷时动作粗暴、手法不当，很容易造成被推拿者软组织损伤、关节脱位及骨折等，严重的会造成瘫痪甚至危及生命。其次，这些人在使用一些诸如酒类、酊类、药膏等做推拿介质时，倘若适应证掌握不好，还容易引起皮肤烧伤，严重的则会出现皮肤溃疡。因此，要努力做到：

(1)要熟练掌握和学习好中医学的基础理论，以及现代科学(包括现代医学)的理论和技术。中医学和现代科学理论的紧密结合是推拿学的理论内涵。中医推拿是中医外治法之一，虽不同于药物，但其基本理论也是以中医基础理论为依据，如阴阳五行、脏腑经络、气血津液等。但由于推拿学的临床治疗特点表现为手法在人体体表上操作，以及运动人体肢体的治疗方式，在基础理论应用方面，尤以经络腧穴为重。经络学为推拿学的重要理论基础，特别与经络学中的“皮部”和“经筋”密切相关。另外，还要掌握现代医学知识，尤其要重视临床解剖学、病理生理学和生物力学的理论与应用。

(2)要刻苦地学习手法和进行功法锻炼，掌握手法的基本技能和临床应用。推拿手法是一种技巧，它是力的运用与技巧的完美结合。严格地说不讲究技巧的简单动作是不能称之为手法的。手法的技巧是关键，而力量则是发挥技巧的基础，两者缺一不可。因此，作为一名推拿专业人员，不但要掌握手法的技术，同时要注意体力的锻炼，体力的锻炼就是练功。手法的训练和练功，必须经过一段较长时间的艰苦训练，再经过不断的临床实践，才能使手法技术由生到熟，熟能生巧，乃至运用自如。

(3)重视疗效评价。推拿治疗范围广，但并非对每一种病症推拿均有良好的治疗效果。手法所产生的治疗效果，是由手法的作用原理所决定的。当不同的疾病出现同一病理变化，手法作用能产生治疗效果时，临床症状就均得以改善和消除。但是，当同一疾病在不同时期，其某一病理阶段，手法无法产生作用时，治疗就无效。因此，手法的临床应用，一定要根据不同疾病及不同的病理阶段，把握好手法能产生的主治、辅助、参与的不同作用，进行针对性的治疗；对无效及可能发生的有害结果，应该清楚，加以避免。

三、手法的特点

推拿属于中医外治法的范畴。它具有以下特点：

(一)经济简便

推拿是利用医者的各种手法来达到治病的目的，不受医疗设备条件的限制，只通过手法的刺激作用，即可调整人体的生理功能，达到治疗疾病的目的。推拿以手法为主，更能广泛地适用于从事野外作业、长途旅行或在体育场上的各种损伤、劳损。在具体治疗中，医者根据病情，在特定的部位穴位上施用对症手法，即可收到显著效果。

(二)疗效显著

推拿广泛适用于多种急慢性疾病和机能衰退的疾病，有其独到之处。对骨伤、内、外、妇、儿、五官、皮肤等科病症均有较好的治疗效果。其治疗的范围，随着临床研究的开展而逐步扩大。目前，特别是一些顽固性疾病，如腰椎间盘突出症、颈椎病等通过推拿，可以免除手术之苦。对于腰背肌扭伤，推拿疗效又超过了药物治疗和其他疗法治疗的效果。

(三)无毒副作用

推拿疗法无毒副作用，指的是手法本身，应和推拿治疗中出现的不良作用分开。一般在手法治疗结束后，病人即感到周身轻松，心情舒畅，症状有明显好转。

(四)掌握和推广

作为一般性的防病、保健，可广泛适用于家庭、城乡、厂矿等。

四、命名和分类原则

为了便于推拿的学术交流和对手法的学习研究，我们以手法的动作形态作为手法的命名和分类原则，在这前提下要注意历史遗留下来的并已被广泛使用的名称，如一指禅推法、缠法等。根据手法的动作形态，推拿手法可归纳成为摆动类、摩擦类、振动类、挤压类、叩击类和运动关节类等6类手法，每类各由数种手法组成。由于历史原因，手法以家传口授留传下来，推拿在临床辨证施治的手法和治法方面，形成了许多不同技术风格和学术特色的学术流派。目前国内有影响的就有30多个流派，300多种手法，其中影响较大的有一指禅推拿、㨰法推拿、内功推拿、正骨推拿、指压推拿、小儿推拿、腹诊推拿、自我推拿等。另外，还有捏筋拍打疗法、经穴点穴推拿、四应六法推拿、运气推拿等。

五、注意事项

1. 手法操作过程中，要耐心细致，认真负责，精神集中，手到神到。

2. 医者要保持双手清洁和适当温度，勤剪指甲。

3. 诊断明确，辨证施治，合理选用手法。

4. 操作时，一般由轻而重，以病人对手法反应敏感度为准。压力一般因人、因病、因部位而异。

5. 操作时间：临床应用时，操作时间掌握得恰当与否，对疗效有一定影响。但其长短很难做明确的限定，一般从两方面考虑：

(1)病在经脉关节或是在脏腑气血。前者一般10～20分钟，后者15～30分钟或更长。

(2)选用何种手法。一般使用摆动类及轻柔缓和的手法，时间可稍长些，而压力大、刺激强的手法，如按、压、点等手法，时间不宜太长，以免引起不良反应甚至不良后果。

另外，初次治疗，时间不宜太长。临床应用时还要根据治疗部位的大小和多少而灵活地掌握操作时间。

六、常用推拿手法

(一)摆动类手法

以指、掌、腕关节作协调的连续摆动，称摆动类手法。本类手法包括一指禅推法、缠法、㨰法和揉法。

1. 一指禅推法

一指禅推法是一指禅推拿流派的主要手法，因在国内有较大影响，治疗范围广泛，故有“手法宗一指禅”之说（图19-1）。

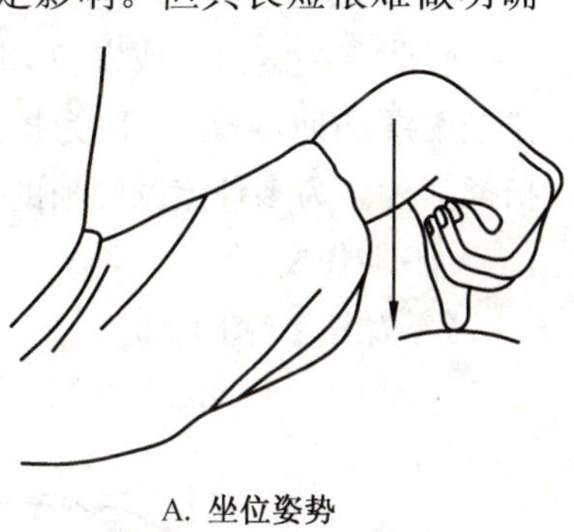
A. 坐位姿势

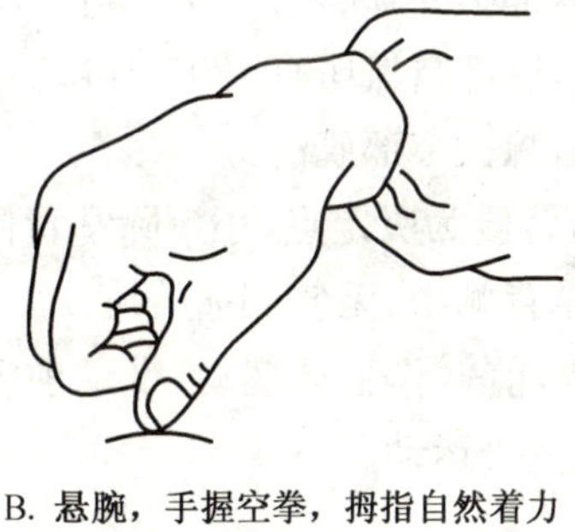
B. 悬腕，手握空拳，拇指自然着力

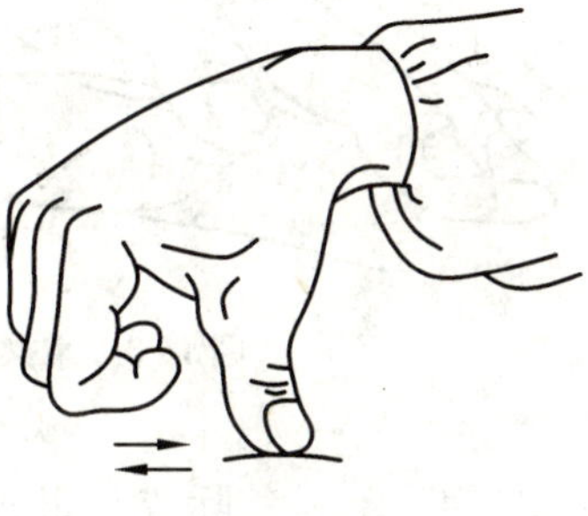
C. 腕部向外摆动

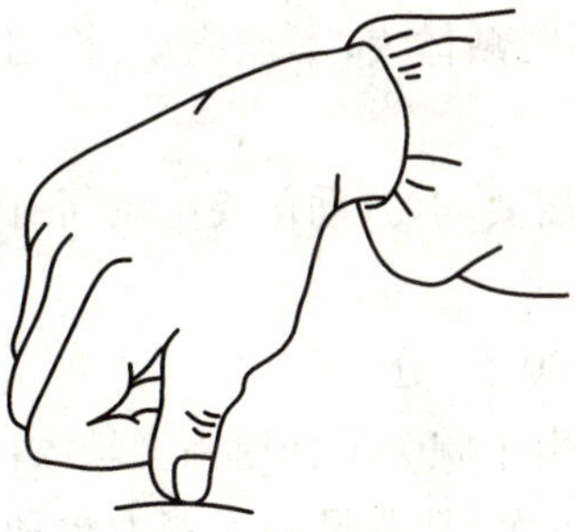
D. 腕部向内摆动

图19-1　一指禅推法

(1)动作要领：用大拇指指端或罗纹面或偏峰，着力于一定的部位或穴位上，手握空拳，除大拇指以外的其余四指及手掌都要放松，切不可挺劲。

肩关节放松，肩部不要耸起用力，肩部下垂。即沉肩。

上臂肌肉放松，肘部自然下垂，略低于腕部。

即垂肘。

总起来说，本法动作要领贯穿着一个“松”字。只有将肩肘腕掌各部都放松，才能使功力集中于拇指，做到蓄力于掌，发力于指，动作灵活，力量沉着，刚柔相济，柔和有力，才能称得上为“一指禅”功夫。

(2)操作要求

1)腕部摆动时，尺侧要低于桡侧，使产生的“力”持续作用于治疗部位上。

2)压力、频率、摆动幅度要均匀，动作要灵活。

3)手法频率每分钟 120～160 次。

4)在拇指端或其罗纹面能吸定的基础上，再练习在腕部摆动时，拇指端作缓慢直线往返移动，即所谓紧推慢移。

(3)临床运用：本法由于接触面积小，压强大，因而渗透度大，可适用于全身各部穴位。本手法具有舒筋活络、调和营卫、祛瘀消积、健脾和胃的功能。临床上常用于治疗内、外、妇、儿、伤等各科疾病，尤以治疗内、妇科疾病、头痛、胃痛、腹痛、面瘫、失眠、高血压、消化道疾病及关节疾病等见长。

2. 㨰法

㨰法是㨰法推拿学术流派主要手法，由丁季峰老师在继承祖传一指禅推拿的基础上创立的。以手背部在体表进行连续的滚动，称为㨰法。以其滚动之力作用于体表，刺激平和，安全舒适，易于被人接受，具有良好的调整作用(图 19-2)。

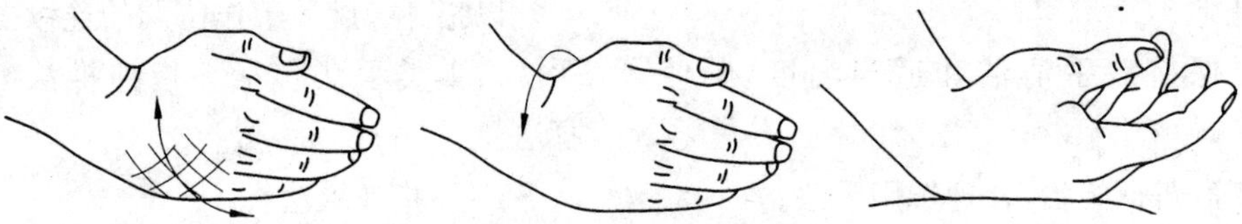

图 19-2 㨰法

(1)动作要领

1)肩关节放松，肩部不要耸起用力，肩部下垂。

2)上臂肌肉放松，肘部自然屈曲 120°～140°。

3)手腕自然屈曲，腕关节部放松。

4)小指掌指关节背侧为吸定点，小鱼际掌背侧着力于治疗部位上(掌背侧中、无名、小指部位)。

5)以肘部为支点，前臂作主动摆动，带动前臂旋转和腕关节伸屈的复合运动。

(2)操作要求

1)手法吸定部位要紧贴体表，不能拖动、辗动或跳动。

2)压力、频率、摆幅度要均匀，动作要协调而有节律。

3)手法频率 120～160 次/分。

(3)临床应用：本法由于腕关节伸屈幅度较大，所以接触面较广，压力较大，掌背尺侧面着力柔和而舒适，故适用于肩背腰臀及四肢等肌肉较丰厚的地方。本法具有舒筋活血，滑利关节，缓解肌肉，韧带痉挛，增强肌肉韧带活动功能，促进血液循环及消除肌肉疲劳等作用。可用于有些神经系统疾患，软组织损伤和运动系统疾患。

3. 揉法

吸附于一定部位或穴位，带动该处的皮下组织作轻柔缓和回旋揉动，称为揉法。揉法分为掌揉、指揉两种。为多种流派的辅助手法。

(1)动作要领

【掌揉法】(图 19-3)

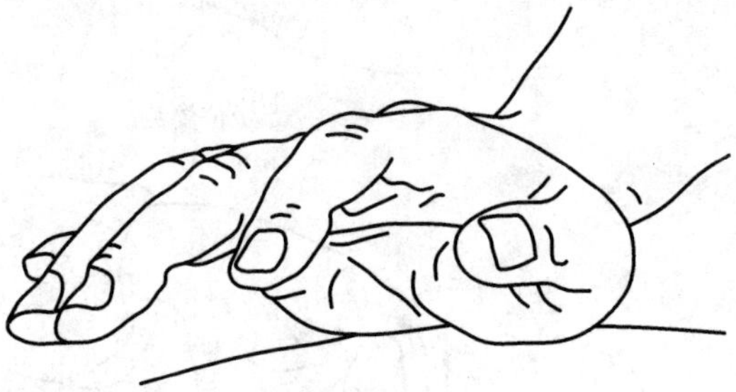

图 19-3 掌揉法

1)用手掌大鱼际或掌跟或手掌吸定于一定部位或穴位上。

2)腕部放松。

3)以肘部为支点，前臂作主动摆动，带动腕做轻柔的揉动。

【指揉法】(图 19-4)

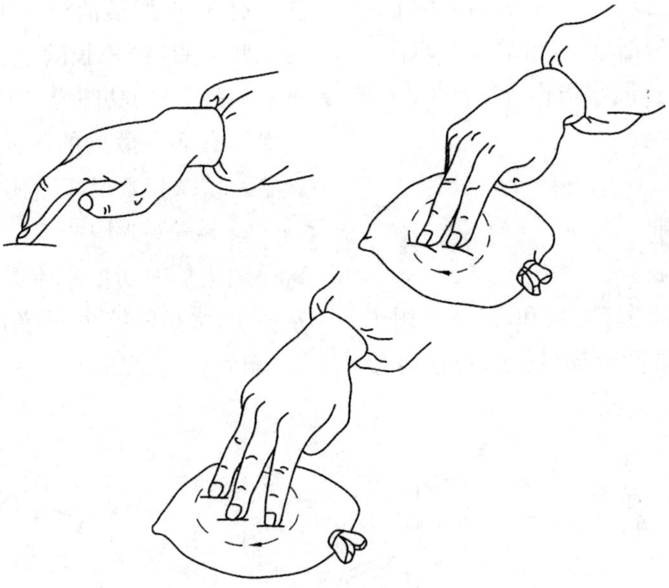

图 19-4　指揉法

1)用手指罗纹面吸定于一定部位或穴位上,常用的有食指揉、中指揉和食、中、无名指三指揉等。

2)腕部放松。

3)以肘部为支点,前臂作主动摆动,带动腕和掌指轻柔和缓的揉动。

(2)操作要求

1)压力要轻柔,动作要协调而有节律。

2)频率 120～160 次/分。

(3)临床运用:本法轻柔缓和,刺激量小,适用于全身各部,老幼皆宜。有宽胸理气,消积导滞,活血祛瘀,消肿止痛等作用。常用于治疗脘腹胀痛,胸闷胁痛,便秘泄泻等胃肠道疾患,以及因外伤引起的红肿疼痛等。

(二)摩擦类手法

以掌、指或肘贴附在体表作直线或环旋移动称摩擦类手法。本类手法包括摩法、擦法、推法、搓法、抹法等。

1. 摩法

用掌面或示中无名指指面附着在体表的一定部位上,作环形而有节奏的抚摩称为摩法。摩法是最早应用于推拿治疗的手法之一。《五十二病方》、《内经》等著作都有记载。摩是抚摩之意,主要分为指摩法和掌摩法。

(1)动作要领

【掌摩法】(图 19-5)

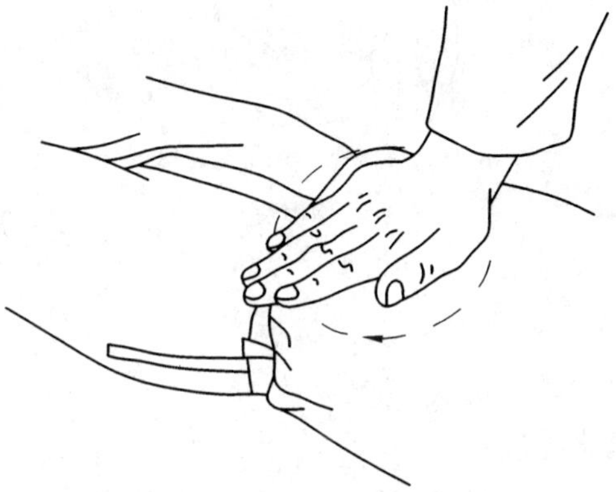

图 19-5　掌摩法

1)用掌面附着于一定部位上。

2)肘关节自然屈曲,腕部放松,指掌自然伸直。

3)以腕关节为中心,连同前臂作节律性的环旋运动。

【指摩法】(图 19-6)

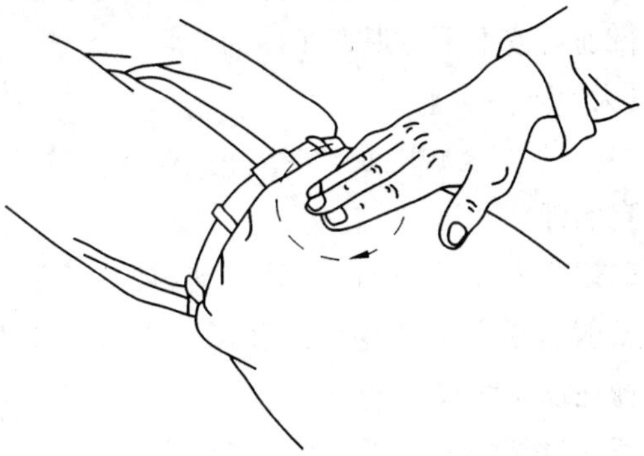

图 19-6　指摩法

1)用食、中、无名指指腹附着于一定的部位上。

2)肘关节自然屈曲,腕部放松,指掌自然伸直。

3)以腕关节为中心,连同掌指作节律性的环旋运动。

(2)操作要求

1)动作要缓和而协调

2)频率120次/分左右。

(3)临床应用:本法刺激轻柔缓和,最适宜用于胸腹及胁肋部。临床上常配合揉、推法,按法等使用。有和中理气,消积导滞,调节胃肠蠕动等作用。对脘腹疼痛,食积胀满,气滞及胸胁迸伤等症常用本法治疗。《内功图说》中"两手摩腹,移行百步,除积滞",有活血散瘀的作用,用于外伤肿痛。《医宗金鉴》说"摩其壅聚,以散瘀结之肿"。

2. 擦法(图19-7)

擦法是内功推拿流派的主要手法之一。分为掌擦法、大鱼际擦法、小鱼际擦法(侧擦法)。

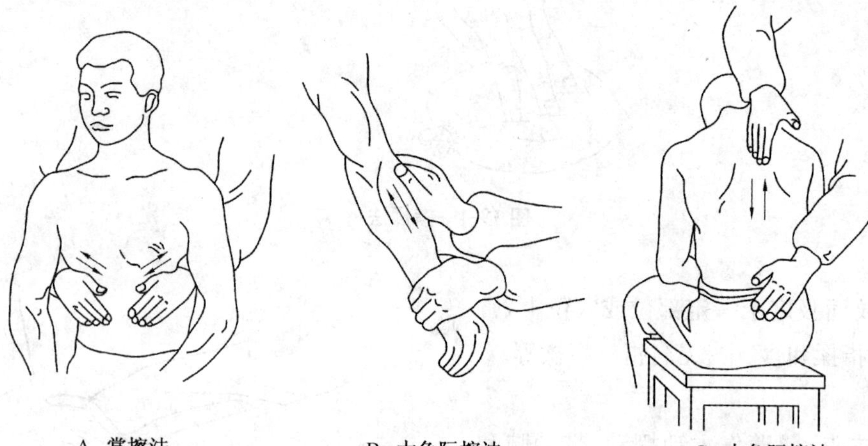

A. 掌擦法　　B. 大鱼际擦法　　C. 小鱼际擦法

图19-7　擦法

(1)动作要领

【掌擦法】

1)掌面紧贴皮肤,手掌自然伸直,手指自然伸开,腕关节伸直或稍背伸,使前臂与手接近相平。

2)以肩关节为支点,上臂主动,带动手掌做前后或上下往返直线移动。

【小鱼际擦法】

1)小鱼际部位紧贴皮肤,手指自然伸直,腕关节自然伸直。

2)以肩关节为支点,上臂主动,带动小鱼际和手指做前后或上下往返直线移动。

【大鱼际擦法】

1)大鱼际紧贴皮肤,掌指并拢微屈成虚掌,或手指自然伸开。

2)以肩关节为支点,上臂主动,带动手掌和大鱼际做前后或上下往返直线移动。也可运用肘关节屈伸往返直线移动。

(2)操作要求

1)直线移动,不可歪斜,否则难以擦热。

2)向掌下压力适中,不宜太大,以皮肤不折叠为宜,用力要稳。

3)动作要均匀连续,往返距离要拉得长。如果动作间歇停顿,就不能使热量深透而影响疗效,如果往返距离太短,则易擦破皮肤。

4)频率100~120次/分。

以上三法,以所产生的热量论,掌擦法较低,大鱼际擦法中等,小鱼际擦法最高。临床中,三者可以选择或配合应用,不必拘泥。

(3)注意事项

1)擦法应在在施术部位涂少许润滑剂,如冬青膏、红花油、按摩乳之类,这样既可以保护皮肤防止擦破,使擦的热量深透,还可以使手法和药物的作用相得益彰。

2)擦法使用后,皮肤局部发红,已经类似轻度烫伤,因此不能再在该部位使用其他手法,否则容易造成破皮。所以在治疗时,擦法一般者是在使用其他手法之后应用。但擦后可配合湿热敷,对提高疗效有一定帮助。

3)擦法操作时,医者要保持呼吸自然,不可屏气。另外,要把指甲剪平,防止戳破皮肤。

4)保持室内温暖,防止着凉。

(4)临床应用:本法是一种柔和温热的刺激,具有温经通络,行气活血,消肿止痛,健脾和胃等作用。临床常用于治疗内脏虚损及气血功能失常的病症。

掌擦法接触面较大,适用于肩背、胸腹等面积较大而又较为平坦的部位,临床上常用以治疗呼吸道疾患、消化道疾患及体虚乏力等症。

大鱼际擦法接触面较掌擦法为小,适用于四肢部,尤以上肢部为多用。常用于治疗四肢伤筋。

小鱼际擦法接触面积较小,如操作技术熟练,摩擦后可使局部产生灼热感,如擦腰骶部,可使温热透达少腹或至下肢。常用于治疗腰背风湿痹痛、筋脉拘急及脾肾阳虚等症。

3. 推法(图 19-8)

推法有指推法、掌推法、肘推法 3 种。

(1)动作要领

1)用指、掌、肘着力于一定部位上(用指称指推法,用掌称掌推法,用肘称肘推法),指、掌或肘要紧贴体表。

2)在着力部位作单方向的直线移动。

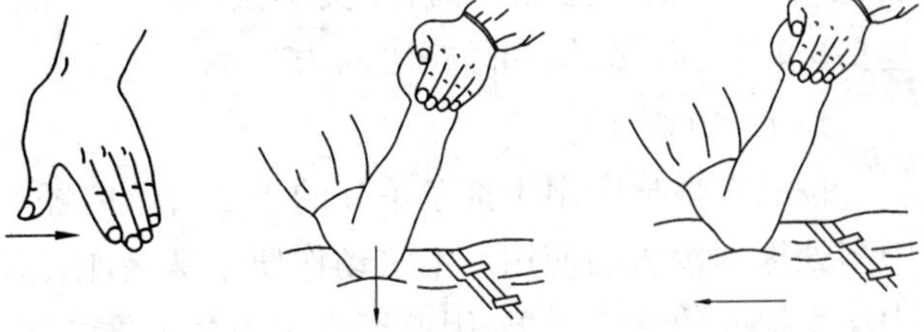

A. 指推法　　B. 掌推法　　C. 肘推法

图 19-8　推法

(2)操作要求

1)用力要稳。

2)速度要缓慢而均匀。

(3)临床应用:推法可用于人体各部,能增高肌肉兴奋性,促进血液循环,并有舒筋活络、缓解肌肉痉挛的作用。可用于腰肌劳损、四肢肌肉酸痛等症。推法可直接在人体练习。

4. 搓法(图 19-9)

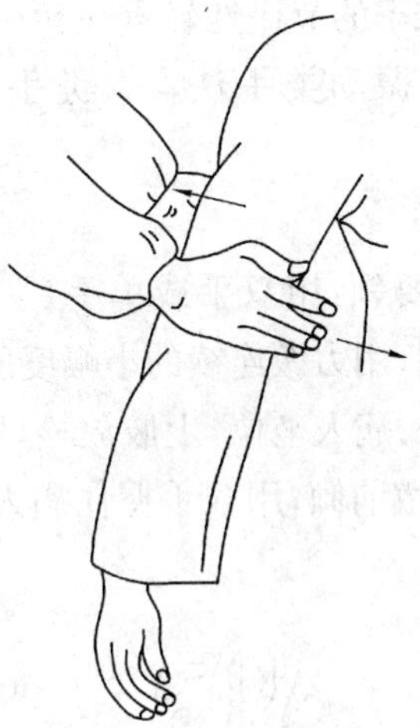

图 19-9　搓法

(1)动作要领:用双手掌面挟住一定的部位,相对用力做快速搓揉,同时做上下往返移动,称搓法。《厘正按摩要术》说,“搓以转之,谓两手相和而交转以相搓也。或两指相搓,或两手相搓,各极运动之妙”。

(2)操作要求

1)双手用力要对称。

2)搓动要快,移动要慢。

以上肢部为例,病人坐位,手臂放松,自然下垂。医者站于一侧,上身略前俯,用双手分别合抱其肩前后部,相对用力作一前一后的交替搓揉,边搓边向指端方向移动,如此往返数次。

(3)临床应用:搓法适用于腰背、胁肋及四肢部,以上肢部最为常用,是一种辅助手法,一般作为推拿治疗的结束手法,具有调和气血、舒筋通络、放松肌肉的作用。可直接在人体练习。

5. 抹法

抹法,是一指禅推拿流派的辅助手法之一。

(1)动作要领:用单手或双手拇指罗纹面紧贴皮肤,做上下、左右直线或曲线往返移动,称为抹法。

(2)操作要求:用力要轻而不浮,重而不滞,动作要均匀缓和。抹法与指推法不同,指推是单方向移动,而抹法则可根据不同治疗部位而作任意往返移动。二者用力大小相似。

(3)临床应用:本法常用于头面及颈项部,有开窍镇静、醒脑明目作用。对头晕、头痛及颈项痛等症常用本法配合治疗。

(三)振动类手法

以较高频率的节律性轻重交替刺激，持续作用于人体，称为振动类手法。本类手法包括抖法、振法。

1. 抖法

(1)动作要领：用双手或单手(一般都是双手)握住患肢远端，用力做连续的小幅度的上下颤动。

上肢抖法：病人坐位，上肢放松，医者站于其前外侧，上身略微前倾，用双手握住病人手腕部，慢慢将其向前外侧方抬起，至70°～80°，然后稍微用力做连续的小幅度的上下颤动，使肘、肩关节有舒松感。抖动幅度要小，频率要高，200次/分。

下肢抖法(图19-10)：病人仰卧位，下肢放松，医者站于其足侧，用双手分别握住病人的两踝部，将其抬至离床面约30cm，然后做上下连续抖动，使大腿及髋部有舒松感。下肢抖动的幅度应比上肢大些，而频率则应稍小些。

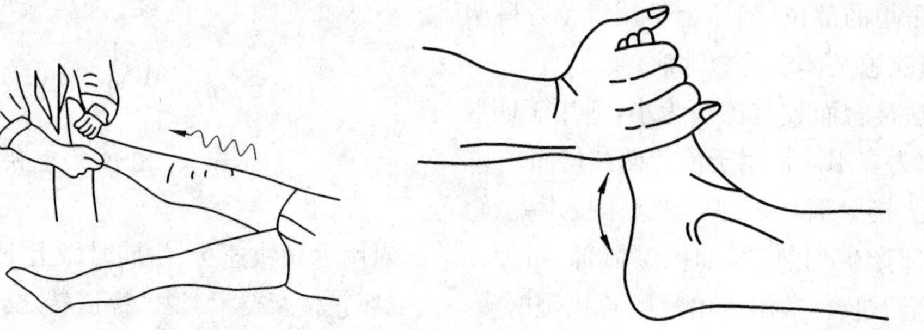

图19-10 下肢抖法

(2)操作要求：颤动幅度要小，频率要高。

(3)临床应用：本法可用于四肢部，以上肢部最为多用，具有疏松脉络、滑利关节等作用。常与搓法配合，作为治疗的结束手法。治疗肩、肘关节的功能障碍和腰腿痛，如腰椎间盘突出等症。

2. 振法

振法属于运气推拿流派手法。振法分为指振和掌振两类。

(1)动作要领：从生物力学角度说，振法实际上是肌肉的静力工作，是互相拮抗的两组肌肉共同收缩而产生。静力工作时最易产生疲劳，因为肌肉工作时产生的代谢废物不易排出去。因此，振法要求医者具有一定的"功夫"，即练内功。

(2)操作要求

1)振动频率较高，着力稍重。

2)不可憋气，自然呼吸。

3)不可抖动手臂。

(四)挤压类手法

用指、掌或肢体其他部分按压或对称性挤压体表，使之产生挤压感觉，称挤压类手法。本类手法包括按、点、捏、拿、捻和踩跷法。

1. 按法(图19-11)

按法是最早应用于推拿治疗的手法，在《内经》中多处提到按法的使用。本法动作便于掌握，临床中又有很好的治疗效果，因此至今仍为各种推拿流派中的常用手法。按法有指按法和掌按法两种。

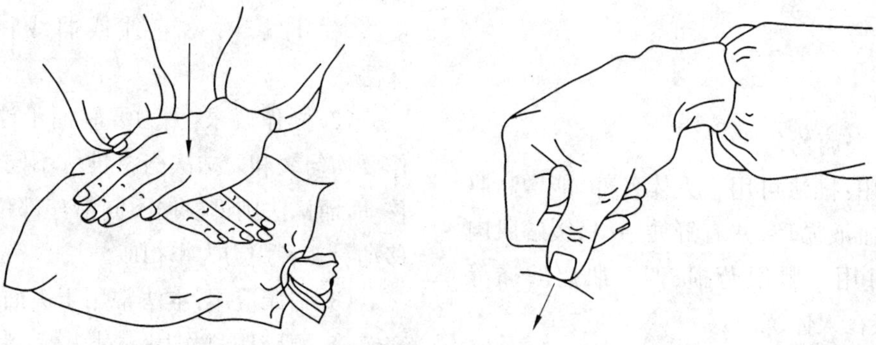

掌按法　　指按法

图19-11 按法

(1)动作要领

1)指按法:用拇指(指端或指腹)或中指或示、中二指或示、中、无名三指等按压体表。临床上以拇指按法最为常用。单手指力不足时,可用另一手拇指重叠按压。按压时,拇指伸直,其余四指张开起支持作用,协同助力或握拳。

2)掌按法:用单掌或双掌,或双手重叠按压体表,手指自然伸开。

(2)操作要求

1)着力部位要紧贴体表,不可移动。

2)用力由轻到重,不可用暴力猛然按压。

(3)临床应用:本法常与揉法结合使用,组成"按揉"复合手法。指按法适用于全身各部穴位;掌按法常用于腰背和腹部。本法具有放松肌肉、开通闭塞、活血止痛等作用,常用于头痛、胃脘痛、腰痛、肢体痠痛、麻木等症。

2. 点法(图 19-12)

本法由按法演化而来,有拇指点和屈指点两种。

(1)动作要领

1)拇指点:手握空拳,拇指伸直,用指端点按某一穴位。

2)屈指点

屈拇指点:手握空拳,用拇指指间关节桡侧点压体表。

屈食指点:手握空拳,用食指近侧指间关节点压体表。

点法与按法相比,本法作用面积小,刺激量更大。

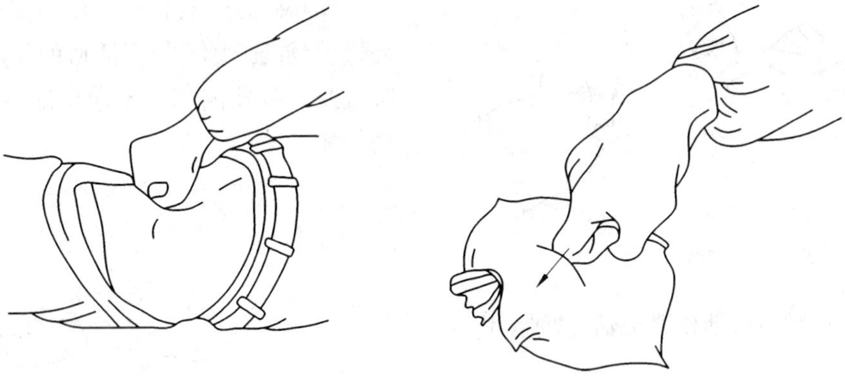

图 19-12　点法

(2)操作要求

1)着力部位要紧贴体表,不可移动。

2)用力由轻到重,不可用暴力猛然按压。

(3)临床运用:本法刺激很强,具有开通闭塞,活血止痛,调整脏腑功能作用。使用时要根据病人的具体情况和操作部位酌情用力。常用在肌肉较薄的骨缝处。对脘腹挛痛、腰腿痛等症常用本法治疗。

3. 捏法

有三指捏及五指捏两种。

(1)动作要领

1)三指捏是用大拇指与食、中二指夹住某些部位或肢体,相对用力挤压。

2)五指捏是用大拇指与其余四指夹住肢体,相对用力挤压。

(2)操作要求:在作相对挤压动作时,要循序而下,均匀而有节律。

(3)临床应用:本法具有舒筋通络,行气活血的作用。用于头部、颈项部、四肢脊背等。

4. 拿法

捏而提起谓之拿。明清以来,应用尤为广泛。

(1)动作要领:用大拇指或食、中二指,或大拇指和其余四指相对用力,在一定的部位和穴位上进行节律性的提捏。

(2)操作要求:操作时,用劲要由轻到重,不可突然用力,动作要缓和而有连贯性。

(3)临床应用:拿法的刺激较强,常配合其他手法应用于颈项、肩部和四肢部位。具有祛风散寒,开窍止痛,舒筋通络等作用。常用于治疗头痛、项强、四肢关节及肌肉酸痛等症状。临床应用时,拿后常继以揉摩，以缓和刺激。

三指拿多用于面积较小的部位，如拿风池及颈项两侧，能使毛孔竖起，发散解表，治外感头痛。

拿肩井通调周身气血，拿后使人精神为之一振，还可平肝潜阳。

拿合谷治牙痛。

拿肚角治腰痛。

拿承山治疗小腿转筋等。

5. 捻法(图 19-13)

(1)动作要领：用拇、示指罗纹面捏住一定部位，两指相对作搓揉动作(如捻线状的快速捻搓)

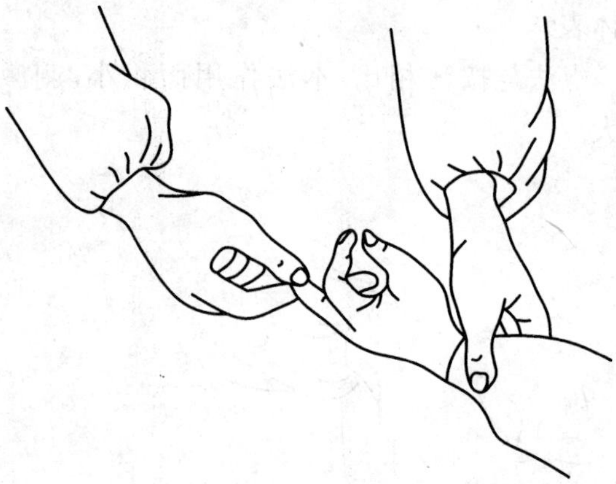

图 19-13　捻法

(2)操作要求：操作时，动作要灵活、快速，用劲不可呆滞。

(3)临床应用：本法一般适用于四肢小关节。具有理筋通络，滑利关节的作用。常配合其他手法，治疗指(趾)间关节的酸痛、肿胀或屈伸不利等症。

6. 踩跷法

用单足或双足踩踏一定部位，称为踩跷法。

(1)动作要领

1)患者俯卧，在胸部和大腿部各垫 3～4 个枕头，使腰部腾空。

2)医者双手扶住预选设置好的横木，以控制自身体重和踩踏时力量。

3)用脚踩踏患者腰部并作适当弹跳动作。弹跳时，足尖不要离开腰部。根据患者体质，可逐渐加大踩踏力量和弹跳幅度。

(2)操作要求

1)嘱患者随弹跳的起落，配合呼吸跳动起时患者吸气，踏踩时患者呼气，切忌屏气。

2)踩踏速度要均匀而有节奏。

(3)临床运用：本法常用于腰椎间盘突出症的治疗。有纠正关节错位，改善突出物与神经根的位置关系，松解粘连，帮助髓核复位等作用。

本法刺激量大，应用时必须谨慎。对体质虚弱者或脊椎骨质有病变者，均不可使用本法。

(五)叩击类手法

用手掌、拳背、手指、掌侧面或桑枝棒等叩打体表，称为叩击类手法。本类手法包括拍、击、弹等法。

1. 拍法(图 19-14)

拍者，拍打也。用虚掌拍打体表之意

(1)动作要领：手指自然并拢，掌指关节微屈，腕关节放松，拍打患部。

(2)操作要求：拍打平稳而有节奏。

(3)临床运用：拍后能使局部充血，增加局部循环，具有舒筋通络、行气活血的作用。常用于肩背、腰臀及下肢外侧部。治疗局部感觉迟钝、麻木、疼痛等症。

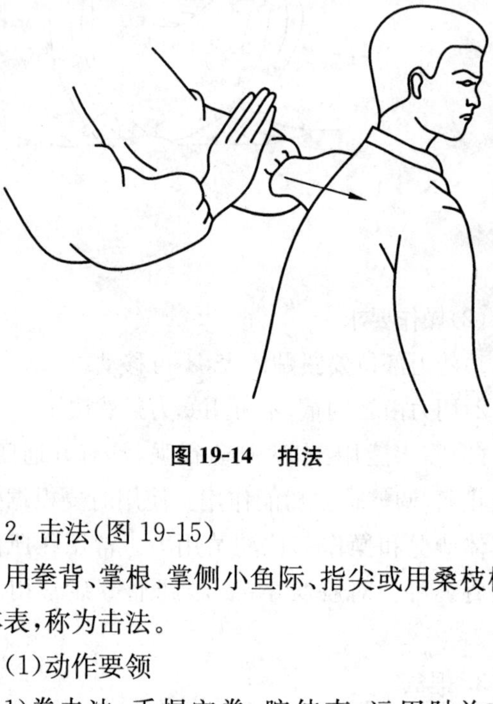

图 19-14　拍法

2. 击法(图 19-15)

用拳背、掌根、掌侧小鱼际、指尖或用桑枝棒叩击体表，称为击法。

(1)动作要领

1)拳击法：手握空拳，腕伸直，运用肘关节屈伸，使拳背叩击在治疗部位上。

2)侧击法(小鱼际击法)：手指自然伸直，腕略背屈，运用肘关节屈伸，用单手或双手小鱼际击打体表。

3)指尖击法：腕关节放松，运用前臂力量，使指端轻轻叩打体表，如雨点落下。

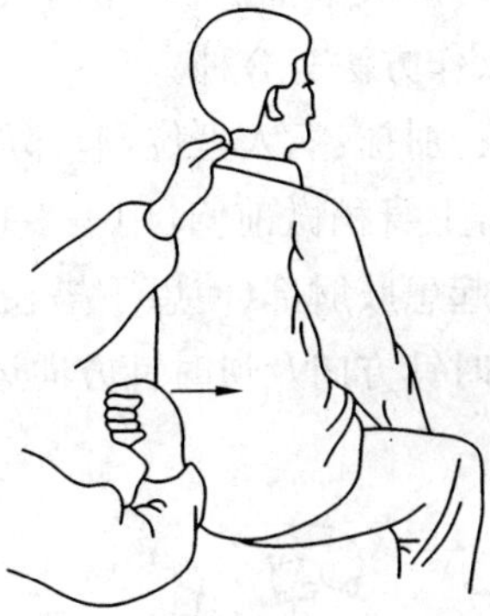

拳击法

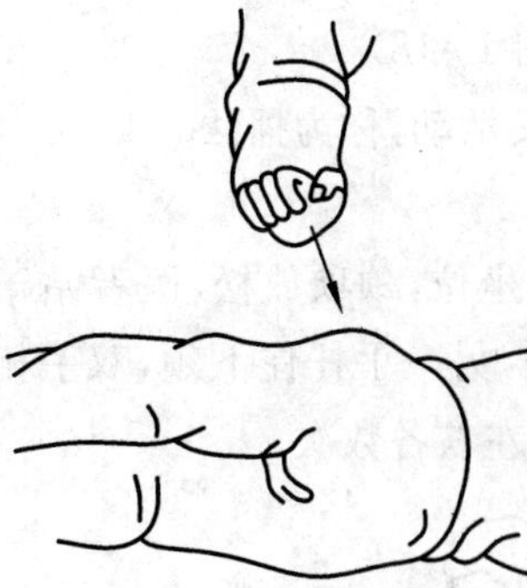

掌击法

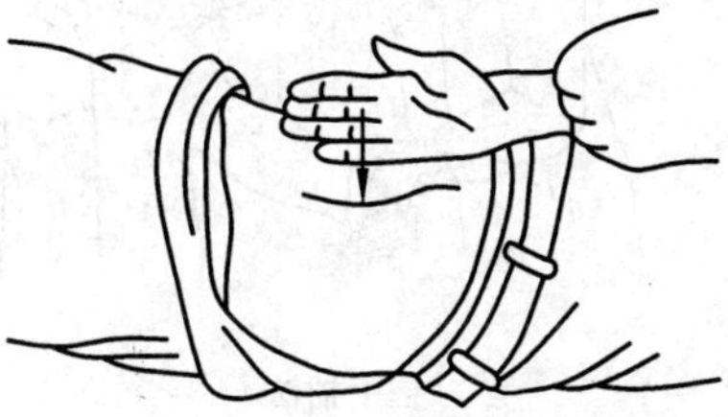

侧击法（小鱼际肌）

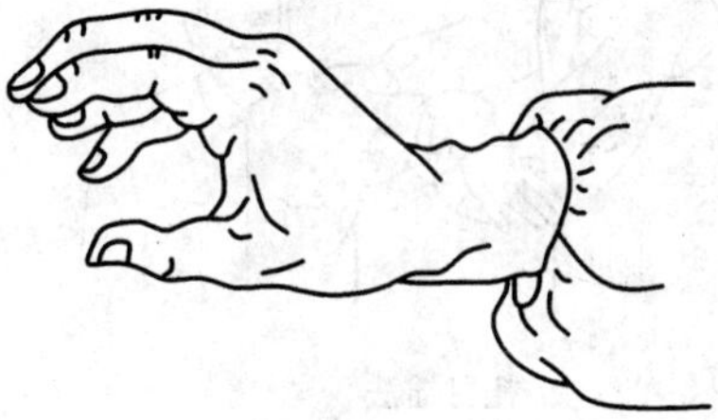

指尖击

图 19-15　击法

4)棒击法:用特制的桑枝棒或钢丝棒击打体表。棒击法的特点是力量大,刺激强,应用时,击打力量必须控制好,由轻到重,适可而止。击打时,棒的方向要与肌肉平行;击打时,棒的触面积要大,不要用棒尖打。一般在一个部位打 3～5 下即可,击打前要用引棒。以上几种击法,均宜击打在肌肉丰厚处,不要击打在骨骼突起处,以免击伤或医者自伤。

(2)操作要求

1)击法用劲要快速而短暂,垂直叩击体表。

2)在叩击时不能有抽拖动作。

3)速度要均匀而有节奏。

(3)临床应用:击法与拍法二者治疗作用相似,都有舒筋通络,调和气血的作用,但击法比拍临床运用更多,掌击法比拍法刺激量大。击法对风湿痹痛,局部感觉迟钝,肌肉痉挛或头痛等症,常用本法配合治疗。本法还有增进血液循环,促进新陈代谢,消除疲劳等作用。运动后在肢体施以击法,可消除疲劳。拳击法多用于肩背部和腰背部;掌击法多用于头顶、腰臀及四肢部;侧击法常用于腰背及四肢部;指尖击法常用于头面胸腹部;棒击法常用于头顶部、腰背及四肢部。

3. 弹法(图 19-16)

(1)动作要领:用一手指的指腹紧压住另一手的指甲,用力弹出,连续弹击治疗部位。

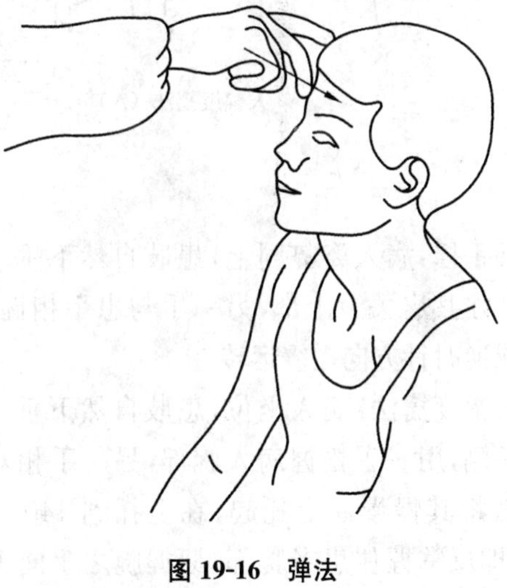

图 19-16　弹法

(2)操作要求:弹击力要均匀,频率 120～160 次/分钟。

(3)临床应用:本法可适用于全身各部,尤以头面、颈项部最为常用,具有舒筋通络,祛风散寒的作用。对项强、头痛等症,常用本法配合应用。

(六)运动关节类手法

对关节做被动性活动的一类手法称为运动关节类手法。本类手法包括摇法、背法、扳法、拔伸法等。

1. 摇法(图 19-17,图 19-18)

使关节做被动的环转活动,称为摇法。

(1)动作要领

1)颈项部摇法:病人坐位,颈项放松,医者站于一侧,用一手扶住其头顶,另一手托住下颏,双手相反方向缓缓地使头摇转,左右各数次。

2)肩关节摇法:根据肩关节活动功能障碍的程度,操作方法有 3 种。

托肘摇:病人坐位,肩部放松,屈肘。医者站于一侧,上身稍微前俯,用一手扶其肩关节上部,另一手托起患肢肘部(使患手搭在医者肘上部),做缓缓的顺时针方向及逆时针方向运转。

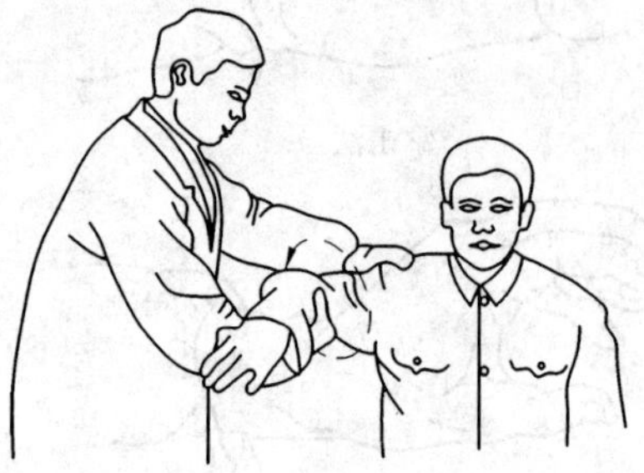

托肘摇法

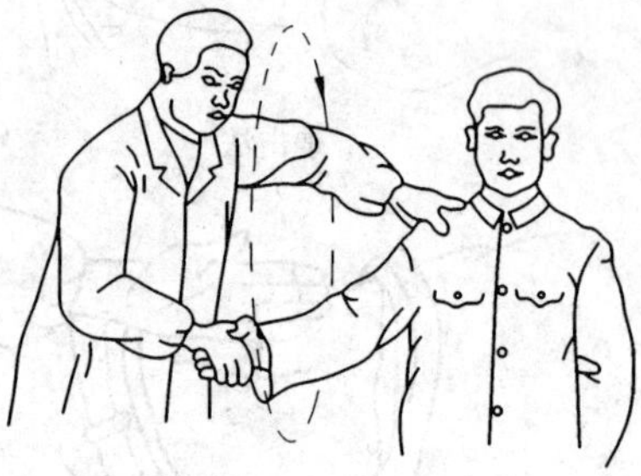

握手摇法

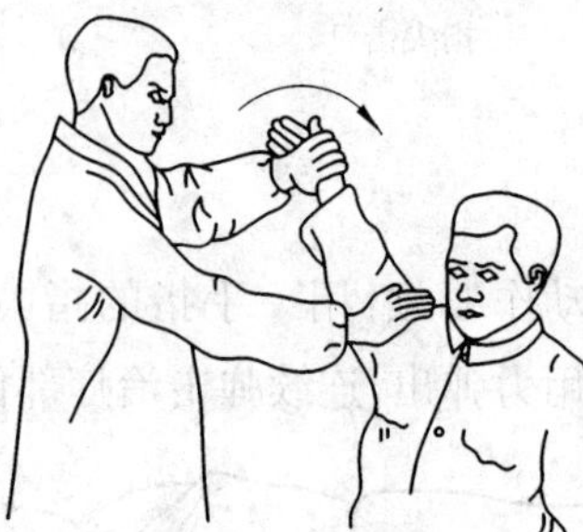

大幅度摇法（A）

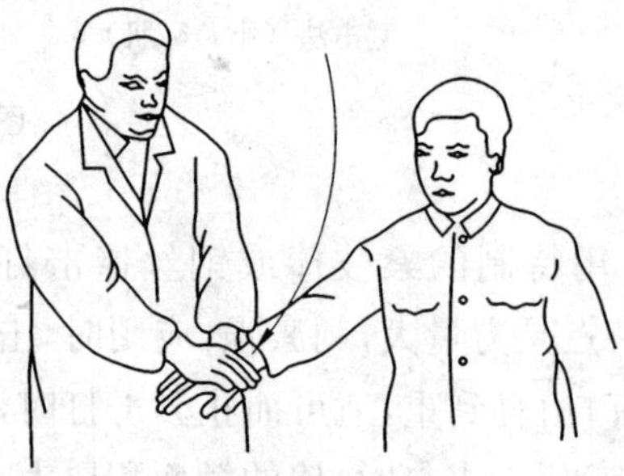

大幅度摇法（B）

图 19-17　肩部摇法

握手摇:病人姿势同上,患肢自然下垂。医者一手扶住其肩关节上部,另一手与患手相握,做顺时针或逆时针方向缓缓运转。

大幅度摇法:病人坐位,患肢自然下垂。医者站于一侧,用一手松握病人腕部,另一手相对以掌背相抵将其慢慢向上托起,在上托到 140°～160°时,随即反掌握住患者腕部,原握腕之手向下滑移至患肩关节上部按住,此时要停顿一下(稍停顿),两手协调用力,即按肩之手下压,握腕之手上拉,使肩关节伸展,随即向后使肩关节做大幅度转动。如此周而复始,两手交替,上下协调动作,使患肢作连续环转活动。在由后向前作环转时则两手动作相反。一般向前后各摇转 3～5 次。

3)髋关节摇法:患者仰卧位,髋膝屈曲,医者一手握住患者足跟,另一手扶住膝部,做髋关节左右环转摇动。

4)踝关节摇法:患者仰卧位,下肢自然伸直,医者一手托住足跟,另一手握住足大趾,做踝关节环转摇动。

(2)操作要求

1)摇法动作要缓和,用力要稳。

2)摇动方向及幅度需在患者生理许可范围内进行,由小到大,其幅度大小应根据病情恰如其分地掌握。因势利导,适可而止。

(3)临床应用:本法具有舒筋活血,滑利关节,松解粘连,增强关节活动功能等作用。

颈项部摇法常用于落枕、颈椎病、颈项部软组织劳损、项强酸痛、活动不利等症。

肩关节托肘摇、握手摇适用于肩关节疼痛较甚,活动功能明显障碍的病人。大幅度摇法适用于肩关节疼痛较轻,活动功能障碍不明显的病人。

髋关节摇法适用于髋部伤筋酸痛、内收肌劳损

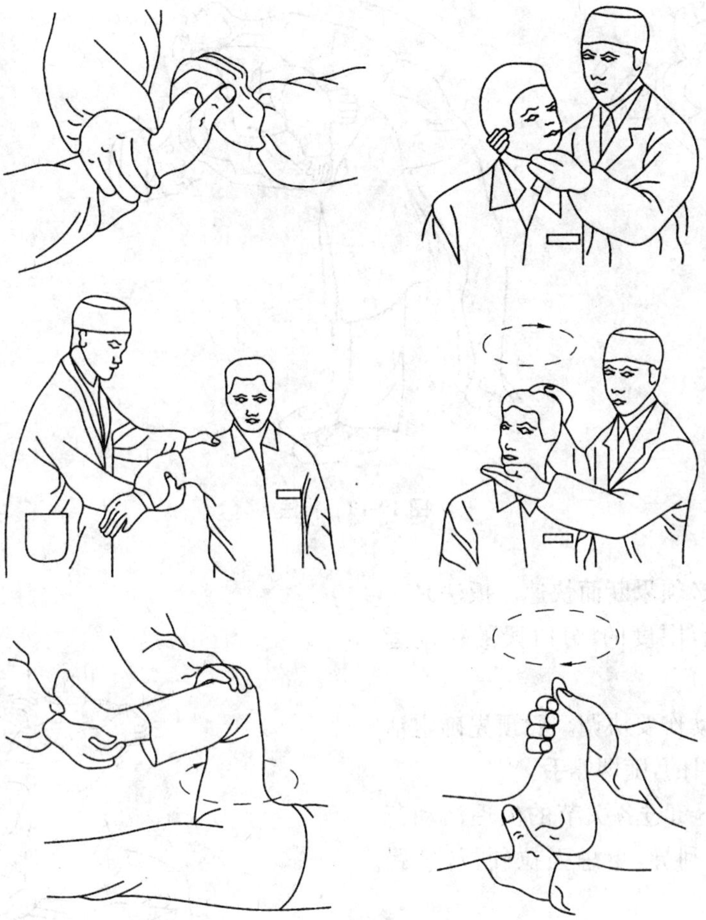

图 19-18　各部位的摇法

及腰腿痛等。

踝关节摇法常用于踝部伤筋酸痛、踝关节活动不利等症。

2. 背法(图 19-19)

(1)动作要领

1)医者和患者背靠背站立，医者两肘套住患者两肘。

2)弯腰屈膝挺臀，将患者反背起，使其双脚离地，以牵伸患者腰脊柱。

3)做快速伸膝挺臀动作，同时以臀部着力颤动以摇动患者腰部。

(2)操作要求：臀部的屈伸动作要和两膝的屈伸动作协调。

(3)临床运用：本法可使腰脊柱及两侧伸肌过伸，促使扭错之小关节复位，并有助于缓解腰椎间盘突出症的症状。对腰部扭闪疼痛及腰椎间盘突出症等常用本法配合治疗。

3. 扳法

扳法是推拿常用手法之一，常在摇法使用的基础上应用，在某些情况下，可谓是摇法的加强手法。

【颈项部扳法】

(1)动作要领

1)颈项部斜扳法：患者头部略向前屈，医者一手抵住患者头侧后部，另一手抵住对侧下颏部，使头向一侧旋转至最大角度时，两手同时用力作相反方向扳动。此时常可听到扳动“喀喀”响声，一达到目的，随即松手。

2)旋转定位扳法：患者坐位，颈前屈到某一需要的角度后，医生在其背后，用一肘部托住其下颏部，手则扶住其枕部(向右扳用右手，向左扳用左手)，另一手扶住患者肩部。托扶其头部的手用力，先做颈项部向上牵引，同时把患者头部做被动向患侧旋转至最大角度后，再做扳法。

(2)操作要求

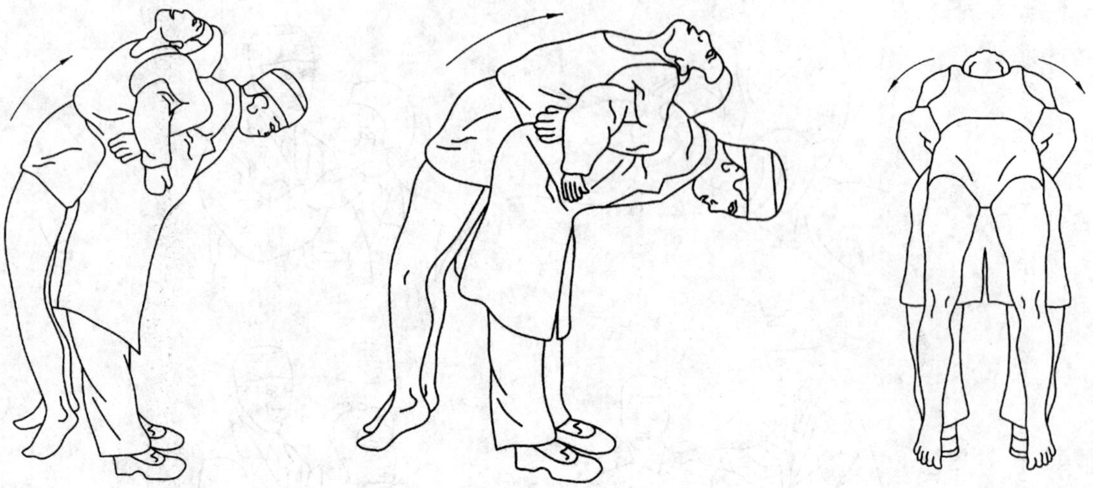

图 19-19　背法

1)用力要稳,动作必须果断而快速。扳法是一种被控制的、暂时的、有限度的、分阶段的被动运动,动作稳妥。

2)准确:两手配合动作要协调。要预先确定活动范围和部位,一达到目的,随即停手。

3)扳动幅度一般不超过各关节的生理活动范围。扳时要轻巧,因势利导,更忌强拉硬扳,急躁从事。

(3)临床应用:本法具有舒筋通络,滑利关节,纠正解剖位置失常等作用。常用于颈椎病、颈椎错缝、落枕、项强酸痛等症。

【胸背部扳法】

(1)动作要领

1)扩胸牵引扳法(图 19-20):患者坐位,令其两手交叉扣住,并上举,医生两手托住患者两肘部,并用一手拇指顶住患处,嘱患者自行俯仰,并配合深呼吸,做扩胸牵引扳动。

2)胸椎对抗复位法:患者坐位,令两手交叉扣住,置于项部。医生在其后面,用两手从患者腋部伸入其上臂之前,前臂之后,并握住其前臂下段,同时医生用一侧膝部顶住患部脊柱。嘱患者身体略向前倾,医生两手同时作向后上方用力扳动。

(2)操作要求

1)用力要稳,动作必须果断而快速。扳法是一种被控制的、暂时的、有限度的、分阶段的被动运动,动作稳妥。

2)准确:两手配合动作要协调。要预先确定活动范围和部位,一达到目的,随即停手。

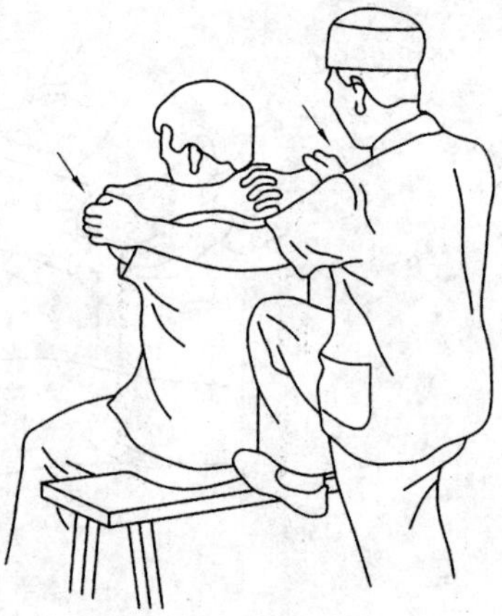

图 19-20　扩胸牵引扳法

3)扳动幅度一般不超过各关节的生理活动范围。扳时要轻巧,因势利导,更忌强拉硬扳,急躁从事。

(3)临床应用:本法具有舒筋通络,滑利关节,纠正解剖位置失常等作用。常用于胸椎错缝、胸背部肌肉酸痛等症。

【腰部扳法】(图 19-21,图 19-22)

(1)动作要领

1)腰部斜扳法:患者侧卧位,医生一手抵住患者肩前部,另一手抵住患者臀部,或一手抵住患者肩后部,另一手抵住髂前上棘部。把腰部旋转至最大限度后,两手同时用力做相反方向扳动。

2)腰部后伸扳法:患者俯卧位,医生一手托住患者的两膝部,缓缓向上提起,另一手紧压在腰部患处,当腰后伸到最大限度时,两手同时用力做相反方向扳动。或医生用膝部顶压住病人腰部或坐其腰部，两手分别握住病人两踝或两膝部，慢慢向上提拉，使腰椎过伸。

(2)操作要求

1)用力要稳，动作必须果断而快速。扳法是一种被控制的、暂时的、有限度的、分阶段的被动运动，动作稳妥。

2)准确：两手配合动作要协调。要预先确定活动范围和部位，一达到目的，随即停手。

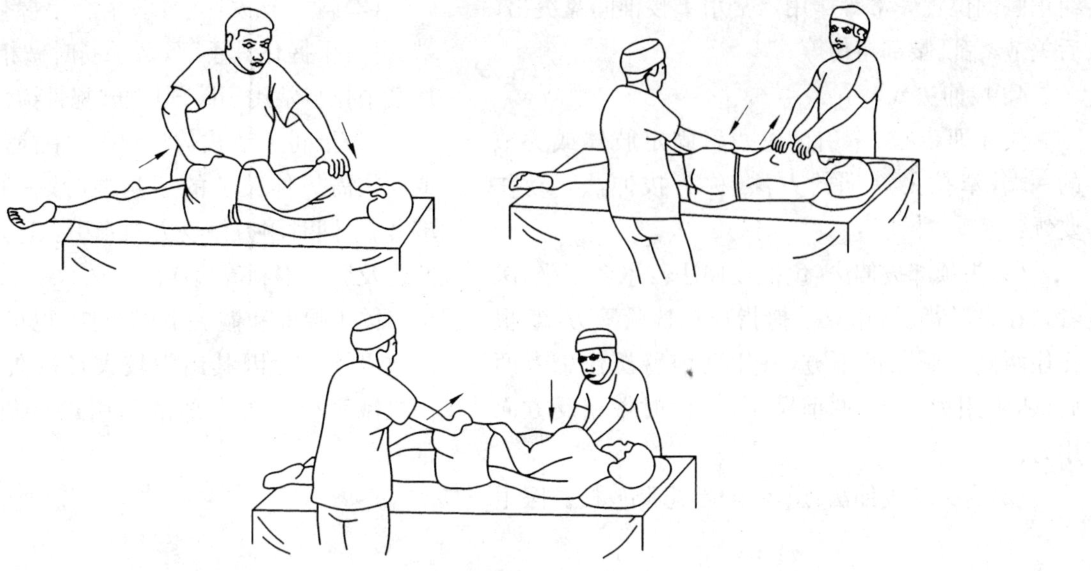

图 19-21　腰部扳法

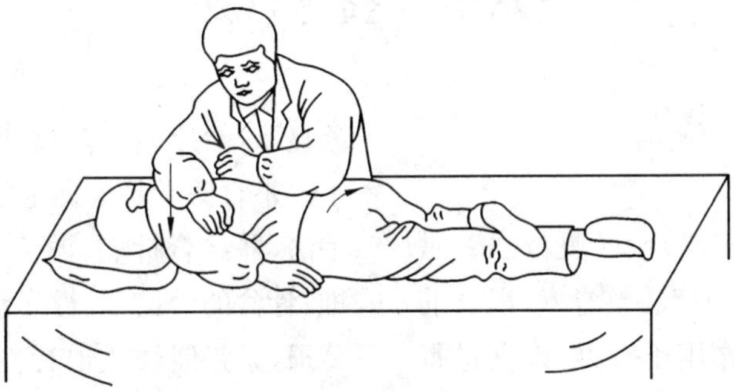

腰部斜扳法

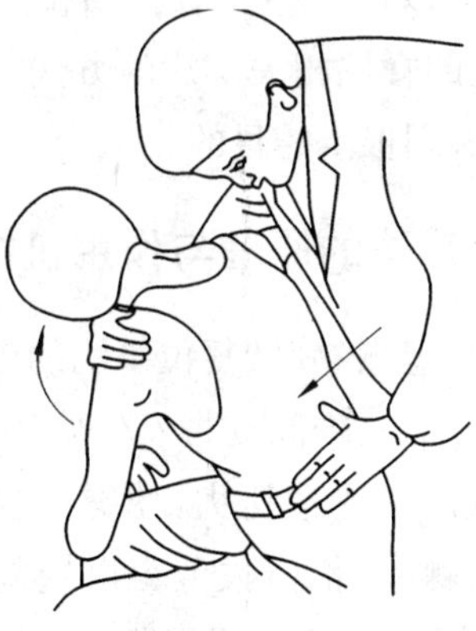

弯腰旋转扳法

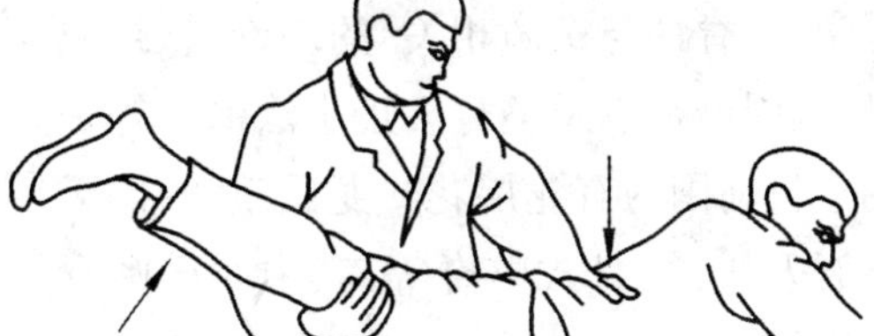

腰部后伸扳法

图 19-22　腰部后伸、弯腰旋转扳法和腰部斜扳法

3)扳动幅度一般不超过各关节的生理活动范围。扳时要轻巧,因势利导,更忌强拉硬扳,急躁从事。

(3)临床运用:本法具有舒筋通络,滑利关节,纠正解剖位置失常等作用。常用于腰椎间盘突出、后关节紊乱、腰部扭伤等。

4. 拔伸法

拔伸即牵拉、牵引的意思。固定肢体或关节的一端,牵拉另一端的方法,称为拔伸法。动作要领:

(1)头颈部拔伸法(颈椎拔伸法):患者正坐,医者站在患者背后,用双手拇指顶在枕骨下方,掌根托住两侧下颌角的下方,并用两前臂压住患者两肩,两手用力向上,两前臂下压,同时做相反方向用力。

(2)肩关节拔伸法:患者坐位,患肢放松。医生用双手握住其腕或肘部,逐渐用力牵拉,嘱患者身体向另一侧倾斜(或有一助手帮助固定患者身体),与牵拉之力对抗(也可向上牵拉)。常用于肩关节功能障碍。

(3)腕关节拔伸法:医生一手握住患者前臂下端,另一手握住其手部,两手同时做相反方向用力,逐渐牵拉。常用于腕部伤筋、腕骨错位等。

(4)指间关节拔伸法:用一手握住病人腕上部或捏住需拔伸关节的近侧端,另一手捏住其远侧端,两手同时用力做反方向牵引。适用于指间关节脱位及屈伸不利等病症。

关于腰椎和髋关节的拔伸,也可用手法为之,但效果不佳。因其用力较大且持久,现在一般采用机械牵引。颈椎部的牵引也以机械牵引较为常用。

(周湘湘)

第六节　整脊疗法

一、整脊疗法概述

整脊疗法,又称"脊柱(定点)旋转复位法",是一门新兴的绿色医学——无药疗法整脊术,以分筋弹拨、按压疏理等整复手法作用于脊椎,以促进督脉气血和畅,使病椎恢复正常,从而治疗脊椎伤损等疾病的一种方法。20世纪80年代,整脊疗法在我国迅速崛起,从脊柱力学角度研究脊柱与疾病的关系,它与内、外、神经、内分泌、妇、儿、五官等学科关系紧密。它是在祖国中医经络学、骨伤科学、并结合现代医学的"脊柱与疾病相关"的理论、软组织外科学、脊柱病因治疗学及整脊矫正手法治疗等理论上产生的。目前国内有龙层花式龙氏整脊、冯天有式定向整脊及美式、日式整脊等,其中龙氏整脊比较成熟和流行。

整脊医学认为,脊柱骨矢状面上正常的生理及垂直状态,提供自主神经发挥功能的基本条件,多数慢性病患者,都显示有脊柱骨解剖位置紊乱或脊柱排列的异常。从神经、解剖、运动、生理的种种现象显示,治疗运动障碍或慢性病,应先从脊柱骨入手。整脊医学是根据生物力学的角度,应用特殊的手法,并结合针刺、温灸、理疗等手段,对颈、胸、腰椎、骨盆的骨关节、椎间盘,以及脊柱相关软组织的劳损,紧张僵硬或退行性改变进行调整,以恢复脊柱内的生物力学关系,解除脊柱周围软组织急慢性损伤的病理改变,来达到调节外在生物力学平衡和气血阴阳平衡,以此来治疗脊柱错位、脊柱周围软组织及新继发的脊柱相关疾病的方法,达到调节脊柱平衡,治疗病因根本的目的。

二、整脊疗法的原理与作用机制

通过脊椎(定点)旋转复位手法的治疗,促使患椎椎间隙及纤维环、椎间韧带发生旋转、牵拉,从而对突出的髓核产生周边压力,使突出物易于回纳,通过拨正偏歪棘突,椎体关节得以恢复正常(或代偿性)的解剖位置,使之与周围肌肉群相适应(即古医籍所称"骨合缝"、"筋入槽"),解除关节囊、黄韧带对神经根的压迫,改善椎动脉血流。此外,对合并小关节僵凝者施以旋转手法，还能松解粘连，增加活动范围，缓解疼痛。

三、整脊疗法的诊断、病因分型和错位类型

(一)脊柱综合征的诊断要点及三步定位法

相对来讲，龙氏的诊断、病因分型和错位分型目前是最成熟的。

1. 诊断要点

(1)具有临床症状中的一项或者多项表现者。

(2)发病的脊柱节段有功能活动受限，障碍者。

(3)脊椎触诊检查，有关节错位体征者。

(4)与发病脊椎有关的韧带、肌肉附着点，触及硬结等病理阳性反应物。

(5)X线照片检查，符合脊椎综合征诊断。

(6)各项辅助检查，有一项以上支持脊椎综合征诊断者。

(7)各专科会诊，排除骨折、脱位、肿瘤、结核等疾病，排除禁忌证。

(8)化验室检查正常。

2. 三步定位诊断

(1)第一步，神经定位诊断。询问病情时，根据患者疼痛、麻木部位，按神经定位诊断分析脊神经根损害部位，初步定出发病的脊椎或关节。

(2)第二步，触诊，检诊定位诊断。根据术者进行脊诊检查的结果，包括发现其横突、棘突关节突偏歪、椎旁压痛、病理阳性反应物的部位或各项试验，神经系统检查结果结合第一步定位诊断，进行第二次定位诊断，进一步确定发病的脊椎、关节及错位形式。

(3)第三步，X线照片定位诊断。仔细观察X线照片情况，判断是否与第一、第二步诊断相符，作出最后定位诊断结论。并且排除骨折，脱位，结核，肿瘤等禁忌证。

(二)脊柱相关疾病的病因分型

病因分型是脊柱相关疾病选择治疗的依据。

(1)骨关节损变型：其病理变化是椎间盘变性、膨出、骨质增生、后纵韧带钙化、骨化、黄韧带肥厚等，其病变部位与临床症状定位诊断相一致，属于纵向压迫。主治法是牵引疗法，效果较好。

(2)关节功能紊乱型：是椎间关节错位，包括前后滑脱式错位、侧弯侧摆式错位、左右旋转式错位、倾位仰位式错位和混合式错位，均属于横向压迫，以正骨推拿手法为主治法。

(3)软组织损变型：软组织损伤、变性是脊椎病的基础病理，临床中的急、慢性损伤或退行性脊椎疾病及其椎旁软组织都有损伤。其临床症状都是椎旁软组织引起，故治疗局部软组织为主，多采用局部理疗。

(4)混合型：临床中多是由关节功能紊乱伴有椎旁软组织损伤，故正骨治疗同时也要治疗椎旁软组织症状。

(三)脊椎错位的类型

从触诊、运动功能检查和X线平片、征象三方面综合来判断，依据脊柱的3种生理运动功能，总结出5种错位类型。

1. 在伸屈运动状态发病

相邻脊椎发生前后位移错动，形成“前后滑脱式错位”。触诊：在颈椎可触摸到病椎左右侧的横突、关节突向后凸或前凹并压痛；在胸腰椎可触到棘突后凸或前凹。功能活动：伸屈功能受限。X线侧位片：显示椎体后缘连线中断，或成角，或反张。斜位片：同一节段的左右椎间孔都变窄。

2. 在侧屈运动状态发病

脊椎发生侧向位移错动，形成侧弯侧摆式错位，单个脊椎侧向错动为侧摆，连续两节以上的脊椎向同一方向侧摆为侧弯。触诊：一侧横突侧向隆凸，对侧凹陷，若多节发病，脊椎呈“C”形或“S”形侧弯，病椎旁有压痛(此为水平侧摆，垂直侧摆触诊不够清楚，需借助影像诊断来确定)。在胸腰椎的侧弯都并发轻度旋转，错位椎体侧摆时并发轻度旋转，触诊棘突偏向一侧呈弧线为侧弯，单侧棘突轻度偏歪伴压痛(符合神经定位诊断和影像定位诊断)者为侧摆。功能活动：侧屈活动受限。X线正位片：若棘突、两侧椎弓根均偏离其上下连线，若棘突与左右两侧椎弓根的距离等宽者，为水平侧摆；若椎间隙左右不等宽，或棘突无偏移而椎体出现左右倾斜者为垂直侧摆错位；颈椎的钩椎关节左右不对称，久病者钩突变尖增生。侧位片：可见椎体上下缘双边征。斜位片：常可见椎间孔横径或纵径变形变窄。张口位片：可见侧齿间距左右不等宽，环枢关节左右不对称，或枢椎齿突中线偏离脊椎轴

线。腰椎正位片或骨盆正位片：腰轴和骶轴不在同一垂线中，应分析其是腰椎侧弯或骶椎侧摆错位（骨盆旋移综合征的一种类型）。

3. 在转体运动状态发病

脊椎发生脊椎旋转位移错动，形成“左右旋转式错位”。触诊：颈椎一侧横突、关节突后移隆起，而其上或下相邻的颈椎或离病椎稍远节段的对侧横突、关节突后移隆起，并有椎旁压痛；胸腰椎则会触到棘突偏向错位的上下椎间，其棘突偏向相反。功能活动：脊椎转体活动受限。X线侧位片：椎体后缘双边征或关节突双突征（平行型或连接型）、环椎后弓呈三边征、四边征者，观察两侧下颌角影，排除投照误差，如果是投照体位造成的双边、双突，往往呈系列性。而病理性者，是个别椎间有双突征，或上下椎间出现不同形态的双突（平行型或连接型）；若大部分为双突，其中一个为单突者，可拍摄45°斜位片，观察椎间孔的形态以助确诊。在双突与单突之间，究竟哪个是错位，需要结合触诊法来鉴别。正位片：错位脊椎的棘突偏向一侧，且与左右椎弓根之间的距离不等宽。斜位片：病变节段椎间孔变形变窄，且左右两侧改变的椎间孔不在同一椎间。目前多认为，双边双突征由于投照时体位不正所致，或只报告关节功能紊乱。

4. 在伸屈运动状态发病

在伸屈运动时受暴力性损伤者，易造成椎体、椎间关节形成“倾位仰位式错位”。触诊：与滑脱式错位类似，不同点是压痛点在棘突间为重，病椎上下棘突间距离改变，上宽下窄者是仰位式错位，上窄下宽者是倾位式错位。功能活动：呈明显伸屈活动受限。X线侧位片：相连3个椎体后缘连线中断。

5. 混合式错位

在同一椎间发生两种以上的错位形式，称为混合式错位。

四、整脊疗法的基本手法

正骨推拿是整脊的主要手法，是关节功能紊乱的主治法，是以中国传统医学中的伤科正骨、内科推拿与现代脊柱生理解剖学、生物力学相结合的一套治疗脊柱软组织损伤、脊椎关节错位、椎间盘突出等疾病的手法。具有准确、轻巧、无痛、安全而有效的特点。正骨推拿分4步进行：第一步，放松手法；第二步，正骨手法；第三步，强壮手法；第四步，痛区手法。

（一）放松手法

以掌揉法、拇指揉法交替进行。以患椎为中心，包括其上下6个椎体以内的软组织。

（二）正骨手法

正骨手法包括摇正法、搬正法、推正法、拔伸法和反向运动法。临床中按不同的错位类型、部位、方向，选用其中的一种或多种手法。正骨治疗过程中，使“定点”与“动点”之间的椎间关节以多次生理运动形式在“动中求正”。

根据颈、胸、腰、骶椎各自的生理解剖特点和关节错位的类型，分述如下：

1. 颈椎正骨手法

(1)仰头摇正法。

(2)低头摇正法。

(3)侧头摇正法。

(4)侧卧摇肩法。

(5)侧向搬正法。

(6)挎角搬按法。

(7)俯卧冲压法。

(8)侧卧推正法。

(9)牵引下正骨法。

(10)反向运动法。

2. 胸椎正骨手法

(1)单向冲压法。

(2)俯卧双向分压法。

(3)俯卧旋转分压法。

(4)俯卧定向捶正法。

(5)悬吊牵引推按捶正法。

3. 腰椎正骨手法

(1)双手重叠直接冲压法。

(2)双手间接分压法。

(3)俯卧颤抖冲压法。

(4)俯卧牵引肚兜法。

(5)俯卧摇腿揉腰法。

(6)坐式旋转摇搬法。

(7)侧卧摇按法。

(8)俯卧按腰搬腿法。

(9)抱膝滚动法。

(10)背晃法。

4. 骶髂关节正骨手法

(1)按骶搬髂法。

(2)提臀撞正法。

(3)仰卧旋髋按压法。

(4)仰卧内收肌松解手法。

(5)侧卧牵抖复位法。

(三)强壮手法

包括提拿法、弹拨法、拍打法和点穴法等,使痉挛和粘连得到松解。

(四)痛区手法

在疼痛麻木局部施以手法,是传统的推拿手法。

五、整脊疗法的适应证、禁忌证与注意事项

(一)整脊疗法的适应证

主要适应于脊柱相关疾病。包括以下疾病:

1. 颈椎综合征。如颈椎病、颈椎间盘突出、眩晕、失眠、头痛、视物模糊、牙痛、耳鸣耳聋、自主神经紊乱等。

2. 胸椎综合征。凡由于胸椎小关节紊乱引起胸椎对应脏器的病变均属于治疗范围,如慢性咽炎、气管炎、心律不齐、冠心病、慢性胃炎、便秘、腹胀、腹病等。

3. 腰椎综合征。如腰椎间盘突出、强直性脊柱炎、椎管狭窄、骶髂关节错位、慢性肾炎、性功能障碍、前腺增生、痛经等。

(二)整脊疗法的禁忌证

1. 急性损伤如骨折、脱节、肌腱断裂者。

2. 有精神疾病,不能配合治疗者或极度疲劳,饮酒,神志不清者。

3. 有传染性疾病,如肝炎、结核。

4. 有严重高血压者,心、脑、肾等各器官严重衰竭者。

5. 有出血倾向或患血液病者。

6. 有骨结核、关节感染、椎动脉硬化、骨肿瘤及严重骨质疏松者。

7. 妊娠3个月以上的孕妇。

8. 局部皮肤外伤出血或皮肤病患者,如湿疹、牛皮癣等。

9. 脊椎先天发育不全、畸形者。

10. 久病,年老体弱者。

11. 严重脊髓型颈椎病者。

(三)整脊疗法的注意事项

1. 应用本疗法,病椎定位准确是获效的前提,熟练的整脊手法是提高疗效的关键,检查病椎定位不能疏漏,偏歪棘突方向判断错误均可使疗效不高,甚至加重病情。整脊手法必须准确,用力适当,切忌粗暴。

2. 治疗时如一次整脊不能拨正偏歪棘突,不宜连续施治,可以配合分筋整理,推拿按摩手法解除痉挛,然后配合整脊手法。某些病人要间隔数日施治一次,连续4～5次才能拨正偏歪棘突,切忌急于求成。

3. 在颈椎整脊时,不易刺激椎动脉,易虚脱;个别患者可造成医源性损伤。

4. 整脊前要明确诊断,并结合现代医学诊断手段X线、CT、MRI等,排除骨折、先天畸形、骨结核、骨质疏松、肿瘤等器质性病变后才能施用手法治疗,并在治疗过程中,随时观察患者面部表情,来选择适宜的治疗手法。

5. 在治疗时,要让患者精神放松,安静,呼吸自然,体位要保持正确,应相信医生,积极配合治疗。

6. 医者除具有高尚的医德外,还要具有强健的体魄、良好的理论和熟练的手法技巧。

附 整脊疗法应用范例

王某某,女,32岁,患者1个月前无明显原因出现腰部疼痛伴左下肢放射痛,左小腿外侧麻木,弯腰和旋转时症状加重。经骨科检查,确诊为腰椎间盘突出症。检诊:腰椎生理曲度稍直,腰部僵硬,L_4左旁压痛,L_4棘突偏右并后突。X线检查:L_4棘突偏右,生理曲度稍直。

【整脊手法操作】患者俯卧于治疗床,术者站于右侧。

1. 放松手法

掌揉法并拇指揉法,以椎旁两旁软组织部为重点,上至第10胸椎,下至双侧臀部,3～10分钟,可充分放松腰部僵硬的肌肉。

2. 整脊手法

(1)摇腿揉腰法:术者左掌根定点于L_4左侧横

突或拇指定点于 L_4 棘突右侧，操作过程中左手用力纠正偏歪棘突。

(2)侧卧扳按法(先健侧，后患侧)：患者右侧卧位，右下肢伸直，左下肢屈膝，放于右大腿内侧上，右手放于枕上，左手放于身旁，头轻度后仰。术者面对患者立于床边，右手指按于患者 L_3、L_4 棘突处，右肘关节按压于患者臀部，左手按压于患者肩部，嘱患者放松。两手同时发力常可听到腰部后关节响声，L_3 关节复位成功。同样，患者左侧卧位，定点于 L_4、L_5，使 L_4、L_5 关节复位。

(3)俯卧牵抖冲压法：患者俯卧于治疗床，嘱其双上肢伸直抓紧床头，令助手牵拉双下肢，术者站于床边，首先调 L_3、L_4，左手按于 L_3 棘突左侧，右手按于 L_4 棘突右侧，两手同时反向用力。同样调 L_4、L_5，此时左手按于 L_5 棘突左侧。

(4)俯卧按腰搬腿法：患者俯卧，双下肢伸直，术者立于右侧，右手掌按于 L_4 棘突右侧，左手将患者右膝及大腿托起后伸，并逐渐扳向右后方，术者两手同时用力，待患者放松后，加以“闪动力”复位成功。

(5)强壮手法：用拇指弹拨椎旁肌肉硬结。

(6)痛区手法：用掌根放松左下肢疼痛、麻木区域。

【疗程】患者在治疗 3 次后，症状明显改善，共治疗 1 疗程(1 次/天，共 10 次)，临床症状消失。

(陈立早)

第二十章　康复工程技术

第一节　康复工程概述

康复工程是医学与工程技术相结合的一门学科。用工程的方法和手段使伤残者康复，促使其功能恢复，重建或代偿，是康复工程在康复医学中的主要任务。对由于脑血管意外和脊髓损伤，以及意外损伤造成的肢体伤残者，借助工程手段是主要的，有时甚至是惟一的康复方法。例如，对各种原因造成的截肢的患者，其肢体功能的恢复和代偿将主要依靠工程的方法来实现。因此，康复工程在康复医学中占有重要地位，起着不可代替的作用。从这意义上说，一个国家康复医学水平的高低与康复工程技术的发展水平有密切关系。

已过去的 20 世纪，是康复工程从起步到发展的时期。第一次世界大战出现一批伤残人员，促进了假肢行业在欧洲的兴起。第二次世界大战后，康复工程不仅在欧洲，而且在美洲、亚洲等地区都有了发展。在内容上，不仅包括假肢，还包括感觉装置、环境护理、神经控制、功能评价等许多方面。康复设施的科技水平也从 20 世纪 60 年代以后日趋现代化、智能化。总的来说，社会的需求与科技的进步带来了康复工程的发展。进入 21 世纪，社会人口的老龄化和人们对生活质量要求的提高是康复工程发展的又一个机遇。可以预见，随着康复工程科技水平的进步，人工智能、微纳米技术、生物材料等方面不断发展，一定会给康复工程方法与设备注入新的活力。

第二节　康复工程的适应证与禁忌证

一、适应证

（一）矫形器治疗的适应证

尽管矫形器越来越多地应用于神经肌肉、骨与关节疾病的治疗中，成为整体治疗的一部分，但是矫形器毕竟是一种体外装置，使矫形器的应用受到一些限制。在康复治疗中，矫形器的最基本作用是控制运动。矫形器主要适用于以下情况：

1. 各种原因引起的肢体肌肉无力。需要控制关节运动，以保护无力的肌肉，稳定关节。例如，肩吊带适用于脑血管意外病人早期暂时保护肩关节周围弛缓性麻痹的肌肉，预出现肩关节半脱位；金属的膝踝足矫形器适用于某些儿麻后遗症下肢肌肉广泛无力者，稳定膝踝关节，改善步行功能。

2. 抑制站立、步行中肌肉痉挛。这是一种控制关节运动，减少肌肉牵张反射的结果。硬踝塑料踝足矫形器用于脑瘫患儿，可以防止步行中出现痉挛性马蹄足、改善步态。

3. 预防和矫正由于肌肉无力、关节运动、肌力不平衡而引起的关节畸形。如基型对掌矫形器适用于偏瘫或周围神经损伤的病人，预防由于肌力不平衡而出现的拇指内收挛缩畸形。

4. 减免肢体骨骼的承重。如坐骨承重膝踝足矫形器用于治疗股骨头无菌性坏死。

5. 代偿失去的肢体功能。如后侧弹性塑料踝足矫形器适用于各种病因所致的垂足病人，可以在步行摆动期代偿无力的胫前肌作用，抬起足尖，避免拖地。

（二）假肢适应证

1. 各种疾病所引起的肢体截肢患者。

2. 脊髓损伤所引起的截瘫患者。

3. 先天性疾病所引起的肢体缺失患者。

二、禁忌证

（一）矫形器治疗的禁忌证

无明显禁忌证。

（二）假肢禁忌证

1. 残端皮肤反复感染经久不愈者。

2. 中枢性损伤植物状态者。

3. 闭塞性脉管炎坏死平面不清者。

4. 恶性骨肿瘤患者复发者。

第三节　康复工程产品的分类

残疾人辅助器具牵涉到人类生存发展的众多领域。不过从学科上来看，它还是属于生物医学工程中的康复工程范畴，又是现代康复中不可缺少的一个重要部分。在行业上，残疾人辅助器具既同医疗器械相互交叉，又是一个由一些相对独立的生产厂家及销售渠道构成的新兴行业。随着现代科学技术的发展及各学科领域的相互渗透，这一行业也得到了相当快的发展。当前，世界上已经为残疾人建立了多种特殊的界面/接口设备，并初步形成了衣、食、住、行、休闲娱乐、社会交往、教育、就业和创造发明等生存发展全方位多层次回归社会的辅助器具体系。国际标准化组织（ISO）在1992年颁布了国际标准ISO—9999《残疾人辅助器具分类》（Technical Aids for Disabled Persons Classification），将残疾人辅助器具分为十大类：治疗和训练辅助器具；矫形器和假肢；生活自理及防护辅助器具；个人移动辅助器具；家务管理辅助器具；家庭及其他场所使用的家具及配件；通讯、信息及信号辅助器具；产品及物品管理辅助器具；环境改善辅助器具和设备、工具及机器；休闲娱乐辅助器具。

第四节　康复医师在技术性辅助器具使用中的任务

康复工程服务的主要手段是提供能帮助残疾人独立生活、学习、工作、回归社会、参与社会的产品，即康复工程产品或称残疾人用具。残疾人用具从残疾人实际康复中提出问题，界定问题，提出设计，进行试制，临床试用，使用效果信息反馈，产品鉴定到批量投产，产品咨询，产品使用指导等，是一种系统性工作。为做好残疾人用具的服务工作，需要康复工作者，特别是医生在康复工程技术人员中的分工合作。在残疾人用具临床服务工作中，医生的主要任务是：

1. 在熟悉残疾人、患者情况的基础上，根据残疾人的总体治疗或康复方案开出假肢、矫形器、轮椅等残疾人用具处方。要求处方中写明诊断、残疾人用具品种、规格要求。如果是订制品则应写明关键部件选择和装配中的具体要求。

2. 让患者了解使用处方用品的使用目的、使用必要性、使用方法和使用中可能出现的问题，以提高患者使用的积极性，保证使用效果。

3. 负责所有用具的临床使用检查工作，以确保临床使用效果。

4. 残疾人用具使用效果的随访和提出修改意见。

第五节 假肢矫形器临床工作程序与假肢装配技术

假肢是为恢复原有四肢的形态或功能，以补偿截肢造成的肢体部分缺损而制作和装配的人工手、足。假肢的设计由医师负责，使用训练由物理治疗师进行；具体使用与病人有密切联系。整个流程应该由康复协作组来完成，评定工作贯穿每一个环节。

一、假肢矫形器临床工作程序

1. 截肢手术和非理想残端修整手术。
2. 手术后护理。
3. 安装假肢前的康复训练。
4. 安装临时假肢。
5. 穿戴临时假肢后康复训练。
6. 安装正式假肢。
7. 穿戴正式假肢后康复训练。
8. 职业前训练。
9. 回归家庭和社会。

需要说明的是，我国传统的假肢安装方法是截肢术后敷料包扎，待伤口愈合、拆线后，出院回家等待残肢消肿，自然定型。一般需半年后才能装配假肢。

为了帮助截肢者早日康复，近来多主张早期安装临时性假肢。使用临时性假肢的优点在于：可以促进残肢早日定型，临床上一般以经过 2 周时间残肢的周长测量无变化或 2 周中接受腔不再需要增加袜套，也不需要再增添石膏，即可视为残肢已定型，可以订制正式假肢；可以早日下地、预防关节挛缩畸形，改善全身情况，预防长时间卧床引起的并发症；可以早日进行使用假肢的站立、步行训练，缩短了康复时间；截肢康复协作组的成员通过对患者临时性假肢的使用观察、修改，可以制订出更符合实际的正式假肢的处方。

二、假肢的分类及特点

(一)上肢假肢

使用上肢假肢的目的，是为了在上肢截肢后，用类似于上肢外观的假体改善外观形象，并利用残存机能或借助外力，代替部分功能。

对于上肢截肢者，其功能的代偿主要靠安装假肢。因此，上肢假肢是上肢功能代偿的主要装置。在上肢假肢发展中，人们始终致力于设计功能完善、运动仿生、控制仿生和动作可靠的假肢。人手有 20 多个自由度，其运动远比下肢复杂，而且受到体积的限制。因此，仿生上肢假肢的设计要比下肢困难得多，目前只能做到局部仿生，即外观、局部自由度及其控制仿生。

上肢假肢按截肢部位可分为假手指、掌部假肢、离断假肢、前臂假肢、肘离断假肢、上臂假肢、肩离断假肢；按动力来源可分为自身动力源与外部动力源假手；按手的使用目的可分为功能手、装饰手、工具手。常用的上肢假肢有：

(1)功能手。有手的外表和基本功能，动力来源来自自身关节运动，分随意开手、随意闭手两类。目前国内多用随意开手式的。

(2)装饰手。为弥补肢体外观缺陷设计制作的，只起到装饰及平衡身体作用。

(3)工具手。为了从事专业性劳动或日常生活而设计、制造的。由残肢接受控制、悬吊装置、工具连接器和专用工具构成，没有手外形，但很实用。

(4)外部动力假手。分电动手、气动手两类。电动手以可重复充电的镍镉蓄电池为能源，微型直流电机为动力驱动假手的开闭。按其控制方法可分为开关控制和肌电控制，后者即肌电假手或称生物电假手，其控制原理是利用残存的前臂屈肌、伸肌群收缩时产生的肌电讯号，由皮肤表面电极引出，经电子线路放大，滤波后控制直流电机的运动。肌电手开闭手随意、灵活，功能活动范围大，但结构复杂，费用高。

(二)下肢假肢

使用下肢假肢的目的，是为了保持双下肢等长，支持体重和行走。

随着科学技术的进步，用合金、塑料等新型材料制成各式现代假肢。在人体生物力学的启示下，专家们提出了假肢装配理论，因此，假肢等已逐步成为涉及面颇广的一门学科，并不断地发展和完善。近几年在下肢假肢的研究中值得注意的是不满足于使患者站立和行走这两个基本要求，而且发展了适应不同需要的、具有各种功能的假肢。与此同时，围绕着改善患者步态、节省体力等要求，也进行了大量的工作。常用的下肢假肢有：

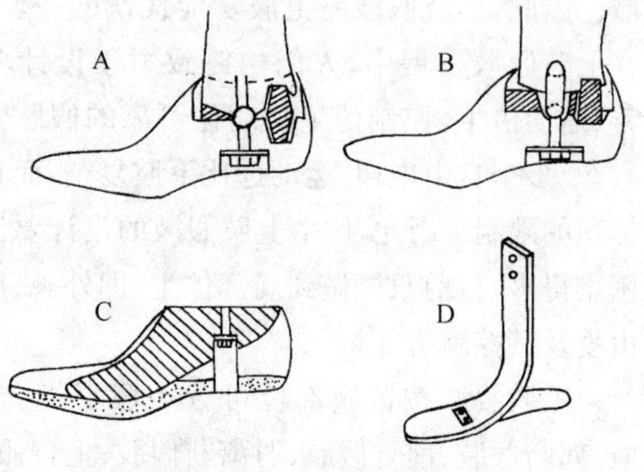

图 20-1　常用的踝关节与假脚

(1)部分足假肢：凡残肢末端承重功能良好的以皮革、橡胶、塑料海绵配制套状假肢即可，凡末端承重功能不良的则制成髌韧带能承重的塑料踝足矫形器式的套状假脚，以改善承重功能(图 20-1，图 20-2)。

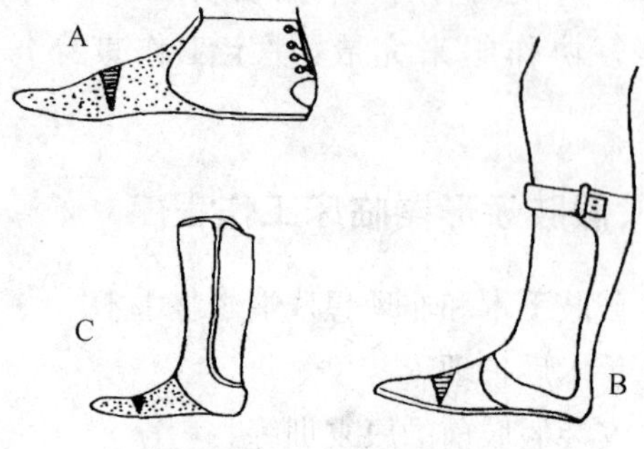

图 20-2　部分足截肢假脚

1)单轴踝关节：见图 20-1A。具有一个额状位的踝关节运动轴，只能实现踝关节的跖屈、背屈运动。在单轴的前、后方设有橡胶或其他弹性材料制成的踝关节跖屈、背屈缓冲垫，用来缓冲步行中足跟、足尖触地时来自地面的冲击力。一般要求跖屈缓冲垫(后缓冲器)要比背屈缓冲垫(前缓冲器)软。缓冲垫的硬度应根据截肢者体重选择：跖屈缓冲垫过硬，步行中足跟触地时的缓冲性能不好，易引起足尖摆动、膝关节突然屈曲等问题，过软会引起截肢者站立时有后倒倾向，步行中出现拍打地面等问题。目前由于天然橡胶假脚、聚氨酯微孔橡胶假脚的前脚部位都有良好的脚的背屈缓冲性能，因而踝部背屈缓冲垫可以硬一些；但对于农村，特别是山区的小腿截肢者应选软一些的，以减少上坡的困难。

单轴踝关节的优点是跖屈缓冲性能好，而且可调；缺点是只有踝关节的跖屈运动，缺少脚的内翻、外翻运动。

2)万向踝关节：单轴踝关节由于无法实现内翻、外翻和水平面的旋转运动，使其使用范围受到了限制。随着截肢者更多参加各种户外活动而出现了万向踝关节。通常是用一块可以允许任何方向运动的弹性块作为假肢小腿部分和脚之间的连接件，图 20-1B 所示的是最流行的万向踝关节(Gissinger 脚)的基本构造，这种关节能够减少假肢在侧向和水平面上的受力，适合于截肢者在不平路面上的行走。其缺点是结构复杂，维修需求高、价格较贵，而且重量也较大。

3)固定踝：亦称静踝、硬踝(solid ankle)，即不设踝关节。与这类固定踝相连接的假脚目前有 3 类。

①定踝软跟脚(solid allkle cushion heel, SACH)：见图 20-1C。这种假脚的跖跗部位设有木质脚芯；脚跟部位设有楔形弹性海绵缓冲软垫，其作用类似于单轴踝的后缓冲器；脚的其余部分用橡胶弹性体或聚氨酯微孔弹性体制成。这种脚只用一根螺栓与假脚相连，构造简单，重量较轻，步行中不会出现异常响声，较实用，较便宜，很受截肢者的欢迎，特别是老人、妇女、儿童。缺点是小腿与假脚之间的踝关节角度不能调节，如果要换用一双后跟高度不同的鞋，则需要换另外一支假脚。

②储能脚：储能脚是新发展起来的一类假脚，其种类很多。从分类的角度讲，储能脚基本上属于固定踝类的假脚，大多数可以认为是 SACH 脚的变种。储能脚的主要特征是，有一个用特殊弹性材料做的脚芯，脚芯的外面用橡胶制成脚的形状。

储能脚最初是为了适应截肢者运动需要而发展起来的。使用弹性脚芯是为了让假肢具有良好的回弹性或称“储能”性。这样假脚就能在步行的支撑中期储能，支撑后期释能，形成一个推动人体向前的助力，这样可以部分地代偿截肢者所失去的小腿三头肌向后蹬的肌力。当前有很多人设计了不同的储能脚，国际上最著名的储能脚有 Flex Foot、Seattle Foot、Otto Bock Dynamic Foot 等。

③农田脚：是一种带船底形足底的定踝假脚，主要适用于农田作业。

(2)赛姆假肢(图 20-3)：赛姆截肢术后残肥末端有良好的承重功能，锤状残肢也有利于悬吊，因此外观、功能良好。

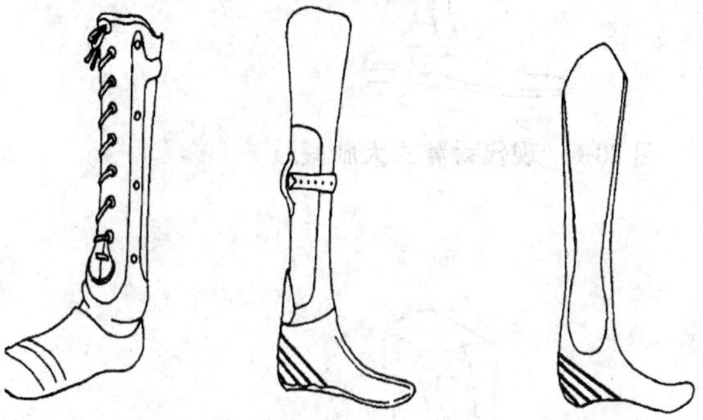
传统式　　塑料双层接受腔、开窗式　　全接受式

图 20-3　赛姆假肢

(3)小腿假肢：包括髌韧带承重小腿肢(PTB 小腿假肢)、包膝式小腿假肢(PTS 小腿)、髁部插楔式小腿假肢(KBM 小腿)。PTS 小腿依靠髌上环带悬吊，较适合中长残肢者使用。后两种较适合短残肢者使用。

传统小腿假肢(图 20-4)：主要以皮革、金属条制成的称为皮小腿；以铝板制成的称为铝小腿。其共同特点是：

①接受腔：多是皮革制成的末端开放型的，要求残肢为锥状，主要承重部位位于胫骨内髁斜面，胫骨的两侧和残肢后方的软组织。应注意防止胫骨粗隆，腓骨头、胫腓骨末端被压迫。

②带有金属膝关节铰链和大腿围帮：正常人体膝关节屈伸运动，其轴心位置是不断变化的，安装膝铰链时应注意铰链中心位置与正常人体膝关节屈伸运动中的平均运动轴心位置相对应，以免膝关节屈伸时引起残肢在接受腔内产生上下、前后的异常活动。大腿围帮除悬吊假肢外，也承托部分体重和稳定了膝关节。大腿围帮束缚大腿，病人不舒适，穿脱不方便，而且长期使用会引起残侧大腿肌肉萎缩和影响残肢血运。但残肢过短或膝关节不稳定的患者仍需安装金属铰链和大腿围帮。

③使用单轴踝关节和橡胶假脚：传统小腿假肢虽然较重，接受腔的承重、悬吊功能较差，也不易清洁；但是由于价格便宜，便于截肢者自己维修，因此仍然受到广大农村截肢者的欢迎。

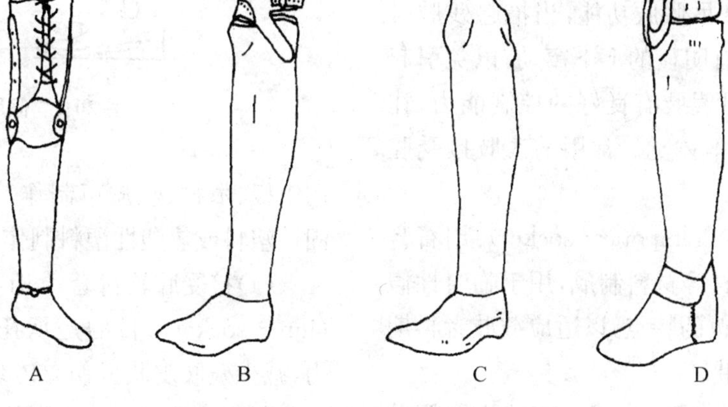
A　　B　　C　　D

图 20-4　各种常用小腿假肢

A. 传统铝小腿假肢；B. 髌韧带承重小腿假肢；C. 包膝式小腿假肢；D. 踝部插楔式小腿假肢

(4)大腿假肢：传统的多为皮革、铝板制成，现代大腿假肢多用塑料制成。其特点是接受腔为采用全面接触吸着式接受腔，近年出现软透明接受腔(ISNY 式)和坐骨包容式接受腔(IRC)，可以更适合运动解剖要求和保证良好的坐骨承重，新型膝关节有承重自锁机构，气压或液压摆阻尼调节装置可帮助截肢者自行调节步行速度(图 20-5，图 20-6)。

(5)膝离断假肢：结构近似于大腿假肢，特点是残肢末端承重，依靠骨骼大部位悬吊，功能要比一般的大腿假肢好。

(6)髋离断假肢：适用于半骨盆切除、髋关节离断和大腿残肢过短者(会阴下 5cm 以内)。多用加

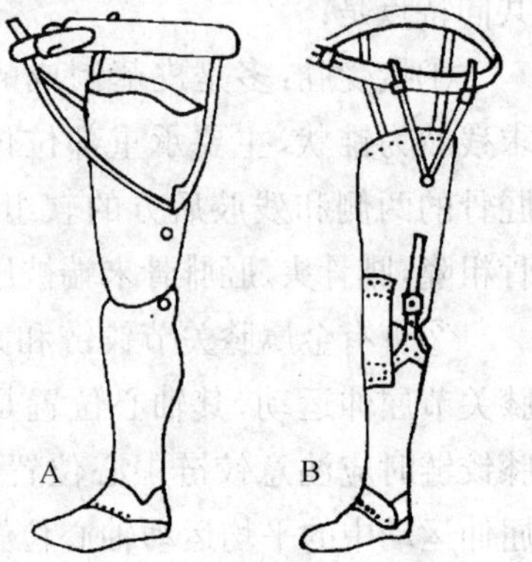

图 20-5　传统的大腿假肢

A. 木大腿假肢；B. 铝大腿假肢

三、下肢假肢装配的技术性能与要求

(一)残肢接受腔

简称接受腔，是假肢用于包容残肢，传递残肢与假肢间的作用力，连接残肢与假肢的腔体部件，是残肢即人体真肢与假肢间的衔接部位。下肢假肢接受腔具有包容残肢、承担体重、悬吊假肢、控制假肢运动的作用。因此，要求下肢假肢的接受腔具有良好的承重功能，站立、步行和其他运动中不会引起疼痛；有良好的悬吊假肢功能，当抬起残肢时假肢与残肢间不允许有明显的上下窜动，以免引起皮肤损伤；要求残肢对假肢有良好的控制能力，让截肢者感觉有良好的本体觉。常用的残肢接受腔品种与性能(图 20-7)：

(1)临时性接受腔(temporary socket)：用石膏绷带或热塑性塑料板材等材料制成，用于临时性假肢，具有价格低、易修改的特点，以适应截肢者早期残肢形状和体积的变化。

(2)插入式接受腔(plug socket)：是传统假肢的接受腔。接受腔的容积和形状比残肢的体积、形态大，需要用厚的残肢袜套、布或棉垫包住残肢，再插入接受腔。腔的底部一般是开放式的，残肢末端不承重，承重部位多集中在某些骨突起，比较容易引起疼痛和皮肤损伤。

(3)硬接受腔：亦称为外层接受腔。传统的多

拿大式髋离断假肢。除半盆切除者由于承重功能较差外，一般髋离断假肢仍为截肢者提供较好的步行、骑车功能。

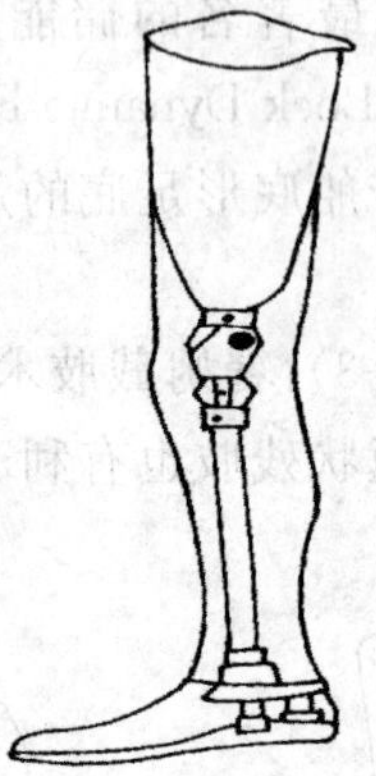

图 20-6　现代骨骼式大腿假肢

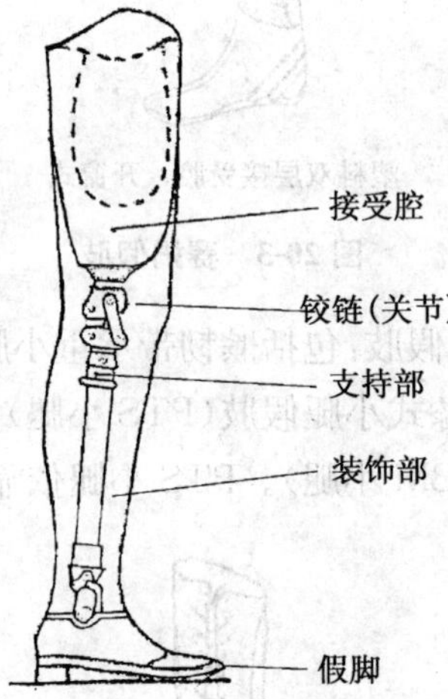

图 20-7　假肢结构

用铝板、木材、硬皮革制作。现代的多用增强的热固性塑料或热塑性塑料制作。

(4)接受腔软衬套(soft insert)：亦称内接受腔(inner socket)，目的是承托体重时能尽量分散压力，减少残肢皮肤损伤。传统的多用棉布、毛毡、软皮革制成。现代的多用厚约 3mm 的泡沫塑料海绵板、非常柔软的硅橡胶或聚氨酯橡胶制成，具有良好的均压性能。

(5)软接受腔(soft socket)：多用软的聚乙烯板制成，外部套有能承重的硬质塑料框架。这类接受腔多用做大腿假肢接受腔。由于这类接受腔是软的，可以随着残肢肌肉在腔内的收缩而变形，因而

减少了对肌肉收缩的妨碍。

(6)全接触式接受腔(total contact socket):根据解剖学和生物力学的原理而设计,接受腔的内壁表面与残肢皮肤全面接触,既分散了步行中支撑期承重时的压力,又改善了摆动期假肢的悬吊功能。

(7)吸着式接受腔(suction socket):这种接受腔通常底部是密闭的,腔底部的内前方带有一个单方向通气的气阀(空气可出,不可进)。通过接受腔内壁表面对残肢软组织全面接触,将接受腔完全封闭以阻断外界空气进入,使接受腔与残肢之间产生吸附作用,而使残肢自身具有悬吊假肢的能力。

(8)检验用接受腔:为检验假肢接受腔的适合情况而在假肢制作中使用的一种透明接受腔,可以看见残肢在腔内的受力情况。多用于要求全面接触、全面承重的大腿假肢、小腿假肢制作中,作为检验适合情况之用,可以较好地保证残肢的全面接触和均匀受力。

(二)连接部件

这里是指残肢接受腔与关节、关节与假脚之间的连接部件。近代这种连接部件分为两类。

(1)壳体连接:由壳体承担假肢外力。壳的外形制成肢体外形。这种假肢称为壳式假肢,特点是重量轻,不怕水湿。缺点是不易调节对线。

(2)管连接:由铝合金管、钛合金管或碳素纤维增强塑料管连接假肢部件,承担假肢外力,管的外层包覆泡沫塑料等软材料制成的腿型,其外再套有肤色的尼龙袜。这类假肢称为骨骼式假肢,其优点是:假肢外观好,穿用中假肢不易铬破裤子,易于调整对线,便于系列化、标准化的工业生产,也便于装配。缺点是重量较壳式连接重。

(三)下肢假肢的对线装置

为了使装配的假肢有良好的预期功能,合理地确定残肢接受腔、关节、假脚之间空间的相对位置(包括角度)关系,称为对线。用于调节对线的专用装置称为对线装置。有一部分对线装置附加在某些假肢的连接件上,如目前广泛使用的骨骼式假肢中的四棱椎对线系统,使用、调整方便。

(四)下肢假肢的悬吊装置

不同部位截肢,有不同的假肢悬吊方法。有的依靠残肢肌肉运动后体积膨胀所形成的对接受腔内壁压力和密闭的腔内的吸着力悬吊;有的依靠抱住某些骨关节的膨大部位;有时需要附加腰部或肩部吊带。悬吊作用不好,会引起步行中残肢在接受腔中过大的上下窜动,引起残肢皮肤损伤。

四、上肢假肢装配技术性能与要求

人类的手动作灵巧,感觉敏锐,功能十分复杂,一旦截肢,难以完全代偿。尽管目前上肢制造中已应用许多高科技技术,但目前的上肢假肢功能还是比较简单,尚不能满足患者的需要。不过通过截肢者认真使用训练、适应,在日常生活和专业性的工作中仍能起到一定的补偿作用。

(一)上肢假肢的构成与分类

上肢假肢是由残肢接受腔、假手、仿生的人工关节、悬吊装置、控制装置和连接部件构成。上肢假肢的分类:

(1)按假肢结构分为壳式、骨骼式。

(2)按装配时间分为临时性的、正式性的。

(3)按装配目的分为装饰用假肢(又称美容手)、作业用假肢(又称工具手)、功能性假肢。

(4)按控制假肢运动的动力来源分为自身力源假肢、体外力源假肢(又称外动力假肢)。

(5)按主要制作材料分为皮质的、热塑性塑料的、热固性塑料的等。

(6)按假肢技术复杂性可分为高技术的、低技术的。按其价格可分为低档假肢(普及受假肢)、中档假肢(普通型假肢)和高档假肢。

(7)按截肢部位分为部分手假肢、腕离断假肢、前臂假肢、肘离断假肢、上臂假肢、肩部假肢。

(二)上肢假肢装配技术的基本性能

1. 装饰性假手

装饰性假手亦称为美容手,是为弥补肢体外观缺陷而设计,有时也起平衡身体的作用。多用于部分手截肢(亦称假手指)、上臂高位截肢、难以安装功能性假手者。

传统的部分手截肢的装饰假手多用皮革、橡胶制成。现代装饰假手多以金属、塑料海绵为骨架,外套装饰性手套制成。装饰手套通常采用聚氯乙烯乳液树脂(PVC)或硅橡胶翻成,其外形、肤色、指纹都近似于健手。聚氯乙烯手套不耐污染,易老化变质,使用中应注意勿接触圆珠笔、油漆等有色物料。硅橡胶手套外观、耐污染性能更好一些,但价格较贵。

2. 索控式假手

索控式假手亦称功能假手或机械假手，是一种自身力源的假手。假手内部结构有骨骼式、壳式两种，外套装饰性手套，具有手的外型和开手、闭手、捏取、握取、钩取功能。索控假手品种很多，总体上可分为随意开手和随意闭手两类。随意开手的，常态时，拇、示、中指处于捏取位，通过牵拉牵引索使手张开，依靠弹簧的扭力使手指闭合。这类假手结构简单，持物时不用持续地用力，但截肢者不能控制握力大小。随意闭合式的，常态时处于手的自然张开位，通过牵拉索闭合假手、取物。这类假手握力可由截肢者自己控制，但结构较复杂，手也不能开大。我国目前多用随意开手式的索控式假手(图20-8)。

牵引索的动力多来自截肢者双侧肩关节与肩胛带运动中对背带(hotness)的牵拉。前臂索控假肢多用“8”字形背带(图 20-9)，其操纵方法是前屈双肩，牵拉背部牵引线即可开手。肘关节离断假肢与上臂假肢多应用“8”字形背带双重控制方法(图20-10)。

这种假肢操作方法，首先是前屈双肩牵拉背部的牵引索屈肘到需要的角度，然后下沉残侧肩部，牵拉上臂前面的牵引索锁住肘关节；当肘关节被锁住后再次前屈双肩，牵拉背部牵引索，则可以开手。

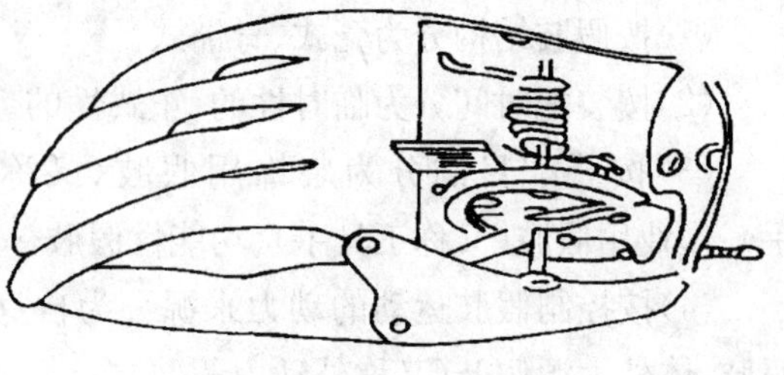

图 20-8　索控式假手

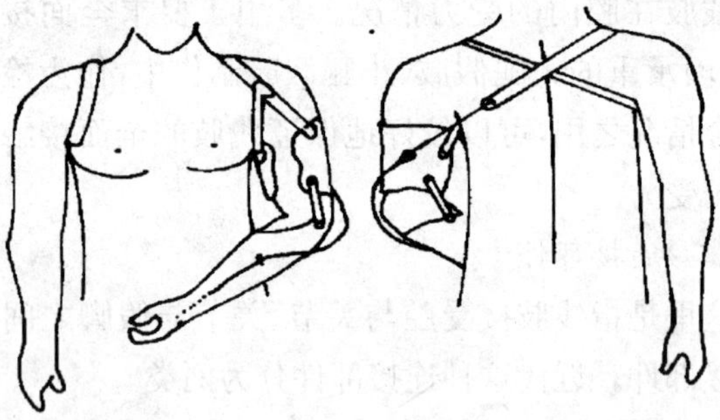

图 20-9　带“8”字形背带的前臂假肢

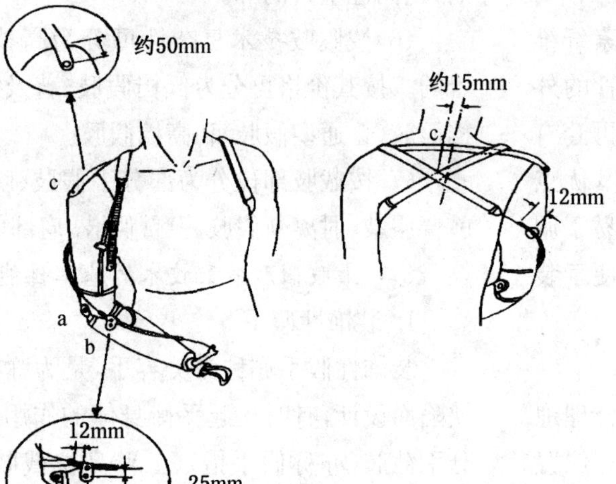

图 20-10　上臂假肢的带“8”字形背带的双重控制牵引索

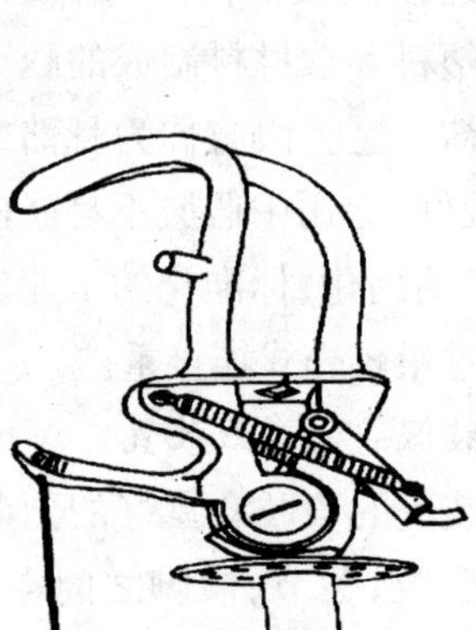

图 20-11　钩状假手

3. 钩状手

由两支弯成屈指形的金属指钩组成的钩状手部装置，具有手的捏取、夹取、钩取等功能，没有手的外形(图 20-11)。钩状手多数依靠自身动力源，通过肩部运动牵拉牵引索，控制钩状手的开手、闭手。因此也可以视为一种特殊的索控假手。由于钩状手简单、耐用，使用功能较一般的索控手好而更适合双侧上肢截肢，特别是儿童截肢者使用。现代的钩状手可以方便地与装饰手交换使用。

4. 工具手

工具手是为了从事专业性劳动或日常生活而设计的。见图 20-12。

工具手由残肢接受腔、悬吊装置、工具连接器和专用工具构成。截肢者根据需要可以方便地更换各种工具。这种手没有手的外形，只是代偿了手的功能，结构简单、坚固、实用。

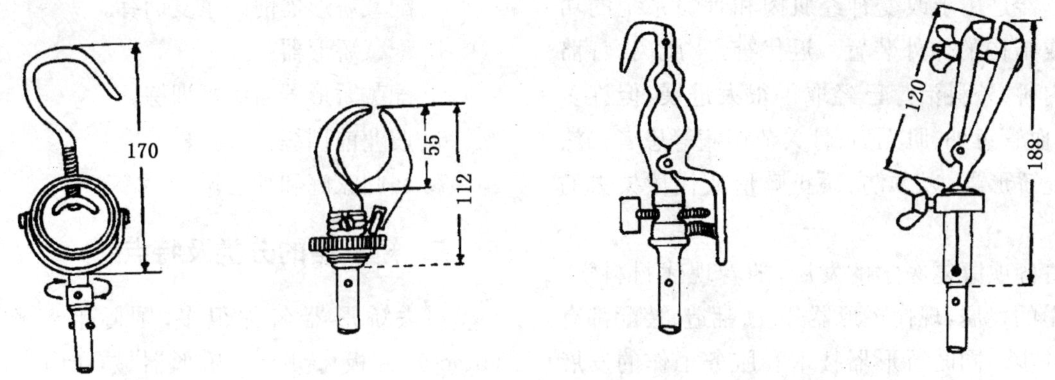

图 20-12　工具假手

5. 电动假手

电动假手以高效能可重复充电的镍镉电池为电源，以微型直流电机为驱动力，通过机械减速，驱动假手张开、闭合。电动假手内部装有驱动装置、减速装置、手指骨架，外套装饰性塑料手套。根据控制假手的方法不同分为两种：

(1)开关控制：使用微动的按压开关或拉线开关控制假手开合运动，控制电路简单，但仍然需用自身关节运动，通过按压开关或牵拉牵引索来控制假手，只是省力，功能仍然受到限制。目前多用于双上臂高位截肢者，与索控假手或肌电控制假手混合使用。

(2)肌电控制假手：简称肌电手，其基本原理是利用残存的肌肉收缩所产生的肌电信号经皮肤电极引出，再由生物电放大器放大后控制微型直流电机运转、驱动手的开合、腕关节的旋转、肘关节的屈伸。肌电假手工作原理见图 20-13。

肌电手主要适合于前臂截肢，残肢肌肉收缩时有满意的肌电信号者使用。一般肌电手要求假肢训练中，残肢放大后的肌电控制信号＞40mV，而同时其拮抗肌产生的干扰信号不应超过 20mV。

肌电假手的优点是开手、闭手的随意性好，去除了复杂的背带、牵引索系统，能够开闭手的位置范围扩大了，实用价值有了提高。缺点是价格贵，维修带来的麻烦。

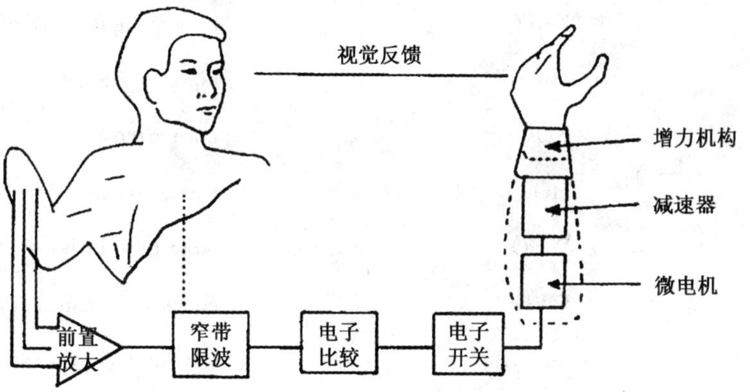

图 20-13　前臂肌电控制假手工作原理

第六节　矫形器临床工作程序与矫形器装配技术

矫形器是用于改变神经肌肉和骨骼系统的功能特性或结构的体外装置。近代神经、肌肉、骨骼疾病的内科、外科治疗已经取得很大进展，但许多儿麻、脑血管意外、肌无力、骨关节疾病等患者仍然要求装配矫形器，以预防、矫正畸形或代偿失去的功能。

随着各项康复医学的发展，随着现代材料学、生物力学的发展，现代矫形器开发、翻造、装配都有了很大进步。同时矫形器技术和服务工作的发展又促进了康复医学的发展，特别是对神经、肌肉骨骼运动系统疾病的治疗，对肢体残疾人的康复医疗，对残疾人回归社会，矫形器治疗是十分必要的。因此，近代康复医学发展以后，人们已把矫形器技术视为与物理治疗（PI）、作业治疗（OT）、语言治疗（ST）一样重要的四项康复技术之一。

一、矫形器临床工作程序

1. 急性期内科或外科治疗。
2. 早期良肢位摆放。
3. 配戴矫形器前的康复训练。
4. 配戴矫形器。
5. 配戴矫形器后康复训练。
6. 职业前训练。
7. 回归家庭和社会。

二、矫形器的分类及特点

过去矫形器名称很多，国际上曾称为支具（brace）、夹板（splint）、矫形器械（orthopaedic appliance）、支持物（suppoter），国内也曾称为支架、辅助器等。根据我国国家标准 GB/T16432—1996（等同采用国际标准 ISO 9999—1992），已统称为矫形器（orthosis）。

按装配部位分类与国际统一命名的英文缩写见表 20-1。

按矫形器的作用、使用目的分为装饰性矫形器、保护性矫形器、稳定性矫形器、免荷性矫形器、功能性矫形器、站立矫形器、步行矫形器、夜间用矫形器、牵引矫形器、功能治疗矫形器等。

表 20-1　矫形器命名中英文对照表

矫形器中文名称	英文缩写	英文名称
足矫形器	FO	foot orthosis
踝足矫形器	AFO	ankle foot orthosis
膝踝足矫形器	KAFO	knee ankle foot orthosis
髋膝踝足矫形器	HKAFO	hip knee ankle foot orthosis
膝矫形器	KO	knee orthosis
手矫形器	HO	hand orthosis
腕手矫形器	WHO	wrist hand orthosis
肘腕矫形器	EWHO	elbow wrist hand orthosis
肩肘腕手矫形器	SEWHO	shoulder elbow wrist hand orthosis
颈矫形器	CO	cervical orthosis
胸腰骶矫形器	TLSO	thorax lumbar sacrum orthosis
腰骶矫形器	LSO	lumbar sacrum orthosis

按主要制造材料分为塑料矫形器、金属矫形器、皮质矫形器、布制矫形器等。

按治疗疾病分为儿麻矫形器、马蹄内翻足矫形器、脊柱侧弯矫形器、无天性髋脱位矫形器、股骨头无菌性坏死矫形器、抗痉挛性矫形器等。

按其他原则分为模塑矫形器、外动力矫形器、标准化矫形器。

三、矫形器的技术性能

（一）下肢矫形器

1. 足矫形器(FO)

治疗踝、足疾病的特制矫形足垫、足套、鞋、靴的总称。

2. 踝足矫形器(AFO)

(1)踝足矫形器的品种和性能

1)金属条踝足矫形器：由金属半月箍、环带、金属条、金属铰链与鞋或足套构成，见图 20-14。

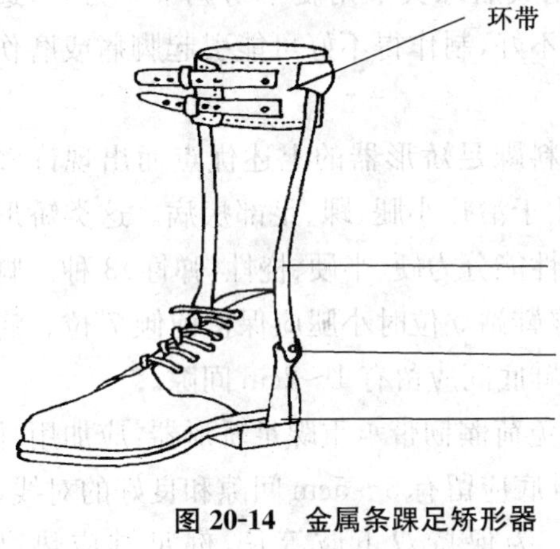

图 20-14　金属条踝足矫形器

①鞋或足套的选用：鞋或足套是踝足矫形器的基础，应根据矫形技术需要设计或选用，以改善足部承重功能。对没有特殊要求的鞋，可选用后跟可以拆卸的普通皮鞋，以便安装足蹬。带鞋的踝足矫形器外观较好，带足套的踝足矫形器换鞋方便，常配用轻便的旅游鞋。使用模塑成型的足套有助于足部畸形的矫正。

②足蹬的选用：见图 20-15。足蹬可分固定式、可卸式、圆棍卡钳式三类。后两类换鞋方便，但是卡钳式的运动轴心与生理踝关节运动轴心不一致，步行中踝足矫形器的后箍、环带有上下运动。

③踝铰链的选用：踝铰链由钢、不锈钢、钛合金制成，其中钛合金的重量轻。常用金属踝铰链结构类型见图 20-16。

自由活动踝铰链：允许踝关节自由背屈，自由跖屈，但是不允许有足的内外翻。

带止动装置的踝铰链：能制止踝关节的背屈或跖屈的装置。图 20-16B 为跖屈止动装置，限制踝关节的跖屈，而允许踝关节自由背屈。图 20-16C 为背屈止动装置，限制背屈而允许自由跖屈。当踝关节铰链装配前不做任何处理时可以制止踝关节的背屈与跖屈，固定踝关节于功能位。

带助动与阻动装置的踝关节铰链：助动装置是指应用外力增加某一运动范围、速度或力量的装置。阻动装置是指应用外力减少某一运动范围、速度、力量的装置。图 20-16E 为带有踝关节背屈助动装置、跖屈阻动装置的踝关节铰链。铰链中带有一条压缩量可调的弹簧，步行中足跟触地时弹簧的弹力具有跖屈的阻力以代偿丧失的踝关节背屈肌力，缓冲来自地面的冲击力。在步行的摆动期，弹簧的弹力具有背屈助动作用，代偿丧失的踝关节背屈肌力，帮助抬起足尖，避免足尖拖地。

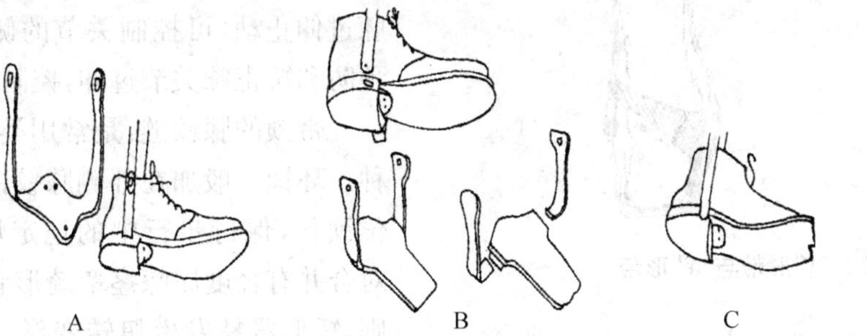

图 20-15　不同形状的足蹬

A. 固定式；B. 可卸式；C. 圆棍卡钳式

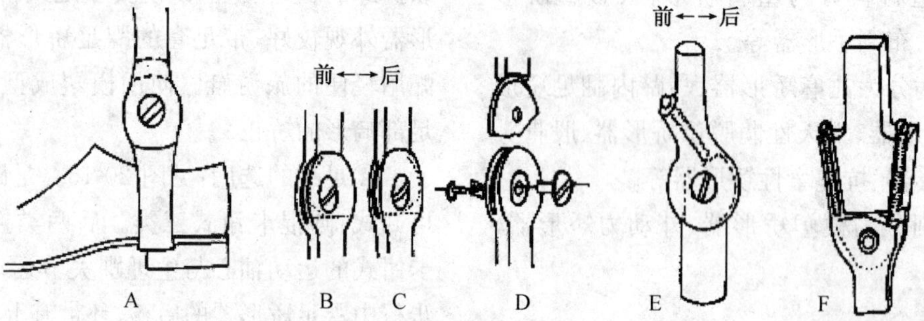

图 20-16 踝铰链类型

A. 自由活动踝铰链；B. 带跖屈止动装置的踝铰链；C. 带背屈止动装置的踝铰链；D. 背屈止动踝铰链分解图；E. 带背屈助动、跖屈阻动装置的踝铰链；F. 双向助动踝铰链

带双向助动装置的踝关节铰链（图 20-16F）：这种铰链在步行支撑中期踝铰链前方的弹簧被压缩，具有背屈阻力，在步行的后蹬期释放弹力，可代偿跖屈肌力，辅助提高身体重心，推动身体前进。在步行的摆动期，踝铰链后方弹簧可代偿踝的背屈肌力，避免足尖拖地。这种踝铰链不但具有助力可调功能，而且可以通过调节前后两个螺丝改变踝关节的固定角度。

带固定装置的踝部：一般是固定踝部于功能位。消除了踝关节的跖屈、背屈及足的内翻、外翻运动。

④“T”形带与“Y”形带（图 20-17）：用皮革制成，适用于预防和矫正足的内翻或外翻畸形。当足内翻时，“T”形带置于外踝；当足外翻时，“Y”形带置于内踝下方。

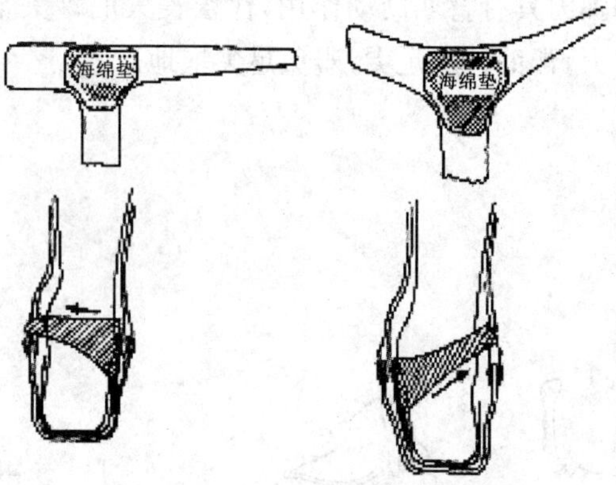

图 20-17 “T”形带与“Y”形带

⑤金属直条：由钢、铝合金或钛合金制成。

⑥金属半月箍：连接双侧金属直条的上端，外包皮革，以皮带或尼龙褡扣固定在小腿的后上部。

2）塑料踝足矫形器（图 20-18）：多用热塑性塑料板，按患足的石膏模型制成。与金属条踝足矫形器相比，具有与肢体伏贴性好、穿着舒适、重量轻、易清洁、不生锈、使用中无杂音、可以穿普通鞋、外观较好等优点。缺点是踝部的耐用性较差，破损后不易修理，制成后踝关节角度不易调节。另外，透气和吸湿性不好，制作得不好可能引起脚痛或磨伤皮肤。

由于塑料踝足矫形器的上述优点而出现许多设计，广泛用于治疗小腿、踝、足部疾病。这类矫形器按其踝部性能分为硬、半硬、桡性（弹性）3 种。脚是固定的，穿鞋站立位时小腿应保持前倾 7°位。病人的足跟与鞋底间应留有 1～2cm 间隙。

3）完全免荷髌韧带承重踝足矫形器：应加用马镫，马镫与鞋底应留有 3～5cm 间隙和良好的对线，见图 20-19。为保持双下肢等长，健足鞋应垫高 3～5cm。

4）膝踝足矫形器，亦称长支具，有金属型、塑料型、混合型之分，其共同点是都具有膝关节铰链。

自由活动膝铰链：允许膝关节自由屈伸运动，膝过伸止动，可控制关节的侧方异常活动，适用于预防和矫正膝关节过伸，控制侧方异常活动。

带锁的膝铰链：是常用类型，分环锁、棘爪锁两种。环锁一般加在外侧膝铰链处，使用方便。伸直位锁住，保持步行中的稳定性，打开锁可以坐下。对合并有轻度屈膝痉挛畸形者宜选用双侧环锁；否则，矫形器易发生扭转变形。棘爪锁为双侧锁，当被动伸直膝时双侧棘爪锁同时锁住，用手上提横杆可同时打开双侧锁。

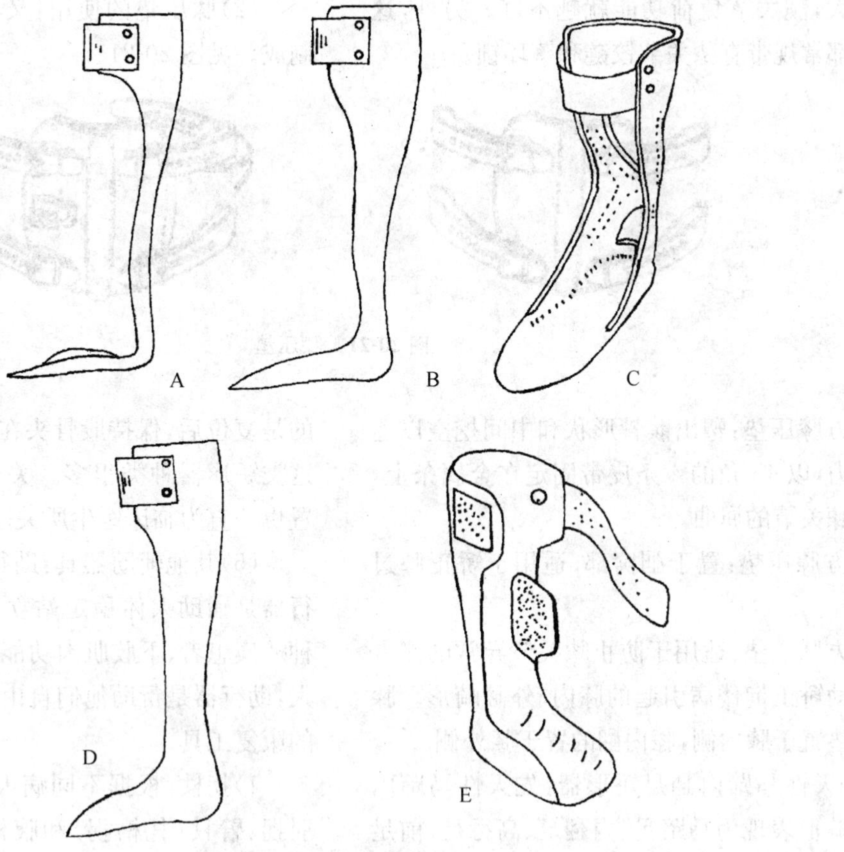

图 20-18 塑料踝足矫形器

A. 后侧弹性塑料踝足矫形器;B. 改进型后侧弹性塑料踝足矫形器;C. 带增强隆起的后侧弹性塑料踝足矫形器;D. 硬踝塑料踝足矫形器;E. 带侧方压垫的硬踝塑料踝足矫形器

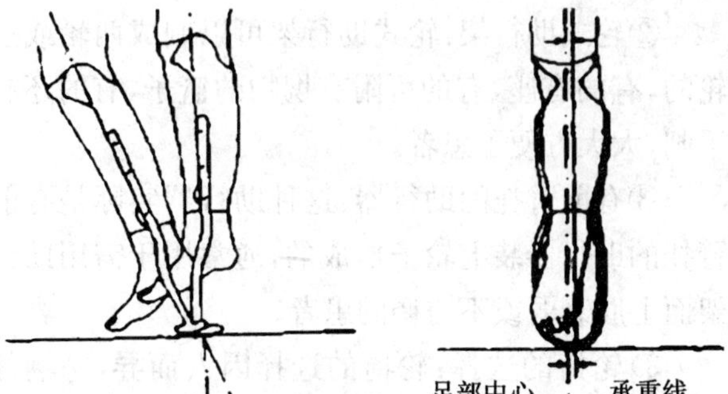

图 20-19 髌韧带承重矫形器对线

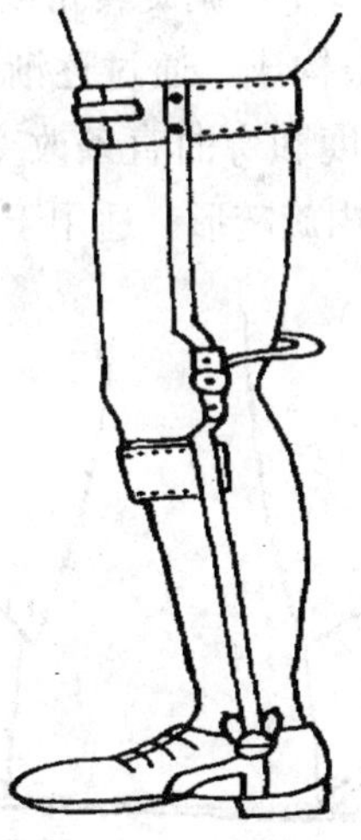

图 20-20 斯科特·克雷格型膝踝足矫形器

5)斯科特·克雷格型膝踝足矫形器(Scott Craig long-leg brace)见图 20-20。这是由美国克雷格康复医院开发的一种膝踝足矫形器,特点是结构较前述的简单、重量轻,穿脱也较方便,但要求双膝铰链带锁,带双向可调节关节铰链,踝铰链应调至背屈10°,鞋的后跟改为软跟(SACH 跟),膝下固定带与髌骨前下方形状伏贴性好。主要适用于截瘫病人。

6)坐骨承重膝踝足矫形器,亦称免荷性膝踝足矫形器,是一类带有坐骨承重装置的膝踝足矫形器。过去坐骨承重装置多采用托马斯环(Thomas ring),由于坐骨容易滑入环内,现多采用类似大腿假肢的四边形接受腔形式,达到坐骨承重。但应注意的是,由于接受腔越长被箍紧的大腿软组织分担的体重越大，髋关节免荷功能就越不好。另外，这类矫形器都常规带有膝关节铰链和落环锁。

(2)膝压垫的使用：又称护膝皮、膝罩，用皮革制成。见图 20-21。

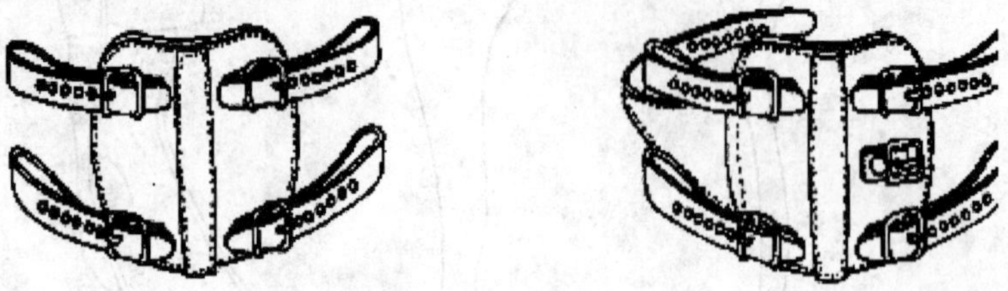

图 20-21　膝压垫

1)前方膝压垫：塑出髌骨形状和中间挖空以达到分散压力，以 45°角的 4 条皮带固定在金属条上，用于控制膝关节的屈曲。

2)后方膝压垫：置于腘窝部，适用于矫正膝过伸畸形。

3)侧方膝压垫：适用于防止膝关节异常的侧方活动或辅助矫正佝偻病引起的膝内、外翻畸形。膝外翻的压垫置于膝内侧，膝内翻的置于膝外侧。

(3)先天性马蹄内翻足矫形器：先天性马蹄内翻足主要畸形表现为马蹄足、内翻足、高弓足、前足内收和小腿内旋畸形。早期易于手法矫正，石膏矫正后以矫形器巩固疗效。

1)丹尼斯 · 布朗夹板(Denis Browne splint)：见图 20-22。由 2 个可调旋转角度的足板和 1 条长度可调的连接条构成。通过逐渐改变足板外旋角度，缩短直条长度和弯曲直条改变足板外翻角度，矫正足的内翻、内旋畸形。适用于乳幼儿。

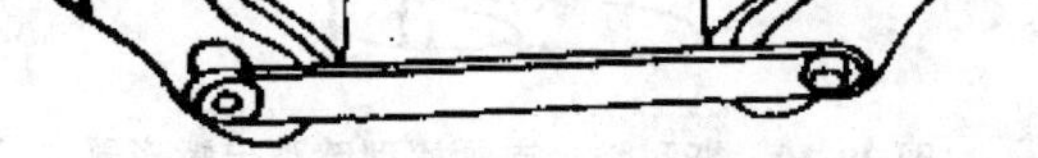

图 20-22　丹尼斯 · 布朗夹板

2)其他内翻足矫形器：手法、石膏或手术矫正后，夜间应及时应用硬踝塑料踝足矫形器巩固疗效。日间穿用矫形鞋或塑料踝足矫形器。

(4)治疗先天性髋脱位的矫形器：主要使用目的是复位后，保持股骨头在髋臼内，促进髋臼发育。这类矫形器种类很多。关于复位后肢体的固定位置也一直为临床医生所关注。

(5)其他辅助器具：助行器、轮椅和拐杖等。助行器是辅助人体稳定站立和行走的工具。对于各种瘫痪患者、下肢肌肉功能损伤和肌力衰弱的老年人，助行器是帮助他们自由站立和行走的不可缺少的康复工具。

1)拐杖：根据不同病人的需要又可分为手杖、肘拐、臂杖(托槽拐)和腋杖三类(图 20-23，图 20-24)。

2)助行架(图 20-25)

①步行式助行架：又称讲台架，是一种使用非常普遍的辅助器。

②轮式助行架：轮式助行架可以制成两轮或三轮的，有的有座，有的可附有携物的篮子，有的还有手闸，大大方便了患者。

③有前臂托的助行器：这种助行器实际是有前臂托的助行器装上轮子形成的，通常用于需用助行架而上肢衰弱或不协调的患者。

3)轮椅的选择：轮椅的选择因人而异，一辆好的轮椅首先必须符合患者的病情需要，其次还应该结实、可靠、耐用，但结构不应过于复杂。轮椅的尺寸应该符合患者的身材，轮椅的驱动应尽量省力，价格还应该被大多数患者承受。

①轮椅的测量(图 20-26)

A. 坐高：合适的坐高可以使患者久坐仍能保持正确的姿势。

B. 坐宽：应为臀部最宽部位的尺寸加 5cm。

C. 坐长：是指座的前缘到椅背的距离。轮椅的坐长应为，患者坐好后小腿上段后方与垫子前缘

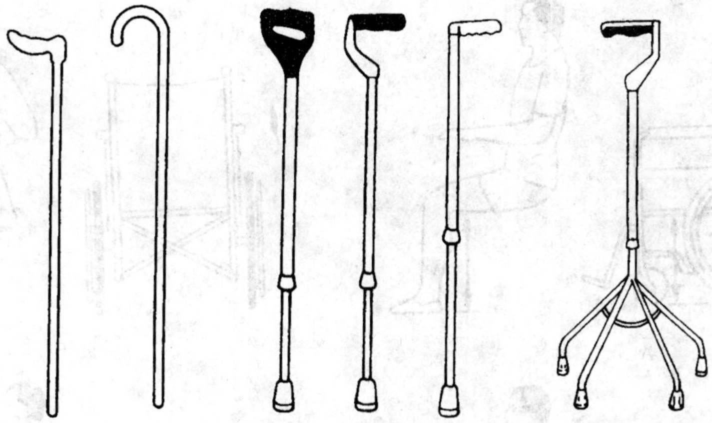

图 20-23　各种手杖

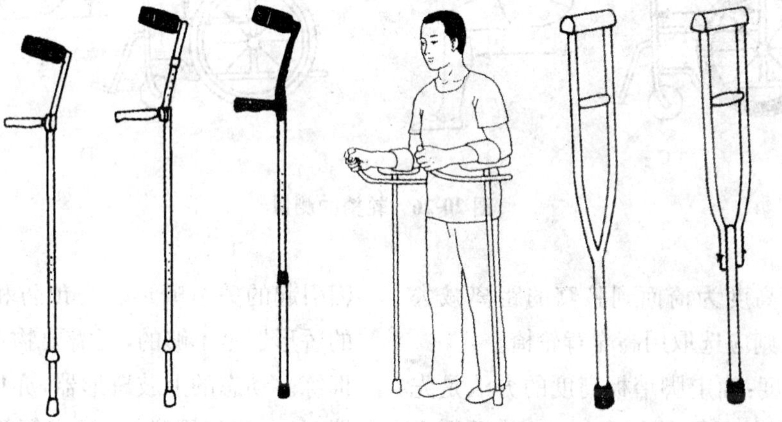

图 20-24　各种拐杖

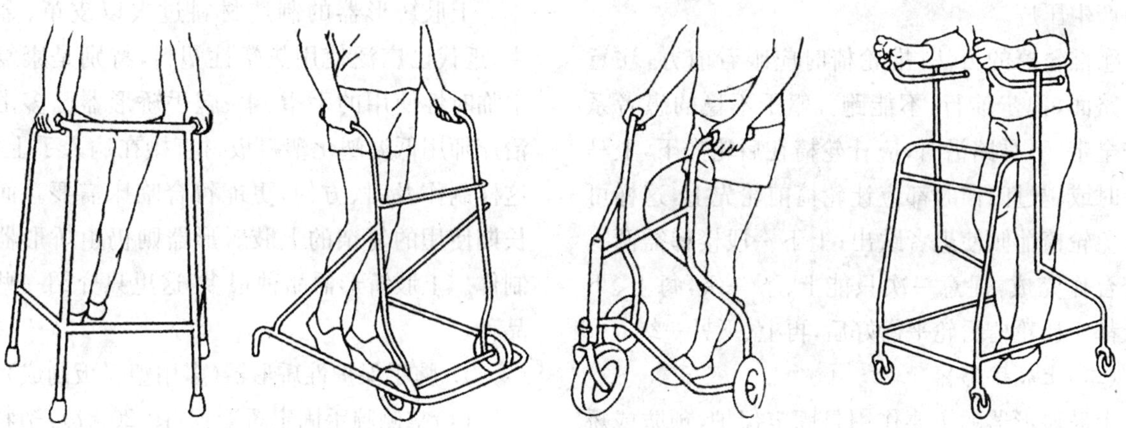

图 20-25　各种助行器

之间有 5cm 的距离。

D. 臂架高度：应为患者两手下垂，轻松坐好，屈肘 90°，椅面至肘下缘的距离再加上 2～3cm。

②靠背高度：轮椅的靠背越高，患者坐着越稳定，但靠背低有利于患者上半身及双臂的活动，因此应根据患者的坐高及上半身功能情况确定靠背

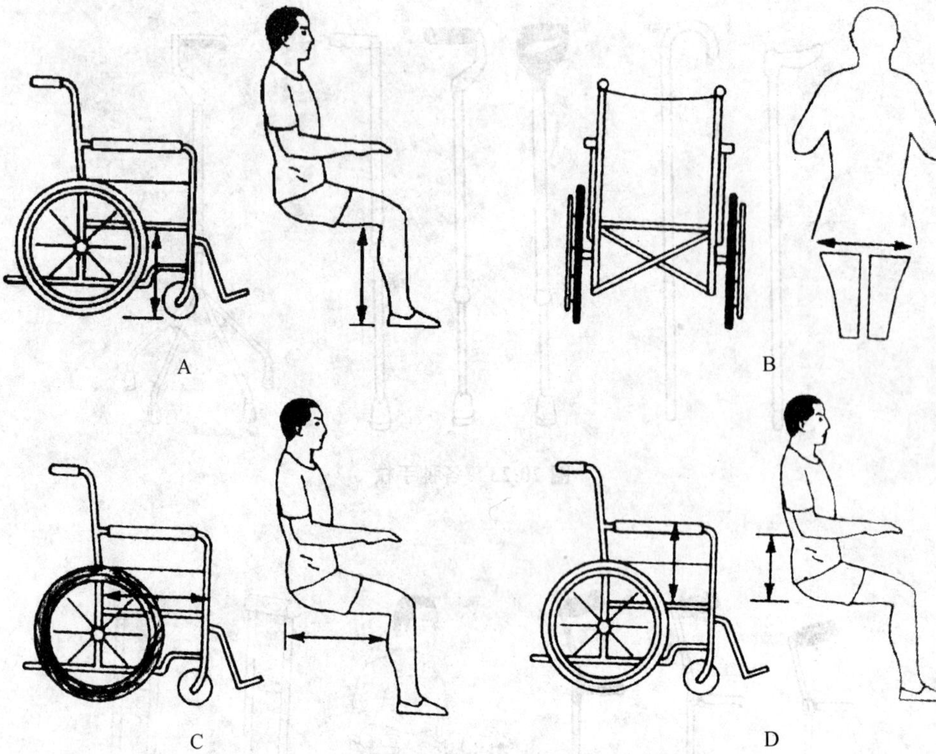

图 20-26　轮椅的测量

的高度。一般靠背高度为椅面到腋窝的距离减去10cm。高位截瘫者则应选取用高靠背轮椅。

③脚踏板的高度：确定脚踏板高度的方法是先降低脚踏板，使患者的足跟恰好离开它，然后再上抬1.3～1.5cm，固定。脚踏板过高，患者屈髋角度过大，臀部重量更多地压在坐骨结节上，易使之受压而产生压疮。

④推轮椅的方法：推轮椅时应眼看前方，注意前方路面，稳步前行，不能跑。躯干不稳的患者系好安全带；下马路沿时，应让轮椅在后轮先下，上马路沿时或越过门槛时都应让轮椅前轮先上，这样可以避免轮椅前倾使患者跌出；上下一段楼梯需两人紧密合作完成，注意一次只能上、下一级，每上、下一级都应让轮椅后轮平衡好后，再上、下另一级。

（二）上肢矫形器

上肢矫形器的主要作用是固定保护，预防或矫正畸形和代偿丧失的功能。按其作用力的情况可分为两大类：静态的（static）、动态的（dynamic）。静态的上肢矫形器将上肢固定于功能位，故主要用于保护外伤、炎症的上肢，避免恢复期有害的上肢运动和防止因重力作用、肌肉麻痹、肌痉挛、疼痛等原因引起的关节畸形。为预防和矫正畸形只用静态的矫形器是不够的，还需要物理治疗师对病人进行训练。动态的上肢矫形器，亦称为功能性上肢矫形器，是一些利用弹簧、橡皮筋等助力装置辅助关节运动的矫形器，主要用于代偿丧失的功能和动态的预防、矫正畸形。

上肢矫形器的制造材料过去以皮革、金属为主，近代已广泛使用热塑性塑料，特别是康复医疗中临时性使用的手指、手、腕手矫形器已多由作业治疗师用低温塑化塑料板材直接在病人手上制作，这样制作及时、方便，更能符合临床需要。而需要长期使用的复杂的上肢矫形器则仍由矫形器技师制作。上肢矫形器品种很多，这里只介绍一些常用品种。

1. 腕手保护性矫形器（多用塑料板制成）

（1）掌侧腕手固定矫形器（图 20-27）：塑料托板置于手的掌侧、前臂的腹侧，控制腕关节于背屈30°，拇指呈外展、对掌位，控制示、中、环、小指、掌指关节于稍屈曲位，主要适用于偏瘫、脑瘫病人预防肌肉痉挛引起的屈腕、屈指畸形；预防福尔克曼挛缩（Volkmann contracture）或瘢痕引起的屈腕屈指

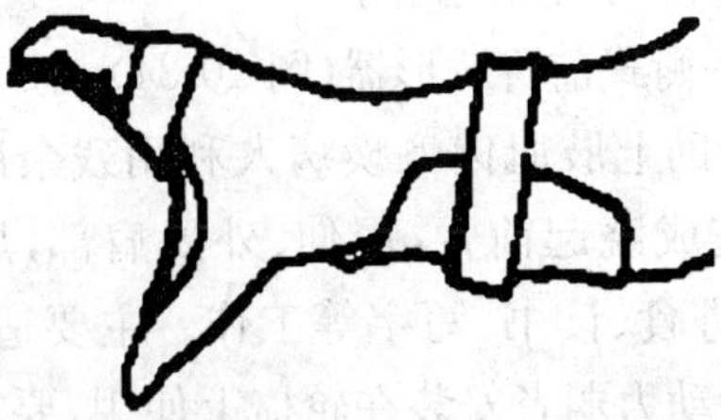

图 20-27　掌侧腕手固定矫形器

畸形。

（2）带掌侧指托的背侧腕手固定矫形器（图 20-28）：亦称抗痉挛性腕手矫形器。这种矫形器手指部托板置于掌侧，固定拇指于外展位，其他四指位于分指位，而手部、前臂部托板置于背侧。根据 Bobath 技术、反射性抑制模式（RIP）的原理，这种矫形器更适合用于偏瘫和脑瘫病人减少腕手的屈肌痉挛。使用中应注意的是，尺骨茎突部位应加用免压垫，以免压伤皮肤。

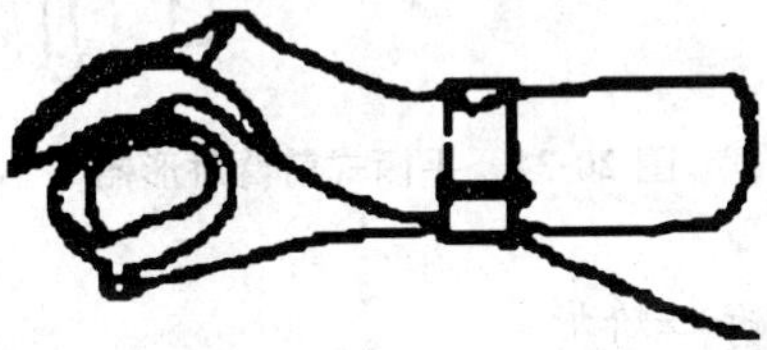

图 20-28　带掌侧指托的背侧腕手固定矫形器

2. 腕手功能代偿性矫形器

（1）基型对掌矫形器（图 20-29）：将拇指固定在外展、对掌位，与示、中指相对呈捏取位，掌托塑形与手掌自然形状相符，其前缘不妨碍示、中、环、小指的掌指关节屈曲活动。适用于拇指外展肌、对掌肌麻痹者辅助恢复捏取功能。适合某些偏瘫、手外伤病人预防由于肌痉挛、肌力不平衡、瘢痕等原因引起的拇指内收和虎口部位的挛缩畸形。

（2）带腕控的对掌矫形器，亦称长对掌矫形器

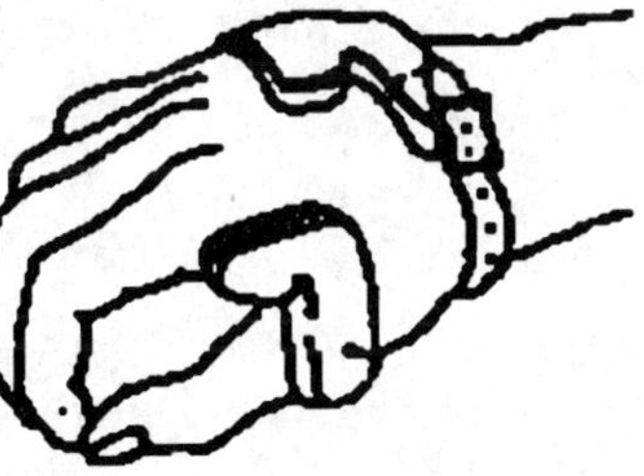

图 20-29　基型对掌矫形器

（图 20-30）：除提供基型对掌矫形器的功能外，还将腕关节固定在背伸 30°，稍向尺侧偏斜（使前臂中线能通过中指）的位置。适用于丧失拇指对掌功能和伸腕功能者辅助恢复捏取功能；也适用于预防腕关节的屈曲、桡侧偏斜、尺侧偏斜畸形。

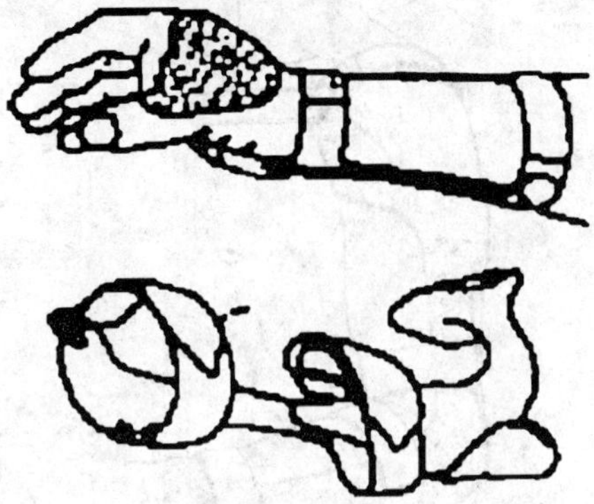

图 20-30　长对掌矫形器

（3）腕部钢丝助伸矫形器（图 20-31）：由钢丝弹簧与托垫构成，能辅助腕关节背伸 20°，适合于伸腕功能丧失者，利用钢丝弹力辅助伸腕，以有利于取物。

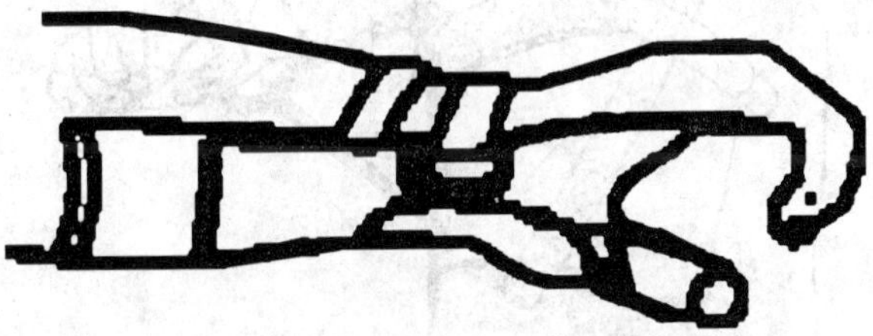

图 20-31　腕部钢丝助伸矫形器

（4）带插口的持物器：用低温塑化板或皮革、厚布等材料制作的简易制品。适合丧失握持功能的患者使用，可帮助恢复持笔、钥匙等物品的功能，是各种具有抓握功能矫形器中最常用的。

3. 肘矫形器（用金属条、皮革或塑料板制成）

（1）固定性肘矫形器（图 20-32）：可以将肘关节固定于屈曲 90°，前臂旋转中立位。适用于辅助治疗各种肘关节慢性炎症，保护关节，预防关节畸形。

（2）功能性肘矫形器：设有肘关节铰链、铰链锁，有的还附加屈肘助力装置，多使用上臂假肢样的牵引索系统，通过对侧肩关节运动，牵拉牵引索屈肘。适用于屈肘无力者，代偿屈肘功能。

4. 肩关节外展矫形器（图 20-33）

能固定肩关节于外展 45°～80°，前屈 15°～30°，内旋 15°位，主要适用于三角肌麻痹、臂丛神经损伤、冈上肌腱断裂、肩关节部位骨折、脱位复位后、肩关节融合术后的保护，有时也用于急性肩周炎的保护。

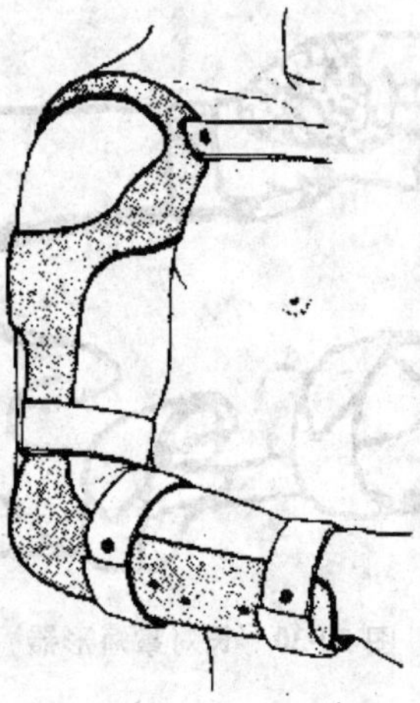

图 20-32 固定性肘矫形器

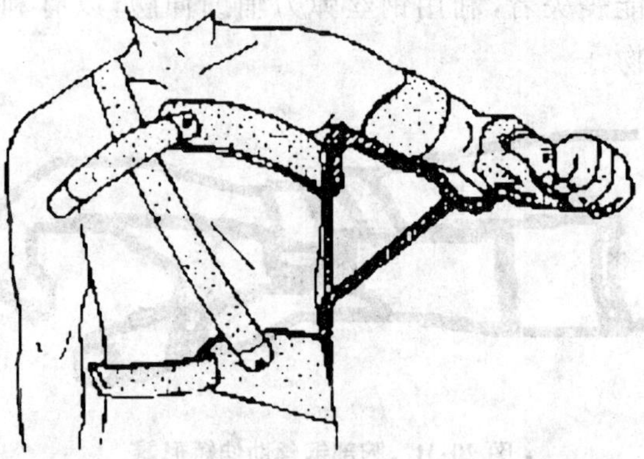

图 20-33 肩关节外展矫形器

5. 肩吊带

多用布和皮革制成。多在屈肘位托起手和前臂，可以减少因上肢重量对肩周软组织的向下牵引力，主要用于预防因三角肌弛缓性瘫痪引起的肌肉拉伤、疼痛、肩关节半脱位。另外，由于抬高了前臂和手，也减少了手的水肿。

6. 平衡式前臂矫形器(图 20-34)

能帮助上肢肌肉瘫痪病人利用残余肌力在轮椅桌上完成跷起前臂，屈伸、外展肩部，屈伸肘关节，从事进食、读书、写字等工作。主要适合于肩、肘关节运动力弱者安装在轮椅上使用，要求这类病人关节有足够的被动活动范围(肩前屈、外展 90°，内旋、外旋 60°，屈肘 130°，前臂旋前 80°，腕关节屈曲80°)；能将矫形器的前臂托跷起来；能持续地竖直坐几小时。病人有训练、使用的条件和积极性。

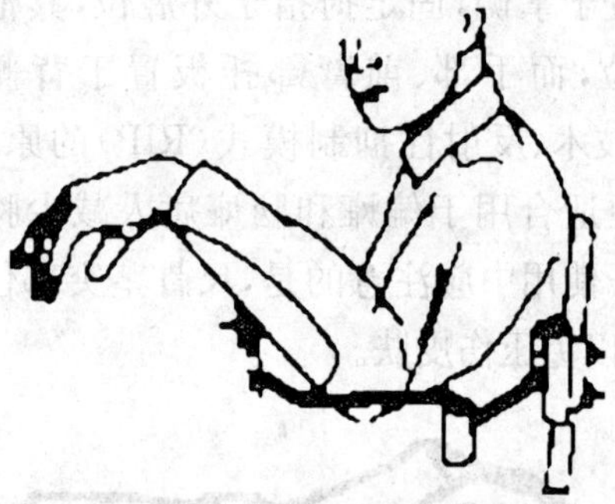

图 20-34 平衡式前臂矫形器

(三)脊柱矫形器

脊柱矫形器的主要作用是限制脊柱的前屈、后伸、侧屈、旋转运动和减少脊椎的荷重。

1. 颈椎矫形器(CO)

常用品种：见图 20-35。

2. 软性腰骶矫形器与软性胸腰骶矫形器

俗称软围腰。布、弹力布类围腰，穿着较舒适。

3. 脊柱侧突矫形器

脊柱侧突矫形器主要适用于矫正原发性脊柱侧突畸形和防止原发性脊柱侧突畸形的发展。常用腋下型脊柱侧突矫形器，是一种主要用塑料板制成的胸腰骶矫形器，有多种式样。近年国内多用波士顿型(Boston brace)，见图 20-36。

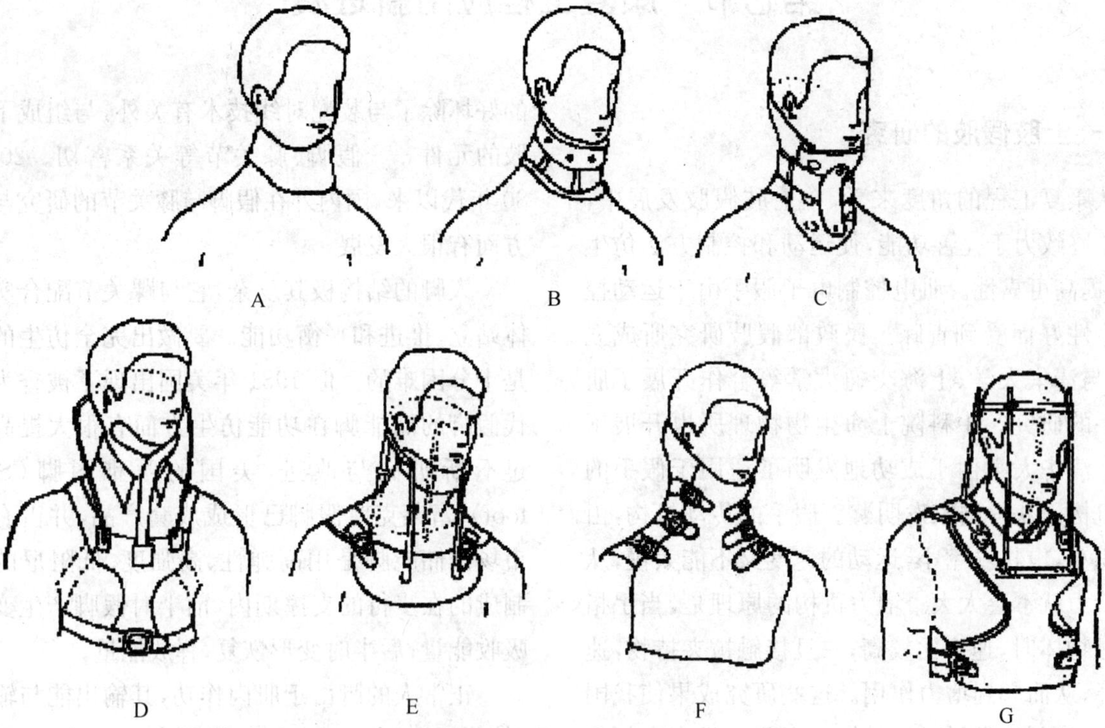

图 20-35　常用颈部矫形器

A. 塑料泡沫软围领；B. 聚乙烯软围领；C. 费城围领；D. 胸枕颌颈部矫形器（SOMI）；E. 四杆式颈部矫形器；F. 模塑颈胸矫形器；G. 头环式颈胸矫形器

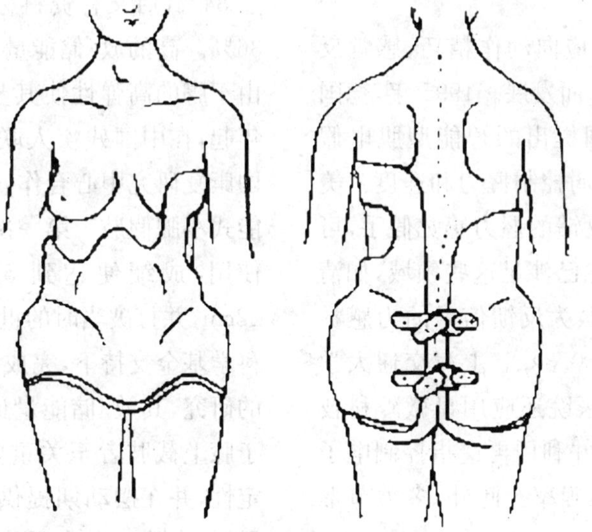

图 20-36　波士顿型脊柱侧凸矫形器

第七节　康复工程应用新进展

一、上肢假肢的研究

从康复工程的角度来看，在上肢假肢发展中，人们始终致力于完善功能，使运动和控制方法仿生性好，提高可靠性。肌电控制电子假手由于运动控制仿生性好而受到青睐。民政部假肢研究所成立后，便与清华大学、上海交通大学等合作开展了肌电假手的研究。中科院上海生物物理所也开展了研究。清华大学由于成功地发明了适用于假手的增力机构而获得国家发明奖。假手的传动机构，由于体积小，电机功率小，运动的速度又不能太慢，从而夹持力就不会太大。增力机构的原理是，当手指未接触物体时，速度比较高；一旦接触被夹持物，速度下降，从而起到增力作用。这些研究成果使我国步入现代康复工程的行列，结束了我国没有自行生产的肌电假手的时代。目前不仅可供应国内市场，还有产品出口国外。除了假手以外，上海生理所的电动肘关节和东南大学的肩关节离断假肢研究与生产也取得很大成就。

更高层次的仿生假手，应向动作精巧、感觉反馈和对被握物形体的适应方面发展。1995 年，德国研制的比例控制假手、英国提出的智能型肌电假手，可以根据肌电信号的强弱控制握力和速度。美国西北大学研究出有滑觉反馈的握力感觉假手，可以握住很薄的纸张。我国也已涉足这些领域，如清华大学研究的以微弱电刺激为反馈信号的力感觉反馈系统，对握力感觉达到 0.3kg。上海交通大学与上海医科大学附属中山医院还应用显微外科技术进行手臂残端再造手术，并利用再造指控制电子手，从而大大提高控制的准确率。此外，多关节形体自适应假手也在研究之中。

二、下肢假肢的研究

下肢假肢的作用是满足截肢者站立和行走这两个基本要求。稳定性好、行走步态自然和节省体力，是衡量下肢假肢性能好坏的主要方面。下肢假肢的发展也是围绕这 3 个方面进行的。假肢性能的好坏除了与装配对线技术有关外，与组成下肢假肢的元件——假脚、膝关节等关系密切。20 世纪 80 年代以来，国内外在假脚与膝关节的研究与开发方面有很大发展。

人脚的结构极其复杂，它与踝关节配合实现人体站立、推进和平衡功能。要做出完全仿生的假脚是十分困难的。但 1981 年美国出现了被誉为新一代假脚的储能脚在功能仿生方面有很大提高。经过不断研究与改进，美国的西雅图脚（Seattle foot）、富莱克斯假脚已形成成套产品，并占有巨大市场。储能脚是用高弹性、高强度、低阻尼的材料制成的在步行的支撑期内，前半时假脚产生变形以吸收能量；后半时变形恢复，释放能量。

正常人的脚由于肌肉作功，其输出能与输入能（储能）的比例＞100%。假脚由于无动力元件，比值不能达到如此高的放/储能量比。储能脚的这个比值比传统脚要高得多。

有关资料表明，西雅图脚达 52%，富莱克斯脚达 84%（后又有资料称达 98%），而 SACH 脚只有 36%。高的放/储能量比使使用者步态轻松。同时由于脚的高弹性使其步行更加自然。我国从 1989 年起，在中国残疾人联合会支持下，清华大学与中国康复研究中心合作，研制成我国第一只运动用储能式小腿假肢。第一次，给我国伤残人跳远运动员使用，成绩便达到 5.69m，比用其他脚提高了 22cm，并打破当时的世界记录。此后又在国家自然科学基金支持下，完成了步行用复合材料储能假脚的研究，其放/储能量比超过 80%。膝关节假肢对于膝上截肢者至关重要。膝关节应保证支撑期稳定性，并在摆动期提供适当的膝力矩，以实现摆动灵活、自然。在实现稳定性方面，我国已能生产单轴承重自锁膝关节，清华大学还研制成大角度单向承重自锁膝关节。它不仅适宜平地走路，而且在坡道和楼梯行走也具有独特的优点。过去十几年，在改善膝关节摆动期控制力矩方面展开了大量的研究。步行时当脚离地进入摆动期后，小腿的运动取决于大腿的摆动和膝关节力矩。而膝关节力矩的大小和模式与步行速度、路面状况及人体参数有关。膝关节力矩可以由摩擦力、弹簧力、气动装置、液动装置提供。但它们只能在装配时根据患者情况一次调定。为了适应同一患者不同步行速度时所需膝力矩的模式,日本、英国等国家于20世纪80年代中,开始研究用单片机控制的智能型膝关节,于1992年展出样品,历时9年。日本研制的智能膝关节是用单片机和步进电机控制气缸的针阀运动,从而改变气路通道大小,调节阻尼力矩模式。使用时,用光电方式测出患者步行速度,输入单片机,自动选定已存储于单片机内的力矩模式,适应步行速度。我国于1994年也开始了智能膝关节研究,清华大学在国家自然科学基金支持下,研究了采用电流变液的智能膝关节。电流变液是一种新型材料,它的黏度随外加电场强度变化而变化。用这种材料制成阻尼器,可实现对膝力矩的实时控制。

三、假肢装配方法的新发展

通常假肢与人体通过接受腔连接起来。接受腔的作用是将残端置于其内,并将残肢的运动和力传递给假肢。它是人—机结合的界面,对患者的舒适性和假肢功能的发挥有重要影响。常用的接受腔制作方法是,首先用石膏绷带制成阴模,取出残端的形状,称为取型;然后用阴模翻制一阳模,并根据传力原理进行修型;最后用树脂真空注塑成接受腔。

20世纪80年代以来,随着计算机技术和先进制造技术的发展,计算机辅助设计与制造CAD/CAM已开始用于接受腔的制作。首先是英国的伦敦大学于1989年,展示了由他们研制的UCL系统。应用这种系统后,残端的形状是用非接触式三维测量系统测出,由计算机进行数据处理生成三维图象;然后由人工或专家系统进行修型,得出待加工的接受腔形状,存于计算机中;最后用数控加工技术制造阳模。也有的系统不用阳模翻制接受腔,而是采用激光成型等快速成型方法直接制造接受腔。近年来,随着信息科学和通讯技术的发展,国外已利用互联网络实现远程接受腔制作。我国民政部假肢研究所已制成我国第一台计算机辅助接受腔制作系统。

在CAD/CAM接受腔制作系统发展同时,骨植入式假肢的研究也取得令人瞩成果。这是假肢装配的一种新概念,于1994年首次由瑞典公布于世。骨植入式假肢完全取消了传统的接受腔。它将人工骨植入残端内,与残端骨骼相连接,另一端在残端外,有一个与假肢连接的接口,与假肢连接。这种方法的优点是通过骨骼传力,避免皮肤及软组织受压;不存在由于接受腔透气性不好引起的残端不舒适感;由于没有接受腔,假肢活动度大大提高。此外,人工骨的植入可与截肢手术同时进行,免去接受腔制造的一系列设备。这种技术特别适用于残端特短、无法用接受腔安装假肢的患者。

四、矫形器

矫形器的主要功用是利用合理设计的支架,增强肢体的支承功能和矫正骨骼畸形。一般不具有外动力。有的肢体矫形器可借助一些弹性元件代偿或辅助肌肉活动,具有助动功能。矫形器的种类有上肢矫形器、下肢矫形器、脊柱矫形器和矫形鞋。由于需使用矫形器的部位和作用差别很大,矫形器的制作针对性很强,需根据患者情况处方。制作矫形器的材料有金属材料(铝、钢材)和非金属材料包括塑料、皮革、橡胶及复合材料。近代各种低温成型材料及记忆合金等亦在矫形器制作方面得到广泛应用。

五、代步工具的研究与发展

轮椅是截瘫患者普遍采用的代步工具。它的基本功能是使截瘫患者利用上肢的能力实现移动。具有这种基本功能的轮椅品种很多。但从全面康复的角度来说,仅只代替平地行走的功能是很不够的。近年来围绕轮椅的功能和生物力学性能,在国内、外开展了许多研究与开发。主要有:

(1)有站立功能的轮椅。它是借助于人的臂力,使患者可站立的轮椅,可改善患者血运状态,还可帮助患者拿取物体。中国康复研究中心已于1990年研制成这种轮椅。此外,有的轮椅还可实现平卧。

(2)上、下楼梯的轮椅。不具备上、下楼梯的功能,是目前轮椅存在的主要问题之一。为了解决此问题,有的在楼梯设施上增加轮椅电梯,即在楼梯一侧安装电动小车来运送轮椅。也有的地方用履带式爬行装置运送轮椅。但这些都需改造环境,适用于残疾人集中的地区。在轮椅上安装附件，使其自身具有爬楼梯功能的方法更具有普遍性。难度在于，如何使驱动力尽可能小和保证其稳定性。

为了解决有功能障碍者上、下楼梯问题，非自助式上、下楼梯轮椅车也有较大发展。

(3)轮椅的人—机工程学研究。在轮椅与乘坐者构成的人—机系统中，有许多人—机工程问题需要研究。它们直接涉及乘坐者的舒适性、驱动效率、稳定性等。目前普遍采用的自推式轮椅，驱动效率非常低，仅为3%～5%。因此，改变驱动方法提高效率是很有意义的。从有效地利用臂力来看，摇杆式驱动比轮环式要高。美国Dundce大学设计了单向驱动的连杆系统，其效率大大高于轮环驱动。美国Virginia大学还对轮椅的效率、推行阻力、机动性、稳定性等方面进行了一系列研究。实验表明，坐椅的位置、轮子直径、轮胎材料等均对驱动效率有相当大的影响。由于在国外不少轮椅乘坐者也需要驾驶汽车，因此，对人体—轮椅—汽车系统及其安全性的研究与开发也在蓬勃开展。

除了轮椅以外，截瘫步行器是新发展的一种代步工具。患者使用它们可以站立并以交替步态行走，因此又称为活动矫形器、交替步态矫形器(reciprocating gait othosis，RGO)。由于站立和行走具有预防肌肉挛缩，减少骨矿物质损失和改善血液循环等优点，近年来国内外，特别是国外对步行器的研究与实验已成为新的热点，在英国和美国均形成了产品。

步行器可分为自动力式和外动力式两大类。自动力式步行器的原理是，当患者穿上这种矫形器后，利用手杖或其他助行装置使身体向一侧前方倾斜，在另一侧形成脚与地间的间隙。由于在髋关节处装有摩擦力很小的铰链，腿部在重力作用下，可向前迈一小步。在髋关节和膝关节处均装有锁紧装置，以保证支撑腿的稳定性。当患者坐下时，只将膝关节在适当位置锁紧。自动力式步行器存在的问题是步行时，体力消耗大，因此不宜长时间使用。为了改善它的功能，20世纪90年代以来，许多人研究了将功能电刺激与活动矫形器结合起来的混合式交替步态矫形器(Hybrid RGO)。这种装置在患者向前迈步时，利用功能电刺激大腿肌肉，使摆动腿摆动，以节省体力。美国甚至在研究将这种步行器用于完全截瘫患者及实现上下楼梯等功能。在节省体力方面，日本和英国还研究了利用气动装置的截瘫步行器。它可以在支撑相时，利用身体压缩气体，储备能量以帮助腿摆动。

外动力式步行器是利用电机驱动活动矫形器，实现腿的摆动。这不仅可减少体力消耗，还可以利用适当的机构，使膝关节在摆动期适当屈膝，以提供脚与地之间足够的间隙，使步态更趋自然。

六、功能电刺激装置

功能电刺激(functional electrical stimulation，FES)，是应用电压或电流等电信号刺激神经肌肉，使丧失神经控制的肌肉产生收缩，从而达到康复治疗和功能重建的目的。它可用于肢体麻痹、尿失禁、脊柱侧弯，以及呼吸障碍等。目前，它不仅用作神经的替代物(神经"假肢")，也用于疾病如中风后或其他职业病患者的康复训练乃至运动员增强肌力和疲劳恢复等。

功能电刺激的临床应用最早出现在20世纪60年代。当时是应用脚后跟开关控制电脉冲刺激腓总神经，以改善足下垂患者的步态。以后又逐渐用于截瘫患者的站立、行走，偏瘫患者神经肌肉恢复等。在我国，中国康复研究中心、中国医学科学院等单位在用功能电刺激使偏瘫患者康复方面，开展了很有价值的研究与临床应用。

功能电刺激装置主要由功能电刺激仪、电极和控制系统组成。电极可分为皮表电极、经皮电极和植入式电极。功能电刺激仪实质上是一个脉冲发生器。为了适应不同部位、不同患者、不同治疗期的需要，电刺激量是可以调制的。调制方法分为幅值调制(AM)、频率调制(FM)、脉冲宽度调制(PWM)和波形调制(WFM)。通常采用是幅值调制和脉冲宽度调制。控制系统分为开环控制和闭环控制两大类，控制信号可以来自肌肉电信号(EMG)、声音或身体某个部位的运动。

在研究、开发和应用更先进的功能电刺激系统方面，还有些重要的问题有待进一步研究。它们也是当前康复工程研究的热点。

(一)电刺激量与肌肉收缩力(位移)的关系

通常称为募集曲线(recruitment curve)。这是人们长期以来一直在探索的一个问题。募集曲线通常是非线性的。在刺激量很小时有一段"死区"，当刺激达到一定值(阈值)后，随着刺激量的增加，肌肉收缩力增大，到一定程度后，又出现"饱和"状态。由于募集曲线与肌肉的状态、病种、病情及疲劳状况均有很大关系，直接进行实验有相当大的困难。目前除了进行动物实验以外，还采用建立肌骨动力学模型的方法以求得出科学的结果，为发展更先进的功能电刺激系统服务。

(二)多路神经肌肉系统的协调关系与控制方法

由于人体的运动功能(如上肢取物、下肢行走)是由多块肌肉协调动作来完成的。因此在功能重建时，所需的功能电刺激仪不仅是多通道的，而且要求有一定的协调关系。在用于截瘫患者步行方面，这种关系特别重要。在此类系统中，目前主要用计算机来实现对各通道刺激量的控制和通道之间的协调关系。

在实现截瘫患者步行功能重建方面，一个重要的动向是将 FES 系统和活动矫形器结合起来。因为靠电刺激来实现站立的稳定性有相当大的不安全因素，而用机械方法把矫形器的关节锁紧并不困难；用电刺激方法实现腿部的摆动比较安全可靠。这种混合式步行器已成为人们关注的对象。

(三)闭环控制的 FES 系统

具有闭环控制的 FES 系统可实现对电刺激量的精确控制，使肌肉收缩稳定，线性度变好和减少肌肉疲劳。用于反馈控制的信号有肌电信号、关节运动、肌肉力或运动轨迹等。在国外由欧共体出资正在研究将三维实时运动分析系统用于 FES 的闭环控制，以确定截瘫患者的最优控制。在我国，清华大学已开展了角位移反馈控制的 FES 系统、肌肉电反馈控制 FES 系统。中国医学科学院在肌电闭环控制方面也开展了许多研究。

七、视听功能康复装置

用于听力康复的装置主要有助听器、人工中耳和人工耳蜗三大类。前两者适用于传导性耳聋、感音性耳聋等轻度耳聋者，后者则用于毛细胞损伤的深度耳聋患者。

助听器由传音器、放大器和扬声器及小型电池组成。其原理是将外界的声波(空气振动波)经传音器(麦克风)接收到并转换成电信号，经过放大器放大后传至扬声器(耳机)。扬声器将电信号转换成比原声信号增大数倍的机械振动信号，从而使功能减弱的听觉器官听到声音。

目前我国已能生产耳背式、耳内式和分离式等各种形式的助听器。

人工中耳是一种植入式小型助听器。它用振子直接驱动中耳中的镫骨实现声音传递。对于毛细胞损伤者，前两种装置无法使其康复。人工耳蜗是使此类耳聋者康复的主要手段。从工程方面来看，人体耳蜗相当于一个频率分析器。耳蜗将声音的频域信息编码为听神经发放，完成语言信息到听神经发放的映射。人工耳蜗是用电子方法仿造人体耳蜗的分频特性。它的原理是将一组电极植入基底膜的不同部位，用语音处理器提取语音的分频特征，对相应的电极产生刺激电流，从而诱发听神经发放。人工耳蜗由体外和体内两部分组成。体外部分有麦克风、语音处理器、编码发射器和发射线圈。体内部分有接收线圈、接收解码器、刺激器和电极阵列。编码发射器的作用是将语言处理器产生的刺激参数编码调制成高频信息，通过发射线圈送到体内。体内接收信号后，通过接收解码器还原出刺激信号，使刺激电流生成器产生电刺激脉冲，将脉冲信号输给已植入鼓阶内的电极阵列，使听神经兴奋。

人工耳蜗是从 20 世纪 60 年代开始进行研究的。到 1997 年世界上约有 2 万人装有不同类型的电子耳蜗。主要在欧美发达国家。我国从 1979 年起，北京协和医院开始研制单通道电子耳蜗，以后上海、西安、兰州等地也相继开展了研究。目前研究开发出既适合汉语特征又适合我国消费水平的电子耳蜗，仍是我国康复工程工作者的一项艰巨任务。

导盲装置是辅助全失明者行动的主要手段。最简单实用的装置是探杖，可帮助盲人发现 0.4m 以内的障碍物。它的主要缺点是不能发现较远的空中突出的障碍物，例如在相当于头部、胸的位置悬挂或由车辆尾部突出的物品。为了提高安全性，许多国家都研究和生产了各种电子导盲装置。日本还与机器人技术结合，研制成导盲的电子犬。

电子导盲装置的基本原理是，利用能量波发生器(它们可以是超声波、激光、红外光、微波等)定向发射能量波,当遇有障碍物时,将回波反射到接收换能器,通过处理系统使盲人通过声音或机械振动感觉到障碍物的方向和距离。常用的能量波是超声波。因为超声换能装置成本较低、可靠性好,导盲装置可制成眼镜、头箍或探杖等。我国生产的超声导盲眼镜对行人的探测距离可达 4m,探测范围水平开角±10°,垂直开角向上 50°,向下 35°。

八、环境控制与护理系统

环境控制系统(environment control unit, ECU)是帮助重度残疾者控制日用电器设备的控制系统,可用于开门、开窗帘、拨电话、开电灯、电视等。系统的关键是提供一个利用残疾人尚有的功能与电器设备间的人机接口。所利用的功能往往是某一部位的动作,如某一手指的微动、眼球动作、声音、吹气等。人机接口由传感器、处理电路和信号发送等部分组成,通过它们将人体动作转变成电信号并与需操作的设备连接。对多种设备的选择有直接选择、扫描选择和编码选择 3 种方法。直接选择法控制系统比较简单,它是用一个控制板上的多种选择开关实现对家用设备的选择。扫描法是用一个开关控制扫描器,扫描器依次显示设备代码,并在每一代码处停留一段时间,以便使用者选定所需设备。选定设备后,又进一步显示该设备内容,如选择电视频道、声音高低等。这种装置比直接选择法复杂得多。但功能也齐全得多,对于严重伤残者,可利用编码方法实现对环境的控制。例如,利用吹气的轻、重、长、短进行编码控制。美国已采用这种方法帮助重残者进行计算机操作。日本也采用这种方法使四肢瘫患者实现生活自控。

护理机器人是帮助重残者拿取用品的设施,它在第二代机器人——服务机器人中占有重要地位。与其他服务机器人,如清洁机器人、搬运机器人等相比,护理机器人有其特殊要求。除了安全性以外,它的用户界面特殊、工作强度不大、精度不高,但应有一定程度的智能化。目前已开发出的护理机器人有如下 3 种类型:

(1)工作站式机器人。工作站由操作平台、四周物品和设备构成。机器人按操作要求,从相应的物品架上抓取所需物品。属于此类机器人的有美国的 Desktop Vocational Assistant Robot 机器人、加拿大的 Regenesis 机器人、法国的 Master 机器人等。

(2)搭载式机器人。它是装在轮椅上的多自由度机械手。荷兰的 Manus 机器人便属于此类。机械手具有 5 个自由度。

(3)移动式护理机器人。它是将机械手装在可移动的小车上,因此活动范围比较大,可实现大范围内作业。美国 Stanford 大学开发的 MOVAR 机器人可以穿行到各个房间,机械手上装有力传感器和接近觉传感器以保证工作安全可靠。

九、康复训练器械

康复训练器械的作用是帮助患者进行功能的训练和恢复,它们可以增加关节活动度、改善肌力和运动的协调、增强体力,改善损伤部位的状况等。目前有些功能训练器不仅用于损伤的康复,也用于健身运动。

功能训练器械的种类很多,按其用途可分为上肢训练器、下肢训练器、起立步行训练器、综合训练器。这些训练器又分为由使用者自身力量驱动的主动式训练器和靠外动力驱动的被动式训练器两大类。主动式训练器常带有可调节的负荷,以便根据康复的程度增加或减小运动量。被动训练器的活动范围一般是可调节的,以改变关节的活动度。

根据训练器所适用的关节,上肢训练器有肩关节旋转、伸展训练器,腕关节旋转、内外转训练器,以及肘关节、手关节训练器等;下肢训练器则有髋关节、膝关节、踝关节,以及股四头肌训练器。综合训练器是全身运动的训练装置,如功率车、上体训练器(UBE)、拉力器、划船器、步行跑步训练器等。此类训练设施常带有功率显示、心律监测等装置,以控制活动量。随着计算机多媒体技术的应用,目前在康复健身设备中,亦采用虚拟现实技术。应用这些技术可创造一个虚拟的室外环境,使人在跑步或行走中,犹如置身于一个风景区或街区,以改善训练者身心状态。

十、功能评定设施

用于康复的功能评定装置很多。针对各种不同的功能缺陷有视力、听力、肌力测试仪、关节活动度测定仪、肌电测试仪，步态分析系统、平衡功能测定等。我国已能自行制造各种小型评定仪器。大型检测系统如步态分析系统，目前还主要依靠进口。由于价格昂贵，拥有这类设备者不多。为了开拓国内的产品，清华大学在应用红外摄像技术研制人体运动分析系统方面取得了成功，已用于偏瘫患者及运动员的运动检测。近年来，随着多媒体技术的发展，正在研究应用数字摄像机和多媒体技术的低成本人体运动分析系统，以便在国内推广应用。

（蔡华安　欧阳文湘　廖若夷）

第二十一章　康复护理技术

第一节　康复护理的定义、目标与职责

一、康复护理的定义

康复护理是一门旨在研究病、伤、残者身体、精神康复的护理理论、知识、技能的科学。为了康复目的，研究有关功能障碍的护理预防方法、评定和处理（协助治疗、训练的护理措施），是护理学的第四方面，与预防、保健和临床护理共同组成全面护理。美国护士和康复护士协会于 1988 年将康复护理定义为：康复护理是职业护理实践的专业领域，用于诊断和治疗个人或群体对于功能和生活模式改变引起的现实或潜在的健康问题的反应。

二、康复护理的目标

康复护理总的目标是：按照以人为本、整体护理和全面康复的原则，通过护理工作，从生理上和心理上为患者提供一个有利于康复的环境和创造有利于康复的条件。具体目标如下：

（1）维持患者肢体功能。用健侧协同患侧处理日常生活活动，避免发生肌肉萎缩、关节运动范围缩小或继发性废用综合征的形成。

（2）协助患者对功能障碍肢体的训练。充分发挥机体潜能，协助和指导患者对伤残部分功能的康复训练，如翻身、肢体正确姿势的摆放、关节活动范围的维持、转移、排便排尿的训练等。

（3）防范其他并发症的形成。如压疮、尿路感染、肺炎、深静脉血栓等。

（4）对患者进行心理辅助和支持。与家庭一起给予患者心理的支持，帮助其去除自卑感，恢复其尊严和成为有用的人，以良好的心理状态回归家庭和社会。

（5）对患者及其家属的健康指导。护理人员应对家属进行健康教育，让家属了解患者在住院期间种种的康复治疗及其出院后还需要继续训练的内容，尤其是皮肤清洁的重要性、饮食营养的必要性，正确使用辅助器，避免过分保护或疏忽保护。指导和教会患者在维持自身健康及日常生活方面的知识和技能，使其能独立完成自我照顾。培养患者的自我照顾能力，如在病房、家里如何独立完成日常生活的自我照顾。护理人员应给予指导、训练，以增加患者的自信心，注意训练患者处理衣食住行的细节动作。

三、康复护理的职责

（一）为患者提供舒适的环境

安全、清洁、舒适的环境，个人的清洁卫生维护及饮食摄取，是身体功能障碍者及疾病患者所迫切需要的，而适当的休息和睡眠是患者所渴望的。护士应协助患者在改变了的生活状态和生活环境中，身心尽快调整适应。

（二）防范进一步功能障碍的形成

护理人员有责任为伤残者执行各种康复性护理，预防肌肉萎缩、关节变形、僵硬、挛缩等形成，如采取措施预防足下垂的发生、活动关节维持关节正常活动范围、鼓励早期下床活动等。

（三）帮助患者接受身体残障的事实

残障可能是突然发生的，患者在没有心理准备的情况下，心理活动一般会经历 5 个时期：休克期、认知期、防卫退缩期或否认期、承受期和适应期。护理人员应以真诚关心的态度面对患者，倾听他们的感受，鼓励患者勇敢接受身体残障的事实，积极

投入到康复治疗中。

（四）维护各专业工作人员间良好的关系

护理人员在康复小组中扮演联络者的角色，应以患者为中心，及时反映患者的问题和需要，安排协调各个专业人员的工作，起到润滑剂的作用。

（五）维持康复治疗的连续性

患者日常生活活动由职业治疗师进行训练，护理人员则起继续指导、督促练习、维持康复治疗连续性的作用。接受语言治疗的患者需要通过护理人员利用语言和非语言方式与之沟通；物理治疗师的职责是指导患者行走训练，而病房里的练习则须依赖护士进行；被动运动则在自己无法活动时由护士帮助训练。

（六）协助患者重返家庭和社会

患者在接受各种康复治疗，经职业治疗师、职业鉴定师评定后可以返回家庭和社会，护士应积极鼓励患者早日重返家庭和社会，并回答患者和家属的各种咨询。

第二节 康复护理的特点、程序与内容

一、康复护理的特点

（一）康复护理的中心环节是变被动护理为主动自我护理

由于康复护理的对象都存在着不同程度的功能障碍，有的甚至还很严重，常严重地影响其日常生活活动和就业能力。这就使得他们在心理上和行动上容易产生依赖性，日常生活活动往往都依赖他人，其结果是严重地妨碍了患者的功能独立性的康复，加大了家庭及社会的经济负担。因此，康复护理的过程必须是通过教育和训练患者，使患者充分发挥功能上的潜力和个人的主动性，学习新的技能和生活方式，逐步提高功能独立性，尽量做自己力所能及的日常生活活动，即日常活动训练，包括言语、认知、吞咽动作、床上运动、室内移动、步态、轮椅使用、排泄、入浴等。也就是说，由被动地接受他人的护理变为自己照料自己的主动自我护理。以自我参与护理方法为主，提高和改善残疾者的功能水平。

（二）康复护理是多种康复治疗在病房的延续

利用康复护理技术，提供全面的康复护理，对康复对象进行躯体、精神、教育、职业、社会活动等方面的康复护理。功能障碍的患者常常需要多种康复治疗（PT、OT、语言治疗、心理治疗、假肢和矫形器的装配及使用等）。其中 OT 的日常生活能力训练，PT 的轮椅使用、持拐步行，语言疗法利用各种方法与患者的交流，特别是由于患者的心理障碍比一般患者严重，所以要进行简单的支持性心理疗法，等等。上述一些较为简单的治疗方法应当在病房内，在护理人员指导下继续进行。因为，在治疗室训练的时间比较短暂，对患者功能的恢复是远远不够的。

（三）康复护理的着眼点不仅在医院康复，而且也在社区和家庭康复

康复医疗机构的患者，其功能障碍的存在往往为时较长，有的甚至是终身的。这就决定了康复护理的长期性和延伸性，它不仅关心患者住院期间的护理，同时还要重视其出院后回归家庭或社会后的护理，给予指导和协助安排。

二、康复护理的程序

康复护理程序是护理活动中一个连续的工作过程，是一种科学地确认问题和系统解决问题的工作方法。它从收集资料入手，评估护理对象的健康状况，确定患者存在的康复护理问题，制定康复护理目标。通过收集患者功能形态、能力和社会环境等资料，确定患者功能障碍的原因、部位、性质和程度，以及对患者个人生活和社会活动的影响，明确护理的诊断，制定护理计划，付诸实施，最后进行护理效果评价，最大限度地满足护理对象的需要，解决护理对象的健康问题，恢复和改善存在的功能障碍，采用各种康复护理技术，最大限度地恢复康复对象的生活自理能力，使康复对象的器官功能或肢体功能恢复和改善，防止激发继发性残疾，提供护

理对象身心全面的个体性的整体护理。

(一)护理程序的概念

护理程序是指导护理人员以满足护理对象身心需要、促进和恢复健康为目标,科学地确认护理对象的健康问题,有计划地为护理对象提供系统、全面、整体护理的一种工作方法。护理程序是一个综合的、动态的且具有决策和反馈功能的过程。综合,指在护理活动中需要综合运用多学科的知识处理护理对象的健康问题;动态,指需要根据护理对象病情发展过程中出现的问题,对护理措施加以动态调整;决策,指针对护理对象的健康问题做出护理诊断与护理计划的决策;反馈,指实施护理措施所达到的结果又将决定和影响下一步的护理决策和措施,使护理活动质量得以提高和保证。

(二)护理程序的步骤

护理程序由评估护理对象的健康状况、确认护理诊断、制定护理计划、实施护理措施和评价护理效果 5 个步骤组成。护理程序是一个持续循环的过程,各步骤相互关联,具有交叉运用的特性。

三、康复护理的内容

康复护理的内容主要有:

(1)对康复对象进行全面的评估,了解其功能障碍的程度、身心疾病、生活习惯、心理状况等,制定全面的康复护理计划。

(2)调整康复对象的心理状态,通过心理指导与治疗,使其面对现实,以积极的态度,配合康复治疗。对心理异常者,可采用精神支持疗法、暗示疗法、催眠疗法等,以减轻或消除患者的症状,恢复正常的心理调试功能,以有利于康复训练计划的顺利进行。

(3)康复训练。恢复和改善存在的功能障碍,采用各种康复护理技术,最大限度地恢复康复对象的生活自理能力,使康复对象的器官功能或肢体功能恢复和改善,防止继发性残疾。

(4)做好康复对象的健康教育工作,开展康复知识的宣传教育活动,提高他们的康复保健知识,以促进康复目标的实现。

(5)建立完善的支持系统,为康复对象提供安全、舒适的康复环境。

第三节　康复护理的实践模式

一、个案管理

近年来,卫生保健系统的服务方式发生了变化,并有了新的扩展。其中最主要的催化剂是成本遏制,它使得医疗实践、护理实践、索赔制度及患者获得护理的方式都发生了巨大的变化。在患者护理服务中,其范围已从医院扩展到社区。管理护理,一种可以定义为受成本遏制的过程,正在创造护理中的这种转变。因此,有必要为连续性护理服务寻求一种新的方法。Zander(1988)指出,管理护理和个案管理是在成本、质量、效益驱动下的,在对患者进行连续性护理中实施战略管理的临床体系。

美国个案管理协会把个案管理定义为,“一个包括了评估、计划、实施、协调、监控和评价最适服务的合作过程,通过信息和可利用资源满足个体健康需要,在这个过程中提高服务质量,降低成本,实现有效结果”。

个案管理将所有的计划并入一个基于共同目标建立的、由以患者为中心的多专业小组指定的合作蓝图。这些蓝图或测量工具被称为临床实践指南,它们对于规范所有患者护理服务的临床管理至关重要。测量工具可以采取以下形式:草案、计算、评判性路径、护理图表、变异分析、风险评估、结果测量,目的是确定一个患者在特定诊断中护理服务的重要方面。

卫生机构将以上工具的定义如下:①草案是实践指南,包含了最充分的医疗证据或集中了专家意见和科学研究制订的治疗方案,患者全部或部分的护理都可以根据方案来实施;②批判性路径是用来对由多部门提供的服务进行计划、实施、监测、规划(细化或成文)和实施回顾的工具,这些工具大都被设计成一览表形式,被认为是这个行业中正常的和标准的标志性内容及干预手段；③变异分析是实际结果与预先设订的正常值、标准率、目标、关键点或预期结果相比其偏离的程度；④风险评估是在患者生病之前确定和控制其发病的危险因素；⑤结果测量工具或手段是有价值的测量方法，包含了健康年限、功能预期寿命的减少、生理和心理功能的改善状况。

二、康复小组

康复小组是一种专业的卫生保健小组。为使患者达到最大水平的健康，小组成员互相合作制订计划和目标。康复小组代表的是以患者为主导的专家团体，目的是改善由于残疾给患者和家属带来的影响。合作是康复小组的特点之一，也是成功实施全面康复计划的重要元素。支持小组概念的一个重要观点就是运用合作理念，充分利用各成员的力量共同达到目标。

康复小组在给予患者最恰当的服务方面起了关键作用，确保患者尽可能获得最大水平的功能恢复和最高的生活质量。在资源利用上，服务必须符合需求。这也要求在开始执行一项计划之前要对患者进行全面的康复评定，对小组成员进行合理分工。一个高效的康复小组，不仅在单个专业机构甚至在多个机构间都能满足患者长期需要。

当代康复小组的功能包括：①为患者和家庭制订切实可行的目标；②确保护理的连续性，协调可利用资源；③作为一种机构来评定患者的康复进程和护理质量。康复对象是指有着不同生理或心理损伤的患者，康复过程包括从患者出生到死亡的过程。患者的管理是复杂的，因为在评估和治疗过程中必须考虑患者生活的所有方面，这样才能达到预期康复目标。康复小组还必须关注不同生命阶段所需要的康复服务，关注于整体人的护理。对患者实施成功的康复还需要把家庭和社区作为一个整体。

康复小组的一个明显特征是从来没有固定的小组成员。患者的需要决定小组组成，并在一定程度上扩大每个小组成员充当的角色。然而，患者是康复小组最重要的成员，是制订康复计划和目标的积极参与者。康复小组的其他成员还包括护士、医师、物理治疗师、作业治疗师、言语治疗师、娱乐治疗师、社会工作者、病例管理者、营养师、职业咨询师和心理学家。且不仅仅指以上这些成员，现实生活中还应根据患者康复计划和目标的需要增加相应的专业人员。

三、社区护理

由于医学模式的转变，护理工作由医院走向社会，社区护理的推广应用是当今护理学科的发展趋势。此外，随着我国经济发展和人口老龄化进程的加快及人们健康观念的改变，人们对社区康复护理的需求愈来愈多。社区康复护理就是将现代整体护理融入社区康复，在康复护师（士）指导下，在社区的层次上依靠社区内的残疾者家属、护理人员对社区的残疾人进行家庭护理，真正实现残疾人的全面康复和回归社会。

（一）概述

1. 历史回顾

以美国为例，早期的社区保健或家庭保健为美国的社区康复护理奠定了基础，它的基本要素构成了美国 20 世纪及今后护理保健的核心。

家庭护理开始于 1888 年，Lillian Wald 和 Lavinia Dock（公共健康和美国护理的先驱）为此做出了许多贡献。由为贫穷的患者提供照料及传授卫生知识，发展成为今天的家庭卫生保健及社区保健机构，它已为成千上万的居民提供了保健服务，被看作是有价值的健康保健系统资源。

社区保健有 4 个基本成分：①环境：大多数患者倾向于选择在家得到高质量的服务，而不是在医院；②家庭护理目标：家庭保健的目标仍然以减轻疼痛、减少痛苦和防病教育为中心，目前在此基础上增加了康复保健，就是使患者在身体活动受限的情况下能够达到他们所能达到的最高、最好的水平；③患者保持健康和促进康复的目标；④提供高质量的照护和健康教育。

2. 观念的改变

（1）护理人员更新观念，强化社区康复护理意识。随着医学模式的转变，护理功能从单纯护理型逐步向护理、预防、康复和保健综合型转变。在英国、澳大利亚和我国的香港地区很早就开设有社区康复护理服务机构。面临人口老龄化带来的许多问题，护士必须更新观念，从单纯的疾病护理延伸到康复护理，认真做好患者出院后随访、咨询及康复护理。促进社会、家庭对康复护理的认知能力，指导人们合理利用社区康复服务资源。

(2)转变患者及其家属的观念，培养其参与意识及自我保健意识。康复不仅是训练残疾、残障者以适应环境，还需要整个社会来参与，促进患者尽早康复，重返社会。因此，社区康复护士必须通过多种媒介向人们进行卫生宣教，提高人们对卫生保健及社区康复护理的认识，让人们懂得社区康复护理是一种经济的康复途径。让患者及其家属懂得有病时不能只依赖医师和护士的治疗与护理，而要懂得自我保健，掌握康复训练的方法，从心理上接受和欢迎社区护士的康复护理，并积极参与康复计划的制订和实施，以提高康复效果。

3. 社区康复护理的特点

(1)不同于普通的疾病治疗，社区康复的基本前提是适应社区环境，其目标包括为所有残疾人提供成功的社区康复、持续的健康保健、和谐的人际关系、安全感、心理社会和文化的关注，以及无障碍的环境。

(2)由于社区康复护理对象居住相对分散，以及家庭成员和社区工作人员的参与，在康复护理过程中人际关系比较复杂。此外，此类患者一般病情复杂，需要长期的护理。

(3)与在医疗和康复机构进行康复治疗相比，社区康复护理具有费用低，效益高，节省人力、物力等特点，也能够对预防疾病起到作用。

(4)将康复患者从医院的环境转入社区，能有效降低医院感染率，从而间接地节省大量的人力、物力和财力。

(二)政策、法律对社区康复护理的影响

社区康复护理在医疗服务行业的地位已日趋受到重视，而且直接影响了人们的生活及社会经济发展。因此，有关社区康复护理的政策与法律也需要不断更新、完善。下面以美国为例，从三方面简要介绍政策、法律对社区康复护理的影响。

1. 社区服务的花费

大多数社区和家庭健康保健机构都是由政府资助的，大多数患者也因家庭健康保健获得补助，补助制度不提供家庭健康保健中的保管照顾及家庭清洁工作的费用。

任何机构如果要为患者提供服务，必须得到国民医疗补助制度的许可，这种许可或委派意味着这个机构符合开业条件，比如制度、准则、规章和由联邦政府特别制订的为保障患者安全和治疗质量的标准。在美国有两家受认定的家庭健康机构项目：全美护士联盟管理的社区健康项目和健康保健组织联合会设立的家庭保健认定项目。

1981 年，在国家医疗补助制度的扶持下，家庭和社区保健计划被重新启动。它允许联邦资金对那些通常不能得到医疗补助的服务进行补偿。这些服务必须完全能够满足患者的家庭健康保健需要，同时又比事业机构花费少。

2. 平均预算法案对家庭保健服务的影响

1997 年，平均预算法案正式生效，随后它改变了整个家庭和社区保健的竞争市场。不合理地使用服务资源一直是医疗补助制度的突出问题，而平均预算法案的目标是平衡联邦政府的预算与医疗补助制度的偿还能力，直至 2010 年。平均预算法案使家庭保健机遇与挑战并存，迫使家庭保健服务提供者改变原先提供服务的方式，不能只是追求低花费，更要在有限的服务环境中提供高质量的服务。该法案的出现也影响着家庭保健，医疗补助的偿还制度现在要求所有医疗补助的认证机构都具有后备担保金。

此外，新的按次收费的限制已在健康保健财政部门(HCFA)通过，这些限制将使花费下降约 20%。HCFA 估计约有 65%的家庭保健机构将会超过费用限制。许多机构不得不缩减他们的服务项目，继而影响了为患者的服务。这些控制花费的方法只能通过限制过多的患者人数来实现。因此，家庭保健机构、社区服务组织、医疗专家、法律专家、政府官员开始为争取患者权利、提供家庭保健而团结合作，机构不允许对有需求的患者放弃保健或拒绝服务，除非有特殊或法律上的原因可以证明在家庭环境中进行这些服务是不合理或不安全的。

3. 家庭和社区康复机构的认证

1996 年 7 月，康复机构的委派代理(CARF)引进了家庭和社区康复计划的机构证书标准。当一个机构申请 CARF 证书的时候，需要提供一个严格的标准和康复计划评价协议，随后要进行现场调查。如果这个机构通过了调查，将会被授予很有名望的CARF证书。

CARF标准出色地评估了质量提升的动态过程，以及患者在康复计划中的变化。康复计划应该对患者的个性、康复计划的效果、康复计划的效率、患者的满意度、患者的进步及患者离开康复机构后的成效给予评估。

(三)社区康复护理的内容

1. 普查和了解社区内残疾人的基本情况

根据本社区患者的生活环境、健康状况、文化背景、家庭生活、经济卫生要求等内容设调查表，然后根据结果选择不同的社区康复护理项目，必要时建立个人档案、服务合同。建立社区康复患者的档案有利于掌握患者的病情，保证患者定期复查，及时进行康复治疗，促进患者早日康复。建立个人档案应注意及时补充疾病检查资料，保持档案的完整性，有条件的单位可对疾病档案采用微机管理。

2. 广泛进行宣传教育

宣传的方法可采取图片、录像、印刷社区康复护理指南手册，广泛散发，使人们对社区康复护理有充分的认识，从而把康复护理送到患者家中，这样既可将医院的人力资源、医疗设备用来处理急重症患者，提高医院的床位周转率，节约住院费用，同时也为广大居民的康复提供了方便。

3. 联络康复小组工作

社区康复护士与康复组成员共同讨论拟定患者的康复治疗计划，发现和解决患者的问题和需要。安排、联络各康复成员，做到相互支持和配合，维系康复过程的连贯性。若患者有社会、经济、家庭、职业、心理等方面的问题，护士有责任与社区社会工作者和心理治疗师联络。由于康复治疗是成组作业，成功的协作是实现康复目标的关键，社区康复护理工作不仅是各项工作的联系纽带，更是协作链中的关键环节。

4. 深入社区提供优质服务，开展家庭康复训练

社区护士必须定时到所管辖患者家中进行探访和护理，实现医疗、保健、康复服务一体化。除完成普通工作外(如注射、换药、拆线等)，还要参与各种康复活动的实施并与家属建立良好的人际关系，消除影响康复的不良因素，监督和督促患者有效实施康复计划，并适时给予示范指导。如作业治疗师对患者进行日常生活活动训练后，护士应继续执行并督促患者训练和指导日常生活活动；对接受语言治疗的患者，护士需结合治疗用语言和非语言的方式与其沟通；物理治疗师在指导患者行走训练后，要依靠护士督导、协助患者经常练习；在残障者无法自己活动的情况下，需由护士为其做被动活动，维持关节的正常活动范围，避免关节僵硬和肌肉萎缩的发生。

5. 加强康复环境、药物、饮食管理

回归社区及家庭的残疾人常迫切需要安全、清洁、舒适的环境，维持合理用药及饮食营养的摄取，渴望适当的休息和睡眠。

(1)家庭病室环境管理：家庭病室环境对患者的康复至关重要，必须为患者创造一个安静、整洁、舒适、美观、安全而又便于护理操作的环境。康复患者宜使用单人床，床铺要保持清洁、干燥、平整。房间的墙面应设有扶手，地板注意防滑，不设门槛，每天开窗通风，保持房间空气清新。

(2)药物管理：社区康复患者大部分是疾病恢复期需继续用药或慢性病需长期治疗者，因此，必须加强药物管理。如向患者交待如何保存药物、合理用药及注意药物不良反应，以防发生意外。

(3)饮食管理：根据病情调节饮食，做好饮食管理非常重要。社区康复护士要向病员及其家属宣教康复期饮食管理的重要性，教会患者掌握饮食种类、适用范围和配制原则。在饮食烹调方面，要讲究食品的色、香、味，饭菜温度要适宜，并注意食具卫生。

6. 其他

社区康复护理人员要为患者重返家庭及社会提供咨询，如社区资源利用、购买辅助和适应性设备、帮助患者应用设备，工作重建，社交技巧，娱乐轰动等方面。有条件的地方可以建立社区康复中心，开通家庭热线电话，为居民提供一般康复问题、家庭护理基本知识及意外伤害的紧急处理等咨询服务；随时接受社区护士及家属的信息反馈；对患者及其家属进行康复知识教育和康复技术训练，帮助患者适应有身体缺陷的生活，鼓励患者求学和寻求就业帮助，力争做到自理、自立、自尊。

(四)社区康复护理的质量评估

社区康复护理结果评价的关键元素是：患者在家庭康复计划前后的健康和功能状态；患者对于康

复计划的依从性;患者的知识基础和信息保持能力、理解力和患者对计划的全面满意度。

一般的评估过程是:康复治疗小组(包括患者)经过讨论制订治疗计划;确定了所有关于患者的评估,且治疗已经在患者家庭环境中进行时,小组成员根据收集到的主客观资料对康复计划做进一步的评估和分析。这些数据直接地反映了患者的康复计划进展情况。7个水平的功能分析对于患者来说是一项家庭或者社区的监测方式,它们还监测患者的生产能力、识别生存环境的能力、独立移动的能力、移动的模式、ADL的独立程度和社会行为能力,以及患者的满意度调查。患者出机构1年后,通过电话随访来咨询他们习得成果的维持情况和对计划的依从性。

目前,Shaughnessy's Oasis结果衡量工具(标准化的结果和评估指标体系)被认为是评估质量保健和家庭保健结果的最可接受的标准,HCFA尚未把这项标准强加于社区的任何机构。然而,它是对家庭康复保健进行标准化而迈出积极的一步。Oasis的结果测量关注于达到以下目的:患者和可操作的ADL,家庭中保健人员的压力,药物依从性不佳导致的并发症,对初始的患者家庭需求判断不足,以及安排家庭保健不足患者重新住院。

关于家庭健康康复治疗计划和结果评估的理想模型如下:

1. 家庭康复护士对患者评估的行为职责

(1)在离开急性病治疗机构之前,进行家庭康复需求的评估。

(2)在出急性病医疗机构的24小时之内,持续对患者评估。

2. 确定结果目标

(1)最好包括各种专业的评估人员。

(2)将这些信息拿到跨学科小组中讨论。

3. 确认达到结果目标的障碍　环境的、药物的、社会心理的、情绪的和身体方面的障碍。

4. 治疗目标的改进以消除障碍。

5. 基于治疗目标的治疗协议的改进。

6. 执行草案。

7. 数据收集和主客观信息的分析。

8. 临床决定是否符合标准

(1)是——若达到目标,该患者可以出康复机构。

(2)否——继续治疗计划或者根据需要对计划加以调整,继续该计划直到患者达到功能独立的理想水平。

其中最重要的预期结果是患者的满意度。患者不可能在他们的康复计划中总是保持完全的独立状态,但是,他们可以根据最近的身体和情绪的状态来达到一个最优的独立水平。而要坚持让患者明白理解功能独立的最佳水平,以及帮助他们尽自已最大的能力去达到近期的功能水平,则是家庭康复护士的责任所在。

当患者能够接受他们的残疾时,患者满意度也就能够达到,可以改变他们的生活环境并在残疾状态下发挥最大功能。

附　自我帮助的提示和设施

一、穿戴

1. 用系带替代纽扣和褡扣来系紧衣物。

2. 买一些宽大好穿的衣服。

3. 戴弹性易于伸展的护腕。

4. 使用穿衣棒来穿裤子或脱衣服。

5. 穿前开襟的睡衣。

6. 穿有弹性鞋带的鞋或者套鞋,省去系鞋带的麻烦。

二、洗浴卫生

1. 用长把手的海绵来擦背或者远肢端。

2. 如果不能坐在浴缸里,使用一个淋浴台。

3. 使用长水龙头管使起身变得容易。

4. 如果不容易触及,使用长柄的梳子和刷子。

5. 在浴室内使用安全防滑轨道。

三、运动

1. 使用可升起的座便器,以减少由坐位站起来的困难。

2. 在椅子下面设置锁定装置,以减轻由座位站起来的困难。

3. 在楼梯上使用防滑装置。

4. 如果需要的话,可以用斜坡代替楼梯。

四、烹饪

1. 使用微波炉,这是安全、便捷的方法。

2. 打开瓶罐的盖子时,可以使用开瓶器。

3. 使用高效储存方法。

4. 使用食物处理器来减少食物准备过程中的能量消耗。

5. 使用可以方便打开的容器。

6. 使用长的炉套，它们比持锅器要安全。

7. 使用含有不锈钢钉子的砧板，减少切食物时的晃动。

8. 使用方便简洁的、已经准备好的速食。

五、进食

1. 使用碟护来防止进食时食物滑落。

2. 使用大扶手的器皿或者使用泡沫塑料使扶手足够大以便进食时方便扶持。

3. 如果需要的话，买一些特殊加长的、弯曲的或者带有旋转接头的容器。

4. 如果握持不稳，可以使用带把手的、摔不碎的杯子。

六、娱乐和休闲

1. 打牌时使用持牌器。

2. 缝补时使用自引的针线。

七、其他各个方面

1. 通过使用铅笔使得打电话方便、简洁。

2. 使用别针来整理书写的文稿。

3. 使用持书架固定正在阅读的书。

4. 查看包括各种各样自助器具的目录。

第四节　康复护理中的伦理法律问题

康复护士致力于向残疾人提供高质量的护理。理想的护理干预是在尊重患者尊严的基础上提高其生活质量。在日常照顾患者的工作中，康复护士经常面临伦理方面左右为难的状况。这些状况对患者、家庭、社会和卫生保健提供者都有重要影响。康复护士在制订解决伦理问题的方案时，应考虑到患者和家庭的经历、情感、价值观、文化背景和信仰。本章节主要从伦理理论、有关法律和规定或原则等方面进行讨论。

一、伦理理论

伦理学是研究人们行为中的道德角色和内在动机的学科。在伦理理论和原则的指导下，护士用系统的观点制订护理计划，确保护理计划代表患者、家庭和社会的利益。伦理理论提供了解决伦理问题和制订护理计划的基础。

（一）义务论

义务就是人们在道义上应负的责任，其具体内容就是一定的道德原则和规范向人们提出的要求。义务论就是关于责任、应当的理论，具体研究的是准则和规范，即根据哪些标准来判断某个行为的是非，以及行为者的道德责任。在康复护理中，义务论就是确定护理人员的行为准则和规范，把护理人员的行为限定于合理范围内的理论。它的具体表达形式是护理人员应该做什么和不应该做什么，以及如何做才是道德的。

Kant 主张的义务论提供了做伦理决定时基于义务和责任的心理定位（图 21-1）。他认为，行为的动机只要是基于义务和责任就是好的。

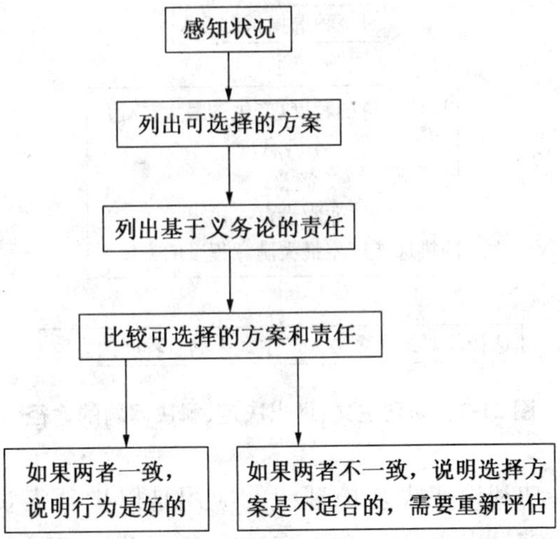

图 21-1　义务论：做出决定、解决问题的途径

但是义务论忽视了动机与效果的统一。义务论注重护理人员对患者的道律情感、尽职尽责等动机的一方面，却忽视了动机与效果的一致性。当代康复护理学的发展带来了消除人类病痛、恢复机体功能的高精技术，但费用非常昂贵。护理人员使用这些技术时，倘若一味追求维持患者的生命，不顾及生命质量的高低和后果，如长期依靠医疗设备维

持患者的心跳和呼吸、保持患者植物生存状态，这不仅没有给患者带来幸福，而且也会给家庭和社会增加沉重的负担。显然，护理人员只有良好的愿望，并不一定能给患者带来真正的利益。必务论难以克服这样的矛盾，所以必须引入功利论。

（二）功利论

功利论或功利主义是一种以人们行为的功利效果作为道德价值的基础或基本的评价标准。同时又强调行为实际效果的价值普遍性和最大现实性的伦理学说。因此，它和义务论是对立的。英国哲学家杰里米·边沁（Jeremy Bentham，1748—1832）和约翰·密尔（John Stuart Mill，1806—1873）认为，功利论（图 21-2）为伦理提供了最好的心理方位。从功利论的角度看，一个人通过选择做出最好的行为，以对最大多数的人产生最大的益处和最小的伤害。康复护士遵循功利主义的原则，在有限的时间内做出最优的选择，为患者提供护理。

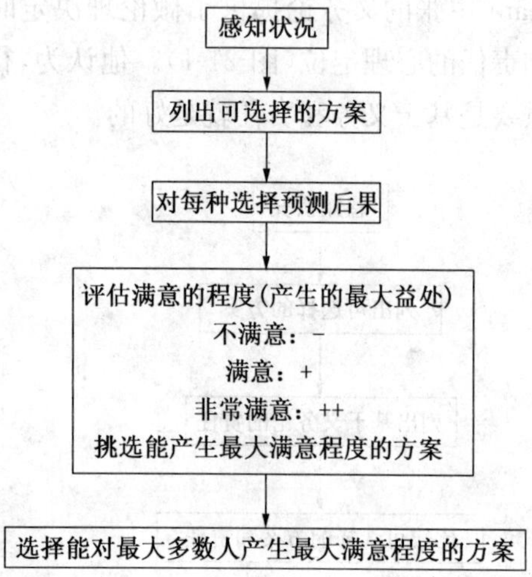

图 21-2　功利主义：做出决定、解决问题的途径

功利论在康复护理中的应用是以护理人员的行为满足患者和社会大多数人的利益为标准的一种伦理观。功利论坚持满足患者健康利益与医务人员的利益、医疗卫生单位的利益、社会的利益的统一；坚持医疗卫生单位经济效益与社会效益的统一。因此，功利论克服了义务论的某些局限与不足，充分发挥了医学的整体效应，在调动护理人员积极性、将有限的卫生资源投入到最需要的患者身上、避免浪费等方面，有着积极的意义。但是，功利论容易导致以功利的观点看待生命，忽视全心全意为人民健康服务的宗旨；也容易导致偏重经济效益而忽视社会效益的后果。因此，功利论的应用应注意价值导向的及时调整。

（三）公益论

公益论是主张从社会、人类和后代的利益出发，公正合理地分配医疗卫生活动中利益的伦理观。因此，它要求护理人员对患者的责任与对社会、人类、后代的责任统一起来，并且要求在制订卫生政策、卫生发展战略方针时符合公正、合理的原则。公益论克服了义务论的某些不足与局限，加强了护理人员的社会责任，有利于解决现代康复护理学发展中的伦理难题，从而推动学科的发展，同时也有利于实现"人人享有卫生保健"的战略目标。

（四）价值论

无论是功利论，还是公益论都存在一个用什么尺度去衡量功利或公正的问题。所以有必要将伦理学中的价值论引入康复护理中。

价值论是对护理人员行为的价值分析、判断的理论，即在护理实践过程中，对护理人员行为的学科价值、自身价值、患者的价值、社会价值进行分析和判断。当上述各种价值发生冲突时可用成本/收益或风险/收益去分析，以对护理人员的行为进行善恶的评判。这种价值分析，有利于尊重患者及护理人员的价值，也有利于合理、公正地分配卫生资源。

二、有关法律和规定

美国《职业行为标准》指出了康复实践的标准和范围，康复护士的决策和行为都要代表患者的利益，并遵循伦理原则。美国《护士准则》中的伦理理论和原则包含解决伦理问题的指导原则，可以把这些原则作为护理实践的标准。

职业实践的标准可以指导护士面临伦理问题时的行为。护士的行为代表残疾个体及其家庭的利益，必须与伦理理论和职业护理准则一致。《美国护士学会护士准则》（表 21-1）可以指导康复护士的伦理行为。因此，康复护士应深入了解有关法律和规定，以有利于在面对不同文化背景的人群时做出正确的决策或者提供合适的帮助。

表 21-1　美国护士学会护士准则

1. 护士为尊重人类的尊严和患者的平等服务，不因患者的社会地位、经济地位、个人属性及健康问题的性质而有所限制
2. 护士应捍卫患者的隐私权，保护患者信息的秘密性
3. 当医疗和安全因别人失职、不道德或非法的行为而受到影响时，护士应保护患者和公众的安全
4. 护士对个人的护理判断和护理行为有义不容辞的责任
5. 护士要不断提高护理能力，始终对护理工作称职
6. 护士在邀请会诊、接受任务或代表出席护理活动时，要出具证明，并使用个人的职称
7. 护士应为发展护理专业知识体系做出贡献
8. 护士要为实现护理专业目标和提高护理标准而奋斗
9. 护士要为护理专业创造和保持一个有利于提高护理质量的就业条件而奋斗
10. 护士要为保持护理专业的诚实、正直而奋斗，不使公众受蒙蔽
11. 护士要协同医务人员和其他公民，为满足社区和国家的公共卫生需要而努力奋斗

三、护理实践中的伦理原则

康复护理的伦理准则有助于指导关于患者、家庭和社会的护理实践行为。伦理准则是判断的标准基础。康复护士的义务包括诚实、保密、尊重个体的隐私和忠实。下面列出了指导康复护士行为和实践的主要伦理原则。

（一）自主原则

自主原则是指尊重患者自己做决定的原则。康复护士在为患者提供护理活动之前，先向患者说明护理活动的目的、作用及可能的结果，然后征求患者的意见，由患者自己做决定。一个自主的人，应可以依照他自己的计划，选择自己的行动过程。相对的，一个自主能力减弱的人，在很多场合中，可能需加以控制或监督。例如智障者其自主能力明显不足，自己根本没有做决定的能力，因此不应该授予自主权，相反应提供协助和保护。

一个人是否可以自由地行使其自主权，必须以其精神状态成熟而且健全为前提。所以，年幼精神状态尚未发育成熟，或有精神疾病致使精神状态不健全时，就影响其自主权的行使。

1. 可以完全自己做主的情况（完全自主）

18 周岁以上的成年人或 16 周岁以上不满 18 周岁的以自己的劳动收入为主要生活来源的公民，其意识及精神状态正常者，有关其康复措施由康复护士详细说明其目的、作用及可能的结果后，可以由患者完全自主地做决定。

2. 大部分由自己做主的情况（半自主）

《中华人民共和国民法通则》规定，10 周岁以上的未成年人是限制民事行为能力人，可以进行与他的年龄、智力相适应的民事活动；不能完全辨认自己行为的精神患者是限制民事行为能力人，可以进行与他的精神健康状况相适应的民事活动。这两个人群的其他民事活动由其法定代理人代理，或者征得其法定代理人的同意。限制民事行为能力人如果生病，可以自主地求医诊治。但是，如果限制民事行为能力人必须手术、捐赠身体器官或接受实验性医疗等，则应该获得其法定代理人的同意，方可为之。不可由患者自己决定。

3. 由法定代理人或第三者代为做主的情况（不能自主）

不满 10 周岁的未成年人和不能辨认自己行为的精神病患者是无民事行为能力人，由他的法定代理人代理民事活动。因此，这两个人群在康复过程中应由其法定代理人代为表达意思，患者不能自己决定。

康复护士应尊重患者的自主决策权和拒绝治疗的权利。自主原则并没有否定人与人之间、人与环境之间相互依赖、相互帮助的本质。自主原则将患者自我决定视为康复护士与患者关系之间的最高原则，而两者之间的关系是一种伙伴关系。这种支持性的伙伴关系，需要康复护士与患者一起参与，以增强患者的自主性。所以，在患者为自己做决定的过程中，康复护士应协助患者了解康复情境。除了提供有关资料外，也应传达个人的价值观，以及他（她）对此伙伴关系的关注与投入，以协助患者考虑他个人的价值观，并完成自我决定的目的。康复护士支持患者为避免对自身或他人产生风险而慎重做出的选择。

例如，一位发生轻微脑血管意外的 65 岁老人，他只需要洗漱、穿衣服和吃饭方面的帮助。他女儿计划带老人回家。康复组织同意患者回家，前提是有人协助他的日常生活。患者坚持回家，只用部分时间来治疗。这个案例反映了患者的自主原则。

（二）知情同意原则

知情是指某人被告知而知道事实真相。同意是指自愿同意、遵从或应允，很多人也将之称为“认知同意”或“知晓同意”。同意除了必须是知情的与自愿的以外，还须有一个先决条件，即“患者必须有能力自己做决定”。

知情同意的伦理精神是基于对患者自主权的尊重，若能具体实施，则可增进个人的自主权。知情同意的功能是保护患者。通常在取得患者同意之前，会向患者详细说明检查、治疗的目的，对患者本人的利益与可能的危险性，而且同意是出自患者本人或法定代理人的自愿。知情同意是在患者完全了解后而同意，并不是以不正当的劝诱、欺骗、高压、恐吓或其他不道德的手段让患者接受，可以保护患者免受欺骗和威胁。医护人员在向患者或其家属说明情况的过程中，可获取患者及其家属的重要资料，在接受其询问中，医护人员会针对患者提出的疑问，做深入的考虑，促进做出合理的决定。当医护人员在为患者施行各种检查、治疗时，若能充分尊重患者的自主权，站在患者的立场小心行事，在广义上而言，间接的社会大众的权益也受到了保障。

例如，一个 C5 水平脊髓损伤的患者问护士他以后能不能走路。护士回答说，没有人能够确定。但是他很可能不能走路了。这位护士在坚持患者知情原则的同时，也坚持了自主原则和不伤害原则。

（三）行善或有益原则

“行善”是做善事，是指直接或间接履行仁慈、善良或对患者有利的行为。行善原则主张为了患者的利益应施加好处。可分为积极和消极两方面：积极方面是指促进健康，增进患者的福利；消极方面则为减少或预防患者受伤害。

国际护士学会和美国护士学会所制订的护士规范中，都强调减轻患者的痛苦、保护患者的安全、增进患者的舒适是护理的重要功能；而且也强调护理人员在执行护理工作时，不容许有任何不道德或不合法的护理行为。

行善原则有下列 4 种含义：①不应施加伤害；②应预防遭受伤害；③应除去伤害；④应做善事。行善原则可以用来判断采取行动或不采取行动，我们必须识别行动和不行动对患者的好处，然后再决定怎么去做。因此，可以说行善原则的理想是对患者提供有益的康复护理活动，以及采取行动时在利益和伤害间取得平衡。

有时医护人员认为对患者好的，并不能被患者接受。在此种情况下，在为患者做善事的同时，也应尊重患者的自主权。尽量使两者间的冲突减低，甚至使两者间获得平衡，这应该是我们努力的目标。

例如，一位 16 岁的脊髓损伤患者，拒绝护士为他进行局部被动活动练习。护士为患者制订了教育计划，目标是增长患者关于受伤后通过局部活动练习改善运动能力的重要性的知识。护士的干预就是遵循了行善的原则。

（四）不伤害原则

不伤害是指不让患者的身心受到伤害（即在检查和治疗上尽量不使患者的身心受到损伤），当然也包括不可杀害在内。康复护理中，“首先不要做对患者有害的事”（包括任何明显的或隐匿的会产生伤害的行为），一直被视为护理人员的重要伦理原则。不伤害原则也包括不对别人施以伤害，特别是那些无力保护自己的人，如幼童、老人、智障或肢体残障者等。

不伤害原则并不是绝对的。癌症患者在康复过程中，施行放射线治疗可能对局部的组织和器官的功能造成伤害；化学抗癌治疗对造血和免疫系统也会有不良影响。这些例子可以证明“不伤害”和“有益”原则都是一个相对的伦理原则，因为在治疗上，很多的检查和治疗虽然出发点是为患者好，但大多会给患者带来某些身体或心理上的伤害。不过，它虽然不是一个绝对的原则，但并不表示护理人员可以任意加以忽视。相反，负责检查和治疗的护理人员，在诊疗之前更应经过慎思考虑，在施行中也必须小心行事，以防止各种可能的伤害，或将伤害减至最低程度。

从康复的观点而言，凡是康复上是必须的，或是属于康复的适应证范围，所施行的各种检查或治疗应算是符合不伤害原则。相反，如果康复上对患者是无益的或不必要的或是禁忌的，若勉强去做，一定会使患者遭受损害，这就违背了不伤害的原则。

不伤害原则也应包括预期伤害发生的可能性，注意保护患者的安全，避免患者因为护理上的不小心、疏忽而遭受伤害，或患者因意识不清掉落床下而受损伤。

例如，一位 16 岁的截肢患者在其他 3 位男性患者面前用淫秽的语言评论护士，护士感到非常窘迫和生气。尽管这位护士很沮丧，但她还是先离开了病房。后来她等到只有患者一个人时才与他讨论有关问题。这位护士坚持了不伤害原则，在面对患者无礼行为时没有直接反击，达到不伤害患者自尊的目的。

(五)公平原则

公平是指社会中的每个人，不论种族、性别、宗教、社会地位、经济地位及智力如何，都具有平等享用合理或公平的医疗资源分配的权利，而且对医疗资源的运用与分配，也具有参与决定的权利。在患者的康复照顾上，基于正义与公道，应以公平、合理的处事态度来对待患者、患者家属，以及直接或间接受其影响的社会大众。人们对医疗资源有同等的需要时，应同等对待；但如果某人有特别需要的充分理由，例如得不到该项资源将会受影响或伤害时，则应优先给予。

目前，医学界大多采取平等、先来先协助和急症与重症优先的公平原则。平等是公平的最简单解释，当牵涉到大众的权益时，让大家公平分配就是“平等”。目前的门诊看病是依据先来先协助(first come，first helped)的原则，对先挂号的患者，先给予看病。药房领药也是根据这项原则，先到的人，优先受到服务。急症与重症优先是依患者的紧急程度来决定谁应该优先，即哪一位患者的病情最紧急、最迫切需要救助，就给予哪位患者优先处理。

上述的这些原则应用在护理工作上比较复杂。例如，当护理人员在为患者做健康宣教时，若本着“平等”的原则，则护士对每位患者所花的时间应该一样多，可是患者的病情复杂度及其本身的认知程度可能有所不同，若坚持此项原则，有些患者可能没有办法完全了解并付诸实践。此外，如果一个病房的护士，同时面对两位急需注射止痛剂的患者时，到底谁先谁后，此时若采用“平等”原则就很难处理，不过若采用“先来先协助”的原则，先要求者先给予注射，就比较容易处理。其他情况，例如，如果同时有一位严重呼吸困难患者和一位腹痛患者需要照护，虽然腹痛的患者先寻求协助，但此时就不能采取“平等”或“先来先协助”的原则，而应以“紧急的程度”来决定谁应该优先。

四、康复护理的卫生政策和法律

(一)康复护理的卫生政策

1. 国际政策

康复护理学涉及到很多社会学的内容，其发展必须依靠社会、政府和国际合作。联合国在 1971 年第 26 次大会通过 2856 号决议：《精神发育迟滞者权利宣言》；1975 年第 30 次大会通过 3447 号决议：《残疾人权利宣言》；1982 年第 37 次大会通过 3752 号决议，确定 1983—1992 年为“联合国残疾人 10 年”，制订了《关于残疾人世界行动纲领》，该《纲领》强调，专门康复机构和社区康复相结合，并加强对残疾人及其亲属的指导和培训。国际社会认为，向残疾人传授康复知识和方法，相当数量的残疾人可以在家庭和社区范围内进行功能、自理能力和劳动技能的训练。世界卫生组织于 1980 年制订了《国际残疾分类方案》。1981 年，发表了《残疾的预防和康复》。这些文件在推动康复护理事业的发展方面起到了极为重要的作用。联合国大会于 1992 年 10 月 14 日通过第 47/3 号决议将每年的 12 月 3 日确定为“国际残疾人日”。自 1992 年以来，全球每年庆祝“国际残疾人日”以加深对残疾问题的理解并动员全社会关心残疾人的尊严、权利和福祉。1993 年，联合国第 48 次会议第 48/96 号决议通过的《残疾人机会均等标准规则》中呼吁联合国各成员国在任何时候、以各种方式来采取行动，提高社会对残疾人、残疾人权利、需要、潜力和对社会贡献的认识。该《规则》规定康复是残疾政策中的一个基本概念，各国应确保向残疾人提供康复服务，以使他们达到最佳的独立和功能水平。各国应为所有类别的残疾人制订国家康复方案。这些方案应考虑到残疾人实际需要并符合充分参与及平等原则。这些方案应包括广泛范围的活动，诸如为改进或弥补某项受损害的功能而提供的基本技能培训，对残疾人及其家属提供指导，培养自立能力及不定期的服务，如评估和指导。需要康复的所有残疾人，包括重残疾和(或)多重残疾人应有机会获得康复治疗。残疾人及其家属应有参与设计安排涉及自己的康复服务。凡有残疾人居住的社区，均应得到所有各种康复服务。但是，在某些情况下，为了达到某种特定训练目的，也可举办短期的特别康复训练班，适当时，可采取住宿形式。应鼓励残疾人及其家属参与康复工作，例如作为受过培训的教师、辅导员或咨询人员。各国在拟订或评价康复工作时，应吸取残疾人组织的专门知识。

关心支持康复护理事业的国际组织还有联合国科学教育文化组织(UNESCO)、联合国儿童基金会(UNICEF)、国际劳互组织(ILO)、联合国粮农组织(FAO)、联合国发展总署(UNDP)、联合国经济社会委员会(UNESC)，等等。一些非政府的国际组织(NGO)也对康复护理事业的发展，起着指导、推动作用，如康复国际(RI)、残疾人国际(DPI)、国际物理医学与康复学会(IFPMR)、国际康复医学会(IRMA)。

附　残疾人权利宣言

(联合国大会于1975年12月9日第3447(×××)号决议)

社会进步和发展，必须保护身心不健全的人的权利并保证他们的福利和恢复正常生活，铭记着需要预防身心的伤残，并帮助残疾人发展他们在各个不同活动领域的能力，并尽可能使他们过正常的生活，要求采取国内和国际行动，保证以本宣言为共同基础和根据来保障下列权利。

(1)"残疾人"一词的意义是指任何由于先天性或非先天性的身心缺陷而不能保证自己可以取得正常的个人生活和社会生活上一切或部分必需品的人。

(2)残疾人应享有本宣言所列举的一切权利。所有残疾人都应享有这些权利，毫无例外且不得基于种族、肤色、性别、语言、宗教、政治或其他见解、国籍或社会出身、财产、家世或任何其他情况，而对残废者本人或其家属有所区别或歧视。

(3)残疾人享有他们的人格尊严受到尊重的基本权利。残疾人，不论其缺陷或残疾的起因、性质和严重性，应与其他同龄公民享有同样的基本权利，其中最主要的是享有适当的、尽可能正常而充实的生活。

(4)残疾人享有的公民权利和政治权利与其他人一样；对于智力缺陷者的这些权利的任何可能限制或压制，应适用智力迟钝者权利宣言第七条的规定。

(5)残疾人有权获得种种旨在尽可能使他们自立的措施。

(6)残疾人有权接受医药、心理和功能治疗，包括安装义肢和假体在内，接受医疗和社会复健、教育、职业培训和复健、各种帮助、指导、就业和其他服务，以充分发展他们的能力和技能并加速他们参与社会生活或重新参与社会生活的过程。

(7)残疾人有权享有经济和社会保障，并过着像样的生活。他们有权按照其能力获得并保有职业，或担任有用处的、生产的、有报酬的工作，并加入工会。

(8)在经济和社会规划的所有各阶段，都要照顾到残疾人的特别需要。

(9)残疾人有权与其亲属或养父母同住，并参加一切社会活动、创作活动或娱乐活动。除非残疾人的病况确有必要或为减轻病况确有必要，不得在居住方面使他们受到异于他人的待遇。如残疾人不得不居住在特别疗养所时，当地的环境和生活条件应尽可能接近同龄人的正常生活环境和条件。

(10)残疾人应受保护，以免受到任何剥削、任何管制或任何歧视性、虐待性或侮辱性的待遇。

(11)残疾人如确需合格的法律援助以保护其人身和财产时，应能够获得这种援助；残疾人如被依法起诉，所采用的法律程序应充分考虑到他们身心方面的状况。

(12)有关残疾人的权利一切的问题，应与残疾人组织进行协商。

(13)应通过一切适当方法，使残疾人、其家属及社区充分了解本宣言所载的各项权利。

2. 国内政策

(1)《中国残疾人事业五年工作纲要(1988—1992年)》:我国现代康复护理起步较晚,自1980年以来迅速引起政府重视。1988年,国务院批准颁布实施了《中国残疾人事业五年工作纲要(1988—1992年)》,着重进行广大残疾人亟待解决的白内障复明、小儿麻痹后遗症矫治、聋儿听力语言训练三项康复工作。同时,借鉴国外经验,结合我国传统医学,充分利用现有医疗卫生网和社会保障网,充实康复内容,增加康复功能,开展康复工作,逐步现成以康复机构为骨干,以社区康复为基础的符合我国国情的康复体系。培养康复人才,传授康复知识,开展康复研究,编写康复教材、书刊和社区康复手册。在现有医科院校和护士学校中开设康复课程,有条件的设置康复医学和康复治疗专业,并纳入教育和卫生部门的计划;通过培训班和临床实践,从现有医护人员中培养康复工作者。加强康复工作者的业务训练和医德培养,使他们掌握从事伤残服务的知识和技能,理解残疾人的疾苦、心理和需求,更好地为残疾人服务。向残疾人、残疾人亲属、社区工作人员和志愿工作者传授康复知识,提高康复技能。有计划地改造和建立一些骨干康复机构,进行科研、临床实践、技术指导和人员培训。逐步在现有医院开设康复部(科、室)。充分发挥基层卫生网、社区服务网和残疾人家庭的作用,发展社区康复,使更多的残疾人在社区和家庭环境中得到有效的康复服务。为配合三项康复工作,要制订质量验收标准,编写小儿麻痹后遗症康复手册、聋儿听力语言训练大纲和教材、白内障手术技术资料;组织好人员培训。做好与之配套的助听器、眼镜、文具、手术车及医疗器材设备的生产和供应。建立聋儿听力语言康复中心,以此为骨干,带动街道、幼儿园、聋校、福利院、残疾儿童寄托所和残疾儿童家庭,多种形式地开展聋儿听力语言训练。三项康复费用,属于公费医疗、劳保范围内的,按现行规定由公费负担;不属于此范围的,由本人、亲属或合作医疗负担;确属于贫困的残疾人,经当地有关部门批准,用救济款、扶贫款予以补助。财政部和中国社会福利有奖募捐委员会、中国残疾人福利基金会,对三项康复工作予以经费支持,各地也给以相应支持。

(2)《中国残疾人事业"八五"计划纲要(1991—1995年)》:1991年12月29日,国务院批转了《中国残疾人事业"八五"计划纲要(1991—1995年)》(以下简称"八五"计划)。"八五"计划是由中国残联会同国家计委等16个部门依据《国民经济和社会发展规划及第八个五年计划纲要》,为使残疾人事业与经济、社会协调发展而制订的,它是继《中国残疾人事业五年工作纲要(1988—1992年)》之后又一个关于残疾人事业的发展规划。它明确了"八五"计划期间残疾人事业的总目标和指导方针,规定了主要任务和指标,提出了相应措施。"五年工作纲要"后两年的任务已纳入其中。

"八五"计划期间总的目标是:进一步改善残疾人平等参与社会生活的物质条件和精神环境,缩小残疾人事业与国民经济和社会发展水平的差距,使残疾人参与机会增多,参与范围扩大,自身素质提高,生活状况改善。

——残疾人的温饱问题初步解决。

——残疾人接受康复、教育、医疗保健的人数增加。

——残疾人劳动就业率提高。

——残疾人服务设施增多。

——有中国特色的残疾人事业法律体系、政策体系、业务体系、工作体系和残疾人组织体系初步确立。

"八五"计划期间的基本指导方针:

——贯彻《残疾人保障法》。依法规范公民行为,依法发展残疾人事业,保障残疾人以平等权利、同等机会,充分参与社会生活,共享社会物质文化成果。

——实行"讲求实效、打好基础"的发展方针,着重解决残疾人迫切需要、又有可能满足的基本需求,使残疾人得到切实利益;同时,注重残疾人事业体系和基础设施建设,为有中国特色的残疾人事业持续、稳定、协调发展奠定基础。

——坚持社会化的工作原则。将残疾人事业纳入国民经济和社会发展的全局,各项业务分别列入国家有关事业领域,整体研究,统筹规划,同步发展,形成既适应残疾人特点又与相关事业一体化的业务体系;建立以政府为主导、社会为基础、有关部门与残疾人联合会各司其职的互作体系;实行以政府为领导、广泛动员社会力量、各方密切配合、各尽其力、互为补充、相互促进的社会化管理方式。

——发挥残疾人和残疾人组织的作用。密切联系残疾人，激励残疾人的自强精神，发挥残疾人的能动性，完善残疾人组织，增强残疾人组织的活力，发挥残疾人组织的效能。

“八五”计划期间的主要任务、指标除了融入“五年王作纲要”后两年的任务之外，还增加了16个配套的实施方案，开创了全面发展残疾人事业的新局面。

康复方面提出，在完成“五年工作纲要”规定的83万例3项康复任务的基础上，再完成50万例白内障复明手术、6万例小儿麻痹后遗症矫治手术、2万例聋儿听力语言训练。同时增加了为2万例低视力残疾者配用助视器的任务，使重点康复项目在1988年至1995年期间累计完成143万例；并探索建立社会化、开放式的精神残疾防治康复体系；开展智力残疾的预防和康复，逐步走上轨道，得到发展；开展残疾人后期康复训练，使训练渠道拓宽、内容扩充、人数增加。

(3)《中国残疾人事业“九五”计划纲要(1996—2000年)》：继“八五”计划之后，国家又制订了《中国残疾人事业“九五”计划纲要(1996—2000年)》。“九五”期间残疾人事业的发展，必须适应建立社会主义市场经济体制的需要和国家在本世纪内基本消除贫困现象、人民生活达到小康水平的要求，缩小残疾人在基本需求方面与经济、社会发展水平的差距，改善残疾人平等参与社会生活的物质条件与精神环境。总体目标是：

——残疾人温饱问题基本解决。

——残疾人普遍开展康复训练，同时通过实施一批重点工程，使300万人得到不同程度的康复。

——残疾儿童少年义务教育入学率达到80%左右，可以就业的残疾人基本得到职业培训。

——残疾人就业率达到80%左右。

——残疾人广泛参与社会生活。

——为残疾人提供服务的条件改善、能力增强。

——系统开展残疾预防，努力减少残疾发生。

(4)康复方面的任务指标完善社会化的康复服务体系，以社区和家庭为重点，广泛开展康复训练，使残疾人普遍得到康复服务。

——实施一批重点工程，使300万残疾人得到不同程度的康复，其中白内障复明手术120万例、肢体残疾矫治手术5万例、装配假肢和矫形器30万例、低视力残疾者配用助视器4万例、聋儿听力语言训练6万例、智力残疾儿童系统训练6万例、肢体残疾者系统训练10万例、120万例重性精神病患者得到综合防治。

——开发供应100种、240万件残疾人急需、简便、适用的特殊用品和辅助用具，以有利于残疾人生活自理、行动辅助、信息传送、功能训练、教学认知、生产劳动、休闲娱乐等，帮助残疾人补偿功能、增强能力。

(5)主要措施

1)完善以残疾人家庭为基础、社区康复站为骨干、康复综合服务机构为指导的康复训练服务网络；建立基层康复训练员、家庭指导员队伍；编写各类康复训练大纲、评估标准、训练手册，制作简便、经济的训练器具；筛查康复对象，摸清康复需求，拟定训练方案，安排场所，传授方法，进行巡回指导；帮助残疾人树立健康的心理，增强自我康复意识，发挥残疾人的能动性和家庭的作用，因地制宜、因陋就简、实用有效地开展训练。

2)各地白内障复明中心和医院眼科对适合做手术的白内障患者施行复明手术，在所有市的城区做到有一例做一例；卫生部门和残联重点组织好县以下和广大农村的白内障手术复明工作。统一组织开发、生产、供应助视器，在所有市和有条件的县，以儿童少年中的低视力者为重点配用助视器并指导其进行视功能训练。

3)充实、完善聋儿听力语言训练体系；多层次培训技术人员，建立稳定的师资队伍；组织、开发、生产、供应经济实用的助听、语训器具与测试设备；加强对家长的培训、函授和指导，广泛开展家庭训练；在城市普遍进行新生儿听力检测，逐步推广早期干预。

4)肢体残疾康复工作，应注重矫治手术、假肢和矫形器装配、功能训练三者之间的有机结合和系统服务。实施矫形手术的医疗机构在进行手术时，应考虑假肢或矫形器的装配及功能训练，避免二次损伤，做好转诊服务和指导；从事假肢、矫形器装配的机构和人员要掌握必要的医学工程知识，开发供应急需、面广、经济、实用的器具并提供装配、使用和维修服务。

5)市和有条件的县建立智残儿童康复站，特殊教育学校和儿童福利院开设智残儿童学前班，普通幼教机构根据生源情况设置智残儿童班并与家庭相结合，对智力残疾儿童进行生活自理和认知能力训练。

6)在有2亿人口、200余万例精神病患者的200个市、县，开展社会化、开放式、综合性的精神病防治康复。建立社会化的精神病防治工作体系，防治康复机构、基层社区组织、单位与家庭看护组、家庭病床之间分工协作和有机配合；采取开放式管理和药物治疗、心理疏导、工疗、娱疗等综合康复措施，使精神病患者安定情绪、缓解症状、解除关锁、参加劳动、正常生活，达到显好率60%以上、肇事率0.5%以下、社会参与率50%以上。

7)建立、完善残疾人用品用具供应服务网络，严格质量管理，提供系统服务，本着“急需先行、经济实用、水平适宜、受益面广”的原则，开发生产标准化、系列化的产品并优惠提供给残人。

(二)相关法律

1. 国外立法

保障残疾人权益的立法，从20世纪初开始，第二次世界大战后逐步发展。目前，已有132个国家和地区制订了有关残疾人的法律。

联合国大会通过了一系列保障残疾人权益的文件、决议。较重要的有《禁止一切无视残疾人的社会条件的决议》、《关于残疾人恢复职业技能的建议书》、《开发残疾人资源的国际行动纲领》。1983年，国际劳工大会通过《残疾人职业康复和就业公约》(已经全国人大常委会批准)。自1983年起，联大每年都审议《关于残疾人世界行动纲领》执行情况，并通过决议。

美国1920年制订《职业康复法》，并陆续颁布《康复法》、《建筑无障碍法》、《残疾儿童教育法》、《关于处于发展阶段的残疾人法案》等，1990年6月颁布了《美国残疾人法》。美国颁布的法律，通常还附有配合实施的各类标准及细则。

日本颁布了《残疾人对策基本法》。作为保障残疾人的基本法，还制订了《残疾人福利法》、《残疾人教育法》、《残疾人雇用促进法》、《残疾人职业训练法》、《特殊儿童抚养补贴法》、《战伤病者特别援助法》、《残疾人福利协会法》、《精神卫生法》等十几个具体领域的法律，形成了较完备的法律体系。

英国、法国、前西德、意大利、前苏联、南斯拉夫，以及东欧、北欧、北美诸国，残疾人立法起步也较早。印度、泰国、巴基斯坦、蒙古、孟加拉国、土耳其、伊朗、叙利亚、沙特、约旦、巴林、巴西、哥伦比亚、刚果、坦桑尼亚、乌干达等一些发展中国家，也相继立法。

国外残疾人立法内容包括：“平等地位”与“充分参与”的宗旨；政府、社会、残疾火组织的责任；特别扶助和保护的原则，发展残疾人康复；教育、劳动就业、福利、文化体育事业的方针与重要政策、措施等。

2. 国内立法

我国台湾、香港地区，制订了一系列法律，如台湾的《特殊教育法》、《残障人福利法》等，香港的《对伤残人的公共援助》、《特别需要津贴》等法规。

1990年12月28日，全国人大常委会一致通过了我国第一部《残疾人保障法》，于1991年5月15日起生效。该法是关于残疾人和残疾人事业的基本法律，包容各个领域，明确了重要原则和解决的主要问题，并具有一定的高度、广度和时间跨度。

《残疾人保障法》共9章54条。第一章总则，规定了立法宗旨、原则，残疾人的定义、类别，残疾人的权利和义务，对残疾人的特别扶助和特别保障，政府的职责，社会的责任，残疾人联合会的法律地位、法律责任，以及残疾人亲属的责任等内容。第二章康复，规定了康复工作的指导原则及组织实施、人员培训、用品用具供应等内容。第三章教育，规定了国家保障残疾人受教育的权利，残疾人教育的施教原则、发展方针、办学渠道、师资培训，以及区别不同情况实施普通教育和特殊教育等内容。第四章劳动就业，规定了国家保障残疾人劳动的权利；残疾人劳动就业的方针，社会各方面的责任，给予残疾人的优惠与扶持等内容，特别是规定了各类组织均应按一定比例安排残疾人就业，在劳动就业的各个方面不得歧视残疾人，对于扶持农村残疾人参加生产劳动也做了明确规定。第五章文化生活，规定了国家和社会鼓励、帮助残疾人参加各种文化、体育、娱乐活动，以及相关的扶持措施等内容。第六章福利，规定了国家、社会采取扶助、救济和其他福利措施，保障和改善残疾人生活，并且给予特别照顾。第七章环境，规定了国家和社会采取措施，为残疾人参与社会生活逐步创造良好的环境。特别规定了每年5月的第3个星期日为“全国助残日”。第八章法律责任，对侵害残疾人合法权益的行为，规定依法追究行政责任、民事责任或刑事责任。第九章附则，规定了根据本法制订有关条例和实施办法等内容。

康复方面规定，国家和社会采取康复措施，帮助残疾人恢复或者补偿功能，增强其参与社会生活的能力。康复工作应当从实际出发，将现代康复技术与我国传统康复技术相结合；以康复机构为骨干，社区康复为基础；残疾人家庭为依托；以实用、易行、受益广的康复内容为重点，并开展康复新技术的研究、开发和应用，为残疾人提供有效的康复服务。政府和有关部门有计划地在医院设立康复医学科(室)，举办必要的专门康复机构，开展康复医疗与训练、科学研究、人员培训和技术指导工作。各级人民政府和有关部门，应当组织和指导城乡社区服务网、医疗预防保健网、残疾人组织、残疾人家庭和其他社会力量，开展社区康复工作。残疾火教育机构、福利性企事业组织和其他为残疾人服务的机构，应当创造条件，开展康复训练活动。残疾人在专业人员的指导和有关工作人员、志愿工作者及亲属的帮助下，应当努力进行功能、自理能力和劳动技能的训练。国务院和有关部门分阶段确定康复重点项目，制订计划，组织力量实施。医学院校和其他有关院校应当有计划地开设康复课程、设置康复专业，培养各类康复专业人才。国家和社会采取多种形式对从事康复工作的人员进行技术培训；向残疾人、残疾人亲属、有关工作人员和志愿工作者普及康复知识，传授康复方法。政府有关部门应当组织和扶持残疾人康复器械、生活自助具、特殊用品和其他辅助器具的研制、生产、供应、维修服务。

教育方面规定，根据残疾人的身心特性和需要、残疾类别和接受能力，采取普通教育方式或者特殊教育方式。普通教育机构对具有接受普通教育能力的残疾人实施教育。残疾幼儿教育机构、普通幼儿教育机构附设的残疾儿童班、特殊教育学校的学前班、残疾儿童福利机构、残疾儿童家庭，对残疾儿童实施学前教育。初级中等以下特殊教育学校和普通学校附设的特殊教育班，对不具有接受普通教育能力的残疾儿童、少年实施义务教育。高级中等以上特殊教育学校、普通学校附设的教育班和残疾人职业技术教育机构，对符合条件的残疾人实施高级中等以上文化教育、职业技术教育。

劳动就业方面规定，国家保障残疾人劳动的权利。各级人民政府应当对残疾人劳动就业统筹规划，为残疾人创造劳动就业条件。国家对残疾人福利性企事业组织和残疾人个体劳动者，实行税收减免政策，并在生产、经营、技术、资金、物资、场地等方面给予扶持。在职工的招用、聘用、转正、晋级、职称评定、劳动报酬、生活福利、劳动保险等方面，不得歧视残疾人。

文化生活方面规定，国家和社会鼓励、帮助残疾人参加各种文化、体育、娱乐活动，努力满足残疾人精神文化生活的需要。组织和扶持盲文读物、盲人有声读物、聋人读物、弱智人读物的编写和出版，开办电视手语节目，在部分影视作品中增加字幕、解说，文化、体育、娱乐和其他公共活动场所，为残疾人提供方便和照顾。有计划地兴办残疾人活动场所。

公共服务机构应当为残疾人提供优先服务和辅助性服务。残疾人搭乘公共交通工具，应当给予方便和照顾；其随身必备的辅助器具，准予免费携带。盲人可以免费乘坐市内公共汽车、电车、地铁、渡船。盲人读物邮件免费寄递。县级和乡级人民政府应当根据具体情况减免农村残疾人的义务工、公益事业费和其他社会负担。各级人民政府应当逐步增加对残疾人的其他照顾和扶助。国家和社会逐步实行方便残疾人的城市道路和建筑物设计规范，采取无障碍措施。1989年4月，建设部、民政部、中残联等部门联合颁布了《方便残疾人使用的城市道路和建筑物设计规范》。全国人大也于1990年12月和1996年8月相继颁布了《中华人民共和国残疾人保障法》和《中华人民共和国老年人权益保障法》，对无障碍设施建设的有关问题做出了明确规定。北京、天津、上海、广州、深圳等城市经过多年努力，已逐步建成了一批无障碍设施，发挥了一定的社会效益。

上海是我国的特大型城市，残疾人占户籍总人口的3.93%，老年人(60岁以上)占户籍总人口的18.22%。无障碍设施是残疾人平等参与社会生活的必要物质基础，同时也是方便老年人、伤患者、儿童和其他需要特别关爱的社会成员的重要设施条件。在上海市人民政府法制办的支持下，由市建委法规处会同市残联、市民政局、市老龄委组织了法规编制小组，按照国家有关法规的要求，结合上海的实际情况，制订了《上海市无障碍设施建设和使用管理办法》，于2003年3月31经市政府第3次常务会议通过，成为上海市人民政府令(2003年第1号)。从"九五"计划开始，上海市结合市政道路、商业网点、公共建筑和居住建筑的新建与改造，按照建设部、民政部、中国残联颁布的《城市道路和建筑物无障碍设计规范》的要求，新建了一批无障碍设施。市政府办公楼、上海博物馆、上海图书馆、人民广场、东方明珠电视塔等新建的大型公共建筑均按照《城市道路和建筑物无障碍设计规范》的要求进行设计和建设，无障碍设施较为齐全，受到公众欢迎。上海市根据实际情况，相继制订了《上海市城市道路无障碍设施技术标准》、《养老设施建筑设计标准》等地方标准，规范无障碍设施建设。2001年修订的《住宅设计标准》，也对住宅入口设置无障碍坡道作了相应规定。2003年，由上海市建委牵头，会同市残联、市民政局、市老龄委联合编制了《上海市无障碍设施建设规划(2003—2006年)》，规定了新建的城市道路、公共交通设施、建筑物(公共建筑和居住建筑)要严格按照《城市道路和建筑物无障碍设计规范》的要求设计和建设无障碍设施。对已建的城市道路、公共交通设施、建筑物(公共建筑和居住建筑)要按以下原则进行改造和完善：方便肢残等行动不便者乘坐轮椅在室外通行。方便残疾人信息交流。公共传媒要提供设施和手段，使听力、语言、视力残疾者能够无障碍地获得信息和进行社会交流。

第五节 排尿功能障碍的康复护理技术

排尿障碍可以是脑、脊髓病变引起的神经功能结构障碍，也可以是膀胱尿道结构改变、感染或邻近器官压迫所引起。排尿功能障碍有很多表现，给患者带来很大的痛苦和不便，严重影响患者的生活质量，如尿失禁不仅造成患者工作、生活上的极大不便，更使其自尊心受到严重伤害。有关排尿障碍带来的问题和烦恼，与老龄社会一样成为现代的"社会问题"。

一、泌尿系统解剖生理

(一)膀胱尿道的解剖及神经系统

膀胱位于小骨盆内、耻骨联合的后方，是储存尿液的重要器官。空虚时，膀胱顶部不超过耻骨联合上缘，但是其形状、大小、位置均随尿液充盈的程度而变化。膀胱为一囊状肌性器官，其肌层由3层纵横交错的平滑肌组成，称为膀胱逼尿肌。一般膀胱内储存的尿液超过500ml时，才会经尿道排出。

尿道是尿液排出体外的通道，由膀胱的尿道内口开始，末端直接开口于体表。尿道内口周围有平滑肌环绕，形成膀胱括约肌(内括约肌)；尿道穿过尿生殖膈处有横纹肌环绕，形成尿道括约肌(外括约肌)。男、女性尿道有很大不同：男性尿道长18～20cm，有3个狭窄、2个弯曲，即尿道内口、膜部和尿道外口，耻骨下弯和耻骨前弯；女性尿道长4～5cm，较男性尿道短而直，富于扩张性，尿道外口位于阴蒂下方，呈矢状裂。

膀胱、尿道由许多复杂的神经系统控制，主要有三大系统(图21-3)。

(1)体神经(somatic nerve)：包括阴部神经(pudendal nerve)和盆神经，来自骶2～骶4脊神经(S_2～S_4)。阴部神经属于躯体神经，直接受意识和反射控制，刺激此神经可使尿道外括约肌收缩，引起憋尿；盆神经属于副交感神经，主要分布在逼尿肌，少数分布于尿道近侧端，刺激这些神经可使膀胱逼尿肌收缩、膀胱内括约肌松弛，从而促进排尿。

(2)交感神经(sympathetic nerve)系统：主要来自胸11～腰2脊神经(T_{11}～L_2)，经由腹下神经丛分布至膀胱。交感神经又分为α纤维和β纤维，前

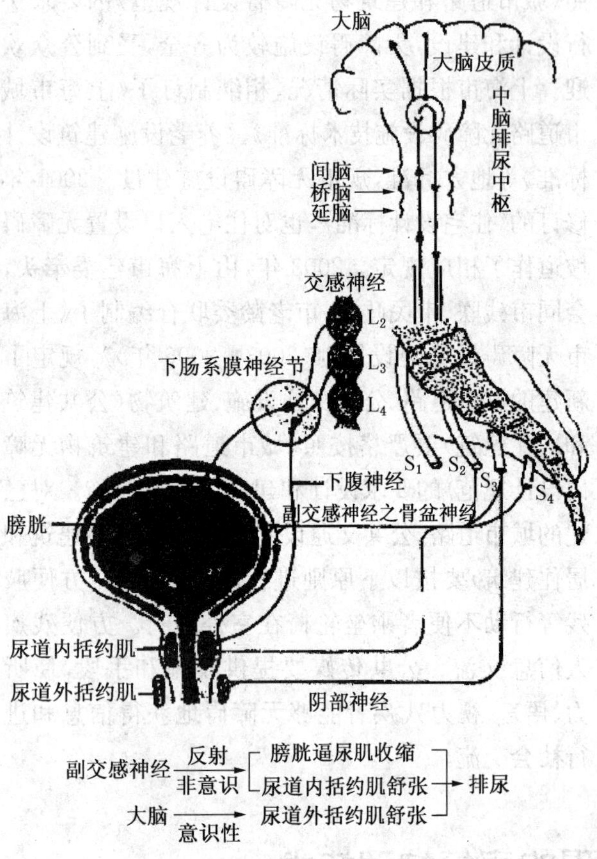

图 21-3 排尿的神经及肌肉控制

者分布于膀胱的颈部及尿道的平滑肌，使膀胱逼尿肌松弛，内括约肌收缩，抑制膀胱的排空；后者则作用于膀胱体，其作用为抑制逼尿肌收缩，也抑制膀胱排空。

(3)上脊神经中心（supraspinal nerve center）：控制排尿活动的神经中心自下而上有：腰骶部脊髓、中脑及脑桥、大脑皮质。

(二)排尿的生理

肾脏生成尿液是一个连续不断的过程，而膀胱的排尿则是间歇进行的。只有当尿液在膀胱内储存并达到一定量时，才能引起反射性的排尿动作，将膀胱内尿液通过尿道排出体外。

在正常情况下，大脑皮质对脊髓排尿中枢起到制约作用，膀胱受副交感神经紧张性冲动的影响，逼尿肌处于持续的轻度收缩状态，使膀胱内压经常保持在 0.98kPa。由于膀胱平滑肌具有较大的伸展性，故在尿量开始增加时，膀胱内压无明显升高。当尿量增加到 400～500ml 时，膀胱内压便超过 0.98kPa 而明显升高，此时膀胱壁的牵张感受器受刺激而兴奋，冲动沿盆神经经过腰骶部排尿初级反射中枢，同时也达到脑干和大脑皮质的排尿反射高级中枢，并产生尿意。如果条件许可排尿，则冲动传出，引起逼尿肌收缩、内括约肌松弛，尿液进入后尿道，并刺激后尿道的感受器，使冲动再次沿盆神经传至骶髓排尿反射中枢，以加强排尿并反射性抑制阴部神经，使膀胱外括约肌开放，于是尿液被强大的膀胱内压驱出。另外，腹肌和膈肌强有力的收缩，还能产生更高的压力来协助克服排尿的阻力。如果条件不许可或不进行排尿，则膀胱内尿量继续增多。当达到 700ml 时，膀胱内压也升高至 3.43kPa，此时逼尿肌出现节律性收缩，排尿欲明显增大，但还可有意识地控制排尿。当膀胱内压达 6.86kPa 以上时，便出现明显痛感，以致不得不排尿。

二、排尿功能障碍的分类

排尿障碍可分为尿潴留、尿失禁、尿频等类型，其中尿失禁对患者的影响最为显著。

(一)尿失禁

排尿失去意识控制或不受意识控制，尿液不自主地流出，称为尿失禁。尿失禁可分为：

1. 压力性尿失禁

即当咳嗽、打喷嚏、大笑或运动时，腹肌收缩，腹压增高，膀胱内压力升高，以至于不自主地有少量尿液排出。其原因是由于膀胱括约肌张力减低、骨盆底部肌肉及韧带松弛，而不伴有膀胱过度膨胀和逼尿肌的收缩。多见于多产、更年期女性及前列腺切除术后的男性。

2. 急迫性尿失禁

急迫性尿失禁指当有强烈的尿意时不能由意志控制而尿液经尿道流出。这类尿失禁的特点是先有强烈的尿意，后有尿失禁。或在出现强烈尿意时发生尿失禁，主要临床表现为尿急、尿频和遗尿三联征。急迫性尿失禁常伴有逼尿肌无意识地收缩或反射亢进，多见于神经系统损伤的患者，如脑卒中（中风）、脊髓损伤或多发性硬化等。有些脊髓损伤或多发性硬化患者，有明显的逼尿肌反射亢进且伴有逼尿肌—膀胱括约肌协同失调，引起尿潴留、膀胱输尿管逆流及肾损害。局部受激惹也可以造成急迫性尿失禁，如下尿道的感染或膀胱炎。

3. 满溢型尿失禁

一种与膀胱过度膨胀相关的尿液无意识排出，主要表现为膀胱的不完全排空。按压会导致排尿，尿流相当慢，并有中断，排空后仍有尿滴沥。与急迫性尿失禁及压力性尿失禁相似，但急迫性尿失禁出现在膀胱内压力超过尿道括约肌抵抗的压力时，而满溢型尿失禁出现在膀胱过度充盈致膀胱内的基线压力增高时，伴有膀胱顺应性降低及逼尿肌收缩乏力。多数满溢型尿失禁患者单纯由膀胱水平以下的机械性阻塞引起，如前列腺肥大或尿道狭窄；少数由脊髓损伤或多发性硬化后逼尿肌—膀胱括约肌协同失调引起。

4. 功能性尿失禁

因心理因素（紧张、忧郁、恐惧等）、认知功能障碍（脑卒中、多发性硬化等）、活动受限（关节炎、老年性痴呆等）或居住条件（厕所远等），虽急于起步，但仍无法控制尿液的排出，或听到流水声后尿失禁。泌尿科检查常为阴性，但可有逼尿肌不稳定。

5. 混合性尿失禁

指压力性尿失禁和急迫性尿失禁同时存在，常见于老年妇女，而且往往其中一种尿失禁的症状比较突出。

（二）尿潴留

尿液大量存留在膀胱内而不能自主排出，称为尿潴留。当尿潴留时，膀胱容积可增至3000～4000ml，膀胱高度膨胀，可至脐部，患者主诉下腹胀痛，排尿困难。尿潴留分完全性尿潴留和不完全性尿潴留两种类型。完全性尿潴留时尽管作很大的努力也不能排尿，不完全性尿潴留在每次排尿时不能使膀胱完全排空，即有残余尿。引起尿潴留的原因见于：

(1)机械性梗阻：膀胱颈部或尿道有梗阻性病变，如前列腺肥大或肿瘤压迫尿道，造成排尿受阻。

(2)动力性梗阻：由于排尿功能障碍引起，而膀胱尿道并无器质性梗阻病变，如外伤、疾病或使用麻醉剂所致骶髓初级排尿中枢活动发生障碍或受到抑制，不能形成排尿反射。

(3)其他：各种原因引起的不能用力排尿或不习惯卧床排尿，包括某些心理因素，如焦虑、窘迫使得排尿不能及时进行。由于尿液存留过多，膀胱过度充盈，致使膀胱收缩无力，造成尿潴留。

（三）尿频

一天排尿次数在10次以上，夜间排尿在2次以上称为尿频。发生机制有多尿，膀胱容量减少，膀胱和尿道受到刺激，排尿反射抑制通路障碍等。

（四）神经源性膀胱功能障碍

神经源性膀胱功能障碍(nelarogenic bladder)，也称神经源性膀胱。

一种特殊类型的排尿功能障碍，是指控制膀胱的中枢神经或周围神经双侧损害而导致的排尿功能障碍。神经源性膀胱功能障碍既可以是先天性的（如脊髓发育不全），也可以是后天损伤或疾病所致。常见病因有：

(1)颅内损害。颅内损害既可影响皮质功能区，也可影响上节段的传导径路。轻症通常引起无抑制性膀胱，重者往往导致反射性膀胱。这些患者常见原因有血管病变（脑血管意外、动脉硬化性缺血）、颅内新生物、多发性硬化和帕金森病。

(2)累及上节段传导路径的脊髓损害。在脊髓排尿中枢以上的脊髓病变、上节段传导路径只有轻微受累时才引起无抑制性膀胱。当所有至脊髓排尿中枢的脊髓传导路径均遭破坏时，才引起反射性神经源性膀胱功能障碍。最常见的是脊髓损伤、脊髓新生物、椎间盘疾病和多发性硬化。

(3)马尾损害。外伤和新生物使马尾受累时可引起膀胱功能障碍，通常为自主性膀胱。

(4)脊髓后根和脊髓感觉传导路径的损害。该损害往往导致低反射性或无反射性膀胱，造成大容量膀胱。常见原因有糖尿病、脊髓结核等。

(5)脊髓前角细胞损害。可引起非收缩性膀胱，往往是由于脊髓灰质炎所致。

(6)药物不良反应。各种不同药物作用于自主神经系统，可导致膀胱功能障碍。三环抗抑郁药、抗组胺药和苯妥英钠均可引起排空不全，尤其是在处于排尿病理边缘的患者，药物不利作用更为显著。

三、康复评定

（一）病史、体格检查的要点

内容包括：出现排尿功能障碍的时间、性质、频率、加重或减轻的因素，是否有泌尿道感染的病史，有无中枢神经系统的病变，女性的生产史，曾做过的检查及治疗等。

1. 排尿愿望

属于本体感觉，起源于逼尿肌张力感受器，通过骶神经传入纤维经脊髓后索到达脑干的逼尿肌运动中枢及大脑皮质，此感觉异常时可产生尿频。应注意有无残余尿，因残余尿量增加也可出现尿频。

2. 急迫的排尿感

属于膀胱与体神经的联合感觉。尿意急迫常常是在膀胱容量阈值较低的情况下出现的一种强化了的不正常的排尿愿望。排尿时尿液通过尿道的感觉主要是尿道黏膜的体神经感受器刺激而合成的感觉，神经传导是通过阴部神经传入脊髓，经后柱与脊髓丘脑束到达脑部。尿道炎症时，此种感觉可强化而产生尿痛。

3. 外界刺激感觉

在尿生殖膈以下尿道的主要传入纤维是通过阴部神经，经脊髓后柱及脊髓丘脑束上传，传递疼痛、冷热及触觉；膀胱黏膜及肌肉的痛触觉感受器，由腰骶副交感神经与胸腰交感神经传递。

4. 排尿起始

了解排尿起始的情况对诊断神经源性膀胱功能障碍很重要。突然排尿包括尿意急迫性尿失禁，说明输入感觉、副交感及阴部神经功能仍然存在，常为不完全性骶髓以上病变。反射性排尿，无任何感觉的反复膀胱收缩则为完全性骶髓以上病变的特征。需要用腹压或手压排尿，或在增加压力时尿流亦随之增加，则为骶髓病变的排尿方式。

5. 排尿中断

通常排尿完毕自行停止，正常人亦能有意识地主动中断排尿。如在没有意识控制的情况下出现尿流中断，常为骶上病变的表现。与此相反，当停止手压排尿时，尿液出现被动性中断，则见于骶髓病变。

6. 大便史

包括有无大便习惯、频度的变化，有无大便失禁，有无排便意愿，能否辨认通过肛管的是粪便还是气体；能否起始与中断排便。排便的愿望主要通过骶神经丛的副交感传入纤维传导，大便通过肛管的感觉及辨认是气体或为粪便主要通过阴部神经的传导。排便功能的恢复预示排尿功能可到达较满意的平衡状态。

7. 体格检查

除注意患者有无痴呆、感觉、运动、反射的变化外，骶反射的检查特别重要，可较简单地通过肛门外括约肌的检查来进行。肛门外括约肌是会阴部横纹肌的一部分，肌张力及患者随意收缩括约肌的能力，可通过肛门指诊检查。肛门随意收缩存在，表明盆底神经支配完整，即阶段神经及骶上神经完整；不能随意收缩．但肌张力仍存在者，提示骶上神经损伤；肌张力减退，表明骶神经或周围神经损害。挤压阴茎头（阴蒂）以刺激阴茎背神经，可出现尿道海绵体肌及肛门括约肌的收缩；或牵拉留置的水囊导尿管刺激膀胱尿道黏膜，亦可引起肛门括约肌的收缩，球海绵体肌反射的存在说明骶反射弧完整，该反射的中枢位于骶 2～4。

（二）实验室、影像学检查

1. B 型超声检查

观察肾脏外形、大小、有无肾积水（泌尿系梗阻）、结石、膀胱容量、膀胱壁及残余尿量。

2. 膀胱镜检查

观察膀胱内膜有无炎症、小梁形成、憩室及膀胱颈部改变。

3. X 线检查

包括：①腹部平片；②静脉泌尿系造影（intravenous pyelography，IVP）；③计算机 X 线体层扫描。

4. 肾机能实验室检查

包括：尿素氮、肌酐。

（三）尿流动力学检查

尿流动力学（urodynamic）是借助流体力学及电生理、神经生理学的原理和方法，对泌尿道输送、储存和排泄等功能进行动态观察，较全面而完整地反映各种变化，并提供客观依据。主要通过检测膀胱储尿期容积压力变化、排尿期尿流率、尿道压力分布测定、膀胱和尿道有关肌肉电生理活动与神经生理情况，借以反映下尿路功能。

1. 尿流率测定（uroflowmentry，UF）

为单位时间内排出的尿量（ml/s），主要是反映排尿过程中逼尿肌与尿道括约肌相互作用的结果，即下尿路的总体功能情况。主要参数有最大尿流率、尿流时间及尿量等。尿流率受性别、年龄和排尿等因素的影响。

2. 膀胱压力容积测定（cystometry）

包括膀胱内压、直肠内压（腹压）及逼尿肌压（膀胱压减去直肠压)。正常压力容积测定为:①无残余尿;②脂肪充盈期内压维持 0.49～1.47kPa,顺应性良好;③没有无抑制性收缩;④膀胀充盈过程中,最初出现排尿感觉时的容量为 100～200ml;⑤膀胱总容量 400～500ml;⑥排尿及中止排尿受意识控制。

3. 尿道压力分布测定(urethral pressure profile,UPP)

主要参数包括最大尿道闭合压 4.90～12.75kPa(女性 5.88～6.87kPa);功能性尿道长度男性为(5.4±0.8)cm,女性为(3.7±0.5)cm。

4. 括约肌肌电图(sphincter electromyography,SEMG)

可用表面电极(哑铃状)置入肛门测肛门括约肌肌电活动,或用针式电极经会阴部直接插入尿道外括约肌,记录肌电活动,从而了解在逼尿肌收缩时尿道外括约肌的协调性活动。在正常排尿周期中,膀胱充盈期间尿道外括约肌呈持续活动,排尿时肌电活动突然中止,排尿完毕,肌电活动重新出现。病理情况下可见:①逼尿肌收缩时,括约肌肌电活动同时增强,即逼尿肌—括约肌协同失调;②膀胱充盈过程中,突然出现括约肌肌电活动静止,患者出现不自主漏尿。

5. 尿流动力学和 B 型超声或 X 线同步联合检查

用稀释的 15%碘溶液代替生理盐水充盈膀胱,可在作尿流动力学检查时同步获得尿流动力学各项参数、图形及膀胱尿道 X 线形态等各项资料,是目前能够收集到情况最全面的检查方法。

排尿功能对患者的死亡率几乎没有影响,但可导致患者的生活质量下降,尤其是尿失禁严重影响患者的身心健康,因此,有必要对尿失禁患者的生活质量进行评价。尿失禁生活质量量表(incontience-quality of life,I-QOL)是此类问卷中比较成熟且运用广泛的一个问卷。I-QOL 由美国华盛顿大学 Wagner 博士研制而成,含有包括逃避和限制性行为、心理社会影响、自我困扰的 3 个维度 22 个问题,采用自我测评方式,每题有 5 个固定的回答标准,单项选择,以不同分值标记,最后累加所有得分(表 21-2)。换算为标准得分后,分值越高表示生活质量越好。I-QOL 量表成功应用于 11 种语言文化不同的欧美国家,证实此量表可有效地应用于不同临床类型、不同程度的尿失禁患者生活质量的测量,具有较好的内在一致性、可重复性和有效性。目前,I-QOL 已被广泛应用于尿失禁的流行病学调查、生活质量的研究和临床治疗效果的评价。但是,I-QOL 在我国尚未得到广泛应用,相关报道仅见 1 例。而且,对于不同肤色、年龄超过 70 岁的尿失禁患者,使用 I-QOL 测量是否具有一致性,仍需进一步研究。此外,如何正确翻译、使用此量表也有待开展新的工作。

表 21-2 尿失禁生活质量问卷(I-QOL)

问卷包括 22 个条目,每个条目均分为 5 级:
Ⅰ. 一直有;Ⅱ. 经常;Ⅲ. 一般;Ⅳ. 少有;Ⅴ. 从来没有
1. 我担心不能及时赶到厕所排便
2. 由于排尿问题或尿失禁,我担心自己会咳嗽或打喷嚏
3. 由于排尿问题或尿失禁,由坐位站起时我必须小心
4. 在陌生环境中,我担心找不到厕所
5. 我为自己的排尿问题或尿失禁,感到沮丧
6. 由于排尿问题或尿失禁,我不能自由地长时间离家
7. 因为排尿问题或尿失禁,我不能做我想做的事,这让我有失败感
8. 我担心别人会闻到我身上的尿味
9. 尿失禁总是萦绕在我脑中
10. 频繁上厕所对我来说是很重要的
11. 由于排尿问题或尿失禁,提前想好行动的每一个细节是很重要的
12. 我担心自己的排尿问题或尿失禁会随着年龄的增长而越来越严重
13. 由于排尿问题或尿失禁,我很难有一个酣睡的夜晚

续表

14. 我担心排尿问题或尿失禁会使我尴尬或丢脸
15. 我的排尿问题或尿失禁让我觉得自己不是一个健康人
16. 我的排尿问题或尿失禁让我觉得无助
17. 由于排尿问题或尿失禁，我很少感到生活的快乐
18. 我担心会尿湿自己的衣物
19. 我感觉无法控制自己的膀胱
20. 由于排尿问题或尿失禁，我必须关注自己喝了什么饮品，以及喝了多少
21. 排尿问题或尿失禁限制我对服装的选择
22. 由于排尿问题或尿失禁，我担心性生活

注：此量表详细内容及记分方法可联系 lnfo@outcomes-trust.org 获取使用权限。

四、康复护理措施

(一)间歇性导尿

1844年，Stromeyer提出并在临床应用间歇性导尿术(intermittent catheterization，IC)；1947年，Guttmann提出了无菌性间歇性导尿术(sterile intermittent catheterization，SIC)。1971年，Lapides等提出清洁间歇性自家导尿术(clean intermittent self-catheterization，CISC)，并用于脊髓损伤(spinal cord injury，SCI)患者的治疗，从而使患者得以摆脱留置导尿管，避免阴茎、阴囊部并发症，降低感染率，使膀胱能有周期性的扩张与排空，维持近似正常的生理状态，并促使膀胱功能恢复。经过近20年不懈实践和研究，目前已可使约77%脊髓损伤患者在出院时可除去导尿管，60%男性、50%女性患者尿内可保持无菌。现在，IC已成为神经性膀胱尿道功能障碍的常规治疗方法，在世界各国得到广泛应用。

1. 理论依据

SIC/CISC治疗患者排尿功能障碍的理论依据是：①膀胱本身具有抵抗细菌的能力，膀胱血流量的减少是膀胱尿道遭细菌侵犯的主要原因；②膀胱内压增加及过度充盈膨胀可引起膀胱的血流减少；③周期性的充盈—排空可保证黏膜有充足的血流量，减少感染，有利于膀胱排尿功能的恢复与重建；④定时导尿可控制细菌的繁殖，使其达不到侵害膀胱壁所需的数量。

2. 应用IC的时机

脊髓损伤后发生神经性膀胱尿道功能障碍的首要处理目标是，利用适当的尿液引流方式排空膀胱，防止膀胱过度膨胀、膀胱壁损害及尿路感染(urinary tract infection，UTI)。在脊髓损伤后最初的1～2周内，由于建立静脉治疗通道、外伤后多尿、每小时尿量计算等原因，不宜进行IC治疗，以留置尿管为宜。但病情稳定后，应及早进行IC治疗，以减少留置尿管所致的各种泌尿生殖系并发症，如尿道炎、脓肿、前列腺及睾丸炎、膀胱结石、膀胱挛缩、膀胱输尿管返流、自主神经反射亢进、膀胱癌等。

3. 适应证和禁忌证

(1)适应证：通常，导尿的目的是排空膀胱，而IC的目的不仅是为了恢复膀胱的功能(即使膀胱有规律地储存和排出尿液)，还要避免长期留置导尿管所致的各种并发症。应用IC的指征有：①任何神经病变造成的膀胱不能有效排空，但尿流动力学检查显示有良好顺应性的正常膀胱容量(400ml)、低膀胱储尿期内压[20kPa(20cmH_2O)]、无输尿管返流发生，且在两次导尿之间具有有效控尿的括约肌功能(尿道阻力)；②运动瘫痪性膀胱功能障碍；③骶髓、马尾神经或盆神经损伤造成的逼尿肌无反射性神经源性膀胱；④髓上神经病变，虽有逼尿肌反射亢进，但逼尿肌的无抑制性收缩能用药物抑制或通过某种外科手术，使膀胱容量增加、膀胱储尿期内压降低；⑤某些脱髓鞘病变、脑血管病及脊髓损伤休克期逼尿肌功能丧失或明显低下者。

(2)禁忌证：①患者双手功能丧失；②患者不配合(不合作)；③尿道畸形或有憩室；④严重的尿道炎或膀胱炎；⑤尿道周围脓肿；⑥尿道狭窄、膀胱颈梗阻、前列腺增生症、盆底肌肉或尿道外括约肌痉挛等可使导尿困难甚至发生危险。但不是禁忌证，可以通过外科处理后再继续施行IC。

4. 操作方法

在开始间歇性导尿前，向患者详细说明导尿的目的，消除患者思想的顾虑，取得配合。住院患者由护士或受过培训的人员施行。操作手法力求轻柔熟练，操作者了解尿道括约肌部位的阻力，当导尿管前端到达括约肌处时，稍稍停顿，再继续插入，必要时加用尿道黏膜表面麻醉剂（2%利多卡因）。拔管动作要慢，到达膀胱颈部时，稍稍停顿，同时用手压迫下腹部，使全部尿液引出。真正排空膀胱。每次导尿后，均要求将导尿时间、尿量准确记录在专用记录纸上。

5. 注意事项

（1）控制液体摄入量。对进行IC治疗的患者，每日液体摄入量应限制在1500～1800ml，并要求做到均匀摄入（150ml/h，包括三餐中的摄水量），避免短时间内大量饮水，以防止膀胱过度充盈膨胀（膀胱容量应控制在500ml以下），具体方案为：早、中、晚各400ml，可在上午10时、下午4时及晚上8时饮水各200ml，晚8时到次日晨6时，不再饮水。

（2）严格掌握间歇时间。每4～6小时导尿1次，每日导尿不宜超过6次，在每次导尿前配合各种辅助方法进行膀胱训练。具体方案：两次导尿之间能自动排尿100ml以下、残余尿量300ml以下时，每6小时导尿1次；两次导尿之间能够自动排尿200ml以上、残余尿量200ml以下时，每8小时导尿1次；当残余尿量少于100ml或为膀胱容量20%以下时，即膀胱功能达到平衡后，方可停止导尿。

（3）尽可能减少尿道损伤和感染。在导尿时，尿管应充分润滑，整个操作过程应轻柔，避免损伤尿道黏膜。

（4）每次导尿均应彻底排空膀胱。在导尿成功后，应保持尿管位置，直到尿液完全排出，之后不应立即拔除尿管，应在缓慢拔除尿管的同时，屏气增加腹压或轻压膀胱区，以使膀胱彻底排空，没有残余尿存在。

（5）防治尿路感染。如条件许可，可采用一次性塑料导尿管，反复使用时要注意清洗消毒。在IC开始阶段，每星期检查尿常规、细菌培养及细菌计数1次，以后根据情况延长到每2～4个星期1次。如尿内发现脓细胞或白细胞计数＞10个/高倍视野，或细菌计数连续2日＞10^7/L时，应立即使用抗菌药物，口服复方磺胺甲噁唑[复方新诺明（SMZ-TMP）]1.0g，每日2次，或诺氟沙星（氟哌酸）0.2g，每日3次，也可根据尿细菌培养及药敏试验选用其他药物。是否需要进行膀胱冲洗，要根据具体情况，尿液混浊、沉淀物较多时，酌情冲洗。通常情况下，不宜将膀胱冲洗作为常规治疗手段。

（6）对膀胱逼尿肌无力、残余尿量持续保持在100ml以上或更多的患者，需要长期使用IC，则要耐心教会家属或患者本人行为的长期使用方法，以便出院后能继续长期实施IC，并定期检查。

（二）膀胱排尿训练

膀胱排尿训练是恢复膀胱功能，达到自行排尿的常用方法，对神经源性膀胱尿道功能障碍的患者，应争取及早进行训练。

1. 目的

保持有规律的排尿（1次/3～4小时）；减少残余尿量（＜100ml）；维护膀胱输尿管的瓣膜功能，避免产生返流；减少泌尿系统感染率，保护肾脏功能；提高患者的生活质量，增强在社交活动中的独立性。

2. 适应证和禁忌证

（1）适应证：①患者膀胱容量和顺应性能持续4小时不导尿；②尿液镜检≤10WBC/HpF；③无发热；④无持续菌尿出现。

（2）禁忌证：对膀胱输尿管返流、肾积水、肾盂肾炎患者禁用；泌尿系感染、结石、高血压、糖尿病、冠心病患者慎用。因此，在膀胱再训练前行尿常规及肾脏、膀胱造影检查十分重要。

3. 训练原则

采用个体化放尿方法，根据膀胱充盈情况放尿及关闭尿管，避免持续开放形成“惰性膀胱”，致使膀胱肌肉萎缩形成挛缩膀胱。制订饮水—排尿—导尿时间表是进行膀胱排尿训练的基础，饮水量不能太多，以避免因尿量过多而使膀胱过度充盈。24小时总摄入量≤2000ml，排尿时间根据饮水量用膀胱容量和功能状态制订，一般1次/3～4小时，放尿时指导患者有意识排尿。

4. 常用方法

(1)耻骨上区轻叩法：用于骶髓以上损伤或病变逼尿肌反射亢进的患者。通过逼尿肌对牵拉反射的反应，经骶髓排尿中枢引起逼尿肌收缩。患者用手指轻叩耻骨上区，引起逼尿肌收缩而不伴尿道括约肌收缩，即可产生排尿。

(2)刺激法：挤压阴茎区；牵拉阴毛；在耻骨联合上进行有节奏的拍打，拍7～8次，停3秒，反复进行2～3分钟；刺激直肠；进行电针刺激：第一组取三阴交、膀胱俞、委阳、下焦俞；第二组取水道。两组交替使用，通以较高频率的调制脉冲电流。

(3)屏气法(valsalva法)：增加腹部力量来提高膀胱压力并使膀胱颈开放而引起排尿的方法。患者身体前倾，快速呼吸3～4次延长屏气时间增加腹压，作1次深吸气，然后屏住呼吸，向下用力作排便动作。这样反复间断数次，直到没有尿液排出为止。

(4)压迫法(crede法)：和上法相似，适合于逼尿肌无力患者。先用指尖部对着膀胱进行深部按摩，可以增加膀胱张力。坐直，深吸气，闭住会厌，缩腹，手握成拳状置于脐下、3cm耻骨上方处，用力向骶尾部加压，身体前倾，引起排尿。改变加压方向，直至尿流停止。

(三)会阴部肌肉练习

会阴部肌肉练习，即盆底肌肉锻炼(plvic floor muscle exercise，PFME)，又称为凯格(Kegel)运动。1948年，Arnold Kegel医师首先发现反复收缩耻骨尾骨肌可以增强盆底肌肉组织的张力，减轻或防止尿失禁。几十年来，关于尿失禁的非手术治疗，骨盆底肌肉锻炼一直占有非常重要的地位，即使是其他相关的生物反馈、各种辅助器械训练等均是在Kegel锻炼基础上进行。方法为做缩紧肛门的动作，每次收紧不少于3秒，然后放松；连续做15～30分钟，每日做2～3次；或每日做150～200次，6～8周为1疗程。文献报道，完成12周训练的患者中，67%有效，3%达到治愈。

Kegel锻炼有两个原则：一是要掌握正确的锻炼方法，锻炼正确的盆底肌肉群，避免臀大肌及腹肌的收缩，否则不但不能改善症状，反而可能会使病情加重；二是要有持久性，即使症状已经改善，仍须持之以恒，并训练为“情境反射”，当有咳嗽、打喷嚏或大笑之前，能主动而有力的收缩骨盆底肌肉。近年来渐受重视的生物反馈治疗可帮助患者识别正确的肌肉群，并提高疗效。生物反馈治疗即通过测定阴道收缩力。直观地指导患者识别耻尾肌肉群，提高锻炼效果。收缩提肛肌是否有效，可以通过在收缩时两指尖在阴道中的感受来评价，指尖受到侧方压力说明肌肉收缩。也可以通过阴道压力计、阴道重物、球形导管放入阴道的方法，提高阴道触觉敏感性，增强PFME的效果。

(四)规则如厕时间

规则如厕又称排尿习惯训练，通常每2～4小时排空膀胱1次，可依患者的排尿情形，制订一个排尿时间计划表。此计划表配合患者本身的生理限制及摄取液体的情况来制订，训练患者延长排尿间隔，解决急迫性尿失禁问题。对没有器质性排尿功能障碍的患者，但因心智功能障碍而无法自行到厕所解尿，或无法提出需协助解尿要求的患者。例如，脑器质性障碍者，护理人员可评估患者的液体摄取情形，于固定的时间协助患者排尿。

(五)药物治疗

1. 刺激膀胱收缩的药物

(1)乌拉胆碱(氨基甲酰甲基胆碱)：主要作用是兴奋毒蕈样胆碱能受体，其作用类似乙酰胆碱，但不受胆碱酯酶破坏，故作用时间长，适用于膀胱张力低下、残余尿量多或尿潴留的患者。妊娠、溃疡病、哮喘、甲亢、冠心病、癫痫、帕金森病、下尿路或胃肠道机械性梗阻，以及近期内行胃肠道手术者禁用。每日40～150mg，分3～4次口服，或5mg皮下注射，每日4次。

(2)酚苄明：α-肾上腺素能阻滞剂，具有降低膀胱颈及尿道阻力，增加膀胱收缩力的作用，作用时间长达数小时，适用于各种原因所致的排尿困难，具有减少残余尿量，缓解因残余尿量多所致的失禁。此药不良反应少，但低血压者慎用，忌与地西泮或镇静剂同时应用。每次10mg，每日3次。

2. 抑制膀胱收缩药

(1)溴苯胺太林(普鲁本辛)：在毒蕈感受体水平抑制乙酰胆碱的作用，亦具有神经节阻滞作用。主要适用于逼尿肌反射亢进所致的尿频、尿急及急迫性尿失禁等患者，有青光眼、下尿路及肠道梗阻和麻痹性肠梗阻者禁忌。每次15～30mg，每日3次。

(2)丙咪嗪:三环类抗抑郁剂和苯二氮䓬类化合物之一,具有阻断去甲肾上腺素在节后交感神经末梢处的重吸收作用,故具有 α 和 β-肾上腺素能作用。通过 α-肾上腺素能受体的兴奋作用增加尿道的压力,兴奋膀胱肛受体,抑制膀胱收缩力,增加膀胱容量。主要用于治疗儿童遗尿症。有激动、神经质、失眠、口干及便秘等不良反应。

(3)黄酮哌酯:一种直接作用的平滑肌松弛剂,无胆碱能或肾上腺素能作用,可使逼尿肌松弛,增加膀胱容量,但不影响逼尿肌的收缩力。主要用于治疗尿频、尿急及急迫性尿失禁。消化及泌尿系机械梗阻、青光眼、妊娠及小儿禁用。每次 100～200mg,每日 3～4 次。

3. 刺激和抑制膀胱颈及逼尿肌的药物

刺激性药物,能兴奋 α-肾上腺能受体或阻滞 β-肾上腺能受体,能增加膀胱颈及尿道阻力,主要治疗因膀胱颈及尿道张力降低导致的尿失禁及遗尿。这类药物有麻黄碱、丙咪嗪等。抑制性药物则为 α-受体阻滞剂,适用于神经源性膀胱或前列腺肥大导致的排尿困难、残余尿量多或尿潴留患者,如酚苄明、胍乙啶及甲基多巴等。

4. 雌激素类药物

由于尿道和膀胱三角富含雌激素受体,雌激素可使尿道黏膜、黏膜下血管丛及结缔组织增生,增强尿道阻力,从而加强尿道的封闭机制。对于雌激素缺乏的患者,可选用雌激素补充治疗,但雌激素长期大量应用有导致子宫内膜增生和乳腺癌的可能。

(六)其他

1. 盆底电磁刺激

盆底电磁刺激是指用电流刺激盆腔脏器或者是支配它们的神经,通过神经回路进一步增强尿道括约肌收缩,加强控尿能力;神经和肌肉受到刺激后形成冲动,兴奋交感通路并抑制副交感通路,抑制膀胱收缩。自 20 世纪 60 年代,Alexander 动物实验证明,电刺激盆底可使排尿终止。应用功能性电刺激(functional eletrical stimulation,FES)来治疗女性压力性尿失禁是近年来国外认为较为有效的疗法之一。电刺激治疗的方法是将电极置于阴道或直肠以低电流刺激神经,每次 20 分钟,1 周 2 次,6 周为 1 疗程。

2. 配戴止尿器

止尿器是用硅橡胶材料制成,形状像帽子,直径 3.0cm,高 2.5cm,中间乳头直径＜0.5cm。将乳头对准尿道外口,靠乳头产生的微弱负压,并用药膏将外缘密封。其作用是乳头产生的负压将尿道外口黏膜和远端尿道吸入并使之对合,同时对尿道远端组织起稳定及支托作用。止尿器对年轻患者的会阴肌肉张力有恢复作用,但易引发尿路感染。也有置于尿道内的止尿器,疗效优于外置止尿器,但因内置止尿器感染机会明显增加,在应用上远不如外置止尿器广泛。

3. 外科治疗

如尿道周围填充物注射、阴道前壁修补术(Kelly operation)、耻骨后膀胱尿道悬吊术(retropubic urethropexy)、尿道下方悬吊术(pubovaginal sling)。以上手术方法常用于治疗压力性尿失禁。

第六节　排便功能障碍的康复护理技术

根据北京协和医院对北京地区 2486 名 18～70 岁常住居民的随机、分级、分层的流行病学调查表明,慢性便秘的患病率为 6.07%,女性明显高于男性,老年人高于青年人,农村人口高于城镇人口。另外,北京协和医院对 210 例慢性便秘动力障碍分型显示:慢通过型占 10.2%,出口梗阻型占 50.8%,混合型占 39.0%,提示出口梗阻型所占比例最大。美国的一项针对 100 例排便障碍的调查显示:31%的患者疾病开始于儿童期,约 2/3 的患者疾病开始于成年后,29%的患者在特殊事件之后(如妊娠、创伤、手术)患此病。

一、与排便有关的解剖和生理反射

(一)大肠的解剖

人体参与排便运动的重要器官是大肠。大肠全长 1.5m,分盲肠、结肠、直肠和肛管。其中结肠又分升结肠、横结肠、降结肠和乙状结肠4部分，从右髂窝至左髂窝呈"M"形排列。直肠全长10～14cm，从矢状面上看，有两个弯曲，即骶曲和会阴曲。会阴曲是直肠绕过尾骨尖形成凸向前方的弯曲，即骶曲是直肠在骶尾骨前面下降形成凸向后方的弯曲。肛管下止于肛门，长约4cm，为肛门内、外括约肌所包绕。肛门内括约肌为平滑肌，不能随意识而收缩或放松，有协助排便作用，对控制排便作用不大。肛门外括约肌为横纹肌，是控制排便的重要肌束。

（二）排便的生理反射

当食物由口进入胃和小肠进行消化吸收后将其残渣储存于大肠内，其中除一部分水分被大肠吸收外，其余均经细菌发酵和腐败作用后形成粪便。粪便中还包括脱落的大量肠上皮细胞、细菌及机体代谢后的废物，如胆色素衍生物和钙、镁、汞等的盐类。粪便在大肠内停留时间越长，水分被吸收越多。

正常人的直肠腔通常并无粪便。当肠蠕动将粪便推入直肠时，刺激直肠壁内的感受器发出冲动，经盆神经和腹下神经传至脊髓腰骶段的初级排便中枢，同时上传到大脑皮质，引起便意和排便反射，通过盆神经传出冲动，使降结肠、乙状结肠和直肠收缩，肛门内括约肌扩张；同时，阴部神经冲动减少，肛门外括约肌舒张。此外，支配腹肌和膈肌的神经兴奋，腹肌、膈肌收缩，腹内压增加，使粪便排出体外（图21-4）。

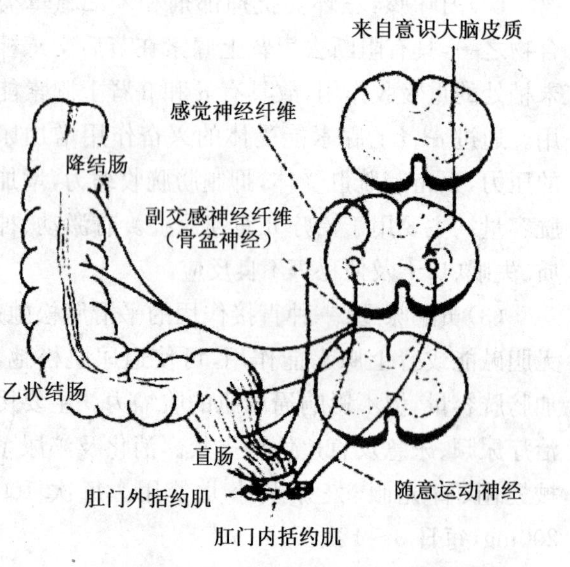

图21-4 大肠的生理反射

二、排便功能障碍的评定

（一）病史要点

临床对肠道功能评估，主要依据病史和对肠道功能症状的描述，如腹胀、体位、排便时间、饮食、肠道护理、治疗和排便功能。另外，应注意自主反射、腹肌痉挛、发热及体重变化与症状的相关性。患者损伤程度、损伤平面、工作能力、旅行、日常外出活动和液体与纤维素摄入及大便软化剂或药物使用情况，需加以记录，最后还应进行仔细的体格检查。

（二）物理检查

1. 肛门指诊

肛门指诊是一个基本而简单的检查，它可以除外痔疮、肛门狭窄、便血等器质性疾病。通过检查患者模拟排便和缩紧肛门的动作，对其肛门直肠肌肉的张力及协调与否有一个评估。

2. 肛门直肠测压

肛门直肠测压是最常用的检查方法之一，用来测定肛门内、外括约肌的功能。同时还可测定直肠壁的感觉功能和顺应性等，包括：肛门括约肌的静息压、最大收缩压、收缩时限；肛门括约肌长度；肛门直肠抑制反射；模拟排便时压力变化；直肠感觉功能；直肠顺应性等。出口梗阻型便秘的动力障碍表现为，模拟排便时肛门括约肌和耻骨直肠肌反向收缩或松弛不全。感觉障碍表现为，最初感觉阈值及最大耐受量升高。肛门直肠测压除外成人型巨结肠病，患此病的患者肛门直肠抑制反射消失。

3. 直肠动力学检查

直肠动力学检查尚处于研究阶段，其实际价值和对康复治疗的相关性还有待进一步探讨。现有的直肠动力学检查方法：在肛门内放置一根三腔管，记录肛门直肠内的压力，同时在肛门外括约肌插入一根针电极，记录其肌电活动。充盈直肠内气球，直肠内压间歇性上升伴肛门压力下降，当肠内压达1.96～2.94kPa时，外括约肌EMG出现静止，此时肛门内压力趋于零。直肠内压力上升直至肠道容量150～300ml时，即产生排便，气球同时排出。EMG和直肠、肛门内压力变化参数评估神经源性肠道排便障碍可作为临床参考。

4. 胃肠通过测定

用于判断结肠通过情况。主要是了解在一定的时间内标志物的分布，用以判断是通过缓慢还是排出障碍。北京协和医院推荐用简易法，采用口服20根钡条，48小时后摄片，排出＞90%为正常，如存留的钡条大部分集中在乙状结肠和直肠区域则提示为出口梗阻型便秘，必要时可在72小时时再摄片1张以助判断。此外，直肠排粪检查、肛门外括约肌的肌电图测定、阴部神经潜伏期测定等，均有助于了解出口梗阻型便秘的发病基础和有无神经传导等异常。而超声内镜技术对判断患者有无肛门括约肌受损及其程度和方位，为制订治疗方案提供指导意见。目前，肛门直肠测压和胃肠通过测定是国内常用且有效的检查手段。

三、排便功能障碍的分类

（一）非神经源性排便功能障碍

1. 便秘

便秘指排便次数减少、粪便干硬、排便困难并需要用力排完后尚有残余感，常伴有腹胀、腹痛、食欲不佳等症状。有人将正常排便的次数定为1天3次到1周3次，而以排便次数少于1周3次视为便秘。但是有些人虽然排便的频率在正常范围内，然而却要很用力才能排出、粪便硬如石、下腹饱胀感及排便后仍觉有粪便尚未排完等症状，仍可视为有便秘的情形。便秘在某些情况下可能给患者带来危险，如心脏病患者用力排便时可能诱发心绞痛和心肌梗死。

引起便秘的原因有：①大肠、直肠或肛门有阻塞性病变；②大肠、直肠的运动异常；③药物不良反应；④内分泌变化及其他慢性疾病；⑤功能性便秘。其中，功能性便秘所占的比例较高，也与患者的日常生活密切相关。最常造成功能性便秘的原因有排便习惯不规律，如因厕所环境不洁或旅行等因素，压抑排便反射，时间一长使直肠渐渐失去对粪便压力刺激的敏感性，加之粪便在大肠内停留过久，水分吸收过多而干结，易导致便秘；饮食习惯不良或改变，缺乏足够的纤维素及摄取一些容易造成便秘的食物；缺乏运动，尤其是制动的患者，因无法有效刺激肠道运动而成为便秘的高危人群。

2. 腹泻

腹泻是指肠蠕动加快，肠分泌增加，排便次数增多，排出稀薄而不成形的或是水样的粪便。常伴有肠痉挛、腹痛、恶心、呕吐、肛门疼痛、全身无力。腹泻是一种保护性的反应，有助于将肠道内刺激物及有毒物质排出，但严重腹泻可造成大量胃肠液丧失而发生水、电解质和酸碱平衡紊乱。

腹泻因时间长短，如在2周以内的称为急性腹泻；如在2～3周以上者则称为慢性腹泻。一般急性腹泻只要找出病因，较易对症治疗；反之，慢性腹泻不论任何原因，胃肠道较易受到持久的破坏，所以会增加治疗的难度。

影响粪便排泄次数及含水量的因素很多，如性别、饮食的内容、药物乃至运动及情绪紧张、压力等；腹泻必须和单纯的排便次数增多区别。单纯的排便次数增多指的是大便次数虽然增加，但是总量并无改变，且粪便含水量也正常。造成的原因有肠敏感综合征、直肠或肛门发炎或甲状腺功能亢进。

常见的腹泻原因有：①感染性腹泻；②炎性腹泻；③渗透性腹泻；④分泌型腹泻；⑤肠运动速度改变。

3. 大便失禁

大便失禁是指肛门括约肌不受意识控制而不自主地排便。导致大便失禁有两方面原因：生理方面多见于神经肌肉系统的病变或损伤、严重腹泻；心理方面多见于情绪失调、精神障碍等。

（二）神经性排便功能障碍

1. 无抑制性直肠

无抑制性直肠由大脑的上运动神经原损伤引起，如脑卒中（中风）、多发性硬化、脑肿瘤及外伤等。此时，尽管排便的感觉冲动从骶反射中心上传至大脑，但是大脑无法理解并抑制排便冲动，即产生无意识的排便行为。

2. 反射性直肠

上运动神经元性直肠，骶反射中枢以上脊髓的运动神经元及感觉通路受损，而骶髓第2～4节段相应的周围神经仍完好，则直肠功能是属于反射性的。此时，虽然有完整的骶反射弧存在，但缺乏排便的感觉冲动，同时，括约肌的自主性活动也有部分或全部的缺失。由于副交感神经性排便仍有功能，其肛门内括约肌维持正常的休息张力，而当直肠充盈刺激直肠黏膜时即引起反射性松弛，即反射性排便。反射性直肠常见于四肢瘫痪、多发性硬化、血管性疾病及脊髓空洞症患者。

3. 自主性直肠

无反射性直肠，由于脊髓或周围神经损伤，致使骶反射弧受损，副交感神经对内括约肌的正常抑制作用消失，内括约肌因而收缩，加上副交感性排便反射亦因该神经损伤而消失，结果肠道蠕动减少，肠内容物推进缓慢，水分过度吸收，大便硬结、便秘，引起大便潴留。另由于体壁神经受损，支配肛管外括约肌阴部神经作用丧失，外括约肌舒缩紊乱，直肠自身内压增高时，外括约肌松弛反应消失，排便障碍；静息状态下肛管外括约肌紧张度下降，大便失禁。

四、康复护理措施

(一)心理治疗

严重便秘患者常有焦虑或伴有抑郁，焦虑可加重便秘。因而，这些患者需接受心理治疗，必要时结合抗焦虑、抑郁治疗，以打断加重便秘的环节。

(二)改善排便习惯及环境

1. 规则排便时间

帮助患者建立正常、规律的排便习惯，指导患者选择适合自身排便习惯的时间(一般以早餐后为宜)，每天固定在此时间排便，并坚持下去，不随意使用缓泻剂及灌肠等。

2. 运动

鼓励患者适当运动，以增加肠蠕动和肌张力。病情许可时，可指导患者做加强腹肌和骨盆底部肌肉的运动。

3. 环境

提供适当的排便环境，如适当遮挡、通风，以消除患者紧张情绪，保持精神松弛。

4. 体位

选取适当的排便体位，病情允许，可取坐位或抬高床头，以借重力作用增加腹内压力，促进排便。也可提供合适的排便器具(如中间挖空的座椅，使患者能在坐位利用重力协助排便)。对需绝对卧床或某些术前患者，应有计划地训练其在床上使用便器。

(三)饮食

饮食控制非常重要。充足的饮水能使大便软化而促进其在肠道内的传输，纤维能使大便维持一定的体积并成形。目前认为，这有助于神经功能完好患者的结肠传输，可能是结肠扩张继发地增强推进活动。然而，也有人认为粪块体积增大使排便时间增加，并且SCI患者纤维食入量的增加并没有加快结肠传输时间。

1. 便秘患者的饮食

便秘严重的患者首先禁食3～5天，必要时给予胃肠减压、肛门排气、静脉补充营养。症状缓解后用少量多餐或鼻饲法给高蛋白、高糖类、富含维生素的食物，限制含钙食物的摄取；以后患者应用高纤维素、高容积和高营养饮食，每日至少进食3次蔬菜或水果；或每日2次，每次一茶匙麦麸。纤维素摄入每日应不少于40g，多吃桃、樱桃、草莓等水果。

2. 腹泻患者的饮食

(1)严重腹泻者，遵医嘱做渐进式饮食治疗(禁食—流质饮食—半流质饮食—普通饮食)。

(2)轻症者，宜摄取高蛋白、高热量易消化的低渣饮食(如清炖肉汤、鱼、蛋、马铃薯、红萝卜、豌豆、削皮苹果等)。

(3)限制刺激性食物(如油炸类、油腻食物、产气食物、刺激的调味料、含咖啡因的食物和饮料及酒精性饮料等)。

(4)若有身体软弱无力、倦怠，甚至血钾过低的情形，宜摄取高钾食物(如香蕉、冬笋、比目鱼、马铃薯等)。

(5)避免过冷或过热及易产气的食物。

(四)药物

通便药物包括容积性、渗透性、刺激性泻药、润滑剂、软化剂、促动力剂等多种。其中，容积性、渗透性泻药如福松、麦麸可通过不同机制增加肠道容积，增强对肠道的刺激，达到通便作用；润滑剂、软化剂主要针对有硬便的患者，软化大便后容易排出，如开塞露、灌肠。对于排便障碍混合慢通过型便秘的患者，可以试用药物治疗。而单纯排便障碍的患者，药物治疗效果不佳。

(五)排便训练

1. 训练前评估

伤前排便习惯及规律；饮食结构是否合理，营养能否满足；液体摄入是否充足；每日活动情况及能否坐直到90°；损伤平面如何；损伤时间有多久。

2. 开始时间

急性期过后，一旦肠鸣音恢复，预示着麻痹性肠梗阻的消失。不论损伤平面如何，都应鼓励患者进行排便训练。

3. 基本原则

(1)如果可能，尽量延用伤前的排便习惯，如患者伤前习惯晚餐后排便，排便训练即应尽量安排在晚餐后。

(2)应考虑患者出院后的情况，如患者出院后是去工作或上学，则把大便安排在早上可能较为合适。

(3)如果患者有陪护人员，大便时间应尽量安排在陪护人员在场的时间内。

(4)避免长期使用缓泻药，如果建立起良好的排便规律，不需常规应用缓泻药。

(5)出现排便问题时，应找出是何种因素引起的，如饮食结构发生变化等。

(6)患者不是每日都需要排便，也不应强迫患者进行。

(7)尽量少用药，可使用大便软化剂和肠蠕动刺激器，但用量应根据患者具体情况而定。

(8)向患者讲解脊髓损伤后排便障碍的有关问题，以取得患者的理解和配合。

(9)鼓励患者参与解决问题。

4. 方法

(1)上运动神经元性(反射性)直肠的排便训练：上运动神经元性排便的基础是利用排便反射，在确认直肠内有大便后，应进行刺激。坚硬的大便应该用手抠出。若为软便，即戴上手套，抹上润滑油剂，然后将手指轻柔地插入直肠做环形运动，顺时针刺激 30～60 秒以刺激直肠排空。一般情况下，患者隔日 1 次大便，便前用肛门栓剂，放肛门栓剂时应深入越过括约肌贴到肠壁上，然后做 10～15 分钟的手指刺激以辅助排便。如果患者能坐直到 90°，应让患者坐在坐便池或坐便椅上利用重力协助排便。开始训练排便时应做记录，如大便 1 次需要多少时间，大便的量和组成，大便失禁的情况。这些工作有助于决定以后的排便方式，如一次耗时长达数小时，即应考虑灌肠。

(2)下运动神经元性(无反射性)直肠的排便训练：下运动神经元性直肠因为排便反射的丧失，其处理更加困难。因为其内、外括约肌功能均丧失，经常发生大便失禁，患者很担心此问题永远得不到解决。开始训练时，患者每日应使用肛门栓剂，坚硬的大便应用手抠出。手指刺激对该类患者无作用，因而也没必要。放肛门栓剂时应顶住肠壁，放入 20 分钟检查直肠，如果直肠里有大便，患者即应转移到坐便池上，让大便排出。有的患者在大便后第 2 天再检查直肠，以确保下段直肠有无大便，防止大便失禁。这种检查直至患者能很好地管理大便时才可取消。

(六)生物反馈

对排便障碍的患者，经以上治疗不满意，可以选择生物反馈治疗。有两个目的：①纠正在排便时肛门括约肌和盆底肌的不协调运动；②纠正直肠感觉阈值，达到治疗效果。治疗方法是运用压力或肌电生物反馈系统，将传感器固定在肛管内及腹壁上，传感器选择肛门括约肌和腹肌的压力或电信号显示在监视器上。患者模拟排便可直观地了解自己肌肉运动的压力曲线，然后纠正不协调的肌肉运动，包括排便时增加腹压、放松肛门括约肌。感觉功能的调整是将一个气囊放入直肠内，先将气囊充气至患者产生急迫的便意，然后充气的容积逐渐减少，患者通过显示器显示的曲线变化来体会气囊内容积的改变，经过反复充气、放气的刺激，新的感觉阈值将建立。国外有经验显示，在连续 2 次的生物反馈训练期间。有 50%的排便运用正常的形式，同时合并排便费力或大便次数的改善即可停止治疗。但这类患者病情容易反复，因此，定期的巩固治疗还是很重要的。Satish 将治疗周期定为 3～6 周，每周来治疗中心训练 1～2 次，每次 60～90 分钟，同时进行家庭的自我练习。在训练停止后的 6 周及 3 个月、6 个月、12 个月分别进行巩固训练。国内的林征等在 66 例患者中，36 例训练 10 次以内，停用泻药，能基本正常排便；21 例治疗 10～15 次后，基本停用泻药而正常排便；9 例经治疗 15～20 次以上，不能摆脱泻药和(或)便秘无明显改善。生物反馈虽对排便障碍患者的治疗有独到之处，但目前只在少数医院或研究中心中进行，病情的改善主要依靠患者的主观体会，治疗终点的定义缺乏，没有一个长期疗效的评估，治疗期间需要细致、耐心的指导，耗时，费人力，远远不能满足数量巨大的便秘患者的需要。

(七)电刺激

20 世纪 70 年代以来,对上运动神经元(UMN)性损伤患者,英国 Brindley 进行了植入电极的电刺激研究。将微电极或微型芯片直接置于 $S_2 \sim S_4$ 前根,再配合进行骶神经后根切断以去除反馈性抑制作用,可获得良好的排尿、排便效果。McDonagh 报道 12 例患者进行电刺激后,约有 50%患者能将置于直肠的气囊排出体外。目前全世界约有 1000 人进行了骶神经前根的电极埋置术,其中 1/2～2/3 的患者能在电极的刺激下排尿,同时这些患者的排便功能亦获得很好的改善。为了模拟正常的排便反射,改善电刺激时的直肠—肛门外括约肌协同失调,有学者尝试进行选择性的前根躯体运动纤维切断或选择性的阴部神经支切断,在促进肠道平滑肌收缩的同时放松肛门外括约肌,有利于粪便的排出。但 Sweeney 认为,阴部神经仅能在排便时暂时性地阻断,因为肛门外括约肌持续性张力是 UMN 患者减少粪便失禁的重要力量。Sweeney 设计了一种新电极,置于神经上仅能逆向发放冲动,在刺激狗骶神经前根的同时,将此电极置于阴部神经上,它发放的逆向冲动与顺向下传的神经冲动在阴部神经上互相冲突而导致湮灭,能达到在保留直肠和膀胱收缩的同时,抑制肛门和尿道外括约肌收缩的效果。支配内脏运动的副交感神经是细的无髓鞘的慢传导纤维,而支配肛门外括约肌的躯体运动神经是粗的有髓鞘的快传导纤维。应用现代电刺激技术,Brindley 在动物实验中已能区分出神经干中细的无髓鞘慢传导纤维和粗的有髓鞘快传导纤维。如何选择性地刺激副交感神经纤维同时不引起躯体运动纤维兴奋,是目前康复医学界的热门研究课题。

(八)其他

1. 按摩

对于便秘患者,由患者右下腹沿结肠走向,做顺时针方向环状按摩腹部,直至左下腹,约每分钟 15 次,有助于粪便排泄。

2. 针灸

(1)腹泻:①体针:健脾、温肾、舒肝为主。选穴:中脘、天枢、足三里。脾虚加肾俞、关元俞;肾虚加肾俞、命门;肝郁加肝俞、行间。②耳针:选穴:小肠、大肠、脾、肾、肝、交感、神门。手法:多用轻刺激,每次 3～5 穴,每次留针 10～20 分钟,每日 1 次,10 次为 1 疗程。③灸法:选穴:天枢、关元、神阙。适于脾虚、寒湿。每穴灸 5～7 壮,可直接灸,每日或隔日 1 次,各穴可交替使用,或针后加灸。神阙可隔姜或隔盐灸。

(2)便秘:①体针:气血虚:选穴脾俞、胃俞、大肠俞、三阴交、足三里、关元,补气养血。冷秘:选穴气海、照海、肾俞、关元俞,补肾助阳。②耳针:选穴:直肠下段、大肠、皮质下。手法:中刺激,间歇运针,留针 10～20 分钟。

3. 外科治疗

如结肠造瘘术、肠缩短吻合术、顺行性灌肠法等。顺行性灌肠法(antegrade continence enema, ACE)是将阑尾开口于腹壁,形成导管样通道,以能定期灌洗结肠。对治疗无效的大便失禁儿童来说,是普遍接受的一种治疗方法。此方法的并发症和致病率较低,但要求患者具有活动能力,并且手的功能良好。一般认为此方法最适合于肛门括约肌松弛的患者。

未来研究的一个重点,是对结肠动力的内在控制。有关神经递质的研究结果提示,SCI 后结肠平滑肌的内在神经支配是完好的(有关 P 物质、VIP 等)。失去脊髓控制的肌肉功能的改变构成了临床所见问题的基础,特别是结肠动力和直肠顺应性障碍,需更深入研究以明确结肠内在神经系统是完好的。观察结肠平滑肌神经递质免疫组织化学染色,或观察游离结肠平滑肌的主动或被动长度-张力曲线,以明确与正常肌肉的功能是否具有相似性。

SCI 后出现的直肠运动功能障碍是由于丧失了内部和外来神经支配的复杂整合通路导致的。研究目标旨在改善直肠功能,以提高生活质量。结肠神经支配的药物治疗可能会成为一种治疗手段。然而,动力的改善需要协调性应答,而 SCI 后却不可能产生。因此,还有许多方面的工作要做,如早期评估 SCI 患者的肠道功能情况、制订合理的治疗方法和积极地介入手术治疗(结肠造瘘或顺行性灌肠法),以改善患者生活质量。

【病例分析】

病例 1

患者,女,57 岁,因行走、咳嗽时不自觉流尿

3年余，经常内裤尿湿，影响工作、生活。咳嗽时尿道口溢尿，压迫尿道口两侧尿失禁停止。尿流动力学检查膀胱感觉顺应性降低，未见逼尿肌不稳定，逼尿肌收缩压和最大尿流率基本正常，最大尿道压及最大闭合压均降低。功能性尿道长度2cm，最大尿道闭合压及节制区长度下降。患者已绝经多年，生育2子2女，患者神志清楚，无外伤史、泌尿系手术史及感染，无其他不适症状。

(1)对该患者目前状况如何进行评定？

该患者出现的症状为压力性尿失禁。压力性尿失禁是女性的常见病、多发病，可见于各年龄段的妇女，尤其是多产妇、更年期女性多见。当咳嗽、打喷嚏、大笑等腹内压力突然增高时，尿液不自主地排出。本例患者的症状与产后及绝经有关，同时符合压力性尿失禁动力学改变，且该患者神志清楚，无外伤史、泌尿系手术史及感染，无其他不适症状。可以排除神经源性膀胱。

(2)如何对患者进行康复治疗和康复护理？

目前对于压力性尿失禁患者常用的康复护理措施有：①盆底肌肉锻炼。通过有规律的盆底肌肉锻炼，加强尿道周围组织支持作用，改善尿道过度移动，减小尿道膀胱倾角，减轻尿失禁症状；②电刺激。用电流刺激盆腔脏器或者是支配它们的神经，通过神经回路进一步增强尿道括约肌收缩，加强控尿能力；神经和肌肉受到刺激后形成冲动，兴奋交感通路并抑制副交感通路，抑制膀胱收缩；③药物治疗。使用雌激素类药物及α-肾上腺受体激动剂。该患者已绝经多年，可能存在雌激素缺乏，因此可选用雌激素补充治疗；④配戴止尿器；⑤外科治疗。尿道周围填充物注射、阴道前壁修补术、耻骨后膀胱尿道悬吊术、尿道下方悬吊术等。

病例2

患者，男，53岁，1年前腰扭伤后疼痛，经卧床休息10天左右，腰部疼痛缓解，开始下床，参加体力劳动，未出现任何不适。20天前再次腰扭伤，出现尿失禁、大便无感觉，双下肢无力，不能站立行走。在外院行留置导尿，诊断不明确，转入本院。患者无明显夜间疼痛，无消瘦、盗汗和午后发热等症状。体格检查：一般情况好，脊柱生理弯曲度存在，无侧弯及后凸畸形。腰椎旁肌张力轻度增高，L_4、L_5棘突旁有压痛和叩击痛，双侧直腿抬高试验30°阳性，加强试验阳性，双侧胫前肌、胫后肌、伸踇、伸趾、屈踇、屈趾及腓骨长短肌肌力均为0级，会阴区及外阴部感觉消失，大小便失禁。脊髓造影提示L_4～L_5椎管完全梗阻。

(1)对该患者目前的排泄功能如何进行评定？(提示：根据病史及检查情况，患者存在腰4、腰5脊髓严重压迫引起的瘫痪)

患者会阴区及外阴部感觉消失，大小便失禁，排尿及排便功能均出现了障碍。由于患者已有腰4、腰5脊髓平面的“损伤”(骶髓排尿和排便反射中枢可能完整)，因此，首先考虑为神经源性膀胱及反射性直肠。为了进一步确定患者残存的排泄功能，可进行尿流动力学检查及肛门直肠测压，以全面了解膀胱、尿道的下尿路功能及肛门内、外括约肌功能，为后期的康复训练提供依据。但是，考虑到患者极有可能行腰椎手术，因此，进一步的排泄功能评定也可等手术后再进行。

(2)经综合评定，患者在硬膜外阻滞麻醉下行L_5全椎板切除减压术，手术成功。术后患者卧硬板床，持续留置导尿。请问此时针对患者的排泄功能应采取哪些康复护理措施？

手术后，患者腰4、腰5的脊髓压迫缓解，神经功能逐渐恢复，但是神经肌肉功能不可能在短期内恢复正常，仍然会存在一定时间的排泄功能障碍。在此过渡期内，应积极进行康复治疗。①间歇性导尿：该患者符合IC的适应证，且患者脊髓损伤的时间已超过2周，时机也切合，具体方法略；②膀胱排尿训练：待患者的膀胱容量及顺应性有一定恢复后，即可行膀胱排尿训练，如耻骨上区轻叩法；③会阴部肌肉练习：术后体力允许，即可开始进行；④根据患者术后的排便情况(便秘、腹泻或大便失禁)，给予适当的饮食；⑤固定患者的排便时间，并为患者提供适当的排便环境及尽可能舒适的排便体位；⑥根据患者的排便情况进行针对性的排便训练；⑦药物及中医治疗。

第七节　长期制动与卧床的护理技术

一、概述

(一)定义

制动(immobilization)是临床常用的治疗手段，用以减轻机体应激反应，降低新陈代谢率和保护损伤的脏器。伤残患者由于伤情或者治疗的需要，难免制动和卧床，这既是一种伤病的表现，又是一种防御机制。制动可以减少能量消耗，以便将能量集中用于与伤病本身作斗争。制动还可以减少对骨关节的刺激，延缓关节炎症的发展，防止骨折或再骨折。对于严重疾病和损伤患者，制动或卧床是保证度过伤病危重期的必要措施。但是，近几十年逐渐认识到，制动本身会产生负面效应，有时甚至超过了原发损害本身，造成机体各器官和系统的功能障碍。不仅影响疾病的康复过程，而且会增加并发症，影响临床治疗。

(二)有关的生理概念

1. 功能容量是人体用力活动时所达到的最大代谢率。

2. 最大生理潜能是同一个体在系统地体育锻炼之后可能达到的最大代谢率。

3. 功能储备是指最大生理潜能与容量之差。

Kottke在一篇论文里综述了卧床休息、锻炼和疾病对个人的功能容量、最大生理潜能和功能储备的影响。一般久坐人的功能容量比其最大生理潜能低得多；假如进行有计划的体育锻炼，其功能容量将逐渐增加到几乎等于最大生理潜能；长期缺乏锻炼或不活动将导致功能容量下降。而卧床休息的持续时间和锻炼的强度，也取决于个人的年龄，年龄的增长过程产生渐进的不可逆的个人功能容量与功能储备的减低。因此，儿童康复速度比青壮年快，青壮年又比中老年快。如果老年人参加计划周全的体育活动与锻炼，老化进程则可明显延缓。

4. 功能容量、功能储备和最大潜能变化的大小还取决于疾病或损伤的严重程度。Kottke在文中描述了残疾患者由于突遭严重疾病或损伤而发生功能容量和功能储备突然下降。指出急性病人或外伤患者作消耗性的体育锻炼会导致功能容量进一步降低。在这个阶段，需要安排卧床休息，使功能容量与功能储备得到逐步恢复。然而长期卧床休息超过一定时期，将导致功能容量与功能储备再次下降。因此，假如疾病和损伤并未引起永久性损害，患者就必须开始一个渐进性的体育锻炼程序，以重新恢复患病前功能容量与功能储备水平。

二、制动原因

(一)生理因素

生理因素是造成制动的最主要因素。因为身体各个可动部位的移动和控制能力都依赖于肌肉、骨骼、关节及分布于这些结构上的神经和血管的完整性，所以，当身体发生损伤、疾病或因先天性的问题而影响到骨骼、肌肉、关节或相关的神经或血管时，均会限制正常的活动功能。

(1)疼痛：剧烈的疼痛往往限制了相应部位的活动。例如，类风湿性关节炎患者，常因疼痛造成关节活动范围缩小。

(2)损伤：肌肉、骨骼和关节的器质性损伤，如扭伤、挫伤、骨折等，必然会导致受伤肢体的制动。

(3)神经功能障碍：重症肌无力的患者，以及脊髓损伤和脑卒中患者，常由于运动神经无法支配相应肌肉而造成躯体活动受限。

(4)无力：因严重疾病、缺氧和营养不良等造成全身无力，导致患者制动。

(5)残障：肢体的先天性畸形或其他残障及失明等，均造成机体活动受限。

(6)治疗需要：在对疾病治疗的情况下常须对患者采取制动措施。例如，骨折患者打石膏后，被固定的躯干或肢体活动受限；心衰或大面积心肌梗死患者须严格卧床；躁动患者或会伤害自己及他人者，须使用约束用具等。

(二)心理因素

1. 情绪

当个人承受的情绪压力超过其适应范围时，就会发生情绪性活动能力下降。例如，遭受突然丧子打击的母亲，在一段时间内，会变得痴痴呆呆、无法活动，直到适应后才会恢复。

2. 心理障碍

有一种癔症性瘫痪的患者，躯体本身并无器质性病变，神经功能也正常，只是因为心理障碍或臆想某部分躯体不能活动而造成该处肢体失去活动能力。

三、长期制动与卧床的不良反应

制动临床表现很多，涉及的器官和系统很广，其中任何一个最先受累，都可能依次影响到其他，并形成一个病理生理的恶性循环，最终引起全身所有器官和系统的生理、生化发生明显的变化，危害康复进程。下面分别概述长期制动对人体各系统的影响。

1. 肌肉骨骼系统

(1)关节挛缩：肢体和关节长期制动，尤其当关节本身有炎症或肌肉瘫痪，或肢体放置位置欠佳时，容易造成关节挛缩。按照解剖学上的变化，挛缩可分为三类：①关节源性挛缩；②关节周围软组织源性挛缩；③肌源性挛缩。长期制动使肌纤维中的胶原数目和交联增加，胶原致密，肌腹缩短，抗重力的Ⅰ型肌纤维的变化更明显。肌纤维的交联增加，滑动性减少，限制关节的活动，由此而易致关节挛缩。肌源性挛缩分为肌内性和肌外性。肌内性挛缩表现为炎症、变性和异位骨化；肌外性则有痉挛性麻痹、弛缓性麻痹和单纯肌力不平衡。痉挛性麻痹由于肌肉的痉挛，拮抗肌力不平衡，无法维持正常的关节活动。弛缓性麻痹则由于关节的一个方向运动失去动力，关节的力不平衡，和痉挛性麻痹产生的效果相同。

(2)肌肉萎缩及无力：有研究表明，即使是健康人，在完全卧床休息的情况下，肌力每周减少10%～15%，亦即每天减少1%～3%；静卧3～5周，肌力即可减少一半(Halar & Bell，1998)，制动4周使肌肉容积减少69%。发现组织化学有琥珀酸脱氢酶和肌酸磷酸激酶等氧化酶减少；肌酸和糖原等的储备减少，最大耗氧量降低，细胞内水含量减少而细胞外水含量增加。这些变化导致运动时对氧的耐受力减低、乳酸堆积较早而较久。同时肌组织本身分解代谢占优势，肌蛋白降解增加而收缩蛋白的合成减少，内膜上出现钙催化的蛋白分解酶。此外，成纤维细胞生长因子和表皮生长因子的变化或肌膜结合部位的减少，均可导致肌肉萎缩和肌耐力减退。股四头肌、背伸肌特别容易受犯。

(3)异位骨化：异位骨化(heterotropic ossification)，指在通常无骨的部位形成骨组织，多见于软组织中。发病机制不明，普遍认为它来自骨髓细胞的化生(metaplasia)或肌肉结缔组织局部中胚叶和内胚叶细胞的化生。诱发因素可能是神经和生物电因素。异位骨化引起疼痛和活动受限，严重者可使关节强直。目前没有真正有效的办法治疗。

(4)骨质疏松：长期制动由于缺乏肌腱牵拉和重力负荷作用于骨质，以及内分泌和代谢的变化，使骨骼的成骨细胞生成作用停滞，但破骨细胞的作用仍在进行，骨质的钙和羟脯氨酸排泄增加，骨质破坏，导致骨质疏松。表现为骨骼疼痛，易受伤。

2. 心血管系统

(1)体位性低血压(起坐或直立性低血压)：正常人从卧位坐起或站起时，体内血流立即重新分布，约有700ml血液从胸腔流向下肢，下肢静脉压从平卧时1.5kPa($15cmH_2O$)增至直立时12kPa($120cmH_2O$)。由于每搏输出量及每分输出量减少，以至于动脉收缩压下降平均约14mmHg。此时，正常人能通过活跃的交感神经反射使血浆肾上腺素水平增高，从而促使肾素及血管紧张素Ⅱ释出，使下肢血管及肠系膜血管较长时间收缩，从而得以迅速恢复正常的血压。正常人完全卧床休息3周后(有严重疾病、损伤者及老年人则在完全卧床休息数天后)，此种适应能力即完全丧失，会出现体位性低血压。表现为面色苍白、出汗、头晕、头痛、收缩压下降、心率增加、脉压下降。在恢复期及早进行运动，如离床步行、做保健操等，有助于克服体位性低血压。

(2)心功能减退：长期卧床可使心脏每搏输出量、每分输出量减少，左心室功能减退，导致静息时心率增加。完全卧床休息时，心率每2天增加1次/分钟。心脏对定量负荷的反应也变差。例如，在踏板上作30分钟的步行试验(每小时6km，步行平面10°坡度)，其心率反应比正常人高35～45次/分钟；离床后，经过26～72天的连续活动才能恢复到卧床前的水平。

(3)血容量改变:长时间卧床休息可在 30 天内引起血容量进行性减少,其程度以第 6 天最为显著。卧床数日即有明显的多尿,结果是 2 周内血浆容积减少 8%~10%,2~4 周后血浆减少 15%~20%。血浆容积减少导致血细胞比容提高,血液的黏稠度增加,容易触发血栓形成。

(4)静脉血栓形成:血流缓慢、静脉壁损伤(尤其是内膜损伤)和血液凝固性增高是引起静脉血栓形成的 3 个主要因素。长期卧床或躯体不活动会使静脉血流淤滞、血液黏稠度增加、血流速度减慢;不恰当的体位或静脉血管受外在压迫造成静脉回流受阻或静脉血管内膜受损,如侧卧位双腿交叉、仰卧位膝下垫硬枕,均会压迫膝部的腘静脉。以上因素共同作用,即形成静脉血栓。多发生于下肢,尤其是下肢深静脉。发生血栓后,肢体会出现疼痛,肢端冰冷苍白,皮肤出现溃疡、水肿等缺血表现,严重者造成坏疽。

3. 代谢与内分泌

(1)负氮平衡:卧床不动的患者,每天约损失 2g 氮。第 5~6 天氮的损失量增加,而在第 2 周达到顶点。卧床 3 周后,须经 1 周的活动才能恢复氮的正常代谢。

(2)负钙平衡:卧床患者尿钙排出量增加,平均每周失钙量为 1.5g,而以第 4~5 周失钙最为显著。失钙是由于肌肉缺乏运动,以致长骨的骺部和干骺端松质骨的钙丢失。

(3)糖耐量降低:经 8 周卧床休息,能引起糖耐量下降,其严重程度与卧床时间成正比。因缺乏运动,可导致肌膜上与胰岛素结合的部位减少,且胰岛素作用的质量亦下降。

(4)血清内甲状旁腺激素增加,这与缺乏运动而引起的高钙血症有关。

(5)其他:缺乏运动可致雄性激素分泌减少及精子生成减少,交感髓质系统分泌的儿茶酚胺则增加。

4. 呼吸系统

制动患者发生的呼吸功能变化,也可能给严重残疾本身带来影响,中枢神经系统受损的病人尤其如此。其典型表现是限制性呼吸损害症状。

(1)肺通气功能减退:非瘫痪患者而不进行呼吸体操时,卧床数周后其最大通气量和肺活量可下降 25%~50%。通气功能减退的原因首先是肌无力。由于全身肌力减退,呼吸肌肌力也下降,加之卧位时阻力增加,不利于胸部扩张。结果导致卧床患者很少迫使肋间肌、膈肌及腹肌用力收缩,即很少完成大吸气和用力呼气,加以椎肋关节和肋软骨关节没有充分活动而固定在某一位置,进一步限制了呼吸运动;呼吸表浅又导致肺小泡的呼吸下降,小泡内 CO_2 相对增加,随之呼吸加快。侧卧位下,侧肺通气不良而血流灌注过度,造成动静脉的短路,降低动脉血氧合程度。

(2)坠积性肺炎:制动也可使健康人正常纤毛功能出现明显的降低,因而呼吸道分泌的黏液易聚积在下段支气管,变得很黏稠,紧紧黏附于气道上皮上,进一步干扰正常的纤毛运动;同时,由于咳嗽肌无力和卧位不便咳嗽,最后分泌物沉积于下部支气管中,容易形成上呼吸道感染。

5. 泌尿系统

(1)多尿:主要发生在卧床休息的早期,因为身体处于水平位,引起循环血量的短暂增加,这是由于部分细胞外液转移到微血管床的静脉侧,继而增加了静脉回流。其结果导致右心房容量受体兴奋,反射性抑制了抗利尿激素。卧床休息初期的多尿,并不妨碍患者接受静脉输液治疗。

(2)泌尿道结石:长期制动的患者会产生骨的脱钙作用,造成钙、磷排出量增加,加之尿液滞留于尿道,使得尿液中钙磷浓度增高,继而沉积形成结石。

(3)泌尿道感染:长期制动时,因排尿反射不易发生,尿液潴留在膀胱内,尿液对泌尿道的冲洗作用减少,细菌易在尿道口聚集,发生逆行感染。若长期导尿或会阴部卫生情况差,更容易增加感染的机会。

6. 消化系统

(1)食欲不振:长期卧床不仅影响蠕动功能,也影响消化腺的分泌功能(唾液腺、胰腺等),引起食欲显著下降。通常食欲不振也是伴随着制动引起焦虑——抑郁症的表现之一,继后可发生明显的内分泌变化,进一步使食欲减退。

(2)便秘:由于制动使交感肾上腺素能占优势,抑制了肠蠕动并使括约肌收缩,结果使胃肠道蠕动功能降低,肠道吸收水分增加,液体和纤维的日摄入量过少。在某些病例,长时间便秘会引起严重的粪便阻塞。

7. 皮肤

(1)皮肤萎缩:发生于人体下垂部分的细胞外液体量的微妙变化,影响皮肤和皮下组织的坚固性,并逐渐丧失皮肤的丰满。食欲不振和营养不良也造成皮下脂肪消失,使皮肤丧失丰满。卫生不良可以使问题加重,以致发生皮肤破损及甲沟炎和嵌甲。

(2)压疮:这是长期制动的常见现象,由于对制动患者处理不当所致。大面积压疮造成大量的蛋白丧失,尤其是白蛋白。毛细血管级的血清蛋白减少使渗透压下降,加速体液向细胞间渗出。

8. 神经系统

长期制动会引起幻觉和定向障碍。严格卧床休息 3 天,即可出现明显的幻听。经数天卧床休息后,可有注意力、空间和时间定向力及其他智能和技巧上的明显改变。此外,不安、焦虑、抑郁、对疼痛的耐受力下降,易受激惹,失眠等症状亦可出现,患者积极性下降,平衡及协调能力亦变差。

上述各项变化综述如表 21-3 所示。

表 21-3　长期制动对机体的不良影响

系　统	影　响
肌肉骨骼系统	废用性肌萎缩,肌力减退,挛缩,骨质疏松
心血管系统	体位性低血压,心血管功能减退,血浆容积减少,血栓塞性现象出现
皮肤及皮下组织	压疮
呼吸系统	潮气量及每分通气量减少,咳嗽及气管纤维活动减少,横膈活动减弱,坠积性肺炎
消化系统	便秘,食欲减退
神经系统	情绪低下,抑郁,焦虑,定向力下降
泌尿系统	尿路结石形成,尿路感染
代谢	负氮平衡,负钙平衡,负硫、负磷平衡
激素障碍	甲状旁腺激素生成增加,雄激素、精子生成减少

四、长期制动或卧床的不良反应预防及护理

长期卧床或制动常引起制动或废用综合征。由于躯体和智能上废用,引起全身各系统的功能紊乱,加重残疾或威胁生命。它见于急性病或外伤而长期卧床者、因瘫痪而不能离床者及其他情况等。为预防和减少由制动所产生的躯体和智能变化,有必要采取以下措施:

1. 协助患者进行床上运动训练

长期卧床的患者,在生命体征正常情况下,护理人员应指导、帮助做被动运动。被动运动必须活动到每个关节,做各个轴向的全范围运动,每天 1～2 遍,每遍每个关节活动 3～5 次。协助患者翻身更换体位,按摩其背部肌肉,挺胸抬头,训练上肢活动,被动做屈、伸、举等动作,待身体耐力允许时,可协助坐起。坐后可在床栏处拴一绳子。教患者拽住绳子做锻炼上肢的主动运动。在训练上肢的同时,对下肢也要进行按摩。功能位的体位处理,促进血液循环,防止关节变形,双腿下垂至床沿进行前后摆动,锻炼下肢肌力。对下肢活动缺陷的患者,在床上应给予被动运动训练,按髋关节—膝关节—距小腿关节—足趾,指导功能卧位。进行这些基本运动训练后,能促进患者做一些力所能及的日常生活活动(如梳头、洗漱、吃饭、更衣等),增强其自我护理能力和生活能力。在关节和肌力协调后,可逐步过渡到轮椅上活动训练和步行活动训练。

2. 协助患者进行心血管锻炼——被动倾斜

肌肉锻炼程序有助于预防严重的心血管不适感。但在卧床休息期做等张或等长锻炼时,应维持心率低于 120/分钟。无瘫痪患者应尽早采取坐位或立位姿势,逐渐进行。第 1 次试着坐起,抬高床头,渐渐加大角度,而两腿保持水平位置。当患者

开始坐在床沿上和起立时，两腿可穿弹力袜套，以防止体位性低血压。对于瘫痪或其他残疾者，可用倾斜床使之直立，倾斜至30°，维持1分钟开始，每日2次，渐增至每次30分钟。然后每周增加5°～10°，最后达到每次75°，维持20分钟。

长期卧床者防止体位性低血压的办法之一，是进行腹肌和下肢肌肉的收缩；二是下床以前将双下肢用弹力绷带包绕，或穿着紧身裤袜和腹带以抵消血液淤积在下肢所产生的流体静压，以防止下肢瘀血和浮肿。

3. 协助患者做呼吸运动

深呼吸能增加肺的通气量，改善肺换气。制动患者经常做深呼吸，能够预防发生二氧化碳潴留。无力做深呼吸的患者，护士应给予协助，将患者的上肢向头部方向抬举或做扩胸运动，达到深呼吸的效果。咳嗽有助于排出呼吸道分泌的黏液，避免发生坠积性肺炎。护士应教会患者有效咳嗽的方法：先深吸气，屏气后用力咳出。对痰液黏稠不易咳出的患者可先为患者叩背，边叩边嘱患者咳嗽，可促进痰液的排出。对于胸、腹部有伤口的患者，咳嗽时护士应用双手压住伤口两侧，以对抗腔内压力骤升时对伤口造成的张力，减轻疼痛，避免伤口开裂。

4. 协助患者液体和营养的摄入

这是预防制动后产生严重消化和代谢并发症的主要方法。热量摄入必须保证患者新陈代谢的需要，在患者进行锻炼或发热时需要增加摄入量。食物须充分平衡，纤维素含量要高，防止便秘的发生。如食物能符合营养要求，就不需要再额外补充维生素。非瘫痪者，大约每天1g/kg蛋白质和每天含钙1g的食物即可防止骨质疏松和低蛋白血症。低蛋白血症患者蛋白含量约每天需1.5g/kg。充分的液体摄入对预防尿道并发症是必需的，除非患者的心脏情况不允许增加液体摄入。

5. 协助患者进行排泄活动

由于生理和心理两方面的作用，使得排泄困难成为制动患者最难解决的问题，常须通过较长时间的排尿功能训练和排便功能训练加以解决。具体训练方法见排泄功能障碍的护理。

6. 协助患者做好皮肤护理

制动患者必须接受充分的皮肤卫生处理，有必要清洗全身皮肤，并予以按摩。避免感染的发生。对受压和缺乏脂肪保护、无肌肉包裹或肌层较薄的骨隆突处的皮肤尤应重视。为避免压疮发生，要求护理人员注意保持患者床单位整洁、干燥，定时更换体位，每日擦身1次，用掌心紧贴患者受压皮肤作局部深按摩，或局部用30%～50%红花酒精涂擦，以促进血液循环，注意避免擦破皮肤，条件许可可垫气垫床。如已有皮肤湿疹或早期压疮，可用红外线局部照射，每次15分钟，3次/天，促进皮肤干燥收敛。常剪指(趾)甲，也是预防皮肤感染的重要方法。

7. 增加患者感觉刺激

进行感觉刺激是预防或处理因制动而发生中枢神经系统症状的最有效方法。一套完善的综合康复治疗计划，必须在周围环境中提供刺激，以保证有充分的感觉传入到高级神经区，以代偿由于中枢神经损害而丧失的感觉。在医院里参加作业治疗和娱乐治疗，在家中参加讨论，看电视，等等，可以消除感觉丧失，并帮助克服制动患者经常发生的情感障碍。同样，对这些患者也需要提供智力方面训练，要求完成特定的任务(如算术、时事评论)，以保存与制动前相当的智力功能水平。

第八节　运动疗法的康复护理技术

运动疗法(exercise therapy)，简称体疗，是康复医学中最基本的治疗方法之一。它以运动为手段、康复为目标，通过运动处方的形式对患者进行有针对性的治疗。它可由患者自己进行，也可借助某些设备或由治疗人员辅助进行主动或被动运动。治疗中通过神经反射，提高神经—体液的调节和控制能力，增强代谢，改善脏器功能，维护生物力学平衡，发展代偿能力，改善关节活动范围，尽早地恢复其生活和工作能力，提高生活质量。运动疗法以功能解剖学、运动生物力学、神经生理学、人体发育学、残疾学等为理论基础，广泛用于治疗各种伤病(含先天性疾病)所引起的功能障碍，已在临床上取得良好的效果。常用运动疗法有传统医疗体育、医疗体操、各种健身运动、综合性功能训练、生物反馈、作业疗法等。

一、运动疗法的生理作用

运动疗法是按照科学性、针对性、循序渐进的原则,最大限度地恢复或改善病人已经丧失或减弱的运动功能,预防和治疗肌肉萎缩、关节僵硬等局部或全身的并发症。其生理作用主要有以下几个方面。

(一)维持和改善运动器官的功能

运动治疗可以促进全身血液循环,增加骨骼肌肉系统的血液供应,促进关节滑液的分泌,牵伸挛缩和粘连的软组织,维持和改善关节活动范围,提高和增强肌肉的力量及耐力,改善和提高平衡及协调能力,预防和延缓骨质疏松。因此,对维持和改善运动器官的形态及功能具有重要的作用。

(二)增强心肺功能

运动时由于肌肉需要做功,消耗了身体内部的能源底物,促进了器官的新陈代谢,其水平达到了休息水平的几倍甚至几十倍,其增加的程度与运动的强度成正比。运动时,大量的血液流向肌肉,心肺的功能活动也相应的增加以适应机体的需要。例如,心率加快,心输出量增加,呼吸加深加快,胸廓和膈肌的活动幅度增大。

(三)促进代偿功能的形成和发展

对某些经过系统的运动治疗,其功能仍难以完全恢复的患者,通过对健侧肢体或非损伤组织的训练,可以发展代偿能力,以补偿丧失的功能。例如,偏瘫或截瘫患者经过正规的运动疗法治疗后,患肢功能仍未能恢复,此时,通过训练代偿能力,可以达到最大限度的生活自理。

(四)提高神经系统的调节能力

运动是一系列生理性条件反射的综合,适当的运动可以保持中枢神经系统的兴奋性,改善神经系统的反应性和灵活性,维持其正常功能,发挥其对全身各个脏器的调整和协调能力。

(五)增强内分泌系统的代谢能力

主动运动可以促进糖代谢,减少胰岛素分泌,维持血糖水平,增加骨组织对矿物质(如钙、磷)的吸收。因此,适当运动已经成为糖尿病、骨质疏松的基本治疗方法之一。

患者通过运动疗法的训练,身体的生理功能得到恢复,心理状态得到调整,个体活动能力得到提高,对其树立信心、更主动地参与和坚持训练,达到功能恢复、重返社会的目的具有重要的意义。

二、运动疗法的基本方法

(一)增进关节活动范围的训练

增进关节活动范围练习(range of motion exercise,ROM),是指用于预防、维持或恢复关节的活动范围,或对已发生的关节活动障碍采取改善或恢复关节的活动范围的各种练习方法或技术的总称。

关节活动范围障碍可因多种原因引起,除了关节制动、关节内外的损伤、炎症、关节手术后、神经损伤或神经失用及肌肉、肌腱挛缩等都可引起关节活动范围障碍外,其他原因如因骨骼变形、关节骨骼相互融合或相互卡阻等也能引起关节活动范围障碍。前者是因关节韧带、关节囊和关节周围的肌腱挛缩或关节内外组织粘连所致,属于纤维性挛缩,增进关节活动范围的练习方法是恢复关节功能的最基本方法。而后者,属于骨性关节活动障碍,往往需要外科手术的方法才能解决问题。

1. 维持关节活动度的主、被动训练

维持关节活动度的主、被动训练的主要目的,是在于预防关节活动受限的发生,或改善关节活动范围。对于因伤病而暂时不能活动的关节,或因制动、固定后有活动受限的关节,应尽早在不引起病情加重和不引起难以耐受疼痛的情况下进行被动的、范围尽可能接近正常最大限度的主、被动活动,以牵伸挛缩、粘连的组织,或牵伸和放松紧张、痉挛的肌肉,来改善或维持关节的活动度。

主动运动训练多采取主动的关节屈伸活动,或应用各种徒手操或借助简单的设备,如体操棒或肋木等来增进关节活动范围。主动运动训练应每天坚持活动关节 2～3 遍。

被动运动动作须平稳缓和,用力大小以引起可以忍受的轻度酸胀或疼痛感觉为度;每天进行 1～2 次被动运动活动,每次每个关节至少进行 3 遍全范围内的运动;当病情缓解后,应由被动改为辅助主动运动和主动运动训练。

2. 改善关节活动范围的练习

改善关节活动范围练习的主要目的在于改善

已发生的关节活动度受限，以恢复关节正常的运动能力。其方法包括：利用治疗师手法的关节功能矫正技术；利用机械实施的矫正技术，如牵引技术、重力摆动机练习、利用水的浮力的水中活动等；利用患者自身身体重量、肢体位置和强制运动的被动牵伸技术。上述这些方法通称为伸展法（stretching exercise），或称关节伸展技术。关节伸展技术除与前述的维持关节活动度的主、被动训练具有相同的作用机制外，还具有可以剥离较新的组织粘连、延伸短缩和挛缩的肌肉、筋膜、肌腱和韧带的作用。因此，可用于因纤维性挛缩引起关节活动障碍的早期患者。

3. 持续被动运动练习

自 salter 在 20 世纪 70 年代提出关节持续被动运动（continuous passive motion，CPM）的概念以来，CPM 已成为关节外科康复中一个重要手段。通过 CPM 至少可达到缓解术后的疼痛、改善关节软骨的营养和代谢、防止因制动引起的粘连、关节僵直和骨质增生等作用，从而达到改善关节活动范围的目的。

持续被动运动是借助于 CPM 装置来进行的。临床上应用于关节松解术后、人工关节置换术后、关节软骨成形术、关节切开复位和骨折内固定术后、关节韧带损伤修复术后等。CPM 训练被视为常规康复训练项目。CPM 训练在术后 24 小时内就可以进行。被动运动范围应接近正常关节的最大活动范围，每次持续活动 7～8 小时，间隔一定时间后再另行启动，也可以采取每天 2 次，每次 1～2 小时。一般认为，在关节术后的第 1 周，宜 24 小时连续进行，至少 1 周，以后间断进行，可以达到防止关节内粘连或促进软骨的修复的目的。人工关节置换术后，一般间歇应用 2～3 周。

CPM 训练后应妥善固定肢体。对骨折、肌腱及韧带损伤所涉及的关节，早期（1～2 周）可进行运动范围较小的被动活动，但应有充分的保护措施，3～4 周后可进行较大范围的关节被动活动，但还是应注意肌腱、韧带修复时所允许的最大抗张力活动范围。进行 CPM 训练时，要求被修复的肌腱、韧带应无张力，骨折断端稳定、无移位。

4. 关节功能牵引

关节功能牵引的应用原理是通过一定的重量持续牵引来破坏关节周围粘连组织的黏滞性，但又不破坏其组织的固有弹性，从而达到增加关节活动范围的目的。关节功能牵引的基本方法是固定障碍关节的近端，然后在其远端肢体上按需要的方向作持续重力牵引。牵引时可根据不同的关节选择相应的牵引固定设备，也可以徒手短暂牵引。要求患者尽量采取稳定舒适的姿势位，充分放松局部肌肉，逐渐增加牵引重量，以引起局部紧张或可以忍受的轻度疼痛感觉为度。一次牵引持续 10～20 分钟，每天 1～2 次，有条件时还可增加牵引次数，或在牵引前先作局部红外线照射治疗或局部透热治疗，以增加牵引效果。

5. 关节松动术

利用关节的生理运动和附属运动活动患者的关节。常用手法有牵引、挤压、旋转、滚动、滑动和快速的推压，可缓解痉挛，减轻疼痛，消除软组织粘连。

（二）发展肌力与增强耐力的训练

1. 肌力训练

重点在于增强被训练肌肉的肌力和平衡肌群间的肌力，防治肌肉萎缩。原则上要求主动收缩并使肌肉适度疲劳，通过超量恢复使肌力增强。

（1）等张训练法：是依靠肌肉的等张收缩运动的一种主动训练法，因肌肉产生张力时缩短，故又称为动力性练习。如逐渐增加等张收缩运动的阻力负荷，是发展肌力和改善关节活动范围的有效方法。用最大肌力 1/2 以上的阻力训练时即能达到增强肌力作用，2/3 以上的阻力效果最好。用 1/2 以下的阻力时，如增加运动次数，能发展肌肉的持久力，即肌肉耐力。

典型的训练方法是，直接或通过滑轮举起重物的练习，如举哑铃、杠铃、沙袋或拉力器练习等。其特点是其所用重物产生的运动负荷不变，在活动范围内其肌肉产生的最大张力也相对保持恒定。等张训练法在增强肌力方面有许多优点，但也受到需要一定的训练设备、较多时间等因素的限制，而且对损伤后早期或已行石膏固定的肢体不能用此方法进行训练。

（2）等长训练法：等长收缩运动训练是采用肌肉的等长收缩来进行的，因肌肉产生张力时长度不变，故又称为静力性练习。训练时应用全力或接近全力使肌肉产生等长收缩，持续5～10秒，重复20次，每次间隔20秒，每天训练一遍。等长收缩训练适用于关节不能活动或不宜活动时的肌力增强训练，以延缓和减轻肌肉废用性萎缩。例如，关节被石膏管型或夹板固定、关节活动受限时，或关节有创伤、炎症、肿胀或手术后需保持静止等情况、对固定部位的肌肉应进行等长收缩训练。

等长收缩训练所需要的时间少，而且用较小的能量就能获得满意的效果，对场地和设备要求低，适合在各种场所进行，更适合卧床患者练习。如下肢被石膏固定于伸直位时，患侧股四头肌作等长收缩，能有效预防股四头肌萎缩，发展肌力。

(3)渐进抗阻训练法：渐进抗阻训练是通过肌肉循序渐进地在能够承受的最大负荷下，作一定数量重复次数的等张收缩运动，从而达到增强肌肉力量的一种主动训练法。也可用等长收缩练习代替等张收缩练习，或两者结合应用。其抗阻训练的原理是基于大负荷、少重复次数的练习有利于发展肌力，小负荷、多重复次数的练习有利于发展肌肉耐力，从小负荷开始训练能起到运动的"热身"过程；反之，一开始即应用最大量的阻力易引起运动损伤。

最著名、有效的增强肌力训练方法是Delorme于1945年提出的渐进抗阻训练法(progressive resistance exercise，PRE)。其设计的具体训练方法是，先测定需训练肌或肌群通过规定运动范围重复完成10次运动的最大负荷量，即10RM值(10-repetion maximum，10RM)，取该量为其后抗阻训练的基数，分3组进行。第1组，取10RM的1/2量，以每分钟10～15次的速度重复10次锻炼；第2组，取10RM的3/4量，以同样速度重复10次锻炼；第3组，取10RM的全量，重复10次锻炼。每组练习中间休息1分钟，每天只进行一个回合的锻炼。前两组作准备活动，第3组是主要练习。每周复查10RM 1次，并作为下周练习的基数。

(4)等速训练(或称等动训练)：20世纪60年代后期，James Perrine提出等速运动概念，被认为是肌肉功能锻炼中的一项革命。70年代初，美国的Cybex公司制造出第一台等速仪器，此后世界上许多国家相继开始了等速技术的研究和应用。它是在特定的运动设备(如Cybex等速测试训练仪)上进行训练的，肌纤维长度可缩短或拉长，引起明显的关节运动。运动过程中，阻力的大小随肌肉收缩张力的大小而变化，即肌肉收缩的张力越大，阻力越大，肌肉收缩的张力下降阻力也就减小。这种运动方式既能使肌肉始终保持最高张力状态，又保护了运动关节不受损伤，从而提高运动肌的作用效率，使其在短时间内较快地增强了肌力。等速训练兼有等长和等张训练的特点。当设定较慢的等速运动速度时(如3次/分钟)，其运动特性接近于等长练习；当增加运动速度时(如15次/分钟)，其运动特性接近等张练习。但由于这种仪器价格较高。不能普遍用于临床治疗，多作为科研用。

2. 耐力训练

耐力是指持续(>15～30分钟)进行某一活动的能力。在运动医学中，耐力可分为4种，即一般耐力、力量耐力、速度耐力及专门耐力。一般耐力是指有氧耐力，也称有氧运动，其他耐力则都属于无氧耐力，也称无氧运动。在康复医学中，耐力训练则包括两个部分：一是肌肉力量耐力练习；二是一般耐力练习，即有氧训练。

(1)发展肌肉耐力的训练：一般来说，在进行增强肌力练习时，肌肉力量耐力也必然得到发展。因此，增强肌力训练的方法也有助于发展肌肉力量耐力。

(2)增强全身耐力的训练：增强全身耐力的练习方法，即有氧运动或称有氧训练法，是一种增强有氧代谢能力的训练方法，其特征为上、下肢大肌群节律性舒缩的动力性运动。有氧代谢能力反映呼吸系统获取氧气和血液循环系统负载与运输氧气的能力，与参与能量代谢的酶系统的活性密切相关。因此，有氧训练法实际上是一种增强呼吸及心血管系统功能及改善新陈代谢过程的锻炼方法。其对象主要是一般健康人群，以增进健康功能。近年来，在医疗活动中，广泛应用于增进健康和预防、治疗慢性疾病，尤其是冠心病、肺心病、神经功能紊乱及过度肥胖者。

有氧运动是一种低至中等强度的运动方法，主要是由机体中大肌肉群如下肢、肩臂部、腰背部肌群参加的持续性周期性运动。因此，运动强度应掌握在运动时的吸氧量相当于最大吸氧量的50%～70%(50%～70%VO_{2max})，或运动心率相当于最高心率的50%～80%(50%～80%HR_{max})，一次运动时间通常在30分钟左右，其中达到靶强度的时间应≥10分钟。

通常用低强度的有氧运动项目，如步行、慢跑、游泳、划船、骑阻力自行车；也可作电等强度的徒手操或称有氧体操，适当的球类活动、太极拳、术兰拳等或原地跑、上下楼梯或跳绳、登山等活动作为锻炼方式。可根据患者的爱好和现有环境加以选择。

(三)增进运动的协调与平衡的练习

1. 增进协调能力训练

增进协调能力训练，即协调性练习，是发展神经肌肉协调能力的练习。完成正常的随意运动需要有若干组功能不同的肌肉的相互协作，如上肢与下肢的联合运动、四肢肌肉的联合运动、左右两侧对称或不对称运动、四肢与躯干的复杂联合运动等。协调运动的产生除了需要大脑功能的完整外，还需要具备功能完整的小脑、深感觉、前庭迷路系统、锥体外系统的参与，其中小脑、前庭迷路起重要作用。

协调性训练已广泛用于深部感觉障碍、小脑性、前庭迷路性和大脑性运动失调，以及一系列因不随意运动所致的协调运动障碍，以改善对主动运动的控制能力，恢复动作的协调和精确性，提高动作质量。

协调性训练时，要充分利用各种残存功能并利用视觉、听觉、触觉来诱导和管理随意运动，其本质在于集中注意力，进行反复正确的练习。协调训练的方法要适合病人现有的功能水平和动作的实用性，由简到繁，由慢到快，由易到难。如上肢和手的协调练习应注意动作的准确性、反应的速度和动作的节律等；下肢的协调主要练习正确的步态和行走中上下肢动作的配合及动作的连贯性等。

协调性训练首先要注意的是操练时切忌过分用力，以免兴奋扩散反而使运动不协调；其次是操练的动作尽可能正确，以免形成错误的动作模式；第三是避免训练时的过度疲劳。

2. 增加平衡能力训练

增加平衡能力训练，即平衡练习，系指恢复或改善机体平衡的各种练习。通过平衡练习，能激发姿势反射，加强前庭器官的稳定性，从而改善平衡功能。主要适用于因神经系统或前庭器官病变引起的平衡功能障碍的患者，而且也适用于下肢损伤或手术后的患者。

平衡能力训练可分静态平衡、动态平衡和动力平衡练习。训练时应掌握的基本原则是，从最稳定的体位通过训练逐步进展至最不稳定的体位，从静态平衡进展到动态平衡，以逐步加大平衡难度至动力平衡练习(三级平衡)。训练的基本要点是，身体的支持面由大到小，身体的重心由低到高，由睁眼练习逐渐过渡到闭眼练习。平衡练习时，要做到由易到难进行系统的练习。在训练过程中，要通过施加一定的外力来扰乱病人的平衡以激发姿势反射，从而建立和恢复平衡能力。任何动态平衡和动力平衡练习均应注意保护，以减少患者的紧张或恐惧心理。

(四)呼吸训练

呼吸训练是运动疗法的基本治疗方法之一，常用于呼吸系统疾患、心肺手术后及脊髓损伤(T_5以上损伤)，以改善呼吸功能，防止胸膜粘连，促进血液回流，减轻心脏负担。呼吸操还用于体弱患者早期康复时练习，如与其他运动疗法交叉进行可加强运动疗法的效果，并可作为调整运动强度的方法。

呼吸肌在呼吸活动中起重要作用。因此，呼吸肌的强化为呼吸训练的内容之一。对于只能取卧位的患者，可由护理人员用手法揉提、按摩肋间肌；对可起坐的患者，可进行缓慢起坐练习和侧方起坐练习以加强腹肌。除膈肌、肋间肌和腹肌外，呼吸运动增强时胸肌、腰背肌都参与呼吸运动，所以进行肌肉牵张法练习和锻炼躯干肌也很重要。可取坐位，以前屈辅助呼气，以后伸辅助吸气；也可取立位，双手持体操棒，双足开立，上举时吸气，放下时呼气；双手斜上举体操棒，向右侧屈时吸气，向左侧屈时呼气；双手持体操棒向后转体时吸气，转回原位时呼气。

腹式呼吸训练对于膈肌的强化很有帮助。指导患者随呼吸使腹壁起伏，也可用手给予引导和辅助。一般每次10分钟，每天3～4次。注意：不可在饭后或空腹时练；避免过深呼吸，以防引起一过性的呼吸停止。胸式呼吸和胸式分节呼吸训练适用于胸腹部手术的术前、术后，有助于胸肌肌力的恢复和残余肺的强化。每次10分钟，每天2～3次。胸式分节呼吸先练一侧，再练另一侧，为局部的呼吸体操。

排痰训练适用于阻塞性肺疾患者、长期卧床者及手术前后患者，对肺功能改善很有意义。

据报道，进行训练者肺活量可增加 12%～16%，不训练者则肺活量无增加。训练前先做 X 线检查弄清痰的来源部位，进行雾化吸入使痰湿润、稀释而易于排出，并进行咳嗽训练。患者可取坐位，身体前屈，护理人员在患者胸部疾患的部位轻叩 2～3 分钟，在呼气的同时加压振颤，重叩，患者屏气，重拍。排痰。此法不适用于老人。也可使患者取卧位（侧卧、半卧或平卧），护理人员在患者胸部疾患的局部以双手快速拍打，再重拍，向一侧吐痰；或在局部以双手指尖拍打，再以手掌按住加压，吐痰。肺底有痰者一般取俯卧位。

（五）促进神经系统功能恢复的训练

20 世纪 40 年代，西方一些国家的康复治疗人员开展了对脑病损和周围神经损伤后运动控制障碍的治疗技术及方法的临床研究，相继出现了不少治疗脑病损后运动障碍的技术和方法，其典型代表为 Bobath 技术、Brunnstrom 技术、Rood 技术、本体感神经肌肉易化技术及运动再学习技术，等等。这些技术在不同的国家和地区已广泛用于临床，得到了不断的发展，已逐渐形成了一个治疗技术体系，称为神经发育疗法或神经发育促进技术（neuro development treatment，NDT），简称为促进技术。也有称为易化技术、促通技术，等等。其基本原理是根据神经生理与神经发育的规律，应用促进或抑制的方法来改善脑病损患者的运动控制能力。

1. Bobath 技术

Bobath 技术是由英国物理治疗师 Bobath 及其丈夫创立的，主要应用于中枢神经系统病损引起的运动障碍的治疗，如儿童脑性瘫痪、成人偏瘫等。

Bobath 方法的基本技术和手法有：①控制关键点来抑制异常的姿势反射和肌张力，引出或促进正常的肌张力、姿势反射和平衡反射；②利用反射性抑制来抑制肌张力和姿势；③通过调正反应和平衡反应等技巧性动作来调整身体的位置和恢复身体的平衡，诱发正确的运动模式，纠正异常的运动模式；④利用各种感觉性刺激，如加压、负重或放置特定位置等来增加姿势性张力和减少不自主运动。

2. Rood 技术

Rood 技术又称多种感觉刺激技术。由美国的物理治疗师和作业治疗师 Margaret Rood 在 20 世纪 50 年代创立。Rood 技术治疗脑损伤病人的主要方法是在皮肤的某些特定区域施加温和的机械刺激或表面感觉刺激，并按照个体的发育顺序，通过某些动作的作用引出有目的的反应。

Rood 方法的基本技术和手法有：①利用皮肤感觉刺激来诱发肌肉反应，如在皮肤上进行快速刷擦和轻触摸的触觉刺激，或在皮肤上用冰进行温度觉刺激，或快速、轻微地牵拉肌肉或轻叩肌腱或肌腹，以引起肌肉收缩，或有规律、缓慢地进行关节挤压，或利用听觉或视觉进行刺激；②利用感觉刺激来抑制肌肉反应，如轻微挤压关节或肌肉，或进行持续的肌肉牵拉等，都可以缓解肌肉痉挛；③为了学习和掌握，必须反复进行感觉、运动觉的训练。

3. Brunnstrom 技术

Brunnstrom 技术由瑞典物理治疗师 Signe Brunnstrom 创立，主要用于成人偏瘫的治疗。他认为，脑损伤后中枢神经系统失去了对正常运动的控制能力，重新出现了在发育初期才具有的运动模式，如肢体的共同运动、姿势反射及联合反应，并出现一些原始的反射和病理反射、紧张性迷路反射、紧张性颈反射和正常的肌腱反射的增强等，这些统称为异常的运动模式。Brunnstrom 的基本观点是在脑损伤后恢复过程中的不同时期，利用异常的运动模式来诱发运动反射，以便让病人观察到瘫痪肢体仍然可以运动，从而刺激病人康复和主动参与治疗。

Brunnstrom 方法的基本技术和手法：①利用健侧肢体的过度用力来诱发患侧出现联合反应或联合运动，或诱发共同运动模式；②利用紧张性反射、原始反射等来诱发正常的运动模式。

4. 本体感神经肌肉易化技术

本体感神经肌肉易化技术是一种神经肌肉再训练方法，主要用于肌无力、主动运动困难、中枢性运动障碍、骨关节疾病和软组织损伤的治疗。以刺激本体感觉为主，同时配合其他感觉刺激，设法使更多的感受器同时兴奋，并作用于中枢以加强肌肉反射，从而使运动易于完成。

本体感神经肌肉易化技术常用的手法：①施加阻力，刺激本体感受器和牵张反射；②利用复合运动模式，如肌肉伸展、对角线运动模式、利用拮抗肌之间的交互抑制和相继诱导；③配合特定的外感受器刺激及意志、口令的促进，如语言、听觉、视觉、触觉刺激等。

5. 运动再学习技术

运动再学习技术是由澳大利亚的 Janet H carr 创立，主要运用于脑卒中患者的治疗。其主要原理是应用运动科学、生物力学、神经生理及行为科学等来分析运动障碍的问题与训练过程。在训练中强调患者的主观参与和认知的重要性，按照科学的运动方法进行运动再训练，通过反复学习和实践成为习惯或经验，恢复运动功能。在运动再学习过程中，强调反馈(内部、外部)对运动的控制作用。

运动再学习技术的基本方法：通过分析患者存在的运动障碍问题，有针对性地、反复地进行运动再学习训练，从而获得新的运动能力和技巧，以恢复正常的运动模式。训练的内容包括上肢功能训练、口面部功能训练、从仰卧到床边坐起训练、坐位平衡训练、站起与坐下训练、站立平衡训练、行走训练等项目。

(六)体位转换训练

体位转换训练包括卧位的翻身训练(仰卧位与侧卧位的相互转换)、由卧位到坐位的转换及由坐位到立位的转换。它不仅可以预防压疮和挛缩的形成，对于保持关节活动范围、预防呼吸道感染、改善血液循环也有一定作用，而且是患者日常生活活动及步行等全身性活动完成的重要前提。

1. 卧位的翻身训练

按照中脑水平迷路翻正反射、颈翻正反射的发生顺序，进行卧位翻身训练时，无论是辅助患者训练或患者自己训练，均应按照转动头—转动上半身—转动下半身的顺序进行训练。

(1)仰卧位—侧卧位的翻身训练：患者仰卧位，护理人员跪或坐于患者要转向的一侧。先转动患者的头部，使其面向护理人员，再转动其上肢及上半身，然后转动其下半身及下肢，再帮助患者转向另一侧。每天需尽量重复多次向两侧翻身，每次训练时逐渐减少辅助，最终使患者能够自己独立翻身。患者独立翻身的方法为：先将头转向要翻的一侧，再将对侧的上下肢跨到要翻的一侧，然后转身翻过去。

(2)侧卧位—仰卧位的翻身训练：护理人员辅助患者翻身，可先将患者头面部转动为面向上方，用双手分别放在患者的肩和髋的上面，再将其翻为仰卧位。如患者自行翻身，可先将头转动为面部向上，上方的上下肢向后放至靠近床，翻身成为仰卧位；再练习向另一侧翻为侧卧位，然后转回仰卧位。重复多次，直到可以随意翻身。

以上介绍的是一般翻身训练方法，对于不同的伤病有各自特异的翻身方法。例如，脑卒中患者多采用 Bobath 技术；脊髓损伤中颈髓，早期损伤患者多采用颅骨持续牵引下体位变换床。

2. 卧位—坐位的起坐训练

(1)侧卧位—坐位的起坐训练：患者侧卧位，护理人员跪于患者背后，双手放在其肩部，嘱患者双手撑起，护理人员提起其双肩，辅助其撑起，让患者先用手撑着坐，再过渡到不用手撑着坐(跪坐或双腿移至前面坐)。双侧分别练习，以后逐渐减少辅助，最终让患者自己练习由侧卧向坐位转换。

(2)仰卧位—坐位的起坐训练：护理人员辅助患者训练时，可坐于患者一侧，一手臂抱患者肩部，另一手扶其肘部，帮其抬头抬肩、移动双手，伸直其双上肢支撑坐起。双手前移，支撑着保持坐位，逐渐至双手不支撑坐。或者护理人员双手握在一起，让患者抓紧护士双腕，将其由卧位拉至坐位。如患者不能用双手拉，让其双手紧握，由护理人员拉患者双腕，使其坐起。如患者自行起坐，则取仰卧位，先用双肘撑起上身，再用双手撑起，然后不用手撑坐着。

3. 坐位—立位的起立训练

此训练的前提是已达到坐位静态及动态平衡。

(1)在护理人员辅助下坐位—立位的起立训练：分为两人帮式和一人帮式。①两人帮起立方法：两名护理人员分别立于患者两侧，各伸出一只手与对方交叉，抱患者腰或握住患者腰带，另外一只手抱住患者屈曲的靠近自己一侧的前臂并握住手，要求患者双足稍后移，躯干前倾，站起；②一人帮起立方法：护理人员立于患者一侧，屈髋膝，前倾，一手扶患者背部或抓住其腰带，另一手拖住其屈肘的前臂或握住手，要患者双足放平稍后移，躯干前倾，站起。

(2)独立行坐位—立位的起立训练：护理人员

辅助减至最小后，可口头指导患者练习自己起立。方法为双足后移，同时屈髋、伸颈和脊柱，使躯干前倾，双肩前移越过足尖，双膝前移，伸髋、膝，身体向前向上站起。坐下时，屈髋屈膝，躯干前倾，双膝前移、屈曲，身体降低，坐下。

（七）步行训练

步行的基本动作训练通常利用平行杠、拐杖、手杖在训练室内进行。其顺序为：平行杠内步行—平行杠内持杖步行—杠外持杖步行—弃杖步行—应用性步行—实地步行。

1. 平行杠内步行

平行杠为运动疗法室中步行训练的必备训练器械，类似于体操器械中的双杠，稳定性好，有可调式（高度和宽度都可根据患者情况调节）及简易式两种。当患者能保持立位平衡，且在平行杠内一只手或两只手离开平行杠能站稳时，应尽快进行平行杠内的步行练习。步行要领为患者在平行杠内站稳，一只手向前握住一侧杠，另一只手向前握住另一侧杠，先迈患足（即无力或疼痛的一侧），再迈健足。开始训练时护理人员需保护患者，应立于患者对面，必要时用足和膝顶住患者的足和膝；也可立于患者旁边，手握患者腰带或肘部加以保护；患足迈不出时，可用自己的腿给予推动力。对于膝关节无力者，可用膝部矫形器，有垂足者装足部矫形器。

2. 平行杠内持杖步行

为安全起见，用于重症患者步行训练初期，其要领与持杖步行相同。

3. 持杖步行

患者在平行杠内能保持立位平衡2～3秒。松开手也能站立或能够行走时，可移动到平行杠外持拐杖步行。步行时先采用伸出拐杖（或手杖），依次伸出患足、健足的方法。该法稳定性好，适合于偏瘫患者开始持杖训练时使用。患者能较好地保持平衡以后，就可采用拐杖（或手杖）和患足同时伸出，再伸出健足的方法。此法步行速度较快。

4. 弃杖步行

患者可以进行两点步行时，可先手持杖进行不拄地或偶尔拄地行走，逐步达到弃杖步行。当闭眼弃杖可完成步行时，就达到了弃杖独立步行的训练目的。

5. 应用性步行

应用性步行（复杂步训练）包括上下楼梯绕圈走、转换方向、跨越障碍物等室内练习。先持杖后弃杖练习。上楼梯的要领是先迈健足，再迈患足；下楼梯的要领是先迈患足，再迈健足。开始训练时护理人员要立于患者下方持肩及髋部，防止向下摔倒。一旦失衡，可将患者向侧方推向墙壁，防止摔下楼梯。

6. 实地步行训练

实地步行训练是指在训练室外走廊、室外不同路面（如柏油路、沙地、石子地）、上下坡、跨沟、跨门槛、上下楼梯、庭院等实地的步行训练。原则是：从易到难，从时间短到逐渐延长时间，从慢到快，从有人保护走到陪伴走，再到独立行走。这需要一个循序渐进的过程。

三、运动疗法的临床应用

运动疗法的实质是进行局部或全身性运动。全身运动疗法是以恢复全身的体力、改善或增强心肺功能为目的。全身体力的恢复是间接的结果，与局部损伤的恢复有关。局部运动疗法的目的则是增强肌力与耐力、改善或维持关节正常活动度，以及改善运动的平衡与协调能力等。因此，在临床应用时除掌握运动治疗的适应证和禁忌证，还应结合疾病的特点及治疗目的，选择合适的运动治疗方法或运动方案进行治疗和训练。

（一）运动治疗的适应证

运动治疗的适应证比较广泛，在实际应用中对以下疾病疗效较好：

（1）神经系统疾病如偏瘫、截瘫、脑性瘫痪、脊髓炎症与损伤、周围神经损伤、神经衰弱等。

（2）运动系统疾病如脊柱与四肢骨折、骨关节与软组织损伤、骨关节术后、颈椎病、腰腿痛、脊柱畸形、类风湿性关节炎、烧伤后恢复期、骨质疏松、截肢后等。

（3）内脏器官疾病如高血压、冠心病、心肌梗死后恢复期、慢性阻塞性肺疾病、消化性溃疡、内脏下垂、内脏手术后、习惯性便秘等。

（4）代谢障碍性疾病如糖尿病、高血脂、肥胖等。

（5）妇科疾病如子宫位置异常、盆腔炎、痛经等。

(二)运动治疗的禁忌证

运动治疗只要掌握好运动量,即使在疾病急性期或因各种原因卧床不起的危重患者,也可以在床上被动进行。如对昏迷患者、脑卒中患者或急性心肌梗死患者,肢体的被动运动训练或肢体远端关节的主动活动仍旧是一种有效的运动治疗方法,能够防治各种并发症的发生,促进功能的恢复。但是,除了被动运动、主动运动及其他以此为标准的负担小的肌肉固定位训练外,在卧位、坐位、立位进行运动治疗的绝对禁忌证有以下方面:

(1)体温在38℃以上者。

(2)安静时脉搏>100次/分。

(3)舒张压>120mmHg或收缩压≤100mmHg,伴有自觉症状。

(4)心力衰竭非代偿状态,有心源性哮喘症状,呼吸困难,全身水肿,胸、腹水。

(5)心肌损害发作10天内。

(6)重度心律不齐。

(7)安静时有心绞痛发作。

(8)外伤后有明显急性期症状。

(9)术后尚未拆线期间。

(10)有剧烈疼痛。

(11)骨折愈合不充分。

(12)显著衰弱、无力或无治疗欲望。

(13)恶性肿瘤未经妥善处理者。

四、运动疗法的康复护理

(一)康复护理在运动治疗中的作用

尽管运动治疗方法是一个专业性较强、技术要求较高的可操作性项目,但在患者整个运动治疗中仍旧需要不同专业的人员的通力合作,才能使患者恢复身体、心理和社会等功能,达到全面康复的目的。而在此过程中,与患者接触最频繁、最密切的是康复护理人员。护理人员除了执行医嘱外,还扮演了许多治疗方法的执行者和咨询顾问,如为患者翻身、活动关节,以防止压疮的发生和维持关节的功能;指导和监督患者自我照顾,如下床活动、大小便控制训练;为患者提供各种技术性服务,保持身体正常的力学关系,以防范继发性功能障碍的发生与发展。因此,在运动治疗中,康复护理人员体现了以患者为中心的多学科相互协作的康复治疗模式的作用,和连续为患者提供运动治疗的操作者的作用。

(二)运动疗法的康复护理要点

1. 康复护士要明确运动治疗的适应证和禁忌证。

2. 要了解常用运动治疗方法及机体反应,以便向患者做正确说明。

3. 向患者介绍治疗项目及对康复的作用。

4. 运动治疗前,辅助患者充分做好准备活动;如训练前心理准备,解除其对治疗的顾虑、恐惧等不良反应;帮助患者做好治疗部位的准备,如局部创面的处理及支具、托、假肢的处理。

5. 对行动不便的患者进行必要的护送。

6. 根据需要向运动治疗医务人员交待有关患者应注意事项。

7. 应密切观察患者在运动前、运动中和运动后的情况,有不利的因素存在时,应及时与康复治疗师联系,以便调整运动项目、运动量或终止运动治疗。

8. 在集体治疗中,应注意对重患者的监护指导;特殊操作要进行具体指导,并详细说明注意事项,避免意外发生。

9. 积极主动地解答患者所提出的疑问,治疗中多用鼓励性语言,并做好治疗护理记录。

10. 指导病人严格遵守循序渐进原则,不能超之过急。做好患者平时运动疗法、运动量、运动姿势的监督、辅导,酌情做有关功能的评价。

11. 向患者家属及陪护人员做有关运动治疗的知识宣教,便于康复计划的实施。

12. 进行多种康复治疗的患者,应对其治疗进行合理调配,避免引起患者机体不适,影响康复治疗。

【病例分析】

病例1

王某,女,65岁,半年前因跌倒致右股骨颈骨折,一直卧病在床。近日突起畏寒、高热,伴咳嗽、胸痛。体检:T 39.7℃,P 120次/分钟,BP 12.1/6.5kPa,R 28次/分钟。急性面容,面色潮红,鼻翼煽动,口唇发绀。右上胸呼吸运动减弱,语颤增强,叩诊音稍浊,可闻及细湿啰音,心律齐,心尖部闻及二级收缩杂音。腹平软,肝脾未触及。实验室检查：白细胞 $15\times10^9/L$，中性粒细胞 90%。胸片提示右上肺大片状阴影。

试分析病情并简述主要护理措施。

分析：患者因右股骨颈骨折一直卧床，近日突起畏寒、高热，并伴咳嗽、胸痛，出现肺实变体征和缺氧引起的气急、发绀，白细胞计数及中性粒细胞增多。由以上症状推断患者可能是长期制动引起的坠积性肺炎。

护理措施：

(1)缓解患者不适，促进身心健康。急性期应卧床休息，胸痛采取患侧卧位，注意环境清洁舒适，温度适当。给予高热护理，保持口腔皮肤清洁。

(2)纠正缺氧，改善呼吸困难，给予鼻导管吸氧 4～6L/分钟。

(3)控制病情发展，防止并发症，按医嘱应用抗生素治疗，协助患者排痰，如拍背、有效咳嗽、雾化吸入、应用祛痰剂。注意补充营养和水分。密切观察病情变化，防止并发症发生。

(4)定时协助患者翻身，改变体位。病情好转后，应鼓励病人进行床上活动。

病例 2

患者，男，70 岁，1 年前左髋跌伤，局部疼痛不能行走，卧床休息半年，体格检查出现髋关节伸屈受限。电镜下可见表层软骨细胞消失或变形。X 线片示软骨层变薄，基质减少而软骨纤维化。肉眼可见关节腔内结缔组织增生，纤维和脂肪组织转变为成熟的瘢痕，造成关节周围粘连。

试问该患者可能出现制动后哪种并发症？如何进行护理？

分析：该患者可能出现制动后关节源性挛缩。患者因左髋跌伤卧床半年，关节固定半年后体格检查见髋关节活动范围受限，并出现结缔组织增生和软骨层变薄，基质减少，软骨纤维化等改变。而挛缩的实质就是结缔组织的异常，包括胶原和基质的异常，且两者相互影响。

护理措施：

(1)给患者讲解活动的重要性。

(2)尽可能鼓励和促进患者早期下床和进行其他日常生活活动。在每次改变锻炼方式时，给予指导和帮助。如坐在椅上、下床等。

(3)保持肢体功能位，防止关节变形而失去正常功能。

(4)给患者进行肢体按摩，防止肌肉萎缩。

(5)有计划地指导并协助患者进行主动/被动活动，在这种渐进性活动过程中，让患者了解所能达到的活动范围，并教会患者使用各种辅助器械。

(6)当患者主动运动有困难时，可利用人力或器械进行被动运动。被动训练时，患者应处于舒适或自然的体位，肢体充分放松。做关节被动运动时常从单关节开始，到多关节活动。运动训练动作须平稳缓和，用力大小以引起轻度的酸胀或疼痛但尚可忍受时为度，不可用暴力，以免引起运动性再损伤。为维持正常的关节活动度，每天应活动关节 1～2 遍，每遍须让所有关节至少做 3 次全范围运动。

(7)当肌力有相当的恢复(2～3 级以上)时，应鼓励患者进行主动运动。方法有各种徒手操、器械练习等。运动时用力要均匀缓慢，循序渐进，幅度由小到大，以引起轻度痛感为度。每天可练习 2～3 次，每个动作重复 10～20 次。

(8)鼓励患者在主动/被动活动中，锻炼肌肉的力量和耐力(肌力和耐力训练具体操作要领前文已述)。

(9)加强对患者的保护，活动范围内的障碍物应清除。

第九节　康复中的家庭护理

在当前的卫生保健条件下，住院时间不断缩短，患者在急性护理环境中经历的时间也越来越短，常常会遗留更多、更严重的残疾。这样，家庭护士所照顾的患者急性水平更高，因此，她们没有时间、精力和知识来照顾患者，满足患者家庭的需要就成为了一项挑战。但家庭功能确实会影响慢性病或残疾患者的康复效果，临床研究发现，家庭功能对于康复非常重要。慢性肾衰竭、高血压及糖尿病患者的治疗依从性与家庭功能有直接关系。

一、慢性病或残疾对家庭的影响

家庭中如果有人患慢性病或残疾，家庭的生活常规被打破，所有家庭成员都面临着一定的应激源，他们可能会陷入到一些负性情绪中，感到焦虑、抑郁甚至恐惧。除此以外，患者及家庭常常把疾病归咎于某件事情或某一经历，这些想法都使得他们无法正确认识疾病所带来的改变，从而不能正确地应对，影响到患者的康复。慢性病或残疾患者还会经历直接由疾病造成的功能丧失或社交孤立的影响，患者对于原来的爱好失去了兴趣，甚至不愿见朋友。因此，无论患者还是其家人都要面临扩展家庭功能的要求，加强与家庭外系统的联系，让家庭更好的适应。

家庭中的患者和照顾者是由于患病而延伸出来的角色，双方都要这样的角色进行适应，履行相应的角色职责。但这样的要求对于他们来说并不容易。慢性病的病程长，需要家庭在日复一日中持续进行改变以完成家庭功能，对患者的照顾往往会成为家庭一个沉重的负担。对于某些慢性进展行疾病，如癌症或老年痴呆，家庭中的照顾者可能会精疲力竭，家庭照顾能力和质量随着时间的延续而下降，但实际上患者对照顾的需求却随着时间的延续而越来越高。对于那些病程更长的疾病如脊髓损伤或脑血管意外，家庭必须适应患者躯体功能下降却相对稳定的状况，家庭要长期付出很大的精力来照顾患者。对于某些反复发作的疾病(癌症后多发性硬化)，个人或家庭都要经历病程中缓解期与恶化相交替的过程，病情的起伏不定要求家庭必须具有灵活性，可以在日常功能模式与危机模式之间随机转换。

除此以外，对于那些生活在农村或是患者没有医疗保险的家庭，由患病带来的医药费用也是一个沉重的经济负担，家庭在无力支付时可能会求救于扩展家庭或社会支持网络。如果不能够得到支持，家庭可能会爆发更严重的危机，面临解体的危险。

二、康复过程中家庭需要

康复过程可以分为急性期、调整期、适应期(后期)。不同康复时期，家庭的需要也不同。

(一)急性期

急性期从受伤或慢性病确诊开始。家庭和患者都会面对无法预知的住院和治疗结果，这时需要家庭内部进行改变以应对这些慢性病或残疾。

急性期家庭的需要包括：对信息的需求；控制抑郁的需求；保持家庭功能的需求；使用应对技巧的需求；控制不确定因素的需要。

对不确定因素的管理是适应中非常重要的一部分。根据 Mishel 的理论，在患病过程中有几个不确定因素：疾病分期的模糊，治疗、护理复杂，对疾病的严重程度和治疗、病程及预后的不确定性缺乏了解。对于这些不确定的控制可以促进家庭成长，改变世界观。患者和家庭都应发展新的方法去评价家庭活动，考虑新的应对疾病改变的方法。

如果家庭成员在急性期得到了很好的支持，他们可以更好地制订计划，照顾患者，能够参与到出院计划中，在卫生保健系统的帮助下逐渐过渡。急性期中，家庭是最依从治疗的。家庭成员正在经历着巨大的应激，会紧密团结在一起，互相支持。急性期的家庭支持非常重要，能够促进患者的康复。

(二)调整期

调整期，家庭要面对两件事情：一方面他们因为亲人不会死亡而感到如释重负；另一方面又必须面对亲人可能会永远残疾的事实，这是由急性到慢性的转变期。

家庭为了有效应对必须进行改变，同时满足健康成员及患病成员的要求，包括改变角色及生活方式。事实上，家庭成员了解新的角色行为是很关键的。患者需要了解与慢性病或残疾相关的行为，家庭照顾者也要了解照顾者的行为。一般来说，对于患慢性病或有残疾人的家庭，存在着家庭成员负担过重而患者的角色退化的情况。

家庭及患者都需要处理预后及治疗效果不确定带来的问题，准备好患者出院回家或到康复辅助机构。把患者接回家，家庭需要具备一定的技巧和支持，这会给家庭带来一些挑战：家庭要担负起 24 小时照顾患者的职责，以及需要进行调整、添置新的特殊设备来进行护理。尽管对家庭进行了教育，提供了支持，但事实上，家庭永远也不会准备好患者回家。研究表明，这一期可能一直持续到确诊后一年。如果家庭是基本照顾者，那么这一期可能持续1～2年。

(三)适应期

慢性病或残疾带来的问题很多。家庭可能会有经济问题,如照顾患者的花销、误工费及保险限制。即便是家庭的经济、保险没有问题,家庭成员花在运转整个家庭照顾系统的精力和时间也是让人难以置信的。家庭获得社区服务的途径有限,或者家庭根本不知道如何获得社区服务。研究发现,许多家庭没有得到需要的服务:无论是患者个案管理、暂时性替代护理、支持系统,还是家庭护理。

三、家庭照顾

家庭照顾可能被看作是负担,也可能被看作是表达爱和关心的行为。人们常会假定好一个角色来进行家庭照顾,通常是家庭中的已婚妇女。事实上,85%的家庭照顾者都是女性。家庭照顾要求照顾者在身体、情感、经济、社会等方面做出牺牲,照顾者因此会出现抑郁、社交孤立、慢性疲劳、躯体症状及自尊和舒适状态下降。对于那些年轻的照顾者,她们一方面要照顾家庭成员、满足孩子的需求,另一方面又要兼顾自己的事业,家庭照顾带来的应激往往是最大的,照顾者应激在第二年到第四年时达到高峰——可能与失去家庭健康服务、家庭支持下降或照顾者疲劳有关。研究者通过质性研究发现,家庭中有慢性病患者的照顾者都诉说有孤独感或孤立感。孤独感还包括个人需求被忽视,不能坚持外部的工作,与家庭或社会接触减少。然而,受很多传统观念因素的影响,照顾者担心被患者或朋友、邻居误认为自己不关心家人,因此,即使在自身健康情况下降时仍不愿意接受暂时替代护理。他们已经接受了照顾者角色,很少放弃、推卸角色的责任。这些照顾者把自己的照顾看作是一种孤立无援的投入,他们要自己面对照顾中所有的不确定性及挑战。

事实上,多数家庭需要暂时性的替代护理,每周3～4小时的暂时替代护理可以为有照顾者的家庭提供一个"安全网"。暂时性的护理、家庭支持团队、因特网邮件、电话热线都可以为家庭照顾者提供处理疲劳、愧疚感、愤恨及社交孤立的应对机制。研究发现,家庭使用服务的程度与对于应激的感知下降及手足关系紧张直接相关。在使用暂时性替代护理后,最主要照顾者的身体不适症状及住院次数都有所下降。

家庭中的照顾者应当在患者疾病缓解与恶化交替的发展过程中或家庭成员身体健康情况下降的过程中得到卫生保健人员的支持。当患者的治疗已经成为家庭日常生活的一部分,或处于疾病进展期、临终期,家庭获得支持和健康教育的需要都在上升。但研究表明,63%的照顾者说卫生保健人员没有回答她们如何照顾家庭成员的问题。

对于儿童的家庭照顾,有一定的特殊性,其照顾时间更长。照顾者除了母亲以外,还包括父亲甚至是扩展家庭中的更多成员。当一个孩子患了慢性病或残疾,家庭的核心功能就是照顾孩子。孩子的预后取决于家庭自身能够做出的努力。父母常因孩子没有希望成为正常人而经历着一种慢性的悲伤。经验告诉我们,在家庭发展过程中,以下时期对于家庭比较关键:

(1)疾病确诊时。

(2)患儿或家庭成员需要增多时。

(3)家庭支持结构发生改变。

(4)儿童身体症状严重或增多时。

(5)儿童逐渐转向自护时——通常在青少年期。

家庭关系可能因为如下因素变得紧张:

(1)过度保护儿童。

(2)照顾者与儿童形成了"联盟"。

(3)责备儿童或家长时。

(4)公开或私下拒绝孩子。

(5)对于额外的照顾工作,父母感到担心或厌烦。

(6)兄弟姐妹为了父母对他们花费的时间及倾注的感情不同而争执不休。

(7)兄弟姐妹在成长、发展过程中的相互比较或发生矛盾。

(8)过度的压力和矛盾。

治疗方案的复杂及治疗费用昂贵会给家庭带来经济问题、社交孤立、疲惫及个人目标或活动受影响。父母常会被孩子要得到充分的家庭照顾、保持父母的权威及获得适合的学校教育的呼声所淹没。经验证明,父母对于目标及负担的感知不同,使用的应对机制也不同。慢性疾病或残疾儿童的兄弟姐妹的反应不同，有正性的也有负性的。但是，自己照顾孩子的父母比让他人照顾的父母的应激小。采取暂时性护理来照顾孩子可使照顾者的应激下降，兄弟姐妹的压力下降。尽管照顾一个患慢性病的孩子可能会影响家庭内部或夫妻关系，但很多家庭相信他们不会改变决定，他们有能力为孩子提供照顾。

研究发现，卫生保健者并没有满足接受护理的家庭需要。虽然人们把卫生保健人员及家庭护士看作是家庭的重要资源，但是他们也被家庭看作是实施护理的障碍。总的来说，父母认为护士很能干，是真心照护孩子，满足了家庭的需要，但是也提到他们在制订计划及护理人员更换或者停止使用照顾者时会遇到困难。父母还认为，家庭护士在一定程度上侵犯了他们的隐私，而且对其他家庭成员不够尊重。许多家庭护士对于患儿的父母缺乏同情心，让父母觉得自己不够称职，干扰了正常的抚育孩子的功能及父子或母子关系。

四、家庭支持团体

如果家庭在急性期就得到支持的话，家庭成员就会提供给患者更有效的支持，能够更好地适应慢性病或残疾所带来的远期后果。根据经验，家庭支持团体能帮助家庭解决急性期的危机，帮助他们在卫生保健系统中顺利过渡。他们的早期介入可以通过联系相应的资源及康复急性期所需的各种支持促进患者及家庭的适应。

家庭支持团队是由护士或其他人发起，由一些志愿者共同参与的组织。这些志愿者来自患有同样疾病的患者的家庭。他们作为“过来人”，可以向那些刚刚发病或确诊的患者家庭提供许多支持和帮助，跟他们进行交流，分享各种资源。但要注意的是，家庭支持团队不是临时照顾者，不是社区有偿服务机构，也不是财政机构或专业咨询机构。但是，他们可以为患者家庭提供最有用、最“实在”的帮助。

1. 家庭支持团体的目标

(1)为家庭提供情感支持。

(2)帮助家庭减轻焦虑反应。

(3)帮助家庭成员分担共同关心的关于疾病、创伤、治疗问题及应激等。

(4)强化有效的应对方式并且确定哪些是无效的应对方式。

(5)帮助家庭从卫生保健系统平稳过渡。

2. 家庭支持团体的主题

(1)重新体验导致住院的事件，尤其是当没有预料到患者会住院时，家庭成员要再次体验这一事件，并表达出对此事的感觉。但是要注意不能一个人占用整个团队的时间。

(2)预后的不可预测性。团队中的志愿者在教育家庭成员慢性病及残疾具有不确定性时，应当鼓励他们表达出内心的感觉及恐惧感。对于处在急性期，家庭经历忐忑不安时，支持团队要进行支持。

(3)基本信息的需要。志愿者要提供与治疗疾病或残疾相关的信息。一般信息对于减轻最初的焦虑及家庭成员对情感支持做出反应是必要的。个体化的特殊需要应在团队以外适当时候进行一对一的讨论。

(4)表达愤怒的需要。志愿者应当接受家庭无力的发泄，这是一种正常反应。如果家庭成员对患者、卫生保健人员、疾病或创伤及损失表达出愤怒，他们可能感到舒适，家庭支持团体可以为他们提供这样的一个发泄场所。

(5)悲伤的需要。家庭感觉到的及预期的损失和痛苦是多方面的，因此应当鼓励家庭成员表达悲伤。

(6)保持家庭功能。包括角色的改变、完成任务及交流沟通。志愿者应当鼓励家庭成员表达出疾病及创伤对他们的影响，教会他们运用社会支持、有效的应对技巧。鼓励家庭成员首先满足自己的需要及陪床后休息的需要。

(7)辅助交流的需要。根据患者受伤或疾病的不同，帮助家庭成员学会一些沟通技术，如抚摸、阅读及听磁带、CD。家庭成员要想在与卫生保健人员进行交流时有自己的见解是需要向他人学习的，志愿者正好可以提供相应的帮助，他们还可选举家庭代表作为发言人来表达整个家庭的意见或见解。

(8)早期制订出院计划的需要。家庭成员需要在出院后护理教育方面得到支持，因为家庭成员会感到不称职，不能很好地照顾患者。

参加庭支持团体的效果有很多。对于家庭而

言，这种与其他有相似经历家庭的同志关系是有支持意义的。家庭成员很感激可以有这样一个地方来表达他们的感觉。家庭成员认为团体会议是最能表达他们真情实感的地方。家庭成员可能失去了原本最能给予他们情感支持的人——患者。遇到这种情况时，家庭需要外部支持，家庭支持团队恰好就可以担负这样的责任。在团队中，家庭成员知道了他们的感觉和行为在当时是正常的，他们的宣泄有助于适应。

支持团队中的志愿者可以通过提供信息，鼓励家庭成员坚持自己的意见，以及帮助制订出院计划的方式来帮助家庭成员与卫生保健系统人员进行沟通。

第十节　护士在康复工程服务中的作用

在康复过程中，护理具有十分重要的作用。根据对残疾、寿命及社会对自主功能需求的统计，我们必须建立以患者为中心的护理模式。对康复护理的程序和效果可以用数据来加以量化，以证明患者接受辅助技术服务并满足了其需求。医学实践证明，护士可以在以患者为中心的护理模式中发挥独特的作用，他们的专业经验可以促进康复辅助技术的运用。护士的主要角色是帮助患者及其家庭提供一些实用的方法，根据患者的目标来评估、搜集资料，并用这些资料为患者及其家庭提供支持，以使其实现功能性自主的目的。

当一个辅助器材处方开始实施时，康复护士即在以患者为中心的护理模式中发挥作用。他们既可以在医院又可以在社区开展工作。康复护士首先要评价患者的价值、兴趣、目标和问题，其次要为满足患者的目标和需求而对其进行培训和教育。同时，还要评估、推荐、证明哪些辅助器材改善了患者的功能，最大限度地增强了患者的能力。

负责康复事务管理的护士在为不同患者选择接受相应水平的康复服务方面责任重大，要进行评估、计划和创造性地做出由各种花费所驱动的决策。有经验和技术的高级护理者、事务经理及学校护士、老年病学专家，以及社区内能够稳固并支持辅助技术的长期护理护士，首要任务是通过使用简化工作的设备来帮助患者、老人和残疾人康复。导致辅助设备不受欢迎的因素有：在治疗过程的选择上缺少残障人士的参与，获取设备的难度，设备性能不佳，以及残疾者在需求方面的变化。要想对设备有效使用，应该是该设备是必要的，或一段时间内它是起作用的，而且能使患者在功能上有所起色。对系统的深入认识可通过证实它在数量和质量上都满足成本—效益来证明。增强残疾人的独立能力，并使他们独立做决定，保持工作能力、学习能力和持家能力，是成本—效益最大的成功手段，这能使他们在社交圈子里以自己的风格拥有高质量的生活。

（严福良　苏晓娟　廖若夷）

第二十二章　康复医学的药物疗法和注射疗法

第一节　概　述

作为临床科室，康复医学科具备临床科室的基本属性，康复治疗不仅包括 PT、OT、ST 等治疗，还涉及了一些必要的药物注射治疗和矫形手术，因此康复医学中的治疗技术不断得到丰富和发展，为患者功能恢复提供了有力的保障和支持。

一、常用药物

常用药物包括：①抗痉挛药物，如巴氯芬、丹曲林等口服药和注射用苯酚、无水乙醇、肉毒毒素等；②同化激素或生长激素，用于“废用综合征”的治疗，如苯丙酸诺龙、生长激素等；③运动兴奋性药物，如安非他明等(国外已经用于临床，但我国目前尚未引进)；④神经营养类药物，如神经节苷脂、神经生长因子等；⑤止痛药物和疼痛的注射疗法药物；⑥抗抑郁药物；⑦其他药物，如改善微循环、脱水消肿类药物等。

二、注射疗法

将药物通过注射器和空心针注射至患者体内，以此来解除疼痛和功能障碍的方法。这种方法通过大量的临床实践，已经逐步形成一套行之有效的技术体系，但仍然需要在实践中不断探索和完善。

常用的注射方法有神经阻滞技术、肌肉内神经(运动点)阻滞、肌筋膜扳机点注射技术、关节及特殊结构注射技术。

常用注射药物有局部麻醉药、神经毁损药和皮质类固醇。

第二节　药物注射疗法的分类

一、局麻药物

局部麻醉药简称局麻药。对任何神经，无论是外周或中枢、传入或传出、轴突或胞体、末梢或突触，都有阻滞作用，使神经组织的兴奋阈值升高，动作电位降低，传导速度减慢，不应期延长，直至完全丧失传导性。此时，神经细胞保护正常的静态跨膜电位，任何刺激不再能引起除极化。由于平滑肌和骨骼肌具有类似的兴奋过程，局麻药在较高浓度时也能抑制其活动直至完全松弛或瘫痪。

局麻药的副作用包括：

1. 全身毒性反应

应用局部麻醉的各种毒性反应已有报道，但发生率非常低。局部麻醉药常是脂溶性的，低分子量常迅速通过血—脑屏障，当达到中毒水平时，开始出现中枢神经系统功能紊乱，产生中枢神经系统的兴奋症状。药物过量的早期症状包括头痛、耳鸣、口舌麻木、面肌抽搐和烦躁不安。当血浓度增加时，紧张性阵挛性质的抽搐发生，若达到相当的浓度，开始兴奋之后伴随着中枢神经系统的抑制，呼吸抑制和最后呼吸停止可能继发于局部麻醉药对延髓呼吸中枢的毒性作用。偶尔可能不发生兴奋期，毒性仅表现为中枢神经系统的抑制。

心血管系统的反应可能是由于区域麻醉如高

位脊髓或硬膜外过程中自主通路的抑制而产生的间接作用，或者是由于对CVS/CNS的直接抑制作用。CVS一般对毒性反应的耐受较CNS强。布比卡因和依替卡因的CVS/CNS毒性比利多卡因低。引起抽搐活动。可能开始与心率、血压和心输出量增加有关。当局部麻醉药的血浓度进一步增加时，CVS抑制发生，因心肌抑制、心脏传导损害、周围血管扩张而致血压下降最终发生循环衰竭而心跳停止。另外，某些药物如布比卡因可能引起室性心律失常和致命的心室纤颤。布比卡因对CVS的抑制发生较早而阻碍通常的治疗程式，孕妇对布比卡因的心脏毒性作用更敏感。

全身毒性作用可以因偶然的静脉注射或药物过量所致。在注射过程中可引起中毒症状(常为癫痫发作)，注射20～30分钟后，当药物血浓度高峰时发生与药物过量有关的毒性反应。影响血浓度的因素，如注射部位、药物、剂量、血管收缩剂的应用和注射速度等，这些因素影响潜在的全身毒性反应的发生。

为减少全身中毒反应，避免局麻药注入血管内，注射之前要小心间断性回吸注射器，无血、无气方可注药。患者如诉口腔内有金属味、口周麻木、耳鸣提示可能注入血管内，首先停止继续注药，观察病情变化，采取必要的对症治疗措施。

常用支持疗法治疗全身中毒反应，当毒性反应出现早期征象时，要保持口头联系、吸氧、鼓励呼吸和监测CVS功能。若抽搐发生，要保持呼吸道通畅并辅助或控制通气予以吸氧。若持续抽搐，则静脉注射硫喷妥钠50～100mg或地西泮2.5～5mg，但避免大剂量的硫喷妥钠，它可能产生CVS或CVS的抑制。若气道难以维持时，用琥珀胆碱以利于气管内插管，可以终止肌肉的痉挛，但脑中的放电活动不受影响，如果CVS抑制发生，提高增加静脉输液量、适当体位(抬高下肢)和血管加压药如麻黄碱来治疗低血压。

2. 肾上腺素反应

肾上腺素反应可能与一些局麻药过量相混淆。肾上腺素的全身吸收注射后1～2分钟产生心悸、烦躁不安。对于容易敏感的患者(如高血压、甲状腺功能亢进、心律失常的患者)，在进行手指、脚趾、阴茎阻滞时不用肾上腺素，因为可能引起局部血管收缩。肾上腺素反应的治疗用小剂量作用快的巴比妥类降低血压，使其在正常范围内；如果血压持续升高，需要用血管扩张剂。

3. 血管迷走神经反应

注射过程中经常发生血管迷走神经反应，它可归因于生理和心理的因素。这种反应可能发生心动过缓、血压下降，常伴有意识丧失，这些常发生于未进行任何药物注射之前。血管迷走神经反应常常被认为是药物过敏反应，这种反应常先有头昏、晕厥、出汗和面色苍白。血管迷走神经反应将患者放在平躺位并除掉疼痛刺激可迅速缓解。如果这些措施不能缓解症状，要进行综合的支持治疗措施，如维持通气给氧，静脉输液，升压药如麻黄碱的应用。

4. 过敏反应

局麻药过敏反应很少发生，在一些病例可能与迷走反应或肾上腺素样反应相混淆。酯麻醉剂(如普鲁卡因、丁卡因)的过敏反应较酰胺麻醉剂(如利多卡因、罗哌卡因)更常见。因为酯类是对氨苯甲酸(PBAB)的衍生物，然而，使用多剂量小瓶的酰胺类可能产生继发于防腐剂的意外过敏反应。过敏反应的治疗一般应用抗组胺药物或肾上腺素，患者应当严密监测，保持气道通畅。虽然，过敏很少发生，如果患者对麻醉药高度敏感将是一个问题，皮内试验(注射稀释1000倍)能成功地诊断不良反应，然而，可能发生假阳性结果。过敏性休克作为全身毒性反应应注意维持心血管和通气功能。

二、神经破坏(毁损)药

使用神经破坏药行神经毁损止痛治疗开始于20世纪初期，然而，止痛剂的改良作用、射频和冷冻技术的应用在许多病例中取代了它们。在美国，乙醇和酚是使用最广的神经破坏药，这些药物无选择地作用于运动和感觉神经。

(一)乙醇

乙醇(Alcohol)，是临床上最常用的神经破坏药。乙醇为无色透明液体，乙醇的比重为0.8，沸点78.3℃，易燃。乙醇进入人体后，90%～95%在肝脏代谢产生热量，2%～3%经肾脏排泄，2%～5%由肺排出。临床使用的乙醇浓度为75%～100%。使用前应经过灭菌处理。无水乙醇对水的亲和力很强，能迅速吸收水分，必须分装在致密容器中，如频繁从大容器中开口抽吸，其浓度便降低。

乙醇与生物组织细胞接触，可引起细胞脱水、变性、硬化，丧失功能。乙醇对神经细胞的作用与此类似，神经根和髓鞘也产生退行性变。在神经干内注射乙醇，可使神经纤维完全变性失去功能。此作用被称为“化学性神经切断”、“神经松解术”，或称“持久性神经阻滞”。神经细胞受损后，胞质膨胀，神经纤维断裂、消失。人体有髓神经纤维2～12个月后可再生，无髓神经纤维不易再生。神经细胞坏死后，神经纤维也消失，且不能再生。在神经节内注射乙醇，神经细胞破坏后不会再生。但注药后不会破坏所有的神经细胞。主要用于神经毁损性阻滞治疗。

乙醇是一种强效神经破坏剂，常用于蛛网膜下腔阻滞，也可用于硬膜外腔、神经节及周围神经阻滞。在治疗癌痛和三叉神经痛等顽固性疼痛时选用。神经破坏药按注入位置的不同，其浓度和体积应有差异。蛛网膜下腔阻滞用无水乙醇；硬膜外阻滞用30%～50%乙醇；腹腔神经丛阻滞用50%～100%乙醇；交感神经节阻滞用50%～100%乙醇；神经根阻滞用30%～100%乙醇；末梢神经阻滞用50%乙醇。脑垂体阻滞用无水乙醇。

（二）苯酚

苯酚（Phenol），简称酚或称石炭酸，沸点182℃，熔点41℃，易溶于有机溶剂。在25℃时，100g水仅能溶解6.7g苯酚，68℃以上时可完全溶于水。在常温下，酚水溶液难以配制成高浓度。当需要高浓度强效制剂时，应以50%水和甘油作为溶媒配成合剂，以加速溶解。临床制剂有5%～8%酚水溶液。为延缓其吸收，亦可配制成5%、10%、15%酚甘油溶液，其效果相应增强。注药后，酚从甘油中逐渐释放出来，被神经组织摄取，发挥作用。5%～7%酚甘油比重约为1.067，7.5%～10%酚甘油比重约为1.25。1%～2%酚溶液具有局麻作用，3%～6%酚水溶液有较强的选择性神经破坏作用。5%溶液可使组织蛋白凝固。酚有剧毒，不可口服。进入人体内的剂量超过8g，可出现惊厥等毒性反应。酚在肝及其他组织中代谢，经肾脏排出体外。蛛网膜下隙脊神经破坏术是利用比重与体位的关系，破坏患侧后根（感觉根），而不影响两侧前根（运动根）。神经破坏药依据与脑脊液比重的比较，5%～7%苯酚甘油溶液，比重为1.25，属于重比重，在脑脊液中下沉。调节体位使患侧脊神经后根处于最低点，注射酚甘油溶液，即可达到破坏后根，而不影响前根的效果。

临床上使用酚制剂的适应证有：癌性疼痛，包括良性肿瘤侵及神经根或压迫神经干，用药物或其他各种办法难以控制者；顽固性剧烈非癌性疼痛用各种方法难以制止者，如三叉神经疼、带状疱疹后遗神经痛、腰神经后支痛等；某些需多次重复进行神经阻滞的疾病，如交感神经持续性疼痛或严重的血栓闭塞性脉管炎（可作腰交感神经节破坏术）；瘤体内注射，破坏肿瘤组织；颈交感神经阻滞治疗心绞痛，部分患者可免除冠脉搭桥术：顽固性瘙痒；痔疮内或血管瘤内注射。而对一般疼痛伴疾病，不应采用酚制剂行神经毁损治疗。

（三）酚甘油

临床上常用5%～8%酚甘油进行半月神经节毁损治疗，对三叉神经痛有良好的治疗效果。甘油有脱髓作用，可破坏神经纤维，轴突溶解。此药对粗大的神经纤维影响较明显，故有的患者面部触觉得以保留。注射时应使用1ml蓝芯注射器或使用胰岛专用注射针。目前三叉神经毁损术采用酚甘油注射最大剂量尚无统一标准，多数认为毁损三叉神经眼支为0.1ml，同时毁损眼支和上颌支为0.25ml，毁损上颌支和下颌支为0.3ml，3支同时毁损阻滞为0.4ml。

三、皮质类固醇

糖皮质类固醇注射用来治疗炎症过程，皮质类固醇作用强度、浓度、时间和副作用各有不同，但所有制剂都是有效的，以曲安奈德控制炎症活动的时间最长。氟化皮质类固醇很少选用作软组织注射（如曲安奈德），因为它易引起软组织萎缩。醋酸特丁酯泼尼松和醋酸甲泼尼龙有效且便宜，常用来作软组织注射。

并发症：与类固醇注射有关的少数并发症包括感染、注射后炎症和组织萎缩。因无菌操作技术的应用，关节感染的发生是极少见的。报道连续10万次关节内注射发生有14例，报道40万次注射中发生率为0.005%。注射后炎症常常继发于皮质类固醇结晶导致的滑膜炎,正常持续 4～12 小时,可用 NSAIDs 治疗,局部可用冰敷,如果持续超过 24 小时,患者应当重新作评估以排除感染。注射后发炎的发生率在 1%～2%,反复的韧带内注射可产生钙化和韧带的断裂。关节软骨的穿透将引起损害。绝不要对抗阻力注射,以防止注射创伤。发炎的负重关节注射不应过于频密,以减少对关节软骨和支持韧带的损害,大关节每年注射不应超过 3～4 次,或总累积不超过 10 次。小关节注射每年不超过 2～3 次,或总累积不超过 4 次。

当皮质类固醇注射到关节间隙以外或从关节间隙渗漏,将发生注射区的组织萎缩,如果注射到关节内的皮质类固醇吸收进入人体循环,可导致血糖升高,激素抑制等。皮质类固醇注射不宜用于急性创伤后即刻或运动项目之前,注射之后患者应当有一段关节制动休息期,并且防止进一步损伤。

第三节 药物注射疗法的适应证与禁忌证

一、适应证

神经和神经肌肉结点阻滞适用于神经系统疾病如脑卒中、脑瘫及脊髓病变所致的肌肉痉挛,以及各种骨科、软组织、肌筋膜炎症性疼痛。

肉毒素注射疗法适用于局限性肌张力障碍,如眼睑痉挛、面肌痉挛、痉挛性斜颈、书写痉挛;痉挛状态,如中风、脑外伤、儿童脑瘫后的肢体痉挛状态。

关节腔注射疗法适用于诊断性穿刺、骨性关节病、急慢性滑膜炎引起的关节腔积液、类风湿性关节炎,以及肩周炎引起的疼痛症等。

二、禁忌证

神经和神经肌肉结点阻滞忌用于脑卒中软瘫期、妊娠、注射部位感染者、重症肌无力、严重心肺等器官功能障碍、注射部位有肿瘤、过敏反应、活动性肺结核、高热、出血性疾病等。

关节腔注射疗法忌用于关节内骨折、严重的骨质疏松、妊娠、注射部位感染者、严重心肺等器官功能障碍、过敏反应、活动性肺结核、高热、出血性疾病等。糖尿病患者使用激素类药物时会引起血糖升高。

第四节 常用药物注射的方法

一、神经和神经肌肉结点阻滞

肌肉内神经阻滞用来诊断、预测和治疗肌张力障碍。在取得患者同意后,取最容易接触受累肌肉的舒适体位,局部消毒按标准的无菌操作,并在主要注射肌肉表面的皮肤上作皮丘,用 4～10cm (1.5～4 英寸)绝缘针向运动点进针。通过神经刺激器确定运动神经分支或肌肉运动点,神经刺激器电流逐渐减小,直到最小的电流引出肌肉收缩。当针尖在运动神经的 1mm 范围内,回抽阴性后,将药物注入进行神经肌肉阻滞。常用的神经肌肉阻滞药物有肉毒毒素、苯酚及无水乙醇。近年来,该类药物应用的发展很迅速,尤其是肉毒毒素的临床应用推动了注射技术的发展,

以下重点介绍苯酚阻滞和肉毒毒素用于肌肉痉挛的注射治疗方法。

(一)苯酚阻滞

苯酚是苯的主要氧化代谢产物。苯酚用于抗痉挛治疗,最早是采用神经鞘内注射的方式,后来 Khalili 等将其用于神经周围注射。而后 Halpern 和 Meelhuysen、Delateurt 和 Awad 则分别进行了肌内注射。此后,苯酚一直用于成年脑卒中患者或颅脑损伤患者。同样,在脑瘫儿童也有成功应用的报道。

1. 阻滞前的准备工作

(1)苯酚浓度和剂量的配制:对于选定的周围

神经，苯酚注射的浓度一般在4%～6%，而直视下注射时浓度可更高一些。此外，还可适量添加甘油以提高苯酚在水溶液中的溶解度。5%苯酚溶液用于周围神经注射时，剂量可为1～10ml。

(2)操作性定位：与利多卡因等短效局麻药不同，苯酚的持续时间较久。因此，如果操作不当引起副作用，则将持续更长时间。在注射前应将针尖调整至合适的位置和角度，注射中利用探测性电刺激技术(与局麻药注射操作相同)。

在实施探测性电刺激时，通常使用一种22号无菌穿刺针，这种穿刺针除针尖斜面暴露外，其他部位均用绝缘材料包裹绝缘，以保证只有针尖斜面附近的神经受到脉冲电刺激。穿刺的针芯与刺激器相连接，后者能提供每秒1次或2次波宽为0.1ms的方波。刺激器还包括一个能够调节电流大小的可变电阻器，最好还应有一只电流表。皮肤表面贴一块参照电极。为了帮助患者摆好姿势，通常还需要一名助手。穿刺针插入靶的神经附近，以5～10mA大小的电流给予脉冲刺激。当观察到有节律性收缩出现时，就可确定靶肌肉或肌群已定位准确。随后将刺激电流减小，使肌肉节律收缩强度下降。然后轻轻移动针头，可在不同方向上下、左右移动，直到再次出现强烈的收缩，说明针尖斜面距神经较近。反复进行上述过程，直到1mA甚至更小的电流也能够产生肌肉收缩，说明穿刺针的斜面距靶神经很近，可以进行注射。1mA标准不是绝对的，而另一方面，在有些情况下，如患者烦躁或者因穿刺的反复刺激，患者的肌张力增高，此时需用较大的电流刺激才能产生收缩，也有进行注射阻滞。这种情况下也可取得满意效果。如果注射成功，肌肉收缩会立即消失或在1～2分钟内逐渐消失，但在药液刚刚接触神经时，这种反应常常被初始收缩的力量增强所掩盖。在探查过程中，患者常会感到不舒服，其忍耐程度有较大的个体差异。在进行苯酚或乙醇注射时，特别是肌肉内阻滞时，患者通常会有烧灼感。

在进行周围神经电刺激敏感区的定位时，表面刺激优于穿刺针的刺激。表面刺激所使用的电流一般为10mA甚至更大，也需要借助于电刺激器。

当遇到靶神经难以明确定位时，如对肩胛下肌的支配神经、闭孔神经或臀收肌的支配神经进行阻滞时，探测性电刺激就显得尤为重要。当遇到更难以定位的靶神经如对尺神经的运动支进行阻滞以降低手部固有肌的肌张力时，有时需通过手术暴露来定位。此外，对脑瘫患儿进行神经周围注射时，尤其需手术暴露靶神经时，最好施行全身麻醉。

(3)阻滞部位的选择：下列部位均可选择作为注射部位，即神经周围阻滞；腰骶椎旁经周围阻滞；肌内注射，运动终板注射；开放神经阻滞。

2. 不同苯酚阻滞方式的应用

(1)经皮苯酚运动点阻滞：对于一些阻断位置较深、难以通过直接注射到达神经区域的神经阻滞时，为了降低肌强直，可考虑选用运动点阻滞法。这种阻滞法也可用于混合性神经，通过作用于运动点从而避开感觉纤维，以免造成疼痛性感觉异常。当临床目标仅为降低肌张力程度，而非使之完全消除的时候，也常使用运动点阻滞法。

1)操作步骤：患者取侧卧位或斜卧位(视注射区域确定)。注射前常预先应用局麻药，如利多卡因，儿童则常在注射前45分钟使用一种局麻药膏。运动点通常是指运动神经分支经过肌肉或运动终板密集的部位。运动点可采用电刺激器来定位。使用最小的电刺激就可以激发最大的肌肉收缩的部位即为运动点，如肱二头肌的运动点受到刺激时会引起肘关节的屈曲。如果患者的感觉神经无意中受到刺激时，患者会有疼痛反应。有时肌肉的定位也可使用肌电图，这就需要参考肌电图定位指导手册，以便准确地找到运动点密集区(多在肌肉中点)。通过监听“终板噪声”或非抑制性的运动单位的电活动也可探测运动终板的部位。肌张力过高时可在肌电图上表现为很强的“噪声”。当运动点定位确定后，先用注射器回抽，避免将苯酚注射到血管内。然后，即可将苯酚溶液注入运动点上。为了避免水肿的发生，同一区域(如前臂)不应连续注射5个以上运动点。注射后，应使用冰袋冰敷，并抬高患肢。

2)起效和持续时间：运动点注射后，即刻或者在24小时内起效，平均持续作用时间约2个月，通常比闭合性运动分支阻滞或手术阻滞的持续时间要短，但这不是绝对的。需要强调的是，经皮阻滞只是降低肌强直的程度，而不能使之完全消除。

3)功效：Keenan等对17例颅脑损伤的成年患

者进行研究发现，肱二头肌和肱肌运动点注射与手术苯酚注射的效果相同且持续的时间也相同。Botte和Keenan发现对颅脑损伤和脑卒中患者胸大肌经皮苯酚阻滞后，可以明显降低肌张力增高的程度。Garland等对屈腕肌群实施经皮运动点阻滞，可以使屈腕肌群张力降低，腕部的主动活动范围增加约30°。Chironna通过对肩胛下肌进行运动点阻滞，使患者的肩外旋能力明显增强。

在患有痉挛性偏瘫或轻偏瘫中，肩胛下肌痉挛常被误诊为“冻结肩”。而实际上，这类患者很少发展为冻结肩。肩很可能是肩胛下肌痉挛所产生的结果。如果忽略了这一点，而进行“冻结肩”的相应治疗，可能会导致肩部的软组织损伤，严重者可能会导致肱骨骨折等并发症。

(2)闭合性运动支苯酚阻滞：这种阻滞方法主要适用于运动支容易确定的情况。通过阻滞可使上运动神经元性痉挛变为下位运动神经元性软瘫，并维持数周至数月。这种阻滞不可用于混合性神经(即感觉与运动成分走行在一起的神经)，以免发生感觉丧失。如果感觉神经被误注入阻滞药物，会引起患者的灼痛感。常用的阻滞位置包括：肩胛上、下神经，正中神经返支，肌皮神经，闭孔神经，腰部骶旁神经，窝处的胫神经等。

1)操作步骤：与运动点阻滞步骤相同，但不同的是，闭合性运动支阻滞所阻滞的是轴突而不是运动点。因此，临床操作时建议应用电刺激仪来定位运动支。当使用最小的电流便可使痉挛的肌肉收缩或产生预期的动作时，便可确定运动支的位置了。一般向运动支注射1次便可起效。

2)起效和持续时间：临床起效与经皮苯酚阻滞相同，立即起效或在24小时以内起效，持续时间4～6个月。

3)功效：Hecht等报道，13例脑卒中患者在进行了肩胛下神经闭合运动支阻滞后，肩关节的外旋、屈曲、外展活动范围明显增大。并且，很多偏瘫患者在经过肩胛下神经阻滞后，整个上肢的肌痉挛也得到一定程度的缓解。因此，这项研究表明，近端肌痉挛的改善有助于促进远端肌痉挛的恢复，从而促进肢体运动功能的康复。

(3)开放性运动支阻滞：又称为手术分离运动支阻滞。由于肉毒毒素的广泛使用，其应用的范围已较前明显减少，但下列几种情况下仍适合进行开放性苯酚阻滞：①期望痉挛的肌肉完全麻痹时；②通过闭合运动支阻滞无法准确或安全到达；③经皮神经阻滞的效果不满意时；④缺氧性脑损伤的患者，康复效果较缓慢，当这些患者需要较长时间的肌张力控制时，可采取开放性运动支阻滞。

常用的阻滞位置有尺神经、胫后神经、股神经和闭孔神经等。

1)操作步骤：需要由外科医生来实施。麻醉后，切开皮肤和肌肉，分离出运动支，使用神经刺激仪加以确证，同时用生理盐水纱布对周围组织加以保护。对运动支进行局部注射，当有1cm长的神经变得半透明，且电刺激不引起运动反应时，即完成阻滞。

2)起效和持续时间：即时起效，一般持续2～8个月。

3)功效：Keenan等报道，21例实施开放运动支阻滞的患者手部肌张力均恢复到正常水平。但由于苯酚阻滞是暂时性神经阻滞技术，有13例患者在6个月后又出现肌痉挛，而8例患者只出现轻微的或没有出现痉挛。Moore等报道9例颅脑损伤和脊髓损伤患者腓肠肌肌痉挛的治疗情况。他们对这些患者共16根患肢的胫神经运动支进行了阻滞，结果发现，胫神经运动支阻滞使5例原来不能离床活动的患者可以下床活动，这种阻滞防止了患者足痉挛或足内翻等并发症的发生。Petrillo等对59例患者的研究显示，开放性胫神经阻滞可以恢复所有患者的肌痉挛，且平均肌张力恢复的持续时间长达28.7个月。

3. 常用部位的注射方法

(1)正中神经：正中神经分布于指浅屈肌、桡侧腕屈肌、掌长肌、拇长屈肌、拇短屈肌的浅头，第1、第2蚓状肌及到示指与中指的指深屈肌。此外，前臂的主要旋前肌是旋前方肌和旋前圆肌，这些肌群均由正中神经支配(图22-1)。

正中神经在肘窝内上髁水平处位于肱动脉的内侧，可采用经皮电刺激的方法确定正中神经的位置。当正中神经接近肱骨内上髁水平时，支配旋前圆肌的纤维往往已经发出，若其远端分叉较多时，操作者应尽量避开这些分支。正中神经在部分人的体内是很表浅的，它通常是斜向走行，而不像肥胖患者身上那样垂直地埋置于脂肪组织中，因而阻断这种表浅神经比较困难。在这种情况下，穿刺针的针尖当接近神经时，要迅速而果断地探查，以便找到神经。

(2)尺神经：尺神经分布于尺侧腕屈肌，所有的骨间肌，第3、第4蚓状肌，拇短屈肌的中头，小指屈肌及到环指和小指的指深屈肌(图22-1)。

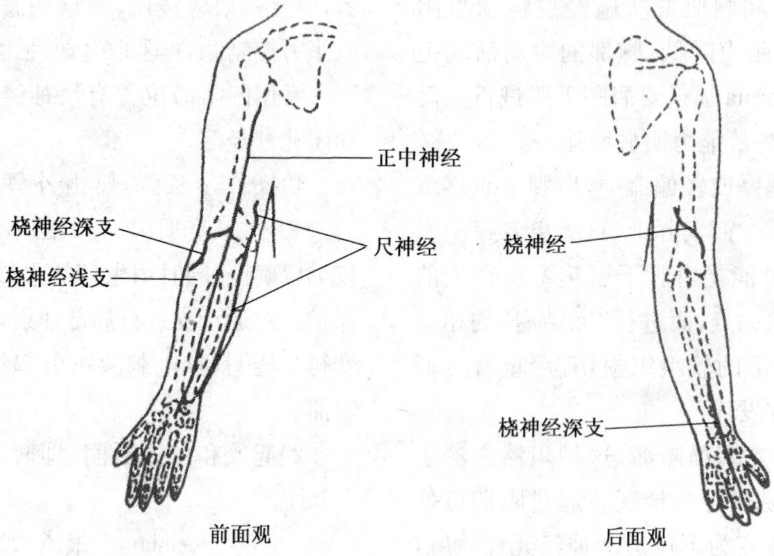

图22-1 上肢神经解剖示意图

尺神经在肱骨内上髁近侧约一横指处正中神经的内侧。将针电极穿过肌间隔后，即探查到尺神经。通常患有上肢痉挛的患者，由于肘部屈肌群、肩部内收肌群和内旋肌群痉挛，检查时不能长时间处于俯卧位上。因此，采用仰卧位检查是可行的。根据患者的临床表现，可阻断分布于尺侧腕屈肌或环指、小指的指深屈肌，或骨间肌的神经纤维。对于手部严重痉挛患者，通常同时阻断正中神经和尺神经。然而在正常情况下，一根神经被阻断，足以减轻另一根神经分布区域的痉挛，因而无需阻断两根神经。因此，临床上通常首先阻断在痉挛范围内起主要作用的神经。一般在1周后再决定是否要阻断其他神经。

(3)肘部屈肌：肘部主要屈肘肌是肱肌和肱二头肌，两者由肌皮神经支配。肘部的辅助屈肌是肱桡肌和桡侧腕长伸肌，桡神经支配这两组肌肉。为了克服肘部痉挛造成的肘关节屈曲位，临床上可通过阻断肌皮神经。当患者直立位时，重力和肘伸肌轻度痉挛有助于肘关节伸展。辅助肌和部分由桡神经支配的肱肌，可防止肘关节过伸，从而使上肢保持一种正常的姿势。部分神经肌肉解剖及常用注射点见图22-2。

肌皮神经阻断：肩关节处于约70°外展位，肘关节尽量伸直时，肌皮神经沿肱二头肌长头的外侧和喙肱肌的内侧，直接沿胸大肌下缘下行，斜行穿过肱肌。分布于肱二头肌和肱肌的肌皮神经，给予注射治疗。内收肌、内和(或)外旋肌痉挛，或在做过肌移植的患者中出现痉挛性的不全瘫痪。根据患者的临床表现，有时需采用运动点阻滞或不同神经纤维的部分阻滞缓解肌痉挛。在阻滞前最好进行动态肌电图检查，以明确神经肌肉的功能，以及神经的走向，尤其对进行肌腱移植的患者尤其重要。

(4)跖屈肌：跖屈肌痉挛是伴发于中枢神经系统受累的最常见的临床表现之一。跖屈肌包括小腿三头肌、跖肌、趾长屈肌、踇长屈肌、胫后肌和腓骨长肌。小腿三头肌痉挛引起的临床表现最明显。

运动点和咽内侧神经阻滞均可治疗这种痉挛。运动点的阻滞需多次进针，如小腿三头肌通常有6个运动点，临床上除需减轻小腿三头肌痉挛外，有时还需稍减轻其他屈肌的痉挛。因此，可先阻断分布于小腿三头肌的神经纤维，以后再阻断腘内侧神经的纤维。通常从腘窝上端进针，这样可以避免误将苯酚溶液注入膝关节腔内；注射时针应当尽量靠近内侧。为了保持足弓和防止跟舟韧带损伤，对一些趾长屈肌痉挛患者不必进行注射治疗，应当保持一定肌张力，尤其是一些长期痉挛的患者。

腓骨长肌一般不需要阻滞，因为它是负责踝跖屈和外翻的肌肉，而外翻肌的活动有利于对抗内翻肌的痉挛，在胫后肌痉挛时尤其如此。

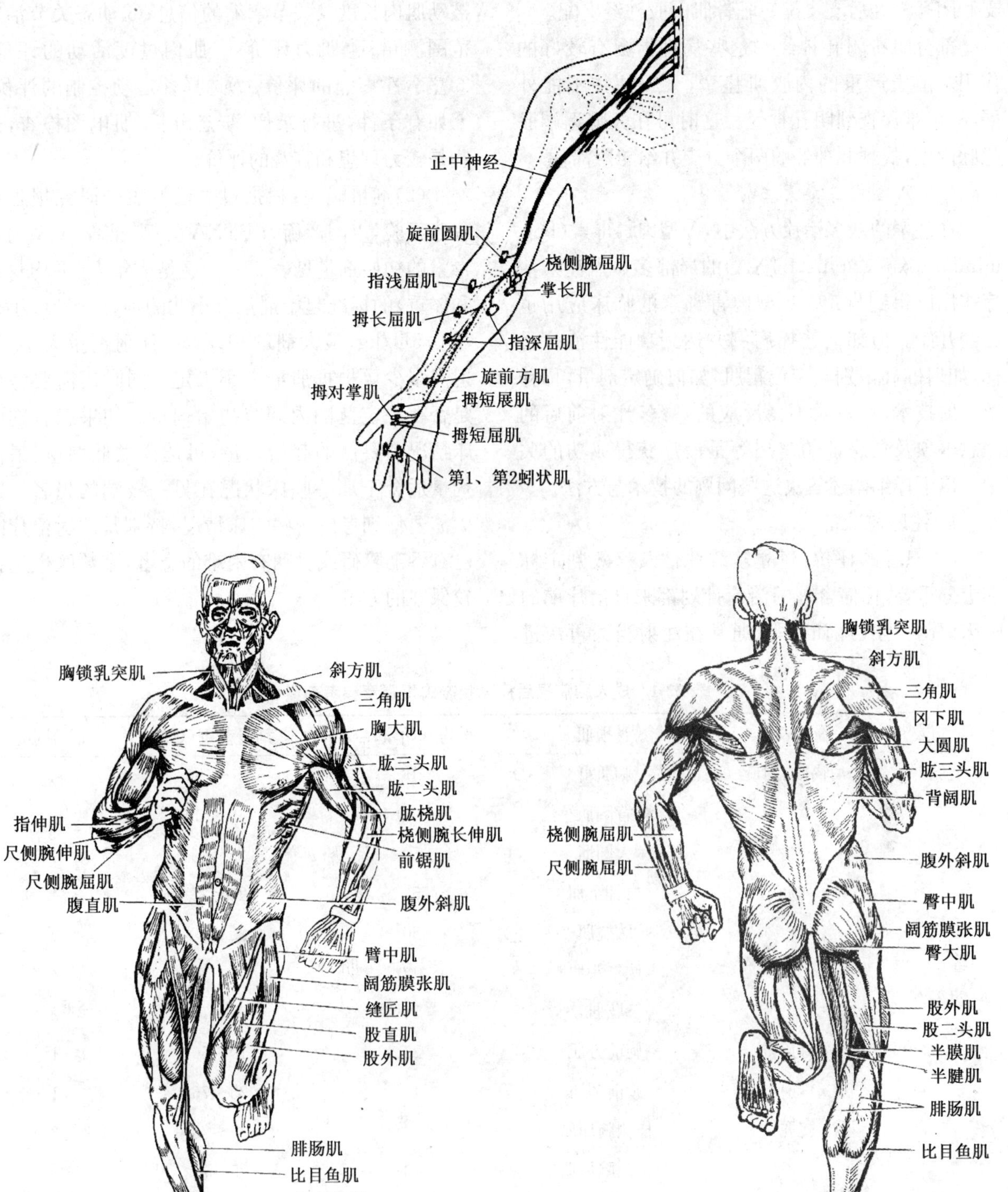

图 22-2　部分神经肌肉解剖示意图

(5)髋内收肌:髋内收肌群包括长收肌、短收肌、大收肌、股薄肌和耻骨肌。长、短收肌和股薄肌由闭孔神经的前支支配,大收肌则由坐骨神经的一支和闭孔神经后支支配。耻骨肌由股神经支配。

部分阻滞闭孔神经对这些病理情况有较好的作用。由于严重的内收肌痉挛,大腿往往不能外展,故很难探查到闭孔神经。这时可在大腿近端股静脉内侧,找到此神经的两个分支并给予阻滞。

(二)A型肉毒毒素注射

在痉挛的众多治疗方法中,A型肉毒毒素(botulinum toxin A type,BTXA)的局部多位点注射治疗作用已得到肯定。B型肉毒毒素的临床应用也已经开始。但如何选择病例并达到功能性治疗目标,如何准确识别与定位靶肌,如何确定剂量,稀释及注射技术,疗效及不良反应的观察,注射前后的注意事项及禁忌证的掌握等是治疗获得成功的关键。以下详细阐述解决这些问题的技术与方法。

1. 注射前准备

(1)患者的评价:建立基线评估及疗效判定标准十分重要,任何合理的治疗计划都来自治疗前的临床评测。注射前的评价通常在注射当天再次进行,以图表形式记录患者当前的神经学和康复状况。评价包括:①详细的神经系统检查及有关实验室检查的收集;②被动关节活动范围测量,可获得被动肌肉长度及关节挛缩的信息;③动态关节活动范围测量;④肌力评价;⑤肌肉过度活动的评价;⑥痉挛性疼痛的评价;⑦选择性运动控制的评价;⑧如有条件,进行录像、步态分析、肌电图检查,这些是较为理想和客观的评价。

(2)剂量确定:根据过去已发表的研究报告和临床经验,以国产衡力BTXA为例,推荐A型肉毒毒素的初始剂量见表22-1。这是成年人(平均身高和体重)的标准起始剂量。小儿的推荐剂量最小剂量0.5U/kg,最大剂量6U/kg。注射剂量大小、注射点多少要根据肌群大小来定。同时还需要考虑是否在一定范围内调节初始剂量。如果患者的临床情况需要低的起始剂量,可选择最低剂量,最高剂量适合于那些临床状况在另一极端的患者。医生需要仔细考虑一些临床情况,特别是注射治疗时已有吞咽障碍或吞咽有困难的患者,多数医生选择较保守的方案。

表22-1 成人脑病损后痉挛状态肉毒毒素参考剂量

部　位	临床表现	受损肌	平均开始量(U)	剂量范围(U)	注射点
上肢	肩内收、内旋	胸肌群	100	75～150	4
		背阔肌	100	50～100	4
		大圆肌	50	25～75	1
	肘屈	肩胛下肌	50	25～75	1
		肱桡肌	50	25～75	2
		肱二头肌	100	50～100	4
		肱肌	50	25～75	2
	前臂旋前	旋前方肌	25	10～50	1
		旋前圆肌	40	25～75	1
	腕屈	桡侧腕屈肌	50	25～75	2
		尺侧腕屈肌	40	25～75	2
	拇指	拇长屈肌	20	10～30	1
		拇内收肌	10	5～25	1
		对掌肌	10	5～25	1
	握拳	指浅屈肌	50	25～75	4
		指深屈肌	15	25～100	2

续表

部 位	临床表现	受损肌	平均开始量(U)	剂量范围(U)	注射点
	掌屈	骨间蚓肌	15	15～50/手	3
下肢	髋屈	髂肌	100	50～150	2
		腰肌	100	50～200	2
		股直肌	100	75～200	3
	大腿内收	内收肌，短、长大	200/腿	75～300	6/腿
	膝屈	腘绳肌内侧	100	50～150	3
		腓肠肌	150	50～150	4
		腘绳肌外侧	100	100～200	3
	膝伸展	股四头肌	100	50～200	4
	马蹄内翻足	腓肠肌内/外	100	50～200	4
		胫后肌	50	50～200	2
		胫前肌	75	50～150	3
		比目鱼肌	75	50～100	2
		趾长屈肌/短肌	75	50～100	4
		踇长屈肌	50	25～75	2

每个患者对 BTXA 治疗会做出一定的反应。剂量将根据首次治疗的反应和治疗后临床进展的情况进行再调整。有时，一种普遍有效的治疗对一些特殊的患者来说改善作用有限，应建议停止规则间歇的持续治疗。如果治疗的有效性趋向于明显降低，需要再次评价肌肉的选择、剂量、注射点、注射技术，以及药物抗体产生的可能性。应注意可能发生的免疫反应，要考虑限制 BTXA 使用频率和每次注射的总剂量。然而，在痉挛的治疗中，BTXA 抗体的产生还不是一个显著的问题。虽然不是所知的各种可变因素均可诱发免疫反应，但抗体的出现提醒我们重复注射的时间不能少于 3 个月，同时应使用尽可能低的有效剂量。

BTXA 在人类的半数致死量约为 3000U。要达到致死剂量是不大可能的，但在半数致死量以下的剂量仍有可能发生明显不良反应。在注射前存在吞咽障碍的患者或者有吞咽风险的患者应使用保守剂量。儿童的剂量受体重的限制，按体重调整。

(3)稀释方法及注射位点的数量：稀释方法取决于靶肌的大小、对扩散的关注及疗效要求。对大多数一般大小的肌肉来说，浓度为 2～10U/0.1ml，每点最高容量 1.0ml。应警惕较大容量的注射有可能造成靶区域的远处扩散。对于那些非常微小的肌肉，适合于高浓度低容量的方法，标准的浓度范围是 10～20U/0.1ml，注射容量为每点 0.1～0.2ml。

A 型肉毒毒素经生理盐水稀释后不能保存。安瓿瓶盖应轻轻旋开，避免摇振。注射后剩余的毒素应根据地区指南处理。在大多数治疗中心，毒素被放入一密封的生物有害容器内。美国 FDA 推荐毒素应在稀释后 4 小时内完成注射，否则应处理掉。在临床实践中，一组患者同时注射治疗是减少浪费的方法。在冷藏或冷冻的情况下，BOTOX 至少能维持 2 周的效力。

注射位点的数量以肌肉的功能大小为度。一般原则是宁愿选择低容量多点注射，而不要选择大容量一点注射。增加了注射点，更有可能使药物到达更多的神经末梢。这种方法平衡并逆反了那些没有神经末梢的注射部位的问题，如肌肉肌腱结合部。儿童患者，通过减少注射点的数量达到减轻注射带来的不适感。

2. 定位注射技术及操作步骤

肉毒毒素可使用肌肉及皮下注射技术，对于表浅大块的肌肉可直接采用徒手定位注射技术，而深部精细复杂的肌肉则需要肌电图、电刺激或彩色超声引导的定位注射技术。定位注射技术的关键是，注射者必须熟悉肌肉解剖及关节运动学，十分清楚注射肌的起止点、分布及痉挛表现，并预测注射后可能产生的治疗结果及不良反应。

(1)徒手定位注射技术：笔者在多年的临床工作实践中总结出一种行之有效的徒手定位注射技术，称为“反向牵拉指压法”。现介绍如下：

1)痉挛肌的识别及徒手定位：“反向牵拉指压法”的定位步骤大致如下：①患者取适当体位以利于暴露注射部位并方便助手对靶肌进行反向牵拉；②助手沿靶肌长轴反向牵拉靶肌并诱发痉挛或肌张力增高，同时治疗者触摸按压痉挛肌肌腹；③按1～3cm^2/点的原则在痉挛最明显的肌肉腹部或隆起部位用记号笔定点。

2)常选肌群的徒手识别及定位：头面部、颈肩部、上肢近端前后侧、上肢远端前侧、下肢近端前后侧、下肢远端浅、深层及足背诸肌注射位点。

3)注射操作步骤：年幼及焦虑患者可在注射前适量给予苯二氮䓬类药物，也可在注射前0.5～1小时使用局部麻醉霜。但上述处理可减弱痉挛，影响定点及注射时的针感，所以应在定点后使用。一般情况下可不必使用。

用1ml注射器抽取已稀释好的BTXA，再根据靶肌体积的大小及深度选择不同型号的注射针头。一般面颈部肌群、手的内在肌、幼儿上肢用皮试针即可，而其他四肢肌群用7～9号针，成人深部肌群可用穿刺或麻醉针注射。

常规消毒，注射时助手再实施靶肌反向牵拉，治疗者按事先定点进针直到感觉针身阻涩感(通常进针时患者立即有痉挛增加，针感很强)，回抽无血，注入预先计算好的剂量拔针后用棉签轻压止血，通常痉挛严重的部位很少出血，拔针时让助手停止牵拉，减少者不适感。各点依次重复。

对于大肌肉，如腓肠肌，可采用同一点分层注射，先在深层，然后退针至中层，最后浅层分别注射，其目的使药物尽可能分布到多个神经肌肉接头处，增加疗效。

注射前、中、后0.5～1小时应严密观察患者的症状及体温、脉搏、呼吸、血压等生命体征，并备有急救药品，以防严重过敏反应。

注射后取坐位，并于6～24小时内忌按摩及搽洗注射部位，以防止远处及局部扩散。

(2)肌电图和电刺激引导的定位及注射技术：发展成熟的BTXA注射技术可使注射者赢得时间并发展技术，在繁忙的临床工作中，任何能够改进疗效及单次治疗功效的技术都是有价值的。疗效改进的同时能减少副作用。人们希望BTXA在阻断突触前神经末梢的同时，其扩散性能能够控制在允许的范围内。因而靶肌的注射部位应更明确，并保证邻近的肌肉不受影响。肌电图引导及电刺激就是两种能改进疗效并能准确定位的注射技术。

1)肌电图(electromyography，EMG)：可用于肌张力障碍及痉挛患者肌肉活动的评价，也可用于辅助局部注射技术(如肉毒素、苯酚、局部麻醉药)。

靶肌肌电信号的特征：靶肌局部的肌电图可直接获得，记录近针尖处运动诱发电位的形态学及声学特征。肌束、肌腱及关节的被动和主动活动等各种手法所引出的后续电位可确定针尖的位置，同样也可区分非靶肌，避免误注射的风险。

近针尖的肌纤维在快速上升期表现为全幅的2～3相位的运动电位。这样的运动电位有清脆的声学特征。如果看到一个低振幅的电位(或听到低哑的声音)，应重新放置针尖以达到最佳位置。有时，遇到“海贝壳”的声音可能反映神经肌肉接头的微型终板诱发电位。但是，清脆的运动诱发电位，不一定提示针在靶肌里的正确位置，只不过提示针尖靠近一条收缩的肌纤维。确定靶肌的位置要通过主动收缩或被动运动。这对处于共同运动模式的儿童患者(如中风后痉挛状态的患者)比较困难。

定位注射操作步骤：一例清醒合作的患者，借助肌电检查的空心针电极，BTXA的注射步骤如下：①插入空心针肌电电极到定点的靶肌内，打开肌电检查设备；②当运动诱发电位活动出现时，鼓励患者轻柔牵伸或用其他方法放松。一旦动作电位静息，开始进行针尖局部的被动和主动的手法评测。最初的目标是获得与靶肌/肌腱/关节的活动相关的清脆的动作电位，以下步骤有助于这一过程；③移动靶关节产生被动关节活动，通过被动关节活动范围，监控肌电图的动作电位活动(活动或插入针电极可能会诱发痉挛)；④移动非靶关节，通过被动关节活动范围监控肌电图的动作电位活动（非目标区域会缺失或减小）；⑤患者主动活动靶肌，监控肌电图的动作电位活动；⑥患者主动活动非靶肌，监控肌电图的动作电位活动（非目标区域会缺失或减小）；⑦确定位点后，接上注射器，按确定的剂量，通过肌电检查的空心针注射 BTXA，拔针后用棉签轻压止血。

其他各点定位及注射以此类推。以上步骤能有效分离出小的、深在的肌群。例如，用这项技术通过腕关节、手指主动、被动屈伸能区别尺侧屈腕肌与指深屈肌的独立活动。这些步骤同样适用于大的深部肌群，如胫骨后肌。

对于不能合作或不能忍耐的患者，由麻醉师给予适合门诊患者的短效镇静剂。在这种情况下，注射者只能进行被动关节活动技术的操作，因为麻醉下患者不能主动活动。这种情形下，电刺激可能是更适合的工具。

EMG 能否准确定位取决于测试时区别靶肌或代偿肌活动引出的动作电位，这种区别最好通过主动和被动 ROM 比较后作出。然而，肌张力障碍的患者，主动肌和拮抗肌的联合收缩可能会影响评价。决定注射哪块肌肉则是医生的临床决策。

2）电刺激（electrical stimulation，ES）：可用于刺激大的神经支配的全部肌肉或刺激肌腹中的小肌束。前者是运动神经刺激，后者是运动点刺激。后者更能反映对腿腹的小运动神经分支的刺激。运动神经刺激主要用于苯酚阻滞而不是 BTXA 注射，因为神经与肌腹相比可能太细微，但运动点刺激对肉毒毒素的合理分布是有用的。理论上，运动点是神经肌肉接头的高密度区域，电刺激定点尽可能会将 BTXA 注射到或接近神经肌肉接头结合区。这样是否能带来小剂量而效果保持最大的影响，至今还未得到证实。因为这一假设在人类的研究才刚刚起步，但动物研究已得到可靠数据。

可应用各种各样的刺激进行定位。大多数高质量的肌电图/神经传导速度检查设备可以配接一个刺激器。在表面电极引导下或插注射针引导下接入刺激器均可。一般选择便携式电刺激器，其优点是经济、轻便、容易使用。

ES 定位的基本步骤与 EMG 定位相似。在初步触诊和被动活动的程序之后，将空心肌电针插入靶肌。插入后开始给予强刺激，刺激强度通常是 1～3mA 以引起明显收缩或肌束抽搐为度。重置针尖找到目标点以后减小刺激强度，以便最小刺激引起最大抽搐，最终的靶刺激强度是 0.25～0.5mA。

由此可见，EMG 与 ES 定位的区别是前者引导出特定的动作电位，后者则给予刺激信号观察特定的收缩反应。还有很多其他方法与 EMG 和（或）ES 联合应用，到达其他方法难以到达的肌肉。例如，荧光透视法能引导肌电针到达靶肌，CT 和超声引导也能帮助痉挛患者有效定位。

未来的研究需要确定哪些反应参数在 EMG，或 ES 刺激时发生了最大改变。许多比较好的系列临床实验设计需要进一步论证。如 EMG、ES 与徒手触诊定位技术的双盲对比研究，应包括相同的研究对象，面对各种各样的痉挛患者，这不是一个简单的任务。

3. 与注射有关的其他事项

（1）适应证：自 1980 年 Scott 等报道了应用 BTXA 治疗人类斜视以来，BTXA 的应用逐渐扩大到眼睑痉挛、面肌痉挛、痉挛性斜颈，以及肢体肌张力障碍的治疗。1997 年，Simpson 报道了应用 BTXA 治疗脑瘫、多发性硬化、脑外伤、脊髓损伤及中风后痉挛状态，证实 BTXA 能有效降低肌张力、改善关节活动度、自主神经反射、步态、姿势等，并使会阴易于清洁，且无明显不良反应。自国产衡力 BTXA 问世后，其适应范围更广泛。神经肌肉类疾病主要有下列几类：①局限性肌张力障碍　眼睑痉挛、面肌痉挛、痉挛性斜颈、书写痉挛；②痉挛状态　中风、脑外伤、儿童脑瘫后的肢体痉挛状态。

（2）禁忌证：下列情况应禁用 BTXA 多位点局部注射　①妊娠；②注射部位感染者；③有过敏反应或哮喘史及对本品过敏者；④严重肝、肾功能不全者；⑤1 周内使用某些加重神经肌肉接头传递障碍的药物，如奎宁、氨基糖苷类抗生素、吗啡等；⑥神经肌肉接头传递障碍性疾病，如重症肌无力；⑦注射肌群挛缩严重者；⑧不能配合治疗者。

（3）不良反应及处理

1）在眼睑、面肌痉挛治疗中，少数患者可出现短暂的眼睑下垂、下睑后退、瞬目减少、睑裂闭合不全、面肌肌力减弱等，一般 3～8 周内自然恢复，应事先向患者解释，不需要处理。

2)在斜视治疗过程中,部分患者可出现短暂的程度不同的眼睑下垂、垂直斜视和极个别的瞳孔散大,此与该毒素向邻近肌肉弥散有关,数周内会自然恢复,不需要处理。

3)在斜颈、成人脑损伤及儿童脑瘫患者的治疗中,有发生吞咽障碍及肌无力的报道,通常持续3天到1个月消失。在脊髓损伤的治疗中有无力及短期抽搐加重的报道。3天至1周消失。到目前为止,尚未见严重不良反应的报道。

4. 治疗显效及持续时间

许多患者在注射后24～72小时开始感觉到治疗效果,起效高峰大约发生在注射后2周左右,注射1周后进行物理治疗会增强这种作用。A型肉毒毒素作用于痉挛的临床疗效大约持续12周,虽然有些患者疗效持续时间可能更长或更短。据文献报道,功能性活动和辅助治疗,包括矫形支具和注射肌群的电刺激,能延长疗效持续时间。

影响疗效的因素包括:①痉挛时间过长;②肌肉的活动度差;③BTXA制剂配制不当和储存不良导致药物效价降低;④首次注射剂量不足;⑤注射位点不佳;⑥抗体的出现,使后续治疗中对毒素的反应性降低。2%～3%的患者注射后无效,即原发性无反应。5%～10%的患者注射后出现抗体,成为继发性无反应者。如果毒素对患者的疗效减弱,可进行简单的试验,看是否有抗体产生。用低剂量的BTXA(10～15U)进行额肌注射,以确定患者对治疗的反应。未出现预期的肌肉松弛则表示存在全身的抗体。该过程对患者的影响最小,无须收集血液,避免不必要的检查费用。

在目前的实践中,许多学者倾向于将两种注射治疗方法联合应用。苯酚常用于神经周围注射以阻滞大肌肉群,而肉毒毒素若用于大肌肉,其有效剂量将超过中毒剂量的最低下限,可产生副作用,因此,肉毒毒素常应用于有在选择性定位的小肌肉群。临床上,神经溶解剂和肉毒毒素的选用常基于患者痉挛的情况、预后及治疗目标。肉毒毒素注射由于不具有组织破坏效应,且对传出神经具有特异性作用,常用于治疗病情有较大主动活动功能的痉挛肢体;而苯酚和乙醇则由于具有慢性组织学效应和对基觉神经的破坏作用,适用于治疗病情较严重或预后不良的患者。在这种情况下,感觉功能的保留不是十分重要的,而对肌肉痉挛的主要治疗目的是提高患者的生活质量,更方便肢体的活动。最后,从药品经济学的角度来看,今后需要将神经溶解性试剂与内毒毒素分别应用于特定的患者,并进行对照性研究,从而确定其各自的适应证和治疗。

二、肌筋膜扳机点注射技术

1. 肌筋膜扳机点

(1)定义:肌筋膜扳机点(trigger point)是一个在骨骼肌上能够激惹疼痛的位置,通常可在这个位置上摸到一个疼痛的绷紧带或结节,挤压时可能引起远处的牵涉痛,有触压痛和交感现象,也称为肌筋膜痛性综合征。

(2)临床特点:在身体的任何肌肉或肌群中,可能发生扳机点,扳机点通常在过分紧张或未能经历完整的收缩和松弛周期的肌群中发现。一个骨骼肌扳机点疼痛可以引起与周围神经无关的远处牵涉疼痛。每块肌肉常有几个不同的固定疼痛点,每个疼痛点都有固定的触发牵涉痛区域。一个原发疼痛点可触发另一个邻近疼痛点(继发性扳机点),第二个疼痛点又可触发更远处的疼痛点,而造成疼痛的远距离牵涉痛。潜在的扳机点处于休眠状态,仅有压痛和引起受累的肌肉无力和关节运动受限。活动的扳机点伴有牵涉痛,直接刺激引起扳机点的疼痛和牵涉痛。各个扳机点引起的临床综合征都有各自的特征,可造成失眠和精神焦虑。有时患者可以指出源发疼痛点,并告知其牵涉痛的位置。有时患者只感牵涉痛,而不知源发疼痛扳机点的位置;只有靠医生的检查来做出诊断;特别在头部、手臂和腿部的牵涉性疼痛。

(3)诊断要点:首先要排除疼痛的主要部位是否有其他器质性病变;突然发作的肌肉过用或跟随肌肉过用发作的一个短暂时期后的疼痛病史;反复和慢性过用受累肌肉而引起的肌痛;每个肌的痛点(扳机点)伴有特征性的牵涉痛;受累肌肉的运动和牵张范围受限和肌力稍变弱;受累肌肉内常可触及痛性拉紧的带状条索和结节;快速触诊和针刺痛点(扳机点)可引发局部抽搐反应;压力和针刺痛点(扳机点)可引发疼痛和牵涉痛。不同的肌肉常有几个不同的固定疼痛点,每个疼痛点都有固定的触发牵涉痛区域。睡眠不足时加重。

（4）定位：扳机点通过对受累肌肉的深部触诊来定位，往往许多扳机点的确定在肌肉的起止点处。如腰骶、骶髂关节常见扳机点如图 22-3 所示。

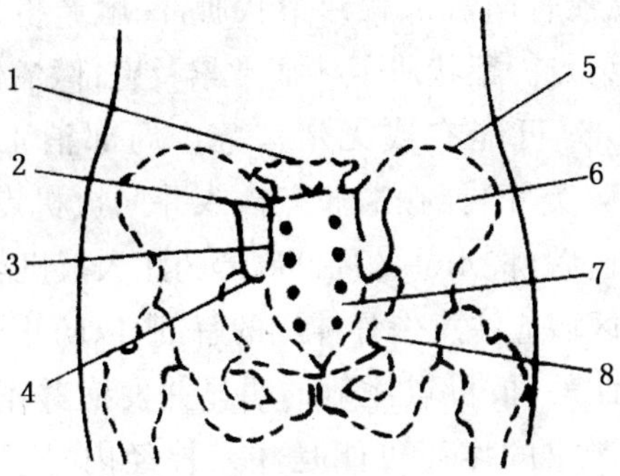

图 22-3　骶髂关节（后面观）

1. 第 5 腰椎；2. 髂后上棘；3. 骶髂关节；4. 髂后下棘；5. 髂棘；6. 髂骨；7. 骶骨；8. 坐骨棘

（5）扳机点注射指征：扳机点注射用来确定疼痛的来源，并治疗肌筋膜痛以便于进行扳机点牵伸的物理治疗。

（6）扳机点注射的禁忌证：扳机点注射的绝对禁忌证包括局部感染、皮肤状况妨碍充分的皮肤准备、注射部分的肿瘤、局部麻过敏史、严重凝血障碍、败血症或患者不合作。

（7）并发症：扳机点注射的并发症包括感染、疼痛增加、局部麻醉药过量或注入血管内产生中枢神经系统毒性反应，并且有一些病例心跳呼吸暂停。注入神经内可引起神经损害。其他并发症根据扳机点注射部位的不同将分开讨论。

（8）技术：注射前触摸受累肌肉，定位并标记扳机点，消毒皮肤并晾干 2 分钟，戴消毒手套，便于在消毒区内操作过程中能触摸肌肉。注射前重新触摸扳机点，并在两手指间固定以便于注射，常规用 4cm（1.5 英寸）针穿过皮下组织，平稳地进入扳机点区。通过反跳或重现疼痛以肯定检验针在扳机点内。注射药物之前，尝试回抽，避免注入血管内，如果注入血管内，针应当重进，并再次回抽确保血管已经避开，然后将药物注入，药物在扳机点区呈扇形注射，因增加了局部麻醉的范围，常产生长时间的疼痛缓解。然后将针抽回稍加压迫减少出血。患者应当很熟悉相关肌肉的牵拉程序并受指导在家进行，不成功的家庭牵拉程序仅产生短时的疼痛缓解。

2. 特定部位的扳机点注射技术

（1）斜方肌：征得患者同意后，患者坐位或俯卧位，触诊斜方肌以深触产生最痛的点作为注射点，触诊过程也许能或不能产生牵涉疼痛，上斜方肌牵涉痛常沿着颈的后外侧达颞颌关节周围和颞区。中斜方肌牵涉痛常累及肩和脊旁区域，下斜方肌牵涉痛通常涉及脊旁区。局部消毒后，用 4cm（1.5 英寸）针在最大压痛点插入，并进针到扳机点区。回抽无血后将 4ml 局部麻醉药注入扳机点区。

（2）肩胛提肌：征得患者同意后，患者坐位或俯卧位，触诊肩胛提肌沿着其在 $C_1 \sim C_4$ 椎体附着点和肩胛骨上角，注射部位是深触时患者感到最痛的点，也许有或无牵涉痛。肩胛提肌牵涉痛的类型常包括颈的后外侧和枕与颞区，局部消毒后，用 4cm（1.5 英寸）针插入最痛点进入扳机点区，回抽无血后将 4ml 的局部麻醉药注入扳机点区。注射所有的扳机点，总的注射剂量不应该超过最大安全剂量。由于不适当的进针或在椎体区域注射了大量的局部麻醉药可产生神经根阻滞，也可能神经内注入而产生神经损伤。

（3）冈上肌：征得患者同意后，患者取坐位或俯卧位，从冈上窝穿到肱骨触诊冈上肌扳机点。根据触诊是患者诉最痛的点确定注射部位，冈上肌的牵涉痛在上肢和肩的后外侧，可能有或无牵涉痛。局部消毒后用 4cm（1.5 英寸）针，在最痛点插入，并进针到扳机点区，回抽无血后向扳机点注入 4ml 的局部麻醉药。冈上肌扳机点注射无明显的并发症。

（4）冈下肌：征得患者同意后，患者坐位或俯卧位，从肩胛骨的冈下窝到肱骨头触诊冈下肌，扳机点常常位于肩胛冈下面，当深触时患者诉最痛点确定为注射点，可能引出或引不出牵涉痛。冈下肌的牵涉痛类型常包括三角肌、肩的外侧区域和上肢近段，疼痛也可能牵涉到肩胛下区。局部消毒后，用 4cm（1.5 英寸）针插在最痛点，并朝扳机点进针，加抽无血后，向扳机点区注射 4ml 的局部麻醉药。冈下肌扳机点注射无明显的并发症。

（5）胸大肌：征得患者同意后，患者仰卧位，触诊胸大肌，深触患者感觉最疼痛的点作为注射点，胸大肌的牵涉痛常累及前胸壁和乳房区，可产生或不产生牵涉痛。局部消毒后用 4cm（1.5 英寸）在痛点插入，并向扳机点区进针，回抽无血后，将 4ml 的局部麻醉药注入扳机点区。胸大肌扳机点注射明显的并发症不常见，然而必须仔细考虑局部解剖，包括靠近胸腔。与胸壁相切的方法向扳机点进针能减少发生气胸的危险性。

(6)三角肌：征得患者同意后，患者呈坐位，触诊三角肌的前、中、后部分，根据深触时患者诉最痛的点确定为注射点，三角肌牵涉痛的类型常常涉及肩和上肢近段，可能或不可能引出牵涉痛。局部消毒后，用 4ml(1.5 英寸)针在最痛点插入并向扳机点进针，回抽无血后将 4ml 的局部麻醉药注入扳机点。三角肌扳机点注射无明显的并发症。

(7)腰方肌：征得患者同意后，患者俯卧位，从第 12 肋到髂嵴和从 $L_1 \sim L_4$ 腰椎附着直到其外侧缘进行腰方肌触诊。深部触诊患者诉最痛之处为注射点。腰方肌牵涉痛的类型常累及髂嵴、髋和臀部，也可能有或无牵涉痛。局部消毒后，用 4cm (1.5 英寸)针在痛点插入，并朝扳机点方向进针，回抽无血后将 4ml 的局部麻醉药注入扳机点内。腰方肌扳机点注射并发症不常见。

(8)脊旁肌肉：征得患者同意后，患者俯卧位，进行相应的胸和(或)腰椎区域触诊，深压能产生最大疼痛的点作为注射点，可能产生或不产生牵涉痛。胸脊旁肌牵涉痛常累肩胛和胸壁区，以及下胸脊旁肌和腹部区域。腰脊旁肌牵涉痛常累及臀、髂骨嵴和骶髂节区。这些肌肉将包括竖脊肌、颈半棘肌、头长肌、颈长肌、胸髂肋长肌、腰髂肋长肌和半棘肌、多裂肌。局部消毒后用 4cm(1.5 英寸)针在痛点插入，并向扳机点进针，回抽无血后，将 4ml 局部麻醉药注入脊旁肌扳机点。脊旁肌扳机点注射不常见明显的并发症。

(9)臀肌：征得患者同意后，患者取侧卧位，正常侧在下，或俯卧位，触诊臀大肌、臀中肌、臀小肌，深触时产生最大疼痛的点作为注射点，可有或无牵涉痛。臀大肌牵涉通常累及骶髂关节、髋和臀部。臀中肌的牵涉痛常累及髂嵴、骶髂关节和臀部。臀小肌的牵涉痛常累及臀部和下脚的外侧。局部消毒后，用 4cm(1.5 英寸)针在最痛点插入，并向扳机点进针。回抽无血后，将 4ml 的局部麻醉药注入扳机点区。

臀肌扳机点注射明显的并发症不常见，然而局部解剖包括坐骨神经注射时必须考虑。注入神经内可产生神经损伤，注射时严重的疼痛说明可能注入神经内，针应当回位。

(10)梨状肌：征得患者同意后，患者处于 Sims 侧位，从骶骨向髋部触诊梨状肌，深触产生最痛点处为注射点。梨状肌牵涉痛常累及臀部、髂骶区和髋的后部，可能有或无牵涉痛。局部消毒后，用 4cm(1.5 英寸)针在最痛点插入并向扳机点进针，回抽无血后，将 4ml 的局部麻醉药注入扳机点区。

此区域应注意坐骨神经的解剖，以防止注入神经内。此外，扳机点注射的明显并发症并不常见。注射时严重的疼痛可能是注入神经内，应当重新进针。

(11)髋内收肌：征得患者同意后，患者仰卧位且受累肢体屈曲、内收、外旋，沿股部内侧面触诊长收肌、短收肌和大收肌，深触产生最痛点处为注射点，髋内收肌的牵涉痛常累及近侧髋部、大腿的内、前和膝部，可能产生或不产生牵涉痛。局部消毒后用 4cm(1.5 英寸)针在最痛点处插入，并向扳机点区进针，回抽无血后，将 4ml 的局部麻醉药注入扳机点。内收肌扳机点注射并发症不常见。

(12)腓肠肌：征得患者同意后，患者俯卧位，从膝到踝触诊腓肠肌和比目鱼肌，深触时产生最疼痛的点将作为注射点，腓肠肌和比目鱼肌的牵涉痛包括膝后、小腿、踝和足的跖面。可有或无牵涉痛。局部消毒后，用 4cm(1.5 英寸)针在最痛点处插入并向扳机点处进针，回抽无血后，向扳机点区注射 4ml 的局部麻醉药。腓肠肌扳机点注射不常见并发症。

三、常用关节及特殊结构注射技术

(一)适应证和禁忌证

见“第三节　药物注射疗法的适应证与禁忌证”。

(二)术前准备

1. 需经主治医生或三级医生确定该项操作，主管医生须向患者解释该项操作的必要性、可能出现的问题及术前和术后的注意事项，征得患者及家属的同意后，由患者家属签字。

2. 穿刺前必须完成各种关键性检查，如血象、出凝血时间、肝肾功能等。

3. 观察穿刺部位有无皮肤及皮下组织的感染

与破溃，凝血机制是否异常。如皮肤不清洁时应给予必要的清洗。

4. 选择好合适大小的穿刺针及其质量，检查穿刺包和关节腔用药是否超过有效期；使患者的关节做被动或主动的全方位运动，以便于关节内容物的重新悬浮。

(三)操作步骤

1. 先仔细选择好穿刺点，穿刺点应避开血管、神经、肌腱、皮损等，选择易于进入关节腔的部位。操作时，术者的手指不可接触进针点的皮肤及针点。

2. 操作时应遵守无菌原则。术者应戴一次性帽子、口罩及无菌手套。

3. 常规消毒和铺洞巾，用2%利多卡因局部麻醉，并术前准备好需要注射的药物，穿刺时让患者放松。

4. 穿刺针进入皮肤速度要快，轻轻抽取同时将针向前推进，直到出现滑液。穿刺如遇到骨性阻挡，宜略退针少许或略退后并稍改换穿刺方向，再边抽吸边进针；穿刺时边抽吸边进针，如突然发现在关节囊外有感染性液体或脓液，应立即停止继续进针；最好先对穿刺到的软组织感染区进行抗菌治疗，如对有明显脓液的感染灶切开引流，并应探明感染灶的范围，并明确与关节腔的关系，切不可轻易进入关节腔。穿刺完毕，拔除针头后，应用碘酒消毒穿刺点。

5. 必要时关节附近可加用冰块和应用弹性绷带缠绕关节。3天内局部勿浴。

(四)注意事项

1. 穿刺时，切忌在深部大幅度改变方向或反复穿刺，以免损伤关节。

2. 注射皮质类固醇时，注射的激素用局麻剂稀释或先注射激素，再注射局麻剂至关节腔稀释。

3. 有某些严重感染如心内膜炎、肾盂肾炎引起的败血症或有化脓性关节炎禁止激素关节内注射；避免将激素直接注入附近的神经(如腕管综合征)；皮质类固醇注射不宜用于急性创伤后即刻或运动项目之前。

4. 发炎的负重关节激素注射不应比每3～4个月1次更频繁，以减少对关节软骨和支持韧带的损害，一天内注射的关节数量只限于2个以内，关节越小，注射激素的量应越小，大关节每年注射不应超过3～4次，或总累积不超过10次。小关节注射每年不超过2次，或总累积不超过4次。

5. 当皮质类固醇注射到关节间隙以外或从关节间隙渗漏，将发生注射区的组织萎缩。如果注射到关节内的皮质类固醇吸收进入体循环，可导致血糖升高。

6. 注射之后患者应当有一段关节制动休息期，并且防止进一步操作。

7. 透明质酸钠关节内注射是骨关节炎治疗的一项较新的技术，黏性药剂起到类似于滑液以维持关节润滑的作用，用于骨关节炎的早期。

(五)各关节穿刺法

1. 肩关节穿刺

从肩峰前、外或后向肩峰下刺入，均可进入关节腔。肩关节积液波动多在前面较明显，故可从肩峰前面波动最明显处刺入(图22-4)。

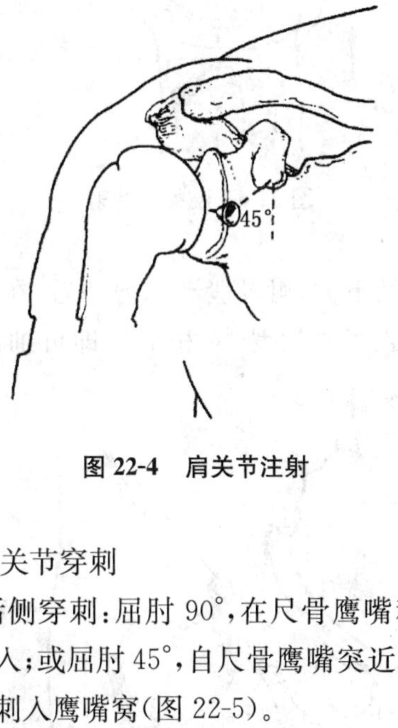

图22-4 肩关节注射

2. 肘关节穿刺

(1)后侧穿刺：屈肘90°，在尺骨鹰嘴和肱骨外髁之间刺入；或屈肘45°，自尺骨鹰嘴突近端穿过肱三头肌腱刺入鹰嘴窝(图22-5)。

(2)外侧穿刺：前臂被动旋转，触到桡骨小头，在其近端与肱骨头之间自外侧刺入。

(3)腕关节穿刺(图22-6)

1)背侧穿刺：在伸拇指长肌肌腱的尺侧，桡骨下缘的凹陷处垂直刺入。

2)尺侧穿刺：在尺骨茎突下尺侧屈腕肌和尺侧伸腕肌之间刺入。

(4)髋关节穿刺

1)前侧穿刺：取仰卧位，双下肢尽量伸直，在腹

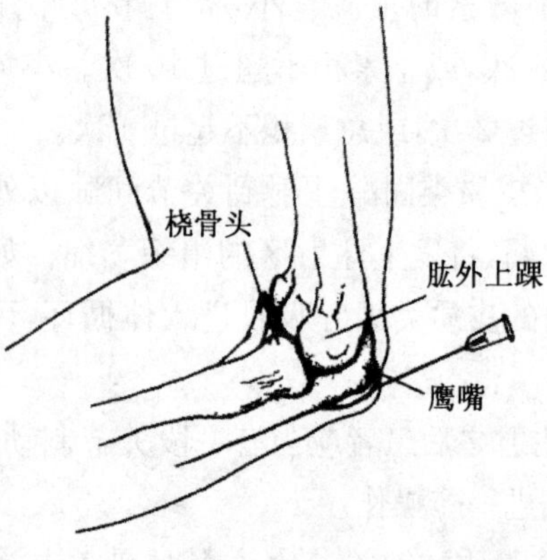

图 22-5 肘关节鹰嘴窝注射肩峰下方注射

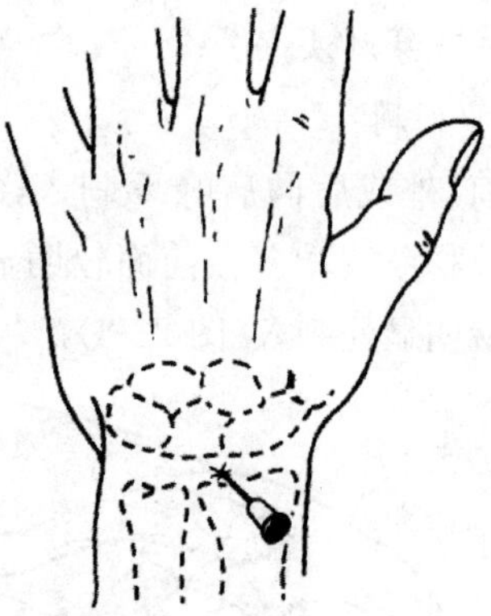

图 22-6 腕关节注射

股沟韧带稍下方，触及股动脉搏动后，在外侧 1cm 处垂直刺入可达股骨头，稍后退即可抽出关节液（图 22-7）。

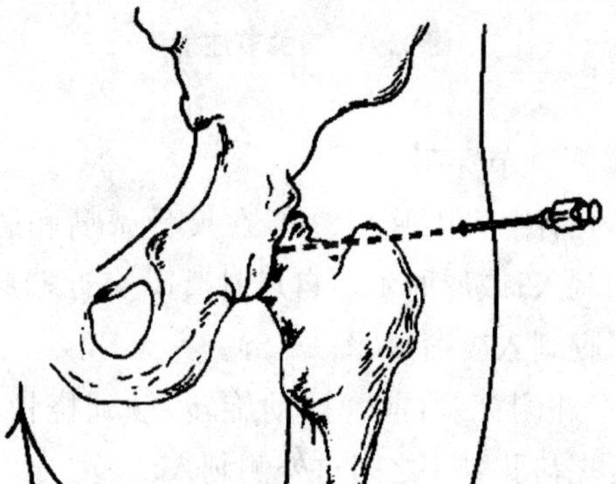

图 22-7 髋关节注射

2)后侧穿刺：自股骨大粗隆中央与髂后上棘连线的中外 1/3 交界处刺入。

(5)膝关节穿刺：取仰卧位，膝关节略屈曲，自髌骨上缘内外侧或髌骨下缘内外侧刺入（图 22-8）。

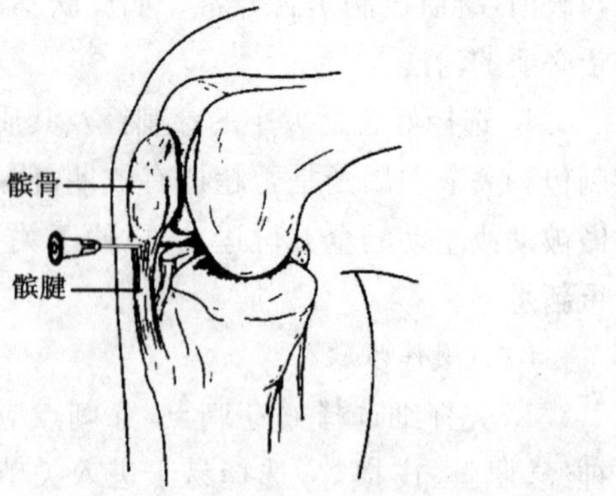

图 22-8 膝关节注射

(6)踝关节穿刺（图 22-9）

1)前外侧穿刺：在伸趾肌腱外缘与外踝之间的凹陷处，刺向下内后方向可达关节腔。

2)前内侧穿刺：在内踝前刺向下外后方向。

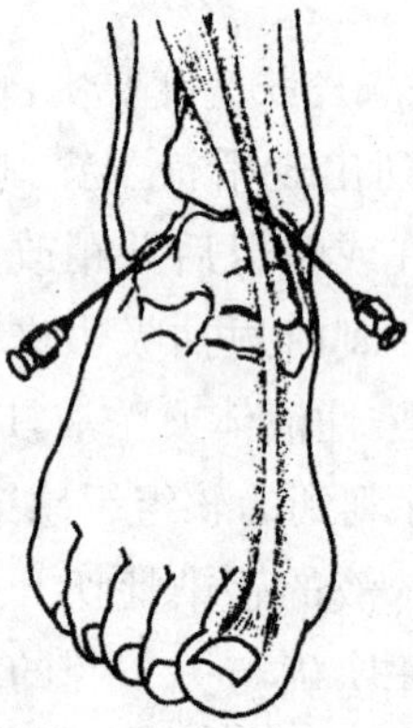

图 22-9 踝关节注射

(7)椎间关节穿刺

1)体位和定位：患者取侧卧位，疼痛侧在上方。多以患侧压痛点结合 X 射线透视下看到的关节定位，即选择相当于在 X 射线透视下关节面后缘的体表皮肤处为穿刺点。

2)穿刺方法：取患侧朝上的侧卧位，使后方正中线与 X 射管球透视装置稍倾向尾侧。经穿刺点行皮肤、皮下局麻后，用长的穿刺经穿刺点对着关节面刺入，触及上关节突上缘，然后前、上方向刺入关节腔，注射造影剂 0.5ml 确认无误后，注入剂药液。

3)用药：0.25％～0.5％利多卡因 1ml，内含少量糖皮。

4)适应证：颈椎椎间关节源性疼痛。

5)并发症及治疗：穿刺部位感染，可口服抗生素预防或动脉刺破出血易刺破椎动脉及颈内动脉，应警惕；针穿刺过深可致蛛网膜下隙及硬膜外阻滞；针尖超过椎间关节前缘可引起神经根损伤，应当注意。多个椎间关节阻滞时，必须避免麻药过量而致局麻药中毒。

3. 特别结构的注射

(1)肋骨软骨连接

1)指征：肋骨软骨连接注射对诊断和治疗肋骨软骨炎及 Tielze 综合征是非常有效的。

2)操作技术及注意事项：征得患者同意后，取仰卧位，触摸受累的肋骨软骨关节部位压痛点，局部消毒后，用 2.5cm(1 英寸)针在肋骨软骨水平最大压痛点进针，回抽阴性后，将 20mg 甲泼尼龙和局部麻醉剂混合成 2ml 连续注入每个受累的肋骨软骨。注意不需要推针进入肋骨软骨关节，在最痛点覆盖关节骨间沟的浅表组织浸润即可。肋骨软骨炎的压痛常常不只是单个肋骨软骨关节的范围，单个肋骨软骨关节的肿胀和压痛见于 Tinel 综合征。胸壁的疼痛不能排外潜在的心脏和肺部疾病(图 22-10)。

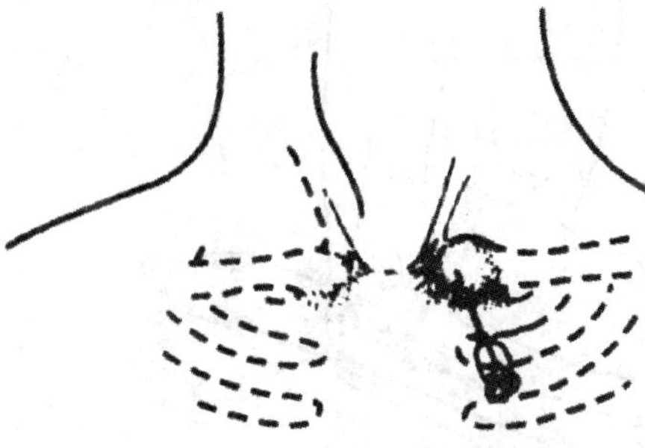

图 22-10　肋软骨及胸锁关节注射

3)并发症：合适的进针位置不会出现严重的并发症，意外的胸部穿刺可能出现气胸，多数气胸通过吸氧和严密观察，必要时用针抽气治疗也较容易处理，仅有产生严重呼吸困难的气胸和张力性气胸需要胸廓切开引流。

(2)肩锁关节

1)指征：肩锁关节内注射用来治疗关节疼痛及继发于肩锁关节分离的疼痛。

2)操作技术及注意事项：征得患者同意后，取坐位，手指放在锁骨远端和喙突顶端内侧之间触诊肩锁关节，局部消毒后进行无菌操作，用 2cm 针插入关节，向关节面的近侧缘进针，回抽阴性后，在关节周围区注射 1%利多卡因 2ml。如果产生明显局部麻醉作用，则注入甲泼尼松龙和局部麻醉药的混合液(图 22-11)。

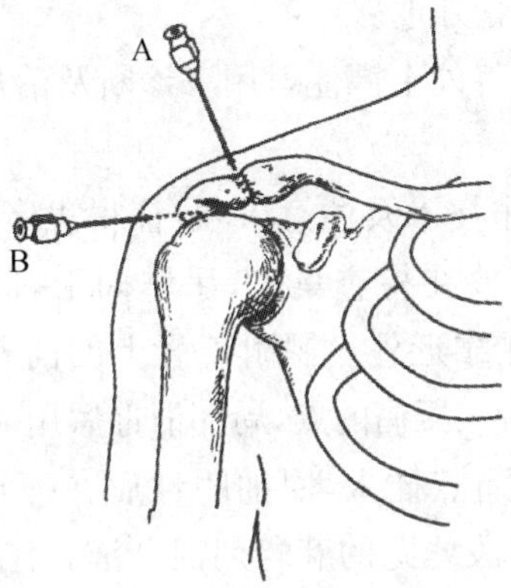

图 22-11　肩锁关节、肩峰下滑囊注射

3)并发症：肩锁关节注射不常见严重的并发症。

(3)肩峰下滑液囊

1)指征：皮质类固醇注入用于诊断和治疗旋袖肌腱炎或肩峰下滑囊炎。

2)操作技术及注意事项：征得患者同意后，取坐位，手臂放在腿上，在肩的外侧部触诊最痛点，通常在肩峰的前下 1～2cm 处，局部消毒后，用 4cm(1.5 英寸)针，在肩峰最大压痛点处进针，轻轻地进入肩峰下面，回抽如果有滑液渗出，注射 5ml 含 20mg 曲安奈德的麻醉药混合液，先在肩峰下滑液囊注射一半，针轻轻退回，朝旋袖肌腱的前部改变方向，用剩余的混合液浸润(图 22-11)。

3)并发症：如果怀疑滑液囊感染，不应注射皮质类固醇，应送培养和药敏试验，采用合适的方法治疗感染。

(4)肱二头肌肌腱

1)指征：肱二头肌肌腱的注射用来诊断和治疗肱二头肌腱腱鞘炎。

2)操作技术及注意事项：征得患者同意后，取坐位，上臂外旋，从肱骨头的外侧缘到内侧缘，对肱骨二头肌肌间沟进行定位，在标记的有痛点区触诊二头肌腱，局部消毒后，用 4cm(1.5 英寸)针沿着二头肌肌腱的边缘插入，用 20mg 曲安奈德和麻醉剂混合成 6ml，在最痛点注入 2ml，在这点上、下各 2.5cm 沿肱二头肌腱鞘的边缘各注 2ml。腱鞘注射时应当无明显的阻力，有阻力可能是针进入肌腱内，应当避免将类固醇注入肌腱内。

3)并发症：注射到肌腱内而不是肌腱的周围区可导致肱二头肌肌腱损害。

(5)肱骨外上髁

1)指征：外上髁注射用来诊断及治疗肱骨外上髁炎。

2)操作技术及注意事项：征得患者同意后，取坐位，手臂放在检查桌上，手掌向下，肘屈曲 45°。肘部触诊在靠近外上髁附着骨上的前臂伸肌群连接处得到最大压痛的点，局部消毒后用 4cm(1.5 英寸)针在最痛点插入，回抽阴性后在痛点注射 5ml 含 10mg 甲泼尼龙的麻醉剂混合液。注意，最大压痛点常在外上髁远端的内侧前臂伸肌总腱附着点(图 22-12)。

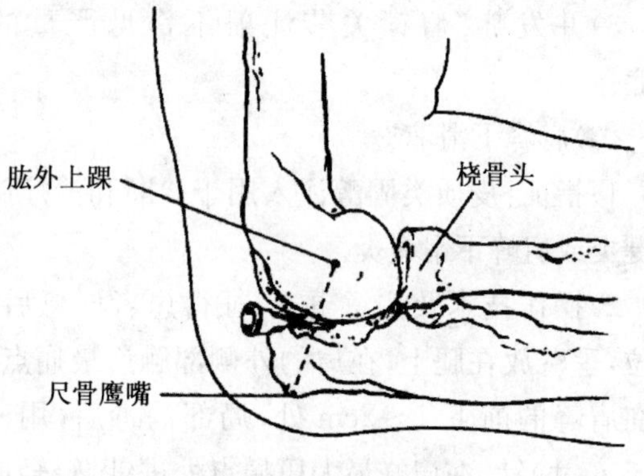

图 22-12　肱骨外上髁注射

3)并发症：严重的并发症不常见。

(6)肘内上髁

1)指征：内上髁注射常用于诊断和治疗内上髁炎(高尔夫球员肘或 tortilla 肘)。

2)操作技术及注意事项：征得患者同意后，取坐位，手臂放在检查桌上，手掌朝上，肘屈曲 45°。肘部触诊最大的痛点在附着内上髁骨的前臂屈肌群连接处。局部消毒后，用 4cm(1.5 英寸)针在最痛点插入，回抽阴性，注入 5ml 含 10mg 醋酸甲泼尼龙的麻醉剂混合液。注意，最大痛点常常在内上髁远端外侧，前臂屈肌总腱附着点上(图 22-13)。

3)并发症：内上髁后有尺神经沟，避免伤及尺神经。

(7)肘部鹰嘴滑液囊

1)指征：鹰嘴滑液囊的注射用来诊断和治疗鹰嘴滑液囊炎，常由创伤和类风湿性关炎引起。

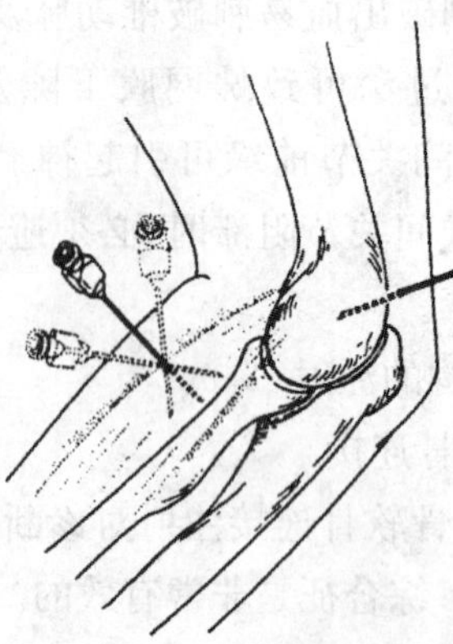

图 22-13　肘内上髁注射

2)操作技术及注意事项：征得患者同意后，取坐位，手放在腿上，在尺骨的鹰嘴突诊肿大的滑液囊，在最为肿胀的点标记，局部消毒后用 4cm(1.5 英寸)针在鹰嘴滑液突起的部分插入，试回抽直到针完全进入滑膜腔，如果滑液流出，完成抽吸。回抽阴或回抽液没有炎症(清亮和黏的)，向滑液囊注入 3ml 含 10mg 曲安奈德的局部麻醉混合液。对高黏稠的滑液要求用更大号的针(图 22-14)。

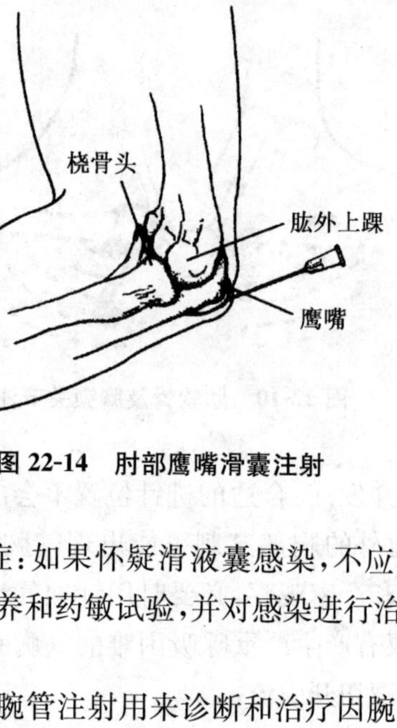

图 22-14　肘部鹰嘴滑囊注射

3)并发症：如果怀疑滑液囊感染，不应注射类固醇，应送培养和药敏试验，并对感染进行治疗。

(8)腕管

1)指征：腕管注射用来诊断和治疗因腕管炎症导致的正中神经嵌压。

2)操作技术及注意事项：征得患者同意后，取坐位，手臂自然放在检查桌上，腕呈手背伸放在毛巾上。注射部位在腕的前掌面，恰好位于远横纹近侧，掌长肌和桡侧腕屈肌肌腱之间。局毒后，用 4cm(1.5 英寸)针与皮肤呈 60°角，通过屈肌支持韧带缓慢进入腕管，腕管大约在皮肤下 1～2cm 的位置。回抽阴性后，向腕管内注入1ml含10mg甲泼尼龙的局部麻醉混合液。注意，正中神经分布区的感觉缺失证实腕管注射成功，感觉缺失可持续1～2周(图22-15)。

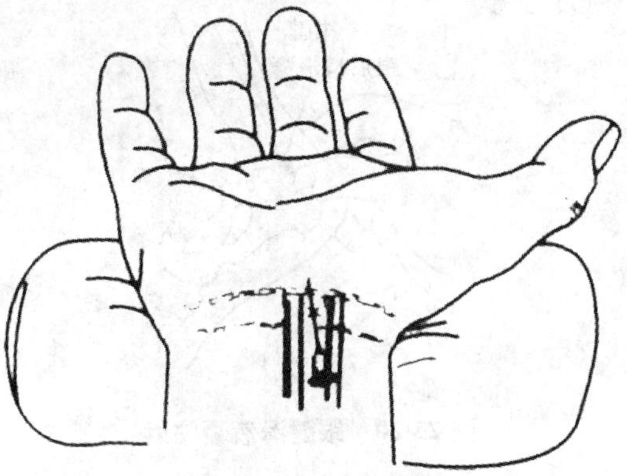

图 22-15 腕管注射

3)并发症：不要伤及正中神经，当针尖碰到正中神经时，患者诉有触电感；当针尖刺破正中神经会产生极度疼痛，此时，应轻轻退针再继续操作.腕管内药物注射量应尽量少，以减轻注射后的不适。

(9)拇指的展肌腱及屈伸肌腱

1)指征：用来治疗上述肌腱的腱鞘炎。

2)操作技术及注意事项：征得患者同意后，取坐位，手臂自然放在检查台上，前臂放侧呈前臂旋前旋后中间位，腕放在一毛巾卷上以偏向尺侧，在桡骨茎突上牵拉肌腱，触腱找最大压痛点。局部消毒后用4cm(1.5英寸)23号针在近侧方向，呈正切角而平行且在最大痛点刺入。当针在腱鞘中，用结核菌素注射器将0.25～0.5ml的局部麻醉药在无明显阻力下注入，此时可出现沿腱长轴的小肿块。在此点换上另一种注射器，将2ml含5mg曲安奈德的局部麻醉药混合液注入。进入腱鞘应没有阻力，如果针在肌腱内，则注射会受到抵抗。应避免将类固醇注入肌腱中(图22-16，图22-17)。

3)并发症：直接注入肌腱而不是腱周区域，将产生拇外展肌腱损害。

(10)大转子滑液囊(图22-18)

1)指征：大转子滑液囊注射用于诊断和治疗髋关节滑囊炎。髋关节滑囊炎常表现行走中股外侧痛，疼痛可因髋关节外旋和外展而引发。

2)并发症：若怀疑滑液囊有感染，不应注射类固醇。应送培养和药敏试验，并用适当的方法治疗

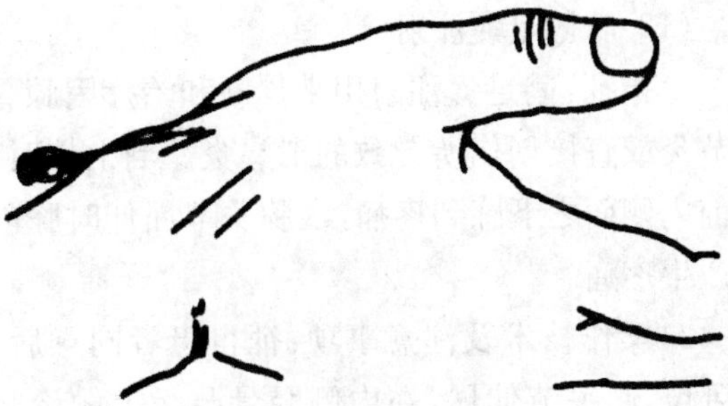

图 22-16 拇指长伸肌腱注射

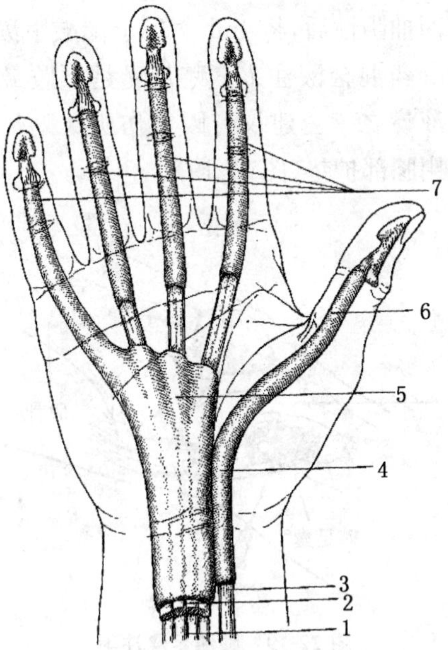

图 22-17 指浅深屈肌腱腱鞘示意图

1. 指深屈肌；2. 指浅屈肌；3. 拇长屈肌；4. 桡侧囊；5. 尺侧囊；6. 拇长屈肌展鞘；7. 指滑膜鞘

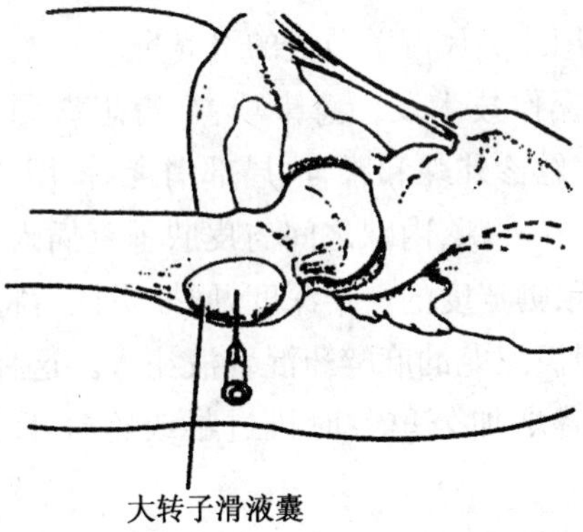

图 22-18 大转子滑囊注射

感染。

(11)髋关节外展肌腱

指征：髋关节外展肌腱的注射用来诊断和治疗臀部肌肉附着于大转子的肌腱炎。

(12)膝鹅足囊注射

1)指征:鹅足囊注射用来诊断和治疗因膝骨性关节炎或直接创伤所导致的滑囊炎。当上楼时,膝的前内侧面之下感到疼痛,在膝关节屈伸时膝内旋可产生疼痛。

2)操作技术及注意事项:征得患者同意后,取仰卧位,膝关节伸展,在内侧胫骨凸缘上触诊膝关节最大痛点。局部消毒后,用4cm(1.5英寸)针在最大痛点与皮肤垂直插入,针向骨膜推进,并轻轻退回。回抽阴性后,将4ml含2mg醋酸甲泼尼龙的局部麻醉药混合液注入。鹅足囊是下肢最常见发炎的滑液囊之一。建议有因创伤所致鹅足囊炎的运动员用膝部护垫(图22-19)。

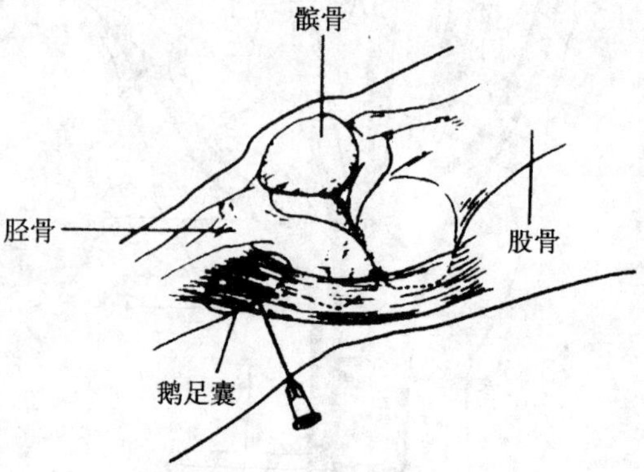

图 22-19 膝鹅足囊注射

3)并发症:鹅足囊注射无严重的并发症。

(13)跟腱滑液囊

1)指征:跟腱滑液囊注射用来治疗继发于重复过度使用或类风湿关节炎的滑囊炎。

2)操作技术及注意事项:征得患者同意后,取侧卧位,触诊外踝和跟腱,局部消毒后,用4cm(1.5英寸)针在外踝、内踝之间与皮肤垂直插入,慢慢进针约达跟腱宽度的一半深度,回抽阴性后将2ml含20mg甲泼尼龙的麻醉药混合液注入。这种疾患见于赛跑者增加公里数时机过早或跑鞋不合适(图22-20)。

3)并发症:任何怀疑有滑液囊感染不要注射类固醇,应送培养和药敏试验,并治疗感染。

(14)跖跟筋膜

1)指征:跖跟筋膜注射用于在跟骨前面的跖长韧带附着点炎症。常继发于慢性过度使用或骨性关节炎。

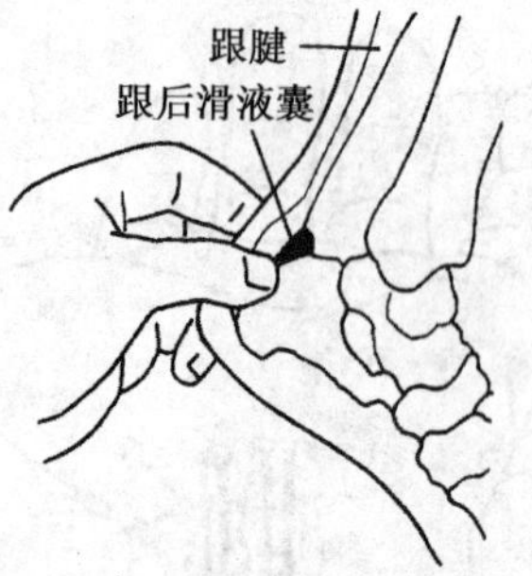

图 22-20 跟腱滑液囊注射

2)操作技术及注意事项:征得患者同意后,取俯卧位,脚伸出检查台的边缘,在跖附着于跟骨的区域触诊足跟的跖面找最大压痛点,局部消毒后,用4cm(1.5英寸)23~25号针在跟的跖面最大痛点插入,并与皮肤垂直,针慢慢地推进直到针尖触及骨,然后后退2ml回抽阴性。注入2ml含20~40mg醋酸甲泼尼龙的局部麻醉药混合液。如果最大痛点触诊困难,注射一半的局部麻醉药和皮质类固醇混合液到最大痛点区域,剩余的呈扇形在跖筋膜附着区周围。此操作有明显的疼痛,伴或不伴皮肤麻木。注射后,患者不要过度行走直到局部麻木消失,并鼓励患者在鞋内用足跟垫(图22-21)。

3)并发症:针的位置适当则无严重的并发症。

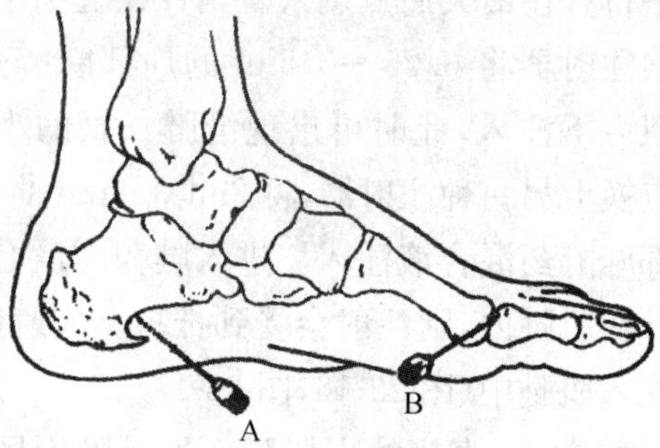

图 22-21 跖腱膜注射

第五节　药物注射疗法的注意事项

一、医生所应该具备的知识和培训

神经肌肉和骨骼结构(如滑囊、关节和肌腱)的注射是一种重要的治疗疼痛和功能障碍的方法,注射技术包括诊断和治疗方法两部分。在对患者治疗之前,应仔细收集病史和进行全面的体检,弄清楚疼痛和(或)功能障碍的原因。重要的是,应把注射当作成套治疗技术的一个组成部分,最好是互相协调应用。不配合适当运动和其他治疗,单用注射,常不能完全减轻疼痛和恢复功能。封闭诊所是最好的证明,其在 20 世纪三四十年代颇为盛行,但很快被包括多种学科的疼痛诊所替代。注射方法应在患者整体康复环境内进行,注射之前常采用非创伤性治疗(如理疗、药物和运动等)。不幸的是,药物注射常被孤立地用来治疗许多疼痛问题。

二、应用注射技术的医生必须具备诊断和治疗疼痛综合征的知识

基层医生应当明白每种可供选择疗法的禁忌证、并发症、优点和缺点,以决定最佳的治疗方法。医生高超的注射技术都基于教育、培训和经验,要求有丰富的解剖基础及注射药物药理特性的相关知识,包括可能出现的副作用和不良反应及并发症的预防与治疗。

三、与患者的交流

提供患者足够多的关于注射方面的信息,使患者明白整个程序,增加对治疗的信心,减少焦虑。包括充分与患者讨论,如可能的效益,供选择的治疗,常见的副作用和危险因素,应当给患者机会询问关于注射的详细情况。一般来说,患者需要签署知情同意书。同意书中应强调注射常见的副作用,如全身中毒反应;其他全身反应(肾上腺素反应、血管迷走神经反应、过敏反应、低血压);意外脊髓阻断;伴发的其他医学问题(感染、气胸、神经损伤、血肿)等。

四、感染的综合预防

对于所有注射技术感染的综合预防是需要的,可以减少感染传播率。综合预防包括戴手套和保护针眼等。在医疗过程中,血源性的传播有潜在的危险,成为患者和医务人员常见的关注点。虽然这种关注大量集中在人类免疫缺陷病毒上(HIV),但其他的病源,特别是乙型、丙型或戊型肝炎病毒是较大的危险因素。有资料显示,医务工作者从患者身上感染的可能性明显大于患者从医务工作者身上获得的感染。重要的是,所有放针的容器应进行适当的处理。研究显示,针刺是造成职业性传播的最大危险因素,回收针使针刺感染的发生率增加,因此注射针应当放在无菌的地方或丢入一定的容器中。

五、注射体位

任何注射的最佳结果取决于注射过程中前、中、后的适当体位。适当的体位使得医务人员更容易接近注射点,且患者感觉舒适。骨突处应垫一垫子,以减少受压引起的不适感。如果可能,应取斜卧位,因为此体位患者通常感到最舒服,且治疗中迷走反应引起的体位性低血压的机会最少。体位能避免在患者和医务人员身上造成人体功效学的不良状态。

六、注射前皮肤的准备

在所有注射过程中严格执行无菌操作技术,注射部位用抗菌消毒剂将皮肤的微生物减少到最低水平。常用药物包括氯已定、碘伏和乙醇。应用上述任何消毒剂后应等待 2 分钟取得最好的杀菌效果。为注射而除去皮肤毛发未必是合理的。

七、进针

为了减少进针开始的疼痛,将皮肤绷紧,然后快速刺入皮肤。当皮肤刺穿后,张力放松了,针缓慢地推进,随着药物的快速推入产生组织膨胀而引

起疼痛。减轻开始进针疼痛的其他方法有:使用局部麻醉霜和气雾冷冻剂。

八、镇静药

本章节所描述的方法很少要求镇静剂。在镇静药应用的情况下,需要适当的保护和监护设备,应做好复苏的设备和人员的准备。

九、副作用和并发症

这里所描述的注射技术有很多副作用,虽然发生严重并发症的几率非常低。但执行注射的医生应当受过治疗潜在并发症的教育和训练。预备先进的生命支持方案用于气道管理和心肺复苏是十分重要的。

第六节　药物注射疗法常见并发症的急救处理

局部麻醉药的各种毒性反应有报道,但发生率非常低。

一、治疗急性局部麻醉药中毒的有效方法

气道:保持呼吸道通畅,需要时吸痰。

呼吸:面罩给氧,鼓励适当通气(防止酸中毒,增加局麻药在CNS的吸收和降低抽搐阈),需要时进行人工通气。

循环:抬高双下肢,如血压下降增加输液量;如血压持续下降或心率降低应用CVS支持药物;如发生室性心律失常用电复率。

药物用CNS抑制剂:地西泮5~10mg,硫喷妥钠50mg,静脉注射,逐渐增加剂量直至抽搐停止。

肌肉松弛剂:如果上述措施不能很好地控制通气(需要人工通气或必要时气管内插管),可用琥珀胆碱1mg/kg。

CVS支持药:如果心率下降,用阿托品0.6mg,静脉注射。恢复适当的血压,用麻黄碱12.5~25mg,静脉注射。严重的心血管虚脱可用肾上腺素。

二、意外脊髓阻滞

任何靠近脊髓的注射包括肋间神经阻滞、交感神经阻滞和神经注射,可能发生意外的蛛网膜下腔或硬膜外的阻滞。应常备一定的设备和员工以治疗任何可能的并发症。这些包括因交感神经阻滞患者血压低应当输液,如患者呼吸功能损害应当维持通气和给氧。

三、伴发疾病问题

注射可能会加重伴发疾病,如低血压将减少心肌的灌注,是缺血性心脏病患者再次梗死的一种主要因素。慢性肾衰竭者更容易受局部麻醉药的毒性影响,糖尿病患者增加了对皮质类固醇注射作用的敏感性,肝病患者因局部麻醉药代谢的减低,以致在标准剂量时中毒的可能性增加。其他疾病也会因轻度中毒和液体与电解质平衡的改变而失去代偿。使用适当的监测和最佳的治疗方案,可使这些危险因素降到最低程度。患者注射治疗之前病情应当稳定。

四、感染

感染很少发生,但皮肤和关节感染、硬膜外脓肿、细菌性脑脊膜炎和粘连性蛛网膜炎常与注射技术有关。注射部位按标准的无菌技术作准备和全过程无菌操作是将这些危险因素降到最低程度的有效措施。硬膜外脓肿可以引起脊髓压迫,其症状和体征是严重的背痛、局部触痛、发热、白细胞增多、颈项强直、脑脊液中蛋白和白细胞增加及脊髓的异常影像。细菌性脑脊膜炎和粘连性蛛网膜炎是细菌或污染侵入脊髓液或操作过程中创伤的结果。早期诊断和及时治疗是避免严重并发症的有效措施。

五、气胸

在注射操作过程中,针有可能进入胸腔刺入患者肺部引起气胸的危险,发生率<1%。这些患者多数不难治疗,吸氧、密切监测氧饱和度及生命体征,必要时用针抽吸空气。仅有那些明显呼吸困难的气胸或张力性气胸需要进行胸廓造口插管或空气引流术。

六、神经损伤

注射中有3种因素可产生神经损伤，即创伤、中毒和缺血，这是导致神经损伤的最常见原因。神经阻滞是麻醉药在神经周围浸润的结果，不是直接进入神经组织。神经内注射可直接损伤神经纤维，同时导致血—神经屏障的破坏。应用短斜面针能明显减少注射所致的神经损伤。注射部位沿神经分布的剧烈疼痛，常是因为注入神经干内，此时需要立即终止注射，重新进针。

七、其他并发症

局部麻醉药在推荐的临床剂量下使用，对神经、皮肤、脂肪的副作用很小，局部阻滞后可以完全恢复功能。大剂量普鲁卡因的应用导致正铁血红蛋白症，这是因为一种代谢产物羟甲苯胺的积累，该代谢产物能将血红蛋白转变成正铁血红蛋白，通过静脉注射亚甲蓝能治疗这种并发症。交感神经阻滞可产生低血压，这常发生于低血容量的患者，或者进行脊髓或硬膜外阻滞累及身体的大部分。低血压治疗一般用支持疗法，包括静脉输液。适当的体位（抬高下肢）和血管加压药的应用，如肾上腺素维持血压在正常范围内。注射部位出血通常发生在体表。注射部位可能形成血肿，但通常无临床意义。如果动脉刺穿，立即进行长时间直接压迫，足以防止血肿形成。

八、绝对禁忌证和相对禁忌证

注射的绝对禁忌证包括：患者拒绝，局部感染，不能进行充分的皮肤消毒，注射部位有肿瘤，有局部麻醉药过敏史，存在严重的血容量不足，重度凝血障碍，颅内压增高（行硬膜外注射时）和败血症。

相对禁忌证包括：医生在注射方面的教育、训练、技能缺乏，较轻微的凝血异常，包括使用小剂量肝素。糖尿病也是进行类固醇注射的相对禁忌证，可导致高血糖、糖尿病和电解质紊乱，以及增加感染的危险。

（廖若夷　蔡煦华）

第七节　理疗微创治疗技术

微创技术从20世纪80年代起盛行于欧美等发达国家，它与介入治疗、移植技术和基因治疗一起被称为“21世纪的医学代表”，并成为国际医学领域的最新发展方向之一。理疗微创介入治疗技术是最近才提出的新概念，它是物理治疗技术与有创穿刺技术相结合的产物。目前临床各科都在开展这项工作，如骨科、麻醉科、疼痛科、康复科等科室都在使用这项技术，其目的通过采用对患者创伤最小的具体操作以实现和达到最佳治疗效果。微创介入穿刺技术作为这一技术的核心部分，要保证穿刺的成功必须具备良好的穿刺手感，同时借助超声、X线、CT、MR及纤维内镜等影像设备，其次还要具备先进的物理治疗设备。理疗微创治疗是多个学科交叉的技术，它的出现不仅丰富了康复治疗的手段，同时也对康复医师提出了更高的要求，也对康复医学的发展确立了一个新的目标。临床康复医师有必要了解和熟悉这项关键技术。以下重点介绍臭氧治疗和射频治疗两项技术。

一、臭氧治疗技术

（一）臭氧的历史

1839年，德国化学家Schonbein（1799—1868）在巴塞尔发表文章《电解水过程中阳极的气味》，将这种刺激性的气体命名为臭氧（Ozone）。1857年，Von Siemens发明了第一台臭氧发生器。人们发现臭氧可用于水的消毒，许多消毒水工厂由此而诞生。1870年，出现了第一篇关于臭氧用于净化血液的报道。1915年，A. Wolff局部应用臭氧治疗严重感染伤口。1936年，法国医生P. Aubourg将臭氧注入直肠治疗慢性结肠炎。1988年，意大利医生Verga将臭氧注入腰大肌及椎旁间隙治疗腰腿痛。1998年，Muto等报道将臭氧注入椎间盘及椎旁间隙治疗腰椎间盘突出症，有效率为78%。1994—2000年，Albertini报告6665例多中心治疗腰椎间盘突出症的研究结果，优良率80.9%。

2000年，南方医院何晓峰将该技术引入国内，至2004年6月，治疗腰椎间盘突出症患者450多例，有效率75.9%。

除此之外，臭氧还用于治疗骨性关节痛、肩周炎、糖尿病溃疡、病毒性肝炎等。

（二）臭氧的理化性质及治疗原理

1. 理化性质

臭氧是一种淡蓝色有浓烈特殊臭味的气体，极不稳定，在空气和人体组织中易分解为O_2+O^-。与氧气相比，臭氧具有比重大、有味、有色、易溶于水、易分解等特点，常温下半衰期约20分钟。由于O^-原子非常活跃，因而臭氧具有很强的氧化能力，该作用在瞬间完成，没有永久性残留。

2. 治疗原理

(1)氧化髓核内蛋白多糖：髓核内的主要成分之一。蛋白多糖带有负电荷，可吸引正电荷至髓核基质内，即具有固定电荷密度的特性。这一特性决定了髓核基质内离子的分布，使髓核基质产生高渗透压，是髓核含水量高达85%的主要原因。

臭氧注入椎间盘后能迅速氧化髓核内的蛋白多糖，髓核细胞膜和细胞内结构破坏，造成细胞变性坏死，细胞合成和分泌蛋白多糖的功能下降或丧失，使髓核渗透压降低从而导致水分丢失，髓核体积缩小。因此，有人将臭氧治疗椎间盘突出症这一方法称为臭氧溶核术(Ozone chemonucleolysis)。

(2)抗炎：突出的髓核及纤维环压迫硬脊膜、神经根及周围静脉，引起回流障碍，出现渗出和组织水肿。纤维环断裂后释放的糖蛋白和β蛋白等作为抗原物质，使机体产生免疫反应，形成无菌性炎症。臭氧可刺激氧化酶过度表达，中和炎症反应中过量产生的反应性氧化产物，拮抗炎症反应中的免疫因子释放，扩张血管，改善回流，减轻神经根周围的水肿。

(3)镇痛：突出的椎间盘组织可压迫神经根，刺激椎间小关节突、邻近韧带和椎间盘表面存在的神经末梢释放致痛物质(如P物质、磷脂梅A_2等)产生疼痛。

臭氧注射后可直接作用于神经末捎，并刺激抑制性中间神经元释放脑啡肽等物质，从而达到镇痛作用，这是臭氧治疗软组织痛的依据。

（三）臭氧的动物实验研究

俞志坚等将不同浓度的臭氧(50μg/ml、30μg/ml)在X线透视下注入成年家犬的腰椎间盘中心部和椎间孔，观察2个月，发现髓核缓慢萎缩，无不良反应发生。

臭氧鞘内注射的安全性尚未见报道，有待于进一步研究。

（四）适应证

1. 椎间盘突出症。

2. 腰椎手术失败综合征(failed back surgery syndrome，FBSS)。

3. 软组织痛：各种软组织痛，如肩周炎、肌肉筋膜疼痛综合征、第3腰椎横突综合征、梨状肌综合征等。

4. 关节炎：注射臭氧可以治疗各种风湿病、股骨头缺血性坏死、骨性膝关节炎等并发的骶髂关节、髋关节和膝关节腔的无菌性炎症。

5. 神经病理性疼痛：如对于肋间神经的带状疱疹后神经痛(postherpetic neuralgia PHN)，局麻、射频后注射臭氧可以作为一种辅助治疗方法。

（五）禁忌证

1. 臭氧过敏。

2. 穿刺部位感染。

3. 体温升高。

4. 严重心理障碍者。

5. 月经期、哺乳期患者。

6. 颈椎间盘突出压迫脊髓致脊髓水肿变性者。

7. 游离型腰椎间盘突出。

8. 腰椎间盘突出钙化、合并骨性椎管狭窄或马尾神经综合征者。

（六）操作要领

1. 颈椎间盘穿刺

(1)穿刺入路：颈椎间盘突出症常采用病变椎间隙健侧前侧方入路(图22-22，图22-23)。

(2)臭氧浓度：40～50μg/ml。

(3)容积：颈椎盘内3～5ml。

(4)注射次数和间隔时间：一般注射1～2次，间隔3～5天。

2. 腰椎间盘穿刺

(1)穿刺入路：腰椎间盘突出症和 FBSS 一般采用后外侧安全三角进路(图 22-24，图 22-25)；对于 L_5/S_1 间盘穿刺若因髂嵴过高穿刺困难时，可采取小关节内缘入路，较易成功(图 22-26～图 22-30)。

(2)臭氧浓度：40～50μg/ml。

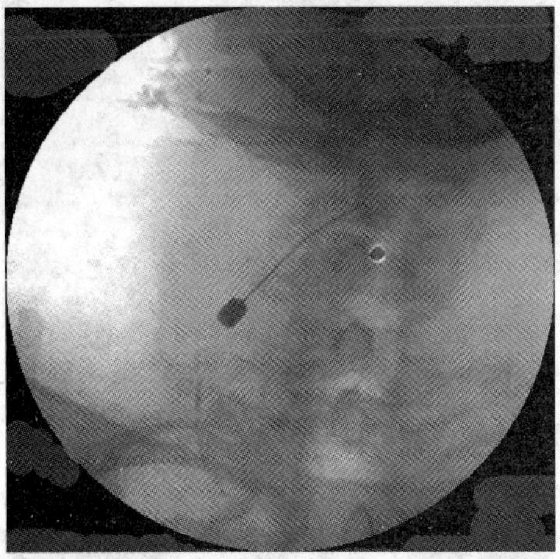

图 22-22　C_5/C_6 间盘穿刺到位正位像

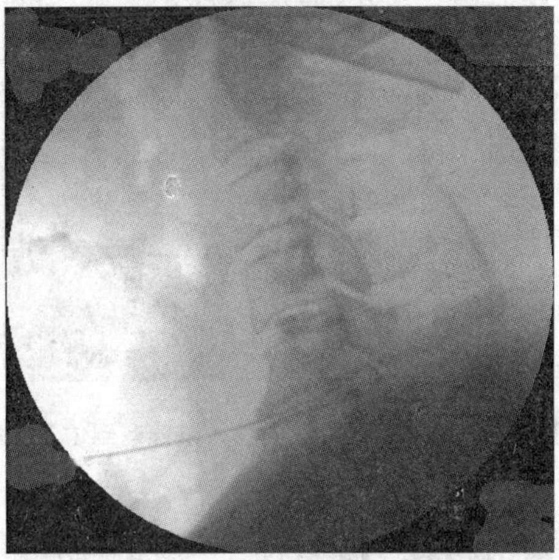

图 22-23　C_5/C_6 间盘穿刺到位侧位像

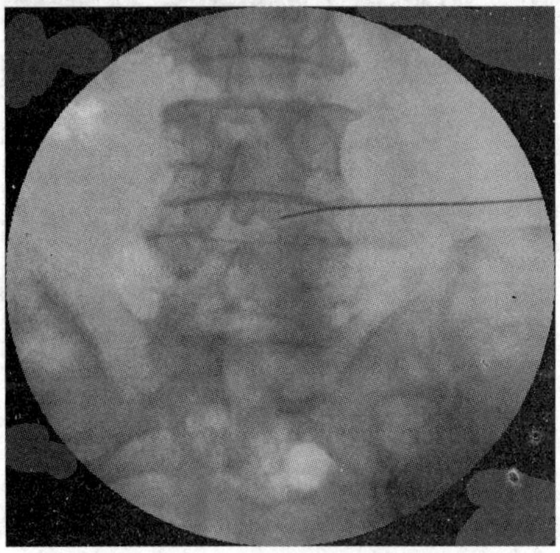

图 22-24　L_4/L_5 间盘穿刺到位正位像

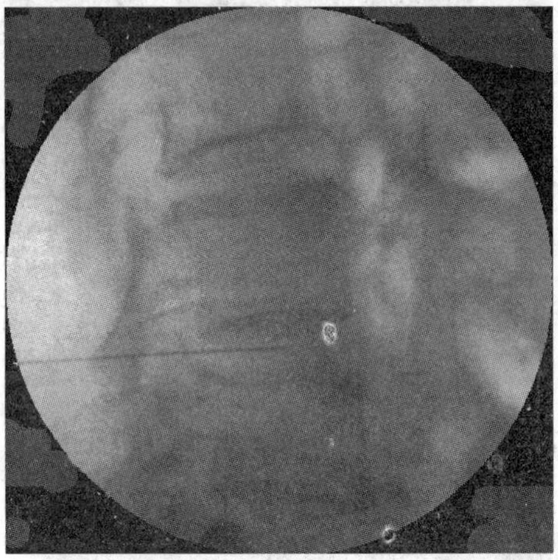

图 22-25　L_4/L_5 间盘穿刺到位侧位像

(3)容积：腰椎盘内注射 6～10ml；退针至盘外，椎管内注射 10ml。

(4)注射次数和间隔时间：一般注射 1～2 次，间隔 3～5 天。

3. 软组织痛、关节炎和肋间神经 PHN

0.5%利多卡因局麻下穿刺到位后回抽无血、无气后，每个痛点注射臭氧 5～10ml，每根肋间神经注射臭氧 5ml，每个关节腔注射臭氧 10～20ml。

4. 注意事项

臭氧注射是治疗多种慢性疼痛的一种安全、有效、经济的治疗方法。但要提高治疗效果并扩大其适应证，必须做到以下两点：

(1)确保进针到达病变组织——靶点注射。例如，治疗腰椎间盘突出症时，必须进针到突出的间盘内。椎间隙间盘内穿刺，对膨出的间盘有减压、减容作用，但对于纤维环已破裂、髓核已突出、脱出的腰椎间盘突出症，应行突出物内臭氧注射；而对于脱垂型腰椎间盘突出症，臭氧注射应从突出物的远端开始，分次进行，以防直接注射突出物与间盘连接处导致的突出物脱落，压迫神经。

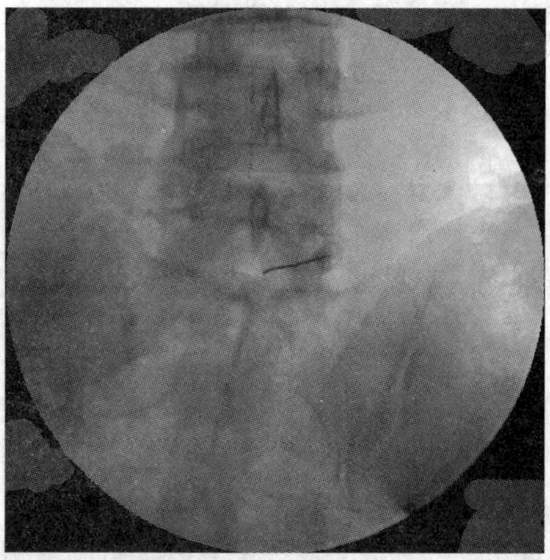

图 22-26 L_5/S_1 小关节内缘入路穿刺到位正位像

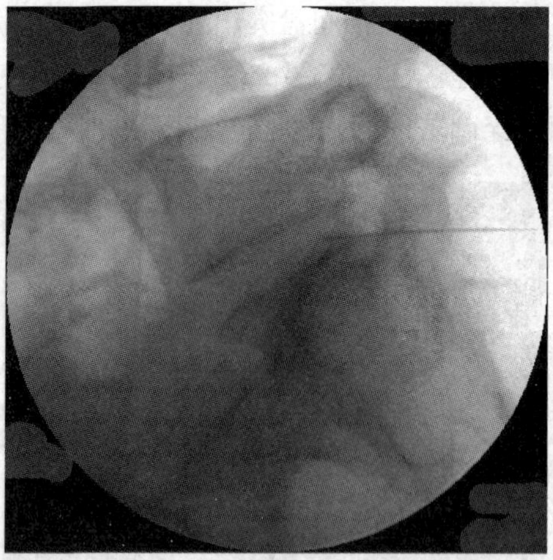

图 22-27 L_5/S_1 小关节内缘入路穿刺到位正位像

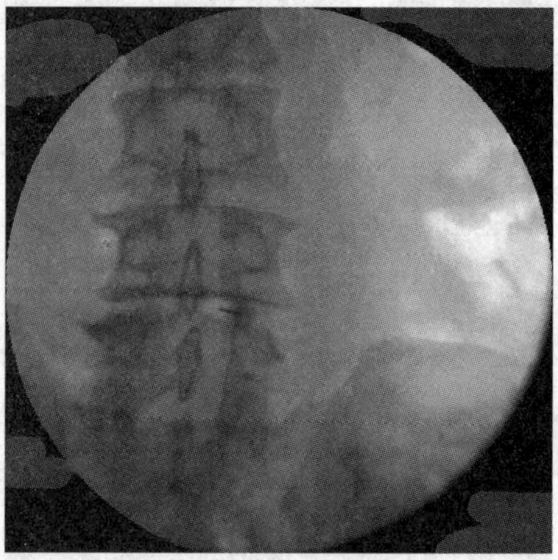

图 22-28 FBSS 穿刺到位正位像

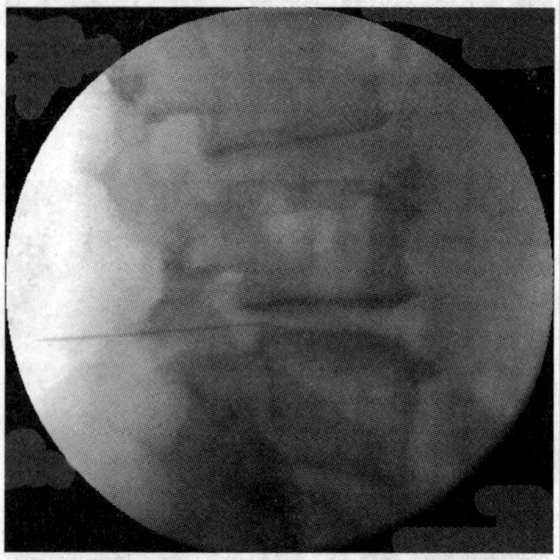

图 22-29 FBSS 穿刺到位侧位像

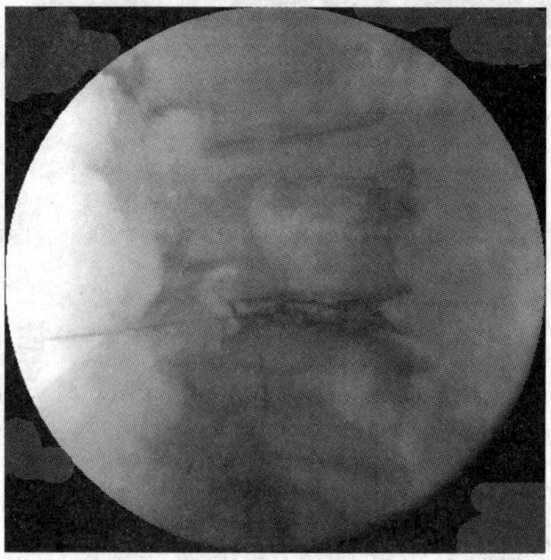

图 22-30 造影

(2)发挥多种技术的优势——综合治疗。各种治疗技术都有一定的适应证和禁忌证，有各自的优势和缺陷。一种方法不可能治疗各种疼痛疾患，一种疾病在不同的病例有不同的特点，一个病例也可能有多种病变或一种病变的多种类型。所以，应根据患者的病种、类型和特点选择最适宜的治疗技术和最佳的技术组合。常用的治疗技术组合有：臭氧与射频（RF）联合；臭氧与经皮激光间盘减压术（percutaneous laser disc decompression，PLDD）联合；PLDD＋RF＋臭氧联合；臭氧＋神经阻滞＋针刀疗法（acupotomy）联合。

（七）术后康复

颈、腰椎间盘突出症和 FBSS 患者，术后卧床 1 天，下床后活动应循序渐进，注意应用颈领或腰围保护，1 个月内以卧床休息为主，避免颈椎或腰椎剧烈运动；术后 2～3 个月，逐渐锻炼颈、腰部肌肉，增加脊柱的活动度；3 个月后，达臭氧治疗最佳恢复状态，疗效优、良者恢复日常工作和生活，疗效欠佳者回医院复查。

（八）不良反应及并发症

臭氧治疗慢性疼痛性疾病的可能不良反应及并发症包括：过敏反应、神经损伤、感染、出血、头痛、腹胀、硬膜囊损伤、肢体无力及肌萎缩等。迄今为止，尚未见严重不良反应及并发症的报道。严格掌握适应证及控制禁忌证，谨慎操作，加强术后监护，是避免严重并发症发生的关键。

医用臭氧用于疼痛临床虽然只有短短十几年的时间，但因其操作简便、安全、有效、经济、不良反应少等优点逐步得到医生和患者的欢迎。然而，由于这项技术开展时间不长，尚处于起步阶段，其远期疗效尚待进一步观察，鞘内注射的安全性也有待于进一步研究。因此，应该强调在应用时必须严格掌握适应证，控制禁忌证。

二、射频微创治疗技术

射频消融术是国际上公认的用于治疗心脏消融祛除室上性心律失常的有效方法。后来进一步发展治疗腰椎间盘突出症、前列腺肥大、神经阻滞及肿瘤等，是一项有着良好发展前景的项目。但近年来国内有学者将射频消融术作为研究方向，以皮肤病变治疗作为新的突破口。在理疗微创治疗领域——射频消融根除皮肤病变方面，进行了有意义的探索和临床研究。

（一）皮肤病变治疗中存在的问题

1. 祛除病变组织的范围与深度及靶向治疗等难以精准控制，复发率及出现瘢痕的几率高。

2. 部分病变没有治愈的方法。

3. 患者治疗要求高、需求量大。

（二）射频理化性质及治疗作用

见“第八章　光疗法技术”。

（三）射频皮肤消融术技术特点

1. 精准、分层、靶向根除皮肤病变，特殊部位借助手术放大镜操作，显著提高了精准度，降低了瘢痕的发生几率。

2. 不同病变采用不同的祛除方法，达到最小损伤，最佳疗效。

3. 定向根除靶组织，损伤程度轻，患者痛苦少，创面愈合快，瘢痕形成几率低。

4. 无光污染，对操作者及患者无光损害。

5. 一次性治疗电极，费用低廉，不同患者间无交叉感染，符合现代医学要求。

6. 常规使用无烟雾，无空气污染，避免了烟雾及烟雾内的病毒对医务人员及患者的传染。

（四）射频皮肤消融术适应证和禁忌证

1. 适应证

(1)皮肤色素改变：脂溢性角化、色素痣、睑缘痣、雀斑、毛细血管扩张症等。

(2)皮肤赘生物：汗管瘤、脂肪粒、睑黄瘤、皮赘、尖锐湿疣、寻常疣、扁平疣、腋臭、皮肤血管瘤、瘢痕疼痛与挛缩、瘢痕增生、胼胝、鸡眼、皮脂腺囊肿等。

2. 禁忌证

恶性肿瘤、发热、局部皮肤感染、结核、严重心肺功能障碍、出血性疾病及过敏体质。

（五）设备与技术要求

1. 采用XL-射频皮肤治疗仪（解放军总医院理疗科研制）、显微目视放大镜等。

2. 要求医生具有良好的穿刺技术，熟悉仪器性能并能熟练掌握仪器的操作方法。

（六）临床运用

1. 射频治疗颜面部疣痣、瘢痕（图22-31，图22-32）。

2. 射频消融祛除睑缘肿物（图22-33）

睑缘肿物位于睑缘上，影响人体面容的美观，传统的治疗方法是手术切除。由于睑缘位置的特殊性，手术治疗有一定的难度和风险，术后可能出现缘间缺损或瘢痕形成引起变形。要求祛除精准度高，对眼睫毛及结膜没有任何损伤。

射频消融治疗的特点：所有病例均达到痊愈，精准性高，手术时间短，患者痛苦小，不出血，治疗后反应轻，术后愈合好，无感染，无复发，无睑缘变形，无瘢痕，无倒睫及睫毛脱失现象，无角膜上皮损伤，无色素沉着等副作用。

3. 射频消融祛除寻常疣（图22-34）

寻常疣为人类乳头状病毒感染引起，好发人类面部、手部，出现在面部影响美观。祛除病变应达到完整祛除不复发，治疗后不留瘢痕，治疗中对操作人员无传染为该治疗方法的金标准。射频消融祛除寻常疣，能做到治愈无复发，位于面部的病变均无出现瘢痕，是一项治愈其病变的特异性治疗方法。

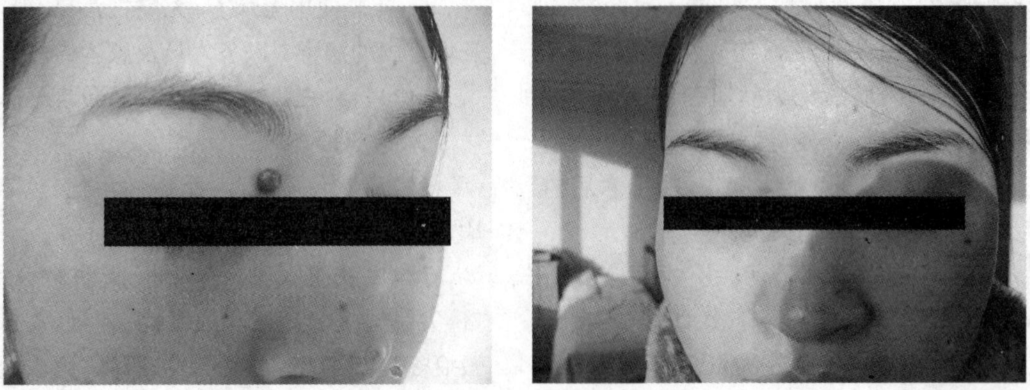

治疗前　　　　治疗后

图 22-31　黑毛痣

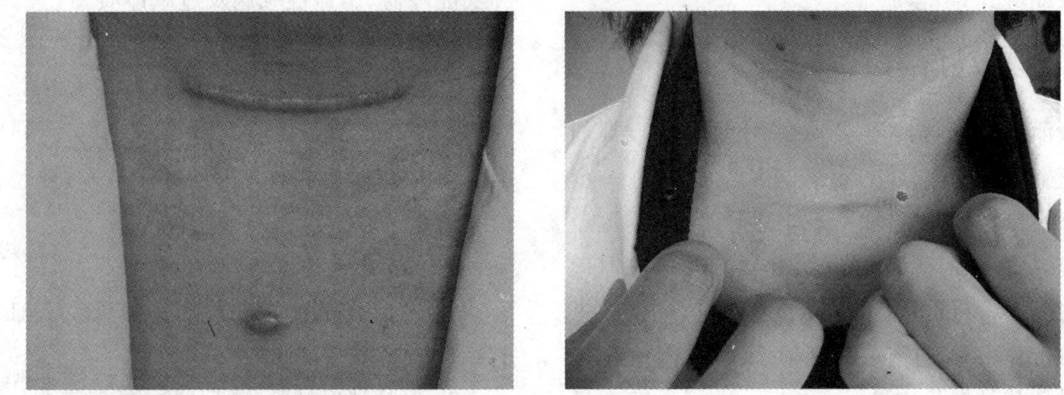

治疗前　　　　治疗后

图 22-32　瘢痕增生

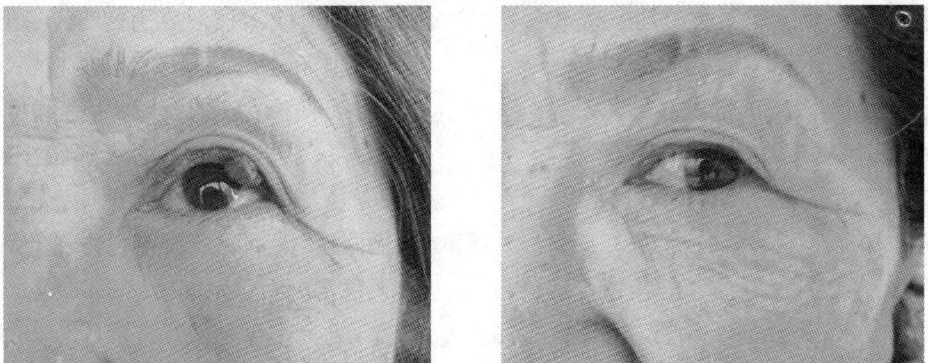

治疗前　　　　治疗后

图 22-33　睑缘肿物

据北京 301 医院报道，射频治疗 44 例寻常疣，其中面部病变 23 例，病变部位 33 个；手掌、手指、躯干等部位 21 例，病变部位 25 个。治疗 1 次，随访观察 6～25 个月，确定病变部位有无复发，色素沉着及瘢痕形成。结果 44 例中，58 个疣体均治愈，无复发。位于面部 33 个疣体，1 例有轻微的色素沉

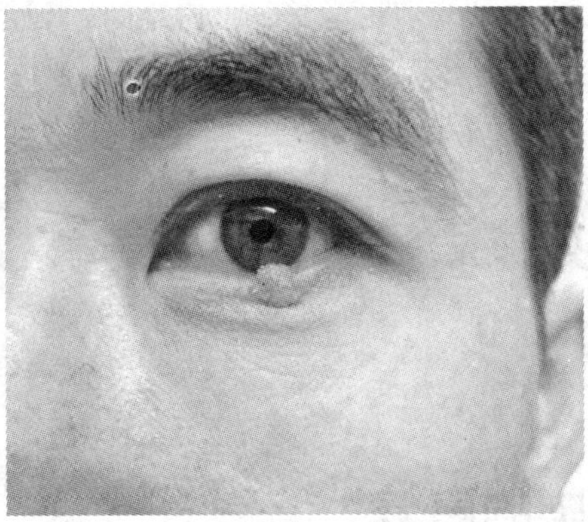

治疗前

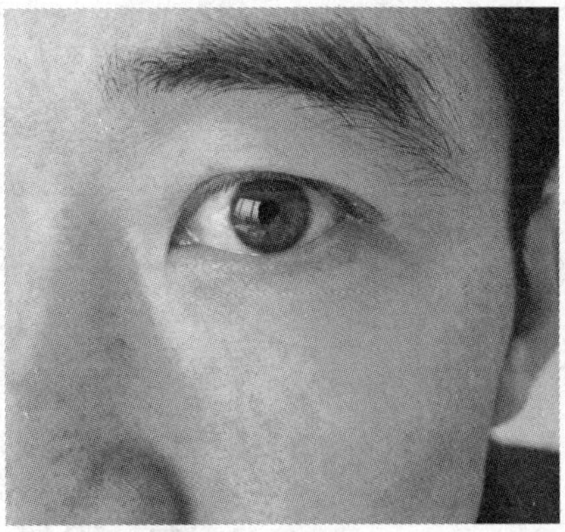

治疗后

图 22-34 寻常疣

着，无 1 例出现瘢痕，其中 1 例位于颞部发际内的疣体治疗后无毛发脱失。其余 25 个疣体，1 个位于拇指背面约蚕豆大小的病变治疗后出现绿豆大小瘢痕，瘢痕比实际病变小。1 例大腿外侧祛除后有轻微的色素改变。治疗后痂皮 6～12 天脱落。

（蔡华安）

第二十三章　常见疾病的康复

第一节　脑卒中的康复

一、脑卒中的临床诊治

脑卒中(stroke)亦称为脑血管意外(cerebrovascular accident,CVA),是指突然发生的、由脑血管病变引起的局限性或全脑功能障碍,持续时间超过24小时或引起死亡的临床症候群。包括脑梗死(cerebral infarction)、脑出血(intracerebral hemorrhage)和蛛网膜下腔出血(subarachnoid hemorrhage)。脑梗死包括脑血栓形成(cerebral thrombosis)、脑栓塞(cerebral embolism)和腔隙性脑梗死(lacunar stroke)。脑卒中是危害中老年人生命与健康的常见病,我国城乡脑卒中年发病率为200/10万,年死亡率为80～120/10万,存活者中70%以上有不同程度的功能障碍,其中40%为重度残疾,脑卒中复发率达40%。近年来,随着临床诊疗水平的提高,脑卒中急性期死亡率有了大幅度下降,而人群中脑卒中的总患病率和致残率明显升高。

(一)脑血管疾病分类

脑血管疾病有不同的分类方法,依据病情严重程度分为大卒中、小卒中;依据病理性质分为缺血性脑卒中和出血性脑卒中。我国将脑血管疾病分为12类,见表23-1。

表23-1　我国脑血管疾病分类草案(简表)

Ⅰ.颅内出血	Ⅲ.短暂性缺血发作
1.蛛网膜下腔出血	1.颈动脉系统
2.脑出血	2.椎-基底动脉供血不足
3.硬膜外出血	Ⅳ.脑供血不足
4.硬膜下出血	Ⅴ.高血压脑病
Ⅱ.脑梗死(颈动脉系统及椎-基底动脉系统)	Ⅵ.颅内动脉瘤
1.脑血栓形成	Ⅶ.颅内血管畸形
2.脑栓塞	Ⅷ.脑动脉炎
3.腔隙性梗死	Ⅸ.脑动脉盗血综合征
4.血管性痴呆	Ⅹ.颅内异常血管网症
	Ⅺ.颅内静脉窦及脑静脉血栓形成
	Ⅻ.脑动脉硬化症

(二)病因

1.血管病变

以高血压性动脉硬化及动脉粥样硬化所致的血管损害最常见,其次为结核、结缔组织疾病等所致的动脉炎,先天性血管畸形,外伤及医源性损伤,药物、毒物、恶性肿瘤等所致的血管病损等。

2.心脏病和血流动力学改变

如高血压、低血压或血压的急骤波动,以及心功能障碍、传导阻滞、风湿性或非风湿性瓣膜病、心肌病及心律失常，特别是心房纤颤。

3. 血液成分和血液流变学改变

包括各种原因所致的高黏血症，如脱水、红细胞增多症、高纤维蛋白原血症和白血病等，以及凝血机制异常，特别是应用抗凝剂、服用避孕药物和弥漫性血管内凝血等。

4. 其他病因

包括空气、脂肪、癌细胞和寄生虫等栓子，脑血管受压、外伤、痉挛等。部分脑血管疾病病人的病因不明。

5. WHO 提出脑卒中的危险因素

包括：①可调控的因素，如高血压、心脏病、糖尿病、高脂血症等；②可改变的因素，如不良饮食习惯、大量饮酒、吸烟等；③不可改变的因素，如年龄、性别、种族、家族史等；④其他脑卒中危险因素，如体力活动减少、饮食（如盐量、肉类及动物油的高摄入）、超重、药物滥用、口服避孕药、感染、眼底动脉硬化、无症状性颈动脉杂音、血液病及血液流变学异常所致的血栓前状态或血黏度增加等亦与脑卒中的发生有关。

（三）临床表现

由于脑卒中时，脑损伤的部位、大小和性质等不同，其临床表现可以分为：

(1)感觉和运动功能障碍，表现为偏身感觉（浅感觉和深感觉）障碍、偏身运动障碍（偏瘫）和一侧视野缺失（偏盲）。

(2)交流功能障碍，表现为失语、构音障碍等。

(3)认知功能障碍，表现为记忆障碍、注意障碍、思维障碍、失认等。

(4)心理障碍，表现为焦虑、抑郁等。

(5)其他功能障碍，如吞咽困难、二便失控、性功能障碍等。

临床上缺血性脑卒中与脑出血脑卒中的鉴别（表 23-2）。

表 23-2 缺血性脑卒中与脑出血脑卒中鉴别要点

项　目	缺血性脑卒中	出血性脑卒中
发病年龄	多在 60 岁以上	多在 60 岁以下
起病状态	安静状态或睡眠中	活动中
起病速度	10 余小时或 1～2 天达到高峰	数十分钟至数小时症状达到高峰
高血压史	较少	较多
全脑症状	轻或无	头痛、呕吐、嗜睡、打哈欠等颅内压增高症状
意识障碍	通常较轻或无	较重
神经体征	多非均等性偏瘫(大脑中动脉主干或皮层支	多为均性偏瘫(内囊)
头颅 CT	脑实质内低密度病灶	脑实质内高度病灶
脑脊液	无色透明	血性(洗肉水样)

注：其中，最重要的是起病状态和起病速度。

（四）诊断与鉴别诊断

1. 病史、症状和体征

不同性质的脑卒中表现不同的症状和体征，应当结合病史和详细的体格检查做出初步诊断。

2. 实验室检查及影像学资料

脑脊液穿刺检查仍然是临床上常用的检查方法。影像学中 CT 和 MRI 检查对区分脑梗死和脑出血有重要意义。

(1)颅脑 CT：多数脑梗死病变于发病后 24 小时内 CT 不显示密度变化，24～48 小时后逐渐显示与闭塞血管供血区相对应的低密度梗死灶，如梗死灶体积较大可有占位效应；而脑出血却表现为脑内高密度或混合性密度病灶区，边界清楚，可显示血肿部位、大小、形态、是否破入脑室、血肿周围是否有水肿带和占位效应（图 23-1，图 23-2）。

(2)MRI：脑梗死病变数小时内，病灶区即有 MRI 信号改变，呈长 T_1、长 T_2 信号，出血性梗死区为长 T_1 长 T_2 信号中混杂有短 T_1 和短 T_2 信号。

特别是在CT不能区分有无出血时，MRI仍能够明确分辨，因此可区分陈旧性出血还是新鲜出血。

(3)血管造影：DSA或MRA可发现血管狭窄和闭塞的部位，可显示动脉炎、Moya病、动脉瘤和血管畸形等。

(4)其他：彩色多普勒超声检查(TCD)可发现颈动脉及颈内动脉的狭窄、动脉粥样硬化斑或血栓形成。

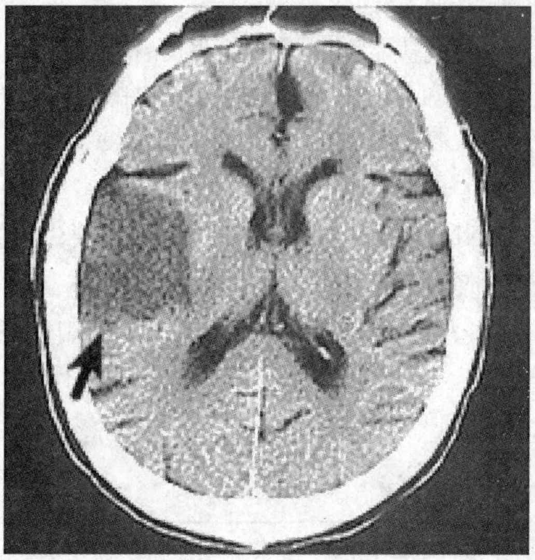

图 23-1　颞叶脑梗死

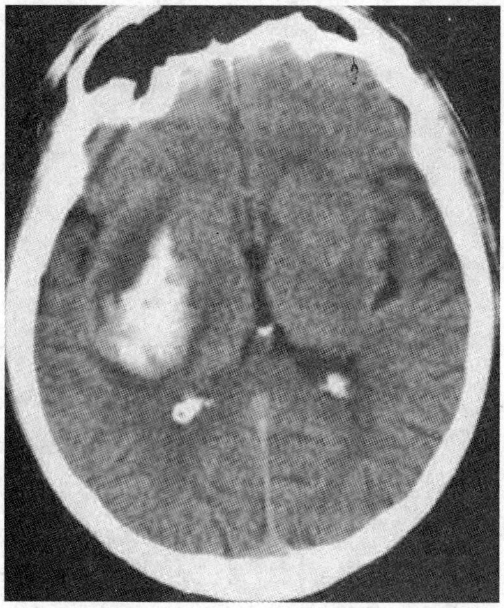

图 23-2　基底节区脑出血

3. 诊断与鉴别诊断

(1)诊断：突然发病，迅速出现局限性神经缺失症状并持续24小时以上，具有脑梗死的一般特点。神经症状和体征可以用某一血管综合征解释者，应当考虑急性脑梗死的可能。而出现全脑功能障碍，有颅高压表现者应当考虑脑出血可能。再经脑CT/MRI发现梗死灶，或排除脑出血、脑卒中和炎症性疾病等，诊断即可确定。在脑梗死和脑出血诊断中认真寻找病因和卒中的危险因素(如高血压、糖尿病、心脏病、高脂血症、吸烟等)，对合并出现其他危险性因素及再卒中进行监测也是必要的。

(2)鉴别诊断：脑出血和脑梗死鉴别见表23-2。

(五)治疗原则

1. 脑梗死治疗原则

(1)急性期的治疗原则：①超早期治疗　首先要提高全民的急救意识，认识到脑卒中同样是一种急症，为获得最佳疗效应力争超早期溶栓治疗；②针对脑梗死后的缺血瀑布及再灌注损伤进行综合保护治疗；③要采取个体化治疗原则；④整体观念　脑部病变是整体的一部分，要考虑脑与心脏及其他器官功能的相互影响，如脑心综合征、多脏器衰竭等，重症病例要积极防治并发症，采取对症支持疗法，并进行早期康复治疗；⑤对卒中的危险因素及时给予预防性干预措施，最终达到挽救生命、降低病残及预防复发的目的。

(2)超早期溶栓治疗：目的是溶解血栓，迅速恢复梗死区血流灌注，减轻神经元损伤。溶栓应在起病6小时内的治疗时间窗内进行，才有可能挽救缺血半暗带。临床常用的溶栓药物有尿激酶(UK)、链激酶(SK)、重组的组织型纤溶酶原激活剂(rt-PA)。但要注意掌握好溶栓治疗的适应证和禁忌证。

(3)抗凝治疗：目的在于防止血栓扩展和新血栓形成。常用药物有肝素、低分子肝素及华法林等。

(4)脑保护治疗：可采用钙离子通道阻滞剂、镁离子、抗兴奋性氨基酸递质、自由基清除剂(过氧化物歧化酶、维生素E和维生素C等)和亚低温治疗。

(5)降纤治疗：通过降解血中纤维蛋白原，增强纤溶系统活性，抑制血栓形成。可供选择的药物有降纤酶(Defibrase)、巴曲酶(Batroxobin)等。发病后48小时内对无选择性脑梗死病人可以使用阿司匹林100～300mg/d，降低病死率和复发率。

(6)抗血小板聚集治疗。

(7)外科手术治疗。

2. 脑出血的治疗原则

(1)保持安静，卧床休息，减少探视，严密观察生命体征及瞳孔、神志变化，保持呼吸道通畅，及时清理呼吸道分泌物，给予吸氧，使动脉血氧饱和度维持在90%以上。加强护理，保持肢体的功能位。有意识障碍、消化道出血，宜禁食24～48小时，然后酌情安放胃管。

(2)水电解质平衡和营养。病后每日入液量可按尿量＋500ml计算，如有高热、多汗、呕吐或腹泻者，可适当增加入液量。注意防止低钠血症，以免加重脑水肿。

(3)控制脑水肿，降低颅内压(ICP)。可选用：①甘露醇；②利尿剂：速尿较常用，常与甘露醇合用以增强脱水效果；③甘油：宜在症状较轻或重症而病情好转时使用；④10%血清白蛋白：对低蛋白血症病人更适用，可提高胶体渗透压，作用较持久；⑤地塞米松：因易并发感染或促进上消化道应激性溃疡，影响血压和血糖的控制，故不主张常规使用。

(4)控制高血压：脑出血后血压升高是在ICP增高情况下，为保持相对稳定的脑血流量(CBF)的脑血管自动调节反应。当ICP下降时，血压也会随之下降，因此通常可不使用降压药，特别是注射利血平等强降压药。应根据患者年龄、病前有无高血压、病后血压情况等确定最适血压水平。

(5)注意防治并发症：感染；应激性溃疡；抗利尿激素分泌异常综合征又称为稀释性低钠血症；癫痫发作；中枢性高热；下肢深静脉血栓形成。

(6)外科治疗：脑出血的外科治疗对挽救重症患者的生命及促进神经功能恢复有益。应根据出血部位、病因、出血量及患者年龄、意识状态、全身状况决定手术方案。手术宜在超早期(发病后6～24小时内)进行。

(7)康复治疗(详见后)。

二、脑卒中康复评定

按照WHO“国际功能、残疾和健康分类”(ICF)，根据脑卒中患者功能受损的程度可分为3个水平，即身体结构与功能的损伤、活动受限(指日常生活活动能力受限)和参与受限(指社会生活活动能力受限)。因此，对脑卒中的评定要从这3个层次上予以评定。

(一)脑损伤严重程度的评定

1. 格拉斯哥昏迷量表(Glasgow coma scale，GCS)

GCS是根据睁眼情况(1～4分)、肢体运动(1～6分)和言语表达(1～5分)来判定患者脑损伤的严重程度。GCS≤8分为重度脑损伤，呈昏迷状态；9～12分为中度脑损伤；13～15分为轻度脑损伤。

2. 脑卒中患者临床神经功能缺损程度评定

我国参照爱丁堡和斯堪的那维亚评分量表制定，是目前我国用于脑卒中临床神经功能缺损程度评定最广泛的量表之一。其评分为0～45分，0～15分为轻度神经功能缺损；16～30分为中度神经功能缺损；31～45分为重度神经功能缺损。

(二)运动功能评定

1. 徒手肌力测定(MMT)。

2. 关节活动度评定。

3. 肌张力评定。

上述评定均见相关章节。

4. Brunnstrom评定法(表23-3，表23-4，图23-3，图23-4)。

表23-3 Brunnstrom上肢运动功能评定

阶 段	评价标准
Ⅰ	无随意运动(迟缓期)
Ⅱ	连带运动初期阶段(痉挛期)
Ⅲ	连带运动达到高峰
Ⅳ	出现部分分离运动 手背到腰后 肘关节伸展，肩关节前屈90° 肘关节屈曲90°，前臂旋前、旋后
Ⅴ	出现分离运动 肘关节伸展，肩关节外展90° 肘关节伸展，肩关节上举 肘关节伸展，肩关节前屈90°，前臂旋前、旋后
Ⅵ	正常

表 23-4　Brunnstrom 下肢运动功能评定

阶　段	评价标准
Ⅰ	无随意运动(迟缓期)
Ⅱ	连带运动初期阶段(痉挛期)
Ⅲ	连带运动达到高峰
Ⅳ	出现部分分离运动 坐位,膝关节伸展 仰卧位,髋关节外展 仰卧位,膝关节伸展位,髋关节屈曲
Ⅴ	出现分离运动 坐位,膝伸展,足背曲 坐位,髋关节内旋 坐位,踝关节背曲
Ⅵ	正常

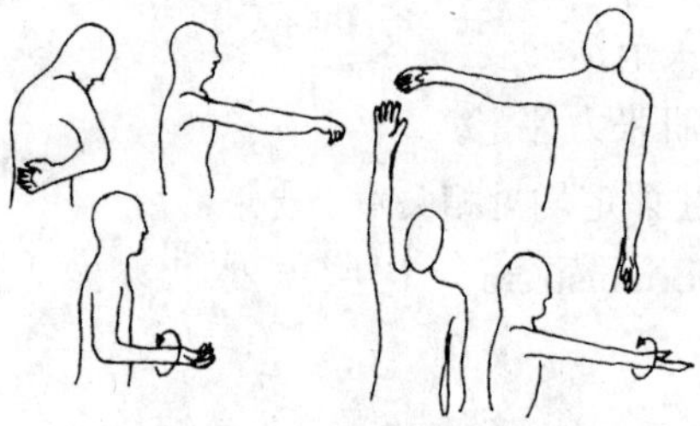

图 23-3　上肢分离运动图示

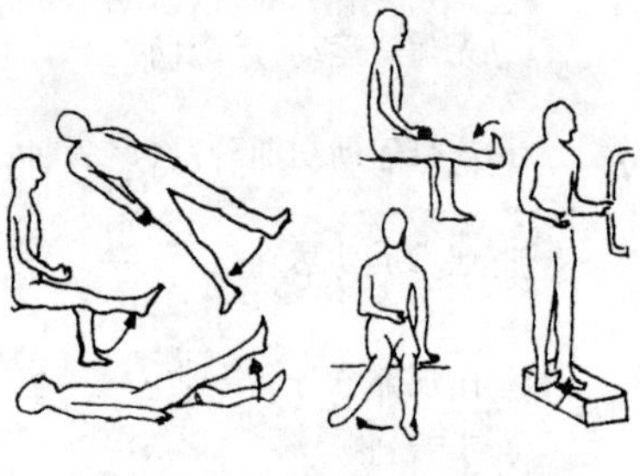

图 23-4　下肢分离运动图示

(三)平衡功能评定

1. 三级平衡检测法

三级平衡检测法在临床上经常使用,Ⅰ级平衡是指在静态下不借助外力,患者可以保持坐位或站立位平衡;Ⅱ级平衡是指在支撑面不动(坐位或站立位),身体某个或几个部位运动时可以保持平衡;Ⅲ级平衡是指患者在外力作用或外来干扰下仍可以保持坐位或站立位平衡。

2. Berg 平衡评定量表(Berg balance scale test)

Berg 平衡评定量表是脑卒中康复临床与研究中最常用的量表,一共有 14 项检测内容,包括:①坐—站;②无支撑站立;③足着地,无支撑坐位;④站—坐;⑤床—椅转移;⑥无支撑闭眼站立;⑦双足并拢,无支撑站立;⑧上肢向前伸;⑨从地面拾物;⑩转身向后看;⑪转体 360°;⑫用足交替踏台阶;⑬双足前后位,无支撑站立;⑭单腿站立。每项评分 0~4 分,满分 56 分,得分高表明平衡功能好,得分低表明平衡功能差。

(四)日常生活活动能力评定

日常生活活动(activity of daily living,ADL)能力的评定是脑卒中临床康复常用的功能评定,其方法主要有 Barthel 指数和功能独立性评定(functional independence measure,FIM)。详见有关章节。

(五)生活质量评定

生活质量(quality of life,QOL)评定分为主观取向、客观取向和疾病相关的 QOL 3 种,常用的量表有生活满意度量表、WHO-QOL100 和 SF-36 等。

(六)其他功能障碍评定

其他功能障碍评定的量表,还有感觉功能评定、认知功能评定、失语症评定、构音障碍评定和心理评定等。参见有关章节。

三、脑卒中康复治疗

脑卒中突然发病后,根据脑组织受损的程度不同,临床上可有相应的中枢神经受损的表现。常见的功能障碍有偏身感觉障碍、运动障碍、偏盲,可以合并有吞咽功能障碍、交流功能障碍、认知功能障碍、心理障碍及肩部问题和二便问题等。严重的可以出现四肢瘫、昏迷,甚至死亡。

为了最大限度地降低脑卒中的致残率,提高患者的生活质量,应在及时抢救治疗的同时,积极开展早期康复治疗。目前,许多国家都已建立了比较完善的脑卒中单元(stroke unit,SU),即将早期规范的康复治疗与急性期神经内科治疗有机地结合,防治各种并发症,尽可能使脑卒中患者受损的功能达到最大限度的改善,从而提高其日常生活活动能力和适应社会生活的能力。

(一)康复目标与时机选择

1. 康复目标

采用一切有效的措施，预防脑卒中后可能发生的残疾和并发症（如压疮、坠积性或吸入性肺炎、泌尿系感染、深静脉血栓形成等），改善受损的功能（如感觉、运动、语言、认知和心理等），提高患者的日常生活活动能力和适应社会生活的能力，即提高脑卒中患者的生活质量。

2. 康复时机

选择大量临床康复实践表明，早期康复有助于改善脑卒中患者受损的功能，减轻残疾的程度，提高其生活质量。为了避免过早地主动活动使得原发的神经病学疾患加重，影响受损功能的改善，通常主张在生命体征稳定 48 小时后、原发神经病学疾患无加重或有改善的情况下开始进行康复治疗（脑出血患者脑水肿程度相对较重，一般主张发病后 1～2 周、病情稳定后开始康复治疗，包括预防废用综合征的治疗）。脑卒中康复是一个长期的过程，病程较长的脑卒中患者仍可从康复中受益，但其效果较早期康复者差。对伴有严重合并症或并发症（如血压过高、严重的精神障碍、重度感染、急性心肌梗死或心功能不全、严重肝肾功能损害或糖尿病酮症酸中毒等）的患者，应在治疗原发病的同时，积极治疗合并症或并发症，待患者病情稳定 48 小时后方可逐步进行康复治疗。

（二）康复治疗的基本原则

1. 选择合适的病例和早期康复时机。

2. 康复治疗计划是建立在康复评定的基础上，由康复治疗小组共同制订，并在治疗方案实施过程中逐步加以修正和完善。

3. 康复治疗贯穿于脑卒中治疗的全过程，做到循序渐进。

4. 康复治疗必须有脑卒中患者的主动参与及其家属的配合，并与日常生活和健康教育相结合。

5. 采用综合康复治疗，包括物理治疗、作业治疗、言语治疗、心理治疗、传统康复治疗和康复工程方法等。

（三）急性期康复治疗

脑卒中急性期通常是指发病后的 1～3 周，相当于 Brunnstrom 分期 1～2 期。此期患者从偏瘫肢体无主动活动到肌肉张力开始恢复，并有弱的屈肌与伸肌共同运动。康复治疗是在神经内科常规治疗（包括原发病治疗，合并症治疗，控制血压、血糖、血脂等治疗）的基础上，患者病情稳定 48 小时后开始进行。此期康复治疗的目的是通过被动活动和主动参与，促进偏瘫侧肢体肌张力的恢复和主动活动的出现，以及肢体正确的摆放和体位的转换（翻身），预防可能出现的压疮、关节肿胀、下肢深静脉血栓形成、泌尿系和呼吸道的感染等。同时，偏瘫侧各种感觉刺激和心理疏导及相关的康复治疗（如吞咽功能训练、发音器官运动训练、呼吸功能训练等），有助于脑卒中患者受损功能的改善。

1. 肢体摆放和体位转换

定时翻身（每 2 小时 1 次）是预防压疮的重要措施。开始以被动为主，待患者掌握翻身动作要领后，由其主动完成。为增加偏瘫侧的感觉刺激，多主张偏瘫侧卧，此时偏瘫侧上肢肩关节前屈 90°，伸肘、伸指、掌心向上；偏瘫侧下肢伸髋、膝稍屈，踝背屈 90°，而健侧肢体放在舒适的位置（图 23-5）。健侧卧时，偏瘫侧上肢有支撑（垫枕），肩关节前屈 90°，伸肘、伸腕、伸指、掌心向下；偏瘫侧下肢有支撑（垫枕），呈迈步状（屈髋、屈膝、踝背屈 90°，患足不可悬空）（图 23-6）。仰卧位时，偏瘫侧肩胛骨和骨盆下应垫薄枕，防止日后的后缩，偏瘫侧上肢肩关节稍外展，伸肘、伸腕、伸指、掌心向下；偏瘫侧下肢呈屈髋、屈膝、足踩在床面上（必要时给予一定的支持或帮助），或伸髋、伸膝、踝背屈 90°（足底可放支持物或置丁字鞋，痉挛期除外），健侧肢体可放在舒适的位置（图 23-7）。

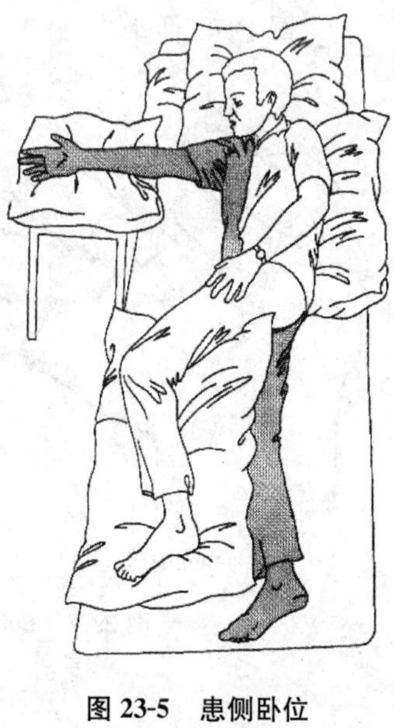

图 23-5　患侧卧位

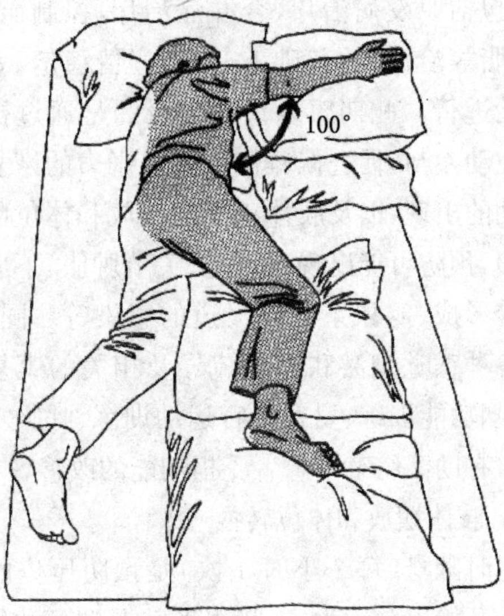

图 23-6 健侧卧位

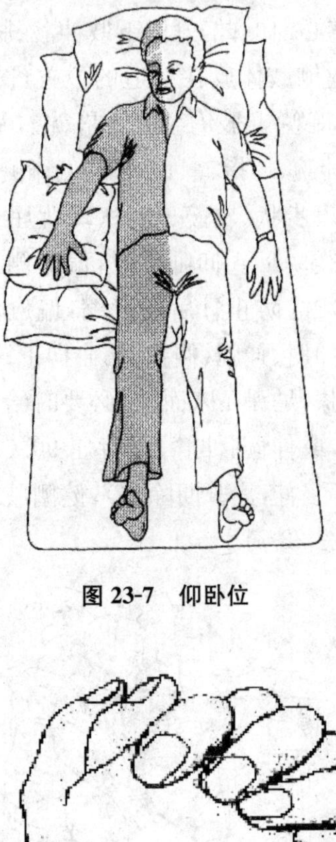

图 23-7 仰卧位

2. 偏瘫肢体被动活动

本期多数脑卒中患者偏瘫侧肢体主动活动不能或很弱，肌张力低。为了保持关节活动度，预防关节肿胀和僵硬，促进偏瘫侧肢体主动活动早日出现，以被动活动偏瘫肢体为主。活动顺序为从近端关节到远端关节，一般每日 2～3 次，每次 5 分钟以上，直至偏瘫肢体主动活动恢复。同时，嘱患者头转向偏瘫侧，通过视觉反馈和治疗师言语刺激，有助于患者的主动参与。被动活动宜在无痛或少痛的范围内进行，以免造成软组织损伤。在被动活动肩关节时，偏瘫侧肱骨应呈外旋位，即手掌向上（仰卧位），以防止肩部软组织损伤产生肩痛。

3. 床上活动

（1）双手叉握上举运动：采取 Bobath 握手法，即双手叉握，偏瘫手拇指置于健手拇指掌指关节之上。也有报道采用改良 Bobath 握手法，该法除保留传统手法拇外展，腕背伸，掌指关节伸展，防止前臂内旋等抗痉挛等优点外，同时对患侧手指指动脉微循环影响较小，特别适合肩手综合征患者。在健侧上肢的帮助下，做双上肢伸肘，肩关节前屈、上举运动（图 23-8）。

（2）翻身：向偏瘫侧翻身呈偏瘫侧卧位，双手叉握、伸肘、肩前屈 90°，健侧下肢屈膝、屈髋、足踩在床面上，头转向偏瘫侧，健侧上肢带动偏瘫侧上肢向偏瘫侧转动，并带动躯干向偏瘫侧转，同时健侧足踏在床面用力使得骨盆和下肢转向偏瘫侧；向健侧翻身呈健侧卧位，动作要领同前，只是偏瘫侧下肢的起始位需他人帮助，健侧卧的肢位摆放同前。

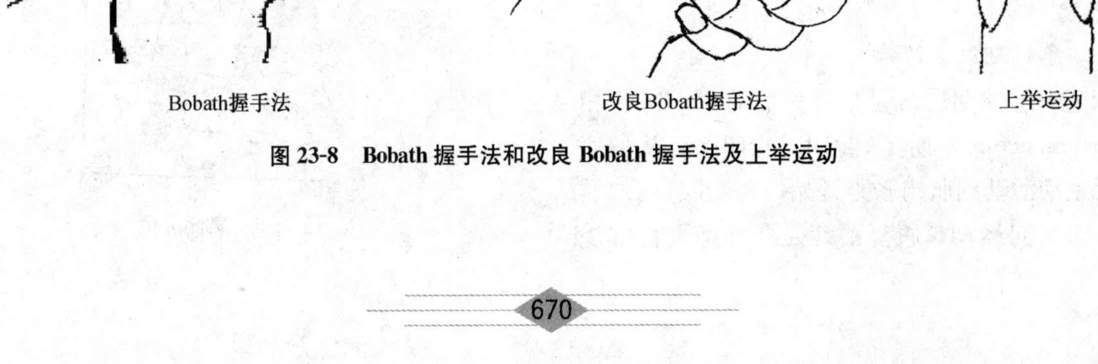

Bobath握手法　　改良Bobath握手法　　上举运动

图 23-8 Bobath 握手法和改良 Bobath 握手法及上举运动

(3)桥式运动(仰卧位屈髋、屈膝、挺腹运动)：仰卧位，上肢放于体侧，双下肢屈髋屈膝，足平踏于床面，伸髋使臀部抬离床面，维持以姿势并酌情持续5～10秒(图23-9)。

4. 物理因子治疗

常用的有局部的机械性刺激(如用手在肌肉表面拍打等)、冰刺激、功能性电刺激、肌电生物反馈和局部气压治疗等可使瘫痪肢体肌肉通过被动引发的收缩与放松逐步改善其张力。

5. 传统疗法

常用的有按摩和针刺治疗等，通过深浅感觉刺激有助于局部肌肉的收缩和血液循环，从而促进偏瘫侧肢体功能的改善。

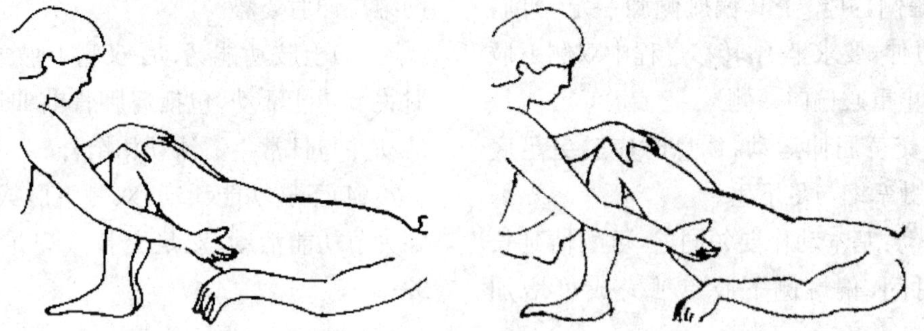

图23-9　桥式运动

(四)恢复早期康复治疗

脑卒中恢复早期(亚急性期)是指发病后的3～4周，相当于Brunnstrom分期2～3期。此期患者从偏瘫侧肢体弱的屈肌与伸肌共同运动到痉挛明显，患者能主动活动偏瘫肢体，但肌肉活动均为共同运动。本期的主要治疗目标除前述的预防常见并发症以外，应抑制痉挛，促进分离运动恢复，加强偏瘫侧肢体的主动活动并与日常生活活动相结合，同时注意减轻偏瘫肢体肌痉挛的程度[上肢抗屈肌痉挛模式(图23-10)和下肢抗伸肌痉挛模式(图23-11)]和避免加强异常运动模式。

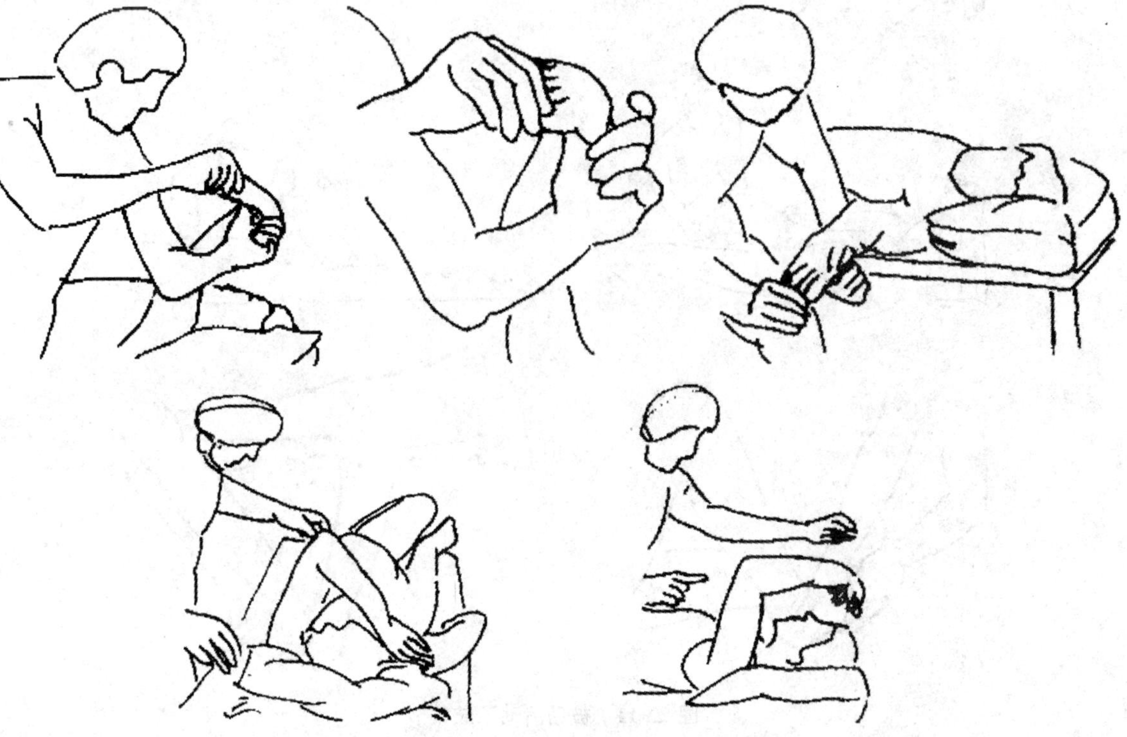

图23-10　上肢抗痉挛模式及被动活动上肢关节

1. 床上与床边活动

(1)上肢上举运动：当偏瘫侧上肢不能独立完成动作时，仍采用前述双侧同时运动的方法，只是偏瘫侧上肢主动参与的程度增大。

(2)床边坐与床边站：在侧卧的基础上，逐步转为床边坐(双足不能悬空)，开始练习该动作时，应在治疗师的帮助指导下完成；床边站时，治疗师应站在患者的偏瘫侧，并给予其偏瘫侧膝一定帮助，防止膝软或膝过伸，要求坐-站转移过程中双侧下肢应同时负重，防止重心偏向一侧。

(3)双下肢交替屈伸运动，休息时应避免足底的刺激，防止跟腱挛缩与足下垂。

(4)桥式运动：基本动作要领同前，可酌情延长伸髋、挺腹的时间，偏瘫侧下肢单独完成可增加难度。

2. 坐位活动

(1)坐位平衡训练：通过重心(左、右、前、后)转移进行坐位躯干运动控制能力训练，开始训练时应由治疗师在偏瘫侧给予帮助指导，酌情逐步减少支持，并过渡到日常生活活动。

(2)偏瘫侧上肢负重：偏瘫侧上肢于体侧伸肘、腕背伸 90°、伸指，重心稍偏向偏瘫侧。可用健手帮助维持伸肘姿势。

(3)上肢功能活动：双侧上肢或偏瘫侧上肢肩肘关节功能活动(包括肩胛骨前伸运动)，双手中线活动并与日常生活活动相结合。

(4)下肢功能活动：双侧下肢或偏瘫侧下肢髋、膝关节功能活动，双足交替或患足踝背屈运动(图23-11)。

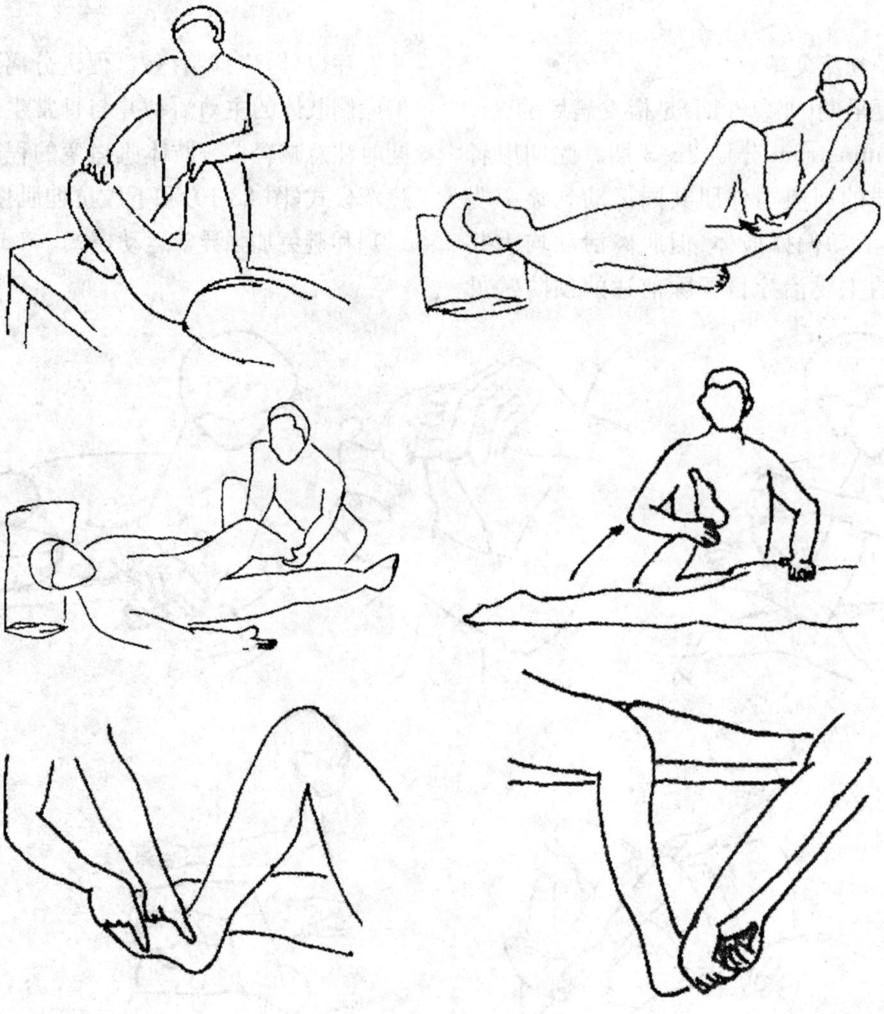

图 23-11　被动活动下肢关节

3. 站立活动

(1)站立平衡训练：通过重心转移，进行站立位下肢和躯干运动控制能力训练，开始应由治疗师在偏瘫侧给予髋、膝部的支持，酌情逐步减少支持。注意，在站立起始位双下肢应同时负重。

(2)偏瘫侧下肢负重(单腿负重)：健腿屈髋、屈膝，足踏在矮凳上，瘫侧腿伸直负重，其髋膝部从有支持逐步过渡到无支持。

(3)上下台阶运动：患者面对台阶，健手放在台阶的扶手上，健足踏在台阶下，偏瘫侧足踏在台阶上，将健腿上一台阶，使健足与偏瘫侧足在同一台阶上，站稳后再将健腿下一台阶回到起始位。根据患者的体力和偏瘫侧股四头肌力量等情况，酌情增加运动次数和时间。

4. 平行杠内行走

在偏瘫侧下肢能够适应单腿支撑的前提下，可以进行平行杠内行走。为避免偏瘫侧伸髋不充分、膝过伸或膝软，治疗师应在偏瘫侧给予帮助指导。如果偏瘫侧踝背屈不充分或足内翻，可穿戴踝足矫形器或使用斜板，预防或纠正可能出现的偏瘫步态(图 23-12)。

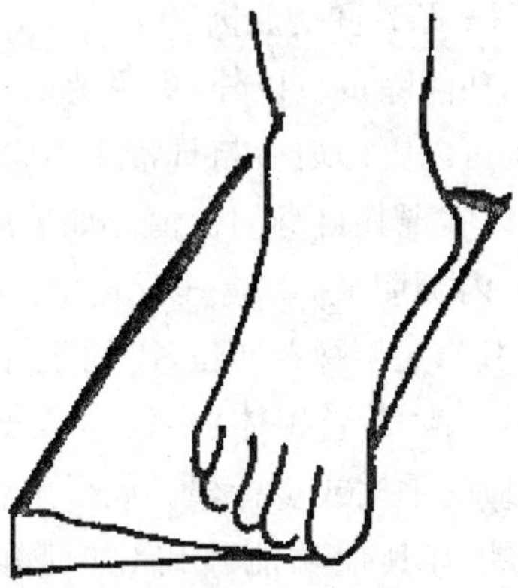

图 23-12　使用倾斜板纠正足内翻

5. 室内行走与户外活动

在患者能较平稳地进行双侧下肢交替运动的情况下，可先行室内步行训练，必要时可加用手杖，以增加行走时的稳定性。上、下楼梯训练的原则是，上楼梯时健腿先上，下楼梯时偏瘫侧腿先下，治疗师可在偏瘫侧给予适当的帮助指导。在患者体力和偏瘫侧下肢运动控制能力较好的情况下，可行户外活动。注意开始时应有治疗师陪同。

6. 物理因子治疗

重点是针对偏瘫侧上肢的伸肌(如肱三头肌和前臂伸肌)，改善伸肘、伸腕、伸指功能；偏瘫侧下肢的屈肌(如股二头肌、胫前肌和腓骨长短肌)，改善屈膝和踝背屈功能。常用方法有功能性电刺激、肌电生物反馈和低中频电刺激等。

7. 传统康复疗法

常用的有针刺和按摩等方法。部位选择偏瘫侧上肢伸肌和下肢屈肌，以改善其相应的功能。

8. 作业治疗

根据患者的功能状况选择适应其个人的作业活动，提高患者日常生活活动能力和适应社会生活能力。作业活动一般包括：

(1)日常生活活动：日常生活活动能力的水平是反映康复效果和患者能否回归社会的重要指标，基本的日常生活活动(如主动移动、进食、个人卫生、更衣、洗澡、步行和如厕等)和应用性日常生活活动(如做家务、使用交通工具、认知与交流等)都应包括在内。

(2)运动性功能活动：通过相应的功能活动增大患者的肌力、耐力、平衡与协调能力和关节活动范围。

(3)辅助用具或假肢使用训练：为了充分利用和发挥已有的功能，可配置辅助用具或假肢，有助于提高患者的功能活动能力。

9. 步行架与轮椅的应用

对年龄较大、步行能力相对较差的患者，为了确保安全，可使用步行架以增加支撑面，提高行走的稳定性。若下肢瘫痪程度严重，无独立行走能力者可用轮椅代步，以扩大患者的活动范围。

10. 言语治疗

对有构音障碍或失语的脑卒中患者应早期进行言语功能训练，提高患者的交流能力，有助于其整体功能水平的改善。详细的治疗方法可参见有关章节。

(五)恢复中期康复治疗

脑卒中恢复中期一般是指发病后的 4～12 周，相当于 Brunnstrom 分期 3～4 期。此期患者从偏瘫侧肢体肌肉痉挛明显，能主动活动偏瘫侧肢体，但肌肉活动均为共同运动到肌肉痉挛减轻，开始出现选择性肌肉活动。本期的主要治疗目标是，以加强协调性和选择性随意运动为主，并结合日常生活活动进行上肢和下肢实用功能的强化训练，同时注意抑制异常的肌张力。脑卒中患者运动功能训练的重点应放在正常运动模式和运动控制能力的恢复上。相当一部分偏瘫患者的运动障碍与其感觉缺失有关，因此，改善各种感觉功能的康复训练对运动恢复十分重要。

1. 上肢和手的治疗性活动

偏瘫侧上肢和手功能的恢复较偏瘫侧下肢相对滞后，这可能与脑损害的部位和上肢功能相对较精细、复杂有关。上肢和手是人体进行功能活动必需的功能结构，尽管健侧上肢和手在一定程度上可起到代偿作用，但是，偏瘫侧上肢和手的功能缺失或屈曲挛缩仍然对患者的日常生活活动有相当大的影响。因此，在康复治疗中，应当重视偏瘫侧手臂的功能训练，在日常生活活动中，不能忽略偏瘫侧上肢和手。

在进行偏瘫侧上肢功能性活动之前，必须先降低该肢体的屈肌张力。常用的方法为反射性抑制模式(RIP)：患者仰卧位，被动使其肩关节稍外展、伸肘、前臂旋后、腕背伸、伸指并拇指外展。该法通过缓慢、持续牵伸屈肌，可以明显降低上肢屈肌的张力，但效果持续时间短。为了保持上肢良好的屈肌张力，可重复使用该方法。另外，主动或被动地进行肩胛骨的前伸运动也可达到降低上肢屈肌张力的目的。偏瘫侧手远端指间关节的被动后伸、偏瘫侧手部的治疗、前臂伸肌的功能性电刺激或肌电生物反馈均有助于缓解该肢体的高屈肌张力，改善手的主动活动，尤其是伸腕和伸指活动。值得注意的是，此时的肢体推拿应为上肢的伸肌(肱三头肌和前臂伸肌)，否则将加强上肢屈肌张力。在进行上述功能性活动中，可逐步增加上肢和手的运动控制能力训练(如某一肢位的维持等)和协调性训练，为以后的日常生活活动创造条件。在进行上肢和手的运动控制能力训练时，为了防止共同运动或异常运动模式出现，治疗师可用手给予一定的帮助，以引导其正确的运动方向。

在偏瘫侧上肢和手的治疗性活动中，尤其是在运动控制能力的训练中，尤要重视“由近到远，由粗到细”的恢复规律。近端关节的主动控制能力直接影响到该肢体远端关节的功能恢复(如手功能的改善与恢复)。

2. 下肢的治疗性活动

当偏瘫侧下肢肌张力增高和主动运动控制能力差时，常先抑制异常的肌张力，再进行有关的功能性活动(以主动活动为主，必要时可给予适当的帮助)。降低下肢肌张力的方法(卧位)有：腰椎旋转(动作同骨盆旋转)；偏瘫侧躯干肌的持续牵伸(通过患髋及骨盆内旋牵拉该侧腰背肌)；跟腱持续牵拉(可在屈膝位或伸膝位进行被动踝背屈)。下肢的运动控制能力训练，可在屈髋屈膝位、屈髋伸膝位、伸髋屈膝位进行偏瘫侧下肢主要关节的主动运动控制活动，可以加用前述的指压第1、第2跖骨间的肌肉，以促进踝背屈功能的恢复；患足的跟部在健腿的膝、胫前、内踝上进行有节律的、协调的、随意的选择性运动(称跟膝胫踝运动)。该运动是下肢运动控制能力训练的重要内容，同时可作为评定其训练效果的客观依据。由于下肢肌张力增高主要为伸肌(与上肢相反)，因此，在使用推拿、针灸等方法时，应以促进下肢的屈肌功能恢复为主(如胫前肌)。

在运动控制训练中，主要练习不同屈膝位的主动伸膝运动、主动屈膝运动和踝背屈活动，可加用指压第1、第2跖骨间的肌肉。

下肢的功能除负重以外，更重要的是行走。人们通过行走可以更好地参与日常生活、家庭生活和社区生活，以实现其自身的价值。如果患者的踝背屈无力或足内翻明显，影响其行走，可用弹性绷带或AFO使其患足至踝背屈位，以利于行走，休息时可将其去除。对于老年体弱者，可根据其具体情况，选用相应的手杖或步行架。如果患者脑损害严重，同时合并有其他功能障碍(如认知功能障碍等)，影响了肢体运动功能恢复，使其无法行走时，可使用轮椅，以减轻其残障的程度。在患者出院前，治疗师应教会患者及其家属如何进行床椅转移和轮椅的使用。

3. 作业性治疗活动

针对患者的功能状况选择适合的功能活动内容，如书写练习、画图、下棋、打毛线、粗线打结、系鞋带、穿脱衣裤和鞋袜、家务活动、社区行走、使用交通通讯工具等。

4. 认知功能训练

认知功能障碍有碍于患者受损功能的改善，因此，认知功能训练应与其他功能训练同步。具体方法详见有关章节。

（六）恢复后期康复治疗

脑卒中恢复后期一般是指发病后的4～6个月，相当于Brunnstrom分期5～6期。此期患者大多数肌肉活动为选择性的，能自主活动，不受肢体共同运动影响，直到肢体肌肉痉挛消失。肌肉活动为选择性的，分离运动平稳，协调性良好，但速度较慢。由于本期是由前期过渡而来，有些患者仍有轻度痉挛和共同运动，所以部分康复治疗与前期相同。本期的康复目标是抑制痉挛，纠正异常运动模式，改善运动控制能力，促进精细运动，提高运动速度和实用性步行能力，掌握日常生活活动技能，提高生活质量。

1. 上肢和手的功能训练

综合应用神经肌肉促进技术，抑制共同运动，促进分离运动，提高运动速度，促进手的精细运动。

2. 下肢功能训练

抑制痉挛，促进下肢运动的协调性，增加步态训练的难度，提高实用性步行能力。

3. 日常生活活动能力训练

加强修饰、如厕、洗澡、上下楼梯等日常生活自理能力训练，增加必要的家务和户外活动训练等。

4. 言语治疗

在前期言语治疗的基础上，增加与日常生活有关的内容，以适应今后日常生活活动。

5. 认知功能训练

结合日常生活活动进行相关的训练。详见有关章节。

6. 心理治疗

鼓励和心理疏导，加强患者对康复治疗的信心，以保证整个康复治疗顺利进行。

7. 支具和矫形器的应用

必要的手部支具、患足矫形器和助行器等的应用，有助于提高患者的实用技能。

（七）后遗症期的康复治疗

脑卒中后遗症期是指脑损害导致的功能障碍经过各种治疗，受损的功能在相当长的时间内不会有明显的改善，此时为进入后遗症期。临床上有的在发病后6～12个月，但多在发病后1～2年。导致脑卒中后遗症的主要原因有颅脑损害严重、未及时进行早期规范的康复治疗、治疗方法或功能训练指导不合理而产生误用综合征、危险因素（高血压、高血糖、高血脂）控制不理想导致原发病加重或再发等。脑卒中常见的后遗症主要表现为偏瘫侧上肢运动控制能力差和手功能障碍、失语、构音障碍、面瘫、吞咽困难、偏瘫步态、患足下垂行走困难、二便失禁、血管性痴呆等。

此期的康复治疗应加强残存和已有的功能，即代偿性功能训练，包括矫形器、步行架和轮椅等的应用，以及环境改造和必要的职业技能训练，以适应日常生活的需要。同时注意防止异常肌张力和挛缩的进一步加重，避免废用综合征、骨质疏松和其他并发症的发生，帮助患者下床活动和适当的户外活动，注意多与患者交流和必要的心理疏导，激发其主动参与的意识，发挥家庭和社会的作用。

（八）脑卒中特殊临床问题的处理

1. 废用综合征

（1）废用综合征发生的原因

1）原发病的性质及病情，为了治疗，需要长期保持安静或卧床状态。

2）脑卒中导致严重的运动障碍。

3）精神抑郁者常处于静止不动、不活跃状态。

4）有严重感觉障碍者，特别是深感觉障碍，因缺少刺激而减少活动。

5）因疼痛限制肢体或躯体活动。

6）老年人喜静不喜动。

7）长期使用支具、石膏、夹板固定，限制肢体或躯体活动。

（2）废用综合征的症状

1）局部废用引起的症状及治疗

● 废用性肌无力及肌萎缩：抗重力的下肢肌肉比上肢肌肉更易无力及萎缩（disuseful muscle atrophy and weakness）。完全不运动的肢体，等长肌力每天下降1%～3%，每周下降10%～20%。如完全不动，3～5周肌力下降50%。

防止肌无力及肌萎缩的方法：每天进行几秒钟机体最大肌力的20%～30%的锻炼。如做1秒钟肌肉最大肌力的50%的锻炼更有效。神经肌肉电刺激也可能预防或减轻肌无力和肌萎缩。

● 关节挛缩：由于关节、软组织、肌肉缺乏活动或被动运动范围受限而导致的关节挛缩。最常见的因素有疼痛、肢体运动功能障碍、痉挛、长时间关节静止不动、未能及时康复。

防治关节挛缩的主要措施是：①定时变换体位；②保持良好肢位；③被动关节活动；④自主被动关节活动；⑤机械矫正训练；⑥抑制痉挛治疗（如Bobath法、PNF法）。

● 废用性骨质疏松（osteoporosis）：由于骨骼缺乏负重、重力及肌肉活动等刺激，使骨质反应增强。此外，由于长期不活动状态影响内分泌系统，使尿中钙的排泄增加，羟脯氨酸排泄增加，粪便中钙的排泄增加。骨质疏松在骨膜下最明显，与老年性骨质疏松相反，后者发生于骨膜外侧。

防治方法：负重站立，力量、耐久和协调性的训练，肌肉等长、等张收缩等。

2）全身废用所致症状及治疗

● 位置性低血压（体位性低血压）：防治方法为定时变换体位。平卧时，头抬高，高于足30～50cm。随着病情稳定，逐步抬高上身，从15cm、30cm、45cm直至达到80cm、90cm，每日3次，以患者能耐受为准。适当主动或被动活动四肢，抑制过度的交感神经兴奋，有效改善血液循环，通过血管运动神经调节，增强反射敏感性。睡眠时，上身略高于下身，使交感神经兴奋，有利于肾素产生，并改善血循环及增强血管收缩。作深呼吸运动，促进反射性血管收缩，但颅压增高者禁用。对健侧肢体、躯干、头部做抗阻力运动，增加心搏出量，刺激循环反射，推动内脏及下肢血液回流。按摩四肢，冷水摩擦皮肤。下肢、腹部用弹性绷带，增加血液回流量。最重要的是，尽可能避免长期卧床，尽早开始坐位训练。

● 内分泌改变：表现为激素和酶的反应降低。包括糖耐量下降，生活节律改变，体温及汗排泄反应改变，甲状腺、甲状旁腺、肾上腺、垂体激素等的调节能力改变。

● 神经、情绪及认知的改变：包括注意力、时间、空间定向力差、紊乱，共济失调，认知能力下降，情绪及行为紊乱。防治的方法是鼓励病人与医务人员、其他病人及家庭成员多接触，调整心理及参与社会活动，可进行娱乐性治疗。

● 代谢及营养改变：营养平衡失调，脂肪增加，无机物和电解质缺失。防止高钙血症应多饮0.9%或0.45%的盐水及应用利尿剂利尿。

● 皮肤改变：定时变换体位，适当肢体被动活动，局部按摩，保持皮肤清洁。

● 静脉血栓形成：防治静脉血栓形成的措施是早期活动肢体，抬高下肢位置，用弹性绷带促进静脉血回流，也可用按摩协助静脉血回流。严重者则可使用抗凝剂如华法林（Warfarin）、肝素（Heparin）及阿司匹林（Aspirin）。必要时手术治疗。

2. 过用综合征

此概念是Loveff在1915年首先提出的，即过度劳累（overfatigme）及过度使用（overuse）。

3. 误用综合征

误用综合征（misuse syndrome），即在康复治疗中方法错误，引起医源性的继发性损害。常见于下列原因：粗暴的关节被动活动；康复方法错误；护理方法错误。

4. 脑卒中肩部并发症

脑卒中所致上肢运动功能障碍的病人可出现肩部并发症。最常见的有肩关节半脱位、肩手综合征。这些并发症不仅对病人上肢运动功能恢复带来不良影响，而且给病人造成痛苦，影响其康复积极性，因此应给予足够的重视，早期预防，及时诊断并治疗。

（1）肩关节半脱位

1）肩关节半脱位特征：①肩胛带下降，肩关节腔向下倾斜；②肩胛骨下角的位置比健侧低；③病侧呈翼状肩。

2）肩关节半脱位的原因：①解剖结构不稳定；②肩关节固定结构起不到固定作用；③病侧上肢自身重力牵拉。

3）肩关节半脱位的预防：在肩关节半脱位病人上肢处于弛缓性瘫痪时，保持肩胛骨的正确位置是早期预防肩关节半脱位的重要措施。

4）肩关节半脱位的治疗：①按照肩胛骨的正确位置及肱骨头在肩关节腔内的位置进行纠正，恢复肩部的固定机制；②通过逐步刺激，促进相关肌群的活动；③在不损伤肩关节及周围组织的条件下，做被动的无痛性全关节活动。

（2）肩手综合征：是指在原发病恢复期间，病侧上肢的手突然浮肿、疼痛及病侧肩疼痛，使手的运动功能受限。严重的是，可引起手及手指变形，手功能完全丧失。因此，应对肩手综合征给予足够的重视，并及早治疗。

1)病因及发生机制：①长时间的腕关节强制性掌屈；②过度腕关节伸展可产生炎症样的浮肿及疼痛；③长时间病侧手背静脉输液；④病侧手伤。

2)临床表现：肩手综合征的临床表现可分为3期。第一期：病人的病侧手突然浮肿，并很快使运动范围明显受限。水肿主要出现在病侧手的背部，包括掌指关节、拇指及其他四指。皮肤失去皱褶，特别是指节、近端及远端的指间关节。水肿触及有柔软感和膨胀感，常终止于腕关节及其近端。手肌腱被掩盖而看不出。手的颜色发生改变，呈橘红色或紫色，特别是手处于下垂状态时。水肿表面有微热及潮湿感。指甲逐步发生变化，与健手相比，表现为苍白、不透明。同时伴病侧上肢肩及腕关节疼痛，关节活动范围受限，特别是前臂被动外旋、腕关节背屈更为显著。如做超过腕关节可活动范围的被动屈曲时，病人有明显疼痛感，甚至在做病侧上肢负荷体重的治疗时也可引起。指间关节明显受限，突出的指骨因水肿而完全看不出。手指外展严重受限，使健手指难以插入病侧手指间，两手相互交叉抓握非常困难，近端的指间关节发硬，因此仅能做稍稍屈曲动作，不能完全伸展。若被动屈曲该关节，病人有疼痛感，而远端指间关节可伸展，但屈曲几乎不能。如果该关节轻度屈曲有些发硬，如有任何被动屈曲的企图，就会产生疼痛及运动受限。

第一期持续3～6个月，20%是两侧性的，这一期如在出现症状时立即开始治疗，常可控制其发展，并且治愈；如不及时治疗，很快转入第二期。

第二期：手的症状更为明显，手及手指有明显的难以忍受的压痛加重、肩痛及运动障碍，手的水肿减轻，但血管通透性发生变化，如皮肤湿度增高、发红，可见于绝大多数病人。病侧手皮肤、肌肉明显萎缩，手掌呈爪形，手指挛缩。X线可见病侧手骨质疏松样变化。肉眼可看到，在腕骨间区域的背侧中央和掌骨与腕骨结合部出现坚硬隆起。

第二期平均持续3～6个月，预后不良。为了把障碍减少到最小程度，必须积极治疗。

第三期：水肿完全消失，疼痛也完全消失，但未经治疗的手的活动能力永久丧失，形成固定的有特征性的畸形手。腕屈曲偏向尺侧，背屈受限制，掌骨背侧隆起、固定、无水肿，前臂外旋受限，拇指和示指间部分萎缩、无弹性，远端及近端的指间关节固定于轻度屈曲位，即使能屈曲也是在很小程度范围内，手掌呈扁平，拇指和小指显著萎缩，压痛及血管运动性变化也消失。

第三期是不可逆的终末阶段。病侧手完全废用，成为终身残疾。

3)常用的治疗方法：纠正肩胛骨的后缩，刺激三角肌和冈上肌的主动收缩(如关节挤压、局部拍打或冰刺激、电针治疗等)。Bobath肩托有利于偏瘫侧肩关节的主、被动活动，预防肩部损伤。除此之外，还有防止腕关节掌屈，向心性缠绕压迫手指，冰水浸泡法，冷水、温水交替浸泡法，主动运动，被动运动；后期可有局部肌萎缩，治疗上应肱骨外旋位作肩部活动，可加用局部理疗、中药外用和口服非甾体类消炎镇痛药物等。总之，肩手综合征的治疗原则是早期发现，早期治疗，一旦慢性化，就没有任何有效治疗方法，特别是发病3个月内是治疗最佳时期。

5. 痉挛与挛缩

大多数脑卒中患者在运动功能恢复的过程中都会出现不同程度的骨骼肌张力增高，主要是由于上运动神经元受损后引起的牵张反射亢进所致，表现为偏瘫侧上肢屈肌张力增高和下肢伸肌张力增高。常用的治疗方法有：神经肌肉促进技术中的抗痉挛方法，正确的体位摆放(包括卧位和坐位)和紧张性反射的利用，口服肌松药物，局部注射肉毒毒素等。挛缩是脑卒中患者长时间骨骼肌张力增高，受累关节不活动或活动范围小使得关节周围软组织短缩、弹性降低，表现为关节僵硬。常用的治疗方法有：抗痉挛体位和手法的应用，被动活动与主动参与(患肢负重)，矫形支具的应用，必要时可用手术治疗。

6. 吞咽困难

脑卒中患者颅脑损害严重或有脑干病变常出现吞咽困难并有构音障碍。正常的吞咽过程包括口腔期、咽期和食管期。脑卒中患者的吞咽障碍主要在口腔期和咽期。

常用的治疗方法：①唇、舌、颜面肌和颈部屈肌的主动运动和肌力训练；②一般先用糊状或胶状食物进行训练，少量多次，逐步过渡到普通食物；③进食时多主张取坐位，颈稍前屈易引起咽反射；④软腭冰刺激有助于咽反射的恢复；⑤咽下食物练习呼气或咳嗽有助于预防误咽；⑥构音器官的运动训练有助于改善吞咽功能。

7. 下肢深静脉血栓

脑卒中患者由于偏瘫侧下肢主动运动差，长期卧床或下肢下垂时间过长，肢体肌肉对静脉泵的作用降低，使得下肢血流速度减慢、血液高凝状态及血管内皮的破坏，血小板沉积形成血栓。临床可表现为偏瘫侧下肢肿胀、局部温度稍高，受累关节被动活动受限，严重的可出现发绀、肢体远端坏死。如果血栓脱落可引起肺动脉栓塞，患者突发呼吸困难、胸闷、急性心衰，危及生命。超声检查有助于诊断。早期预防可以避免下肢深静脉血栓形成。

常用的治疗方法有：①下肢主动运动和被动运动；②抬高下肢（卧床时）和穿压力长筒袜；③下肢外部气压循环治疗；④对主动活动差进行下肢肌肉功能性电刺激，对已出现下肢深静脉血栓者，可采用肝素抗凝治疗、尿激酶溶栓治疗、血管外科手术治疗或介入治疗。

8. 肺炎

脑卒中患者发生肺炎主要有吸入性肺炎和坠积性肺炎，前者可以通过治疗原发病和吞咽功能训练预防；后者可以通过呼吸功能训练、主动咳嗽和体位排痰以减少其发生。

9. 压疮

脑卒中患者发生压疮主要是由于某一体位时间过长，使得局部长时间受压迫，血液循环障碍造成皮肤组织缺血坏死。定时翻身（1 次/2 小时），减轻局部压力充气垫应用，清洁床面和皮肤护理，注意营养可以预防压疮的发生。对已出现的压疮应及时解除压迫，进行疮面处理，紫外线治疗和增加营养，必要时考虑外科治疗。

10. 抑郁

脑卒中后抑郁的发生率为 30%～60%，大多抑郁患者常哭泣、悲伤、沉默寡言，几乎每天疲倦或乏力、失眠或睡眠过多，注意力和判断能力降低，自我责备和自卑感；严重者可有自杀念头。

常用的治疗方法有：①心理康复治疗　可采用个别治疗和集体治疗两种方式，同时要有患者家庭成员和朋友或同事等社会成员的参与，心理治疗人员应注意建立良好的医患关系，使患者身心放松，解除其内心痛苦，矫正或重建某种行为等；②药物治疗　三环类或四环类抗抑郁药（如多塞平、米安舍林）、5-羟色胺再摄取抑制剂（如氟西汀）。

（九）脑卒中的预后

一般来说，脑卒中预后有 3 种结局：①经神经内科常规治疗，其受损功能完全恢复，临床痊愈；②经神经内、外科治疗，仍留有不同程度的功能障碍；③经积极抢救治疗无效，死亡。对于存活并有功能障碍的脑卒中患者来说，由于干预措施等因素的影响，其功能结局仍有较大差异。

1. 影响脑卒中功能结局的因素

（1）年龄：随着年龄的增长，人体器官功能会发生退行性改变，易合并多种慢性疾病。有研究表明，年龄≥75 岁的脑卒中患者受损功能恢复不如年轻患者。

（2）合并症与继发性功能损害：合并有心脏病的脑卒中患者，由于心功能受限可影响原发病造成功能障碍的改善；继发于原发病的吞咽困难、失语、智力下降、感觉障碍、二便失禁和抑郁，也可延长脑卒中患者的住院时间，影响其受损功能恢复的速度，从而使其生活质量下降。

（3）病灶部位与严重程度：在损害程度相同的情况下，脑卒中患者左、右半球病变对其功能结局没有明显影响，若有忽视存在，即右半球损害的患者功能结局相对较差。一般来说，脑卒中后受损功能程度越重，持续时间越长，其功能结局越差。

（4）康复治疗：大量的临床实践表明，规范康复治疗可以促进脑卒中患者的功能恢复，早期康复治疗不仅可以预防并发症的发生，缩短住院日，加快恢复时间，其效果也较非早期康复者为好。

（5）家庭与社会的参与：在脑卒中患者的功能恢复过程中，家庭成员的积极配合和社会相关因素的参与，都对其功能结局产生积极的影响。

2. 脑卒中预后的预测

相关的影响因素有助于脑卒中患者预后的预测，Brunnstrom 运动功能恢复分期、Fugl Meyer 运动功能评定、FIM 量表和 Barthel 指数，以及反映神经功能缺损的脑卒中量表等方法均可预测脑卒中预后。

（蔡华安）

第二节　颅脑损伤的康复

一、颅脑损伤的临床诊治

颅脑损伤是一种常见的多发病。据世界各国不同时期的统计显示，其发病率均居于创伤的首位，或仅次于四肢骨折，占全身各部位创伤的 9%～21%，战时发病率更高。近年来，颅脑外伤已成为发达国家青少年伤病致死的首位原因。当今我国颅脑外伤的发病率已超过 100/10 万，其中重型颅脑外伤占 18%～20%。近 20 年来，颅脑外伤基础和临床防治应用研究取得了很大进步，新理论不断产生和发展，但是重型颅脑损伤的死亡率和致残率仍居高不下，总死亡率一直保持在 30%～50%。

(一)病理生理

1. 脑缺血缺氧

大量实验和临床研究证实，外伤造成的脑损害不仅仅是在伤后瞬间完成的，伤后几小时到几天内逐渐发展演化形成的继发性脑缺血，才是外伤后脑损害的主要病理过程。这种外伤后脑继发性缺血损害分为两类：一是脑局部微循环障碍性缺血；二是系统供血不足性全脑缺血。前者主要局限于挫伤灶及其邻近区域，其血流动力学特征为血流阻力增加，血流量下降，多发生于伤后 24 小时内。后者最常见的原因是颅内压增高和低血容量性休克，一般发生于伤后 1～3 天，此时脑灌注压显著降低，脑水肿加重。

颅脑损伤导致局部或全脑血流下降，继之产生缺氧和能量耗竭，如果这种情况持续一段时间，会造成神经细胞的死亡。若脑血流完全被阻断，数秒内神经细胞膜电位发生变化，数分钟内神经细胞发生损伤，最后神经细胞大量死亡。脑对缺氧极为敏感。缺氧会损伤脑内毛细血管床的内皮细胞，破坏血脑屏障，造成内皮细胞肿胀及毛细血管周围的胶质细胞足突水肿，并产生细胞因子，吸引中性粒细胞黏附。上述病理改变是缺血后恢复血流灌注时出现“无再灌注现象”的主要原因。颅脑损伤的同时，除了能量供应耗竭外，还有兴奋性氨基酸释放，伴随电解质交换改变而发生的细胞去极化，这些都可导致神经元的水肿、死亡，引起继发性脑损伤。重型颅脑损伤患者出现广泛区域的低脑血流量、低葡萄糖和氧代谢率时，提示脑损伤严重，预后不良。

2. 血-脑屏障被破坏

颅脑损伤引起的缺血、缺氧、外伤等可破坏血-脑屏障，脑血管内皮细胞的通透性增加，导致大分子蛋白质、钠离子和水进入脑内，引起脑水肿。

3. 脑水肿、颅内压增高和脑疝

均为继发性病理过程，各种伤害性因素作用于脑组织均可以导致脑水肿，颅内压增高。严重者出现脑疝。

(二)临床表现

1. 脑震荡

(1)意识改变，伤后立即出现意识障碍，常为数秒或数分钟，一般不超过半小时。

(2)逆行性遗忘。

(3)短暂性脑干症状。

(4)神经系统体查无阳性体征。

2. 脑挫裂伤

(1)意识障碍，伤后立即出现意识障碍程度深，持续时间长。

(2)局灶症状和体征。

(3)颅内压增高。

(4)头痛、呕吐。

(5)生命体征改变。

3. 弥漫性轴索损伤

(1)昏迷：伤后立即出现持续昏迷，重者可长期昏迷，甚至植物生存或死亡。

(2)瞳孔变化：如累及脑干，可有一侧或双侧瞳孔散大。

4. 原发性脑干损伤

(1)昏迷：伤后立即出现，且昏迷程度较深，持续时间较长。

(2)瞳孔和眼球运动变化：双侧瞳孔不等大、极度缩小或大小多变。对光反射消失。

(3)去大脑强直。

(4)病理反射阳性，肌张力增高，交叉性瘫痪或四肢瘫。

(5)生命体征变化:呼吸功能紊乱,心血管功能紊乱,体温高热或不升。

(6)内脏症状:消化道出血,顽固性呃逆。

(三)诊断与鉴别诊断

根据病人的病史、体查和头部CT、MRI资料,可以明确诊断。

(四)治疗原则

1. 急诊颅脑损伤病人接诊处置

监测生命体征,观察神态瞳孔变化,询问病情,确定GCS评分及分型。全身检查,确定有无胸、腹、脊柱、四肢复合伤,及时行头部CT检查,做出初步诊断及适当的急诊处置。

2. 救治原则

抢救生命(心—肺—脑复苏),解除脑疝,止血,预防感染,复合伤的治疗。

3. 各种类型的急诊手术

头皮和颅骨损伤的清创手术,血肿钻孔引流术,开颅血肿清除术。

4. 综合治疗

降低颅内压,改善脑循环,抗炎止血药物的使用,水电解质平衡,全身营养与能量支持。

二、颅脑损伤的康复评定

(一)严重程度和分级

1. Glasgow昏迷量表

其优点是简便实用,并且评判客观。对患者睁眼、回答问题、动作执行3项活动进行评判。评分标准:该量表满分15分,为正常;13~14分,为轻度异常;9~12分,为中度异常;3~8分,为重度异常(表23-5)。

表23-5 Glasgow昏迷量表

运动	语言	睁眼	记分
遵嘱动作			6
针刺时有定位动作	切题		5
针刺时回缩躲避	不切题	自动睁眼	4
针刺时肢体屈曲	答非所问	呼之睁眼	3
针刺时肢体伸直	难辨之声	疼痛睁眼	2
无反应	无发音	无睁眼	1

2. Glasgow-Liege昏迷量表

在判断颅脑损伤的严重程度方面,比利时的Liege大学在GCS的基础上增加了5项脑干反射(表23-6),成为Glasgow-Liege昏迷量表(GLCS)。

表23-6 Glasgow-Liege昏迷量表增加的脑干反射

检测项目	反应	记分
脑干反射	额眶反射存在	5
	垂直性眼前庭反射存在	4
	瞳孔光反射存在	3
	水平性眼前庭反射存在	2
	眼心反射存在	1
	无反射	0

要注意的是,在不能排除颈段脊髓损伤时,不应伸屈或旋转头部,此时可在外耳道中注冰水检查,在垂直头眼反射中灌冰水后双眼应偏向注入侧。在水平头眼反射中,在一侧外听道中注入44℃热水时应引起快相向注入侧的眼震,如用30℃温水则引起快相向注入侧对侧的眼震。但应注意,鼓膜有穿孔时不能用注水法。

通过上述方法检查求出脑干反射分后,将之与GCS的相加求出GLCS分,再依据患者的年龄即可按照相应的公式推测患者6个月的预后。在GLCS中,对其中的脑干反射是否能代表不同程度的意识障碍尚有质疑,而且检查较繁琐,因此目前仍以用国际上通用的GCS为宜。

3. Galveston定向遗忘试验

伤后遗忘(post-traumatic amnesia, PTA),是

受伤后记忆丧失到连续记忆恢复所需时间，常用 Levin 提出的 Galveston 定向遗忘试验（Galveston orientation and amnesia test，GOAT）进行检测（表 23-7）。该试验主要通过提问方式了解患者的记忆情况，患者回答不正确时按规定扣分，将 100 减去总扣分即为 GOAT 分。100 分为满分，100～75 分为正常，74～66 分为异常边缘，低于 66 分为异常，一般认为达 75 分才能认为脱离 PTA。PTA 少于 1 小时，为轻度；PTA 为 1～24 小时，为中度；PTA 为 1～7 天，为重度；PTA 大于 7 天，为极重度。

表 23-7　GOAT 内容及评分

问　题	扣　分
1. 你姓什么？叫什么名字？	2（姓、名各 1 分）
你何时出生？	4
你住在哪里？	4
2. 你现在在哪里？如答不出城市名称	5
如答不出在医院	5
3. 你是哪一天入院的？	5
你是怎样到医院的？如答不出运送方式	5
4. 伤后你记得的第一件事是什么？（如苏醒过来等）	5
5. 伤前你记得的最后一件事是什么？	5
你能详细描述一下伤前你记得的最后一件事吗？	5
6. 现在是几点几分？	5（每差 0.5 小时 1 分）
7. 现在是星期几？	5（每差 1 日 1 分）
8. 今天是几号？	5（每差 1 日 1 分）
9. 现在是几月？	15（每差 1 月 5 分）
10. 今年是哪一年？	30（每差 1 年 10 分）

4. Halstead-Reitan 成套神经心理学检查

在专门的心理检查室进行，根据多项检查结果，将划入异常的测验数除以测验数求出损伤指数（impairment index）。

（二）颅脑损伤的结局评定

1. 从症状、体征、检查和用药推测预后（表 23-8）。

表 23-8　从症状、体征、检查和用药推测预后

预后较佳	预后较差
昏迷短于 6 小时	昏迷长于 30 天
PTA＜24 小时	PTA＞30 天
GCS＞7	GCS＜5
为局部性脑损伤	为弥漫性脑损伤（DAI）
颅内压（ICP）正常	ICP 升高
无颅内血肿	有颅内血肿
脑室大小正常	脑室扩大
无脑水肿	有脑水肿
无颅内感染	有颅内感染
无伤后癫痫	有伤后癫痫
无冲撞引起的凹陷性骨折	有冲撞引起的凹陷性骨折
无需应用抗惊厥药物	不能停用抗惊厥药物
无需应用影响精神的药物	不能停用影响精神的药物
EEG 正常	EEG 异常
EVP 正常	EVP 异常

2. Glasgow 结局量表（表 23-9）

急性脑外伤的研究中，结局评定应用最多的是 Glasgow 结局量表（GOS）。GOS 提供一种定量的、总体的描述结局的方法。GOS 用于康复时有几个主要缺点：①敏感性差；②不能提供一个真正的功能性能力指标；③认知和行为障碍在结局分类中缺乏详细描述。

表 23-9 Glasgow 结局量表

分级	分类	说明
1	死亡	死亡
2	植物状态	患者不能做出有意义的反应，可有睡眠/清醒周期，眼睛能睁开
3	严重残疾	清醒、残疾，日常生活需要照料
4	中度残疾	残疾但可独立生活；过去的某些活动（工作或社会生活）已不再可能
5	良好恢复	恢复正常生活，尽管有轻度缺陷

GOS是应用最广泛的测定损伤严重程度的方法，而且是大多数结局预测的主要基础。伤后2～3天或4～7天测定的昏迷总分对通过GOS测定的6个月时的结局有高度的预测能力。分数低于8分常常预示结局不佳。PTA持续时间也与最终结局高度相关，PTA>14则中度或严重残疾的可能性更大。DRS（见后）反映的早期恢复的比率也能预测最终结局。

3. 残疾分级量表（表23-10）

残疾分级量表（disability rating scale，DRS），是为脑外伤设计的特定量表，旨在评估“从昏迷到社会”的变化。这个量表提出了残疾的定量指数，即严重程度分10级。DRS包括4大类：①唤醒、意识和反应力；②自理活动的认知能力；③对他人的依赖性；④社会心理适应力。DRS对发现和评估严重脑外伤后病人的临床变化较GOS更敏感，也可用于筛选最有可能由康复治疗获益者。DRS测定时间为受伤后的前3天，每日1次；以后3周，每周1次；再以后每2周1次，至受伤后16周。DRS评分20分以下者，有望改善和提高生活质量。利用DRS可做出10级的残疾评定。DRS对此范围的严重的终末期改变比较敏感，但在自我料理和独立生活能力间，以及独立生活与就业间有较大的计分差距。

表 23-10 残疾评定量表（DRS）

唤醒、意识和反应力	
睁眼	
自发	0
对言语刺激	1
对疼痛刺激	2
无反应	3

续表

言语	
定向、定位	0
混淆或迟钝	1
不恰当词句	2
不可理解	3
无反应	4
运动	
按命令执行	0
局部性	1
回撤性	2
屈曲性	3
伸展性	4
无反应	5
自理活动的认知能力（知道如何做及何时做）	
进食	
完好	0
部分完好	1
极少	2
无	3
盥洗	
完好	0
部分完好	1
极少	2
无	3
修饰	
完好	0
部分完好	1
极少	2
无	3

续表

对他人的依赖性(功能水平)	
完全独立	0
在特定环境中独立	1
轻度依赖性(需要有限的帮助,帮助者不需住在患者家中)	2
中度依赖性(需要中度的帮助,帮助者需住在患者家中)	3
重度依赖性(任何时间、所有主要活动均需帮助护理)	4
完全依赖性(24小时均需护理)	5
社会心理适应力(工作能力)	
不受限	0
可选择一些竞争性工作	1
可从事非竞争性、保护性工作	2
无工作能力	3

(三)结局预测

1. 一般状况

大多数的研究报道年龄和结局的相关性,与老年人相比,一般儿童和年轻人的预后似乎更为积极。儿童在深昏迷和长时间昏迷后很少有身体和神经行为方面的后遗症,与成年人群比较,他们的反射和认知功能的恢复也较快。但5岁以下儿童和65岁以上老年死亡率最高。

来自Glasgow和其他主要TBI中心的研究,强有力地证明大部分神经恢复发生在急性脑损伤后头6个月内。然而恢复期的最大持续时间存在的争议。一些研究者确定神经恢复通过一年时间完成,然而也有一些研究声称恢复能延长至伤后2年或更久。

2. 瞳孔反应

瞳孔反应是临床上最为常用的神经系统检查之一,与脑干受损程度密切相关。

3. 神经电生理

EEG在某些情况下具有关键性的预后评估作用,可揭示一些CT、MRI、血管造影、诱发电位等难以显示的异常情况,而且不受病人昏迷、使用肌松药或镇静剂的影响。躯体感觉诱发电位(SEP)的中枢传导时间(CCT)延长超过2.5SD(标准差)为病理性,与弥漫性皮质下轴索损伤有关。SEP可在麻醉剂或肌松药使用的情况下进行检测,对预后差者评估价值较高,对生存者的质量评价较欠缺。

4. 影像学

CT不仅可从影像上对颅脑损伤程度进行评估,同时也可对预后做出判断。主要可从颅内血肿厚度、量及部位、中线移位距离、蛛网膜下腔出血(SAH)情况等方面进行分析。

磁共振波谱分析是近年来迅速发展的一种活体内选择性定位检测组织细胞内代谢信息的无损伤技术,可检测颅内组织的多种化合物及病理情况下组织内乳酸积聚情况,可为脑外伤的预后判断提供帮助。

5. 血液及生化指标

可以测量白细胞计数、血糖、血液中可溶性纤维蛋白水平、促甲状腺素释放激素(TRH)、促甲状腺素(TSH)等水平。

6. 颅内压监护

在颅脑损伤病人的治疗中,颅内压应用日益增多,不仅可用于制订治疗方案,也可用于预后评估。

(四)认知评定

脑外伤的患者多伴有认知障碍,认知障碍的轻重是判断颅脑损伤严重程度的重要指标。

1. Braintree医院认知功能分级(表23-11)。

2. RLA认知功能水平分级

RLA(rancho los amigos)认知功能水平量表集中在脑外伤后认知功能的恢复。每个水平伴随一段较长的行为描述,后者与该水平的定位标准相符。与DRS比较显示此量表信度与效度稍低。RLA量表(表23-12)主要作为描述性工具,用于将患者与环境适当和有效的相互作用的觉醒和能力制成图表。另外,此量表已作为计划特殊治疗、教育和职业干预措施的基础,同样也作为在大型TBI机构内部患者分组的手段。

评定中根据表中标准评出患者目前的级别后,可据此拟订治疗计划,现已有针对不同水平的训练方法。表中级别与治疗后的变化也可作为评定疗效的依据。

表 23-11　Braintree 医院认知功能分级

1. 唤醒	
患者难以有目的地发动对事物的注意，其行为是无目的、反射性和不恒定的，所有生活功能都不能自理。可能有视觉追踪，但没有言语应答	
2. 注意	
低水平	患者能发起注意，但不能持续；能遵循单步骤的命令，但不恒定。在十分熟悉的行为方面有反应能力，若不予提示则不能主动发起活动，而可能处于混乱状态
高水平	主要缺乏持续注意和不能快速地切换注意对象，患者的注意力分散，可回想起一些信息，但不能将之整合
3. 分辨	
患者有足够的保持和切换注意力的能力，可以整合少量的信息，能发起活动，但仍有些冲动性和持续性行为。其行为可部分被反馈修正，记忆力有改善	
4. 组织	
低水平	患者能整合事物多方面的信息，但倾向于具体事物，有可能会难以确定事情的顺序。患者能解决简单的问题
高水平	患者能应用选择性注意去准确地感知刺激、了解事物多方面的因素，选择对策和解决问题，但仍偏具体，难以泛化和将学会的东西转用到其他场合。紧张时认知功能会有明显损害
5. 高水平认知功能	
患者能解决复杂的问题，但由于灵活性、自知力社会行为和耐力不够而受限。在熟悉的场合以外，行为容易出现障碍。紧张时认知功能不灵活，认知过程缓慢	

表 23-12　RLA 认知功能水平量表

1. 无反应	对任何刺激均无反应
2. 笼统的反应	有限的、不恒定的、无目的的反应，往往只对疼痛才发生
3. 局部反应	有目的的反应，可遵循简单的命令；由于不适，可能拔去维持生命的管子
4. 错乱、焦躁的反应	活动增强状态；错乱、失定向；攻击性行为；不能自理；不认识当时的事；焦躁似乎与内部错乱有关
5. 错乱、非焦躁但不合适的反应	表现警觉、不焦躁，对命令有反应；注意力分散；不能集中在作业上；对外部刺激反应急躁，言语不恰当，不能学习新信息
6. 错乱但合适的反应	行为有良好的针对性，需要提示；能学习旧的熟练的诸如日常生活活动的技能，有严重的记忆障碍，有一些自知力
7. 自动的、合适的反应	外表恰当，能定向、机器人样正确而机械的行为；错乱没有或极少；记忆肤浅；自知力增强；但对环境缺乏洞察力；判断和解决问题能力降低，对将来缺乏现实的计划
8. 有目的的、合适的反应	警觉、能定向，可回想和综合过去的事情；能学习新的作业；不用监督；在家中和生活技能方面能独立；缺乏对应激的耐受；判断、抽象推理的缺陷仍存在；可在要求低的社会生活中起作用

3. 韦氏成人智力量表(WAIS)(表 23-13)。

三、颅脑损伤的康复治疗

(一)康复的目标

康复过程实质上是再学习的过程，在这一过程中主要是对患者进行训练，让其学会代偿的方法而不是完全恢复已缺失的功能。颅脑损伤患者的康复目标是多方面的，但总的来说是要使其感觉运动功能、生活自理功能、认知功能、言语交流功能和社会生活技能恢复到可能达到的最大限度。

根据国际颅脑损伤学会的意见，颅脑外伤的康复流程如图 23-13 所示。

表 23-13　韦氏记忆表测试项目、内容和评分方法

测试项目	内　　容	评分方法
A. 经历	5个与个人经历有关的问题	每回答正确一题记1分
B. 定向	5个有关情境和空间定向的问题	每回答正确一题记1分
C. 数字顺序关系		
顺数从1到100	限时记错、记漏或退数次数，扣分	分别按记分公式算出原始分
倒数从100到1	限时记错、记漏或退数次数，扣分	分别按记分公式算出原始分
累加从1起每次加3至49为止	限时记错、记漏或退数次数，扣分	分别按记分公式算出原始分
D. 再认	每套识记卡片有8项内容，呈现给受试者30秒后，让受试者再认	根据受试者再认内容与呈现内容的相关性分别记2分、1分、0分或－1分，最高分为16分
E. 图片回忆	每套图片中有20项内容，呈现1分30秒后，要求受试者说出呈现内容	正确回忆记1分、错误扣1分，最高分为20分
F. 视觉提取	每套图片中有3张，每张上有1至2个图形，呈现10秒后让受试者画出来	按所画图形的准确度记分，最高分为14分
G. 联想学习	每套卡片上各有10对词，读给受试者听，然后呈现2秒后，停5秒，再读每对词的前一词，要求说出后一词	5秒内正确回答一词记1分，3遍测验的容易联想分10对词完毕相加后除以2，与困难联想分之和即为测验总分，最高分为21分
H. 触觉记忆	使用一副槽板，上有9个图形，让受试者蒙眼用利手、非利手和双手分别将3个木块放入相应的槽中。再睁眼，将各木块的图形及其位置默画出来	记时并计算正确回忆和位置的数目，根据公式推算出测验原始分
I. 逻辑记忆	3个故事包含14个、20个和30个内容。将故事讲给受试者听，同时让其看着卡片上的故事，念完后要求复述	正确回忆1个内容记0.5分。最高分为25分和17分
J. 背诵数目	要求顺背3～9位数、倒背2～8位数	能背诵的最高位数为准，最高分为9分和8分，共计17分

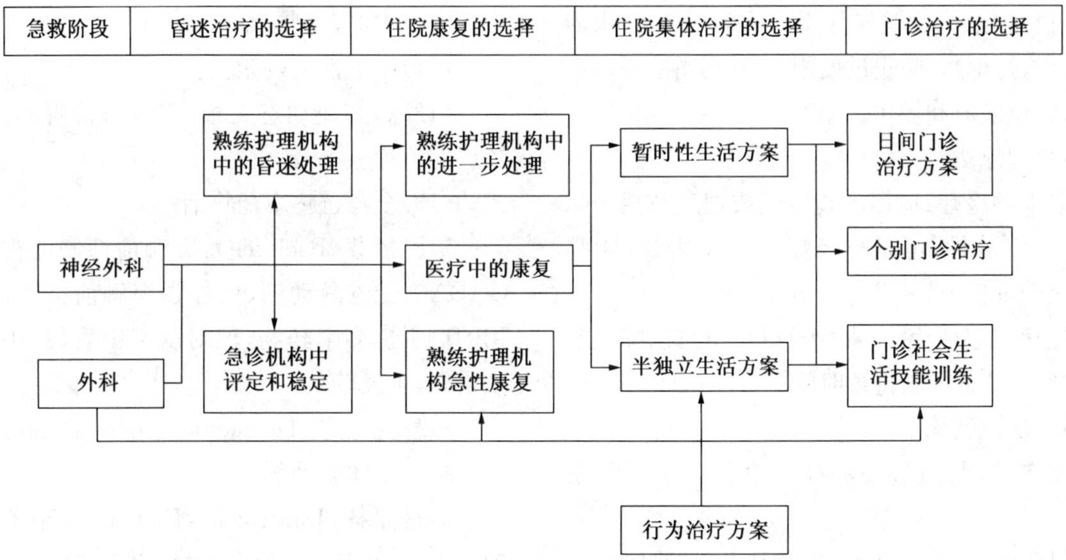

图 23-13　颅脑损伤的康复流程图

（二）运动障碍

颅脑外伤后的运动障碍多种多样，但以肌张力增高为多见，现分述如下。

1. 异常姿势

常是一些原始的反射释放的结果，影响活动和护理，因此需用神经生理学疗法中的反射抑制性运动模式（reflex inhibiting pattern，RIP）处理（表 23-14）。

除上述外，还可出现去皮质强直，表现为上肢屈曲、内收内旋，腕指屈曲，下肢伸直、内收内旋，足内翻；去大脑强直，表现为上肢伸直、内收内旋，腕指屈曲，下肢同去皮质强直。

表 23-14　异常反射的表现和纠正

表　现	反　射	RIP
足严重跖屈、爪状趾、踝内翻	正支持反应：伸肌占优势	背屈趾，将足底的承重点转移回踝部，放入足托板，使足和趾保持背屈
头转向左或右	下对称性紧张性颈反射：颏朝向侧伸肌张力增加；枕向侧屈肌张力增加	使头和颈保持于中线
上肢屈肌严重痉挛，下肢伸肌严重痉挛	对称性紧张性颈反射：屈头时增加上肢屈肌张力和增加下肢肌股张力；伸头时结果相反	使头后伸加以克服
仰卧时严重的伸肌痉挛和下肢内收	紧张性迷路反射；仰卧时伸肌占优势	尽量侧卧或仰卧时展髋和屈膝
健侧用力时，病侧出现痉挛	联合反应：一侧用力时诱发另一侧痉挛加强	避免健侧过于用力和作抗阻活动

2. 痉挛

(1)临床治疗的决策：影响治疗决策的因素包括中枢神经损害或病变的部位、病程、严重程度、病变范围、挛缩、认知障碍、照顾和支持，其他如各种疼痛、压疮、尿路感染、结石、便秘、温度、衣服及鞋的不合适等。

(2)病人的教育。

(3)去除加重痉挛的诱因（包括伤害性刺激）：尿道感染、压疮、深静脉血栓、疼痛、膀胱过度充盈、骨折、异位骨化、内生足趾甲等。去除精神紧张因素（如焦虑、抑郁）。防止过度用力、疲劳等。

(4)体位摆放和操作。

(5)物理疗法

1)肌肉的冷疗：应用冰袋冷敷或把患肢浸于冰水中 25～30 分钟，可以减轻痉挛最长达 3～4 小时。在这个过程中，可进行运动训练。

2)热疗或超声治疗、水疗及震动也可以降低肌痉挛，这些方法的效果持续时间短。

(6)治疗性训练

1)姿势控制：通过姿势控制以调节全身的肌紧张。

2)肌牵张：如坐位上肢采取 Bobath 伸展支撑姿势，可降低上肢屈肌肌张力，牵张跟腱可降低腓肠肌肌张力。牵拉可采取主动运动、被动运动、特定姿势及器具（起立平台、支架、夹板等）。

(7)肌电生物反馈：有报道显示，肌电生物反馈可减少休息时的痉挛肌活动，减少联合反应，训练抑制被动牵张时不需要的拮抗肌活动，改善步态及减少运动错误。

(8)外周肌肉或神经电刺激。

(9)主动运动：作痉挛肌的拮抗肌主动运动，对痉挛肌有交替性抑制作用。

(10)中医针刺按摩。

(11)中枢性电刺激。

(12)静态或动态夹板、连续石膏管形、支具和矫形器治疗。

(13)全身抗痉挛药物治疗

1)巴氯芬（Baclofen）：突触前抑制的神经递质 GABA β受体激动剂，可加强突触前抑制，是最常用的口服抗痉挛药物，但对脑卒中后轻、中度痉挛效果好，重度较差。

2)替扎尼定（Ticanidine）：是肌肉松弛药，为 α_2 肾上腺素受体激动剂。

3)丹曲林（Dantrolene，Dantrium，硝苯呋海因钠）：是惟一用于末梢（肌纤维）水平抗痉挛药物。

4)妙纳（Myonal）：主要成分是盐酸乙哌立松

(Eperisone Hydrochloride)，服用该药20分钟后，肌梭的传入神经纤维的活性即被阻滞，同时可以阻断γ运动神经元发出的神经活动，这种作用对人类具有选择性，不直接作用于肌梭；相应的，盐酸乙哌立松也可以通过作用于γ运动神经元降低肌梭的敏感性，从而达到骨骼肌松弛作用。

5)大麻(Cannabis，Cesamet，Marinol)：大麻类植物药用于疼痛和痉挛，改善睡眠和抑制恶心呕吐的治疗已有悠久的历史。

6)其他：吗啡、哌替啶等。

(14)神经的化学阻滞剂治疗痉挛

1)局麻药物：局麻药物疗效短暂，主要用于诊断和试验性治疗。

2)化学神经破坏剂：①酚　经皮注射苯酚(酚)治疗肌痉挛于1959年首次由Kelley等提出，苯酚是一种神经崩解剂，贴近周围神经注射后能减少传递至肌肉的神经冲动，从而减轻痉挛。②酒精(无水乙醇)　可引起神经持久的损伤，且难以恢复，很少采用。

3)神经毒素：肉毒毒素是肉毒杆菌在生长繁殖中产生的一种外毒素，属于高分子蛋白的神经毒素，能引起很高的死亡率。

(15)联合用药：在目前的实践中，许多学者趋向于将几种治疗方法联合应用。

综上所述，中枢神经系统损伤所致瘫痪患者常有肌张力过高，化学性神经溶解术不失为一种重要治疗手段。不管是需要定位肌肉或神经，还是采用何种阻滞剂，探测性电刺激技术都是必要的。阻滞的效应主要表现在靶肌肉的肌张力明显降低。此外，局麻药阻滞还可用于诊断性试验来判断某块肌肉是否需要进行长效阻滞。在过去几十年中，乙醇和苯酚阻滞的临床效应很少通对对照性研究得到评价，而事实上，它们的安全性和有效性均需要用安慰剂作为对照来进行研究。乙醇注射主要以肌内注射的方式用于儿童，而苯酚则主要通过神经周围注射的方式用于成年人。对于二者的副作用，苯酚比乙醇要多。苯酚中的苯环在反复注射后是否会产生显著的骨髓毒性和基因毒性，尤其在儿童中，这些都有待于进一步评价。

3. 锥体外系症状

颅脑损伤还引起多种其他运动障碍。平衡障碍和共济失调是由小脑或其传导通路的损伤造成的，此类患者肌力良好却不能步行和单独坐位，上肢共济失调还可以妨碍进食、书写和进行独立日常生活活动。另外，颅脑损伤引起的帕金森综合征表现为震颤、运动徐缓和震颤性麻痹，与基底节和黑质损害有关。

患者的运动能力需经过康复医师、物理治疗师和作业治疗师的评估。主动性关节活动度训练和渐进抗阻训练可以应用。在颅脑损伤中，隐性外周神经病变较常见，特别是存在挛缩和骨折的肢体。因此，对伴有肌萎缩的局部无力应进行EMG检查，因为通过外科治疗有些情况恢复是极好的。治疗共济失调较困难，负重步行和手腕的护腕可有适度的好处。如果共济失调从近端到远端关节有显著差别，选择性夹板或固定肢体的方法是有利的。

应尝试对震颤(尤其是涉及其频率、振幅和在活动、休息和睡觉时发生的情况)进行诊断。左旋多巴和普萘洛尔在运动失调疾病(如震颤和共济失调)中可同时使用，但在用药或停药时应进行功能实验，对其效果进行评价。矫形具和辅助具的使用，对共济失调患者完成功能性活动有帮助。灵巧性训练通常可增加手的速度和协调性。颅脑损伤引起的最普遍的障碍是运动反应迟钝，它会限制自我照顾及社会参与能力。运动反应迟钝多数归因于中枢处理延迟，而不是运动本身的障碍。目前，对运动反应迟钝的治疗尚未有统一的意见。

4. 偏瘫

处理与脑血管病引起的偏瘫相同。

5. 自发运动和控制运动困难

对于此类患者或上述各种症状经治疗后仍有运动控制困难的患者，只要RLA认知水平在Ⅲ级以下(Ⅲ～Ⅷ)，可试用下列训练方法：

(1)俯卧位

目的：减弱仰卧时出现的伸肌张力增高；促进肩屈和外展；促进对颈的控制；牵张髋屈肌并降低其张力；使患者能自发地屈伸膝。

活动：将体重从一肘向另一肘转移，以抑制肩伸和内收姿势及促进肩胛带肌，准备做俯到仰的翻身。治疗师对颈伸肌施加震颤或轻拍，或让患者注视挂于不同位置和高度上的图画，以增强对颈的控制。

(2)爬位

位置：患者爬在塑料圆筒上，如不用圆筒也能维持爬位，则不用圆筒。

目的：减轻上肢肩伸、内收、内旋，肘、腕屈曲的姿势；促进肩屈、外展，肘、腕伸张；促进肩胛带和骨盆带的稳定；促进保护和平衡反应。

活动：将体重从一侧上肢向另一侧上肢、从一侧下肢向另一侧下肢、从双上肢向双下肢和一侧上下肢向另一侧上下肢转移，以降低肘、腕屈肌张力，促进肘、腕伸股和肩胛带、骨盆带稳定；在滚筒上向前、向后滚动以促进自发的负重，促进保护和平衡反应；利用在俯卧位时促进对颈控制的方法，促进对颈的控制。

(3)跪位

位置：患者靠着一个塑料滚筒跪着，如不用滚筒也能维持跪位，则不用滚筒。

目的：促进头和躯干控制；抑制下肢整个屈、伸肌模式；促进在屈膝情况下的伸髋；在较应激的情况下，促进肩屈和外旋；促进保护和平衡反应。

活动：将体重从一侧髋向另一侧髋转移以促进髋稳定和平衡反应；用轻拍方法促进背、髋伸肌和髋外展肌；上肢抓起放在滚筒上方的物体并活动。以鼓励应用上肢时的身体平衡。

(4)坐位

位置：患者坐在治疗床边，双足放地板上，如足达不到地板可垫木块。当坐稳且姿势良好后，改坐在气垫上。

目的：促进头和躯干稳定；抑制下肢总的屈、伸肌模式；促进保护和平衡反应；通过支撑，促进上肢伸展。

活动：轻拍患者背和躯干侧面的伸肌以促进头直立和垂直，以及对躯干的控制；先在辅助下让患者将躯干向前后、左右运动和旋转以改善保护和平衡反应，以及从侧卧到坐起的能力，上肢支撑在床上负重，以促进上肢的伸肌；交替地提腿、伸膝和拍踏两足，以促进往复运动和肌活动的节拍，以准备坐轮椅或步行。

(5)站位

位置：患者借助支持物（站立台等）站着，如能站则不用支持物。

目的：促进防护和平衡反应；促进头、躯干和下肢的控制以备行走。

活动：站在站立台中以促进躯干的控制和促进下肢负重；当一下肢有骨折或严重缩短时特别需要这种活动；将体重从一下肢向另一下肢转移、向前和向后转移；或用关节压缩法通过骨盆向下压缩以促进关节稳定；在体重转移时给予反馈以鼓励松弛或激活所需的肌肉；体重转移时使骨盆前挺和后退，以促进步态所需的骨盆旋转，在不移动下肢的情况下旋转躯干，以促进以后自发的旋转，辅助直立位时的功能活动，同时减轻由于缺乏躯干旋转而出现的机器人样活动；在平衡摇板上从一侧向另一侧摇动，或一足在前、一足在后地摇动，以促进快速的屈、伸膝和步行所需的平衡反应。

(三)颅脑外伤后的认知功能康复

外伤性脑损伤性质上是由弥漫性和多病灶性损害形成的，故患者的认知损害类型有很大的变异性，取决于局灶性白质和灰质损害的严重性、类型、部位等。尽管认知功能障碍有变异性，但存在共同的模式，往往与灰质的损伤（如额叶）和白质的损害（如中脑与胼胝体）相对应。即使轻度损害的患者也可能会有视觉、记忆力和集中注意力的困难。严重损伤的患者出现复杂的认知障碍很常见。另外，还有感知、沟通和人际交往的障碍。

(四)行为障碍

颅脑外伤患者的行为障碍是多种多样的。在患者清醒并进入正式康复阶段，患者可能出现的行为障碍见表23-15。

表 23-15　颅脑外伤患者可能出现的行为障碍

分类	正性	负性	症状性
表现	攻击	丧失自知力	抑郁
	冲动	无积极性	类妄想狂
	脱抑制	无自动性	强迫观念
	幼稚	迟缓	循环性情感（躁动抑郁气质）
	反社会性		情绪不稳定
	持续动作		癔病

颅脑外伤后，患者可能出现激动、攻击性和失去控制的行为，抑郁和焦虑等情感障碍。另外，患者还可能出现一些与颅脑外伤密切相关的心理、精神及行为障碍。

对这些行为异常的治疗目的是，设法消除其不正常的、不为社会所接受的行为，促进其亲社会行为。

(1)创造合适于行为治疗的环境：总的要求是环境的安排应能保证增加适当行为出现的概率，尽量降低不恰当行为发生的概率。

(2)必要的药物：仅用药物处理行为障碍不是合格的康复专家；相反，一概排斥药物治疗也不是真正的康复专家。但在应用药物治疗方面，经验发现一些药物对患者的运动控制和运动速度、认知功能和情感都有明显的不良效果。另一些药物还往往促发伤后癫痫的发生。

(3)行为治疗：行为治疗具体到清除颅脑外伤患者的不正常行为时，建议遵从下列步骤：①对外有恰当的行为进行奖励；②拒绝奖励目前仍在继续的不恰当行为；③在每次不恰当行为发生后的短时间内，杜绝一切奖励性刺激；④在不恰当行为发生后应用预先声明的惩罚；⑤在极严重或顽固的不良行为发生之后，给患者以令其厌恶的刺激。

(五)日常功能活动

在日常生活方面，因为复杂的身体水平和认知功能障碍，很多患者 ADL 受限。一个多学科的、全面的对患者身体、认知功能的评估，可以找出有意义的特殊功能障碍。基础的 ADL 技能，如穿衣、洗澡、吃饭可以通过治疗计划得到提高。该治疗计划有 3 个目的：①试图改善突出的身体的或认知的障碍，如对挛缩的系列矫形或对觉醒障碍的刺激性药物；②试图代偿突出的身体的或认知的障碍，如对身体障碍的人提供一些辅助器具，对认知障碍的人提供一些字画的提示、卡片之类的帮助；③试图再训练一种与导致障碍无特别关系的作业，用行为训练方法(如分解为若干小的步骤，不错的学习，鼓励)。

患者掌握了基础 ADL 技能可进一步进行家务管理技能康复训练，如做饭、购物、经济预算和做清洁。这些内容的治疗原则是同样的，但这些作业比较注重认知方面，更多地需要计划与组织能力。

当患者回到某个环境时，在那里刺激不同，而家庭环境也不同于在康复机构时所体验的，这时 ADL 能力会发生困难。理想的情况是，患者应分阶段逐步进入家庭环境，并与治疗人员沟通。许多患者能够执行所有的日常工作，但不能恰如其分地启动和完全进入日常活动模式。这样，患者可以从一些活动时间表和日程提示程序得到帮助，开展一些重要的活动。

(六)社会问题

颅脑外伤患者负担着不仅是家庭资源而且是财政来源的问题，受伤以后有成月成年的康复服务计划，但费用昂贵，对那些已获得诉讼赔偿、补偿或者保险受益者来说，费用不成问题。随着治疗护理的进行，对大多数消费者来说，难以得到第三方的补偿，因而缩减康复服务的数量和选择。对严重颅脑外伤后生存下来的患者来说，他们所获得的赔偿和个人积蓄在受伤后几个月内会耗费一空。

许多卫生法律问题使康复过程复杂化，颅脑外伤患者需要有处理财务纠纷、寻求职业和做医学决定的能力，颅脑外伤后的能力评估可以很复杂，牵涉到很多学科。如果法院宣布一位颅脑外伤者无自理能力，就要指定一位监督者处理财务或由一名保护人代来做决定。对许多颅脑外伤患者，另一个议题是个人受伤的诉讼，常常因意外事故，患者和家属经常面对法律纠纷，这一点给患者和家属很大的压力。

各种各样的专业人士能帮助颅脑外伤患者及其家人解决上述复杂的财务和法医学纠纷。社会工作者常常帮助他们制订财务计划，争取政府津贴和出院后家庭健康的地区服务等。

从急性护理期转向社区康复重要的伦理课题无处不在。在过去 20 年间，颅脑外伤康复计划呈现出多样性，也有很多课题不仅为患者提供最好的护理，而且还让其保有尊严和权利。大部分伦理议题关注昏迷或植物状态患者的治疗，临床医生、律师和理论专家争论：在这种状态下，患者家属是否有撤销给其生命维持营养的权利。

最后，随着脑损伤患者急性期后康复选择的拓展(如日间治疗、快速变化的生活、家庭护理、支持性就业、独居生活计划)，付费方会对昂贵的服务时间和花费的结果进行质疑。提供者必须继续分析他们计划的花费与效益，以保证对颅脑损伤患者的服务所带来的功能性改善和生活质量改善，保证颅脑损伤患者价值与期望结果保持最佳。

（七）家属参与

中、重度颅脑外伤患者的康复往往是长期的、甚至是终生的，在这种情况下，无论从人力上、经济上都不可能长期或终生求助于医护人员，一些日常的、不复杂的辅助和训练，由亲人继续执行是最为现实、可靠的。因此，现代颅脑外伤康复的观点认为，必须有家人的参与。自然在家人介入之前必须对他们进行教育和训练。训练的内容和方法可以概括如下：

（1）在每次治疗时让家人加入。

（2）教家人治疗技术时，用系统的方法阐明技术及其目的，向他们演示，然后教他们练习，当给以重要信息时，用几种方式向他们重复多次。

（3）如有可能，用录像带及实况模型向他们演示。

（4）向他们提供简单、明了的写好或绘好的训练材料，以便他们必要时参考。

（5）将家人作为治疗组中的成员之一。

（6）重要的是，要家人记住，他们的作用仍是患者的家人，而不是治疗师，要始终保持他们独有的、为治疗人员无法达到的与患者的亲密关系。

（7）经常问家人希望知道什么和想做些什么，并和他们商量，经常从他们那里得到对治疗最有用的信息。

（八）文娱治疗

RLA认知水平Ⅳ～Ⅷ级患者可进行的文娱活动如下：

（1）坐在拆下扶手的轮椅上投保龄球。适用于上肢有充足肌力和ROM的患者，若肌力和ROM有限，可在保龄球槽沿放一金属斜坡，以免投球时控制不住轮椅。

（2）应用木制扑克牌夹玩扑克牌。只需把牌插在夹上即可，此法适用于单肢或双上肢只有有限的控制能力的患者。

（3）炊事活动。用长边为新月形的“工”字刀，手持上方的短边向下压，并摇动割切。

用底部有橡皮吸盘的杯子，以利于固定。

用有固定在菜板上尖头朝上的不锈钢钉的切菜饭，可将被切的东西按在钉上固定，以利于切割。

用吸力橡皮垫放在桌上，上方再放碗以防止滑脱；适用于单肢或双上肢应用受限或有共济失调的患者。

（4）用体操球的球类活动。适用于力量和协调能力受限患者。

（5）用棒前端有双轮支托的球棒打台球。适用于单肢或双上肢的应用和控制受限的患者。

（6）规则简化的游戏。适用于认知能力有限的患者。

（7）控制部分用球杆或用有大而易按的按键电子游戏机。适用于单肢或双上肢应用和控制能力有限的患者。

（九）教育、职业前和职业功能

运动和认知障碍的存在，影响这些患者重新受教育的能力。为其提供的特殊教育可因各地学校教育理论、资源及对问题性质的理解而有很大的不同。为此，对学校人员、康复小组成员和家属来说，共同帮助学校制订一种个性化教育方案是可取的，应综合考虑多方面的意见：

（1）在家还是在学校受教育。

（2）规范的班级安排。

（3）有许多支持性设施的教室布置（如言语治疗仪、物理治疗仪、顾问、适应性体育课）。

（4）户内娱乐服务。

（5）全天、全年的居住计划。

对受过高中教育的青少年或成年人，进一步的教育或职业培训服务可能是需要的，越来越多的社区大学和学校给颅脑外伤患者提供特制的个性化教育课程。为了协助其日常生活需要，有时还可提供社会顾问辅助的集体生活方式。这些修改的课程有可能让较高水平颅脑外伤的患者在大量支持下，以较慢的步伐取得学院式成功，这可能比在通常的学校环境更容易。

颅脑外伤患者重新工作的训练步骤如下：

（1）对患者进行个别的评估和治疗。

（2）各种各样技能方面的集体治疗。包括集体的相互作用和人际交往技能的训练，功能的再训练，互相讨论和有效地交流，以及对家人的教育。

（3）就业前评估。评估患者特殊的工作技能，可用构造性作业、核对等。分析患者的行为，以评估其注意、记忆、组织和计划能力，以及身体的能力。

(4)参加治疗性工作组。从扮演患者的角色向工作者的角色转变。不同形式的工作作业都可应用，强调发展就业前的和预备性工作技能，不进行特定职业的训练。

(5)在医院内安置工作。在各种各样的科室，可通过修改结构和所需的监督量以适应患者的需要，或修改作业。

(6)在社区中进行有监督的工作安置。

(7)就业安置。竞争性或非竞争性的职业，给予职业咨询，进行在实际工作中的评定。

(8)跟踪观察患者的状态和进展。

（李　斌）

第三节　脊髓损伤的康复

一、脊髓损伤的临床诊治

脊髓损伤(spinal cord injury，SCI)，所导致的瘫痪是一种严重的残疾，各国报道每年新发生的脊髓损伤每百万人口为20～30例，大多为青壮年。病因为外伤性与非外伤性，以外伤性造成脊髓损伤为多见。常造成截瘫或四肢瘫，不仅对伤者本人，而且对家庭乃至整个社会都将造成一系列的影响。近年来随着医学和康复技术的不断提高，更多的脊髓损伤患者不仅从初次损伤中存活下来，而且生活充实并活到老年。康复治疗已经介入脊髓损伤患者急性期处理，并成为慢性期最主要的治疗手段。

(一)病理生理

1. 不完全性损伤

最早的组织学改变时中央灰质出现点状出血，逐渐向外延伸。3小时以内仍为灰质出血，白质无明显改变。6小时后灰质遍布出血灶，白质出现水肿，但轴突尚无明显改变，此时病变可为逆转的。12小时后白质中发现出血灶，神经轴突开始退变，灰质中神经元退变坏死。24小时以后，灰质中神经元几乎不能找到，白质中不少神经轴突退变浊肿，有的白质也开始坏死。因此脊髓损伤的早期救治极为重要。伤后6小时是治疗最佳时间，24小时也是治疗的重要时间。

2. 完全性损伤

脊髓病变呈进行性加重。

(二)临床表现

1. 脊髓休克

为脊髓受伤后在损伤节段以下立即发生的完全性迟缓性瘫痪，并伴有各种反射、感觉、括约肌功能丧失的临床征象。它可持续几小时到几周。脊髓休克消失早或晚是一个重要的预后指征，损伤平面以下各种运动和感觉部分或全部丧失，出现肢体的瘫痪和感觉障碍。

2. 运动和感觉障碍

脊髓损伤后，损伤平面以下各种运动和感觉部分或全部丧失，出现肢体的瘫痪和感觉障碍。

3. 排便障碍

排尿的脊髓整合中枢在脊髓圆锥，主要反射控制源位于S_2～S_4节段。在不同时期和不同水平的脊髓损伤中，可出现不同类型的神经源性膀胱。在脊髓休克期表现为无张力性神经源性膀胱。脊髓休克逐步恢复时，根据损伤水平，膀胱的状态呈现两种类型：自动性膀胱(或反射性膀胱)和自主性膀胱(或非反射性膀胱)。

4. 痉挛

中枢神经系统失去对脊髓的反射弧控制后，可发生痉挛。这种痉挛以高张性、高活动性牵拉反射和阵挛为特征。

(三)诊断与鉴别诊断

1. 外伤史

有明确的脊柱外伤史。

2. 临床表现

损伤水平以下出现运动、感觉功能障碍和大小便功能障碍。

3. 影像学检查

X线显示有椎体骨折或脱位，CT和MRI发现脊髓损伤(图23-14)。

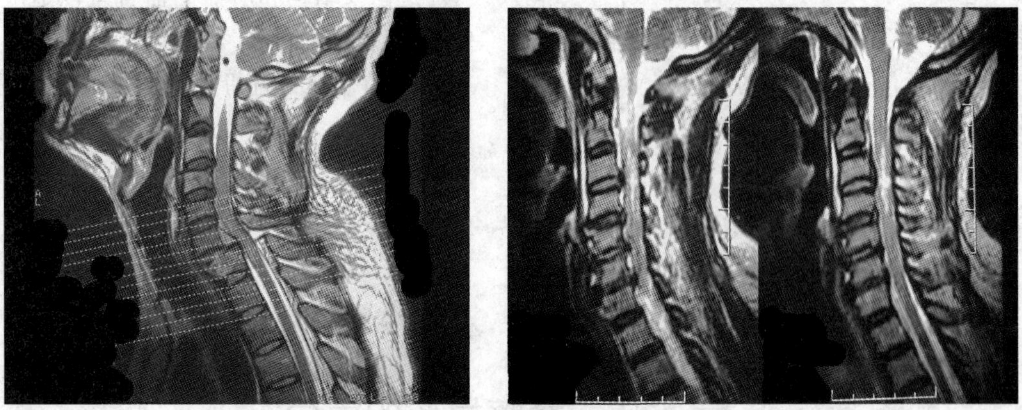

图 23-14 脊髓损伤 MRI

(四)治疗原则

基本原则:早期参与,个体化实施,循序渐进。

二、脊髓损伤的康复评定

(一)损伤分类

目前国际上普遍采用美国脊髓损伤学会(ASIA)分级法(表 23-16)。

(二)神经损伤平面评定标准

神经平面指脊髓具有身体双侧正常感觉、运动功能的最低节段。用左、右侧感觉节段和左、右侧运动节段这 4 个节段来判断神经平面。感觉和运动平面可以不一致,左右两侧也可能不同。神经平面的综合判断以运动平面为主要依据,但 T_2～L_1 损伤无法评定运动平面,所以主要依赖感觉平面来确定神经平面,对于 C_4 损伤可以采用膈肌作为运动平面的主要参考依据。

1. 感觉损伤平面的确定

感觉检查必查部分是检查身体两侧各自的 28 对皮区关键点(表 23-17),每个关键点要检查两种感觉,即针刺觉和轻触觉,并按照 3 个等级分别评定打分。0＝缺失;1＝障碍;2＝正常;NT＝无法检查。正常者两侧感觉总积分 112 分。

表 23-16 ASIA 损伤分级

A	完全性损伤	S_4～S_5 无感觉、运动功能,亦无骶残留
B	不完全性损伤	损伤水平以下包括 S_4～S_5 保留感觉功能,但无运动功能
C	不完全性损伤	损伤水平以下保留运动功能,且损伤平面以下至少一半以上的关键肌肌力＜3 级
D	不完全性损伤	损伤水平以下保留运动功能,且损伤平面以下至少一半以上的关键肌肌力≥3 级
E	正常	运动与感觉功能正常

表 23-17 感觉关键点

平 面	部 位	平 面	部 位
C_2	枕骨粗隆	T_8	第 8 肋间(在 T_7 与 T_9 之间)
C_3	枕骨上窝	T_9	第 9 肋间(在 T_8 与 T_{10}之间)
C_4	肩锁关节的顶部	T_{10}	第 10 肋间(脐水平)
C_5	肘前窝的外侧面	T_{11}	第 11 肋间(在 T_{10}与 T_{12}之间)
C_6	拇指	T_{12}	腹股沟韧带中部
C_7	中指	L_1	T_{12}与 L_2 之间上 1/3 处
C_8	小指	L_2	大腿前中部

续表

平面	部位	平面	部位
T_1	肘前窝的尺侧面	L_3	股骨内上髁
T_2	腋窝	L_4	内踝
T_3	第 3 肋间	L_5	足背第 3 跖趾关节
T_4	第 4 肋间(乳线)	S_1	足跟外侧
T_5	第 5 肋间(在 T_4 与 T_6 之间)	S_2	腘窝中点
T_6	第 6 肋间(剑突水平)	S_3	坐骨结节
T_7	第 7 肋间(T_6 与 T_8 之间)	S_4～S_5	肛门四周(作为一个平面)

2. 运动损伤平面的确定

运动平面指的是最低的正常运动平面，在身体两侧可以不同。由于每个节段的神经根支配一块以上肌肉，同样大多数肌肉受一个以上神经节段支配，因此以肌力至少为 3 级的那块关键肌确定运动的平面，但要求该平面以上那个节段支配的关键肌肌力必须正常。其检查身体双侧各自的 10 对关键肌(表 23-18)。

表 23-18 确定脊髓损伤平面的关键肌

平面	关键肌	平面	关键肌
C_5	屈肘肌(肱二头肌，旋前肌)	L_2	屈髋肌(髂腰肌)
C_6	伸腕肌(桡侧伸腕长肌和短肌)	L_3	伸膝肌(股四头肌)
C_7	伸肘肌(肱三头肌)	L_4	踝背伸肌(胫前肌)
C_8	中指屈指肌(指深屈肌)	L_5	长伸趾肌(趾长伸肌)
T_1	小指外展肌	S_1	踝跖屈肌(腓肠肌、比目鱼肌)

采用运动平面积分的方式使得完全性和不完全性损伤程度及不同神经平面的评估具有直接可比性。肌力按常规分为 0～5 级，即 0～5 分(参见“肌力评定”)，然后将所得的分值相加。正常者，两侧运动平面总积分为 100 分。

3. 日常生活能力的评价

日常生活能力的评价主要是为了了解患者生活自理的能力和需要帮助的程度。常用的评价方法有 ADL、Barthel 指数，Kenny 自理评定法，FIM 量表；以及专用于四肢瘫患者的四肢瘫功能指数 QIF 等。目前应用的主要是 FIM 量表。

4. 心理状况的评价

脊髓损伤患者在伤后一般要经历心理反应休克期、否认期、愤怒期、悲观期、最后进入认期这样一个心理过程。心理康复的目标是：使患者能够接受受伤事实，重新满意生活。目前认为，损伤平面并不是重要的因素，截瘫和四肢瘫一样能从心理上适应伤后的生活。常用的评价表包括：MMSE、HAMD 抑郁量表、HAMA 焦虑量表、STAI 焦虑状态/特性询问表等。

5. 社会状况的评价

社会状况的评价是为了了解患者的社会生活能力，为其今后的生活确定一个大致的范式。包括了解患者社会生活能力的社会生活能力概貌评定表、社会生活能力近况评定表；了解就业能力的 FAI 功能评定调查表；了解生活质量的 QOL 生活质量指数评分表等。

三、脊髓损伤的康复治疗

(一)急性期

1. 康复目的

防止卧床并发症，对残存肌力或受损平面以上的肢体进行肌力和耐力训练，为以后的康复治疗创造条件。

2. 呼吸及排痰训练

急性高位脊髓损伤后呼吸功能不全很正常，其严重程度受多种因素的影响，特别是损伤神经平面。应尽快对患者呼吸情况进行评估。可行患者腹式呼吸、咳嗽、咳痰能力、震动、叩击、辅助咳嗽技术和体位排痰训练。

3. 关节训练

在生命体征稳定之后就应立即开始全身各关节的被动活动，1～2次/日，治疗时动作应轻柔、缓慢，尽可能在各轴向生理活动范围内进行，以防止关节挛缩和畸形的发生。髋关节外展要限制在45°以内，以免损伤内收肌群。对膝关节的内侧要加以保护，以免损伤内侧副韧带。在下胸段或腰椎骨折进行屈髋、屈膝运动时，要注意控制在无痛范围之内，不可造成腰椎活动。高位脊髓损伤患者为了防止肩关节脱位，可以使用支具。同时可以使用足支具，防止足下垂和跟腱挛缩。

4. 坐起训练

逐步从卧位转向半卧位或坐位，倾斜的高度每日逐渐增加，以无头晕等低血压不适症状为度，循序渐进。下肢可使用弹性绷带，同时可使用腹带，以增加回心血量。从平卧位到直立位需1周的适应。时间与损伤平面有关，平面高，适应时间长；损伤平面低，则适应时间短。有条件的可以采用起立床训练，训练原则同上。

5. 排尿训练

目的是为了保持有规律的排尿，以减少残余尿量，从而减少结石及泌尿系感染的发生，同时可以提高患者的生存质量。常用的训练方法有耻骨上区轻叩法、挤压法等。

6. 物理因子治疗

改善瘫痪肢体血液循环，减轻肢体水肿和炎症反应，延缓肌肉萎缩，改善神经功能。如空气波压力循环治疗、肌电反馈式电刺激治疗、蜡疗等。

（二）恢复期

1. 康复目的

进一步改善和加强患者残存功能，训练各种转移能力、姿势控制及平衡能力，尽可能使患者获得独立生活活动能力。

2. 肌力训练

(1)肌力训练的目标是使肌力达到3级以上，可根据患者残存肌力的情况采用助力运动、主动运动和抗阻运动。

(2)完全性脊髓损伤患者肌力训练的重点是肩和肩胛带的肌肉，特别是背阔肌、内收肌、上肢肌肉和腹肌等。不完全脊髓损伤也要训练好残存肌力。

(3)脊髓损伤患者为了应用轮椅、拐杖或助行器，在卧位、坐位时均要做好肩胛带肌肉的肌力训练，尤其是上肢支撑力、肱三头肌和肱二头肌的训练和握力训练。对患者的移动能力和日常生活独立能力起着关键作用。

3. 垫上运动训练

垫上运动主要进行躯干四肢的灵活性训练、力量训练和功能动作的训练。

(1)翻身训练：目的是改善床上活动度，达到独立的翻身活动，以利于减压。包括从仰卧到俯卧、从俯卧到仰卧的翻身训练。

(2)牵伸训练：目的是减轻肌肉痉挛以防止肌肉挛缩。牵伸训练主要牵伸腘绳肌、内收肌和跟腱。牵伸腘绳肌是为了使患者直腿抬高>90°，以实现独立长腿坐。牵伸内收肌是为了避免患者内收肌痉挛造成会阴部清洁困难。牵伸跟腱是为了防止跟腱挛缩，以利于站立和步行训练。

(3)垫上支撑：指双手支撑使臀部充分抬起。有效的支撑动作取决于支撑手的力量、位置和平衡能力。

(4)垫上移动：包括侧方支撑移动、前方支撑移动和瘫痪肢体的移动。

4. 坐起训练

坐位可分为长腿坐位和端坐位。进行坐位训练前，患者的躯干需要有一定的肌力和控制能力，双下肢各个关节活动范围，尤其是其与髋关节活动范围接近正常。坐位训练包括作为静态平衡训练，躯干向前、后、左、右侧和旋转时的动态平衡训练。

5. 转移训练

转移训练包括帮助转移的独立转移。帮助转移有三人帮助、二人帮助和一人帮助。独立转移湿疣患者独立完成转移动作。转移训练包括床与轮椅之间的转移、轮椅与座便器之间的转移、轮椅与汽车之间的转移，以及轮椅与地之间的转移。

6. 轮椅训练

伤后2～3个月，患者脊柱稳定性良好，坐位训练已完成，能独立做15分钟以上，可开始进行轮椅训练。轮椅训练分为轮椅上的平衡训练和轮椅操作训练。轮椅操作训练包括向前驱动、向后驱动、左右转训练、前轮翘起行走及旋转训练、上下斜坡和跨越障碍的训练等。

7. 步行训练

站立和步行可以防止下肢关节挛缩，减少骨质疏松，促进血液循环。因此只要有可能，患者应尽早开始站立和步行训练。训练目标是：

(1)治疗性步行：$T_6 \sim T_{12}$ 损伤患者，需配戴骨盆托的髋膝踝足矫形器，借助双腋拐短暂步行。

(2)家庭步行：$L_1 \sim L_3$ 损伤，可在室内行走，但行走距离不能达到 900m。

(3)社区步行：L_4 以下损伤，可穿戴踝足矫形器，能上、下楼梯，能独立进行日常生活活动，能连续行走 900m 以上。步行训练分为平衡杠内步行训练和拐杖步行训练。现在平衡杠内训练站立和步行，包括摆至步、摆过步和四点步，逐步过渡到平衡训练和持双拐行走训练。

8. 日常生活活动能力训练

对于脊髓损伤患者而言，生活自理应包括床上活动、穿脱衣服、洗漱梳头、进食、淋浴、大小便、阅读、书写、使用电话、使用普通轮椅、穿脱矫形器具等。脊髓损伤的水平对患者日后生活自理起着重要的作用。C_7 是关键水平，损伤在 C_7 患者基本上能自理；C_7 以下完全能自理；C_7 和 C_6 部分自理；C_4 为完全不能自理。

9. 矫形器的应用

配戴适当的下肢矫形器对于截瘫患者重获站立及行走功能极为重要。通常上胸段脊髓平面损伤，可使用 RGO 或 ARGO；下胸段脊髓平面损伤，出现腰腹肌受损，需配戴带骨托的髋膝踝足矫形器；若脊髓平面损伤引起膝和踝关节不稳，但腰肌和腹肌功能存在，可使用膝踝足矫形器。

10. 心理治疗

脊髓损伤患者一般要经历以休克期、否认期、抑郁或焦虑反应期和依赖期几个不同的心理过程。心理治疗师要根据患者的心理变化规律，进行有针对性的心理康复治疗，以确保患者能顺利度过心理危机期，接受其他康复治疗，顺利回归家庭和社会。

（三）脊髓损伤并发症的防治

1. 防治压疮

(1)定期翻身，保持皮肤清洁，穿用合适的衣服、鞋、矫形器。

(2)在骶尾部、股骨大转子、足跟、肩胛部等骨隆起处和易受压的部位，放置气圈和厚软垫，或用专门的减压床垫减压，并经常查看和按摩受压皮肤。

(3)坐轮椅时，定时减压(半小时 1 次)及使用适合的轮椅及垫子，采取良好的坐姿。

2. 防治呼吸道感染

高位脊髓损伤患者主要注意及时排痰，多做深呼吸运动，特别是腹式呼吸练习，以增加潮气量，帮助肺扩张。鼓励咳嗽，改善排痰，必要时可协助固定腹壁以增强咳嗽力量。结合翻身进行体位引流，侧卧或俯卧时轻拍背部以助排痰。必要时气管切开。胸以下水平损伤的患者多采用坐位。酌情采用药物雾化吸入或胸部透热等物理治疗方法。

3. 防治泌尿道感染和结石形成

鼓励患者多饮水，保证全天在 1500ml 以下；充分排空膀胱，控制残余尿量中 80ml 以下；留置尿管的患者每日定时夹放尿管，并进行膀胱的功能训练。尽早拔除尿管，行间断清洁尿管。

4. 防治深静脉血栓形成

加强肢体被动活动或者主动活动、使用肢体气压治疗是重要的康复措施。避免术后小腿下垫枕以影响小腿深静脉回流。

5. 控制痉挛

可采用姿势体位、易化技术、牵拉技术、物理疗法和药物治疗等治疗方法控制痉挛。

（陈立早）

第四节　脑性瘫痪的康复

一、脑性瘫痪的临床诊治

脑性瘫痪，简称为脑瘫，是指出生前到出生后1个月内，因各种原因引起的非进行性脑损伤或发育缺陷所致的中枢性运动障碍及姿势异常，可伴有智力障碍、癫痫、感知觉障碍及其他异常等，并需要除外进行性疾病所致的中枢性运动障碍及正常小儿暂时性的运动发育迟缓。

脑性瘫痪有其复杂性，一是因为这些患儿不只有运动障碍，常常并发癫痫、语言障碍、智能和感觉障碍等各种各样中枢性疾病，因而表现出多重障碍；二是因为除运动方面，在日常生活动作、学校教育、社会成熟等广泛的学习、发育成长方面也都有困难。

脑瘫发病率按出生人口统计报告，英国3%，日本2%～4%，美国2.5%，中国4%。目前中国有超过500万例脑瘫患儿，这给家庭和社会带来沉重的负担。小儿脑瘫已成为一种再重视和认识的疾病，脑性瘫痪患儿为儿科康复的主要对象之一，且需要除医学措施外，在教育学、社会学等方面综合康复。

（一）脑瘫的原因

脑性瘫痪的直接原因是脑损伤和脑发育缺陷，很多原因可以构成高危因素，简单的可将其分为妊娠期、围生期、生后短时间（1个月）的伤害。脑性瘫痪的出生前原因约占20%，围生期原因占70%～80%，出生后的原因为15%～20%。一般人认为，窒息、未成熟儿、黄疸为脑性瘫痪的三大主要致病因素。

（1）产前因素：遗传因素（基因异常、染色体异常），妊娠期的感染（风疹、巨细胞病毒、弓形体病、梅毒等），理化因素（放射线、有机汞、一氧化碳等），胎儿期缺血缺氧症，胎盘异常，以及母体营养障碍（重度贫血）等。

（2）围生期因素：围生期的循环障碍（缺氧性、缺血性、瘀血性脑损害等）；围生期窒息、过强阵痛、迁延分娩、分娩外伤而致颅内出血、脐带绕颈、小儿心肺异常等；新生儿期呼吸障碍、惊厥、高胆红素血症、新生儿低血糖症及围生期的中枢神经系统感染症。

（3）出生后：新生儿惊厥是脑瘫最重要的危险因素。此外，还包括中枢神经系统感染性脑病、头部外伤、呼吸障碍、心跳停止、脑血管障碍，等等。

（二）分类和症状

小儿脑性瘫痪的临床症状确定很难，主要因为高危因素很多，脑损伤的时期不同。即使是同一原因所致脑损伤，范围不同，症状表现亦不一样。而且自婴儿到成人，随着年龄增长，功能也随之改变。另外，还有并发症的涉及范围和重症度等因素影响。因此，只能根据身体和肢体瘫痪情况、肌张力的紧张强弱、神经症候来分类。

1. 分类

（1）根据运动障碍的性质分型

1）痉挛型：最常见，病变在锥体束系统，主要表现为肌张力增高，肢体活动受限，被动运动阻力增大，有折刀样痉挛，腱反射亢进，病理反射征阳性。

2）不随意运动型：以锥体外系受损为主，不随意运动增多，表现为手足徐动，舞蹈样动作，肌张力不全，震颤等。

3）共济失调型：以小脑受损为主，平衡功能差，随意运动的协调性差，伴有意向性震颤和眼球震颤。在运动中表现为肌张力低下。

4）肌张力低下型：往往是其他类型的过渡形式。

5）混合型：为具有上述两种类型的特点者，如锥体束和锥体外系或小脑均受损，也为临床常见类型。

（2）按肢体障碍情况分型

1）单瘫：单个肢体受累，较少见。

2）双瘫：四肢均受累，上肢轻，下肢重。

3）三肢瘫：3个肢体受累。

4）偏瘫：半侧肢体受累。

5）四肢瘫：四肢受累，上、下肢受累程度相似。

2. 症状

（1）运动障碍：运动自我控制能力差，严重的则双手不会抓东西，双脚不会行走，有的甚至不会翻身，不会坐起，不会站立，不会正常地咀嚼和吞咽。

（2）姿势障碍：各种姿势异常，姿势的稳定性差，3个月仍不能头部竖直，习惯偏向一侧，或者左右、前后摇晃。孩子不喜欢洗澡，洗手时不易将拳头掰开。

（3）智力障碍：智力正常的孩子约占1/4，智力轻度、中度低下的约占1/2，重度智力低下的约占1/4。

（4）语言障碍：语言表达困难，发音不清或口吃。

（5）视听觉障碍：以内斜视及对声音的节奏辨别困难为最多见。

（6）生长发育障碍：身材矮小。

（7）牙齿发育障碍：质地疏松，易折。口面功能障碍，脸部肌肉和舌部肌肉有时痉挛或不协调收缩，咀嚼和吞咽困难，口腔闭合困难及流口水。

（8）情绪和行为障碍：固执、任性、易怒、孤僻，情绪波动大，有时出现强迫、自伤、侵袭行为。

（9）有39%～50%脑瘫儿童由于大脑内的固定病灶而诱发癫痫，尤其是重度智力低下的孩子。

（三）诊断与鉴别诊断

小儿脑性瘫痪的诊断可以根据高危因素、神经症状、姿势和运动异常、肌张力异常进行诊断。但对发育期的婴幼儿，由于症状不典型，出现时间不一，则应以神经发育学、神经心理学为基础进行早期诊断。

1. 诊断要点

（1）在出生前至出生后1个月内有致脑损伤的高危因素存在。

（2）在婴幼儿期出现脑损伤的早期症状。

（3）有脑损伤的神经学异常，如中枢性运动障碍及姿势和反射异常。

（4）常伴有智力低下、言语障碍、惊厥、感知觉障碍及其他异常。

（5）需除外进行性疾病所致的中枢性瘫痪及正常儿的一过性运动发育滞后。

2. 鉴别诊断

脑性瘫痪是非进行性中枢性运动障碍，出生后主要表现为运动发育延迟。在鉴别诊断方面，对于非进行性疾病、出生后出现运动发育延迟的疾病都需鉴别。此外，某些进行性疾病初级表现为非进行性运动发育延迟，也需鉴别。

（1）以松软儿表现为主的脑性瘫痪应与下述疾病鉴别：脊髓进行性肌萎缩症、良性先天性肌张力低下症、智力低下、Prader-Willi综合征、Angelman综合征、先天性肌营养不良（福山型）、先天性肌病、糖原累积病、脑脂质病等。

（2）痉挛型脑性瘫痪应与下述疾病鉴别

1）痉挛型双瘫与脑白质营养不良鉴别，后者病情呈进行性，脑脊液中蛋白含量增高，靠细胞中酶的活性测定确诊。

2）痉挛型偏瘫与缓慢生长的大脑半球肿瘤鉴别，后者运动功能丧失常呈进行性，并有颅内压升高的表现。

3）痉挛型截瘫应与小儿颈椎损伤、脊髓肿瘤、先天畸形等脊髓病鉴别。

（3）共济失调型脑性瘫痪应与进行缓慢的小脑退行性变鉴别。

二、脑性瘫痪的康复评定

（一）评定的目的

1. 对患儿的身体功能、家庭情况、社会环境等进行收集，掌握患儿障碍内容。

2. 对患儿的身体功能及残存能力进行量化。

3. 分析患儿障碍程度与正常标准的差别。

4. 为制定康复治疗方案提供依据。

5. 对疗育效果提供客观指标。

6. 为残废等级的划分提出标准，为复归社会的目标提供依据。

（二）评定的内容

1. 运动功能障碍的评定

（1）体格发育及运动发育：头围、身长、体重等的测量；要了解小儿粗大动作及精细动作的发育规律。标准值可采用我国2005年中国9市7岁以下儿童体格发育评估表。

（2）肌张力评价（表23-19）：进行肌张力评价时，首先看肌紧张的情况，如果有亢进、低下及有变动性时，要掌握其程度如何。其次为肌的性状。观察是否属于痉挛、强直（强僵）、徐动或失紧张的某一型，其程度如何，损害的范围如何。还要做腱反射检查，有无踝阵挛，是否存在病理反射。

表 23-19 Ashworth 痉挛评定法(修订版)

分 级	内 容
0级	无肌张力的增加
Ⅰ级	肌张力轻度增加,受累部分被动屈伸时,在ROM之末呈现最小的阻力,或出现突然卡住和释放
Ⅰ⁺级	肌张力轻度增加,被动屈伸时,在ROM后50%的范围内出现突然卡住,然后在ROM后50%的范围内,始终呈现一定阻力
Ⅱ级	肌张力较明显增加,通过ROM的大部分时阻力均较明显增加,但受累部分的被移动仍比较容易
Ⅲ级	肌张力严重增高,被动活动困难
Ⅳ级	僵直,受累部分不能屈伸

(3)关节活动度ROM的评定:关节活动度(范围)是指关节向各个方向所能活动的幅度。如果是患儿自己活动所达到的范围,称为主动关节活动范围;如果是由检查者活动患儿的关节所达到的范围,则称为被动关节活动范围。关节活动范围的测量用测角计进行(表23-20)。

(4)肌力的评定:因为有肌张力变化的影响、智力低下情况和年龄太小配合等因素的影响,所以脑瘫患儿肌力评定一般较困难(表23-21)。

(5)平衡功能评定:参照Berg平衡量表。

表 23-20 正常1岁以下小儿的关节活动度

关节活动度	1～3个月	4～6个月	7～9个月	10～12个月
内收肌角(外展角)	40°～80°	70°～110°	100°～140°	130°～150°
腘窝角	80°～100°	90°～120°	110°～160°	150°～170°
足背屈角	60°～70°	60°～70°	60°～70°	60°～70°
足跟耳试验	80°～100°	90°～130°	120°～150°	140°～170°

表 23-21 肌力评价

100%	5	正常(N,normal),虽施加强的抵抗还能克服重力,完全活动
75%	4	优(G,good),施加一些抵抗仍能克服重力,完全活动
50%	3	良(F,fair),不施抵抗可克服重力,完全活动
25%	2	可(P,poor),除掉重力可完全活动
10%	1	不可(T,trace),关节不动,但可见肌肉轻度收缩
0%	0	零(Z,zero),完全看不到肌肉收缩
		S或SS,痉挛或重度痉挛
		C或CC,痉挛或强的挛缩

2. 特殊感知觉障碍评定

(1)视觉评定:有无斜视、弱视、屈光不正、散光、视神经萎缩、先天畸形等。

(2)听觉评定:利用一般的声音反射动作来观察、检查或客观测听——电反应测听(electric response audiometry,ERA)检查。

(3)其他触觉:味觉、位置觉等的评定。

3. 智能障碍评定

智力测验是评定智力水平的一种科学手段,是发育诊断的具体方法,可得知智力发育水平,作为对了解脑性瘫痪患儿是否合并智力障碍客观指标的参考,以便为康复教育和防治提供客观依据,并可早期发现智力低下并发症,及早开展特殊教育。

(1)智商测试:智力评定所应用的智力量表分为筛查与诊断两种。最常用的筛查测验手段是丹佛发育筛选测验(Denvor developmental screening test,DDST)。此法适用于从出生至6岁儿童。另外,还有绘人测验(draw a man test)、图片词汇测验(peabody picture vocabulary test,PPVT)、新生儿行为量表等。诊断性测验是我国修订的韦氏儿童智力量表(WISC)、斯坦福-比奈智力量表(Stanford-Binet intelligence scale)、格赛尔(Gesell)量表等。

(2)适应行为测试:我国一般采用中南大学二院的"适应行为量表"和"婴儿—初中学生社会生活能力测试表"。

根据以上测试结果,结合智力低下和程度的诊断标准,做出患儿智力水平的判断。

4. 语言功能障碍的评定

首先要了解语言的正常发育,包括语言前期的发育、语言接受期的发育、语言表达期的发育等。脑瘫患儿的语言功能障碍主要为"语言发育迟缓"和"运动性构音障碍"。

(1)语言发育迟缓:是指在发育过程中儿童语言发育未达到与其年龄相应的水平。呈现语言发育迟缓的儿童多数具有精神发育迟滞或异常。评定时可采用用汉语特点修定的研制成中国版的SS(sign-significance)检查法。

(2)运动性构音障碍:它是由参与发音的诸器官(包括肺、声带、软腭、舌、下颌、口唇)的肌肉系统及神经系统的疾病所致的语言运动功能障碍,结果使构音方面出现各种症状。如语音欠清晰、鼻音重、语速减慢、发声困难等。评定时可采用河北省人民医院康复中心修定的"Frenchay构音障碍评定法"。

5. 功能独立性评定

日常生活活动是在独立生活中反复进行的最必要的基本活动,从实用角度来进行评定是对患儿综合活动能力的测试,包括以下方面:个人卫生动作;进食动作;更衣动作;排便动作;转移动作;移动动作(包括行走、上下楼梯);认知交流能力。

其评定方法称为WEEFIM,WEEFIM是1983年美国物理医学与康复学会和美国康复医学会提出的康复统一数据系统(uniform data system for medical rehabilitation,UDSMR)中的重要内容。它不仅评定了躯体功能,而且还评定了言语、认知和社会功能。已经过效度、信度的研究,在美国已大量应用于评定脑卒中、颅脑损伤、脊髓损伤、骨科和其他神经科疾病。目前加拿大、澳大利亚、德国、法国、意大利、日本等国也开始应用。我国也在逐渐应用中。

三、脑性瘫痪的康复治疗

现代脑瘫康复疗法的方案不应是排除其他而单一依赖一种学派的治疗,而应引用折中的多样性技术和策略,这些措施都应对患儿的功能改善和能力的提高有一定的效果,并注意避免因不必要的或不合理的治疗而给患儿和家庭带来过重的负担。

(一)康复的目的

脑瘫康复治疗的目的是减轻致残因素造成的后果,尽最大努力改善功能,提高运动能力、语言能力和生活自理能力,争取达到能接受教育(正常教育或特殊教育)和生活自理。

(二)康复的原则

1. 早期发现,早期康复治疗,争取达到最理想效果。

2. 康复治疗要与游戏玩耍相结合、与教育相结合。

3. 康复治疗要与有效药物和必要手术相结合。

4. 中西医结合,如中医针灸、按摩、中药等。

5. 采用综合手段,全面康复。

6. 康复训练要长期坚持。

7. 康复训练内容要个体化。

8. 康复训练患儿的同时,与培训家长相结合。

(三)康复的方法

1. 运动疗法

近年来针对脑瘫的运动疗法学说发展较多,包括Bobath法、Vojta法、Rood法、Temple Fay法、Ayre感觉整合治疗、Doman Delacatom法、Collis法等。以Vojta诱导疗法和Bobath法为主,Vojta法多用于1岁半以下患儿,通过反复、规则地对身体诱发带压迫刺激诱导产生全身性反射运动,以此促进正常并抑制异常的反射通路和运动,实际操作中以反射性腹爬和反射性翻身为主进行诱导疗法。Bobath法主要用于1岁半以上患儿,通过反射性抑制异常姿势和运动来促进正确的运动感觉和运动模式。方法上以抑制手技、关键部位控制、叩击性手技、注意避免某些异常模式出现4个方面为重点,对每个患儿临床分析后选用适当的模式。

2. 理疗

理疗是康复治疗的重要手段之一，功能性电刺激可以防止瘫痪肌肉的萎缩，适用于软瘫，中频电刺激疗法可以用来缓解肌肉痉挛，水疗和蜡疗有利于解除肌痉挛，消除患儿紧张心理，矫正患儿异常姿势。

3. 药物

常用的药物有促进脑神经代谢的药物：脑活素、神经再生因子、r-氨酪酸、B族维生素等；肌松弛剂常用力奥来索(巴氯芬)、妙纳、安定等；抗震颤麻痹药如美多巴、左旋多巴；抗胆碱能药如安坦等；自由基清除剂如维生素C、维生素E、维生素B等；其他如抗癫痫药和中药等。近年来，美国和加拿大通过使用一种灌注泵进行持续的鞘内巴氯芬给药来改善患儿痉挛。

4. 作业疗法

常使用功能性作业疗法和儿童作业疗法，使患儿的运动、感觉、认知、日常生活能力、学习能力得到改善和提高。

5. 中医疗法

中医、针灸对脑瘫的康复有一定疗效，应充分发掘并利用。

6. 手术

手术治疗包括矫形手术，如常做的肌腱切断、肌腱延长、肌腱松解、肌腱移位等手术；神经手术如神经的肌支部分切断术、选择性脊神经后跟切断术；骨性手术如切骨术、关节融合术等。目前也开展了肉毒杆菌毒素A阻滞术，改善肌张力，矫正肌肉痉挛导致的畸形。颈动脉交感神经网剥离术，改善大脑供血等。目前北京宣武医院采用先进的CRW立体定向手术系统，结合高精度的脑部磁共振扫描，对脑内的有关病变部位进行精确的定位和毁损来减轻部分手足徐动型脑瘫的运动障碍。以上各种治疗的目的主要是纠正负重力线，矫正畸形，平衡肌力，降低肌张力，减少肌肉痉挛和挛缩为基本原则。

7. 辅助技术

辅助技术的早期引入是对生理和心理发展关系的儿童心理学不断了解引起的，脑瘫儿不能移动，难以与人和环境相互作用，辅助技术的应用，可使脑瘫儿主动参与学习活动和社会交流，这样可能减少继发的情绪和认知能力的损伤。目前辅助技术已经使用计算机、动力移动器、肌电假肢和扩大交流装置等。

8. 其他

音乐疗法、文体疗法、家庭、社会康复等，对脑瘫的康复也有益处。

（易　琼）

第五节　周围神经损伤的康复

一、周围神经损伤的临床诊治

周围神经损伤治疗已有数百年的历史，尽管有大量的科学实验研究，但周围神经治疗与康复仍是一个具有挑战性的热点和难点问题。周围神经损伤在平时、战时均多见。据第二次世界大战战伤的一些资料统计，四肢神经伤约占外伤总数的10%，火器伤骨折中约有60%合并神经伤。四肢神经伤最多见的为尺神经、正中神经、桡神经、坐骨神经和腓总神经。上肢神经伤较多占60～70%。

(一)病因

1. 牵拉损伤，最常见的是因手被机器卷入所致及分娩牵拉所致等引起的臂丛损伤。

2. 切割伤，如刀割伤、电锯伤、玻璃割伤等。

3. 压迫性损伤，如骨折脱位等造成的神经受压。

4. 火器伤，如枪弹伤或爆炸伤。

5. 缺血性损伤，肢体缺血挛缩，神经亦受损。

6. 电烧伤及放射性烧伤。

7. 医源性损伤，药物注射于神经内或附近，手术损伤。

(二)分类

1. Sunderland分类

Ⅰ度：神经传导功能障碍，为一过性麻痹。

Ⅱ度：轴突断裂，神经内管及结蒂组织保持连续，远端 Wallen 变性，轴突再生，预后好。

Ⅲ度：神经束完整，但束内神经纤维及血管均断裂。

Ⅳ度：神经束膜断裂，神经内的结构广泛断裂。

Ⅴ度：整个神经干断裂。

2. Seddon 分类

(1)神经失用症。

(2)轴突断裂。

(3)神经断裂。

（三）临床表现

不同部位周围神经损伤，可表现出不同的临床症状和体征。

1. 桡神经损伤

桡神经损伤后的主要临床表现为，前臂伸肌群肌萎缩和腕下垂（图 23-15）。

2. 正中神经损伤

根据正中神经损伤的平面高低不同，临床表现也不一样。在肘部以上高位损伤时，前臂的旋前动作，桡侧屈腕动作，拇、食、中指的屈指动作完全丧失，损伤平面发生在腕部时，出现手的内在肌麻痹（图 23-16～图 23-18）。

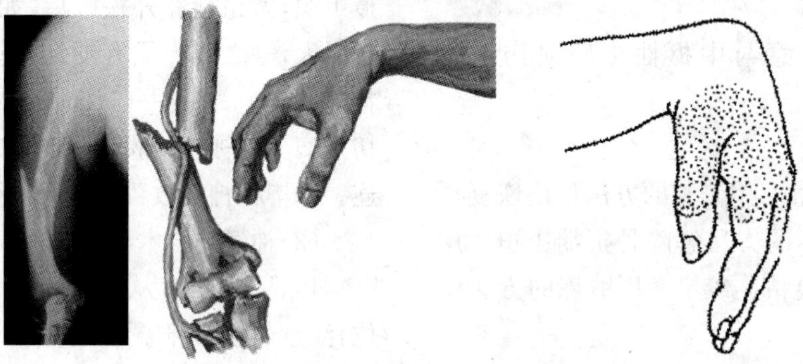

图 23-15　桡神经损伤后垂腕

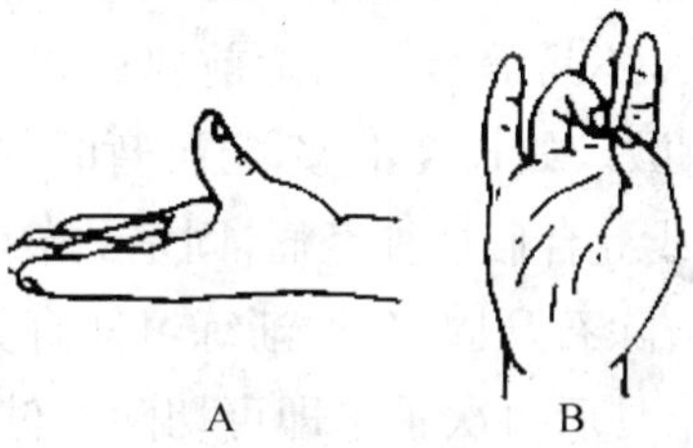

图 23-16　正中神经无损伤，拇指外展对掌正常

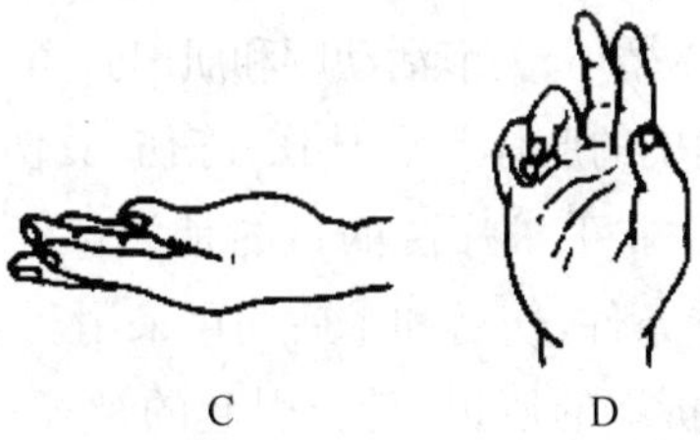

图 23-17　损伤后，拇指不能对掌，拇、食、中指不能弯曲

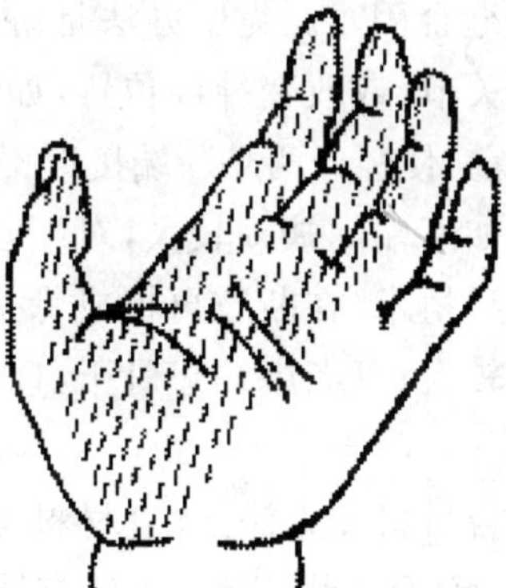

图 23-18　正中神经损伤后，手部出现大鱼际肌萎缩，对掌肌麻痹，掌心凹陷消失，称为“猿手”

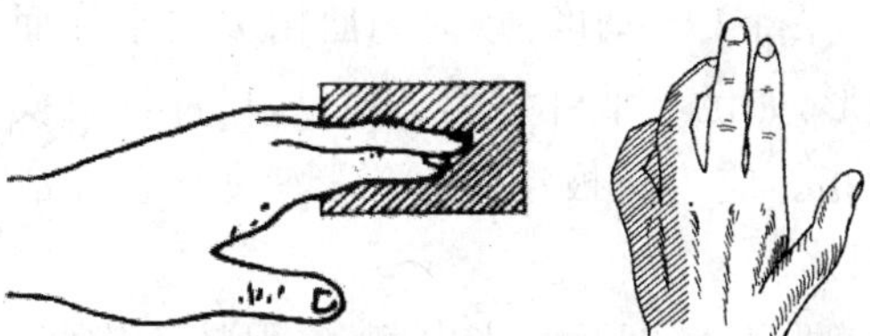

图 23-19　夹纸试验：尺神经损伤骨间肌萎缩，则手指的内收、外展均出现障碍

3. 尺神经损伤

尺神经损伤后出现手部骨间肌萎缩，各掌骨明显隆起，掌骨间呈沟状凹陷，小鱼际肌萎缩，掌心变平，无名指和小指蚓状肌麻痹，表现掌指关节过伸，无名指、小指指间关节屈曲，即“爪形手”畸形（图23-19）。

4. 腓总神经损伤

腓总神经损伤表现为足下垂，最易受到损伤部位是腓总神经经过腓骨小头处。

（四）诊断与鉴别诊断

根据外伤史、临床症状和检查，判断神经损伤的部位、性质和程度。

鉴别诊断：要注意与中枢性神经损伤进行鉴别。

（五）治疗原则

伤后一般处理原则：用修复的方法尽快恢复神经的连续性。用减压的方法解除骨折端压迫。用松解的方法解除瘢痕粘连绞窄。用锻炼的方法恢复肢体功能。

（六）治疗方法

1. 非手术疗法

对于周围神经损伤，不论手术与否，均应采取下述措施：保持肢体循环、关节活动度和肌肉张力，预防畸形和外伤。瘫痪的肢体易受外伤、冻伤、烫伤和压伤，应注意保护。非手术疗法的目的是为神经和肢体功能恢复创造条件，伤后和术后均可采用。

(1)解除骨折端的压迫：骨折引起的神经损伤，多为压迫性损伤。首先应采用非手术疗法，将骨折手法复位外固定，以解除骨折端对神经的压迫，观察1～3个月后，如神经未恢复再考虑手术探查。

(2)防止瘫痪肌肉过度伸展：选用适当夹板保持肌肉在松弛位置。如桡神经瘫痪可用悬吊弹簧夹板，足下垂用防下垂支架等。

(3)保持关节动度：预防因肌肉失去平衡而发生的畸形，如足下垂可引起马蹄足，尺神经瘫痪引起爪状指。应进行被动活动，锻炼关节全部活动度，每日多次。

(4)理疗、按摩及适当电刺激：保持肌肉张力，减轻肌萎缩及纤维化。

(5)锻炼：尚存在和恢复中的肌肉，改进肢体功能。

2. 手术治疗

神经损伤后，原则上越早修复越好。锐器伤应争取一期修复，火器伤早期清创时不作一期修复，待伤口愈合后3～4周行二期修复。锐器伤如早期未修复，亦应争取二期修复。二期修复时间以伤口愈合后3～4周为宜。但时间不是绝对的因素，晚期修复也可取得一定的效果，不要轻易放弃对晚期就诊患者的治疗。

(1)神经松解术：如神经瘢痕组织包埋应行神经松解术。如骨折端压迫，应予解除；如为瘢痕组织包埋，应沿神经纵轴切开瘢痕，切除神经周围瘢痕组织，做完神经外松解后，如发现神经病变部位较粗大，触之较硬或有硬结，说明神经内也有瘢痕粘连和压迫，需进一步作神经内松解术。即沿神经切开病变部神经外膜，仔细分离神经束间的瘢痕粘连。术毕将神经放置在健康组织内，加以保护。

(2)神经吻合术

1)显露神经：从神经正常部位游离至断裂部位，注意勿损伤神经分支。

2)切除神经病变部位：先切除近侧段假性神经瘤，直至切面露出正常的神经束，再切除远侧的瘢痕组织，亦切至正常组织，但又不可切除过多，否则因缺损过大，不易缝合。切除前要做好充分估计，做到胸中有数。如长度不够，宁可暂时缝合不够健康的组织，或缝合假性神经瘤，固定关节于屈曲位。4～6周后去除石膏固定，逐渐练习伸直关节，使神经延长，3个月后再次手术即可切除不健康的神经组织。

3)克服神经缺损：切除神经病变部位后，可因缺损而致缝合困难。克服办法是游离神经远近两段并屈曲关节，或改变神经位置，如将尺神经由肘后移至肘前，使神经两个断端接近。缝合处必须没有张力。如断端间缺损较大，对端吻合有张力时，应作神经移植术，在断肢再植或骨折不连接时，如神经缺损较大，可考虑缩短骨干，以争取神经对端吻合。

4)缝合材料和方法：缝合材料可用人发或7-0至9-0显微缝合针线。缝合方法有神经外膜缝合法和神经束膜缝合法。前者只缝合神经外膜，如能准确吻合，多可取得良好效果，后者是在显微镜下分离出两断端的神经束，缝合相对应的神经束的束膜，此法可提高神经束两端对合的准确性。但在手术中如何准确鉴别两断端神经束的性质（区别运动和感觉纤维），目前尚无迅速可靠的方法。因此，束膜缝合也存在错对的可能性，且束间游离广泛可损伤束间神经交通支。在良好的修复条件下，两种吻合方法效果并无明显差别，一般情况宜行外膜缝合，因其简便易行，无需特殊设备和技能。在神经远侧端有自然分束的部位，宜采用束膜缝合法，对部分神经伤，在分出正常与损伤的神经束后，用束膜缝合法修复损伤的神经束。

晚期神经伤（1 年以上未修复的神经伤），也有修复价值。陆裕朴等总结 169 例晚期神经伤的治疗，取得 62.1%的优良率。

(3)神经转移术和移植术：因神经缺损过多，采用屈曲关节、游离神经等方法仍不能克服缺损。对端吻合有明显张力时，应作神经转移术或移植术，但神经移植的效果总不如对端吻合满意。

1)神经转移术：在手外伤，可利用残指的神经转移修复其他神经损伤手指的神经。在上肢，可用桡神经浅支转移修复正中神经远侧的感觉神经或尺神经浅支。在臂丛根性损伤时，可用膈神经转移修复肌皮神经、颈丛运动支转移修复腋神经或肩胛上神经等。

2)神经移植术：首选自体神经移植。常用作移植的神经有腓肠神经、隐神经、前臂内侧皮神经、股外侧皮神经及桡神经浅支等。

数条大神经同时损伤时可利用其中一条修复其他重要的神经。在上臂损伤时，如正中神经、尺神经、桡神经及肌皮神经均有较大缺损，不能作对端吻合，可取用尺神经分别移植修复正中神经、肌皮神经和桡神经。

● 单股神经游离移植法：用于移植的神经与修复的神经应粗细相仿，如利用皮神经或废弃指的神经修复指神经，可采用神经外膜缝合法，将移植的神经与需修复神经作外膜吻合。移植神经的长度应稍长于需修复神经缺损的距离，使神经修复后缝合处无张力。

● 电缆式神经游离移植法：如用于移植的神经较细，则须将数股合并以修复缺损的神经。先将移植的神经切成多段，缝合神经外膜，形成一较大神经，再与待修复的神经缝合，此法因神经束对合不够准确，效果不肯定。

● 神经束间游离移植法：在手术显微镜下操作。操作技术与神经束膜缝合术相同，即先将神经两断端的外膜切除 1cm，分离出相应的神经束，切除神经束断端的瘢痕至正常部分，然后将移植的神经束置于相对应的神经束间作束膜缝合。

● 神经带蒂移植法：较细的神经移植后，一般不致发生坏死。取用粗大的神经作移植时，往往由于神经的游离段缺血，发生神经中心性坏死，导致束间瘢痕化，影响移植效果。带蒂法移植可避免上述情况发生。如将正中神经及尺神经近段假性神经瘤切除并作对端吻合，再将尺神经近侧神经干切断而尽量保留其血管，6 周后将尺神经近端切断缝合于正中神经远段。

● 带血管蒂神经游离移植法：多用带小隐静脉的腓肠神经作游离移植，将小隐静脉与受区一知名动脉吻合，以使移植段神经获得血液供应。

(4)肌肉转移术：在神经伤不能修复时，施行肌肉转移术重建功能。如桡神经伤不能修复时，可转移屈肌代替伸拇、伸指总肌和伸腕肌；尺神经不能修复时，可用指浅屈肌转移代替骨间肌和蚓状肌；正中神经鱼际肌支不能修复时，可用环指浅屈肌、尺侧腕伸肌或小指外展肌转移代替拇对掌肌；肌皮神经不能修复时，可用背阔肌的一部分或胸大肌转移代替肱二头肌，等等。

3. 术后处理

用石膏固定关节于屈曲位，使吻合的神经不受任何张力。一般术后 4～6 周去除石膏，逐渐伸直关节，练习关节活动，按摩有关肌肉，促进功能恢复。但伸直关节不能操之过急，以免将吻合处拉断。还应注意保护患肢，防止外伤、烫伤和冻伤。

二、周围神经损伤的康复评定

神经的功能是传递感觉和运动的神经冲动，神经损伤以后出现相应区域感觉运动功能障碍，以及继发的功能损害如水肿、疼痛、肌肉瘫痪、肌萎缩、关节韧带和关节囊挛缩、感觉丧失、瘢痕形成、肌腱粘连等。康复前应对其相应支配区域肌力及关节活动度评估，痛、温、触、压及两点辨别觉的缺失或过敏的评估，交感神经损伤引起的神经营养障碍等的评估，以及损伤对日常生活影响程度的评估。

（一）伤口评定

1. 伤部检查

检查有无伤口，如有伤口，应检查其范围和深度、软组织损伤情况及有无感染。查明枪弹伤或弹片伤的径路，有无血管伤、骨折或脱臼等。如伤口已愈合，观察瘢痕情况和有无动脉瘤或动静脉瘘形成等。

2. 肢体姿势

观察肢体有无畸形，桡神经伤有腕下垂，尺神经伤有爪状手（即第 4、第 5 指的掌指关节过伸，指间关节屈曲）正中神经伤有猿手，腓总神经伤有足下垂等。如时间过久，因对抗肌肉失去平衡，可发生关节挛缩等改变。

（二）运动功能评定

根据肌肉瘫痪情况判断神经损伤及其程度，用 6 级法区分肌力。

0 级——无肌肉收缩。

1 级——肌肉稍有收缩。

2 级——不对抗地心引力方向，能达到关节完全活动度。

3 级——对抗地心引力方向，能达到关节完全活动度，但不能加任何阻力。

4 级——对抗地心引力方向并加一定阻力，能达到关节完全活动度。

5 级——正常。

周围神经损伤引起肌肉软瘫，失去张力，有进行性肌肉萎缩。依神经损伤程度不同，肌力有上述区别。在神经恢复过程中，肌萎缩逐渐消失，如坚持锻炼可有不断进步。

（三）感觉功能评定

检查痛觉、触觉、温觉、两点区别觉及其改变范围，判断神经损伤程度。一般检查痛觉及触觉即可。注意感觉供给区为单一神经或其他神经供给重叠，可与健侧皮肤比较。实物感与浅触觉为精细感觉，痛觉与深触觉为粗感觉。神经修复后，粗感觉恢复较早、较好。

感觉功能障碍亦可用 6 级法区别其程度。

0 级——完全无感觉。

1 级——深痛觉存在。

2 级——有痛觉及部分触觉。

3 级——痛觉和触觉完全。

4 级——痛、触觉完全，且有两点区别觉，惟距离较大。

5 级——感觉完全正常。

（四）局部营养状况评定

神经损伤后，支配区的皮肤发冷、无汗、光滑、萎缩。坐骨神经伤常发生足底压疮、足部冻伤。无汗或少汗区一般符合感觉消失范围。可作出汗试验，常用的方法有：

（1）碘—淀粉试验：在手指掌侧涂 2%碘溶液，干后涂抹一层淀粉，然后用灯烤，或饮热水后适当运动使病人出汗，出汗后变为蓝色。

（2）茚三酮（Ninhydrin）指印试验：将患指或趾在干净纸上按一指印（亦可在热饮发汗后再按）。用铅笔画出手指足趾范围，然后投入 1%茚三酮溶液中。如有汗液即可在指印处显出点状指纹。用硝酸溶液浸泡固定，可长期保存。因汗中含有多种氨基酸，遇茚三酮后变为紫色。通过多次检查对比，可观察神经恢复情况。

（五）反射检查

根据肌肉瘫痪情况，腱反射消失或减退。

神经近侧断端有假性神经瘤，常有剧烈疼痛和触痛，触痛放散至该神经支配区。

（六）神经干叩击试验（Tinel 征）

当神经损伤后或损伤神经修复后，在损伤平面或神经生长所达到的部位，轻叩神经，即该神经分布区产生放射性麻痛，称为 Tinel 征阳性。

（七）电生理检查

通过肌电图及诱发电位检查，判断神经损伤范围、程度、吻合后恢复情况及预后。

1. 肌电图（3 周以后）

（1）确定有无损伤及损伤程度。

（2）有助于鉴别神经源性或肌源性损害。

（3）有助于观测神经再生情况。

2. 诱发神经电位

（1）神经损害诊断。

（2）神经再生及预后评估。

（3）对神经损害治疗有指导意义。

三、周围神经损伤的康复治疗

（一）常用的康复治疗方法

1. 运动疗法

主要目的是在神经功能恢复之前被动活动关

节以避免肌肉萎缩、肌腱韧带挛缩及关节粘连，恢复关节活动度。有利于神经水肿的消退，避免神经内部纤维粘连和瘢痕形成以至于影响神经冲动的传递。增强肌力的最好方法就是主动运动，只要有微弱的肌收缩，就应该积极地训练。可用专门的器械进行等速肌力练习：提供与最大肌力相适应的可变阻力，对于增强肌力、防止肌萎缩有较好的效果。但是，肌力的训练必须在肌肉有一定的收缩能力的基础上进行，一旦发现有一定的神经支配，就应积极加强肌力训练。有时可以用称量器械来进行抗衡练习以使肌力逐步增强。

2. 作业疗法

作业疗法的内容是重新学习和掌握日常生活活动功能，有助于恢复生活自理能力和工作能力，如操作计算机、打毛衣、钳工、木工等手工活。作业疗法有时需要支架甚至特殊的工具辅助练习。作业疗法可以帮助患者增强战胜伤残、重返社会的信心。

3. 物理疗法

常用的有热疗、电疗、按摩等。

4. 支架

周围神经损伤肌瘫痪后，可能出现相应关节运动肌不平衡使关节不自觉地处于非功能位，日久则可能成为相应位置的挛缩畸形。因此，对有此倾向的患者在运动疗法间隙期应及时给予适当的外固定以保持关节于功能位。对于已经出现关节畸形位挛缩者，更是如此。

5. 止痛和脱敏

神经损伤后疼痛的原因很多，针对不同的原因必须选择相应的康复治疗方法。炎症疼痛可以选用超短波、紫外线、碘离子或抗生素离子导入等疗法；神经瘤疼痛可用超声波、经皮神经电刺激疗法；瘢痕疼痛可用超声波、音频电流、碘离子导入、气泡浴等疗法。

感觉过敏是神经再生的常见现象。对于周围神经损伤感觉过敏患者，首先要教育病人减少恐惧心理，有意识地使用敏感区。对敏感区逐渐增加刺激的方法有旋涡水浴、按摩、摩擦、振动和叩击等。

6. 感觉训练

可以采用睁眼训练和闭眼训练交替进行。睁眼训练是用一定的刺激物同时刺激健康和病损区域皮肤，以训练感觉；闭眼训练是在闭眼、睁眼先后刺激病损的同一部位令患者反复比较体验，以逐步恢复其感觉功能，随着感觉功能的恢复刺激强度逐渐减弱。由于神经损伤感觉功能障碍，训练中必须注意控制和调整刺激强度，以免造成新的损伤，给患者增加新的痛苦。

7. 心理康复

心理康复是通过医患之间的对话，暗示或鼓励患者增强信心，积极配合治疗，避免依赖和等待的消极心理。

(二)康复治疗分期

1. 早期

伤后或术后早期(术后 4～6 周)创伤反应比较重，局部水肿、疼痛明显。早期康复的主要任务是预防感染、消除水肿、缓解疼病、减少渗出、避免粘连及最终瘢痕形成。康复方法主要是抬高患肢，在不影响神经愈合的范围内活动关节(术后早期神经吻合处常有外固定)，如果没有肌横断性损伤可以在关节固定的区域作肌等长收缩，适当选择理疗如红外线、超短波等(应注意避免热损伤)。

2. 中期

伤后或术后中期创伤反应已过，局部水肿已消，疼痛已明显缓解，吻合部位已经愈合，外固定已经解除。此期康复的主要任务是，全面加强关节活动(在神经吻合处允许的活动范围内)和肌肉运动锻炼，防止粘连和瘢痕形成。同时可进行理疗，并可进行感觉训练。对于神经移位术的患者，还应训练移位神经适应和建立新的支配区域的功能。

3. 后期

伤后或术后后期的康复任务，主要是巩固神经修复及康复治疗的成果，进一步加强锻炼。

(三)常见的周围神经损伤的康复治疗

1. 臂丛神经损伤

臂丛神经损伤常为牵拉伤、不完全性损伤，伤后会出现伤肢全部或部分肌肉瘫痪。一般为保守治疗，早期要固定伤肢肩前屈、内收位。早期抬高伤侧上肢，活动其他关节、理疗，观察保守治疗效果。中、后期主要是运动锻炼，促进瘫痪肌的肌力恢复和肌电生物反馈训练，以及肌电生物反馈电刺激、感觉训练刺激神经功能恢复。进行伤肢肌肉按摩，防止肌肉萎缩。必要时可考虑行臂丛神经探查修复手术。

2. 腋神经损伤

单纯腋神经损伤常为刺伤或切割伤。一般需要作神经吻合术，术后早期往往需要长达4～6周的肩关节石膏或外展架外固定。在术后早期，肩关节外固定时即可进行患肢固定及外关节的主动或被动活动练习，有利于静脉回流，消除组织水肿，选择适当的理疗以改善血液循环，减轻炎症反应，减少瘢痕形成。术后2周即可开始作瘫痪肌肉的传递冲动练习。4周左右神经吻合口初步愈合时，可以在专业人员指导下每日间断性地取下外固定进行肩关节的适当活动，适当地进行三角肌按摩可以防止三角肌萎缩，避免肩关节周围软组织的粘连和神经吻合口周围的瘢痕形成，但必须注意活动幅度不可太大，以免神经吻合口断裂。术后6周左右，神经吻合口已经愈合可以拆除外固定，加大肩关节的活动幅度，增加腋神经支配的三角肌和小圆肌传递神经冲动的练习及肌肉的电刺激。增加肩关节外展、外旋抗阻练习。有感觉障碍时进行感觉功能训练。

3. 桡神经损伤

与单纯腋神经损伤一样，单纯的桡神经损伤主要是切割伤或刀刺伤，必须作神经吻合，术后早期有必要作长达4～6周的患侧肘关节和腕关节固定。固定早期处理同腋神经损伤，主要区别在于运动锻炼侧重的肌肉不同。桡神经损伤根据损伤的高度不同，会出现以下全部或部分表现：腕下垂、前臂伸肌萎缩，拇指不能桡侧外展、拇指指间关节不能伸，各指掌指关节不能伸直，手背桡侧皮肤感觉减退或缺失，肘不能伸直、上臂伸肌萎缩，肱桡肌萎缩。桡神经损伤中后期主要进行上述肌肉主动、被动或抗阻运动锻炼。其他康复方法同腋神经损伤。

4. 正中神经损伤

正中神经损伤主要有以下部分或全部表现：拇、示指伸直不能屈曲、中指屈曲受限、前臂屈肌萎缩；拇指不能掌侧外展、对掌或对指、大鱼际肌萎缩；手掌面桡侧三指半皮肤感觉缺失。正中神经损伤也常常要进行神经吻合术，损伤早期康复治疗同腋神经损伤。中后期处理主要是针对以上瘫痪肌肉的主动、被动或抗阻运动锻炼。

5. 尺神经损伤

单纯尺神经损伤也常常是刺伤或切割伤，需要早期作神经吻合术治疗。尺神经损伤后主要表现为：小指处于外展位不能内收，爪形手环指最明显，Fowler试验阳性；骨间肌及小鱼际肌萎缩，以第一骨间肌萎缩最明显；手指内收、外展动作受限，夹纸力减弱或消失，以环、小指最明显，Froment征阳性；手掌面尺侧一指半皮肤感觉缺失，手背尺侧半皮肤感觉缺失。术后早期需要固定肘或腕关节，早期康复治疗方法与腋神经损伤相同。中后期主要加强瘫痪肌肉的主动、被动或抗阻运动锻炼。

6. 肌皮神经损伤

肌皮神经损伤常为臂丛神经损伤的一部分，单纯的肌皮神经损伤较少见。多为上臂刀刺伤或枪弹伤所致，主要表现为肱二头肌、喙肱肌、肱肌瘫痪所致的屈肘障碍（肱桡肌、旋前圆肌可部分代偿屈肘功能）。肌皮神经损伤神经吻合术后早期，应行患侧肩肘关节固定，术后康复与腋神经损伤康复基本相同，只是在行关节主动、被动或抗阻运动锻炼时，主要应加强屈肘关节功能练习。

7. 坐骨神经损伤

常为外伤或肌注不当引起，多为部分性损伤，保守治疗一般可以在2～3个月内恢复。坐骨神经损伤后的主要表现为同时有腓总神经（见腓总神经损伤）和胫神经损伤（见胫神经损伤）的表现：股二头肌麻痹、屈膝乏力，股后肌群萎缩。伤后早期可以适当选择理疗以改善血液循环减轻创伤后炎症反应，避免瘢痕形成。因高位损伤预后较差，经过2～3周观察神经功能无恢复迹象，在损伤平面确定的情况下可以考虑尽早作神经探查术，根据术中情况作瘢痕松解术或断裂吻合术。松解术后早期即可作关节活动，促进静脉回流，减轻组织水肿，理疗以改善血液循环，减轻炎症反应，减轻瘢痕粘连。除锻炼瘫痪肌肉不同外，其他康复治疗同腋神经损伤的康复。

8. 胫神经损伤

胫神经损伤后可以表现为：足趾不能跖屈，踝关节不能跖屈或内翻，足底、足趾跖面皮肤感觉缺失，小腿后侧肌肉萎缩。胫神经损伤多为挫伤，2～3个月内多可自行恢复。观察2～3个月无恢复则应考虑手术探查。根据探查情况需要作神经松解术或神经吻合术。伤后早期或术后早期适当进行足踝关节主动、被动运动锻炼；中期、后期应加强足踝关节主动、被动或抗阻运动锻炼。其他康复治疗与腋神经损伤康复治疗相同。

9. 腓总神经损伤

腓总神经损伤主要表现为：足下垂、踝关节不能背伸或外翻，足趾不能背伸；小腿外侧和足背皮肤感觉消失或减退。腓总神经损伤常是源于腓骨小头处损伤，不完全性损伤较多见。此处位置表浅，周围软组织较少，经2～3周观察如无神经功能恢复迹象，可以考虑尽早行神经探查术。探查术后康复治疗同前述神经损伤。探查术后至一般康复治疗（同腋神经损伤）运动功能无恢复者，后期行肌腱移位术或踝关节融合术以矫治足下垂。

10. 股神经损伤

股神经位置较深，偏身体内侧较隐蔽，一般不易损伤，多为手术伤所致。伤后主要表现为股四头肌麻痹、伸膝障碍、股前和小腿内侧感觉障碍。伤后应尽早予以手术修复。术后4～6周固定患髋于轻度屈曲位以便神经损伤处或神经吻合口能在无张力下愈合。早期即可在髋关节固定下有意识地进行股四头肌收缩锻炼，术后2周左右即可开始作股四头肌的传递冲动练习。4周左右神经吻合口初步愈合时，可以在专业人员指导下，每日间断性地取下外固定进行髋关节的适当活动，适当地进行股四头肌按摩，可以防止股四头肌萎缩，避免髋关节周围软组织的粘连和神经吻合口周围的瘢痕形成，但必须注意活动幅度不可太大，以免神经吻合口断裂。术后6周左右神经吻合口已经愈合可以拆除外固定，加大髋关节的活动幅度，增加股神经支配的股四头肌传递神经冲动的练习及肌肉的电刺激，增加髋关节屈曲抗阻练习。有感觉障碍时进行感觉功能训练。

（张淑云）

第六节　截肢的康复

一、截肢的临床诊治

（一）概述

截肢是截除生机或功能及局部疾病严重威胁生命的肢体。截肢手术在外科领域中涉及的范围很广。战伤外科、骨科、整形外科都在实行这种破坏性的手术。

近20年来，除了战伤、车祸、工伤等意外因素外，造成截肢的原因也在发生变化。周围血管病和同时合并糖尿病而截肢的患者已越来越多，在美国已占截肢发生率的50%，上升至截肢原因的第一位。在我国，近年来也呈上升趋势。

随着生物工程学的发展，新材料、新技术的广泛运用，使传统的假肢制作技术水平也不断提高，尤其是假肢新型接受腔的应用，将以往的末端开放型插入式接受腔改变为闭合式，全面接触承受，推动了假肢伤残病人生活质量的提高，也使截肢者的康复变得越来越重要。

（二）截肢的适应证

1. 外伤性截肢。
2. 肿瘤截肢。
3. 血管病截肢。
4. 糖尿病性截肢。
5. 先天性畸形截肢。
6. 感染性截肢。
7. 神经性疾病截肢。
8. 冻伤、烧伤后肢体坏死截肢。

（三）截肢外科技术进展

1. 残肢的条件

(1)残端呈圆柱状。
(2)保留适当的长度。
(3)皮肤和软组织条件较好。
(4)皮肤感觉好。
(5)无畸形，关节活动不受限。
(6)肌肉力量正常。
(7)无残肢痛或幻肢痛。

2. 截肢的要求

在下肢截肢时，要求残肢端具有良好的承重能力，配戴假肢后可以行走。通过截肢手术形成一个强有力的和动力型的残肢。这就对传统的截肢手术提出了更高的要求，截肢既是破坏性手术，同时又是重建和修复性手术。

3. 截肢的目的

目的就是创造一个良好的残肢条件，便于安装理想的假肢，发挥更好的代偿功能，提高患者的生存质量。

(四)截肢水平的选择和原则

1. 截肢水平一定要从病因和功能两方面来考虑

(1)病因上，要保证将全部病变组织切除。

(2)功能上，要能否装配假肢，进行康复训练，恢复独立的生活能力。尽可能保留残肢长度。

2. 上肢截肢部位的选择

上肢主要是完成人的劳动和日常生活活动，手既是一个精巧灵活的运动器官，同时也是一个非常重要的感觉器官。保留一个正常功能的小手指，也比装上一个最高级的假肢都要强。

3. 下肢截肢部位的选择

小腿截肢以中下 1/3 交接处最好，保留 15cm 的长度就可以安装理想的假肢。足部截肢同样保留长度，也就是保留前足杠杆力臂的长度。这在步态周期中静止时项的末期，可以使足部具有足够的后推力。

(五)截肢前准备

1. 做好心理护理

在术前应当对患者进行耐尽的心理疏导，使他们能够树立起战胜疾病的信心，应当让他们了解截肢后完全可以通过安装假肢最大限度地恢复生活的自理能力，以取得他们的积极配合，做好安装假肢前的准备工作。

在术前除了加强患者的皮肤护理、保持局部的清洁之外，还可以用拍打、叩击、挤压等感觉刺激，提高皮扶的耐磨性。

2. 增强残肢近端肌力

早期就应当指导患者进行近端肌肉的肌力训练，防止残肢近端关节挛缩。鼓励患者进行近端关节的主动活动，需要固定肢体时注意保持肢体的功能位。对于不能做主动活动的患者，则应对其进行患肢近端关节各轴位的被动运动。

3. 改善全身营养状况

给予高蛋白、富含维生素及易消化的饮食，以改善患者全身的营养状态，为患者耐受手术及术后身体恢复以便尽早进行康复训练打下良好的基础。

4. 加强健侧肢体的活动

增强健侧肢体的肌力，有利于假肢功能的发挥。

(1)上肢训练：截肢的训练主要是增强肌力和有关关节的活动度训练，如果截肢侧是优势利手侧，那就要进行非优势利手侧的“交换训练”，以便术后健侧手能完成利手功能。训练由日常生活活动作开始，到逐渐进行手的精细动作训练。

(2)下肢训练：主要进行健足站立平衡训练或拄拐杖练习。通过做俯卧撑、健肢抗阻训练，使上、下肢截肢采取相应的特殊训练。

(六)截肢技术的改进

1. 皮肤处理

设计好皮瓣，如小腿截肢常采用后方加长的肌皮瓣。

2. 肌肉处理

肌肉固定术、肌肉成形术。

3. 神经处理

尽量让神经断端回缩至肌肉组织中，残端用丝线结扎或将神经外膜纵行切开，把神经束剥离，切断神经束，再将神经外膜结扎闭锁，使神经纤维包埋在神经外膜管内，防止神经瘤形成。

4. 骨骼处理

禁止剥离骨膜，最好在骨与骨之间形成桥架，便于骨端融合，称为骨成形术。另外，要保留一定长度，便于皮瓣包埋。

5. 以大腿截肢为例

(1)切口：膝上的截肢，切口瘢痕位置与小腿截肢相同，应处于残端后方。理想的截断平面为大转子顶端以下 25cm。皮瓣设计应前长后短(2∶1)，皮瓣切口在侧面的交点应超过截断平面。切开后，筋膜下分离，将皮瓣上翻；或分离出厚 1cm 的股直肌瓣，在与前侧皮瓣等长处切断，随同皮瓣上翻(图 23-20)。

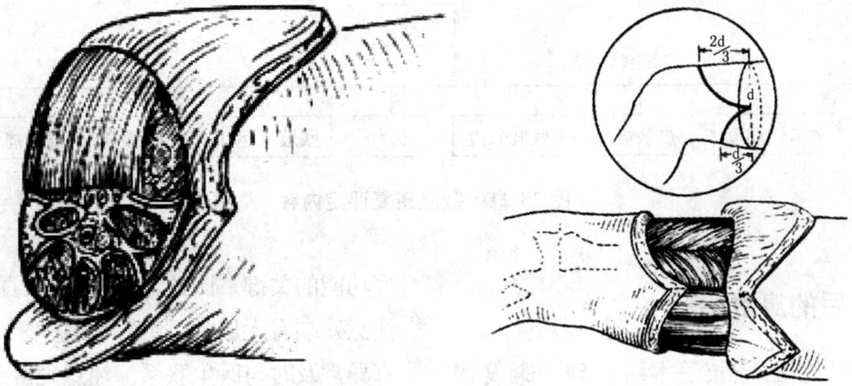

图 23-20　右大腿截肢术

(2)截除病肢：于截断平面结扎、切断大隐静脉。于缝匠肌下或内收肌管内分离股动、静脉及隐神经，分别按常规切断、处理。于截断平面下 2～3cm 处环行切断肌肉直达股骨，在预定截断平面切面骨膜，锯断股骨，离断病肢。

(3)处理后侧血管、神经：在断面的股骨与内收大肌、股二头肌间分出股深动、静脉，双重结扎。再于半腱肌、半膜肌与股二头肌间分出坐骨神经，轻度拉出，在近端注射普鲁卡因，结扎营养血管后切断，任其自然回缩。

(4)缝合：松开止血带，彻底止血，放胶皮片引流。将股直肌瓣下翻，缝于股骨后面的肌间隔或后侧筋膜。间断缝合筋膜及皮肤。近端截肢宜用胶管负压引流。

(5)术中注意事项

1)如截肢平面较高，无法使用止血带，只能逐步切断肌肉与血管、神经，边切边处理。必要时可由助手压迫腹股沟韧带中点，以控制出血。

2)股部肌肉丰富，尤以上 1/3 截肢为丰富，失血较多，术中应保证输液、输血。

3)股部残肢装配假肢行走时，残端会上、下滑动，因此，皮瓣的松紧度必须适宜。

(6)术后处理：对股部中段以上的截肢，术后需用夹板固定髋关节在伸直位，以防止髋屈曲挛缩畸形，并早期锻炼髋的过伸活动。其余同前臂截肢术。

(七)截肢手术后的残端处理

1. 正确放置残肢体位。

2. 硬绷带包扎的应用。

3. 手术后即刻临时假肢的应用。

4. 弹力绷带的应用。

5. 残肢运动训练。

(八)截肢术后并发症及其处理

1. 早期并发症及其处理

(1)出血和血肿。

(2)感染。

(3)皮肤坏死。

(4)溃疡和窦道。

2. 常见晚期并发症

(1)残端外形不良。

(2)皮肤瘢痕和皮肤增生角化。

(3)残端皮肤红肿。

(4)残端肿胀。

(5)皮肤及软组织臃肿。

(6)关节挛缩畸形。

(7)残肢合并损伤。

(8)残肢痛。

(9)幻肢及幻肢痛。

3. 并发症处理

常用的方法有物理治疗、心理治疗、运动疗法、药物治疗、手术治疗。

残肢痛处理——镇痛药物、病因治疗。

幻肢痛的治疗——物理治疗、镇痛剂、心理治疗、穿戴假肢、手术治疗。

二、截肢术后的康复评定

截肢术后的康复评定包括：

1. 残肢评定(图 23-21)。

2. 其他肢体评定。

3. 假肢评定——临时和正式假肢。

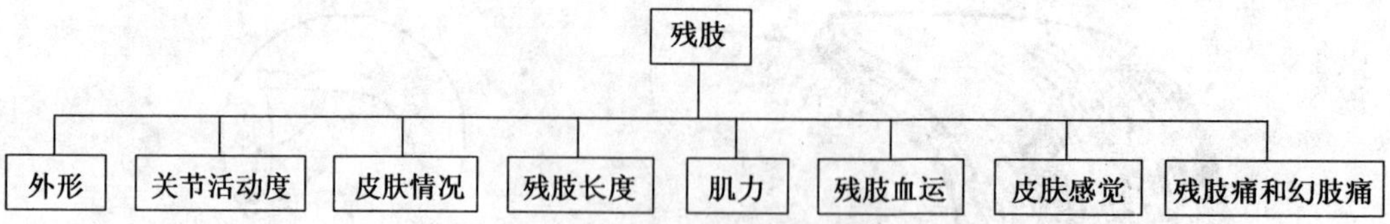

图 23-21　截肢康复评定内容

三、截肢术后的康复治疗

截肢康复流程包括：截肢手术后护理—康复评定—安装假肢康复前训练—临时假肢训练—穿戴临时假肢训练—正式假肢训练—职业前训练—回归家庭和社会。

（一）截肢后的康复护理

1. 观察残肢及全身情况

截肢肢体的残端功能是安装合适的假肢及假肢发挥功能的关键。因此，截肢后应认真对残肢进行观察，注意残端有无压痛、肿胀，并注意残端的愈合情况，如有异常及时与医生联系。注意观察残肢近端肢体活动范围，有无幻肢和幻肢痛及患者的心肺功能。

2. 防治残肢肿胀

由于手术创伤性炎症反复渗血、渗液，易产生肿胀。可用多层吸水纱布、棉垫，外用弹力绷带进行加压包扎（图 23-22），每 4 小时改缠一次，夜间持续包扎；也可用石膏绷带固定包扎。

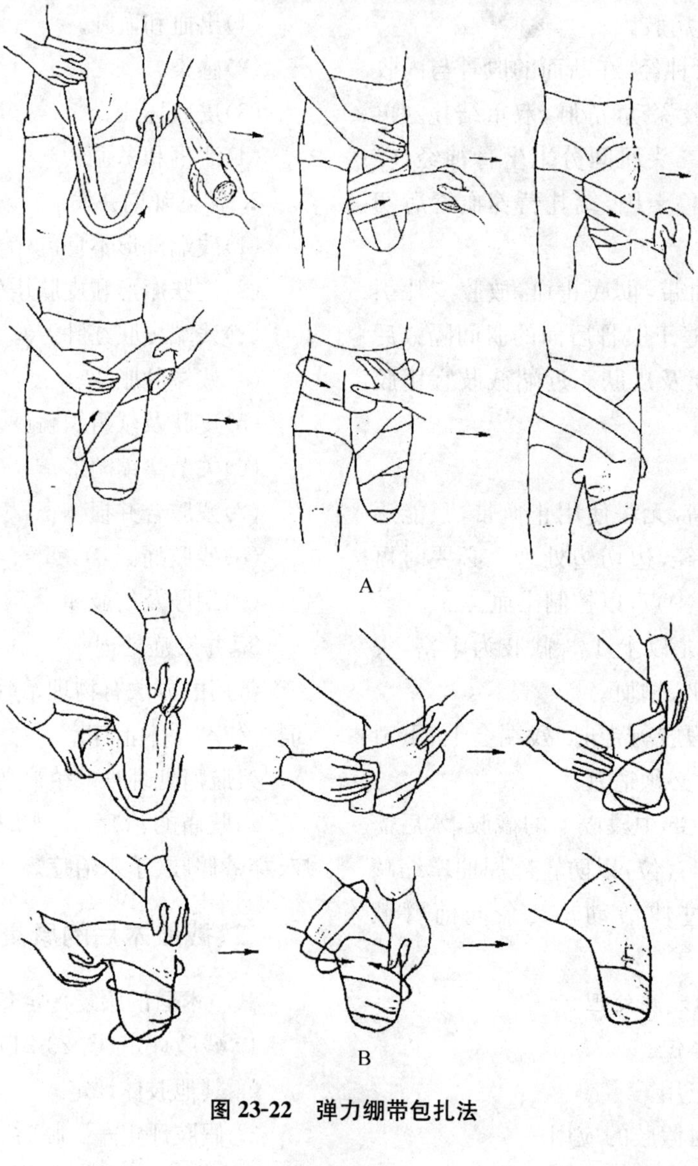

图 23-22　弹力绷带包扎法

3. 保持正确的残肢体位

术后应将残肢固定在功能位，以防止残肢关节萎缩畸形。如膝下截肢的患者，卧位和坐位都应保持膝关节处于伸直位，以防止屈曲畸形。膝上截肢的患者则保持髋关节在伸直、内收位，但要外展，以防止出现屈曲、外展、外旋畸形。前臂与上臂截肢后，肩、肘关节的挛缩位不定，活动范围缩小，应进行相应关节的所有运动训练，以矫正相应挛缩畸形。

4. 早期指导患者进行运动康复

术后患者一旦疼痛缓解、病情稳定即可开始床上运动训练，包括腹部、背部肌肉的呼吸运动。上肢截肢患者应早期下床活动，下肢截肢患者尽早进行床上康复活动。同时，还应及早开始残肢的功能训练，以增强残肢的肌力，保持近端关节的活动范围。

（二）安装临时假肢

临时性假肢是由临时性残肢接受腔与其他假肢部件构成的简易式假肢。主要用于各种截肢病人的术后早期假肢安装。

我国传统的假肢安装方法是截肢术后敷料包扎，待伤口愈合、拆线后，出院回家等待残肢消肿，自然定型。一般需半年后才能装配假肢。

为了帮助截肢者早日康复，近来多主张早期安装临时性假肢。临时性假肢多使用一般的石膏绷带制作，经低温彻底干燥后使用。一般的临时性假肢在截肢术后 2 周，拆线后即可安装。这种早期假肢安装可以促进残肢早日消肿，早日定型。小腿临时性假肢一般是在残肢上先套用 2～3 层残肢棉线袜，然后将残肢袜远端由腔的底部穿出，再将残肢拉穿入接受腔，随着残肢消肿、变瘦需要增加袜套层数。大腿临时性假肢是直接用光滑的绸布包裹残肢后，拉穿入残肢接受腔。为了减少拉穿时的摩擦阻力应在残肢皮肤表面和接受腔内壁涂抹一些滑石粉。随着大腿残肢的逐渐消肿、变瘦可以在石膏腔的内壁上添加石膏。对于某些不理想的残肢和老年、妇女、儿童，为了减轻假肢重量和使残肢更容易适应接受腔，可以使用低温塑化塑料板材、某些医用塑料绷带，或使用制作正式假肢的塑料材料制作临时性假肢的接受腔。

使用临时性假肢的优点在于：可以促进残肢早日定型，临床上一般以经过 2 周时间残肢的周长测量无变化或 2 周中接受腔不再需要增加袜套，也不需要再增添石膏，即可视为残肢已定型，可以订制正式假肢；可以早日下地、预防关节挛缩畸形，改善全身情况，预防长时间卧床引起的并发症；可以早日进行使用假肢的站立、步行训练，缩短了康复时间；截肢康复协作组的成员通过对患者临时性假肢的使用观察、修改，可以制订出更符合实际的正式假肢的处方。

术后即装假肢（immediate postsurgical protheses），是一种截肢手术后在手术台上立即为病人安装的临时性假肢。病人麻醉苏醒后就可以穿着临时性假肢早期在床上坐起来，以及在护理人员指导和帮助下，借助助行器或拐杖下地完成上厕所等步行训练。这种假肢的优点是：首先，相当于术后使用了硬绷带技术（rigid dressing），可以预防血肿，促使淋巴液回流，防止残肢肿胀，能早期达到残肢定型；其次，术后立即安装假肢可以更早下地，实现早期步行，减轻心理压力，减少幻肢痛的发生率，也可以防止由于卧床引起的呼吸、泌尿系统并发症，防止由于术后肢位不良引起的关节挛缩畸形和肌力下降。术后装假肢主要适合于老年人截肢术后应用。这种假肢的主要缺点是：石膏接受腔不便于伤口观察，也较易于造成感染，因此要求术中的无菌条件更严格。另外，因残肢过早、过多的承重可能影响伤口愈合（特别是对血运障碍者）。术后即装假肢成功的关键是康复协作组成员的假肢装配技能、熟练技术和密切的合作。

（三）假肢的选择

1. 近代假肢是 20 世纪 30 年代从国外传入的，穿戴这种接受腔假肢的人，在行走时都会出现过大的活塞运动，于是不得不在残肢上包绕布条，而且在假肢上部还要加皮鞡或腰带、背带，不仅负担沉重，还影响正常的血液循环，甚至引起残肢并发症。

近 20 多年来，随着科学技术的飞速发展，科技成果在假肢学上的应用越来越多。20 世纪 50 年代初和 50 年代末，美国首创大腿假肢的四边形接受腔，并研制了以髌韧带为主要承重部位的 PTB 小腿假肢，西德在此基础上又设计了大腿假肢的“心”形接受腔和全面接触式接受腔的两种小腿假肢新品种。

这两种新型接受腔，是用高分子材料在石膏模上抽真空成型制作或用木材按石膏模的内缘靠模铣成。其优点是：全面接触，承重合理，穿着牢固，穿脱方便，而且取消了皮勒和腰带，改善了残肢血液循环，有效地防止了肌肉废用性萎缩和其他并发症的发生。这是接受腔技术的一大进步。

2. 截肢手术的改进是假肢接受腔是否适配的关键

假肢厂常常遇到不少病例，由于截肢手术不当，给假肢制作带来困难。我国至今仍有不少医院截肢采用将伤病肢体的骨和肌肉在相近的一个平面上环形打磨，截骨末端仅覆盖皮肤等少量软组织，任其自由回缩。这样，很快就会出现肌肉萎缩和截骨末端突出，形成圆锥形残肢，比较难装配合适的假肢。

近 20 年来，西方国家的医学界已总结、推广了肌肉瓣成形截肢术，即将肌肉在截骨端以下的适当部位切断，留下一段完整的肌肉；小腿截肢按伸缩肌，大腿截肢按内外—前后两组肌肉相对缝合，将肌肉固定在截骨端部；皮肤从前往后缝合，使残肢端部有完整的皮肤覆盖。施行新的截肢术，患者只是截短了一段肢体，而遗留的肌肉还是局部的整体，继续行使其生理功能，不仅可以防止肌肉废用性萎缩和其他并发症，也便于皮瓣设计和骨膜处理，能充分满足制作全面接触式接受腔假肢的设计要求。同时，使用新型截肢术切除上肢，也可以引出理想的肌肉电信号，便于安装肌电假手。

3. 选择合适的材料

随着高分子技术的发展，各种合成高分子材料相继出现，其优点是：质轻，着色性好，外表美观，可塑性好，便于加工成型；成本较低，洗涤方便，可保持清洁卫生。此外，各种铝合金和碳素纤维在矫形器上的应用也不少。树脂、塑料板材已广泛应用于矫形器、辅助器的制作。

4. 假肢的分类

(1)按结构分类：可分为壳式截肢（外骨骼式假肢）和骨骼式假肢。壳式假肢形似肢体外形，并以此承担假肢外力，结构简单，重量轻，但因表面坚硬易磨损衣裤。骨骼式假肢是以中意的类似骨骼的管状结构支撑假肢外力的，外面再包以海绵物及覆盖人造皮。因此，外观好，不易磨损衣物，容易调整肢体对线，但结构复杂，较为沉重。

(2)按装配时间分类：分为临时假肢和正式假肢。临时假肢一般用于截肢的早期，以促进残肢定型。正式假肢则为正常长期使用。

(3)按驱动假肢的动力来源分类：分为自身动力源假肢和外部动力源假肢（如电动、气动假肢）。

(4)按假肢的主要用途分类：分为装饰性假肢、功能性假肢、作业性假肢及运动假肢。

(四)假肢的穿戴

(1)壳式假肢的穿戴：先在残肢上涂滑石粉，再平整地穿好残肢袜，有内衬的假肢穿好内衬，最后将残肢穿进受腔中。如果有悬吊带和固定装置，应先束紧腰带，再调整好吊带的松紧，然后试走几步，最后将吊带调整到合适的位置。

(2)骨骼式假肢或吸着式假肢的穿戴：将布带或丝带绕在残肢上，一端伸出阀门口外，一边拉残肢带，一边将残肢伸入接受腔，最后压上通气阀门。

(3)假手的穿戴：假手放置在桌上或悬吊在墙上，先将吊带伸直，将残端伸入接受腔中，举高接受腔使吊带从背后垂下，健手伸入腋窝套环处将其装配起来。

(五)功能训练

装配假肢后应及时开始功能训练，必须学会正确的使用方法才能发挥假肢的最大功能。下肢假肢主要训练患者使用假肢时的正确步态，一般按照起、坐、步行双杠内练习及行走练习的程序进行。上肢假肢的操控能力及假手的使用训练如下。

1. 站起、坐下训练

站起时，假肢在前，健肢在后，双手压大腿下部，以健侧肢体支撑体重；坐下时假肢靠近椅子或凳子，身体外旋 45°，重心放于健侧肢体，假肢侧手扶椅子或凳子，屈膝坐下。

2. 步行双杠内练习

由易到难，逐步练习步行的基本动作，直至掌握正确的行走步态。

(1)体重侧方移动：立正站立，体重由健侧移到假肢侧，再由假肢侧移到健侧，反复进行。要求肩胛、骨盆要平行移动。

(2)交替伸屈膝关节：要求假肢抬起时，要充分控制膝关节的屈曲；健肢伸屈时，防止假肢突然屈膝。

(3)向前步行、站立：重心移向假肢侧，健肢向前跨一步，这时假肢要保持直立。然后重心转向健肢，假肢向前跨步，要求先屈曲髋关节，使假肢膝关节自由屈曲摆动，带动小腿向前。假肢向前时，足跟应落在健足旁，待膝关节充分伸直后，重心再逐步移到假肢侧。

3. 使用训练

(1)站立、坐到地下：要坐到地下时，先把身体重心移到健侧，假脚放在健脚后半步，弯腰屈髋，两手撑地，然后坐下。站起时，先把假脚置于健腿上面，两手横向触地，屈健腿，手和健腿用力向上，假腿向前站立。

(2)上、下坡训练：上坡时，假肢在前，步幅要大，残肢要先屈髋，假肢再迈步，躯干尽量前赶。下坡时，假肢在后，步幅要小，健肢要快步向前跟上。

(3)上、下台阶训练：上台阶时，健肢先上，健肢膝关节伸直，向上牵引身体，假肢跟上。下台阶时，假肢先下，假足先横一些，健足再下。

(4)跨越障碍物训练：假肢承重，健肢先跨越，然后身体重心移到健肢上，身体前屈，同时假肢髋关节屈曲，带动假肢跨过障碍物。

(六)残端的保护

保护好残端是保证患者能够长期穿戴假肢的关键，因此应加强对患者的健康教育，使他们能够自我护理，养成爱护肢体残端的习惯。

保护残端皮肤：注意观察残端皮肤变化，如颜色、有无疼痛，如有异常及时请矫形技师对接受腔进行修整。

保护残端瘢痕：如果残端瘢痕愈合在骨骼上，会影响皮肤的移动，也易被碰伤。这时可以在接受腔内衬以软套，并保护接受腔的适配。必要时还可以进行手术。

保持残端清洁：残肢应每天进行仔细的清洁，并保持干燥。接受腔的衬套必须每天换洗。及时处理残端的损伤：肢体残端往往血液循环不良，因此一旦受到损伤，伤口常常不易愈合，残端一旦受伤后应及时处理，避免伤口的扩大和感染。

保证接受腔的适配：患者可以准备多个残肢套进行自我调节。残肢套用纯棉制成，厚薄不等，可以用它来调整残肢的精细。如果接受腔过大，可以在薄的残肢套外面再套一层厚的残肢套，但最多不能超过3层。如果还不合适，则应更换接受腔。

(七)假肢的维护

日常做好假肢的护理，可以保证使用安全，延长假肢的使用寿命，因此应教会患者及家属假肢的日常保养。

接受腔的维护：患者每晚睡前应将接受腔的内表面擦洗干净，PE材料的衬套可以直接用温水清洗，皮革的衬套则可以用肥皂水浸湿毛巾再拧干进行擦拭。对于树脂制作的接受腔应经常检查有无裂纹，以防止损伤残肢皮肤。

其他部分的维护：注意关节及结合部位有无松动、性能不佳、异常响声，发现异常及时修理。如有条件，可以每3个月到矫形技师处进行检查维修。注意避免硬物碰撞外装饰套。

(蔡华安　廖若夷)

第七节　骨关节病的康复

一、骨关节病的临床诊治

骨关节病(osteoarthrosis，OA)，又称为增生性骨关节炎、退变性关节病、老年性关节炎、肥大性关节炎、骨性关节炎。由于构成关节的软骨、椎间盘、韧带等软组织变性、退化，关节边缘形成骨刺，滑膜肥厚等变化，而出现骨破坏，引起继发性的骨质增生，导致关节变形，当受到异常载荷时，引起关节疼痛、活动受限等症状的一种疾病。本病好发于手指指端、脚趾、跟骨、膝、髋、颈椎等部位。

(一)病因

骨关节炎的主要病理改变为：

(1)软骨面变性、产生裂隙，碎块脱落，形成关节内游离体，直至软骨面消失，骨端外露。

(2)深层钙化软骨增厚和骨髓内血管及纤维组织增生而形成新骨，骨面致密、增厚，使边缘骨刺形成。

(3)运动压力传递到松质骨髓腔内，使骨小梁受压而萎缩、吸收，形成囊性空洞(囊内含滑液、纤维组织、纤维软骨)。

(4)关节囊滑膜充血、水肿、纤维增生而肥厚，滑液增多。

(二)临床表现

骨关节病显著的症状是疼痛。通常症状和体征局限于局部。

1. 疼痛

最初感到关节轻度不灵便，运动过量出现疼痛，休息后可缓解。从一个姿势变为另一个姿势时，开始活动感到不便，有疼痛(如从坐位到站立、行走时)；活动一段时间后疼痛反而感到减轻，关节感到舒适。但过度活动、步行较长距离，则又会感到关节疼痛及活动受限。

晚期时疼痛及肌肉痉挛加重，为持续性，休息后不能迅速缓解。此期夜间痛常见，软骨无神经支配，对疼痛不敏感，疼痛来自关节和关节周围结构。由于软骨磨损，滑膜充血，引起关节粘连，关节囊变厚，因关节囊纤维化而缩短，关节活动时刺激了囊内神经而引起疼痛。

2. 摩擦音

早期关节活动时，可触到轻度摩擦感。晚期则可触及明显的砂粒样摩擦感，且伴有明显疼痛。

3. 关节积液

继发性滑膜炎，可发生关节中度积液。

4. 活动受限

早期活动无明显受限。晚期疼痛加剧而使关节活动不同程度受限。

5. 关节畸形

可发生膝关节屈曲或内、外翻畸形，尤以内翻畸形为多。

6. 关节内游离体

关节活动时，可发生绞锁现象，尤以膝关节为甚。

(三)诊断

1. X线片检查(图23-23)

(1)早期：关节软骨仅有轻度退行性变化，但X线片无明显变化。

(2)中期：关节软骨进一步磨损，软骨表面不规则，可出现关节间隙变窄，关节边缘有唇样骨质增生，关节面有骨质硬化，在负重区出现退行性囊性变透亮区。

(3)晚期：骨赘增加，软骨破坏加剧，关节间隙明显变窄，关节边缘骨质硬化程度增加，尤其在负重区更明显。关节不稳定，可伴有半脱位趋势。关节内可见游离体。

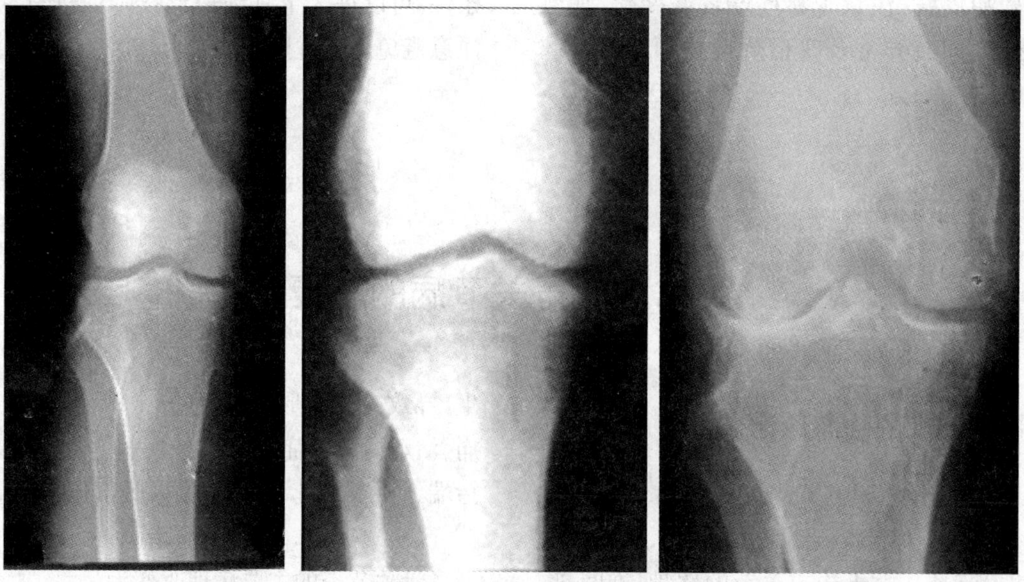

早期　　中期　　晚期

图23-23　骨性关节炎各期X光片

2. 实验室检查

一般都在正常范围内，关节液检查可见白细胞计数增多，偶见红细胞。

(四)治疗原则

1. 急性期

患肢休息制动。

2. 药物治疗

没有任何药物可抑制关节软骨退行性变的发展。但药物对消除症状有明显效果，一般使用非类固醇类抗炎药物常常有效。不需口服或注射肾上腺皮质激素，长期服用激素会带来严重的不良后果。关节内注射皮质激素要谨慎使用，虽然常获得显著效果，但不宜连续使用，以免加重关节软骨的损害。因此，在受累关节周围注射可缓解疼痛而危害较少。近年来，临床上已经开始使用硫酸软骨素保护骨关节，可有效改善关节疼痛。

3. 外科治疗的适应证

(1)手术治疗不仅适用于晚期，早期对局部致病因素可行预防性手术，如髂脱位、下肢畸形的矫形术。

(2)对早期病人，手术不仅能得到比非手术治疗更为持久的效果，而且有可能促使病变修复，常用手术为截骨术和肌肉松解术。目前主张截骨术的截骨线靠近关节面，以达到矫正畸形，改变力线，改善血液循环，减轻疼痛，促进关节面软骨修复的目的。

(3)对晚期病人，可采用关节融合术或关节成形术，以消除或减轻症状，改善关节功能。

(4)对有畸形且合并关节内游离体的病人，需先行关节游离体摘除，待关节功能恢复正常后，二期再行截骨术矫正畸形。

(5)近年来，亦用人工关节置换术治疗骨性关节病取得满意效果，但要以年龄较大病人为宜，要充分考虑到人工关节置换术后的并发症。

二、骨关节病的康复评定

骨性关节炎的评定应针对关节的生物力学及其功能障碍出现对邻近关节的影响，以及对患者的独立性和生活质量的影响程度的评定。

评定的主要内容包括：

1. 骨性关节炎的分类

目前常用的是美国风湿学会诊断和治疗标准委员会的骨关节炎分类(1983)，分为特发性和继发性两大类。

2. X线检查严重程度的评定

对远端指间关节、近端指间关节、膝关节和髋关节的评定。

3. 关节ROM评定

关节量角法。

4. 肌力评定

徒手肌力检查或用器械测定，如手肌力测定器、Fisber万能手持肌力测定器等。

5. 疼痛的评定

根据患者对其程度的描述，如轻度、中度或重度来评定；也可以通过目测类比量表来测量。

6. 压痛

可采用Ritchie关节指数。Ritchie关节指数即对指定关节进行压诊，视其产生反应对每个关节评分。反应分为：无触痛为“0”；有触痛为“1”；有触痛且触痛时患者有躲避为“2”；有触痛且触痛患者不仅躲避而且回缩为“3”。将各关节评分累计，即为Ritchie关节指数。

7. 15m步行时间测定

适用于髋关节和膝关节病变者。

8. 握力测定

测定手和前臂肌肉力量，以及测定腕和手指关节疼痛的程度。

9. 畸形分析

例如，OA患者的膝关节内翻畸形最常见，影响正常步态，也影响到髋关节和踝关节的正常生物力线及负荷。

10. ADL能力的评定

应该直接测试患者的ADL情况。虽然肌力和关节ROM的评定对推测关节功能有一定参考价值，但是这种推测往往不够确实。因为疼痛经常影响到关节炎患者的功能发挥，因此需要直接测试患者的独立生活所必需的关节活动情况。

三、骨关节病的康复治疗

(一)动与静的平衡

一般骨性关节炎患者无需卧床休息。当负荷关节或多关节受累时，应限制其活动量。OA急性期关节肿痛症状严重，则应卧床休息。病变关节局部需夹板或支具短期固定，固定时要维持正确姿势。

早期可进行肌肉等长收缩练习，或在轻微帮助下进行主动练习，以缓解疼痛，防止肌肉萎缩及粘连，保持关节ROM。

（二）疼痛处理

1. 控制活动量

OA的疼痛是关节过度使用的信号，因此处理关节疼痛的重点是把体力活动限制在关节能耐受的范围内。病变关节过度使用，不仅加剧疼痛，而且增加病变关节的损伤程度。因此，OA患者的活动量应根据病变关节的耐受度来确定。

2. 物理治疗

(1)热疗：有石蜡疗法、矿泥热包裹法等。

(2)水疗：采用热水浴，39～40℃具有镇痛作用。

(3)中频电疗：具有明显镇痛、促进血液循环作用。

(4)高频电疗：能达到改善血液循环、解除肌痉挛、消炎消肿作用。

(5)运动疗法：应视OA患者情况而定。常用有医疗体操，进行身体各部位活动。也可利用器械进行主动、抗阻运动以增强肌力，增大关节ROM。

3. 药物

见“本节（四）治疗原则”。

（三）支具与辅助器具

支具常用于炎性疼痛性或不稳定性关节，以减少关节活动，有助于消肿止痛或保护关节功能位。手夹板用于手、腕、肘等上肢关节，踝、膝等支具用于下肢，脊柱支具用于躯干部位。辅助器具有各种用途，主要是ADL辅助具，如拐杖、轮椅、持物器、穿衣器等。又如加高垫以增加厕所座椅高度，有利于髋关节炎、强直性脊柱炎患者的使用。

（四）关节保护

（五）能量节约技术

（六）预防

关节软骨组织随着年龄的增长而老化，这是自然规律。但若注意预防，可以延缓其进程和减轻其退行性变的程度。体重超重的中、老年人，宜控制饮食，适当进行体育活动，实行减肥，防止下肢各承重关节长时间超负荷。对儿童的各种畸形均应及时进行矫正。关节内骨折或关节邻近骨折应准确复位，可以避免继发性骨性关节炎。

（黄　鹰　龚　丽）

第八节　腰椎间盘突出症的康复

一、腰椎间盘突出症的临床诊治

（一）概述

腰椎间盘突出症（heriation of lumbar disc, HLD），是由于创伤、退变等原因使纤维环破裂，髓核向后突出、压迫神经而引起的综合征。主要是指腰椎间盘，尤其是L_3～L_4、L_4～L_5、L_5～S_1的纤维环破裂和髓核组织突出、压迫和刺激相应水平的一侧或（和）双侧坐骨神经所引起的一系列症状和体征（图23-24）。其英文名有以下数种：lumbar disc heriation rupture of the lumbar intervertebral disk, slipped lumbar intervertebral disc; heriated lumbar disc，等。由于名称各异，美国骨科医师学会对腰椎间盘病变的命名做了如下定义。

(1)椎间盘正常：椎间盘无退变，所有椎间盘组织均在椎间隙内。

(2)椎间盘膨出（bulging）：纤维环环状均匀性超出椎间隙范围，椎间盘组织没有呈局限性突出。

(3)椎间盘突出（protruded）：椎间盘组织局限性移位超过椎间隙。移位椎间盘组织尚与原椎间盘组织相连，其基底连续部直径大于超出椎间隙的移位椎间盘部分。

(4)椎间盘脱出（extruded）：移位椎间盘组织的直径大于基底连续部，并移向于椎间隙之外。脱出的椎间盘组织块大于破裂的椎间盘间隙，并通过此裂隙位于椎管内（图23-25）。

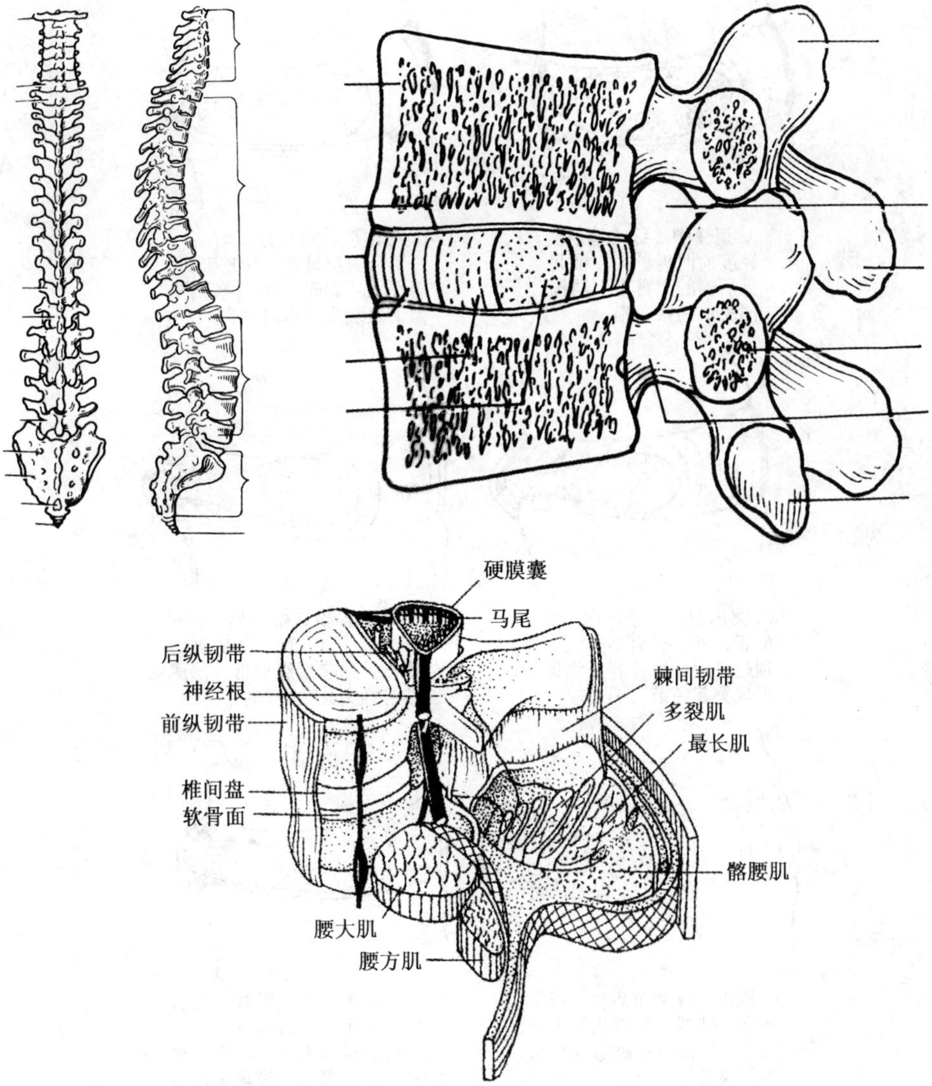

图 23-24　腰椎间盘解剖示意图

国内对腰椎间盘突出症亦有称腰椎间盘纤维环破裂症、腰椎间盘脱出症、腰椎间软骨盘突出症、腰椎软骨板破裂症等称谓。虽然上述疾病名称和含义有所不同，当前仍较统一的称谓为：腰椎间盘突出症。

（二）病理生理

椎间盘位于相邻两椎体之间，有内、外两部构成，外部为纤维环，由多层呈环状排列的纤维软骨环组成，围绕在髓核的周围，可防止髓核向外突出，纤维坚韧而有弹性；内部为髓核，是一种富有弹性的胶状物质，有缓和冲击的作用。成年人，椎间盘发生退行性改变，纤维环中的纤维变粗，发生玻璃变性以致最后破裂，使椎间盘失去原有的弹性，不能担负原来承担的压力。在过度劳损、体位骤变、猛力动作或暴力撞击下，纤维环可向外膨出，从而髓核也可经过破裂的纤维环的裂隙向外突出，这就是所谓的椎间盘突出（图 23-26）。

腰椎间盘突出症的常见病因包括：

（1）外伤：外伤是腰椎间盘突出的重要因素，特别是儿童与青少年的发病，与之密切相关。当投掷铁饼、脊柱轻度负荷和躯干快速旋转时，可引起纤维环的水平破裂；而当跳高、跳远时，脊柱承受压应力可使软骨终板破裂。

（2）职业：汽车和拖拉机驾驶员长期处于坐位和颠簸状态，从事重体力劳动和举重运动者如煤矿工人或建筑工人，因过度负荷造成椎间盘早期

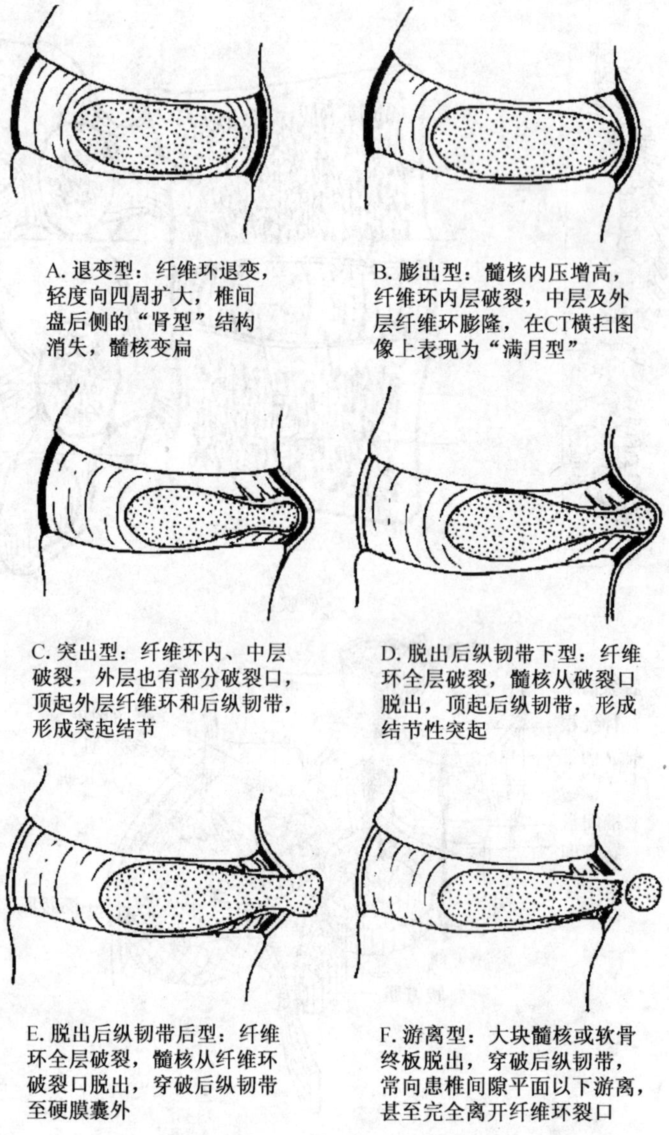

A. 退变型：纤维环退变，轻度向四周扩大，椎间盘后侧的“肾型”结构消失，髓核变扁

B. 膨出型：髓核内压增高，纤维环内层破裂，中层及外层纤维环膨隆，在CT横扫图像上表现为“满月型”

C. 突出型：纤维环内、中层破裂，外层也有部分破裂口，顶起外层纤维环和后纵韧带，形成突起结节

D. 脱出后纵韧带下型：纤维环全层破裂，髓核从破裂口脱出，顶起后纵韧带，形成结节性突起

E. 脱出后纵韧带后型：纤维环全层破裂，髓核从纤维环破裂口脱出，穿破后纵韧带至硬膜囊外

F. 游离型：大块髓核或软骨终板脱出，穿破后纵韧带，常向患椎间隙平面以下游离，甚至完全离开纤维环裂口

图 23-25　腰椎间盘临床分型

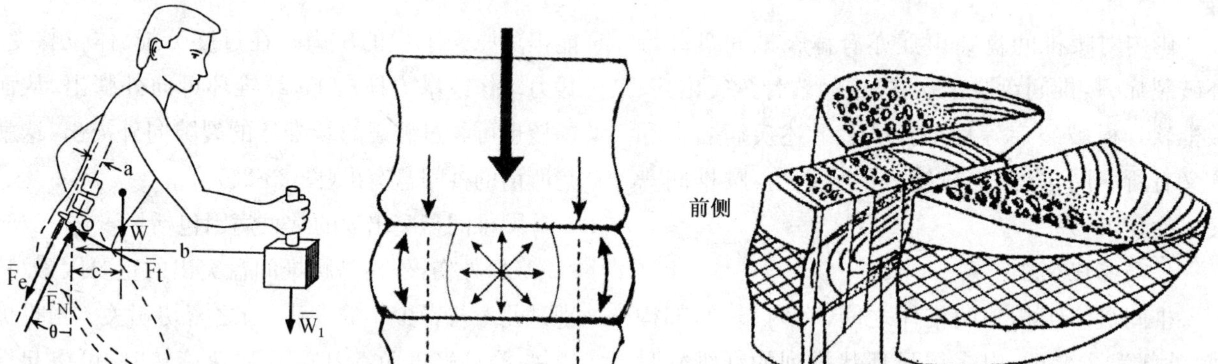

图 23-26　腰椎间盘生物力学分析

退变。

(3)妊娠：妊娠期间整个韧带系统处于松弛状态，后纵韧带松弛易使椎间盘膨出。

(4)遗传易感因素：腰椎间盘突出症有家族发病的报道。

(5)腰骶先天异常：腰椎骶化、骶椎腰化和关节突不对称，使下腰椎承受异常应力，是构成椎间旋转性损伤的因素之一。

(三)临床表现

1. 症状

(1)腰背痛：病人腰背痛范围较广泛，主要在下腰背部或腰骶部，可向一侧或两侧放射。发生的原因主要是因为椎间盘突出时，刺激了外层纤维环及后纵韧带中的椎窦神经纤维。如果椎间盘压迫刺激硬膜，可产生硬膜痛。此类疼痛感觉部位较深，定位不甚准确，一般为钝痛、刺痛和放射痛。

(2)坐骨神经痛：指沿着坐骨神经及其分支行径处的疼痛，即下肢放射痛。可出现在腰背部后、腰背痛时一并出现或先于腰背痛出现。多为逐渐发生，开始疼痛为钝痛，并逐渐加重，疼痛多呈放射性，多由臀部、大腿后外侧、小腿外侧放射至跟部或足背，多为单侧性，但临床上双侧同时出现亦不在少数。一切使脑脊液压力增高的动作，如咳嗽、喷嚏和排便等，都可加重腰背痛和坐骨神经痛。病人常常为了减轻疼痛采取腰部前屈、屈髋位，以达到松弛坐骨神经紧张度的目的，因而病人在行走时愿取前倾位，休息卧床时愿取弯腰侧卧、屈髋、屈膝位的“三屈位”。

(3)下腹部或大腿前侧痛：在高位腰椎间盘突出症时，突出的椎间盘可压迫腰丛的 $L_1 \sim L_3$ 神经根，出现相应神经根支配的腹股沟区痛或大腿前侧痛。

(4)麻木：出现下肢麻木感，多为椎间盘组织压迫刺激了本体感觉和触觉纤维引起麻木，麻木感觉区域仍按神经根受累区域分布，麻木与神经根受压的严重无密切关系。患者常表述为“针刺感”、“触电感”、“蚁行感”及“烧灼感”，等等。重者有皮肤感觉减退。

(5)间歇性跛行：当患者行走时，行走距离增多，引起腰腿痛及麻木加重，当取蹲位或卧床后，症状逐渐减轻或消失，始能再次行走，称为间歇性跛行。多见于伴有腰椎椎管狭窄的病人。此是由于腰椎间盘突出压迫神经根，造成神经根侧充血、水肿、炎症反应和缺血，当行走时，椎管内受阻的椎静脉丛逐渐充血，脊髓的血管扩张，加重神经根的充血程度，加重了对神经根的压迫，引起缺氧而出现症状。

(6)肌肉痉挛与瘫痪：腰椎间盘突出症患者出现肌肉痉挛多发生于神经根长期受压后，其原因可能为神经外膜或神经束间纤维化，使神经根的感觉纤维应激阈值升高。肌肉痉挛程度与椎间盘的类型、部位及大小无关。腰椎间盘突出压迫神经根严重时，可出现神经麻痹、肌肉瘫痪。较多见的为 L_4/L_5 椎间盘突出，L_5 神经根麻痹所致胫前肌、腓骨长短肌、伸拇长肌和伸趾长肌麻痹，表现为足下垂。

(7)马尾综合征与圆锥综合征：中央型腰椎间盘突出症，当突然巨大突出时，常压迫突出平面以下的马尾神经。马尾神经通常包括 $L_3 \sim S_1$ 的神经根，因此支配盆腔内脏兼(或)会阴部的传出兼(或)传入神经纤维的病变，完全可以出现圆锥综合征。要把马尾损害与圆锥损害区分开，在临床上有相当大的困难。但马尾的病变通常不仅影响骶髓节段而且影响大量腰骶神经纤维，运动和感觉功能障碍将会更广泛且达到更高的水平，早期表现双侧严重坐骨神经痛，会阴部麻木，排便、排尿无力，随后坐骨神经痛消失，而表现双下肢不全瘫痪，同时双下肢后外侧会阴部痛觉消失，大小便功能障碍。

(8)小腿水肿：腰椎间盘突出症，腰骶神经根严重受压时，可出现足和踝部的水肿。可能是神经根在受到机械性及局部无菌性炎症的化学性刺激时粘连水肿，影响交感神经的传导功能，窦椎神经也可能发生异常短路，而使下肢相应血管神经功能障碍。

(9)患肢发凉：几乎所有病人自感患肢发凉，此系腰椎间盘突出时，刺激了椎旁的交感神经纤维，反射性引起下肢血管壁的收缩而致，同时亦与受压的神经根严重程度有关。

2. 体征

(1)步态异常：症状较轻的患者，在步态上可以和正常人没有明显区别。症状明显者则行走时姿态拘谨。症状较重者喜欢取身体前倾而臀部凸向一侧的姿态下跛行，又称为减痛步态。其特点为尽量缩短患肢支撑期，重心迅速从患下肢移向健下肢，并且患腿常以足尖着地，避免足跟着地振动疼痛，坐骨神经被拉紧。

(2)腰椎曲度变化：患者由于椎间盘组织突出，刺激神经根引起疼痛，为了使突出组织向后凸的张力减小，以减轻对神经根的刺激，椎间隙的后方应增宽。此外，腰椎扁平、骨盆向后旋转可松弛坐骨神经，故可出现腰椎生理性前凸变浅。在一些症状严重的病人，则腰椎生理性前凸可完全消失甚至反常，以尽量加宽后侧间隙，使后纵韧带紧张度增加，并使突出髓核还纳。同时，椎管后侧的黄韧带相应紧张，加宽了椎管容积。另外，某些患者还出现腰椎侧弯，此是由于在侧弯的情况下，亦可减轻疼痛。腰椎侧弯的方向可以凸向患侧，也可凸向健侧。这与突出物与神经根的相邻关系有关。如果突出物在神经根内侧时，腰椎凸向健侧以减轻神经根受压，使神经根松弛，此外，背根神经受到强烈刺激，患侧腰段骶棘肌痉挛也是出现向健侧侧凸的原因。相反，如果突出物在神经根外侧，腰椎凸向患侧，神经根离开突出物，从而减轻神经根受压的程度。

(3)压痛：腰椎间盘突出症的压痛点多在病变间隙的棘突旁 2cm，另突出间隙、棘上韧带及棘间韧带亦可出现压痛，压痛点也可出现在受累神经分支或神经干上，如臀部、坐骨切迹、腘窝正中及小腿后侧等。

(4)腰部活动度：腰部在正常情况下活动度前屈可达 90°，后伸及左右侧弯均可达 30°。在腰椎间盘突出时，各个方向的活动度都会受到不同程度的影响。

(5)下肢肌肉萎缩：原因有二，一是由于坐骨神经痛使病人在行走或站立时就很自然地多以健肢来负重，逐渐致使患肢肌肉发生废用性萎缩；二是由于神经根受压，肌肉逐渐失去下运动神经元的营养功能。

(6)肌力改变：此是由于神经根受压或下肢肌肉萎缩所致，用徒手肌力测定法(MMT)可以测定评级。

(7)感觉减退：表现为痛觉、触觉等浅感觉的减退或消失。

(8)反射改变：患侧的膝反射及跟腱反射可以减弱或消失。深反射减弱或消失与神经功能障碍的严重程度相关。膝反射的减弱或消失是由于 L_4 神经根受侵犯，多为 L_3/L_4 椎间盘突出所致；跟腱反射的减弱或消失是由于 S_1 神经根损害所致，多为 L_5/S_1 椎间盘突出所致。

3. 专科体格检查

(1)直腿抬高试验及直腿抬高加强试验：患者双下肢伸直仰卧位，检查者一手扶住患者膝部使其膝关节伸直，另一手握住踝部并徐徐将之抬高，直至患者产生下肢放射痛为止，记录下此时下肢与床面的角度，即为直腿抬高角度。正常人一般可达 80°左右，仅出现腘部不适感；而腰椎间盘突出症的患者在此过程中则可出现腰痛并伴有下肢放射痛或麻木感，即为阳性。在此基础上可以进行直腿抬高加强试验，即检查者将患者下肢抬高到一定程度时，出现坐骨神经分布区的放射痛，然后将下肢抬高程度予以少许降低，使放射痛消失，此时将患肢的踝关节突然背屈，再次引起下肢放射痛即为阳性。如健肢直腿抬高时，患肢出现坐骨神经痛则为健肢抬高试验阳性。本试验的原理是：当下肢抬高时，受压的神经根受到牵拉，加重了突出的腰椎间盘对神经根的刺激。

(2)拉赛格征(Laseque)：患者仰卧位，屈髋、屈膝，当屈髋、伸膝位时引起患肢疼痛或肌肉痉挛者，则为阳性。试验阳性的机制是：由于突出的椎间盘组织压迫神经根后，由屈髋、屈膝位改变为屈髋、伸膝位时，增加神经根的张力，刺激了原已敏感性增高的神经根而诱发坐骨神经痛。

(3)股神经牵拉试验：患肢俯卧位，患侧膝关节伸直 180°，检查者将患肢小腿上提，使髋关节处于过伸位，出现大腿前方痛即为阳性。另一种检查方法为：病人俯卧屈膝位，正常人屈膝可达 120°，仅感股四头肌处不适，当神经根受压时，屈膝 90°即感大腿前侧疼痛，再略加屈膝范围或同时伸髋，则可引起明显疼痛。在 L_2/L_3 和 L_3/L_4 椎间盘突出症时为阳性，其机制是：做上述动作时，股神经紧张性增高，从而刺激了被压迫的神经根。

4. 影像学检查

(1)X 线平片表现：①脊柱腰段外形的改变 正位片上可见腰椎侧弯、椎体偏歪、旋转、小关节对合不良。侧位片可见腰椎生理前凸明显减小、消失，甚至反常后凸，腰骶角小；②椎体外形的改变椎体下缘后半部浅弧形压迹，边缘骨赘形成；③椎间隙的改变　正位片可见椎间隙左右不等宽，侧位片椎间隙前后等宽，甚至前窄后宽。

(2)CT 表现：①突出物征象　突出的椎间盘超过椎体边缘，呈结节状或不规则块；②压迫征象　硬膜囊和神经根受压变形、移位或消失；③伴发征象　椎间盘变性积气，许莫尔结节，后纵韧带及黄韧带肥厚、钙化，椎体边缘骨赘，小关节增生及硬化，中央椎管及侧隐窝狭窄。

(3)MRI 表现：①椎间盘膨隆　矢状位见变形椎间盘向后膨出，椎间隙变窄，T_1WI 和 T_2WI 上髓核信号均降低，T_2WI 上硬膜囊前方见低信号压迹。横轴位表现为边缘光滑的对称性膨出，硬膜囊前缘和两侧椎间孔脂肪见光滑、对称的轻度压迹；②椎间盘突出　矢状面见椎间盘呈舌状后伸，超过椎体后缘，在 T_2WI 上见椎间盘信号低于正常，压迫硬膜囊前缘出现明显凹陷。横断面见椎间盘侧方椎管内有软组织块影；③椎间盘脱出　矢状面 T_1WI、T_2WI 均见髓核突入椎管呈块状，与未脱出部分之间有窄颈相连，横断面 T_1WI 上髓核脱出的残留处呈前、后方向裂隙状。横断面上显示脱出椎间盘层面无椎间盘组织，该层面上方或下方层面的椎管内有块状影；④椎间盘游离　矢状面见椎间盘变薄，T_1WI、T_2WI 上均显示脱出节段椎间盘信号减低，坠入之髓核边缘不规则；⑤许莫尔结节　矢状面 T_1WI、T_2WI 上均表现为椎体上缘或下缘与髓核相连的凹陷区，多与相连髓核等信号(图 23-27)。

(四)诊断与鉴别诊断

1. 诊断标准

依据综合临床病史、体征和影像学检查做出腰椎间盘突出症的诊断。

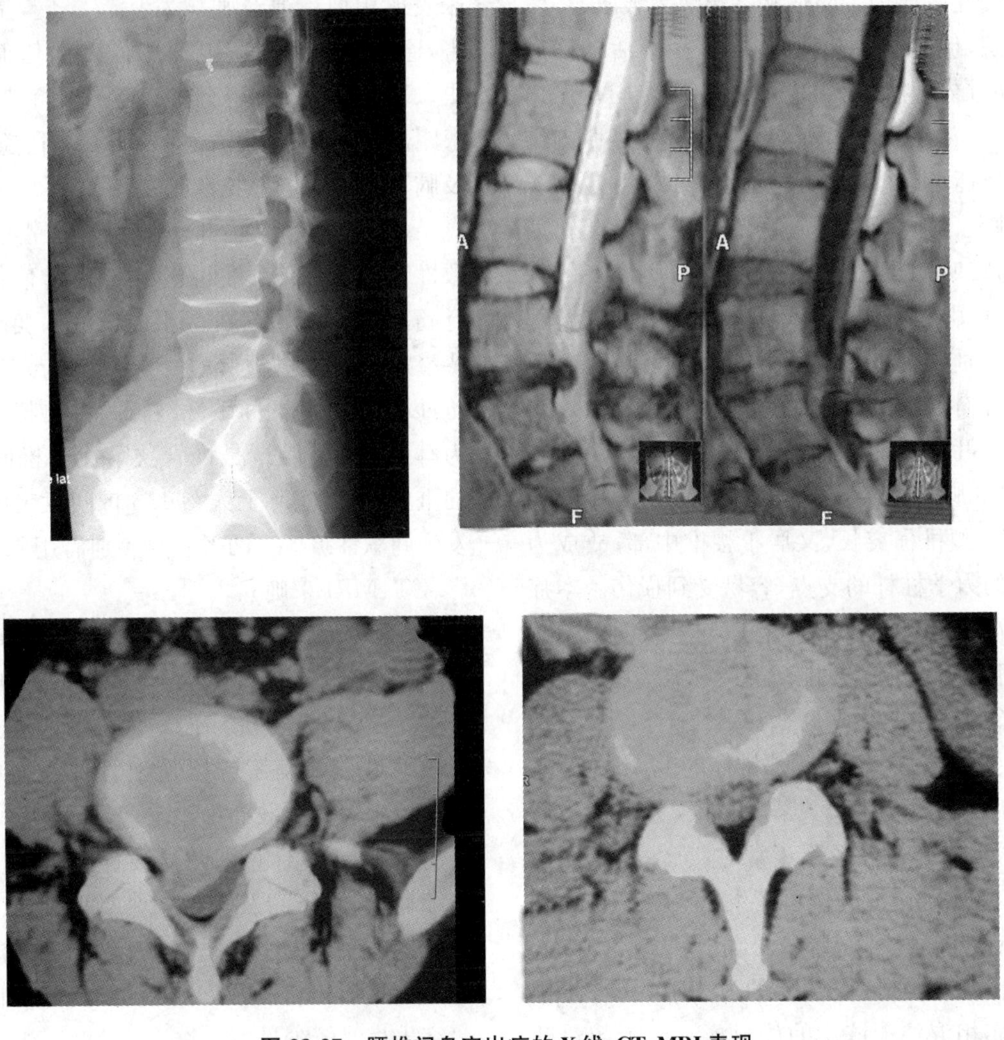

图 23-27　腰椎间盘突出症的 X 线、CT、MRI 表现

(1)按腰痛、下肢痛呈典型的腰骶神经根分布区域的探讨,常表现下肢痛重于腰痛。

(2)按神经分布区域表现为肌肉萎缩、肌力减弱、感觉异常和反射改变4种神经障碍体征中的两种征象。

(3)神经根张力试验:无论直腿抬高试验或股神经牵拉试验均为阳性。

(4)影像学检查:包括X线片、CT及MRI等检查异常征象与临床表现一致。

2. 鉴别诊断

(1)急性腰扭伤:多有腰部外伤史,表现为腰肌痉挛,可出现保护性脊柱侧弯、下肢放射性疼痛,但放射痛不过膝关节,或直腿抬高牵涉性受限,但无椎旁的压痛放射症状,屈颈试验阴性。

(2)腰肌劳损:实为腰部肌及其附着点筋膜、甚或骨膜的慢性损伤性炎症,为腰痛常见病因。有明显诱因的慢性疼痛为主要症状。腰痛为酸胀感,休息后可缓解,但卧床过久又感不适,稍事活动后又减轻,活动过久疼痛再次加剧。疼痛区有固定压痛点,该点位置常在肌肉起、止点附近,或神经肌肉结合点。在压痛点进行叩击,疼痛反而可减轻。

(3)棘上、棘间韧带炎:多无外伤史。腰痛长期不愈,以弯腰时明显,但在过伸时因挤压病变的棘间韧带,也可引起疼痛。部分病人可向骶部或臀部放射。检查时在损伤韧带处棘突或棘间有压痛,但无红肿。有时可扪及棘上韧带在棘突上滑动。棘间韧带损伤可通过B超或MRI证实。

(4)第3腰椎横突综合征:第3腰椎横突通常较第2、第4腰椎横突长,又居于腰椎中部,故成为腰部活动的力学杠杆的支点,容易受到损伤。本症疼痛主要在腰部,少数可沿骶棘肌向下放射。检查可见骶棘肌痉挛,第3腰椎横突尖压痛,无坐骨神经损害征象。

(5)腰椎小关节紊乱:相邻椎体的上、下关节突构成腰椎后关节,为滑膜关节,有神经分布。当后关节上、下关节突的关系不正常时,急性期可因滑膜嵌顿产生疼痛,慢性病例可产生后关节创伤性关节炎,出现腰痛。此种疼痛多发生于棘突旁1.5cm处,可有向同侧臀部或大腿后的放射痛,易与腰椎间盘突出症相混淆。该病的放射痛一般不超过膝关节,且不伴有感觉、肌力减退及反射消失等神经根受损体征。对鉴别困难的病例,可在病变的小关节突附近注射2%普鲁卡因5ml,如症状消失,则可排除腰椎间盘突出症。

(6)椎弓根峡部不连与脊椎滑脱症:椎弓根先天性薄弱而发生的疲劳骨折或外伤骨折常不易连接,有可能在这一基础上发生脊椎向前滑脱。这二者均可能出现下腰痛,脊椎滑脱程度较重时,还可发生神经根症状,且常诱发椎间盘退变、突出。腰骶部X线斜位片可证实椎弓根骨折,侧位片可了解有无椎体向前滑脱及其程度。

(7)腰椎结核或肿瘤:腰椎骨、关节结核和肿瘤均是腰痛的重要原因。这两种疾病后果严重,不容延误,常有病理性骨折。故对可疑的腰痛患者应常规行X线摄片,必要时作核素骨显像,以协助诊断。

(8)神经根及马尾肿瘤:神经根鞘膜瘤与椎间盘侧后方突出、马尾肿瘤及椎间盘正后方突出的临床表现相似。神经肿瘤发病较缓慢,呈进行性损害,通常无椎间盘突出症那样因动作而诱发的病史。X线平片不一定有椎间盘退行性表现,而椎弓根距离及椎间孔的孔径均多增大。脊髓造影、MRI及脑脊液检查是主要鉴别诊断依据。

(9)椎管狭窄症:椎管狭窄症是指多种原因所致椎管、神经根管、椎间孔的狭窄,并使相应部位的脊髓、马尾神经或脊神经根受压的病变。腰椎椎管狭窄症临床上以下腰痛、马尾神经或腰神经根受压,以及神经源性间歇性跛行为主要特点。过去认为有无间歇性跛行是椎管狭窄症与椎间盘突出症的重要区别,实际上大约1/3椎间盘突出症患者也发生间歇性跛行。两者主要鉴别需用X线摄片、造影、CT、MRI来确立。

(10)梨状肌综合征:坐骨神经从梨状肌下缘(84.2%)穿过梨状肌下行(15.8%)。如梨状肌因外伤、先天异常或炎症而增生、肥大、粘连,均可在肌收缩过程中刺激或压迫坐骨神经而出现症状。病人以臀部和下肢痛为主要表现,症状出现或加重常与活动有关,休息即明显缓解。体检时可见臀肌萎缩、臀部深压痛及直腿抬高试验阳性,但神经的定位体征多不太明确。髋关节外展、外旋位抗阻力时(梨状肌强直性收缩),可诱发症状,此点在椎间盘突出症时较少见。

(11)盆腔疾病:早期盆腔后壁炎症、肿瘤等,但其本身症状尚未充分表现时，即可因刺激腰、骶神经根而出现骶部痛，或伴单侧或双侧下肢痛，这时鉴别较为困难。故对不典型之腰腿痛患者，应想到盆腔疾病的可能，常规进行直肠、阴道检查及骨盆平片、B超检查。即时未发现异常，仍应严密随访，直到确诊为某一疾病为止。

（五）治疗原则

腰椎间盘突出症治疗方法的选择，取决于此病的不同病理阶段和临床表现，以及病人的身体和心理状况。手术和非手术治疗，各有其指征，一般来说，非手术疗法是本病的基本疗法、首选治疗。应根据手术适应证，明确患者是否应采用手术治疗。一旦手术适应证明确，就应及时采取手术治疗。手术之前，要经过物理检查，借助脊髓造影、CT、磁共振等辅助手段，明确定位；同时要根据病情、病变位置，采取不同的手术方式。根据具体的临床表现，选用适当的治疗方法，制订正规方案，循序渐进，从缓解症状、治愈直到康复，不同阶段采用不同措施。根据病情变化，适时调整治疗方案，取得良好的治疗效果。

1. 非手术治疗的适应证

（1）初次发作，病程短的患者。

（2）病程虽长，但症状及体征较轻的患者。

（3）经影像学检查，椎间盘突出较小者。

（4）由于全身性疾病或局部皮肤疾病，不能施行手术者。

2. 手术治疗的适应证

（1）腰椎间盘突出症病史超过半年，经过严格保守治疗至少6周无效；或保守治疗有效，经常复发且疼痛较重者。

（2）首次发作的腰椎间盘突出症疼痛剧烈，尤以下肢症状者，患者因疼痛难以行动及睡眠，被迫处于屈髋、屈膝、侧卧位，甚至跪位。

（3）出现单根神经麻痹或马尾神经麻痹，表现为肌肉瘫痪或出现直肠、膀胱症状者。

（4）中年患者，病史较长，影响工作或生活。

（5）病史虽不典型，经脊髓造影或其他影像学检查，显示硬脊膜明显充盈缺损或神经根压迫征象，或显示巨大突出、脱出。

（6）合并明显的腰椎管狭窄症者。

二、腰椎间盘突出症的康复评定

康复评定内容包括：

1. Spengler腰椎间盘突出症评价标准（表23-22）。

表23-22　腰椎间盘突出症评价标准(Spengler)

标　准	评　分
1. 神经症状（25分）	
与突出节段相一致的肌肉无力	
伴有阳性EMG表现*	25
伴有阴性EMG表现	10
肌肉萎缩（>2cm）	10
反射消失或两侧不对称**	
患者50岁或50岁以下	20
患者50岁以上	10
无临床症状，EMG***	15
2. 坐骨神经紧张体征（25分）	
对侧直腿抬高试验阳性#	20
骨盆倾斜	15
背部运动时，腰椎椎旁肌无节律性收缩	15
同侧直腿抬高试验阳性##	5
3. 性格因素（MMPI*评分）（25分）	
正常（包括抑郁）	25
异常（冲动性的或精神分裂性的）	10
歇斯底里或癔症分级升高或两者均升高（>1个，<2个标准差）	10
转换反应或歇斯底里（>2个标准差）	0
4. 脊髓造影和计算机扫描表现（25分）	
阳性，并且与临床症状有关	25
神经根对称性不明确	10
阳性，但是与临床症状无关	0
正常	0
总分	100

注：* EMG=肌电图，MMPI=明尼苏达多项性格调查表；

** 如果EMG阳性加5分；

*** 如果EMG阳性加15分；

阳性表示，在无症状一侧做直腿抬高试验诱发无症状的臀、大腿、小腿的疼痛症状；

标准的直腿抬高试验。

2. Tauffer 和 Coventry 腰椎间盘突出症疗效标准(表 23-23)。

表 23-23　腰椎间盘突出症疗效标准(Tauffer & Coventry)

结果	标准
良	背痛和下肢痛大部分(76%～100%)解除 能从事惯常的工作 身体活动不受限制或轻微受限 不经常使用止痛药或不用止痛药
可	背痛和下肢痛部分(26%～75%)解除 能从事惯常的工作但受限制,或能从事轻工作 身体活动受限制 经常使用一般止痛药
差	背痛和下肢痛减轻很少一部分或没有缓解(0～25%)或疼痛加重 不能工作 身体活动极度受限 经常使用强止痛药或麻醉药

三、腰椎间盘突出症的康复治疗

(一)卧床休息

大多数患者具有腰痛腿痛症状,特别是轻中度腰椎间盘突出症患者卧床休息可使疼痛症状明显缓解或逐步消失。腰椎间盘压力以坐位最高,站位居中,平卧位最低。在卧位状态下,可去除体重对腰椎间盘的压力。制动可减轻肌肉收缩力与椎间诸韧带紧张力对椎间盘所造成的挤压,使椎间盘处于休息状态,有利于椎间盘的营养供应,使损伤纤维环得以修复,突出髓核回纳,椎间盘高度得到一定程度的恢复;有利于椎间盘周围静脉回流,消除水肿,加速炎症消退;避免走路或运动时腰骶神经在椎管内反复移动对神经根的刺激。由此可见,卧床休息是非手术疗法的基础。

研究表明,卧床 4 天后突出的椎间盘可获得稳定状态,与卧床 7 天的效果没有明显差异。长期卧床可造成肌肉废用性萎缩、心血管疾病和骨质疏松等。因此,绝对卧床休息最好不超过 1 周。限制性的生理活动应在症状忽略减轻后即开始。功能活动有助于防止肌肉萎缩,使肌强度和耐力增加,并有助于纠正小关节功能紊乱,减少结缔组织粘连,恢复关节的活动度。

病人必须卧床休息直到症状明显缓解。卧床休息是指病人需整天躺在床上,病人吃饭、洗漱及在床上进行大小便,特别是行腰椎手法治疗以后,在最初绝对卧床休息的几天,这样做是必要的。如病人离床下地吃饭、洗漱、大小便,应尽量缩短时间或佩戴腰围保护。当日常活动完毕应立即返床平卧。卧床休息直到症状缓解,一般需 2～3 周或更长时间。常用下肢直腿抬高试验来评价症状改善的程度,在此期间加以下肢牵引疗法或其他治疗方法则疗效更加。

床铺以足够宽大的硬床上铺褥垫为宜,患者平卧后可使脊柱得到充分放松。过软的床垫不适于腰背痛病人使用,如此使脊柱处于侧弯状态得不到休息。软硬合适的床铺不仅对腰背痛患者是必要的,而且对所有的人也是有益的。

病人卧床休息时可仰卧将双膝、双髋屈曲,这对 L_4/L_5 椎间盘突出的病人特别有效,也可选择自感舒适的侧卧、俯卧位。病人卧床休息一个阶段后,随着症状改善,应尽可能下床做简单的日常生活活动。应告诫病人最好是卧床时间不短于 3 周。下床活动时应小心,避免再度扭伤。下地时用手臂支撑帮助起身,尽量避免弯腰,并佩戴围腰保护,日常活动的量要循序渐进,在不加重腰腿痛症状的情况下,直至逐渐恢复正常活动。

(二)腰椎牵引

根据牵引重量和牵引的持续时间,将腰椎牵引分为慢速牵引和快速牵引。慢速牵引所用牵引重量小,每次持续时间长,需多次牵引。快速牵引所用重量大,作用时间短,数秒结束。在牵引同时加手法治疗,多数病人一次治疗即可。

牵引的作用机制是:①缓解腰背部痉挛,纠正脊柱侧凸;②使椎间隙增宽,有利于突出物部分还纳,减轻对神经根的机械刺激;③快速牵引时,瞬间牵引力作用于后纵韧带,使后纵韧带张应力明显加大,对突出物产生向腹侧的压力;④椎间孔增大,上、下关节突关节间隙增宽,对关节滑膜的挤压减轻,使疼痛缓解或消失;⑤松解神经根粘连,改善神经的感觉和运动功能;⑥加速牵引使突出物在三维空间内发生不同程度的变位变形,增加了神经根、硬膜囊的相对空间。

1. 慢速牵引

慢速牵引包括很多办法，如自体牵引（也称重力牵引）、骨盆牵引、双下肢皮肤牵引等。这些牵引的共同特点是：作用时间长，而施加的重量小，大多数患者在牵引时比较舒适，在牵引中还可根据患者的感觉对牵引重量进行增加或减小。关于牵引的重量报道不一，有报道，要使腰椎间隙增宽牵引重量不应低于体重的25%，目前临床牵引重量多用体重的70%，但一般不超过体重的10%。每次牵引时间20～40分钟。

（1）适应证：腰椎间盘突出症、腰椎退行性变引起的腰腿痛，急性腰扭伤，腰椎小关节疾患。

（2）禁忌证：慢速牵引由于牵引重量小，作用缓慢，其不良反应比快速牵引少，但由于牵引时间长，胸腹部压迫重，呼吸受到明显的限制，所以对老年人特别是心肺疾病患者应特别谨慎。另外，慢速牵引重量过大也可造成神经根刺激或损害。

2. 快速牵引

快速牵引以中医的人工拉压复位法最为典型。后来，逐渐发展成机械传动的快速水平牵引。近几年，有研究者将中医的斜扳和旋转手法与机械传动的快速水平牵引相结合制造了多方位牵引床或称三维牵引。该牵引由计算机控制，多动作组合，作用时间短，患者无痛苦，多数一次治疗即可，应用于临床为众多的腰椎间盘突出症患者解除了病痛。牵引重量约为体重的2～3倍，时间1～3秒，每次重复2～3次，多数牵引1次即可。若需再次牵引，一般间隔5～7天。

（1）适应证：临床除用于治疗腰椎间盘突出症外，还可治疗腰椎小关节紊乱、腰椎假性滑脱、早期强直性脊柱炎。

（2）禁忌证：重度腰椎间盘突出、腰脊柱结核和肿瘤、骶髂关节结核、马尾肿瘤、急性化脓性脊柱炎、椎弓崩裂、重度骨质疏松、孕妇、腰脊柱畸形、较严重的高血压、心脏病及有出血倾向的患者。另外，对于后纵韧带骨化和突出椎间盘的骨化及髓核摘除术后的患者都应慎用。

（3）不良反应：牵引后6小时至2天内有部分患者腰及下肢疼痛加重，还有的表现腹胀、腹痛。另有操作不当造成肋骨骨折、下肢不完全瘫痪、马尾损伤的报道。

（三）物理因子治疗

物理治疗的作用有镇痛、消炎、促进组织再生、兴奋神经肌肉和松解粘连等作用，在腰椎间盘突出症的非手术治疗中是不可缺少的治疗手段。临床应用证明，对减轻因神经根受压而引起的疼痛、改善患部微循环、消除神经根水肿、减轻因神经刺激而引起的痉挛、促进腰部及患肢功能的恢复起着非常重要的作用。常用的有直流电药物离子导入、电脑中频、超短波、红外线、石蜡、温水浴等疗法。

1. 低频电疗法

（1）直流电及直流电离子导入疗法：以直流电作用于人体治疗疾病的方法叫直流电疗法。利用直流电将药物通过皮肤或黏膜导入机体以治疗疾病的方法叫直流电离子导入法。在直流电情况下，局部皮肤血管扩张，血液增加，局部血液循环改善，组织水肿减轻，致痛物质消除，组织缺氧状况改善，疼痛减轻。直流电药物离子导入疗法兼有直流电和导入药物的共同作用。腰椎间盘突出症常用导入药物是草乌碱和普鲁卡因。

治疗方法：直流电及直流电离子导入的电极为铅板电极，绒布垫比铅板电极稍大。在治疗中，多用直流电离子导入。草乌碱的止痛成分为草乌总生物碱，带正电，放在正极的衬垫上。方法有两种，一是正负电极并置于腰部，正极放于患侧；二是正极放于腰部，负极放于患小腿外侧。第一种放置法适用于单纯腰骶部疼痛者，第二种放置法适用于腰及患肢疼痛者。剂量0.1mA/cm^2，时间20分钟，每日1次，6～10次为1疗程。

（2）经皮神经电刺激疗法：应用波宽0.1ms、频率100Hz的低频脉冲电流作用于体表，引起周围神经粗纤维兴奋，以达到减轻或消除疼痛的方法，称为经皮神经电刺激疗法。该疗法主要作用是镇痛，作用机制尚无定论。多数学者以闸门控制学说解释，认为上述参数的电流刺激了脊髓粗大的A类神经纤维，使冲动很快传入脊髓，引起脊髓后角的胶质细胞兴奋，使闸门关闭，产生止痛作用。

治疗方法：多数仪器自带特制电极和导电膏，也可使用普通衬垫电极。电极可放在疼痛部位或与其有关的神经区。剂量用感觉阈上，以病人有明显震颤、麻木感为度。治疗时间20～40分钟，每日1次，10次为1疗程。

2. 中频电疗法

(1)中频电疗法:应用频率为1000～10000Hz正弦或非正弦交流电治疗疾病的方法。中频电流采用的是交流电,所以无电解作用,对皮肤不含化学刺激,有利于操作和治疗;组织电阻明显下降,这就可以应用较大的电流强度且电流能达到较大的作用深度。

(2)音频电疗法:应用2000Hz的等幅正弦电流治疗疾病的方法,称为等幅中频正弦电疗法,即所谓的音频电疗法。该疗法对运动神经和肌肉有兴奋作用,可缓解肌肉痉挛,有缓解疼痛和软化瘢痕松解粘连的作用。

治疗方法:电极由板状或条状金属薄片和绒布套组成,治疗时绒布套用温水浸湿,并置于病区两侧,电流强度以患者能耐受为准,每次20～30分钟,10～20次为1疗程。

(3)电脑中频电疗法:电脑中频电疗法是由微电脑控制的低频调制的中频电疗法,可进行静动态干扰电流法、音频电流疗法、正弦调制与脉冲调制中频电流疗法及功能性电刺激等。预存多个处方,按处方键即自动按程序输出处方的波形系列,且任意修改程序。因采用多步程序处方治疗,治疗中多次变换各项参数,机体组织不易产生适应性。在治疗过程中产生的内源性镇痛物质可能比较多,因而其镇痛作用较一般调制中频电流为好。

治疗方法:2个电极或4个电极,并置或对置放于疼痛部位,电流强度以病人的耐受为准。每次20分钟,每日1～2次,10次为1疗程。

3. 高频电疗法

(1)超短波疗法:应用波长10～1m、频率30～300MHz的交变电磁场治疗疾病的方法,称为短波疗法。超短波治疗有热效应和非热效应。

治疗方法:在腰椎间盘突出症治疗中常用大功率超短波,橡皮板状电极(14cm×20cm)腰腹对置,对伴有坐骨神经痛的患者采用腰-患肢小腿并置,治疗间隙2～3cm。治疗剂量:急性期常采用无热量或微热量,时间从5～6分钟开始,可增加到10～12分钟,每日1次。慢性期,剂量可为温热量,时间15～20分钟,每日1次,15～20次为1疗程。

(2)微波疗法:应用波长1nm～1mm、频率300～300000MHz的电磁波治疗疾病的方法。按波长微波又分为分米波(波长100～10cm)、厘米波(波长10～1cm)和毫米波(波长10～1mm)。目前,在治疗上最常用的微波其频率为2450MHz,波长为12.5cm。小剂量的微波使血管及小动脉扩张,增加血运,使组织的营养和供养得到加强,同时加快对渗出物的吸收,加速消除诱发炎症的有害物质和代谢产物,减轻局部的刺激,故可消肿止痛。

治疗方法:对于腰椎间盘突出症,常采用圆形或马鞍形辐射电极照射腰部,采用圆形辐射器时,辐射距离一般在5～10cm,马鞍形辐射器可直接接触体表进行接触辐射,治疗剂量依病情不同采用无热量、微热量或温热量,每日1次,每次10～15分钟。炎症的不同时期应选用不同的剂量,在腰椎间盘突出症的早期,神经根水肿、渗出,吸收微波较多,应用小剂量及短时间。慢性阶段,可用中等剂量及较长时间。另外,微波产生的内生热,可降低肌张力,解除腰椎间盘突出导致的肌紧张。

4. 紫外线疗法

利用电磁波谱中的紫外光部分治疗疾病的方法,称为紫外线疗法。紫外线系不可见光线,因位于可见光谱紫色光线的外侧而得名。紫外线具有较高的量子能量,可引起显著的光化学效应及一系列生物学作用,用于医疗的紫外线波长在400～180nm,常分为3段:长波紫外线(400～320nm)、中波紫外线(320～280nm)、短波紫外线(280～180nm)。红斑反应是紫外线照射皮肤后引起的重要反应之一,它与紫外线的止痛、消炎、增加机体免疫功能等多种治疗作用有密切的关系。红斑实际上是一种光化性皮炎,其组织变化是红斑区血管扩张、充血、渗透性增加、白细胞增多等。紫外线红斑量照射可降低感觉神经兴奋性,使局部痛阈升高,感觉时值延长,从而缓解疼痛。这是由于紫外线照射区血液循环加速,致痛物质清除加快,同时紫外线可使感觉神经末梢发生可逆的变性,抑制痛觉的传入。

治疗方法:对于腰椎间盘突出症,一般采用中红斑量紫外线照射。若疼痛面积过大,如腰骶、股后部、小腿前外侧,每日1～2野,依次照射,每野接受3～4次照射。

5. 红外线疗法

红外线是一种肉眼看不到的光线,因位于可见光谱红色光线之外而得名。用于医疗的红外线光谱分为长波红外线和短波红外线两部分，其波长分别为15～1.5μm和1.5μm～760nm。红外线透入机体的深度是0.05～10mm，其中长波红外线穿透力较弱，只能达皮肤表层，短波红外线穿透皮肤能力较强，可达皮下组织，红外线的主要生物学作用是热作用。热作用使被照射局部的血管扩张，血流加快，细胞的吞噬功能加强，局部代谢旺盛，细胞的氧化过程加快和肌张力降低。局部热可被血流带至全身，使全身的血管扩张。降低肌张力，缓解肌肉痉挛，对神经痛、肿胀引起的疼痛、肌痉挛性痛、缺血性痛及炎症性痛均有一定的镇痛作用。

治疗方法：对腰椎间盘突出患者，可直接照射腰部，以痛区为中心，灯距一般为15～20cm，以患者舒适的温热感为准，每次照射20～30分钟，一般每日1次，7～20次为1疗程。牵引前用红外线照射，温热降低了肌肉的张力，解除了肌肉痉挛，有利于加强牵引的疗效。

6. 石蜡疗法

利用加热融化的石蜡作为温热介质接触体表，将热能传至机体治疗疾病的方法，称为石蜡疗法。治疗用石蜡的比重为0.9，熔点50～60℃，医用石蜡溶解后即可使用，加温不要过高以免变质。石蜡的热容量高，导热系数小，散热时间长，患者易耐受，是传导热疗中最好的一种介质，且与身体各部位能紧密接触，是腰椎间盘突出症综合疗法中常用的温热治疗。

治疗方法：蜡饼法，将溶蜡倒入金属托盘中，厚度2～3cm，待冷却不流动后取出置于腰部，上置塑料布，周围以浴巾包裹，后用棉垫或毛毯对局部进行保温，治疗时间30～40分钟。

蜡袋法，以塑料袋装入1/3溶蜡后排出空气封口，治疗时将蜡袋放入热水中，待石蜡溶化后取出，晾干表面水液之后，置腰部进行治疗。

（四）经皮阻滞疗法

经皮肤将药物注射到疼痛部位，阻断疼痛传导，以减轻或消除疼痛的方法称为经皮阻滞疗法，对于腰椎间盘突出症常用骶裂孔注射阻滞疗法。骶裂孔注射是将药液经骶裂孔注射至硬膜外腔，药液在椎管内上行至患部神经根处发挥治疗作用。所用药液包括维生素B_1、维生素B_{12}、利多卡因、地塞米松和生理盐水等，30～50ml，3～5天为1疗程，共3次。

（五）针灸疗法

1. 原理

（1）中枢神经系统的镇痛作用。通过针刺深部组织的提、插、捻、转，刺激了很多感受器、神经末梢和神经干，加强传入的粗神经纤维（α、β、γ类）活动，减弱了传入的细神经纤维（C类）活动。这两种镇痛与疼痛刺激信息在经过脊髓背角时，与脊髓水平发生相互作用，在经过脊髓以上的中枢核群及人体的大脑皮层时，均会发生一系列的相互制约与影响。最后达镇痛效应。

（2）疏通经络及其调整作用。根据祖国医学“不通则痛”的理论，经络循环不畅是引起疼痛的原因，针刺后疏通经络是治疗疼痛的重要法则。经络还与自主神经系统有密切联系，针刺后自主神经功能可以得到稳定，从而达到调整机体内环境的作用。

（3）中枢神经递质和体液因素在针刺镇痛中的作用。针刺后中枢性5-羟色胺和乙酰胆碱增多，可能对针刺镇痛起加强作用。针刺后血中吗啡类物质含量增高，增高程度与针刺镇痛效果呈平行关系，在人和动物针刺实验时从脑脊液中提出一种肽类物质，称为脑啡肽，是一种内源性镇痛物质。

2. 针刺镇痛方法

将毫针刺入穴位给予适量的刺激，能于相应部位出现镇痛效果。根据取穴部位不同，有体针、耳针、头针、手针等类别，有时加用脉冲电刺激。常用为体针和耳针，有时也将体针和耳针相互配合使用。

（1）体针疗法：施治原则以疏导经气为主。常用穴：肾俞、白环俞、环跳、承扶、殷门、委中、阳陵泉。备用穴：L_2～L_5夹脊、上巨墟、次髎、秩边、承山、悬钟、昆仑、足临泣、阿是穴。

方法：每次选用3～5个穴位，用强刺激或中等刺激使麻电感向远端放射。如为根性痛者，可加夹脊穴，对年轻、体质较强的急性期病人多选用泻法，而年老、体质较弱及慢性期病人多采用补法或平补。在急性期每日针治1次，待症状好转可间隔1～2次针刺。选穴以常用穴为主，根据其疼痛的经脉循行部位选取备用穴。

（2）耳针疗法：根据十二经脉和奇经八脉与耳

部发生直接或间接联系的理论，采用耳针或其他方法刺激耳穴达到治疗疾病的目的一种疗法。常用穴：坐骨、肾上腺、臀、神门、腰椎、骶椎。

方法：用短毫针对准穴位刺入，深度以刺穿软骨而不透过对侧皮肤为度。中、强刺激，留针10～30分钟，隔5分钟捻转1次，每日或隔日1次。如用特制的耳针，则留1～7天，嘱病人每日自行按压数次，以加强疗效。每次选穴1～2个，多则3～5个穴位，每次针一侧，两侧耳壳交替使用。

(3)电针疗法：常用穴　①根性：L_2～L_5夹脊、阳陵泉或委中。②干性或原发性：秩边或环跳、阳陵泉或委中。用较强的高频脉冲电刺激5～10分钟。

(4)刺血拔罐法：常用穴　L_2～L_5夹脊，腰骶部位、疼痛部位经脉循行周围、压痛点。方法：叩打可用强刺激，叩打出血，并在叩打后结合拔罐。如在根性坐骨神经痛可在夹脊穴处作重点叩打，干性坐骨神经痛可在腰骶部压痛点作重点叩打。

(5)手针疗法：常用穴　坐骨神经点(手背第4、第5指掌指关节近第4指掌关节处)。方法：用强刺激手法，针刺时可同时按摩患部。并可用缪刺法，左病取右、右病取左，如两侧俱痛，可两手并刺。留针15～20分钟。

(六)针刀疗法

1. 原理

松解粘连，将椎间盘粘连组织推离神经根和硬膜，以解除临床症状。

2. 治疗

(1)针刀治疗：患者俯卧于治疗床上，骨盆大剂量(50～100kg)牵引10分钟，以使腰椎关节突关节距离拉大。在病变椎间盘上位椎体患侧横突上进针刀，针体与横突背面垂直，刀口线与人体纵轴平行，直达骨面。将刀锋沿横突下缘向内侧移动，当遇到骨性阻碍时，说明刀锋到达横突根部，神经根孔的上外侧。此时将针体向肢体下侧倾斜，将刀锋转动90°，使刀口线与神经孔内侧边缘转动式前进，随旋转将针体向人体的上段倾斜，当针体与人体上段约成30°时，病人下肢可出现酸胀感，说明此时刀锋已到达逸出的椎间盘粘连组织与神经根之间，沿神经根方向切开2～3刀出针。

(2)手法治疗：针刀治疗后，立即做连续抬腿复位手法，使其复位。

操作过程：病人仰卧于治疗床上，第一助手将患者膝关节屈曲90°，使小腿与大腿垂直。该助手站于治疗床上，两手分别握住患者双踝关节上缘；术者和第二助手分别站于治疗床两侧，用双手拇指指腹压于患椎旁压痛点(即神经管外口位置上)，两人各压住自己的一边。

第一助手将双小腿垂直提起，使患者髂前上棘离开床面为止，在第一助手提双小腿的同时，术者和第二助手双拇指一齐下压椎旁压痛点，用力的方向与脊椎矢状面呈45°角，当第一助手放下小腿，患者膝部着床时，术者和第二助手也同时松开。第一助手见患者膝部已着床面，术者及第二助手已松开后，再提起患者的双小腿，高度同前。术者及第二助手在第一助手上提小腿的同时，再一次用双拇指按压患椎两侧压痛点，如此重复15～20次。将患者小腿放下伸直，检查患椎两侧压痛点，如无放射或放射痛明显减轻，即可停止整复。如放射痛无变化，可再做1遍，但不超过3遍。

手法结束后，按脊柱外伤病人搬运方法，将病人送回病房，病人在搬运和卧床期间保持身躯平直，不能前屈，更不能坐起和扭伤腰部，大小便要保持腰部分前凸位；绝对卧床3周，下肢可做屈伸活动。术后1周，病人可在床上做飞燕式练功法，每天50～100次，以及下肢抬举锻炼，每侧50～100次。

(七)推拿疗法

1. 作用机制

推拿是通过手法作用于人体体表的特定部位来防治疾病的一种中医疗法。主要作用机制有：

(1)使突出物回纳。推拿在牵引、扭转、屈伸等作用下使椎间盘内产生压力变化，对突出物有回吸力，后纵韧带和纤维环的张力与椎间隙后缘向前的挤压力也使突出物回纳，以减轻其对神经根周围组织、血管的压迫作用。

(2)改变突出物与神经根及神经根与周围组织的关系。研究发现，手法在腰椎旋转过程中，使紧压神经根的突出物远离神经根1cm左右，从而改变突出物与神经根的位置关系，起到变位与松解粘连的作用。

(3)消炎止痛。手法能扩张毛细血管，加速淋巴回流，促进炎性介质的吸收、排泄，以减轻或消除神经根周围的炎症和水肿。另外，推拿手法还可以纠正脊柱偏歪，有利于脊柱生理曲度和力学平衡的恢复，促使内外环境平衡协调。

对适应推拿的患者，要根据其病情轻重、病变部位、病程、体质等选择适宜的手法，并确定其施用顺序、力量大小、动作缓急等。如急性期疼痛较剧者，施以肌肉松弛类手法，可先下肢后腰骶，先健侧后患侧，先周围后患处、痛点，循序渐进，且轻柔缓和。而初次发病但症状较轻和恢复期疼痛缓解者，继肌肉松弛类手法后施以牵引、整复类手法。而病程迁延日久者，可适当增加整复类手法。常用的治疗手法有：肌肉松弛类、牵伸类、被动整复类。肌肉松弛类手法：滚法、揉法、推法、按法、点法、拿法、拍法、击法、下肢抖法和振法。牵伸类手法：拔伸法、屈曲、牵拉法、牵抖法、背法。被动整复类手法：扳法，包括腰部斜扳法、直腰旋转扳法、弯腰旋转扳法、后伸扳法，直腿抬高法、足蹬法、折腰法、摇法和绞腰法。

2. 适应证和禁忌证

腰椎间盘突出症推拿治疗的适应证有初次发作，病程短(3个月以内)者；症状和体征较轻者；由于全身性疾病或局部皮肤疾病，不能施行手术者。禁忌证有巨大中央型腰椎间盘突出；突出物与神经根严重粘连；伴较严重腰椎管狭窄、腰椎滑脱、侧隐窝狭窄，以及有脊椎骨质病变者。

(八)手法疗法

手法治疗是国外物理治疗师治疗下腰痛的常用方法，以 Maitland 的脊柱关节松动术和 Mckenzie 脊柱力学治疗法最为常用。Maitland 松动术的主要手法有脊柱中央后前按压、脊柱中央后前按压并右侧屈、脊柱中央后前按压、横向推压棘突、腰椎旋转、纵向运动、腰椎屈曲、直腿抬高和腰椎牵伸。Mckenzie 在脊柱力学诊断治疗中将脊柱疾患分为姿势综合征(posture syndrome)、功能不良综合征(dysfunction syndrome)和间盘移位综合征(derangement syndrome)。其相应治疗原则是姿势综合征需矫正姿势。功能不全综合征出现力学变形时用屈曲或伸展原则。椎间盘后方移位时，若伸展使疼痛向心化或减轻，则用屈曲原则。神经根粘连用屈曲原则。

(九)康复训练

腰椎间盘突出症患者应积极配合运动疗法，以提高腰背肌肉张力，改变和纠正异常力线，增强韧带弹性，活动椎间关节，维持脊柱正常形态。

1. 早期练习方法

腰背肌练习：五点支撑法，仰卧位，用头、双肘及双足跟着床，使臀部离床，腹部前凸如拱桥，稍倾放下，重复进行。三点支撑法，在前法锻炼的基础上，待腰背稍有力量后改为三点支撑法；仰卧位，双手抱头，用头和双足跟支撑身体抬起臀部。飞燕式，俯卧位，双手后伸置臀部，以腹部为支撑点，胸部和双下肢同时抬起离床，如飞燕，然后放松。

2. 恢复期练习方法

(1)体前屈练习：身体直立，双腿分开，两足同肩宽，以髋关节为轴，上体尽量前倾，双手可扶于腰两侧，也可自然下垂，使手向地面接近。做1～2分钟，还原。重复3～5次。

(2)体后伸练习：身体直立，双腿分开，两足同肩宽。双手托扶于臀部或腰间，上体尽量伸展后倾，并可轻轻振颤，以加大伸展程度。维持1～2分钟后还原，重复3～5次。

(3)体侧弯练习：身体开立，两足同肩宽，两手叉腰。上体以腰为轴，先向左侧弯曲，还原中立，再向右侧弯曲，重复进行并可逐步增大练习幅度。重复6～8次。

(4)弓步行走：右脚向前迈以大步，膝关节弯曲，角度>90°，左腿在后绷直，此动作近似武术中的右弓箭步，左右腿交替向前行走，上体直立，挺胸抬头，自然摆臂。每次练习5～10分钟，每天2次。

(5)后伸腿练习：双手扶住床头或桌边，挺胸抬头，双腿伸直交替后伸摆动，要求摆动幅度逐渐增大，每次3～5分钟，每天1～2次。

(6)提髋练习：仰卧位，放松。左髋及下肢尽量向身体下方送出，同时右髋右腿尽量向上牵引，使髋骶关节做大幅度的上下扭动，左右交替，重复1～8次。

(7)蹬足练习：仰卧位，右髋、右膝关节屈曲，膝关节尽量接近胸部，足背勾紧，然后足跟用力向斜上方蹬出，蹬出后将大小腿肌肉收缩紧张一下，5分钟左右。最后放下还原。左右腿交替进行，每侧下肢做20～30次。

(8)伸腰练习：身体直立，两腿分开，两足同肩宽，双手上举或扶腰，同时身体做后伸动作，逐渐增加幅度，并使活动主要在腰部而不是髋骶部。还原休息再做，重复8～10次，动作要缓慢，自然呼吸不要闭气，适应后可逐渐增加练习次数。

(9)悬腰练习：两手悬扶在门框或横扛上，高度以足尖刚能触地为宜，使身体呈半悬垂状，然后身体用力，使臀部左右绕环交替进行。疲劳时可稍事休息重复进行3～5次。

(十)中药治疗

中药内服可以减轻炎性反应，缩短炎症期和减轻结缔组织形成，促进变性神经纤维恢复，减少胶质纤维增加，减轻瘢痕化及瘢痕对周围神经组织的挤压等。腰椎间盘突出症属于祖国医学的“腰痛”、“腰腿痛”范畴。早在《素问》中就提到“衡络之脉令人腰痛，不可以俯仰，仰则恐仆，得之举重伤腰”。分析腰椎间盘突出症的病因，多为外受伤损，内有亏虚或感受风寒湿邪等，故辨其临床症候分为气滞血瘀、风寒痹阻、湿热痹阻、肝肾亏虚等型，辨证施治，根据每型的特点，中药方剂的组成也有所不同。具体分析如下：

1. 气滞血瘀证

【主证】患者腰腿痛如刺，日轻夜重，痛有定处，痛处拒按，腰部板硬，俯卧转侧艰难，大多近期有腰部外伤史，舌质暗红，或有瘀斑，脉弦紧或涩。治疗以活血祛瘀，舒筋通络，行气止痛为主。

【方药】以身痛逐瘀汤为主加减，重用桃仁、红花、归尾、川芎等活血化瘀药，辅以活血理气或通络止痛的药物，并酌情增加理气药物。也可用田七末冲服。

2. 风寒痹阻证

【主证】患者腰腿冷痛，受寒及阴雨天加重，肢体发凉，喜暖怕冷，舌质淡，苔白滑或腻，脉沉紧或濡缓。治疗以祛风湿，止痹痛，补肝肾，益气血为主。

【方药】以独活寄生汤为主加减，重用祛风散寒止痛的药物，如寒盛可加用干姜、炮附，风盛可加秦艽、羌活。也可用中成药温通胶囊口服。

3. 湿热痹阻证

【主证】患者腰腿疼痛，肢体烦热，遇热或雨天痛增，恶热，口舌干，小便短赤，大便不畅，舌红苔黄腻，脉濡数或弦数。治疗以清热利湿为主。

【方药】以四妙散为主加味，如湿重可加车前、茵陈，热重可加大黄、知母等。亦可用中成药盘突止痛胶囊口服。

4. 肝肾亏虚证

【主证】患者腰腿痛缠绵不愈，劳累更甚，肢体麻木有冷感，沉重乏力，肌肉萎缩。偏阳虚者面色苍白，手足不温或腰腿发凉，或有阳痿，早泄，妇女带下清稀，舌淡苔白滑；偏阴虚者面色潮红，咽干口渴，心烦失眠，多梦或有遗精，舌红少苔，脉弦细数。

【方药】偏阳虚证治疗以温肾壮阳为主。方药以右归丸为主加减，也可以用中成药龙鳖胶囊口服；偏阴虚证治疗以养阴通络为主。方药以左归丸为主加减，也可以用中成药六味地黄丸口服。

总之，“腰痛”多因“气滞血瘀”、“肝肾亏虚”引起。用来治腰椎间盘突出症的中药方剂众多，历史悠久，各家方药各有特色。对于腰椎间盘突出症的中药治疗，不仅要细察临床表现，还要重视全身变化，积极寻求病因，四诊合参，辨证治病。不可忽视的是，中药辨证施治也要因时、因地、因人制宜。例如，南方地气潮湿，如多用当归等辛燥之物，体必不受之；天气炎热，即使辨证为体虚当予补剂，也应慎用滋腻膏补之品，以免碍胃。

(十一)康复护理

1. 一般护理

运用中医“整体观”，详细评估病史，了解患者工作、生活环境和既往史、现病史，急性期要求患者卧硬板床休息，慎起居，避风寒，注意腰部保暖，畅情态，避免七情内伤，积极配合治疗护理，饮食宜清淡，易消化，营养丰富之品，忌肥甘厚腻，防便秘，以免咳嗽，便秘用力排便时腹压增加，加重疼痛症状。

2. 症状护理

针对不同受伤原因及不同临床症状给予相应的辨证施护。

(1)寒湿腰痛者：因风寒湿邪为患，症见腰部冷疼重着酸麻，活动转侧不利，腰痛迁延日久，时轻时重，患部发凉，遇阴雨、寒湿天气疼痛发作或加剧，苔白腻、脉沉而迟缓者，注意腰部保暖；局部行磁热疗、蜡疗，配合针灸、拔火罐，以祛湿散寒，通络止痛，如有神经根受压症状，待疼痛缓解后行牵引治疗，按牵引护理常规护理。

(2)腰肌劳损，劳累腰痛者：多由陈伤宿疾，劳累腰痛举发，症见：腰痛触之僵硬有牵制感、痛有定处，轻则俯仰不便，重侧转侧困难，此类患者多为急性发病，疼痛剧疼，性情焦躁，嘱患者急性期绝对卧床休息，床上大小便，一切治疗护理送到床旁，加强心理护理，及时准确执行各项治疗，疼痛剧烈时遵医嘱使用镇痛剂。

(3)肝肾亏虚，肾虚腰痛者：常不同程度伴有心血管疾病、骨质疏松、骨质增生或腰椎滑脱或腰椎管狭窄等不同的伴随疾病，护理此类病人，详细的病情观察至关重要，治疗以温和的磁热疗、蜡疗、针灸为主，视病情轻重选择是否作牵引，同时床旁加护栏，起床活动时注意看护，防跌倒，加强安全护理，防止护理意外及并发症的发生。

3. 功能锻炼

急性期应完全卧床休息，症状缓解后应积极进行增强腰背肌的功能锻炼。根据临床分型选用适当练习方法：屈曲型练仰卧起坐法和屈膝屈髋法。伸展型练五点支撑法和背伸法(又叫拱桥式和飞燕式)，经常后伸，旋转腰部，以增强腰背部肌力，有利于腰椎平衡稳定，同时，功能锻炼指导也要因人而异，对于20～40岁多发人群，身体条件允许，可指导其从五点式，逐步过渡到四点式、三点式、拱桥或飞燕式。功能锻炼时以腰肌不劳累为度，勿过度劳累以免拉伤肌肉。对于年老体弱者，不作强制要求，指导病人适当作直腿抬高，或腰部后伸，旋转腰部的活动即可。久坐久站时，佩戴腰围保护腰部。

(黄　鹰　周　昊)

第九节　骨质疏松症的康复

一、骨质疏松症临床诊治

(一)概述

骨质疏松是全身骨量减少，表现为单位体积骨量降低，矿盐和骨基质等比例减少，骨组织微细结构破坏致骨脆性和骨折危险性增加的一种全身性骨骼疾病。骨质疏松症一般分为两大类，即原发性骨质疏松症和继发性骨质疏松症。

引起骨质疏松的原因很多，与年龄有关的骨丢失，即为原发性骨质疏松，或称老年性骨质疏松，中老年人性激素分泌减少是导致骨质疏松的重要原因之一，绝经后雌激素水平下降，致使骨吸收增加已是公认的事实。由其他疾病引起的骨质疏松称为继发性骨质疏松。随着年龄的增长，钙调节激素的分泌失调致使骨代谢紊乱，老年人由于牙齿脱落及消化功能降低，骨纳差，进食少，多有营养缺乏，致使蛋白质、钙、磷、维生素及微量元素摄入不足。随着年龄的增长，户外运动减少也是老年人易患骨质疏松症的重要原因。近年来，分子生物学的研究表明骨疏松症与维生素D受体(VDR)基因变异有密切关系。骨质疏松的发病率与性别、年龄、种族、地区和饮食习惯等因素有关。女性的发病率远较于男性为高。50～60岁年龄组与80～90岁组相比，发病率高出21%。白种人绝经后妇女65岁以上者，骨质疏松发病率约为15%。

骨质疏松最严重的后果是骨折。据报道，骨折常发生的部位为椎体、髋部和腕部，15%～20%的骨折病人在病后1年内由于各种并发症死亡，50%以上的幸存者终身残疾。

(二)病理生理

从细胞水平看，骨骼的重建是由破骨细胞和成骨细胞的活性来调节的。在骨丢失的过程中，破骨细胞的过度活跃破坏了骨吸收和形成之间的平衡。既往的研究已发现，破骨细胞的活性受到雌激素和RANK/RANKL/OPG系统的影响，由于后者会不同程度地影响破骨细胞的分化和功能，因此在骨质疏松症的病理生理机制中占有重要的地位。原发性骨质疏松的病因尚不明确。Meunier根据骨组织形态测量，发现原发性骨质疏松有10%显示骨转换加快，说明有过度破骨活动；30%有异常慢转换，提示成骨功能缺陷；其他60%转换正常，其骨吸收率及骨形成率之间有轻微不平衡。原发性骨质疏松的共同特点是在累及骨吸收骨形成的细胞过程的耦联出现缺陷。而正常成人骨骼，如出现骨吸收率或骨形成率异常，很快即为相反过程所代偿而使骨量保持相对恒定。

（三）临床表现

1. 疼痛

原发性骨质疏松症最常见的病症，以腰背痛多见，在疼痛患者中占70%～80%。疼痛沿脊柱向两侧扩散，仰卧或坐位时疼痛减轻，直立时后伸或久立、久坐时疼痛加剧，日间疼痛轻，夜间和清晨醒来时加重，弯腰、肌肉运动、咳嗽、大便用力时加重。一般骨量丢失12%以上时即可出现骨痛。老年骨质疏松症时，椎体骨小梁萎缩，数量减少，椎体压缩变形，脊柱前屈，腰背肌为了纠正脊柱前屈，加倍收缩，肌肉疲劳甚至痉挛，产生疼痛。新近胸腰椎压缩性骨折，亦可产生急性疼痛，相应部位的脊柱棘突可有强烈压痛及叩击痛，一般2～3周后可逐渐减轻，部分患者可呈慢性腰痛。若压迫相应的脊神经可产生四肢放射痛、双下肢感觉运动障碍、肋间神经痛、胸骨后疼痛类似心绞痛，也可出现上腹痛类似急腹症。若压迫脊髓、马尾还会影响膀胱、直肠功能。

2. 身长缩短、驼背

多在疼痛后出现。脊椎椎体前部几乎多为松质骨组成，而且此部位是身体的支柱，负重量大，尤其第11、第12胸椎及第3腰椎，负荷量更大，容易压缩变形，使脊椎前倾，背曲加剧，形成驼背。随着年龄增长，骨质疏松加重，驼背曲度加大，致使膝关节挛拘显著。每人有24节椎体，正常人每一椎体高度约2cm，老年人骨质疏松时椎体压缩，每椎体缩短2mm左右，身长平均缩短3～6cm（图23-28，图23-29）。

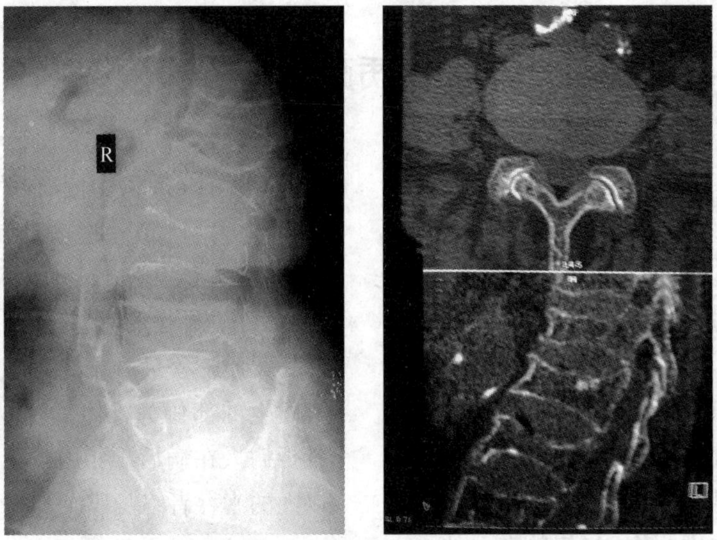

图 23-28　腰椎骨质疏松，腰椎体明显压缩

3. 骨折

这是退行性骨质疏松症最常见和最严重的并发症。

4. 呼吸功能下降

胸、腰椎压缩性骨折，脊椎后弯，胸廓畸形，可使肺活量和最大换气量显著减少，患者往往可出现胸闷、气短、呼吸困难等症状。

（四）诊断与鉴别诊断

1. 骨质疏松症的诊断

诊断骨质疏松以骨密度减少为基本依据，在鉴别继发性骨质疏松的同时，诊断原发性骨质疏松，可参考病史、生化和骨折进行综合考虑。

WHO推荐的诊断方法为：使用双能X射线吸收法骨密度仪测定骨密度（BMD），测得BMD与同性别峰值BMD-n倍标准差相比；我国常以骨密度降低2倍标准差作为骨质疏松的诊断标准。

WHO制定的骨质疏松症诊断标准为：

正常骨量：骨密度在－1.0SD以内（T-score＞－1.0）。

骨量减少：骨密度为－1.0～2.5SD（－1.0≥

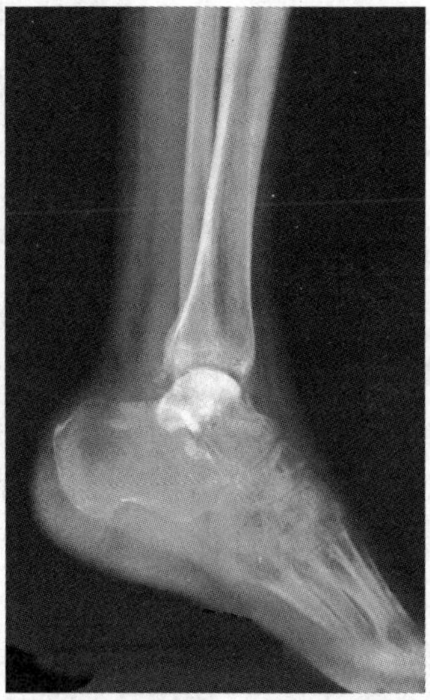

图 23-29 距骨骨折术后距骨坏死，相邻的骨关节废用性骨质疏松

T-score≥−2.5）。

骨质疏松：骨密度＜−2.5SD（T-score＜−2.5）。

严重的骨质疏松：骨密度＜−2.5SD，合并脆性骨折。

2. 骨质疏松症的鉴别诊断

（1）骨质疏松症与其他骨病：一般来说，正常骨骼由矿物质和有机质两个部分组成，骨密度所测仅为矿物质部分。骨质疏松的病人，骨矿物质和有机质等比例减少；而骨软化症的病人也会出现骨矿物质减少，但其有机质并不减少，甚至会增多；成骨不全的病人，由于其有机质结构的异常，导致骨矿物整体密度下降。因此，对于骨密度低下的病人，首先应排除骨软化症或成骨不全。

（2）原发性骨质疏松症与继发性骨质疏松症：在排除了其他骨病以后，骨质疏松症的诊断还应除外继发性因素。常见的继发性骨质疏松病因，包括钙和维生素 D 摄入不足、内分泌代谢疾病、结缔组织病、多种慢性肾脏疾病所致的肾性骨营养不良、胃肠营养性疾病（消化道疾病）、血液系统疾病、神经肌肉系统疾病、长期制动或太空旅行、器官移植术后和一些药物、毒物的作用等。临床引起骨质疏松的疾病主要为甲旁亢、慢性肾衰、库欣综合征、甲亢、吸收不良、器官移植、制动及肿瘤。

（五）治疗原则

骨质疏松症给患者生活带来极大不便和痛若，治疗收效很慢；一旦骨折又可危及生命，因此，要特别强调落实三级预防。

目前治疗骨质疏松症的药物有下列 6 种。

（1）雌激素治疗：雌激素已被证实可以有效维持骨量，预防骨折发生，还能稳定神经系统，调节全身功能。

（2）阿伦膦酸盐（Alendronate）：商品名 Fosamax。具有抑制破骨细胞的作用，同时具有预防与治疗骨质疏松症的效果。

（3）降钙素（Calcitonin）：借着皮下、肌肉注射或鼻孔吸收，对于停经 5 年以上的骨质疏松症妇女有效。副作用包括食欲减退、脸潮红、起疹子、恶心与头昏。不过，只要停止药物治疗，骨质流失速度会开始加快，因此必须长期治疗。

（4）钙剂和维生素 D：联合用药效果较好。

（5）骨肽制剂：是目前临床新出现的用来治疗风湿、类风湿及多发骨折的生物制剂，对骨质疏松有一定的疗效。但极少数有过敏反应。

（6）氟化物：氟可直接刺激成骨细胞，促进细胞增殖及碱性磷酸酶增加。

总的治疗原则可以归纳为，缓解骨痛，增加骨量，减少骨折。

二、骨质疏松症的康复评定

骨质疏松症患者应当对骨痛、关节活动度、肌力、肌耐力、平衡功能、骨折、日常生活活动能力与生活质量进行评定。

（1）骨痛评定：主要对腰背痛进行评定，采用目测类比定级法（VAS）。在纸上画一根 10cm 长横线，一端表示无痛，一端表示剧痛，让受试者根据自己体验到的疼痛程度，在线上画出某一位置，再进行测量分析。

（2）关节活动度、肌力和肌耐力评定。

（3）平衡功能评定：方法包括仪器评定与非仪器评定，内容包括对平衡的功能、能力及心理状况作全面的评定。通过平衡评定预测被测试者跌倒的风险及其程度是骨质疏松症患者功能评定的重要功能方面。预防骨质疏松症性骨折的重要思路之一是对跌倒风险进行预测，从而有效地预防骨折的发生。

（4）日常生活活动能力与生活质量评定。

(5)骨折评估：VDS指数法，对每一椎体（T_4～L_5）的变形进行评估，根据变形的程度分为0～3级，即对每一椎体前、中、后高度的改变进行测量。正常椎体为0级，终板变形为1级（高度降低15%以上），楔形骨折为2级（高度降低15%以上），平行压缩骨折为3级。

与骨质疏松症相关的评定还包括自身内在的危险因素。由于老年人的整体功能衰老，往往伴有意识或认知功能的障碍、应对能力差、视力下降、体重超重、吸烟、酗酒等不良嗜好及类风湿性关节等慢性疾患。步态分析包括步行节律、稳定性、流畅性、对称性、重心偏移、手臂摆动、矫形器、助行器的作用等。此外，还有周围环境的安全因素，如公共场所及居家环境的人行道、过道、楼梯、厕所、厨房等，是否具备无障碍及预防其他意外事故发生的安全措施。

三、骨质疏松症的康复治疗

主要包括药物治疗、运动疗法和作业治疗。

（一）药物治疗

详见前“（五）治疗原则”部分。

（二）运动疗法

目的是阻止骨量丢失，增加骨量，改善骨密度和骨强度，改善骨质疏松症患者运动功能、平衡功能和日常生活活动能力。首要原则是“超负荷”，即在运动过程中加在骨上的负荷应不同于且大于日常生活活动中的负荷。因为“超负荷”可以让本来骨量就非常低的个体产生最大的反应。运动时间和强度应随着患者能力的增加而相应地增加。

1. 急性期的运动治疗

主动运动：①呼吸运动：在运动时进行深呼吸练习，目的是放松肌肉，消除身心疲劳和紧张感。②静立性体位训练：坐位或立位时应伸直腰背，收缩腰肌和臀肌，增加腹压，吸气时扩胸伸背，接着收颌和向前压肩，或坐直背靠椅。③卧位时应平仰、低枕，尽量使背部伸直，坚持睡硬板床，使其通过训练习惯这种姿势，以防骨折的发生和加重驼背。

被动运动：①牵引，对椎体骨折者用手法持续牵引或牵引床牵引，牵引重量为体重的25%，牵引时间为20分钟；②被动关节活动度维持训练：对非骨折部位进行上述训练，患者取仰卧位，在无痛状况下完成关节活动度的运动，各关节的诸运动方向均要进行训练，每种运动各3～5次为宜；③斜床腰背肌等长收缩训练。

急性期的运动治疗目的主要是消炎止痛，防止失用性改变和骨量丢失，并渐增骨量，促进骨折愈合。

2. 慢性期的运动治疗

预备运动：也称热身运动，是一个逐渐增加强度的过程。通过预备运动能提高肌肉温度，提高心肺功能；可进行全身柔软体操，牵伸肌群练习、呼吸练习和慢跑。

被动运动：①牵引，对椎体骨折者用手法持续牵引或牵引床牵引，牵引重量为体重的25%，牵引时间为20分钟；②关节松动，可用轻手法关节松动术以防止脊柱压缩性骨折；③持续被动运动，关节活动幅度一般从无痛的可动范围开始，以后酌情扩大，直至引起轻微疼痛为止。

主动运动：采用运动体操等全身性主动等张运动，通过肌肉收缩，加大骨的负荷，同时强化、提高肌力，改善姿势，具体方法：①俯卧位，背肌训练；②膝手卧位，背肌训练；③仰卧位，抬腿，腹肌训练；④搭桥式腹肌训练；⑤五点支撑法，仰卧位，用头、双肘及双足跟着床，使臀部离床，腹部前凸如拱桥，稍倾放下，重复进行；⑥四点支撑法，在前锻炼的基础上，改为四点支撑法，即仰卧位，双手抱头，用双肘和双足跟支撑身体抬起臀部；⑦三点支撑法，同上，待腰背稍有力量后改为三点支撑法，即仰卧位，用头和双足跟支撑身体抬起臀部。还包括展翅欲飞、双飞燕及单飞燕。但上述运动顺利完成后，逐渐配合渐进抗阻运动和短暂最大收缩练习以增强效果。上述运动中的躯干伸肌过伸、等长运动训练主要防治胸腰椎骨质疏松症。

选择性主动运动：主要目的是选择性地对骨质疏松症好发部位的相关肌群进行运动训练以维持和增加该部分骨量。

全身耐力运动法：即有氧运动，目的在于增强体质，提高心、肺、代谢功能及神经肌肉、内分泌的功能，从整体能力上改善肌肉、骨骼基本功能水平，维持增加骨量。包括步行训练、慢跑、骑自行车。

能力水平运动法：主要是维持和增加患者个人功能和能力水平，改善日常生活能力。基本动作训练通过翻身、起坐、单腿跪位,加强大骨纵轴负荷,改善肌力,平衡能力。

此外,物理因子疗法具有抗炎、镇痛改善局部血液循环等作用,如直流电疗法、直流电药物离子导入疗法及中、低频脉冲电疗法等的合理运用,具有一定的疗效。

后期还包括居家环境的改造和辅助器具的使用、矫形器的应用、疼痛处理和心理社会问题处理。

(三)中医中药治疗

1. 针灸

腰背疼痛是骨质疏松症最常见的症状,是由于胸、腰椎压缩性骨折或腰背肌肉劳损、紧张而导致的。中医认为,骨质疏松症是由于肾虚,"肾主骨"功能衰退而致。腰为肾之府,肾虚则腰痛。素体虚弱,偶遇外邪使腰背部气血、经络不通,使疼痛加重。

拔罐通过温热和负压刺激有关部位,可以起到疏通经络、调节气血、缓解肌肉紧张的作用,从而达到镇痛的目的。

拔罐治疗骨质疏松症性腰背痛方法是:选择合适的玻璃罐,于脊柱两侧纵向拔火罐4～8个,以疼痛部位为主。操作过程中,注意勿灼伤皮肤,3～5天拔罐1次。

2. 中药治疗

可分为急性期和慢性期的治疗,急性期以活血化瘀、止痛为主,慢性期以补益肝肾、益精填髓为主。

(1)肝肾亏虚型(慢性期)

【主证】四肢关节疼痛绵绵,初期由安静状态转而开始活动时出现腰痛,经休息后可稍有缓解,反反复复可持续较长时间。此后逐步发展为持续性疼痛,或伴有腰背强直感觉。随其年龄的增长和病史的发展,逐渐出现驼背、身长缩短。同时伴有头晕耳鸣,神倦乏力,听力、视力减退,牙齿松动或过早脱落,发白发脱,记忆力减退,膝软并足跟酸痛。舌质淡,薄白苔,脉象沉细弱。

【治则】补益肝肾、益精填髓。

【方药】独活寄生汤加减。

(2)气滞血瘀型(急性期)

【主证】骨、关节、韧带、肌肉不适,酸痛,活动不便和功能障碍,易损伤脊柱或四肢大关节。并发骨折包括脊柱压缩性骨折(胸、腰椎)、股骨颈骨折或四肢骨远端骨折(尺桡骨或胫腓骨)。本证腰背痛的特点大都为局限性腰背痛为主,腰背疼痛如刺,痛有定处,偶见有麻木感的病例。轻则俯仰不便,重则因痛剧而不能转侧,痛处拒按,当体位变动或深呼吸、咳嗽、喷嚏时而感有剧烈刺痛,如因不慎发生跌仆、扭挫而致损伤部位常有不同程度的瘀血肿胀,或肤色青紫,大便秘结或色黑,舌唇紫黯,脉象弦涩。

【治则】活血化瘀,行气止痛。

【方药】身痛逐瘀汤加减。

(四)康复护理

1. 饮食调理

骨质疏松症患者的饮食均衡,适量进食蛋白质及含钙丰富的食物蔬菜水果,如牛奶、鱼、豆制品,水果以橙、柚等为主;减少钠盐摄入少吃腌制食物,如榨菜、腊味食品、罐头食品等,可减少钙质流失。

2. 安全护理

居住环境有充足的光线,地面保持干燥,无障碍物,地毯要固定,患者穿防滑鞋。对站立不稳患者配置合适的步行器,防止患者因跌倒骨折及软组织挫伤。

3. 良姿位指导

指导骨质疏松患者有意识保持良好的姿势。正确的卧位:卧硬板床休息和较低的枕头,尽量使背部肌肉保持挺直。站姿:站立时肩膀向后伸,挺腰收腹。坐位:双足触地,挺腰收颈,椅高及膝,尽量做到读书或工作时不向前弯腰,尽可能避免持重物走路。

4. 运动护理

运动是防治骨质疏松最有效和最基本的方法,应根据个人情况设计运动处方,量力而行,循序渐进,持之以恒。

(黄 鹰 罗 全)

第十节　关节置换术后的康复

一、临床诊治概述

人工关节置换术是指用人工关节替代和置换病损或损伤的关节。近年来，世界范围内关节置换术的数量成倍增长。手术增长的主要原因是人口的老龄化、关节病和骨质疏松症的高发病率所致。临床证明，关节置换术增加了患者的活动能力，减轻了关节疼痛，短期和中期随访时总的优良率达90%以上。

关节置换术的康复治疗是患者获得独立生活能力的关键，也是提高术后效果的有效手段。精湛的手术技术只有结合完善的术后康复治疗，才能获得最理想的效果。人工关节置换术患者的康复不仅与疾病本身有关，还与患者的全身状况、手术中的技术操作及患者的精神状态有密切的关系。人工关节置换术后康复训练的目的在于促进患者恢复体力，增强患肢肌力，增大置换关节活动度，改善和纠正患者因长期疾病所造成的不正常的姿态，减少术后并发症的发生，恢复日常生活动作的协调性，提高患者术后生活质量。

(一)关节置换术的适应证

1. 疼痛

接受关节置换术的患者术前因长期患有关节疾患，如退行性骨关节病、类风湿性关节炎、外伤后关节炎等，出现关节的反复、进展及活动后加重的慢性疼痛，药物和其他保守治疗效果不明显，影响生活、工作能力。

2. 关节严重畸形

关节可以有各种畸形。以膝关节为例，常见膝关节的严重畸形可包括屈曲畸形、过伸畸形、内翻或外翻等畸形。由于严重的疼痛和畸形会造成患者的日常生活活动能力的降低，从而使患者丧失劳动能力。

X线检查出现关节骨质结构破坏、对线不良，降低了关节的稳定性。

(二)术后并发症及其处理

1. 静脉血栓栓塞性疾病

静脉血栓栓塞性疾病是关节置换术后最为凶险的并发症。有报道未经预防的膝髋关节置换术后深静脉血栓(deep venous thrombosis，DVT)的发生率在70%～84%，症状性肺栓塞发生率接近15%，致命性肺栓塞为1%～3.4%。

患者出现小腿肿胀、疼痛、可触及的索条或Homan征阳性可诊断DVT，静脉造影和超声检查可进一步明确诊断，结合Doppler技术还可以确定血流方向。肺栓塞的临床症状常无特异性，可表现胸痛、呼吸急促、心率加快等，通气-灌注扫描是一种可靠的肺栓塞筛查方法。

抗凝药物是预防静脉血栓栓塞性疾病的常用措施。持续硬膜外麻醉和术后硬膜外镇痛与华法林联合使用比单独使用华法林预防DVT的效果要好。应用低分子肝素也被证明能降低DVT的发生率，但出血并发症是华法林的2～4倍。外部充气加压治疗可以增加静脉回流，减少血流淤滞，增强来自内皮细胞的纤溶作用，避免出血的危险。外部充气加压治疗和药物治疗联合应用应达到较好的预防效果。患者术后尽早进行下肢被动、主动活动，尽早下床训练是预防静脉血栓栓塞性疾病的很好的方法。

2. 感染

感染是关节置换术后较严重的并发症，它不仅延缓术后的愈合及康复的进程，又增加假体松动或脱位的危险性。因此，预防和控制术后感染是不可忽视的。凝固酶阳性的金黄色葡萄球菌是术后感染最常见的致病菌，表皮葡萄球菌和ALBUS葡萄球菌是晚期感染最常见的致病菌，任何针对感染的预防性方案必须针对这些常见的致病菌。第一代头孢菌素是最常用于预防性感染的抗生素。其他减少感染危险性的因素包括缝合伤口边缘、层流手术室等措施。

3. 假体松动

假体松动是造成关节置换术后翻修的重要原因之一。当假体固定界面承受的载荷超过其界面结合强度时，可引起松动。造成松动的原因包括作用于界面应力的增加，如体重、活动度、摩擦扭力和假体撞击等。最近的研究表明，金属、聚乙烯和骨水泥磨损碎屑在假体松动的发生中起着关键作用。老年性骨结构的衰变是引起假体远期松动的原因。出现假体移位或下沉、固定钉断裂、股骨柄变形断裂等情况，可认定假体松动。有时，还要仔细观察X线片，根据临床症状的变化综合考虑。通过获得假体-骨水泥-骨组织界面间的最大结合力，减少作用在界面上的应力强度，可预防松动的发生。

4. 脱位

脱位是髋关节置换术后患者最常见的早期并发症，脱位的发生率在2%～3%。髋关节置换术后脱位的发生率与手术入路及手术种类有关。髋关节置换术翻修术后脱位的发生率明显增高，可达9%。一般早期的关节脱位多发生在髋关节置换术后的12个月内。其中80%的髋关节脱位发生在术后前3个月内。晚期的脱位常出现在术后几年，有一个病理变化过程。引起关节脱位的危险因素主要与患者个体因素和手术操作相关。女性患者脱位的发生率是男性患者的2倍，高龄患者（>80岁）的初次手术后脱位的发生率在8%～10%。患者关节活动范围较大也是引起术后脱位的重要原因之一。

脱位的患者会出现突然的剧烈疼痛，之后引起关节的功能障碍，X线检查可进一步明确诊断。对脱位关节可立刻进行闭合复位。常用的复位方法是将髋关节轻度屈曲并纵向牵引。复位后，应将髋关节做限制范围内的关节活动以维持其稳定性。最好固定制动4～8周，限制髋关节的屈曲、内收和旋转。术前和术后的预防性指导是防止脱位发生的重要措施。患者的术前、术后教育，术后正确体位的摆放，一定限制范围内的关节活动，后入路手术仔细修补后关节囊，均可降低脱位的发生率。

（三）关节置换术后的康复原则

1. 个体化原则

由于患者的体质、病情、心理素质、主观功能要求、手术情况等各异，术后的康复治疗没有统一的常规，应因人而异。

2. 全面训练原则

接受手术的患者大多数是年老体弱者，髋、膝关节只是行走负重关节中的一个，单纯处理关节并不足以改善患者的功能，因此必须兼顾患者全身及其他部位的康复。

3. 循序渐进原则

一般患者的关节本身及其周围组织都有不同程度的病变，所以患者的功能水平只能逐步恢复，切忌操之过急。避免康复治疗中不应有的损伤发生。

二、康复评定

（一）术前评定

1. 肌力评定

常用徒手肌力评定患侧下肢的肌力。

2. 关节活动范围评定

主要评定患侧髋关节及患侧下肢其他关节的活动范围。

3. 步行功能评定

观察步态，确定步态类型，有无使用助行器。

4. 身体形态评定

测定手术肢体的长度。

5. X线片检查

了解髋关节的对线、对位等。

（二）术后评定

可分别在术后1～2天、术后1周、2周及术后1个月、3个月和6个月进行评定。内容包括：

（1）切口愈合情况，并注意有无感染情况。

（2）关节肿胀情况。

（3）关节疼痛情况。

（4）关节活动状况。

（5）下肢肌力。

（6）活动及转移的能力。

（7）步行功能。

（8）下肢功能性活动能力。

（9）X线片检查，确定手术后髋关节正确对线情况；确定是否存在骨质疏松，以避免治疗时施力过大。

（10）心、肺功能（必要时进行）。

（三）关节功能评定

1. 髋关节功能评定

可采用人工全髋关节置换术Harris评分表。

2. 膝关节功能评定

可采用美国特种外科医院膝关节评分系统

(hospital for special surgery，HSS)或美国膝关节学会评分法(American knee society score，AKSS)。

三、康复治疗

(一)术前康复准备

1. 髋关节置换术前准备

(1)术前健康教育，使患者了解手术、手术并发症(如感染、关节肿胀、关节疼痛和下肢静脉血栓等)、术后康复的方法和注意事项等，消除患者对手术的恐惧心理。

(2)增加患肢及其他肢体的肌力训练。

(3)教患者学会深呼吸及咳嗽，预防卧床引起肺部感染。

(4)教患者术后应用的训练方法，如床上及转移活动、各关节的主动-辅助运动和主动运动、助行器的使用等。

2. 人工全膝关节置换术前准备

(1)术前健康教育，使患者了解手术、手术并发症(如感染、关节肿胀、关节疼痛和下肢静脉血栓等)、术后康复的方法和注意事项等，消除患者对手术的恐惧心理。

(2)术前适应性训练：术前3天指导患者做股四头肌、腘绳肌收缩，以及足跖屈、背伸等活动，并教会患者坐在床上进行患肢直腿抬高运动和使用拐杖行走。

(3)股四头肌静力性收缩练习：患者平卧位或坐位，直腿抬高，足跟距床面20cm，踝关节背屈拉紧小腿三头肌，以膝关节为支点收缩股四头肌。要求股四头肌每次收缩保持10秒，每10次为1组，每天完成5～10组。

(4)踝关节抗阻屈伸运动：患者平卧位，足尖朝上用力背伸并环屈踝关节，每个动作保持5秒，然后放松，重复练习，10～20次为1组，每天2～3组。

(5)膝关节锻炼：①患者平卧位，做膝关节主、被动屈曲，或借助肢体关节功能锻炼器(如CPM机)进行患肢被动屈曲训练；②患者坐于床缘，两腿下垂，双足悬空，似“钟摆”来回摆动膝关节。

对有屈膝挛缩但未骨性融合者，可进行楔形石膏或经皮牵引等治疗方法，这些方法在一定程度上可减轻屈膝挛缩的程度。但不主张进行术前牵引或石膏矫形，因为临床实践表明，屈膝功能障碍程度较轻的患者，一般在术中很容易得到矫正；屈膝障碍程度较严重的患者通过正确的手术方法，也同样可以达到矫正的效果。如术前牵引重量不大，一般达不到矫正的目的；如重量过重，则给患者带来较大痛苦，造成局部肿胀、肌肉僵硬等，并增加患者对手术和术后康复治疗的恐惧感。此外，骨牵引不仅有针孔潜在感染的可能性，也增加了患者的住院时间及费用。因此，目前不主张进行术前牵引或石膏矫形。

(二)术后物理因子治疗

1. 冰疗法

术后第1天即可使用冰袋置于手术的髋关节，30～60分钟/次，每天1～2次，至关节消肿、疼痛减轻。

2. 电疗法

(1)毫米波疗法：手术部位，30～60分钟，每天1次。

(2)经皮神经电刺激疗法：采用频率为100Hz，双通路四电极分别置于手术伤口两侧，治疗30～60分钟，每天1～2次。主要目的为缓解疼痛。

3. 光疗法

如果切口感染，可用紫外线局部照射。

(三)髋关节置换术后康复训练程序

第1阶段：卧位及坐位训练

【术后第1、第2天】

术后第1天治疗师即开始参与训练，向患者及家属交待术后注意事项、训练目的及内容，以取得患者的配合。训练内容根据患者具体情况灵活掌握。康复的重点是：帮助患者摆脱心理上的焦虑紧张，克服疼痛，防止肌肉萎缩。

维持患肢特殊体位：仰卧位，双膝间垫枕，使其双膝及足尖向上，以防止患肢内收、内旋。侧卧位，健侧在下，患肢在上，也应在双膝间垫枕，以防止患肢内收、内旋。

使用踝关节的“泵”效应：主动最大限度地屈伸踝关节(也可加阻力作抗阻训练)，每个动作保持10秒，20次/组，每天2～3组。

CPM的使用：术后第2天引流管拔除后，可使用膝关节CPM。注意角度不宜过大，禁止内收、内旋。

【术后第3天】

平卧位：以下每组动作完成10次。训练时，治疗师可将手放在患肢运动收缩的肌肉上，以观察、指导患者的运动效果，并向患者交待日常练习方法。

(1)腓肠肌训练：先让患者踝关节跖屈，足跟向后拉，然后再让踝关节呈背屈位，使足跟向前推。注意：保持膝关节伸直。

(2)股四头肌训练：让患者大腿肌肉收紧，膝部下压，膝关节保持伸直5秒，再放松5秒。

(3)股二头肌训练：患者下肢呈中立位，足后跟往下压，膝关节不能弯曲，保持5秒，放松5秒。

(4)臀大肌训练：臀部收紧5秒，放松5秒。

(5)髋关节训练：患肢脚沿床面向上移动，使患肢髋、膝关节屈曲，但应保持髋关节屈曲不超过90°。

半卧位：先将患者床头逐渐抬高，使患者取半卧位，分别于卧位及半卧位时测量患者的血压、心率，观察患者有无头晕、恶心、呕吐、大汗等症状。如果出现上述症状或出现测量前后脉压差大、心率明显增快时，可让患者作深呼吸运动，同时用力快速活动双足踝部，半分钟后再观察。如以上症状减轻，可让患者继续半坐位5分钟；如症状加重，可让患者平卧位休息。

【术后第4天】

平卧位：以下动作每组完成10次。

(1)～(5)同上。

(6)膝关节训练：放一个小圆枕头(或纸卷)在膝关节下，膝部用力往下压，小腿往上举，使膝关节伸直5秒。

(7)桥式运动：膝关节屈曲，足平放在床上，保持膝关节、足与肩胛同一平面，然后臀部向上举，到与肩胛、膝关节同一条线，保持5秒，然后把臀部放下，放松5秒。

(8)股内收肌训练：患者仰卧位，治疗师将手放在患肢股内侧，并予以向外的力量，同时让患者用力抵抗，保持5秒。

(9)股外展肌训练：患者仰卧位，治疗师将手放在患肢股外侧，并予以向内的力量，同时让患者用力抵抗，保持5秒。

卧位-坐位转移：患者平卧于床上，患肢呈外展位。让患者屈曲健侧下肢，伸直患肢，用双手支撑半坐起。利用双手及健侧支撑力，将臀部向患侧移动，然后再移动健侧下肢及上身。重复以上动作，使患者移至患侧床边。治疗师站在患侧床边，一手托住患者患肢，一手抱住患者肩部，嘱患者双手及健肢同时用力撑床，以臀部为轴旋转坐起。注意：患髋屈曲不能超过90°。让患者双足下垂，端坐于床边。注意观察患者有无不适症状，并注意患者的血压、心率。

【术后第5天】

平卧位：(1)～(9)同前。

卧位-坐位转移：同前。

坐位水平移动：向患侧移动时，应先移动患肢，使其呈外展位，再用双手支撑床，移动臀部及健肢。向健侧移动时，应先用双手支撑床，移动臀部及健肢，再移动患肢。

坐位-站位转移：患者端坐床旁，双足着地，健肢在前，患肢在后，双手握住助行器，利用健肢和双手的支撑力挺髋站起。

第2阶段：站立位训练

【术后第6天】

站立位：以下每组动作完成10次。

(10)股外展肌训练：让患者足伸直，患肢由中立位向外伸展，再回到身体的中立位。注意：患肢应一直保持足伸直，膝关节及足趾向外。

(11)髋关节训练Ⅰ：膝关节屈曲抬高患肢。注意：不能比臀部高，并保持膝关节向前，小腿与地面垂直，身体不要向前弯。

(12)髋关节训练Ⅱ：下肢伸直向后推到身体的后面。注意身体不要向前弯。

站立位平衡训练：让患者双手扶助行器，双足自然分开站立。缓慢地将重心移到健肢，患肢抬起；复位后再将重心移到患肢，健肢抬起。如此反复练习。

第3阶段：步行训练

【术后第7、第8天】

站立位时(10)～(12)同前。

步行训练Ⅰ——助行器辅助步行：让患者扶助行器练习行走，注意纠正患者的步行姿势。转身时，如果向患侧转，应先让患肢向外迈一步，后移动助行器，再跟上健肢；如果向健侧转，应先让健肢向外迈一步，后移动助行器，再跟上患肢。

【术后第9、第10天】

站立位时(10)～(12)同前。

步行训练Ⅱ——双四脚拐辅助步行:行走时,应先向前移动患侧拐,健肢跟上,再移动健侧拐,最后患肢跟上。注意步态。

【术后第11、第12天】

站立位时(10)～(12)同前。

步行训练Ⅲ——单四脚拐辅助步行:行走时,患侧上肢持四脚拐。注意正确的步态。

【术后第13、第14天】

站立位时(10)～(12)同前。

上下楼梯训练:上楼时,健肢先上,患肢后上,拐随后或同时跟进;下楼时,拐先下,患肢随后,健肢最后。

注意事项:为了防止术后关节脱位的发生,术后3个月内,患肢内旋、内收超过中线,屈髋超过90°等动作均属于禁忌。故在训练过程中应向患者反复强调在以下各种体位时应注意:①侧卧时双膝之间应放一个枕头;②坐在床上时,身体不能前弯去拉棉被;③坐位时,脚不能交叉;④不能坐低的椅子、马桶;⑤从椅子上站起时,不能向前弯腰站起;⑥站立时,脚尖不能向内;⑦站立时,身体不能过度前弯(甚至触地)。

(四)膝关节置换术后康复训练程序

1. 术后第1～3天

由于手术创伤和术中一定量的失血,因此,术后第1天病人较虚弱,伤口疼痛也较明显,麻醉造成的胃肠道功能未完全恢复不能进食,同时关节腔内的积血仍需通过保留的引流管引出。因此,病人以静养为主。足踝至膝关节以上用弹力绷带轻微加压包扎、冰袋冷敷以减少出血、消除肿胀。由于即使正常人在休息时膝关节也倾向于轻度屈曲,因此如膝关节后侧软组织较紧则应将足跟垫高使膝关节处于伸直位以防日后膝关节屈曲挛缩,在训练间隙和夜间休息时使用沙袋压迫、膝关节支具或伸直位石膏防止屈曲,一般术后应持续使用6～8周。

下肢肌肉的舒缩犹如一个泵不断将血液挤回心脏,手术后患肢完全没有活动可使下肢血液淤积、肿胀,造成深静脉血栓,血栓脱落可造成肺、脑梗死引起生命危险。同时完全没有活动可使肌肉和关节失去弹性,影响术后肢体和关节功能的恢复。因此,手术后第1～3天应将小腿略垫高,同时做如下康复练习:

(1)被动练习(在医护人员指导下由陪护人员完成):①对患肢做由足及大腿的按摩,每2小时按摩10分钟;②屈伸踝关节(与下肢按摩交替进行),每小时活动10分钟。

本阶段暂避免CPM练习,因可能增加关节内出血。

(2)主动练习(病人自主完成):肌肉等长舒缩练习(与被动练习间隔进行)。①足用力做上勾和下踩的动作,每隔1小时10次,每个动作持续3秒;②健膝屈曲,患膝充分伸直做压床动作,此时股四头肌收缩、膝关节展平,髌骨可轻微上下移动,每2小时练习1组,重复30次,每次持续10～15秒。

通过本阶段锻炼应达到:①基本消除患肢肿胀;②患肢大腿、小腿肌肉能够协调用力做出肌肉舒缩动作;③依靠小腿重力,膝关节被动自由屈曲无严重不适。

2. 术后第4～7天

病人已经可以正常进食,体力逐渐恢复,伤口疼痛开始减轻,关节内积血引流管已经拔除,患肢肿胀逐渐消除,可在床上坐起。本阶段可继续前3天的练习,但逐渐过渡到完全主动练习。增加以下练习:

(1)主动练习(减重和助力屈膝运动):①抱大腿上提,呈屈膝活动,每隔2小时5～10次;②或仰卧于床边,侧身,患肢在上,做无重力屈伸膝关节的动作,每隔2小时5～10次;③在陪护人员帮助下,坐于床边,双侧小腿自然下垂于床边,如疼痛较剧烈可先在床边放一张凳子,足置于凳子上。或仰卧于床边,将患侧小腿悬于床沿下,通过自我调节髋关节的位置及外展角度来调整膝关节屈曲度,以完成膝关节自我控制下的主动屈曲,角度逐渐增大。每隔2小时悬垂约10分钟。

自然下垂习惯后,坐于床沿做如下锻炼:①健侧(或一侧)足与小腿压于患侧(或另一侧)足踝上,做向下悠压的动作;②健侧(或一侧)足勾于患侧(或另一侧)足跟部,协助患侧(或另一侧)小腿做上举的动作;或用一根绷带一头绑于足部,另一头牵于病人手中,自行牵引使小腿抬起,膝关节伸直。

两者交替进行,每2小时练习20～30分钟,以增强关节活动范围练习(ROM练习)。

本阶段可在陪护人员帮助下,下床坐于凳子上或作适应性站立(创伤反应期过后即可)。不用骨水泥固定的膝关节置换应于术后5～6周下地。

(2)被动练习:有条件的可开始CPM练习,由0°～45°开始,每天3～4次,30分钟/次,逐渐增加角度,每日增加10°。本练习的好处在于,病人练习时处于放松状态,较容易克服活动时疼痛造成的肌肉紧张。

几种练习可交替进行。因患肢下垂造成的小腿及足面肿胀或充血发紫,会随着术后恢复练习而逐渐消失。

通过本阶段锻炼应达到:①争取膝关节被动屈曲达到90°,并能完全伸直(被动);②能适应坐凳和站立状态。

3. 术后第8～14天

根据恢复情况继续前一阶段练习,并可进一步增加以下练习。

(1)卧床直腿抬高练习,抬30°即可,保证膝关节伸直及背部展平,坚持5～7秒,重复30次,每天练习3～4次。可先垫枕帮助,逐渐降低枕头高度。避免侧卧外展抬腿(直腿抬高锻炼)。

(2)扶栏杆做下蹲练习,蹲下后坚持5～7秒,每天3～4次,每次30次,逐渐增加下蹲程度。

(3)渐进式膝踝屈伸练习:①慢慢地同时抬起脚跟,直到脚尖着地,然后放回来直到脚跟着地;②交替练习上面的动作,一只脚脚尖着地,一只脚脚跟着地,交替变换;③将两只脚轮流拉向臀部方向,要让整个脚掌在地面上滑动,一定要用力压地板并要有绷紧肌肉的感觉;④将一条腿向前伸,勾起脚尖,让腿完全伸直,拉回腿的时候让脚掌完全贴在地面上;⑤将一条腿伸开,离开地面一段距离,保持7秒钟,慢慢放下腿,让脚后跟着地,然后脚掌着地,慢慢拉回腿;⑥将一条腿尽量向臀部的方向拉,另一条腿尽可能向前伸,每次在做最后一个动作保持7秒钟,每天练习3～4组,每组30次。

(4)练习(3)也可在床上练习并与练习(1)相结合。

(5)在陪护人员指导下,扶助行器练习平路行走,膝关节负重约10kg,每天练习3～4次,每次10～20分钟。

自行或在医护人员指导下合理安排,日间交替进行上述练习。

通过本阶段锻炼应达到:膝关节主动屈曲达到或超过90°,可主动伸直,可坐便。

4. 术后第15～28天

(1)主动练习(等张练习):①膝下垫一枕头,保持屈膝约30°,而后使足跟抬离床面直至患膝伸直,保持7秒钟(终末伸膝锻炼),每天3组,每组30次;②坐于床边或凳子上开始主动屈膝伸腿练习,伸起后绷紧保持7秒钟,放下重复,能够抬50次后可在踝部加重物,从1kg开始,每次增加1kg,直至4.5kg,能连续抬50次,每天3组;③俯卧主动屈膝练习,每天3次,重复30次,每10下反手抱足下压一次;④站立位屈膝练习,能够连续50次后可在踝部加重物,从0.5kg开始,直至2.5kg,能连续屈50次,每天3组;⑤在陪护人员保护下继续扶助行器做行走练习,膝关节负重30～50kg,21天后可去除助行器逐渐完全负重行走,每天练习3～4次,每次15～30分钟;⑥弓步练习,两腿前后分开,交替弓步压膝,足底不离地,后腿伸直,每天3组,每组30次;⑦下蹲练习同前;⑧利用门框练习:将手抬高至肩的高度,抓住门框,拇指朝上,尽量不要用上肢去支撑身体,大腿肌肉绷紧,两腿分开,与骨盆同宽,站成走路的姿势。两个脚掌都踩在地上,下肢弯屈,尽量将重心前移,脚跟不要离开地面,感觉小腿肌肉处于紧张状态。回到刚开始的姿势站好,重复3～5次。弯下后面那条腿,臀部向后用力,上身前倾,后面腿的脚掌压在地上,前面腿伸直,脚尖尽量向鼻子的方向勾起,脚跟压在地上,感觉到整个下肢的后面被拉紧,做3～5遍,每天练习3组。

(2)被动练习:①下肢肌肉按摩放松练习,每次主动练习后均可做此放松,持续5～10分钟;②病人俯卧位,由家人帮助扶小腿屈膝练习,尽量屈膝,可持续加压与悠压交替进行,每天3组,每组30次。

通过本阶段锻炼应达到:①主、被动屈膝达到或超过120°;②能自主有力地屈伸膝关节,可自己穿鞋袜;③完全负重行走。

5. 术后第30～60天

(1)在康复师指导下的器械练习:①水中行走练习;②跑步机上行走练习;③静态自行车练习;

④负重伸膝练习。

(2)被动练习:同上一阶段。

(3)自主练习:①无辅助平路行走练习,每天3~4次,每次30分钟左右;②垫高弓步练习,在前一阶段弓步练习的基础上,将患侧足下垫高,而后进行弓步练习,可逐渐增加高度直至约0.5m。每天3组,每组30次;③跪坐压膝练习,健侧(或一侧)站立,患侧(或另一侧)跪于靠背椅或床头,做屈曲压膝动作,每天3组,每组30次;④屈膝坐位起立,做站起坐下的练习,尽量勿用手扶膝作支撑,每天3组,每组30次;⑤下蹲位起立,坐位起立无困难时开始做蹲下起立练习,开始可用手扶膝作支撑,逐渐取消支撑,每天3组,由可耐受的少量开始,逐步增加至每组30次;⑥上下楼梯练习,可与行走练习相结合,每天3次,每次15分钟左右。

注意事项:避免剧烈运动及手术膝关节电疗。所有练习以不过度疲劳为度,既不能怕疼又需避免暴力,任何时候出现剧烈疼痛或异常响声均应立即停止练习,并及时到就近医院复查。

通过本阶段锻炼应达到:①膝关节屈伸活动自如,并具有一定的力量和柔韧性,可蹲便;②正常行走,可不需辅助自主上下楼梯。

术后2个月后门诊拍片复查,无异常后继续上述康复练习,直至恢复正常或接近正常的日常生活。此阶段已可以开始从事游泳等一些较为剧烈的运动。3个月后应完全恢复正常生活。

(刘汉良)

第十一节　运动创伤的康复

一、运动创伤临床概述

创伤,是指超出人体承受能力的外在暴力给机体带来的破坏。狭义的运动创伤(sports injuries)是指在体育运动时发生的创伤;广义的运动创伤,包括人们在日常生活、工作中由于机体的反应性与外在应力之间失衡所造成的皮肤、皮下组织、筋膜、肌肉、肌腱和腱鞘、韧带、关节软骨和骨骼、血管及神经组织的损伤。在运动创伤中,软组织损伤占95%以上,骨折、关节脱位只有3%左右。

(一)影响运动创伤发生的因素

1. 专项运动技术的特殊要求,使运动器官局部结构在运动中承受异常大的应力,引起慢性或急性损伤。如参加投掷项目的运动员容易发生肩部肌腱韧带及腰部筋膜的损伤;篮球、足球运动员容易发生膝部韧带、半月板和关节软骨伤;体操运动员肩袖损伤较多,与吊环、单杠、双杠的肩关节旋转动作有关。

2. 运动器官解剖上的薄弱点是运动创伤的好发部位。例如,正常情况下负责支撑体重的部位是双下肢,但是在体操训练和比赛中肩、肘、腕等关节常备用作支撑,这就造成上述关节容易在运动中损伤。

3. 运动训练及比赛组织计划安排不当,使以上潜在因素发挥致伤作用。同时训练比赛场地等情况也是导致运动创伤发生的重要因素,如场地不平整,器械的大小、重量不与年龄、性别相适应,服装不合体,鞋不合脚,练习场地光线不足影响视力,会使神经反应迟钝,这些都是引起创伤的重要因素。

(二)运动创伤的分类

1. 按创伤的组织结构分类

(1)软组织损伤:包括皮肤、肌肉、肌腱、腱鞘、韧带、滑囊和血管等损伤。

(2)关节软骨组织的损伤:包括关节软骨、骨骺软骨的损伤及创伤性骨关节病。

(3)骨组织的损伤:主要指在骨结构较纤细及容易产生应力集中部位的疲劳骨折和骨软骨炎。

(4)关节稳定结构的损伤:包括动力性结构关节周围肌肉损伤和静力性结构韧带的损伤。

(5)神经组织的损伤:主要是指周围神经组织的损伤。

2. 按创伤时间分类

(1)急性损伤:指在运动一瞬间遭受到直接暴力或间接暴力致伤者。

(2)慢性损伤:指在局部过度负荷、一段时间内组织遭受多次轻微损伤而引起的劳损,或由于急性损伤处理不当转化而来的陈旧性损伤。运动创伤当中此类多见。

3. 按创伤后皮肤的完整性分类

(1)开放性损伤:凡皮肤、黏膜的完整性受到破坏,深部组织与外界相沟通的损伤,称为开放性损伤。如擦伤、撕裂伤、开放性骨折等。

(2)闭合性损伤:伤后皮肤仍保持完整,无伤口与外界相通的损伤,称为闭合性损伤。如挫伤、挤压伤、扭伤、关节脱位和半脱位、闭合性骨折等。

(三)运动创伤的预防

1. 正确的运动员选才

把先天条件优越、适合从事某项运动的人才选拔出来,排除有碍训练的某些先天解剖学异常和容易于发生运动损伤的某些正常变异。

2. 按照科学的原则进行训练

主要采取循序渐进、个别对待的原则。由于每个人的身体素质、体型各不相同,因此进行专项训练时要根据训练者的实际情况,科学地制定训练计划,才能取得良好的效果。训练负荷的安排也要由易到难、由简到繁、由小到大地逐步提高。

3. 正确使用各种防护工具

正确使用护掌、护腕、弹性绷带等,及各种防护设备如头盔、面罩、护腿板等,对预防运动损伤有重要意义。

4. 运动员、教练员、医生之间的密切合作,是防止运动损伤的重要保证

经常讨论运动中出现的一些问题,纠正错误的训练方法,早期发现损伤及身体状态改变,及时正确治疗,妥善安排治疗期间的运动训练,从而加速康复。

5. 提供良好的运动环境、场地设备、运动着装和器具。

(四)运动创伤康复治疗的目的

运动损伤后治疗和康复的目的是让伤者尽早恢复参加训练和比赛的能力。因此通过康复训练要达到以下目的:

(1)尽快恢复肢体功能,达到从临床恢复过渡到功能恢复。运动损伤后康复训练的主要目的是让受伤者在最短的时间内回复到最大程度的功能恢复。这意味着损伤治疗的开始也就是康复训练的开始。例如,常见的踝关节扭伤后,在急性期进行冷敷、加压包扎、抬高肢体的同时,要进行足的背屈、跖屈训练以避免日后的踝关节功能障碍。

(2)尽量保持运动员的训练状态。包括患肢的尽早康复训练和心肺耐力的功能锻炼,以保持其正常的功能活动,防止因受伤后骤然停止运动而引起全身脏器功能的下降和紊乱(即运动员停训综合征),如神经衰弱、胃肠功能紊乱(腹泻或便秘)、内分泌功能障碍(月经失调)等。

(3)维护运动系统功能。加强关节的稳定性,改善患肢的血液循环和代谢,避免肌力的下降和肌肉的失用性萎缩。

(4)预防运动再损伤。运动员的康复健康教育很重要,要让运动员知道如何避免运动损伤。经过康复训练后的运动员患肢再损伤的发生率大大低于未接受康复训练者。

二、运动创伤的康复评定

(一)疼痛

疼痛是影响运动员受伤后继续训练或比赛的重要因素。运动中产生的疼痛觉是创伤组织及其周围炎症区域承受应力刺激的信号。疼痛本身是一个保护性的因素,它提示创伤局部未得到应有的休息,其后果是妨碍创伤的愈合,甚至会导致迁延不愈成为慢性损伤。目前疼痛已经和体温、脉搏、呼吸、血压并列为五大生命体征。因此,疼痛评定对于运动创伤的康复极为重要。在评定时除了应该询问静息状态及一般生活活动中的疼痛外,还要检查在负荷情况下包括肌肉收缩、肌腱韧带紧张时诱发疼痛的情况。尤其要注意在训练或比赛时诱发疼痛的动作。事实上各种体检如髌股关节软骨损伤时的半蹲、单腿半蹲负荷试验等即属于疼痛评定。在各阶段运动训练比赛中应该避免引起疼痛的动作,无痛情况下的训练或比赛是预防运动创伤的基本原则。目前对疼痛的测量方法主要有:

1. 视觉模拟评分法(visual analogous scale, VAS)

测试时先画一条100mm长的水平直线,线左端表示“无痛”,线右端表示“无法忍受的痛”。患者将自己感受的疼痛强度标记在直线上,线左端至标

记之间的距离为该患者的疼痛强度，每次测定前，让病人在没有画过的直线上再做标记，以避免患者比较前后标记而产生主观性误差。VAS简单、快速、精确、易操作，在临床上广泛应用于评价治疗的效果。

2. 数字疼痛评分法（numerical pain rating scale，NPRS）

用数字计量评测疼痛的幅度或强度。数字范围为0～10。0代表“无痛”，10代表“无法忍受的疼痛”，患者选择一个数字来代表自觉感受的痛。无痛=0，1，2，3，4，5，6，7，8，9，10=无法忍受的痛。

3. 口述分级评分法

此类方法是由简单的形容疼痛的字词组成1级到4级或5级，从最轻程度疼痛描述开始，每增加1级即增加1分。此类方法简单，适用于临床简单的定量评测疼痛强度及观察疗效的指标。

其他评定疼痛的方法还很多，限于篇幅在此不再赘述。

（二）关节活动度和肢体柔韧性

关节活动度（range of motion，ROM）和肢体柔韧性的测定对于运动创伤康复前后治疗效果的比较及指导实际训练比赛具有重要意义。可用量角器测定创伤区域各关节的各方向活动度来评定各关节ROM；伸膝站立前弯腰时，手指尖与足趾的距离可用来评价躯干的柔韧性；跟臀试验可衡量下肢的柔韧性。需要注意的是，测量结果往往要两侧自身对比，同时注意是否引起疼痛。关节活动度和柔韧性恢复不充分都可以引起重复创伤运动。

具体评定方法参见相关章节。

（三）肌肉功能测试

对于大多数非周围神经损伤的运动员来说，其伤肢的肌力多在4级以上，因此常规的手法肌力测试并不适用，而需要更加精密的测试方式。常用的测试方式有：

1. 等长肌力测试

常用的方法有用握力计测试握力，用背拉力计测定背肌拉力，用手提握力计测定四肢各肌群肌力。测试时一般需要特定的座椅及支架，把被测试的肢体固定于标准体位，在标准关节角度下发力，避免出现代偿运动，使得测试结果准确可靠。如果测定肢体力臂长度，测量结果用力矩值表示，就更加科学可靠并可用作不同个体之间的比较。

2. 等速肌力测试

等速运动的概念由Hislop和Perrine于20世纪60年代末首先提出，等速运动在关节运动过程中，运动速度一旦预先设定，无论受试者肌肉收缩产生多大的张力，肢体的运动始终在某一预定的速度下进行。等速肌力测试为肌肉功能测试及评价提供了更为合理、精确、全面、科学的手段。等速运动中仪器提供顺应性阻力，因此，肢体的角速度都不会超预设的速度。受试者提高主观用力程度只能使肌肉的力矩输出增加。这种顺应性的阻力使肌肉在关节收缩的整个过程中，都能产生最大的肌力和力矩输出，使得肌肉发挥最大的收缩能力。

等速肌力测试的方案包括等速向心肌力测试、等速离心肌力测试和等长肌力测试。等速向心测试时，仪器提供的顺应性阻力和实际的肌力大小相匹配，肌肉收缩使得肌纤维缩短，是一种向心收缩。等速离心肌力测试时，等速仪提供的阻力大于肌肉收缩产生的力量，使得肌肉在收缩过程中肌纤维逐渐延长，是一种离心收缩的方式。等长收缩测试时，等速仪的角速度设定为0°/s。利用等速仪可以进行一组肌群多个角度的等长收缩能力，该方法也称为多角度等长测试。

等速测试时也有多种速度可以选择。通常将角速度≤60°/s定为慢速测试，主要用于肌力的测试；(60°～120°)/s定为中速测试；而将≥120°/s定为快速测试，主要用于肌耐力测试。测试速度过快，结果的可靠性和可重复性下降；速度过慢，则会由于关节局部受压过大而产生疼痛不适。

等速肌力测试的最大优点就是可以对肌肉收缩能力进行定量的评价，提供多个评价肌肉功能的客观指标，有助于人们更好地了解肌肉神经功能。等速肌力测试可以对各种康复治疗的疗效进行客观评价。与此同时，通过等速肌力测试的不同曲线形态，可以对运动系统疾病进行辅助诊断。等速肌力测试的不足是不能进行手、足小关节肌力的评价，同时也不适用于肌力<3级的患者。

等速运动测试及训练系统在目前运动创伤康复研究中比较重要，具体内容可参考相关专著。

（四）有氧能力测试

有氧能力是指机体利用氧气通过有氧代谢途

径进行代谢的能力。运动训练可以引起机体心血管系统和肌肉代谢系统的功能适应，表现为最大摄氧量(maximal oxygen uptake，VO_{2max})和动、静脉氧差增大，骨骼肌线粒体氧化酶含量提高等。这种适应性对于提高耐力项目运动能力极为重要。运动创伤后的停训导致这种适应性迅速下降，运动能力明显减退，其降低的程度和停训时间长短密切相关。因此，有氧能力测试是评估参加耐力项目的运动员伤后功能损害及恢复程度的重要指标。常用的评价指标有最大摄氧量和无氧阈。

最大摄氧量是指人体在进行有大量肌肉群参加的长时间剧烈运动中，当心肺功能和肌肉利用氧的能力达到本人的极限水平量，单位时间内(通常以每分钟为计算单位)所能摄取的氧量称为最大摄氧量。

无氧阈是指在渐增负荷运动中，血乳酸浓度随运动负荷的递增而增加，当运动强度达到某一负荷时，血乳酸出现急剧增加的那一点(乳酸拐点)，即为无氧阈，又称为乳酸阈。它反映了机体的代谢方式由有氧代谢为主过渡到无氧代谢为主的临界点或转折点。无氧阈值越高，其有氧工作能力越强，在同样的渐增负荷运动中动用乳酸供能则越晚。即在较高的运动负荷时，可以最大限度地利用有氧代谢而不过早地积累乳酸。

(五)恢复正规训练及比赛能力的评定

通过综合的康复评估来确定受伤运动员康复后是否具备了参加正规训练及比赛的能力。这是防止运动创伤复发的重要环节。这些评定通常包括运动灵敏度、协调性和一些专项测试等。通常由教练员根据专项运动的特殊要求设计测试及评定方法，在运动场进行。

三、运动创伤的康复治疗

(一)运动创伤的康复治疗原则

1. 急性运动创伤的 RICE 技术

RICE(rest，ice，compression，elevation)技术用于急性肌肉、韧带等软组织的拉伤、扭伤，或者其他淤肿性的损伤。它是急性运动损伤治疗的金标准。急性运动损伤在最初 24～48 小时内，肌肉、韧带等软组织发生的损伤可引起诸如肌肉撕裂、血管破裂，损伤处开始发生肿胀及疼痛。破损的血管出血增加进一步引发继发性低氧性损伤，导致细胞组织坏死。因此，早期治疗目的在于有效地控制过度出血，帮助缓解肿胀和疼痛，促进早期愈合，缩短康复时间。RICE 技术具体内容包括：

(1)休息(rest)：所谓的“休息”，并不仅仅是减少活动，关键是要使受伤的部位保护起来，限制活动而得到休息，因此更多地包含了“局部制动”的概念。任何的肌肉、骨骼及关节损伤后，休息制动是首要措施。

(2)冰敷(ice)：更系统化地被称作冷冻疗法(cryotherapy)，是最广泛地用于治疗急性运动损伤的方法之一。冰敷主要原理有：收缩受伤处血管，减少出血，从而减少肿胀；缓解疼痛；缓解肌肉痉挛；通过降低代谢率减少细胞组织损伤的风险。

进行冰敷治疗时，不要直接将冰块接触皮肤。使用毛巾或衣物包裹冰袋后再进行冰敷。如果找不到冰块，可以使用一袋冻粟米或者冻豌豆。有时甚至是一杯冷水也可以。每次冰敷时间一般掌握在 15～20 分钟，然后移开冰袋休息 15～20 分钟，使受伤处转暖恢复到室温。根据受伤情况，可以重复进行多次。在受损后 1～2 天内，应该尽可能地使用冰敷。

(3)加压(compression)：加压技术一般在受伤后 24～48 小时内使用，可以帮助限制受伤部位肿胀进展，也可以提供受伤部位额外的支持保护。对受伤部位加压使组织内压力升高，缩窄血管，从而减缓炎症发展，防止进一步引起关节内肿胀。如果任这种肿胀出现，会严重影响肢体活动功能。

加压技术实施有几种方式。最有效的一种是使用加压绷带包扎受伤部位。加压绷带通常是具有弹性的一类绷带，也就是平常所说的弹力绷带。加压绷带包扎的优势在于使用简便，弹性支持能提供局部足够的压力，阻止出血过多，减少血液渗入受伤处周围组织内。常规的非弹性绷带、训练带甚至一块衣物布片也可以使用，但需注意不能包扎过紧，以免引起局部组织坏死。如发现肢体末端出现皮肤颜色苍白、发冷，需要即刻拆去，须引起重视。包扎时从受伤部位远心端开始，一层一层覆盖往近心端包扎。

(4)抬高(elevation)：抬高患肢是利用重力帮助血液及组织液回流来减少受伤部位肿胀，缓解疼痛的方法。受伤后，尽可能地使受伤部位放置在高于心脏水平的地方，利用重力帮助血液回流回心脏。伤后48小时内建议全天候抬高患肢。比如下肢受伤时，尽可能保持踝关节超过髋关节水平；而上肢受伤时，可以使用托枕或者吊带。如果无法使受伤部位高于心脏水平，至少保持与该水平一致。尽可能不要低于该水平，以免加重肿胀。

2. 急性期后(伤后48小时)

治疗重点是促进血肿及炎性渗出的吸收。同时早期开始运动治疗，恢复正常或对称的关节活动度，防止肌肉萎缩及关节粘连。一般可行局部理疗、按摩，必要时服用非甾体类消炎止痛药。

3. 恢复期(伤后3周)

进入恢复期，即功能恢复的强化训练期。此时一般肿痛消失，关节活动范围有显著改善，可进行加强力量及关节功能的训练，强化本体感觉训练，改善柔韧性和灵活性。运动员伤后的康复，仅恢复正常的肌力、关节活动度是不够的，因为康复的最终目的是能够恢复竞技训练、参加比赛。从恢复正常的肢体功能到上场比赛还有许多艰苦的专项康复训练工作，这就需要康复医师、治疗师做更深入细致的工作。专项康复训练要与教练员、队医合作，为运动员制订个性化、有针对性的专项训练项目，将康复治疗与专项训练相结合，尽快、尽好地使运动员恢复伤前水平，重返赛场。

4. 根据运动创伤特点确定治疗原则

运动创伤的康复要根据运动创伤的性质、程度来设定，同时考虑运动员是否需要重返赛场。对于高水平运动员来说，不但需要恢复日常生活和工作能力，而且还需要尽快回到正常的训练和比赛并创造优异的成绩。因此，运动创伤康复还要遵循以下原则：

(1)尽快治愈，尽早恢复正规训练。停止训练时间愈长，运动器官功能及形态发生废用性改变就愈严重，运动技术和体力的下降愈明显，这对运动员重返赛场是极为不利的。

(2)要求功能恢复完善。关节活动度、肌力、肢体柔韧性和运动灵敏度、协调性恢复不充分，不仅损害运动能力，而且常导致创伤迁延不愈甚至诱发新的运动创伤。同时需要注意加强运动专项康复训练，尽早开始康复治疗，按照运动疗法的原则进行局部功能锻炼。要适当安排伤后的运动训练，达到既保持和恢复运动能力的目的，又避免对伤区过早施加过大的应力负荷，或使局部发生重复创伤的机制而加重创伤，使其转变为难治的慢性创伤。

5. 专项适应强化训练原则(specific adaptation to imposed demands，SAID)

按照专项运动需要，对运动员某些运动素质、某些肌肉功能以及某些部位的柔韧性进行特殊训练。同时进行专项所需的平衡、协调等素质训练，巩固及恢复专项运动的技术模式，为过渡到专项正规训练做准备。

(二)运动创伤的康复治疗方法

1. 肌力训练

几乎所有运动创伤的患者都会出现肌肉萎缩，其中尤以肌纤维萎缩最迅速、最明显。伤后制动时间愈长，肌肉萎缩愈显著。关节区域损伤引起的疼痛和炎症，可反射性地抑制脊髓前角细胞，加速肌肉萎缩，即关节源性肌萎缩。肌肉功能的恢复不全，拮抗肌力矩比例失调等不仅损害运动能力，而且损害关节的动态稳定，是引起关节损伤的重要因素。肌力训练要针对特定肌肉或肌群，因此训练者要掌握肌肉的解剖与功能，选择正确的动作与方法，才能达到训练目的。早期肌力练习往往以等长练习为主，肌力能抵抗自身重力以后，可在肢体远端用沙袋、重锤、哑铃等作为负荷，也可结合低、中频电疗或肌电生物反馈训练等以增加肌纤维募集率，延缓肌肉萎缩进程。常用的肌力训练方法如下：

(1)等长训练：为静力下训练，不引起关节的活动，常在伤后早期或肢体固定期使用。在早期进行等长训练有助于促进肢体血液循环，减少伤后或术后粘连，有助于减慢肌力的消退和肌萎缩。为了使等长收缩练习取得最大的锻炼效果，必须使关节处于肌肉能获得最大收缩的角度。例如，膝关节在处于完全伸直的情况下，股四头肌的收缩才能达到最大程度。等长收缩练习的次数和持续的时间取决于患者的肌肉状态与运动创伤种类。例如，一个股四头肌肌力良好的运动员，在侧副韧带损伤而肢体制动后，应该每小时做股四头肌最大强度的等长收缩20次以上；而对于一个患有髌骨软骨病的运动员，股四头肌肌力本身不足，若做过强的等长收缩反而会加重症状。等长收缩训练时可用"Tens法则"，即收缩10秒，休息10秒，重复10次为1组，每次练习重复10组。

等长收缩虽然简便易行，但也存在缺点。等长收缩主要增加静态肌力，并有姿势特异性，即在某一角度下进行等长收缩训练主要募集相应的一部分肌纤维，仅对于增强关节处于此角度时的肌力有效。为克服这一缺点，近年来有学者提出了多角度等长收缩训练，即在整个关节活动范围内每隔20°角进行等长收缩训练以全面增强肌力。

(2)等张训练：是一种动力运动，可引起关节位置改变的运动。为了迅速增强肌力，可采用大强度的负荷量。等长收缩训练包括向心运动和离心运动两种形式。向心运动时肌肉缩短，而离心运动则是肌肉在伸展下发力。一般来说，离心训练可以更快地增加肌力，但也更容易造成肌肉的酸痛。在进行膝关节等张练习时，要注意训练强度适度。过强的等张训练容易造成关节疼痛甚至关节软骨损伤或变性。

在进行等张肌力训练时要注意一些基本原则：①超量恢复原则　运动训练后，肌肉的形态、功能指标会下降，经过一定时间的休息后，这些指标会逐渐上升并超过原有水平，随后又下降至原有水平。在肌肉的形态、功能指标高于原有水平时再次进行训练，肌力才能不断增加。用这一原理指导训练间隔时间，能使训练获得最佳效果；②超负荷原则　肌力训练负荷量应超过现有水平，并逐步增加，递增幅度一般为5%；③在高水平时，减慢进展速度原则：肌力训练达到较高水平时，应降低负荷增加的幅度。

(3)等速训练：是一种调节不同阻力而运动角速度固定的练习法。通常需要使用专门的等速训练仪器进行。国内于20世纪80年代初开始引进等速仪器，并逐渐应用于科研和临床中。等速运动在关节运动过程中，运动速度一旦预先设定，无论受试者肌肉收缩产生多大的张力，肢体的运动始终在某一预定的速度(等速)下进行，肌肉张力大小的变化并不能使肢体产生加速或减速(运动开始和末了的瞬时加速度和减速度除外)的一种运动。在等速运动过程中，等速仪器提供一种与肌肉实际收缩力相匹配的顺应性阻力。这种顺应性阻力使肢体在整个关节活动范围内的每一瞬间或不同角度下均承受相应的最大阻力，使肌肉产生最大的张力和力矩输出。由于等速运动时，肌纤维伸长或缩短，引起明显的关节活动，是一种动力性收缩，类似等张收缩。而肌肉收缩时，因阻力可变，在每个角度都能承受最大阻力，产生最大肌张力，又类似等长收缩。因此，等速肌肉收缩兼有等张和等长收缩的某些特点。

临床上根据患者肌力情况的不同，常选用不同的训练方法。肌力达4级时宜用肌肉对抗外加阻力作主动收缩的抗阻训练。对肌力较弱、无法对抗阻力者可先在持续被动活动(CPM)状态下进行功能训练，以后逐渐过渡到抗阻训练。等速抗阻训练明显优于传统的等长及等张抗阻训练。其优点表现为：①提供顺应性阻力，使肌肉在整个关节活动范围内始终承受最大的阻力；②同时训练主动肌和拮抗肌；③提供不同的训练速度，适应功能速度的需要；④较好的安全性；⑤提供反馈信息，进行最大肌力收缩及次大收缩练习，同时可对患者起到鼓励作用；⑥作全幅度及短弧度练习；⑦可进行CPM、向心及离心收缩练习。

等速训练方式有以下几种：①多重速度训练(velocity spectrum training)，使用者在不同的预设速度下进行等速肌力训练，以建立不同的肌力，而能符合运动或日常生活中不同速度的动作需求；②耐力训练(endurance training)，采用低限运动量的方式，来提高使用者的肌肉耐力；③限弧训练(short arc exercise)，利用限定动作角度的方式，以避开疼痛的部位或是特别强调某一角度的肌力训练。

2. 其他物理因子治疗

(1)磁疗法：旋磁、脉动磁、脉冲磁等，置于患处，15～20分钟/次，1～2次/天，6～12次/疗程。也可应用磁片敷贴。

(2)电疗法

1)干扰电、间动电、经皮电神经刺激(TENS)等低中频电疗法：选择适当电极、波形、频率、强度，并置或交叉并置于患处，10～20分钟/次，1～2次/天，6～12次/疗程。

2)超短波疗法：选适当电极，并置或对置于局部，无热量—微热量—热量，8～15分钟/次，1次/天，6～12次/疗程。

3)微波疗法：根据不同部位选择辐射器，距离10～15cm，50～120W，5～20分钟/次，1次/天，5～

15次/疗程。

(3)超声波疗法:急性期止痛宜用小剂量,0.2～0.5W/cm²,同时可将止痛药膏调入耦合剂中,3分钟/次,1次/天,5～6次/疗程;慢性期,较大剂量(1.5W/cm²)8分钟/次,隔日1次,10～12次/疗程。

(4)光疗法

1)红外线疗法:可采用红外偏振光、TDP等,一般用于慢性劳损,20～30分钟/次,1次/天,10～15次/疗程。

2)紫外线疗法:用于急性期,红斑量照射,每周1～2次,具有止疼、消瘀斑作用。

(5)蜡疗法:用于损伤恢复期,20～30分钟/次,1次/天,10～15次/疗程。

3. 中医治疗

针灸、推拿、拔罐等传统治疗。

(刘汉良)

第十二节 手外伤的康复

一、手外伤的临床诊治

由于工农业生产机械的应用日益广泛,人们生活中应用机械、电器等产品亦增多,手外伤也日益成为一种常见的多发外伤。

手位于上肢的最远端,上肢的功能就集中表现在手部,手部解剖复杂,组织结构精细,手的姿势有休息位和功能位,这是两个根本不同的概念。手的休息位即手处于自然静止状态的姿势,此时,手内在肌和外在肌、关节囊、韧带的张力处于相对平衡状态,表现为腕关节背伸10°～15°,轻度尺偏,掌指关节和指间关节半屈曲位,从食指到小指,越向尺侧屈曲程度越大,当腕关节被动背伸则手指屈曲程度增加,腕关节掌屈时手指屈曲程度减少,各指尖指向腕舟结节,拇指轻度向掌侧外展,其指腹接近或触及示指远侧指间关节桡侧,如屈指肌腱损伤,该手指处于伸直位使手的休息位发生改变。手功能位是手可以随时发挥最大功能的位置,如张手、握拳、捏物等,表现为腕关节背伸20°～25°,轻度尺偏,拇指处于对掌位,其掌指关节和指间关节微屈。其他手指略微分开,掌指关节及近侧指间关节半屈位,远侧指间关节轻微屈曲,各指的关节屈曲位置较一致。手外伤后,特别是估计日后关节功能难以恢复正常,甚至会发生关节强直者,在此位置固定,可使伤手保持最大的功能。

(一)病因

1. 刺伤

如钉、针、竹尖、木片、小玻片等刺伤。特点是进口小,损伤深,可伤及深部组织,并可进污物带入深组织内,导致异物存留及腱鞘或深部组织感染。

2. 锐器伤

日常生活中刀、玻璃、罐头等切割伤,劳动中的切纸机、电锯伤,伤口一般较整齐,污染较轻,伤口出血较多,伤口的深浅不一,所致的组织损伤程度亦不同。常造成重要的深部组织如神经、肌腱、血管的切断伤,严重者导致指端缺损、断指或断肢。

3. 钝器伤

钝器砸伤引起组织挫伤,可致皮肤裂伤,严重者可导致皮肤撕脱,肌腱、神经损伤和骨折。重物的砸伤,可造成手指或全手各种组织严重毁损。高速旋转的叶片,如轮机、电扇等,常造成断肢和断指。

4. 挤压伤

门窗挤压可仅引起指端损伤,如甲下血肿、甲床破裂、远节指骨骨折等,车轮、机器滚轴挤压,则可致广泛的皮肤撕脱甚至全手皮肤脱套伤,多发性开放性骨折和关节脱位,以及深部组织严重破坏,有时手指和全手毁损性损伤需行截肢(指)。

5. 火器伤

如鞭炮、雷管爆炸伤和高速弹片伤,特别是爆炸伤,伤口极不整齐。损伤范围广泛,常致大面积皮肤及软组织缺损和多发性粉碎性骨折,这种损伤污染严重,坏死组织多,容易发生感染。

（二）检查与诊断

手外伤一般较少引起全身症状，但严重手外伤不仅可能引起严重的全身症状，而且可能合并身体其他部位的损伤，检查时，应首先检查病人的全身情况。特别注意有可能危及病人生命的重要部位和重要器官的损伤，手部检查亦应系统而全面，以便术前对手部重要组织的损伤全面评价和正确判断，为其处理做好充分的思想、物资和器材准备。

1. 皮肤损伤的检查

（1）了解创口的部位和性质：根据局部解剖关系，初步推测皮下各种重要组织如肌腱、神经、血管等损伤的可能性。

（2）皮肤缺损的估计：创口皮肤是否有缺损，缺损范围大小，能否直接缝合和直接缝合后是否会影响伤口愈合。

（3）皮肤活力的判断：损伤的性质是影响损伤皮肤活力的重要因素，如切割伤，皮肤边缘活力好，创口易愈合。碾压伤，可致皮肤广泛撕脱，特别是皮肤剥脱伤，皮肤表面完整，而皮肤与其下的组织呈潜行分离，皮肤与其基底部的血循环中断，严重影响皮肤的存活，应予以高度重视。下列方法可以帮助判断皮肤的活力：

1）皮肤的颜色与温度：如与周围一致，则表示活力正常，如损伤局部呈苍白、青紫且冰凉者，表示活力不良。

2）毛细血管回流试验：按压皮肤表面时，皮色变白，放开按压的手指后，皮色很快恢复红色者，表示活力良好；皮色恢复缓慢，甚至不恢复者，则活力不良或无活力。

3）皮瓣的形状和大小：舌状皮瓣和双蒂桥状皮瓣活力良好，分叶状或多角状皮瓣，其远端部分活力常较差，缝合后其尖端部分易发生坏死。

4）皮瓣的长宽比例：撕脱的皮瓣除被撕脱的部分有损伤外，其蒂部所来的血供也会有不同程度的损伤。因此，皮瓣存活的长宽比例要比正常皮肤切取皮瓣时为小，应根据皮肤损伤的情况而定。不能按常规的长宽比例来决定损伤皮肤的去留。

5）皮瓣的方向：一般来讲，蒂在肢体近端的其活力优于蒂在远端者。

6）皮肤边缘出血状况：修剪皮肤边缘时，有点状血液缓慢流出，表示皮肤活力良好；如皮肤边缘不出血，或流出暗紫色血液者，其活力差。

2. 肌腱损伤的检查

肌腱断裂表现出手的休息位发生改变，如屈指肌腱断裂时该手指伸直角度加大，伸指肌腱断裂则为该手指屈曲角度加大，而且还有手指的主动屈指或伸指功能丧失，还会出现一些典型的畸形，如指深、浅屈肌腱断裂，该手指呈伸直状态。掌指关节背侧近端的伸肌腱断裂则掌指关节呈屈曲位，近节指骨背侧伸肌腱损伤则近侧指间关节呈屈曲位，而中节指骨背侧的伸肌腱损伤则手指末节屈曲呈锤状指畸形。应该注意的是，同一关节功能有多条肌腱参与作用者，其中一条肌腱损伤可不表现出明显的功能障碍。如屈腕、伸腕等。

屈指肌腱的检查方法为：固定伤指中节，让病人主动屈远侧指间关节，若不能屈曲则为指深屈肌腱断伤；固定除被检查的伤指外的其他 3 个手指，让病人主动屈曲近侧指间关节，若不能屈曲则为指浅屈肌腱断裂；当指深、浅屈肌腱均断裂时，则该指两指间关节不能屈曲。检查拇长屈肌腱功能，则固定拇指近节，让病人主动屈曲指间关节。手部蚓状肌和骨间肌具有屈曲手指掌指关节的功能，屈指肌腱断裂不影响掌指关节的屈曲，应予以注意。

3. 神经损伤的检查

手部的运动和感觉功能分别由来自臂丛神经根组成的正中神经、尺神经和桡神经支配。手腕和手指屈伸活动的肌肉及其支配神经的分支均位于前臂近端，手部外伤时所致的神经损伤主要表现为手部感觉功能和手内在肌功能障碍。其主要表现为：

（1）正中神经：拇短展肌麻痹所致拇指对掌功能障碍及拇、示指捏物功能障碍，手掌桡侧半、拇、示、中指和环指桡侧半掌面，拇指指间关节和示、中指及环指桡侧半近侧指间关节以远背侧的感觉障碍。

（2）尺神经：骨间肌和蚓状肌麻痹所致环、小指爪形畸形，骨间肌和拇收肌麻痹所致的 Froment 征，即示指用力与拇指对指时，呈现示指近侧指间关节明显屈曲、远侧指间关节过伸及拇指掌指关节过伸、指间关节屈曲，以及手部尺侧、环指尺侧和小指掌背侧感觉障碍。

（3）桡神经：腕部以下无运动支，仅表现为手背桡侧及桡侧 2 个半手指近侧指间关节近端的感觉障碍。

4. 血管损伤的检查

了解手部主要血管有无损伤、损伤的性质和程度，手部血循环状况和血管损伤可通过手指的颜色、温度、毛细血管回流试验及血管搏动来判断。如皮色苍白，皮温降低，指腹瘪陷，毛细血管回流缓慢或消失，动脉搏动消失，表示为动脉损伤。如皮色青紫，肿胀，毛细血管回流加快，动脉搏动良好，则为静脉回流障碍。

手部血运丰富，侧支循环多，主要靠尺动脉和桡动脉供血。尺、桡动脉在手掌部有掌浅弓和掌深弓相互沟通，手掌的两动脉弓完整时，尺、桡动脉的单独损伤，很少会引起手部血循环障碍。Allen 试验可检查尺、桡动脉通畅和两者间的吻合情况，方法为：让病人用力握拳，将手中血液驱至前臂，检查者用两手拇指分别用力按压前臂远端尺、桡动脉、不让血流通过，再让病人伸展手指，此时手部苍白缺血。然后放开压迫的尺动脉，让血流通过则全手迅速变红。重复上述试验，然后放开压迫的桡动脉，全手也迅速变红，若放开尺动脉或桡动脉压迫后，手部仍呈苍白，则表示该动脉断裂或栓塞。

5. 骨关节损伤的检查

局部疼痛、肿胀及功能障碍者，应疑有骨关节损伤，如手指明显缩短，旋转、成角或侧偏畸形及异常活动者则可确诊为骨折。凡疑有骨折者应拍摄X线片，了解骨折的类型和移位情况，为其治疗做准备。因此，X线拍片应列为手外伤的常规检查。除拍摄正侧位和X线片外，特别是掌骨在侧位片时重叠，应加拍斜位片。

检查腕关节和手指各关节功能时，以关节完全伸直为0°。各关节活动范围存在个体差异，且尚无精确的统计数字，检查时应注意双侧对比。正常情况下，腕关节掌屈50°～60°，背伸50°～60°，桡偏25°～30°，尺偏30°～40°。两腕关节活动度的对比可将两手掌合拢用力伸腕和两手背合拢用力屈腕，分别观察双侧腕关节的掌屈和背伸活动度的差别。

拇指掌指关节屈伸范围大者可达90°，一般为30°～40°。指间关节为80°～90°，拇指外展即拇指与手掌平行方向伸展为90°，内收至示指近节桡侧为0°。拇指对掌以拇指指腹与小指指腹对合为标准。

手指掌指关节屈曲80°～90°，过伸0°～20°，近侧指间关节屈曲90°～100°，伸0°。远侧指间关节屈曲70°～90°，伸0°。手指以中指为中心，远离中指为外展，靠拢中指为内收，内收、外展的活动度为30°～40°。

（三）治疗原则

1. 院前急救

现场急救的目的是止血，减少创口进一步污染，防止加重组织损伤和迅速转运。手外伤的急救处理包括止血、创口包扎和局部固定。

（1）止血：局部加压包扎是手部创伤最简便而有效的止血方法，即使尺、桡动脉损伤，加压包扎一般也能达到止血目的。手外伤出血采用腕部压迫或橡皮管捆扎止血，阻断了手部静脉回流，不能完全阻断动脉血流，手部出血会更严重，因此，这种方法是错误的。

少数大血管损伤所致大出血采用止血带止血，应用气囊止血带缚上臂上1/3部位，敷好衬垫，记录时间迅速转运，压力控制在33.3～40kPa（250～300mmHg）。如时间超过1小时，应放松5～10分钟后再加压，以免引起肢体缺血性肌挛缩和坏死。放松止血带时应在受伤部位加压，以减少出血，缚于上臂的橡皮管止血带易引起桡神经损伤，不宜采用。

（2）创口包扎：用无菌敷料或清洁布类包扎伤口。防止创口进一步被污染，创口内不要涂用药水或撒敷消炎药物。

（3）局部固定：转运过程中，无论伤手是否有明显骨折，均应适当加以固定，以减轻病人疼痛和避免进一步加重组织损伤，固定器材可就地取材，因地制宜，采用木板、竹片、硬纸板等，固定范围应达腕关节以上。

2. 早期彻底清创

清创的目的是清除异物，彻底切除被污染和遭严重破坏失去活力的组织，使污染创口变成清洁创口，避免感染，达到一期愈合，清创越早，感染机会越少，疗效越好。一般应争取在伤后6～8小时内进行，时间较长的创口应根据污染程度而定。应在良好的麻醉和气囊止血带控制下进行，无血手术也可使解剖清晰，避免损伤重要组织，缩短手术时间，减少出血。

清创时，从浅层到深层顺序将各种组织进行清创，创缘皮肤不宜切除过多，特别是手掌及手指，避免缝合时张力过大。挫伤的皮肤注意判断其活力，以便决定切除或保留。深部组织应既保证清创彻底，又尽可能保留肌腱、神经、血管等重要组织。

3. 正确处理深部组织损伤

清创时应尽可能地修复深部组织，恢复重要组织和肌腱、神经、骨关节的连续性，以便尽早恢复功能。创口污染严重，组织损伤广泛，伤后时间超过12小时，或者缺乏必要条件，可仅作清创后闭合创口，待创口愈合后再行二期修复；但骨折和脱位在任何情况下，均必须立即复位固定，恢复手的骨骼支架，为软组织修复和功能恢复创造有利条件。影响手部血循环的血管损伤亦应立即修复。

4. 一期闭合创口

创口整齐，无明显皮肤缺损者采用直接缝合，但创口纵行越过关节、与指蹼边缘平行或与皮纹垂直者，应采用“Z”字成形术的原则，改变创口方向，避免日后瘢痕挛缩，影响手部功能。张力过大或有皮肤缺损，而基底部软组织良好或深部重要组织能用周围软组织覆盖者，可采用自体游离皮肤移植修复。皮肤缺损而伴有重要深部组织如肌腱、神经、骨关节外露者，不适于游离植皮，可根据局部和全身情况，选择应用局部转移皮瓣，邻近的带血管蒂岛状皮瓣，传统的带蒂皮瓣如临指皮瓣、前臂交叉皮瓣、上臂交叉皮瓣及胸、腹部皮瓣等或吻合血管的游离皮瓣移植修复。

少数污染严重、受伤时间较长、感染可能性大的创口，可在清除异物和明显坏死组织后用生理盐水纱布湿敷，观察3～5天，行再次清创延期缝合或植皮。

5. 正确的术后处理

包扎伤口时，用柔软敷料垫于指蹼间，以免汗液浸泡皮肤而发生糜烂，游离植皮处应适当加压，用石膏托将患肢固定，以利于修复组织的愈合，一般应于腕关节功能位、掌指关节屈曲位、指间关节微屈位固定，如关节破坏，日后难以恢复活动功能者，手部各关节应固定于功能位，神经、肌腱和血管修复后固定的位置应以修复的组织无张力为原则，固定时间依修复组织的性质而定。如血管吻合后固定2周，肌腱缝合后固定3～4周，神经修复后根据有无张力固定4～6周，关节脱位为3周，骨折4～6周，抬高患肢，防止肿胀。

应用破伤风抗毒血清，并用抗生素预防感染。

术后10～14天拆除伤口缝线，组织愈合后尽早拆除外固定，开始主动和被动功能锻炼，并辅以物理治疗，促进功能早日恢复。

需二期修复的深部组织，根据创口愈合和局部情况，在1～3个月内进行修复。

6. 手部骨折与脱位的处理

治疗目的是保持和恢复关节的活动功能。治疗原则为：早期准确复位和牢固的固定；闭合创口防止感染引起关节功能障碍；早期功能锻炼防止关节僵直。

无论创口情况和损伤的严重程度如何，骨折与关节脱位均应立即处理。关节脱位复位后应注意关节侧副韧带和关节囊的修复，掌骨、指骨骨折应立即复位，并根据情况用克氏针作固定，且克氏针应尽量不穿入关节，以免影响关节功能。亦可采用微型钢板螺丝钉固定。

末节指骨骨折，多无明显移位，一般无需内固定，末节指骨远端的粉碎性骨折可视为软组织损伤处理。如有甲下血肿，可在指甲上刺孔引流，达到减压和止痛的目的。

7. 肌腱损伤的处理

肌腱是手部关节活动的传动装置，具有良好的滑动功能，肌腱损伤将导致严重的手部活动功能障碍。肌腱损伤除损伤范围小于肌腱的50%或损伤的肌腱功能可能被其他肌腱所替代，如单纯指浅屈肌腱损伤，其功能可被指深屈肌腱所替代而可不予以修复外，均应予以修复。

肌腱损伤：有良好的皮肤覆盖时，均应进行一期修复。伸指肌腱无腱鞘具有腱周组织，位于手背的疏松皮下组织中，术后粘连较轻，断裂后均主张一期修复，且术后效果良好。屈指肌腱特别是从中节指骨中部至掌横纹，即指浅屈肌腱中节指骨的止点到掌指关节平面的屈肌腱鞘起点，亦称“无人区”。此区内有指深、浅屈肌腱，单纯指浅屈肌腱损伤可不予以修复，而深、浅屈肌腱均损伤时，以往认为术后粘连而不修复，二期行肌腱移植术。随着对肌腱愈合机制的研究和认识，现在主张任何部位的屈指肌腱损伤，包括以往所谓的“无人区”均应在清创后行一期修复。如腱鞘完整，亦主张修复腱鞘。

肌腱缝合的方法很多，如双“十”字缝合法、编织缝合法、Bunnell缝合法、钢丝抽出缝合法、Kessler

缝合法、Kleinert缝合法等。缝合方法的选择可根据肌腱损伤的情况及术者的技术和条件来决定。近年来有采用显微外科缝合法,其目的是尽量减少对肌腱血供的影响,有利于肌腱愈合和减少粘连。

肌腱缝合后一般应固定3～4周,待肌腱愈合后,拆除固定进行活动功能锻炼并辅以理疗。近年来,认为肌腱缝合后早期活动有利于减少粘连和功能恢复,主张屈指肌腱断裂修复后将患指用橡皮条固定在屈曲位,术后早期采用主动伸指、被动屈指的保护性被动活动锻炼,但这种方法应在有经验的医师指导下进行,否则可能引起缝合肌腱断裂。

8. 神经损伤的处理

神经断伤,修复越早,效果越好。创口小、清洁、皮肤覆盖良好,具有一定技术和修复条件者,应尽量在清创时一期进行修复。如缺乏条件,可及时转送条件较好的医院治疗或将神经两断端的神经外膜固定于周围组织,防止神经退缩,记录损伤情况,待伤口愈合2～3周后转送他院再行修复。

二、手外伤的康复评定

(一)外观形态

通过视诊和触诊及对患手动作等初步了解,把握患手的总体受伤情况,包括上肢的完整性、运动和深浅感觉情况、瘢痕、畸形等。骨骼的了解需借助X线片。

(二)运动功能评定

1. 利用握力计和徒手检查法评定前臂伸屈肌群、拇指对掌及四指的长短屈伸肌群、握力;需指出的是,常用握力计测出的是等长收缩的肌力而不是等张收缩的肌力(表23-24)。

表23-24 徒手法检查肌力分级表

测试结果	分级
抗最大阻力,有完全关节运动幅度	5
抗中等阻力,有完全关节运动幅度	4
抗最小阻力,有完全关节运动幅度	3+
抗重力,不抗阻力,有完全关节运动幅度	3
抗重力,有不完全关节运动幅度	3−
抗重力,有关节活动起始动作	2+
不抗重力,有完全关节运动幅度	2
不抗重力,有不完全关节运动幅度	2−
不抗重力,有关节运动起始动作	1
无可测知的肌收缩	0

2. 手部关节范围的测定可以发现活动障碍的因素、程度,提示治疗方法和评定治疗效果。手由27块小骨构成,其关节虽然小但由于这些小骨和复杂的肌腱,手的活动也远比其他关节复杂。所以要得到客观正确的关节活动范围,需要熟悉手部解剖和关节的运动生理。

常用的是角度计测角度和尺、带测距离的方法。放置的部位可根据受伤情况和肢体位置选定,但两次评定放置的部位要统一,同一病人原则上使用一种测量方法。测量时要先测量主动的关节活动度,再测量被动的关节活动度。被动范围测量时,要使肌肉充分放松,尽量排除肌肉缩短和肌腱粘连的影响。角度的终点轴以疼痛和最终活动范围的阻力感为界,对急性期和术后患者要注意不能因检查而使组织损伤。手指关节正常活动范围及测量方法见表23-25。

表23-25 手指关节正常活动范围及测量方法

关节	运动方向	正常运动范围(°)	角度计放法			注意
			基本轴	移动轴	轴心	
	桡侧外展	0～60	示指	拇指	腕掌关节	运动方向在掌面上
拇	尺侧内收	0	示指	拇指	腕掌关节	
	掌侧外展	0～90	示指	拇指	腕掌关节	运动方向与掌面成直角
	掌侧内收	0	示指	拇指	腕掌关节	
指	屈曲(MP)	0～60	第1掌骨	拇指基节	MP关节	
	伸展(MP)	0～10	第1掌骨	拇指基节	MP关节	

续表

关节	运动方向	正常运动范围(°)	角度计放法			注意
			基本轴	移动轴	轴心	
	屈曲(IP)	0～80	拇指基节	拇指末节	IP关节	
	伸展(IP)	0～10	拇指基节	拇指末节	IP关节	
	对掌		测拇指端到小指MP间距离来表示			
	屈曲(MP)	0～90	第2～5掌骨	第2～5基节	MP关节	
	伸展(MP)	0～45	第2～5掌骨	第2～5基节	MP关节	
	屈曲(PIP)	0～100	第2～5基节	第2～5中节	PIP关节	也可用测间距法测指
	伸展(PIP)	0	第2～5基节	第2～5中节	PIP关节	端与掌横纹距离
	屈曲(DIP)	0～80	第2～5中节	第2～5末节	DIP关节	
	伸展(DIP)	0	第2～5中节	第2～5末节	DIP关节	
	外展		第3指轴	第2、第4、第5指轴	二轴交点	在掌面上分开、并拢
	内收		第3指轴	第2、第4、第5指轴	二轴交点	

注:MP,掌指关节(metacarpophalangeal);PIP,近端指间关节(proximal interphalangeal);DIP,远端指间关节(distal interphalangeal)

另外,还有一个参数即手指肌腱总活动度,是指手指3个关节(拇指两个关节)的总屈曲度减去伸展不足的总度数。主动运动测出的总度数用TAM(total activity measurement)表示,被动运动测出的总度数用TPM表示。公式如下:

TAM=(MP关节屈曲度数+PIP关节屈曲度数+DIP关节屈曲度数)-(MP关节伸直受限度数+PIP关节伸直受限度数+DIP关节伸直受限度数)

正常TAM+(80°+110°+70°)-(0°+0°+0°)≈260°。功能的优、良、中、差可按以下标准:

优:正常,TAM约260°。

良:TAM>健侧的75%。

中:TAM>健侧的50%。

差:TAM<健侧的50%。

3. 手的灵巧性和协调性依赖于综合的感觉、运动、触觉等的功能健全,需要用专用的检查工具或方法才能得到比较精确的评定结果。常用的如简易上肢功能检查法(simple test for evaluation hand function,STEF),由日本学者金子翼先生提出。此方法是通过手的取物过程,包括手指屈、伸,手抓、握,拇指对掌、捏、夹等各种动作来完成全套检查测试。全套检测共分10项活动,依次为拿大球、拿中球、拿大方块、拿中方块、拿木圆片、拿小方块、拿人造革片、拿金属片、拿小球、拿金属小棍,检查要采取标准动作,物品从一处拿起,经过标准距离,放在指定位置。从动作开始到结束,同时记录时间,根据完成动作的时间长短来获取分数,每项分数为0～10分,最高为10分。花费时间越短,得分越高。每项检查限定的时间为30秒,即在30秒内仍不能完成该动作,得0分。检查完毕,得出总分后可与不同年龄组正常人的分数进行比较以判定正常与否,也可患侧与健侧对比判定结果。患者自身在治疗前后及不同阶段的评定结果互相比较,在临床上更有实际意义,有助于判定康复效果指导进一步的治疗。

正常人各年龄组参考得分(总分):18～39岁得99分,40～54岁得96分,55～64岁得94分,65～74岁得83分,75～84岁得75分。

另外,还有一种用来测定手指协调性的九孔插板试验。插板为一块13cm×13cm的木板,上有9个孔,孔深1.3cm,孔与孔之间间隔3.2cm,每孔直径0.71cm,插棒长3.2cm、直径为0.64cm的圆柱形棒,共9根。测试时在板旁测试手的一侧放一浅皿,将9根插棒放入其中,让患者用测试手一次一根地将木棒放入洞中,插完9根再每次一根地拔出放回浅皿内,计算共需要的时间,测定时先利手后非利手。

（三）感觉功能功能评定

正常的感觉是手躲避伤害、完成各种精细动作的基础，是实现各种动作协调性的前提。其检查内容有浅感觉（痛觉、触觉、温度觉等）、深感觉（震动觉、位置觉、运动觉等）、复合感觉（两点辨别觉、不同质地、形状、轻重物体的辨别觉等）。可按下表进行评价（表 23-26）。

表 23-26　感觉评定项目和内容

项　目	检查方法	内容及注意事项
Tinel's 征	叩诊法	部位和放射范围
浅感觉	痛觉：针	末梢→中枢，恢复 2/3 为良
	振动：30Hz、256Hz	音叉试验
	触觉：笔或橡皮尖	只能测慢适应感受器阈值
	温度感：0℃、60℃	
复合感觉	两点辨别觉	恢复 7/10 为良
	动的两点识别觉	
粗滑识别	砂纸法	
物体识别	Dellon 拾物试验	综合性感觉评价
移动物体能力	Mober 拾物试验	感觉＋运动能力
感觉范围	各种触觉、痛觉	记录部位
异常感觉	感觉的异常、迟钝、过敏	区别 3 种异常诱发刺激种类
满意程度	QOL	

（四）相关的电生理检查

相关的电生理检查，如肌电图、诱发电位检查等。

三、手外伤的康复治疗

手外伤康复治疗的目的是恢复一个无痛性、全范围活动的手。为了适应每天活动需要，首先，手应有抓握和对指功能，其次是手的伸直。假如手指屈曲活动受限，则可以增加掌指关节屈曲来补偿。

一般情况下，手各部位功能的重要程度应该是：①桡尺关节　旋前＞旋后；②腕关节　伸腕＞屈碗；尺偏＞桡偏；③手指　依次是掌指关节屈曲、指间关节伸、掌指关节伸及指间关节屈；④拇指　腕掌关节外展、内旋、掌指关节屈伸和指间关节屈伸。

为了最大限度地保护上述关节的功能，在手术治疗中尽量要求保护手指运动系统的结构部分——骨关节，对其损伤处理的好坏直接影响到日后的功能康复，应尽量不做融合，以免影响手指关节的总活动度（TAM）。对于手的康复治疗是一个综合性的过程，具体的流程是：综合全面的评定→设定治疗目标→制定治疗方案→实施治疗措施→再评定。下面从各种功能障碍和临床症状来讨论具体的治疗方法。

（一）保持关节活动度的练习

在活动前为了减少疼痛，改善软组织的延展性，避免治疗中的不适感觉，可以事先采用红外线、超声波、蜡疗等物理因子治疗。

初步的 ROM 练习在病人体质允许的范围内，由治疗师实施行被动的关节活动，活动时要保证无痛或微痛，在患者能忍受的范围内进行。手法持续、缓慢、轻柔，每个被动屈伸动作在终点保持 6～10 秒。基本练习包括各个肌腱的滑动和握拳运动、旋转运动等，使指浅、深屈肌产生单独的滑动。每天 3 次，每次至少使关节做 5～10 次全范围活动。

严重的关节屈曲障碍可以使用沙袋加压牵引的方法，从 0.25kg 重量开始，调整牵引角度，逐渐增加到关节有酸胀、紧缩感为止。此法对掌指关节屈曲挛缩的患者效果明显。对于指间关节屈曲障碍的患者，可以使用屈曲指套夹板的方法分别进行屈曲下拉，指尖朝向手舟骨结节。

对于僵硬的关节，可选用Ⅲ、Ⅳ级的关节松动技术，在两关节面之间做牵拉、挤压、前后位或后前位滑动、桡尺滑动、旋前旋后滑动。每个方向的滑动要达到关节活动范围的终末端，并感觉到关节周围软组织的紧张。

屈肌腱术后的早期活动相当重要。严重时，肌腱会丧失所有滑动功能，产生继发性关节挛缩和广泛的粘连。除了牵引外，还要高度重视患手的主动训练，比被动训练更能有效地防止粘连。包括不同肌腱的滑动和复合的握拳运动以达到各指屈肌腱的单独滑动（图 23-30～图 23-32）。应及时在治疗师的辅助下配戴支具进行主动活动。

为了保持当天关节活动扩展的范围，夜间可以使用低温热塑夹板，通过应力松弛来增加 ROM，可

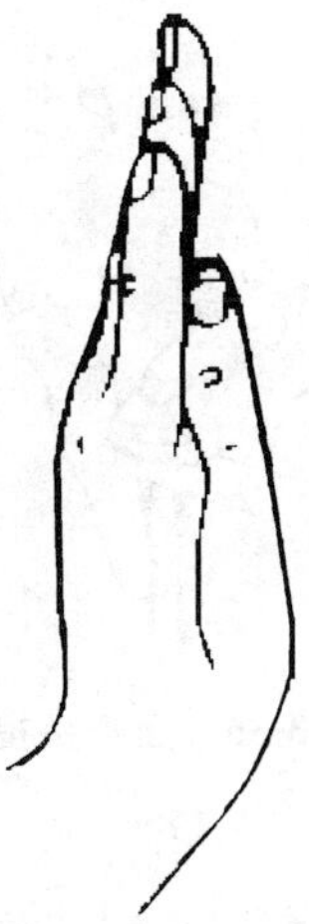

图 23-30 拇指的主动单独滑动

按关节形状制成的屈曲或伸直固定支具，保持在一定的角度（在不引起疼痛的情况下，较 AROM 增加 5°～10°）。

手康复治疗的过程中病人不应该出现过度难以忍受的疼痛，如果治疗当天出现的疼痛到次日仍未减退，则提示治疗强度过大，需要及时调整强度和时间。

（二）控制水肿技术

早期水肿处理不当会成为导致关节僵硬的最主要原因，所以从损伤开始就要关注水肿的发展，防止局部纤维增生，关节僵硬。处理的基本原则：抬高患肢，主动运动和患部加压。具体方法：

（1）损伤或手术后要将伤手持续抬高，高于心脏水平位以上。

（2）缓慢持续的有计划的等长收缩有助于静脉回流，在术后 24 小时可以辅导患者做前臂和手部肌肉的等长收缩。如果患部皮肤条件许可，在主动收缩的间歇做伤肢抬高位的相应性按摩，促进静脉回流。

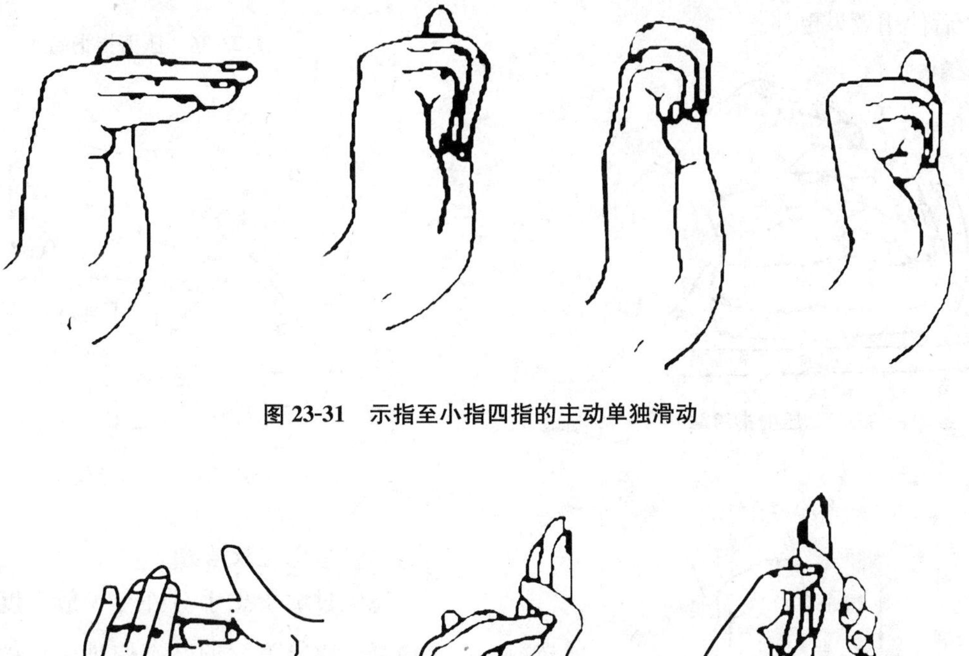

图 23-31 示指至小指四指的主动单独滑动

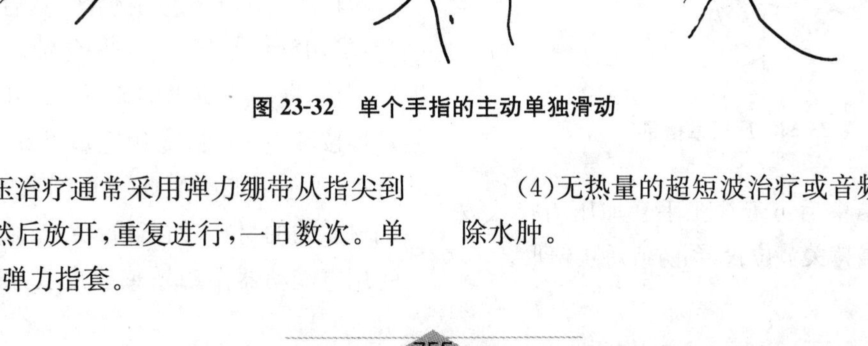

图 23-32 单个手指的主动单独滑动

（3）患部加压治疗通常采用弹力绷带从指尖到指根缠绕手指，然后放开，重复进行，一日数次。单个手指可以使用弹力指套。

（4）无热量的超短波治疗或音频疗法有助于消除水肿。

(三)增生性瘢痕康复处理

1. 超声可以使胶原纤维束分离,对瘢痕组织有软化和消散作用。治疗时选用连续式,1～1.5W/cm^2,移动于瘢痕局部5～10分钟,每天1次。瘢痕如在肢端,适宜水下法治疗。预防瘢痕增生或挛缩发生,可早期使用超声治疗。

2. 音频电用条状电极,并置法,每次20～30分钟,每天1次,1个月为1疗程。在控制瘢痕痒痛或软化瘢痕组织方面有良好的作用。

3. 由轻到重的手法按摩可以软化瘢痕,松解粘连。按摩的频率要缓慢,力度柔和,不断地变化部位,防止擦伤皮肤或引起水疱。常用的手法为搓、捏、揉等。

4. 以关节为支点牵伸瘢痕组织,使之产生持续、缓慢的被动运动(图23-33～图23-41),是延展瘢痕组织的有效方法。牵伸时力量要逐渐加大,牵伸到一定范围时要稍稍停顿2～4秒再放松。一般此法在按摩后使用效果更佳。

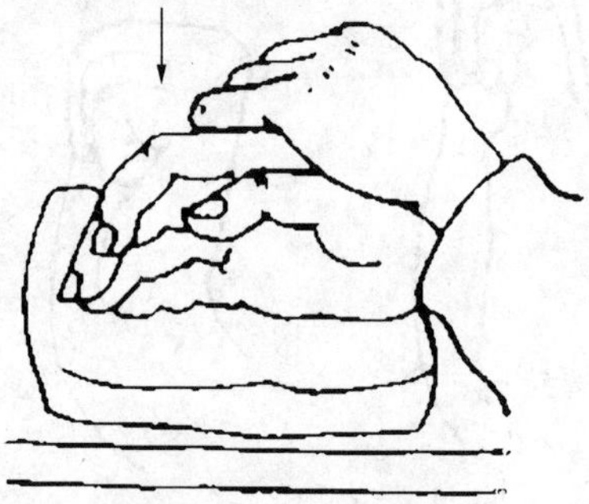

图 23-33　压拇指对掌

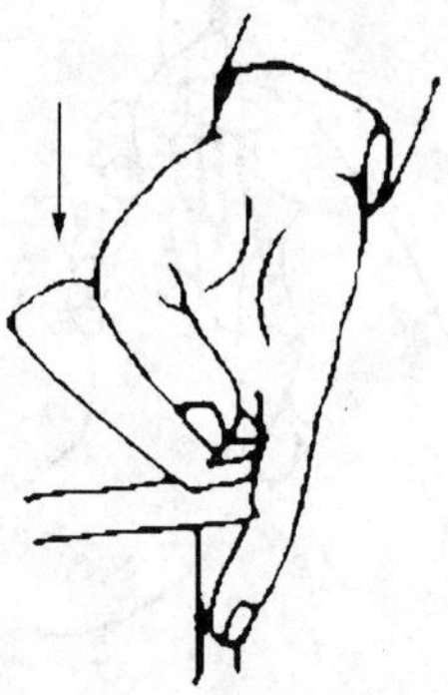

图 23-34　压拇掌指屈

上述治疗结束后可戴等张手套加压治疗或安置热塑夹板来维持关节位置,预防或矫正畸形。

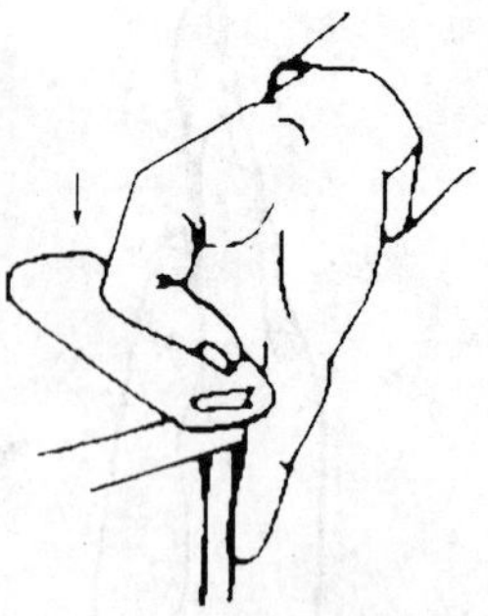

图 23-35　压拇指指间屈

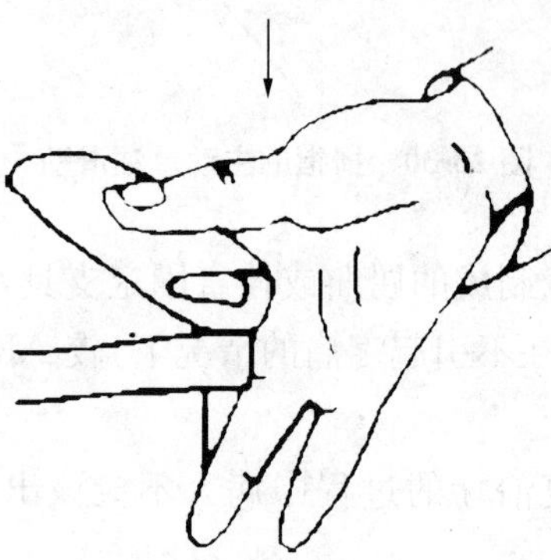

图 23-36　压拇指指间伸

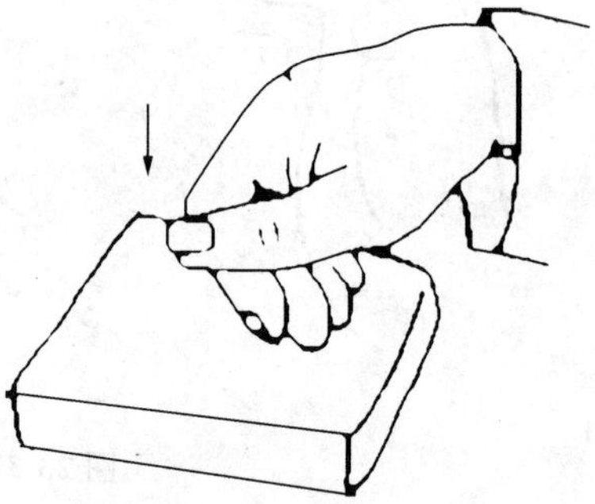

图 23-37　压指间屈

(四)感觉过敏治疗

感觉过敏指患手对外界一般强度的刺激感受性增高。康复治疗的基本原理是在敏感区逐渐增加刺激。首先用棉花摩擦敏感区,每天5～10次,每次2～5分钟。当病人适应后,改用棉布或质地较粗糙的毛巾布摩擦敏感区,然后使用分级脱敏治疗:①用旋涡水域15～30分钟,开始慢速,然后逐渐加快,慢慢适应水的旋动;②用凡士林涂抹后做环形按摩10分钟;③用毛巾类针织物摩擦10～30分钟,等患部能耐受此触觉刺激后,让病人触摸不同材质的的材料,如面粉、黄沙、米粒、小玻璃球等;④用电震动器振动敏感部皮肤,巩固病人的脱敏;

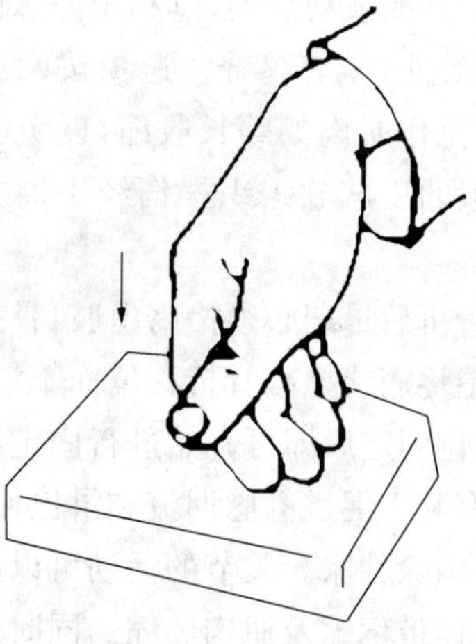

图 23-38 压掌指屈

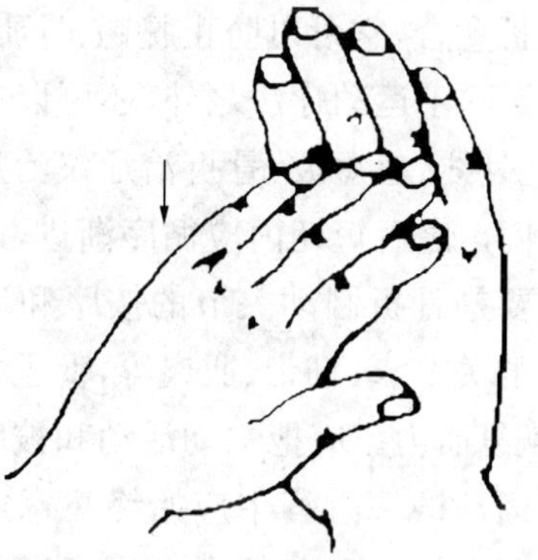

图 23-39 屈指体

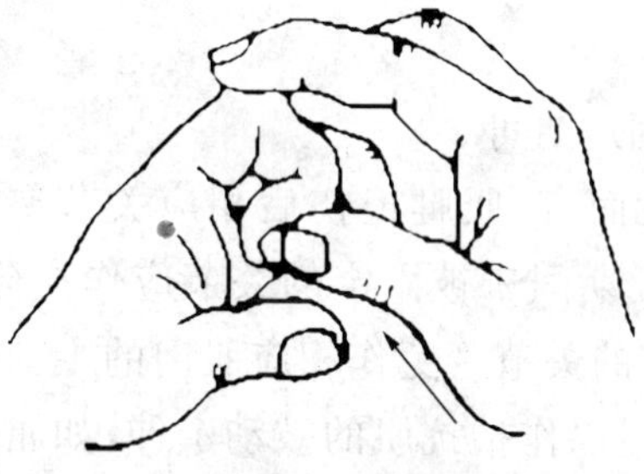

图 23-40 被动屈指

⑤用铅笔叩击敏感区域，以增加耐受力。

（五）感觉减退的康复治疗

由于手部感受器的功能丧失，使从感觉冲动传来的信息减少，以至于传入脑内的信息不能正确整理、综合，形成感觉减退。感觉康复训练就是根据神经生理学理论，按照手部感觉恢复程序，将混乱的信息在脑内整理、统一的过程。一般先进行手部的安全性训练、教育，然后再实施针对性的感觉促进康复治疗。

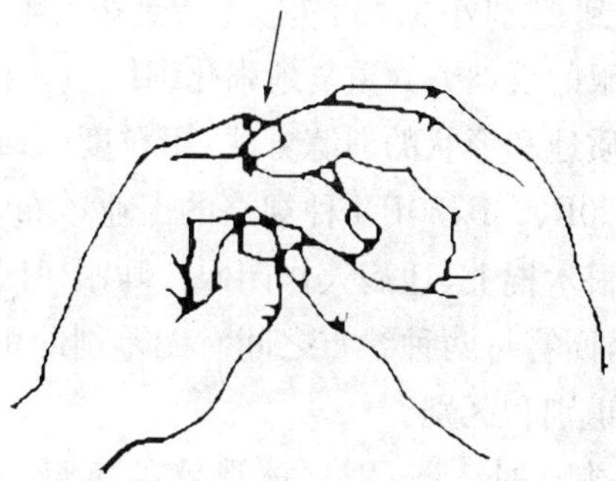

图 23-41 被动伸指

1. 手部感觉丧失病人的安全教育及保护觉训练

为了避免患者因感觉丧失而带来的危险性，如烫伤、烧伤、割伤等，需要告诉患者避免接触冰、热、锐器等物品；避免长时间抓握，防止某一部位皮肤过多受力。告诉家属要经常及时检查患者皮肤有无异常情况，如果有感染，应当及时处理。对于保护感觉的训练，治疗师可以用针刺、冷、热、压力等各类刺激手段，让患者细心体会其特点，使病人重新建立感觉信息处理系统，而不是恢复原有的保护觉。

2. 感觉再训练

周围神经损伤后，又会出现某些非正常感觉和一些部位的感觉丧失。让患者通过集中注意力、反馈、记忆、强化等感觉学习原则，可让脑中产生新的反应模式，形成一种高度的本体感觉认识。对于手的感觉来说，恢复顺序一般是：痛觉和温度感、30Hz 振动觉、移动性触觉、恒定性触觉、256Hz 振动觉、辨别觉。早期主要是触觉和定位、定向的训练；后期主要是辨别觉训练。

（1）定位觉训练：先用 30Hz 音叉让病人知道什么时候和在什么部位开始移动性触觉，然后用橡皮头沿需要再训练的区域，由远端向心端触及病人。病人先观察一个训练过程，然后闭眼体会该过程，再睁眼确认。通过这样反复练习，直到病人能够较准确地判断刺激部位。当移动性触摸能够觉察后，再开始恒定性触摸训练。使用 250Hz 音叉引导，以确定开始训练。橡皮头的压力先大后小，经过数次的闭眼—睁眼—闭眼训练，直到病人能够准确地确认刺激部位。

（2）辨别觉训练：是在有了一些定位觉的基础上开始的。训练的原则是先从物体性质差别大逐渐过渡到差别小的物体上。也是采用闭眼—睁眼—闭眼的反馈方式重复地强化训练。

1)质地和形状的训练方法:用粒度(grain size)240P、120P、60P、30P 4种规格的工业纱布,等分黏附在一根木棍上,让病人作闭眼—睁眼—闭眼的触摸训练,回答每两种纱布之间有无差别即可。纺织品质地识别和区别。

2)拼图训练:识别立体形状的字母。图案触摸,比如木雕画,让病人手指触摸图画,回答问题。迷宫训练,手指触摸立体迷宫,沿几何形状前进,直到找到出口。

(3)感觉-运动复合的手指技巧训练:当患者能够感觉和识别物体及其材料的粗糙和细腻、形状及质地,并且能够感知肌肉的触摸时,可以开始此类训练。

1)在米粒堆中捡出蚕豆或黄豆,闭眼操作。

2)将日常用品装入布袋,如铅笔、肥皂、牙膏、纽扣、钥匙等,让病人按要求从布袋中逐个摸出来。

3)作业治疗:许多情况下,人需要在没有视觉的环境中活动,比如在黑暗中找钥匙、开门、拿东西等,所以要针对此类情况作相关的作业治疗。

一段时间规范的感觉再训练结束,病人恢复主动活动后,后期阶段的感觉训练还要在病人日常工作和生活中通过双手的不断使用继续维持、提高。

(六)常见手外伤的康复

根据致伤原因,常见的手外伤有挫伤、切割伤、压榨伤、撕裂伤、撕脱伤、爆炸伤等。根据受伤组织结构,常见的手外伤有皮肤软组织损伤、骨折脱位、肌腱神经损伤(神经损伤康复参见周围神经损伤的康复)、以及腕、掌、指离断伤等。手外伤的受伤机制往往很复杂,常常是多种组织结构同时损伤。根据不同局部组织结构损伤后的康复分述如下。

单纯的皮肤软组织损伤也很常见,一般的皮肤软组织挫伤无需手术治疗,伤后1周之内常常会有比较明显的肿胀,尤以手背部为显著。早期应冷敷以刺激周围毛细血管收缩,减少组织内出血和渗出,减轻血管痉挛以止痛。但对寒冷刺激敏感的患者如过敏、血管闭塞性脉管炎、糖尿病等不宜应用。皮肤软组织挫伤2～3天后,渗出停止、疼痛缓解以后即可改为热敷,以利于促进血液循环、渗出吸收,避免渗出物纤维化,以致硬化粘连。抬高患肢,可以作主动活动或被动活动,以利于静脉回流及淋巴回流,减轻肿胀,减轻疼痛。避免按摩以免加重组织损伤,避免作肌肉的等长收缩,以免引起或加重疼痛。一般的皮肤软组织挫伤经1周左右治疗即可痊愈。

手部骨折后早期必须抬高患肢,骨折后患者往往因为惧怕疼痛或担心骨折移位而不活动伤手,其实,经过复位固定后即可开始进行固定以外的关节活动。这有利于促进静脉回流和淋巴回流,促进渗出液吸收,消除肿胀。关节的活动可以防止外伤后关节粘连、韧带挛缩及肌肉萎缩。同时关节的主动活动会对骨折部位形成一定的应力刺激,而垂直于骨折线的应力刺激,不但对骨折愈合无碍,反而可以刺激骨折愈合,它可以防止脱钙、骨质疏松、刺激骨折愈合。除了运动疗法之外,还可以选择适当的理疗,如红外线、超短波、骨折治疗仪治疗等。骨折愈合拆除固定之后短期内应循序渐进,避免造成再骨折。主要是骨折制动关节的按摩和运动以牵伸粘连挛缩的关节囊、韧带、肌肉等,促进关节活动度的恢复,恢复肌力。应把主动活动和被动活动结合起来。在运动锻炼过程中应始终注意避免引起或加重骨折部位的疼痛为度,并以骨折部位的可靠固定为前提。肌腱损伤修复后主要是要防止再断裂或肌腱粘连。防止粘连的主要方法就是肌腱的活动。

1. 固定期间

一般而言,肌腱损伤后相应关节要固定3～4周,在此期间未被固定的关节应作充分的运动。对于固定的关节避免作相应肌肉的主动收缩和被动牵伸,可以作拮抗肌的被动牵伸,如屈指肌腱断裂修复后可作指伸肌腱的被动牵伸;而伸指肌腱断裂修复术后可作屈指肌腱的被动牵伸,以利于断裂肌腱在不增加张力的情况下滑动,避免粘连。

2. 拆除固定以后

肌腱断裂愈合固定拆除以后,应加强固定关节的运动,以松解关节粘连和肌腱粘连。可以主动运动和被动牵伸相结合。必要时可以辅以按摩以松解粘连。

3. 肌腱粘连

对于肌腱吻合术后粘连,运动及按摩治疗无效的病例应考虑行手术松解。因为肌腱粘连松解术后比肌腱断裂吻合术后更易形成粘连，肌腱粘连松解术后不能像肌腱断裂吻合术后固定相应关节，是最需要注意的问题，而必须立即开始忍痛进行充分的尽最大范围的关节活动，以免肌腱再次粘连。

手部离断伤如无法进行再植，只能进行残端清创。清创缝合后应注意抬高并适当活动患肢，有利于静脉回流和淋巴回流、减少渗出和出血。适当应用抗生素以防止创面感染。选择适当的理疗如红外线、超短波等以改善局部血液循环、减轻炎症反应。如有可能，待创面彻底愈合以后可考虑配备假肢或行手指再造。

（七）断肢再植或手指再造术后康复

由于显微外科的发展，一部分手外伤在一定的条件下可以考虑进行断肢再植，或待创面愈合后行手指再造。断肢再植或手指再造牵涉的组织多，损伤比较大。术后积极正确的康复非常重要、复杂且持久，否则可能成为一个无功能的活手（指），反而是一个累赘，还不如安装假肢。

1. 早期

术后 2～3 周，创伤反应尚未消退，血液循环重新建立，是一个软组织的愈合过程，要适当抬高患肢、理疗减轻炎症反应、改善血液循环、促进静脉及淋巴回流、减轻肿胀、预防感染；采取适当措施保温防止血管痉挛；活动关节、牵伸肌肉肌腱以防止肌肉、肌腱、韧带挛缩及关节粘连；肌按摩或电刺激以防止肌萎缩。由于感觉功能尚未恢复，应教育病人增强伤肢保护意识。

2. 中期

术后 4～6 周以内，骨折尚未愈合，固定尚未拆除，主要是活动未固定的关节。专业技术人员应指导病人练习手指的伸、屈、钩指、握拳等动作。练习中要轻柔，以免拉伤修复组织。教会病人伤肢感觉丧失后的代偿技术，用视觉来代偿皮肤感觉的丧失。

3. 后期

术后 4～6 周以后，软组织损伤基本恢复，骨折基本愈合，神经损伤尚未恢复或恢复不完全。固定关节及相应肌肉、肌腱、韧带、关节囊等软组织住往存在着一定程度的粘连和萎缩，此期主要是加强进行运动功能锻炼，尽可能以主动运动为主，主动运动尚未恢复的部分则作被动运动，安排适当的作业疗法。由于感觉功能的缺失或不完全，要做好感觉的再训练。锻炼或作业时应注意观察，以避免遭受新的伤害。

（张淑云）

第十三节　颈肩腰腿痛的康复

颈肩痛和腰腿痛是一组临床多见的症状，其病因复杂。颈肩痛是指颈、肩、肩胛等处的疼痛，有时伴有一侧或两侧上肢痛、颈脊髓损害症状。腰腿痛是指下腰、腰骶、臀部等处的疼痛，可伴有一侧或两侧下肢痛、马尾神经症状。

一、颈肩痛

颈肩痛的病因繁多，主要包括创伤、炎症、肿瘤和先天性疾患等四大基本病因。椎动脉、交感神经受到刺激后出现的头、眼、耳、心、胸等疾患与这些器官本身病变时的症状和体征相似。此外，老年性退行性变是颈肩痛的重要原因，而老年人又常患有头、眼、耳、心、肺等疾患，故这些因素既可相互影响，又可共同存在。

可发生颈肩痛的疾病较多，如颈、肩部及上肢积累性损伤、颈椎病等。

（一）颈部积累性损伤

1. 临床诊治

（1）概述：运动器官反复性损伤，使人体在肌肉、肌腱、筋膜、韧带、滑膜、关节囊、骨与软骨周围神经等运动组织器官退变，功能下降，造成这些组织器官在组织解剖结构上的病损、破坏，生理功能紊乱，称之为积累性损伤。

颈部积累性损伤临床常见，病因繁杂，多为肌肉、软组织、关节、韧带等反复急慢性损伤而致。随着年龄增长，发生积累伤的几率增加。

颈部积累伤目前未被重视,但引起的后果是严重的,造成了医疗费用的大量增加,社会生活能力下降。

(2)病因:颈部除了支撑头部重量外,还依赖着颈部关节和肌肉、韧带带动来完成头部的各个方向运动。当肌肉、关节、韧带及软组织不断受到损害时,就会造成颈部肌肉痉挛、退变,颈部肌肉僵硬、酸胀、疼痛、旋转、伸屈等运动受限。

(3)临床表现:颈部僵硬不适、酸困、胀痛,颈部前屈、后伸及转颈有疼痛、活动受限。局部有压痛、硬结,损伤肌肉紧张性增强。颈部自我牵引时可引发系列症状,如早期轻度受损时,患者颈部自我牵引时颈部有舒畅感;中期牵引时感轻度不适,自觉颈部有"挫沙"感,伴疼痛及活动轻度受限;后期患者颈部活动是有轻重不一的疼痛,运动功能受限,波及肩部及上肢的牵拉症状;颈椎骨关节退变可引起韧带松弛,颈椎骨质增生、关节松动而致颈周组织积累性损伤,神经根受压等症状。

(4)诊断:患者颈部一般有受损史,如受寒、受凉、屈伸不良等。颈部肌群或单一肌群有压痛点,伸缩运动可引起颈部疼痛或运动功能受限。颈部旋转挤压试验、低头试验、仰头试验、压顶试验、牵拉试验均阳性。软组织粘连者可触及硬结,或粘连样物,界限欠清晰。运动时可有骨关节的摩擦音。

影像学检查可发现前、后纵韧带钙化;黄韧带肥厚;肌肉、软组织钙化;生理曲度消失或反张;椎体骨质前、后缘增生,特别是钩椎关节、小关节的增生;椎间孔、椎间隙狭窄;疑有软组织、椎间盘致神经肌肉受损,不易鉴别时可进行相应的X线断层、CT、MRI等检查。

(5)治疗原则:早期所致肌损伤,应积极处理,以防止炎性渗出、粘连;缓解疼痛,可用消炎止痛药,松解肌肉痉挛类药物,扩血管、改善血液循环药物,神经功能调节剂等;还可行按摩、封闭及局部注射药物治疗。

2. 康复治疗

(1)康复评定

1)颈部活动度检查:包括颈部前屈、后伸,头颈部左右旋转运动,颈肌及相关肌力、肌张力的徒手检查。

2)感觉检查:该项检查对神经损伤后的定位有重要意义。主要为颈丛神经所支配的相应区域的痛、温觉减退和临床受损组织相对应,有部分少见神经系统疾病如枕神经痛、耳大神经痛等伴有触觉、深感觉障碍,要注意识别。

3)颈部检查:颈部肌肉软组织积累伤的检查常被忽视,目前多依据临床症状诊断颈椎病,这样对颈部积累伤的治疗缺乏一定的依据。

● 颈肌检查:让患者坐位或卧位,检查者站在患者一侧,双手或单手自颈上而下,自前而后触摸颈部肌群,有无包块,肌肉硬度增高或减退,有无肌肉粘连、压痛等。

● 颈前屈试验:颈部前屈运动时,出现疼痛为阳性。

● 颈部左右旋转试验:颈部左右旋转时能否达到转颈的目的,如运动受限、疼痛为阳性。

● 神经根紧张试验:检查者一手按在肩部,另一只手将其头部向对侧推按,出现疼痛或上肢放射痛为阳性。

● 头颈部压迫试验:检查者单手放置头顶部,另一只手用拳轻击头顶部,或双手渐加力下压,出现头颈部疼痛或上肢放射痛为阳性。

● 头颈牵伸试验:检查者站在患者后方,双手掌四指附于下颌部,拇指附于枕后部,双上臂置于患者肩部向前上或后上逐渐牵伸颈肌,如出现颈肌疼痛、头晕、头痛、出汗等为阳性。

(2)康复治疗:包括颈椎牵引治疗、中药治疗、电疗、手法治疗等。具体方法可参考"颈椎病"部分。

(二)肩部及上肢积累性损伤

1. 临床诊治

(1)概述:肩部是上肢运动的基础,它由锁骨、肩胛骨、肱骨、韧带、关节囊、肌肉相互连接而成。肩部及上肢积累性损伤常见疾病有十余种,如肱二头肌长头肌腱炎、腱鞘炎、肩袖损伤、肩峰下滑囊炎、肱三头肌长腱炎、冈下肌综合征等。肩部积累性损伤病较多,但康复治疗的方法差别不大。

(2)病因:肩关节由于关节囊松弛,韧带松薄,关节盂较浅,依靠关节附近肌肉维持关节稳定,在稳定的基础上,进行灵活多变的功能活动。当关节肌肉发生损伤时,可导致肩关节的运动功能异常。由于肩胛骨的关节盂与肱骨头连接的球窝关节的特殊性，肱骨头的面积远大于关节盂的面积，且韧带、关节囊松弛，关节活动的范围大，易造成关节积累性损伤。

(3)临床表现：肩部酸困不适、乏力感，局部可触及压痛点、条索状物，局部肌紧张度增高，肩关节向一方或多方运动受限，还可闻及弹响、肌肉萎缩及肌痉挛等。

(4)诊断：有肩部损伤史，如扭伤、受风寒侵袭等。部分病人在病变相关区域可有钙化现象。

2. 康复治疗

(1)康复评定：肩关节功能评定有多种方法。目前在国内外应用较多的有：

1)GEPI法：为1990年修订的美国医学会《永久病损评定指南》第三版中介绍的方法。整个肩关节的功能相当于上肢功能的60%，其中屈曲相当于肩功能的40%，伸展相当于10%，外展相当于20%，内收相当于10%，内旋和外旋各相当于10%。评定肩关节的功能，首先要求得屈曲、伸展、外展、内收、内旋和外旋各自损伤的程度，然后再计算出肩关节损伤的百分比，进一步可了解整个上肢功能的损伤。其不足之处是没有考虑到疼痛、ADL等内容。

2)Constant-Murley法：这是一个全面、科学而又简便的方法。总分为100分，共包括4个部分，即疼痛，15分；日常生活活动，20分；关节活动度，40分；肌力，25分。其中35分(疼痛15分，ADL20分)来自患者主诉的主观感觉；65分(ROM 40分，肌力25分)来自医生的客观检查。

(2)康复治疗：对于急性期患者，康复治疗应着重减轻疼痛，缓解肌肉痉挛，加速炎症的吸收，可选用非甾体类药物，使用物理治疗和传统康复治疗手段，疼痛严重者可采取措施使局部暂时制动。对于缓解期患者，应强调解除粘连，恢复肩关节活动功能。患者在接受被动治疗的同时，积极地做主动运动训练。

1)药物：急性期疼痛明显，需要药物控制，可以酌情选用消炎镇痛、缓解肌肉痉挛的药物，如短期服用布洛芬0.3g，2次/天，或加用鲁南贝特2片，3次/天，也可选用阿司匹林、萘普生等。此外，中药也有很好的疗效，如姜黄桂枝汤等。

2)局部注射：对疼痛明显并有固定压痛点者均可使用。该方法能止痛、松弛肌肉和减轻炎症水肿。常用醋酸泼尼松龙0.5～1.0ml，加1%普鲁卡因2～5ml，作痛点注射，每周1次，2～3次为1疗程。

3)物理治疗

超短波：对置法，无热量或微热量，15分钟/次，1次/天，15～20次为1疗程。适用于急性期。

微波：患肩照射，微热量，15分钟/次，1次/天，15～20次为1疗程。

毫米波：患肩痛点照射，30分钟/次，1次/天，15～20次为1疗程。

调制中频电疗：对置，选用止痛处方或急慢性肩周炎处方，15分钟/次，1次/天，15～20次为1疗程。

红外线：患肩痛区照射，距离30cm左右，20～30分钟/次，1次/天，15～20次为1疗程。多用于慢性期。

4)关节松动术：通过对肩关节的摆动、滚动、推动、旋转、分离和牵拉等，可以起到缓解疼痛、促进关节液流动、松解组织粘连和增加本体反馈的作用。在急性期，因疼痛剧烈，应多用Ⅰ级手法，即在肩关节活动的起始端小范围地松动，以每秒1～2次的频率进行，时间为45～60秒；在缓解期，因肩关节活动受限，应多用Ⅱ、Ⅲ级手法，即在关节活动范围内大幅度地松动，二者以是否接触关节活动的终末端来区别，时间为60～90秒。Ⅲ、Ⅳ级手法都接触终末端，对改善活动度效果显著，但若使用不当，可引起较明显的疼痛，每种手法可重复使用2～3次。对于合并有肩关节半脱位或严重骨质疏松患者应慎用或不用。

5)治疗性锻炼：英国治疗师凯蒂·希伊将肩部治疗性练习分为初级、中级和高级3个级别。初级练习从肩部灵活性开始，之后进行柔韧性练习，接下来做力度与稳定性练习。轻松自如地完成上述练习后，方可进入中级练习。在练习过程中，如果发现难以继续进行，或是因为疼痛或是因为动作难以完成，首先要确定存在运动障碍的部位，接着进行同一级别的其他练习，检查有否困难。每天重复这些练习，直至轻松自然完成为止。每次只进行一个级别的练习，没有完成初级练习之前，不要勉强进入中级练习。上述原则同样适用于从中级练习进入高级练习者。

由于篇幅限制，以下仅介绍肩部初级练习。初级练习是恢复肩部灵活性、柔韧性、力量和稳定性的第一步。

A. 伸肩运动：仰卧位，下肢伸直或屈曲。患侧上臂靠近身体，屈肘90°，前臂与地面垂直。在无痛或疼痛耐受度内抬肘，使其靠近胸部。坚持一段时间，然后再把肘放回起始部位。肘部向外侧滑动，约与身体成45°角。坚持一段时间，然后回到开始位置。外旋及内旋肩关节。屈肘抬臂，伸展前臂，越过胸部，将手放在对侧肩部。坚持一段时间，放松，按次序重复整个动作。

B. 肩部自助运动：此练习是使上肢像钟摆一样在自身重量的带动下，使肩部自然摆动，渐渐增强肩部的灵活性。站立位，健侧手扶在椅子上。患侧上肢放松，垂于体侧。患侧上肢前后摆动，掌心向内。患侧上肢内收，触及对侧髋部，重复。手臂尽量在身体前后外侧摆动（可能摆不到位），重复。患侧上肢后伸放松，按次序重复整个过程。

C. 肩关节前屈：站立位，双臂向前伸直，双手手指交叉，肘部伸直，健侧手帮助患侧手轻轻举起。

D. 助力抬肩：肩关节前屈：站立位，双肩放在体侧，双手握一支手杖。轻轻屈肘抬臂，手与肩同高。双臂向前伸直，握住手杖，约与肩同高。

水平内外转动：两手握住手杖，双臂向前伸直，手杖远离身体，大约要与腰同高。双臂伸直，从肩部开始运动，而不是从腰部开始运动。手杖移到身体左侧，坚持，放松。然后移到身体右侧，坚持，放松，重复。用健侧臂带动患侧臂。

E. 肩胛控制：增强肩胛骨稳定性。靠墙站立，双足稍离墙，屈膝，臀部靠墙。双上臂放松，垂于体侧。肘屈曲，双手交叉，放在腹前。收腹，用肩胛推墙。坚持，放松，重复。该练习能增强肩胛周围肌肉的力量。

F. 肩部伸展：肩部自助屈伸站立位，折叠双臂，健侧手托住患侧肘部，约与腰同高。健侧手帮助患侧上臂向前伸直。双臂从肩部开始运动（不是从腰部开始），向左扭动双臂。放松，然后向右扭转。放松，重复。

G. 肩关节旋转：仰卧位，上臂与身体成45°角。屈肘，患侧前臂与地面垂直。将健侧手放在患侧肩处，以便感觉运动。前臂轻轻向外转动。放松，手背向肋部转动。放松，重复多次。

H. 肩部局部负重：本体感应，坐位，双手和前臂平放于桌面，肘部屈曲。身体上部前倾，向下压前臂。尽量让患侧臂承担重量，放松。从上述相同姿势开始，上体稍微向右倾，尽量患侧臂承担重量。然后向左倾，放松，重复。

I. 肩部转动：下斜方肌运动，坐位，上体直立。双肩向后转动成一弧形，牵拉肩胛骨周围肌肉运动。在最大弧度上，坚持10秒，然后放松，重复。

6）预防：多进行合理的活动，以增强肩关节周围肌肉和肌腱的强度。

（三）颈椎病

1. 临床诊治

（1）概述：颈椎病（cervical spondylosis）是由于颈椎间盘退变、突出，颈椎骨质增生、韧带增厚、钙化等退行性变刺激或压迫其周围的肌肉、血管神经、脊髓引起的一系列症状。依据不同的神经、血管受累及不同的临床表现，颈椎病主要分为5型：神经根型、脊髓型、交感型、椎动脉型和混合型。混合型是指两种或两种以上类型同时存在。颈椎病发病率为10%～20%，从事伏案工作者发病率最高，性别间无差异。颈椎病好发部位依次为C_5～C_6、C_6～C_7、C_7～T_1。

（2）病因：颈椎间盘退行性变是颈椎病发生和发展最基本的原因。由于椎间盘退变使椎间隙狭窄，关节囊、韧带松弛，脊柱活动时稳定性下降，进而引起椎体、关节突关节、钩椎关节、前后纵韧带、黄韧带、项韧带等变性、增生、钙化。这样形成颈段脊柱不稳定的恶性循环，最后发生脊髓、神经、血管受到刺激或压迫的表现。

急性损伤可使原已退变的颈椎和椎间盘损害加重而诱发颈椎病。慢性损伤对已退变颈椎加速退变过程而提前出现症状。但暴力所致颈椎骨折、脱位所并发的脊髓或神经根损害则不属于颈椎病范畴。

另外，在胚胎发育过程中椎弓过短，使椎管矢状径小于正常（14～16mm）。在此基础上，即使退行性变比较轻，也可出现压迫症状而发病。

（3）临床表现：由于颈椎病临床多样化，故其分型方法也不尽相同。从本病定义看，是脊髓、神经、血管受到刺激或压迫而表现的一系列症状、体征。故选用以下5种基本方法介绍。

1)神经根型颈椎病(cervical spondylotic radiculopathy):椎间关节退变累及颈神经根、颈肩臂痛并有神经根支配区感觉和运动障碍为神经根型颈椎病。好发于$C_5 \sim C_6$、$C_6 \sim C_7$、$C_4 \sim C_5$间隙。

多数好发于50岁左右。颈部损伤,长期伏案工作而劳累,或“落枕”常为发病诱因。可急性起病,也可慢性发病。颈肩臂痛,向前臂或手指放射,手麻,手或臂无力感,持物不稳或失落为常见症状。

颈部僵直,活动受限,颈部肌肉痉挛,受累节段棘突压痛。C_6神经根受累时拇指痛觉减退,肱二头肌肌力减弱,腱反射减弱或消失。C_7或C_8神经根受累则中、小指痛觉减退,肱三头肌肌力减弱,握力差,手内侧肌萎缩,肱三头肌反射消失。C_5神经根受累示肩部前臂外侧痛觉减退,三角肌肌力减弱。

2)脊髓型颈椎病(cervical spondylotic myelopathy):大多数发病在50岁左右,男性多于女性。一般起病缓慢,逐渐加重或时轻时重。外伤可引起突然加重,或引起急性发病。经过卧床数周或数月可逐渐减轻。但发育性椎管狭窄并存时,往往逐渐加重。

手、足或肢体麻木,僵硬不灵活,握物不稳,写字、持筷不方便或行走不稳,足下踩棉花感等是常见的主诉。有些患者有尿急、尿频或排尿困难,以及胸或腹部束带感的症状。

一般具有脊髓长束受损体征。肌力减弱,但肌张力增高,四肢肌腱反射亢进,有时出现髌阵挛或踝阵挛。大多数都有Hoffmann征及Rossolimo征阳性,部分患者有Babinski征阳性。常有针刺觉及温度觉减退,但不一定与脊髓损害的水平一致。深感觉往往正常。有时上肢出现前角运动神经细胞损害的体征,上肢力弱,肌肉萎缩,肌腱反射消失。此时,应与神经根损害体征相鉴别。

颈椎病性脊髓的损害一般为不完全性的,常常累及2个或3个节段。即使1个节段受损也可能波及相邻节段。另外,损害也可能偏于一侧。因此,临床症状与体征并非完全相同。上、下肢或左、右侧的体征常有程度之差异。

3)交感型颈椎病(cervical spondylotic sympathetic imbalance):目前认为,椎间关节退变累及交感神经,引发交感神经功能紊乱的临床表现为交感型颈椎病。40岁左右发病者居多,女性多见。会计、打字员、描图员、计算机操作者等伏案工作人员好发病。主观症状多,客观体征少。头晕头痛、颈肩背痛,颈椎及上胸椎棘突压痛;面部麻木或半身麻木,发凉感,无汗或多汗,针刺觉迟钝;眼部胀痛,干涩或流泪,视物不清或彩视;耳鸣或耳聋;心动过速或过缓,心律不齐;情绪不稳定,睡眠不好,对疾病恐惧多虑等为其常见的临床表现。

4)椎动脉型颈椎病(cervical spondylotic vertebroarterial impairment):椎间关节退变压迫并刺激椎动脉,引起椎-基底动脉供血不足的临床症状为椎动脉型颈椎病。典型症状为转头时突发眩晕、天旋地转,恶心、呕吐,四肢无力,共济失调,甚至倾倒,但意识清醒,卧床休息数小时,多至数日症状可消失。症状严重者,或病程长久者,可出现脑干供血不足,进食呛咳,咽部异物感,说话吐字不清,以及一过性耳聋、失眠等症状。有时与交感型颈椎病很难区别。

5)混合型颈椎病:具有前者2组以上症状者,通常以某型为主,伴有其他型的部分表现。

(4)诊断与鉴别诊断:确立颈椎病诊断必须具备3个条件,即具有比较典型的症状和(或)体征;颈椎X线片及其他检查证明椎间分级退变,并压迫神经、血管;影像学检查存在神经、血管压迫与刺激,与临床表现具有明确的因果关系。

颈椎病临床表现复杂,又易误诊为心脏、五官、神经系统疾病,故鉴别诊断特别重要。

1)神经根型颈椎病的鉴别诊断

● 肩周炎:神经根型颈椎病可因C_5神经根受到刺激出现肩部疼痛,而长时间疼痛、肌痉挛又可导致慢性损伤性炎症。故颈椎病可有肩部症状,也可继发肩周炎。二者的主要鉴别点为:颈椎病时单根神经损害少,往往有前臂及手的根性疼痛,且有神经定位体征。此外,头颈部体征多于肩周炎。

● 腕管综合征:腕管综合征的体征在腕以远,而颈椎病的神经根损害除手指外,尚有前臂屈肌运动障碍,屈腕试验及腕部Tinel征均为阴性。电生理检查两者有明显的区别。

● 胸廓出口综合征:包括前斜角肌综合征、肩锁综合征及肋锁综合征等。是由先天性畸形、外伤瘢痕、骨痂或肿瘤等在上述解剖部位压迫臂丛神经或锁骨下血管而表现的神经、血管症状。在使斜角肌收缩、增大胸腔压力(挺胸深吸气)及改变患侧上肢位置(过度外展肩部或向下牵引上肢)时,可诱发或加重症状。X线片可发现颈肋、锁骨与第1肋骨间隙狭窄等。锁骨下血管造影有助于诊断。

● 肌萎缩型侧索硬化症:是一种原因不明的运动神经系统疾病。表现为进行性肌萎缩,从手向近端发展,最后可侵及舌肌和咽部。与颈椎病不同点是:对称性发病;感觉正常,感觉神经传导速度亦正常;无神经根性疼痛。

2)脊髓型颈椎病的鉴别诊断

● 后纵韧带骨化症:病因不明,可能与劳损、韧带退行性变有关。骨化的后纵韧带可为节段性或连续性,但骨化的后纵韧带厚度超过颈椎椎管的30%时,即可出现脊髓压迫症状。在X线片的侧位及CT片上可明确显示此种病变,诊断较容易。

● 与颈椎骨折、脱位及结核、肿瘤所致脊髓压迫症相鉴别。

3)椎动脉型和交感神经型颈椎病的鉴别诊断

此二型颈椎病在临床表现方面有较多相似之处,且可同时存在,故放在一起讨论。

● 能引起眩晕的疾病:眩晕可分为脑源性、耳源性、眼源性、外伤性及神经官能性等。颈椎病所致眩晕属脑源性。常见耳源性眩晕有:①美尼尔综合征　眩晕发作多与情绪变化有关,前庭功能减退,发作时有水平性眼震颤,神经系统无异常。②链霉素致内耳前庭损害　常在用药后2~4周出现眩晕,伴平衡失调、口唇及肢端发麻,无眼震。

眼源性眩晕多由眼肌麻痹或屈光不正引起,但遮蔽病眼时眩晕可消失。

头部外伤所致眩晕常伴有大脑皮层功能障碍及头痛等症状。

神经官能症性眩晕者,常有多样临床表现,但检查时却无明显客观体征。其发作也无一定规律性,易受情绪影响。

● 冠状动脉供血不足:与交感神经型颈椎病有相同的心前区疼痛、心律紊乱等表现,但前者没有上肢节段性疼痛和感觉异常。心电图检查有病理性改变,用血管扩张剂可缓解症状。

● 锁骨下动脉缺血综合征:有椎-基底动脉供血不足表现,患侧上肢乏力、沉重、疼痛及麻木。检查可发现患侧上肢血压低于健侧,桡动脉搏动减弱及患侧锁骨处可闻及血管杂音。此病与椎动脉型颈椎病的鉴别方法主要是行椎动脉造影。如发现锁骨下动脉起始段狭窄或闭塞,伴患侧椎动脉血液向锁骨下动脉远端逆流,则诊断肯定。

2. 康复治疗

(1)康复评定:颈椎病的评定大致可分为基本项目的评定和专项评定。

1)一般状况的评定:①颈椎的活动范围测定,如屈、伸、侧弯及旋转,以及患者对这种部位变化的反应;②肌力的测定;③感觉和反射的测定;④疼痛与压痛点的测定;⑤肌电图和神经传导测定;⑥影像学的评定;⑦ADL能力评定,如对患者进食、洗澡、修饰、穿衣、大小便控制、使用厕所、床与轮椅转移、平地行走、上下楼梯等功能进行评定。

2)专项评定:有颈椎稳定性评定、颈椎间盘突出功能损伤的评定和脊髓型颈椎病的功能评定等。日本骨科学会(JOA)对脊髓型颈椎病的17分评定法较为普遍。17分为正常值,分数越低表示功能越差,以此可以评定手术治疗前、后功能的变化。脊髓型颈椎病的康复治疗效果评定也可采用此法。

JOA的17分评定法:

A. 上肢运动功能(4分)

0分:不能持筷或持勺进餐。

1分:能持勺,但不能持筷。

2分:能持筷,但很费力。

3分:能持筷,但笨拙。

4分:正常。

B. 下肢运动功能(4分)

0分:不能行走。

1分:走平地需用拐杖。

2分:仅上、下楼梯时需用拐杖。

3分:行走或上、下楼梯不需拐杖,但缓慢。

4分:正常。

C. 感觉(4分)

a. 上肢

0分:有明显感觉障碍。

1分:轻度感觉障碍

2分:正常。

b. 下肢　评分同“上肢”。

c. 躯干　评分同“上肢”。

D. 膀胱功能(3分)

0分:尿潴留。

1分:严重排尿障碍,包括膀胱排空不充分,排尿费力及淋漓不尽。

2分:轻度排尿障碍,包括尿频及排尿踌躇。

3分:正常。

术后改善率=(术后总分-术前总分)/(17分-术前总分)×100%

(2)康复治疗:颈椎病是一种良性疾病,具有自限性倾向,预后良好。惟有脊髓型颈椎病治疗不当时,容易后遗不同程度的残疾。不同类型的颈椎病治疗原则有所不同。由于颈椎病的病因复杂,症状体征各异,而且治疗方式多种多样,因此在治疗时,应根据不同类型颈椎病的不同病理阶段,选择相应的治疗方案。

1)卧床休息:可减少颈椎负载,有利于椎间关节的创伤炎症消退,症状可以消除或减轻。颈托、颈围等支具也有相似的作用,但不如卧床可靠。

卧床休息要注意枕头的选择与颈部姿势。枕头应该是硬度适中、圆形或有坡度的方形枕头。习惯于仰卧位休息者,可将枕头高度调至12~15cm,将枕头放置颈后,使头部保持略带后仰姿势;习惯于侧卧位休息者,将枕头调到与肩等高水平,这样做可以维持颈椎的生理曲度,以及使颈部和肩胛带的肌肉放松,解除颈肌痉挛。

2)物理治疗

A. 作用:镇痛,消除炎症组织水肿,减轻粘连,解除痉挛,改善局部组织与脑、脊髓的血液循环,调节自主神经功能,延缓肌肉萎缩并促使肌肉恢复。

B. 常用方法

● 石蜡疗法:盘腊法,颈后部,温度42℃,30分钟/次,1次/天,20次为1疗程。

● 红外线:颈后照射,距离30~40cm,20~30分钟/次,1次/天,20次为1疗程。

● 磁疗:脉冲电磁疗,颈部和(或)患侧上肢,20分钟/次,1次/天,20次为1疗程。

● 直流电离子导入:可用中药、维生素B类药物、碘离子等进行导入。作用极置于颈后部,非作用极置于患侧上肢或腰骶部,电流密度为0.05~0.1mA/cm^2,1次/天,20次为1疗程。

● 超短波:颈后单极或颈后、患侧前臂斜对置,微热量,15分钟/次,1次/天,15~20次为1疗程。

● 微波:颈部照射,微热量,15分钟/次,1次/天,15~20次为1疗程。

● 超声波:颈后及肩背部接触移动法,0.8~1.0W/cm^2,8~10分钟/次,1次/天,15~20次为1疗程。可加入药物导入,常用维生素B或氢化可的松。

● 低频调制中频电疗:颈后并置或颈后、患侧上肢斜对置,止痛处方、调节交感神经处方、促进血液循环处方,15分钟/次,1次/天,15~20次为1疗程。

● 运动疗法:运动疗法的形式很多,但治疗原则是相同的,即通过颈背的肌肉锻炼,增强颈背部肌肉力量以保持颈椎的稳定性;通过颈部功能练习,可恢复及增进颈椎的活动范围,防止僵硬;并可改善颈部血液循环,促进炎症的消退,解除肌痉挛,减轻疼痛,防止肌萎缩。治疗应根据病情不同阶段区别对待。在疾病急性期可在药物治疗或物理因子治疗的同时,进行小运动量的主动运动;在慢性期或恢复期应积极进行较大量的主动运动。

3)注射疗法:颈段硬膜外腔封闭疗法适用于神经根型、交感型颈椎病和椎间盘突出症。采用低密度的局麻药加皮质激素阻断感觉神经及交感神经在椎管内的刺激电,也可抑制椎间关节的创伤应激。一般为每周1次,2~3次为1疗程。本项治疗备有麻醉机或人工呼吸器,在严格无菌条件下进行,要求穿刺技术熟练。

4)颈椎牵引

A. 作用:适用于椎间盘突出或膨出的神经根型颈椎病。颈椎牵引是通过牵引装置对颈椎加载产生生物力学效应,起到治疗作用。可以缓解颈部肌肉痉挛,使椎间隙或椎间孔增大以解除对神经根的压迫刺激,牵开被嵌顿的小关节滑膜,减少椎间盘内压,缓冲椎间盘组织向周缘外突的压力,有利于外突组织的复位。

B. 方法:颈椎牵引可取卧位或坐位。一般认为在平卧位,全身肌肉放松,牵引效果较好;但卧位时阻力较大,且与其他治疗方法配合进行有一定的限制,故大多采用坐位枕颌布带牵引。

颈椎牵引可在医院门诊或家中由患者自行掌握。除保证牵引安全外,必须掌握好牵引角度、牵引时间和牵引重量3个要素，以达到颈椎牵引的最佳治疗效果。根据颈椎的病变部位来选择牵引角度（表23-27）。

表23-27　病变颈椎节段与牵引角度关系

病变颈椎节段	C_1～C_4	C_5～C_6	C_6～C_7	C_7～T_1
牵引角度	0°	15°	20°	25°

C. 牵引时间：有关实验数据表明，牵引时间太短不能发挥牵引的力学效应，时间过长也没有必要，而且还能产生头痛、头麻、下颌关节痛、心悸、胸闷、恶心等不良反应。一般认为，每次牵引时间以10～30分钟较为合适，1次/天，20～30次为1疗程。

D. 牵引重量：一般以4kg开始，根据患者体质及颈部肌肉发达情况逐步增加牵引重量，通常可以按体重的1/12～1/8计算。若牵引重量过度（超过20kg），可能造成肌肉、韧带、关节囊等软组织损伤。在牵引时配合其他方法，如局部热敷、红外线辐射治疗等效果更佳。

5）手法治疗

A. 作用：可疏通脉络，减轻疼痛、麻，缓解肌紧张与痉挛，加大椎间隙与椎间孔，整复滑膜嵌顿及小关节半脱位，改善关节ROM。

B. 种类

● 推拿：治疗前对患者的病情应有全面的了解，手法要得当，切忌粗暴。在颈、肩及背部施用揉、拿、捏、推等手法。对神经根型还应包括患侧上肢，椎动脉型和交感型应包括头部。常取的穴位有风池、太阳、印堂、肩井、内关、合谷等。每次推拿15～20分钟，1次/天。推拿治疗颈椎病对手法的要求高，不同类型的颈椎病，其手法差异较大。进行颈部拔伸、推扳等动作必须要由有经验的术者操作。

● 关节松动术：治疗颈椎病手法主要有拔伸牵引、旋转、松动棘突及横突等。

● 拔伸牵引：常用于颈部肌肉紧张或痉挛，上段颈椎和中段颈椎病变用中立位牵引，下段颈椎20°～30°牵引，持续15～20秒，休息5秒，重复3～4次。

● 旋转颈椎：患者去枕仰卧位，颈部放在床沿。术者站在床头，一手四指分开放在患者健侧颈枕部，拇指放在对侧，用另一手托住其下颌，前臂放在耳前，使患者头部位于术者的手掌、前臂和肩前，操作时躯干及双手不动，双前臂向健侧缓慢地转动患者的颈部。

● 松动棘突：分垂直松动和侧方松动两种，对于颈椎因退变引起的活动受限和颈部肌肉紧张或痉挛特别有效。

● 松动横突及椎间关节：术者双手拇指分别放在患侧横突背侧和棘突与横突交界处进行操作。对于颈部活动受限的患者效果较好。

6）药物治疗：目的主要是消炎止痛。目前选用非甾体类镇痛剂。一般不宜用强烈止痛药，如吗啡类药物。

中药治疗是中国的特色治疗。中医辨证初步可以分为5型。

● 风寒湿痹型：头、颈、肩、背和四肢疼痛。痛有定处，喜热恶寒，活动受限，后颈部可触及条索状物或有压痛。上肢沉重、无力、麻木，或有肌肉萎缩，手指屈伸不利，指端麻木。治以祛风散寒，通痹止痛。药用：羌活、黄芪各15g，防风、当归、赤芍、白芍、姜黄各12g，生姜、炙甘草各6g。

● 经络痹阻型：头痛头重，出汗或无汗，全身怕冷，颈项强硬，转头不利，并有肩背、四肢疼痛，尤以上肢为甚，双手无力，屈伸不利，全身发紫或肌肤麻木。治以祛风散寒，调和营卫。药用：葛根15g，麻黄10g，桂枝、白芍、生姜、炙甘草各6g，广地龙12g，大蜈蚣2条，穿山甲9g，大枣12枚。

● 气滞血瘀型：头、颈、肩、背肌四肢疼痛、麻木，其痛多为刺痛，固定不移，拒按，夜间加重，手部肌肉萎缩，指端麻木、发绀，指甲凹陷、无光泽，皮肤枯糙、发痒。治以活血化瘀，通络止痛。药用：路路通、牛膝、羌活各12g，当归、桃仁、红花、赤芍、川芎、柴胡各10g，枳壳、炙甘草各6g。若有气虚症状，可给予补中益气汤加减。

● 痰瘀交阻型：除有气滞血瘀型瘀血症状外，尚有痰湿的表现，如头晕、眩晕、头重如裹、心悸、恶心、呕吐、咳喘、胸闷，并有肢体沉重无力、厥冷、麻木、肿胀、全身倦怠等。治以祛湿化痰，散瘀通络。药用：制半夏、茯苓、赤芍、郁金、鸡血藤各15g，川芎、白芥子、当归各10g，陈皮、青皮、胆南星、枳实、红花各8g。

● 肝肾虚亏型：头晕、眼花、耳鸣、耳聋、头脑胀痛、面部烘热、口苦咽干、失眠多梦、易躁易怒、腰膝酸软、步履蹒跚。治以补益肝肾，调和气血。药用：

鹿角片、鹿角胶(烊化)各 10g,仙灵脾 30g,骨碎补、赤芍、白芍、木瓜、葛根、杜仲各 15g,生地、熟地、肉苁蓉、牛膝、川芎、茯苓、泽泻各 10g。

此外,本症采用中医外治法,配合辨证论证,更能使患者症状减轻、疼痛消失及治愈。外用方剂以温补肝肾、养血益精为主,祛风胜湿、活血通络为辅。

7)手术治疗

A. 适应证:经合理的保守治疗,半年以上无效,或反复发作,并影响正常生活或工作,而且同意手术治疗。

神经根型剧烈疼痛,严重地影响生活,保守治疗 2 周以上仍不减轻。

上肢某些肌肉,尤其是手内在肌无力、萎缩。经保守治疗 4～6 周后仍有发展趋势。

B. 治疗原则:脊髓型颈椎病容易引起肢体不同程度的残疾,脊髓长期受压迫及反复刺激,非手术治疗效果不良。因此,一旦诊断明确,应手术治疗。然而,受压较轻、病程较短、症状不重者也可以保守治疗,需要定期随诊。一旦病情加重,仍应进行手术。

手术的目的是解除脊髓压迫,获得颈椎稳定性。老年体弱不能耐受手术者,或伴有高血压、糖尿病、结核病、慢性肝炎及心、肾功能不全者不宜手术治疗。

二、腰腿痛

(一)概述

腰腿痛不是疾病的病理诊断,而是临床常见的症状综合征。疼痛原因可以是局部的任何解剖结构受到激惹,骨质增生、椎间盘突出、强直性脊柱炎、神经纤维瘤、肌肉韧带扭挫伤、硬膜外脓肿等病理变化可以引起疼痛。疼痛除了与病理变化相关之外,也受患者心理因素的影响。

疼痛的性质可有局部疼痛、牵涉痛及放射性痛。局部疼痛是由于病变本身或继发性肌痉挛所致,其疼痛较局限,多有固定的明显压痛点,用麻醉剂行局部封闭治疗,疼痛可在短期内迅速消失。牵涉痛亦称为放射痛,是指腰骶椎或腹膜、盆腔脏器疾病时,刺激传递到脊神经后跟或脊髓丘脑束神经元,通过“聚合-易化”或“聚合-投射”作用,使同一节段的神经元兴奋,在相应的皮肤支配区出现感觉异常。其疼痛部位较模糊,少有神经损害的客观体征,可伴有肌痉挛。反射痛是神经根受到损害的特征性表现,疼痛沿受损神经向末梢放射,有较典型的感觉、运动、反射损害的定位体征,病程长者有肌萎缩及皮肤神经营养不良性表现。

病人在俯卧位放松肌肉后易找准压痛点。浅表组织疾患的压痛点常有特定的部位,如棘上或棘间韧带劳损压痛点在该棘突表面或两相邻棘突之间;第 3 腰椎横突综合征压痛点在横突尖端;臀肌筋膜炎时压痛点多在髂嵴内下方;臀上皮神经炎的压痛点在髂嵴外 1/3;腰肌劳损的压痛点在腰段骶棘肌中外侧缘;腰骶韧带劳损的压痛点在腰骶椎与髂后上棘之间等。深部结构病变(小关节、椎体、椎间盘等)仅在该结构的体表处有深压痛或叩痛,不如软组织病变时明确。

腰腿痛病因复杂,其中以腰椎间盘突出症最具代表性。腰椎间盘突出症已单独列出一章节讲述。现主要列举除腰椎间盘突出症以外的常见病种。选择常见病种的原则是:属于康复医学范围;从中外文献统计,发病率相对较高的病种。

与本部分内容相关的一些腰痛病症的发病情况见表 23-28。

表 23-28 与腰痛有关的病症

器质性(n=610)		风湿劳损性(n=731)		Bernard,Kirkaldy-Willis(n=1293)	
椎间盘突出*	36%	各种肌筋膜综合征*	45.9%	骶髂关节综合征*	23%
椎弓崩裂*	10.5%	棘间韧带损伤*	18.3%	后关节综合征*	22%
椎管狭窄*	6.4%	慢性腰痛待查	9.2%	椎间盘突出*	14%
小关节紊乱*	2.2%	腰肌劳损*	7.3%	椎管侧方狭窄*	13%
退变性脊柱滑脱*	1.6%	骶髂关节疾病*	6.3%	脊柱滑脱*	9%

注:标有“*”者进行叙述(共 14 种,删去重复及椎间盘突出余 8 种)。

（二）临床诊治

1. 临床表现及诊断

1）肌筋膜综合征（myofascial syndrome）：是肌肉和筋膜因无菌性炎症而引起的综合征。病因常为微小的损伤。在病理上，无菌性炎症可引起积液和纤维化而形成筋结，肌肉纤维或筋膜纤维相互粘连而形成筋束。在临床上筋结表现为硬结或筋束，常表现为条索状物。筋结或筋束处常表现在肌肉或筋膜上显著的局限性痛点，受刺激时除局部疼痛显著外还出现同节段脊神经分布区的牵涉痛，这种可激发疼痛的点称为触发点或激发点（trigger point）。触发点形成的机制尚不十分明确，可能是无菌性炎症在局部形成一些炎性致痛物质，但没有释放，一旦受到外界刺激，这些物质释出而致痛。牵涉痛是痛传入脊髓引起同一节段脊神经分布区的反应。

2）骶髂关节综合征（sacroiliac joint syndrome，SJS）：是骶髂关节劳损、创伤、退行性变或炎症等引起的一组症状。其特点有：①压痛点和牵涉痛的范围主要在臀部、大腿后部及小腿后部，偶尔可向股骨大转子外侧及大腿前方传导；②耻骨联合处有疼痛和压痛，有时向大腿内侧、腹股沟传导，活动时有响声；③站立时有健侧下肢负重，患侧下肢松弛以减轻腘绳肌的牵拉；④步行时患侧呈臀下垂性步行；⑤抗阻做髋外展时疼痛；⑥临床和康复评定多有阳性发现。

3）后关节综合征（posterior facet syndrome，PFS）：是由腰椎后关节滑膜嵌顿、不完全脱位或炎症引起的一组症状。病因常是后关节和纤维环的旋转性劳损引起。症状常为腰扭伤后剧痛，活动、咳嗽加重，棘旁肌痉挛等，但坐骨神经刺激征不典型。

X线下脊柱弯曲度有改变，如有不全脱位，可于左、右斜位片上看出。有创伤性关节炎时，可见关节面密度高，关节间隙变窄。

4）棘上、棘间韧带损伤：棘上韧带是从枕骨隆突到第5腰椎棘突，附着在棘突的表面。颈段的棘上韧带宽而厚，称为项韧带。胸段变得纤细，腰段又较为增宽，故中胸段棘上韧带损伤多见。棘间韧带是连接两个棘突之间的腱性组织，由3层纤维组成，其纤维之间交叉排列，易产生磨损。这两种韧带主要是防止脊柱的过度前屈，往往同时发生损伤。由于腰5～骶1处无棘上韧带，且处于活动腰椎和固定的骶椎之间，受力最大，故此处棘间韧带损伤机会也最大。

多无外伤史。腰痛长期不愈，以弯腰时明显，但在过伸时因挤压病变的棘间韧带，也可引起疼痛。部分病人可向骶部或臀部放射。检查时在损伤韧带处棘突或棘间有压痛，但无红肿。有时可扪及棘上韧带在棘突上滑动。棘间韧带损伤可通过B型超声或MRI证实。

本病绝大多数可经非手术治疗愈合。但因脊柱未行固定，受伤的韧带无法制动，故不易短期内治愈。出现症状后应尽可能避免弯腰动作，以增加修复条件。局部注射皮质激素可明显缓解症状。如同时用腰围进行制动，则可缩短疗程。理疗有一定疗效。推拿、按摩对本病帮助不大，仅能缓解继发性骶棘痉挛。病程长、非手术治疗无效者，有人行筋膜条带修补术，其疗效尚不肯定。

5）椎管狭窄症：是指多种原因所致椎管、神经根管、椎间孔的狭窄，并使相应部位的脊髓、马尾神经或脊神经根受压的病变。腰椎管狭窄症临床上以下腰痛、马尾神经或腰神经根受压，以及神经源性间歇性跛行为主要特点。过去认为有无间歇性跛行是椎管狭窄症与椎间盘突出症的重要区别，实际上大约1/3椎间盘突出症患者也发生间歇性跛行。两者主要鉴别需用X线摄片、造影、CT、MRI来确立。

6）椎弓崩裂（spondylolysis）：是椎弓上、下关节突之间的狭部断裂。发病约占总人口的5%。发病率与弯腰的职业和运动有明显关系。病因多为在先天缺陷的基础上加上后天的创伤。多发部位为L_5（68.3%），次为L_4（23.2%），L_1～L_3则均在4%以下。发病机制为反复应力→峡部过劳性骨损伤→应力骨折→裂隙状分离而形成崩裂。症状有腰痛、坐骨神经刺激征。体征有活动受限，腰前屈时加重，腰椎前凸加剧，臀部显得后凸，棘突处有小凹，棘突压痛明显。诊断依X线摄片检查，侧位片有84%可发现裂隙。

7）椎弓根峡部不连与脊椎滑脱症：椎弓根先天性薄弱而发生的疲劳骨折或外伤骨折常不易连接，有可能在这一基础上发生脊椎向前滑脱。二者均可能出现下腰痛。脊椎滑脱程度较重时，还可发生神经根症状，且常诱发椎间盘退变、突出。腰骶部X线斜位片可证实椎弓根骨折，侧位片可了解有无椎体向前滑脱及其程度。

8)腰肌劳损：躯干在负重活动时，位置越低所承受的重量越大，故腰部受力最大也最集中。躯干的稳定性主要在于脊柱，当脊柱结构失稳时，起辅助稳定作用的腰背肌将超负荷工作，以求躯干稳定。长期如此，肌肉即产生代偿性肥大、增生。此外，长期弯腰形成损伤性炎症。如一组肌肉发生这种慢性劳损，必将使对应肌肉产生相适应的变化，以补偿原发部位病变后的功能障碍，称为对应补偿调节。如原发病变部位的肌肉经对应补偿调节仍不能维持正常功能，则可使上、下或对侧肌进行再补偿，称为系列补偿调节。上述变化，在临床上表现为一个部位腰痛可随时间而向上、下或对侧发展。部分病人也可因急性腰部外伤治疗不当，迁延而成慢性腰肌劳损。

腰肌劳损实为腰部肌肉及其附着点筋膜、甚或骨膜的慢性损伤性炎症，为腰痛常见病因。明显诱因的慢性疼痛为主要症状。腰痛为酸胀感，休息后可缓解，但卧床过久又感不适，稍事活动后又减轻，活动过久疼痛再次加剧。疼痛区有固定压痛点，该点位置常在肌肉起、止点附近，或神经肌肉结合点。在压痛点进行叩击，疼痛反而可减轻，这是与深部骨疾患区别之一。有单侧或双侧骶棘肌痉挛征。可能有脊柱后凸、侧凸或长期坐位、弯腰工作史。

腰肌劳损患者要适当休息，定时改变姿势，避免弯腰持物等是减轻症状、防止再发的根本方法。必要时可在工作中使用腰围，但休息时则应解除，以免继发废用性肌萎缩，进一步加重腰段脊柱的不稳定。同时还应训练腰部肌肉力量，以增加未受损肌肉的补偿调节能力。疼痛部位进行理疗，以及手法和力度适当的推拿、按摩。压痛点行肾上腺皮质内固醇注射治疗。疼痛明显影响工作和休息时，可服用非甾体抗炎剂、局部外用肌松弛剂及地西泮类镇静剂。

2. 治疗原则

腰腿痛的临床治疗以积极的病因治疗为主，如损伤和骨折的治疗、炎症和感染的控制、肿瘤的治疗等。此外，还可遵循以下临床处理原则和方法。

(1)休息：卧床休息是以往医师经常给腰腿痛患者建议，有时甚至建议患者长时间的绝对卧床。但是对腰腿痛患者大样本的临床研究结果表明，严格的卧床休息不仅对腰腿痛的恢复无积极治疗作用，而且会使患者产生过多的心理负担等问题而延误功能恢复，造成慢性腰腿痛。目前认为，如果没有肯定的严重的病理变化，不主张腰腿痛患者卧床休息。如果在急性期患者疼痛较剧烈，可指导患者短时间卧床休息，一般不超过2～3天。腰椎间盘突出症患者可采用轻度屈髋屈膝平卧位，此时椎间盘的内压最低，有利于突出过程的停止及修复，有利于神经根水肿的消除。长期卧床将使患者有氧容量降低，肌力下降，软组织柔韧性减低，骨质疏松。据统计，卧床期间人体每周肌力下降10%～15%，骨矿质减少0.9%，这个结果也不支持腰腿痛患者无必要的绝对卧床休息。

(2)支撑：腰腿痛患者在疼痛明显时，可使用腰围作支撑。腰围多用帆布或皮革内衬钢片制成，上起肋弓，下达腹股沟，起支撑作用，以减少腰椎过度活动，减少肌肉和韧带的负担，可减轻症状。腰围不应该长期使用，配戴期间可根据情况增强腰腹肌训练。特殊类型的腰腿痛，如创伤性骨折等，需要特定的支具支撑。

(3)药物治疗

1)止痛药物：仅短期用于中度以上疼痛的患者，一般应用时间要短于2周。药物首选解热镇痛药，其代表药物为乙酰胺基酚，胃肠道反应小；其次选择非甾体抗炎药，如吲哚美辛、布洛芬等，也可酌情选择其他药物，如肌肉松弛剂、麻醉镇痛药、各种复方药物。对于疼痛剧烈的患者，短期(7～10天)使用麻醉药所引起成瘾的危险性不大。近年研究发现，小剂量三环类抗抑郁药对慢性腰腿痛有效。

2)神经营养药物：常用的有维生素B_1、维生素B_{12}等。

3)外用药物：局部应用止痛搽剂或外用膏药，对减轻因肌肉筋膜炎和肌肉劳损引起的疼痛有良好的效果，如松节油、正骨水、正红花油、关节止痛膏、麝香壮骨膏等。

4)药物注射疗法：可局部痛点封闭、硬膜外注射、骶管注射。常用药物为糖皮质激素和局麻药。

5)髓核化学溶解术：用木瓜凝乳蛋白酶或胶原

酶椎间盘内注射,使椎间盘溶解,促使其纤维化并缩小体积。由于该方法疼痛明显,过敏反应发生率高,失败和再手术者多,目前不提倡。

(4)手术治疗

1)手术治疗适应证:腰腿痛患者有以下情况需考虑手术治疗:患者有马尾综合征,出现括约肌功能障碍;神经根受损体征逐渐加重,出现肌肉萎缩;经非手术治疗症状加重,功能严重受限;疼痛持续剧烈,严重影响患者生存质量。

2)手术治疗方法:根据患者具体的病变决定。常规手术方法有椎板切除术、椎间盘切除术、减压术、融合术,可根据情况行小关节切除、椎间孔切开等。各种微创手术方法是发展方向。椎管内置吗啡泵,内置电刺激,甚至进行后跟切除术、丘脑切除术,用于治疗顽固性疼痛患者。

(三)康复治疗

1. 康复评定

(1)疼痛程度的评定

1)疼痛视觉模拟尺:视觉模拟尺长度约为100mm,0为无痛,100为可想像的最剧烈的疼痛程度。浮标尺面向患者一侧无刻度,仅在两端表明"无痛,0"、"极痛,100"让患者滑动浮标,将浮标摆在他认为与其疼痛程度相对应的位置。评测者记录浮标所在位置的刻度,该数字表明疼痛的程度。当无浮标尺时,可在白纸上画出一条100mm的横线,让患者用笔表明疼痛程度,评测者测量0点至标记点的距离并记录。

2)等级法:应用0～4五个等级对疼痛程度进行记录,"0"为无痛,"1"为轻微疼痛,"2"为中等程度疼痛,"3"为重度疼痛,"4"为剧烈疼痛。

3)疼痛强度-时间曲线:将上述疼痛程度的评定记录与时间相结合,即横坐标为时间,纵坐标为疼痛强度,各点连线可形成疼痛强度-时间曲线,该曲线对于了解患者疼痛特点及制定止痛方案有很好的参考价值。

(2)关节活动度评定

1)量角器法:患者站立位,以第5腰椎棘突为轴心,地面垂直线为固定臂,第7颈椎与第5腰椎棘突的连线为活动臂,用量角器测量腰椎4个方向的最大活动度,正常值屈曲为90°,伸展为30°,侧屈为30°。腰椎旋转的测量以非旋转侧的肩峰为轴心,起始位双肩峰为固定臂,终点位双肩峰连线为移动臂,正常值为30°。

2)腰椎前屈活动度的其他评定方法

A. 简易评定法:患者并腿直立位,躯干尽量前屈,以手指最远能触及下肢的位置进行评分,共分为7级。触及大腿下段为"－1",髌骨为"0",小腿上1/3为"1",小腿中1/3为"2",小腿下1/3为"3",足背为"4",地面为"5"。

B. 改良的Schober法:首先患者直立位,检查者在患者两侧髂后上棘连线的中点及其正上方15cm处皮肤上分别做标记,然后让患者尽量前屈躯干,在最大屈曲位时测量原标记的两点之间的距离。用所测数据减去15cm,差值作为腰椎屈曲活动度的指标。正常值＞4cm。

C. 距离测定法:患者并腿直立位,尽量向前屈曲,测量最大腰椎屈曲位时中指指尖与地面之间的距离。

D. 电子测量器法:用电子测量器可以直接读出腰椎前屈的角度。

(3)肌力评定

1)躯干屈肌的肌力:患者仰卧屈髋屈膝位,双手抱头能坐起为5级肌力;双手平伸于体侧,能坐起为4级肌力;仅能抬头及肩胛为3级肌力;仅能抬头为2级肌力;仅能扪及腹部肌肉收缩为1级肌力。

2)躯干伸肌的肌力:患者俯卧位,胸以上在床缘以外,固定下肢,能对抗较大的阻力抬起上身为5级肌力;能对抗中等阻力抬起上身为4级肌力;仅能抬起上身不能对抗阻力为3级肌力;仅能抬起头为2级肌力;仅能扪及腰背肌肉收缩为1级肌力。

3)躯干屈肌的耐力:患者仰卧位,双下肢伸直并拢抬高45°,测量能维持该体位的时间,正常值为60秒。

4)躯干伸肌的耐力:患者俯卧位,双手抱头,脐以上在床缘以外,固定下肢,测量能保持躯干水平位的时间,正常值为60秒。

(4)功能评定:由于腰腿痛反复发作的特点,腰腿痛对患者的功能活动甚至工作的影响很大,因此对腰腿痛患者需要进行功能评定。常用的功能评定量表如下:

1)Oswestry功能不良指数(Oswestry disability index,ODI):应用 Oswestry 功能不良问卷,该问卷共有 10 个部分,分别是疼痛程度、个人照顾、提物、行走、坐位、站立、睡眠、性生活、社交活动和旅行。每个部分都有 6 个陈述句,按轻重程度排列,由患者选择与他的情况最吻合的一个陈述句。每个部分的得分是 0~5 分,最轻的是 0 分,最重的是 5 分。整个问卷的最高分是 50 分,用患者实际的得分除以 50,乘以 100%之后得到 ODI。

2)Roland-Morris 功能不良问卷(Roland-Morris disability questionnaire,RDQ):该问卷包括 24 个陈述句,由患者标记出与他的情况相符合的描述,每标记一条得 1 分,得分范围 0~24 分,评分高提示功能不良。

(5)心理评定:急性腰腿痛的治疗效果如何,是否转归为慢性,与患者心理状态密切相关,因此对这类患者进行心理评定是很有必要的。世界卫生组织建议对腰腿痛患者采用 Zung 抑郁量表(self-rating depression scale,SDS)进行评定。Zung 抑郁量表共有 20 个陈述句,每个陈述句分 4 个等级评分,评定结果不作为抑郁症诊断标准,但可提示患者的心理情绪状态,总粗评分<40 分为正常。一些研究表明,Zung 抑郁量表中有 5 项与急性腰腿痛的慢性化转归密切相关。除此之外,还有其他一些高相关因素。目前正在制定和研究预测急性腰腿痛慢性化转归的专门心理评测量表。

2. 康复治疗

腰腿痛的康复治疗与临床治疗是一个统一的整体。除了临床应用的休息、支撑、药物治疗之外,康复治疗在以下方面有独到的作用。

(1)健康教育:在腰腿痛的急性发作期就应开始对患者进行健康教育,让患者对腰腿痛有正确的认识,知道腰腿痛不是一种严重疾病,了解多数腰腿痛预后良好。早期指导患者克服恐惧心理及病态行为,能够降低慢性腰腿痛的发病率。

在急性期还应对患者进行急性姿势的指导,避免进一步损伤的发生。对于坐位工作者,正确的坐姿对缓解腰部疼痛、预防复发很重要。应指导患者使用合适的靠背椅,在腰背部放松的坐姿中利用椅背或靠垫维持一定的腰椎前凸度,并使用脚垫使膝关节略高于髋关节,直到患者经常变换姿势。在疼痛尚未完全缓解时,每间隔 10~20 分钟变换一次姿势,在疼痛消失后逐渐增加至每 40~60 分钟变换一次姿势。

指导患者在不引起疼痛加重的前提下保持活动,避免弯腰旋转时多动用力,在各种活动中尽量减少对腰椎的应力,如搬重物时应使身体尽可能地靠近重物,并在用力时注意屈曲膝关节,保持腰椎伸直;在整理床铺等站立弯腰的动作中注意略屈曲膝关节;在咳嗽、打喷嚏、大便等增加腹内压的动作时,尽量收紧腹部肌肉;起床或躺下时从侧卧位过渡,并用双手支撑辅助。

告知患者腰腿痛的复发是常见的现象,指导患者在腰腿痛复发时不紧张,不恐惧,可尝试前次疼痛发作时的有效方法进行治疗。指导患者在腰腿痛复发时不盲目乐观,尤其是对第一次腰腿痛发作治疗效果好、疗效快的患者,一定要使他们认识到,急性疼痛时不能过度活动,否则可能造成损失加重,将导致治疗困难。

(2)物理因子治疗:电、光、声、磁、热等物理因子的治疗可促进局部血液循环,缓解局部无菌性炎症,减轻水肿和充血,缓解疼痛,松解粘连,在临床上广泛应用于腰腿痛的治疗。但是目前应用循证医学的研究方法,还没有足够的肯定证据支持它的疗效。在临床应用中根据每种物理因子的特点和患者的具体情况进行选择。一般在损伤后 48 小时内多用冷疗,之后再应用热疗。高频电疗属于深部透热疗法,作用部位相对较深,多用于深层组织的炎症反应;而中低频电疗作用部位较浅,应用"闸门控制"学说止痛,多用于浅层肌肉软组织的疼痛。

(3)牵引治疗:牵引是通过拉力使得软组织牵伸、关节分离的技术。腰椎牵引的作用是使椎间隙加宽,椎间盘所受的压力减小,甚至椎间盘可产生负压,有利于突出的椎间盘回纳;使椎管容积增加,减轻对神经根的压力;使关节突关节上下滑动,关节间隙加宽;使后纵韧带张力明显增大,对突出物特别是中央型突出产生向腹侧的压力,有利于突出物的回纳;使松弛的黄韧带伸展,改善黄韧带血循环,增加韧带与椎间盘之间的间隙,松解神经根周围粘连的软组织,缓解肌肉痉挛。因此,腰椎牵引是治疗腰椎间盘突出症、神经根病变和腰肌肉痉挛引起腰腿痛的常用治疗方法。

(4)手法治疗:是医师或治疗师用手作用于患

者的具体解剖结构，通过一定的指导语和技术操作，使患者达到骨关节肌肉系统最大的无痛活动范围和姿势平衡。腰腿痛手法治疗的主要作用是缓解疼痛，改善脊柱的活动度。国际上有许多著名的的治疗腰腿痛手法，有的方法以人名命名，如 Maitland、Grieve、Mulligan、Travell 等；有的方法以技术命名，如肌筋膜松解（myofascial release）、软组织松解（soft tissue release）、体位技术（positional techniques）、对抗张力技术（counterstrain techniques）、肌肉能量技术（muscle energy）等。各种手法治疗都各成体系，对腰腿痛的治疗有各自的独到之处。手法治疗在腰腿痛的临床治疗中广泛应用，也是最受患者欢迎的治疗方法之一。手法治疗能缓解腰腿痛并改善腰椎活动度，其机制是利用机械力来改善软组织，改善肌肉和神经支配。

手法治疗的作用包括：①对非可收缩的软组织（韧带、关节囊、肌腱、筋膜）进行被动牵伸，增加其活动度；②使异常紧张的骨骼肌放松，可延长骨骼肌的长度，扩大其活动度；③取出椎间关节间隙中的半月板样物质，改善其活动度；④治疗中大量的本体感觉传入和动力学信号的传入可关闭疼痛闸门，缓解疼痛；⑤内腓肽的释放缓解疼痛；⑥医务人员手的密切接触对患者起到很好的安慰剂作用，达到止痛效果。

选择正确的手法治疗，一般在治疗后 2～4 周能起到满意的治疗效果。如果没有达到预期的治疗目标，需要重新对患者进行仔细的评定。

手法治疗的禁忌证：操作者对所应用的手法技术不能熟练掌握；腰椎恶性肿瘤；感染或炎症；马尾综合征；多个相邻节段神经根病变；骨折、脱位等椎体不稳；各种严重的未很好控制的疾病，如糖尿病等。

(5)运动疗法：腰腿痛患者可以通过适当的运动方法减轻甚至缓解疼痛，也可以通过运动提高腰腹肌肌力，改善腰椎及下肢的柔韧性，保持正常的功能状态，有效地预防腰腿痛复发。

William 体操和 McKenzie 方法是著名的治疗腰腿痛运动方法。William 体操的主要动作是腰椎的屈曲和骨盆的后倾练习，它减轻腰腿痛的机制在于通过腰椎的屈曲运动和骨盆的后倾运动降低了小关节的负荷，牵伸了腰部和髋部的伸肌，强化了腹肌和臀肌，增大了椎间孔。McKenzie 方法首先通过评测判定为了缓解患者腰腿痛所应该采取的腰椎运动方向和方法，能够让患者的疼痛减轻。尤其是能够让患者的下肢疼痛减轻和消失的腰椎运动方法是该患者治疗腰腿痛的特异性运动方向。大量临床评测的结果表明，多数患者的特异性方向是腰椎伸展，只有少数患者特异性运动方向是腰椎屈曲或侧屈。因此，McKenzie 方法有时也被简单地认为是腰椎伸展的方法。腰椎伸展运动能够降低纤维环后部的张力，降低椎间盘间的压力，使髓核向前移动，降低了神经根的张力，因而缓解了腰腿痛。

笼统地讨论哪种运动方法对缓解腰腿痛效果更佳是不科学的，结论也常常不能得到公认。在临床工作中，应该以患者的个体化临床表现为基础，选择患者特异性的最佳运动方案，而不应简单地对所有患者采取相同的运动方案。最新的研究结果已经支持这个观点。应用运动方法缓解腰腿痛，最适合的病例是运动后疼痛明显减轻或消失，同时各方向脊柱活动度明显改善。在腰腿痛的发作期，不适合应用运动疗法的情况有：有明显的外伤史，疼痛伴腰椎节段性活动度明显加大，因疼痛剧烈而不能进行活动，有双侧下肢感觉或运动的神经学阳性体征，巨大的椎间盘突出，骨折，活动后疼痛程度加重且范围扩大等。

在腰腿痛缓解之后，康复的目标是恢复功能，此时运动疗法成为不可替代的治疗手段。通过合理的运动，达到脊柱最佳的稳定性和活动性，也是预防腰腿痛复发的有效手段。

腰椎和下肢软组织的柔韧性是脊柱活动的重要基础，也是减少损伤的重要条件。因此，在腰腿痛运动疗法中牵伸训练占很大比例。牵伸的动作包括腰椎屈曲、伸展、左右侧屈和左右旋转，髋关节屈曲、伸展、外展、内旋和外旋。牵伸力度过轻，将没有任何效果；牵伸力过重可能引起组织损伤，损伤修复后的柔韧性将更低。因此，牵伸的原则是在各个活动方向的终点位置使用轻微的外力引起明显的牵拉感，当外力去除回复至中立位后，牵拉部位没有任何不适感觉，整个过程不引起明显的疼痛。

有氧运动可以提高心肺功能，提高全身包括腰腹部和下肢的血液循环，增加腰肌、腹肌、下肢肌肉的肌力，改善机体的灵活性和协调性。已经研究证实，有氧运动能够减少腰腿痛的复发。因此，应该在腰腿痛患者的缓解期，为他们制定适度的有氧训练方法，可以采用游泳、快走、慢跑、自行车、乒乓球、羽毛球、网球等各种运动项目。

(6)中药治疗

1)寒湿腰痛型：风湿寒常夹杂致病，临床症状常兼具其特性，如酸楚疼痛，痛如刀割，关节重着感及肿胀等。寒为阴邪，其性收引，湿为阴邪，其性黏腻，寒湿致病，易阻遏阳气，气血运行不畅，经脉不利，故出现疼痛，且痛呈酸楚及重着；寒湿停留于关节，聚而为湿痰，故关节肿胀。遇热遇暖后寒湿略散，气血流通故痛可减，寒湿合邪多侵犯腰和下肢，故可见腰、双膝、髋关节等部位的疼痛。治以散寒逐湿，温经通脉。药用：羌活、独活各12g，桂枝、秦艽、当归、川芎、木香、乳香各9g，甘草6g。

2)瘀血闭阻型：肢体关节刺痛，痛处固定，局部有僵硬感，也可出现固定的腰背疼痛，或双膝关节疼痛，行路困难，双下肢或见麻木不仁，遇寒遇冷时上证加重，舌质暗紫，苔白咽干，脉细涩。治以活血化瘀，通络止痛。药用：桃仁、红花、当归、秦艽各12g，五灵脂、川芎、没药、香附、羌活各9g，地龙15g，牛膝18g，甘草6g。

3)肝肾不足型：腰膝酸软，骨节疼痛，屈伸不利，筋肉萎缩，肢体麻木，遇劳加重，且反复发作，可伴面白无华，形寒肢冷，或头晕耳鸣，筋脉拘急，舌质淡苔白，或舌质红苔薄，脉沉弱或沉数。治以滋养肝肾，舒筋活络。偏阳虚者以右归丸为主方温养命门之火。偏阴虚者以左归丸为主方以滋补肾阴。

4)湿热腰痛型：腰髋驰痛，牵掣拘急，痛处伴有热感，每于夏季或腰部着热后痛剧，遇冷痛减，口渴不欲饮，尿色黄赤，或午后身热，微汗出，舌红苔黄腻，脉数或弦数。治以清热利湿，舒筋活络。药用加味二妙散。

(黄　鹰　龚　丽　刘亦兰)

第十四节　类风湿性关节炎的康复

一、临床诊治

(一)概述

类风湿性关节炎(rheumatoid arthritis，RA)，是以对称性关节炎为主要临床表现的异质性、系统性、自身免疫性疾病。属于慢性、进行性、侵蚀性疾病，如未适当治疗，病情会逐渐加重发展。因此，早期诊断，早期治疗至关重要。本病是使病人丧失劳动力和致残的主要原因之一。

(二)病理生理

RA的基本病理改变是滑膜炎，急性期滑膜表现为渗出性和细胞浸润性，滑膜下层小血管扩张，内皮细胞肿胀、细胞间隙增大，间质有水肿和中性粒细胞浸润。血管炎可发生在类风湿性关节炎患者关节外的任何组织。

(三)临床表现

流行病学资料显示，RA发生于任何年龄，80%发病于35～50岁，女性患者约是男性的3倍。RA的临床表现多样，从主要的关节症状到关节外多系统受累表现。RA多以缓慢而隐匿的方式起病，在出现明显的关节症状可有数周的低热，少数患者可有高热、乏力、全身不适、体重下降等症状，以后逐渐出现典型关节症状。少数则有急剧的起病，在数天内出现多个关节症状。

1. 关节

(1)晨僵。

(2)痛与压痛。

(3)关节肿痛。

(4)关节畸形。

(5)特殊关节

1)颈椎的可动小关节及周围腱鞘受累出现颈痛、活动受限，有时甚至因颈椎半脱位而出现脊髓受压。

2)肩、髋关节：其周围有较多肌腱等软组织包围，由此很难发现肿胀。最常见的症状是局部痛和活动受限，髋关节往往表现为臀部及下腰部疼痛。

3)颞颌关节：出现于1/4的RA患者，早期表现为讲话或咀嚼时疼痛加重，严重者有张口受限。

(6)关节功能障碍：关节肿痛和结构破坏都引起关节的活动障碍。

2. 关节外表现

(1)类风湿性结节。

(2)类风湿性血管炎。

(3)肺：肺受累很常见，其中男性多于女性，有时可为首发症状。主要表现有：肺间质病变、结节样改变、Caplan综合征、胸膜炎、肺动脉高压。

(4)心脏受累。

(5)胃肠道。

(6)肾。

(7)神经系统。

(8)血液系统。

(9)干燥综合征。

(四)诊断与鉴别诊断

目前，RA的诊断仍沿用ACR1987年修订的分类标准：①关节内或周围晨僵持续至少1小时；②至少同时有3个关节其软组织肿胀或有积液；③腕、掌指、近端指间并节区中，至少1个关节区肿胀；④对称性关节炎；⑤有类风湿性结节；⑥血清RF阳性(所用方法正常人群中不超过5%阳性)；⑦X线片改变(至少有骨质疏松和关节间隙狭窄)。符合以上7项中4项者可诊断为RA①～④病程至少持续6周)。

上述分类标准不仅适用于大规模的流行病学调查、药物验证等病例的选择，在临床医疗工作中也以此作为诊断标准，但容易遗漏一些早期或不典型的患者。主要有以下原因：一是早期RA多数只有关节炎的表现，缺乏影像学的支持；二是RA并非RA的特异性抗体，而且有20%～30%RA患者RF阴性，再者不少其他疾病早期也表现为关节炎。

RA需与以下疾病进行鉴别：骨关节炎、强直性脊柱炎、银屑病关节炎、系统性红斑狼疮、其他病因引致的关节炎。

(五)治疗原则

由于本病的病因和发病机制尚未完全明确，目前临床上尚缺乏根治及预防本病的有效措施。减轻关节症状、延缓病情进展、防止和减少关节的破坏、保护关节功能、最大限度地提高患者的生活质量，是目前的治疗目标。为达到上述目的，早期诊断和早期治疗是极为重要的。

治疗措施包括：一般性治疗、药物治疗、外科手术治疗。其中以药物治疗最为重要。

1. 一般性治疗

一般性治疗包括休息、关节制动(急性期)、关节功能锻炼(恢复期)、物理疗法等。卧床休息只适用于急性期、发热及内脏受累的患者。

2. 药物治疗

根据药物性能，治疗RA的常用药物分为四大类，即非甾体抗炎药(NSAIDs)、改变病情抗风湿药(DMARD)、糖皮质激素(glucocorticoid)和植物药等。

3. 外科手术治疗

外科手术包括关节置换术和滑膜切除手术，前者适用于较晚有畸形并失去功能的关节。滑膜切除术可以使病情得到一定的缓解，但当滑膜再次增生时病情又趋复发，所以必须同时应用DMARD。

二、康复治疗

(一)康复评定

一些研究者指出，功能为Ⅱ、Ⅲ级的类风湿性关节炎患者通过门诊康复治疗后，其日常生活活动和临床症状恶化者低于5%，经济状况因此而改善为25%。由此可见康复治疗的必要性和重要性。

1. 疾病活动性的评定

本病患者疾病和残病常并存。决定康复治疗时，首先应考虑到疾病活动性的情况。美国风湿病学会临床协作委员会所制定的病症活动性标准被广泛采用，见表23-29。

表 23-29 类风湿性关节炎疾病活动性标准

	轻度活动	中度活动	明显活动
晨僵时间(小时)	0	1.5	>5
关节疼痛数	<2	12	>34
关节肿胀数	0	7	>23
握力			
男 kPa(mmHg)	>33.33(250)	18.66(140)	<7.33(55)
女 kPa(mmHg)	>23.99(180)	13.33(100)	<5.99(45)
16.5m(50 尺)步行秒数	<9	13	>27
血沉率(魏氏法)(mm/h)	<11	41	>92

2. 关节活动范围的评定

类风湿疾病患者关节功能常受限。早期 RA 因软组织的挛缩而关节活动范围减小，晚期关节活动范围的受限常因骨性或纤维性强直所致。评定目的在于了解关节活动范围，是否已影响日常生活动作的完成，从而决定康复治疗内容。除了一般的评定方法，一些小关节的关节活动范围评定有其特殊方法，如天鹅颈畸形时，采用铁丝图，用可塑性金属丝按原有畸形活动范围描绘于纸，康复治疗后再按改善后的畸形关节活动范围描绘于同一图上作比较。

3. 肌力评定

本病累及指间、掌指、蹠趾等关节较多，一般的方法难以适用，故多采用握力计法。另因为手的小关节畸形，使用金属的握力计受到限制，故常采用血压计法。其法是用水银柱式血压计，将血压计袖带卷折起来再充气达压力 4kPa(30mmHg)，令患者用手在无依托情况下紧握此气囊，将得出的读数减去 4kPa(30mmHg)即为实测握力数。连续测量 3 次，取其平均值。同理，可测出手指捏力和夹力。

国内正常人手握力数值尚未见正式报道。一般规定男性低于 25.59kPa(192mmHg)，女性低于 19.46kpa(146mmHg)为握力低下。

4. 疼痛的评定

RA 患者由于关节疼痛为其主要表现，因此针对关节压痛而设计出各种关节指数。Ritchie 关节指数目前仍为欧洲各国所用。即对指定关节进行压诊，视其产生反应对每个关节评分。反应分为：无触痛为“0”；有触痛为“1”；有触痛且触时患者有躲避为“2”；有触痛且触时患者不仅躲避而且回缩为“3”。将各关节评分累计所得即 Ritchie 关节指数。

Fuchs 等人(1989)介绍一种为 RA 设计的简便的 18 个关节的定量关节指数，评定的关节为左、右手近端指间关节(10 个)、腕关节(2 个)、肘关节(2 个)、肩关节(2 个)、膝关节(2 个)，共 18 个关节。

将肿胀分成 4 级：“0”为正常；“1”为轻微；“2”为关节区域内有肿胀；“3”为超出正常关节范围的肿胀。

将压痛分为 5 级：“0”为无压痛；“1”为轻微压痛；“2”为按压时肢体有退缩现象；“3”为按压时肢体有躲闪现象；“4”为患者拒绝压诊。

活动受限分为 5 级：“0”为活动正常；“1”为活动受限达 25%；“2”为活动受限达 50%；“3”为活动受限为 75%；“4”为关节强直。

根据肿胀、压痛、活动受限情况，对上述 18 个关节进行评分得出关节指数。此法优点除压痛外还包括肿胀和功能障碍的情况，能比较完整地反映出关节的炎症情况。不足是下肢关节仅包括膝关节，其他关节未列入。

5. 畸形的分析

RA 致残率较高，常与各种畸形有关。应当进行分析，以便避免或矫正畸形。

(1)手：①尺位偏或尺侧偏歪，是手向尺侧偏斜；②天鹅颈畸形，近端指间关节(PIP)过伸，远端指间关节(DIP)屈曲，影响握力(图 23-42)；③纽扣花畸形，近端指间关节(PIP)过屈，远端指间关节(DIP)过伸，影响握力(图 23-43)；④垂指，肌腱断裂所致；⑤关节不稳定，如 Z 形拇指；⑥掌指关节、近端指间关节、远端指间关节半固定、拇指内收等畸形。

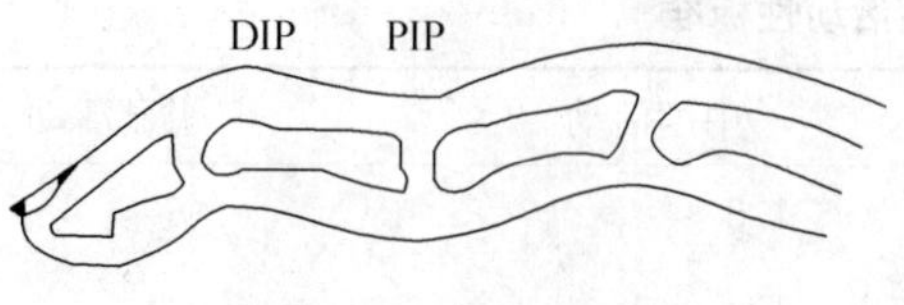

图 23-42 天鹅颈畸形

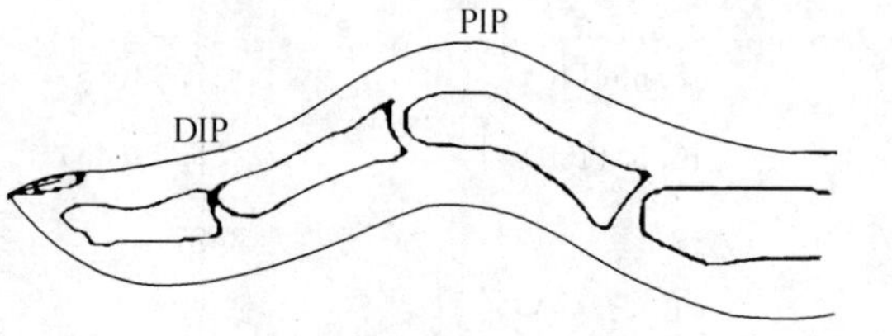

图 23-43 纽扣花畸形

DIP:远端指间关节;PIP:近端指间关节

(2)腕关节:①桡尺关节半脱位;②腕垂。

(3)肘关节:屈曲畸形,前臂旋前。

(4)肩关节:内旋、内收、前屈畸形。

(5)足:①蹠趾关节半脱位,胼胝形成(图 23-44);②踇外翻;③爪形趾。

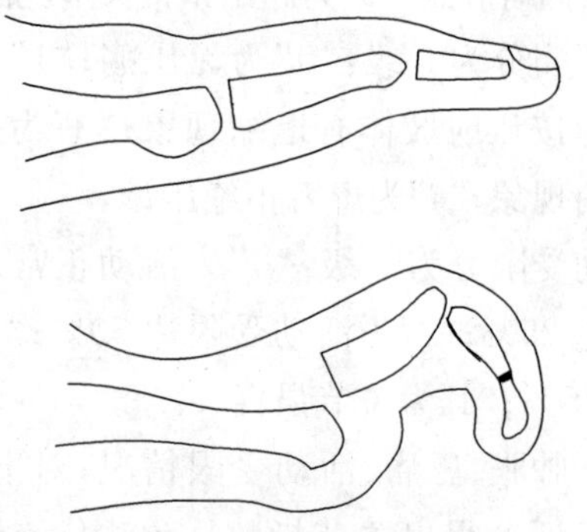

图 23-44 蹠趾关节半脱位,胼胝形成

(6)踝关节腓侧偏,踝内外翻,蹠骨外翻。

(7)膝关节:①股四头肌废用性萎缩、屈曲畸形;②膝关节内外翻。

(8)髋关节:①屈曲畸形;②内收、外展障碍,严重者股骨头突入骨盆腔。

(9)颈椎:①横韧带松弛,环枢关节半脱位;②颈椎向前屈曲、短缩畸形;③颈肌痉挛形成斜颈畸形。

6. 步态分析

类风湿性关节炎患者常见异常步态如下:

(1)两腿长度不等所致跛行。

(2)髋关节活动受限步态。

(3)膝关节活动受限步态。

(4)马蹄足畸形步态。

(5)疼痛性步态。

(6)关节不稳定。

7. 躯体活动能力的评定

可利用 Stewart 设计的表作出评定(表 23-30)。

表 23-30 躯体活动能力的评定

活动强度级分类	项目编号	内 容
Ⅰ 基本活动	12	应用浴室无需帮助
	11	进食无需帮助
	10	自己穿脱衣服
	9	走到桌前进餐
	8	在屋内周围走
Ⅱ 中等强度活动	7	步行一个街区或更远
	6	步行上坡或上楼
	5	如愿意,可跑一段小的距离
	4	在室内进行除尘或洗碗碟等工作
	3	在家中搬动桌椅,推动吸尘器等
Ⅲ 强度活动	2	如愿意,可参加游泳、网球、篮球、排球、划船等体育活动
	1	在家中能作刷地板、搬动沉重的家具等

利用表 23-30 时,按项目编号从 1 开始评定,因如 1、2 等项能完成,以上各项理应能完成,不必再逐项进行。评定时对每项均应用“能”、“能、但慢”和“不能”3 种回答。根据患者用“能”回答的项目,可知其躯体活动能力处于何种水平,如患者对 3 项及 3 项以上均“能”,表示患者可完成中等强度的体力活动;若患者在中等强度的 5 项(3～7)中只能完成 5、6、7 项,可记下数值最小的一项如“Ⅱ-5”,以便于治疗后比较。

8. 关节功能活动范围的评定

进行 RA 患者功能障碍的评定时,掌握各个关节的活动受限而不严重影响日常生活活动的最低活动范围是重要的,如肩关节外展进行各项动作时其最低的活动范围见表 23-31。

表 23-31　类风湿性关节炎患者肩关节进行各项动作所需的最低活动范围

最低活动范围	动　作	最低活动范围	动　作
170°	洗澡，做发型	50°	穿裤/清洗腰以下部位
130°	洗项部，掠/洗头发	40°	扣衣领/袖头纽扣，使用无协助的卫生间
60°	穿袜/紧身衣裤		

9. ADL 能力的评定

(1)功能障碍对 ADL 影响的估计。

(2)手 ADL 能力的评定。

(3)利用交通工具能力的评定。

(4)评定 RA 患者 ADL 能力的一种方法：评定 ADL 的方法很多。现介绍一种简而实用的(表 23-32)。

表 23-32　ADL 的内容

活　动	能独立完成(L)	需要帮助(A)	依赖别人(D)
进餐			
穿着			
阅读			
坐椅			
上厕			
洗澡			
厨房			
家务			
清洗			
购物			
活动			

按表中活动内容，根据每项完成情况，给以评定，根据哪项最多，可初步确定为 L、A 和 D。

(5)功能障碍严重程度的评定：目前常采用 Steinbrocker 的功能指数，这是传统上对本病总体功能根据患者临床及生活表现作出的评定。其内容见表 23-33。

表 23-33　Steinbrocker 功能指数

Ⅰ级	所有各种活动无困难	没有困难地能完成所有日常工作
Ⅱ级	中度受限	尽管有一个或多个关节活动受限，但尚能完成正常活动
Ⅲ级	明显受限	限于自己照顾自己，对所担任的正常职业工作略能或不能完成
Ⅳ级	限于轮椅或床上	完成受限于轮椅或床上，不能自理生活

1991 年美国风湿病学会(American college of rheumatology，ACR)对上述标准作修订，将日常活动分为自身照顾、职业工作和业余活动，较全面地反映出残疾情况，反映出能力障碍和社会能力障碍，见表 23-34。

表 23-34　类风湿性关节炎功能指数修正标准(ACR)

Ⅰ级	完成能日常一般活动(自身照顾①、职业工作②、业余活动③)
Ⅱ级	能完成一般自身照顾和职业工作，但业余活动受到限制
Ⅲ级	能完成一般自身照顾活动，但职业和业余活动受限制
Ⅳ级	一般自身照顾、职业和业余活动能力均受限制

注：①一般自身照顾包括穿着、进餐、洗澡、梳妆、修饰和上厕所；
②职业活动包括工作、学习、家务活动；
③业余活动包括娱乐性(消遣性)和(或)闲暇活动，业余、职业活动与患者的愿望、年龄、性别有一定关系。

10. 疗效的评定

目前无国际通用的标准。

(二)康复治疗

本病的康复治疗在于帮助控制疼痛，维持或改进肌力、耐力和活动，防止和(或)矫正畸形，保持日常生活活动能力的独立性，帮助患者达到最大可能的正常生活。

1. 正确休息

RA 不论急性期或炎症逐渐消退进入慢性期均要有足够的休息时间。

(1)全身性休息：急性期患者需要全身绝对安

静休息。卧床应注意良好体位，枕头不宜过高。尽量避免用软床垫，以免臀部下沉，引起双髋关节屈曲畸形。因长期卧床还能出现骨质疏松、高钙血症、高钙尿症、肌萎缩无力、心功能减退等现象，一旦炎症控制后应迅速施行运动疗法。

(2)局部休息：急性炎症渗出的关节应用夹板制动，如用医用热塑型塑料板材根据不同部位加热后固定。固定期间，每日应除去夹板，作关节活动范围的训练，主动式或主动辅助式均可。夹板固定的作用是保护和固定炎症性组织，最终目的是保存一个既可活动又具有功能的有用关节。

(3)注意保持良好的关节位置：很明显，不适当体位和不良姿势常常引起肢体的挛缩。不适当姿势由不正常关节位置所造成。故站立时，头部应保持中位，下颌微收，肩取自然位，不下垂、不耸肩，腹肌内收，髋、膝、踝均取自然位。坐位时采用硬垫直角靠椅，椅高为双脚平置地面，膝呈 90°屈曲。要注意肌力训练，保持伸屈肌力的平衡十分重要。

(4)病变关节的保护：①多个关节受累时，尽可能使用最大的病变关节，如提取重物时使用肘关节而不用手提取。关抽屉时，用手臂力量或侧身力量取代用手推，避免加重受累腕关节的炎症；②手指关节受累时，尽可能采用粗柄，大把手用具；③尽可能避免长时间保持同一体位不变；④携带重物时，采用带车轮的小车或滑行，应推行，不拉行。有条件可借助他人帮助；⑤避免作手的尺位偏运动，如拧开瓶盖用右手，关拧瓶盖用左手；⑥避免作牵拉、弯腰工作，长时间步行应减少，桌面高低要适中，以站立时腕关节高出桌面 5～8cm 为宜；⑦尽可能采取水平位休息，避免长久持续性休息以免引起关节的僵硬；⑧避免出现超重、肥胖，因为体重减轻 1kg 能减轻髋关节负重 3～4kg。

2. 系统的治疗

(1)时间的选择：时间的选择将决定康复治疗的成败。因为 RA 患者疾病与障碍同时存在，无法将康复治疗与疾病的药物治疗截然分开，两者往往同步进行。不同者，不同时期比重不同。

(2)治疗的依从性：所谓治疗的依从性(compliance with therapy)，是指研究或治疗对象对给予他们的医疗措施的接受程度或研究工作接受的程度。RA 患者因各种心理障碍、经济和社会方面的原因而干扰了康复治疗的实施。依从性已受到人们普遍的关注。

(3)治疗的原则：在于消除疼痛、控制炎症、保持良好的全身状态，预防或改善功能障碍，得到一个高质量的生活。表 23-35 为 RA 康复治疗的原则。

表 23-35　类风湿性关节炎康复治疗的原则

患者情况	康复治疗措施
Ⅰ　病情稳定，无全身症状，晨僵＜1 小时 血沉率低于 30mm/小时 关节无肿胀 其他炎症期反应物阴性 粘蛋白值正常 停用皮质甾体 3 个月	加强运动疗法 有畸形采用矫形器，无畸形预防畸形的出现 有针对性进行作业疗法
Ⅱ　病情较为稳定，晨僵 1～2 小时 血沉率 60～100mm/小时 C 反应蛋白＞10mg 关节有或无肿胀 全身症状不明显	在医师监护下，慎重进行，保持关节活动范围 增强肌力，防止/矫正畸形，松弛痉挛肌肉 系统性抗风湿药物同步进行
Ⅲ　病情活动，晨僵 3～4 小时或以上有明显全身症状，如发热，疲劳、关节疼痛 血沉率＞100mm/小时，C 反应蛋白＞30mg，粘蛋白升高 常有各种关节外表现	系统抗风湿药物治疗为重点 以卧床休息为主 肿胀关节制动，作关节活动训练等长收缩 避免畸形出现

(4)药物治疗:如前述根据药物性能,治疗 RA 的常用药物分为四大类,即非甾体抗炎药(NSAIDs)、改变病情抗风湿药(DMARD)、糖皮质激素(glucocorticoid)和植物药等。

(5)运动疗法:运动疗法目的在于增加和保持肌力、耐力,维持关节活动范围,改善 ADL 能力,增加骨密度,改善健康和社会交往。

● 按摩的应用:按摩适用于肌极度无力(0-1-2级),或虽有一定肌力而因体力极度衰弱无法运动者,也可用于长期肢体制动以预防肌萎缩或改善肌力和肢体血液、淋巴循环。

中国传统医学中按摩用于治疗痹症有数千年历史。根据其具有行气活血、疏通经络、消除肌肉疲劳、滑利关节等作用对 RA 具有良好效果。但如局部红肿、炎症正在进行则不宜应用。

● 被动运动:当肌力在 3 级以下、患肢已适宜活动但不能随意进行(如不能克服重力)时,可进行被动运动。由治疗师或通过一定装置来完成。它适用于各种原因所致肢体关节功能障碍,能起到松弛痉挛肌肉,避免发生挛缩,牵伸挛缩的肌腱和韧带,恢复或保持关节的活动度的作用。

● 主动运动:任何运动由患者本身来完成,为关节炎患者所常用。当肌力在 2～3 级以上时,应鼓励患者进行主动运动。

● 静力性或等长收缩:肌肉收缩时,其长度基本不变,不产生关节的活动,但张力明显增高。等长收缩用于保护炎症性关节病变患者的肌力,因可使肌肉产生最大张力而对关节的应力最小,每日只要有数次的最大等长收缩就能保持或增加肌力和耐力,因此对关节炎患者是简便安全可行的方法。

● 动力性或等张收缩:肌肉收缩时肌长度缩短,产生关节的运动,但肌张力基本不变。关节炎症已消失的患者可进行等张运动。游泳池内或水中均是等张运动的良好环境,由于浮力使作用于关节的应力减少,一定的水温更有助于关节周围肌肉等软组织松弛,故水中等张运动很适宜于关节炎患者。

● 等速(等动)运动:应用专门设备来控制运动中的速度,使运动幅度内任一角度都能取得良好锻炼效果。若膝关节炎已稳定,生物力学完整性良好,而需优先强化股四头肌时,可谨慎地采用低力距等活动锻炼。

● 耐力运动:又称为有氧运动,是以发展耐力为主的方法,其运动强度约为最大耗氧量(VO_{2max})的 40%～70%,此时体内的能量代谢主要以有氧形式进行。它对发展心肺功能、改善糖及脂肪代谢具有突出作用。常用的项目有行走、跑步、自行车、游泳、划船等。

● 牵张运动(stretching):当关节处于非最佳位置而对活动受限的关节进行活动时,肌肉处于生物力学不利情况,产生较大应力,易较早出现疲劳或损伤。因此,肌腱、肌肉、关节囊结构挛缩的患者开始牵张运动时应由治疗师来进行,然后教育患者进行能达到最大关节活动范围的活动。

● 关节活动范围的运动:使关节运动到无疼痛的最大活动范围,能增加或保持关节的活动程度,这种运动也可作为增强性活动前的 5～10 分钟的热身动作。关节炎患者应每日进行关节活动范围运动。

● 娱乐性运动:合理地运用娱乐性运动,有助于保持关节活动,增加和保持肌力、肌耐力,而且总体需氧能力可以相应提高,还可以提供社会交往机会,有助于增加自尊、抗抑郁。

(6)运动疗法以外的物理疗法

1)水中运动:水作为一种安全和有效的介质为许多风湿性疾病患者所采用。水中运动能缓解疼痛和肌肉痉挛,通过被动或主动活动还可以保持或增加关节活动范围,改善活动功能。RA 患者进行水中运动其目的在于增加肌力和关节活动范围,水中牵张运动能增加柔韧性。

2)电、光、声、磁和冷、热疗法

● 离子导入疗法:适用于较小的关节。如2%～2.5%水杨酸(－)导入;0.1%～0.3%草乌(＋)导入;1%～20%氯喹(＋)导入;15U/ml 蜂毒(＋)导入;0.02%组胺(＋)导入;0.4%地塞米松(＋)导入;引哚美辛(－)导入。其他如甲氨蝶呤、环磷酰胺均可用离子导入治疗本病。

低中频脉冲电疗法:低中频脉冲电流具有镇痛、促进局部血循环和消炎的作用,在 RA 患者中应用得比较广泛。

● 高频电疗法:高频电有镇痛、改善周围血液循环、消炎、降低肌张力的作用,因而也适用于 RA 的治疗。值得注意的是，炎症明显时，剂量只能用Ⅰ、Ⅱ级，切不可用Ⅲ、Ⅳ级。微波加热肌肉作用最好，一般用于解除肌肉痉挛。

● 光疗的应用：红外线有改善局部血液循环、促进局部渗出物的吸收、减弱肌张力、镇痛和消炎作用。当病灶较深时，采用短波红外线和可见光线，急性疼痛时则以长波红外线为宜，如照射前先用中药涂敷则效果更好。如有骨质疏松，可试用全身紫外线照射。血管炎表现为慢性溃疡时，可采用冷光低压汞灯，距离1cm。

弱激光有镇痛消炎作用，还可通过穴位或反射区发挥作用。

● 声疗的应用：主要是超声治疗。它能缓解关节的挛缩，用时剂量为0.5～30W/cm²，每次5～10分钟。

● 磁疗的应用：病变部位比较浅表时，选用交变磁场中的旋磁法；病变较深者多用交变的脉冲磁场或恒定直流磁场。磁本身无热效应，可用于关节的急性炎症。

● 冷疗和热疗法的应用：冷疗具有镇痛、降低肌张力、解除痉挛、减少炎症渗出、抑制滑膜的胶原酶的作用，可使急性关节炎的破坏受到遏制。

急性关节炎症时，传导热疗法应慎用，如石蜡疗法中的浸法以不用为好。只有当关节炎症减轻后始可应用。同理，各种热水疗如热矿泉浴、药浴等水的温度应根据患者炎症和全身症状而定。

● 牵引疗法：用于缓解挛缩，使关节功能有一定恢复。当膝、髋关节挛缩所成角度过小时，患者不能平卧牵引，否则易引起脊椎的前突。

(7)作业疗法：除小关节的关节活动度的恢复训练和肌力、耐力的恢复训练等外，重点还有畸形的预防和矫正。

1)上肢矫形器：分固定式(静止性)和功能性(可动性)两大类。固定式手指制动器由不锈钢或塑料制成，用以防止指间关节挛缩或过伸。

固定式手部制动器用金属线或塑料制成，主要用于将指间、掌指关节固定于功能位。常用基底部对掌矫形器如图23-45。

可动性功能性手指矫形器是一种简单、灵巧的手指矫形器。用钢丝和塑胶垫板制成，为指间关节挛缩提供伸展的牵引力(图23-46)。

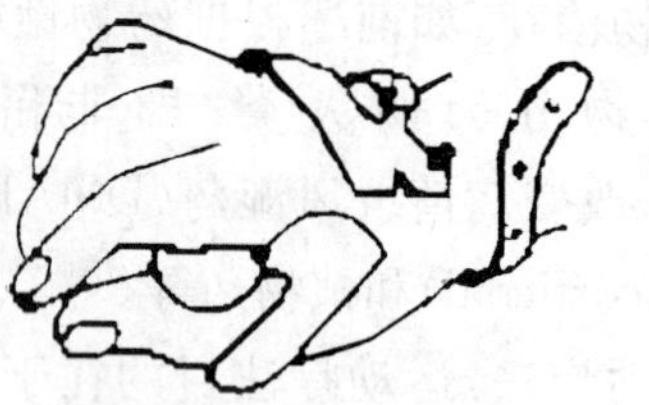

图 23-45 基底部对掌矫形器

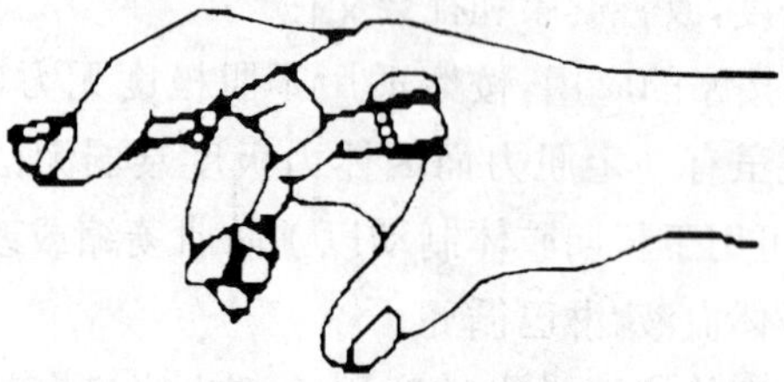

图 23-46 功能性手指矫形器

固定性腕部矫形器用皮革、金属或塑料板制成。将关节固定于背伸20°～30°，尺侧偏10°的功能位，防止腕关节的下垂(图23-47)。

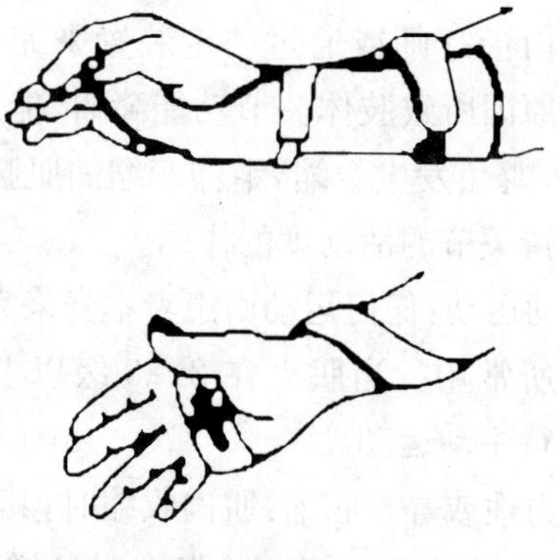

图 23-47 固定性腕部矫形器

2)下肢矫形器：据统计，80%RA患者有明显脚病，主要表现是蹠趾关节半脱位、胼胝的疼痛、脚趾上翘和踇趾外翻。后脚的脚病表现为明显旋前，内侧脚弓消失和距骨下运动丧失，踝或胫距关节运动受限。

前脚脚病的治疗采用较宽而深的鞋以解除踇趾外翻、趾上翘，鞋底采用质地松软的材料，避免跖骨、胼胝受压。鞋跟要低，一般不超过1.5cm。为了减少跖骨关节所受压力应采用以下方法：

● 鞋底摇杆：由硬质衬料制成，置放于鞋底相当于第1～5跖骨头连线的近心端，与此线平行，最厚处0.5～1.0cm。由最厚处向前后方逐渐变薄。行走时鞋底摇杆的活动，将步行时出现在跖骨头区的压力转移至跖骨体，其活动本身还可以减少踝关节及跖屈肌用于推离地面的力，摇杆放在鞋内。

● 跖骨杆：直式或弧形，用硬质皮革制成，但较为平坦而宽，行走时不产生滚动。其作用类似于鞋底摇杆，将跖骨头处压处转移至跖骨体(图 23-48)。

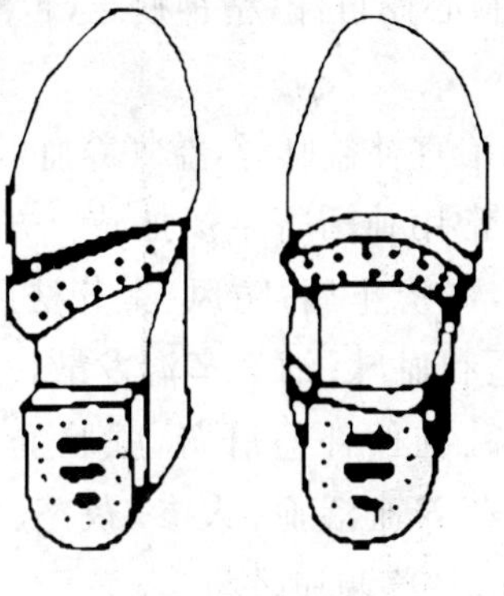

图 23-48　跖骨杆

后脚脚病治疗需要作细致的生物力学评定和预测。一般采用：

● 鞋底楔块：常用皮革制成，置鞋底内侧或外侧，厚 0.2～0.5cm，矫正功能性内外翻。亦用于固定性内外翻，可改善足的承重功能(图 23-49)。

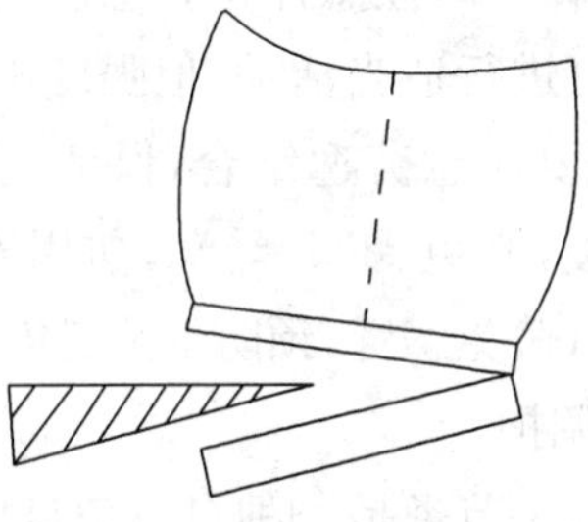

图 23-49　鞋底楔块

● 软跟矫形鞋：用柔软的橡胶海绵块植入鞋跟内外底之间。主要减少行走时对足跟、踝关节产生的震动。用于跟骨骨刺及踝关节炎。

一侧下肢缩短不足 2.5cm 时，只需将足跟垫高；如差度达到或超过 2.5cm 时，应同时垫高鞋跟和鞋底。为了便于迈步，垫高较多者可较健侧略短 1cm，使跖趾关节后方的鞋底呈一曲线以利于步行。

3)日常生活训练用具和自助具：自助具的适应证是生活自理和日常生活活动有一定困难，但修改用品用具后尚能克服的患者。自助具种类繁多，一般可分为进食类、梳洗修饰类、穿着类、沐浴类、阅读书写类、通讯交流类、炊事类、取物类、文娱类等。

4)助行器具：RA 患者有时需要一定辅助步行的用具，以支持体重和保持平衡，确实难以站立，无法步行者只得使用轮椅。

拐杖、手杖的选择：实质上，这些是一种上肢伸长的替代形式。用以弥补患肢所失去的支撑、平衡和负重的功能。使用手杖要求上肢及肩的肌力正常，平衡状态良好。使用拐杖要求患者用上肢肌力及体力处于良好状态。一般说，手杖能承受体重的 20%～25%，单侧前臂拐杖最大承受体重为 45%，双腋拐能承受体重 80%。

5)就业前训练：以职业基本行为来决定训练内容，要求达到就业要求的基本体力，形成对工作的适应能力。对工作单位的规章制度亦应有所了解，因此应注意以下各点。

● 提高患者工作技能：患者的体力、耐力和俯身、弯腰、站立、提举、推动等动作均影响工作效能。一旦患者存在各种障碍经过作业疗法得到解决，并能独立地完成日常生活活动时，应针对所选择的职业进行就业前训练。

● 培养良好的举止行为：长期残疾在身，个人卫生、生活习性、纪律性、应变能力和文化素质、修养均受到不同程度的影响，应通过就业前训练得到解决。

● 提高患者交往能力：应通过就业前训练和心理康复，积极参加人际交往。

(8)疗养地的康复治疗：疗养学是用自然界具有医疗作用的理化因子进行防治疾病的学科。这些理化因子(自然因子)包括矿泉、海水、阳光、气候、景观等。

(9)心理疗法：在康复医学中，应用的心理治疗方法较多，如心理会谈法、精神分析疗法、理性情绪疗法、行为疗法等。

(10)手术治疗：部分患者的病变和障碍只能通过外科手术治疗。常用的手术方法为：滑膜切除术、切骨术、关节成形术、肌腱修复术、关节固定术。

类风湿性关节炎患者适宜作矫形外科手术的关节有：髋关节，宜作置换性关节成形术；膝关节，宜作置换性关节成形术和滑膜切除术；足，跖骨头切除术(Fowlers 手术)；肩关节，肱骨头置换术；肘关节，桡骨头切除术、滑膜切除术、置换性关节成形术；手，掌指关节置换性关节成形术；颈椎，不稳定节段作关节固定术。

(11)中国传统医学治疗方法:除了前面提到的按摩,主要还有针灸及中药方剂治疗。针灸治疗痹证疼痛有较好效果,但RA病情缠绵反复,非一时能获效。常用治疗方法有刺灸法、耳针法、穴位注射法、电针法等。

类风湿性关节炎属于中医"痹证"范畴,该证因其病情顽固,迁延难愈且疼痛遍及周身各个关节,亦称"顽痹"、"骨痹"、"历节风"等。临床上,中药对消除此病表现出的关节红肿、疼痛、活动功能受限等都有较明显的作用。

中医对类风湿性关节炎讲求辨证分型治疗,药物以祛风除湿、活血通络等为主。现介绍几种常见症型:

● 寒湿型

【主证】关节肿胀疼痛,痛有定处,晨僵屈伸不利,遇寒疼痛加剧,局部畏寒怕冷,舌苔薄白,脉浮紧或沉紧。

【治疗】治宜温阳祛寒,止痛。

【方药】方用乌头汤。方中麻黄发汗开表,散寒行痹,乌头搜风散寒,温经止痛;黄芪益卫气;芍药理血痹;甘草和诸药;煎加蜂蜜,既益血养筋,缓急止痛,又可制乌头燥热之毒。关节肿大、湿盛者,用五积散;瘀滞者,酌加桃仁、红花、穿山甲,配合大活络丸口服。

● 湿热型

【主证】关节红肿,疼痛剧烈,晨僵,活动受限,兼有恶风发热,口渴心烦,便干尿赤,舌红苔黄而燥,脉濡数。

【治疗】治宜清热利湿,活血通络。

【方药】常用宣痹汤合二妙散加减。方中防己、山栀、黄柏、连翘、赤小豆、滑石清利湿热;半夏、蚕砂、杏仁辛散化浊,清气宣痹;牛膝、赤小豆活血;薏苡仁淡渗。

● 痰瘀互结型

【主证】关节肿胀,晨僵,重滞麻木,骨节刺痛,强直变形,屈伸受限,疼痛固定,昼轻夜重,口干不欲饮,舌质紫黯,苔白腻,脉细涩或细滑。

【治疗】以化痰逐瘀,活血通络为主。

【方药】常用身痛逐瘀汤合三虫散加减。方中秦艽、羌活祛风除湿;桃仁、红花、当归、川芎活血祛瘀;没药、灵脂、香附行气血,止疼痛;牛膝与地龙、全蝎、僵蚕三虫疏通经络,以利关节;甘草调和诸药。

● 肝肾气血亏虚型

【主证】关节疼痛,肿胀僵硬,麻木不仁,行动艰难,面色淡白,心悸自汗,精神疲乏,舌淡苔薄白,脉细弱。

【治疗】治宜补益肝肾,益气养血,通络止痛。

【方药】常用独活寄生汤加减。方中独活祛下焦风寒湿邪,蠲痹止痛;防风、秦艽祛风胜湿;肉桂温里祛寒,通利血脉;细辛辛温发散,祛寒止痛,佐以寄生、牛膝、杜仲补益肝肾,强壮筋骨;当归、芍药、地黄、川芎养血活血;人参、茯苓、甘草补气健脾,扶助正气;甘草调和诸药。

以上仅是类风湿性关节炎几种常见分型及基本方药,临床上除对证用药外,还可针对性地配以某些专用药物灵活应用。

(三)康复护理

1. 起居护理

急性期关节剧烈疼痛且有全身症状应绝对卧床休息,卧床休息时注意体位。急性期后或全身症状不明显时可进行适当活动,但强度不可过大。慢性期、稳定期要注意劳逸结合,保证充足休息和睡眠。注意保暖,避免受寒、受潮,勿用冷水洗物、洗澡,多晒太阳,避免感冒,预防细菌感染。

2. 心理调护

类风湿性关节炎是一种自身免疫性疾病,在遗传易感性的基础上由外界因素促发而得病,目前尚无根治方法。类风湿性关节炎患者可能会表现有情绪不稳定、消沉、意志力弱、负罪感和绝望无助等"类风湿人格",治疗医生和护士应及时与患者谈心,给予疏导,并取得家属的协助,使患者对疾病有客观的认识,并树立克服困难的信心。

3. 饮食调护

类风湿性关节炎病人因长期慢性消耗,常伴有低热、肌肉萎缩、骨质疏松、贫血等症状,应给予高营养,含纤维素、钙、铁的食物,饮食多样化,以保持营养平衡。对高脂肪类、海产类、过酸、过碱类食物不宜多吃,以免在关节中产生酮体或尿酸结晶,或体内钠离子增多,使关节炎症状加重。

4. 用药护理

遵医嘱正确用药,对内服药应及时观察药物胃肠反应，对外用药物(外敷)应及时观察局部用药情况，若出现皮肤过敏现象应报告医生及时处理。

5. 功能锻炼

具体功能锻炼指导见“第四章　运动疗法技术”。

(黄　鹰)

第十五节　冠状动脉粥样硬化性心脏病的康复

冠状动脉粥样硬化性心脏病指冠状动脉粥样硬化使血管腔狭窄或阻塞，或(和)冠状动脉功能性改变(痉挛)导致心肌缺血缺氧或坏死而引起的心脏病，统称为冠状动脉性心脏病。简称冠心病。

一、分型

由于病理解剖和病理生理变化的不同，本病有不同的临床表型。1979 年，世界卫生组织曾将其分为 5 型：心绞痛、心肌梗死、缺血性心肌病和无症状性心肌缺血、心律失常和心力衰竭、冠心病猝死。近年来，由于医学的进展大多数学者趋向于将本病分为急性冠脉综合征和慢性冠脉病或称慢性缺血综合征两大类。前者包括不稳定型心绞痛、非 ST 段抬高性心肌梗死和 ST 段抬高性心肌梗死，也有将冠心病猝死也包括在内；后者包括稳定型心绞痛、冠脉正常性心绞痛、无症状性心肌缺血和缺血性心力衰竭。

二、临床诊治要点

(一)心绞痛

1. 稳定型心绞痛

稳定型心绞痛，亦称为劳力性心绞痛。与用力、劳累、激动有关。病情相对稳定。

(1)临床表现：其特点为阵发性的前胸压榨性疼痛或憋闷感，主要位于胸骨后部，可放射至心前区或左上肢尺侧，常于劳力负荷增加时发生，持续数分钟，休息或含服硝酸甘油后可以缓解或消失。平时一般无异常体征，心绞痛发作时常见心律增快、血压升高、表情焦虑、皮肤冷或出汗。心电图检查时发现心肌缺血，是诊断心绞痛常用的检查方法。发作时心电图检查可见以 R 波为主的导联中，ST 段压低，T 波平坦或倒置，发作过后数分钟内逐渐恢复。心电图无改变的患者可考虑作心电图负荷试验。冠状动脉造影可以确定狭窄的部位和程度。

心绞痛严重度的分级：根据加拿大心血管病学会(CCS)分级分为 4 级。

Ⅰ级：一般体力活动(如步行和登楼)不受限，仅在强、快或持续用力时发生心绞痛。

Ⅱ级：一般体力活动轻度受限。快步、饭后、寒冷或刮风中、精神应激或醒后数小时内心绞痛发作。一般情况下，平地步行 200m 以上或登楼一层以上受限。

Ⅲ级：一般体力活动明显受限。一般情况下，平地步行 200m 或登楼一层引起心绞痛。

Ⅳ级：轻微活动或休息时即可发生心绞痛。

(2)治疗原则

1)休息发作时立刻休息，一般患者在停止活动后症状即可消除。

2)药物治疗：较重的发作，可使用作用较快的硝酸酯制剂。扩张冠状动脉，降低阻力，增加冠状循环的血流量以减低心脏前后负荷和心肌的需氧量。常用药物有：①硝酸甘油，可用 0.3～0.6mg，置于舌下含化，对约 92%的患者有效；②硝酸异山梨酯，可用 5～10mg，舌下含化，2～5 分钟见效，作用维持 2～3 小时。还有供喷雾吸入用的制剂。

缓解期的治疗：①β受体阻滞剂，目前常用对心脏有选择性的制剂是美托洛尔 25～100mg，2 次/日；阿替洛尔 12.5～25mg，1 次/日；比索洛尔 2.5～5mg，1 次/日；②5-单硝酸异山梨酯，是长效硝酸酯类药物，2 次/日，每次 20～40mg；③钙通道阻滞剂：维拉帕米 40～80mg，3 次/日；④曲美他嗪 20mg，3 次/日。

3)介入治疗：PCI 加支架植入。

2. 不稳定型心绞痛

冠心病中除上述典型的稳定型劳力性心绞痛

之外，心肌缺血所引起的缺血性胸痛尚有各种不同的表现类型，但其中除变异型心绞痛具有短暂 ST 段抬高的特异的心电图变化而仍为临床所保留外，其他如恶化型心绞痛、卧位型心绞痛、静息心绞痛、梗死后心绞痛、混合性心绞痛等，目前已趋向于统称为不稳定型心绞痛。

(1)临床表现：胸痛的部位、性质与稳定型心绞痛相似，但具有以下特点：①原为稳定型心绞痛，在 1 个月内疼痛发作的频率增加、程度加重、时限延长、诱发因素变化，硝酸类药物缓解作用减弱；②1 个月之内新发生的心绞痛，并因较轻的负荷所诱发；③休息状态下发作心绞痛或较轻微活动即可诱发，发作时表现有 ST 段抬高的变异型心绞痛也属于此列。

(2)治疗原则

1)一般处理：卧床休息 1～3 天，床边 24 小时心电监测。氧吸入，维持血氧饱和度达到 90%以上，烦躁不安、剧烈疼痛者可给以吗啡 5～10mg，皮下注射。无论血脂是否增高均应及早使用他汀类药物。

2)缓解疼痛：含化或喷雾吸入硝酸酯类制剂，一般建议每隔 5 分钟一次，共用 3 次，后再用硝酸甘油或硝酸异山梨酯持续静脉滴注或微泵输注，以 10μg/分钟开始，每 3～5 分钟增加 10μg/分钟，直至症状缓解或出现血压下降。

3)硝酸酯类制剂静脉滴注疗效不佳，而无低血压等禁忌证者，应及早开始用 β 受体阻滞剂。口服 β 受体阻滞剂的剂量应个体化。

4)抗凝(抗栓)：阿司匹林、氯吡格雷和肝素(包括低分子量肝素)是不稳定型心绞痛中的重要治疗药物。溶栓药物有促发心肌梗死的危险，不推荐应用。

5)其他：对于个别病情极严重者，保守治疗效果不佳，心绞痛发作时 ST 段压低>1mm，持续时间>20 分钟，或血肌钙蛋白升高者，在有条件的医院可行急诊冠脉造影，考虑 PCI 治疗。

(二)心肌梗死

心肌梗死是心肌缺血性坏死。在冠状动脉病变的基础上，发生冠状动脉血供急剧减少或中断，使相应的心肌严重而持久地急性缺血导致心肌坏死。

1. 临床表现

急性心肌梗死(AMI)临床表现有持久的胸骨后剧烈疼痛、持续时间较长，可达数小时或更长，休息和含用硝酸甘油片多不能缓解。患者常烦躁不安、出汗、恐惧、胸闷或有濒死感。全身症状有发热、心动过速、白细胞计数和血清心肌坏死标记物增高及心电图特征性改变。ST 段抬高型心肌梗死者其心电图表现特点为：①ST 段抬高呈弓背向上型，在面向坏死区周围心肌损伤区的导联上出现；②宽而深的 Q 波(病理性 Q 波)，在面向透壁心肌坏死区的导联上出现；③T 波倒置，在面向损伤区周围心肌缺血区的导联上出现。非 ST 段抬高性心肌梗死者心电图有 2 种类型：①无病理性 Q 波，有普遍性 ST 段压低≥0.1mV，但 aVR 导联(有时还有 V_1 导联)ST 段抬高，或有对称性 T 波倒置为心内膜下心肌梗死所致；②无病理性 Q 波，也无 ST 段变化，仅有 T 波倒置改变。可有心律失常、低血压和休克、心力衰竭等并发症。心肌梗死的心电图定位诊断见表 23-36。

表 23-36　ST 段抬高型心肌梗死的心电图定位诊断

导联	前间壁	局限前壁	前侧壁	广泛前壁	下壁	下间壁	下侧壁	高侧壁	正后壁
V_1	+			+		+			
V_2	+			+		+			
V_3	+	+		+		+			
V_4		+		+					
V_5		+	+	+			+		
V_6			+				+		

续表

导联	前间壁	局限前壁	前侧壁	广泛前壁	下壁	下间壁	下侧壁	高侧壁	正后壁
V_7			+				+		+
V_8									+
aVR									
aVL		±	+	±	−	−	−	+	
aVF					+	+	+	−	
Ⅰ		±	+	±	−	−	−	+	
Ⅱ					+	+	+	−	
Ⅲ					+	+	+	−	

注:"+"为正面改变,表示典型 ST 段抬高、Q 波及 T 波变化;"—"为反面改变,表示 QRS 主波向上,ST 段压低及与"+"部位的 T 波方向相反的 T 波;"±"为可能有正面改变。

2. 治疗原则

(1)监护和一般治疗:急性期卧床休息,保持环境安静。监测心电图、血压和呼吸,除颤仪应随时处于备用状态。对于严重泵衰者,还监测肺毛细血管压和静脉压。密切观察心律、心率、血压和心功能的变化。

(2)吸氧对有呼吸困难和血氧饱和度降低者,最初几日间断或持续通过鼻管面罩吸氧。

(3)建立静脉通道,保持给药途径畅通。

(4)阿司匹林无禁忌证者即服水溶性阿司匹林或嚼服肠溶阿司匹林 150～300mg,然后每日 1 次,3 天后改为 75～150mg,每日 1 次长期服用。

(5)解除疼痛:选用下列药物尽快解除疼痛,吗啡 5～10mg 皮下注射,必要时 1～2 小时后再注射一次;硝酸甘油 0.3mg 或硝酸异山梨酯 5～10mg 舌下含用或静脉滴注,要注意心率增快和血压降低。

(6)再灌注心肌

1)介入治疗(PCI)

直接 PCI:适应证为 ST 段抬高和新出现左束支传导阻滞的心肌梗死;ST 段抬高性心肌梗死并发心源性休克;适合再灌注治疗而有溶栓治疗禁忌证者;非 ST 段抬高性心肌梗死,但梗死相关动脉严重狭窄,血流≤TIMIⅡ级。

补救性 PCI:溶栓治疗后仍有明显胸痛,抬高的 ST 段无明显降低者,应尽快进行冠状动脉造影,如显示 TIMI0～Ⅱ级血流,宜立即施行补救性 PCI。

2)溶栓疗法:无条件施行介入治疗或因患者就诊延误将会错过再灌注时机,如无禁忌证应立即(接诊患者后 30 分钟内)行本法治疗。

适应证:两个或两个以上相邻导联 ST 段抬高(胸导联≥0.2mV,肢导联≥0.1mV,或病史提示急性心肌梗死伴左束支传导阻滞,起病时间<12 小时,患者年龄<75 岁;ST 段显著抬高的心肌梗死患者年龄>75 岁,经慎重权衡利弊仍可考虑;ST 段抬高型心肌梗死发病时间已达 12～24 小时,但如仍有进行性缺血性胸痛,广泛 ST 段抬高者也可考虑。

禁忌证:既往发生过出血性脑卒中,1 年内发生过缺血性脑卒中或脑血管事件;颅内肿瘤;近期(2～4 周)有活动性内脏出血;未排除主动脉夹层;入院时严重且未控制的高血压(>180/110mmHg)或慢性严重高血压病史;目前正在使用治疗剂量的抗凝药或已知有出血倾向;近期(2～4 周)创伤史,包括头部外伤、创伤性心肺复苏或较长时间(>10 分钟)的心肺复苏;近期(<3 周)外科大手术;近期(<2 周)曾有在不能压迫部位的大血管行穿刺术。

溶栓药物的应用:以纤维蛋白溶酶原激活剂激活血栓中纤维蛋白溶酶原,使转变为纤维蛋白溶酶而溶解冠状动脉内的血栓。国内常用:尿激酶(urokinase,UK)30 分钟内静脉滴注 150 万～200 万 U;链激酶(streptokinase,SK)或重组链激酶(rSK)以 150 万 U 静脉滴注,在 60 分钟内滴完。

(7)消除心律失常

1)发生心室颤动或持续多形性室性心动过速时,尽快采用非同步直流电除颤或同步直流电复律。

2)一旦发现室性期前收缩或室性心动过速,立即用利多卡因50～100mg静脉注射，每5～10分钟重复1次，至期前收缩消失或总量已达300mg，继以1～3mg/分钟的速度静脉滴注维持(100mg加入5%葡萄糖液100ml，滴注1～3ml/分钟)。如室性心律失常反复可用胺碘酮治疗。

3)对缓慢性心律失常可用阿托品0.5～1mg肌内或静脉注射。

4)房室传导阻滞发展到Ⅱ度或Ⅲ度，伴有血流动力学障碍者宜用人工心脏起搏器作临时的经静脉心内膜右心室起搏治疗，待传导阻滞消失后撤除。

5)室上性快速心律失常选用维拉帕米、地尔硫䓬、美托洛尔、洋地黄制剂或胺碘酮等药物治疗不能控制时，可考虑用同步直流电复律治疗。

(8)控制休克：根据休克纯属于心源性，抑或尚有周围血管舒缩障碍或血容量不足等因素存在，而分别处理。

(9)治疗心力衰竭：主要是治疗急性左心衰竭，以应用吗啡和利尿剂为主，亦可选用血管扩张剂减轻左心室的负荷，或用多巴酚丁胺10μg/(kg·min)静脉滴注或用短效血管紧张素转换酶抑制剂从小剂量开始治疗。洋地黄制剂可能引起室性心律失常宜慎用。在梗死发生后24小时内宜尽量避免使用洋地黄制剂。有右心室梗死的患者应慎用利尿剂。

(10)其他治疗

1)β受体阻滞剂和钙通道阻滞剂：在起病的早期，如无禁忌证可尽早使用美托洛尔、阿替洛尔或卡维地洛等β受体阻滞剂。

2)血管紧张素转换酶抑制剂和血管紧张素受体阻滞剂：在起病早期应用，从低剂量开始，有助于改善恢复期心肌的重塑。如不能耐受血管紧张素转换酶抑制剂(ACEI)者，可选用血管紧张素Ⅱ受体阻滞剂氯沙坦或缬沙坦等。

3)极化液疗法氯化钾1.5g、胰岛素10U加入10%葡萄糖液500ml中，静脉滴注，1～2次/日，7～14天为1疗程。

4)抗凝疗法：目前多用在溶解血栓疗法之后，单独应用者少。有出血、出血倾向或出血既往史、严重肝肾功能不全、活动性消化性溃疡、血压过高、新近手术而创口未愈者禁用。先用肝素或低分子量肝素。维持凝血时间在正常的2倍左右(试管法20～30分钟，APTT法60～80秒，ACT法300秒左右)。继而口服氯吡格雷或阿司匹林。

(11)非ST段抬高型心肌梗死的处理：多是非Q波形，此类患者不宜溶栓治疗。其中低危险组(无合并症、血流动力稳定、不伴反复胸痛者)以阿司匹林和肝素尤其是低分子量肝素治疗为主；中危险组(伴持续或反复胸痛，心电图无变化或ST段压低1mm上下者)和高危险组(并发心源性休克、肺水肿或持续低血压)则以介入治疗为首选。其余治疗原则同上。

(三)无症状性心肌缺血

无症状性心肌缺血是无临床症状，但客观检查有心肌缺血表现的冠心病，亦称为隐匿型冠心病。

1. 临床表现

患者多为中年以上，无心肌缺血的症状，在体格检查时发现心电图(静息、动态或负荷试验)有ST段压低、T波倒置等，或放射性核素心肌显像(静息或负荷试验)示心肌缺血表现。可以认为是早期的冠心病(但不一定是早期的冠状动脉粥样硬化)，它可能突然转为心绞痛或心肌梗死，亦可能逐渐演变为缺血性心肌病，发生心力衰竭或心律失常。个别患者亦可能猝死。

2. 治疗原则

主要是防止动脉硬化的发生。

(1)合理膳食，控制食物总热量；减轻体重；适当体力活动；合理安排工作。

(2)药物治疗：选用能降低Tc和LDH-C为主的他汀类药物，辛伐他汀10～20mg，每日1次；抗血小板药物，阿司匹林75～325mg，每日1次。

(3)静息时心电图或放射性核素心肌显像示已有明显心肌缺血改变者，宜适当减轻工作，或选用硝酸酯制剂、β受体阻滞剂、钙通道阻滞剂治疗。

(4)介入或外科治疗：对冠状动脉严重狭窄或闭塞的，可以行PCI或者冠脉搭桥手术。

(四)缺血性心肌病

缺血性心肌病型冠心病的病理基础是心肌纤维化(或称硬化)。为心肌的血供长期不足，心肌组织发生营养障碍和萎缩，或大面积心肌梗死后，纤维组织增生所致。其临床特点是心脏逐渐扩大，发生心律失常和心力衰竭。因此与扩张型心肌病颇为相似，故称为缺血性心肌病。

1. 临床表现

患者多为中年以上，无心肌缺血的症状，在体格检查时发现心电图（静息、动态或负荷试验）有ST段压低、T波倒置等，或放射性核素心肌显像（静息或负荷试验）示心肌缺血表现。

(1)心脏增大：患者有心绞痛或心肌梗死病史，心脏逐渐增大，以左心室扩大为主，后期则两侧心脏均扩大。部分患者可无明显的心绞痛或心肌梗死病史。

(2)心力衰竭：心力衰竭多逐渐发生，大多先呈左心衰竭，继以右心衰竭，出现相应的症状。

(3)心律失常：可出现各种心律失常，这些心律失常一旦出现将持续存在，其中以期前收缩（室性或房性）、心房颤动、病态窦房结综合征、房室传导阻滞和束支传导阻滞为多见，阵发性心动过速亦时有发现，有些患者在心脏还未明显增大前已发生心律失常，也有发生猝死者。

诊断主要依靠动脉粥样硬化的证据和排除可引起心脏增大、心力衰竭和心律失常的其他器质性心脏病。心电图检查除可见心律失常外，还可见到冠状动脉供血不足的变化，包括ST段压低、T波低平或倒置、QT间期延长、QRS波群电压低等。放射性核素检查示心肌缺血和室壁运动异常。超声心动图也可显示室壁的异常运动，射血分数(EF)≤40%。如以往有心绞痛或心肌梗死病史，则有助于诊断。选择性冠状动脉造影和（或）冠状动脉内超声显像可确立诊断。

2. 治疗原则

防治动脉粥样硬化。治疗在于改善冠状动脉供血和心肌的营养，控制心力衰竭和心律失常。对心力衰竭按一般慢性收缩期心力衰竭的治疗原则，着眼于改善心室重构，应用ACEI、β受体阻滞剂、利尿剂或加用地高辛。病态窦房结综合征和房室传导阻滞而有Adams-Stoke综合征发作者，宜及早安置永久性人工心脏起搏器；有心房颤动的患者，如考虑转复窦性心律。发生严重室性心律失常者，除药物治疗外，还可考虑用埋藏式自动复律除颤器治疗。终末期缺血性心肌病患者是心脏移植的主要适应证之一。

(五)猝死

猝死指自然发生、出乎意料的突然死亡。世界卫生组织规定发病后6小时内死亡者为猝死，多数学者主张定为1小时，但亦有人将发病后24小时内死亡者归入猝死之列。

由于猝死可以随时随地发生，因此普及心脏复苏抢救知识，使基层医务人员和群众都能掌握这一抢救措施，一旦发现立即就地抢救，对挽救本型患者的生命有重大意义。

三、康复评定

对冠心病病人的康复评定包括病史询问、体格检查、冠心病危险因素的评估、心理社会学及人格评定和心肺功能专项评定。

(一)心功能运动试验的目的

心功能运动试验可以分为两类：亚极量运动试验和症状限定性运动试验。前者用于了解患者达到最大预计心率的70%的运动量，而后者则主要是以某些症状的出现来界定患者的运动承受力。

心功能运动试验的目的是：观察不同负荷状态下的心电图有无特征性的缺血反应；确定患者心脏功能容量，为制定治疗性运动训练方案提供依据；评定康复治疗效果。

(二)运动试验禁忌证及注意事项

运动试验应在医生的监督下进行。先要进行包括12导联心电图在内的全面的医学检查，排除有运动绝对禁忌证的患者。绝对禁忌证包括：急性心肌梗死、不稳定型心绞痛、严重心律失常、急性心包炎、心内膜炎、严重主动脉缩窄、严重的左室功能障碍、急性肺栓塞、急性严重心脏外的疾病。相对禁忌证包括：明显的动脉或肺动脉高压、心动过速或心动过缓、中度瓣膜或心肌性心脏病、电解质紊乱、肥大性心肌病变、精神病。

运动应从低负荷开始，使患者能充分适应，然后分阶段逐渐增大负荷量至患者的耐受极限，此即为多阶段试验。每一阶段持续2～3分钟，以便患者的反应达到稳定状态。判断患者反应是否达到稳定状态的最简单的指标，是其心率的波动范围为3～4次/分钟。在运动中和运动结束后5～15分钟的恢复期内，每分钟均测量如下指标：VQ、BP、HR、心率和自觉运动强度评分，同时还要观察患者一般情况的变化。

（三）运动试验的终点

运动试验在下述3种情况应予终止：

(1)出现了与本病有关的症状如明显的疲劳、眩晕、晕厥、呼吸困难、心绞痛、发绀、面色苍白、血压过高或过低、心电图出现ST段偏移>1mm等。

(2)运动达到了预定的极限运动水平，如达到了根据年龄预计的极限心率值：220－年龄。这一运动终点确定法非常适合于健康人，很多心脏病患者在达到这一极限前即已出现症状，因而达不到该预定的运动水平。

(3)达到预定的亚极限运动水平，如75%的根据年龄调整的最大心率，或者是任意设定的工作负荷水平，如4MET等。这种方法常用于功能水平较低的出院前的患者。

（四）运动试验的方法

1. 运动平台法

运动平台法可作为运动试验首选。因为患者在平台上行走非常接近日常的步行活动，涉及较多的下肢肌肉，有利于减轻腿部疲劳，可避免由此导致的试验的过早终止。同时，其对VO_2的预测亦较准确。缺点是设备昂贵，不适用于有平衡障碍的患者，且由于噪声和患者的运动，难以获得良好的心电图图像和准确的血压测得值。但通过降低设备的噪声和提高电子血压计的精度，这一问题已得到了部分解决。

最常用的是Bruce活动平板试验方案（表23-37）。该方案容易实施且耗时不长，但对于身体状况较差的患者，其开始时的运动强度便显得过高，因而不适用。于是便在此基础上降低了初始运动的强度，使之适合于所有的心脏病患者，此即改良的Bruce活动平板试验方案（表23-38）。

表23-37　Bruce活动平板试验方案

阶段	速度(km/h)	坡度(%)	时间(min)	MET
1	2.7	10	3	5
2	4.0	12	3	7
3	5.5	14	3	10
4	6.8	16	3	13
5	8.0	18	3	16
6	8.8	20	3	19
7	9.6	22	3	22

表23-38　改良的Bruce活动平板试验方案

阶段	速度(km/h)	坡度(%)	时间(min)	MET
1	2.7	0	3	2
2	2.7	5	3	3
3	4.0	10	3	5
4	5.5	12	3	7
5	6.8	14	3	10
6	8.0	16	3	13
7	8.8	18	3	16
8	9.6	20	3	19
9		22	3	22

2. 功率车试验方案

该法的优点：用于平衡和视觉功能不良或有下肢关节ROM受限的病人，测试中由于身体上部运动较小，因而血压测量值较准，心电图记录亦较好。缺点：局部的肌肉疲劳（如股四头肌）可导致试验过早终止。妨碍真正运动终点的到达，有些病人坐在功率车上可能感到不舒服，可能不能保持双脚在脚踏上或保持匀速踏车。

功率车试验亦是分级试验，其中踏行的速度通常为50～60转/分钟，蹬踏的阻力则以每3～6分钟递增。表23-39为多阶段功率车试验方案。

表23-39　多阶段功率车试验方案

阶段	速度(r/min)	工作负荷(kg/min)	时间(min)
1	50	0	2～3
2	50	150	3
3	50	300	3
4	50	450	3
5	50	600	3
6	50	750	3
7	50	900	3
8	50	1050	3
整理活动	50	1200	3

3. 坐位踏阶试验方案

坐位踏阶法则是最为方便的应激实验方法。其缺点为：下肢疲劳；踏阶需有良好的协调能力。但其适用于年老和身体非常虚弱的病人。该方案实际上是专门为不能耐受前述两种运动的老年病人而设计的，整个试验过程均在坐位下进行。试验中患者坐于直背椅上，前面置一矮凳或几本书作为一个阶梯，两者间距离以患者伸直下肢可踏于凳或书上为准。试验前，患者双足平放于地面，将一节拍器设定在120计数节拍上。当计数器计数1时，让患者以一侧脚弓踏于凳上，计数2时，该脚放回地面；再计数1时，另一侧脚弓踏于凳上，计数2时，该脚放回地面。如此交替反复。这样在1分钟内患者可踏凳60次。

该试验分4个阶段，前3个阶段的运动方法是一样的，只是矮凳高度分别为15cm、30cm和45cm，第4个阶段用的矮凳高度仍为45cm，但要求患者在伸脚踏凳时向前平伸同侧上肢。坐位踏阶试验方案见表23-40。

表 23-40　坐位踏阶试验方案

阶段	时间(min)	阶梯高度(cm)	MET
1	5	15	2.3
2	5	30	2.9
3	5	45	3.5
4	5	45	3.9

(五)运动试验结果的解释

1. 病人的功能分级

为保证冠心病人运动的安全性，在做运动实验后，要对病人进行功能分级。根据运动试验的结果，可将患者进行功能上的分类，并指导病人今后的运动训练。这种分类对于确定患者的治疗性运动的水平，判断其预后，帮助其进行娱乐与作业活动的安排均是十分有用的。表23-41为根据运动试验中测得的VO_{2max}值所做的功能分级。

表 23-41　各项试验方案及其能量消耗与病人功能分级间的相互关系表

功能分级	VO_{2max}	有氧运动能力
Ⅰ级	＞20ml/(min·kg)	有氧运动能力
Ⅱ级	16～20ml/(min·kg)	轻至中度受损
Ⅲ级	10～15ml/(min·kg)	中至重度受损
Ⅳ级	＜10ml/(min·kg)	重度受损

2. 注意事项

(1)运动试验结果的解释均应以良好的生理、病理生理、运动学和临床知识为基础，且应考虑患者的年龄、性别、症状和危险因素。

(2)要考虑试验的特异性和敏感性，注意排除假阳性和假阴性。导致运动试验出现假阳性和假阴性结果的因素很多。据报道，运动试验的特异性对男性病人为80%～90%，对女性病人为70%；其敏感性为60%～80%。

(3)需要注意的是，患者在运动实验中达到的最大运动量并不表示其可在这一运动量下安全地进行运动。一个患者如要以8MET水平较长时间进行运动，则其最大有效代谢容量必须达到12MET的水平方可。这一点是必须向患者交代清楚的。

(六)康复治疗

冠心病的康复治疗目的是帮助患者通过自己的努力尽快恢复正常的或病前的生活方式。为此，应采用综合性康复治疗措施，包括限制疾病的进一步发展，恢复、维持和增强患者躯体功能及社交与职业能力等。

1. 病人的教育与咨询

(1)心脏解剖、生理、病理及冠心病危险因素的介绍。

(2)有关冠心病康复治疗、方法的传授。

(3)指导病人进行危险因素的干预，如指导戒烟、高血压控制和提供营养方面的咨询等。

(4)增进患者对疾病的了解，减轻其焦虑程度，改善其在治疗中的配合程度。

(5)坚持药物治疗。

(6)定期进行必要的检查，做到早诊断早治疗。

(7)保持良好的心态。

2. 一般防治措施

(1)合理膳食饮食结构要合理，忌暴饮、暴食，提倡饮食清淡，不饮烈性酒，少饮低度酒。40岁以上者即使血脂不高，也应避免食用过多的动物脂肪和胆固醇较高的食物，每日限制盐的摄入量在6g，不吃油炸食物。

(2)合理安排工作和生活，做到工作有计划，生活有规律，劳逸结合，保持情绪乐观，避免情绪的大起大落。

(3)控制危险因素积极戒烟,治疗控制相关疾病,积极治疗高血压、糖尿病、肥胖、高血脂症等。

(4)适当进行体力劳动和体育运动。

3. 运动疗法

冠心病患者能否接受运动疗法,要根据病情判定。主要掌握以下适应证和禁忌证:

(1)适应证:无症状性心肌缺血患者;稳定型心绞痛患者;无并发症的急性心肌梗死慢性稳定期患者;经皮冠状动脉腔内成行术后、冠状动脉旁路术后,心脏起搏器植入术后病情稳定的患者。

(2)禁忌证:不稳定型心绞痛患者;伴有血栓性静脉炎患者;有新近栓塞性病变的患者;血压不稳定、显著低血压或显著血压增高的患者;伴有其他急性疾病的患者;伴严重心律失常的患者;伴严重心功能不全的患者;主动脉瘤患者;经皮冠状动脉腔内成行术后、冠状动脉旁路术后及心脏起搏器植入术后病情不稳定的患者。

(3)冠心病运动处方的制定:为保证运动疗法的安全性,在制定运动处方前应详细了解患者的病史、目前症状,对患者进行全面的体格检查和必要的辅助检查,从而作出心脏功能评估。在充分了解病情的基础上,结合患者以往的运动习惯,可有针对性地制定运动处方。包括以下内容:

1)运动项目:根据身体状况、运动习惯、客观运动条件等,确定可参加的运动项目,如散步、慢跑、游泳、保健体操、自行车、太极拳等。

步行:步行是患者最常用而又易于实行的运动锻炼方法。每日可步行 30～40 分钟或 2000～3000m,为加大运动量中间可穿插快速步行(每分钟频率 100 步以上,可使心率达到 100～110 次/分)。步行锻炼时应选择空气新鲜、环境较好的地点,行走要步幅均匀,步态稳定,呼吸自然。

慢跑:慢跑的运动强度大于步行。通过慢速而较长距离的跑步,能显著增加肺通气量,促进有氧代谢,改善心肺功能,增强心脏负荷量。慢跑锻炼运动强度要逐渐增加,达到运动处方要求,一般跑步速度可达到每公里 10～15 分钟,跑步距离 2～3 公里。

登山:登山运动是一种很好的锻炼方法,可显著增强心肺功能,居住地附近有山的患者可考虑采用。登山运动强度较大,因此仅适用于冠心病病情较轻而且稳定者。选择此项运动前,应先有医生对患者的病情做各项检查和心肺功能测试,同意后方可进行。登山的高度可为 50～100m,坡度 15°～30°,登山时最好有人陪伴,以防不测。

游泳:游泳是一项全身性健身运动。特别是明显增强心肺功能和血管舒张收缩功能,对冠心病患者极为有益。运动量要根据病人身体情况,不宜过大。

球类:高尔夫球、乒乓球、羽毛球、门球等球类运动也是适合冠心病患者参加的运动项目。在健身活动的同时,其还具有较强的技巧性、趣味性,可提高锻炼者的兴趣。

2)运动强度:运动必须达到一定的强度,才能使运动疗法产生效益。但运动强度又要有一定限度,如超过限度,则可能引起不良反应。较常用的运动强度大小的指标是根据患者年龄、健康状况、运动后的身体反应确定。运动强度可用最大心率或最大耗氧量的百分比来表示。最佳的运动强度是达到最大心率的 70%～85%或最大耗氧量的 60%～80%,更大强度的训练所产生的进一步效果有限,且有可能产生有害的结果。在临床上还有两个量表可用于判断运动的强度。此即 Brog 自觉运动强度评定量表(表 23-42,表 23-43)。

表 23-42　Brog 自觉运动强度评定量表

Brog 分级	自觉运动强度	修订的 Brog 分级	自觉运动强度
—	—	0.0	不用力
—	—	0.5	非常非常弱
—	—	1.0	非常弱
—	—	1.5	—
—	—	2.0	弱(轻)
6	—	2.5	—
7	非常非常轻	3.0	中等程度
8	—	3.5	—
9	很轻	4.0	有点强
10	—	4.5	—
11	较轻	5.0	强(需用大力)

续表

Brog 分级	自觉运动强度	修订的 Brog 分级	自觉运动强度
12	—	5.5	—
13	较强	6.0	—
14	—	6.5	—
15	强	7.0	非常强
16	—	7.5	—
17	很强	8.0	—
18	—	8.5	—
19	非常非常强	9.0	—
20	—	9.5	—
—	—	10.0	非常非常强
—	—	>10	达到极限

表 23-43 根据 30～60 分钟的耐力训练结果所做的运动强度分级

运动强度	自觉运动强度评分	相对强度	
		HR_{max}(%)	VO_{2max}(%)
很弱	<10	<35	<30
弱	10～11	35～39	30～49
中度	12～13	60～79	50～74
强	14～16	80～89	75～84
很强	>16	>90	>85

3)运动持续时间:每次运动时间以 20～40 分钟为宜,病情较重患者可采取间歇运动方法。

4)运动频率:一般是每周 3～5 次,可根据运动的强度进行调整。

5)进展速度:患者进行运动疗法并非一开始就要求达到运动处方要求的运动量,而是要根据病情、心功能状况、体能及运动后的身体反应,初步拟定达到运动处方要求所需要的时间。

6)运动过量的表现:当有下列情况出现时,表明运动量过大,应立即停止运动。临床指征:疲劳和呼吸困难;胸痛、恶心、呕吐;下肢疼痛或不适,且不断加重;周围循环功能不良,如冷汗、面色苍白、血压下降或上升。心电图指征:ST 段偏移>1mm,严重心律失常。病人要求停止运动。

(4)运动疗法的实施

1)分阶段进行:实施运动疗法要循序渐进,以避免诱发病情加重,以便分 3 个阶段进行。

适应阶段:在运动疗法的初期,根据患者具体情况拟定起始运动量,如无不适应感觉,逐渐增加运动强度、时间和频率。经过一段时间的适应性锻炼,逐渐达到运动处方规定的运动量。适应阶段所需时间一般为 6～8 周。

增强阶段:按运动处方的要求坚持锻炼,使心脏功能和体能得以增强。在此阶段进一步观察患者对运动处方的反应和效果,必要时可对处方进行适当调整,此阶段通常为 24 周。

维持阶段:是增强阶段结束后,长期保持进行运动疗法的阶段。在患者顺利完成增强阶段后,要对前一段时间的运动效果进行全面的评估,制定出适合于患者自身情况的长期运动计划,即运动处方。指导今后的运动疗法,使患者保持运动的良好习惯。

2)锻炼安排:运动的锻炼安排要有科学性,适合患者自身情况。一般每次运动锻炼分 3 个具体过程,即准备阶段、锻炼阶段、恢复阶段。

准备阶段:在每次锻炼开始时,先进行热身活动,使全身功能状态由休闲水平渐进入运动状态,达到充分的适应。热身活动度和舒展肌肉系统。一般用时 10～15 分钟。刚开始进行运动疗法和年龄偏大的患者,该阶段时间适当延长。

锻炼阶段:这是运动疗法的主体部分,患者严格按运动处方进行锻炼。

恢复阶段:是锻炼完成后的放松活动,可进行低运动强度的活动,如慢跑、低负荷踏车等,一般用时 5～10 分钟。

3)注意事项:要掌握科学的运动方法,按计划实施锻炼。如运动中出现胸部不适、憋闷疼痛、气促气短等症状,就应停止运动,就地休息,并迅速舌下含服硝酸甘油片。此后要调整运动方式和运动强度。开始运动疗法后,应每 3 个月对患者进行一次全面的查体和心脏功能评估,观察运动疗法的效果,进一步完善运动处方。

(5)心肌梗死后的康复治疗:经典的心肌梗死后患者的急性期康复模式最早是由美国学者

Wenger描述的。通常将心脏康复分为4个阶段：第一阶段为急性期，从患者入院至出院；第二阶段为恢复期，患者在家训练并且延续第一阶段的训练活动直至心肌梗死瘢痕成熟；第三阶段是训练期，始于心肌梗死愈合后，本期特征是患者必须能安全地进行有氧训练；第四阶段是终生的维持期，强调有规律的健体运动和减少危险因素。

1)第一阶段，住院期的心脏康复(Ⅰ期)：康复训练的运动处方要依据出院前的运动试验结果由医生制定，确定每次康复训练的强度、持续时间、每周频度、运动方式和监护措施。具体方法为7步康复程序(表23-44)。

表23-44 急性心肌梗死住院期间7步康复程序

阶段	监护运动	监护病房	
		病房活动	教育、文娱活动
1	床上做四肢关节的主、被动活动；非睡眠时，教病人做踝、趾关节屈伸活动，每小时1次	部分活动自理，自己进食，垂腿于床边，使用床边便盆，坐椅子，15分钟，1～2次/日	介绍监护病房、个人急救和社会支援
2	做四肢关节的主要运动；坐于床边	坐椅子15～30分钟，2～3次/日，床上活动完全自理	介绍康复程序、戒烟，需要时给予教育材料
3	热身运动，2MET，伸展运动，体操；慢步行5m并返回	随时坐椅子、轮椅去病房、教室，在病房里走	介绍正常心脏解剖和功能、动脉硬化、心肌梗死的发生机制
4	关节活动和体操，2.5MET；中速行走23m并返回；教病人摸脉搏	如能承受，在监护下下床，走向浴室、病房、教室	介绍冠心病危险因素及其控制
5	关节活动和体操，3MET；中速行走23m并返回；自摸脉搏；试着下几个台阶；走92m，2次/天	走到候诊室或电话间，随时叫病人在病房走廊走步	介绍饮食卫生和节省体力的方法，介绍简化工作技巧
6	继续以上活动；下楼(坐电梯返回)；走153m，2次/日；教做家庭运动	监护下做温热淋浴，去作业治疗室/临床教师	介绍心脏病发作时的处理：药物、运动、手术、对症治疗，回归家庭式的家庭、社会调节
7	继续以上活动；上楼；走153m，2次/日；继续介绍家庭运动；提供院外运动程序资料	继续以前所有活动	计划出院：提出有关药物、活动、饮食、回归工作、职业、娱乐和程序资料试验的建议；提供教育和药物卡

在安排出院计划时，对患者及家属进行宣教和咨询的内容应包括：①了解患者及家属对冠心病(特别是心肌梗死)的认识和了解程度，回家后处理的要点；②如何变更患者和家庭的生活方式，祛除或减轻危险因素的影响；③解除年轻患者的恐惧、焦虑和抑郁状态，使之重新恢复正常生活的信心；④详细介绍Ⅱ期康复的运动处方：训练的运动量(以自我监测的心率为指标)、每日训练的运动时间、每周训练的频度及运动方式、方法等；⑤教会家属心肺复苏技术；⑥强调自己在家中坚持Ⅱ期康复训练的重要性。

2)第二阶段，家庭中的心脏康复(Ⅱ期)：Ⅱ期康复的主要措施包括以下内容。

- 最初的适应：在回家的前1～2周内，患者应只保持出院前相同的运动水平，即保持每日的步行和出院计划中的身体活动。当患者确认自己没有任何不适应并已习惯每日的身体活动量后，再慢慢逐步增加活动内容、延长活动时间和增加活动频度。患者必须使用在医院中学会的自我监测方法(包括自测心率和自我感觉用力程度)对自己每日的康复训练结果做出判断。确认没有异常时，才可以增加到一个运动强度的训练，直至达到运动处方的要求。这个最初的适应可能需要2～4周时间。

● 进入正规的康复训练：正规的康复训练应当按运动处方进行：在运动强度上应逐步达到最大耗氧量的60％～80％或年龄预期最大心率的70％～85％；在运动时间上应逐渐达到20～30分钟（包括准备运动和整理运动在内）；在运动频度上应逐渐达到3～4次/周。运动方式和方法应当与健康医师一起讨论后决定。在这个阶段中，心脏功能容量只能由出院时的3～4MET逐渐增加到7MET左右。对于运动中没有异常表现的低危层患者，可以通过自我监护稳步提高运动量，但对于中、高危层患者或在运动中出现较明显异常者（如较严重的心律失常），则至少应每周3次到医院康复门诊进行监护下的康复运动训练。特别是在试图提高运动负荷、延长运动时间和增加运动频度时，一定要进行正规的监护。通常Ⅱ期心脏康复需要6～12周。对于低危层、进展顺利、无明显异常者，6～8周即可达到6～7MET，并顺利进入Ⅲ期心脏康复。对于较复杂的中、高危层患者，可能需要12周以上的时间，才能达到6～7MET。个别年龄大、危险性高的患者，可能根本达不到这个标准而只能继续进行较低水平的运动训练。对于老年人或高危层患者，低水平的康复运动训练活动可能是更可取的。

● 进行运动耐受性试验：Ⅱ期心脏康复结束时，应到医院进行运动耐受性运动试验，即次极限量运动试验。如果患者可以达到6～7MET或预期的靶心率，则可以恢复一般的体力活动和职业活动，也可以恢复性生活。这表明患者已经完成Ⅱ期心脏康复的计划，并据此制定Ⅲ期心脏康复的计划。

3）第三阶段，高水平的心脏康复（Ⅲ期）：运动效应是可逆的。患者停止运动后，其在第三阶段获得的锻炼效果可在几周内丧失。因此，从一开始就应告诉患者要坚持锻炼。经过前面的训练后，患者功能往往达到稳定的状态，此后，应进行维持性运动，使患者功能保持在这一水平。应注意根据患者的生活方式和兴趣而安排实际的运动项目，以确保患者的依从性。仍以心率、Brog自觉运动强度评定量表等进行运动量的监测手段，避免运动强度过大。一般而言，中等强度的运动应该是每次以靶心率运动30分钟，每周3次；低强度运动则应每周进行5次。

（6）心脏病介入治疗和搭桥手术后的康复处理：通过“出院前的运动负荷试验”对“心脏功能容量”进行了评估，因而对患者的危险性分层、出院后体力活动的强度、持续时间、频度、活动的方式、监测的方式、可能出现的问题和对策等有了一个全面的交代。当高危和中危患者试图变更活动强度、持续时间和频度、活动的方式等时，应及时返回医院进行评估。在社区和家庭中从事心脏康复要特别重视患者本人的自我疲劳程度和感受。患者的情况是会经常变化的，任何固定的“康复计划”都不可能完全地适应经常变化的患者具体情况。因此，当康复计划中规定的“客观指标”（如心率指标）与患者的主观感觉矛盾时，一定要以患者的主观感觉为主，最好是返回医院做重新的评估。因为毕竟心脏康复有一定的风险，确保患者的安全是第一位的。可见，建立社区和医院的双向转诊关系是十分重要的。

4. 中国医学康复治疗

（1）中药针灸治疗：该病在中医属于“心悸”和“胸痛”的范畴。具体辨证分型及治疗如下：

1）心神被扰：心悸，坐卧不安，善惊易怒，多梦易醒，舌苔如常，脉细数。方用磁朱丸加减。若痰热上扰，心悸，痰多，舌苔黄腻，脉滑数，宜用温胆汤加减。针灸治疗可选取神门、大陵、灵道、百会，平补平泻法，1～2次/日。

2）心血不足：心悸，头昏目眩，面色不华，唇与指甲苍白，舌质淡，脉细而弱。方用归脾汤加减。针灸治疗可选取膈俞、脾俞、通里、神堂、足三里，用补法或加灸，1～2次/日。

3）阴虚火旺：心悸不宁，烦躁少寐，头晕目眩，耳鸣作响，口干咽燥，舌质红少苔，脉细数。方用天王补心丹加减。针灸治疗可选取内关、阴心俞、通里、太溪，用补法或加灸，1～2次/日。

4）心阳不振：心悸气短，劳累后加重，自汗，畏寒肢冷，面色苍白，心胸痹闷，舌质淡，舌体胖嫩，脉细弱或结代。方用炙甘草汤加减。针灸治疗可选取心俞、厥阴俞、内关、通里、关元，用补法或加灸，1～2次/日。

5）心血瘀阻：心悸怔忡，胸闷不舒，心痛阵作，气短喘息，舌质紫黯，脉涩或结代。方用血府逐瘀汤加减。针灸治疗可选取曲泽、少海、气海、血海，宜用泻法，1～2次/日。

6)胸阳痹阻：四肢厥冷，胸痛彻背，感寒痛甚，胸闷气短，心悸，甚则喘息不能平卧，面色苍白，自汗，舌苔白，脉沉细。方用当归四逆汤。针灸治疗可选取内关、太冲、足三里，宜用泻法，1～2次/日。

7)心肾阳虚：心悸气短，心胸痹闷，或虚里隐痛，稍动则加重，形寒肢冷脉，四肢不温，自汗神怯，舌淡苔白，脉虚细或结代。方用真武汤加减。针灸治疗可选取心俞、膈俞、关元、气海、内关、足三里，宜用补法或加灸，1～2次/日。

(2)推拿治疗：可采用按、揉、一指禅、㨰、擦等法。选取肺俞、心俞、足三里、气海等穴位。治疗手法不宜过重，以患者感觉酸胀为度，手法过重则症状反而加重。对于心绞痛的治疗应与内科配合进行，临床中要特别注意病情变化。

(3)太极拳：太极拳是我国传统的健身强体运动项目，它集中了我国古代保健体操之精华，十分适合于冠心病患者康复运动时应用。太极拳的保健作用是多方面，通过锻炼可以增强心脏功能，延缓心脏功能减退过程，调整血压，促进血液循环。太极拳有八十八式、四十八式、简化二十四式等。

(4)气功疗法：气功是我国特有的一种传统健身方法，有治病防病、益寿延年的功效。气功强调“放松、人静、意守丹田”和“意到、气到、力到”等原则，使大脑神经系统的兴奋和抑制得以平衡。因此，气功对于冠心病防治十分有益。在冠心病康复治疗早期以练静气功为宜，开始每次练功10分钟，每日2～3次，以后逐渐增加，每次可练20～30分钟。2～3个月后，病情稳定者可改练动气功。可供选择的功法很多，患者可根据身体情况，选择适合自己的气功锻炼方法。

(5)沐浴疗法：矿泉浴为主，如硫酸盐泉浴，水温38～39℃，1次/日，10～15分钟/次，15～20次1疗程。此外，硫化氢泉、碘泉浴也可选用。另外，还可配合森林浴、空气浴及日光浴，以提高康复效果。

(6)食疗：阴虚夹瘀者可选用玉竹粥合山楂粥；阳虚夹痰者，可选薤白合桃仁粥；气阴不足证，可选人参合百合粥。

（易宇明）

第十六节　高血压的康复

原发性高血压：是以血压升高为主要临床表现伴或不伴有多种心血管危险因素的综合征，通常简称为高血压。高血压是多种心、脑血管疾病的重要病因和危险因素，影响重要的脏器，如心、脑、肾的结构与功能，最终导致这些器官的功能衰竭。迄今仍是心血管疾病死亡的主要原因之一。

血压分类和定义，见表23-45。

表23-45　血压的定义和分类

类别	收缩压(mmHg)	舒张压(mmHg)
正常血压	<120	<80
正常高值	120～139	80～89
高血压		
1级(轻度)	140～159	90～99
2级(中度)	160～179	100～109
3级(重度)	≥180	≥110
单纯收缩期高血压	≥140	<90

当收缩压和舒张压分属于不同分级时，以较高的级别作为标准。

一、高血压的临床诊治

(一)临床表现及并发症

1. 症状

大多数起病缓慢、渐进，一般缺乏特殊的临床表现。一般常见症状有头晕、头痛、颈项扳紧、疲劳、心悸等，呈轻度持续性，多数症状可自行缓解，在紧张或劳累后加重。也可出现视力模糊、鼻出血等较重症状。症状与血压水平有一定的关联。

2. 体征

血压随季节、昼夜、情绪等因素有较大波动。冬季血压较高，夏季较低；血压有明显昼夜波动，一般夜间血压较低，清晨起床活动后血压迅速升高。心脏听诊可有主动脉瓣区第二心音亢进、收缩期杂音或收缩早期喀喇音。少数患者病情急骤发展，舒张压持续≥130mmHg，并有头痛、视力模糊、眼底出血、渗出和乳头水肿，肾脏损害突出，持续蛋白尿、血尿与管型尿。病情进展迅速，如不及时有效降压治疗，预后很差。常死于肾衰竭、脑卒中或心力衰竭。

3. 并发症

(1)高血压危象：因紧张、疲劳、寒冷、嗜铬细胞瘤发作、突然停服降压药等诱因，小动脉发生强烈痉挛，血压急剧上升，影响重要脏器血液供应而产生危急症状。累及相应的靶器官缺血症状。

(2)高血压脑病：发生在重症高血压患者，由于过高的血压突破了脑血流自动调节范围，脑组织血流灌注过多引起脑水肿。

(3)脑血管病：包括脑出血、脑血栓形成、腔隙性脑梗死、短暂性脑缺血发作。

(4)心力衰竭或合并有冠心病。

(5)肾：长期持久血压升高可致进行性肾动脉硬化，加速肾动脉粥样硬化的发生，可出现蛋白尿、肾功能损害，最终出现肾衰竭。

(6)血管：严重高血压可使形成主动脉夹层并破裂。常可致命。

4. 实验室检查

后期高血压患者可出现尿蛋白增多及尿常规异常，肾功能减退，胸部X线片可见主动脉弓迂曲延长、左室增大；心电图可见左心室肥大劳损。部分患者可伴有血糖、血胆固醇、低密度脂蛋白、血甘油三酯，血尿酸增高和高密度脂蛋白降低。部分患者根据需要和条件可以进一步检查眼底、超声心动图、电解质，可以发现有改变。

(二)诊断

高血压诊断主要根据所测量的血压值，采用间接方法在上臂肱动脉部位测量安静休息坐位时动脉部位血压。一般来说，目前仍以规范方法下水银柱血压计测量作为高血压诊断的标准方法。高血压的诊断必须以未服药物情况下2次或2次以上非同日多次血压测定所得的平均值为依据血压变化和总体水平。

一旦诊断为高血压，必须进一步检查有无引起高血压的基础疾病存在，即鉴别是原发性还是继发性高血压。除病史体格检查外，尚需作有关试验室检查以评估其危险因素及有无靶器官损害、相关的临床疾病等。如为继发性高血压则针对病因治疗。

(三)治疗原则

1. 目的与原则

原发性高血压目前尚无根治方法。抗高血压治疗的最终目标是减少心血管和肾脏疾病的发生率与死亡率，血压控制目标值原则上应将血压降到患者能最大耐受的水平。目前一般主张血压控制目标值至少＜140/90mmHg。糖尿病或慢性肾脏病合并高血压患者，血压控制目标值＜130/80mmHg。

2. 降压药物治疗

目前常用降压药物可归纳为五大类，即利尿剂、β受体阻滞剂、钙通道阻滞剂(CCB)、血管紧张素转换酶抑制剂(ACEI)和血管紧张素Ⅱ受体阻滞剂。

(1)利尿剂：有噻嗪类、袢利尿剂和保钾利尿剂三类。降压作用主要通过排钠，减少细胞外容量，降低外周血管阻力。降压起效较平稳、缓慢，持续时间相对较长，作用持久。

(2)β受体阻滞剂：适用于各种不同严重程度的高血压，尤其是心律较快的中、青年患者或合并心绞痛患者。对老年人高血压疗效相对较差。

(3)钙通道阻滞剂：又称为钙拮抗剂，钙拮抗剂降压起效迅速，降压疗效和降压幅度相对较强，短期治疗一般能降低血压10%～15%，长期控制血压的能力和服药依从性较好。

(4)血管紧张素转换酶抑制剂：降压起效缓慢，逐渐增强，在3～4周时达最大作用。ACEI具有改善胰岛素抵抗和减少尿蛋白作用，在肥胖、糖尿病和心脏、肾脏靶器官受损的高血压患者具有相对较好的疗效，特别适用于伴有心力衰竭、心肌梗死后、糖耐量减退或糖尿病肾病的高血压患者。

(5)血管紧张素Ⅱ受体阻滞剂：降压作用主要通过阻滞组织的血管紧张素Ⅱ受体亚型AT_1，更充分有效地阻断血管紧张素Ⅱ的水钠潴留、血管收缩与重构作用。

二、高血压的康复评定

治疗目标是使血压在正常范围内，因此应将血压恢复至140/90mmHg以下，老年人至少降至正常高值140/90mmHg，患有糖尿病和肾病的高血压患者至少降至130/80mmHg。最大限度地降低心血管病、脑血管病和肾病的死亡率及病残的总危险。

此外，还有血压和动态血压测定、心肺功能测定、生活质量相关的评定。

三、高血压的康复治疗

高血压防治的根本目的是在社区人群中实施以健康教育和健康促进为主导，以高血压防治为重点的干预措施，提高整个人群的健康水平和生活质量。其主要目标是在一般人群中预防高血压的发生，在高危人群中降低血压水平，提高高血压病人的管理率、服务率和控制率，最后减少并发症的发生。

1. 健康教育

对高血压病人进行面对面培训可提高其健康知识、技能、自信心和基础。让患者了解：

(1)什么是高血压和测血压的重要性。

(2)不论有无自觉症状，血压增高对健康都有害，易引起脑卒中和心脏病，但经过适当治疗常能得到控制。

(3)大多数患者需长期坚持治疗。

(4)高血压在一定程度上可以得到预防，尽量避免生活中可造成高血压的危险因素，应避免三大误区：不愿服药、不难受不服药、不按医嘱服药。

2. 生活方式的指导

(1)减重。建议体重指数(kg/m)应控制在24以下。减重对健康有利，如在人群中平均体重下降5kg，高血压患者体重减少10%，则可使胰岛素抵抗、糖尿病、高脂血症和左心室肥厚改善。减重的方法，一方面是减少总热量的摄入，强调少脂肪并限制过多碳水化合物的摄入；另一方面则需增加体育锻炼如跑步、太极拳、健美操等。减重的速度可因人而异，但首次减重最好达到5kg以增加减重信心，以后再根据自觉的症状和有关指标决定进一步减重的速度与目标。

(2)合理膳食减少钠盐。WHO建议每人每日食量不超过6g；减少膳食脂肪，补充适量优质蛋白质；注意补充钾和钙，应增加含钾多含钙高的食物；限制饮酒，饮酒量越多，人的血压水平就越高，长期过量饮酒还容易引起顽固性高血压。

(3)减轻精神压力，保持平衡心理，提高应激能力。避免过分的情绪激动。

(4)戒烟。吸烟可以增加血管紧张度，增高血压，因此，高血压病人必须戒烟。

(5)慎用避孕药物。口服避孕药和激素替代疗法所采用的雌激素和黄体酮均可能升高血压，因此，高血压患者应避免服用。

(6)增加体力活动。

3. 康复运动治疗

坚持适当运动有利于血压下降。适量运动包括4个方面，一是有适当的运动形式；二是有适当的运动强度；三是适当的运动时间；四是有适当的运动目标。

(1)康复运动治疗作用机制

1)调整自主性神经功能。康复运动可以降低交感神经的兴奋性，而放松性康复训练可以提高迷走神经的兴奋性，因此可以缓解小动脉的痉挛、减低心率和降低血压。

2)改善心血管系统功能。运动可以通过中枢和外周的心血管效应，提高整个心血管系统的适应能力，经常运动可以使心率和血压保持在相对稳定的水平，以及加大对血压波动的适应。

3)减低外周阻力。运动可以使血管扩张致外周血管阻力下降，特别是有利于舒张期血压下降。

4)减少血容量。运动可以通过出汗和提高尿钠的排出而使血容量减少，从而降低血压。

5)有利于内分泌系统的调节。运动可使血浆前列腺素和心钠素分泌增加，促进钠的排除和抑制去甲肾上腺素的分泌，有利于血压的控制。

6)有利于危险因素的控制。运动可以有效地减肥，降低低密度脂蛋白和胆固醇的含量，提高患者的应激能力和放松患者的紧张情绪，这些都有利于血压的控制。

(2)高血压病人运动的适当目标：有利于血压下降，提高心肺功能，减少精神压力，保持或恢复正常体重、体形。避免运动损伤。

(3)运动处方：包括运动强度、运动持续时间、运动频度、运动方式。

1)运动强度：运动量一定要个体化。必要时应在医院中通过运动实验来确定运动量。并确定运动时心脏和血压的改变是在正常的范围内。简单的计算方法是：一般安静时心率升高20～40次/分，个人感觉比较吃力或较为疲劳，停止运动后5～8分钟心率基本恢复即可。运动量过大危险性也就越大；反之，运动量过小则往往达不到预想的治疗效果。

2)运动持续时间：一般应先有一个准备活动期，不要一上来就开始较大运动量的活动。通过5～10分钟的准备活动使身体"预热"后，即可开始较大运动量的活动。通常达到预期"靶心率"后，需要持续5～10分钟。然后逐渐减量，在数分钟后慢慢停止活动。除非在运动过程中突然出现必须停止运动的指征（如突然心慌、气短、心绞痛发作、面色苍白、出虚汗等），不要在大运动活动后突然停止或立即坐、卧"休息"。一般一次运动前后共保持30分钟即可。运动量较小时，可适当增加运动时间。另外，可以根据患者的具体情况（如老年患者、体质差的患者），运动中间可以适当安排休息。

3)运动频度：应根据患者的具体情况而定。中等强度的运动每周运动5次为宜。

4)运动方式：有氧运动。运动时强调采用中小强度、较长时间、大肌群的动力性运动。常用的方式为如步行、跳舞、慢跑、快走、踏车、游泳、爬山、打羽毛球、乒乓球、保龄球等。这类运动比较适合中年或年轻的患者，而不适合老年人或体质较差的患者。它们的共同特点是：中、低强度，有节奏，长时间，不间断，无技巧，易坚持。循环抗阻运动——反复进行的中低强度的抗阻运动（如举哑铃、沙袋抬腿运动等）目前也被认为对高血压有益，放松运动，如慢节奏的交谊舞、重心不太低的太极拳、静气功等，这类活动比较适合老年人或体质较差的患者。步行速度一般不超过110m/分钟，一般为50～80m/分钟，每次锻炼30～40分钟，其间可穿插休息或医疗体操、太极拳等。50岁以上者运动心率一般不超过120次/分。活动强度越大，越要注重准备活动和结束活动。运动治疗效应的产生至少需要1周，达到较显著降压效应需要4～6周。轻度高血压患者可以运动治疗为主，2级以上的患者在药物治疗的基础上，适当的运动治疗可以减少药物剂量，降低不良反应，稳定血压。运动强度过大的作用则相反，所以不提倡高强度运动。

(4)运动治疗的适应证和禁忌证

适应证：运动治疗适用于正常人群及高血压患者。对临界性高血压和有家族高血压者尤其有效。对高血压患者，运动治疗只是一种辅助措施，必须坚持药物治疗。

禁忌证：血压过高、急进性高血压、重症高血压、高血压危象、高血压脑病等，或有严重的并发症，如不稳定型心绞痛、严重心律失常、心衰、心肌梗死等。运动中血压反应过强的患者也要十分谨慎。

4. 中国医学康复治疗

(1)中药治疗：本病在中医中属于"眩晕"的范畴。具体辨证分型及治疗如下：

1)肝阳上亢：眩晕耳鸣，头痛且胀，急躁易怒，面色潮红，失眠多梦，口苦，舌红苔黄，脉弦。方用天麻钩藤饮加减。

2)肾精不足：眩晕耳鸣，腰膝酸软，精神委靡，神疲健忘，遗精。偏于阴虚者，伴五心烦热，脉细数；偏于阳虚者，伴见畏寒肢冷，阳痿早泄，舌质淡，脉沉细。方用滋阴补肾，用左归丸；温阳补肾，用右归丸。

3)气血两虚：眩晕，面色苍白，唇甲淡白，神疲纳减，气短懒言，心悸少眠，舌质淡，脉细弱。方用归脾汤加减。

4)痰浊中阻：眩晕，头重如朦，胸闷痰多，恶心欲呕，少食多寐，心悸，舌苔白腻，脉濡滑。方用半夏白术天麻汤。

(2)针灸治疗

1)体针

治疗原则：调整阴阳，平肝益肾。

取穴：风池、曲池、足三里、太冲。

辨证配穴：肝火炽盛加行间、太冲；阴虚阳亢加太溪、三阴交、神门；痰湿内盛加丰隆、内关；阴阳两虚加气海、关元（灸）。

操作：每次选3～5穴，每次留针20分钟，1次/日。

2)其他针法

耳针：取耳穴肝、肾、心、耳尖、降压沟、神门、肝阳、额、枕等，每次选2～3穴，用中强刺激，留针20分钟。1次/日。揿针埋藏，可埋针1～2天。

耳穴压豆法：取穴包括高血压点、降压点、降压沟Ⅰ、降压沟Ⅱ。配穴为内分泌、神门、大肠、肺、太阳等穴。根据高血压分期取主穴1～2对。随症加用配穴。

水针：分3组取穴，包括：足三里、内关；三阴交、合谷；曲池、太冲。3组穴位可交替使用。取一组穴位，每次注射5%或10%葡萄糖液3～5ml，或维生素B_{12} 1ml，隔日1次，10次为1疗程。

梅花针：取穴以脊柱两侧，以腰骶部为重点，并兼叩刺颈椎、前额、后脑及眼区、四肢末端。方法采用轻刺激。先自脊椎部叩起，自上而下，先内侧，后外侧，然后再击颈项、头额等，叩击局部潮红或微出血为度，针后还可在头以外其他叩刺部位拔罐10个左右，留罐时间15分钟。

头针：取穴为双侧晕听区。刺法为每天1次，5～10次为1疗程。

刺络放血：取穴为大椎、曲泽、委中、太阳。方法为三棱针点刺出血，每次取1穴(双侧)，曲泽、委中放血量较多，每次出血10～20ml，每隔5～7天放血1次。5次为1疗程。

(3)推拿治疗

1)推拿头部：患者取坐位，在头部铺上毛巾，术者站于患者一侧，一般用左手按住前额，用右手拇指平推或侧推，手法柔和。先推按督脉，从前发际到后发际，着重按百会穴，然后按头部两侧足少阳胆经，自前发际至后发际，并推按太阳、风池穴；最后用双手拇指按推前额，从印堂抹到太阳穴，再由太阳穴沿耳后降压沟至风池穴推按3次。共推按15分钟。

2)推拿背部：患者取坐位，在背部铺上毛巾，术者站于患者一侧，用拇指平推。手法刚柔结合，由上而下，交替推拿脊柱两侧足太阳膀胱经，共推拿15分钟，频率60～80次/分。

3)轻揉腹部：如血压较高者可加揉腹部。患者取仰卧位。术者用掌根轻揉、摩整个腹部，顺时针方向转动。揉腹时患者自然呼吸，约5分钟。

4)掐、振穴位：上肢取肩井、少海、内关、神门、合谷等穴，下肢取足三里、三阴交、委中、承山等穴。用拇指侧面掐住穴位并做振动，使有较强酸胀反应。

(4)气功：一般以静功为主，适当结合动功。静功宜练松静功和放松功，开始可取坐、卧式，以后过渡到站式，每次30分钟，每天1～2次。意念部位宜集中于下半身，如一般患者意守丹田，阴虚阳亢者可加守涌泉、大敦，阴阳两虚者加守命门。

(5)太极拳、徒手操：要求锻炼时动作柔和、舒展、有节律、意念集中、姿势放松，思绪宁静。动作与呼吸相结合，强调动作均衡和协调。头低位时不宜低于心脏水平位置。一般可选择简式太极拳，或者选择其中个别动作(如云手、野马分鬃等)训练，不宜过分强调高难度和高强度的动作。

(6)沐浴疗法

1)矿泉浴：氢泉浴，水温34～37℃，1次/日，每次10～20分钟，15～20次/疗程。二氧化碳泉浴，水温初为35～36℃，疗程后期水温可降至33～32℃，1次/日，每次7～12分钟，15～20次/疗程。

2)松脂浴：按每升水0.5～1g比例加入松脂粉，使水温保持在35～36℃，令患者坐浴缸内，水面平齐胸部，1次/日。

3)日光浴、空气浴、森林浴：根据患者具体情况选择使用。

(7)食疗

1)合理膳食：由于钠盐的摄入与血压呈正相关，所以原发性高血压患者饮食宜清淡，少食盐腌食品，限制钠盐摄入，每人每日食盐量控制在6g以下。应改善膳食结构，忌辛辣，少食肥甘厚味之品，以食植物油为主，可适当增加豆类、鱼类食品。多吃蔬菜和水果。适度饮茶。

2)食疗方

海带决明汤：海带20g，决明子15g，水煎后，吃海带饮汤，每周1～2次。本食疗方消痰软坚，泻热利水，平肝潜阳。适用于肝阳上亢的高血压兼血脂偏高者。

天麻荷叶饭：天麻12g，橘皮、炙半夏各10g，鲜荷叶一大片，大米100g左右，前3种煎水取汁，以汁并加水适量用大米煮饭，放入荷叶煮至饭熟，除去荷叶，1～2次吃完。本食疗方有祛风痰、平肝潜阳之功效，痰湿壅盛患者可食之。

(8)中药外治康复法：中药外治法具有简便、价廉、无毒副反应之特点，是体弱多病不宜服降压药或久服耐药患者的较好选择。

1)穴位敷贴疗法：敷贴常用穴位包括神阙、涌泉等穴。

脐疗粉：吴茱萸、川芎各等份，混合碾末，过筛，储备用。将神阙穴用酒精棉擦干净，取药粉5～10g纳入脐中，上盖以麝香壮骨膏固定，3天换敷1次，1个月为1疗程。

吴茱萸20～30g，研为细末，用醋调成膏。临睡前温水洗净足部，将药物敷足心两涌泉穴，纱布固定，次日起床时去掉。用于高血压。

2)中药泡脚疗法：将钩藤20g剪碎，布包冰片少许，放入盆内加温水泡脚，每次30～45分钟，每日早晚各1次，10天为1疗程。

3)药枕疗法

菊花枕：菊花500～1500g，用其装入枕心，制成枕。枕之，可治疗高血压头晕、头痛。

药枕：用野菊花、淡竹叶、冬桑叶、晚蚕砂各250g，生石膏、磁石各100g，白芍、川芎、蔓荆子、青木萿各60g，上药石膏、磁石研为细末，余药为粗末，混匀，装入布袋内，制成药枕。药枕代日常睡枕用。要求每昼夜使用时间不少于6小时，平时应保持枕面清洁，经常翻晒，以利于药枕气味散发。适用于原发性高血压，对肝火亢盛性降压效果较好。

(9)生活调摄：禁忌烟酒，减轻体重，保持情绪稳定，其他注意生活规律，劳逸结合，保持足够睡眠，避免过度的脑力劳动和体力负荷。要尽量保持良好的工作、生活环境；节制房事，切忌纵欲过度。

5. 高血压患者的监测

最好自备一个血压计，每天测量血压，特别是在自觉症状或情绪波动时，应及时测量，发现血压高于正常时应及时补充必要的药物治疗或到医院就诊。对高血压患者的监测还应定期检查全细胞计数。尿常规：肉眼观察透明度，颜色及有无血尿；测蛋白、糖含量，镜检，测比重、pH值。血生化：钾、肌酐、空腹血糖、总胆固醇。心电图。眼底检查。

6. 注意事项

(1)运动治疗要持之以恒，如果停止运动，运动治疗的效果会在2周内消失。

(2)高血压合并并发症病人运动强度要偏小。

(3)不要在血压控制良好时停药，要坚持服药。

(4)运动时要考虑药物对血管的影响，采取合理的运动方式。

(易宇明)

第十七节　慢性心力衰竭的康复

慢性心力衰竭(chronic heart failure，CHF)是以循环功能衰竭为特征的临床综合征，是各种心脏病的晚期表现，是大多数心血管疾病的最终归宿，也是最主要的死亡原因。

一、慢性心力衰竭的临床诊治

(一)临床表现

临床上左心衰竭最为常见，单纯右心衰竭较少见。左心衰竭后继发右心衰竭而致全心衰者，以及由于严重广泛心肌疾病同时波及左、右心而发生全心衰竭者临床上更为多见。

1. 左心衰竭

以肺瘀血及心排血量降低表现为主。

(1)症状

1)程度不同的呼吸困难：①劳力性呼吸困难　是左心衰竭最早出现的症状，系因运动使回心血量增加，加重了肺瘀血；②端坐呼吸　肺瘀血达到一定程度时，患者不能平卧，呼吸更为困难。高枕卧位、半卧位甚至端坐时方可使憋气好转；③夜间阵发性呼吸困难　患者已入睡后突然因憋气而惊醒，被迫采取坐位，呼吸深快，重者可有哮鸣音，称为“心源性哮喘”；④急性肺水肿　是“心源性哮喘”的进一步发展，是左心衰呼吸困难最严重的形式。

2)咳嗽、咳痰、咯血：咳嗽、咳痰是肺泡和支气管黏膜瘀血所致，开始常于夜间发生，坐位或立位时咳嗽可减轻。偶可见痰中带血丝。

3)乏力、疲倦、头晕、心慌：是心排血量不足，器官、组织灌注不足及代偿性心率加快所致的主要症状。

4)少尿及肾功能损害症状：严重的左心衰竭血

液进行再分配时，首先是肾的血流量明显减少，患者可出现少尿。长期慢性的肾血流量减少可出现血尿素氮、肌酐升高并可有肾功能不全的相应症状。

(2)体征

1)肺部湿性啰音：由于肺毛细血管压增高，液体可渗出到肺泡而出现湿性啰音。随着病情由轻到重，肺部啰音可从局限于肺底部直至全肺。患者如取侧卧位，则下垂的一侧啰音较多。

2)心脏体征：除基础心脏病的固有体征外，慢性左心衰的患者一般均有心脏扩大(单纯舒张性心衰除外)、肺动脉瓣区第二心音亢进及舒张期奔马律。

2. 右心衰竭

以体循环瘀血的表现为主。

(1)症状

1)消化道症状：胃肠道及肝脏瘀血引起腹胀、食欲不振、恶心、呕吐等是右心衰最常见的症状。

2)劳力性呼吸困难：继发于左心衰竭的右心衰竭呼吸困难业已存在。单纯性右心衰竭为分流性先天性心脏病或肺部疾患所致，也均有明显的呼吸困难。

(2)体征

1)水肿：体静脉压力升高使皮肤等软组织出现水肿，其特征为首先出现于身体最低垂的部位，常为对称性可压陷性。胸腔积液也是因体静脉压力增高所致。

2)颈静脉征：颈静脉搏动增强、充盈、怒张是右心衰时的主要体征，肝颈静脉返流征阳性则更具特征性。

3)肝脏肿大：肝脏因瘀血肿大常伴压痛，持续慢性右心衰可致心源性肝硬化，晚期可出现黄疸、肝功能受损及大量腹水。

4)心脏体征：除基础心脏病的相应体征之外，右心衰竭时可因右心室显著扩大而出现三尖瓣关闭不全的返流性杂音。

3. 全心衰竭

右心衰竭继发于左心衰竭而形成的全心衰竭，当右心衰竭出现之后，右心排血量减少，因此阵发性呼吸困难等肺瘀血症状反而有所减轻。扩张型心肌病等表现为左、右心室同时衰竭者，肺瘀血症状往往不很严重，左心衰竭的表现主要为心排血量减少的相关症状和体征。

4. 实验室检查

(1)X线检查

1)心影大小及外形为心脏病的病因诊断提供重要的参考资料。根据心脏扩大的程度和动态改变也间接反映心脏功能状态。

2)肺瘀血的有无及其程度直接反映心功能状态。早期肺静脉压增高时，主要表现为肺门血管影增强，上肺血管影增多与下肺纹理密度相仿，甚至多于下肺。急性肺泡性肺水肿时肺门呈蝴蝶状，肺野可见大片融合的阴影。

(2)超声心动图

1)比X线更准确地提供各心腔大小变化和心瓣膜结构及功能情况。

2)估计心脏功能

收缩功能：以收缩末及舒张末的容量差计算左室射血分数(LVEF值)。正常LVEF值＞50%，LVEF≤40%为收缩期心力衰竭的诊断标准。

舒张功能：超声多普勒是临床上最实用的判断舒张功能的方法，E/A为两者之比值。正常人E/A值不应＜1.2，中青年应更大。舒张功能不全时，E峰下降，A峰增高，E/A比值降低。

(3)放射性核素检查：放射性核素心血池显影，除有助于判断心室腔大小外，以收缩末期和舒张末期的心室影像的差计算EF值。同时还可通过记录放射活性-时间曲线计算左心室最大充盈速率以反映心脏舒张功能。

(4)心-肺吸氧运动试验：在运动状态下测定患者对运动的耐受量，更能说明心脏的功能状态。本试验仅适用于慢性稳定性心衰患者。

1)最大耗氧量[VO_{2max}，单位：ml/(kg·min)]：即运动量虽继续增加，耗氧量已达峰值不再增加时的值，表明此时心排血量已不能按需要继续增加。心功能正常时，此值应＞20，轻至中度心功能受损时为16～20，中至重度损害时为10～15，极重损害时则＜10。

2)无氧阈值：即呼气中CO_2的增长超过了氧耗量的增长，标志着无氧代谢的出现，以开始出现两者增加不成比例时的氧耗量作为代表值。故此值愈低说明心功能愈差。

(5)有创性血流动力学检查:对急性重症心力衰竭患者必要时采用漂浮导管在床边进行,经静脉插管直至肺小动脉,测定各部位的压力及血液含氧量,计算心脏指数(CI)及肺小动脉楔压(PCWP),直接反映左心功能,正常时 CI＞2.5L/(m^2·min);PCWP＜12mmHg。

(二)诊断

心力衰竭的诊断标准有多种,国际比较公认的Framingham的标准见表23-46。符合两项主要标准或一项主要标准、两项次要标准可确诊为CHF。主要或次要标准均包括治疗5天以上,体重减轻≥4.5kg。

表23-46　慢性心力衰竭的诊断标准

主要标准
阵发行夜间呼吸困难
颈静脉怒张
肺部啰音
心脏扩大
肺水肿
第三心音呈奔马律及静脉压增高(＞16cmH_2O)
次要标准
踝部水肿
夜间咳嗽
活动后呼吸困难
肝脏肿大
胸腔积液
肺活量降低至最大肺活量的1/3
心动过速(≥120次/分)

(三)治疗原则

1. 病因治疗

(1)基本病因的治疗:对所有可能导致心脏功能受损的常见疾病进行有效的治疗,如控制高血压、糖尿病等;慢性心瓣膜病及先天畸形的介入或换瓣、纠治手术等。对于少数病因未明的疾病如原发性扩张型心肌病等亦应早期干预,从病理生理层面延缓心室重塑过程。

(2)消除诱因:常见的诱因为感染,特别是呼吸道感染,应积极选用适当的抗菌药物治疗。对于发热持续1周以上者应警惕感染性心内膜炎的可能性。心律失常特别是心房颤动也是诱发心力衰竭的常见原因,对心室率很快的心房颤动应尽快控制心室率,如有可能应及时复律。潜在的甲状腺功能亢进、贫血等也可能是心力衰竭加重的原因,应注意检查并予以纠正。

2. 一般治疗

(1)休息:控制体力活动,避免精神刺激,降低心脏的负荷,有利于心功能的恢复。

(2)控制钠盐摄入:心衰患者血容量增加,且体内水钠潴留,因此,减少钠盐的摄入,有利于减轻水肿等症状。

3. 药物治疗

(1)利尿剂的应用:利尿剂是心力衰竭治疗中最常用的药物。对慢性心衰患者,原则上利尿剂应长期维持,水肿消失后,应以最小剂量无限期使用。常用的利尿剂有:

1)噻嗪类利尿剂:以氢氯噻嗪(双氢克尿塞)为代表,开始25mg,每日1次,逐渐加量。分2～3次服用,同时补充钾盐。

2)袢利尿剂:以呋塞米(速尿)为代表,口服用20mg。对重度慢性心力衰竭者用量可增至100mg,每日2次。必须注意补钾。

3)保钾利尿剂:常用的有螺内酯(安体舒通),一般用20mg,每日3次;氨苯蝶啶,一般50～100mg,每日2次。

(2)肾素-血管紧张素-醛固酮系统抑制剂

1)血管紧张素转换酶抑制剂(ACEI):已有不少大规模临床试验均证明,即使是重度心力衰竭应用ACEI可以明显改善远期预后,降低死亡率。ACEI的干预治疗是心力衰竭治疗方面的重要进展。

ACEI目前种类很多。卡托普利用量为12.5～25mg,每日2次;贝那普利用量为5～10mg,每日1次;培哚普利,每日1次,2～4mg。

2)血管紧张素Ⅱ受体拮抗剂:坎地沙坦、氯沙坦、缬沙坦等。与ACEI作用相似,但无干咳的副作用。

3)醛固酮受体拮抗剂的应用:螺内酯等抗醛固酮制剂作为保钾利尿药,近年来的大样本临床研究证明,小剂量(20mg,1～2次/日)的螺内酯阻断醛固酮效应,对抑制心血管的重构、改善慢性心力衰竭的远期预后有很好的作用。对中、重度心衰患者，可加用小剂量醛固酮受体拮抗剂。

(3)β受体阻滞剂的应用：目前认为在临床上所有心功能不全且病情稳定的患者均应使用β受体阻滞剂，除非有禁忌或不能耐受。应用本类药物的主要目的并不在于短时间内缓解症状，而是长期应用达到延缓病变进展，减少复发和降低猝死率的目的。

(4)正性肌力药

1)洋地黄类药物

地高辛：口服片剂 0.25mg/片。目前所采用的自开始即使用维持量的给药方法称为维持量法。本制剂适用于中度心力衰竭维持治疗，每日1次，0.25mg。

毛花苷 C：为静脉注射用制剂，每次 0.2～0.4mg，稀释后静注，24 小时总量 0.8～1.2mg，适用于急性心力衰竭或慢性心衰加重时。

毒毛花苷 K：亦为快速作用类，静脉注射后5分钟起作用，1/2～1 小时达高峰，每次静脉用量为 0.25mg，24 小时总量 0.5～0.75mg，用于急性心力衰竭时。

2)非洋地黄类正性肌力药：多巴胺较小剂量 2～5μg/(kg・min)，表现为心肌收缩力增强，血管扩张，特别是肾小动脉扩张，心率加快不明显。如果用大剂量 5～10μg/(kg・min)，则可出现不利于心衰治疗的负性作用。多巴酚丁胺是多巴胺的衍生物，可通过兴奋β受体增强心肌收缩力，扩血管作用不如多巴胺明显，对加快心率的反应也比多巴胺小。起始用药剂量与多巴胺相同。

磷酸二酯酶抑制剂：目前临床应用的制剂为米力农，用量为 50μg/kg 稀释后静注，继以 0.375～0.75μg/(kg・min)静脉滴注维持。

二、慢性心力衰竭的康复评定

主要包括心电运动试验、呼吸气分析(气体代谢测定)、生活质量评定、工作能力评定等。

1. 心功能分级

目前最常用的临床分级方法是 NYHA 心功能临床分级(表 23-47)。

表 23-47 NYHA 心功能临床分级

分级	表现
Ⅰ级	体力活动不受限。一般体力活动不引起疲劳、心悸、呼吸困难或心绞痛
Ⅱ级	体力活动稍受限。休息时正常，但一般体力活动可引起疲劳、心悸、呼吸困难或心绞痛
Ⅲ级	体力活动明显受限。休息时尚正常，但轻度体力活动可引起疲劳、心悸、呼吸困难或心绞痛
Ⅳ级	体力活动完全丧失。休息时仍有心衰症状或心绞痛。任何体力活动均可使症状加重

2. 心功能分级与代谢当量对应可以指导日常活动与运动(表 23-48)。

表 23-48 心功能分级与代谢当量水平关系

心功能分级	活动时代谢当量水平
Ⅰ级	≥7
Ⅱ级	5～7
Ⅲ级	2～5
Ⅳ级	<2

三、慢性心力衰竭的康复治疗

(一)康复治疗原则

CHF 患者治疗应该包括运动、心理、饮食或营养、教育及针对原发疾病治疗等在内的全面治疗。主要目的是减轻症状，延长寿命，提高生活质量，保持一定的社会交往和工作能力。

(二)适应证和禁忌证

康复治疗适用于稳定性的 CHF 患者。而不稳定性心脏病、合并发热疾病、进行性左心功能不全、运动中血压和心率不升、合并栓塞、肺炎等，以及原发性疾病禁忌活动者均应列入禁忌范围。运动训练中受益最大的患者为：新功能稳定在Ⅱ～Ⅲ级，左室射血分数＞20%，吸氧量 16～20ml/(kg・min)。因为这类患者的日常活动明显受限，但可接受运动训练，故训练的外周效应产生较快，效果也较显著。

（三）物理治疗

主要采用运动疗法，运动方式主要为腹式呼吸训练、放松训练、医疗体操、太极拳、医疗步行、踏车等。CHF早期主要为呼吸训练、坐位训练。具体方法与急性心肌梗死的康复治疗相似。

1. 运动强度

一般采用症状限制性运动试验中峰值吸氧量的70%～75%。在训练开始时可采用60%～65%峰值吸氧量，以防止过度疲劳合并症。如果不能直接测定气体代谢，应该采用较低强度的运动方案，以尽量避免高度运动能力而造成训练过度。注意：运动强度和患者的心功能相关（表23-49）。

表23-49 运动强度和患者的心功能关系表

心功能分级	活动强度
Ⅰ级	最大活动水平：持续活动5.0kcal，间断活动6.6kcal，最大代谢当量为6.6MET，主观劳累计分在13～15。活动强度可以较大
Ⅱ级	最大活动水平为2.5kcal，间断活动时为4.0kcal，最大代谢当量为4.5MET，主观劳累计分在9～11。活动强度应明显较小，活动时间不宜过长，活动时心率增加一般不超过20次/分
Ⅲ级	最大活动水平为2.0kcal，间断活动时为2.7kcal，最大代谢当量为3.0MET，主观劳累计分为7。以腹式呼吸、放松训练为宜。可作不阻抗的简单四肢活动，活动时间一般为数分钟。活动时心率增加不超过10～15次/分。每次运动时间可达30分钟
Ⅳ级	最大持续活动水平1.5kcal，间歇活动时为2.0kcal，最大代谢当量为1.5MET，只作腹式呼吸和放松训练等比增加心脏负荷的活动。可作四肢被动活动。活动时心率和血压一般应无明显增加，甚至有所下降。世界卫生组织提出可以进行缓慢的步行，每次10～15分钟，1～2次/日，但必须无症状

2. 主观用力计分（RPE）

RPE是衡量运动强度十分有效的指标。RPE分值15～16时，往往是达到通气阀和发生呼吸困难的强度。患者一般可耐受RPF分值11～13的强度。运动训练中不应有任何症状和循环不良的体征。

3. 训练节奏

运动训练开始时，运动时间过长往往会产生过度疲劳，故一般应控制在5～10分钟为宜，且每运动2～4分钟间隔休息1分钟；此后运动时间可按1～2分钟的节奏逐渐增加，直到30～40分钟。采用低强度运动量，且负荷的增加以小量、缓慢为原则；过快地增加运动量可明显降低患者对运动的耐受性。

准备活动与结束活动必须充分，时间最好不少于10分钟，以防止发生心血管意外。若有些患者的活动量很小，持续获得的总时间只有数分钟，运动中心率增加不超过20次/分，则可以不要专门的准备和放松活动。

4. 呼吸肌训练

CHF呼吸肌衰竭是呼吸困难的关键因素之一，选择性的呼吸肌训练，无疑有助于改善由于呼吸限制运动能力的心脏病患者的运动功能。呼吸肌训练的方法包括：主动过度呼吸、吸气阻力负荷和吸气阀负荷。吸气阻力负荷是最常用的方法，采用小口径呼吸管或可调节式活瓣的方式增加呼吸阻力。

5. 注意事项

（1）严格掌握运动治疗的适应证和禁忌证，注意排除不稳定的心脏病患者。

（2）康复治疗前应该进行尽量详尽的心肺功能和药物治疗的评定。

（3）康复方案强调个体化原则。要充分意识到慢性心力衰竭患者心功能储备功能已经十分有限，避免造成心功能失代偿。

（4）活动时应强调动静结合、量力而行，不可引起不适和症状加重，禁忌剧烈运动，并要有恰当的准备和结束活动。

（5）活动必须循序渐进，并要考虑气温、湿度、场地、衣着等环境因素对活动量的影响。避免在温度过热或过冷的场合训练。避免情绪性高的训练，如有一定竞赛性的娱乐活动等。

(6)治疗时有适当的医学监护，出现疲劳、心悸、呼吸困难及其他症状时应暂停活动，查明原因。

(7)运动治疗只能作为综合治疗的一部分，不应排斥其他治疗。

(8)注意药物治疗与运动的反应。CHF 患者进行运动训练时，一般都同时应用抗心衰药物，包括洋地黄制剂、利尿剂、ACE 抑制剂、β受体阻滞剂(注意：β受体阻滞剂有减慢心律、降低血压的作用，有时会出现心力衰竭加重，诱发哮喘和房室传导阻滞，故使用时应注意观察)和血管扩张剂等。因此，在运动时要特变注意加强对心率、血压的监护。钙拮抗剂可以造成踝部水肿和胸部不适感，ACE 抑制剂可以造成干咳，应注意和 CHF 病情加重相鉴别。

6. 高压氧治疗

治疗压力 2ATA，吸氧时间(30～40 分钟)×2，舱内中间休息吸空气 10～15 分钟，每日可进行 1～2 次。注意：严格掌握好高压氧适应证。

7. 中国医学康复治疗

参见“第十五节　冠状动脉粥样硬化性心脏病的康复”内容。

(易宇明)

第十八节　呼吸系统疾病的康复治疗

慢性阻塞性肺疾患的康复

一、慢性阻塞性肺疾患的临床诊治

慢性阻塞性肺疾患(chronic obstructive pulmonary disease，COPD)，是具有气流受限特征的肺部疾病，气流受限不完全可逆呈进行性发展，但却是可以预防和治疗的疾病。COPD 主要累及肺部，但也可以引起肺外各器官的损害。常用康复治疗方法是肺康复治疗。

(一)病因与发病机制

1. 吸烟。

2. 职业粉尘和化学物质，如烟雾、变应原、工业废气等。

3. 空气污染：有害气体如二氧化硫、二氧化氢、氯气等。

4. 感染因素。

5. 蛋白酶-糖蛋白酶失衡。

6. 氧化应激。

7. 炎症机制。

8. 其他：自主神经功能失调、营养不良、气温变化等。

(二)病理生理

早期：小气道(＜2mm 直径)功能发生异常，大气道功能(如 FEV_1、最大通气量等)正常，常规肺功能检查正常。

进一步发展，小气道、大气道阻塞，通气不足，通气功能下降，残气量增加，出现缺氧和二氧化碳潴留，导致通气/血流比例失调、弥散障碍，出现缺氧和呼吸衰竭。

(三)临床表现

1. 症状

(1)痰、咳和/或喘。

(2)逐渐加重的呼吸困难或胸闷、气短。

(3)其他：晚期体重下降，食欲减退。

2. 体征

(1)早期不明显。

(2)典型体征：视诊有桶状胸、呼吸运动减弱，触觉语颤减弱或消失，叩诊呈过清音，听诊呼吸音减弱、呼气时间延长等。

(四)实验室检查

1. 肺功能检查

是主要检查手段，用于诊断、程度、预后等判断。

(1)FEV_1/FVC：评价气流受限指标；FEV_1 占预计值百分比；评价严重程度；吸入舒张剂后 FEV_1/FVC＜70％，FEV_1 占预计值百分比＜80％，表示不完全可逆。

(2)其他：还有 RV、TLC 和 RV/TLC。

(3)一氧化碳弥散量(DLCO)。

2. 影像学检查

(1)胸部X线检查:早期可无变化,以后可出现肺纹理增粗、紊乱等,也可出现肺气肿表现。

(2)胸部CT检查:不作为常规检查,高分辨CT,对疑问病例的鉴别诊断有一定意义。

(3)心电图检查:低电压,但无诊断意义。

3. 血气分析

判断呼吸衰竭。

4. 血常规和痰检查。

(五)诊断

1. 诊断依据

(1)吸烟等高危因素。

(2)慢支加逐渐加重的呼吸困难。

(3)体征:肺气肿、气流受限。

(4)肺功能异常。

2. 病程分期

(1)急性加重期:指在疾病过程中,短期内咳嗽、咳痰、气短和(或)喘息加重,痰量增多,呈脓性或黏液性,可伴发热等症状。

(2)稳定期:指患者咳嗽、咳痰、气短等症状稳定或症状较轻。

3. 并发症

(1)自发性气胸:有时不易诊断。

(2)慢性呼吸衰竭:肺部感染为常见诱因。

(3)慢性肺源性心脏病。

(六)治疗原则

1. 解痉平喘治疗

支气管舒张药的应用。如 β_2 肾上腺素受体激动剂、抗胆碱能药、茶碱类。

2. 抗生素。

3. 祛痰药。

4. 糖皮质激素。

5. 长期家庭氧疗。

二、慢性阻塞性肺疾患的康复评定

(一)病人的选择和评估

1. 病人选择的标准

(1)肺功能检测异常。

(2)由于肺疾病引起健康有关的生活质量降低。

2. 相对禁忌证

缺血性心脏病、充血性心力衰竭、急性冠心病、重度肺高压、肝功能严重异常。

3. 评估的内容

病史、体检、检查结果、营养状况、日常活动能力(ADL)和运动能力、文化程度、社会心理、发展的目标。

(二)运动的评估和训练

运动训练前需要评估:运动量、检测运动性低氧血症、滴定需要吸入的氧浓度、非肺部原因引起运动受限、运动引起的支气管痉挛、营养状况。

训练的内容:训练的方式,持续时间,频率,上肢、下肢锻炼,肌力、耐力训练,呼吸肌力训练,家庭运动计划。

(三)社会心理评估和干预

慢性肺部疾病病人面临无数压力的挑战,有疾病本身、心理和社会等多方面的压力源,病人积极的生活态度和良好的自我调节能力及适应能力是决定生活质量的最主要因素,肺康复在这方面的作用是提供一个社会支持环境。

干预的主要内容:建立足够的支持系统,重视性生活的影响,压力、情绪管理和控制。指导患者戒烟和避免接触有害的诱发因素;指导患者摄入足够的体液和营养及指导患者正确服用有关的治疗药物。

(四)治疗时期的选择

选择在康复期进行肺康复治疗,治疗时间一般为3~4周。目前最常见的肺康复治疗项目为期7周或20节课,最短的疗程亦应有3~4周课程。

三、慢性阻塞性肺疾患的康复治疗

在于通过正确的运动训练、呼吸训练,建立有效的呼吸,增强呼吸肌的肌力和耐力,提高患者日常生活能力,预防呼吸肌疲劳和呼吸衰竭的发生,提高生活质量,延长生存率。

1. 骨骼肌运动锻炼

(1)上肢运动训练:COPD患者能用肩、腰部肌肉参与呼吸通气,这些肌肉能辅助扩大胸腔,上臂提起能增加患者氧气的摄入和二氧化碳的呼出。上肢运动潜在地促进上臂运动而且降低运动时通气的要求,促进上臂运动的耐受性,当上臂拉紧时,通过增加背、腰部肌肉长度有助于通气。

(2)下肢运动训练:行走肌肉的练习项目,事实上是每项肺康复项目的组成部分。下肢运动锻炼,使患者行走能力得到提高,行走肌肉的负荷耐受性得到逐步提高。对于训练强度,设置在无明显呼吸困难感觉的情况下,称为"关键训练强度"。低于此强度,训练项目不能奏效,因此,训练强度应接近患者的最大耐受水平。

(3)锻炼方式:步行、慢跑、登梯、踏车、园艺、家务、太极拳、广播体操、柔软操、气功等。

2. 呼吸肌运动训练

(1)原理:呼吸肌疲劳能导致气促和运动受限,合理地扩大呼吸肌功能,潜在地减轻气促和提高运动承受力。目前呼吸肌训练主要包括两种:特异性呼吸肌锻炼和非特异性呼吸肌锻炼。

(2)作用机制

1)特异性呼吸肌锻炼:可通过增加呼吸负荷的方法达到。最简单的方法有吹气球、吹蜡烛、腹式呼吸、缩唇呼吸及全身体操等。腹式呼吸是一种低耗、高效的呼吸方式,可减慢呼吸频率,延长吸气与呼气时间,增大膈肌的运动幅度,加大肺活量和最大通气量,减少残气量,改善缺氧状态,提高呼吸肌的供氧,使呼吸肌的收缩功能得以改善。缩唇呼气使气道等压点移向口腔端,减少下呼吸道的压力递减梯度,防止小气道过早陷闭,有利于功能残气的排出,改善肺功能。

2)非特异性呼吸肌锻炼:可通过行走、慢跑、游泳、登梯等运动来实现。非特异性呼吸肌锻炼,由于患者呼吸功能存在不同程度的损害,活动后往往出现或加重气促症状。为了减轻症状,患者除了减少体力活动以外,并努力增加呼吸运动以代偿,继而出现呼吸频率和心率加快,并因此对运动锻炼产生恐惧和紧张心理。目前主要的运动锻炼是步行。有研究比较了步行与骑车对患者的影响,发现骑车较步行更易产生四肢肌肉的疲劳感,患者一般因疲劳而终止骑车运动,而步行较多引起呼吸急促,一般不产生肌肉疲劳感。

(3)常用康复训练法的原理和方法

1)腹式呼吸训练法

【原理】腹式呼吸训练法又称为膈式呼吸训练。膈肌是主要呼吸肌,严重呼吸系统疾病,如COPD患者,膈肌受过度膨胀肺的挤压而下降,膈面变平坦,活动度减弱,膈肌收缩的效率降低,严重者膈肌无力,出现胸腹矛盾性吸气运动。患者的呼吸运动被迫由肋间肌和辅助呼吸肌(斜方肌、胸锁乳突肌)来负担,变成胸式呼吸。因为胸廓的扩张度小,辅助肌又容易疲劳,故胸式呼吸的效果比腹式呼吸差。腹式呼吸锻炼的目的是增强膈肌的收缩能力和效率,变患者的胸式呼吸为腹式呼吸。腹式呼吸锻炼的关键在于协调膈肌和腹肌在呼吸运动中的活动。呼气时,腹肌收缩帮助膈肌松弛,随腹腔内压增加而上抬,增加呼吸潮气量;吸气时,膈肌收缩下降,腹肌松弛,保证最大吸气量。腹式呼吸运动时,尽可能减少肋间肌等辅助呼吸肌的无效劳动,使之保持松弛休息。因此,腹式呼吸可增加潮气量,减少功能残气量,提高肺泡通气,降低呼吸功耗,缓解呼吸困难症状,改善换气功能。

【方法】有意识地延长吸、呼气时间,以腹式呼吸为主进行慢的、深的、有规律的呼吸训练,以实现自我调节。一般要求患者取舒适体位,全身放松,闭嘴用鼻深吸气至不能再吸,稍屏气或不屏气直接用口缓慢呼气。吸气时膈肌下降,腹部外凸,呼气时膈肌上升,腹部内凹。呼吸时可让患者两手置于肋弓下,要求呼气时须明显感觉肋弓下沉变小,吸气时则要感觉肋弓向外扩展。有时需要用双手按压肋下和腹部,促进腹肌收缩,使气呼尽。

2)缩唇呼吸训练法

【原理】缩唇缓慢呼气,可产生2～5cmH_2O的阻力。缩唇呼气与非缩唇呼气相比,气道的等压点更向气道远端推移,其次可防止呼气时小气道陷闭和狭窄,有利于肺泡气排除;呼气时间的延长也有利于肺内气体充分排出,防止气道陷闭。

【方法】患者闭嘴经鼻吸气,缩口唇做吹口哨样缓慢呼气4～6秒,呼气时缩唇大小程度由患者自行选择调整,以能轻轻吹动面前30cm的白纸为适度。

缩唇呼吸可配合腹式呼吸一起应用。

3)对抗阻力呼吸训练法

【原理】对抗阻力呼吸训练可以延缓呼气,使气流下降,提高气管内压,防止支气管和小支气管过早压瘪。有效地排除肺内残留气体,改善通气/血流比例失调,功能残气量减少,从而减少功能残气量对吸入的新鲜空气的稀释，增加肺泡二氧化碳分压，从而改善气体交换，改善患者的通气功能。

【方法】主要用于延长呼气或吸气时间，促进气体从肺泡内排出，减少肺内残气量。患者呼气时自己收拢嘴唇，或采用吹瓶呼吸、吹气囊呼吸和发声呼吸等方法，增加呼气时的阻力，使支气管内保持一定的压力。

4)吸气末停顿呼吸训练法

【原理】吸气后屏气2～3秒可改善吸入气体分布不均的状态和低氧现象，提高气体交换的效能，并可使部分萎缩的肺泡有机会重新张开。其机制可能与机械通气中采用的吸气末正压呼吸相类似，呼吸机在吸气末保持正压，并维持一定时间，以促进肺内气体均匀分布。此训练法在吸气末停顿时亦可使气道阻力和顺应性不同的肺泡区域的气体重新分布，从而改善通气/血流比例。

【方法】患者取坐位，全身放松，保持安静，缓慢吸气，在吸气末作一停顿，此时会厌和声带仍为开放状态，停顿时间约占呼吸周期的1/4，再徐徐呼气。要求吸、停、呼比例在1∶1∶2。采用这种训练法能使患者的呼吸形态较快由浅促转为深慢。

5)全身性呼吸体操

【原理】锻炼还可使肺通气量增加，呼吸肌做功能力增强，用力呼气后肺泡内残存气量减少，肺泡膨胀程度减轻；锻炼可以改善呼吸类型，提高呼吸效率，增加患者四肢肌肉力量，改善因慢性呼吸疾病而引起的骨骼肌功能障碍；可以改善患者对体力活动的恐惧和焦虑心理，增强锻炼信心，因而有利于提高运动水平。

【方法】全身性呼吸体操指将腹式呼吸、缩唇呼气和扩胸、弯腰、下蹲等动作结合在一起的锻炼方法，呼吸气功等也属于此列。其具体步骤如下：①平静呼吸；②立位吸气，前倾呼气；③单举上臂吸气，双手压腹呼气；④平举上肢吸气，双臂下垂呼气；⑤平伸上肢吸气，双手压腹呼气；⑥抱头吸气，转体呼气；⑦立位上肢上举吸气，蹲位呼气；⑧腹式缩唇呼吸；⑨平静呼吸。在进行锻炼时，不一定要将9个步骤贯穿始终，可结合患者的具体情况选用；也可只选其中的一些动作运用，如病情较重可不用蹲位等姿势。

6)各种呼吸训练器的应用：随着呼吸训练的发展，在临床上出现了各种呼吸训练器，如膈肌起搏器。经体外膈肌起搏器治疗可使潮气量明显增加，X线下可见膈肌移动明显增加，同时使耐力低的膈肌纤维转变为具有抗疲劳作用的纤维。此种方式适合病情较重、不能或不愿意参加前几种锻炼方式的患者。FG_{21}型肺功能锻炼器是一种便携式主动吸气肌训练装置，吸气量测量桶可使患者在训练过程中随时看到自己吸气量的进步，并可用游标标记，激励自己不断提高吸气量。气体流量测量装置可协助患者深慢呼吸形式的形成。

7)挤压振颤胸部排痰法

【原理】操作者双手挤压胸部并振颤、拍击胸部，使黏着在气管壁上的痰液脱落，并使患者能充分呼气，加速呼气流速，将痰液冲入大气道，并借助咳嗽而排出。

【方法】操作者双手手掌尽量大地张开，放在患者胸廓上，手指放于肋间部与患者肋骨解剖走行一致并与患者胸廓紧密接触，尽量增大与患者胸廓的接触面积。通过手掌的感觉，确定胸廓的运动方向。在患者呼气时，操作者双手挤压并振颤其胸廓，挤压的方向与胸廓的运动方向一致。挤压上部胸廓时，从前方向后方用力；挤压下部胸廓时，从前侧方向内上方用力；挤压时不仅双上肢用力，还要利用操作者上半身的重量，用肘关节的弯曲度来调节挤压力度。挤压振颤的频率为3～5次/分。吸气时，停止挤压，但手掌仍要与胸廓密切接触，以感觉胸部的运动和呼吸幅度的变化，注意不要妨碍患者的自然吸气。沿着胸廓运动方向，做下次呼气时的挤压。此项操作需两人共同完成。操作结束后，患者取舒适体位，情绪放松15分钟后，协助病人取坐位或半卧位，先做5～6次深呼吸，然后深吸气后保持张口，配合间断拍击，嘱患者连续轻咳，待痰液咳到咽部时，再用力将痰液咳出。

8)体外排痰机排痰法：详见相关说明。

9)长期氧疗

● 长期氧疗的指征

A. 慢性呼吸衰竭稳定期：经过戒烟、胸部物理疗法和药物治疗后稳定状态的患者，休息状态下存在动脉低氧血症，即呼吸室内空气时，其动脉血氧分压＜55mmHg(7.3kPa)或动脉血氧饱和度＜88%。这是长期氧疗最主要的适应证。

B. 睡眠性低氧血症：清醒时已有低氧血症的患者睡眠时可加重，主要发生于睡眠的快速眼动相，可伴有肺动脉压力的升高、心律失常、精神改变和睡眠异常。许多 COPD＞60mmHg(8.0kPa)患者日间动脉血氧分压，而夜间睡眠时则可出现严重的低氧血症。特别是伴有阻塞性睡眠呼吸暂停者，缺氧表现则更加明显。

C. 运动性低氧血症：运动可使低氧血症加重，缺氧反过来又限制活动。由于可携氧装置的发展和应用，为运动性低氧血症的治疗提供了条件，使此类病人亦成为长期氧疗的对象。

【原理】氧疗可以明显提高患者的运动耐受性。长期氧疗的目的是纠正低氧血症，且有利于提高患者生存率，改善生活质量和神经精神状态，减轻红细胞增多症，预防夜间低氧血症，改善睡眠质量，预防肺心病和右心衰竭的发生，以及减少医疗费用包括住院次数和住院天数。长期氧疗能延长患者的生存期，降低病死率。

【方法】给氧方法包括鼻导管、鼻塞、面罩、经气管导管、贮氧导管和按需脉冲阀，但经气管导管、贮氧导管和按需脉冲阀更具有广阔的应用前景。节氧装置是一组更符合呼吸生理要求，并能减少氧需要量和提高氧疗效益的装置。

在 COPD 的康复中，应指导氧疗者正确使用氧疗装置，说明长期氧疗的重要性，以提高用氧的顺从性，还应指导氧疗装置的消毒。氧疗期间注意患者病情变化，根据医疗条件嘱患者每月或每 3 个月到门诊随诊一次，观察症状、体征、血红蛋白含量、红细胞计数、红细胞压积及肺功能检查和血气分析等。

10)营养治疗：新近研究资料表明，营养不良、免疫功能低下和感染是 COPD 患者的重要致病因素，患者由于营养物质摄入减少、消化吸收不良、能量需求增加和分解代谢增强等原因，常发生营养不良。其突出表现为体重下降或消瘦，同时伴有免疫功能低下。气道阻塞程度越严重，营养不良的发生率越高；反之，营养不良又可降低呼吸肌肌力和耐力，使之容易发生呼吸肌疲劳而加重通气功能障碍，进而发生呼吸衰竭形成恶性循环。对于 COPD 患者，有效的营养支持治疗可明显降低感染和呼吸衰竭的发生率，降低病死率。

在确保每日总热量供给的同时还必须注意电解质和微量元素的补充，特别是影响呼吸肌功能的电解质如磷、钾、镁等。

国外许多研究资料表明，心理压抑与肺部损伤呈正相关。COPD 合并较差的机体状况，能增加孤独感，以及对社会的不满意和消极的自我感觉。另外，一些对 COPD 患者的研究发现，心理压抑预示着日常工作能力的受限，精神因素（抑郁、烦躁、精神症状躯体化、对治疗缺乏信心等）比一般精神患者更影响到功能状态。许多肺康复项目除运动训练外，大多还包括心理或行为干预。心理部分包括对患者教育的内容，心理训练目的是阐明特别的心理因素如抑郁、烦躁，教给患者松弛、缓解的技巧，恰当地处理家庭、同事关系，很好地得到团体成员的理解、支持。行为干预方式可加入心理组成部分来支持正确的、积极的健康行为，如戒烟、改变饮食习惯和坚持锻炼。而教育课程，包括各种不同的主题，如解剖、生理、COPD 病理生理、呼吸再锻炼、饮食和营养、药物治疗方案（包括药物动力学、副作用）、呼吸困难的管理策略、寻找药物治疗的时机、安全使用氧气的知识等。目前，心理、行为干预和教育是肺康复项目中重要的组成部分。

总之，作为一个确立的、有效的、非损伤的、低成本的 COPD 患者健康治疗策略，康复治疗在健康—治疗系统改革中是理想的、科学的、合理的需求。

支气管哮喘的康复

一、支气管哮喘的临床诊治

支气管哮喘是由多种细胞（如嗜酸性粒细胞、肥大细胞、T 淋巴细胞、嗜中性粒细胞、气道上皮细胞等）和细胞组分参与的气道慢性炎症性疾患。这种慢性炎症导致气道高反应性的增加，并引起反复发作性的喘息、气急、胸闷或咳嗽等症状，常在夜间和(或)清晨发作、加剧，通常出现广泛多变的可逆性气流受限。多数患者可自行缓解或经治疗缓解。

(一)病因与发病机制

1. 病因

(1)遗传因素：哮喘患儿双亲存在气道反应性

增高，亲属患病率高。

(2)环境因素：吸入物，如尘螨、花粉、真菌、动物毛屑、SO_2；感染，如病毒、细菌、寄生虫等；食物：如鱼、虾蟹、蛋、牛奶；药物，心得安、阿司匹林；其他，如气候变化、运动等因素。

2. 发病机制

发病机制不完全清楚，多认为哮喘与变态反应、气道炎症、气道反应性增高及神经等因素相互作用有关。

(二)病理生理

1. 早期

肉眼观可无异常。

2. 疾病发展期

肉眼可见肺膨胀及肺气肿、支气管及细支气管内含有黏液栓；镜下可见气道上皮下有肥大细胞、肺泡巨噬细胞、嗜酸性粒细胞、淋巴细胞与中性粒细胞浸润，气道黏膜下组织水肿，微血管通透性增加，支气管平滑肌痉挛，杯状细胞增殖。反复发作，肌层肥厚，气道上皮细胞下纤维化。

(三)临床表现

1. 症状

反复发作性喘息、呼吸困难、胸闷或咳嗽，常在夜间和(或)清晨发作、加剧，可自行或经治疗缓解，缓解后如同常人。咳嗽变应性哮喘患者可无喘息。

2. 体征

广泛呼气性哮鸣音，呼气音延长，轻度或非常严重时可不出现(俗称寂静肺)。

3. 实验室和其他检查

(1)血液检查。

(2)痰液检查：涂片可见较多嗜酸性粒细胞。

(3)呼吸功能检查：FEV_1、$FEV_1/FVC\%$、PEF均减少，缓解期可恢复正常。

(4)动脉血气分析：哮喘发作时，由于气道阻塞通气分布不均匀，通气/血流病例失衡，$A\text{-}VaDO_2$增大；严重发作时，可有缺氧，$PaCO_2$下降，pH 值上升，表现为呼吸性碱中毒；重症哮喘，可有缺氧及CO_2滞留，$PaCO_2$上升，表现为呼吸性酸中毒；缺氧明显，可合并代谢性酸中毒。

(5)胸部X线检查：早期可见两肺透亮度增加，呈过度通气状态；缓解期无明显异常。

(6)特异性变应源的检测。

(四)诊断标准

1. 反复发作性喘息、呼吸困难、胸闷或咳嗽，多与接触变应源、冷空气、物理化学刺激、病毒感染、运动等有关。

2. 可闻哮鸣音。

3. 上述症状可经治疗或自行缓解。

4. 除外其他疾病所引起的喘息、胸闷和咳嗽。

5. 症状不典型者(如无明显喘息和体征)至少应有下列3项中的1项阳性：支气管激发试验或运动试验阳性；支气管舒张试验阳性；呼气流量峰值(PEF)日内变异率或昼夜波动率≥20%。

符合第1～4条或第4、第5条者，可确诊。

(五)鉴别诊断

1. 哮喘发作应与左心衰竭、喘息性慢性支气管炎、支气管肺癌、变态反应性肺浸润鉴别。

2. 并发症

发作时可并发气胸、纵隔气肿、肺不张、慢支、肺气肿、支气管扩张、间质性肺炎、肺纤维化和肺源性心脏病。

(六)治疗

1. 治疗目标

(1)有效控制急性发作症状并维持最轻的症状，甚至无任何症状。

(2)防止哮喘加重。

(3)尽可能使肺功能维持在接近正常水平。

(4)保持正常活动(包括运动)的能力。

(5)避免哮喘药物的不良反应。

(6)防止发生不可逆的气流受限。

(7)防止哮喘死亡，降低哮喘死亡率。

2. 治疗原则

(1)脱离变应源。

(2)药物治疗

1)糖皮质激素：糖皮质激素是最有效的抗变态反应炎症的药物。给药途径包括吸入、口服和静脉应用等。吸入给药是目前推荐长期抗炎治疗哮喘的最常用方法。常用药物有倍氯米松、布地奈德、氟替卡松等。口服给药，一般使用半衰期较短的糖皮质激素，如泼尼松、甲泼尼龙。静脉用药，严重急性哮喘发作时，静脉大剂量琥珀酸氢化可的松(100～400mg/d)或甲泼尼龙(80～160mg/d)，无糖皮质激素依赖倾向者，可在短期(3～5天)内停药；

有激素依赖倾向者应延长给药时间，控制哮喘症状后改为口服给药，并逐步减少激素用量。

2)β_2 受体激动剂：短效制剂有沙丁胺醇、特布他林、非诺特罗等；长效制剂有福莫特罗、沙美特罗等。

3)茶碱：口服给药，包括氨茶碱和控(缓)释型茶碱，用于轻至中度哮喘发作和维持治疗剂量每日6～10mg/kg；静脉给药，氨茶碱加入葡萄糖溶液中，缓慢静脉注射或静脉滴注。

4)抗胆碱能药物：短效如异丙托溴铵，长效如噻托溴铵等。

5)白三烯调节剂：包括半胱氨酰白三烯受体拮抗剂和5-脂氧化酶抑制剂。

6)其他治疗哮喘药物：色甘酸钠、抗组胺药物、变应源特异性免疫疗法(SIT)。

中药：可辨证施治，并酌情使用某些确有疗效的中(成)药。

二、支气管哮喘的康复评定

(一)病人的选择和评估

病人选择的标准：①肺功能检测异常；②由于肺疾病引起健康有关的生活质量降低。

相对禁忌证：缺血性心脏病、充血性心力衰竭、急性冠心病、重度肺高压、肝功能严重异常。

(二)评估的主要内容

病史、体检、检查结果、营养状况、日常活动能力(ADL)和运动能力、文化程度、社会心理、发展的目标评估。

三、支气管哮喘的康复治疗

帮助病人建立正确的呼吸方式，改善呼吸功能，加强腹式呼吸，增加横膈肌的活动，以最少耗氧量达到改善肺部气体交换的目的。

1. 腹式呼吸训练法

【原理】腹式呼吸时，使全身肌肉放松，呼气时腹部下陷，吸气要比呼气长，这样可加速呼出的气流，使肺内残气减少。同时，呼吸要深慢，因为深慢的呼吸更有效地增加血内氧含量，减少二氧化碳含量。

【方法】有意识地延长吸、呼气时间，以腹式呼吸为主进行慢的、深的、有规律的呼吸训练，以实现自我调节。一般要求患者取舒适体位，全身放松，闭嘴用鼻深吸气至不能再吸，稍屏气或不屏气直接用口缓慢呼气。吸气时膈肌下降，腹部外凸，呼气时膈肌上升，腹部内凹。呼吸时可让患者两手置于肋弓下，要求呼气时须明显感觉肋弓下沉变小，吸气时则要感觉肋弓向外扩展。有时需要用双手按压肋下和腹部，促进腹肌收缩，使气呼尽。

2. 全身性呼吸体操

【原理】锻炼还可使肺通气量增加，呼吸肌做功能力增强，用力呼气后肺泡内残存气量减少，肺泡膨胀程度减轻；锻炼可以改善呼吸类型，提高呼吸效率，增加患者四肢肌肉力量，改善因慢性呼吸疾病而引起的骨骼肌功能障碍；可以改善患者对体力活动的恐惧和焦虑心理，增强锻炼信心，因而有利于提高运动水平。

【方法】全身性呼吸体操指将腹式呼吸、缩唇呼气和扩胸、弯腰、下蹲等动作结合在一起的锻炼方法，呼吸气功等也属于此列。其具体步骤如下：①平静呼吸；②立位吸气，前倾呼气；③单举上臂吸气，双手压腹呼气；④平举上肢吸气，双臂下垂呼气；⑤平伸上肢吸气，双手压腹呼气；⑥抱头吸气，转体呼气；⑦立位，上肢上举吸气，蹲位呼气；⑧腹式缩唇呼吸；⑨平静呼吸。在进行锻炼时，不一定要将9个步骤贯穿始终，可结合患者的具体情况选用；也可只选其中的一些动作运用，如病情较重可不用蹲位等姿势。

3. 体育活动

【原理】体育锻炼，提高肺活量和改善肺的换气功能，有助于预防肺气肿。同时体育康复锻炼能减轻气管和支气管平滑肌的痉挛，改善肺部血液循环，促进支气管内的黏液排出，减轻气喘症状。

【方法】坚持有规律地进行，体质较差的可从步行开始训练，逐渐发展到走与跑步交替进行；体质较好者可选择慢跑、骑车、打太极拳、游泳等运动方式，尤其是患儿，应选择适合患儿体能的体育疗法，具体给予训练康复指导。

【运动时间与强度】应以匀速、较长时间、低强度运动为宜，每次时间维持在30分钟左右。具体情况见表23-50。

表 23-50　运动时间与强度的组合

	时间(分钟)				
	5	10	15	30	60
低强度运动(%)	70	65	60	50	40
中强度运动(%)	80	75	70	60	50
大强度运动(%)	90	85	80	70	60

注:强度是指占最大吸氧量的百分数。

此表摘自:郑隆榆,等. 现代家庭健身大全. 杭州大学出版社,1994

4. 制定康复运动处方并实施

对患者病情和体能状况的判断是制定和实施康复运动处方的重要依据。经过医学检查,由医生按《支气管哮喘诊断标准》确定患者哮喘不同等级。最终,A 级目标为体力活动和运动不受限、肺功能接近正常;B 级目标为轻度哮喘;C 级目标为中度哮喘;D 级目标为重度哮喘。各等级再依据患者的体能状况分成 B_1、B_2、C_1、C_2、D_1、D_2 6 个级别(经过3~4 周的锻炼,经医学检查和体能评价后达到上一级别标准的可以升级,哮喘加重者降级),并提出禁忌事项(饮食、心理、环境)、自我观察指标及出现指标异常时调整办法(表 23-51)。

表 23-51　不同等级、级别的康复运动处方

等级	运动项目	运动强度	运动时间(分钟)	运动频度(次/周)
B_1	健身跑、游泳	健康人群适宜运动心率 95%以上	40	3~4
B_2	游泳、走跑交替	健康人群适宜运动心率 90%左右	30~40	5
C_1	太极拳、游泳、散步(90~100 步/分钟)	健康人群适宜运动心率 85%~90%以上	20~30	6
C_2	强壮功、八段锦、散步(80~90 步/分钟)	健康人群适宜运动心率 80%~85%以上	约 20	7
D_1	内养功、呼吸体操①(姿势为站、坐)	健康人群适宜运动心率 75%~80%以上	15~20	8~9
D_2	放松功、呼吸体操(姿势为躺、卧)	健康人群适宜运动心率 75%左右	约 15	10

注:①呼吸体操是每日各等级患者必须锻炼的项目。

5. 典型病例的体育康复程序、计划、建议和监护的要求

【典型病例】王某某,女,19 岁,学生。1997 年在一次 800m 测验后复发支气管哮喘,后转入保健体育课学习,并能认真学习,自觉进行体育康复疗法,跟踪 4 年未再发作。

患者体育康复锻炼的建议和计划范例:

范例一

计划:按摩热身 3 分钟→呼吸体操 5 分钟→简化太极拳 2 遍→健身走、慢走 1500m→放松操。

建议:动作柔和、缓慢、腹式呼吸、走跑交替时因人而宜,心率控制在 120 次/分钟。

范例二

计划:伸展性体操 5 分钟→八段锦 3 遍→有氧健身操 18 拍/10 秒(3 分钟 1 次,共 2 次)→放松操。

建议:伸展性练习尽量运动幅度大,八段锦时注意力要集中,2 次有氧操之间休息调理 5 分钟。

范例三

计划:广播操 1 遍→练功十八法 2 遍→慢走 100m→快走 100m 交替共 2000m→呼吸操放松。

建议:做操时,动作尽量到位、方向准确、运动有力度;快走时注意深而长的呼吸节奏。

每份计划执行时间为 30 分钟。

在加强体育康复锻炼的同时,还应注重"减敏"锻炼。由于有些患者为外源性哮喘,多有过敏史,发病有明显的过敏源。因此在锻炼场所的选择,应为平坦开阔、空气清新的校园、湖边等,避开空气污浊、尘埃烟雾较多、气味较浓的场所,也要避开交通要道和路口,避开楼与楼群之中的"穿堂风"。如春暖花开时节,应避免植物花粉的吸入。气候变化时,应预防感冒受风寒。平时注意精神调养,控制自己的情绪。

慢性呼吸衰竭的康复

一、慢性呼吸衰竭的临床诊治

各种原因引起的肺通气和(或)换气功能严重障碍,以至于不能进行有效的气体交换,导致缺氧伴(或不伴)二氧化碳潴留,从而引起一系列生理功能和代谢紊乱的临床综合征。

客观指标:海平面大气压下、静息状态、呼吸空气的条件下,$PaO_2 < 60mmHg$,或伴有 $PaCO_2 > 50mmHg$。

(一)分类

1. 按动脉血气分类

Ⅰ型:$PaO_2 < 60mmHg$。

Ⅱ型:$PaO_2 < 60mmHg + PaCO_2 > 50mmHg$。

2. 按发病缓急分类

急性、慢性。

3. 按病变部位分类

中枢性、周围性。

(二)病因与发病机制

1. 病因

(1)气道阻塞性疾病:气管支气管痉挛、炎症、肿瘤、异物导致通气不足、气体分布不均匀出现 PaO_2 下降,$PaCO_2$ 上升。

(2)肺组织病变:肺炎、重症肺结核、肺气肿、肺水肿、ARDS(adult respiratory distress syndrome)导致肺容量、通气量、有效弥散面积下降、V/Q 失调出现 PaO_2 下降或/和 $PaCO_2$ 上升。

(3)肺血管疾病:肺血管栓塞、毛细血管瘤、肺梗死导致肺动静脉样分流出现 PaO_2 下降。

(4)胸廓病变:气胸、胸腔积液、外伤导致通气减少出现 PaO_2 下降。

(5)神经中枢及其传导系统和呼吸肌疾患:脑血管病变、脑炎、脊髓灰质炎等导致呼吸中枢抑制、呼吸动力下降、通气不足出现 PaO_2 下降。

2. 发病机制

(1)缺氧、二氧化碳潴留的发生机制

1)通气不足,常产生Ⅱ型呼吸衰竭。

2)弥散障碍,常产生Ⅰ型呼吸衰竭。

3)通气血流(V/Q)比例失调,常产生Ⅰ型呼吸衰竭。

4)肺 A-V 样分流,常产生Ⅰ型呼吸衰竭。

5)发热、寒颤、抽搐、呼吸困难,导致机体耗氧量增加,加重缺氧。

(2)缺氧、二氧化碳潴留对机体的影响

1)缺氧和二氧化碳潴留对中枢神经的影响

当 PaO_2 急性下降时,断氧 10～20 秒,抽搐、昏迷;4～5 分钟不可逆损害。

逐渐缺氧:	轻	PaO_2	50～60mmHg	注意力、定向力、智力下降
	中	PaO_2	40～50mmHg	恍惚、谵妄
	重	PaO_2	<30mmHg	昏迷
			<20mmHg	数分钟脑细胞不可逆损伤

$PaCO_2$ 上升:

轻:脑兴奋性下降、抑制皮质活动。

中:皮质下层刺激上升、皮质兴奋,出现兴奋、烦躁不安。

重:皮质抑制、二氧化碳麻醉(肺性脑病),出现各种神经、精神症状,早期兴奋、失眠,与低氧、高二氧化碳和酸中毒有关。

2)缺氧对心血管、循环的影响。

3)肝、肾、造血系统。

4)酸碱电解质。

(三)临床表现

1. 呼吸困难

慢性呼吸衰竭最早出现的症状,表现为节律、频率、幅度的改变。中枢性呼吸困难可分为潮式、间歇式、抽泣样。

2. 发绀

缺氧的典型症状,$SaO_2 < 90\%$(还原血红蛋白 ≥50g/L,称为发绀)。可分为中央性发绀和周围性发绀。

3. 精神神经症状

慢性呼吸衰竭伴二氧化碳潴留时,随 $PaCO_2$ 升高可表现为先兴奋后抑制现象。急性缺氧出现精神错乱、狂躁、抽搐、昏迷等;而慢性缺氧可引起智力、定向障碍。

4. 血液循环系统

PaO_2 下降 + $PaCO_2$ 上升→HR 上升,CO 上

升，Bp 上升，肺动脉压上升→右心衰竭。

$PaCO_2$ 上升：皮肤温暖多汗、头痛。

PaO_2 下降 酸中毒→心肌损害→Bp 下降、心律失常、心脏停搏。

5. 消化与泌尿系统症状

ALT 上升、BUN 上升、胃肠道黏膜充血、水肿、应激性溃疡→消化出血。

（四）诊断

1. 基础疾病＋症状＋体征＋血气分析

2. 诊断主要依靠血气分析

Ⅰ型呼吸衰竭：单纯 $PaO_2<60mmHg$。

Ⅱ型呼吸衰竭：$PaO_2<60mmHg$ 伴 $PaCO_2>50mmHg$。

氧合指数＝$PaO_2/FiO_2<300mmHg$。

pH 值，正常血液中氢离子浓度的负对数。正常为 7.35～7.45。代偿性呼吸性酸中毒：$PaCO_2$ 上升，pH≥7.35；失偿性呼吸性酸中毒：$PaCO_2$ 上升，pH＜7.35。

（五）治疗

1. 原则

(1)保持呼吸道通畅。

(2)改善缺氧、纠正二氧化碳潴留和代谢功能紊乱。

(3)防治多器官功能损害。

(4)积极治疗基础疾病和诱发因素。

2. 措施

(1)建立通畅的气道：①清除分泌物，可采用咳痰、吸引、纤支镜盥洗、祛痰药物应用等方法；②解痉，支气管扩张剂、糖皮质激素的应用；③必要时行气管插管、气管切开。

(2)氧疗

【原则】保证 $PaO_2>60mmHg$ 或 $SaO_2>90\%$ 的前提下，尽量减少吸氧浓度。（高浓度吸氧指给氧浓度＞50%，低浓度吸氧指给氧浓度＜35%）$FiO_2=21+4\times$氧流量(L/min)。Ⅱ型呼衰患者应给予低浓度给氧。

【氧疗方法】可采用鼻导管、鼻塞、面罩给氧，提倡慢性Ⅱ型呼吸衰竭患者长期夜间氧疗（1～2L/min，＞10h/d）。

(3)增加通气量，减少二氧化碳潴留。①合理使用呼吸兴奋剂，掌握适应证和注意事项，常用药物为尼可刹米（可拉明）；②机械通气：神清，轻中度呼吸衰竭予以无创鼻面罩；病情重不能配合，昏迷患者予以人工气道；需长期机械通气予以气管切开。

(4)纠正酸碱失衡和电解质紊乱。

(5)抗感染：注意保持引流通畅，及时给予广谱高效抗生素。

(6)合并症治疗：常见合并症有肺心病、右心功能不全、消化道出血、休克、多器官功能衰竭等。

(7)营养支持。

二、慢性呼吸衰竭的康复治疗

慢性呼吸衰竭康复治疗的目的在于改善呼吸功能，提高病人工作、生活能力。为此，应注意以下几点：①解除气道阻塞中的可逆因素；②控制咳嗽和痰液的生成；③消除和预防气道感染；④控制各种并发症；⑤避免吸烟和其他气道刺激物、麻醉和镇静剂、非必要的手术或所有可能加重本病的因素；⑥解除病人常伴有的精神焦虑和忧郁。

1. 建立通畅的气道

在氧疗和改善通气之前，必须采取各种措施，使呼吸道保持通畅。首先要注意清除口咽部分泌物或胃内返流物，预防呕吐物返流至气管。口咽部护理和鼓励病人咳痰很重要，可用多孔导管经鼻孔或经口腔吸引法，清除口咽部储留物。此法亦能刺激咳嗽，有利于气道内痰液的咳出。对于痰多、黏稠难咳出者，要经常鼓励病人咳痰。多翻身拍背，协助痰液排出；给予祛痰药使痰液稀释。对于有严重排痰障碍者可考虑用纤支镜吸痰。吸痰时可同时作深部痰培养以分离病原菌。近年来，临床提倡采用体外振动排痰机协助排痰，也取得了较好的效果。对有气道痉挛者，要积极治疗。如经上述处理无效，可采用气管插管和气管切开建立人工气道。近年来较多采用经鼻插管法治疗慢性呼吸衰竭。

2. 氧疗

氧疗是通过吸入一定浓度的氧气，从而提高肺泡内氧分压(PaO_2)，提高动脉血氧分压和血氧饱和度(SaO_2)，增加可利用氧的方法。合理的氧疗还能减轻呼吸做功和降低缺氧性肺动脉高压，减轻右心负荷。纠正缺氧是慢性呼吸衰竭康复治疗的根本目的，吸氧则是快速有效的手段。常用的氧疗法为双腔鼻管、鼻导管、鼻塞或面罩吸氧。长期夜间氧疗(1～2L/min,每日10小时以上),对COPD导致的呼吸衰竭病人大有益处,有利于降低肺动脉压,减轻右心负荷,提高病人的生活质量和5年存活率。现在认为,慢性呼吸衰竭病人每日吸氧时间应达到15小时以上才能达到有效的康复治疗作用。

3. 机械通气

肺泡有效通气量不足是慢性呼吸衰竭的重要原因,而呼吸肌疲劳无力亦是其重要原因。对于严重呼吸衰竭病人,机械通气是抢救其生命的重要措施,是能使呼吸肌休息、减少做功的有效方法。近年来,采用面罩或鼻罩进行人工通气,在呼吸衰竭未发展到危重阶段尽早应用无创通气支持,有可能促进病人的康复,减少气管插管的需要。无创通气可以减少慢性呼吸衰竭病人的急性加重次数。通过鼻导管通气不影响病人进食和语言交流,更易为病人接受。由于无创通气所需设备简单、调节方便,更适合于家庭使用。对慢性呼吸衰竭病人,无创通气的使用没有严格的限制,以达到缓解呼吸困难、增加机体活动能力、提高生活质量为基准。

4. 呼吸肌的锻炼

呼吸肌力量减弱、耐力降低是导致慢性呼吸衰竭的重要原因之一。恢复呼吸肌的功能是慢性呼吸衰竭康复治疗的重要内容。常用的方法是腹式呼吸。坚持每日锻炼3～5次,持续时间因人而异,以不产生疲劳为宜。此外,还可配合全身运动,如步行、登楼梯、体操等均可增强全身肌肉力量,提高通气储备。

5. 营养支持

呼吸衰竭病人因摄入热量不足等因素,导致能量消耗增加,多数存在混合型营养不良,会降低机体免疫功能,感染不易控制,呼吸肌无力和疲劳。由于长时间的缺氧和二氧化碳潴留,以及肺循环阻力的增加,各脏器血管扩张、充血,尤其是胃肠道系统功能受影响,病人常感到腹胀、食欲下降,造成能量摄入不足,导致体重下降。营养不良还会造成呼吸尤其是膈肌的收缩力和耐力减退,从而严重影响呼吸功能。营养支持治疗,应常规给以高蛋白、高脂肪、低碳水化合物,以及适量多种维生素和微量元素的饮食,必要时作静脉高营养治疗。

(欧阳辉　郭　勇)

第十九节　糖尿病的康复

一、糖尿病的临床诊治

糖尿病是一种遗传基因和环境因子相互作用所造成的全身性代谢综合征。体内胰岛素的分泌缺陷和作用缺陷,即胰岛素抵抗而引起糖、脂肪、蛋白质代谢的紊乱。临床上表现为口渴、多尿、消瘦等高血糖症状。

我国糖尿病发病率由0.67%(1980年)上升至3.2%(1996年),中国现有糖尿病患者估计约4000万。全球糖尿病患者已超过1.9亿,患病人数最多的国家是印度,其次是中国,第三是美国(6%)。发病率最高的是南太平洋岛国瑙鲁,50岁以上的人群几乎2个人中就有1人患糖尿病。

糖尿病不痛不痒,但危害十分严重。研究表明,糖尿病发病10年后,有30%～40%的患者至少伴有一种并发症,并发症的发生率极高,致残率和致死率极高。糖尿病并发症分急性和慢性两大类。其中,急性并发症包括糖尿病酮症酸中毒、糖尿病乳酸性酸中毒等;慢性并发症包括视网膜病变(严重的导致失明)、糖尿病肾病(严重的导致肾衰竭)、糖尿病足(严重的导致截肢)、大血管病变(严重的导致心肌梗死、脑血管病)等。糖尿病是一种不可治愈的终身病,然而又是一种可治、可防的疾病。本节主要介绍糖尿病神经病变的康复。

(一)糖尿病分型

1. 临床阶段

(1)正常血糖—正常糖耐量阶段。

(2)糖调节受损。

(3)糖尿病。

2. 病因分型

(1)1 型糖尿病:2 个亚型。

(2)2 型糖尿病。

(3)其他特殊类型糖尿病:8 个亚型。

(4)妊娠期糖尿病。

(二)糖尿病的诊断标准

WHO 标准糖尿病的诊断标准:症状+随机血糖≥11.1mmol/L 或空腹血糖≥7.0mmol/L 或 OGTT 中 2 小时 PG≥11.1mmol/L;症状不明显时,需另一天再作证实(2 次或 2 项)。

(三)糖尿病神经病变的发病机制

糖尿病神经病变是多因素共同作用的结果,其发病机制主要与高血糖引起的代谢紊乱、血管损伤、神经营养障碍、氧化应激、自身免疫及遗传因素等有关。

1. 代谢障碍

持久高血糖使多元醇通路活性增高,被醛糖还原酶(AR)催化生成的山梨醇和果糖因不能分解而大量堆积于周围神经,导致神经细胞内渗透压增高、神经细胞水肿及纤维变性坏死。高血糖状态下,葡萄糖可竞争性抑制神经组织摄取肌醇,同时山梨醇途径活跃,使肌醇合成减少,导致神经细胞结构破坏,引起周围神经运动传导速度减慢。糖基化终末产物(AGE)堆积于营养神经血管壁,可使管壁增厚,管腔狭窄,导致神经缺血、缺氧性损伤。糖尿病使脂肪酸去氧化障碍,亚麻酸及花生四烯酸含量下降,同时细胞膜多不饱和脂肪酸含量也降低,前列环素生成减少,长链脂肪酸蓄积,干扰神经细胞功能。

2. 氧化应激

高糖条件下存在氧化应激,产生的活性氧自由基对神经元 DNA 和神经蛋白具有直接的损伤作用。此外,自由基尚可促进糖基化终产物的形成,加快一氧化氮(NO)的灭活,引起血管内皮功能紊乱而促发糖尿病神经病变。近来研究发现,线粒体超氧化物歧化酶(SOD)-2 和细胞外 SOD-3 基因多态性亦可增加神经病变发生的危险。

3. 血管因素

糖尿病患者毛细血管基底膜增厚、血管内皮细胞增生、糖蛋白沉积、血黏度增加、血小板功能异常、微血栓形成导致管腔狭窄,易造成神经组织低灌注。同时存在神经内膜平滑肌舒张功能受损和一氧化氮的耗竭及其内膜对其敏感性的减低。

4. 自身免疫因素

有些糖尿病患者出现神经病变与免疫机制有关,针对运动和感觉神经结构的循环自身抗体已被发现,如抗微管蛋白抗体、抗微管相关蛋白抗体等,这些抗体可选择性地损害神经组织。Milieevic 等对糖尿病神经病变患者腓脑神经的活检发现,在神经束膜和神经内膜处可见免疫球蛋白 IgG、IgM 和补体的沉积,推测可能为高糖引起神经血管屏障破坏,机体对某些未知的神经组织产生免疫反应所致。

5. 其他

神经营养因子可以增强神经再生,刺激神经递质的表达,改变神经元的生理特性。有研究发现,感觉神经纤维功能障碍的糖尿病患者皮肤存在神经生长因子(NGF)的缺失。一项有关重组人 NGF 的Ⅱ期临床试验发现,该因子可以显著改善多发性糖尿病神经病变患者的临床症状。Schwann 细胞培养研究和链脲菌素诱导的糖尿病大鼠动物研究显示,胰岛素样生长因子(IGF-1)通过磷脂酰肌醇-3 激酶可阻止葡萄糖介导的细胞凋亡,从而达到对神经细胞的保护作用。同型半胱氨酸作为心脑血管病变的独立危险因素,与糖尿病神经病变也存在一定的关系,可能通过氧化应激,以及一氧化氮而损伤微血管内皮细胞,影响相关维生素吸收而导致神经病变。

(四)糖尿病周围神经病变病理改变

1. 神经纤维

脱髓鞘和轴突变性,Schwann 细胞增生,轴突变形和髓鞘纤维消失,再生纤维群,慢性炎症性脱髓鞘性多神经病变。

2. 中枢神经

脊索损伤,脑萎缩和脑硬化。

(五)糖尿病周围神经病变的临床表现

1. 临床表现

早期以感觉障碍为主,下肢较上肢为重,特点为呈袜状或手套样分布。可呈对称性疼痛,疼痛性质为刺痛、灼痛、钻凿痛,触痛觉过敏。感觉异常有麻木、蚁走、虫爬、发热及触电样感觉。当运动神经累及时,常有不同程度肌力减退,晚期有营养不良性肌萎缩。

发病年龄平均58.7岁，女性多见，多见于四肢远端，尤其足下肢，从下肢远端向上发展。

2. 不同类型糖尿病周围神经病变的临床表现

(1)感觉性多发性神经病

1)以小纤维受累为主。

2)主观感觉异常——麻木、蚁走感。

3)感觉减退——对称性末梢型分布。

4)疼痛——烧灼痛、闪电样痛，约10%伴发。

5)以大纤维受累为主。

6)深感觉障碍，振动觉减退(2/3患者)，位置觉减退，对称性腱反射改变，踝反射消失(多见)，膝反射消失或减退(1/4～1/2患者)，上肢腱反射减弱或消失(少见)。

(2)感觉运动性多发性神经病

1)感觉障碍，运动障碍，四肢远端为主的肌力减退，肌肉萎缩。

2)急性或亚急性运动性多发性神经病。

3)四肢远端尤其下肢肌无力和肌萎缩。

4)可伴感觉性多发性神经病。

5)近端运动性神经病(糖尿病性肌萎缩或不对称性运动性神经病)。

6)多见于中老年，2型糖尿病，急性或亚急性起病，对称或非对称性下肢肌无力和肌萎缩，上肢近端肌萎缩少见，少数CSF蛋白增高，肌电图示失神经支配，股神经传导速度延缓。

(3)局灶神经病(单神经病和多数单神经病)

1)起病较急，疼痛，肌力减退，感觉障碍。

2)肢体或躯干神经病。

3)下肢——以坐骨神经、股神经为主，其次为腓神经。

4)上肢——以臂丛神经、正中神经为主，其次为尺神经。

5)躯干——冈上神经、胸长神经、闭孔神经等。

(4)颅神经病：多见于老年人，占0.4%～19.7%(平均为5%)，发病急骤，单侧动眼神经多见，眼内外肌麻痹分离。其次为外展神经、面神经、三叉神经、舌咽神经、迷走神经、副神经。少数为双侧或多发颅神经或多次复发。

(5)自主神经：约占85%以上。

1)瞳孔对光反应减慢变弱，泪腺分泌异常。

2)心血管功能障碍：四肢发冷—血管痉挛，体位性低血压，晕厥—广泛的血管张力不全。

3)胃肠道功能紊乱：轻度吞咽困难，腹胀，慢性腹泻，夜间腹泻，顽固性便秘。

4)泌尿生殖系紊乱：性功能减退，排尿障碍，无张力型膀胱，阳痿，月经紊乱。

5)汗液分泌障碍，体温随外界波动大，皮温过冷过热。

6)关节肿胀。

7)中枢神经系统：认知功能减低和精神异常，情绪波动，焦虑，烦躁不安，视力障碍，注意力不集中，感觉障碍，腱反射活跃，病理反射阳性。

(六)糖尿病周围神经病变的诊断

1. 临床表现。

2. 体查

(1)腱反射和震动觉检查发现异常。

(2)温度觉、痛觉检查发现异常。

3. 辅助检查

(1)神经肌电图：神经传导速度(NCT)减慢。糖尿病周围神经病变的诊断主要依赖于病史、临床表现和初步诊断，进一步诊断集合物理学检查NCT和QST的改变，糖尿病患者中神经系统损害有症状者4%～5%，而通过神经肌电图和神经活检可以大大提高神经病变的检出率，周围神经病变者47%～91%做到早期发现。常早期发生变化，远端多为神经源性改变，近端多为混合性改变(神经源性+肌源性)。心率变异分析可以反映糖尿病心脏自主神经损害导致的神经传导速度降低，对早期诊断有价值。

(2)诱发电位：视觉诱发电位、脑干听觉诱发电位、躯体感觉诱发电位、运动诱发电位激光诱发电位、复合性肌肉动作电位、感觉定量试验(QST)等异常。

(3)心副交感神经功能试验：Valsava动作比值、深呼吸比率、卧立位血压差、心率变异分析等可以作为心副交感神经功能损害的诊断。

(4)S-M单丝触觉实验。

(5)胃肠自主神经功能：①胃排空测定，采用胃排空测定方法是使用核素法，用^{99m}Tc和^{113m}In分别标记固体食物和液体食物，测定各个时间的胃排空率及计数胃半排空时间(T50)，此法准确，是目前判定胃排空状态的金标准；②标准餐后吞钡条，5小时行腹平片。正常5小时排空率90%以上；③胃内压测定；④胃电图(EGG)；⑤不透X线的标志物透视检查更广泛用于糖尿病胃轻瘫的早期诊断。其他如纤维胃镜、胃肠钡餐、胃B超检查等都可以辅助诊断。

(6)膀胱功能：残余尿量，尿流动力学检查异常，有尿排空障碍和尿潴溜。

二、糖尿病周围神经病变的康复治疗

DM神经病诊断确立后，控制血糖是影响预后的重要环节，某些早期症状经正确治疗糖尿病后，一般即可恢复正常，肢体或躯干单神经病、动眼或外展神经麻痹经治疗后，大多数患者症状可在3个月左右缓解。运动神经传导速度减慢者，早期严格控制血糖可以逆转病变、恢复正常，但对于自主神经损害者，疗效较差。血糖控制不佳的患者，糖尿病神经病变的进展加快，症状加重，胰岛素泵强化治疗可以使疼痛缓解。所以应该加强血糖的控制，通过糖尿病教育、糖尿病饮食、糖尿病运动、糖尿病治疗及糖尿病的监测5个方面来指导和辅助，以提高糖尿病患者对糖尿病有关知识和技能的掌握促进患者主动参与糖尿病的血糖控制和糖尿病并发症的治疗。另外，严格控制血脂和血压水平也是治疗基础。及早治疗，以缓解症状，减轻及预防并发症的进展和恶化，提高患者的生活质量。

(一)心理康复治疗

1. 可通过亲切交谈建立相互信任。

2. 摆脱不良情绪，树立与疾病斗争的信心。

3. 帮助病人正确对待患“终生病”的现实。2型糖尿病患者常合并不同程度的焦虑、抑郁症状，从而影响患者的治疗效果和生活质量，在积极对症治疗的同时，实施心理干预能改善患者的焦虑、抑郁状态，提高生活质量，减少并发症及不良事件的发生，改善生活质量，及早恢复健康。

(二)药物治疗

1. 醛糖还原酶抑制剂

作用机制：使山梨醇和果糖含量降低，阻止山梨醇和果糖的沉积，阻止肌醇减少。

用法：依帕司他(Epalrestat)，50mg，每日3次，口服。

托瑞司他(Tolrestat)，200mg/日，口服。

2. 甲钴胺(维生素B_{12})

作用机制：蛋氨酸合成酶的辅酶，促进卵磷脂的合成。

用法：维生素B_{12}(弥可保)片0.5mg，每日3次，口服。

维生素B_{12}(弥可保)针0.5mg，每日1次，肌注。

3. 神经节苷酯(GA)

作用机制：增强Na^+-K^+-ATP酶活性，提高依赖于Na^+的肌醇摄入，增强腺嘌化酶、磷酸二酯酶活力，刺激神经的芽生，促进神经再生。

用法：GM1，20mg，每日1次，肌注。

4. 前列地尔(前列腺素E_1)

作用机制：前列腺素E_1具有很强的抗血小板黏附聚集、血栓素A_2形成及免疫复合物形成作用，可扩张外周血管，改善微循环。神经毛细血管病变，导致神经缺血缺氧，曾有人使用静滴前列腺素E_1加普鲁卡因联合治疗DPN，有效率达到100%，疼痛减轻疗效确切，且起效迅速。

用法用量：成人每日1次，1～2ml(前列地尔5～10μg)+10ml生理盐水(或5%的葡萄糖)静注，或直接入小壶。

5. 其他

(1)神经生长因子(NGF)：NGF属于肽类激素，在一定程度上降低了DPN发生。动物实验显示，糖尿病大鼠的血浆及神经节中NGF含量下降，补充外源性NGF有利于神经轴索的修复和再生，人工合成rhNGF和IGF-1(胰岛素样生长因子)对末梢神经病变有较好的改善作用，表现为感觉神经的病理性再生可部分获得逆转，同时可阻滞痛觉过敏的进展。

(2)钙离子拮抗剂：可能通过以下机制来实现，即增加神经血流量，改善神经缺氧；增加神经内毛细血管的密度，促进微血管生长；改善神经突触前肾上腺素反应；直接的神经保护作用，阻滞钙内流。

(3)谷胱甘肽(GSH)：GSH是重要的自由基清除剂，促进氧化物歧化酶合成，直接使自由基还原。糖尿病时，组织GSH代谢异常，使神经细胞易受到伤害，使用GSH能部分预防DPN的发作，但对已有的病变治疗效果较差。免疫抑制剂有激素、免疫球蛋白。

(4)改善微循环：血管扩张剂(己酮可可碱、尼莫地平)、巴曲酶、丹参、川芎嗪、葛根素、山莨菪碱和前列腺素 E_2 脂质体。

(5)中医:活血化瘀。理疗、按摩、针灸。

(6)镇静止痛药:卡马西平,0.1g,每日3次,口服;苯妥英钠,0.1g,每日3次,口服;氯硝安定,1~2mg,每日2次,口服;曲马多、利多卡因、加巴喷丁、拉莫三嗪等。

(7)降钙素肌内注射(100U/天)连续2周,约1/3患者疼痛可完全消失。

(8)外涂辣椒素膏,开始疼痛会加重,但2~3周后疼痛可缓解。

(9)硝酸异山梨醇也具有局部扩血管效应,它能减轻皮肤对疼痛和烧灼感的敏感性,但对其他感觉没有影响。

(三)物理康复治疗

1. 经皮神经点刺激疗法

通过一定的低频脉冲刺激人体神经达到镇痛的作用。

2. 脊髓电刺激疗法

将电极植入脊柱椎管内,一脉冲电流刺激脊神经治疗疾病的方法,可以明显缓解患者疼痛的症状,但因其操作的有创性故应用受到限制,主要用于其他保守治疗没有效果的顽固性疼痛的治疗。

3. 电刺激疗法

使得肌肉得到适度的刺激,引起肌肉的被动节律性收缩与舒张,改善神经的兴奋性,恢复神经传导功能,并可使神经再生,防止肌肉结缔组织变厚,预防肌肉挛缩和纤维化,还可以缓解疼痛。

4. 高频电疗

可根据电磁波的波长不同分为超短波、短波、微波疗法。高频电疗的效果可分为热效应和非热效应,热效应的治疗可以改善局部的营养代谢及止痛作用;非热效应的治疗包括修复组织损伤和加速组织再生。

5. 磁疗

既有镇痛、消炎、消肿的作用,也可以增加神经传导速度,使肌肉复合点位波幅增加。

6. 低强度激光疗法

对组织产生刺激、激活、光化作用,可改善组织血液循环,加速组织代谢产物和致痛物质的排除,抑制痛觉,有镇痛的作用,同时增加代谢产物与生物合成,加速组织修复。

7. 红外线治疗

红外线治疗增加外周感觉的输入,促进糖尿病周围神经病变患者保护性感觉的恢复。

8. 高压氧

对于高压氧在糖尿病周围神经病变说法不一。

9. 运动疗法

(1)平衡训练:刺激足底触觉感和本体感觉的恢复,改善平衡障碍。

(2)耐力训练:中等强度的耐力训练,可以预防和改善糖尿病患者发生周围神经病变,改变其病程。

10. 其他常见问题的处理措施

(1)体位性低血压:抬高床头,缓慢改变姿势,下肢穿弹力袜增加外周阻力,以提高血压。降压药的调整已立位血压为准。

(2)胃轻瘫:无诱因发作的恶心、呕吐、上腹部灼热、食欲不振、早饱、饭后饱胀、腹胀、嗳气、反胃、营养不良及体重减低等症状。胃部有震水音,听诊蠕动波减弱或消失。胃排空试验,胃电图,可显示胃电节律紊。少食多餐。少渣低脂饮食,口服胃动力药物如胃复安、多潘立酮、莫沙比利、红霉素等。

(3)腹泻:多属于夜间无痛性腹泻。诊断须排除感染,可用鞣酸蛋白、次碳酸铋。便秘可用缓泻剂等。

(4)大便失禁:口服阿托品/苯乙哌啶复方止泻药、生物反馈治疗。

(5)神经源性膀胱:早期可有排尿次数减少、尿流无力、排尿启动延迟、充溢性尿失禁、膀胱排空不全等。尿流动力学检查异常,有尿排空障碍和尿潴溜。早期指导病人定期排尿,保持膀胱内压力,而不致引起上尿路的损害。防止尿路感染,保护肾脏功能。必要时导尿。上述方法无效时外科手术行膀胱造瘘术。

(6)肌无力者:加强肌肉训练,足畸形者可穿矫形鞋。

(7)瘫痪者:保持功能位姿势,经常做被动活动。

(8)感觉缺如和减退者:远离火源、热源,注意保持日常自我保健。

(陈　敏)

第二十节　老年病的康复

老年康复是指为了恢复有残疾的老年人的功能能力或增强他们的残存功能而采取的评定诊断和治疗措施。老年康复医学既是老年医学的分支，也是康复医学的分支。两者紧密联系，互相交叉。从一定意义上说，老年康复医学是老年医学的现代发展，它从概念上、方法上更新和充实了老年医学。老年康复与传统的以治疗为主的老年医学的区别，主要在于：强调功能性独立的目标；重在残疾的预防策略。

在我国年龄达60岁及60岁以上为老年，西方发达国家多以65岁及65岁以上为老年。60岁及60岁以上人口占总人口的10%以上或65岁及65岁以上人口占7%以上，为老年型社会。我国已步入老年型社会，老年人口绝对数大，增长速度快但生活质量不高，表现为老年期死亡率高、残疾率高、进入老年期后存活时间较短、余寿中往往重病缠身。因此，在经济尚不发达的情况下，如何解决老龄化和老年人的康复医疗问题是我们不得不面临的挑战。

一、老年病的临床诊治

（一）老年病的特点

老年人由于各系统器官的组织结构及生理功能均随增龄而衰退，且呈进行性和不可逆的变化。因此，老年人疾病的发生、发展和转归均与年轻人迥然不同，在诊断、治疗和康复方面也存在着较大的差异。

1. 一人多病

由于老年人各个脏器组织先后发生病变，往往同时存在多种疾病。即使在一个系统，也常有多部位、多种病变，既可以一病多症，也可以一症多病，多种疾病之间还相互影响，因此临床表现复杂，症状多样化。起病缓慢、隐袭、病程迁延的慢性病多。据301医院一项调查显示，老年人平均患病达5.6种。

2. 临床表型不典型，易漏诊

由于机体的衰老、各器官的反应性和敏感性减退、病的症状和体征常缺乏青壮年那样的典型表现，往往症状轻而病情重，但也有症状重而病情轻者。如老年肺炎患者，体温往往不太高，甚至正常，白细胞计数也可不高，只是白细胞分类异常，但胸片可见广泛的病变，患者可能在症状及体征不明显的情况下突然发生休克而危及生命。在老年急性心肌梗死患者发病时，有典型胸痛者只有约60%，80岁以上者约只有20%，有些表现为牙痛、胃痛，常主要为气急等左心衰竭症状。有时因老年人心理功能衰退，主诉症状有时被夸大，有时被隐瞒，使病情更加复杂，难以诊断。

3. 病情急，变化快

老年人各器官储备功能明显减退，一旦发病或因处理不当，病情急转直下。如原患慢性支气管炎、肺气肿、冠心病患者，一旦感冒、高热，即很易转为肺炎，诱发心衰、心律失常，致循环、呼吸衰竭。所以观察应仔细，处理应及时。

4. 并发症多，易出现连锁反应

老年人由于各种功能衰退明显、功能储备减少及伴有多种疾病等原因，使其适应内、外环境变化的能力下降，易出现并发症。如卧床1～2周就可出现关节挛缩、便秘、体位性低血压、下肢深部静脉血栓、体力明显衰退、肺炎等失用综合征。肺炎是老年人、尤其是卧床老年人常见的并发症，也是卧床老年人的主要死亡原因，故有“临终肺炎”之称。轻度发热、腹泻、电解质紊乱时出现意识障碍甚至危及生命；数天进食差、液体入量不足，就可引起血压下降、脑供血不足、甚至分水岭脑梗死；输液多、快时易出现左心衰；关节挛缩患者在接受被动关节活动时如引起明显的疼痛可导致血压明显升高、心绞痛、甚至心脏骤停；跌倒易发生骨折。

并发症可能以连锁反应的形式发生。如一位老年脑梗死患者因服用阿司匹林引起消化道出血，血红蛋白在1～2天内降至6g，贫血因加重心脏负担又诱发急性心梗、心源性休克，休克造成全脑缺血缺氧，虽经积极抢救，患者得以存活，但成为植物人，卧床一段时间后，因肺炎导致患者死亡。所以，在老年人治疗和康复过程中，要有“牵一发而可能影响全身”的整体观念。

5. 疗效差，病程长，恢复慢，预后差，致残率高

老年病多呈慢性、进行性，一旦患病，很难彻底治愈。即便是急性病，疗程及恢复期也均比年轻人明显延长，这可能与老年人各种功能储备减少、多种疾病互相干扰、并发症多、易出现失用等有关。

6. 病情波动大

老年人的病情往往时好时坏，很小的一个诱因、甚至没有明显的诱因就可引起病情波动。如一位老年脑卒中偏瘫患者，在经过一段时间的康复训练之后刚恢复步行能力，因为上呼吸道感染、进食差、睡眠差、疲劳或预防性输液等而使其活动减少数日后，又丧失了步行能力。

7. 易出现药物不良反应

老年人肝、肾功能减退，肝脏对药物的分解代谢减慢，肾脏对药物排泄减少。因此，药物的半衰期明显延长，在体内蓄积而容易出现药物中毒。此外，老年人由于患多种疾病，服药种类较多，药物之间相互作用，也容易增加药物不良反应的发生率。所以，老年人用药要严格掌握适应证，权衡利弊，必要时减量。

(二)老年人致残原因

老年人致残原因复杂，往往是多种因素混合存在。

1. 直接致残原因

(1)老化：老年人年迈体衰，各种功能均出现不同程度的衰退，如果没有经常锻炼或活动的习惯，则会逐渐丧失活动能力。老化使老年人参与各种活动的能力下降、易发生疾病和外伤、不能承受较大的康复锻炼强度，使老年人恢复困难。

(2)疾病与外伤：是老年人致残的主要原因，常见的需要康复的病症有脑卒中、脑外伤与脑手术后、帕金森病、痴呆、周围神经疾患、脊髓损伤、关节炎、慢性疼痛、疼痛综合征(急性)、椎间盘病变、骨质疏松、骨折、关节置换术后、心血管疾患、慢性肺疾患、跌倒/姿势与平衡异常、体质衰弱、挛缩、压疮、走动困难、癌症等。

2. 继发的失用与误用

除身体状况很好的老年人外，相当一部分老年人由于身体的、心理的、社会的或环境的原因，往往活动少或不活动，这种情况在急性病后尤其明显，引起一系列局部和全身的失用综合征表现，使其身体状况进一步恶化和复杂化。有的老年人轻微的身体不适就想卧床休息，总想被别人侍候，家人也往往过度照顾。如住在没有电梯的楼上，因下楼困难，形成与世隔绝的状态，日常活动量很少。老年人易在短时间内出现明显的失用，其中，挛缩常见、可逆性差且对预后影响大。如一位高龄老人，平素短距离步行，日常生活大部分自理，因一次发作性头晕，而连续输液10天，没有活动，10天后患者出现明显的双膝关节屈曲挛缩，使其丧失了下地活动能力。

误用问题也不能忽视，治疗和康复不当在老年人易出现不良反应和损伤。如一次活动过度，往往因为疲劳不能较快地恢复，而使老年人卧床数天；轻度软组织损伤，可能造成老年人康复活动和日常生活活动明显受限。

3. 社会心理因素

由于我国经济尚不发达，尤其是在较贫困的广大农村，患者本人家属和医务人员对老年人的治疗和康复往往比较消极，许多老年人“小病靠抗，大病靠躺”，使老年患者丧失了康复的机会，残留明显的残疾。

老年病残的主要特点是多种患病、因病致残、病残交织、互为因果，易出现恶性循环；躯体的、心理的和社会的致病致残因素综合作用；特别容易导致日常活动能力的障碍、退出社会和长期依赖医院或休养院的后果。所以仅重视治病，不能解决病残交织导致的恶性循环问题，特别是以退行性病变为主的老年慢性病，最终难免回天乏术。另外，即使已经处在医疗照顾甚至住院条件下，仍有许多老年患者发生继发性残疾而失去能力。

(三)老年人各重要器官的生理变化

人体各系统的器官组织在其生命过程中经历着发育、生长、衰老、死亡的必然进程。一般20～25岁以后，各器官的生理功能即开始逐渐缓慢地衰退，进入老年以后，各器官生理功能衰退速度大大增快。老化表现为各器官储备能力(如心肺储备能力、肝解毒储备能力、肾排泄储备能力、体温调节功能等)逐渐减少，造成自稳态控制能力(如保持正常体温的体温调节能力、保持正常血压和血液供应的

血管压力感受器敏感性、水电解质平衡调节、代谢废物和药物解毒与排泄调节等)逐渐降低,对内外环境变化(尤其是剧烈变化)的适应能力下降(如不适应高温和低温环境、体位改变时易出现体位性低血压、易出现药物中毒和水电解质紊乱等)和应答能力下降(如感染时体温及白细胞总数不增高)。各器官生理功能衰退是老年人容易发生各种老年病和功能障碍的生理、病理基础。

1. 神经系统

神经系统在机体对外界环境的适应和保持内环境的稳定中起着主导作用,神经系统是衰老发生最早、最灵敏且最复杂的系统之一。老化的生理功能改变主要有:

(1)感觉功能减退:因感受器与大脑神经元数目减少及敏感度下降等,听力、视力、嗅觉、味觉、触觉、压感、痛感、冷热感、本体感等均随增龄明显下降。

(2)运动功能障碍:主要是由于锥体系统、小脑等功能减退,表现出步态、姿势和平衡的异常改变。

(3)学习和记忆功能减退。

(4)精神、情绪的改变:表现出压抑、失眠、焦虑不安等精神情绪反应,这主要是由于网状结构和边缘系统功能减退所致。

2. 呼吸系统

老化的生理功能改变包括:

(1)最大通气量减少:老年人因呼吸肌收缩力、肺和胸廓顺应性减弱,呼吸道阻力增大,呼吸中枢敏感性降低,使最大通气量减少,到90岁仅为青年人的50%。

(2)肺活量降低:随着增龄,肺活量逐渐降低,70岁时肺活量约减少40%。

(3)功能残气量:老年人在肺气肿、哮喘等情况下,功能残气量增加。在60岁以上的老年人,功能残气量占肺总量的40%。

3. 心血管系统

老化的生理功能改变包括:

(1)心排出量减少:心肌收缩和舒张效力降低,心肌等长收缩和舒张期延长,使心肌耗氧量增加和心排出量减少,机体各器官的血液供应减少,其中以脑和冠状动脉更为明显。

(2)收缩间期延长。

(3)左室充盈度降低和阻抗增加:老年人血管增厚、变硬,弹性减弱,血流阻力增加,导致血压升高,一般以收缩压上升最为明显。

(4)老年人可出现窦性心动过缓、传导阻滞等多种心律失常。运动后最大心率和最大摄氧量随着增龄而下降。

(5)压力感受器敏感性降低,易出现体位性低血压。

4. 消化系统

大肠肌层萎缩,肠蠕动能力减弱易发生便秘。肝脏萎缩、重量减轻,肝细胞数目减少,解毒功能下降,影响药物的灭活和排出,易引起药物性肝损伤和药物中毒。

5. 泌尿系统

肾小球滤过率随着增龄逐渐降低,血中尿素氮逐渐上升,肾血流量可减少,肾小管功能减退,尿浓缩功能降低。此外,老年人膀胱排空能力减退,男性有不同程度的前列腺增生,女性因子宫脱垂等原因使尿流不畅,残余尿随着增龄逐渐增多,易发生反复泌尿系感染,引起尿频、尿急等。老年女性因骨盆底肌肉松弛等易出现压力性尿失禁等。

6. 内分泌系统

下丘脑中调控内分泌的多巴胺、去甲肾上腺素等生物胺减少,数目减少,对糖皮质激素和血糖的反应减弱。女性在50岁以后生长激素、催乳素水平降低,而男性变化不显著。老年人抗利尿激素分泌减少,致使肾小管再吸收能力降低,出现多尿、夜尿。甲状腺同化碘的能力减弱,三碘甲腺原氨酸(T_3)水平下降,反 T_3(rT_3)水平随着增龄而升高。肾上腺皮质的雄激素、醛固酮分泌减少,肾上腺皮质对促肾上腺皮的反应性下降,致使老年人保持内环境稳定与应激能力降低。胰岛功能减退,葡萄糖水平逐渐降低,约半数60岁以上老人糖耐量试验异常,糖尿病发生率增高。老年男性睾泌水平和女性雌激素及黄体酮分泌减少,使性功能及生殖能力逐渐减退,老年女性易骨质疏松。随着年龄增长,松果体许多调节功能减退,下丘脑敏感阈值升高,对应激延缓。

7. 免疫系统

老年人免疫应答能力下降,易出现感染。

（四）临床常见的老年病和问题

1. 痴呆

痴呆是老年人的常见障碍。即使尚不达痴呆的程度，老年人也往往有记忆力减退等认知功能障碍，不但影响老年人的生活质量，也是影响康复效果和预后的重要因素。常见类型是Alzheimer病和血管性痴呆。

（1）Alzheimer病：为全面性痴呆，多在60岁左右发病，病程呈缓慢、进行性加重，早期症状是记忆力和智力减退，特别是近期记忆力下降。随着病情发展，对周围一切事物失去兴趣，出现地点、时间、人物定向障碍，社交能力减退，言语贫乏，理解困难，生活不能自理，卧床不起。脑CT/MRI检查可见脑萎缩和脑室扩大，神经系统检查常无定位体征。目前尚无肯定有效的药物治疗方法。

（2）血管性痴呆：以多梗死性痴呆和皮质下动脉硬化性脑病为多见。多梗死性痴呆是由于反复多次脑缺血发作和脑梗死，或一次严重的卒中引起的，发病相对迅速，病程呈阶梯性加重，多有明显的神经系统定位体征，智能障碍的程度在病程中可出现波动。脑CT检查可见两侧侧脑室前角周围和侧脑室旁出现对称性弥漫性月晕状边缘不清的低密度灶。尽管目前无特殊治疗方法，但脑代谢激活剂常可不同程度地改善症状。

Alzheimer病和血管性痴呆可同时存在。两者的鉴别诊断请参考有关书籍。其他较少见的痴呆类型有帕金森病痴呆、亚急性硬膜下血肿、镇静药物过量、慢性酒精中毒、严重脑外伤、脑积水、Pick病等。

临床怀疑或诊断老年期痴呆时，要同良性老年性遗忘、谵妄状态等区别，尤其抑郁症。老年抑郁症患者的痴呆样表现又称为假性痴呆，抗抑郁治疗可取得较好的效果。

2. 二便失禁

尿失禁是老年人常见的问题，患病率随着年龄增长而升高。其原因包括局部性因素和非局部性因素。局部性因素中以老年妇女骨盆底肌肉及膀胱括约肌、男性前列腺病及其治疗损伤引起的压力性尿失禁较为多见，非局部性因素中以意识障碍痴呆、脊髓损伤等较为多见。尿失禁可影响日常生活活动、自我感觉、全身健康和总活质量，痴呆引起的尿失禁是脑卒中、偏瘫等预后差的指征。尿潴留、尿频、夜尿增多，在老年人中也较常见。

老年人便秘较常见，便失禁主要见于痴呆、意识障碍和脊髓损伤患者。

3. 跌倒

引起老年人跌倒的原因包括内因和外因。内因包括生理功能减退、疾病、药物的副作用和心理因素等，其使老年人抗跌倒的能力降低；外因包括生活环境因素、社会因素。跌倒可引起软组织损伤、骨折和颅脑损伤等多种损伤，其中最严重的是髋折。髋部骨折后寿命会减少10%～15%，且生活质量也显著下降，1/4髋部骨折老年人可在6个月以内死亡。跌倒是老年人首位伤害死因，也是老年人意外死亡的常因。除直接造成损伤外，跌倒还导致害怕再次跌倒而使老年人减少活动、使偏瘫老年人活动时肌张力增高和协调能力降低，从而使日常生活活动能力下降、社会活动减少，甚至卧床不起。进而又会促使运动功能下降和自我行动能力的受限，跌倒的危险增加。因为老年人容易跌倒，所以在日常生活活动和康复治疗过程中时刻要注意安全。有规律的体育锻炼、合理用药、改善社会环境和健康教育可减少跌倒的发生。

4. 髋部骨折

老年人由于骨质疏松，易发生髋部骨折。髋部骨折包括股骨颈骨折和股骨粗隆间骨折，治疗不当容易造成严重残疾，使患者失去步行能力，且容易出现并发症，重者可导致死亡。髋部骨折多数需要手术固定，否则由于固定不牢、骨折断端错位等难以愈合。保守的长期牵引疗法，骨折愈合率低、患者难以忍受、患者不能早期下床活动使失用并发症多。

5. 生活不能自理

在美国，65岁及65岁以上的老年人中，有39.6%因残疾使日常生动受限，主要活动受限者达24.1%，患有5种慢性病的老年人中近60%有一项ADL完成，至少有一项ADL需人帮助。我国一项城市老年居民调查显示，60～70岁老年人日常生活完全自理率为76.3%，70岁以后完全自理者只有21.8%，80岁以上高龄老人自理者仅7.8%。生活不能自理不仅限制了老年人的日常生活活动和社会活动，也需要大量的护理人力和费用。生活不能自理与患有多种疾病、高龄、从不进行体育锻炼等因素有关。

6. 严重骨质疏松与退行性骨关节病

据调查，我国60岁以上人群的骨质疏松发病率为22.6%，其中男性为15%，女性为28.6%，并有逐年增高的趋势。患者可疼痛(以腰背痛多见)、脊柱变形、髋骨骨折、胸腰椎压缩骨折等。退行性骨关节病主要有退行性颈、腰椎病和退行性膝关节炎。症状明显者可明显限制患者的日常生活活动能力，并影响患者的生活质量。退行性膝关节炎是影响偏瘫患者恢复步行能力的重要因素。

7. 抑郁

据报道，我国老年人抑郁的发生率为10%～29%，且有随着年龄增长而增加的趋势，女性高于男性。老年人抑郁症的表现多不典型，即情绪异常和躯体主诉呈混合状态。有的以躯体症状和自主神经系统失调为主，如口干、无食欲、胃胀、便秘、出汗等。轻度抑郁者很少或没有悲伤情绪，主要为焦虑和某些躯体症状，多是腹部的不适感，常反复喋喋不休地纠缠医生。情绪激越也不少见，其特点是不停地要求医生给予健康保证。严重的激越性抑郁表现为异乎寻常的搓手顿足，坐卧不安，拍打桌椅，甚至以头顶墙，似有难言之苦，并有虚无妄想(如行将死亡)。有的无明显抑郁情绪，长期以神经症状为主，表现为躯体无名疼痛、食欲差、体重下降、无精力及睡眠障碍等。10%～20%表现为知觉降低、精神活动迟钝、定向力差、表情茫然等假性痴呆症状。

8. 卧床不起

卧床不起是衰老、疾病和损伤的最终后果。如是可逆性因素引起的，经过治疗和康复有可能恢复不同程度的自理能力，对这种患者保持所有关节的正常活动范围非常重要。因为患者常出现明显的多关节挛缩(下肢更多见)，下肢挛缩是影响此类患者恢复步行能力的主要因素之一。肺感染是卧床不起者的主要死亡原因，即使每天保持被动坐位数次，也可明显减少肺感染的发生。

(五)老年病的诊断

由于老年人往往多系统、多种疾病共存，急慢性病交织，病因复杂(老化、疾病、继发性、社会心理因素等)，症状不典型，所以，老年病诊断常复杂、困难，容易误诊和漏诊。

询问老年人的病史和老年人的查体应全面、细致，并进行必要的检查和化验。老年人由于记忆力减退、心理障碍、疾病的症状不典型或不敏感，病史可能有遗漏、夸大等不准确问题，所以应请患者家属或陪护者补充或纠正。

常见的疾病或综合征如下：

(1)神经系统：脑卒中(脑出血、脑梗死、腔隙性脑梗死、蛛网膜下腔出血)、TIA、帕金森病及帕金森综合征、痴呆(Alzheimer病、皮质下动脉硬化性脑病等)、意识障碍、植物状态、脑外伤、脑动脉瘤术后、脊髓损伤、周围神经病与损伤等。

(2)骨关节系统：颈椎病、腰椎间盘突出症、椎管狭窄、退行性膝关节炎、骨折、关节置换术后、肩周炎、骨质疏松等。

(3)心血管及呼吸系统：冠心病、心律失常、高血压、心力衰竭、脉管炎、深静脉血栓、慢性支气管炎、支气管哮喘、肺心病、肺感染、呼吸衰竭等。

(4)其他：糖尿病、甲状腺功能亢进、高脂血症、高尿酸血症、前列腺肥大、压力性尿失禁、尿潴留、肾功能不全、抑郁症、焦虑症、老年期偏执状态、贫血、营养不良、水电解质紊乱、肿瘤、耳聋、视力障碍等。

二、老年病的康复评定

评定应该是多方面、多层次、综合的。它既包括躯体的、心理的和社会的障碍，又涉及残疾的3个层次；既要评定具体的功能障碍，更要注重整体的功能(能力)水平，还应综合考虑多种问题的累积效应(如环境、社会、心理、陪护、功能等)。一般应包括以下几个方面：①日常生活活动能力状况；②功能障碍情况；③失用和误用综合征；④对康复诊疗和预后有影响的伴发病及并发症等；⑤社会背景情况；⑥生活质量等。

1. 日常生活活动能力评定

日常生活活动能力(包括BADL和IADL)障碍是老年人最常见、最重要的障碍之一。评定多采用Barthel指数和FIM，部分机构仍采用Katz ADL指数。以往常用的Barthel指数，包括10项，最高分为100分(有的为20分)，其运用很方便，其分数与住院时间对应良好，组内和组间可信度高，多用于住院重症患者，但对轻症患者的病情变化欠敏感。近年来多采用FIM，FIM以Barthel指数为基础，涉及自我料理、括约肌控制、移动、运动、交流及社会认知6个方面，共18项，包括13项运动性ADL和5项认知性ADL。评分采用7分制，每项最高分为7分，最低分为1分。总积分最高为126分，最低为18分。以患者独立的程度、对辅助具或辅助设备的需求及他人给予帮助量作为评分依据，能有效而敏感地评定老年人功能水平。Barthel指数和Katz ADL指数评价的是BADL，而FIM评价的是BADL和IADL。

2. 功能障碍评定

除针对特定疾病所引起的功能障碍评定外，还往往需要进行以下评定。

(1)痴呆评定：简易精神状态量表(mini-mental state examination，MMSE)，是最常用的痴呆筛查和评定量表，总分为30分。文盲<17分，小学文化者<20分，中学以上文化程度者<24分，可考虑为痴呆。

(2)抑郁评定：老年抑郁量表(geriatric depression scale，GDS)，专门用于老年人的抑郁量表(表23-52)。GDS可敏感地检查老年抑郁患者所特有的躯体症状，减少由于老年人躯体主诉多，而被误诊为抑郁症。其在认知完好的老年人中有较高的效度和信度。30个条目中的10条用反序计分(回答“否”表示抑郁存在)，20条用正序计分(回答“是”表示抑郁存在)。每项表示抑郁的回答得1分，最高分30分。0～10分为正常范围，11～20分为轻度抑郁，21～30分为中重度抑郁。

表23-52 老年抑郁量表

1. 你对生活基本满意吗？(否)
2. 你是否已放弃了许多活动与兴趣？(是)
3. 你是否觉得生活空虚？(是)
4. 你是否常感到厌倦？(是)
5. 你觉得未来有希望吗？(否)
6. 你是否因为脑子里一些想法摆脱不掉而烦恼？(是)
7. 你是否大部分时间精力充沛？(否)
8. 你是否害怕会有不幸的事落到你头上？(是)
9. 你是否大部分时间感到幸福？(否)
10. 你是否经常感到孤立无援？(是)
11. 你是否经常坐立不安，心烦意乱？(是)
12. 你是否希望待在家里而不愿去做些新鲜事？(是)
13. 你是否常常担心将来？(是)
14. 你是否觉得记忆力比以前差？(是)
15. 你觉得现在活着很有意思吗？(否)
16. 你是否常感到心情沉重、郁闷？(是)
17. 你是否觉得像现在这样活着毫无意义？(是)
18. 你是否总为过去的事忧愁？(是)
19. 你觉得生活很令人兴奋吗？(否)
20. 你开始一件新的工作很困难吗？(是)
21. 你觉得生活充满活力吗？(否)
22. 你是否觉得你的处境已毫无希望？(是)
23. 你是否觉得大多数人比你强得多？(是)
24. 你是否常为些小事伤心？(是)
25. 你是否常觉得想哭？(是)
26. 你集中精力有困难吗？(是)
27. 你早晨起来很快活吗？(否)
28. 你希望避开聚会吗？(是)
29. 你做决定很容易吗？(否)
30. 你的头脑像往常一样清晰吗？(否)

注：选择最切合您最近一周来的感受的答案。

GDS不能用于有明显认知障碍者，有认知障碍者可采用Cornell痴呆抑郁量表，该量表能充分利用患者的自我评价与照料者提供的信息。

(3)跌倒危险度评价：有关老年跌倒危险的评测类别有很多，如平衡功能(functional balance)测试、体能(physical performance)测试、步态评价和跌倒恐惧(fear of falling)测试等。虽然跌倒相关的评估工具有10余种，但其可靠性与有效性尚有待证明。

1)多方向伸展测试(multi-directional reach test，MDRT)，是一种简便、有效的测量四个方向(前、后、左、右)稳定性的评测方法。有研究提示，其与Berg平衡量表(BBS)有很好的正相关，与计时起立行走测试有很好的负相关。

2)计时起立行走测试(timed up and go，TUG)，是对患者从椅子上起立、步行3m、走回椅子、坐下等一系列动作进行计时。用于鉴别跌倒人群时，以16秒为界限值，其敏感性和特异性为87%。测试时不用辅助器具(平常需使用的受试者例外)。完成测试时间<20秒，表明有独立活动能

力;完成测试时间>30 秒,则表明受试者需要帮助方可完大部分活动(尤其是 BBS 得分<28 分者);完成时间介于 20~29 秒,需附加评定其功能水平。其与 Berg 平衡量表及 Barthel 指数的相关性好,能预测患者独立外出能力。

3)Berg 平衡量表(Berg balance scale,BBS),是 1989 年 Berg 制定的评定老年人平衡能力的量表,经临床验证具有较好的信度和效度。包括无支撑坐、无支撑站立、站立、坐下、垫椅转换、闭眼站立、双脚并拢站立、上臂前伸、蹲下捡起地上的物品、站立转头看两侧肩膀、站位向两侧转身各 1 周、站位双足交替踏台阶、保持双脚一前一后站位、单腿站立 14 个项目,每项记分为 0~4 分,总分为 56 分。得分越高,提示平衡功能越好。

4)改良的步态异常分级量表(modified gait abnormality rating scale,GARS-M),评价步态和预测社区老年人群跌倒风险的量表。包括 7 项步态测试,每项测试分为 0~3 分,总分值范围 0~21 分,分值越高,表示步态异常和有跌倒风险的程度越大。

3. 其他评定

(1)目标达到量表(goal attainment scale,GAS):起初,GAS 主要是用于人类服务和精神健康计划,最近它却更多地用于老年康复,并且被证明是有效、可信、敏感及实用的。在老年康复中,曾有人报道其评定者间可信度为 0.93,并且 GAS 比 Barthel 指数、Nottingham 量表、简易精神状态量表(MMSE)等标准量表更敏感。

(2)累积疾病评价量表(cumulative illness rating scale,CIRS):是用来专门评价伴发病和医疗复杂问题的量表,测量 13 个器官系统(心脏、内分泌/代谢、上消化道、下消化道、生殖泌尿、肝脏、肌肉骨骼、神经、眼/耳鼻喉、心理精神、肾脏、呼吸、血管),并按其严重程度每个系统积分为 0~4 级(分),每个系统存在两种疾病时,按得分高的疾病记分。0 分表示无病;1 分表示目前有轻病或既往有重病;2 分表示存在最需要治疗的中度疾病;3 分表示有不能控制的慢性病或重病;4 分表示有马上需要治疗的终末器官衰竭。合计各系统得分即为总的累积疾病评分。

(3)综合性老年评估(comprehensive geriatric assessment,CGA):近年来,CGA 已引起大家的重视。CGA 评估内容主要是以 ADL 为主的身体方面,以认知和情绪为主的心理方面,以及社会方面,特别适用于对高龄和残疾的老年患者作系统的观察。它既用于住院和门诊,也用于居家和设施养老者。CGA 结合多学科干预在减少老年人残疾和防止长期滞留在养老设施方面起到的重要作用已得到肯定。

CGA 评估项目包括:

(1)身体状况:详细的病史,尤其是用药情况,是否存在营养不良、跌倒、失禁和不活动。其他方面有吸烟、锻炼、饮酒、性功能和免疫情况、个人能力、生活质量、接受干预的能力、对预后的期望等。查体、化验和其他诊断检查的重点是确定可治愈、可恢复、可减轻或可预防的疾病或因素。尤其要注意视力或听力障碍、营养状况、与跌倒或移动困难有关的因素。

(2)认知和情绪状况:利用评定工具重点确定有无痴呆、抑郁和精神错乱。

(3)社会和经济状况:评价社会支持网络,确定已有的和潜在的医疗护理提供者,评价其资质、提供医疗护理的意愿和老年人是否同意其提供医疗护理。了解老年人的文化背景、种族和信仰、生活质量及经济来源。

(4)能力状况:包括 ADL 和 IADL。

(5)环境特征:居住环境是否安全,有无阻碍活动的环境障碍,居家布置是否合理,购物、买药、娱乐和利用交通是否便利等。

通过 CGA 评估可获得如下信息:①目前症状、疾病、综合征及功能状况;②用药情况、药物适应证及副作用;③健康保健提供者;④既往病史;⑤生活目标和生活方式;⑥与患者功能活动和预后有关的生活环境;⑦总的身体和社会能力;⑧非医疗资源和债务;⑨认知状况、移动和平衡状况、情感状况;⑩营养状况;⑪能否维持健康。

根据以上资料,可制订治疗和康复计划,制订长期安置计划,协调医疗小组的目标,充分利用可用的资源。

三、老年病的康复治疗

(一)老年康复目标

在我国,60 岁及 60 岁以上的老年人多已退休,所以老年康复的主要目标是提高生活自理能力和生活质量，减少卧床不起、长期依赖医院和护理机构，减少社会和家庭的负担。如可能，力争恢复一定的从事家务能力和社会参与能力。恢复职业多不重要。

(二)老年康复的原则

1. 老年康复的适应证和禁忌证

为了提高老年人的医疗服务效果，提高成本效益，有必要对老年康复患者进行筛选。广义的康复对象，包括通过康复治疗和(或)康复指导可使其功能和能力等得到改善者或只有进行康复治疗才能维持一定的活动能力和自理能力或才能减少并发症者。住院康复对象通常是存在急性或复杂的问题而且能受益于康复治疗的患者或需要熟练的护理服务、定期医师治疗和多科治疗介入的患者。预后差的老年患者如严重痴呆、持续植物状态等，即使进行康复治疗也难以取得明显的效果，重点是加强护理，防治并发症，可在对护理者进行适当的护理指导后回家或转入长期护理机构。一般认为，病情过于严重或不稳定者(如意识障碍、严重的精神症状、病情进展期或生命体征尚未稳定等)，或伴有严重并发症者(如严重感染、急性心肌梗死、重度失代偿性心功能不全、不稳定型心绞痛、急性肾功能不全等)，由于不能耐受、配合康复治疗或有可能加重病情等，不宜和(或)难以进行主动性康复训练。一旦这些禁忌证稳定，得到控制或好转，则多又成为主动康复的适应证。在不能进行主动康复期间，应重点进行预防性康复，尤其是预预关节挛缩。如一例老年脑卒中患者，因为病后有明显的精神错乱，不能配合康复治疗，2个月后精神症状消失，经康复训练后基本恢复生活自理能力。

2. 明确障碍的种类、程度及已改变的生理反应

在进行康复治疗之前，首先应进行全面评定，明确患者的障碍种类及程度，哪些是疾病或外伤引起的，哪些是衰老引起的；哪些是影响患者目前生活状况、康复效果和预后的主要因素；哪些是可逆的和可治疗的，哪些是优先需要处理的；患者存在哪些潜在的风险(如潜在的并发症、跌倒、病情加重、死亡等)。

3. 清楚老年患者病情的复杂性、康复的困难性

总体而言，老年患者多病及多种障碍共存、有许多预后影响因素、体质差、不能耐受大的活动量、易发生并发症、病情易波动。多种疾病及处理之间易相互干扰、恢复慢、甚至有些患者不能重获已丧失功能和能力，但个体差异很大。所以，在选择康复方案和实施时应非常谨慎。

4. 综合各种因素确定康复目标

应综合考虑患者及家属的想法、康复评定结果及可利用的医疗和社会资源确定康复目标。要充分调动患者的主观能动性也是评价康复潜能的一个指标。康复的主观能动性低的患者比主观能动性高的患者的康复潜能小。

5. 强调任务指向性锻炼、简化康复程序

应采取任务指向性锻炼，老年人多难以接受大的训练强度，治疗项目复杂不但减少主要训练内容的训练量，而且因为老年人记忆力差，往往难以取得好的效果，所以，必须简化康复程序，活动量遵循“少量多次”的原则。重点进行基本动作训练，尽快恢复生活自理能力，逐渐增强体质。老年人康复“求快(自理快)和实用、不求好(治愈)”，不可为了追求“运动模式”，而人为推迟步行训练开始时间。另外，老年人易出现功能“退化”，失用是其主要原因。

6. 强调预防性康复，避免失用和误用，防止恶性循环

由于疾病和衰老，患者的许多功能和能力已有明显的损害，如进一步出现失用，则很可能使老年人丧失康复的机会。与青年人相比，老年人更易发生失用，失用对老年患者的影响往往更明显、更严重，所以老年人早下床、早活动非常重要。老年人对各种治疗的耐受程度差，治疗过程中一定要小心谨慎，防止误用性并发症。尽量少用药，减少药物副作用。

7. 充分利用辅助器具

辅助器具如支具、拐杖、助行器等有利于老年患者尽早的活动和活动安全等。

8. 注重康复和生活的安全性

老年人对内外环境变化、康复刺激和压力的耐受性及适应能力下降，易发生安全事件。

(三)老年康复地点的选择

选择老年患者的康复地点主要是根据患者的康复潜力及所需康复的复杂性和强度。另外，还要

考虑患者病情的复杂性和需要临床处理的复杂性。一般病情稳定，不需要复杂临床处理的可在养老院或门诊进行。

(四)老年康复计划的制定

1. 长期康复计划

制定长期康复计划，首先要综合患者的各种状况及医疗单位的技术水平等，对患者的预后进行预后预测，然后制定康复目标，根据康复目标制定长期康复计划。长期康复计划是实现康复目标的总体规划和康复流程，包括：①患者各种功能、能力和社会参与水平等，约多长时间达到何种水平，恢复目标及康复治疗安排的先后顺序；②所需要的主要康复手段；③实施康复的人员、分工与协作；④康复实施地点、转介径路和时机；⑤二级预防的主要内容和采取的主要预防措施；⑥潜在的康复风险和对策。

2. 短期康复计划

短期计划实际上是把长期计划分成多个阶段性计划，并列出具体的实施方案。包括：①该短期计划的时间(如1周内)、要达到的小目标及其先后顺序；②所需要的具体康复项目及康复处方(强度、时间、频度)、具体的实施顺序；③哪几位治疗人员实施康复及分工；④康复实施地点；⑤二级预防内容和具体措施；⑥潜在的康复风险和对策。

(五)老年人健康管理

1. 老年人的饮食

一般而言，老年人的饮食应清淡、七分饱，以低脂肪、低盐、低糖、高纤维素、高钙饮食为主；但对营养较差者，不可限制过严；对高龄、余寿不长者不必限制过多。

2. 老年人的二便

(1)老年人的排便：老年人容易便秘，与进食少、精细，肠道蠕动减慢、腹肌无力及无定时排便的习惯等有关。应多进食含纤维素多的食物、养成定时排便的习惯，进行腹肌强化训练多较困难。必要时应用缓泻剂，连续几天便秘时多需要灌肠。有高血压、冠心病者切记不可用力排便。

(2)老年人的排尿：老年人多有肾功能减退，夜尿增多，故晚餐及夜间应适当控制摄水量，尽量不用有利尿作用的药物及饮料，夜间起床时应防止跌倒，最好床边备有小便壶。老年男性多有前列腺肥大，排尿不畅，应进行必要的药物或手术治疗，尽量避免长期留置导尿管。老年女性可因骨盆底肌肉及尿道括约肌松弛，出现压力性尿失禁，应勤排尿，避免使腹压增加的活动，尽量保持局部干燥清洁，防止泌尿系感染、压疮，伴有大便失禁者尤其应注意。

3. 老年人的睡眠

一般老年人夜间睡眠时间减少、睡眠变浅、白天瞌睡增多，所以应采取控制夜间排尿次数的措施，睡前不宜饮用有兴奋作用的饮料，不看有刺激和兴奋内容的电视节目；白天适度活动，减少白天睡眠，睡前洗温水澡均有利于夜间睡眠，必要时应用镇静催眠剂。治疗不利于睡眠的症状和疾病，如疼痛、瘙痒、咳嗽、呼吸困难、夜尿增多、抑郁症等。

4. 老年人的洗澡

老年人洗澡的水温不宜超过40℃，40℃以上的水温可引起脉搏加快、心肌缺血、血压升高等，对伴有高血压、冠心病者有一定风险。洗澡时间不宜超过30分钟，洗澡后应卧床休息一会儿。浴槽水深不宜超过乳房水平(坐位)，以免引起呼吸困难、增加心脏负担，最好坐在椅子上洗淋浴。洗澡次数每日不宜超过1次，不宜使用去油作用强的浴液或肥皂，以免使皮肤过于干燥，引起瘙痒。浴室温度及湿度适宜。注意防止滑倒。

5. 老年人的运动与锻炼

一般而言，老年人的运动与锻炼要注意安全性，不宜进行剧烈的和太费力的活动，一次活动不宜引起明显的疲劳，以散步、太极拳、体操等为宜(具体运动处方可参考有关资料)。饭后不宜马上进行锻炼，尤其是伴有冠心病者。生活及锻炼应有规律。

(六)影响老年人康复预后的因素

1. 与年龄和疾病有关的生物学因素

肌力、心功能、肺功能、有氧容量、肺活量、直立位引起的变化，多种疾病、失用、挛缩、疾病间相互影响、药物副作用、亚临床器官功能障碍等。

2. 与年龄和疾病有关的心理因素

学习能力下降、对康复治疗和恢复的信心、自信力、认知缺陷、抑郁、非典型表现、欲望等。

3. 与年龄和疾病有关的社会因素

社会偏见、缺乏服务、非无障碍建筑、补助政策、老年人的消极看法、转诊少、歧视、服务设施障碍等。

【典型病例】一例78岁、发病23天的右侧大面积脑梗死患者，既往有高血压、冠心病、稳定型心绞痛，病前生活可自理，但活动量不大。离休，经济状况好，患者及家属康复积极性高。发病以来一直卧床，睡眠、饮食尚可，无尿失禁及潴留，便秘。查体：T36.4℃，BP130/70mmHg，神清语利，右肺底部偶闻少量小水疱音。无明显认知障碍及精神心理障碍。四肢轻度肌萎缩，右左肩关节轻度挛缩伴被动活动痛。左上肢Brunstrom分级2级，下肢3级，肌张力稍高，腱反射稍亢进，巴氏征阳性，浅感觉减退，深感觉未见异常。在少量帮助下可向左侧翻身，ADL大部分需帮助。ECG：广泛前壁和下壁心肌缺血。

（一）诊断

1. 脑梗死。

2. 高血压2级。

3. 冠状动脉粥样硬化性心脏病，稳定型心绞痛。

（二）康复评定

MMSE评定：＞24分；Brunstrom分级：左上肢2级，下肢3级；肌力评定：左侧下肢3级，上肢2级；肌张力评定：左侧上下肢改良Ashworth分级Ⅰ级；ADL评定：30分。

（三）康复计划和治疗原则

1. 康复的长期计划

(1)1个月内学会两侧翻身、坐位平衡2～3级、坐—卧转换、坐—立转换；2～3个月立位平衡2～3级，持杖行走，生活部分自理，出院回家进行维持性康复。

(2)所需要的主要康复手段：基本动作训练，站立和行走，早期配戴长下肢或短下肢支具，使用四脚手杖。

康复治疗安排的先后顺序：两侧翻身、坐位平衡训练、坐—卧转换训练等床上基本动作训练，站起立平台和配戴支具在平行杠内站立同步，但有所侧重地进行；在坐位平衡达2级时，开始坐—立转换、立位平衡及平行杠内少量行走训练，但有所侧重；在立位平衡达2级时，开始持杖步行训练；在下肢膝关节有一定控制能力后进行膝控制能力和下肢肌力强化训练。根据情况随时进行ADL指导。

(3)实施康复的人员、分工与协作

1)医师：临床诊断与处理、综合评定、协调与组织康复小组例会、监督患者康复治疗对患者进行健康教育、制定出院计划等。

2)治疗师(PT、OT)：康复评定与康复训练、康复知识教育宣教。

3)责任护士：正确体位、预防压疮、进食及二便等日常生活指导，健康教育。

4)陪护者及家属：全力配合，了解康复知识。

(4)康复实施地点、转介径路和时机：达到持杖行走、生活部分自理以前，康复训练在医院康复医学科进行；达到持杖行走、生活部分自理后，在家或社区进行维持性康复训练，必要时到医院门诊接受指导。

(5)二级预防的主要内容和采取的主要预防措施

1)预防失用综合征及误用综合征。定时翻身拍背、肢体被动活动等，早活动、早下床、双侧肌力强化、尽早ADL部分自理，出院后进行维持性训练，防止功能和能力退化。了解各种禁忌证，各种处理小心谨慎。

2)脑卒中复发。用药物控制高血压、冠心病等卒中危险因素，改变不良生活习惯等。

(6)潜在的康复风险和对策

1)跌倒。跌倒风险评估及安全防护等。

2)诱发心绞痛、急性心肌梗死、不易缓解的疲劳等。活动量宜“少量多次”逐渐增加，避免活动量过大。

3)其他潜在的康复风险的预防，如癫痫发作、严重感染等。

2. 康复的短期计划

(1)短期目标及项目：1周内学会向患侧翻身、坐位平衡2～3级、坐位自己进食；开始双桥式运动、夹腿运动及向患侧翻身、卧—坐转换训练、健侧辅助患侧肢体进行自助被动运动及站平台训练。各种活动交替进行，但以向患侧翻身、坐位平衡为重点，其次为坐位自己进食。

(2)每天各项目训练量、实施人员及地点：向患侧翻身40～50次；坐位平衡3～5次，每次2～10分钟，总量1周内逐渐增加；坐位自己进食1～3次；双桥式运动、夹腿运动及向患侧翻身、卧—坐转换训练5～10次;健侧辅助患侧肢体进行自助被动运动1次;站平台训练1次,10～20分钟。除坐位自己进食由护士指导外,其余由物理治疗师进行。除起立平台训练外,其余在病房进行。

(3)二级预防、潜在的康复风险和对策:尽可能取抗痉挛体位,2小时翻身拍背1次,每天肢体被动活动3遍(包括健侧),鼓励患者多活动健侧肢体。首次取坐位时应采取渐次起坐方式,预防体位性低血压。训练过程中时刻注意保护、休息时加床档,预防跌伤。口服美托洛尔12.5mg,每日2次;硝酸异山梨酯片10mg,每日3次;肠溶阿司匹林50mg,每日1次。控制高血压、冠心病,预防脑卒中复发。备用速效救心丸。脑卒中、康复知识及健康教育等。

康复计划、实施情况、效果及不良反应等均应及时记录,根据效果不断修正短期和长期康复计划。上述患者在康复过程中,因为上呼吸道感染、疲劳等曾中断康复3天,于住院第72天达到持杖室内步行、生活部分自理目标而出院。出院前对患者的居住环境进行了评价,发现其独居在2楼、没有电梯,而其女儿家住一楼,出入方便,但床太软、蹲式厕所且上班时间无人在家,故提出出院后安排及建议如下:①居住在女儿家,改宽大的硬床,改为坐便或应用坐便椅,雇保姆;②参照医院的活动量和活动方式,进行维持性康复活动,防止退化;③继续口服控制高血压、冠心病和预防脑卒中复发的药物,定期门诊复查。

(4)注意安全,防止跌倒。

(四)康复结局

根据患者年龄大、病前体质较差且伴有高血压和心绞痛、康复活动量耐受性差、右侧大面积脑梗死,故左侧肢体运动功能恢复的最好水平很可能为Brunstrom分级3级,已出现明显失用综合征且很可能进一步加重等,估计患者较好的预后为可持杖行走、生活部分自理,如出现重大并发症或失用进一步加重,很可能卧床不起,长期依赖医院。

(五)关于医患的沟通问题

交代病情恰到好处既要交代各种功能和能力恢复的可能性,康复医疗的可能益处,不进行康复的可能不良后果,医务人员会尽最大的可能,争取最好的结果,以便增强患者及家属进行康复的信心,积极地进行康复;又要根据患者病情的复杂性、预后的不确定性,交代可能达不到预期的结果,可能出现与康复治疗相关或不相关的不良事件,甚至是致死性事件,让患者,尤其是家属有一定的心理准备和承受能力,让患者及家属对功能预后不要抱不切合实际的想法。

希望家属/单位最大程度的配合。交代家属/单位积极配合的重要性,以便取得家属/单位最大程度配合。

医患沟通的内容应以书面形式记录在病历中,医患双方签字。

(廖若夷)

第二十一节 烧伤的康复

一、烧伤的临床诊治

烧伤一般系指热力,包括水、汤、油、蒸汽、高温气体、火焰、炽热金属液体或固体(如钢水、钢锭)等,所引起的组织损害,主要是指皮肤/黏膜,严重者也可伤及皮下/黏膜下组织,如肌肉、骨、关节甚至内脏。由于电能、化学物质、放射线等所致的组织损害和临床过程与热力烧伤相近,因此临床上习惯将其归在烧伤一类。实际上它们不仅属于热力烧伤,而且各自之间是有一定区别的。

烧伤常见的致伤原因,无论平时、战时,均以热力烧伤最常见,约占各类烧伤原因的85%～90%。战时多系火焰烧伤(燃烧武器、炮弹爆炸、各种机动车、舰艇、飞机着火等)。近年来,由于化学工业的迅速发展,电力的普遍使用,而对这方面烧伤的预防只是未能及时普及,化学烧伤和电力烧伤发生已有上升趋势。

(一)烧伤病理生理和临床分期

根据烧伤病理生理的特点,病程大致分为3期,但这是人为的分期,各期之间往往互相重叠。分期的目的是为了突出各阶段临床处理的重点。

1. 急性体液渗出期(休克期)

组织烧伤后的立即反应是液体渗出，一般要持续36～48小时。小面积浅度烧伤，液体的渗出量有限，通过人体的代偿，不致影响全身的有效循环血量。烧伤面积大而深者，由于体液的大量渗出和其他血液动力学的变化，可急剧发生休克。烧伤早期的休克基本属于低血容量休克，但与一般急性失血不同之处在于体液的渗出是逐步的，伤后2～3小时最为急剧，8小时达高峰，随后逐渐减缓，至48小时逐渐恢复，渗出于组织间的水肿液开始回收，临床表现为血压趋向稳定，尿液开始增多。正是根据上述规律，烧伤早期的补液速度应掌握先快后慢的原则。

2. 感染期

烧伤水肿回收期一开始，感染就上升为主要矛盾。浅度烧伤如早期创面处理不当，此时可出现创周炎症(如蜂窝织炎)。严重烧伤由于经历休克的打击，全身免疫功能处于低迷状态，对病菌的易感性很高。早期爆发全身性感染的几率也高，且预后也最严重。我国救治烧伤的一条重要经验——及时纠正休克，就有抗感染的含义。

感染的威胁将持续到创口愈合。烧伤的特点是广泛的生理屏障损害，又有广泛的坏死组织和渗出，是微生物良好的培养基。热力损伤组织，先是凝固性坏死，随之为组织溶解，伤后2～3周，组织广泛溶解阶段，又是全身性感染的另一高峰期。与此同时，与健康组织交界处的肉芽组织也逐渐形成，坏死组织如能及时清除或引流，肉芽组织屏障多数在2周左右形成，可限制病原菌的入侵。如果处理不当，病原菌可入侵邻近的非烧伤组织。大面积表现晦暗、糟烂、凹陷，出现坏死斑，即使细菌未侵入血液，也可致死。为此，近年来多采用早期切痂手术，即使皮肤移植以消灭创面。当创面基本修复后，并发症明显减少。

3. 修复期

组织烧伤后，炎症反应的同时，组织修复也已开始。浅度烧伤多能自行修复，深Ⅱ度靠残存的上皮岛融合修复，Ⅲ度烧伤靠皮肤移植修复。

(二)烧伤面积及分度

1. 烧伤面积计算

为便于记忆，按体表面积划分为11个9%的等份，另加1%，构成100%的体表面。即，头颈部=1×9%；躯干=3×9%；两上肢=2×9%；双下肢=5×9%+1%，共为11×9%+1%。

儿童头大，下肢小，可按下法计算：头颈部面积=[9+(12－年龄)]×100%，双下肢面积=[46－(12－年龄]×100%。此外，不论性别、年龄、病人并指的掌面约占体表面积1%，如医者手掌估计，此法可辅助九分法，测算小面积烧伤也较便捷。

2. 烧伤深度的识别

采用三度四分法，即分为Ⅰ度、浅Ⅱ度、深Ⅱ度、Ⅲ度，Ⅰ度、浅Ⅱ度烧伤一般称为浅度烧伤；深Ⅱ度和Ⅱ度烧伤则属于深度烧伤。

(三)临床表现与诊断

主要表现为：

(1)心率增快，脉搏细弱，听诊心音低弱。

(2)血压变化：早期往往表现为脉压变小，随后为血压下降。

(3)呼吸浅、快。

(4)尿量减少是低血容量休克的一个重要标志，成年人每小时尿量低于20ml常示血容量不足。

(5)口渴难忍，在小儿特别明显。

(6)烦躁不安，是脑组织缺血、缺氧的一种表现。

(7)周边静脉充盈不良、肢端凉，病人诉畏冷。

(8)血液化验，常出现血液浓缩(血细胞比容升高)、低血钠、低蛋白、酸中毒。

(四)治疗原则

液体疗法是防治烧伤休克的主要措施。病人入院后，应立即寻找一较粗且易于固定的静脉行穿刺或切开，以保持一通畅的静脉输液通道，这对严重烧伤病人早期救治十分重要。

1. 早期补液方案

根据国内多年的临床实践，常用下列输液公式：按照病人的烧伤面积和体重计算，烧伤后第一个24小时，每1%烧伤面积每公斤体重应补胶体和点解质液共1.5ml(小儿0.2ml)。胶体(血浆)和电解质液(平衡盐液)的比例为0.5∶1，广泛深度烧伤者与小儿烧伤其比例可改为0.75∶0.75。另加以5%葡萄糖溶液补充水分2000ml(小儿另按年龄、体重算)，总量的一半应于伤后8小时内输入。第二个24小时，胶体和电解质液为第一个24小时的一半，水分补充仍为2000ml。举例：一烧伤面积60%、体重50kg，第一个24小时补充液总量为60×50×1.5+2000=6500ml，其中胶体为60×50×1=3000ml，水分为2000ml，输入速度先快后慢；第二个24小时，胶体可减半为750ml，电解质液减半为1500ml，水分仍为2000ml。紧急抢救一时无法获得血浆时，可以使用低分子量的血浆代用品，利用其暂时扩张血容量和溶质性利尿，但用量不宜超过1000ml，并尽快以血浆取代。电解质液、胶体和水分应交叉输入。鉴于严重烧伤后，炎症介质的大量释放，导致毛细血管通透性的广泛增高，包括远离烧伤部位的组织器官，在大量补液的同时，可因血液高度稀释，血管内胶体压下降，静水压上升，而加剧渗出。细胞间隙积液将影响氧的弥散，体腔内组织水肿和积液可导致多个器官的功能障碍乃至衰竭。近年来已屡见报道。故快速补液时，不得不慎重，特别是婴儿。

2. 防治感染

维护机体的防御功能，纠正内环境的温暖，保护肠黏膜的屏障功能。

3. 积极早期正确处理创面

对深度烧伤创面进行早期的切痂，削痂，植皮。

4. 及时、早期运用抗生素预防感染

创面感染可以做细菌培养，根据药敏选用抗生素。

5. 营养支持治疗

可以经肠内或肠外营养，尽可能的用肠内营养。

6. 早期创面处理

(1)冷疗：冷疗法可使局部降温，终止热力对组织的继续损伤，减轻组织水肿，还可缓解疼痛。

(2)创面的初期处理：重度烧伤病人待病情稳定后方能进行。先清洁皮肤，后用灭菌盐水或新洁尔灭等冲洗创面，除Ⅱ度创面的完整水疱可保留外，均要清除，吸干创面。具体方法如下：

包扎疗法：适用于四肢创面及不合作者等。包扎是先将一层含有药液的纱布或生物敷料覆盖创面，再加厚2～3cm的纱布或棉垫，用绷带均匀包扎。渗湿后及时更换。

暴露疗法：将创面直接暴露于空气中使创面干燥，外用药物。

半暴露疗法：创面覆盖一层药物纱布暴露于空气中。

(五)烧伤瘢痕的预防及治疗

烧伤创面修复：Ⅰ度烧伤创面愈合后不留瘢痕，短期内有色素沉着。浅Ⅱ度烧伤一般也不留瘢痕多数有色素沉着，深Ⅱ度烧伤才有瘢痕。Ⅲ度烧伤一般经过植皮才能愈合，愈合后才有瘢痕增生。深Ⅱ度和Ⅲ度创面愈合后，均可产生瘢痕，并可并发瘢痕增生，挛缩畸形，影像功能，故还需要一个锻炼、理疗、体疗或手术整形过程以恢复功能；有的创面愈合后，尚有瘙痒或疼痛，某些内脏器官的功能障碍都需要一恢复过程；深Ⅱ度和Ⅲ度创面愈合，常反复出现水疱，甚至溃破，并发感染，形成所谓“残余创面”，这种现象的种植往往需要一个较长过程；大面积深度烧伤创面经植皮愈合后，由于丧失了汗腺，伤员不能通过出汗来散热，以致机体调节体温功能发生紊乱。在盛暑季节，这类伤员多感全身不适，一般多需要经过2～3年的适应过程(可能是通过其他部位的汗腺分泌增加，一级呼吸道蒸发的水分增加等途径来实现的)，症状才逐步减轻。因此，康复期的长短，因具体情况而异。应予以指出的是，影响康复期的长短尚有一些其他原因。例如病人因严重烧伤打击，或毁形毁容等所产生的心理异常或精神失常；因瘢痕并发的痛性瘢痕、瘢痕疙瘩、瘢痕溃疡、瘢痕恶性变等，往往是导致病人不能完全康复的重要原因。预防烧伤瘢痕方法：

(1)及早植皮：如全身情况许可，早期植皮大张自体皮，为目前预防瘢痕较理想的方法，无论功能或外形均可获得较满意的结果。

(2)预防创面感染：感染是加深创面及瘢痕产生的原因，要重视防治创面感染的综合处理。

(3)注意保持功能位与固定：烧伤早期应注意肢体的功能位，并向病人清楚说明其重要性，主动配合保持功能位。

(4)及早进行功能锻炼：创面开始愈合时即可进行功能锻炼，但要循序渐进，逐步增加其强度。

(5)压力疗法：深度烧伤创面植皮区、深Ⅱ度创面愈合区和中厚皮片取皮区等都需要穿弹力套施行压力治疗。

(6)如出现瘢痕挛缩畸形影响外观及功能的，

则选择整形手术。

二、烧伤的康复评定

功能评定内容包括：

1. 烧伤面积的评估。

2. 烧伤深度的评估。

3. 烧伤瘢痕的评估。

(1)颜色：采用目测＋描述、影像对比、色标对比等方法。

分为：稍红、粉红、红、紫红、深紫红。

(2)厚度：采用游标卡尺、超声测量、蜡模测量。

分为：很薄、薄、稍厚、厚、很厚。

(3)硬度：采用手感和硬度计法。

分为：很软、软、稍硬、硬、坚硬。

(4)痒痛症状：AS量表。

分为：无、偶有、需药物控制。

(5)温度：半导体温度计、红外线温度扫描仪。

理想温度：20～37℃。

(6)羟脯氨酸测定：血和尿中的羟脯氨酸含量与瘢痕面积成正比，血清中正常值0.0067mg/ml，尿中的含量为7～28mg/24h。

(7)激光多普勒测定瘢痕组织的血流量，可以反映瘢痕增生的进程。

(8)经皮氧分压(TCPO$_2$)的测定，反映瘢痕的代谢状况。

4. 心理评估

(1)烧伤后心理发展过程

1)震惊阶段。

2)否认阶段。

3)抑郁阶段。

4)反抗阶段。

5)接受/适应阶段。

(2)测验

1)能力测验：韦氏智力量表(WAIS)。

2)人格测验：艾森克个性测定(EPQ)。

3)状态评定量表：抑郁自评量表(SDS)。

4)焦虑自评量表(SAS)应激测量：生活事件量表(LES)。

5. 肢体肌力的评估(见相关章节)。

6. 关节活动度的评估(ROM evaluation)

(1)测量用具：测量用具、量角器、尺、图表描记、X线与摄影机。

(2)全身主要关节ROM的正常值(见相关章节)。

7. 心肺功能评估

(1)肺功能评估：可采用肺功能仪进行评定。

(2)心功能评估：可采用New York心功能评级和Berg主观劳累计分表进行评定。

8. 日常生活能力的评估。

9. 生存质量的评估。

10. 职业能力评估。

11. 工作行为评估

(1)工作评估分析。

(2)仿真工作评估。

三、烧伤的康复治疗

(一)康复目的

1. 减轻消除心理障碍，提高QOL。

2. 抑制瘢痕增生，促进瘢痕形成。

3. 预防关节挛缩，维持/增加ROM。

4. 增强肌力、体能，改善ADL。

5. 减轻/消除痒痛等不适症状。

6. 增强职业康复及社会康复能力。

(二)康复治疗的内容

1. 心理康复。

2. 创面康复。

3. 瘢痕康复。

4. 关节功能及肌力康复。

5. 职业及社会康复。

(三)常用康复治疗方法

1. 心理康复

(1)心理康复的目的：①努力使紧张情感表露以减少情绪压抑；②释放病人的生长潜能；③加强病人想做正确事情的动机；④改变不良习惯；⑤修正人的认识结构；⑥增加病人有效决定的知识和动力；⑦重视人际关系而不是心理过程；⑧将病人的环境做有效地改变；⑨改变身体的过程以减少痛苦感觉或提高身体的认识；⑩改变意识状态，提高自我认识、自我控制和创造性。

(2)心理康复的理论和方法：精神分析疗法、心理卫生。

2. 创面康复

(1)早期创面处理

1)对Ⅰ°～浅Ⅱ°创面，要注意：①良肢位摆放；②保持创面清洁干燥，防止再损伤；③红外线照射；④冷疗。

2)深Ⅱ°～Ⅲ°创面，要注意：①良肢位摆放；②切、削痂植皮；③皮瓣修复；④保持创面清洁干燥，防止再损伤；⑤紫外线；⑥水疗；⑦换药；⑧药物治疗；⑨高压氧疗法。

(2)后期(残余)创面处理：可采用清创、换药、手术植皮、紫外线照射、水疗、药物治疗及高压氧疗法。

3. 瘢痕康复

(1)良肢位摆放：烧伤处部位处于与将挛缩组织的相反平面和方向上。

(2)压力治疗

1)压力治疗的作用机制：通过外部加压，降低局部血液供应和水肿，使瘢痕局部缺血、缺氧，细胞反应减少，胶原代谢降低，成纤维细胞的增生受到抑制，抑制瘢痕增生。

2)压力治疗的适应范围：①深度烧伤创面一旦愈合，就应及时施行加压疗法。目前常用的有弹力套、弹力绷带，一般需24小时佩带，持续6～12个月，压力应在27～40kPa(20～30mmHg)，对凹陷部位适当施以衬垫，使瘢痕均匀受压，以达到良好效果；②控制增生性瘢痕、外科瘢痕、植皮和植皮部位；③预防关节，由于增生性瘢痕所致的挛缩；④控制水肿；⑤残端的塑形(截肢)。

3)压力的标准：压力应保持24～25mmHg，接近皮肤微血管末端之压力，若压力过大，皮肤会缺血而溃疡。文献指出1个月后，压力衣之压力会下降50%，定期向治疗师复诊，再评定压力衣之弹性。

4)压力的测定：①仪器测定：ELF SYSTEM(压力衣测量的系统)，把量度器放于压力衣之下、压力读数显示于计算机上；②手功测定：压力衣的松紧程度、末梢循环的情况、患者自身感觉。计算公式：L=L1/1.1。

5)压力大小的选择：婴儿选择的压力最小(极低压力)；儿童次之(低压力)；成人(中等压力)；活跃、增生瘢痕(高压力)；胸腔部、腹部、五官部等压力不可过大。

6)压力衣穿戴的时间：创面基本愈合，瘢痕尚未生长、增生；持续穿戴1～2年甚至3～4年；每天尽量24小时穿戴。

(3)物理因子：治疗可选用直流电药物离子导入，音频电、超声波、蜡疗、射频等物理因子。

(4)药物及放射治疗

1)常用药物：去炎舒松、康宁克通、重组干扰素-γ、透明质酸酶、噻替派、苯海拉明、积雪草苷、秋水仙碱、青霉胺、乙基氰胺。

2)放射治疗射线种类及治疗方法：常用X射线、β射线。X射线穿透能力强，且时间短，但不易控制深部组织及重要器官免受射线的影响。β射线有2种：90Sr-γb敷贴器，组织中射程为11mm，半衰期长，每年校正一次剂量；32P穿透能力差，半衰期短，需每日校正剂量。

(5)运动治疗：关节活动度练习、关节松动、肌肉牵伸CPM(continuous passive motion)、医疗体操、被动运动、运动治疗、肌力练习、耐力练习、步态训练、呼吸训练(breathing exercises)、按摩(massage)、水疗、淋浴(shower bath)、水中运动(under water exercise)。

(6)作业治疗OT：ADL训练、感觉训练和疼痛的控制、自助器的制作、手和上肢功能的训练、职业技能训练、职业及社会康复、职业能力强化、职业能力条件化仿真工作、工作态度训练。

(7)辅助就业及社会回归：工作探索、工作安置、职业训练、社会回归。

4. 烧伤康复护理

(1)康复护理评估：皮肤状况、意外伤害危险因素、对伤病知识掌握程度的评定。

(2)康复护理：①体位护理　体位摆放、体位变换、体位转移等；②瘢痕及残余创面护理　保持皮肤清洁，及时清除皮屑；③康复延伸治疗　根据康复治疗师意见，监督和指导患者在病房内选择性进行肌力、关节活动度、手功能、日常生活活动(ADL)等延续性训练；④并发症的防护护理　预防残余创面扩大及感染，抑制瘢痕增生，预防压疮，防止继发性损伤，预防肢体废用性综合征；⑤心理护理、家庭康复及社区康复护理指导。

(余　诚　蔡华安)

第二十二节　恶性肿瘤的康复

一、恶性肿瘤的临床诊治

恶性肿瘤已成为一种常见病、多发病。由于科技的发展，诊断和治疗水平的提高，恶性肿瘤治愈率越来越高。提高治愈率的方法包括：①早发现，早诊断，早治疗；②正确合理的综合治疗；③康复治疗。肿瘤康复贯穿于肿瘤患者的诊断、治疗、终末期支持这一全过程。医务工作者不应只学会对恶性肿瘤的诊断和治疗，还必须通过干预手段减轻患者的心理和社会压力，帮助患者克服心理和躯体功能障碍，重返社会，同时为患者提供咨询，提供必要的医学知识，帮助他们恢复身体，避免新的疾病，改善生活质量，延长生存期。

（一）病理生理

肿瘤按其组织来源和组织类型可分为上皮组织肿瘤、间叶组织肿瘤、神经组织肿瘤、淋巴造血组织肿瘤、胚胎残余组织肿瘤及组织来源尚未肯定的肿瘤。

上皮组织恶性肿瘤有鳞状细胞癌、基底细胞癌、移行细胞癌、腺癌（黏液细胞癌、黏液腺癌）、未分化癌等；间叶组织恶性肿瘤有纤维肉瘤、恶性纤维组织细胞瘤、脂肪肉瘤、血管肉瘤、横纹肌肉瘤、平滑肌肉瘤、骨肉瘤、软骨肉瘤等；淋巴造血组织肿瘤包括淋巴组织肿瘤、骨髓造血组织肿瘤等，一般为恶性，如霍奇金淋巴瘤、恶性网状细胞增生症、多发性骨髓瘤；神经组织肿瘤包括原始神经外胚瘤、神经母细胞瘤、节细胞神经瘤、神经胶质细胞肿瘤（如星形细胞瘤、室管膜瘤等）及周围神经组织神经纤维瘤及神经鞘瘤等，恶性黑色素瘤及APUD瘤也认为来自神经外胚叶；胚胎残余组织肿瘤如脊索瘤、肾母细胞瘤、肝母细胞瘤、肺母细胞瘤等；组织来源尚未肯定的肿瘤如滑膜肉瘤、上皮样肉瘤、透明细胞肉瘤等。

为了解肿瘤的恶性程度，常用的分级方法是将恶性肿瘤分为高度分化、中度分化、低度分化，或用罗马数字表示Ⅰ级、Ⅱ级、Ⅲ级。高分化的肿瘤类似其起源组织，保留了较多起源组织的形态特征，恶性程度通常较同类型、分化差的肿瘤低，低度分化的肿瘤很大程度上失去其起源组织的形态特点，只有少量不很明显的特征提示其起源组织、恶性程度较分化好的同类型肿瘤高。

肿瘤的分期，目的是用简洁的方法表示肿瘤播散的范围，以便对肿瘤采取合适的治疗方法，并判断预后。目前最常用的分期方法是国际抗癌组织提出的TNM方案，T代表原发肿瘤的大小及范围，N代表局部淋巴结受累情况，M代表肿瘤远处转移情况。

肿瘤的扩散包括直接蔓延和转移；转移包括淋巴道转移、血行转移、种植性转移。

肿瘤放化疗后组织形态变化过程，根据瘤细胞退行性变和间质反应的程度，大致可分为3期：Ⅰ期，退行性变期；Ⅱ期，肉芽肿期；Ⅲ期，纤维化期。肿瘤放化疗后组织反应分级：Ⅰ级反应，即轻度放化疗反应，以癌细胞的退行性变为主要表现；Ⅱ级反应，即中度放化疗反应，以肉芽肿形成为主要特点；Ⅲ级反应，即重度放化疗反应，以纤维组织增生及瘢痕形成为主要特点。

（二）临床表现

恶性肿瘤的临床表现是多种多样的，与肿瘤所在的部位、肿瘤大小、临床分期、恶性程度、有无并发症、有无转移、是否经过治疗等有密切的关系，但大部分恶性肿瘤常见临床表现有乏力、纳差、消瘦，疼痛等。有些恶性肿瘤起病隐匿，需通过相关的实验室检查及影像学检查才能发现。作为临床医生，必须熟悉恶性肿瘤的症状体征，才能及早发现恶性肿瘤，不误诊、不漏诊。

以下为几种恶性肿瘤的常见临床表现：

(1)肺癌：咳嗽、咳痰、咯血、胸痛、气促、锁骨上淋巴结肿大。

(2)胃癌：上腹痛、呕吐、纳差、消瘦、黑便、锁骨上淋巴结肿大。

(3)肝癌：乙肝病史、肝区疼痛、纳差、腹胀、恶心、体重减轻、黄疸、腹水。

(4)乳腺癌：扪及乳腺无痛肿块、乳头溢液、腋窝淋巴结肿大。

(5)宫颈癌:绝经后阴道出血、接触性阴道流血。

(6)卵巢癌:下腹痛、腹水。

(7)肠癌:腹胀腹痛、便血、贫血、大便性状次数改变、消瘦、肠梗阻。

(8)颅内肿瘤:头痛、呕吐。

(9)鼻咽癌:头痛、耳鸣、听力下降、回吸性涕血、颈部淋巴结肿大。

(10)喉癌:咽喉不适有异物感、疼痛、痰中带血、声嘶、气促。

(11)食管癌:进行性吞咽困难、胸骨后疼痛、梗阻感。

(12)肾癌:腰痛、血尿。

(13)淋巴瘤:淋巴结肿大、乏力、低热、盗汗、消瘦。

(三)诊断与鉴别诊断

诊断方法:采集病史;临床症状;体征;肿瘤标志物及其他实验室检查;影像学检查(B超、X线照片、CT、MRI、PET-CT);肿瘤组织治检及病理学检查;内镜检查;脱落细胞检查。其中以病理学检查为金标准,如无法取得肿瘤组织活检或患者及家属拒绝肿瘤组织治检,需综合各项资料分析。

PET-CT对肿瘤的诊断、分期有重要的临床价值。

对一些特殊肿瘤,如脑瘤,以CT和MRI为重要诊断依据。如需进一步明确,则行开颅手术活检。需鉴别良性肿瘤。

(1)肺癌:以支纤镜检配合CT扫描为主,周围型肺癌可行经皮肺肿块穿刺或手术切除活检。需鉴别肺结核、炎性假瘤。

(2)肝癌:常有肝炎病史,有肝硬化、肝内肿块,常有AFP增高,必要时行肝肿块穿刺。需鉴别原发性和转移性肝癌、肝血管瘤。

(3)鼻咽癌:间接鼻咽镜检和鼻咽CT扫描容易诊断,一般不取淋巴结活检。注意与鼻咽结核,颈淋巴结核鉴别。

(4)淋巴瘤:取一个完整的淋巴结切除活检。注意与淋巴结炎、淋巴结转移癌鉴别。

(5)乳腺癌:早期注意与乳腺小叶增生鉴别。可行乳腺钼靶照片,细针穿刺活检易误诊。

(6)胃癌:注意与胃溃疡鉴别,必须行胃镜检查。

(7)直肠癌:肿瘤出血需与痔疮鉴别,行直肠指检和肠镜检查。

(8)结肠癌:常有腹痛、腹胀、便秘或稀便、贫血。注意与肠结核、肠息肉鉴别。

(9)甲状腺癌:甲状腺肿大单侧为主。注意与甲亢鉴别。

(四)治疗原则

恶性肿瘤常见方法有手术、放疗、化疗、中医中药、分子靶向药物、内分泌治疗、热疗、姑息性治疗、营养支持治疗。

每种恶性肿瘤的治疗原则不尽相同,同一种恶性肿瘤在不同分期治疗方法也不相同,相同分期的同种恶性肿瘤的治疗方法,也必须结合恶性程度、家庭经济实力、家庭支持程度、患者本人认知程度、有无基础疾病等,所以制订治疗原则时,既要遵循循证医学的原则,又要密切结合患者的实际情况才能制订合理的科学的治疗方案。肿瘤的综合治疗不是简单的几种治疗方法的相加。即便制订了正确治疗方案,也需边治疗边观察患者反应,如病人难以接受时需及时调整治疗计划。如果治疗期间肿瘤进展或转移,也需要调整治疗药物或治疗方法。

肿瘤治疗是一个很复杂的系统工程,医生需要扎实的理论基础、丰富的临床经验、高度的责任心、良好的医德医风,并借助各种药物和设备,才能保证每位肿瘤患者取得满意的疗效。

二、恶性肿瘤的康复评定

肿瘤康复贯穿于肿瘤患者的诊断、治疗、终末期这一全过程,肿瘤康复的目的是使患者战胜癌症,延长生命或提高生活质量,努力回归社会。广大医务工作者首先必须掌握肿瘤的发病机制和各种治疗方法,再通过适当的干预手段,减轻患者的心理和社会压力,帮助患者重返社会。肿瘤患者在长期的诊治过程中,在心理、躯体方面有极大的损害。例如,手术、放化疗后的各种反应,组织器官的损伤,全身免疫功能低下,疼痛,经济困难及心理障碍,如不及时进行康复治疗,势必影响综合治疗的疗效、甚至无法配合综合治疗的顺利完成,影响生活质量,影响生存期。对于每一个肿瘤,医生必须认真了解患者的临床表现、诊治过程、治疗效果及副作用、有无心理障碍、经济支付能力、家庭人员支持程度，积极处理患者的不适症状，并协同患者制订一个能够接受的康复治疗方案。在康复评定的过程中，必须实事求是，同时也需要积极面向未来，让患者充满信心和希望，但反对不切实际虚夸疗效。

（一）心理评定

1. 心理评定的方法

(1)情绪检测：采用汉密尔顿抑郁量表、汉密尔焦虑量表。

(2)人格测验：采用艾森克人格问卷。

2. 心理障碍过程

(1)诊断过程。

(2)治疗过程。

(3)临终期。

（二）癌痛评定

1. 评定法

多采用目测类比分法(VAS)、McGill疼痛问卷法。

2. 癌痛的5级评定法

根据癌症患者应用镇痛剂的种类和方法，将癌痛分为0～4级(共5级)，见表23-53。

表23-53　癌痛5级评定标准

级别	应用镇痛药情况
0级	不痛
1级	需非麻醉性镇痛药
2级	需口服麻醉药
3级	需口服与/或肌注麻醉药
4级	需静脉注射麻醉药

（三）躯体功能评定

1. 躯体功能评定

通用的躯体活动功能评定采用日常生活活动能力Barthel指数(BI)测定、功能独立性测定(FIM)等。

2. Karnofsky患者活动状况评定

主要按照患者能否生活自理，是否需要他人照顾，能否进行正常生活和工作的情况进行评定，实行百分制(表23-54，表23-55)。

表23-54　Karnofsky活动状况量表

一般状况	记分	评分标准
能进行正常活动	100	正常，无症状，无疾病表现
不需要特殊照顾	90	能进行正常活动，症状与体征很轻
	80	经努力能正常活动，有些症状与体征
不能工作，但能在家生活，	70	能自我照料，但不能正常活动或工作
能自理个人的多数需要	60	偶需他人协助，但生活基本自理
需不同程度的协助	50	需他人较多的帮助，需医疗护理
不能自我照料，需要医疗，疾病可能迅速发展	40	致残，需特殊照顾和协助
	30	严重致残，应住院，无死亡危险
	20	病重，需住院，必须积极地支持治疗
	10	濒临死亡
	0	死亡

表 23-55　活动状况 5 级评定标准

0 级	能充分活动	90～100 分
1 级	活动受限，但可步行进行轻工作	70～80 分
2 级	离床时间超过清醒时间的一半，能自我照顾，但不能工作	50～60 分
3 级	自我照顾有限，清醒时间中一半以上时间卧床或坐在椅子上	30～40 分
4 级	完全卧床不起	10～20 分

三、恶性肿瘤的康复治疗

肿瘤治疗后，尤其是手术治疗、放射治疗或化学治疗后器官的功能常受到一定的影响，如胃癌手术大部分切除后常有倾倒综合征，肺癌大叶切除后有肺功能不全；乳腺癌手术切除及淋巴清扫后有上肢水肿；盆腔放射治疗后可有放射性直肠炎；鼻咽癌放疗后常有涎腺萎缩；化疗后常有脱发、骨髓抑制等，均需要对患者进行康复治疗。另外，一部分肿瘤患者治疗完毕后存在复发、转移可能，需定期随访。

肿瘤康复治疗包括以下几个方面：

1. 躯体功能的康复

(1)手术并发症及康复治疗：例如，头颈部手术导致的容貌改变和自卑心理；肢体截肢手术导致的功能改变和致残；盆腔手术导致的性功能和大小便障碍；舌癌手术导致语言和吞咽障碍；喉癌手术导致失语等。治疗前医务人员要与患者充分讨论这些治疗造成的后果，尽量依靠整形美容技术，使患者的躯体功能达到最大限度的恢复。乳腺癌早期可行保乳治疗，手术后上肢活动受限，需尽早行患侧肢体爬墙锻炼预防。

(2)放疗并发症及康复治疗：乳腺癌术后放疗，患侧上肢水肿会加重，需加强患侧上肢功能锻炼，并注意呼吸功能和肩关节活动功能的锻炼；鼻咽癌放疗后张口受限较常见，在放疗期间及放疗后需加强张口锻炼，注意进食吞咽功能的锻炼，注意口腔卫生，对放射区皮肤要注意清洁，不暴晒，不用刺激性肥皂涂洗。肺癌术后注意呼吸训练，下肢运动，呼吸道护理；胃肠癌术后注意排便功能的康复，粪袋护理，腹壁造瘘口的护理；喉癌术后注意气管造瘘口的护理，吞咽功能、言语功能、肩关节活动功能的康复。

(3)化疗并发症及康复治疗：化疗后患者恶心、呕吐反应，需止呕治疗和必要的护胃、营养支持治疗；化疗后脱发，化疗期间可戴冰帽；化疗后肝、肾功能损害，在化疗时护肝护肾治疗；注意水化；化疗后骨髓抑制，要定期复查血常规，发现白细胞下降时，尽早使用 G-CSF。化疗药物如有致癌和引起性功能低下的副作用，要向患者说明，取得理解并做好相应的准备工作。

2. 心理康复

恶性肿瘤担心无法根治而引发的心理问题非常普遍。在康复期，患者惧怕复发、恐惧死亡、情绪困扰、社交孤独，出现了消极情绪，如紧张、易怒、抑郁、精神错乱。一方面引起治疗的依从性降低甚至拒绝治疗，影响治疗疗效；另一方面伴随而来的是神经内分泌调节紊乱，内环境失调。引发免疫系统的抑制和全身状况的恶化，促进肿瘤的复发和转移，影响生存率，并伴有性功能障碍。心理健康的人，能够有效地调动具有抗癌作用的淋巴细胞，巨噬细胞 NK 细胞的抗癌活性，大大有利于遏止和杀死肿瘤细胞，提高治愈率。

3. 疼痛的处理

疼痛是一种令人不快的感觉和情绪上的感受，伴有实质上的或潜在的组织损伤，它是一种主观感受。慢性疼痛常可使患者痛不欲生，也是自杀的常见诱因，医务人员要尽早按阶梯止痛原则止痛。

轻度至中度疼痛，采用非阿片类镇痛剂，如阿司匹林、美若昔康。

中度至重度疼痛，采用弱阿片类镇痛剂，如曲马多、可待因。

重度疼痛，采用强阿片类镇痛剂，如吗啡、哌替啶等，并积极治疗原发病。除止痛药物外，还可配合神经阻滞疗法、物理疗法、按摩、针灸、手术、心理疗法。

4. 生活指导

(1)饮食问题：肿瘤病人手术后的近期，放疗、化疗期间，宜进食易消化吸收的富含蛋白质、维生素的食物，如鸡蛋、牛奶、新鲜蔬菜及水果。术后稍久，放化疗术后可以正常饮食，无需忌口。

(2)嗜好问题：宜戒烟酒，但茶、咖啡不忌，对辛辣食物，除非与所服中药相冲突，一般不禁忌。

(3)体育锻炼：手术后病人尽早起床活动，放化疗期间除不良反应剧烈者宜卧床休息外，宜做轻微活动，如散步、作广播操等。

(4)工作问题：术后近期，放化疗期间宜休息，术后稍久，放化疗结束后可考虑恢复部分工作，以不过分劳累为原则，让病人参加社会活动。

(5)性生活问题：康复期间已婚者可有适度的性生活，未婚者不宜婚嫁，康复后可以考虑婚嫁，但5年内生育之事慎行。生育不仅加重患者身体负担，也可能引起婴儿致畸。

5. 复查时间

手术放化疗后第1年，每2～3个月复查1次；第2年，4～5个月复查1次；第3～5年，每半年复查1次；5年后，每半年至1年复查1次。如病人感到不适应随时检查，如检查发现未能确定的问题，应密切追踪观察。

(邹立新)

第二十三节　儿童听力障碍的康复

一、儿童听力障碍的临床诊治

听力与语言是人类相互交流和认识世界的重要手段，然而，耳病和听力障碍却袭扰着人类。第二次全国残疾人抽样调查显示，我国现有听力残疾人2000多万、言语残疾人127万，其中7岁以下儿童80万。按新生儿平均每年出生2000万计，我国每年将新增听力障碍新生儿2万～4万。这是一个数量众多、困难突出的社会群体，听力损伤与耳聋已成为影响我国人口素质的重要因素之一。听力障碍不仅影响孩子的成长，也给家庭带来巨大的精神痛苦，给社会造成了沉重的负担。目前造成儿童青少年听力障碍(耳聋)的主要原因是遗传、感染、药物、外伤、免疫缺陷等。

(一)听力障碍的分类

按病变部位或发病机制分类可分为传导性、感音神经性和混合性听力障碍。

1. 传导性听力障碍

任何外耳道的疾病、中耳结构和功能的异常均可影响声音的传导从而导致听力下降。较常见的有外耳道耵聍栓塞、异物、畸形(外耳、中耳畸形)、炎症(中耳炎)、外伤、硬化症、肿瘤等。

2. 感音神经性听力障碍

由耳蜗和听神经病变引起的听力障碍。根据发病机制可分为先天性(获得性和遗传性)、感染性、中毒性等。

(1)先天获得性听力障碍：是在胚胎形成过程中，受母体内和外界因素影响，损害内耳致使听力损失，无遗传性。如产前感染、中毒及疾病(如孕早期风疹、梅毒、弓形虫感染、疱疹病毒感染、巨细胞感染等)、围产期的并发症(如缺氧、黄疸、感染、早产等)。先天遗传性听力障碍，由遗传物质即染色体和基因异常所致的，有遗传性。如内耳发育异常、伴有其他缺陷的综合征(颌面骨发育不全、白化病、肾病、骨发育异常、代谢性异常等)。

(2)感染性听力障碍：感染作为致病因素，如病毒、细菌、真菌等可直接或间接引起内耳病损，导致双耳或单耳、不同程度的感音神经性障碍和/或前庭功能障碍，如脑膜炎、腮腺炎、麻疹、水痘、猩红热等。

(3)中毒性听力障碍：药物和化学制剂为致病因素，引起耳蜗和/或前庭中毒性损害，特别是药物中毒性听力障碍是大家最为熟悉的，如耳毒性抗生素、抗肿瘤药等。发生中毒的有关因素如用药剂量、持续时间、给药途径等。同时家族遗传者对氨基苷类抗生素具有高敏感性，应当引起高度重视。

(4)噪音性听力障碍：可由短期强烈的或由长期持续接触噪声刺激所引起。损伤程度因噪声的强度、暴露时间、个人体质和年龄的不同而有所不同。

3. 混合性听力障碍

同时伴有中耳、内耳或听神经、听中枢病变所引起的传导性和感音神经性的听力障碍。

(二)听力障碍的常见病因及防治

1. 根据听力障碍的发病原因不同,采用不同的预防和治疗方法

(1)遗传因素:包括听器官发育不全及畸形;原则是早发现,早干预,早康复。颞骨CT有助于了解外耳道、中耳听骨及耳蜗的发育情况,根据听力损失程度及畸形情况,采取不同的听力重建手术。

(2)产前、产时损伤:孕期感染、疾病、孕期用药、环境因素影响、围产期的并发症等。加强孕期保健,预防感染,减少损伤,合理用药。

(3)中耳炎:儿童时期由于咽鼓管构造的特点,免疫力不完善,受到各种原因的侵扰后,易患各种急性传染病,故容易引发此病。鼻腔、鼻咽部的病变亦可影响咽鼓管功能,如腭裂、腺样体肥大等。治疗原则是治疗原发病,清除中耳积液。如果保守治疗无效,时间超过6个月者,可以考虑手术治疗(鼓膜切开、鼓膜置管等)。

(4)传染性疾病预防:增强体质,加强计划免疫,减少感染。

2. 不同类型听力障碍的防治

(1)噪声性听力障碍;关键在于预防,在损伤早期,应避免噪声接触,经休息后听力多可恢复。"享受"的同时不能忽视耳朵的健康,建议尽量少用耳塞听音乐,少去甚至不去噪声大的娱乐场所,或者在娱乐时,每隔十几分钟外出休息一下。在噪声环境工作时必须使用防护用具,如耳塞、耳罩、防声帽等。

(2)药物性听力障碍;严格掌握用药适应证、禁忌证、用药剂量、时间。如早期发现应立即停药,予以能量合剂、血管扩张剂和神经营养剂治疗。如有条件者,用药前基因检测、用药中听力监测和血药浓度检测。对以下耳毒性药物应该慎用:①抗生素类:耳毒性药物以氨基苷类抗生素为代表,包括链霉素、庆大霉素、卡那霉素、洁霉素、新霉素、小诺霉素、核糖霉素、万古霉素、妥布霉素等;②水杨酸类药物:如阿司匹林;③袢利尿剂:如利尿酸、速尿、丁苯氧酸等;④抗疟药:如奎宁、氯奎等;⑤抗癌药如顺氯氨铂、卡铂等;⑥重金属:如汞、铅。

(3)全身性疾病累及内耳,如糖尿病、血液病、自身免疫病、内分泌病、代谢病如克汀病、甲状腺肿、缺铁、缺锌等。积极治疗原发病。

(4)外伤性听力损害:如脑外伤、内耳震荡、内耳出血、颞骨骨折等。加强安全教育,建立防范意识,减少意外伤害。

(三)听力障碍的诊断

婴幼儿的听力检查对婴幼儿听功能障碍的早期检出、监测、诊断、预防、治疗、康复有重要意义。

1. 病史调查

(1)家族史:家族中有无耳聋者、药物中毒性聋者、伴有耳聋的其他遗传性疾病。

(2)妊娠分娩史:妊娠期间有无病毒感染性疾病,耳毒性药物接触史,物理、化学性有害物接触史,分娩情况,新生儿情况。

(3)疾病史:脑膜炎、脑外伤、耳病史。

(4)发育史:生理、心理、智力、行为和情感等方面发育情况。

2. 听觉行为观察

3个月的婴儿,对突然发生的声响常有眨眼、瞳孔扩大,停止吸吮、转头、身体颤动、呼吸及脉搏频率改变等反射动作。3～6个月,闻声后出现头部转向声源的定向反射。6～9个月开始模仿他人的发音,1岁后言语功能开始发育。

3. 常规耳科检查

耳廓的观察、外耳道、鼓膜、中耳及乳突的X线检查、CT、MRI。

4. 听力学检查

(1)非条件反射听力检查:非条件反射听力检查法是以人出生后先天固有的对声响能作出一定反应的特性为基础的,又称为行为观察测听法(behavioral observation audiometry,BOA)。常用于4个月以下的婴儿。

(2)声响反应测试:转头反应,即听觉定向反射(auditory orientation reflex)。最常用、最简便、最简单的方法是在婴儿背后两侧无规则地发出一些声响,然后观察受试儿的反应。如听力正常,头会转向声源侧。一侧听力障碍,则患儿对该侧的声响不会作出转头反应。如两侧、声响都不能作出反

应，则表示双耳都有听力障碍

(3)条件反射听力检查法：可用于1岁以上的婴儿听力检查。条件定向反射听力测试方法：小儿坐于桌前，两侧各放一扬声器，其上有可照亮的活动玩具。扬声器每次给声5秒，开始给声后2秒目侧玩具被照亮，给声停止后照明，随之熄灭，多次反复，形成条件反射。再进行测试。

(4)配景听力测试：由一个儿童配景箱和听力计组成。测试时，有扬声器或耳机给予一定频率和强度的测试音或言语声。听到测试音时立即按下开关，箱内的灯便会开启。形成条件反射后，开始测试。

(5)游戏听力测试。

(6)主观听力测试：主要依据受试儿的具体情况选择适当的测试方法，年龄小的，可选择简单方法，年龄大的可选择复杂一些的方法。

1)纯音听力测试：步骤与成人略有不同，测试从好耳1000Hz开始，测完后立即测试另一耳1000Hz听阈。如果受试儿还能保持合作，可再进行测试4000Hz听阈。如果正常，则基本上可认为儿童不会有明显听力障碍。如果有听力损失将按上法测骨导听力。

2)言语测试：同韵字画片实验，多选择图片实验。

(7)客观听力检查方法

1)声导抗测试：要求受试儿处于比较安静的状态，避免哭喊、躁动、吞咽等情况。声导抗测试能进行听力筛选、普查、了解听力损失的程度、病变部位和耳聋类型，咽鼓管功能。

2)耳声发射(OAE)：此项测试无需儿童的积极配合就能快速完成，所以常用于新生儿测听。若想得到内耳受到声刺激时毛细胞的活动情况，则需在儿童安静或睡着时测试。

3)脑干诱发电位(ABR)：此项测试是根据声音刺激来探测脑电波，同样不需要儿童的主动配合。但比耳声发射测试时间长一些。测试结果对儿童选配助听器非常有用。因此项测试耗时较长，所以最好在孩子睡觉期间进行测试。脑干诱发电位是一种较准确的客观测听法。测试时病人无痛苦，不受病人主观意志及意识状态的影响，但需要完全放松，也可在睡眠、麻醉或昏迷状态下进行。受试者的年龄、性别、体温、药物、精神状态、测试环境、滤波范围及电极位置都会对ABR造成影响。

4)多频稳态诱发电位(ASSR)：此项测试是一种有频率特性的客观听力测试法，近年来正逐步推广应用。临床上与听觉脑干诱发电位同时应用，对耳聋的早期诊断、早期听力补偿提供直接依据。一般在95%的情况下，通过ASSR预测的婴儿听阈与行为测听听阈的差值20dB范围内。听力越严重的婴幼儿，其ASSR阈值与行为听力图的关系就越接近。多项研究已经证明，ASSR可以精确测试低龄婴幼儿的听力，同时增加了为婴幼儿验配助听器的准确性。

二、儿童听力障碍的康复治疗

(一)概述

由中耳炎导致传导性听力丧失者，可通过耳科专科治疗或外科手术来改善(根据儿童年龄行经鼓膜切开术伴或不伴增殖体切开术)，减轻充血剂和抗生素不能改善这些儿童的听力丧失。

糖皮质激素和其他免疫抑制药物对由于自身免疫性疾病而引起内耳疾病的小儿有益。

感觉神经性听力丧失可通过各种助听器得到帮助，在诊断后尽可能早地安装放大助听器(即使只有6个月的婴儿)。对双侧性感觉神经性耳聋，可将双耳放大器放在耳廓后或用耳内助听器以获得最大听力，并使听力定位发育。双侧性听力极度丧失的2岁以上儿童，不能完全从安置这样的放大助听器中获益，而适宜作耳蜗植入。无论耳聋是先天性或后天性，耳蜗植入在许多极度耳聋的小儿中导致听音交流，但似乎对那些已有语言发育小儿的效果更好。脑膜炎后耳聋的小儿可发生内耳骨化，他们必须尽早植入耳蜗，以获得最佳效果。通过植入脑干刺激电极可帮助由于肿瘤破坏听神经而导致耳聋的小儿。目的是支持最佳的语言发育。所有听力丧失儿童应作语言功能的评价，并通过适宜的治疗纠正语言障碍。生后第1年是语言发育的关键时期，因为小儿必须从聆听语言直至自发地学说。耳聋小儿只有通过特殊训练才有语言的发育，最理想地是一旦诊断为听力丧失时就开始。必须为耳聋婴儿提供一种语言输入方式。例如，可视性符号语言，能为以后的口头语言发育提供基础。

在学校应提供给单侧性耳聋的小儿一套系统，包括允许教师用话筒将信号送入装在那只好耳内的助听器中，以改善在噪音环境中听人讲话的能力。

（二）听力康复手段

1. 配戴助听器等声音放大系统

将聋儿听不见的声音放大，帮助他们听见并学习语言。对先天耳聋的幼儿，可使用振触觉助听器，帮助他们建立声音的概念。选配助听器应注意：

(1)获得准确的听力图：直接关系到助听器的验配效果。

(2)配合每个儿童的响度觉：响度是对音量大小的感受。患有感音神经性聋的人，往往小声听不见，大声又受不了。长期使用助听器或极重度聋的患者，往往愿意用响一些的声音。

(3)注意最高输出音量：音量过大会使儿童出现刺痛、眩晕等不适，甚至会损害残余听力，所以要合理限制助听器的最高输出音量。

(4)考虑儿童的操作能力和心理因素：婴孩时期，操作小型助听器有困难，适合配戴耳背式助听器。但对于十几岁的少年，如果不想让人知道他戴了助听器，则可选配耳内式。需定期更换助听器外壳或耳模，以适应耳道的发育。

(5)选配音质优越的助听器：不少助听器的频率范围都较为局限，不能把语音中的部分辅音信号充分放大，导致聋儿的言语康复迟缓。只有高质量的助听器，才能将声音全面而清晰地放大，促进儿童语言发育。

(6)定期随访：儿童需要一段时间逐渐认识、适应配戴助听器后的声音，应针对使用情况随时修正。

2. 实施人工耳蜗手术

对于双耳听力损失大于 90 分贝的极重度感音神经性聋的患儿，可考虑在患儿耳蜗内埋植人工耳蜗假体，替代耳蜗的功能，完成对声音信号的感知、分析和处理。

3. 辅助性听觉装置

如无线调频系统（FM system）、直接受话器（direct talker）等，能直接从讲者口边接收及放大声音，降低环境噪声的干扰，特别适用于一对一的教学及课堂教学。

4. 听觉训练

教会严重听力损失的儿童，利用残余听力来分辨不同的声音及言语。

5. 言语治疗、唇读

言语治疗要教会孩子正确的发音方法，包括声带的振动、气息的控制、舌头的位置、唇齿的运动等。唇读是学习语言的辅助方法，在不足以充分补偿听力的情况下，教会儿童注意唇部的动作，来辨别声音。

（周再群　杨　波）

第二十四节　儿童言语障碍的康复

一、儿童言语障碍的临床诊治

言语和语言发育障碍指在发育早期就有语言获得方式的紊乱，表现为发音、语言理解或语言表达能力发育的延迟和异常，这种异常影响学习、职业和社交功能。语言发育障碍指各种原因引起的理解、表达和交流过程出现障碍，主要包括表达性语言障碍、感受性语言障碍和伴发癫痫的获得性失语等。而言语发育障碍指口头言语中发育及言语节律性障碍，主要包括特定言语构音障碍及言语流利障碍（口吃）。

儿童期言语障碍甚常见，可分为两类：一类为发育期言语障碍；另一类是由于脑部疾病使已获得的言语功能再度丧失（即失语）。尤以前者最多见。发育期言语障碍有：①先天性听觉感知不能，是造成言语迟钝的重要原因，其特点是不能理解语音的意义，但听觉正常；②言语表达障碍，包括儿童口吃（构音障碍）和婴儿样语（无语法结构）；③发育性失读症，患儿不能理解文字的意义而视觉无损，也无其他神经系统异常，于儿童入学后屡教不懂才被发现。病因尚未明了。有些患儿可以康复，因此有人认为可能由于神经细胞触突联系或髓鞘形成发育迟缓，也有人认为可能是胎儿期或生产时由于缺氧或代谢障碍造成的脑皮质损害或皮质发育异常所致。在个别病例尸检时发现双侧顶叶脑回过小和皮质细胞异常。

(一)病因

1. 神经系统病变

如先天性大脑发育不全、颅脑损伤等可致学语迟缓等言语障碍。脑血栓、脑脓肿等症时，如病变累及大脑颞叶言语中枢时，可引起失语症；小脑有病时，使与形成言语有关的肌肉功能不协调，讲话费力，含糊不清产生语言障碍。

2. 听力障碍

儿童言语障碍的常见原因之一。

3. 言语器官结构异常

腭裂、唇裂等先天性畸形，可致构语困难、语音不清。咬合不佳、切牙缺失、舌系带过短、舌体肥大、软腭运动障碍等，也是构成言语障碍的原因。

4. 其他

如小儿与外界接触过少，能影响其正常的言语发育。可使言语不清晰，产生语言障碍。或者情绪紧张、激动或模仿口吃者讲话等。

(二)诊断与鉴别诊断

1. 诊断

观察患者的自发性言语，并与其会话，可发现失语征象的特点。如表达言语困难、吃力，常提示为运动性失语；如患者言语流利，但杂乱或理解障碍，则提示为感受性失语。除命名困难外，言语基本不杂乱，又无其他阅读、书写的障碍者，则为命名性失语。

全面神经系统检查有助于诊断与鉴别诊断。如伴有偏瘫、面瘫、偏盲、偏麻，常提示为全失语症；如发现肢体与言语肌肉的失用，则为运动性失语。一侧同向偏盲而无运动障碍者，常与失读伴失写或忘名性失语有联系。

对构音障碍者，除注意其言语特征外，全面的神经系统检查有助于病损的定位诊断。

对于发音困难或异常者，应作声带检查，以助于原发性与继发性喉部损害的诊断。

2. 鉴别诊断

(1)语言发育障碍

1)表达性语言障碍鉴别诊断：需与精神发育迟滞、感受性语言障碍、广泛性发育障碍、选择性缄默、语言困难和失语相鉴别。

2)感受性语言障碍鉴别诊断：①需与孤独症鉴别，感受性言语障碍者有正常的社交来往，参加社交活动，常利用父母得以安慰，能正常地运用手势等；②需与癫痫性获得性失语、语言困难、失语、选择性缄默症、耳聋所致的语言发育迟缓及精神发育迟缓相鉴别。

(2)言语发育障碍

1)特定言语构音障碍鉴别诊断：需与耳聋、精神发育迟缓和因发音器官病变而引起的发音困难相鉴别。

2)言语流利障碍(口吃)鉴别诊断：口吃多起病于2～6岁。许多正常发育的儿童，在2～4岁时都经历过言语不流利的时期。需与口吃相鉴别：①口吃者言语受阻发生在“发音与单词”的水平上，而正常儿童的言语受阻发生在单词与词语水平上；②口吃者伴有发音器官的肌肉痉挛，正常儿童无此现象；③口吃者持续口吃达1年以上，正常儿童在1年内可自行好转；④口吃者在6岁以上仍有口吃现象，而正常儿童在词汇量增多后即自行消失。

(3)与发育的正常变异鉴别：正常儿童开始学会说话的年龄和达到牢固掌握语言技能的进展速度差异很大。而多数言语和语言发育障碍的儿童，虽然最终言语和语言水平可达到正常，但依然存在许多问题。本组障碍虽与正常变异的极端形式没有清晰的界限，但有4项标准可帮助判断临床意义：严重程度、病程、障碍形式、伴发的问题。如果语言发育迟缓程度超出2个标准差以上，可能为异常，但统计学的这种严重程度对于年长儿童诊断意义较小，因为本组障碍有自发缓解倾向，这时病程具有重要意义。如果当前损害轻，而以前有过严重损害的病史，那么当前的功能状态有可能就是某种发育障碍的残留情况，而不是正常变异。语言发育迟缓常继发阅读和拼写困难，人际关系异常，以及情绪与行为障碍。如果某种言语或语言迟缓伴有学校技能缺陷(如阅读或拼写发育迟滞)、人际关系的异常、情绪或行为紊乱，那么，这种发育迟缓有诊断意义。

(4)与精神发育迟滞鉴别：智力包括语言技能，所以智商低于均值的儿童，语言技能发育也低。诊断特定的发育障碍意味着这种迟缓的功能显著跟不上认知的总体水平。因此，当语言发育迟缓只是更广泛的精神发育迟滞或广泛性发育障碍的一部分时，应归属于后两者。但精神发育迟滞或广泛性发育障碍常伴有智能活动的不平衡发展，尤其是语言技能的损害可明显重于非语言技能，如果这种不均衡很明显和很突出，应在精神发育迟滞或广泛性发育障碍的诊断之后，再加上言语和语言发育障碍的诊断。

(5)严重耳聋或某些特殊神经系统或其他结构性异常的继发性言语障碍（聋哑症），童年早期的严重耳聋会导致继发性言语和语言发育障碍，较重的感受性语言发育障碍伴发部分选择性听觉障碍的并不少见。诊断原则是，如果听觉丧失的严重程度足以解释语言发育迟缓，应排除在本组诊断分类之外；如果部分听觉丧失是并发因素，不足以作为直接原因导致言语和语言发育障碍，应在听觉障碍的诊断之后加上言语和语言发育障碍的诊断。

二、儿童言语障碍的康复治疗

（一）语言发育障碍

1. 表达性语言障碍治疗

(1)言语治疗：通过对声音、词汇、句子结构的加强练习，增加一些常用的短语。

(2)心理治疗：因表达性语言障碍而继发行为和情绪障碍时使用心理治疗，但心理治疗通常不用来治疗语言障碍本身。

(3)对患儿的父母进行心理咨询：可增强父母对孩子疾病的理解，减轻父母因孩子的言语障碍而产生的紧张心理。

(4)药物治疗：对于合并情绪障碍或行为问题较严重者，可给予相应的药物治疗。

2. 感受性语言障碍治疗

一般治疗效果不理想。因为这类病人经常出现心理及情绪问题，所以必须进行心理治疗。尤其要重视培养他们的自我照料能力和社会交往的技巧。对这类儿童的父母进行心理咨询也是很有帮助的。

3. 伴发癫痫的获得性失语（Landau-Kleffner综合征）治疗和预防

(1)给予抗癫痫治疗。

(2)加强围生期保健，尽可能避免造成胎儿脑损伤的因素，及早进行综合教育训练。

（二）言语发育障碍

1. 特定言语构音障碍治疗

发音障碍能被矫治。矫治的最好办法是进行特殊教育和心理治疗。

2. 言语流利障碍（口吃）治疗

(1)言语治疗：对学龄前儿童，只需减少应激性因素，让儿童讲话自然轻松，即可得以自动好转。学龄儿童要及时进行言语矫正训练，包括消除精神紧张因素、肌肉放松、协调呼吸和说话、控制语速、延长元音的发音等。

儿童口吃对其心理发展的不良影响是很大的，人际交往带来直接的不便，容易使孩子形成孤独、退缩、羞怯和自卑的不良人格特点。而这些又往往反过来加剧孩子的口吃。口吃极少是因为发音器官的器质性原因，而大都是“心病”。如果您的孩子患了口吃，如下的心理矫正技术会使您感到前景乐观。

1)正确示范法：您用一种和蔼、温柔的表情和态度，从容不迫地说出一句话，让孩子跟着学一遍。孩子开始如果讲不好，切忌急躁，应耐心引导。孩子稍有进步，马上赞扬鼓励。

2)唱歌朗读法：口吃的孩子唱歌或朗读课文时并不口吃。这是因为这种语言活动中的节奏感使然。您可以有意识地和孩子一同唱歌、背课文、说儿歌，使其掌握语言的节奏。再进一步引导他以读课文的节奏来说话，一点点地过渡。

3)缓慢对话法：平时孩子跟您谈话时，让他慢慢讲，特别是开头第一句，甚至头一个字，更要慢而再慢。您应极耐心地倾听，不要忙于插话，不要用插话代替孩子要说的话。孩子说完话时，过一两秒，您再做反应，用慢节奏回答孩子，并尽量用孩子刚才用过的词语。在您跟孩子这样有意识地对话时，最重要的是，要尽量显示您对他的爱。

4)节拍训练法：孩子说容易结巴的语句时，您可以打拍子，打一拍说一个字，一字一字慢说。也可以利用音乐节拍伴奏练习。这样的节拍训练往往会收到立竿见影的效果。等这些语句被突破，说起来不再困难了，也就用不着节拍了。

5)角色扮演法：口吃的孩子说话时还有一种情

况往往不口吃，那就是在他不大留意自己讲话的时候，或是自言自语的时候。因为这种情况下他不大在意别人对自己的态度。因此，您可以让孩子借游戏之机，扮演某一角色，使他感到不是自己在说话，而是“角色”在说话。经常扮演角色说话，孩子也就忘掉了自己的“口吃”，而后，再逐渐地迁移到日常用语中来，口吃也就得到了矫正。

在施用上述矫正技术过程中，您再鼓励孩子多参加活动，多接触伙伴，增强自信，去掉自卑，积极进行心理诱导，相信您的孩子很快就能说会道了。

(2)药物治疗：对明显焦虑者，须用抗焦虑药物，可适用氟哌啶醇治疗，以放松肌肉便于训练。

（周再群）

第二十五节　儿童孤独症的康复

一、儿童孤独症的临床诊治

儿童孤独症是一种心理、社会方面广泛发育延迟或偏离的发育性障碍。儿童孤独症的特征为：缺乏社会化的兴趣和反应；言语损害(从缺乏言语到独特的言语方式)；怪异的行为，如刻板、仪式、强迫行为等；早发：起病于36个月内。1978年，美国儿童及成人孤独症学会顾问委员会提出儿童孤独症的定义为：起病于30个月内，有发育速度和顺序异常；对任何感觉的反应异常；言语、语言认知及非语言性交流异常；与人和事物的联系异常等四大症状。该病的患病率为0.02%～0.05%。根据北美、欧洲和亚洲学者的流行病学研究，估计儿童孤独症的患病率为0.02%～0.13%。近年来，患病率有所增加，男童多于女童，但男女比例报道不一，多数报道为(4～5)∶1；我国报道为(6.5～9)∶1，最高患病率组为5～7岁。

(一)病因与发病机制

1. 神经生物学因素

多种研究结果提示，神经生物学因素在儿童孤独症发病机制中起着重要的作用。

(1)出生缺陷和先天性神经异常：儿童孤独症儿童常表现有身体发育异常、持久性原始反射、多种软体症及脑电图异常，而且发生癫痫的危险性较高。先天性风疹、结节性硬化症、苯丙酮尿症、脆性X综合征伴发儿童孤独症较多见。

(2)出生前后的不利因素：有些学者报道，出生前、出生时及出生后的有关不利因素与脑的损伤和儿童孤独症的病因有关。但陶国泰于1978年的研究发现产科并发症与精神发育迟滞有关，与儿童孤独症无关。

(3)遗传因素：Rutter等在1968年的研究发现，儿童孤独症的同胞患病率为2%～3%，高于一般人群的50～100倍。

2. 社会心理因素

有关家庭、社会心理因素的系统研究，已证明本症不是单独的社会心理因素所致。

总之，目前研究表明，本症是生物因素引起的广泛性发育障碍所导致的异常，可能是几种不良生物因素共同作用的结果。

(二)临床表现

主要表现为Kanner三联征即社交、语言、行为问题。

1. 社交障碍

(1)缺乏与他人进行交流的能力，不会用眼神、表情、手势、姿态等与人交流。

(2)不会玩扮演性游戏，如过家家等。

(3)患儿常常一个人自娱自乐，缺乏与周围的交流，孤独，与社会隔离。

(4)对集体游戏缺乏兴趣，不参与外界的活动。

(5)遇到不愉快的事不会寻求帮助。

2. 语言障碍

(1)最严重的表现为无语言能力，仅用手势语，甚至连手势语都很少。

(2)运用语言能力差，不会交流，不会提问，不会用代词，自顾自讲、刻板、重复。

(3)模仿语言，音调平板，缺乏节律，重音等。

(4)尖叫，自语，自我中心语言，旁人无法理解。

(5)非语言交流障碍:不会用手势、点头、表情等表示需求。

3. 行为刻板、古怪

(1)生活仪式化,环境固定化,不允许变更。

(2)兴趣单调刻板:常仅注意某项事物,如旋转的风扇、固定的乐曲、广告词等。

(3)刻板、重复的古怪动作,如反复转圈子、刻板地蹦跳、咬手、嗅东西、爬高、自伤等。

(4)过分依恋某个物体,如一块手帕、一块积木、一个玩具车轮等,整日不愿释手。

4. 感知觉异常

对声、光、痛觉等可反应过敏或迟钝,如怕雷声、怕尖锐的高音、怕光、打针不哭、摔倒了不叫喊等。

5. 智力缺陷

(1)约 80%有智力低下,中、重度低下者占60%以上。

(2)特殊的白痴天才,为一种不惧社会价值、自我独享,也无与人交流的特殊智力表现,如背日历、背天气预报、背地名等。

6. 癫痫发作

1/3 患儿可同时有癫痫发作。

(三)诊断与鉴别诊断

1. 诊断步骤

(1)详细了解病史、起病年龄、生长发育史、感染史、母孕史、家庭精神病史。

(2)症状的特点:社交、语言及行为问题为主的临床表现。

(3)精神状态检查:重点观察 Kanner 三联征。

(4)定式检查:种类很多,常用于科研。常用的有 ABC 量表(Autism's behavior checklist),由家长评定,界限分为 53 分,诊断分为 67 分以上。

(5)体检:包括神经系统检查。

(6)其他:实验室检查如 EEG、头颅 MRI 等,可能有异常,但均没有特异性。

(7)遗传学检查:有研究价值,但没有临床诊断意义。

2. 诊断标准

按 ICD-10 标准如下:①起病于 3 岁以前,病前无明显正常发育期;②临床的三大类症状:社交、语言及行为问题;③排除了其他精神病如精神分裂症等。

3. 鉴别诊断

(1)精神发育迟滞:约 3/4 的儿童孤独症患儿同时有智力低下。但单纯的精神发育迟滞者的社会化能力相对较好,愿与人交往,能与人共同游戏。

(2)精神分裂症:一般起病较晚,常有妄想、幻觉等思维、感知觉障碍,对抗精神病药物疗效较好。

(3)选择性缄默症:选择性缄默症患儿有明显的选择性,在社交场合拒绝讲话,但与家人可正常交流,能理解别人的语言。

(四)治疗

主要针对社会化问题及语言问题进行特殊的教育训练。特殊教育必须个别化、有针对性。老师及家长必须有爱心、信心、耐心,长期坚持才能有效。

1. 行为矫正治疗

对好的行为可采用阳性强化法。对刻板行为等,可用消退法。对于攻击、自伤、伤人行为,可采用厌恶疗法或暂时隔离法等。与特殊教育配合可明显提高疗效。

2. 应用行为分析法(applied behavior analyses,ABA)

20 世纪 60 年代,美国心理学家洛瓦斯等人根据行为理论发展演变出的一套较为完整的行为训练技术和操作系统。其理论奠基于华生的行为主义理论及 20 世纪初期两种学习理论的影响,一是巴甫洛夫的经典条件反射;二是斯金纳的操作条件反射。自 20 世纪 70 年代以后,ABA 的理论与技术已被应用于孤独症患儿制定治疗计划,发展特定的技能目标,改变孤独症患儿的行为,以增加和/或提高患儿社会化的程度、语言交流技巧和总的社会适应能力。应用行为分析的基本原则有:强化、消退、惩罚、刺激控制、区分和泛化、反应性条件化。建立新行为的过程包括:塑造、辅助和刺激控制的转移、行为链和行为技能的训练程序等。通过上述方法和过程可以增加期望行为的出现,减少问题行为的产生。应用行为分析疗法采用密集训练模式,一般要求训练者每周对患儿进行一对一的训练 40 小时。

3. 结构化教育(treatment and education of autistic and related communication handicapped chil-

dren,TEACCH)

结构化教育由美国北卡罗来那大学医学院Eric Schopler等人于1971年创立的一套专门针对孤独症儿童的教育方法,次年经本州议会通过并在全州推行,是现时在西方国家评价最高的主流课程之一。该方法强调运用个别化教育,针对孤独症儿童在语言、交流及感知觉运动等方面的缺陷设计使用,通过将行为活动分解后分步讲解,与视觉刺激相结合的方法进行训练,达到掌握正确行为的目的,以期患儿在成年期后可以自理生活。

4. 关系发展干预疗法(relationship development intervention,RDI)

关系发展干预疗法是一种相对全新的治疗孤独症儿童的方法,是由美国儿童心理学家Steven Cutstein博士创立,近几年来在美国应用范围极广,由以下几部分构成:经验分享、动态分析、灵活与创造性解决问题、远见与自我意识和恢复力。

RDI是一种在家庭开展的、由父母操作的训练方法,不受地点与设备的局限。其出发点是先培养学习技能的动机、兴趣,在此基础上细致并系统地学习各种构建复杂世界的技能。培养孩子的社会交流能力,让患儿学习友谊,学会与他人分享自己的观点、世界,特别要注意让其乐意、愿意分享。注重培养孩子成为一个独立的思考者与问题的解决者。在教育训练过程中,父母与孩子的各项互动能够促进患儿的交流能力,特别是情感交流,会促进父母与孩子的感情,提高患儿的社会交往能力。

5. 感觉统合训练(sensory integration training)

随着大脑的不断成熟,感觉经由身体的各个器官,由大脑的不同部位加工、处理后,统一输出,保障整体机能协调统一运作。训练目的就是对感觉统合失调儿童提供一种感觉输入控制,特别是内耳前庭、肌肉关节和皮肤等处输入的感觉,使儿童能够统合这些感觉,达到手、眼、脑的协调运行,从而改善儿童的统合能力。

孤独症儿童的中枢神经系统可能无法在神经的兴奋和控制之间建立平衡关系,因而在感觉加工和反应上发生障碍,产生了对一些感觉刺激反应过弱,对另一些感觉刺激反应过敏;他们的感觉器官所接收的信号,不能准确地传递到感知觉系统,发生系统障碍而失去输入感觉信息的前提条件,大脑里就无法建立起信息的概念;孤独症儿童缺乏建立"我"概念的前提,就无法在大脑里建立"我想做……"的系统概念;感统训练在挖掘自闭症儿童发展可能性的方面提供了一种依据。让孤独症儿童通过感统训练,获得更多的感觉刺激,会改善他们对认识的加工、反应能力及行动能力。

6. 动物伴侣疗法(pet therapy)

动物治疗近年来在欧美地区有广泛应用,如骑马训练、海豚疗法等,但其确切作用有待于进一步研究。

7. 音乐疗法(music therapy)

研究表明,音乐疗法能改善孤独症儿童症状。

8. 听力统合训练(AIT)

听力统合训练由法国医师G. Berard发明,用于由听觉问题而引起的一些疾病的治疗和康复。它是通过让受试者聆听经过调制的音乐来矫正听觉系统对声音处理失调的现象,并刺激脑部活动,从而达到改善语言障碍、交往障碍、情绪失调和行为紊乱的目的。

二、儿童孤独症的康复治疗

(一)儿童孤独症康复训练内容

1. 认知能力的训练

认知训练包括感觉训练(触觉、痛觉、温度觉、视觉、听觉、嗅觉)、知觉训练(空间知觉、大小、方位知觉等)、记忆训练、思维训练等。通过系统地进行认知能力的训练,能逐渐提高患儿的认知水平,改善患儿的交往能力及语言能力。多采用结构化教育、ABA、听力统合训练。

2. 言语和语言能力的训练

语言训练包括发音训练、字词句训练、语言理解训练、语音、语调、语速训练等。也多采用结构化教育、ABA训练。

3. 精细动作的训练

通过训练可使患儿从笨拙抓物到完成比较协调的手眼协调运动,也可使患儿的注意力、合作性得到改善。训练内容包括穿珠、涂色、剪纸、折纸、粘贴等活动。多用ABA训练。

4. 大运动的训练

孤独症儿童常有躯体的协调能力不好,平衡能力不良,视-运动统合和前庭神经-运动统合能力不佳等问题。通过大运动的训练,可提高他们的运动协调能力,增加他们的活动量及活动范围,同时也促进孤独症言语发音和交往能力的提高。多采用感觉统合训练、ABA训练。

5. 社交能力的训练

交往障碍是孤独症儿童的核心症状,也是自始至终都要训练的。训练内容包括:眼对眼注视,如何与人打招呼,如何分辨面部表情,如何参与游戏、如何表达自己的需要及情感等。多采用RDI、感觉统合训练、ABA训练。

6. 生活自理能力的训练

孤独症患儿的生活自理能力普遍都差,而家长一般都较注重认知、语言等方面的训练,生活自理则包办替代的多。生活自理对孤独症患儿非常重要,训练包括吃饭、喝水、大小便自理、穿衣、洗脸等。可采用ABA训练。

7. 不良行为的矫正

孤独症儿童总是伴随很多不良行为,常见的有无故发脾气、哭闹、斜眼、眯眼、自伤行为、反复玩手、捂耳朵等,给生活和培训带来很多负面影响。通过行为矫正,可提高患儿生活和培训的质量。可采用ABA、音乐疗法。

(二)儿童异常行为的矫正与训练

正常儿童或异常儿童的行为问题,可以选用以上合适的一些行为矫正方法来进行行为矫正与训练。一般规律是,增强与塑造新行为时,可选择正性强化法、示范法、代币法、塑形法与锁链法;消除或矫正不适当行为时,多选择消退法、正性强化法和示范法,少用负性增强法、厌恶法和惩罚法;要改变儿童的情绪行为问题时,可应用脱敏法、系统脱敏法与示范法。几种常见的儿童行为和情绪问题的矫治与训练简述如下:

(1)暴怒发作:儿童往往在遇到挫折时暴怒发作,表现为哭闹、尖叫、撞头、在地上打滚,以及其他发泄自己不快情绪的过火行为。在正常儿童中,这种行为也颇为常见。矫正暴怒发作,可以采用消退法。例如,威廉(Willia,1959)报道的一个典型例子:对一名21个月的婴儿,当其父母把他一人放在床上走开时,多次出现严重的暴怒发作,致使其父母每晚均需花费两个多小时在床旁陪他。消退暴怒发作的计划是,要求婴儿的父母把他稳妥地放在床上后,就立即离开房间,不管他如何哭闹也不回房间去,不理睬他的暴怒发作。虽然第一晚他连续哭了45分钟,但经过10个晚上后,他的暴怒发作停止了。如果暴怒发作,立即把儿童从可能获得强化的环境中带走,使其行为得不到强化,他的暴怒发作就会减弱或消失。有人根据此概念,运用暂时隔离的方法矫治儿童在教室里的暴怒发作,即当儿童在教室里出现暴怒发作后,不使其受到成人或小伙伴的注意,就把他立即带到一间单独、安全的房间里,一般为5分钟。这种短暂的隔离,使他的暴怒发作不引起他人的注意,就会减少类似行为的发生。如能合并采用正性强化法,既教导儿童培养更多的好行为,又指出不对的行为,矫正效果会更好。

(2)攻击行为:某些儿童遭受挫折时,不但暴怒发作,还可能变得焦虑不安和对他人采取攻击行为,如打人、冲撞、撞人、踢人、掷东西或其他类型的行为问题。如何对付有攻击行为的儿童,有关的研究可提供一些有益的指道。

1)采用示范法:班杜拉(1973)曾把有攻击行为的儿童置于无攻击行为的楷模之中,减少了他们的攻击行为。他还让一些有攻击行为的儿童观察其他儿童的攻击行为是如何受到禁止或惩罚的,也使这些儿童的攻击行为大大减少。此外,还可采用自我示范法,即把他们自己的良好行为让他们看,从而增加其良好行为表现。

2)采用消退法:对某些儿童的攻击行为可采取不加理睬的方法,使他们得不到注意,不会受到强化而逐渐减少此行为。如布朗(Brown,1965)等在幼儿园对有攻击行为的儿童采用消退法,并对其合作行为予以奖励,减少了躯体性或语言性的攻击行为。攻击行为有可能伤害其他儿童时,采用暂时隔离法较为合适。但不要采用体罚来减少攻击行为。因为,体罚不但有损儿童健康,而且给攻击行为起到示范作用。但也不全如此。若每隔一阵就有自伤行为发生,大部分是由于脑神经障碍所致。自伤行为的矫正方法有消退法、负性强化法和惩罚法。

(3)社会退缩行为:多数儿童与人交往不成问题,但有些儿童与他人接触时,表现得胆怯、害羞、孤僻、退缩,弱智儿童和孤独症儿童在人际往来中退缩行为尤其严重。吉尔方德(Gelfand,1978)复习有关矫治退缩行为的文献,发现示范法和系统脱敏法等行为矫正方法确实有效。如运用示范法,开始时,给儿童看一些儿童友好相处的图片,听一些有关小朋友一起做游戏的故事,观看孩子们玩耍的情景;然后,带他们去幼儿园、学校参观,参与小朋友的郊游活动;最后,让他们逐步参加各种社交活动。通过评价儿童退缩行为的矫正,认为示范和塑形措施都可以增进社会退缩儿童参加社会活动的能力。

(4)顽固性习惯:常见的顽固性习惯有吸吮手指、咬指甲、咬衣襟等。一般说,吸吮手指是幼儿中较常见的一种行为,随着年龄增长自然消失。如果教育不当,家庭不和或者精神过度紧张,会使之延续到学龄期,并且因此常遭责骂,还会继发情绪问题。矫治吸吮手指等顽固性习惯的方法,可以采用:

1)代币制:由教师与家长共同实施。开始由家长告诉他们这种不良行为的危害性,教师观察记录该不良习惯行为每日发生的频率,确定1个平均数后,画出基线。由家长告知在学校减少1次该项不良行为,可得1个A,10个A可在家长处换取1个五角星,1个五角星可买价值2元内他喜欢的东西,2个五角星买4元内的玩具,依此类推。实施的第一阶段为10天。第二阶段可减至每两次不做该项行为得1个A。如此程序连续执行,直至消失。

2)厌恶疗法:对症状严重,或采用上述方法无效者,可运用厌恶疗法。先观察,画基线,确定一天中频率最多发的时间。例如午睡前,用苦味剂或干辣椒粉涂于儿童的手指上,使他在吸吮手指时尝到厌恶的味道。如此几次后,形成条件反射,再有吸吮手指的冲动时,就想到苦或辣味,久而久之,吸吮手指的次数就减少了。以后,再把厌恶刺激用于一天中的其他时间,直至完全矫正为止。对认识吮指(或咬指甲等)不良行为后果而又不能自控的儿童,则可预先在其手腕上套一橡皮圈,当他想要吸吮或做其他不良行为时,就用力拉弹橡皮圈,出现痛感,并计算弹的次数,直到这种想法消失为止,并且每天作记录。

(5)自我刺激行为:没有特定环境诱因,同时对普通儿童来说是很奇怪的行为。包括手指的晃动、怪异的跳动、捏身体的一定部位、故意做出奇怪的表情、独自傻笑、拍手、发怪声等。单纯的制止难以产生效果或使患儿转换为另一种自我刺激行为。因此,初期指导内容是要让他用另一种行为代替自我刺激行为,如对玩弄舌头的患儿,让他张开嘴;对摇晃手指的患儿,让他把手指张开放在桌上等。同时,加强患儿对外在刺激的应付方式,对适当的社会行为的学习,使他的自我刺激行为逐渐减少。

(6)对他人的危害:有些孤独症患儿会莫名其妙地骂不认识的人或冲他人吐口水,或在街上边走边掐旁边的人。对于这种患儿单纯的制止往往难以奏效,需要更多的指导。包括:①隔离,让患儿独自在远处或房间里面壁、静坐,如他大声喊叫,则延长时间,总时间不超过30分钟。注意:这种方法对喜欢自我刺激的患儿无效;②如患儿出现上述行为,则对其当天喜欢的行为也予以限制,如不准看电视等;③用消退法,如患儿行为对人危害不大,他人也无反应,可不予理睬;④故意惩罚患儿去做他不愿做的事情。经以上矫正,患儿伤人等行为会日渐减少。

(7)多动:有些孤独症患儿会一直不停地动,对于此类患儿,可让他们去学习各种游戏式运动,变多动为运动,从而得到周围人和社会的认可。因孤独症患儿对每日反复进行的行动惯例有固执、刻板的倾向,可把这些特征和多动的抵抗行动综合联系起来。如让患儿每天在固定时间学习广播体操或打温和的太极拳,或静静地闭目养神。在学习这些抵抗行动时,要注意手把手地予以指导,并逐渐延长时间,以使这些行为成为每日程序中的一部分。此外,还可在家里不同地方贴上作业题,以铃声为信号,让他边移动边学习。如他不认真做而失败,则叫他停止并坐到椅子上。这是一种快乐的活动,在快乐的活动中,因能得到夸奖和认同,患儿会对这种做法产生兴趣,从而得到预期的效果。这不仅影响了课堂纪律及学习,也会使家长担心。对于此类患儿,首先要改变环境,即对授课的方式、进度、谈话方式等进行评估,所学内容不可超过患儿的能力,对他的理想行为,即我们所期望的行为要及时予以夸奖,使患儿感到所处环境有吸引力。其次要对外出进行指导,即必须让患儿知道,只有得到大人同意后才可单独外出,对外出路线要予以限制,选择患儿喜欢,并且安全的路线行走。此外,还要培养患儿时间观念和看表的习惯，可在表盘上涂上色彩，告诉患儿长针到了什么颜色就该上学，到了什么颜色就该回家。按时回来要给予鼓励和夸奖等。如此反复训练，患儿徘徊现象将会日渐减少或消失。因此类儿童的训练是一个艰难而漫长的过程，因此，要有极大的耐心和充分的思想准备，坚持仔细、耐心、科学地训练，孤独症儿童会有不同程度的进步。

(8)强迫行为：是儿童感到必须执行的行为。克塞尔(Kesser，1972)指出，2岁和7～8岁及青少年期的正常儿童、青少年会出现一些短暂的强迫行为，如有的儿童走路时，要认真地沿着人行道的缝线走，或走路时必须用手触摸路旁的电线杆走等。只有当这些行为严重干扰儿童适应环境能力，或给儿童造成极大苦恼时，则视为适应不良，或神经症性的强迫行为。斯坦莱(Stanley，1980)用消退法治疗1例仪式性强迫行为的8岁女孩，“她每天脱衣上床前，非要抖3遍枕头，床罩必须盖得两边都恰到地面，晚上脱下的拖鞋要翻过来倒过去摆3遍，然后整齐地平放在床下……”治疗时，首先要求父母及家人对其强迫行为视若无睹，以免给予任何心理上的鼓励，并要求任何时间执行上述仪式不得超过1次。然后，安排一系列可能引起强迫行为的情景，根据其引起焦虑不安的程度，由轻到重加以分级安排，从最轻开始，均由父母阻止，使她无法执行，结果十分成功。亦有人采用橡皮圈的厌恶疗法来治疗强迫行为，即当儿童出现强迫行为时，立即由他自己用力拉弹套在手腕上的橡皮圈而产生痛感，并计算所弹的次数，直至强迫行为消失。如此连续数周，即能自控强迫行为。

(三)孤独症儿童的行为训练

孤独症是一种全面发育障碍，行为训练是治疗中一个相当重要的部分，虽然有些药物能改善或消除某些症状，一旦停药，某些症状可能再度出现，而获得的行为习惯和行为方式往往可以避免此缺点。因此，持久的行为训练，配合一定的药物治疗，是一种最有效的治疗方案。

孤独症患儿行为训练的内容，主要包括以下方面：生活自理；语言能力；认知功能；社会交往；运动功能；不良行为的矫正。在训练之前，要详细观察和记录患儿的行为情况，对患儿行为进行多方面分析和评定，准备一间狭小、安静、平和、设置单调的房间，有利于集中患儿注意力。选择适合的矫正方法，制定矫正方案。一旦开始行为训练，一定要持之以恒，如时断时续，则不易达到预期效果。如果认真去做，效果还不明显，则要分析有哪些因素影响患儿进步。如目标行为是否明显超出患儿能力，正性强化物是否太多引起患儿厌烦，或有其他家庭或环境因素对患儿有负性作用。发现问题后要及时予以修正，才能达到预期的目标和效果。孤独症患儿有智力障碍、刻板、拒绝变化等特点，生活自理方面往往存在较多问题，如不会穿衣，进食时到处乱跑，大小便不会表示，不会自己洗手洗脸等。生活自理是每个人最基本的独立行为，是顺应社会的最基本行为之一，故必须尽最大努力帮助患儿掌握这些技能，为今后适应社会打好基础。

1. 穿脱衣服训练

穿脱衣服由很多动作组成，对从未掌握此行为的患儿来说是相当复杂的，不可能一步学会。因此，正确的方法是把动作分解，手把手地教患儿每一个动作，让患儿直接感受到每个动作的肌肉运动，掌握每一个动作，并把动作连在一起。为使患儿有成就感，常用逆向锁链法，从最后一个动作学起。具体顺序如下：

(1)脱衣服：让患儿把脱到肘下的袖子脱掉；让患儿把脱到肘上的衣服脱掉；帮其脱掉一只袖子，让患儿脱掉另一只；帮其解开扣子，让患儿脱掉上衣；让患儿解扣子，并将上衣脱掉。

(2)脱裤子：让患儿把脱到膝下的裤管拉下；让患儿把脱到膝上的裤管拉下；帮其脱下一只裤管，让患儿脱掉另一只；帮其解开扣子或拉锁，让患儿把裤子脱下；让患儿解开扣子或拉锁，把裤子脱下。

(3)脱鞋子：帮其解开鞋带，让患儿把脱了一半的鞋脱下；帮其解开鞋带，让患儿把鞋脱下；让患儿解开鞋带，把鞋脱下。

(4)脱袜子：让患儿把已脱到足底中部的袜子脱掉；帮其脱至袜跟，让患儿脱掉袜子；让患儿把已脱到一半的袜子脱掉；让患儿自己脱袜子。

(5)穿衣服：让患儿把穿到一半的袖子穿上；让患儿把刚伸进袖口的袖子穿上；帮其穿上一只袖子，让患儿穿另一只；让患儿把披在身上的衣服穿上；让患儿自己穿衣服；让患儿自己穿衣服、系扣子。因系扣子是一个难度较大的精细动作，故需借助实物训练。开始用大扣子、大扣眼，然后逐渐缩小扣子、扣眼。如无法完全扣上，可先帮其扣一半，让患儿扣另一半。如患儿能独立完成，可让其扣最下面的扣子，再逐渐增加到扣所有的扣子。

(6)穿裤子：帮其穿上裤子，让患儿把拉锁拉上；帮其穿上裤子，让患儿把扣子系上；让患儿把穿到臀部的裤子穿上；让患儿把穿到膝上的裤子穿上；帮其穿上一条裤腿，让患儿穿另一条；把裤子放在患儿面前，让他自己穿上。

(7)穿鞋：帮其穿上鞋，让患儿扣上或把鞋带系上；让患儿把穿到脚跟的鞋穿上；让患儿把脚尖已伸进鞋里的鞋穿上；帮其穿上一只鞋，让患儿穿另一只；把鞋放在患儿面前，让他自己穿上。

(8)穿袜子：让患儿把穿到足跟上的袜子提起，让患儿把穿到足底深部的袜子拉上；帮其穿上一只袜子，让患儿穿另一只；把袜子放在患儿面前，让他自己穿上。应该注意，衣服、裤子等均有前后之分，很多患儿分不清。此时，应首先选择前后区别较分明的服装，如前面有患儿喜欢的图案，帮助其区别。然后再逐渐诱导患儿注意服装的口袋及开口方向等以区别服装的前后。此外，在他学会一定的动作，有成就感时，一定要给予适当的赞美或其他强化物，这样能达到更好的效果。

2. 饮食自理训练

有些孤独症患儿不会使用勺和筷子；有些只能在餐桌前坐一下，然后就到处走动；还有些极其偏食，只吃肉食，不吃菜。这些问题不仅使家长很烦恼，对患儿健康也不利，而且有碍于患儿适应集体生活。因此，对这些问题进行矫正十分重要。

(1)训练饮食技能：如果患儿不会使用勺或筷子，则要手把手地教，先让他握着勺或筷子，再握着他的手，让他仔细地体会肌肉的运动。训练者要逐渐地减少手力，直到患儿掌握此动作。但手力不可减弱过快，避免使患儿有挫折感而丧失学习兴趣。

(2)改善进食习惯：对于进食不规律，好吃零食，正餐吃得少的患儿，应该限制患儿吃零食，将零食管理起来，不让患儿有随时拿取的机会；逐渐减少零食量，如患儿嫌少而哭闹，则不理他，直到停止哭泣才给他；逐渐把吃零食的时间定时，如午睡以后；只有在吃饭时间才把食物放在桌上。因患儿零食吃得少，会产生生理上的饥饿，到正餐时自然吃得比较多。对于吃饭时坐不住，到处跑的患儿，应用以下方法：进餐时座位尽可能靠墙或外侧正好是床，造成一些物理上的屏障，使患儿不易出去；在患儿将站起来的瞬间，对他说“坐下”或“把饭吃掉”，以阻止患儿站起；逐渐延长患儿坐的时间，对他的进步要及时予以鼓励；为避免患儿看到饭多而无耐心，可将食物分成几份，分次给患儿，每次吃完后要及时表扬，如说“真好”、“真棒”；如果患儿站起次数超过 3 次，则要他坐好，并说“你吃好了?”，面部要无表情，不要责骂，而且直到下一次就餐一直不给零食，使患儿将没吃完即离席与生理饥饿联系起来，从而改善进食习惯。还有一些患儿进食很慢，可以将饭分成 2 份、3 份，每给一次就配合一定的称赞语言，从而集中患儿的注意力。为了被称赞，他的进食速度就会增快。用代币法矫正，如原来每餐需要 1 小时的患儿，如在 55 分钟能吃完，即可得 1 个小红旗，每周 10 个小红旗即可去公园玩一次；然后，50 分钟吃完才能得一个小红旗……如此循序渐进，直到进食时间缩短到正常范围之内。

(3)纠正偏食习惯：很多孤独症患儿都有或轻或重的偏食现象，如只吃肉，不吃菜；只吃皮，不吃馅等。对于这类患儿用以下方法：控制零食，逐渐减少零食量，使其在正餐时有饥饿感；有些患儿只吃固定的饮食，是因为他畏惧新的刺激，不敢尝试新的食品，此时，要告诉患儿“好吃极了”，并想法让他吃第一口，以后就可能吃了；运用负性强化法，不许患儿吃他平时喜爱的食品，将患儿不吃的食品分成几份，每次给患儿少许；只有患儿吃了他不喜爱的食品，才能得到一些他喜爱的食品，然后逐渐增加不爱吃的食品的量。让患儿学习烹调，如摘他不吃的菜，做他不吃的米饭等，进餐时告诉他“这就是你摘的菜(或你做的饭，好吃极了”，患儿可能会因此产生兴趣，开始吃以前不吃的饭菜；有些患儿不吃某些食物，只是因为食物的形状不对，如不吃肉的患儿，原来只吃肉末，不吃肉块，此时可先让患儿吃肉末，然后逐渐增加肉的体积，直到能吃大块的肉。此外，在纠正偏食时，一定要注意及时给予鼓励等强化。父母的态度也很重要，如父母感到没有必要或根本改不过来，则难以达到期待的结果。

3. 大小便习惯训练

有些孤独症患儿到了5岁大小便能自理的时间，不仅不知道大小便的程序，也不能到规定的地点大小便，或只到固定的地点大小便，这不仅影响患儿对集体生活及社会的适应，也给父母等造成很大的不便。因此，需要尽力矫正。

(1)掌握大小便程序，包括：告诉患儿大小便的地方；把裤子脱下，用手把裤子拉好，排便完毕用卫生纸擦肛门，打开水龙头把大便冲掉；便后洗手。以上一系列动作要逐一训练，要抓着患儿手反复做几次，使他熟悉这些动作的肌肉运动。要配合社会性强化，使其尽快掌握以上行为。

(2)要教育患儿把排便意思表达出来。有些患儿既不会大小便程序，也不会表达，父母稍一疏忽，就会把大小便便在裤子里。因此，在患儿出现一些拉裤子或走到角落等想要排便的动作时，要把他带到厕所，并问“想干什么”，然后示范回答“上厕所”，让他模仿。以后遇到类似情况继续训练，逐渐减少提示，直到他能独立表达为止。

(3)纠正随地大小便的习惯。除了要定时蹲厕所，减少在外排便的机会外，在患儿有排便的意思时，马上将他领向厕所，告诉他“上厕所”。在距厕所1m左右时，大人停住脚步，让他自己进去，同时加以强化。对于不想入厕所或对厕所有恐惧感的患儿，需要这样做：大人跟患儿到厕所前；大人开厕所门；大人跟着进去，数到十出来；看着他坐在便器上；逐渐延长坐便器时间；如坐一下就走，或坐了3～5分钟仍便不出来，让患儿出去洗手，过20～30分钟后再进厕所。如此反复，直到患儿能自行入厕为止。

(4)纠正小便频数及大便无规律。对于小便次数较频的患儿，需要记录排尿间隔时间。通常这种患儿缺乏强烈的尿意即排尿，每次尿量也不多。训练要定期让患儿去小便，并逐渐延长间隔时间，让他学会憋尿，直到有较合适的时间间隔为止。对于大便无规律的患儿，要定时蹲厕所。最好选择在父母有较充裕的时间时，并配合揉肚子，让其用力等。虽然患儿开始可能无大便，但坚持下去必能养成定期大便的良好习惯。

(5)对于只在固定地点大小便的患儿(如屋槽下)，要定时让他蹲厕所，逐渐延长蹲厕所时间，及时予以正性强化。还可在排便地点放置一些杂物以造成无法排泄的状况，最终他会养成在厕所排便的习惯。

4. 训练洗手、洗脸

此训练与学习穿衣等相似，也用锁链法。把动作分解后，要手把手地教患儿，让他体会这些动作。对于患儿的正确模仿，要及时予以称赞或其他正性强化，并逐渐减少提示，直到他掌握整个行为为止。

5. 生活自理能力训练

孤独症患儿由于或轻或重的智能障碍及刻板、拒绝变化等特点，生活自理方面往往存在较多问题，如不会穿衣，进食时到处乱跑，对某些特殊事物感到恐惧，而且常常害怕多种事物，如害怕动物、怕水、怕陌生人、怕被隔离、怕丢失或怕死，等等。幼儿产生这种恐惧的因素颇为广泛，特别是在女孩中更为常见。一般而言，儿童期恐惧常十分短暂，经过示范之类的行为矫正即可痊愈。如果恐惧十分严重，或是年长后仍不消退，即产生适应不良性回避行为——恐怖症。临床表现有空间恐怖症(如广场恐怖、学校恐怖)与动物恐怖症等，可能给本人带来严重的社会功能减退，给家庭造成严重问题。必须进行积极的治疗。用于矫治儿童恐怖症的行为矫正方法很多，诸如脱敏法、系统脱敏法、示范法与正性强化法等，都对某些患儿有效。最早采用行为矫正方法的琼妮(1924)曾对1例害怕兔子的幼儿，采用脱敏法及强化措施获得成功。琼妮让幼儿在一个信赖的人陪同下，同时给他喜欢吃的食物，分次把装着兔子的笼子逐渐接近。这种实践的脱敏法，对不会想像和不善于自行松弛的儿童非常有用。但有些恐惧是无法安排现场实践的，则宜采用系统脱敏法。例如，对雷击、死亡和一些更为抽象性的恐怖，可以安排层次想像结构来进行系统脱敏。也有人运用认知疗法，纠正患恐惧症儿童的错误感知和错误评价。

(四)孤独症患儿的语言能力训练

由于一些未明原因的影响，孤独症患儿都存在或轻或重的语言障碍。患儿或无语言，或言语单调，或模仿他人言语，或表达很不贴切。这些都将影响患儿的社会适应，因此，要尽力去训练。

1. 口型和发音训练

让患儿立即学会模仿口型和发音较为困难，可先让他模仿一些大动作，如上举双臂、打鼓、捡球等，逐步过渡到发音及口型的模仿。一般顺序为：身体动作的模仿—手臂动作的模仿—手部动作的模仿—手部和脸部配合动作的模仿（如指五官、咬手指、伸出舌头舔指头等）—口型和发音的模仿（如呼、啦等）。在模仿口型和发音时，要模仿出口型也发出音才给予奖励。强化偶然的发音：患儿在没有经过特别训练之前，可能会有偶然的发音，对这种声音要立即予以鼓励，从而增加自动发声的频率。

音韵训练（即拼音训练，在做音韵训练时，既要让患儿模仿口型，又要模仿发音。要从简单易学的音开始，如嘴张大、舌放平，发“a”音，如果他模仿的音不正确，则需要示范纠正。但每个音示范 3 次，之后等待患儿的自发变化。避免示范次数过多而使他逐渐对声音失去注意力。对患儿的正确模仿要及时予以鼓励或其他正性强化。

利用游戏等训练发音：为了避免训练的单调，提高患儿的兴趣，可通过游戏来训练发音，如手推着玩具火车，问患儿“火车怎么叫啊”，因他不会回答，训练者先自己回答“呜”，然后重复询问，逐渐减少提示，如开始小声说“呜”，最后只作“呜”的口型，及时予以正性强化，直到患儿正确回答为止。此外，还可利用打鼓声练习发“咚”音，利用风声发“呼”音等。

2. 单词训练

此训练从模仿说出实际物品的名称开始，物品最好选择患儿感兴趣的食品或玩具。训练时先把苹果放在患儿面前，问“这是什么”因他不具备语言能力，故无从回答，训练者要自己说出“苹果”之后，让他模仿。然后反复进行训练，逐渐减少提示，如开始说“苹果”，之后只说“苹”，声音渐小，最后只做口型，对患儿的正确模仿要及时予以强化，直到他能独立正确回答为止。待患儿能正确说出实际物品的名称后，可过渡到认卡片。对于一些动词，可通过一些动作去学习，如走、立、洗等。训练时可让患儿模仿一些动作，如走，然后问“你干什么”并示范回答“走”。再让他模仿，逐渐减少提示，及时予以强化，直到正确掌握为止。之后，也可用画有动作的卡片来训练。此外，还可利用患儿要得到某物的迫切心情训练患儿学会一些词，如患儿拉着大人手要开抽屉拿食品，可让他说“给”或“吃”，如要出去玩，可让他说“玩”或“出去”。如果患儿模仿正确，则满足他的要求，在他学会 30 个以上名词后，可对他进行一些语言理解的训练。在学会并理解四五十个词后，再教学习形状、颜色、大小等较抽象的语言。方法基本同上。

3. 说句子训练

在患儿学会一些名词和动词后，要训练他说句子。这可利用患儿的一些要求进行。句子开始要简短，之后逐渐延长，最后可加入一些表示礼貌和客套的词，如他想吃糖，就要求他模仿说“吃糖”，如模仿正确，则满足他的要求；否则不予以满足。这种训练与前面训练一样，开始要全部示范，然后逐渐减少提示，及时予以鼓励、强化，直到患儿独立表达为止。在简单句子掌握后，可逐渐延长句子，加大句子难度，如“吃糖”表达较好后，可将句子延长为“想吃糖”或“要吃糖”，然后再延长为“我想要吃糖”、“我想吃巧克力糖”、“阿姨请给我巧克力糖”等，以使患儿逐渐能适当地表达自己的意思、要求和愿望。

4. 复述和对答能力训练

为使患儿对对方言语能持续一段时间的注意，并能借助听来了解文法规则使用的习惯及获得正确信息，可训练患儿听训练者念句子或文章，然后正确加以模仿和复述。开始训练时，可让他复述一些短句子，如“我 10 岁了”、“我是女孩”、“夏天很热，冬天很冷”等，然后逐渐增加句子长度，如“妈妈去商店给姐姐买衣服”、“去年暑假，我和爸爸、妈妈一起去黄山旅游了”等。如大人没说完，他就重复说，此时训练者要说“不对!”整个句子说完后，要求他“学我说”，此时他若学说，便给予鼓励和强化。在患儿能复述 20 字以上后，可利用画书或日常情景训练他的对答能力。如指着一幅画问“这里面有什么?”，回答“小朋友”，问“小朋友在干什么”，答“打扫”。如果他不知如何回答，要让他说“不知道”。然后将正确回答予以示范，让他模仿，并逐渐减少提示，及时予以强化。如此反复训练，必然能提高患儿的对答能力。

5. 表示肯定和否定概念训练

可利用实物或卡片来训练。如出示苹果，问“这是苹果吗”，答“苹果”。实际上这种回答是错误的，因而在问完这句话后，马上要示范“是”，让他模仿，之后要多次重复。然后，可拿着苹果问“这是梨吗”，患儿仍会回答“苹果”。虽然这种回答可以理解，但仍不完善。故在问完这句话后，立即示范说“不是”，要求他模仿。反复提问，逐渐减少提示，及时予以强化，直到掌握为止。有些患儿，因为刻板，对于第一个问题总是回答“是”，第二个问题总是回答“不是”，此时，除了要调整变换问话顺序外，更要反复进行训练，以使他真正理解“是”与“不是”的含义。“有”与“没有”的训练也可模仿上法。如端着一盘苹果，问“盘里有苹果吗”“有梨吗”，并示范回答“有”、“没有”。重复询问，逐渐减少提示，及时予以强化。

6. 诵读文章及表达能力训练

对于已经入学或认识一些文字的患儿，可让他朗读一些有简单文字说明的画书或配有一定图解的故事，然后请他复述故事，并针对故事内容进行提问。如读完《龟兔赛跑》后，请他复述并问“兔子跟谁赛跑”、“在哪儿赛跑”、“谁当裁判，谁得第一”、“为什么兔子没得第一”，配合一定的提示和鼓励。如此，不但可提高患儿的朗读能力，而且加强了他对文字的注意和理解，也提高了他的表达能力。有些患儿有自己的语言或语调，如用“骑绿马”表示“荡秋千”，把阿姨叫做“aiyi”。对于这种语言障碍，不能批评或耻笑，避免患儿有挫折感而不再表达自己的愿望。要耐心倾听，尽力理解，然后对他进行一定的矫正训练。如他再用“骑绿马”表示要荡秋千时，应要求他模仿说“荡秋千”，如果模仿正确，则满足要求。之后，每遇到类似情况，即予以矫正，逐渐减少提示，及时予以强化，直到正确使用词汇表达为止。有些患儿经常鹦鹉学舌式地模仿说话，对于这种不会回答问题的患儿，首先要教他们说“不知道”，这时，宜选用他无法回答的问题进行训练。在提出问题后，训练者立即说“不知道”，要求他模仿。然后反复训练，逐渐减少提示，及时予以强化，直到患儿能够正确理解和表达。其次要教他适当地回答，先由训练者提出问题，训练者自己回答，如“你干什么”、“吃饭”，然后要求他模仿，及时予以强化，直到他能适当地回答。

7. 语言理解训练

在单词训练阶段，即可开始语言理解训练。如可利用让患儿从若干卡片中选择出要求的卡片来进行，在桌上放10张卡片，让他指出哪个卡片上是苹果，或要求把画苹果的卡片放在训练者的手上。如果指错了，就摇头告诉他“错了”，并示范正确的卡片。然后反复询问，直到患儿能够理解训练者要求，正确操作为止。还可利用动作来进行训练。首先，训练患儿听从指令指出身体的某一部分，然后要求理解更为复杂的指令，如摸头、抓耳朵等。训练时，先予以示范，如训练者一边说眼睛，一边指自己的眼睛，然后要求他模仿，逐渐减少提示，及时予以强化，直到患儿熟练掌握为止。在上述训练结束后，可通过行动训练进一步提高理解力。开始时，把卡片放在桌子上，训练者坐在另一头，要求患儿把卡片拿过来，使他体会距离感，要求“把娃娃放在桌上”、“把旁边屋的椅子搬过来”等。如此，患儿理解力将会逐步提高。使用以表示从属的、方位词、人称代词的训练方法。

（1）表示从属的：此训练从五官开始，先问“你的鼻子在哪里”，抓着患儿手指他自己鼻子。然后，训练者指着自己鼻子问“我的鼻子在哪里”抓着他的手指训练者的鼻子。然后，示范类似问题，如“妈妈的耳朵在哪里”、“娃娃的鼻子在哪里”、“兔子的尾巴在哪里”，让患儿模仿，并反复训练，纠正不正确的反应，直到能正确地指出为止。此后，将物品扩展到日常用品，如训练者和患儿各拿一件衣服，问“你的衣服是哪件”、“阿姨的衣服是哪件”，让患儿指出。同时还可问“这是谁的衣服”，训练患儿回答“我的”、“阿姨的”。如此反复训练。

（2）上、下、左、右、里面等方位词：此训练要选择患儿熟悉的物品进行。准备一些玩具，如汽车、盒子等，要求“把汽车放在盒子上”。因患儿不理解“上”的含义，先要示范一次，训练者拿起汽车放在盒子上。然后抓着患儿手再做一遍，之后让他自己放。待他能完成较好后，要对物品进行扩充，如“把苹果放在桌子上”、“把书放在电视上”等，并反复训练，及时强化，逐渐减少提示，直到患儿能正确遵从指令为止。此后，还要训练正确表达“XX在XX上”。如“苹果放在桌子上”，示范正确表达，然后让患儿模仿，反复训练，逐渐减少提示，直到患儿能正确理解“上”的含义，并正确表达为止。其他方位代词也可同法训练。

（3）人称代词：很多孤独症患儿都不会正确使用代词，为改变这种状态，可先训练患儿学会指出

“你、我、他”。即边指对面的训练者，边说“你”，边指自己边说“我”，边指旁边其他人边说“他”。开始，训练者要抓着患儿手进行，然后，逐渐减少提示，及时予以修正强化，时常更替换人，直到他能正确指出。此后，可利用一些用品、玩具或人物来训练。如指着患儿衣服问“谁的衣服”，指着训练者的裤子问“谁的裤子”，指患儿的母亲问“谁的妈妈”，训练者要先示范正确的回答，然后，反复询问，及时强化，逐渐减少提示，直到患儿正确表达为止。此外，还可利用患儿的愿望来训练，如患儿想吃糖时，即让患儿说“我想吃糖”；他想要别人帮忙拿糖时，即让他说“请你帮我拿糖”。患儿想动别人的东西时，即边指那人边说“你问他同意吗”。如此反复训练，将逐步提高患儿对人称代词的理解和表达。或让他看画片找出相应文字卡，如告诉患儿“苹果”或看苹果卡片，让他找出文字卡“苹果”，此训练也要反复进行。

在上述训练完成之后，要继续训练患儿对文字的读音和理解。出示文字卡让他读出声音，并选出正确表达相应含义的卡片。如让患儿看苹果文字卡，然后要求他读出声音，并选出相应的卡片。此外，还可让他看一个句子，然后针对句子提问。如出示“小华在吃饭”的文字卡，让患儿读完后，问“小华在做什么”，答“吃饭”，“谁在吃饭”，“小华”。或让患儿看文字卡，回答上面的问题或按文字卡内容做事，如文字卡为“你吃饭了吗”、“请站起来”等，从而加深患儿对文字的理解。

(五)孤独症患儿的认知训练

人们是通过各种感官来感受周围世界、接受各种信息的，如眼睛接受视觉信息，耳朵接受听觉信息，皮肤能感知冷热等。人们将各种信息综合在一起，即对事物产生一个全面的、完整的认识，但是，孤独症患儿在此方面却存在很多问题。他们常常视而不见、听而不闻，同时，对某些刺激又过分敏感，从而回避，如不愿别人碰自己(触觉过敏)。对很多抽象概念的认识也很有限。这不仅影响患儿对周围世界的认识，也影响患儿的社会适应。为此，感知训练对孤独症的认知功能的提高十分重要。

1. 听觉训练

此训练可通过患儿辨别各种声音进行。为了引起其兴趣，可以从辨别各种乐器声音开始，如鼓声、喇叭声、口琴声。开始时，让患儿看着乐器发声，待熟悉各种声音后，让他背过身去或在屏风后，再用乐器发出声，让他辨别。因患儿看着乐器可能通过乐器形状等记住乐器的名称，此时，则有可能辨别不出乐器的声音。如果这样，则在目视下予以示范，然后再到屏风后听。还可带患儿去看鸟，听鸟叫；看水，听水声；看汽车，听喇叭声；抖纸，听纸声。待熟悉声音后，可利用录音磁带训练辨别，直到正确辨别为止。

2. 视觉训练

此训练从让患儿体会光开始。先将他领到一个黑暗的屋里，告诉他“屋里很黑，什么都看不见，等会打开灯，有了光，就看见了”，然后把灯打开，让患儿体会光。然后仍在暗室中，用手电在墙上照出光点，让他指出光点的位置，训练他使用自己的视觉器官。之后，可在桌子上放一些物品，或利用游戏方式在一定空间放一些物品或图片，要求患儿用目光去寻找，并出示一个物品或图片，让他从多个物品中选择出来。为训练患儿的视觉敏锐度，被用来选择的多个物品间的差异应越来越小。此后，还可让患儿看一张图片，要求他说出其中的含义，如小朋友在吃饭等。在训练以上内容时，要逐渐减少提示，及时予以强化，使患儿逐步能够自觉地接受环境中的视觉信息。在痛觉训练时，可用较尖锐的东西扎患儿，同时说“疼”，让他模仿。然后，变换部位再扎，重复训练，逐渐减少提示，及时予以强化，直到患儿正确表达为止。为进行温度觉训练，可让患儿触摸冰或热水。在摸到冰时，要求患儿模仿说“冷”；在摸到热水时，说“热”。重复训练，逐渐减少提示，直到患儿能正确表达感受。在触觉训练方面，因孤独症患儿常有触觉过敏现象，故要用棉球、粗毛巾、刷子擦刷他的皮肤，使他逐渐耐受。然后，再训练患儿通过触觉感受不同的质地，并对物品进行一些辨别。如让患儿反复感受核桃皮很粗糙、苹果皮很光滑、绸子很细软等。之后，利用游戏让患儿从一个口袋中用手将上述物品摸出来。此训练也需示范、提示和强化。

3. 识别颜色

在训练患儿识别颜色时，可利用剪成一定形状的彩纸进行，如红苹果、黄色梨等。将彩纸放于患儿面前，问“什么颜色的苹果”，因他无颜色概念，故需训练者自己大声回答“红色”，然后要求他模仿。待患儿认识红色的苹果后，需换用其他颜色的物品继续训练。要反复提问，逐渐减少提示，及时强化，直到患儿真正识别红色为止。其他颜色的训练方法基本同上。因儿童比较喜欢鲜亮的颜色，如红色、绿色，故最好从这些颜色开始训练。

4. 识别形状

在训练识别形状时，要用同质、同色的纸剪成各种形状，以防患儿从颜色、质地等方面区别形状。训练时，将形状放于患儿面前，问“哪个是圆”因他尚无概念，故要示范指出。还可利用积木、套板等加强训练，如要求患儿把三角形插到套板里，或把圆积木找出来。以加深患儿对形状的认识。

(六)孤独症患儿的数学概念与训练

1. 长短、大小

在进行长短训练时，可利用长短不同的两根铅笔，将一端对齐，指着另一端告诉患儿哪个长，哪个短。然后问“哪个铅笔长”，如他不会回答，则予以示范，让患儿模仿，然后重复询问，直到患儿正确区别为止。此后，要换用两个长短不同的其他物品进行训练，加深患儿对长短的理解。并渐增加到3～4个长短不同的物品，让他懂得长短具有相对性。识别大小的训练也可如法实施。可用大小不同的球、苹果等。方法同上。

2. 学习数的概念

孤独症患儿若想在社会上独立生活，就必须了解以钱易物，必须会计算金钱，因此教患儿一些数字概念非常重要。顺序如下：学习唱数，即机械地背数，可通过学习一些有唱数内容的儿歌或模仿他人唱数来进行。学习数和物的对应，可利用画有不同数目的物品的卡片来进行。如3个苹果、1个梨等。从“1”开始学起。首先，出示一张只有1个苹果的卡片，然后对患儿说“给我一张1个苹果卡片吧”，让患儿从2～3张不同数目的卡片中选择出相应卡片。如他一看就能选出，则可同时拿出5张或更多的卡片让他选择。如此做到了，则可学习2以上数字与物的对应，并要将卡片中物品的位置及排列加以变换，如原来3个圆竖着排，现则排成一个三角形，从而使患儿懂得3就是3，而与物品或卡片的排列形式无关。在上述训练都完成较好后，要改变卡片上物品的内容，如过去出示3个苹果的卡片，选出相同卡片，现则出示3个圆的卡片，选出相同卡片。以使患儿理解数和物品的具体名称内容无关而只与物品的多少有关。此后，还可出示3个苹果的卡片，让患儿从10个有不同数目圆的卡片中，选择出数目与3个苹果相同的圆，加深患儿对数的认识。这是1、2、3等的唱数和点数物品动作的对应。训练方法如下：选数个患儿熟悉和喜欢的物品，如小棋子、塑料小动物等，将物品放在桌子上等距离排列，然后一边顺序指物品，一边说“1、2、3……”让患儿模仿，并逐渐减少提示，及时予以强化。待他掌握较好后，让他自己数数，到了最后一个物品，要求患儿停止唱数和手的活动。数数要从小数目开始(5或5以下)，然后逐渐增加到10或更大。每次所数物品要经常变化，并改变物品的排列形式，以克服患儿的刻板、难以转变的特点。

在上述训练完成后，要进一步教患儿共有多少的概念。用上述方法让他数数，数完后问“有几个”，然后示范回答，让患儿模仿。模仿正确后予以称赞。然后，变换数目，逐渐减少示范和提示，直到不用提示也可以正确回答为止。另外，还可利用让患儿从一堆物品中取出多少个来加强对数的理解，如“给我3个苹果”，让他边数数，边拿出指定数目的物品来。为提高其兴趣，可将物品放在一个口袋中，让他看不见。患儿按要求拿出一定数目的物品后，要及时予以鼓励和称赞。

3. 加法的导入

在以上训练完成较好后，可导入一些加法的概念。此时，可要求患儿“给我一块糖，放在左手上”，“再给我一块糖，放在右手上”，“我一共有几块糖”，让患儿将糖合在一起，数出有多少糖。此训练要反复进行，从小数目开始，及时强化，逐渐减少提示，直到掌握较好为止。

4. 数字卡的学习

此学习是训练患儿认识数字的形状，可借助于有一定数目的物品的卡片进行。训练时，先让患儿数出卡片上物品的数目，然后给他出示写有数字的卡片，如他数出卡片上有两个苹果后，即给他出示卡片“2”，向他指明“2”的表示法。然后，多次重复训练，不断改变数目。此后，为了加深患儿对数字形状的认识，还可以让他数一定物品，然后从数个数字卡片中选择出相应数字。或让患儿看数字卡片后，要求他按卡片上数目取出相同的物品来。上述训练完成后，为加强患儿对数字的读音和形状的认识，需要进一步训练。首先，和数字卡1～3依顺序排列，要求患儿指出哪个是“1”，或“把1给我放在手上”。开始可能需要示范或提示，之后，要逐渐减少提示，待患儿能正确选出后，就将数字卡片顺序弄乱，并逐渐增加4、5、6等卡片，直到患儿对1～10均可正确选择为止。此后，训练患儿数字的读音。出示一张数字卡，问“这是几”，开始可能也要示范，提示要渐少，反复训练，直到患儿能正确读出数字。在上述训练完成后，还可把顺序弄乱的数字卡给患儿，让他把顺序排列好，反复训练，直到熟练。

（七）孤独症患儿的交往训练

孤独症患儿在语言交往或姿势性交往方面都存在一定障碍，他们经常视而不见，呼之不理，回避他人目光，无法建立与他人的关系。这将明显影响患儿对社会生活的适应，影响患儿的自立。因此，要尽力帮助他们改变这种状态。

1. 增强注意力

训练注意在安静、柔和、较狭窄的房间中，训练者与患儿对坐，用一些他感兴趣的教材，要求他注意并正视说话人的脸，对训练者要有反应。要求他看着问话者的眼睛回答简单的问题。若患儿不配合，训练者可用双手扶住他的双颊，主动注视其目光，并逐渐延长注视的时间，反复多次，并及时予以强化，以使患儿在“一对一”情况下，对对方的存在、言语、目光等有所注意。

2. 模仿动作

让患儿模仿动作，如广播操等，使他意识到别人的存在，对交流的形成将大有帮助。

3. 姿势性语言的学习和表情性动作的理解

在学习姿势性语言，如点头、摇头时，可先让患儿看一张苹果卡片，问“是苹果吗”，然后示范回答“是”，并点头；再出示苹果卡片，问“是梨吗”，示范回答“不是”，并摇头。要求他模仿，然后反复重复训练，直到他不用语言只用点头、摇头回答为止。此后，可利用实际动作或画片训练患儿理解身体动作及表情，如做出洗脸的动作，问“我在干什么”或出示一张一个人在哭的画片，问“他在做什么”。对于患儿正确回答要及时予以强化，逐渐减少提示，直到患儿正确辨别和理解为止。

4. 提高语言交往能力

首先，可利用情景或利用患儿提出要求时进行。如患儿拉着大人手要求拿食物吃时，训练者主动问他“要干什么”，经过训练者的强硬要求，他会说“要吃糖”此时，训练者要做出恍然大悟的样子，“啊，明白了，要吃糖”，并满足他的要求；否则，不予以满足。反复多次之后，患儿想吃糖时就会说“要吃糖”来表达自己的愿望。其次，可让患儿进行传话训练，如让患儿去告诉爸爸“吃饭了”，开始他不肯去，或去了不知道说什么，这时，要陪着他一起走到爸爸身边，在耳边小声提示他说“爸爸，吃饭”，并逐渐减少陪伴和提示，对预期行为予以强化，直到患儿能主动走到他人面前，正确表达为止。应当注意，所传的话开始宜短，之后渐延长。如果患儿对人的选择有错误，就需强调语言内容。

在上述训练完成后，还要对患儿进行“传达”训练。即让他去问他人某事后，再将信息转达回来。如母亲让他“去问爸爸现在几点”，他问完后，再将时间转达给母亲。患儿刚开始问完后，可能会忘记告诉母亲，此时要予以提醒。如果转达错误，可让他再去问一遍或将要说的话在口头上练习，也可将要说的话用笔记下来。如此训练将使患儿能主动与他人建立关系，改善交往。

5. 利用游戏改善交往

孤独症患儿当被放入一个游戏圈子里以后，大多不仅不参与游戏，还会跑出来。因此，必须按部就班地指导。训练时，首先训练者要和患儿建立起亲密关系。要观察和关心他的兴趣、爱好，要按他的步骤一起做事，要做他感兴趣的事给他看，使他感到和大人一起做游戏很快乐。由此患儿就会对训练者产生依赖感和安全感。当建立了友好的一对一关系后，要让其他大人也参与游戏，如一起踢球等，扩大患儿交往的范围。当患儿能与多个大人一起游戏后，就让其他孩子逐渐加入，逐渐增加孩子的人数，减少大人的人数，直到大人全部退出，孩子们自己玩耍为止。待患儿能参加集体游戏时，游戏内容要渐溶入购物、乘车等日常活动。要让患儿扮演各种不同角色，掌握各种角色的行为方式，学习各种社会规范。如在游戏中表现较好，则可让患儿参与真实的购物等活动，使他逐渐学会如何与人进行交往，完成日常活动，为成年后的自立打好基础。

（八）孤独症患儿的运动训练

孤独症患儿虽然看上去常常又蹦又跳，运动很灵巧，但实际上很多患儿都有或轻或重的运动障碍，如左右两侧手脚无法协调、不会跳绳、精细动作困难等。现有的科学资料表明，运动功能与注意力、语言、认知等多方面有关，故对患儿进行运动训练有助于提高其多方面的能力。训练方法如下：

1. 基础感觉输入训练

基础感觉训练：如吊床、秋千的摇晃运动，气垫上的滚转运动，弹簧床上的跳跃运动，转马上的旋转运动等，以促进姿势和重心的稳定。用沙、水、刷、振动器等摩擦皮肤，抑制皮肤的触觉过敏及对肌肉收缩的刺激作用。此外，还可以匀速行走、跑步、手推车、双脚立地跳、单脚立地跳、拉单杠等。

2. 大肌肉运动训练

按正常身体发育运动顺序进行，如坐、爬、立、普通行走、接球、拍球、传球、投球等。训练时，要予以示范，及时强化，使患儿得到各种运动经验，学会各种运动。大肌肉运动协调的训练可通过以下运动来进行：配合音乐节奏或叫口令等来跳跃，坐在独脚凳上投球，边跳边接住训练者的球等。左右不对称动作的训练，可用左手摸耳、右手摸头等活动来训练。

3. 小肌肉运动训练

小肌肉运动存在障碍的患儿多有触觉及空间知觉的障碍，因此，在具体训练之前，要进行触觉训练，如让患儿触摸身边的各种物品，并进行空间知觉训练，如学习上、下、左、右等概念。然后进行以下训练：

(1)捡豆子：开始，患儿多用5个手指捡，此时，要握着他的手示范，并逐渐减去小指、无名指、中指，过渡到只用拇指和食指捡。

(2)穿珠子：开始用粗线穿大孔的珠子，训练者予以示范，或手把手教患儿穿，使他体会肌肉运动。然后，逐渐过渡到用细线穿小孔的珠子。当患儿出现期待的行为时，要及时予以称赞等强化。

(3)书写训练：进行此训练时，首先要掌握正确的握笔姿势，即拇指和食指相向，中指抵住笔，其他手指互相协助。对此不仅要示范，而且要握着患儿手进行，并要求他左手压着纸。然后训练患儿用线连点，开始时点宜少宜简单，如用直线连接两个相距半厘米的点，练习画横线、竖线、斜线等，如患儿画到终点仍不停止，可在终点放把尺子，自然就会终止。之后，点渐增多，连接起来的图形也渐复杂，如圆形、三角形等。待患儿描写很熟练后，要将所描的点取消，给他看样子，让他按照样子画出图形。之后，进行数字、字母、文字的书写训练。训练时，也要从虚线开始，并从简单的开始。待患儿描写熟练后，将数字、字母或文字放在他的旁边，让他照着写。如他照着写很熟练后，即可让他自己写。然后，同法学习难度较大的字。在此训练中，要逐渐减少提示，对患儿出现的预期行为要及时予以强化。

（钟　燕）

第二十六节　常见皮肤病的康复

带状疱疹的康复

一、带状疱疹的临床诊治

带状疱疹是由水痘-带状疱疹病毒引起的，沿周围神经分布的群集疱疹及以神经痛为特征的病毒性皮肤病。由于这种病毒有亲神经的特点，发病总是沿神经走向，呈条带状，故称“带状疱疹”。带状疱疹在祖国医学称为“缠腰火丹”，俗称“缠腰龙”。

（一）病因病理

感染水痘-带状疱疹病毒后通过呼吸道黏膜进入人体，经过血行传播，在皮肤上出现水痘，但大多数人感染后不出现水痘，是为隐性感染，成为带病毒者。此种病毒为嗜神经性，在侵入皮肤感觉神经末梢后可沿着神经移动到脊髓后根的神经节中，并潜伏在该处；当宿主的细胞免疫功能低下时，如患感冒、发热、系统性红斑狼疮及恶性肿瘤时，病毒又被激发，致使神经节发炎、坏死，同时再次激活的病毒可以沿着周围神经纤维再移动到皮肤发生疱疹。

（二）临床表现

发疹前可有轻度乏力、低热、纳差等全身症状，患处自觉灼热感或神经痛，持续 1～3 天。好发部位依次为肋间神经、颈神经、三叉神经和腰骶神经支配区域。常首先出现潮红斑，很快出现粟粒至黄豆大小疱疹，簇状分布而不融合，继之迅速变为水疱，疱壁紧张发亮，疱液澄清，外周绕以红晕，各簇水疱群间皮肤正常；皮损沿某一周围神经呈带状排列，多发生在身体的一侧，一般不超过正中线（图 23-50）。

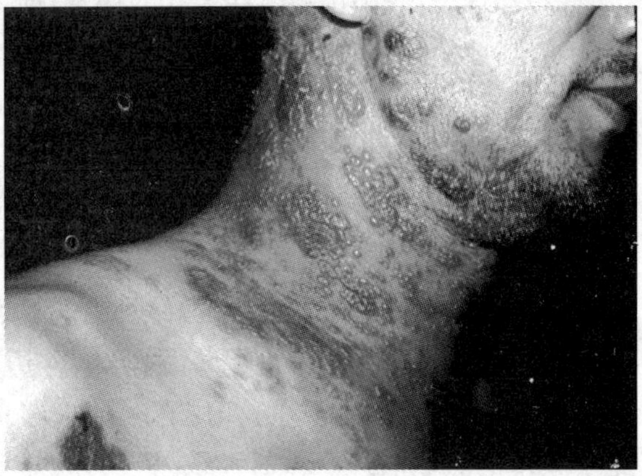

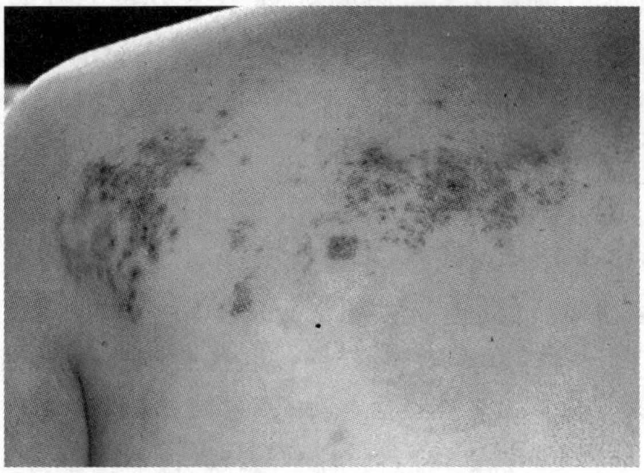

图 23-50　颈肩部带状疱疹

（三）特殊表现

1. 眼带状疱疹

多见于老年人，疼痛剧烈，可累及角膜形成溃疡性角膜炎（图 23-51A）。

2. 耳带状疱疹

系病毒侵犯面神经及听神经所致，表现为外耳道或鼓膜疱疹。膝状神经节受累，同时侵犯面神经运动和感觉神经纤维时，可出现面瘫、耳痛及外耳道疱疹三联征，称为 Ramsay-Hunt 综合征（图 23-51B）。

3. 带状疱疹后遗神经痛

带状疱疹常伴有神经痛，但多在皮损完全消退后或 1 个月内消失，少数患者神经痛可持续超过 1 个月以上，称为带状疱疹后遗神经痛。

4. 其他不典型带状疱疹

由患者机体抵抗力差异所致，可表现为顿挫型

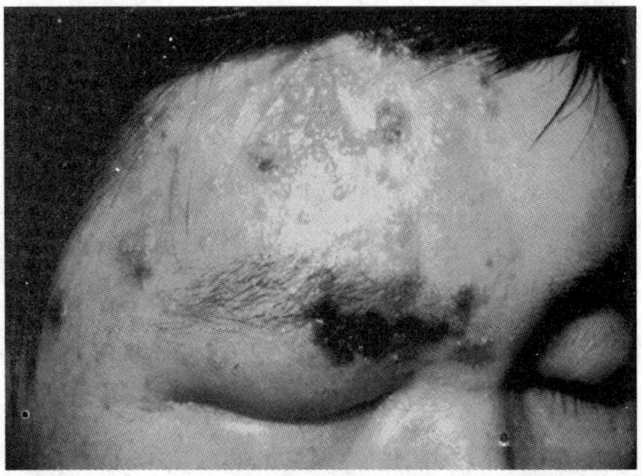

A. 眼带状疱疹

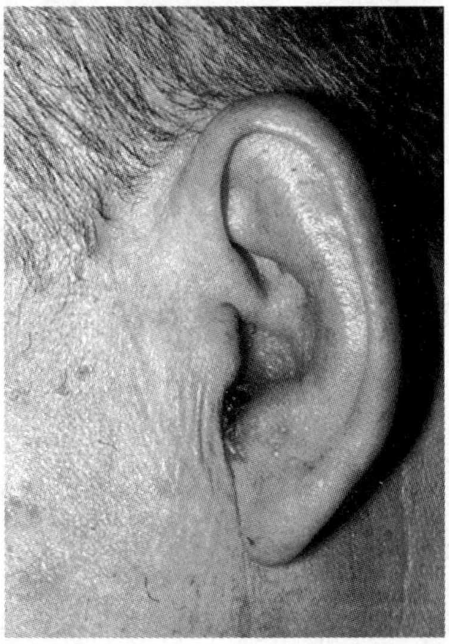

B. 耳带状疱疹

图 23-51　颜面部带状疱疹

(不出现皮损仅有神经痛)、不全型(仅出现红斑、丘疹而不发生水疱即消退)、大疱型、出血型、坏疽型和泛发型(同时累及2个以上神经节产生对侧或同侧多个区域皮损);病毒偶可经血液播散产生广泛性水痘样疹并侵犯肺和脑等器官,称为播散型带状疱疹。

(四)诊断

本病根据典型临床表现即可作出诊断,疱底刮取物涂片找到多核巨细胞和核内包涵体有助于诊断。

(五)预防和治疗

本病具有自限性,治疗原则为抗病毒、止痛、消炎、防治并发症。

1. 全身治疗

(1)抗病毒药物:抗病毒药物的应用有利于缩短病程。阿昔洛韦200mg、每日5次,400mg、每日3次;或伐昔洛韦300mg,每日2次;或泛昔洛韦250mg,每日3次;或阿昔洛韦500mg溶于5%葡萄糖注射液(或生理盐水)500ml中缓慢静脉点滴,每日2次。或阿糖腺苷5~10mg/(kg·d)溶于5%葡萄糖注射液(或生理盐水)500ml中缓慢静脉点滴,每日1次,疗程均为7~10天。

(2)止痛药:可口服安痛定、去痛片、芬必得、吲哚美辛等止痛。

(3)免疫制剂

1)丙种球蛋白:2.5~5.0g,静脉点滴,每日1次,连用3~5天。

2)聚肌胞:2mg,肌注,隔日1次,连用10~20天。

3)a-2b干扰素:100万U,肌注,隔日1次,连用10~20天。

(4)维生素类

1)维生素B_1:100mg,肌注,每日1次。

2)维生素B_{12}:500μg,肌注,隔日1次。

3)(弥可保)维生素B_{12}:500μg,口服,每日1次。

(5)糖皮质激素:此类药物的强抗炎作用可缓解神经后根及神经节处的炎症,能明显缩短急性神经炎的病程和止痛药的疗程,但有可能使疾病扩散,因此机体免疫力低下者应慎用。对于出血型、坏疽型、泛发型的带状疱疹患者,应及早用药,尽可能在起病7天内应用,剂量为泼尼松30~40mg/日,用5~7天。

2. 局部治疗

以消炎、干燥、收敛为主。

(1)早期单纯水疱阶段:外用炉甘石洗剂,每日多次,使病变表面经常覆盖一层粉末,具干燥和收敛作用。外用重组人干扰素凝胶,每日4次,连用7天;1%喷昔洛韦乳膏或3%阿昔洛韦霜,每日4次;如有坏死、继发感染或溃疡形成,用0.1%依沙吖啶溶液清洗,之后外涂0.5%新霉素软膏或莫匹罗星软膏。

(2)眼部处理:如合并眼部损害需请眼科医生协同处理,可用3%阿昔洛韦眼膏、碘苷滴眼液,局部禁用糖皮质激素外用制剂。

二、带状疱疹的康复评定

主要针对疱疹后神经性疼痛进行评定。疼痛评定方法:

(1)数字分级法(NRS)。

(2)疼痛程度分级法(VRS)。

(3)视觉模拟法(VAS)。

(4)面部疼痛表情分级(FPS)。

(5)McGill调查问卷。

三、带状疱疹的康复治疗

1. 微波治疗

微波是一种高频电磁波,它具有较强的穿透力,直接作用于病变疱疹局部,促进病灶局部的血液循环,增强新陈代谢,改善局部营养,提高再生能力,清除致痛化学介质,有明显的解痉镇痛作用,促进疱疹炎症的吸收。微波治疗带状疱疹具有良好的消炎、消肿、止痛作用。对患者暴露病变局部采用9.5MHz微波治疗机,采用体表圆形辐射器,对准病灶部位"直接辐射",距离皮肤3~5cm,温度以病人感觉辐射区温度为宜。皮肤温度39~40℃,功率25~45W,7次为1疗程,每日1次,每次为30分钟。

2. 氦氖激光照射

氦氖激光有促进炎症吸收和创伤修复的作用。

治疗方法:氦氖激光,波长632.8nm,调节功率20mW,功率密度10~20mW/cm²,光距70~80cm。

照射部位：三叉神经带状疱疹，如头顶、额部及眼周的皮损除扩束照射局部病灶外，又加用光针照射三叉半月神经节和眶上孔，上颌部皮损加照眶下孔。躯干四肢皮损同样扩束照射病区外，还可用光针照射其病变区域相应的神经根部。

扩束照射时间：病灶区 10 分钟，依次光斑覆盖全部病区，每日照射 1 次。光针照射一般 5 分钟，最好每日总照射时间不超过 40 分钟，7～10 次为 1 疗程。

3. 紫外线照射

紫外线有杀菌和收敛、干燥作用，起到抗感染的效果。紫外线治疗带状疱疹，止痛快，促进皮损愈合，明显缩短病程，且简便易行。采用微型紫外线治疗机照射，波长 265nm，1 级红斑量，每日 1 次，10 次为 1 疗程。

4. 超短波治疗

超短波可加速局部血液循环，增加毛细血管通透性，加强吞噬细胞的活动，提高机体免疫功能，改善营养状况，起到镇痛及加快组织恢复的作用。采用 DL-C-A 型超短波治疗机，电容式电极，置于相应脊髓节段和皮损区，距离 2～4cm，每日 1 次，每次 20～40 分钟，7～10 次为 1 疗程。或采用上海产 CDB-1、CDL-2 型超短波电疗机，频率 40.68MHz，波长 7.37m，输出功率 200W，板状电极 21cm×30cm×2，间隙 1.0～1.5cm，微热量或温热量，每日 1 次，每次 15 分钟，10 次为 1 疗程。

5. CO_2激光照射

CO_2激光有较强的热效应，可改善局部血液循环，促进组织修复，调节神经，提高免疫功能，从而起到抗炎、镇痛作用。治疗时用散焦光对准病灶照射，距离 50～70cm 或以局部温热舒适为宜。每日 1 次，每次每病灶 10 分钟，10 天为 1 疗程，连续 2 个疗程。

银屑病的康复

银屑病的临床诊治

（一）定义

银屑病俗称“牛皮癣”，为一原因不明的慢性复发性红斑鳞屑性皮肤病。注意与“癣”的区别，以及民间所述的“牛皮癣”的区别。

发病情况：国外为 1%～3%，我国抽样调查为 0.1%～0.3%，发病率较高。

（二）病因与发病机制

1. 病因

基底层角质形成细胞进入增生池较正常明显增多，细胞增生加速，表皮通过时间从 28～56 天缩短到 3～4 天。

2. 发病机制

确切情况至今不明。

(1)遗传因素：家族史 10%～17%。HLA 认为是人类银屑病最重要的遗传学和流行病学标志：HLA-CW6、HLA-B17、HLA-B27 增高。

(2)感染：急性点滴型银屑病感染可能与链球菌感染有关，还有人认为银屑病发病与病毒感染有关。

(3)免疫：皮损中以 T 细胞浸润为主，表面表达 HLA-DR、IL-2R。皮损中 IL-1、IL-6、IL-8 产生增高。

(4)其他因素：情绪紧张、精神创伤、外伤或手术及饮食、药物等。

（三）临床表现

1. 发病年龄

青壮年最多，老少均有发病，男女无差异。

2. 类型

分 4 型：寻常型、脓疱型、关节病型、红皮病型。

(1)寻常型银屑病(psoriasis vulgaris)：临床最多见，多急性发病，扩延全身。炎性丘疹或斑丘疹，淡红色，上覆多层银白色鳞屑，皮疹可逐渐扩大成斑块，形成多种形态，如点滴状、钱币状、花瓣状、地图状等。好发于肘膝关节伸侧，对称分布，全身均可见皮疹，一般不累及内脏。

特殊部位：头皮束发现象，指甲顶针样改变，甲板增厚，变白色。

自觉症状：不同程度的瘙痒。

Auspitz 征：刮去皮损上多层银白色鳞屑后，可以见一半透明薄膜，剥去此膜则出现点状出血点，此为特征性，为刮破真皮乳头顶部毛细血管所致(图 23-52)。

寻常型又分 3 期：①进展期，皮损增多，扩大，强烈刺激引起同形反应(kebner sign，此病特征性表现，进展期患者受到一些强烈刺激如针刺、搔抓

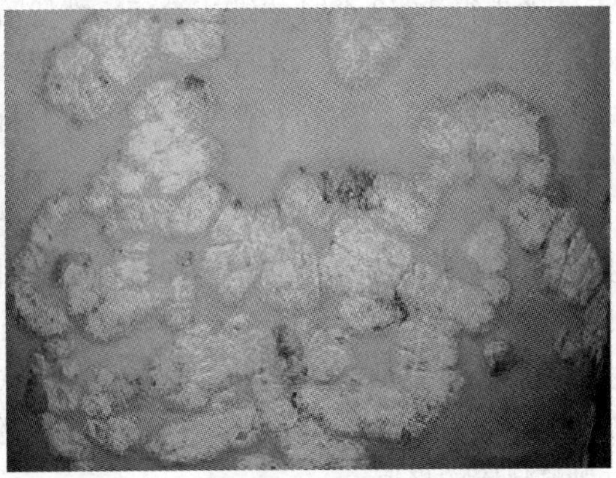

图 23-52 Auspitz 征

或外涂刺激性药物，可在受损伤部位出现新的皮损，此现象可促进银屑病的病情加剧）；②静止期，病情稳定，发展缓慢，经久不消，新疹甚少；③退行期，皮疹数目逐渐减少，缩小变平，消退者可留色素斑。

组织病理：主要为角化过度伴角化不全，角层内或下方 Munro 脓肿，棘层增厚，表皮突下延。

(2)脓疱型银屑病（psoriasis pustulosa，图 23-53，图 23-54）

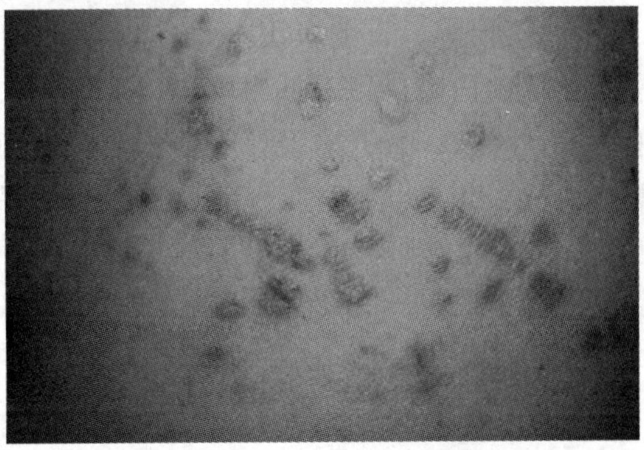

图 23-53 脓疱型银屑病(一)

1)局限性（掌跖脓疱性银屑病）：成批发生红斑基础上淡黄色针头至粟粒大小脓疱，1～2 周干燥破裂，结痂脱屑，反复发生，自觉疼痛，为无菌性脓疱。

2)泛发型：皮损同局限性，但分布广泛，全身症状明显，可危及生命。

(3)关节病型银屑病（psorisis arthropathica）：银屑病伴远端小关节受损，红、肿、痛、变形，重者累及大关节，症状与皮损平行。

(4)红皮病型银屑病（psorisis erythrodermic，图 23-55）：该病多因其他类型治疗不当引起，如进

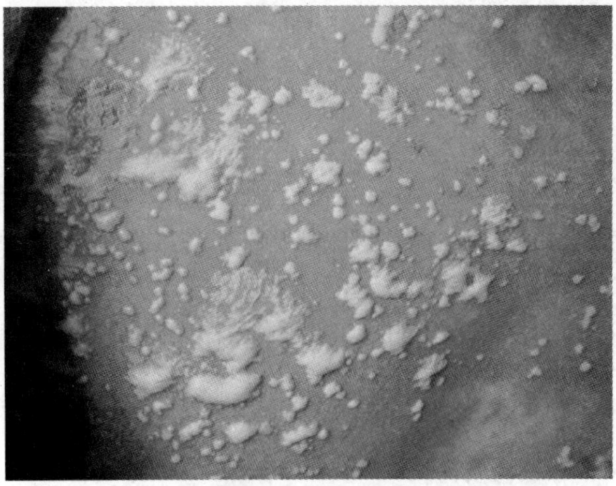

图 23-54 脓疱型银屑病(二)

展期应用刺激性较强的外用药；长期大量服用激素，突然停药或减量不当。原皮损处出现潮红，迅速扩大到全身，其间可出现片状正常“皮岛”，可出现手套、袜套状脱屑，全身症状明显。

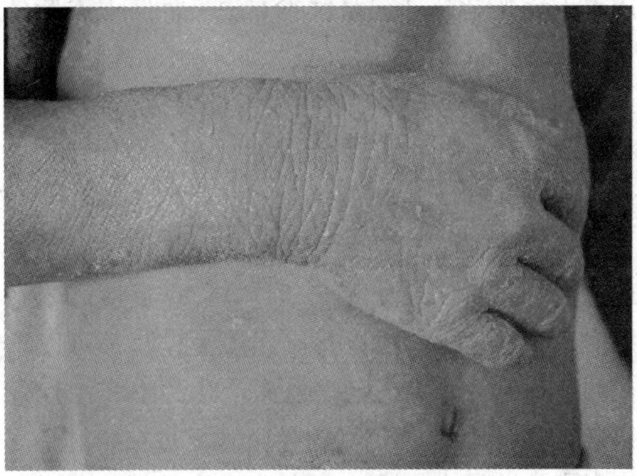

图 23-55 红皮病型银屑病

（四）诊断与鉴别诊断

诊断：临床特点，Auspitz 征，病理检查。

鉴别：头皮脂溢性皮炎、小腿慢性湿疹、神经性皮炎等。

（五）治疗

目前无特效治疗方法和药物。

1. 一般治疗

解除思想顾虑，消除精神创伤，避免各种诱发因素，勿滥用药物，特别是刺激性药物。

2. 外用药物

(1)角质促成剂：芥子气软膏、蒽林软膏等。

(2)皮质类固醇激素：地塞米松霜、恩肤霜、氯

氟舒松霜等。

(3)维甲酸软膏。

(4)钙泊三醇。

3. 全身疗法

(1)免疫抑制剂:严格控制下用于寻常型(难治型)、关节病型、脓疱型银屑病。常用的有甲氨蝶呤成人用量为每周10～25mg,口服。

(2)激素:仅用于红皮病型、泛发性脓疱型、严重的关节病型银屑病。

(3)维A酸:如阿维A酯0.5～1.0mg/(kg·d),有致畸副作用。

4. 物理疗法

(1)水疗:也称浴疗,是利用水的温热作用和清洁作用,结合加入药物的药效治疗皮肤病。常见的有淀粉浴、温泉浴、人工海水浴、高锰酸钾浴、中药浴等。

(2)光疗:紫外线光疗是指无光敏剂条件下,使用人工荧光灯管进行照射的方法。窄谱中波紫外线(narrow-band UVB)波长为311nm,由于波长单一,从而防止了紫外线的许多不良反应,治疗作用相对增强。窄谱UVB是治疗银屑病的最佳疗法之一,不良反应很少。

方法:UVB的起始剂量为75%MED(最小红斑量),每周2～5次。由于UVB红斑反应高峰在照射后24小时内,所以每次连续治疗时都可以增加照射剂量。增加的比率依照治疗频率和治疗效果确定。原则上,增加的剂量应满足每次照射后都出现刚可发现的红斑,一般是在上次的剂量上增加10%。治疗一直持续到病情完全缓解或者连续治疗后病情不再进一步改善。皮损清除后,或者停止治疗,或者进行1～2个月的维持治疗。维持治疗期间,UVB治疗频率减少,治疗剂量保持皮损清除时的最后照射剂量。治疗过程中要戴UV护目镜,男性患者应穿着运动短裤。

光疗法的短期不良反应为红斑,干性皮肤会出现皮肤瘙痒,外用皮质激素可以治疗过量照射引起的皮肤痛性红斑,严重的病例可以口服非甾体抗炎药或皮质激素;长期不良反应包括光老化和皮肤肿瘤发生的风险增加。目前没有窄谱UVB增加诱发皮肤肿瘤风险的报道。

(3)光化学疗法:是内服或外用光敏剂后照射UVA的疗法。原理为:光敏剂在UVA的照射下与DNA中的胸腺嘧啶形成光化合物,抑制DNA的复制,从而抑制细胞增生和炎症。一般方法为:口服8-甲氧沙林(8-methoxypsoralen,8-MOP)0.6mg/kg,2小时后或外用0.1%～0.5% 8-MOP酊剂,0.5～1小时后进行UVA照射,一般先由0.3～0.5最小光毒量开始,一般为0.5～1J/cm^2,后逐渐增加,每周3次。大部分皮损消失后次数逐渐减少,部分患者需进行维持治疗。

不良反应包括白内障、光毒性反应、皮肤光老化、光敏性皮损等。长期应用有致皮肤癌的可能。禁忌症包括白内障、肝病、卟啉病、着色干皮病、红斑狼疮、恶性黑素瘤、儿童及孕妇等。治疗期间禁食酸橙、香菜、芥末、胡萝卜、芹菜、无花果等,忌用其他光敏性药物或与吩噻嗪类药物同服。

(六)中医药

银屑灵、青黛丸。

(七)血浆置换疗法

(周平华)

第二十七节　眼科常见疾病的康复

眼科领域中很多疾病如视神经萎缩、近视、麻痹性斜视、老年性黄斑变性使用常规的药物疗法和手术治疗,疗效均不确切。运用康复疗法治疗上述疾病在临床实践中均取得了较好的疗效。本节主要就康复疗法在麻痹性斜视中的应用进行阐述。

麻痹性斜视的康复

一、麻痹性斜视的临床诊治

（一）概述

麻痹性斜视分为先天性麻痹性斜视和后天性麻痹性斜视。后天性麻痹性斜视多1岁后起病，是由于神经系统疾病、肌病、全身病或外伤等引起单一的或多条的眼外肌麻痹。下运动神经元麻痹后，肌肉失去神经支配而萎缩变形，肌张力减弱或消失，运动反射也消失，日久脂肪和结缔组织增生，肌肉纤维化。麻痹性斜视可能为系统性疾病的前兆或症状的一部分，且发病突然，严重影响生活、工作，因此其治疗受到患者及眼科医生的重视。一般起病急，病人多因复视、头晕、恶心或步态不稳就诊。西医对于本病的早期治疗尚无特效疗法，多给予维生素B类、能量合剂、血管扩张剂、激素等治疗，疗效均不确切。若半年后不恢复者往往需要手术治疗，但手术疗效亦不满意。近年来虽有用肉毒杆菌毒素治疗者，然而只对外直肌麻痹效果较好，有其局限性。

（二）病理改变

先天性麻痹性斜视眼外肌超微结构改变以线粒体改变最明显，但同一眼外肌标本不同肌纤维之间线粒体改变程度是不一致的，部分肌细胞内既可见正常线粒体，也可见轻度增生、肿胀与空泡化的线粒体。病变较重的区域可见大量线粒体增生、肿胀及空泡化，并可见线粒体疝及间桥。同时可见肌质网扩张、空泡化，脂滴增多，胞浆内有较多溶酶体及斑马样小体形成。年龄较大儿童病例线粒体变性损伤最为明显，表明随着病程延长，线粒体功能逐渐失代偿，出现大量线粒体溶解及空泡化。线粒体除能合成ATP外，另一重要的功能是参与调节离子运动，特别是对钙离子的调节。线粒体的过度损伤直接影响眼外肌的收缩功能，随病程发展表现为“废用性”肌细胞萎缩。同时，还观察到大量的肌浆网扩张。有研究认为肌浆网的扩张与再生肌纤维有关，这与先天性麻痹性斜视下斜肌组织中萎缩、肥大及再生的肌纤维同时存在的超微结构改变相符合。下斜肌组织间质有大量的胶原结缔组织。

（三）临床表现及诊断

1. 复视

复视为麻痹性斜视的最常见特征之一。在双眼视觉反射已经建立的人，突然发生眼位偏斜，使得双眼单视无法保持，同一物象不是落在双眼视网膜对应点上。两个非对应点上的物象反映在大脑知觉区时成为两个印象，不能融合为一个，于是产生复视。由于复视的困扰，患者可以出现眩晕、甚至恶心、呕吐。但复视轻微者往往无明显症状，只有双眼视物时显模糊，如分别检查两眼，均无异常，且视力正常，常易误诊为无病或神经官能症，临床上应予以注意。

2. 眼位偏斜

麻痹性斜视一般均有程度不同的眼位偏斜。越向麻痹肌作用方向注视时，病眼偏斜越明显，复视也加重；而背向麻痹肌作用方向注视时，偏斜及复视逐渐减轻，甚至消失。

3. 第二斜视角大于第一斜视角

即麻痹眼固视时出现的斜视度数大于健眼固视时的斜视度。因为麻痹肌固视时，大脑发生较大的神经冲动，这个冲动同样发给健侧的配偶肌，使该肌肉过度收缩。

4. 头位偏斜

患者为了克服复视的干扰，常常将头部转向麻痹肌作用的方向，因为在这样的位置，需用麻痹肌的作用减少，复视相应得以改善。如遮盖一眼则头位偏斜可消失。

5. 眼球运动障碍

依据麻痹程度的不同，眼球不能向麻痹肌作用的方向转动或运动受限。

（四）治疗原则

1. 非手术治疗

神经营养。近年来有用肉毒杆菌毒素治疗者，作用局限，疗效欠佳。

2. 手术治疗

一般以减弱直接对抗肌为主，但不能恢复麻痹肌的功能，只能起到机械性和暂时性减弱对抗肌的作用。

二、麻痹性斜视的康复评定

疗效评定标准：

痊愈：眼肌运动恢复正常，斜视、复视均消失。

显效：眼肌运动基本恢复正常，斜视、复视基本消失。

进步：眼肌运动部分恢复，斜视、复视减轻。

无效：治疗 4 个疗程后，症状同前。

三、麻痹性斜视的康复治疗

(一)针灸疗法

1. 原理

运用视觉电生理手段，电针十二经络原穴，观察针刺前中后患者双侧图形视觉诱发电位(P-VEP)的变化，并设立非经穴对照组。结果显示：

(1)眼与十二经脉存在密切关系，不论与眼有直接关系的经脉还是无直接关系的经脉均与眼有关，而对照经穴与眼无关。

(2)针刺一侧经脉可引起双眼视觉功能的改变，但同侧改变更明显。

(3)针刺十二经脉引起图形视觉诱发电位的效应不同，膀胱经呈现为易化效应，而其余经脉主要表现为抑制效应。

(4)十二经脉与眼的密切程度不同，经脉间差异具有统计学意义，其中心经、脾经、大肠经、膀胱经与眼关系最密切。

这一成果为针灸治疗眼病和辨证取穴提供了科学依据。眼周取穴使针刺效应通过神经-体液系统的传导刺激神经末梢，使紧张度降低，血流量增加，毛细血管通透性增强，从而改善眼局部的微循环，为麻痹肌肉提供良好的营养环境，增强免疫力，调节系统功能而达到治疗目的，疗效确切。通过眼肌直刺达到的即时效应，可直接兴奋病理状态下的麻痹肌，使其收缩力增强，斜视度减小，在局部取穴的基础上获得快速、直接的治疗效应，达到增强疗效、缩短病程的目的。

2. 取穴

取主穴太阳、风池、四白、阳白，配以丝竹空、足三里、攒竹、鱼腰，对脑神经受累者可取睛明、攒竹、鱼腰、承泣、球后、四白、阳白；远部循经穴：内关、光明、三阴交、太冲；头痛加涌泉、内庭、足临泣；视物模糊、复视加风天柱。眼外肌的解剖位置找出局部穴位，取名为“眼肌穴”，其确定麻痹的眼肌则以该眼肌穴为主，配以攒竹、太阳、合谷、足三里、三阴交、四白、鱼腰、丝竹空、肝俞、肾俞，3～5 穴。国内有学者报道，外直肌麻痹取晴明、球后、瞳子髎、丝竹空，配太阳、合谷、风池；内直肌麻痹取睛明、攒竹、鱼腰、阳白，配合谷、承泣、四白；上斜肌麻痹取攒竹、睛明、球后，配合谷、阳白、承泣、太阳；全肌麻痹取球后、睛明、攒竹、丝竹空，配承泣、太阳、鱼腰。

3. 针刺方法

(1)眼肌直刺：结膜囊内滴用表面麻醉剂，用 30 毫针直接刺激麻痹肌，暴露困难者可置开睑器，上斜肌麻痹直接刺激眶上壁与眶内壁夹角处滑车表面的肌腱，选眼肌附着点后 1mm 处进针，与肌肉约成 45°角，缓慢进针约 1mm，留针 30 秒，不提插捻转，平补平泻，出针后无菌盐水棉签压迫片刻，以防止出血，结膜囊内滴抗生素眼药水 1～2 滴，隔日 1 次，5 次为 1 疗程。

(2)深轻刺加电针治疗：取瞳子髎、球后、太阳。一般刺 1.2～1.5 寸，指切进针，轻压，不捻转，给予 Br74 电针麻仪小电流，低频率 30～40 次/秒，时间 40～50 分钟，1 次/日，每项 10 天 1 疗程。配穴：动眼神经麻痹加睛明、阳白；滑车神经麻痹加球后、承泣。

(3)眼针直刺：每次治疗根据病情选用主穴 2 个，配穴 3～4 个。操作方法是：眼针距眼眶 0.5cm 处进针，左手压眼使皮肤绷紧，右手缓缓进针；肝胆区、脾胃区为透刺，使之得气后轻施捻转手法；头针沿头皮进针，施以提插捻转法；睛明用手推开眼球，沿近眼球侧进针；体针根据病情选择捻转泻法。捻转补法：头针留针 45 分钟，其余 30 分钟，每日或隔日 1 次。

4. 疗效观察

采用现代医学检查技术和诊断方法，根据临床拟定出每一证型的有效治疗方法，标本兼治，使患者得到系统的、有针对性的治疗，会显著提高疗效。病程长达 4～6 个月以上者，疗效相对较差。因此，原发病的病因、病变部位及病程对麻痹性斜视的疗效及预后有极其重要的影响。

单纯性眼肌麻痹：当麻痹消除后，偏斜即可消除，但如果麻痹肌的直接拮抗肌有痉挛，甚至挛缩，即使麻痹消除，偏斜也不能纠正，因此如何尽可能使麻痹肌本身不过度松弛，防止拮抗肌出现痉挛、挛缩也是一个治疗的关键。针刺治疗时不论内斜还是外斜，都取眶区两侧的穴位同时针刺，既可促使麻痹肌恢复，又可通过其双向调节的作用，防止麻痹肌过度松弛，缓解拮抗肌的痉挛，减少出现挛缩的机会。对于有较严重的原发病，如糖尿病、高血压、动脉硬化、甲状腺机能亢进、重症肌无力及颅内或眶内肿瘤所致眼肌麻痹，重在治疗原发病。

（二）低频脉冲电流疗法

眼外肌麻痹性斜视及其引起的复视病因较多，低频脉冲电流的疗效也以外伤后引起的麻痹性斜视为好。发病后越早介入，电刺激治疗效果越好。

1. 低频脉冲疗法治疗眼外肌麻痹的作用机制

在麻痹后对麻痹肌进行早期治疗可以有效地延迟病变肌肉的变性和萎缩。低频脉冲电流可以使神经肌肉组织细胞膜除极化和复极化从而引起兴奋，被动的节律性收缩可以改善肌肉的血液循环和营养，保留肌肉的正常代谢。电刺激可直接作用于失去神经支配肌肉的运动点上，刺激该肌肉引起收缩，促进了静脉和淋巴回流，改善了代谢和营养，延缓了肌肉萎缩和失去神经支配后纤维化和硬化的倾向。而药物却不能直接作用于麻痹肌上使其收缩。

2. 低频脉冲疗法

以荷兰生产的D-438型低频脉冲电流刺激治疗仪为例。电机采用单机法，使用笔状电极，置于所需治疗眼外肌止点距眼睑最近处的皮肤上，副电极置于颈后皮肤上，阴极通电，电流选择三角波，电流强度以能引起病肌收缩而患者又能耐受的电流强度为适，一般为3～10mA分钟/次，每天2次，10天为1疗程。电刺激时，若肌肉颤抖明显或局部疼痛，即为电流过强，应减低电流强度。对于电流波型的选择是力图使刺激只作用于病肌而不波及周围的正常肌肉和感觉神经的电流波型，因而选择三角波电流，电流强度选择仅能使患者麻痹肌收缩而不损伤皮肤为宜。

3. 疗效观察

采用低频脉冲电流治疗麻痹眼外肌，为后天性麻痹性斜视、复视的治疗开辟了一条新的、有效的途径。物理治疗方法简捷，费用低，效果肯定，患者易接受，无副作用。长时间失去神经支配的肌肉将发生不可逆的萎缩，因而及早进行电刺激治疗是治疗成功的关键。

（三）推拿

1. 原理

推拿是人类最古老的一种外治疗法，是在中医理论指导下，结合现代医学理论，运用推拿手法作用于人体特定的部位和穴位，达到防病治病目的的一种治疗方法。通过推拿，可以松解粘连，缓解眼部肌肉痉挛，解除局部病变，还可以直接作用于眼部的神经。

2. 推拿疗法

患者取仰卧位，术者坐其头侧，用双手拇指分别按揉百会、鱼腰、攒竹、睛明、瞳子髎、丝竹空、风池、太阳，再用双手拇指指腹分抹眼眶周围，反复施行20分钟后，患者取坐位，术者点揉其肝俞和胆俞，推拿对侧合谷及下肢光明穴，共5～10分钟，以上均每日1次，10次为1疗程，每疗程间隔2天。

3. 注意事项

（1）身心放松：按摩时除思想应集中外，尤其要心平气和，全身不要紧张，要求做到身心都放松。

（2）取穴准确：掌握常用穴位的取穴方法和操作手法，以求取穴准确，手法正确。

（3）用力恰当：因为用力过小起不到应有的刺激作用，用力过大易产生疲劳，且易损伤皮肤。

（4）循序渐进：推拿手法的次数要由少到多，推拿力量由轻逐渐加重，推拿穴位可逐渐增加。

（5）持之以恒：无论按摩保健或治疗慢性病，都不是一两天就有效的，常须积以时日，才逐渐显出效果来，所以应有信心、耐心和恒心。

为了加强疗效，防止皮肤破损，在施推拿术时可选用一定的药物作润滑剂，如滑石粉、香油、按摩乳等。若局部皮肤破损、溃疡、骨折、结核、肿瘤、出血等，禁止在此处作推拿保健。作自我推拿时，最好只穿背心短裤，操作时手法尽量直接接触皮肤。推拿后有出汗现象时，应注意避风，以免感冒。此外，在过饥、过饱、酗酒或过度疲劳时，也不要作保健推拿。

（四）高压氧治疗麻痹性斜视

高压氧对恢复患眼斜视角及眼肌运动功能疗效肯定。同时，高压氧治疗能够提高治疗效率，减少住院天数，缩短病程，且疗效稳定，远期随访未见复发。高压氧治疗后天性麻痹性斜视的机制可能有：能显著提高血液中的氧分压和血氧有效弥散距离，改善微循环，可纠正麻痹肌及其支配神经的局部缺氧状态，使神经组织的有氧代谢旺盛，ATP和磷酸肌酸的含量增加，从而消除组织水肿，促进神经雪旺细胞增生和轴索再生，同时还可提高失去神经调节组织的氧利用率，修复受损的麻痹肌组织细胞，减慢失去神经支配效应肌肉的萎缩、纤维化，促进其功能恢复。但是治疗后天性麻痹性斜视的疗效与病因有一定关系。外伤、感染所致者有较好疗效，而代谢性疾病及原因不明所致者疗效较差，可能此类原因多为慢性损伤，组织的修复时间较长，或为不可逆损害。高压氧治疗时机是影响疗效的重要因素，早期治疗更有利于消除组织水肿，恢复神经功能，提高疗效；而发病时间较长，治疗效果较差。病程在 15 天以内开始治疗者疗效较好，病程超过 30 天者疗效较差。因此，对后天性麻痹性斜视应早期结合高压氧治疗。

面神经麻痹的康复

一、面神经麻痹的临床诊治

(一)概述

周围性面瘫是临床常见病，发病率每年每 10 万人有 13～14 例。对周围性面瘫自然病程的研究表明，虽然有 75%～90%的患者未经任何治疗可获得满意而完全的恢复，但仍有 10%～25%的患者遗留不同程度的面神经功能障碍。面神经损伤可以引起眼科的一系列症状，如同侧眼不能闭合、下睑下垂和流泪。原因是：眼轮匝肌负责眼裂闭合，肌肉瘫痪后眼裂开放而不能闭合，又称兔眼。角膜和结膜失去保护，易发生角膜炎和结膜炎，下睑因受重力牵引呈下垂和流泪。若面神经麻痹波及岩大神经，因影响泪腺正常分泌，所以流泪甚少。但上睑不会受累，因为它由上睑提肌管理，该肌由动眼神经支配；还有米勒肌协助管理，该肌由交感神经支配。呈现角膜反射消失，是基于面神经麻痹，所以眼轮匝肌不能收缩使眼闭合。

(二)病理改变

由于受到风寒的刺激，面神经局部营养神经的血管发生痉挛，导致该神经组织缺血、水肿，使神经受到压迫；或是发生感染性炎症肿胀，压迫神经，导致血循环障碍，影响神经功能，而发生面神经麻痹。病理变化早期主要为面神经水肿，髓鞘或轴突有不同程度的变性。关于面神经损伤后的超微结构改变，一些学者做了一部分研究工作其结果与其他周围神经超微结构相似，无明显的特异性。透射电镜下轴突早期变性表现为基质电子密度增高，神经微管、微丝排列网状化以致断裂，其残余物可与肿胀、变性的滑面内质网、线粒体等细胞器及其残片形成较致密团块。在变性中，晚期还可见大小不一的颗粒及髓样小体。

(三)临床表现

起病突然，常在睡眠醒来时，发现一侧表情肌完全性瘫痪的表现：面部板滞、麻木、瘫痪，额纹消失，不能皱额、蹙眉、皱眉、露齿、鼓颊等动作，眼裂变大，眼睑不能闭合或闭合不全，露睛流泪，闭眼时瘫痪侧眼球向上方转动，显露白色巩膜，称 Bell 征。口角向健侧歪斜，患侧鼻唇沟变浅或消失。少数病人初起时有耳后、耳下及面部疼痛。严重者可出现患侧舌前 2/3 味觉减退或消失，听觉过敏等。

(四)诊断

除了根据临床表现，面神经损伤确切且可定量的物理诊断主要是电生理检测。电生理诊断对面神经阻滞及脱髓鞘非常敏感。神经阻滞及脱髓鞘表现为神经传导潜伏期延长，神经传导速度减低，而轴索损害主要表现为动作电位波幅降低。神经损伤分为 3 类：神经失用、轴索断伤和神经断伤。神经失用时，只有传导阻滞没有轴索断离，对电刺激的反应正常或稍减弱，若去除病因，神经可在几天或几周后恢复。轴索断伤时，轴索失去连续性，在断伤的末端有顺向变性，虽可出现神经暂时性传导功能障碍，但其功能可自行恢复，其恢复需经过很慢的神经纤维再生，故这种修复过程需要几个月甚至几年。而神经断伤若无外科手术，只能很缓慢地修复甚至不能修复。

(五)治疗原则

1. 急性期

起病 1～2 周，治疗主要是控制炎症、水肿，改善局部血液循环，减少神经受压为原则。具体可选用药物、理疗、针灸等治疗方法。必要时可使用肾上腺糖皮质激素类药物，一般药物治疗很少有效。

2. 恢复期

从 2 周到 2 年，此期主要使神经传导恢复和加强肌肉收缩。面肌的功能训练应尽早开始。

3. 后遗症期

指 2 年后面瘫仍不能恢复者，可按损伤性面瘫处理。长期不能恢复者，可试行面神经与副神经或面神经与膈神经吻合术。但术后随意运动能否通过长期训练而建立尚难确定。

二、面神经麻痹的康复评定

面神经麻痹的疗效评价标准参照《上海市中医诊疗常规》。

痊愈：闭目好，额纹及两侧鼻唇沟对称，鼓腮露齿无障碍。

有效：额纹及两侧鼻唇沟基本对称，鼓腮露齿轻度障碍。

未愈：额纹及两侧鼻唇沟不对称，鼓腮露齿严重障碍。

分别在入院、治疗后 2 个月评定 1 次。

三、面神经麻痹的康复治疗

近代内科治疗观点主张采用抗炎、脱水、疏通微循环的综合疗法。激素治疗：利用激素抗炎、消肿作用，除强的松、地塞米松的传统用法外，还主张用促皮质素治疗，特别是用于病程在 10 天以内者。外科方法：直接修复、神经移位修复、面神经交叉移植术神经转位、游离肌肉移植修复等，但是国内外报道疗效均不确切。面神经缺损修复的根本目的是提高功能恢复率，但是目前的各种修复方法达到功能恢复的极少。今天的显微外科修复神经缺损的技术达到了相当高的水平，很难再精细，而修复效果仍不满意。局部物理疗法在治疗面神经炎中显现重要作用。

（一）超短波疗法

研究表明，物理因子局部治疗对麻痹面肌功能恢复有积极作用，超短波结合紫外线局部照射，使皮下微血管扩张，血管通透性增高，血流量增加，促进营养物质和氧的交换及代谢产物排除，局部吞噬细胞活跃，免疫功能增强，从而促使炎症局限并逐步消散。当患者病情稳定后，面神经管内组织水肿已基本消退，进入恢复期的治疗主要是尽快使神经传导功能恢复和增强肌肉的收缩，所以此时（一般是超短波联合紫外线治疗 1 周后）给予直流电治疗，以兴奋神经和肌肉，可以使失神经支配的面肌得到训练，改善神经系统的功能状态。直流电可使瘫痪的面肌运动增强，维生素 B_1 直接导入麻痹的面部也可对局部神经起到一定的营养作用。观察表明，对不能进行有效主动收缩的患者，在其恢复期及时给予直流电离子导入，通过对面神经及相关肌群的刺激，患者很快即感到面部肌肉力量增加。紫外线联合超短波对面神经功能的恢复起了重要作用，直流电维生素 B_1 的导入能够促进面部肌肉运动，增加神经局部营养，从而加快其功能的恢复。

（二）康复运动疗法

随着运动康复的开展，人们已普遍认识到运动疗法在促进神经功能恢复中具有不可替代的作用，但系统的颜面肌肉功能训练对于面神经功能恢复作用研究不多。在临床药物治疗的同时采用综合康复疗法，重视面部肌力增强的康复运动训练，取得了较好的疗效。积极的康复运动有助于患侧面肌功能恢复。康复治疗应制定康复计划，采取个体化原则。所有患者都进行神经科常规治疗和护理，在此基础上，康复组早期介入康复训练。具体方法包括：

（1）自我按摩：枕额肌额腹、眼轮匝肌、提上唇肌、颧肌、口轮匝肌、上口轮匝肌、下口轮匝肌、下唇方肌。

（2）表情肌康复训练：每日训练 2～3 次，每个动作训练 10～20 次。其中眼部具体训练方法如下：

1）抬眉训练：抬眉动作的完成主要依靠枕额肌额腹的运动。在失用性、轻、中度病变型面瘫中，枕额肌额腹的运动功能最容易恢复。可嘱患者上提健侧与患侧的眉目，有助于抬眉运动功能的恢复。

2）闭眼训练：闭眼的功能主要依靠眼轮匝肌的运动收缩完成。训练闭眼时，可嘱患者开始时轻轻地闭眼，两眼同时闭合 10～20 次，如不能完全闭合眼睑，露白时可用食指的指腹沿着眶下缘轻轻地按摩一下，然后再用力闭眼 10 次，有助于眼睑闭合功能的恢复。

面部康复训练的理论根据是运动再学习和本体感觉促进法理论，以促进技术为主的综合运动疗法是神经康复治疗中应用最广泛的方法，能显著改善患者运动功能。对面瘫进行运动疗法，对急性期完全不能收缩的肌肉或刚出现收缩时进行肌肉功能的再训练，可增强下意识地传到中枢的肌肉运动的感觉，可促进神经肌肉的连接恢复，促进了神经功能恢复,有利于神经再生。同时使残存肌肉和接受神经再支配的纤维肥大与强化、延缓、预防肌肉萎缩,若待肌力恢复后,再开始行肌力增强训练,易致肌肉挛缩而留有功能障碍。按摩手法使面部肌产生被动运动,能维持肌肉张力,防治瘫痪肌肉的挛缩及被健侧肌的过度牵引,并为主动运动做准备。面部肌在发病后 3～5 天积极配合康复,疗效好于单纯药物＋传统治疗。

(三)针刺

1. 针刺时机

面瘫临床治疗时机是近几年来临床的争论焦点,目前存在两种意见:一是现代医学学者在临床治疗中认为面瘫急性发病期因炎性水肿渗出,不宜早期针灸治疗,提倡发病后 5～7 天再进行治疗为宜,主张早期用西药抗炎、抗病毒疗法。而祖国医学学者尤其是针灸学者认为,面瘫早期针灸治疗是最佳时机。有实验结果表明,面神经炎急性期运用针刺治疗,具有较好的抗炎、增进渗出吸收、解除血管痉挛、促进神经供血、减轻神经因缺血缺氧而处于低迷状态或提高神经自主功能的作用。大量实验数据证实,早期针刺可以使琥珀酸脱氢酶、乙酰胆碱活性增高,酸性磷酸酶活性下降、含量减少,由此看来,在针灸治疗面瘫的时效关系上,多数医生及学者更倾向于早期、及时治疗,并形成了较为广泛的认同。

2. 取穴

针刺治疗面瘫主要以取面部阳明经穴位为主,手足少阳经穴位为辅,采取局部近取和循经远取相结合的方法,疏调阳明经经气,驱邪外出。如地仓穴和颊车穴,二穴相配,疏风活络,最有利于驱除面部经络之邪。下关穴也为治疗面神经麻痹的有效学位。翳风穴属于手少阳三焦与足少阳胆经之会所,可以疏风活络,聪耳启闭。针刺该穴可直接改善局部循环,迅速减缓面神经水肿,解除神经压迫,达到治疗目的。以上穴位,均居于面部,其下为面神经走行,针之可以直接刺激面神经,起到疏风散邪、通经活络、运行气血、营养面部筋肉的作用。合谷为治疗面瘫的特效穴,针之可改善面部血液循环。太冲为足厥阴肝经原穴,现代医学研究太冲穴可调节整体外周血量,降低 NO 的神经毒性作用,而达到对脑神经保护的目的。风池穴也为治疗面神经麻痹的常用主穴。以上各穴相配,既疏风散邪,通络活血,以治其标,又调血养筋以治其本,故临床上每用必效。

3. 针刺方法

可采用分期针刺法治疗周围性面瘫,急性期取主穴风池,施捻转泻法;静止期取主穴合谷,施捻转泻法;以上两期如有耳后瘢疹、耳痛、听觉及味觉障碍加外关,施捻转泻法;恢复期施毛刺法,用平补平泻法。也可用用分期针刺治疗周围性面瘫,急性期行毫针多针浅刺法,不提插、不捻转。静止期面部穴位用深刺透穴法。中等刺激根据针刺深浅可分为:

(1)透刺法:即透穴而刺,一针多穴的刺法。又称为透针法。其法为刺入某穴后,将针尖刺抵相邻近的穴位,但不可穿透皮肤。周围性面瘫的针刺方法宜浅不宜深,采用平刺透穴最好。透刺的主要作用机制是通过对肌肉及神经的刺激,提高局部神经肌肉和中枢神经的兴奋性,从而促进面神经和面部表情肌功能的恢复。近年来,在临床上采用透刺法治疗面瘫者也为数不少。

(2)浅刺法:面部表情肌走行交叉,血管、神经分布丰富,在面部透刺有一定弊端:一是透刺不易与肌纤维方向一致,不利于针感扩散;二是痛感明显,常造成肌纤维、神经损伤和皮下出血。周围性面瘫病变主要位于脉络、经筋和肌肉之间,部位比较表浅,所以针刺宜浅不宜深。通过浅刺可以使患侧面神经产生兴奋,增强肌纤维收缩,加速面神经局部的血液循环,促进炎症和水肿的吸收。浅刺法可以避免过多的刺伤组织,刺激量适中,保护经气不受损伤。在治疗面神经麻痹的过程中,浅刺法优于透刺法。

(四)灸法

在周围性面瘫的治疗中,艾灸法具有独特的运用价值,能“攻之不及”,凭借极强的渗透力作用,直达病所。在面神经分布区域施灸,主要是利用针法配合点燃的艾绒团、姜片等产生的热量作用于相应穴位,能够增加血供,促进炎症吸收,使面神经的机能尽早恢复。

(五)电针治疗

电针是在传统针灸的基础上,施加电刺激,它融针刺信息与电流信息于一体,加大了刺激信息能量,从而加速神经的生长过程。神经纤维在电流刺激中，向负极方向生长，正极方向则回缩或完全被抑制吸收的特性。新近研究认为，生物电场是神经再生的定向因素之一。任何生物体表存在着许多重叠的电场，电位最高的部分往往是代谢最旺盛的部分，控制着整个系统的方向和极性。神经系统本身就是化学能的传导体，对外来的电流相当敏感。在受损的神经传导中，来自胞体的电差在损伤处中断，使轴索顺着与电力线平行的方向走向远端。电针能使受累的主要分支产生兴奋却不损伤神经，对面部神经功能恢复有及时的良好调节作用。早期正确应用电针的疏密波治疗面神经炎也可以促进血液循环，以改善局部营养代谢，增加肌纤维的收缩，促使炎性渗出吸收，从而消除炎性水肿，缓解血管痉挛，达到通络、调和气血、平衡阴阳的作用。最终可改善神经冲动的传导，促进神经纤维的再生与恢复，使面神经兴奋性提高而达到治疗面瘫的满意效果。

(六)恒磁有氧循经无创治疗周围性面神经麻痹

目前对周围性面神经麻痹的治疗仍停留在针灸、针刺、针刺加理疗、穴位注射、埋线、割治等传统的有创治疗方法，不能直接作用于面神经的损伤病变部位，而恒磁有氧循经无创治疗方法恰好弥补了这方面的不足。采用恒定磁场并有氧方法具有无痛、无创伤、无交叉感染、无面神经二次损伤、操作安全、简便、疗程短、治愈率高的特点，可明显改善面神经麻痹症状，恢复面肌功能。恒磁有氧循经无创治疗面瘫技术是通过磁力线的生物作用直接作用于面神经的损伤部位和负压的扩张血管作用，在有氧的环境下，改善面神经的血、氧供应，使损伤的面神经得以修复。不刺破皮肤，不破坏皮肤的原有生理屏障，因此，不产生痛、不损伤面神经、无交叉感染、没有并发症和后遗症、疗程短、治愈率高，整个治疗过程无痛无创伤。

(七)其他康复疗法

对于面神经的治疗，还有学者应用蜂针疗法、滞针疗法、温针疗法、针灸配合推拿、针法结合罐法，针灸配合 TDP 照射等，均取得了较好的疗效。

(岳　辉　任秋锦　周　清)

第二十八节　慢性盆腔炎的康复

一、慢性盆腔炎的临床诊治

慢性盆腔炎是指女性内生殖器及其周围结缔组织、盆腔腹膜的慢性炎症。其主要临床表现为月经紊乱、白带增多、腰腹疼痛及不孕等，如已形成慢性附件炎，则可触及肿块。常为急性盆腔炎未能彻底治疗，或患者体质较差，病程迁延所致，但亦可无急性炎症病史。病情较顽固，当机体抵抗力较差时，可有急性发作。

(一)病理

1. 慢性输卵管炎与输卵管积水

慢性输卵管炎多为双侧性，输卵管呈轻度或中度肿大，伞端可部分或全部闭锁，并与周围组织粘连。输卵管炎症较轻时，伞端及峡部粘连闭锁，浆液性涌出物积聚而形成输卵管积水；有时输卵管积脓变为慢性，脓液渐被吸收，浆液性液体继续自管壁渗出而充满管腔，亦可形成输卵管积水。积水输卵管表面光滑，管壁甚薄形似腊肠，可游离或与周围组织有膜样粘连。

2. 输卵管卵巢炎及输卵管卵巢囊肿

输卵管炎波及卵巢，可相互粘连形成炎性肿块，或输卵管伞端与卵巢粘连贯通，液体渗出而形成输卵管卵巢囊肿，也可由输卵管卵巢脓肿的脓液被吸收而成。

3. 慢性盆腔结缔组织炎

炎症蔓延至宫骶韧带处，纤维组织增生、变硬。广泛蔓延时，宫旁组织也增厚。

(二)临床表现

1. 有急性盆腔炎史，全身症状不明显，有时有低热、疲乏、精神不振、失眠及急性发作。

2. 下腹坠胀、疼痛，腰骶部酸痛，性交及月经前后加剧。

3. 月经有时失调，输卵管阻塞导致不孕。

4. 妇科检查时子宫活动受限，两宫旁增厚及轻压痛，形成囊肿时可触及囊性肿物。

（三）诊断与鉴别诊断

有急性盆腔炎史及症状和体征明显者，诊断多无困难。但对慢性盆腔炎的诊断须慎重。应与子宫内膜异位症相鉴别。子宫内膜异位症痛经为继发性、进行性加重，若能触及触痛结节，有助于诊断。输卵管积水或输卵管卵巢囊肿需与卵巢囊肿相鉴别，输卵管卵巢囊肿除有盆腔炎病史外，肿块呈腊肠形，囊壁较薄，周围有粘连；而卵巢囊肿一般以圆形或椭圆形较多，周围无粘连，活动自如。附件炎症包块与周围粘连，不活动，有时易与卵巢癌相混淆，一般炎性包块为囊性，而卵巢癌为实性，B型超声检查有助于鉴别。

（四）治疗原则

1. 一般治疗

解除患者思想顾虑，增强治疗的信心，增加营养，锻炼身体，注意劳逸结合，提高机体抵抗力。

2. 中药治疗

慢性盆腔炎以湿热型居多，治则以清热利湿、活血化瘀为主。物理治疗：湿热的良性刺激可促进盆腔局部血液循环，改善组织的营养状态，提高新陈代谢，以利于炎症的吸收和消退。常用方法有超短波、离子透入（可加入各种药物如青霉素、链霉素等）、蜡疗等。

3. 其他药物治疗

在用抗炎药物时，也可同时采用 α-糜蛋白酶 5mg 或透明质酸酶 1500U，肌肉注射，隔日 1 次，5～10 次为 1 疗程，以利于粘连和炎症的吸收。个别患者局部或全身出现过敏反应时应停药。在某些情况下，抗生素与地塞米松同时应用，口服地塞米松 0.75mg，每日 3 次，停药时注意逐渐减量。

4. 手术治疗

有肿块如输卵管积水或输卵管卵巢囊肿可行手术治疗；存在小的感染灶，反复引起炎症发作者亦宜手术治疗。手术以彻底治愈为原则，避免遗留病灶再有复发的机会，行单侧附件切除术或子宫全切除术加双侧附件切除术。对年轻妇女应尽量保留卵巢功能。

慢性盆腔炎单一疗法效果较差，采用综合治疗为宜。

二、慢性盆腔炎的康复评定

盆腔炎通常为急性盆腔炎未能彻底治疗，或患者体质较差，病程迁延所致。祖国医学并无慢性盆腔炎的病名，而把此病分述于带下、痛经、癥瘕等症候中。辨证以湿热下注和气滞血瘀多见，症状以腰酸、腹痛、带下、痛经等为主，故治疗当以清热解毒、活血化瘀为法。中医药治疗该病有明显的优势和特色，根据其临床表现，进行辨证施治，能够取得良好的治疗效果。

中医药治疗慢性盆腔炎在坚持辨证施治的基础上，采用全身和局部用药结合，多途径给药。内治法以辨证论治为原则，采用清热利湿、活血化瘀、温经散寒、疏肝理气、健脾益肾等治则；外治法经多种途径通过药物的渗透作用直达病灶，增强腹膜血液循环及淋巴回流，提高机体的非特异性免疫力，起到抑菌、消炎的目的。配合针灸、穴位注射、敷贴、导入等多方法治疗，促进局部血液循环，炎症吸收。中医多途径给药治疗慢性盆腔炎无毒副作用，无耐药性，治疗简便，价廉有效。

三、慢性盆腔炎的康复治疗

1. 药物治疗

（1）内治法

中医内治法治疗慢性盆腔炎的优势首先应根据其临床表现辨证施治。按辨证分型，其治疗方法如下：湿热瘀结证，治以清热利湿、活血化瘀；气滞血瘀证，治以理气活血、化瘀止痛；寒湿凝滞证，治以温经散寒、化瘀除湿；虚证多为肝郁脾虚，脾肾亏虚，前者治以疏肝理气、健脾化湿，后者治宜健脾益肾。具体用药也各有偏重，口服中药内治法的关键是辨证分析，对症施治。

（2）外治法

1）中药灌肠：通过直肠给药易直达病所，疗效较好。主要依赖于药物透过黏膜吸收，不经肝脏滤过作用，从而避免了胃液和多种消化酶对中药有效成分的破坏而减弱药力之弊端。有两种形式：一是中药保留灌肠药；二是直肠滴注。中药保留灌肠多以活血化瘀、清热止痛为主。

2）栓塞法：用中药栓剂治疗本病较灌肠和肛肠点滴治疗的优势在于无明显局部刺激，药物缓慢吸收，作用时间长。

3)熏洗疗法：是中医传统疗法的一种，利用皮肤渗透力促进患处炎性物质的吸收，从而提高疗效。它通过药与热的协调作用，使药物直达病所，提高药效。药以活血化瘀、祛风利湿为主。

2. 多功能治疗仪理疗

具有清热解毒、活血止痛的功效，通过直流电导入，可以将药物直接导入发炎部位，能逐渐进入血液和淋巴液，促使盆腔局部血液循环，消除局部水肿，减少炎症渗出，改善组织营养状态，提高新陈代谢，增强人体代谢及免疫能力，最终达到治疗目的。中药经皮离子导入法治疗盆腔炎于20世纪90年代开始在临床上有所应用，近几年有所增加。

3. 超短波(TDP)——微波治疗

腹部盆腔照射，除发挥自身药物作用外还可加速血液循环，促进消炎退肿。通过明显的温热和热疗效应，达到温经通络、行气活血，改善局部组织营养，提高免疫力作用，可促使病灶在单位时间内充分吸收中药有效成分并发挥作用。

超短波作用主要是通过明显的温热和热外效应，改善局部血液循环及组织营养，加强网状内皮系统功能，提高免疫力，抑制细菌生长繁殖，从而使渗出吸收，炎症控制，病灶消散。超短波结合碘离子导入治疗慢性盆腔炎，是目前比较有效的治疗手段。碘离子具有软化消散，促进炎症吸收，调节新陈代谢的作用。直流电本身具有扩张血管，改善血液循环和营养的作用，更重要的是把碘离子直接导入治疗部位，在皮内形成"离子堆"，使离子在组织内存留较长时间，较持久地发挥治疗作用。超短波结合碘离子导入治疗慢性盆腔炎，能够明显改善和促进局部血液循环，具有较强的消炎、松解粘连及镇痛作用，是一种切实可行的治疗方法。

4. 中频交流电治疗

(1)中频交流电有较强的镇痛消炎、消肿、刺激神经肌肉，促进局部血液循环作用。

(2)中频交流电具有透入药物的能力，尤其适于透入中药，在脉冲电流的作用下，中药分子通过皮下转向靶器官，使病变局部血液循环加快，达到消除炎症，吸收水肿缓解疼痛，祛风除湿的目的。

(3)可使药物透入较深又减少趋肤效应的影响。在中频交流电按摩及加温作用下，组织皮肤的通透性明显增高，组织膜和细胞与组织间隙明显提高，药物的渗透显著增强，使局部组织保持了较高药物浓度，在病变局部形成药物分子堆，起到靶向的治疗作用。温热的良性刺激还可促进盆腔局部血液循环加快，改善组织的营养状态，提高新陈代谢，以利于炎症的吸收和消退。

5. 针灸治疗

针灸疗法是根据经络学说的原理，利用刺激体表穴位，以疏通经气，调节人体脏腑气血功能，治疗疾病。循经取穴，从外治内，可疏通经络之气血，使盆腔内郁滞的气血畅通，达到通则不痛的治疗目的。

6. 生活方式干预

(1)合理膳食：慢性盆腔炎患者在饮食上应注意营养丰富，清淡易消化。宜食用高蛋白、高维生素的食物，如奶、瘦肉、猪膀胱、乌龟、新鲜水果及蔬菜等。忌煎炸油腻、辛辣之食物，如辣椒、烧鹅、烧鸭等，忌榴莲、芒果等湿热之水果，忌虾、蟹之类的发物。每日摄入食物的热量，按照患者标准体重及活动状态进行计算：①休息状态，每日每公斤体重2000～2500卡；②轻度活动，每日每公斤体重2500～3000卡；③中度活动，每日每公斤体重3000～3500卡；④重度活动，每日每公斤体重3500～4000卡。以防止伤脾助湿，损伤胃气，从而加重病情，影响药物的吸收，影响治疗效果。

(2)适当运动

1)原则：运动个体化，坚持轻至中度有氧运动。

2)方法：选择患者喜欢的运动方式，如快步走、游泳、打乒乓球、爬山等。

3)运动时间及强度：每周运动4次，每次运动45分钟；运动强度以患者在运动后心率为其最大心率的60%～80%(最大心率=220－年龄数)为宜。一方面，适当运动可以改善盆腔组织血液循环，增加局部组织和器官供血供氧，减轻炎症渗出，促进包块吸收；另一方面，适当运动可以增强体质，提高机体免疫能力。

(3)戒烟限酒：患者原已吸烟者应逐步戒烟，没有吸烟者应坚持不吸，患者原已饮酒者应限量饮酒。香烟中尼古丁等有害物质可刺激血管内膜，导致血管痉挛，使盆腔组织器官缺血低氧，不利于炎症恢复。过量饮酒伤脾助湿，化生湿热，使局部炎症进一步加重；同时过量饮酒损伤胃气，影响药物的吸收及治疗效果。因此，慢性盆腔炎患者提倡戒烟限酒。

(4)心理平衡：慢性盆腔炎不仅是躯体疾病，也是一种心身疾病。其反复发作除疾病本身特点外，与患者精神抑郁、不良情绪刺激或过度劳累等有较强的相关性。上述因素均可导致机体免疫功能下降，抗病能力减弱而致病情反复发作。因此，在治疗过程中，除了进行躯体治疗外，还应重视心理治疗和情志调节，通过心理疏导，以缓解患者的精神压力，改善不良情绪，使患者正确认识疾病，解除不必要的顾虑，增强战胜疾病的信心和勇气，保持心情舒畅和心理平衡，从而有利于疾病的治疗和康复。

(徐　艳　胡丽芳)

第二十四章　临床常见问题的康复处理

第一节　慢性疼痛

疼痛是与组织损伤或潜在的组织损伤相关的一种不愉快的感觉和情绪体验。疼痛与损伤相关，但是伤害性刺激并不是引起疼痛的惟一因素。疼痛受生理、心理、社会等诸多因素的影响，是中枢神经对众多信息的综合处理，最终得出的一种主观感受。

慢性疼痛是指疼痛持续时间超过正常持续时间或间断性发作的疼痛。慢性疼痛可能是急性损伤的一个后遗症，也可能是退行性疾病的一个症状或一直隐袭存在。急性损伤后有的人随着损伤组织的愈合仅表现为急性疼痛，而另一些人则发展成慢性疼痛，其机制尚不明确。有研究者通过动物试验认为，发展成慢性疼痛的患者在康复过程中，可能发生广泛的神经学变化，出现神经的重交联和神经刺激敏感性的变化。因而患者出现持续性疼痛和痛觉过敏、痛觉超敏及疼痛范围扩大的一些症状。

一、临床综合分类及诊断要点

(一)临床综合分类

疼痛的临床综合分类方法以解剖部位为基础，并包含疼痛涉及的器官、病因、病理和诊断名称，在临床上较为常用。

1. 头痛

(1)颈源性头痛。

(2)紧张型头痛。

(3)偏头痛：先兆型头痛、非先兆型头痛。

(4)丛集性头痛。

(5)损伤性头痛。

(6)血管源性头痛。

(7)颅压异常性头痛。

(8)炎性头痛。

(9)外伤后头痛。

2. 颌面部痛

(1)三叉神经及其分支痛。

(2)舌咽神经痛。

(3)耳部带状疱疹及疱疹后神经痛。

(4)面部器官源性疼痛。

3. 项枕部疼痛

(1)枕大神经痛、枕小神经痛、耳大神经痛、枕后神经痛。

(2)乳突痛、乳突炎。

(3)颈项部肌筋膜痛。

4. 颈肩痛

(1)颈椎关节病。

(2)颈肩综合征。

(3)寰枕畸形、颈肋等。

(4)甲状腺疾病。

(5)喉、咽病变。

(6)颈部淋巴结病变。

(7)肩周炎。

5. 上肢痛

(1)上肢血管性疼痛：雷诺病、大动脉炎。

(2)肱骨外上髁炎。

(3)腕管综合征。

(4)前斜角肌综合征。

(5)胸廓出口综合征。

6. 胸部痛

(1)肋间神经痛。

(2)带状疱疹及疱疹后神经痛。

(3)胸部外伤、肋骨骨折。

(4)乳腺疾病。

(5)胸内脏器疾病。

7. 腹痛

(1)腹部外伤性疼痛。

(2)壁静脉炎。

(3)腹壁疝及嵌顿。

(4)腹内脏器疾病:穿孔、炎症、缺血、阻塞、痉挛、肿瘤等。

8. 腰腿痛

(1)脊柱外伤、骨折、炎症。

(2)脊柱退行性病变。

(3)脊柱先天性畸形。

(4)脊柱肿瘤。

(5)下肢缺血性疼痛、脉管炎、动脉栓塞等。

(6)下肢末梢神经炎。

(7)痛风。

(8)免疫性疾病:风湿、类风湿。

(9)软组织疾病:损伤、炎症等。

(10)其他。

(二)诊断要点

慢性疼痛病因复杂,表现的症状各异,多数诊断较为困难,且常被疼痛症状掩盖了原发疾病,以致误诊、漏诊。因此必须树立"治痛先诊断"的原则,重视诊断和鉴别诊断。

1. 仔细询问病史

问诊内容包括疼痛的部位、时间、性质、程度、规律、有无伴随症状、疼痛的诱发和缓解因素、疼痛的治疗史及既往史、职业、家庭情况、社交活动等。

2. 认真实行体格检查

体检应有顺序、按部就班地进行。体检内容主要为神经肌肉和关节功能。注意根据病史取得的线索,进行全面而重点的检查,以免遗漏或误诊。

3. 合理应用特殊检查

包括X线、CT、MRI、ECT等影像学检查,肌电图、远红外热图扫描、诊断性神经阻滞等辅助检查及血常规、血沉、类风湿因子等实验室检查。各项检查都有其适应证,应合理应用。

4. 反复核实诊断的正确性

诊断是否正确,需要治疗效果来检验。通过随访、复诊及治疗后的详细问诊与检查检验诊断的正确性,必要时修正原诊断。

二、慢性疼痛的康复评定

对疼痛进行评定,不仅是选择治疗手段和药物的重要依据,更是评价疗效、调整治疗方案的重要标准之一。由于疼痛是一种主观感受,受躯体的、精神的、环境的及认知的和行为的等众多因素的影响,因此有必要从多方面对疼痛进行评定,包括疼痛的部位、性质、程度及心理评定、功能评定等。

(一)疼痛评定

1. 视觉模拟量表

视觉模拟量表(visual analogue scale, VAS),是在一张白纸上画一条长10cm的粗直线,两端分别标记无痛(0)和无法忍受的剧痛(10)字样。被测者根据其感受程度,在直线上相应部位做标记,从无痛端到记号之间的距离即为疼痛评分分数,表示疼痛的量(图24-1)。

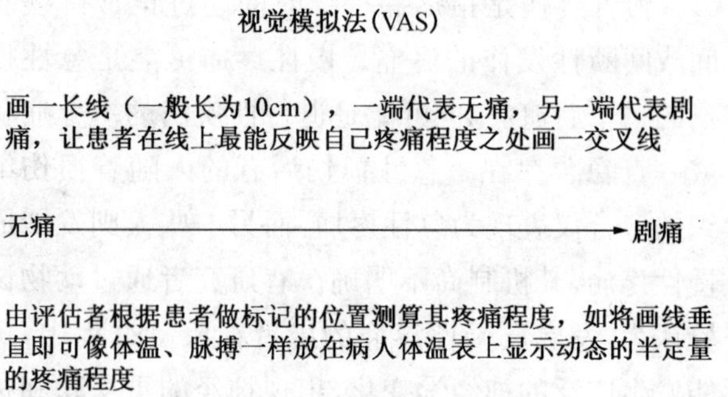

图24-1 VAS疼痛分级

2. 语言评价量表

语言评价量表(verbal rating scale, VRS),是将描绘疼痛强度的词汇通过疼痛测量尺表达,使患者更容易理解和使用。VRS有4级评分、5级评分、6级评分、12级评分等,各评分法均是根据疼痛的程度,采用从无痛到最严重疼痛的词汇表述,如无痛、轻微疼痛、中等程度疼痛、剧烈的疼痛。该评分法易受患者情绪的影响,要正确对待患者的情绪化因素并进行评价。

3. 数字评价量表

数字评价量表(numerical rating scale, NRS),是将VAS改用数字在表上表示,疼痛程度用0～10这11个数字表示。0表示无痛,10表示最痛。被测者根据自己的感受在其中一个数字做标记。该方法简单、效率高，常用于评测下背痛、类风湿性关节炎及癌痛（图 24-2）。

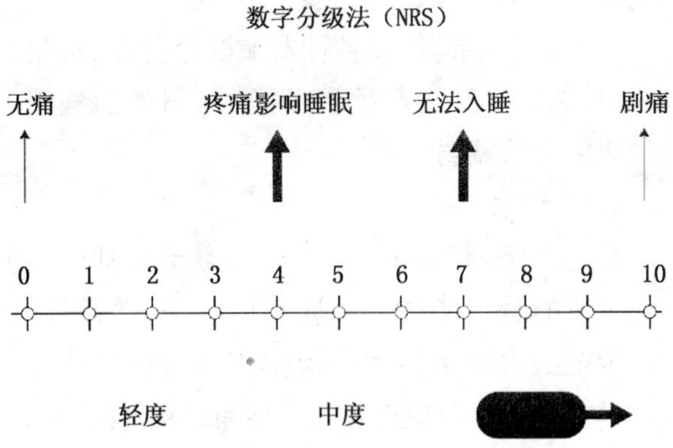

图 24-2　NRS 疼痛分级

4. 疼痛问卷表

疼痛问卷表（pain questionnaires），是一种多因素评分方法，是根据疼痛的生理感觉、患者的情感和认识成分等因素设计而成，它不仅仅局限于疼痛强度的单一评估，而是从多方面、多角度评估疼痛。

（1）麦吉儿疼痛问卷表（McGill pain questionnaire，MPQ）：McGill 疼痛问卷包括人体图像指示疼痛的部位，分 4 类 20 组疼痛描述词，从感觉、情感、评价和其他相关类 4 个方面因素及现时疼痛强度进行较全面的评价。每组词按疼痛程度递增的顺序排列，其中，1～10 组为感觉类，11～15 组为情感类，16 组为评价类，17～20 组为其他相关类。被测者在每组词中选择一个最适合描述自己痛觉程度的词，由该词的序号数获得一个相应数值，所有数值之和为疼痛评定指数（pain rating index，PRI）。

（2）简化的麦吉儿疼痛问卷表（short-form of McGill pain questionnaire，SF-MPQ）：SF-MPQ 是 MPQ 的简化问卷，由 11 个感觉类和 4 个情感类的描述词及现时疼痛强度（present pain intensity，PPI）和 VAS 组成。所有描述词都用 0～3 表示无痛、轻度痛、中度痛和重度痛，由此求出 PRI。PRI 用 6 分法评定。SF-MPQ 内容简洁、费时较少，其评价结果与 MPQ 有很高的相关性。SF-MPQ 对各种疼痛治疗产生的临床变化敏感，对癌痛引起的慢性疼痛也同样有效。

（二）功能评定

针对患者的病情，采用指数法或量表法，通过询问、观察、填表、测验来获取资料，评估患者的运动能力、生活活动能力、语言交流能力及感知觉等。

（三）心理评定

慢性疼痛患者经常会出现心理抑郁，抑郁和焦虑也可使疼痛加重，二者之间可产生恶性循环。因此，治疗慢性疼痛必须注重心理评估。目前，常用的评定方法有 Beck 抑郁量表、明尼苏达多相人格调查表（MMPI）、症状核查表-90（Symptom Checklist-90）及生活质量评估（quality of life，QOL）等。

三、慢性疼痛的康复治疗

（一）慢性疼痛康复治疗的原则

1. 慢性疼痛治疗的目的是减轻疼痛、减轻心理痛苦和残疾程度，以帮助患者恢复正常的活动能力，甚至重返工作岗位。

2. 慢性疼痛的治疗强调多学科参与，依靠团队协作，采用综合治疗。

3. 治疗前明确疼痛的病因、部位、患者全身情况及其他并发症，慎重选择治疗药物和方法。

4. 全面评估慢性疼痛的程度、性质和失能问题，并让患者及家属参与。

5. 建立针对性的治疗目标，并针对所有问题制定个体化的综合康复计划。

6. 增强患者对自身疼痛的认识，充分调动其主动参与康复治疗的积极性。

（二）慢性疼痛的治疗方法

1. 物理疗法

（1）电疗法

1）经皮神经电刺激疗法（transcutaneous electrical nerve stimulation，TENS）：是采用电脉冲波刺激仪，通过放置于身体相应部位皮肤上的双电极，使低压电流通过皮肤对机体粗神经末梢进行温和刺激以达到提高痛阈缓解疼痛的一种方法。适应证包括术后伤口痛、神经痛、扭挫伤、肌痛、关节痛、头痛、截肢后残端痛、幻肢痛、癌痛等。

2）经皮脊髓电刺激疗法（transcutaneous spinal electrostimulation，TSE）：是将电极安放在相应脊髓的外部进行刺激，使用高频率、短时间电流刺激，使上行神经传导径路达到饱和，难以感觉疼痛。该疗法短时间刺激可产生较长时间的止痛效果。

3）其他电疗：如间动电疗、干扰电疗、感应电疗、音频电疗、正弦调制及脉冲调制中频电疗等，都有较好的止痛效果。超短波、微波电疗及药物离子导入也有不同程度的止痛作用。

(2)光疗法(phototherapy)：光疗法在伤病的康复治疗中应用广泛，常用的有红外线、超激光和其他激光等可见光和不可见光。超激光全名为直线偏振光近红外线，其适用范围广，无创伤，无痛苦，疼痛治疗效果显著。适用于各种慢性肌肉痛、关节痛、神经痛及血管性头痛、紧张性头痛等。

(3)热疗和冷疗

1)热疗(heat therapy)：有电热垫、电光浴、热水浸泡、热敷、蜡疗等方式。热疗对于关节-韧带、骨骼、肌肉等病变所致的疼痛，以及与疼痛相伴随的功能障碍都有良好的治疗反应。

2)冷疗(cryotherapy)：有冰按摩、冰袋、冷喷等治疗方式，主要适用于软组织创伤早期(48 小时内)，以缓解疼痛、预防和减少出血及肿胀。对部分严重疼痛，冷疗和热疗可交替使用。另一些病症却只对一种疗法有特殊治疗反应，如类风湿性关节炎不宜用热疗，而大多数疼痛僵硬性关节炎忌用冷疗。

(4)体外冲击波疗法(extracorporeal shock wave therapy)：体外冲击波是一种特殊形式的声波，具有很强的张应力和压应力。冲击波按其震波源的不同分为液电式、电磁式、压电式和气动式冲击波。适用于骨与软组织疾病所致慢性疼痛，如肩周炎、肱骨外上髁炎、足底筋膜炎等。

2. 运动疗法

运动疗法(kinesiotherapy)是慢性疼痛康复治疗的重要组成部分。运动疗法的目的是缓解疼痛、改善功能、增强肌力以预防可能的进一步损伤。治疗前应根据功能评定结果，为患者选择适宜的运动治疗项目和适宜的运动量，循序渐进地练习。慢性疼痛的运动宜从低强度开始，先进行关节活动度的训练和牵伸训练，再逐步进行增强肌肉力量的训练。慢性疼痛常见的运动方式有：

(1)放松性项目：如推拿、按摩、气功等，以放松肌肉、消除身心疲劳和调节神经为主要目的。

(2)矫正性项目：如推拿、牵伸技术、关节活动度训练、脊柱畸形矫正体操等，以纠正躯体解剖结构或生理功能异常为目的。

(3)耐力性项目：如步行、健身跑、骑自行车、游泳、原地跑、上下楼梯等，以健身、改善心肺功能和代谢功能为主要目的。

(4)力量性项目：如各种器械医疗体操、抗阻力训练(沙袋、哑铃、拉力器等)，适合于骨骼肌病损引起的肌肉力量减弱。

3. 松动术

松动术(mobilization)，是指康复治疗师应用手法使关节的骨端能在关节囊和韧带等软组织的弹性所限范围内发生移动的操作技术，包括推动、牵拉、旋转，用于关节疾患导致的疼痛和功能障碍。

4. 心理治疗

心理治疗(psychotherapy)，慢性疼痛患者常伴有认知行为和精神心理的改变，从而加重疼痛，导致恶性循环。采用行为疗法、认知疗法、生物反馈疗法、放松训练等心理学技术，改变不健康的认识、情绪及行为等，从而调整其生理、心理活动，可有效缓解疼痛程度和降低疼痛的影响。

(1)认知行为疗法(cognitive behavioral therapy，CBT)：CBT 可帮助患者认识到对于疼痛的错误想法和对疼痛的行为反应，然后根据更适合的观点和疼痛反应来制定策略，以取代起反作用的想法和行为，从而激发患者奋发向上的斗志，积极主动配合治疗方案，达到最佳康复疗效。

(2)放松训练：放松是一种综合的生理反应，其特点是普遍降低交感神经系统及代谢活性，有减轻疼痛的效果。放松训练有积极的肌肉放松和暗示性放松等。积极的肌肉放松是按一定顺序，从脚至头颈、面部，依次交替收缩和放松整个身体的肌肉，并集中体会肌肉放松时的感觉。暗示性放松是将慢、深的腹式呼吸与缓慢地重复“放松”这个词相结合，逐渐达到全身放松的目的。通过放松训练使患者学会控制和改变自身的紧张或重压状态，改善疼痛。

(3)生物反馈疗法：包括肌电图(EMG)、皮温、皮肤抵抗性、每搏输出量和脑电图波形(EEG)等多种反馈方式。生物反馈最常用的是肌肉收缩头痛中的 EMG 反馈及偏头痛中的血管反馈，其他如腰背痛、雷诺病、关节炎、幻肢痛、复杂的局部疼痛综合征等病症，生物反馈疗法也有不同程度疗效。生物反馈与放松训练结合已成为一种有效的治疗方法，人们通过这种方法不但可以随意改变骨骼肌的紧张程度，使肌肉放松，而且还可以改变自主神经所支配器官的活动状态。如使胃肠活动发生变化，使局部皮温升高或降低。通过训练，使患者逐步学会有意识地调整自身的生理、心理活动，促进疾病康复。

(4)支持性心理治疗：通过治疗者对患者的指导、鼓励、疏导的方法协助患者正确处理焦虑、易怒、悲观等不良情绪，调动患者主动康复的积极性。

5. 身体支持和支具的应用

通过自身矫正、注意姿势及采用支具的方法，保持肢体的正常对位、对线，从而缓解疼痛。需注意支具不宜长期使用。

6. 针灸、推拿和按摩

针灸通过刺激神经元活动，释放5-羟色胺等神经递质，缓解疼痛。对关节或肌肉进行推拿、按摩，可改善肌肉痉挛，纠正关节紊乱，减轻活动时疼痛。

7. 药物治疗

药物治疗是疼痛治疗的基本方法。目的是使疼痛尽快缓解，有利于患者尽早恢复或获得功能性活动。适用于疼痛治疗的药物种类繁多，使用时应根据原发病、疼痛位置、性质、程度及心理状况，合理选用药物，注意药物的相互作用、不良反应。

(1)非甾体消炎镇痛药(NSAIDs)：适用于关节炎、多种免疫功能紊乱的炎症性疾病、癌痛的阶梯治疗及慢性疼痛的爆发痛。包括布洛芬、美洛昔康、双氯芬酸钠等。NSAIDs药物主要不良反应为胃肠道反应、肾毒性和对凝血功能的影响及心血管反应。该类药物均有封顶效应，使用时应注意最大推荐剂量。

(2)阿片类镇痛药：主要用于癌痛的治疗，应用阿片类镇痛药可以减少非阿片类镇痛药长期应用所导致的胃和肾毒性的风险。对于慢性、非癌痛患者，使用需慎重。当用其他治疗方法不能缓解疼痛、不能耐受非阿片类镇痛药或出现功能障碍性严重疼痛，可以考虑采用阿片类药物治疗。为减少阿片类药物使用不当或滥用的可能性，需对阿片类药物治疗进行全程监督和管理，包括建立特定的治疗目标、选用长效或缓释剂型、严格按时给药及定期进行随访评估，必要时进行用药调整。常用药物如可待因、芬太尼、吗啡等。

(3)抗抑郁药：适用于抑郁症、神经病理性疼痛、头痛、纤维肌痛、睡眠障碍等。常用药物有阿米替林、丙咪嗪、帕罗西汀等。

(4)抗癫痫药：适用于神经病理性疼痛、偏头痛、焦虑、睡眠障碍等，如加巴喷丁、卡马西平等。

(5)肌肉松弛药：适用于肌筋膜痛、紧张性头痛、睡眠障碍等，如替扎尼定、盐酸乙哌立松等。

(6)神经安定药：临床上伴有精神症状(如幻觉、妄想、兴奋、躁动)的急慢性疼痛是神经安定的绝对适应证。对神经病理性疼痛和癌性疼痛，也可显著缓解其症状。神经安定药主要包括吩噻嗪类、硫杂蒽类和丁酰苯类。

(7)糖皮质激素：糖皮质激素因其具有显著的抗炎作用，常用于慢性炎症性疼痛的治疗。主要通过免疫抑制作用对各型变态反应、慢性结缔组织病产生良好的治疗效果。

(8)其他辅助药物：如α_2受体激动剂、交感神经阻滞剂、B族维生素等。

8. 注射治疗

(1)局部注射：采用臭氧或局麻药、激素、维生素类等药物于激痛点、腱鞘内、脊柱横突、棘突、小关节腔和四肢关节腔等病变部位注射，达到改善血液循环、抗炎、镇痛的目的。

(2)神经阻滞疗法：直接在末梢的神经干、神经丛、脑脊神经根、交感神经节等神经组织内或附近注入药物或给予物理刺激而阻断神经传导功能称为神经阻滞。广义上，神经阻滞分为化学性和物理性两大类。根据阻滞效果分为可逆性和不可逆性神经阻滞。神经阻滞疗法适应证广、镇痛效果可靠、治疗范围及时效可选择性强，是疼痛治疗的常用方法。该疗法对慢性顽固性疼痛的疗效常优于口服药物治疗和物理治疗，与其他疗法相结合效果更好。治疗时应遵照“先末梢后中枢、先可逆后不可逆(毁损)”的原则。

9. 介入疗法

(1)射频疗法(radio frequency)：是一项国际先进的微创技术，具有微创、定性、定量、疗效确切、安全、并发症少等优点，主要适用于一些经药物治疗无效或者因药物副作用不能耐受而不能坚持治疗的慢性顽固性疼痛。如脊柱小关节痛、脊神经根松解术、交感神经射频热凝术、半月神经节射频、蝶腭神经节射频、椎间盘纤维环成形术及突出间盘射频消融术等。

(2)脊髓刺激术(spinal cord stimulation, SCS):用导管针经皮或椎板切除术时在相应脊髓节段的硬膜外间隙安置电极，通过电极适当地刺激产生疼痛的目标神经，从而产生麻木样的感觉来覆盖疼痛区域，达到缓解疼痛的目的。适应证包括慢性腰腿痛、腰背部手术后综合征、神经损伤、周围缺血性疼痛、幻肢痛、癌痛等。

(3)深部脑刺激(deep brain stimulation, DBS):通过神经外科手术，将电极置入脑部，电刺激垂体，治疗一些顽固性疼痛。

(4)鞘内持续输注泵植入:在影像学技术引导下，将一根细导管置入 $L_4 \sim L_5$ 椎间隙的蛛网膜下腔，并通过皮下隧道与埋在腹部皮下的持续微量输注泵相连，向蛛网膜下腔持续输注"止痛剂"，以口服止疼药 1/300 的剂量获取满意镇痛效果。该技术适用于恶性肿瘤、神经性疼痛、背部手术后综合征等原因引起的顽固性疼痛。

(5)小针刀疗法:根据生物力学原理将中医传统针刺疗法与现代手术疗法相结合的一种治疗方法。该方法具有见效快、损伤小、操作简单等优点，主要适用于四肢、躯干由于炎症、损伤引起的慢性软组织粘连或骨刺形成及由此产生的顽固性疼痛。因小针刀是一种盲探性、创伤性治疗方法，治疗时需注意防止神经、血管及重要组织器官损伤。

(6)银质针导热疗法(silver-needle diathermy):银质针导热疗法是严格按照人体软组织外科解剖和软组织压痛点分布规律布针，由密集型银质针介导的热损伤疗法，是一种微创手术。该疗法对治疗软组织疼痛有良好的消除无菌性炎症、促进组织修复和肌细胞再生的作用。

10. 手术

可通过手术破坏神经通路或进行外周神经减压等手术方式治疗慢性疼痛。采用手术除痛方法需严格掌握适应证，慎重选择。

(彭毅梅　赵　倩)

第二节　痉　挛

一、痉挛的临床诊治

肌痉挛(muscle spasticity)是肌肉不自主的一种收缩状态。由于上运动神经元受损后引起牵张反射兴奋性增强，结果导致骨骼肌张力升高，其特点是肌张力随牵张速度的增加而升高，是中枢神经系统疾病或受损后的常见并发症。常见于脑卒中、脊髓损伤、脊髓病、脑瘫、多发性硬化和侧索硬化症等多种中枢神经系统疾病。

(一)分类与发生机制

1. 分类

(1)脑源性痉挛:单突触传导通路的兴奋性增强，反射快速活动建立，抗重力肌过度兴奋导致偏瘫体态。

(2)脊髓源性痉挛:节段性多突触通路抑制消失，兴奋状态在刺激积累下逐渐提高，一节段传入冲动诱发多个节段的反应，屈伸肌过度兴奋。

(3)混合性痉挛:多发性硬化累及脑白质与脊髓轴突，使运动通路不同水平病变而引起。

2. 发生机制

一般认为痉挛与 α 运动神经元的兴奋性增高和各种抑制的减弱有关。各种抑制是指:①对拮抗肌运动神经元交替性的Ⅰa 类纤维抑制;②Ⅰa 类纤维终板的突触前抑制;③非交替性的Ⅰb 类纤维抑制。肌痉挛是三重抑制减弱的结果。

(1)拮抗肌运动神经元交替性的Ⅰa 类纤维抑制是受兴奋性下行通路的控制，上运动神经元损害可导致这种抑制减弱。

(2)屈肌反射传入纤维和中间神经元或屈、伸肌运动神经元之间存在少突触或多突触的联系，通过中间神经元可以整合伤害性刺激反射，这种中间神经元整合突触前的抑制受下行通路的控制，而上运动神经元的损害亦导致该抑制减弱。

(3)在有痉挛性肌张力异常或腱反射过分活跃

的痉挛性瘫痪患者中，可见非交替性的Ib类纤维抑制的减弱，而脊髓神经元过度兴奋又可导致非交替性反射的过分活跃。

另外，由于下行抑制的减弱，使α运动神经元冲动发放过分活跃，影响了正常的下运动神经元兴奋-抑制水平的失衡，导致肌痉挛。

（二）痉挛的临床意义

长期以来，较多的观点认为痉挛有害而无一利，而目前认为，痉挛并非一无是处，痉挛有些尚可产生一些正向效应。

1. 痉挛存在的益处

（1）借助伸肌痉挛等帮助患者站立和行走。

（2）活动过强的牵张反射可促进等长和离心自主收缩的肌力，但向心收缩力弱。

（3）可相对保持肌容积。

（4）在无承重和废用的情况下，可因此而预防骨质疏松。

（5）降低麻痹肢体的依赖性水肿。

（6）充当静脉肌肉泵，降低发生深静脉血栓的危险性。

2. 痉挛存在的弊端

（1）阵挛、髋内收剪刀样和屈肌痉挛损害站立平衡。

（2）伸肌痉挛和阵挛损害步态的摆动期。

（3）导致缓慢的自主运动。

（4）屈肌痉挛或伸肌痉挛导致皮肤应力增加，这一现象也可发生于床和轮椅体位。

（5）紧张性牵张反射亢进或屈肌痉挛形成挛缩的危险。

（6）自发性痉挛导致睡眠障碍。

（7）髋屈肌、内收肌痉挛影响会阴清洁、损害性功能。

（8）痉挛或阵挛干扰驾驶轮椅、助动车等。

（9）虽然大部分痉挛可无疼痛，但持续的屈肌痉挛可导致疼痛。

（10）可增加骨折、异位骨化的危险性。

二、痉挛的康复评定

为了有利于对痉挛的治疗效果比较和治疗方案的制定，痉挛的临床评估应尽量以量化的形式记录下来。归纳文献中痉挛的评估形式，主要包括主观和客观评定两大类。目前国际上较流行的临床痉挛评估的内容包括以下几个方面：理学检查；痉挛的质与量的评价；痉挛的功能评价。

（一）理学检查

尽可能使病人的肢体处于完全放松的体位，然后突然屈曲或伸展以检查肌张力增高的情况。痉挛是以肌肉的不自主收缩反应和速度依赖性的牵张反射亢进为特征的运动障碍，常伴有肢体的痉挛、挛缩和关节囊的紧张。痉挛常发生在上肢的屈肌和下肢的伸肌，且发生在关节运动度的最初阶段，并可通过静止和持续的力使痉挛突然停止。痉挛作为上运动神经元综合征的一个组成部分，还具有上运动神经元病变的特征如病理征、反射亢进和脊髓病变水平以下精细动作的自主控制能力的丧失。

（二）痉挛的质与量的评价

1. 新修订的Ashworth量表

表24-1　修订的Ashworth量表

0	无肌张力的增加
Ⅰ	肌张力轻度增加，表现为当受累部分被动屈伸到ROM之末出现很小的阻力，或出现突然的卡住和释放
Ⅰ$^+$	肌张力轻度增加，表现为被动屈伸时，出现突然的卡住，然后在ROM的后50%范围内，始终呈现极轻度的阻力
Ⅱ	肌张力在ROM的大部分较明显增加，但受累部分仍较容易被移动
Ⅲ	肌张力严重增高，被动活动困难
Ⅳ	受累部分屈曲或伸直位强直

2. 改良的Ashworth量表

此标准新修订版是以快速被动关节活动度来检查（passive range of motion，PROM）。

表24-2　改良的Ashworth量表

轻度	在肌肉最短的位置上开始作PROM活动，在ROM的后1/4，即肌肉位置接近最长时，才出现抵抗和阻力
中度	同上，但在ROM的中1/2处即出现抵抗和阻力
重度	同上，但在ROM开始的1/4内即出现抵抗和阻力

3. 两侧内收肌肌张力评分

表 24-3　两侧内收肌肌张力评分

0	无肌张力的增加
1	肌张力增加，一人可容易使髋关节外展到 45°
2	肌张力增加，一人用很小的力即可使髋关节外展到 45°
3	一人用较大的力可使髋关节外展到 45°
4	两人才可使髋关节外展到 45°

4. 其他评价痉挛的方法

包括痉挛阵挛评分(clonus score)、痉挛 Penn 评分(Penn score)、摆动试验、屈曲维持试验、多导动态肌电图、计算机步态分析及 H 反射等。

(三)痉挛的功能评价

1. ADL 评价

评价基础 ADL 和实用 ADL，并标明其他所需的辅助技术和帮助。

2. 移乘(transfer)能力

对日常生活中可能的所有移乘活动的能力进行评估。

3. 休息位的评价

测定关节在坐位、站立位和运动过程中的角度，以及在床、椅和轮椅上的适应位置。

4. 关节活动度(ROM)

记录主动和被动的关节活动度。

5. 平衡能力的测定

记录坐位、站立位和行走时的身体平衡能力。

6. 耐力。

7. 支具

评价现有的支具或夹板的贴附性、功能和关节的位置。

8. 睡眠类型

评价痉挛对睡眠的影响，如每晚有多少次被痉挛扰醒等。

9. 步态的分析

判定步态的类型、代偿能力和异常的偏离，同时应评价上肢的位置和摆动对病人步态及行走的影响。

三、痉挛的康复治疗

痉挛的治疗方案应从最简单、最保守和副作用最小的方法开始。如果低一级的方法无效，可考虑使用更高一个阶梯的方案。但级别越高，侵害性和不可逆性损害越强，副作用越多。因此，在进行一切治疗前应对病人的全身情况及痉挛所造成的功能障碍进行详细、认真的评估。康复医生应该清楚，不是所有的痉挛都需要治疗，有一些病人的痉挛对病人功能的发挥起很重要的作用。如下肢伸肌一定程度的痉挛对下肢的伸展和关节的扣锁有一定的辅助作用，有利于下肢的站立和行走。但如果痉挛很严重，影响病人的运动功能和日常生活质量，就应该考虑进行治疗，如影响患者睡眠或妨碍其功能(大腿内收肌痉挛产生剪刀步态、限制步行、使导尿管插入困难、转移或维持姿势困难等)。另外，通过控制痉挛可预防畸形和挛缩，便于护理，提高护理质量，增强耐受力和胶体功能。

目前常用的治疗方案分为 7 个步骤，简称为七阶梯方案。

(一)第一阶梯方案

1. 预防伤害性刺激

脊髓和大脑的损伤与疾患在其发展过程中可因一些并发症而加重痉挛程度。脊髓损伤患者痉挛的加重，一般与泌尿道感染、压疮、趾甲感染、膀胱或直肠膨胀或其他有害刺激因素存在有关；中风后偏瘫患者痉挛的加重，一般与肩关节半脱位、焦虑和紧张有关。因此，为减轻痉挛，应预防和消除加重痉挛的因素如压疮、泌尿系感染、膀胱、直肠充盈、肠道嵌塞、急腹症、便秘、痔疮及肠道、肛门疾患、骨折、脱位、异位骨化、甲沟炎等外伤或疾病；并应注意外界气温剧烈变化；避免不安、焦虑、精神过度紧张等不良心理状态，以及不良体位、紧而挤的衣服和鞋、深静脉血栓等。最大限度地活动所有瘫痪的部位，做到一日数次，以避免由于痉挛性固定造成的肌腱和肌肉的挛缩、关节固定及身体姿势的畸形变。因为所有这些并发症一旦出现则难以矫正，给护理和治疗带来很大的困难。

2. 病人教育

病人的教育内容主要包括如何预防、减轻痉挛对功能和生活的影响，如何充分利用痉挛有利的方面提高病人肢体的功能和日常生活质量。如在病人做移乘和床上运动时，如何巧妙地通过缓慢运动或扣击扳机点触发伸肌和屈肌痉挛的技术来辅助这些动作的完成。另外，还应教病人如何预防当将脚从轮椅的脚踏板移上、移下时足部皮肤的损伤和不良刺激的发生。严重痉挛患者应佩戴胸部安全带或有专人接触性保护。通过治疗，患者的痉挛得到了缓解，这时，应指导患者尽量避免过去诱发和加重痉挛的一些习惯（如将上肢放在屈曲位、下肢伸展位），并教给患者在做提举、推拉、支撑等动作时充分利用身体的生物力学机制，防止可能发生的损伤。

（二）第二阶梯方案

第二阶梯方案的内容和方法除了医护人员要掌握外，还应教会患者和照顾他们的家属或护工。

1. 正确的体位和操作

患者在床、椅子、轮椅上的正确的体位和动作处理，可防止或减轻痉挛、挛缩和压疮。如脑卒中的卧位抗痉挛模式；对脑瘫儿童采取正确的抱姿，并使其有正确的坐、卧姿，可预防肌痉挛的加重。水平和前倾坐位有可能减轻下肢的肌张力，可试用。SCI 患者使用斜床站立，可减轻下肢肌痉挛，应予以采用。此外，用紧张性颈反射、紧张性迷路反射等原始反射来协助抗肌痉挛的方法，效果尚难确定。

2. 日常关节活动和牵张训练

包括静止性肌牵张，如站立活动等，以预防挛缩、关节囊紧缩，降低牵张反射的兴奋性和亢进，改善对运动的控制。

（三）第三阶梯方案

1. 物理疗法

（1）肌肉的冷疗：使用冰、冰袋或局麻药，治疗时间 15 分钟左右，可减少伸展反射和阵挛，可协同静态伸展，克服伸展反射过度活动。

（2）热疗或超声治疗：对某些患者可有效放松痉挛肌肉。

（3）治疗性训练：包括加强主动肌的活动，抑制拮抗肌的痉挛。通过重量负荷、关节压缩、肌腱颤动和其他技术（如本体感受器神经肌肉易化技术），改善肌张力和运动控制。肌肉训练有助于改善平衡功能。

（4）生物反馈：应用肌电图和关节位置传感器，可提供视听觉的松弛性肌电生物反馈，放松痉挛。肌电生物反馈能减少静止时肌痉挛的活动及相关反应，也可抑制被动牵张时痉挛肌的不自主活动。肌电生物反馈的转换问题是指某项运动在反馈训练条件下向无反馈训练条件下转换，某项训练过的运动向速度更快、幅度更大的变异运动转换或向截然不同的运动模式转换。在进行肌电生物反馈治疗时，应注意这些转换的训练。另外，利用肌电生物反馈训练痉挛肌的拮抗肌，也能起到交替抑制作用。

（5）外周性肌肉或神经电刺激：电刺激肌肉或神经 15 分钟，可减少痉挛和阵挛几小时，但改善功能作用尚未被证实。经皮电刺激也可应用。

（6）主动运动：作痉挛肌的拮抗肌适度的主动运动，对痉挛肌有交替性抑制作用，如肱二头肌痉挛可练习肱三头肌主动和抗阻收缩，股内收肌痉挛可练习股外展肌的主动和抗阻收缩等。

（7）被动运动与按摩：此为常用方法。深入而持续较长时间的肌肉按摩，或温和地被动牵张痉挛肌，可降低肌张力，有利于系统康复锻炼的进行，但其效果仅能维持数十分钟。被动运动不能用力过大，否则易致肌肉肌腱损伤。被动运动时可结合利用某些反射机制来降低肌张力，如被动屈曲足趾可降低伸膝肌张力，有利于被动屈膝。嘱患者做痉挛肌等长收缩继以主动放松，再做被动牵张时，可明显降低牵张阻力。被动运动和按摩可一天进行数次。

（8）针刺：针刺是中国传统医学常用的治疗肌痉挛的方法。近年来，有人用电生理技术评价针刺的效果，发现针刺能明显延长 H 反射的恢复时间。

（9）中枢性电刺激：脊髓刺激的功效早已为人们所知。刺激可改变脊髓节段机制，在人则可改变突触前抑制，改变牵张反射与抑制痉挛状态和改变 H 反射。

2. 静态或动态夹板、连续石膏管形、支具和矫形器治疗

用于静态延长的牵张（缓慢增加关节活动度和弹性的同时减少痉挛），以防止进一步畸形。用上肢夹板维持手的功能位，下肢静息夹板能通过皮肤刺激改善踝关节活动度，足踝矫形器（AFO）用于控制痉挛性踝关节畸形，外展支架用于内收肌痉挛，充气压力夹板用于屈肘肌痉挛等。

（四）第四阶梯方案

1. 抗痉挛的药物治疗

药物是治疗肌痉挛的主要方法之一，可降低肌张力。在使用之前，应了解药物对神经冲动传递和调节的激动或拮抗作用，同时，必须严格掌握剂量，以免影响患者的运动功能或出现药物副作用。由于药物作用靶点不同，可采用不同药物联合应用的方法，提高总体疗效，并使每种药的用量达到最小有效剂量和最小的副作用。此类药物的副作用一般是全身性作用，无选择性，剂量越大副作用越强。到目前为止，尽管对此类天然的激动剂和受体的药物种类研究很多，但许多问题仍未明确。常用抗痉挛药物如下。

(1)巴氯芬(Baclofen or Lioresal)：一种类似于γ-氨基丁酸(γ-aminobutyric acid，GABA)的药物，是突触前抑制的神经递质 GABA 的β受体激动剂。在脊髓，与 GABA 受体结合，药物可选择位于脊髓的痉挛受体(如 SCI 和 MS 患者的痛性屈肌痉挛)，兴奋 GAGA，加强突触前抑制，有效地缓解痉挛。其作用在于抑制细胞冲动的发放。巴氯芬已被证实可降低单突触及多突触反射两者的兴奋性，是一种肌肉松弛剂，对 SCI 后引起的屈肌痉挛有显效且副作用少。巴氯芬对接受治疗的 2/3 以上的脊髓源性痉挛病人屈肌和伸肌的痉挛有降低痉挛发生频率及痉挛强度的作用，并可有效地减少夜间痉挛的发生次数，使得病人能较好地入睡。该药可增加体力，但不影响正常神经支配肌肉的力量；它可减少肌阵挛的强度，但不改变肌阵挛的时限。需要注意的是，巴氯芬并不能改善肌力和消除肌阵挛，更不能显著地改变牵张反射和随意运动。若痉挛严重干扰病人的日常生活活动，合理使用巴氯芬可减轻痉挛和提高功能。该药较地西泮有更少的镇静作用，其作用于大脑痉挛病灶的目标性和特异性不强。巴氯芬不能突然撤药，否则可导致疾病突然发作和幻觉等戒断症状。该药的半衰期是 3.5 小时，有每片 10mg、20mg 的制剂，由于对每个病人没有一个固定的剂量，且临床疗效发挥作用缓慢，达到有效量需数天，有时约 1 周。所以通过数周仔细观察逐渐加药，达到其最适剂量。成人初始剂量常以 5mg 开始，口服，每日 2 次；可耐受者每 3 天增加 5mg，逐渐增加到症状改善、30～80mg/d 的剂量。儿童以 2.5～5mg 口服，每日 1 次开始，然后慢慢加量。<8 岁的儿童最高可加至 30mg/d，>8 岁的儿童最高可增加至 60mg/d，分几次口服。连续使用巴氯芬可能有耐药现象，但有报告长期持续使用后剂量需加大。处理痉挛状态时，应首先试用巴氯芬。使用过程中不能突然停药，以免引起反跳。皮下植入巴氯芬泵经细管导入鞘内，能省去服药的麻烦和减少用药的量。鞘内注射巴氯芬治疗痉挛的详细内容详见第五阶梯方案。

(2)地西泮和去甲基羟基地西泮：作用于脑干网状结构运动系统和脊髓。尽管不能直接产生类似于 GABA 的作用，但可提高 GAGA 对突触后受体的亲和性，强化突触前抑制的机制，抑制来自皮肤、肌肉的感觉性信号的传入。它们主要影响脊髓传入神经的去极化而产生突触前抑制，通过增加突触前的抑制，减少从周围感受器来的传入冲动，减少牵张反射的敏感性，缓解肌痉挛。目前，临床主要用于治疗脊髓损伤的痉挛，对于脊髓损伤引起的痛性屈肌痉挛效果较好，而对于脑外伤引起的痉挛一般不考虑使用。镇静和催眠为安定主要的作用，同时它可引起尿潴留和药物依赖等副作用。对大多数病人来说，如果单独使用安定治疗痉挛，只有在出现较强的镇静作用时，才能达到缓解痉挛的目的。因此，临床上一般把它与巴氯芬协同应用，这样既可以减少其使用的剂量，又可以达到解痉、减少镇静与催眠的作用。长期服用的副作用包括失眠、焦虑、敌意等。突然停药可致反跳。青光眼患者禁用，饮酒或使用抗凝药物者慎用。该药的半衰期 27～37 小时，有 2mg、5mg 和 10mg 片剂供应。成人开始剂量为 2～4mg，口服，每日 2 次，逐渐加量至 60mg/d，分几次服用(没有绝对的最大剂量)。儿童 0.12～0.8mg/(kg·d)，分次服用。

(3)硝苯呋海因 / 丹曲林(Dantrolene)：作用于肌梭内外，降低肌浆内释放的钙离子，使兴奋-收缩耦联能量降低，减少肌动蛋白纤维和肌凝蛋白纤维相互作用产生的肌力。它对心肌及平滑肌几乎无作用。它的作用不仅限于痉挛肌，对所有骨骼肌均可产生肌力减低的作用，且在肌单元中对快速收缩的快速肌作用强，对缓慢而持续收缩的慢速肌作用较弱。对深反射、阵挛及病理反射有抑制作用，但对中枢神经系统无抑制作用。此药为脑性痉挛的首选药物(如脑卒中、脑瘫)，但也可用作脊髓性痉挛的辅助治疗药(尤其使用轮椅的截瘫患者)。它通过产生适当程度的肌力减低而发挥缓解痉挛的作用。若剂量合适，可改善四肢运动功能的障碍，提高病人的生活质量。硝苯呋海因在肝脏代谢，尿中排泄，半衰期约 8.7 小时，1/3 量在胃肠道吸收，达高峰水平约需 5 小时，治疗血药浓度范围很大（100～600mg/L）。市场供有 25mg、50mg 和 100mg 胶囊，服用时应逐步、恰当地增加每日用量。成人开始 0.5mg/(kg·d)或 25mg/d，口服，每日 1～2 次，逐步加量，在 2 周内增加到 100mg/d，每日 3～4 次，最大剂量可增加到 400mg/d，使用 1 个月。临床多数病人超过 200mg/d，副作用即表现明显。儿童开始 0.5mg/kg，口服，每日 2 次，缓慢加量到 0.5mg/kg，口服，每日 3～4 次。此药镇静作用温和，副作用包括无力、疲劳、腹泻、抑郁、肝损害等。对肝脏疾病患者禁用，心脏和肺疾患者慎用。

(4)可乐定(Clonidine)：α_2-肾上腺素兴奋和 α_1-肾上腺素阻滞剂，对于脊髓损伤引起的痉挛治疗效果好。副作用包括低血压、晕厥、恶心、抑郁、镇静、口干。半衰期 12～16 小时，市场供有 0.1mg、0.2mg、0.3mg 片剂和经皮药贴。以 0.05mg、口服、每日 2 次开始，逐渐加量至 0.2～0.4mg/d。经皮贴剂开始剂量为 0.1mg/周，以后缓慢加至 0.3mg/周。加量的速度应根据患者对副作用的耐受度而定（尤其是低血压）。

(5)替扎尼定(Tizanidine)：中央型 α_2-肾上腺素受体兴奋剂，与可乐定的化学结构相关，是 FDA 最近推荐用于急性或间段性治疗痉挛药（尤其针对多发硬化、脊髓损伤和脑卒中引起的痉挛），可增加运动神经元突触前抑制，对多发硬化和脑卒中引起的痉挛治疗效果与巴氯芬和安定相似，而且它对肌力的减弱作用较巴氯芬小，镇静作用较安定小，对心血管系统的作用较可乐定小（如低血压）。常见的副作用有口干、镇静、无力、眩晕、低血压、心动过缓、肌张力增加等，幻觉、精神症状及肝损害也有报道。除了对其成分过敏者为禁忌证外，无其他特殊禁忌证。对其他镇静剂过敏者和肝功能异常的病人应慎用。治疗开始半年内应严密监测肝功能的各项指标（一般最少在第 1、第 3 和第 6 个月各做一次），以后定期复查。市场供应有 4mg 片剂。剂量从 4mg 开始，逐渐以 2～4mg 加量至痉挛完全控制，一般剂量可加至 8mg，口服，每日 3 次。最大剂量可达 35mg/d。

2. 神经的化学阻滞疗法

通过作用于某些神经的神经化学介质（局麻药利多卡因、神经介质石碳酸）、神经毒素（肉毒毒素）来降低局部痉挛。其潜在作用包括：增加关节活动度，减少阵挛（可干扰日常生活能力），增加运动的速度和灵巧性（通过阻滞不适当的拮抗肌的活动），改善儿童的爬、站、坐能力，也可减少对侧肢体的痉挛，防止关节挛缩畸形，改善肢体功能（姿势和/或步态），有助于其他治疗，有助于对矫形器（如连续管形）和体位保持装置的耐受。同时为病人在自发性恢复前的继续康复提供了时间（如脑外伤或脊髓损伤的病例），也有利于儿童病人最佳手术时机的选择（如在高速生长期后）和术后疗效评估。

(1)神经的化学阻滞剂治疗痉挛

1)局麻药：如利多卡因、布比卡因。通过增加钠离子渗透性（胞膜去极化时产生）产生数小时的神经传导阻滞。它被用于判定是否由于挛缩或肌张力增高引起的关节活动度降低，以及用于评估应用神经阻滞的长期疗效和外科治疗的效果。

2)化学神经破坏剂：如含水石炭酸（2%～6%溶于水、盐或甘油）、纯乙烷基乙醇（45%～50%），可阻滞痉挛 6～12 个月或更长，由于注射部位神经末梢的重建，通常注射后 4～6 个月便失效。石炭酸和乙醇可重复 1～2 次，以后效果不明显。石炭酸可引起皮肤脱落和组织坏死，注入血管可发生严重的全身反应，而乙醇则不会。

常用的乙醇或酚阻滞的局部注射部位有：胫后神经封闭、闭孔神经封闭、坐骨神经封闭、腰 2～腰 4 神经根封闭、股神经和上肢神经封闭、肌皮神经封闭、正中神经封闭、尺神经封闭及蛛网膜下腔注药法。

3)神经毒素：肉毒杆菌毒素（Botulinum toxin，BTX）：是由革兰阳性厌氧梭形芽孢杆菌产生的细菌外毒素，是一种大分子蛋白毒素，也是一种嗜神经毒素。20 世纪 70 年代起在美国应用于治疗斜视、颅颈张力障碍、一侧面肌痉挛。近 10 多年来在世界范围内被用于治疗脊髓损伤、多发性硬化和脑卒中引起的痉挛，并表现出较好的疗效。注射后痉挛减轻，张力下降，伴随的疼痛缓解，关节活动度增加。

(2)神经的化学阻滞操作规程

1)BTX运动点阻滞：作用于运动神经纤维末梢，减少阵挛，增加肌肉伸展反射速度。然而，对于表现越无能的痉挛作用越小，如无张力速度反应、屈肌痉挛、僵硬、肌紧张异常。如果痉挛无显著特点，则无效，但若主要肌群能确定为扩散痉挛反应的原发点或肌群确定与功能有关，则可有作用。运动点阻滞的优点：不需麻醉(除非患者年纪过轻不合作，或有严重痉挛并发症)，高吸收性，无感官副作用，重复使用无耐受性(局部重复较困难)，无须像石炭酸和乙醇一样准确定位。

2)周围神经阻滞：是指应用局麻药或神经因子，干扰周围神经的功能，其效果明显，可持续3～6个月或更长。同口服药相比，具有相对的选择性，而且很少发生全身副作用。与手术相比，更易操作且更安全。利用肌电图引导，实施周围神经阻滞，用一个类似套管针进行注射，若需要可用少量吸入麻醉。

周围神经阻滞的适应证：上肢由于感觉并发症出现的危险性较大，一般避免正中神经和尺神经阻滞、腰脊神经阻滞以降低髋屈肌痉挛。由于接近重要的内脏和血管结构，所以应格外谨慎。闭孔神经阻滞(前支和后支)可降低内收肌肌力，减轻行走时的剪刀步态，便于髋外伸和被动外展。大腿神经可从腹股沟韧带下和大腿脉搏点外侧阻滞，可减轻脑瘫患者严重的膝屈肌挛缩。对AFO背屈无反应的患者可降低行走时、站立中期的反屈，也可单个阻滞股四头肌的分支。当外尿道括约肌痉挛严重时，会阴神经的阻滞可明显降低残余量。坐骨神经阻滞能减轻蹲状步态和内旋畸形。胫神经阻滞减轻严重的踝关节马蹄内翻畸形或痛性钩趾，从而可耐受矫形器。在上臂中间肌腱阻滞肌皮神经能促进肘伸展，有助于伴严重肘关节屈曲挛缩的偏瘫患者，或因丧失肱三头肌功能而挛缩的颈5四肢瘫患者。

3)周围神经射频消融或调理：在神经刺激器引导下，利用连续射频对周围神经进行消融阻断其冲动传导，或者利用脉冲射频对周围神经传导进行调理。后者的副作用少，现多被选用。

(五)第五阶梯方案

1. 鞘内注射药物

鞘内注射巴氯芬(IT-B)：20世纪80年代才开始应用。1996年，美国FDA批准应用于脑源性严重痉挛状态。早期研究发现，对异常肌张力、大小便障碍与ADL动作改进方面有显著作用。在IT-B后，少数有痉挛伴疼痛的病人也可有好转。此外，自我照顾、交往技巧与生活质量均可提高，对脑源性痉挛的不同临床试验证实，IT-B有效且较安全。

2. 选择性背根(后根)切断术(SDPR)

SDPR在1978年首先尝试用于脑瘫肌痉挛，现在已被广泛用于脑瘫、脑卒中、偏瘫、截瘫、脑外伤后遗症和多发性硬化等。SDPR为显微手术，分离后根神经小束后用肌电图以脉冲电刺激器刺激神经根小束诱发痉挛，选择痉挛阀值低的神经根小束加以切断，其机制是切断Ⅰa类纤维，调节感觉冲动的传入，阻断Ⅰa环路和反射弧，重建肌梭状态，从而减少痉挛的程度。后根切断术比前根切断术容易，且解痉作用彻底，不影响运动功能，对感觉的影响也少。和过去的神经肌支切断相比，具有明显的优越性，不会导致去神经性肌萎缩。尽管SDPR破坏反射弧，却不能清除上一节段通路介导的肌肉痉挛。85%的病人术后肌肉张力、活动度、姿态、功能状况都有改善。早期步态分析研究显示，脑瘫儿童的步幅及髋、膝关节活动度(ROM)有改善。

(六)第六阶梯方案

1. 矫形外科手术

手术方案包括肌腱切开术、肌腱延长术、肌腱转移术、肌肉切开术、关节固定术、神经切除术等，以改善功能(如移动、抓握、穿衣)，增加ROM(如便于自我护理和他人护理)，矫正畸形，减少疼痛或为了美容。这些手术成功用于保留有自主运动功能的病人如CP、中风、TBI、脊柱裂、SCI，这些手术应当在病人病情基本稳定后再施行(如中风后至少6个月，TBI后12～24个月)。必须告知病人原发畸形可能在肌腱切开或肌腱延长手术后复发，因为肌肉中肌节数量减少，或由于过度矫正发展为另一种畸形。必须做仔细的体格检查以确定无力是由于上运动神经元损伤引起，而非由下运动神经元损伤(如臂丛疾患或周围神经损伤)引起。静态畸形(即在休息和运动时都存在的固定挛缩状态)须通过体格检查和短效麻醉剂(如利多卡因)的诊断性阻滞与动态畸形(即运动中出现的功能障碍)区分开。

如果阻断肘部正中神经后，而手指和腕关节持续屈曲畸形，就很有可能是固定性挛缩。术前应做放射学和骨扫描检查，以排除骨折、脱位、关节炎和异位骨化。对上肢来说，感觉传入相当重要，而且可用各种手段来评估（如两点辨别觉）。为评估上肢残存运动功能，也应确定躯干和肩部的稳定程度。对下肢来说，多导联 EMG 的步态分析常用来作为计划手术的参考依据。

2. 周围神经切除术

周围神经切除术是切除周围神经以缓解痉挛，如前闭孔肌神经切除缓解髋内收痉挛和改善脑瘫患者的剪刀步态。完全性周围神经切除术能使所支配的所有肌肉张力和自主运动消失，可伴有内在肌萎缩、感觉丧失。选择性周围神经切除术指用显微外科技术和术中电刺激部分切除神经，可保留某些主动肌活性，减轻萎缩，并且保留皮肤感觉功能。

3. 中枢电刺激

中枢电刺激（central electrical stimulations），包括硬膜外电刺激和小脑电刺激，已开始应用，通过刺激降低痉挛，其长期客观疗效和功能改善已被显示。

（七）第七阶梯方案

脊髓切开术、脊髓前侧柱切断术、脊髓侧索切断术等手术，由于很容易造成严重的肌萎缩、膀胱直肠功能障碍和阴茎勃起障碍而很少使用。上述手术的禁忌证为：当病人残留有用的自主运动控制或可能有运动功能的恢复时，禁止使用上述手术方法。

四、循证医学结果

标准方案：口服巴氯芬、替扎尼丁、鞘内巴氯芬。

指导方案：口服地西泮、肉毒毒素注射、射频治疗。

选择方案：口服硝苯呋海因、脊髓刺激、后根切断术。

（刘汉良）

第三节　压　疮

一、压疮的临床诊治

压疮（pressure sore），过去称“褥疮”，是因活动不便或卧床等导致患者皮肤局部受压，使局部血液循环障碍而引起局部不同程度的皮肤及皮下组织缺血性损伤。康复医学面临的各种类型瘫痪、年老体弱如长期卧床与因疾病而制动均可导致皮肤受压和压疮。压疮极大地阻碍了临床与康复治疗的进程和效果，因此，在临床治疗、护理和康复过程中其预防尤其重要。

（一）压疮产生的原因

压疮的基本病理改变是患者受压部位的组织缺血，继之发生组织坏死。保持正常组织结构的机制已十分清楚，但发生压疮的确切机制仍然不明。最可能导致压疮的原因是直接压力、剪力和摩擦力。

1. 直接压力

直接压力是指受压部位承受的垂直压力除以受压部位的面积。皮肤在骨突起部分长时间受压，造成局部毛细血管内血流障碍。当直接压力超过正常毛细血管压（静脉端压力为 12mmHg，动脉端为 35mmHg）时，毛细血管便被压缩，血液不能通过，附近的组织即得不到营养、血液和氧气。如果这种超压力状态维持时间过长，最终会导致血管破裂，周围的组织继而会坏死，压疮由此而生成。脊髓损伤后，损伤平面以下感觉运动消失，皮肤受压部位无保护性反应，加之皮肤血管神经功能紊乱，营养失调是产生压疮的病理基础。

2. 剪切力和摩擦力

剪切力是一种平行于表皮且能使皮肤发生变形的力。当人在坐垫或床上移动时，皮肤就和坐垫、床、衣物之间发生摩擦，该处的皮肤便被拉动，如擦过骨骼的突起部位，就产生了剪力导致压疮。这种剪力能使表皮、真皮、脂肪、肌肉、骨骼完全分离，使组织结构产生扭曲。剪力可以阻塞淋巴系统导致局部红肿，过强的剪力还可以撕裂深层的组织，同时减少血液流量。这是导致"闭合性压疮"的主要原因。当剪力持续和反复出现或剪力和摩擦力同时出现，会使压疮在较低的压力强度下迅速发生。

3. 环境因素

压疮的产生是和患者的内在、外在环境有关的，如营养不良、贫血、低蛋白血症、内分泌紊乱、过度消瘦、骨突起部位多或过度肥胖、翻身移动困难、局部皮肤潮湿、有污染，以及局部或全身的感染，均属于内在因素。而床垫过硬或过软、不透气、褥单不平整、不适当的翻身或皮肤按摩，则是其外在影响因素。

（二）压疮的易发部位和分类

1. 压疮的易发部位

身体任何部位均可发生压疮。但是在骨突起部位，局部受压明显的部位更易发生。其中骶骨部位最高，占50%以上，其次分别为坐骨结节、足跟、肩胛、足和大转子。

2. 压疮的分型

(1)溃疡型：压疮由皮肤表层向纵深扩展，形成深部组织坏死的溃疡。有皮下潜在腔隙伴有渗出，多合并有感染，慢性溃疡周边组织增厚，愈合困难。

(2)滑囊炎型(闭合性压疮)：压疮发生在坐骨结节滑囊部位。滑囊受压后有滑囊炎，可抽出黄色或血性液体。表皮无明显破损，但深部组织有坏死，亦有破溃形成窦道，多合并有深部感染。

3. 压疮的分度

(1)溃疡型

Ⅰ度：局部皮肤红、肿、发硬，压疮局限在表皮及真皮层。

Ⅱ度：有水疱形成或溃破，压疮已越过真皮层深达皮下脂肪层。

Ⅲ度：压疮深达深筋膜及肌层。

Ⅳ度：压疮累及或通过窦道累及骨或关节。

(2)滑囊炎型

Ⅰ度：局部红肿充血，皮肤无溃疡形成，滑囊内可抽出黄色或血色液体。

Ⅱ度：局部皮肤溃破，外口小而内腔大，滑囊液渗出多，多合并感染。

Ⅲ度：皮肤溃破外口可增大，深层组织广泛坏死，累及骨组织及附近深部组织。

4. 压疮的分期

Ⅰ期：30分钟红斑未消退，皮肤完整。

Ⅱ期：累及上皮及真皮的皮肤不完全缺损，也可能出现红斑水疱。

Ⅲ期：从上皮到皮下组织全面破坏。

Ⅳ期：由皮下到筋膜、肌肉、骨关节等深部组织的破坏。

二、压疮的预防

压疮处理的关键是预防，预防是最好的治疗。应特别强调的是，在处理已经发生的压疮时，应预防其他部位发生新的压疮，且应预防已愈合的压疮复发，应对易发人群进行预防。预防的具体实施需要集体协作，即不仅康复医师、护士、各类治疗师要重视压疮的预防，而且患者本人也应当重视压疮的预防。压疮的预防应贯彻在一天的24小时之中，一时的疏忽即可使全部预防措施归于失败。可以说，压疮的预防是不容易的，但压疮又是可以预防的。

（一）预防压疮的基本方法

定时翻身和变换体位是预防压疮的基本方法。解除压迫是预防压疮的主要原则，又是治疗压疮的先决条件。尽管各种坐垫、床垫及支具已不断改进，各种翻身床、气垫床或砂床在临床上应用已取得了较好效果，但是最基本、最简单有效的预防措施仍是由护理人员定时正确地给患者翻身和患者自己定时地变换体位(包括患者在轮椅上定时作双手推升动作，使臀部离开椅面或床面)。

定时翻身的基本要求：

(1)定时一般是指每2小时给患者翻身一次，上肢功能基本完好、病情许可者可以自己进行。乘轮椅或持续坐位的患者如无良好的防压疮坐垫，应每15分钟作推升动作一次以减轻压力；如有良好的坐垫，可考虑每30分钟推升一次。

(2)正确翻身主要是防止皮肤和床面摩擦。对已有的压疮或压疮前期红斑部位应避免受压。翻身中或翻身后要结合病情保持适当的姿势或体位，如脊髓损伤者应取轴向翻身，以保持脊柱的稳定性。翻身后要有足够的软垫放置在适当的位置以分散压力，绝不应把垫子放在骨突处或受压部位，并及时记录。

(3)翻身前后应注意观察皮肤情况(包括清洁卫生情况)及保持床面平整。皮肤清洁时不应过度用肥皂洗。对大小便失禁者应及时清洁皮肤，更换尿垫。洗涤后可涂用一些保护性软膏(氧化锌软膏)。乙醇类的所谓预防压疮的外用药应不用或慎用。

(二)预防压疮的辅助措施

1. 选择理想的坐垫

理想的坐垫、床垫对预防压疮极有帮助。垫子的机械性能要使承重面积尽量增大，同时能给皮肤提供良好的理化环境(散热、透气等)。坐位时每15～30分钟，用各种方法给坐骨结节减压。双上肢无力，可用过伸肘将身体支撑起床，使臀部高于坐垫时，先倾向一侧，使对侧离开垫子20～60秒，隔20～30分钟再倾向另一侧。坐位时背靠可倾斜的软椅，压力从与床垂直地作用在坐骨结节上，变为倾斜地作用于其上，使压力大为减低，使用特殊的坐垫，可使皮肤受压分散，如蛋黄型椅垫、层叠式泡沫塑料垫等。注意坐姿，坐时注意足托板的高度，足托板过高，屈髋角度变大，重量就较多地落在坐骨结节上。

2. 改善全身营养状况

全面、适量的营养对预防压疮是必需的。营养不良，特别是蛋白质缺乏者易发生压疮。严重贫血者应纠正贫血。治疗原发疾病是改善全身情况的重要措施。

3. 保持清洁卫生

要十分注意保持皮肤、内衣和床垫的清洁卫生。

4. 康复训练

适当的康复训练可以增加患者的活动能力，使体质增强，从而提高对预防压疮的信心。

5. 行动监护

轮椅患者监测器(WPM)可通过座椅传感器反映患者的运动间歇、持续时间。各种参数的平均值及运动形式，如手足徐动、痉挛性肢体运动等。

WPM附有时间报警器，可安装在轮椅上，有一定的实用价值。

三、压疮的治疗

(一)保守疗法

1. 皮肤减压

最重要的治疗是皮肤“减压”，即产生皮肤压疮的部位绝对不能再持续受压，应使该部位由方垫支撑而“悬空”，大面积的压疮部位如骶尾部、双髋部则需要使用“离断”床垫，即使用10cm的厚乳胶垫，在相应部位去掉10～15cm横向离断褥垫(注意，不能挖成圆洞，否则和使用气圈圆垫造成圈内血循环障碍恶果一样)，使床垫上、下完全离断，呈现条形中空，将骶尾部和双髋部完全悬空，以达到彻底减压的目的。

2. 皮肤压疮换药

一般不主张局部使用抗生素，这样会造成细菌耐药，一旦全身感染(如败血症)更难控制。伤口应使用双氧水和盐水冲洗(尽量不要用棉球擦洗，易损伤新生皮肤和肉芽细胞)。为避免下次换药纱布与伤口粘连，可使用透气的油纱，更换时需要用双氧水、盐水浸湿后轻柔去除，否则易损伤新生肉芽组织而延缓愈合。渗出较多的伤口应多次换药，不能使干纱布完全浸湿，必要时更换2次或更多次。分泌物减少时可每日更换敷料1次，一旦肉芽长出，有上皮细胞爬入中心，则换药间隔时间逐渐延长，由每日1次到3日1次或每周1次，愈合期过度换敷料反而使伤口不愈合。深的伤口愈合，口要扩大，引流要充分。在分泌物减少后其基底部引流条不能压力过大而应留有生长肉芽余地，外口要压紧，防止形成死腔。

伤口外用药目前有很多种，基本为生物制品、化学及酶类外用药(或药贴)。如生物制品成纤维细胞生长因子，局部使用效果很好，肉芽生长很快，缺点是低温保存(5℃)，配制复杂，每周均需重新配制。另外，有各种贴膏(或称为愈合敷巾)，浸有生物活性剂、抗生素及骨胶原浸剂或酸钾基纤维素钠、二氧化钛及半渗透多氨基甲酸乙脂等。多为进口，有干敷和湿敷两种，但这种外敷巾透气和吸湿性都较差，伤口换药时臭味很大，对厌氧菌有利。

含溶组织梭状芽孢杆菌的酶制剂、含有活性成分的胶原酶梭状杆菌酞酶A及其他辅助蛋白酶，有去除坏死组织、增强伤口清疮、促进肉芽上皮细胞生长的作用，对治疗陈旧伤口有效。

另外，中药湿润烧伤膏、紫花烧伤膏，局部使用效果不错。

3. 抗感染

一般情况下，只要减压，伤口引流好，双氧水清洗彻底，伤口感染容易控制，不需要全身使用抗生素。个别患者因伤口处理不当，已造成严重感染，有全身症状，应做伤口细菌培养和药敏试验，选用适合的抗生素控制感染。

4. 加强全身营养

这一点甚为关键。只有改善全身营养状况，才能治愈压疮。尤其是压疮蛋白丢失严重，加之伤口感染，全身抵抗力下降，只考虑伤口和使用抗生素，伤口愈合仍然很困难，难以想像全身营养状况很差，贫血、低蛋白血症的患者能使伤口很快愈合。医生需要安排患者食谱，叮嘱患者必须吃高蛋白、高维生素食品，才有可能加速伤口愈合。

(二)手术疗法

Ⅱ、Ⅲ度压疮，可手术清疮。剪除坏死组织(包括坏死骨组织)。一些伤口(如骶尾部的骨膜外露)需要在控制感染情况下，去除部分骨膜、筋膜和皮质，否则，肉芽难以在骨膜、筋膜和骨皮质上生长。

Ⅲ、Ⅳ度压疮面积较大，难以保守治疗的宜手术治疗。

术前应充分准备，纠正不利因素，剪除清理压疮内坏死组织。有窦道的要做X线造影，以了解窦道情况，并且清洗压疮，保持局部良好血运和防止感染。纠正低蛋白血症和贫血状态，加强全身营养。

目前，手术多采用肌皮瓣转移手术覆盖原伤口。原压疮部位要彻底切除，一般用臀大肌肌皮瓣治疗臀、骶部压疮，趾外展肌及趾短屈肌肌皮瓣修复足跟底压疮。

肌皮瓣张力不宜过大，术后伤口要负压吸引，保护良好引流。

另外，要使患者有良好体位，避免伤口受任何压力，必要时可采用俯卧位6～8周，术后4～5天内应避免解大便(术前清理肠道)以防止伤口感染。术后要留置尿管，手术附近关节活动暂时停止。此外，加强病人营养在术后更为重要。术后做患者心理工作，取得患者家属配合是关键。

(三)物理因子治疗

1. 紫外线是感染伤口较多的物理疗法之一。中、长波段的紫外线有较好的杀菌作用，中波段的紫外线红斑反应作用明显。紫外线照射后，可加强局部的血液循环，动员皮肤内巨噬细胞的功能，增加抗体形成，提高组织细胞活性。紫外线照射引起的细胞分解产物可刺激成血管细胞和结缔组织细胞的生长，加速组织再生。对化脓性伤口及周围常采用红斑剂量照射；对脓性及有坏死组织的创面，可采用大剂量的照射。早期皮肤损害，尚未累及肌肉者可采用2～3级红斑量，隔天1次，4～6次为1疗程，累及肌肉或骨膜者采用3～4级红斑量，1～2天1次。治疗前均应清洗创面，清除坏死组织，不涂任何药物，以利于吸收紫外线。

2. 超短波对急性炎症有较好的效果，早期可每次应用5～15分钟，对压疮进行局部治疗。

3. 直流电抗生素导入，对控制化脓性伤口的感染有独到之处，在伤口局部做直流电药物导入，其效果优于全身用药。

4. 共鸣火花，可沿溃疡四周治疗，电极稍离开皮肤中等量3～8分钟，每日1次，15次为1疗程。

5. 红外线，适用于各期溃疡创面、感染控制、创面新鲜、无脓性分泌物患者，每日1～2次，每次20～25分钟，15～20次为1疗程。

6. 局部艾条熏烤，15～30分钟/次，有助于早期压疮恢复。

7. 局部按摩，早期皮肤仍完整的压疮，可采用轻的局部按摩，以促进皮肤血液循环，改善组织代谢。

另外，还可以根据情况在不同时期选用水疗、电刺激、超声波、激光等方法治疗。

(四)压疮的并发症

压疮不仅给康复造成困难，而且可引起一些并发症。重者可造成患者死亡。

(1)感染：压疮可伴有各种致病菌的感染，细菌对常用抗生素多不敏感，重者可发生败血症或死亡。压疮感染处理已经成为医院内感染重要问题之一。

(2)骨髓炎及关节炎：压疮感染可直接向深部

组织扩散，不正确的手术方式或操作也可使感染向深部扩散造成骨髓炎或关节感染，在此基础上可发生病理性骨折、脱位。

(3)皮肤癌变：长期压疮不愈可引起皮肤癌变。

（刘汉良）

第四节　神经源性膀胱

一、神经源性膀胱的临床诊治

控制膀胱的中枢或周围神经伤病引起的排尿功能障碍，称为神经源性膀胱（neuro genic blddder）。可以由药物、多种神经系统疾病、外伤等原因引起，并致排尿功能减弱或丧失，最终表现为尿失禁或尿潴留。神经源性膀胱是康复医学中常见的并发症之一，尤其多见于脊髓损伤。

肾衰竭是神经性下尿路功能障碍患者的主要死亡原因。由于膀胱排空的障碍，使得膀胱壁增生肥厚。因此，膀胱输尿管连接部变成直行通过，严重时可出现返流，返流进一步并发感染及肾盂积水，最终导致肾衰竭。因此，维持膀胱正常压力、预防和处理好返流是治疗神经源性膀胱的关键点。

(一)膀胱的神经支配

膀胱是平滑肌容器，受自主神经系统控制(图24-3)。功能是收集、贮藏、排出尿液。排尿过程起始于膀胱充盈、扩张，受到意识的控制，排尿中枢位于骶髓，随着膀胱内尿量不断增加，平滑肌内的感觉神经受到刺激，产生尿意，传入神经纤维将冲动经盆神经传到骶髓排尿中枢，再经脊髓丘脑束和后束将尿意向上传到脑干排尿中枢及额叶大脑皮层。传出冲动则是经网状脊髓束向下传到骶中枢，再经盆神经传到膀胱。组成膀胱的平滑肌称为逼尿肌，盆神经刺激可引起逼尿肌收缩。尿道括约肌分为内、外两部分，内括约肌为平滑肌，位于膀胱颈部；外括约肌为横纹肌，环绕尿道，受意识控制，由运动冲动调节。从额叶经皮质脊髓束再经会阴神经传到外括约肌。如附近有厕所等合适场所，则允许外括约肌松弛，发生排尿；如无合适的场所，则皮层可控制外括约肌收缩，阻止排尿。排尿时膀胱逼尿肌收缩，尿道内外括约肌协同松弛。交感神经从胸10～腰1经腹下神经，促进膀胱缓慢充盈，松弛逼尿肌，收缩内外括约肌。副交感神经从骶2～骶4经盆神经，促进逼尿肌收缩。

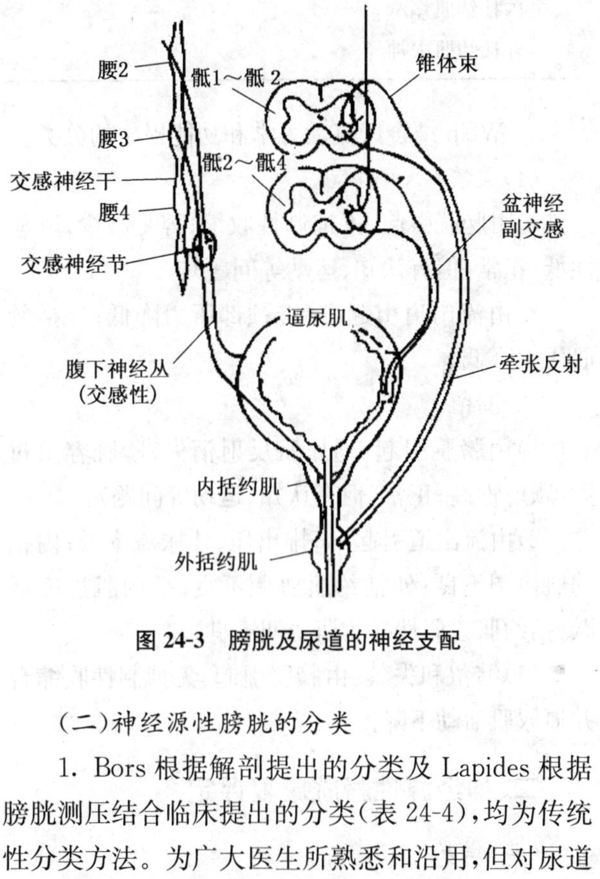

图 24-3　膀胱及尿道的神经支配

(二)神经源性膀胱的分类

1. Bors 根据解剖提出的分类及 Lapides 根据膀胱测压结合临床提出的分类(表 24-4)，均为传统性分类方法。为广大医生所熟悉和沿用，但对尿道功能在排尿过程中所起的作用，则没有提及。

表 24-4　神经源性膀胱的分类

Bors 分类	Lapides 分类
上运动神经元不完全性损伤	无抑制性膀胱
上运动神经元完全性损伤	反射性膀胱
下运动神经元完全性损伤	自主性膀胱
下运动神经元不完全性损伤(感觉为主)	感觉麻痹性膀胱
下运动神经元不完全性损伤(运动为主)	运动麻痹性膀胱

2. Krane 提出根据尿流动力学的分类法(表24-5)

表 24-5　神经性膀胱尿流动力学的分类(Krane)

逼尿肌反射亢进
括约肌协调正常
外括约肌协同失调
内括约肌协同失调
逼尿肌无反射
括约肌协调正常
外括约肌痉挛
内括约肌痉挛
外括约肌去神经

3. Wein 结合尿流动力学和功能提出的分类

(1)失禁

1)由膀胱引起:无抑制性收缩;容量减少;顺应性低;正常(但有认知、运动等问题)。

2)由流出道引起:膀胱颈部压力降低;外括约肌压力降低。

(2)潴留

1)由膀胱引起:逼尿肌反射消失;膀胱容量过大/顺应性高;正常(但有认知、运动等问题)。

2)由流出道引起:高排出压、伴尿流率低;内括约肌协调不良;外括约肌协调不良;括约肌过度活跃(括约肌或假性括约肌协调不良)。

(3)潴留和失禁:由膀胱引起:无抑制性收缩合并逼尿肌活动下降。

二、神经源性膀胱康复评定

(一)病史

排尿类型:尿急、尿频、尿次(日/夜)、间断、滴尿、潴留。尿量、颜色、臭味。是否用辅助用具。家属及个人史:肾病、糖尿病、泌尿系感染、神经性疾病、外伤、性功能、排便等。药物使用:镇静、利尿、钙通道阻滞剂、抗乙酰胆碱、肾上腺素能阻滞剂等。

(二)体格检查

注意腹肌张力、小腹部有无包块、压痛、膀胱充盈状况。肛门检查:括约肌张力、会阴部感觉、球海绵体肌反射;挤压阴茎头部,同时手指在肛门内测试肛门括约肌是否收缩,如为阳性,说明骶反射弧完整。

(三)实验室检查

尿常规、细菌培养、细菌计数、药敏试验、血BUN、血肌酐。

(四)尿流动力学检查

1. 尿流率测定(uroflowmetry,UF)

测定单位时间内排出的尿量,单位为 ml/s。主要参数:最大尿流率(maximum flow rate,MFR),正常男性＞20～25ml/s;女性＞25～30ml/s;平均尿流率;尿流时间及尿量。尿流率为无创伤性检查,反映下尿路贮尿/排尿的综合性功能,适用于各种排尿功能障碍患者,但不能据此作出病因性分析。

2. 膀胱压力容积测定(cystometry)

通过测定膀胱内压力与容积间的关系,反映膀胱功能,包括膀胱压、直肠压(代表腹压)及逼尿肌压(膀胱压减去直肠压)。

正常膀胱压力容积测定结果为:

(1)无残余尿。

(2)膀胱在充盈期内,压力保持在 1.47kPa ($15cmH_2O$)以下,顺应性良好。

(3)逼尿肌没有无抑制性收缩。

(4)膀胱在充盈过程中,最初出现排尿感觉时的容量为 200ml。此时,压力曲线无变化,膀胱内仍保持低压状态。

(5)膀胱容量为 400～500ml。

(6)排尿及中止排尿受意识控制。

3. 尿道压力分布测定(urethral pressure profile,UPP)

沿尿道连续测定并记录压力,用以了解尿道功能。主要参数有:

(1)最大尿道闭合压:男性为 8.33～12.35kPa ($85\sim120cmH_2O$);女性为 3.43～11.27kPa($35\sim115cmH_2O$)。

(2)功能性尿道长度:男性(5.4±0.8)cm;女性(3.7±0.5)cm。

尿道压力分布测定用于了解尿道功能、贮尿期尿道控尿能力和排尿期尿道压力变化。

4. 括约肌肌电图(sphincter electromyography)

检测尿道外括约肌功能。正常排尿周期中,膀胱充盈期,尿道外括约肌呈现持续性肌电活动;排尿时,肌电活动突然停止,排尿完毕,肌电活动重新恢复。常见两种异常情况：

(1)逼尿肌收缩时，括约肌肌电活动同步增强，称为逼尿肌括约肌协同失调(detrusor sphincter dyssynergia,DSD)。

(2)膀胱在充盈过程中，括约肌肌电活动突然停止，患者出现不自主性漏尿。

5. 尿流动力学和B型超声或X线同步联合检查

用稀释的15%碘溶液代替生理盐水充盈膀胱，可在作尿流动力学检查时同步获得各项参数及膀胱动态形态变化。

6. 膀胱镜检查。

7. X线检查

如肾脏、膀胱、尿道造影、CT及MRI等。

8. B型超声检查。

三、神经源性膀胱康复治疗

神经源性膀胱功能障碍的治疗原则是：保持或改进尿路情况；控制或消除尿路感染；膀胱在贮尿期保持低压；膀胱在低压下能适当排空；适当控尿能力；尽量不使用导尿管或造瘘；能适应社会生活；能满足职业需要。

(一)潴留型障碍

相当于：Lapides分类的感觉及运动麻痹性膀胱、自主性膀胱及部分反射性膀胱。Krane分类的逼尿肌无反射合并内括约肌痉挛、逼尿肌反射亢进合并内外括约肌协同失调或痉挛。主要治疗原则在于促进膀胱排空功能。

1. 增加膀胱内压/膀胱收缩

(1)Valsalva屏气法：患者取坐位，腹部放松，身体前倾，屏气增加腹压并向下传到膀胱和骨盆底部，可同时双手抱住膝部或大腿，防止腹部膨出而使腹压下降。注意对有心脏病史患者不适用。

(2)Crede手压法：双手拇指置髂嵴部，其余手指在耻骨上用力挤压下腹部，也可以握拳挤压，将膀胱内尿液压出。此法与Valsalva法不合并使用。

以上方法可使膀胱压力达到4.9kPa($50cmH_2O$)以上，适用于逼尿肌收缩无力，低压性膀胱。

(3)促进或引发反射性逼尿肌收缩：寻找触发点，如通过牵拉耻骨上、会阴部、大腿内侧毛发、轻扣下腹部、挤压阴茎、刺激肛门部等来诱发排尿。

(4)药物治疗：乙酰胆碱能制剂能增强膀胱逼尿肌张力，增高膀胱内压。可选用氨基甲酰甲基胆碱(Bethanechol,Urecholine)，每日40～100mg，排尿前半小时分次口服；皮下注射5mg/次，每日4次。

适应证：手术后及各种因逼尿肌无张力而引起的尿潴留。

禁忌证：妊娠、消化性溃疡、哮喘、甲亢、冠心病、下尿路或胃肠道机械性梗阻。

(5)电刺激：将微电极埋入膀胱壁或直接刺激骶髓、骶神经运动支引起逼尿肌收缩，产生排尿。

(6)针灸：可选用中极、关元、气海、肾俞等穴位。

2. 减低膀胱出口部阻力

(1)解除机械性梗阻：前列腺切除，尿道狭窄修复或扩张。

(2)尿道内括约肌：经尿道膀胱颈电刀切开术，经膀胱Y-V膀胱颈成形术。

药物治疗：肾上腺素能阻滞剂降低尿道阻力，可选用酚苄明(Phenoxybenzamine)，10～30mg/次，每日3次。

适应证：各类膀胱颈部梗阻。

禁忌证：心肺疾患、低血压，避免与镇静药、安定药同时应用。

副作用：体位性低血压及胃肠道反应使患者不能耐受。使用时宜从小剂量开始，逐渐加量，服药后平卧20分钟。

(3)尿道外括约肌：经尿道外括约肌切开术、尿道扩张术、阴部神经阻滞。

药物治疗：氯苯氨丁酸(Baclofen)能缓解尿道外括约肌痉挛，剂量30～100mg/d，分次口服。副作用为无力和镇静。

(4)间歇性导尿：规律性的排空膀胱，每4～6小时导尿1次，导尿后拔去导尿管，膀胱能得到定期充盈和排空，使之接近生理状态，有助于膀胱功能的恢复。防止膀胱过度充盈可避免感染发生。患者必须同时限制饮水量，全天1000～1500ml，每小时平均100～125ml，每次导尿前进行各种膀胱刺激法，促使自行排尿。根据膀胱残余尿量减少而减少导尿次数，最终目标是使残余尿量降到80～

100ml以下。间歇导尿期间,每1～2周查尿常规,如显微镜检查白细胞10个/高倍视野,或尿细菌培养超过105个/ml,应及时给予抗菌消炎药。需要长期间歇导尿的患者,可教会家属进行导尿或自家导尿。

(5)持续性导尿:留置导尿管。

(6)尿流改道:对于全身情况较差,反复泌尿系感染,不能采用间歇性导尿的患者,可行耻骨上膀胱造瘘术。

对于梗阻平面在膀胱以上,双侧肾积水,输尿管扩张而导致肾功能不全、慢性尿毒症的患者,须行回肠代膀胱术(Bricker术),在膀胱平面以上引流尿液。

(二)失禁型障碍

相当于Lapides分类的无抑制性膀胱、部分反射性膀胱;Krane分类的逼尿肌反射亢进、括约肌协同失调,逼尿肌无反射、外括约肌去神经。主要治疗原则在于促进膀胱贮尿功能。

1. 抑制膀胱收缩

(1)药物治疗:黄酮哌酯(Flavoxate)平滑肌松弛剂,适用于逼尿肌痉挛,剂量100～200mg,每日3～4次。幽门梗阻、肠梗阻、膀胱颈或尿道梗阻、青光眼、妊娠、小儿禁用。氯化羟丁酸(Oxybutynine Chloride)为乙酰胆碱能阻滞剂,对逼尿肌具有强大、直接的抗痉挛作用,能降低膀胱压力,增加膀胱容量和减轻无抑制性收缩。适用于逼尿肌反射亢进,尿失禁。剂量5mg,每日3次。青光眼、胃肠道梗阻、下尿路梗阻、妊娠禁用。

(2)神经阻滞:选择性骶神经根切断术。

2. 增加膀胱出口部阻力

(1)Kegel盆底肌肉训练:患者主动收缩耻骨尾骨肌(肛门括约肌环),不收缩腿、臀及腹肌,保持10秒,重复10次,每日3次。可增加尿道阻力及尿道周围、骨盆底肌肉支持。如与生物反馈联合应用,可提供可视性反馈,提高疗效。

(2)药物治疗

1)硫酸麻黄素:具α肾上腺素能效能,能提高尿道压力。剂量25mg,每日3次。高血压、心绞痛、甲亢、接受洋地黄治疗的患者禁用。

2)盐酸丙咪嗪:通过α肾上腺素能兴奋作用增加尿道压力,通过对膀胱的β受体作用而增加膀胱容量。剂量:儿童,每晚睡前服25mg;成人,100～200mg/d。禁忌同麻黄素。

(3)人工括约肌:基本结构一般由3部分组成,即袖套式人工括约肌、贮液囊及双向泵,三者之间由硅胶导管与接头连接,构成一密封液压系统。工作原理为:袖套式人工括约肌经手术置于膀胱颈或后尿道部,双向泵置于阴囊或阴唇内,贮液囊置于耻骨后方。挤压双向泵使贮液囊内液体流入围绕膀胱颈部的袖套式括约肌,使之充盈,压迫尿道,阻止排尿。排尿时,再次挤压双向泵,此时袖套内的液体流回贮液囊,袖套内压减低,患者排尿。尿毕,再挤压双向泵,使袖套充盈增压,关闭尿道。人工括约肌价格昂贵,术后并发症也较多,如感染、导管扭曲、漏尿等。国内目前尚未开展。

(4)外部集尿器:常用于逼尿肌反射亢进,伴严重尿失禁,可代替留置导尿管。缺点为女性患者不能使用。外部集尿器需要经常更换,使用不当,可引起阴茎皮肤溃疡、泌尿系感染、尿流梗阻;睡眠时可能滑脱;阴茎太短小的患者不适用。

(5)间歇性导尿:适用于充溢性尿失禁患者。

(6)持续性导尿。

(7)尿流改道。

(三)控翻尿路感染的措施

1. 急性期主要为尿潴留,须及时进行导尿,防止膀胱过度膨胀,引起逼尿肌损伤

(1)留置导尿管。

(2)耻骨上膀胱引流:必须注意插管的无菌操作,引流系统保持密闭,定期更换尿管(导尿管7～10天,耻骨上引流管3～4周),清洁尿道口分泌物,保持引流管通畅。

2. 慢性期参照膀胱功能分类进行

(1)防止膀胱内压增高,减少残余尿量至80ml以下。保持充分液体摄入量,鼓励患者起床活动,避免长期卧床。

(2)间歇性导尿。

(3)膀胱训练:促使患者恢复自行排尿,尽量达到不使用导尿管。

(4)药物治疗:根据尿培养,细菌药敏试验选用抗生素。尿路感染菌种主要为大肠杆菌、变形杆菌及绿脓杆菌。常用抗生素为庆大霉素、卡那霉素、妥布霉素及先锋霉素,或喹诺酮类如氟哌酸、氟嗪

酸(奥复星、氧氟沙星)及磺胺类(复方新诺明)。

(5)及时排除膀胱结石等并发症。

(6)反复发作的严重泌尿系感染,应考虑采用耻骨上膀胱造瘘术。

(廖若夷)

第五节 吞咽障碍

一、吞咽障碍的临床诊治

吞咽过程是人类运动功能协调最好、最准确的一组复杂的运动模式,包括:感觉与咀嚼、吞咽运动;吞咽与呼吸;食管动力学的变化对吞咽的影响。

吞咽障碍(dysphagia),是由于下颌、双唇、舌、软腭、喉、食道上括约肌或食道功能受损所致的进食障碍。当神经疾病作为吞咽障碍的病因时,称为神经性吞咽障碍。典型表现有口控制能力和食物咀嚼能力减弱,吞咽反射出现延迟,吞咽后,咽部遗有残留食物,在吞咽之前、之中或之后,残留食物被吸入气管,或饮水时呛咳及有噎塞感。本症病程长者,由于长期营养不足可导致体重下降。部分患者由于将食物吸入气管而导致吸入性肺炎。所有患者都非常关注此症状,因为不论急性或者慢性吞咽障碍,由于营养失调、摄入不足和误咽,都面临吸入性肺炎和死亡的危险。

本节所涉及的主要为神经系统疾病引起的吞咽障碍,又分为上运动神经元和下运动神经元性两大类。两者的区别如表 24-6 所示。

表 24-6 麻痹性吞咽障碍与假性球麻痹吞咽障碍的区别

类 型	麻痹性	假性球麻痹
病理	下运动神经元	上运动神经元
吞咽反射	弱或无	有、慢或不协调
智力	完整	可能有损害
口力量	差	可正常或不协调

(一)吞咽的分期

根据食物团解剖的位置,将吞咽过程分为 3 期。

1. 口腔期

食物团从口腔准备开始至吞咽前为口腔期。食物团的性质决定了口腔内处理及吞咽的方式。

(1)液体在舌及腭间通过口腔至咽部。

(2)软的食物:咀嚼后吞咽。

(3)固体食物:经口腔前部、中部到后部咀嚼,如果食物颗粒比较大或粗糙,不能吞咽,被阻留在口腔内继续咀嚼,在咀嚼过程中,食物颗粒刺激牙龈黏膜及腭的感受器激活咀嚼的整个过程,由舌的旋转协调,推食物在上、下牙齿之间进行咀嚼,唾液与食物混合,有助于破碎食物及刺激味蕾,食物颗粒变小、变软。

舌与软腭相接触,向后推研磨后的食物团经咽腭弓进入咽部,当大的食物团准备好后,出现吞咽动作。

2. 咽期

在吞咽时,呼吸停止、软腭上提关闭鼻咽部。舌像一个柱塞向后推食物团进入咽部,会厌关闭,避免食物团进入喉内,喉部声带收缩关闭喉部及咽前庭。咽食管括约肌打开,使食物团进入食管。而咽食管括约肌打开是一个复杂的过程:环咽肌松弛,使括约肌打开;下颌肌群牵拉舌骨、喉及咽前壁向上、向前运动,食物团向下的压力有助于咽食管括约肌打开,吞咽过程约 1 秒。然后咽部缩肌从上向下蠕动样收缩,清除咽部的存留物。

3. 食管期

咽部的收缩使食物团进入到食管,并启动了整个食管的蠕动,促进食物团经胃食管括约肌进入到胃。由于胃食管括约肌张力性收缩及反射性食管吞咽,防止胃内容物的返流。

(二)病因

1. 各种原因引起

(1)支配咀嚼、吞咽的神经、肌肉运动障碍。

(2)食物团没有充分地咀嚼、湿润。

(3)呼吸与吞咽协调性不一致。

(4)食管动力学的变化都可导致吞咽障碍。

2. 吞咽障碍的常见原因

(1)神经性疾患:球麻痹如脑中风、脑干病变、脑肿瘤、脑挫裂伤等,中枢性脱髓鞘,Parkinsonism,周围神经损伤。

(2)肌肉无力:废用性萎缩。

(3)黏膜干燥:干燥综合征、放化疗后引起黏膜损伤、分泌减少。

(4)食管疾病:食管下端狭窄、胃食管返流性疾病、食道癌、食管憩室。

(5)外伤性损伤:头颈部手术、颈部外伤、舌骨大角脱臼。

(6)认知功能障碍:如颅脑外伤、脑中风等。

(7)药物治疗的副反应:如镇静药物、抗胆碱类药物或精神激活药物。

(8)心理及社会因素:特别是老年人,由于牙齿脱落、咀嚼功能减退及神经反射迟缓而引起吞咽障碍。

(三)吞咽的解剖学与生物力学变化

1. 解剖学

支配的神经主要:三叉神经、面神经、舌咽神经、迷走神经、舌下神经、$C_1 \sim C_3$ 颈神经。

(1)三叉神经:口腔感觉与运动的控制体现了感觉与运动间的依赖关系。牙齿、牙龈及颊黏膜、舌前 2/3 的躯体感觉由三叉神经控制,同时三叉神经支配咀嚼肌的运动。当食物团质地不同时,刺激口腔产生不同的咀嚼力度,由于感觉对运动的传递,所以咀嚼一开始,就适应不同的食物质地。

(2)面神经:舌前 2/3 的味觉由面神经支配,同时面神经支配面部表情肌、下颌下腺、舌下腺及泪腺。因此,当食物味觉不适或欣赏性的变化,通过面部表情肌及泪腺表现,并根据食物的味觉调节舌下腺、下颌下腺的分泌。而面部的表情运动对咀嚼亦有协同作用。

(3)舌咽神经:舌后 1/3、扁桃体、咽壁及软腭后部的感觉由舌咽神经支配,运动支支配茎突咽肌和咽缩肌,与吞咽密切相关。当食物团达到适于吞咽程度时,刺激舌后部、软腭及咽部引起吞咽,否则,阻止食物团吞咽,继续咀嚼。

(4)舌下神经:支配舌肌。

(5)颈 1~颈 3 神经:支配甲状舌骨肌。

2. 吞咽与呼吸

吞咽与呼吸共用一个通道是口咽部,如果呼吸,吞咽必须停止;如果吞咽,呼吸则必须停止。所以,吞咽与呼吸是两组相互协调、相互抑制的过程。

咬肌在吞咽中与吞咽肌相互协调。咬肌肌电图结果显示在吞咽开始时,咬肌肌电图幅度增高,在吞咽中减少。说明在吞咽开始时咬肌兴奋,吞咽中松弛。因此,吞咽开始时,闭嘴才能完成吞咽动作。随着年龄的增长,需要咀嚼标准食物的周期数逐渐增多,对于坚硬的食物仍能很好适应。

在吞咽过程中,舌骨位置的移动在吞咽中起了重要的作用,舌骨由向前及向后的肌群控制,舌骨与控制舌骨运动的肌群呈弧形。

3. 食管的动力学变化对吞咽的影响

食管蠕动的速度及食管收缩的肌力,对食物团是否产生误吸有重要的影响。在物理学上,物体运动的速度愈快,对周围的压力愈小。因此,如果食物团在食管内运动速度慢,使食物团进入喉口内引起误吸。在食管蠕动收缩期间,食管的纵向长度变短,有助于食管内食物团排空及食管下括约肌打开。

用力吞咽时,咽部压力持续时间长,食管上段压力持续时间比食管下段明显延长。食管下括约肌的作用是防止食物返流,避免胃内腐蚀性内容物进入食管,如果食管下括约肌不能松弛,引起吞咽障碍及食管内食物滞留。所以食管有梗阻的病人,一次进食量不能太大,以免引起误吸;相反,如果没有食管下括约肌抗返流性屏障的作用,导致胃食管返流性疾病,食管接触胃酸增多,引起心烧灼、返流甚至严重的食管炎。

帕金森病患者吞咽时,食管期时间明显延长,可能与食管肌肉僵硬、蠕动迟缓有关。其次咽部反射及运动时间延长,引起吞咽困难。

重症肌无力患者,吞咽困难主要表现在咽部及食管横纹肌无力,特别是食管蠕动明显减弱,引起吞咽障碍,服用氯化乙基二甲铵(一种抗箭毒剂),症状明显好转。

二、吞咽障碍的康复评定

评定常采用临床评定和综合评定结合的方式。

(一)临床评定

吞咽障碍的评定主要采用吞咽障碍检查法

(clinical examination for dysphagia，CED)。此检查包括：患者对自己吞咽异常的描述；相关的既往史；有关的临床观察和物理检查。

1. 症状体征

(1)症状——主诉、病史。

(2)体征——体格检查：检查咀嚼肌，口腔的湿润度，舌体、咽部的感觉，软腭上抬及咽部的运动，舌体运动，舌骨及喉的运动等。

2. 饮水试验

坐位：饮水 30ml。

观察：饮水时间，呛咳和次数。

3. 饮水评估(洼田俊夫，1982)

Ⅰ级(优)：5 秒内将水一次喝完，无呛咳。

Ⅱ级(良)：5 秒以上分两次以上喝完，无呛咳。

Ⅲ级(中)：一次喝完，有呛咳。

Ⅳ级(可)：分两次以上喝完，有呛咳。

Ⅴ级(差)：常常呛咳，不能将水全部喝完。

上述检查能达到以下目的：筛查吞咽障碍是否存在，提供吞咽障碍的解剖和生理学依据；确定患者有关误咽的危险因素；确定是否需要改变提供营养的手段；为吞咽障碍的诊断和治疗推荐辅助测试及必要程序。

当怀疑患者有吞咽障碍时，应把 CED 作为最基本的评定。神经疾病伴有精神错乱和构音障碍时，要特别注意吞咽障碍的可能性，构音障碍表现为言语缓慢、费力、含糊不清、鼻漏气、粗糙音和气息音。这些是吞咽和言语产生有关肌肉肌力减弱的依据。流涎严重是吞咽障碍产生的另一种指征。另外，频繁咳嗽、噎塞、吃饭时间过长、咀嚼费力等也可能表明吞咽障碍。

患者主诉进食时疼痛和梗阻，更是吞咽障碍的征兆。间接喉镜发现有淤滞证据——食物残渣存积在会厌谷和梨状窝时，提示吞咽机能已减退到完全不能安全地把食物送入食道的程度。

(二)综合评定

一个学科专业人员无法对吞咽障碍的所有方面进行精细的评定，所以应该由各有关专业人员一起组成治疗小组进行细致的评定。评定的内容见表 24-7。

表 24-7　吞咽障碍的评定内容

与吞咽有关的因素	评定方法
精神状态，判断力	定向筛查，语言、视—运动知觉和记忆
面部表情肌	安静状态下和运动中的对称性
咀嚼肌	触诊及轻轻做抵抗运动
黏膜	目测
牙齿	专科检查
舌肌	在非运动状态下观察及在前伸状态下检查抗阻运动
口面感觉	主观刺激辨别
咽	
腭咽闭合	在安静及发声状态下观察刺激呕吐反射
咽部缩窄	呕吐刺激
喉外肌	吞咽时触喉
喉内肌	间接喉镜检查
环咽肌	运动中 X 线透视
食道	
食道形态学	运动中 X 线透视和内窥镜观察
食道运动	测压和运动 X 线透视
胃食道肌功能	测压，运动 X 线透视，胃肠闪烁扫播，pH 监测，内窥镜检查
食道裂孔疝和返流	活体组织学检查

三、吞咽障碍的治疗

(一)治疗目的

吞咽障碍的治疗主要是恢复或提高患者的吞咽功能，改善身体的营养状况；改善因不能经口进食所产生的心理恐惧与抑郁；增加进食的安全；减少食物误咽、误吸入肺的机会；减少吸入性肺炎等并发症发生的机会。

(二)治疗方法

1. 基础训练

(1)感官刺激：①触觉刺激，如用手指、棉签、压舌板等刺激面颊部内外、唇周、整个舌部等，以增加这些器官的敏感度；②咽部冷刺激与空吞咽，咽部冷刺激系使用棉棒蘸少许冷冻的水，轻轻刺激腭、舌根及咽后壁，然后嘱患者做空吞咽动作；③味觉刺激，用棉棒蘸不同味道果汁或菜汁（酸、甜、苦、辣等），刺激舌面部味觉，增强味觉敏感性及食欲。

（2）面部肌肉训练：包括唇、舌、颏渐进式肌肉训练，屏气—发声运动训练等。

2. 间接吞咽训练

改善咽反射的训练：可用冷冻的湿棉签反复刺激患者软腭及咽后壁。

闭锁声门练习：让患者大声发"啊"。这项练习训练患者随意闭合声带，可有效地防止误咽。

声门上吞咽：这是一组训练动作，可先让患者充分吸气，憋住，然后慢慢咽唾液，再呼气，最后咳嗽。这是利用停止呼吸时声门闭锁的原理进行训练，最后咳嗽是为了清除喉头周围残存的食物。适用于咽下过程中引起误咽的患者。

3. 摄食训练

首先选择适合患者进食的体位，一般让患者取躯干30°仰卧位，头部前屈，辅助者位于患者健侧。此时进行训练，食物不易从口中漏出，有利于食块向舌根运送，还可以减少向鼻腔逆流及误咽的危险。严禁在水平仰卧位及侧卧位下进食。

食物的性状应根据吞咽障碍的程度及阶段，本着先易后难的原则来选择。容易吞咽的食物其特征为：密度均一，有适当的黏性，松散且爽滑，通过咽及食管时容易变形、不在黏膜上残留。要培养良好的进食习惯，最好定时、定量，能坐起来不要躺着，能在餐桌上不要在床边进食。

一口量：即最适于吞咽的每次摄食入口量，正常人约为20ml。对患者进行摄食训练时，如果一口量过多，或会从口中漏出或引起咽部残留导致误咽；过少，则会因刺激强度不够，难以诱发吞咽反射。一般先以少量试之（3～4ml），然后酌情增加。

吞咽时还要注意以下几点：

（1）空吞咽与交互吞咽，当咽部已有食物残留，如继续进食，则残留积累增多，容易引起误咽。因此，每次进食吞咽后，应反复做几次空吞咽，使食块全部咽下，然后再进食。

（2）侧方吞咽：咽部两侧的"梨状隐窝"是最容易残留食物的地方，让患者分别左、右转，做侧方吞咽，可除去隐窝部的残留食物。

（3）点头样吞咽：会厌谷是另一处容易残留食物的部位。当颈部后屈，会厌谷变得狭小，残留食物可被挤出，继之，颈部尽量前屈，形似点头，同时做空吞咽动作，便可去除残留食物。

4. 电刺激

利用低频电刺激咽部肌肉，改善脑损伤引起的吞咽障碍是近年来国外发展起来的一项新技术，如美国的Vital stim治疗仪和德国的Vocalstim治疗仪均是针对脑损伤后吞咽障碍的有效治疗方法。治疗时，将治疗用的表面电极放在咽喉部的表面，当电流刺激咽喉部肌肉时，由于肌肉收缩，迫使患者出现吞咽的动作，达到改善吞咽功能的目的。

5. 注意事项

（1）下列疾病不适宜进行吞咽训练：运动神经元病；中度至严重老年痴呆症；严重弱智；早产婴儿；脑外伤后有严重行为问题或神智错乱者。

（2）以下情况，患者暂时不能进食：昏迷状态或意识尚未清醒；对外界的刺激迟钝，认知严重障碍；吞咽反射、咳嗽反射消失或明显减弱；处理口水的能力低，不断流涎，口部功能严重受损。

（蔡华安　廖若夷）

第六节　异位骨化

一、异位骨化的临床诊治

异位骨化（heterrotopic ossification，HO），是指在正常情况下没有骨组织的软组织内形成的新生骨。它与代谢性疾病，如高钙血症、营养不良所致的钙化不同，它形成的是成熟的板层状新生骨。异位骨化常发生于关节手术、神经损伤、肌肉损伤或严重烧伤等疾病。近些年来国内外不少文献证实，脑外伤及脊髓损伤病人异位骨化率明显增高，这一现象在此类病人急性期康复中应给予重视。

（一）病理生理

HO的基本病理改变是在纤维结缔组织中，原始细胞增殖活跃伴有丰富的毛细血管网，钙盐沉积，形成骨。成熟的异位骨化具有骨的结构，外层包裹纤维结缔组织，里面是成骨细胞，具有小梁结构及类骨组织，中心是活跃的原始细胞。

（二）病因

根据形成原因，HO通常可分为以下3类：一是创伤后异位骨化，包括骨折、脱位、人工关节置换等手术，也见于股四头肌和肱肌的钝性挫伤；二是神经源性异位骨化，包括颅脑损伤、脊髓损伤、中枢神经系统感染、肿瘤及脑血管意外；三是原发性异位骨化，如进行性骨化性肌炎或进行性纤维不良性骨化。其他少见的原因包括烧伤、血友病、镰刀细胞性贫血、破伤风、脊髓灰质炎、多发硬化等。

（三）临床表现

HO的临床表现最早出现于伤后3周，最晚可达伤后12周。早期表现包括关节周围疼痛、发热、红肿，逐渐出现关节活动受限。晚期由于骨组织形成，导致关节活动限制。除了关节活动障碍，异位骨化的并发症还包括周围神经嵌压和压迫性溃疡。有些患者可伴有低热和继发性痉挛，日常生活活动能力下降。异位骨化的早期临床表现缺乏特异性，与蜂窝织炎、血栓性静脉炎、骨髓炎或肿瘤类似。

HO最常发生于髋关节周围，尤其是人工关节置换术或髋臼骨折术后。其他常见部位包括肘、膝、肩关节周围及肱肌和股四头肌，也可发生于少见的部位，如足部病变位于关节囊外、肌肉纤维间的结缔组织内。脊髓损伤后的异位骨化一般位于神经损伤平面以下，可单侧或双侧发生。

（四）诊断与鉴别诊断

1. 影像学检查

（1）X线片检查：普通X线片在伤后4～6周才能发现异位骨化，典型表现为环形的骨化区伴随一个透光中心。三相核素骨扫描（RNBI）是早期检测异位骨化的最敏感指标，并可以判断病变的活动性和成熟度。静脉注射^{99m}TcMDP后做3相连续摄片，血流相和血池相可最早在伤后2～5周出现摄取率增高，1周后在延迟相出现阳性表现。通常在伤后数月内，骨扫描可显示异位骨化活动性的峰值。在6～12个月内逐渐恢复正常。通过系列的定量骨扫描技术，可以准确地反映异位骨化的代谢活性，决定手术时机，并预测术后复发的可能性（图24-4）。

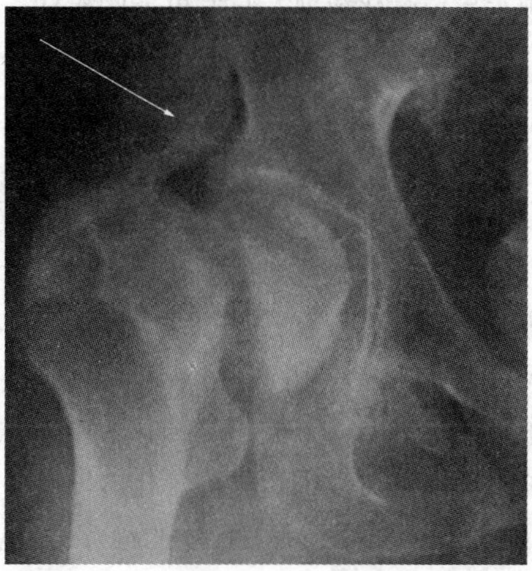

图24-4　髋关节异位骨化

（2）CT与MRI检查：CT可以明确HO的具体部位及与周围关节、肌肉的关系，有利于指导手术完整切除HO。部分病例CT可发现在异位骨化病变与周围肌肉间存在低密度阴影，这些阴影被认为是未骨化，但具有骨化潜能的结缔组织，术中应一并切除，否则容易复发。HO的不同阶段，MRI表现不同的特点：

1）早期：T_1加权相病变处与肌肉同等信号，T_2加权相病变中心呈轻到中度不均匀高信号局灶影，密度比脂肪高，其周围组织广泛水肿，有时呈现低信号环状影。

2）进展期：T_1加权相病变中心信号等于或高于周围肌肉，病变周围出现低信号环。T_2加权相病变中心出现极高信号，周围组织极度水肿并有环性的低信号环。

3）成熟期：T_1加权相病变中心高信号，与脂肪同等密度，高信号周围存在低信号环。T_2加权相外周及中央均为低信号。这些特征性表现并非在所有病例中均出现，只要T_2加权相出现环形低信号带，即可诊断。

2. 实验室检查

（1）AKP：反映成骨细胞的活性，对于早期检测异位骨化有一定的临床意义。一般于伤后2周开始升高，10 周时达到高峰，18 周后逐渐降至正常，峰值达到正常的 3.5 倍。AKP 的增高往往出现在临床表现明显的病例中，但其缺乏特异性，在骨折和一些其他骨骼系统疾病后同样可以升高；而且，AKP 的水平并非与病变的活性度一致，因此，不能作为预示异位骨化成熟及复发可能的指标。

(2)血钙：水平一般正常或偏高，早期(1～3 周)时可下降。

二、异位骨化的治疗原则

一旦发生异位骨化，原则上应避免早期对受累局部进行热疗、超声波、按摩。缓慢、柔和的运动治疗可预防挛缩。应采用渐进性运动练习，一方面，通过被动练习，可以改善关节功能；而另一方面，被动的关节活动又可以加重异位骨化的发展。

对于已经形成的 HO，有效的治疗方法只有手术切除。对妨碍活动的骨化的切除，必须等到 9～12 个月或骨化成熟、骨化静止后才可进行。术中的无创操作技术，仔细避免骨屑与骨髓进入软组织；失活组织的清创、冲洗；彻底止血；伤口引流；合理应用抗生素。这些措施可能会减少异位骨化的形成，但尚缺乏客观资料证实。手术切除的主要并发症包括出血、感染、骨折及术后复发。

消除危险因素是防治 HO 的有效方法。传统观点认为，一旦怀疑 HO 应尽量减少主、被动活动，因为活动有可能加重局部的充血——水肿，使骨化加重。但是过于严格的制动会诱发许多异位骨化并发症，如关节僵硬、压疮、下肢深静脉血栓、尿路感染等。规律、适当的关节活动可以保持关节囊柔软，防止肌肉挛缩及其他并发症，而有利于异位骨化患者的康复，但动作切忌粗暴，活动应限制在无痛范围内。对于 HO 的好发部位如肘关节和髂关节的创伤，要早期及时处理。

目前，在预防异位骨化方面有效的药物为：

(1)非甾体类消炎药：这是目前公认的预防人工髓关节置换和髓臼骨折术后异位骨化形成的最有效的药物。其作用机制为通过抑制环氧化酶，阻止前列腺素的合成，从而改变触发骨质重建的局部炎症反应，并抑制间质细胞向成骨细胞的分化。非甾体类消炎药的应用在术后第一天即应开始。通常剂量为消炎痛 25mg，每日 3 次；或布洛芬 400mg，每日 3 次；或阿司匹林 1g，每日 3 次。非甾体类消炎药的主要副作用为胃肠道反应。

(2)四磷酸盐：其作用机制为通过抑制非晶形磷酸钙转化成羟基磷灰石，从而阻止骨基质的矿化。由于其只能抑制骨基质的矿化，而不能阻止骨基质的合成，因此，一旦停药，容易再发。鉴于四磷酸盐疗程长、费用昂贵、效果不确切、副作用大，目前已基本放弃四磷酸盐的使用。

(3)放疗：其作用机制为通过改变快速分化细胞 DNA 的结构，阻止多能间充质细胞向成骨细胞的分化。

(黄　鹰)

参 考 文 献

1. 中华人民共和国卫生部医政司. 中国康复医学诊疗规范[M]. 北京:华夏出版社,1998.
2. 卓大宏. 中国康复医学[M]. 北京:华夏出版社,2003.
3. 王茂斌. 康复医学[M]. 北京:人民卫生出版社,2000.
4. 南登昆. 康复医学[M]. 北京:人民卫生出版社,2009.
5. 乔志恒,范维铭. 物理治疗学全书[M]. 北京:科学技术文献出版社,2001.
6. 胡永善. 新编康复医学[M]. 上海:复旦大学出版社,2005.
7. 杨迪生,李建华. 临床骨科康复学[M]. 北京:中国医药科技出版社,2007.
8. 陈景藻. 康复医学[M]. 北京:高等教育出版社,2001.
9. 吴再德,吴肇汉. 外科学[M]. 北京:人民卫生出版社,2008.
10. 成鹏. 实用骨关节伤病康复评定图谱[M]. 北京:人民军医出版社,2008.
11. 廖瑛. 骨科患者康复指南[M]. 北京:人民军医出版社,2003.
12. 南登昆,黄晓琳. 实用康复医学[M]. 北京:人民卫生出版社,2009.
13. 张大新. 临床医学生物力学疗法[M]. 北京:化学工业出版社,2008.
14. 吴在德. 外科学[M]. 北京:人民卫生出版社,2001.
15. 张通. 脑卒中的功能障碍与康复[M]. 北京:科学技术文献出版社,2006.
16. 纪树荣. 运动疗法技术学[M]. 北京:华夏出版社,2006.
17. 王拥军. 卒中单元[M]. 北京:科学技术文献出版社,2004.
18. 陈文彬,潘祥林,康熙雄,等. 诊断学. 北京:人民卫生出版社,2008.
19. Baltes MP, AB Ward. Textbook of Rehabilitation Medicine[J]. Oxford: Oxford University Press, 2000.
20. Cameron MH. Physical Agentsin Rehabilitation from Research to Practice[J]. Philadelphia: WB Saunders Company, 1999.
21. Delisa JA. Physical Medicine and Rehabilitation: Principle and Practice[J]. 4th ed. Philadelphia: Lippincott Williams & Wilkins, 2005.
22. Melvin JL. Interdisciplinary Rehabilitation. 中国康复医学杂志[J],2002,17(1):117-118.
23. Alexander Q. Dromerick and Saved Ahmed Abdul Khader: Medical Complications During Stroke Rehabilitation. In: H. J. M. Barmett, Julien Bogousslavsky and Heather Meldrum. Ischemic Stroke: advances in Neurology, V01. 92. Philadelphia: Lippincott Williams & Wilkins, 2003, 409-413.
24. R Langton Hewer. Rehabilitation after Stroke. In L. S. Illis. Neurological Rehabilitation. 2th ed. Blackwell Scientific Publications[J], 1994, 157-169.
25. Belanger . AY. Evidence-Based, Guideto Therapeutic Physical Agents [M] . Philadelphia: Lippincott Williams & Wilkins, 2001.
26. Bradddom RL. Physical medicine & Rehabilitation[M]. 3rd ed. Philadelphia: Saunders, 2007.
27. Froelicher VF, Myers JN. Exercises and the Heart[J]. 4th ed. Philaddphia: WB Saunders Company, 2000.
28. Law EM. Problems in Rehabilitation of Victims of War[J]. J. Flor Med. Assoc, 2002, 8: 152-156.
29. Kitchen S. Electrotherapy-Evidence-Based Practice[J]. Edinburgh: Churchill Livingstone, 2002.
30. Young O, Young MA, Stiens SA. Physical Medicine & Rehabilitation Secrets[J]. 3rd ed. Philadelphia: Mosby Elsevier, 2008.
31. Prentice WE, WS Quillen, F Underwood. Therapeutic Modalities in Rehabilitation[M]. 3rd ed. New York: McGraw-Hill, 2005.
32. Silve JK, Frontera WRF. Essentials of Physical Medicine and Rehabilitation: Review & Self-Assessment[J]. Philadelphia: Hanley & Belfus Inc, 2003.
33. Trombly CA. Occupational Therapy for Physical Dysfunction[J]. 4th ed. Baltimore: Williams & Wilkins, 1995.
34. Turner A. The practice of occupational therapy[M]. 2nd ed. New York: Churchill Livingstone, 1987.
35. Wall PD, Melzack R. Textbook of Pain[M]. 4th ed. New York: Churchill Livingstone, 1999.

36. Wasserman K, Hansen JE, Sue DY, et al. Principles of exercise testing and interpretation[M]. 3rd ed. Philadelphia: Lippincott Williams & Wilkins, 1999.
37. WHO. Technical Report Series 843: Assessment of fracture and its application to screening for postmen opausalo steoporosis[M], Geneva: World Health Organization, 1994.
38. WHO. International Classification of Functioning, Disability, and Health[M]. Geneva: World Health Organization, 2001.
39. Hammell KW. Spinal Cord Injury Rehabilitation London[J]. CHAPMAN&HALL, 1995.
40. Yerxa EJ, Baum S. Engagement in daily occupations and life satisfaction among people with spinal cord injuries. Occupational Therapy Journal of Research, 1996, 6(5): 271-283.
41. Congress of Rehabilitation Medicine. Arch Phys Med Rehab [J]. 1980, 61: 379-380.
42. Melvin JL. Status report on interdisciplinary medical rehabilitation. Arch Phys Med Rehab[J], 1988, 70: 273-276.
43. Stover SL, Fine PR. Spinal Cord Injury: the Facts and Figures. Birmingham: University of Alabama, 1986, 14-34.
44. Guttmann L. Spinal Cord Injury. Comprehensive management and research[M]. 1st ed. Blackwell scientific pub, 1973.
45. Grundv D, Swain A. ABC of Spinal Cord Injury[M]. 2nd ed. British Medical Journal, 1993, 6-13.
46. Buchanan LE, Nawoczenski DA. Spinal Cord Injury, concepts and management approaches. Baltimore[M]. Williams and Wilkins, 1987, 16-17.
47. Harrington KD. Metastatic disease of the spine[M]. J Bone Joint Surg(Am), 1986(68): 1110-1115.
48. Schaberg J, Gainor BJ. A profile of metastaiocarcinoma of the spine. Spine[J], 1985(10): 19-20.
49. 王瑞华. 脑血管病的康复[M]. 北京:华夏出版社,1998.
50. 朱镛连. 神经康复学[M]. 北京:人民军医出版社,2001.
51. 励建安,王彤. 康复医学[M]. 北京:中国科学技术出版社,2002.
52. 陆廷仁. 骨科康复学[M]. 北京:人民卫生出版社,2007.
53. 缪鸿石. 康复医学理论与实践[M]. 上海:上海科学技术出版社,2000.
54. 缪鸿石. 电疗与光疗[M]. 上海:上海科学技术出版社,1984.
55. 蔡文琴. 医用神经生物学基础[M]. 重庆:西南师范大学出版社,2001.
56. 燕铁斌,窦祖林. 实用瘫痪康复[M]. 北京:人民卫生出版社,1999.
57. 燕铁斌. 现代康复治疗学[M]. 广州:广东科学技术出版社,2004.
58. 殷秀珍. 康复医学诊疗常规[M]. 北京:北京医科大学出版社,2002.
59. 陈景藻. 现代物理治疗学[M]. 北京:人民军医出版社,2001.
60. 陈孝平. 外科学[M]. 北京:人民卫生出版社,2002.
61. 郭万学,陈子元,缪鸿石. 理疗学[M]. 北京:人民卫生出版社,1984.
62. 过邦辅. 临床骨科康复学[M]. 重庆:重庆出版社,1992.
63. 李晶. 物理医学与康复科诊疗常规[M]. 北京:中国协和医科大学出版社,2002.
64. 南登昆,郭正成. 康复医学临床指南[M]. 北京:科学出版社,1999.
65. 黄永禧,王宁华,周谋望. 康复护理学[M]. 北京:北京大学医学出版社,2003.
66. 邹毅,吴宗耀,刘宏亮,等. Bobath 技术在脑卒中偏瘫康复治疗中的应用. 中国康复医学杂志[J],2002,17(6):354-355.
67. 王文清,段一娜,王宏卫,等. 强制性使用运动疗法对脑梗死患者上肢运动模式和手功能的影响[J]. 中国康复医学杂志,2008,23(3):228-231.
68. 凌云,袁威,王建辉,等. 早期应用 Bobath 技术治疗脑梗死偏瘫患者康复疗效观察. 中国康复理论与实践[J],2008,14(6):152-153.
69. 李恒岩,李微,胡颖,等. 正常青年成人拇指固有动脉的超声表现[J]. 中华超声影像学杂志,2005,14(6):477-478.
70. 高峰,崔文丽,郝强,等. 肥胖对男青年血流动力学运动反应影响的实验研究[J]. 中国康复医学杂志,2008(9):824-827.
71. 梁崎,王于领,刘东红,等. 运动血压反应与血流调控血管舒张功能的关系[J]. 中国康复医学杂志,2007,22(10):888-892.
72. 史玉泉. 实用神经病学[M]. 上海:上海科学技术出版社,1994.
73. 汤钊猷. 现代肿瘤学[M]. 上海:上海医科大学出版社,1993.

74. 王澍寰．手外科学[M]. 北京:人民卫生出版社,1999.
75. 王亦璁．骨与关节损伤[M]. 北京:人民卫生出版社,2001.
76. 罗祖明,王维治．神经病学[M]. 北京:人民卫生出版社,2001.
77. 岳寿伟．腰椎间盘突出症非手术治疗[M]. 济南:山东科学技术出版社,2001.
78. 赵彼得．临床电疗与光疗[M]. 北京:人民军医出版社,1992.
79. 王茂斌,曲镭．心脏疾病的康复医疗学[M]. 北京:人民卫生出版社,2000.
80. 周士枋,范振华．实用康复医学[M]. 南京:东南大学出版社,1998.
81. 李小梅．脑血管病运动康复[M]. 上海:上海科学技术文献出版社,2001.
82. Bleiberg J,Merbitz C. Learning goals during initial rehabilitation hospitalization. Archives of physical Medicine and Rehabilitation[J],2003,64:48-51.
83. Bracken MB. Pharmacological treatment of acute spinal cord injury[J]:current status and future prospects. Paraplegia,1992,30:102-107.
84. 王茂斌．脑卒中的康复医疗[M]. 北京:中国科学技术出版社,2006.
85. 王忠诚．王忠诚神经外科学[M]. 武汉:湖北科学技术出版社,2005.
86. 李文迅,尤春景,许涛,等．记忆训练软件的设计及临床初步应用．中华物理医学与康复杂志[J],2004(26):106-108.
87. 毕胜,瓮长水,秦茵,等．强制性使用运动疗法在脑卒中和脑外伤上肢康复中的应用．中国康复理论与实践[J],2003(9):144-145.
88. 窦祖林,Man DWK,朱洪翔,等．脑外伤后认知障碍社区康复的可行性研究．中国康复医学杂志[J],2003(18):266-268.
89. 吴东宇,何俊,杜巨豹,等．脑电非线性分析在意识障碍监测中的应用．中国康复医学杂志[J],2008(23):14-15.
90. 高谦．脑外伤后功能结局判断和评估．现代康复[J],2001(5):5-7.
91. 张福金．脑外伤患者的康复．国外医院・物理医学与康复学分册[J],2001(21):154-157.
92. Pamela WD, Richard Z, John YC, et al. Management of Adult Stroke Rehabiliation Care. A Clinical Practice Guideline. Stroke[J],2005,36:100-143.
93. Greenwood RJ,Barnes MP,McMillan TM,et al. Handbook of Neurological Rehabilitation[M]. 2nd ed. New York:Psychology press,2003.
94. Roberto Cabeza, Alan Kingstone. Handbook of Functional Neuroimaging of Cognition[M]. 2nd ed. London: The MIT Press. 2006.
95. 于兑生,恽晓平．运动疗法与作业疗法[M]. 北京:华夏出版社,2002.
96. Bullock MR,Chesnut R,Clifton G,et al. Guidelines for the Management of Traumatic Brain Injury. Neurosurgery[J],2006,58(3 Suppl):S2.
97. Ponsford J. Rehabilitation interventions after mild head injury. Curr Opin Neurol[J],2005,18:682-697.
98. Wijdicks EFM,Cranford RE. Clinical Diagnosis of Prolonged States of Impaired Consciousness in Adults. Mayo Clin Proc[J],2005,80:1037-1046.
99. Laureys S,Owen AM,Schiff ND. Brain function in coma,vegetable state,and related disorders,Lancet Neurol[J],2004,3:537-545.
100. Robinson LR,Micklesen PJ,Tirschwell DL,et al. Predictive value of somatosensory evoked potentials for awakening from coma. Crit Care Med[J],2003,31:960-967.
101. Young GB,Wang JT,Connolly JF. Prognostic Determination in Anoxic-Ischemic and Traumatic Encephalopathies. J Clin Neurophysiol[J],2004,21:379-390.
102. Wijdicks EFM,Hijdra A,Yound GB,et al. Practice Parameter: Prediction of outcome in comatose survivors after cardiopulmonary resuscitation (an evidence-based review):Report of the Quality Standards Subcommittee of the American Academy of Neurology. Neurology[J],2006,67:203-210.
103. 李宁,黄怀．高压氧临床治疗学[M]. 北京:中国协和医科大学出版社,2007.
104. 杨益．高压氧治疗基础与临床[M]. 上海:上海科学技术出版社,2005.
105. 高春锦,杨捷云,翟晓辉．高压氧医学基础与临床[M]. 北京:人民卫生出版社,2008.

106. 李温仁,倪国坛．高压氧医学[M]. 上海:上海科学技术出版社,1998.
107. 吴钟琪．高压临床医学[M]. 长沙:中南大学出版社,2003.
108. 潘翠环,郭露萍．低频脉冲电刺激对眼外肌麻痹的疗效研究．现代康复[J],2001,5(11):99.
109. 喻道元,许鸣,孙小玲,等．高压氧综合治疗后天麻痹性斜视疗效的临床观察．中华航海医学与高气压医学杂志[J],2005,12(3):166-167.
110. 周立娜．针药结合治疗后天性麻痹性斜视 50 例临床观察及研究．长春中医药大学硕士论文[J],2007.
111. 王建平,谭清．辨证治疗后天性麻痹性斜视的疗效观察．河北中医[J],2007,29(11):1027-1028.
112. 张晶晶,孙建宁,张东生,等．先天性麻痹性斜视眼外肌的超微结构改变及临床意义．现代医学[J],2009,37(3):171-174.
113. 陈兴良,江学勤,刘晓林．针灸配合推拿治疗麻痹性斜视 5 例．四川医学[J],2008,26(5).
114. 李明．针灸对视觉系统的影响及其作用机理的研究进展．中国初级卫生保健[J],2006,20(9).
115. 郑艳霞,杨卫国．针刺治疗不同证型眼肌麻痹 60 例临床观察．河北北方学院学报[J],2008,25(2).
116. 关骅．临床康复学[M]. 北京:华夏出版社,2005.
117. 恽晓平．康复评定学[M]. 北京:华夏出版社,2004.
118. 励建安．临床运动疗法学[M]. 北京:华夏出版社,2005.
119. 马诚,成鹏．实用康复治疗技术[M]. 上海:第二军医大学出版社,2005.
120. 吴毅．等速技术在膝关节损伤后功能评价和康复训练中的应用．现代康复[J],2000,4(1).
121. 曲绵域,于长隆．实用运动医学[M]. 北京:北京大学医学出版社,2003.
122. 励建安．运动疗法进展[M]. 继续医学教育,2006.
123. Roland M,Fairbank J. The Roland-Morris Disability Questionnaire and the Oswestry Disability Questionnaire. Spine[J],2000,25(24):3115-3124.
124. Davidson M,Keating JL. A comparison of five low back disability questionnaires:reliability and responsiveness. Phys Ther[J],2002,82:8-24.
125. 梁繁荣．针灸学[M]. 上海:上海科学技术出版社,2006.
126. 王启才．针灸治疗学[M]. 北京:中国中医药出版社,2003.
127. 严振国．正常人体解剖学[M]. 北京:中国中医药出版社,2003.
128. 孙国杰．针灸学[M]. 上海:上海科学技术出版社,1997.
129. 陆寿康．刺法灸法学[M]. 北京:中国中医药出版社,2003.
130. 沈雪勇．经络腧穴学[M]. 北京:中国中医药出版社,2003.
131. 韩济生．针刺镇痛原理[M]. 上海:上海科技教育出版社,1999.
132. 王启才．穴位注射疗法[M]. 上海:上海科学技术出版社,2004.
133. 张宇,刘栋,张晓鄂,等．旋转磁场对去卵巢大鼠骨钙含量及其相关因子的影响．中华物理医学与康复[J],2004,8(5):994-995.
134. 谭冠先．疼痛诊疗学[M]. 北京:人民卫生出版社,2005.
135. Dawn A,Marcus MD. 慢性疼痛临床诊疗指南[M]. 倪家骧主译．北京:人民卫生出版社,2007.
136. 中华医学会．临床诊疗指南:疼痛学分册[M]. 北京:人民卫生出版社,2007.
137. 邓景元．康复科手册[M]. 北京:科学出版社,2008.
138. 赵序利,赵松云,王珺楠．慢性疼痛的治疗．中国临床医生[J],2005,33 (9):6-8.
139. 何成奇,陈晶．慢性疼痛的运动疗法．中国临床康复[J],2002,6(16):2364-2366.
140. 赵英．慢性疼痛的心理治疗．中国临床康复[J],2002,6(16):2360-2361.
141. 严相默．神经阻滞治疗慢性疼痛．实用医院临床杂志[J],2008,5(1):1-2.
142. 向军,常鹏飞,刘坤．神经电刺激治疗慢性疼痛研究进展．中国疼痛医学杂志[J],2008,14(2):105-108.
143. 金豫．放松治疗在康复中的应用．现代康复[J],2001,5(11):7-9.
144. 王福根．银质针疗法在临床疼痛诊治中的应用．中国疼痛医学杂志[J],2003,9(3):173-181.
145. 王福根,江亿平,冯传有,等．银质针肌肉导热疗法临床研究．中国疼痛医学杂志[J],2005,11(1):5-6.

146. White PF. Electroanalgesia:Does it have a place in the routine management of acute and chronic pain? Anesth Analg[J],2004,98:1197-1198.

147. Ogden JA,Alvarez RG,Levitt R,et al. Shock wave therapy in musculoskeletal disorders. Clin Orthop[J],2001,387:22-40.

148. Helbig K,Herbert C,Schostok T,et al. Correlations between the duration of pain and the success of shock wave therapy. Clin Orthop[J],2001,387:68-71.

149. 李树春．小儿脑性瘫痪[M]. 郑州:河南科学技术出版社,2002.

150.《中华儿科杂志》编辑委员会,中华医学会儿科学分会神经学组．小儿脑性瘫痪的定义、诊断条件及分型．中华儿科杂志[J],2005,43:262.

151. 鲍秀兰．脑性瘫痪早期诊断和干预治疗．实用儿科临床杂志[J],2003,18:160-162.

152. 唐强,李雪静．综合康复疗法治疗小儿脑瘫的现状研究．中国康复[J],2009,24:269-271.

153. Butler C,Campbell S. Evidence of the effects of intrathecal baclofen for spastic and dystonic cerebral palsy. AACPDM treatment outcomes committee review pane. Dev Med Child Neurol[J],2000,42(9):634-635.

154. 卫彦．不同针刺参数对实验性周围性面瘫兔面神经损伤再生修复影响的研究．黑龙江中医药大学博士学位论文[J],2006.

155. 卢连军,王锦玲,邱建华,等．大鼠面神经核运动神经元的分布及神经损伤再支配后的变化．中华耳鼻咽喉科杂志[J],2002,37(6):428-431.

156. 李文金．面瘫针刺治疗时机探析．辽宁中医杂志[J],2004,31(4):339-340.

157. 何瑛,郭森．面神经麻痹康复治疗观察．新疆医学[J],2009,39:81-83.

158. 王志珍,江四清,赵德明．针灸和功能训练治疗急性面神经麻痹 50 例疗效观察．蚌埠医学院学报[J],2007,32(1):48-49.

159. 马跃文,董继超,杜宝琮,等．面肌运动训练对特发性面神经麻痹功能恢复的影响．中国康复医学杂志[J],2009,24(6).

160. Gilden DH,Tyler KL. Bell's palsy is glucocorticoid treatment enough. N Engl J Med[J],2007,357(16):1653-1655.

161. 李晓宁．电针治疗周围性面瘫的临床研究．黑龙江中医药大学硕士论文[J],2002.

162. 汤晓芙．神经系统临床电生理学[M]. 北京:人民军医出版社,2002.

163. 陆延仁,袁克俭,张长杰．骨科康复学[M]. 北京:人民卫生出版社,2007.

164. 胡有谷．腰椎间盘突出症 [M]. 北京:人民卫生出版社,2004.

165. Grabois M,Garrison SJ,Hart KA,et al. Physical Medicine and Rehabilitation:The Complete Approach[J]. Cambridge:Blackwell Science,2000.

166. 邓树勋,王健．高级运动生理学——理论与应用[M]. 北京:高等教育出版社,2003.

167. 李文迅,尤春景,许涛,等．记忆训练软件的设计及临床初步应用．中华物理医学与康复杂志[J],2004,26:106-108.

168. 沙建慧,沈楠,姚萍,等．非均匀恒磁场对低压缺氧小鼠学习记忆障碍的影响．解放军预防医学杂志[J],2002,20(3):213-215.

169. 窦祖林,Man DWK,朱洪翔,等．脑外伤后认知障碍社区康复的可行性研究．中国康复医学杂志[J],2003,18:266-268.

170. 张福金．脑外伤患者的康复．国外医院·物理医学与康复学分册[J],2001,21:154-157.

171. 高谦．脑外伤后功能结局判断和评估．现代康复[J],2001,5:5-7.

172. 吴东宇,何俊,杜巨豹,等．脑电非线性分析在意识障碍监测中的应用．中国康复医学杂志[J],2008,23:14-15.

173. Pamela WD,Richard Z,John YC,et al. Management of Adult Stroke Rehabilitation Care. A Clinical Practice Guideline [J]. Stroke,2005,36:100-143

174. Greenwood RJ,Barnes MP,McMillan TM,et al. Handbook of Neurological Rehabilitation[M]. 2nd ed. New York:Psychology press,2003.

175. Roberto Cabeza,Alan Kingstone. Handbook of Functional Neuroimaging of Cognition[M]. 2nd ed. London:The MIT Press. 2006.

176. Bullock MR,Chesnut R,Clifton G,et al. Guidelines for the Management of Traumatic Brain Injury. Neurosurgery[J],2006,58(3 Suppl):S2.

177. Ponsford J. Rehabilitation interventions after mild head injury. Curr Opin Neurol[J],2005,18:682-697.
178. Laureys S,Owen AM,Schiff ND. Brain function in coma,vegetable state,and related disorders,Lancet Neurol[J],2004,3:537-545.
179. Wijdicks EFM,Cranford RE. Clinical Diagnosis of Prolonged States of Impaired Consciousness in Adults. Mayo Clin Proc[J],2005,80:1037-1046
180. Robinson LR,Micklesen PJ,Tirschwell DL,et al. Predictive value of somatosensory evoked potentials for awakening from coma. Crit Care Med[J],2003,31:960--967.
181. Young GB,Wang JT ,Connolly JF. Prognostic Determination in Anoxic-Ischemic and Traumatic Encephalopathies. J Clin Neurophysiol[J],2004,21:379-390.
182. Wijdicks EFM,Hijdra A,Yound GB,et al. Practice Parameter:Prediction of outcome in comatose survivors after cardiopulmonary resuscitation (an evidence-based review):Report of the Quality Standards Subcommittee of the American Academy of Neurology. Neurology[J],2006,67:203-210.
183. Rine CJ,Elli BR. Effect of unsupported arm exereise on v entilatory musclerecruitment in patients with severe chronic airflow obstrunction. Am Rev Respir Dis[J],1988,138:856-861.
184. Artinez FJ,Ouser JI,Elli BR. Factors influencing ventil atory muscle recruitment in patient with chronic airflow obstruction. Am Rev Respir Dis[J],1990,142:276-282.
185. Banzett RB,Topulos GP,Leith ED,et al. Bracing arms increase the capacity for hyperpnea. Am Rev Respir Dis[J],1988,138:106-109.
186. Killian KJ,Jone NL. Respiratory muscle and dyspnea. Clin Chest Med[J],1988,9:237-248.
187. 曲仪庆,于钦凤,许仁和,等. 深慢腹式阻力呼吸改善慢阻肺呼吸功能的量化研究[J]. 山东医科大学学报,1997,35(4):317-319.
188. 周玲君,赵继军. 呼吸训练在慢性阻塞性肺疾病康复治疗中的应用现状及展望. 护理研究[J],2005,19(3):478-480.
189. 刘洪君,姚翠玲,许占英,等. 呼吸操对慢性阻塞性肺患者肺功能及血气的影响. 临床肺科杂志[J],2006,11(1):63.
190. 赵文汝,冯柏,霍速,等. FG201 型肺功能锻炼器对肺纤维化患者肺功能的影响. 中国康复[J],2004,8(24):5014-5016.
191. 侯闫胜,李建章,侯丽萍. 康复运动处方对青少年支气管哮喘患者呼吸机能的影响. 体育学刊[J],2006,1(13):57-60
192. 汪海燕. 大学生支气管哮喘的体育康复疗效分析. 北京体育大学学报[J],2002,3(25):342-343.
193. 贾泉勇,闫耀生,冯向阳,等. 慢性呼吸衰竭的康复治疗. 中国基层医药[J],2003,11(10):1188-1189.
194. 陆再英,钟南山. 内科学[M]. 北京:人民卫生出版社,2008.
195. 邓景元. 临床诊疗丛书·康复科手册[M]. 北京:科学出版社,2008.
196. 王茂斌. 社区保健与康复[M]. 北京:人民卫生出版社,2008.
197. 胡炳强. 实用肿瘤诊疗学[M]. 长沙:湖南科学技术出版社,2003.
198. 李强,刘海英. 癌症患者的康复问题. 中国肿瘤临床与康复[J],2008,10(15):470-471.
199. 李振英. 慢性盆腔炎治疗. 实用妇产科杂志[J],1998,4:62.
200. 郭芳. 中医综合治疗盆腔炎 78 例临床观察. 光明中医[J],2006(21).
201. 史玉梅,安增勇. 中药灌肠治疗盆腔炎性包块 46 例临床观察. 山西中医学院学报[J],2006,7:4.
202. 林彩菊,王雪英,张爱玲. 直肠给药加外敷治疗慢性盆腔炎的疗效观察. 现代医院[J],2006,6(12):12.
203. 刘桂芬. 超短波与音频电并用治疗盆腔炎 271 例观察. 中医药学刊[J],2001(19).
204. 陈燕群. 药物配合超短波治疗盆腔炎的疗效观察. 国际医药卫生导报[J],2006(22).
205. 毛玉江,王满宜,吴新宝. 异位骨化. 中国创伤骨科杂志[J],2004,6(8):913-917.
206. 曾健,劳山. 异位骨化的研究进展. 实用医学杂志[J],2008,24(19):3281-3283.
207. 徐衰秋,瞿福山. 异位骨化的预防和治疗. 河北医药[J],2007,29(7):737-738.
208. 梁吉华,孙玉强. 异位骨化发病机制的研究进展. 中国组织工程研究与临床康复[J],2008,12(50):9941-9945.
209. 孙晖,白雪飞. 早期肢体康复训练在预防异位骨化中的作用. 中国康复理论与实践[J],2005,11(1):67.
210. Balady GJ,Berra KA,Golding LA,et al. ACSM's Guidelines for:Exercise Testing and Prescription[M]. 6th ed. Philadelphia:Lippincott Williams & Wilkins,2000.

图书在版编目(CIP)数据

实用康复疗法技术学/蔡华安,文体端,段晓明主编．-北京:科学技术文献出版社,2010.9

ISBN 978-7-5023-6687-2

Ⅰ.①实…　Ⅱ.①蔡…　②文…　③段…　Ⅲ.①康复医学　Ⅳ.①R49

中国版本图书馆 CIP 数据核字(2010)第 107074 号

出　版　者　科学技术文献出版社
地　　　址　北京市复兴路 15 号(中央电视台西侧)/100038
图书编务部电话　(010)58882938,58882087(传真)
图书发行部电话　(010)58882866(传真)
邮 购 部 电 话　(010)58882873
网　　　址　http://www.stdph.com
E-mail:stdph@istic.ac.cn
策 划 编 辑　李　静
责 任 编 辑　马永红
责 任 校 对　赵文珍
责 任 出 版　王杰馨
发　行　者　科学技术文献出版社发行　全国各地新华书店经销
印　刷　者　富华印刷包装有限公司
版(印)次　2010 年 9 月第 1 版第 1 次印刷
开　　　本　889×1194　16 开
字　　　数　1557 千
印　　　张　57.5
印　　　数　1～3500 册
定　　　价　128.00 元

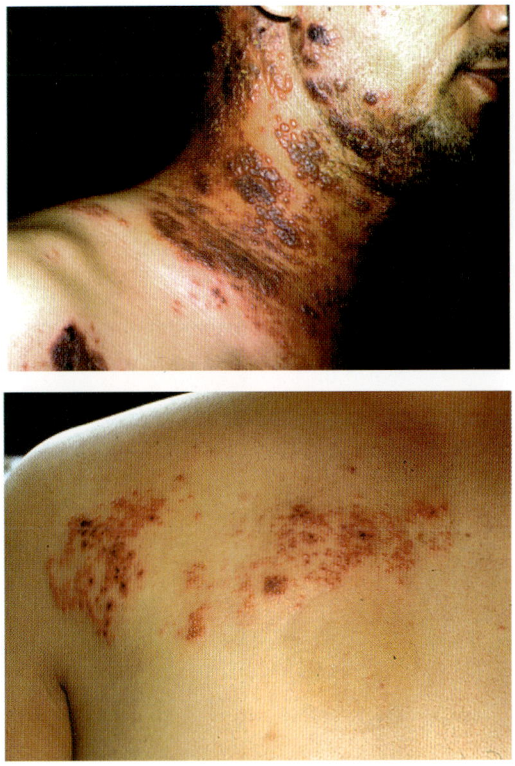

图 23–50　颈肩部带状疱疹

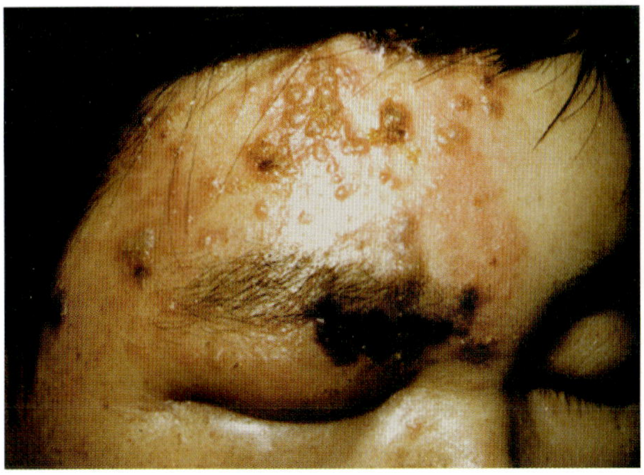

A.眼带状疱疹

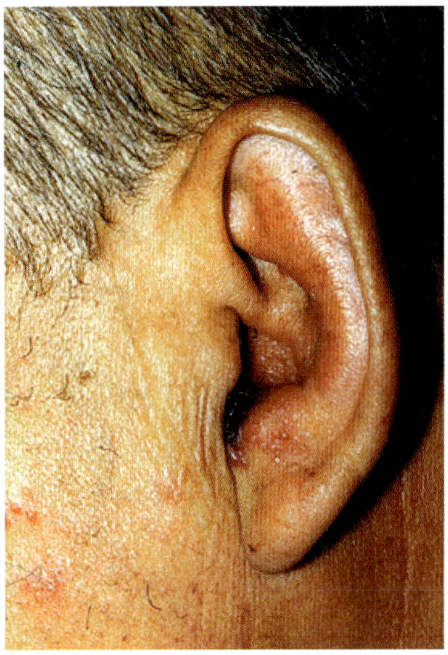

B.耳带状疱疹

图 23–51　颜面部带状疱疹

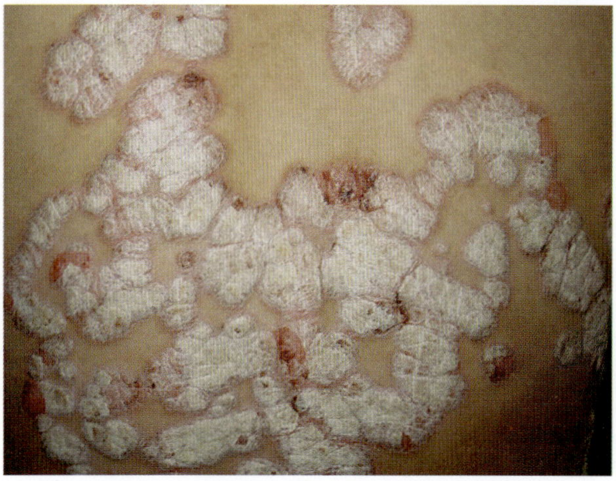

图 23–52　Auspitz 征

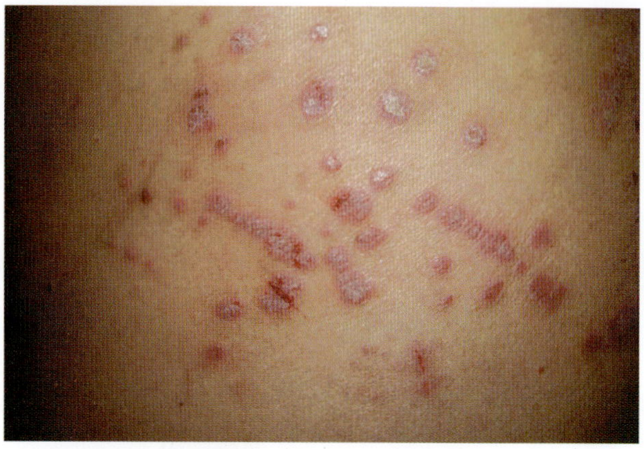

图 23–53　脓疱型银屑病（一）

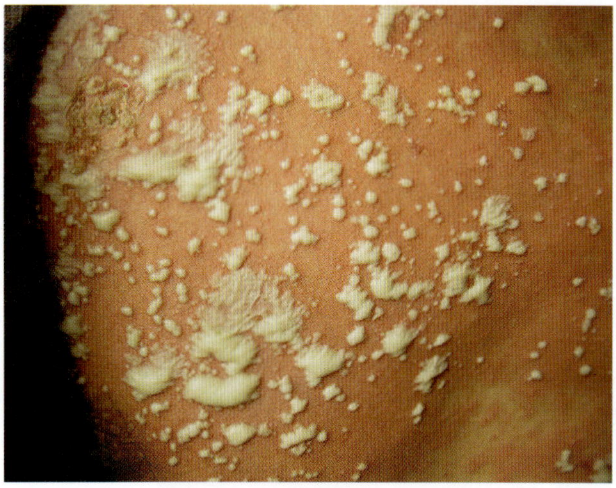

图 23–54　脓疱型银屑病（二）

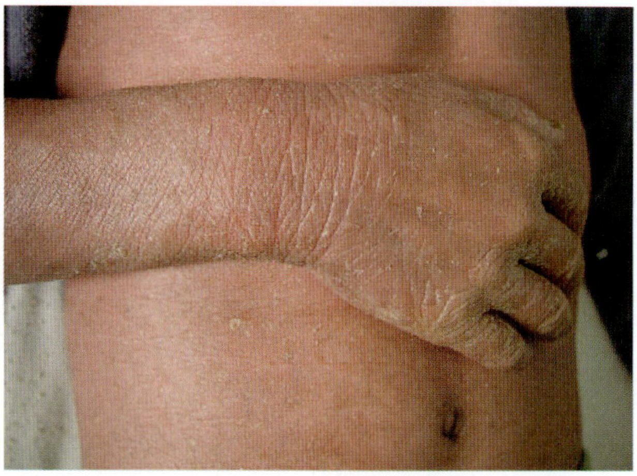

图 23–55　红皮病型银屑病